HANDBUCH DER EXPERIMENTELLEN PHARMAKOLOGIE

BEGRÜNDET VON A. HEFFTER

ERGÄNZUNGSWERK

HERAUSGEGEBEN VON

W. HEUBNER
PROFESSOR DER PHARMAKOLOGIE
AN DER UNIVERSITÄT BERLIN

UND

J. SCHÜLLER
PROFESSOR DER PHARMAKOLOGIE
AN DER UNIVERSITÄT KÖLN

ZEHNTER BAND

DIE PHARMAKOLOGIE ANORGANISCHER ANIONEN

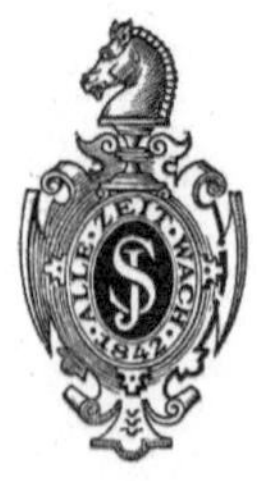

SPRINGER-VERLAG BERLIN HEIDELBERG GMBH

1950

DIE PHARMAKOLOGIE ANORGANISCHER ANIONEN

DIE HOFMEISTERSCHE REIHE

VON

PROFESSOR DR. OSKAR EICHLER

DIREKTOR DES PHARMAKOLOGISCHEN INSTITUTES
DER EHEMALIGEN UNIVERSITÄT BRESLAU
Z. ZT. HEIDELBERG CHIRURGISCHE KLINIK

MIT 94 ABBILDUNGEN

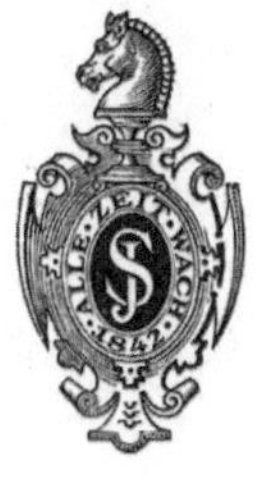

SPRINGER-VERLAG BERLIN HEIDELBERG GMBH
1950

ISBN 978-3-662-27159-9 ISBN 978-3-662-28642-5 (eBook)
DOI 10.1007/978-3-662-28642-5

Ursprünglich erschienen bei Springer-Verlag OHG. in Berlin, Göttingen and Heidelberg 1950

DEM GEDÄCHTNIS UNSERES GROSSEN

FRANZ HOFMEISTER

Vorwort.

„Die Voraussetzung der wissenschaftlichen Arbeit ist ein Glaube an den Verband und die Fortdauer der wissenschaftlichen Arbeit, so daß der einzelne an jeder noch so kleinen Stelle arbeiten darf, im Vertrauen, nicht umsonst zu arbeiten.

Es gibt eine große Lähmung: umsonst arbeiten, umsonst kämpfen — —" (Friedrich Nietzsche: Wille zur Macht).

Solche Gedankengänge begleiteten die Niederschrift des Buches. Ich habe es nicht für vertretbar gehalten, mit einer großzügigen Geste „bei der übermäßigen Fülle des Materials" nur die wichtigsten Arbeiten zu benutzen. Damit würden viele fleißige Arbeiten den Stempel des Vergeblichen erhalten.

Andererseits verlieren Bücher dann an Wert, wenn sie zu sehr mit Material beladen werden. Dieser Nachteil mag für die Schreibkunst eines Voltaire überwiegen, wurde von uns in manchen Kapiteln stark empfunden, aber für unser Vorhaben schien er nicht von überwiegender Bedeutung; denn bei einer Auswahl der Untersuchungen nach der allgemeinen Richtung der heutigen Auffassungen nimmt man weitreichende Urteile vorweg. Wer will sich aber die sichere Voraussage zutrauen, wo der Weg des Erfolges wirklich weiterführt? Vielleicht geschieht das bei einer in bescheidenem Gewande auftretenden, vorerst nicht beachteten Wahrheit? In der Geschichte der Wissenschaft wäre das nichts Neues.

Außerdem betonen wir die Sammlung gerade quantitativer Daten als Grundlage auch der biologischen Forschung, und für den Forscher ist das Buch berechnet. Vielleicht, daß jemand, durch überlegenen Geist ausgezeichnet oder durch Glück begünstigt, nebeneinanderstehende und zusammenhanglose Beobachtungen durch eine Idee verbindet. Er möge hier sein Baumaterial finden. In ihm sind viele Daten der Chemie und Physik niedergelegt, aber nie ohne den Endzweck des Verständnisses des Lebendigen außer acht zu lassen. Die Auswahl schien mir nicht durch ein entsprechendes Lehrbuch zu ersetzen.

Diese Arbeit des Kärrners verlangt viel Entsagung. Bei der Situation der Wissenschaft in den letzten Jahren begleitete obiges Aphorisma auch mein eigenes Streben: die Melancholie des Vergeblichen bei ununterbrochener Arbeit von 8 Jahren. Denn die hier zitierten 6500 Arbeiten lagen überwiegend im Original vor. Erst seit Kriegsbeginn konnten ausländische Arbeiten nur mit Auswahl gelesen werden. Teilweise wurden ganze Zeitschriftenreihen durchgesucht, da die Register der Referatenblätter oft keinen Hinweis geben konnten, wo etwas Wichtiges für unser Thema verborgen lag. Über 1000 Arbeiten wurden zur Abgrenzung des Themas verworfen. Ist die Tatsache der Fertigstellung nicht ein Zeichen für den Sieg des Optimismus?

Gleichzeitig wurde versucht, über die einfache Funktion des Kärrners hinauszugehen und Gemeinsames zu sehen. Wir verfolgten Eigenschaften und Funktion der Anionen und ihren Zusammenhang durch die gesamte Natur. Die elementaren Eigenschaften sind immer im Anorganischen zu finden, die chemischen mit Hinweisen auf die Analytik, die physikalischen in Hinsicht auf den Hofmeistereffekt, dessen Grundlage, wie die der Tendenz zur Komplexbildung in der Atomphysik — soweit heute schon bekannt — gesucht wurde

Damit ergeben sich ganz zwangsläufig die Betrachtungen zum Thema: chemische bzw. physikalische Konstitution und pharmakologische Wirkung. Daraus folgt die gemeinsame Abhandlung aller (etwa 30 verschiedener) Anionen nebeneinander. Niemand empfindet die Unvollkommenheit dieser Anordnung mehr als der Verfasser. Aber jedes andere Verfahren hat ebensoviele Einwände gegen sich. Gelegentliche Zusammenfassungen sollten hier korrigieren. Die Benutzung des Registers läßt sich aber nicht umgehen.

Da das Buch in erster Linie für den aktiv tätigen Forscher bestimmt ist, finden sich bei den Zitaten Hinweise, wo ein Referat über die Arbeit zu finden ist. Es scheint mir doch zu einer ersten weitergehenden Orientierung bei nur kursorisch erwähnten Untersuchungen die Angabe von Nutzen, wo es in Ronas Berichten oder z. T. im Chemischen Zentralblatt zu finden ist.

Messungen über Wirkung der Ionen auf Fermente wurden in Tabellen mitgeteilt. Selbst wenn weitgehende Reinigung eines Fermentes geglückt ist, haben die Resultate an genuinen oder leicht gereinigten Preßsäften nicht an Interesse verloren. Denn durch den Vergleich ergibt sich die weitere Frage, ob Beimengungen das Ferment vor dem Anion schützen oder nicht. Auch hier soll das Buch dem Forscher an die Hand gehen.

An vielen Stellen werden völlig entgegengesetzte Resultate verschiedener Autoren mitgeteilt. In der überwiegenden Mehrzahl solcher Differenzen handelt es sich um methodische Unzulänglichkeiten der Untersucher. Auch solche Arbeiten wurden erwähnt. Aber nicht überall konnte ein absurdes Resultat auf fehlerhafte Methode zurückgeführt werden. Wo es möglich war, wurde gesichtet.

Folgende Anionen wurden behandelt: Halogene (davon Jodid nur, soweit es den HOFMEISTER-Effekt zeigt) und die Halogensauerstoffsäuren, dazu Rhodanid, Cyanat, Nitrat, die Schwefelsauerstoffsäuren, die Phosphorsauerstoffsäuren und Ferrocyanid.

Bei den uns interessierenden Ionen handelt es sich um lebensnotwendige Substanzen (Cl', PO_4'''). Hier wurde nicht nur fortgesetzter Überschuß in der Zufuhr, also die chronische Vergiftung, sondern auch Mangel in den Bereich der Betrachtung gezogen. Aus dem Mangel ergibt sich dann ein Rückschluß auf Funktion und therapeutische Wirkung. Eine Überschneidung mit der Physiologie war ebensowenig zu vermeiden, wie Fragen der Kolloidchemie übergangen werden durften im Verfolg des ganzen Entwurfs. Dieser trifft damit ebenso die Absicht eines Handbuchs wie die einer Monographie.

Alles hätte ich allein nicht meistern können. Meine Helfer seien nicht übergangen. Die italienischen Arbeiten hat mir meine Frau übersetzt. Ihr danke ich auch vielfache und unermüdliche Hilfe bei der Durchsicht und Korrektur nach der Niederschrift. Frl. LUCY KARBE ist demnächst zu nennen, für Aufsuchen der Referate, für Korrektur und Niederschrift, für Vergleich, Kontrolle der Zahlenangaben und Korrektur Frl. EVA WOLFF.

Breslau, November 1942. OSKAR EICHLER.

Jahre nach der unterbrochenen Drucklegung, nach Zeiten widrigster Umstände, konnte die Arbeit an dem Buche wieder aufgenommen werden, nachdem das Manuskript trotz Vertreibung aus der Heimat gerettet wurde.

Fast 1000 weitere Publikationen bis zum Jahre 1949 wurden eingefügt und dabei das ganze Werk noch einmal durchgearbeitet. Vor allem konnte ich dabei stets auf die unermüdliche Mitarbeit meiner Frau rechnen. Für Lesen von Korrekturen danke ich Frau ILSE APPEL. Frl. Dr. MATTHES und Herr Dr. RICHARD SCHÜTZE haben die mühselige Bearbeitung des Registers übernommen. Infolge des Entgegenkommens von Herrn Dr. FERDINAND SPRINGER wurde der Raum zur notwendigen Erweiterung verfügbar. Daß es mir aber überhaupt möglich war, das begonnene Werk zu vollenden, verdanke ich ausschließlich der aktiven Hilfe von K. H. BAUER durch Fundierung meiner Existenz. Es ist mir eine Freude, ihm hier meine Dankbarkeit bezeugen zu können.

Heidelberg, Ostern 1950. OSKAR EICHLER.

Inhaltsverzeichnis.

A. Vorkommen.*)

Wollte man das Vorkommen der Elemente in der anorganischen Natur, aus denen sich die hier zu behandelnden anorganischen Anionen aufbauen, näher beschreiben, dann ergäbe sich die Tatsache, daß alle Elemente überall vorhanden sind, wie neuerdings NODDACK[1] darstellte. Die Allgegenwartskonzentration liegt bei den häufigeren Elementen oberhalb 10^{-5}, bei den meisten selteneren oberhalb 10^{-8}. Die durchschnittliche Konzentration der Elemente in der obersten Erdschicht von 16 km geben wir in der Tabelle 1 wieder, wobei wir die uns interessierenden Elemente durch **Fettdruck** besonders bezeichnet haben. Wir ersehen aus ihr, daß die hervorgehobenen Elemente sogar zu den meist vorkommenden gehören, ausgenommen vielleicht Br′ und J′, die etwas seltener sind, wenn man übersieht, daß uns die Hydrosphäre wichtiger ist und dort die Häufigkeit dieser Elemente größer ist. Man kann sogar weitergehen und die Anwesenheit unserer Elemente auch auf den Gestirnen als erwiesen betrachten. Wenn auch die

Tabelle 1.
Massenhäufigkeit der Elemente in der Erdrinde.

I	II	III	I	II	III
1	**H**	$8{,}8 \cdot 10^{-3}$	36	Kr	$2 \cdot 10^{-10}$
2	He	$4{,}2 \cdot 10^{-9}$	37	Rb	$3{,}4 \cdot 10^{-5}$
3	Li	$5 \cdot 10^{-5}$	38	Sr	$1{,}7 \cdot 10^{-4}$
4	Be	$5 \cdot 10^{-6}$	39	Y	$5 \cdot 10^{-5}$
5	B	$1{,}4 \cdot 10^{-5}$	40	Zr	$2{,}3 \cdot 10^{-4}$
6	**C**	$8{,}7 \cdot 10^{-4}$	41	Nb	$4 \cdot 10^{-8}$
7	**N**	$3{,}0 \cdot 10^{-4}$	42	Mo	$7{,}2 \cdot 10^{-6}$
8	**O**	$4{,}94 \cdot 10^{-1}$	44	Ru	$5 \cdot 10^{-8}$
9	**F**	$2{,}7 \cdot 10^{-4}$	45	Rh	$1 \cdot 10^{-8}$
10	Ne	$5{,}0 \cdot 10^{-9}$	46	Pd	$5 \cdot 10^{-8}$
11	Na	$2{,}64 \cdot 10^{-2}$	47	Ag	$4 \cdot 10^{-8}$
12	Mg	$1{,}94 \cdot 10^{-2}$	48	Cd	$1{,}1 \cdot 10^{-7}$
13	Al	$7{,}51 \cdot 10^{-2}$	49	In	$1 \cdot 10^{-7}$
14	Si	$2{,}575 \cdot 10^{-1}$	50	Sn	$6 \cdot 10^{-6}$
15	**P**	$1{,}2 \cdot 10^{-3}$	51	Sb	$2{,}3 \cdot 10^{-7}$
16	**S**	$4{,}8 \cdot 10^{-4}$	52	Te	$1 \cdot 10^{-8}$
17	**Cl**	$1{,}88 \cdot 10^{-3}$	53	**J**	$6 \cdot 10^{-8}$
18	Ar	$3{,}6 \cdot 10^{-6}$	54	Xe	$2{,}4 \cdot 10^{-11}$
19	K	$2{,}4 \cdot 10^{-2}$	55	Cs	$7 \cdot 10^{-7}$
20	Ca	$3{,}4 \cdot 10^{-2}$	56	Ba	$4{,}7 \cdot 10^{-4}$
21	Sc	$6 \cdot 10^{-6}$	57—71	La—Cp	$8{,}2 \cdot 10^{-5}$
22	Ti	$5{,}8 \cdot 10^{-3}$	72	Hf	$2 \cdot 10^{-5}$
23	V	$1{,}6 \cdot 10^{-4}$	73	Ta	$1{,}2 \cdot 10^{-8}$
24	Cr	$3{,}3 \cdot 10^{-4}$	74	W	$5{,}5 \cdot 10^{-5}$
25	Mn	$8 \cdot 10^{-4}$	75	Re	$1 \cdot 10^{-9}$
26	**Fe**	$4{,}7 \cdot 10^{-2}$	76	Os	$5 \cdot 10^{-8}$
27	Co	$1{,}8 \cdot 10^{-5}$	77	Ir	$1 \cdot 10^{-8}$
28	Ni	$1{,}8 \cdot 10^{-4}$	78	Pt	$2 \cdot 10^{-7}$
29	Cu	$1{,}0 \cdot 10^{-4}$	79	Au	$5 \cdot 10^{-9}$
30	Zn	$2 \cdot 10^{-4}$	80	Hg	$2{,}7 \cdot 10^{-8}$
31	Ga	$5 \cdot 10^{-6}$	81	Tl	$1 \cdot 10^{-7}$
32	Ge	$1 \cdot 10^{-6}$	82	Pb	$8 \cdot 10^{-6}$
33	As	$5{,}5 \cdot 10^{-6}$	83	Bi	$3{,}4 \cdot 10^{-8}$
34	Se	$8 \cdot 10^{-7}$	90	Th	$2{,}5 \cdot 10^{-5}$
35	**Br**	$6 \cdot 10^{-6}$	92	U	$5{,}0 \cdot 10^{-6}$

I. Ordnungszahl. II. Symbol. III. Vorkommen: Summe = 1 gerechnet.

*) Allgemeine Darstellungen in GMELIN-KRAUT. Handbuch anorg. Chemie, REMY: Lehrbuch der anorg. Chemie, Teil I, 1939.

[1] NODDACK, H. u. J.: Angew. Chem. 49, 1, 533, 835 (1936).

Halogene (Cl, Br) in den Spektren der Gestirne wegen ihrer uncharakteristischen Linien nicht zu erkennen sind, so haben wir doch Kunde durch direkte Analyse von Meteoriten.

Nur selten wird man die Möglichkeit unter den Bedingungen auf der Erde finden, daß die Halogene frei, also elementar vorliegen, wie z. B. Cl_2 in Vulkanen oder Fumerolen, oder bei F_2 in dem Wölsendorfer Flußspat, dessen Geruch nach Fluor schließlich durch beigemengte Radioaktivität veranlaßt ist. N, O sind als Hauptgase der uns umgebenden Luft hier nicht anzuführen. Dagegen findet sich noch Schwefel gediegen meist in der Nähe von Vulkanen, wie z. B. in Sizilien, in den Staaten Louisiana und Texas von USA. und in Japan. Wichtiger und weiter verbreitet sind die Schwefelwasserstoffverbindungen mit Metallen z. B. Eisenkies (FeS_2), Kupferkies ($CuFeS_2$), Bleiglanz (PbS) und Zinkblende (ZnS).

Von hier geht die Herstellung und Entstehung des Sulfates in erster Linie aus. Sulfat selbst kommt auch vorgebildet in Mineralien vor, von denen die bekanntesten der Gips, Alabaster ($CaSO_4 \cdot 2\,H_2O$), der Cölestin ($SrSO_4$) und Schwerspat ($BaSO_4$) sind. Die Phosphate und Fluoride haben ebenso die Eigenschaft schwerlösliche Erdalkalisalze zu bilden und werden in Form von Phosphatit und den verschiedenen Formen des Apatits (Carbonat-, Fluorid-, Hydroxylapatit), dessen Zusammensetzung uns noch später bei Behandlung der Stützsubstanzen des tierischen Körpers beschäftigen wird, gefunden. Ganze Inseln der Südsee setzen sich aus solchen Phosphaten zusammen, die aus Stützsubstanzen abgestorbener Tiere, z. B. Corallen, entstanden und teilweise durch Kot von Seevögeln imprägniert sind. Obwohl man schon aus Gründen der Stabilität nicht wird erwarten dürfen, andere Oxydationsstufen des Phosphors in der anorganischen Natur anzutreffen, findet man doch wenigstens Pyrophophate, die ja sehr leicht in der Hitze durch Wasseraustritt entstehen können, z. B. Newbergit ($Mg_2P_2O_7 \cdot 7\,H_2O$), Monetit ($Ca_2P_2O_7 \cdot H_2O$) usw.

In großer Menge gibt es phosphathaltige unlösliche Mineralien, die Metalle enthalten, z. B. Vivianit, Blaueisenerz ($Fe_3(PO_4)_2 \cdot 8\,H_2O$), Wavellit ($3\,Al_2O_7 \cdot 2\,P_2O_5 \cdot 12\,H_2O$) usw.

Beträchtliche Mengen von Phosphaten sind in jedem Boden vorhanden, und zwar bei fruchtbaren Böden in leichtlöslicher Form, so daß sie den Pflanzen zugänglich sein können. Die Acidität des Bodens spielt hier eine maßgebliche Rolle. Unlöslich ist Apatit, besonders Fluorapatit.

Auch Fluorid ist in unlöslicher Form mit Silicaten zusammen überall im Boden vorhanden. Bergmännisch abgebaut wird, weil er als Flußmittel in der Metallurgie verwendet wird, der Flußspat oder Fluorit (CaF_2) (in Deutschland im Harz, in England, USA.). Mit Aluminium zusammen im Fluellit ($AlF_3 \cdot H_2O$), dann in der Kryolithgruppe vom allgemeinen Typ: $R_3^I\,AlF_6$, wenn $R^I = Na$ gesetzt wird, liegt Kryolith selbst vor. Unter die Siliciumfluoride ist zu rechnen der meist etwas schwerlösliche Kieratit (K_2SiF_6). [$(NH_4)_2SiF_6$ kommt in den Fumerolen des Vesuv vor.] Die aus Aluminiumsilicaten bestehenden Topase enthalten beträchtliche Mengen von Fluor. Sonst ist der Fluor ein steter Begleiter des Phosphats in den Mineralien, von denen der Fluorapatit mit 3,78% F nur eine Möglichkeit darstellt. In diesen Apatit kann auch Cl′ eintreten, womit dann die seltene Möglichkeit einer unlöslichen Halogenverbindung gegeben wäre. Solche Verbindungen sind noch zu erwähnen beim Cl mit chlorhaltigen komplexen Silicaten, beim Br in den seltenen Verbindungen von Ag Br im Bromargyrit, Bromyrit, Embolit.

Wenn lösliche Verbindungen der hier vorkommenden Anionen mineralisch vorliegen, dann müssen besondere Bedingungen zur Bildung und Unterhaltung solcher Lagerstellen vorhanden gewesen sein. Diese Bedingungen ergaben sich bei der Austrocknung von abgetrennten Meeresarmen, also unter Wüstenklima an den Stellen, die sich heute vor allem an den großen Steinsalzlagern des Zechsteins manifestieren, wie bei Staßfurt, im Elsaß, am Ural, in USA. und an vielen anderen Stellen. Hier finden sich Doppelsalze mit $MgSO_4$ wie Kainit, mit $MgCl_2$ wie Carnallit (0,2% Br), Sylvin (0,117—0,3% Br).

Hier ist auch die Fundstätte nicht nur löslicher Sulfate, sondern auch der wichtigen Bromide in den Abraumsalzen, die neuerdings durch die Chemie der Gaskampfstoffe eine besondere Bedeutung erlangt haben.

Einer besonderen Erwähnung bedarf das Nitrat, dessen Salze alle löslich sind. Der Stickstoff der Erde befindet sich zu 99% elementar in der Atmosphäre. Die Umwandlung in NO_3' durch Licht, elektrische Entladungen und anorganische Katalysatoren ist durchaus gegeben, spielt aber für den Gesamthaushalt der Natur, besonders für das große Vorkommen von mächtigen Salpeterlagern sowohl in Chile als auch Persien, Indien, Ägypten usw. eine untergeordnete Rolle. Diese Lager haben wir der Tätigkeit von Lebewesen zu verdanken. Durch Ablagerung riesiger Massen von Kot, wie auf den Guanoinseln, oder vielleicht durch zufälliges Ansammeln von Tierkadavern, wird den nitrifizierenden Bakterien die Grundlage von gebundenem Stickstoff zur Verfügung gestellt, die für ihre Tätigkeit notwendig ist. Ein direktes derartiges Verfahren zur Salpeterbildung wurde in den Salpetergärten zur Napoleonischen Zeit angewandt, um die Wirksamkeit der englischen Blockade zu verhindern.

Die Weiterentwicklung solcher Lager in geologischen Zeiträumen kann dann verschieden sein. Entweder wird der gebildete Salpeter durch Regengüsse ausgewaschen: dann bleiben nur noch die auch im Kot vorhandenen unlöslichen Calciumphosphate zurück (solchem Vorgang verdanken wir die großen Phosphatlager in Algier), oder diese Massen bleiben im Wüstenklima liegen, wobei die Möglichkeit gegeben ist, daß durch Wasser eine Auflösung vorübergehend verursacht wird, aber die konzentrierte Lösung kann nicht abfließen sondern trocknet aus wie etwa in Chile, wo die Lager dann vielleicht noch durch Sonnenbestrahlung einer weiteren Veränderung unterzogen werden. Auf solche sekundäre Vorgänge deuten Beimengungen anderer Salze, z. B. im Chilesalpeter hin, deren direkte Entstehung durchaus nicht gegeben ist, etwa Kaliumperchlorat, das bis zu 1% vorhanden ist, so daß eine Umkristallisation des Salpeters notwendig werden kann, um eine Schädigung der Pflanzen durch die Perchloratbeigabe zu verhüten. Ebenso finden sich noch kleine Mengen von Bromaten vor.

Hydrosphäre. In gelöster Form sind diese Anionen in dem riesigen Reservoir der Meere vorhanden. Schwefel als Sulfat ist dort in der Menge von 0,09% zu finden, 2,07% Cl', etwa 0,007% Br'.

In Amerika gewinnt man jetzt aus Gründen wirtschaftlicher Unabhängigkeit das Br' aus dem Meerwasser[2], was während des Krieges 1914/18 auch schon in Frankreich erreicht, aber wieder als unwirtschaftlich aufgegeben wurde. Das Verhältnis von Cl' zu Br', das unser besonderes Interesse verdient, ergibt sich nach der Tabelle 1 im Durchschnitt der Erdrinde 313:1. Im Meerwasser nach unseren obigen Angaben 294:1, also nicht sehr verschieden. (In der Lithosphäre beträgt der Prozentsatz von Cl' nur 0,055%.)

Aber diese Konstanz des Verhältnisses ist nur ungefähr vorhanden. In dem Trockenrückstand des Ozeanwassers befindet sich nach anderen Analysen 0,188% Br' und 55,292% Cl'. (Cl':Br' = 294:1); im Wasser der Ostsee: 0,13% Br', 55,01% Cl' (Cl':Br' = 423:1). Die Schwankungen dieses Verhältnisses werden noch größer, wenn man die Analysen von Mineralquellen berücksichtigt (die deutschen Heilquellen enthalten meist 1—10 mg Br'/Ltr), aber bemerkenswert

[2] Lormand, M.: J. Pharmacie VIII, 20, 111 (1934), Rona 82, 213.

ist doch, daß die Werte in derselben Größenordnung liegen. Wenn Sturm auf den Meeren, besonders in der Brandung des Ufers das Meerwasser verstäubt, dann gelangen die feinen Tröpfchen bis zu großen Höhen und werden weit in das Festland hineingetragen, um dort mit dem Regen niederzugehen, auch eine Allgegenwart des NaCl bedingend und sogar den Pflanzenwuchs beeinflussend.

Ebenso findet sich allerwärts in Wasser gelöstes Fluorid. Im Meer 0,3 mg/Ltr. In Süßwasserquellen weniger, wenn die Quellen aber aus sehr tiefen, besonders vulkanischen Schichten kommen, dann können die Mengen beträchtlich größer sein und toxische Konzentrationen annehmen (siehe das Kapitel: Fluorose).

Besondere Anreicherungen von Sulfaten finden wir in vielen bekannten Heilquellen (Karlsbad, Mergentheim). An manchen Stellen überwiegen sie und werden dann industriell gewonnen z. B. in Karabuges, einer Bucht des Kaspischen Meeres, in Sibirien, in den Boraxseen Kaliforniens.

Damit haben wir das Vorkommen der von uns zu behandelnden Ionen in der anorganischen Natur erschöpft. Wir sehen, daß im allgemeinen nur die stabilsten Verbindungen gefunden werden bzw. den zersetzenden Einwirkungen der Zeiten trotzen.

Komplexe Anionen, wie Rhodanide, Ferrocyanide, die verschiedenen Oxydationsstufen der Halogene, die Polythionsäuren[2,I], die niederen Oxydationsstufen der Phosphorsäure werden entweder erst durch den tierischen Organismus gebildet oder fallen in unserer chemischen Industrie an und haben toxikologisches Interesse; sie werden als Medikamente gebraucht oder kommen ausschließlich aus theoretischem Interesse ein Experiment in Beziehung zum lebenden Objekt.

Bei der Frage des *Vorkommens* der hier behandelten Anionen *im Organismus lebender Wesen* werden wir in Hinsicht der Allgegenwart der Elemente[1] in ihrer Anwesenheit im Lebendigen gar keine besonders erstaunliche, eher eine selbstverständliche Tatsache sehen. Der Weg bis zum Nachweis einer tatsächlichen Funktion, bis zum Nachweis einer Lebensnotwendigkeit ist weit und schwierig, Aufstellung phantastischer Hypothesen ist leicht. Bei der Häufigkeit unserer Elemente werden wir in ihnen vielfach *notwendige* Bausteine des Lebendigen erblicken. Dergleichen ist ohne weiteres klar bei den Phosphaten, den Chloriden und Jodiden. Bei den Sulfaten finden wir die Verhältnisse unübersichtlich, soweit höhere Tiere berücksichtigt werden (anders bei den Schwefelbakterien). Denn nachweisbar kann der Organismus nicht auskommen ohne bestimmte organische Schwefelverbindungen (Methionin, Cystein). Aus diesen entsteht aber intermediär Sulfat, das damit wenigstens als Stoffwechselprodukt anzusprechen ist. Nur eine spezielle Funktion des Sulfats kennen wir bei der Entstehung von Ätherschwefelsäuren, zu deren Bildung aber die Zufuhr von Sulfaten nicht notwendig ist. Nach neueren Versuchen soll es eine Nierenschwelle für SO_4 geben. Das scheint auf eine Funktion hinzuweisen, die aber deswegen schwer zu definieren ist, weil es nicht möglich ist, den Organismus im Experiment seines Sulfats zu berauben.

Die Anwesenheit von Bromiden ist in allen Organismen erwiesen und zwar entsprechend der weiten Verbreitung — besonders in der Hydrosphäre — in beträchtlicher Menge, aber eine biologische Funktion nachzuweisen ist nicht geglückt, jedenfalls nicht bei den höheren Tieren und bei den Pflanzen des Festlandes. Die Pflanzen werden durch Festbannen an Ort und Stelle dem Ansturm der Elemente mehr ausgesetzt sein als die höheren Tiere, die alles, abgesehen vom Trinkwasser, aus zweiter Hand bekommen.

[2,I] Wo sich H_2S neben Sulfaten oder Sulfiten findet, wie in manchen Heilquellen, ist die Möglichkeit der anorganischen Entstehung von Polythionsäuren vorhanden, dergleichen wurden auch gefunden, wofür ich anführe: CHERBULIEZ E. u. HERZENSTEIN, A.: Helv. chim. Acta 17, 1582 u. 1587 (1934), Rona 85, 241, S_2O_3'' und anderes in Pistyan.

Anders bei den Lebewesen des Meeres, die in dem umgebenden Medium z. B. Bromide in Hülle und Fülle angeboten bekommen. Dort wird man vielleicht aus der Anreicherung gegenüber dem umgebenden Medium auf eine biologische Funktion schließen müssen. Die Speicherung von Jod durch Tang ist bekannt und wird in der Bretagne industriell verwertet. Auch Bromide finden wir in Algen angereichert, teilweise erscheint es da in elementarer Form[3]. Auch organische Bindung wird beobachtet bei Laminariaarten und bei Schwämmen bzw. Anthozoen. Im Trockenrückstand von Gorgoniden 0,59—2,61%, Muriceiden 1,18%, Primuoiden 2,94—3,76% Br′, in jedem Falle also eine beträchtliche Anreicherung gegenüber dem Cl′. Wenn Brom organisch gebunden speziell in dem Purpurdrüsenorgan der Purpurschnecken vorkommt, dann wird man vielleicht auch auf eine biologische Funktion schließen wollen. Aber trotzdem ist dieser Schluß allein auf dieser Basis immer unzureichend, denn wir kennen auch organische Bromverbindungen im menschlichen Blut (siehe später Döring), ohne daß eine Funktion nachweisbar wäre. Dann haben wir noch andere Beispiele, daß der Organismus in vielen Fällen zurückhalten muß und nicht will, z. B. bei der Frage der Fluoridaufnahme. Es gibt auch hier Tiere, die Fluorid speichern, z. B. Archidonis britannica[4].

Man spricht Fluorid vielfach als Begleiter des Phosphates an auch bei den Lebewesen, darunter weniger bei den Pflanzen. Das scheint mir aber nicht in einem biologischen, sondern chemischen Prozeß seinen Grund zu haben: beide bilden schwerlösliche Calciumsalze, die dazu in Komplexen der Apatite noch schwerer löslich werden. Deshalb findet man sie als gegenseitige Begleiter und zugleich im Skelett angereichert, und zwar um so mehr, je länger der betreffende Organismus gelebt hat, also die Möglichkeit der Speicherung hatte. Man ist meist davon abgekommen, in der Anwesenheit von CaF_2 im Zahnschmelz eine Vorbedingung für die Härte und Unangreifbarkeit dieses Gewebes zu sehen. Jedenfalls ist eine übermäßige Anreicherung nicht die Grundlage besonders gesunder Zähne*.

Also ist nicht jede Anreicherung eines Elementes ein Zeichen einer biologischen Funktion. Darüber werden wir später gerade beim Brom auch bei den höheren Tieren noch sprechen müssen. Durch den Organismus der Lebewesen fließt ein breiter Strom der Elemente der anorganischen Natur. Ob Elemente gespeichert werden oder abgegeben, liegt in dem physikalisch-chemischen Muß der Naturgesetze. Wenn diese nicht so ausgenützt würden, daß sie für den Bestand des Individuums meistens nützlich sind, dann würde kein Leben möglich sein. Aber wir sind nicht überall Wissende.

Aus den bisherigen Bemerkungen ergibt sich, wie sehr sich das Gebiet der Pharmakologie mit dem der Physiologie überschneidet. Denn wenn wir nach der Wirkung des Chlorids fragen, werden wir Cl′-Mangelzustände beachten müssen. Noch mehr ergibt sich die Überschneidung bei den anderen Anionen, die nicht in der anorganischen Natur, wohl aber in der Welt der Lebewesen zu Hause sind. Wir führten schon die Anwesenheit von Nitraten an, die durch nitrifizierende Bacillen im Boden entstehen, durch die Wurzeln der Pflanzen aufgenommen werden, um teilweise direkt zum Aufbau von Eiweißstoffen zu dienen, teilweise aber auch bei Speicherpflanzen (wie Weizen und viele andere) als NO_3' festgehalten zu werden, wodurch dann auch der tierische Organismus im normalen Lauf des Lebens mit diesem Ion in Beziehung kommt, ohne daß es hier allerdings eine erkennbare Lebensfunktion erfüllt.

[3] Gmelin-Kraut 1931, Band: Brom.

[4] Webb, D. A.: Sci. Proc. Roy. Dublin Soc. (N. S.) **21**, 505 (1937). C. **1938** I, 618.

* Über die Beziehung von F zum Zahnaufbau siehe das Kapitel: Fluorose.

Deutlich wird die Funktion bei Verbindungen aus der Reihe der Phosphorsäure z. B. der Pyrophosphorsäure. Diese ist fast nur organisch als Adenosinpyrophosphorsäure vorhanden, wenn sie auch ursprünglich in anorganischer Form von LOHMANN in Hefe und Muskel entdeckt wurde; vielleicht wird aber eine intermediäre Abspaltung auch normal vorkommen. So fand sie CORI in der Leber und dem Muskel von winterschlafenden Tieren, CORI sowie OCHOA in Rattenlebern, KRONBREG in Nieren und Hefe (siehe Abschnitt Fermente). Neuerdings wurde auch die Metaphosphorsäure neben der Pyrophosphorsäure nachgewiesen[5]. Als körpereigen wurde ebenso nachgewiesen das Na-Thiosulfat im Harn, das vielleicht aus der Nahrung (Kohl bei Kaninchen) stammt oder durch Darmfäulnis entsteht.

Wichtiger ist das Rhodanid, das schon lange im Speichel des Menschen gefunden wurde. Anfangs glaubte man es nur bei Rauchern vorhanden und als Folge eines Entgiftungsprozesses entstanden. Jetzt weiß man, daß man es besonders als Entgiftungsprodukt zugeführter Blausäure aufzufassen hat, daß aber auch bei den blausäurefrei ernährten Menschen und Tieren Rhodanide im Speichel und Urin sich befinden. Man schreibt ihm eine Rolle bei der Desinfektion von Mundhöhle und Magen zu, aber die dauernde Ausscheidung im Urin läßt noch andere Möglichkeiten offen. Cyansäure wurde früher als körpereigen aufgefaßt, vielleicht das Ammonsalz als notwendige Vorstufe des Harnstoffs, aber von dieser Auffassung ist man jetzt bei näherer Untersuchung über die Harnstoffbildung durch Krebs abgekommen. Ein Nachweis im Blut ist schwer zu erbringen, gelang teilweise nicht, wurde jedoch kürzlich in Blutzellen erbracht([5I]).

Die anderen Anionen unseres Themas, wie phosphorige Säure, Chlorsauerstoffsäuren, Bromsauerstoffsäuren, Bromat, Ferrocyanide kommen nicht im Organismus vor. Sie spielen in der Landwirtschaft (Chlorate), Brotbereitung (Bromate) oder in der Industrie, wie letztlich alle, eine Rolle, neben der Anwendung zur Therapie oder Diagnostik in der Medizin.

B. Chemie.

I. Halogene.

1. Allgemeines.

Die Halogene, als Glieder der 7. Gruppe im periodischen System der Elemente, haben die Eigenschaft gemeinsam, zu ihren 7 Elektronen der äußeren Elektronenhülle ein Elektron aufzunehmen. Dadurch erhalten sie eine negative Ladung und die Eigenschaft, in Flüssigkeiten mit größeren Dielektrizitätskonstanten Anionen zu bilden. Diese Anionen sind alle 1wertig und so verbinden sie sich mit Wasserstoff. Durch Abspaltung von Elektronen vermögen die Halogene andererseits positive Ladungen aufzunehmen. Diese Verbindungen sind aber nur stabil in komplexer Bindung mit negativen Atomen, so mit Sauerstoff in den Sauerstoffsäuren, in denen Chlor 1-, 3-, 5-, 7wertig, Brom nur 1- und 5wertig auftritt. Fluor bleibt immer 1wertig — weil die Ablösung des Elektrons beträchtlichen Energieaufwandes bedarf — und bildet in wäßriger Lösung nichtbeständige Sauerstoffverbindungen des Typs F_2O u. ä.

---

[5] SOMMER, A. L. u. BOOTH, Th. E.: Plant Physiol. **13**, 199 (1938).
[5I] DIRNHUBER, P. u. SCHÜTZ F.: Biochem. J. **41**, L **IV**, (1947)

Die 7. Gruppe ist an sich in der Spannungsreihe am stärksten negativ, vermag also mit den anderen Elementen ionisierte Salze zu bilden, in der Gruppe selbst sinkt außerdem der negative Charakter mit sinkendem Atomgewicht (oder Ordnungszahl) bzw. steigt der elektropositive Charakter mit steigender Ordnungszahl. Deshalb vermag das Element Chlor — als Chlorwasser — aus einer Bromidlösung elementares Brom und dieses aus einer Jodidlösung Jod freizumachen nach der Gleichung: $Cl_2 + 2\,Br^- = 2\,Cl^- + Br_2$. Umgekehrt vermag Jod leichter in elektropositiven Zustand überzugehen, und so verläuft die Reaktion etwa: $J_2 + 2\,ClO_3{}' = 2\,JO_3{}' + Cl_2$.

Durch die verschiedene Negativität sind Verbindungen des Typs JCl, JCl_3, JF_5, BrCl möglich, von denen das JCl in der Analyse zur Bestimmung der Jodzahl der Fette benutzt wird. Je entgegengesetzter 2 Elemente sind, desto größer das Bestreben Verbindungen einzugehen, deshalb die Beständigkeit der Salze mit dem am stärksten positiven Charakter, mit den Alkalien, die uns pharmakologisch am meisten interessieren. Innerhalb der Gruppe wächst die Fähigkeit der Säurebildung, also die Stärke der Säure, mit der Größe des Moleküls und der Abnahme der COULOMBschen Kräfte. Das hängt zusammen mit der Fähigkeit zur Bildung von Komplexen, die uns später, weil pharmakologisch wichtig, noch ausführlicher beschäftigen wird (nächster Abschnitt). Hier soll nur erwähnt werden, daß gerade Fluorid besonders zur Komplexbildung neigt, und zwar schon in seinen eigenen Lösungen. Man hat eine Zeitlang fälschlich geglaubt, daß eine zweibasische Säure vom Typ H_2F_2 vorläge. Aber das Fluorid besitzt eine kleine und starre Elektronenhülle. Deshalb sind fast nur COULOMBsche Kräfte (heteropolare Bindung) wirksam, weil die Polarisierbarkeit und damit Entwicklung van der WAALSscher Kräfte (homöopolare Bindung) zurücktritt. Es bleiben bei HF freie Valenzen übrig und daher bildet sich eine Brücke auch zu HF und damit HF'_2 nicht nur in wässriger Lösung, sondern auch in Gasform (siehe WICKE (8 I)).

Auch Chloride neigen zu Komplexbildung, d. h. zu koordinativer Bindung nach WERNER z. B. bekannt in den Hg-Salzen, den einzigen Salzen, wo Cl' wenig dissoziiert ist, aber überhaupt überall, wo die Löslichkeit von Metallchloriden durch HCl vermehrt wird. CaF_2 kann so in Lösung gebracht[6] oder die Zusammenballung verzögert werden, daß kolloide Sole entstehen[7].

CaF_2 hat die spezielle Eigenschaft, übersättigte Lösungen zu bilden, so daß erst Ausscheidung erfolgt, wenn das Löslichkeitsprodukt mindestens 150fach überschritten wird[7, I]. Diese Eigenschaft hängt mit dem allgemeinen Problem der Bildung von Primärkeimen zusammen und ist für die Biologie ebenso von Bedeutung.

Im allgemeinen unterscheidet sich die analytische Chemie des *Fluorids* von der der anderen Halogene. Eine der wichtigsten Reaktionen zum Halogennachweis bildet die Unlöslichkeit der Silberhalogenide; zwar steigt die Löslichkeit von AgJ über das AgBr zum AgCl[8], aber AgF ist sogar zerfließlich. In umgekehrter Reihenfolge, aber sonst ähnlich, sehen wir die Verhältnisse bei den Erdalkalien, deren Fluorsalze unlöslich sind. Die Pb-Salze sind alle schwerer löslich, gemischte wie PbJCl sogar sehr schwer löslich, ebenso die Salze des 1wertigen Hg.

Abseits von den anderen Halogenen bildet F' analytisch wichtige Verbindungen mit Silicium, deshalb dient Fluorwasserstoffsäure zum Glasätzen, weil es mit

---

[6] KUDREWATOW, A. K.: C. 1935 II. 3412.

[7] BACHMANN, W. u. PINNOW, P.: Kolloid. Z. 62, 131 (1933), Rona 72, 586.

[7 I)] JENSEN, A. T.: Z. physikal. Chem. A, 180, 93 (1937). C. 1938 I, 40.

[8] KOLTHOFF, J. M. u. v. BERK, L. H.: Z. anal. Chem. 70, 369 (1927), Rona 40, 760. Löslichkeitsprodukte für $AgCl = 1{,}5 \cdot 10^{-10}$, $AgBr = 6{,}5 \cdot 10^{-13}$, $AgSCN = 1{,}2 \cdot 10^{-12}$, $AgJ = 9 \cdot 10^{-17}$.

[8 I] WICKE, E.: Naturwissenschaften 1946 I.

dem Silicium des Glases lösliche Verbindungen eingeht. Von diesen ist das gasförmige SiF_4 wichtig, das in Wasser gelöst, sofort in o-Kieselsäure und HF zerfällt. Der Tropfen Wasser, in dem sich SiF_4 löst, geliert. Qualitativer F'-Nachweis ist durch Analyse des Si möglich, was auf diesem Umweg auch spektroskopisch gelingt[9]. Die Anätzung des Glases wird zum spezifischen qualitativen Nachweis benutzt und kann auch für ganz kleine Mengen angewendet werden[10]. Bei Zusatz von überschüssigem NaF bildet sich die toxikologisch wichtige Kieselfluorwasserstoffsäure, die aber in Wasser hydrolysiert. Der Komplex mit Metallen wie Al, Fe usw. ist stabiler als der mit Silicium[11]. Das Kaliumsalz der Kieselfluorwasserstoffsäure ist schwer löslich, und bei der Maßanalyse kann man durch Fällung mit KCl und Titration der übrigbleibenden HCl eine grobe Bestimmung ausführen[12].

Fällungsreaktionen: Komplexes Benzidin-Hg-Fluorid[13], Coffein-Mg-Salicylat[14], unter dem Mikroskop Nachweis als Fluorsilicat (siehe GETTLER und ELLERBROCK[2627], 10 γ F in 5 g Gewebe nachweisbar).

Als LaF_3 gefällt, wird aus einer Eosin-haltigen Lösung dieses adsorbiert und durch die rote Farbe des Niederschlags die Reaktion empfindlicher[15]. Durch Komplexbildung mit Schwermetallen wirkt F' hemmend auf die Bildung der roten Eisenrhodanfarbe, der violetten Zirkon-Alizarinsulfosäure (1 γ/ccm, es entsteht $(ZrF_6)''$), der Titansäure oder Zirkonsalz + p-Dimethylaminophenylarsinsäure[16]. Schließlich ist die farbverstärkende Wirkung von F' auf Berlinerblau[17] zu erwähnen.

Die anderen Halogene werden mit den bekannten Silberreaktionen nachgewiesen, die auch eine beträchtliche Empfindlichkeit haben[18], besonders bei Auffangen der flüchtigen Halogenwasserstoffsäure in 1 Tropfen Wasser[19]. Eine spezifische Reaktion auf Cl' soll man durch Befeuchten von $Ag_6Fe(CN)_6$ mit konz. HNO_3 erhalten[20].

Bromide werden oxydiert und können in CCl_4 oder CS_2 aufgenommen werden[21]. Spezifisch ist ein Niederschlag mit m-Phenylendiamin, wobei ein weißer Niederschlag von 2,4-Tribrom-m-phenylendiamin entsteht[22]. Bildung von violettem Tetrabromphenolsulfophthalein[23]. Tl_2SO_4 + Br' ergibt TlBr = farblose Würfel (0,16 γ Br) oder $AuCl_3$ + Br' + $TlSO_4$ $\rightarrow$ $TlAuBr_4$ = orangerot (0,7 γ). Vielfach wird die Trennung von Cl' durch die etwas leichtere Oxydierbarkeit bei Br' durch $KMnO_4$ benutzt, wobei auf die genaue Acidität zu achten ist.

2. Halogensauerstoffsäuren.

Diese Verbindungen sind stark endotherm und deshalb mehr oder weniger explosiv. Die Affinität der Verbindungen des Chlors ist dabei geringer als die des

---

[9] PAUL, W.: Angew. Chem. 49, 901 (1936). C. 1937 I, 1738.

[10] KÜHNEL, H. S.: Mikrochem. N. F. 9, 313 (1934), Rona 85, 469. Erfassungsgrenze 0,5 γ, sonst 0,1 mg nachweisbar.

[11] TSCHEPELEWETZKI, M. u. BOLZ, Z.: C. 1938 I, 2847.

[12] BABKO, A.: C. 1936 I, 3723.

[13] MILLER, C. F.: Chemist. Analyst. 26, 35 (1937). C. 1937 II, 2873. Empfindlichkeit 0,04 mg F pro 10 ccm.

[14] CRUSE, J. E. J. u. ROSE, C. F. M.: Brit. J. exp. Path. 17, 267 (1936), Rona 96, 615. Die Autoren beseitigen damit die F'-Wirkung auf Phosphatase.

[15] FISCHER, J.: Z. analyt. Chem. 104, 344 (1936). C. 1936 II, 510. Erfassungsgrenze 2 γ F/ccm.

[16] FEIGL, F. u. RAJMANN, E.: Mikrochem. N. F. 12, 133 (1932), Rona 72, 13. Braune Farbe geht in rot über. Empfindlichkeit 1:200000, durch Tüpfelreaktion 0,25 γ erfaßbar. PO_4'''; SO_4''; S_2O_3'' geben die gleiche Reaktion, daher erst überdestillieren als SiF_4.

[17] KUHLBERG, L.: C. 1936 II, 2179. Empfindlichkeit 1:50000.

[18] KERAOGLANOV, Z.: Z. anal. Chem. 115, 305 (1939). C. 1939 I, 3420. Etwa 1 γ/10 ccm ClO_4': 32 mg/ccm.

[19] HALLA, F. u. RITTER, F.: Mikrochim. Acta 1, 365 (1937). C. 1938 I, 1835 $< 1\,\gamma$.

[20] TANANAEFF, N. A. u. SCHAPOWALENKO, A. M.: Z. anal. Chem. 100, 343 (1935). C. 1935 I, 3818. Tüpfelreaktion; es entsteht NO. Empfindlichkeit 0,01 n Lösung.

[21] CURTMAN, L. J. u. SCHNEIDERMAN, H.: Rec. Trav. chim. Pays-Bas 54, 158 (1935). C. 1935 II, 2981. Erfassungsgrenze 0,5 mg.

[22] MASON, C. W. u. CHAMOT, E. M.: Mikrochem. 5. 145 (1926), Rona 38, 491. Freimachen des Br_2 durch 10—20% HNO_3, BrO_3. wird vorher reduziert. Empfindlichkeit 20 γ KBr/ccm.

[23] STENGER, V. A. u. KOLTHOFF, I. M.: J. amer. chem. Soc. 57, 831 (1935). C. 1935 II, 2981. Erfassungsgrenze 1—4 γ/ccm.

Broms oder Jods, deshalb werden sie gerne zu Veraschungen genommen. Die spontane Explosivität selbst der Chlorate bedarf einer höheren Entzündungstemperatur[24], gemeinsam mit organischem Staub wird aber dessen Explosionsgebiet stark vergrößert[25].

Das gasförmige ClO_2 wird schon bei niedersten Temperaturen zerknallen, was die Gefahr ergibt bei Erhitzung von $KClO_3$ mit konz. H_2SO_4[26]. Perchlorate sind viel beständiger. Neuerdings wird hochkonzentrierte Perchlorsäure zum Veraschen organischer Substanz benutzt. Dabei können große Mengen Gewebe verascht werden, anscheinend aber erst bei Temperaturen von 200° und darüber, bei denen sich die $HClO_4$ selbst zu zersetzen beginnt. Bei diesem Prozeß soll es nicht zu einer intermediären Bildung von freiem O_2 kommen, wenn anorganische Substanz zugegen ist[27] und auch nicht zu Chlorsauerstoffverbindungen etwa wie ClO_2, woran ich gelegentlich einer Laboratoriumsexplosion, die schon auf dem Ölbad bei etwa 150° stattfand, dachte[28]. Neuerdings sind wiederum solche Explosionen vorgekommen und haben zu längeren Diskussionen geführt[29,30]. Der große Wert der $HClO_4$ für Veraschung von Gewebe geht anscheinend dadurch nicht verloren, wenn man vorher HNO_3, dann H_2SO_4 und zuletzt erst $HClO_4$ anwendet[31].

Die Verbindungen NaOBr, NaOCl, Hypobromit bzw. Hypochlorit sind starke Oxydationsmittel und dienen deshalb zur Bleichung und Desinfektion. Bekannt ist das Eau de Javelle (Cl_2 in K_2CO_3) oder Eau de Labarraque (Cl_2 in Na_2CO_3), die Dakinsche Lösung, Chlorkalk. OCl′ ist wenig haltbar und kann durch Br′-Zusatz etwas stabilisiert werden[32]. Aber auch das vielleicht entstehende OBr′ ist wenig haltbar[33]. Es erfolgt in Lösung eine Zersetzung durch Umlagerung derart: $3\,OCl' \rightarrow ClO_3' + 2\,Cl'$. Auf der oxydativen Wirkung beruht der unspezifische Nachweis mit Diphenylamin oder Anilin (blaue Farbe). Das pharmakologische Interesse für Substanzen, die so starke Oxydationsmittel sind, ist relativ gering, ebenso wenig wie etwa für die Chlorite oder gar Körper, die in Wasser gar nicht beständig sind, wie das neue BrO_2[34].

Da in stark saurer Reaktion auch ClO_3' ein Oxydationsmittel ist, können die Farbreaktionen mit Anilin zum Nachweis benutzt werden und zu einer Art Abschätzung der Menge dienen[35]. Unspezifisch ist die Gelbfärbung eines mit NH_4SCN getränkten Papiers (Bildung von Canarin und Pseudothiocyansäure)[36].

---

[24] Blinow, I. F.: C. **1937 II**, 829. $NaClO_3$ 630°; $KClO_3$ 550°, nach a). Crespi, M. u. Caamano, L. G.: C. **1937 II**, 2808. Zersetzung schon viel früher, bei ClO_4 begünstigt durch MnO_2-Zusatz.

[25] Matla, W. P. M.: C. **1935 II**, 3417, BrO_3' wirkt in dieser Hinsicht, wie verständlich weniger und JO_3' noch weniger, NO_3' noch schwächer.

[26] Goodeve, C. F. u. Richardson, F. D.: C. rend. Séances Acad. Sci. **205**, 416 (1937). C. **1937 II**, 3728.

[27] Vialard-Goudou, A.: C. r. Acad. Sci. **203**, 565 (1936), Rona **97**, 11.

[28] Eichler, O.: Naunyn-Schmiedebergs Archiv **144**, 251 (1929).

[29] Zahn, V.: Ind. Engng. Chem. N. E. **15**, 214 u. 333 (1937). C. **1937 II**, 3495 u. 3928.

[30] a) Deiss, E.: Z. analyt. Chem. **107**, 8 (1936). C. **1937 I**, 1989. Abdampfen mit Alkohol. b) Hackl, O.: Z. analyt. Chem. **107**, 385 (1936). C. **1937 I**, 4671. c) Meyer, J. u. Spormann, W.: Z. analyt. Chem. **107**, 387 (1936). C. **1937 I**, 4671. Die Gründe der Explosionen sind unbekannt.

[31] Kahane, E.: Bull. Soc. Chim. biol. **14**, 294 (1932), Rona **67**, 625.

[32] Kolthoff, I. M. u. Stenger, V. A.: Ind. Engng. Chem. Analyt. Edit. **7**, 79 (1935). C. **1935 II**, 405. Für Ammoniakbestimmung, aufbewahren im Dunkeln.

[33] Palmen, J.: C. **1935 II**, 1064. Dort genauere Angaben.

[34] Schwarz, R. u. Schmeisser, M.: Ber. **70**, 1163 (1937). C. **1937 II**, 1162.

[35] Douris, R. u. Plessis, M.: C. rend. Soc. Biol. **107**, 576 (1931), Rona **63**, 479. Empfindlichkeit des Diphenylamin Blaufärbung 1 γ ClO_3/ccm.

[36] Offord, H. R.: Ind. Engng. Chem. Analyt. Edit. **7**, 93 (1935). C. **1935 II**, 254. Erfassungsgrenze 0,01 mg ClO_3/cm³ Cl′; BrO_3'; JO_3'; OCl′; S_2O_8''; Cu·· geben ähnliche Reaktionen.

Strychninnitrat + ClO_3 oder BrO_3 in HNO_3 → Grünfärbung. ClO_3 + BrO_3 + β-Naphthol: Grünfärbung (bis schwarz, 1 γ/ccm).

Spezifische Reagenzien auf ClO_3' sollen sein: Phenyl-β-naphthylamin (rot); Di-β-naphthylamin (violett) und Phenyldihydrodibenzoakridin (rot)[37], weiterhin Bildung eines komplexen tiefvioletten Manganiphosphats[38].

Bromate reagieren rascher mit HJ als Chlorate. Auf Grund dieser Eigenschaft kann man sie unterscheiden[39]. Sie sollen auch 1000mal leichter als ClO_3 Methylorange entfärben[40]; Färbungen auch mit Fuchsin-Schweflige Säure (Empfindlichkeit 25 · 10^{-7}% $KBrO_3$) Phenol, Salicylsäure, α-Naphthol (gelbrot), Resorcin, Alizarin (braungelb). BrO_3' und JO_3' geben schwerlösliche Ag·- und Ba··-Salze. Durch sekundäre Reduktion kann dann nachher Br' nachgewiesen werden[41]. Die Bildung von Permanganat aus Manganosalz soll nur durch BrO_3', nicht durch ClO_3' und JO_3, möglich sein ([44,I]).

Chlorate und Bromate werden leicht reduziert durch Fe^{II}-Salze, nascierenden Wasserstoff, Sulfit, ebenso durch manche organischen Substanzen, darunter Citronensäure, Weinsäure, Fumar- und Maleinsäure. (Nachweis von BrO_3' in Mehl mit o-Toluidin [41,I].)

Leichte Reduktion gelingt nicht bei den gegenüber Zersetzung sehr wenig empfindlichen Perchloraten. Diese werden meist erst in größerer Hitze durch Erwärmen mit Mn- oder Cr-Salzen reduziert[28] (es entsteht dabei Chromat bzw. Manganat) oder durch Abrauchen mit Ammoniumchlorid[42], eine zwar elegante Methode, die aber für das biologische Milieu nicht brauchbar ist. Wichtiger ist die auch in wäßriger Lösung erfolgende Reduktion durch $TiCl_3$.

Von den *Fällungsreaktionen* sind bekannt die Fällung als $KClO_4$[18], als Methylenblauperchlorat (Nadeln von blaugrünem Reflex) die sogar zu groben Bestimmungen benutzt werden können[43]; α-Phenyl-β-diäthylaminoäthyl-p-nitrobenzoat gibt auch einen schwerlöslichen Niederschlag (0,0025 Mol) ebenso ist die Fällung als Nitronperchlorat möglich (Löslichkeit 1 mg%).

Eine Fällung von $KClO_4$ im Organismus ist unmöglich, da selbst bei 25° $KClO_4$ zu 2,02% löslich ist. Alle anderen Perchlorate sind sehr leicht löslich, sogar zerfließlich wie $AgClO_4$ und besonders $Mg(ClO_4)_2$, das neuerdings als Trockenmittel viel benutzt wird[44].

Hier soll anschließend im Anhang eine Gruppe chemischer Untersuchungen Erwähnung finden, die sich mit der Einwirkung von Hypochloriten auf Eiweißstoffe und ihre Bausteine beschäftigen. Es ist schon lange bekannt, daß durch Einwirkung von NaOCl auf Aminosäuren die Abspaltung von NH_4 + CO_2 erfolgt, daß teilweise auch Aldehyde und Ketone entstehen, schließlich bei Ringsystemen Eintritt von Chlorid in den Ring möglich ist[45]. Besonders empfindlich ist das Lysin ([50],[51]).

Versuche bei Zimmertemperatur[46] mit Glycerin und NaOCl führten zu den Zwischenprodukten Blausäure und NH_4OH, von denen letzteres zu gasförmigem Stickstoff zersetzt wurde. Die Reaktion nahm Wochen in Anspruch bei einem

---

[37] Sá, A.: C. **1935 I**, 3573.

[38] Feigl: Erfassungsgrenze 0,05 γ als Tüpfelreaktion, gesättigte $MnSO_4$ + sirupöse H_3PO_4 je 1 Tr. + 1 Tr. ClO_3-Lösung.

[39] Taradoire, F.: Bull. Soc. Chim. Françe (5), **4**, 1759 u. 1771 (1937). C. **1938 II**, 1280.

[40] Korenman, J. M.: Z. analyt. Chem. **103**, 269 (1935). C. **1936 I**, 2149. Angezweifelt als unspezifisch durch a) Hahn, F.: Mikrochem. 20, N. F. **14**, 236 (1936). C. **1937 I**, 1738.

[41] Chamot, E. M. u. Mason, C. W.: Mikrochem. **5**, 85 (1927), Rona **42**, 22. Auch Trennungsgang der Halogene.

[41,I] Calo, A. u. Muntoni, F.: Rona **112**, 194 (1938).

[42] Moser, L.: Mikrochem. Pregl-Festschr. **1929**, 293, Rona **53**, 157.

[43] Hofmann, K. A., Hartmann, F. u. Hofmann, U.: Ber. **58**, 2748 (1925). > 0,1% muß in der Lösung sein.

[44] Druce, G.: J. Soc. chem. Industr. **54**, 133 (1935). C. **1936 I**, 383.

[44,I] Deniges: Bull. Trav. Soc. Pharm. Bordeaux **81**, 5 (1943). C. **1943 II**, 751.

[45] Guiteras, A. F. u. Schmelkes, F. C.: J. biol. Chem. **107**, 235 (1934), Rona **84**, 525. Daselbst Literatur Langheld und Dakow. a) Ault, R. G., Haworth, W. N. u. Hirst, E. L.: J. chem. Soc. **1934**, 1722 Rona **85**, 17. Auch Säureamide werden desamidiert.

[46] Norman, M. F.: Biochem. J. **30**, 484 (1936), Rona **95**, 269.

Optimum von p_H 7,0—8,0. Genauere Angaben bringen die Untersuchungen von WRIGHT[47].

In saurer Reaktion kommt es bei Gabe kleiner Mengen von Glycerin allein zum Verschwinden des aktiven Chlors, setzt man größere Mengen zu, dann kommt es zur Additionsverbindung, und es wird weniger aktives Chlor verbraucht; jedenfalls kann man es nachweisen durch seine Wirkung auf HJ. In alkalischer Reaktion sinkt die Aktivität ab mit der zugesetzten Menge, es prävaliert hier absolut die reine Oxydation.

Ahnliche Verhältnisse finden sich bei den untersuchten Eiweißen (Casein, Gelatine), die bei geeigneter Reaktion eine lange Zeit noch Desinfektionskraft bewahren können. Proteine verlieren leicht die Farbreaktionen auf Tyrosin oder Tryptophan[48]. Bei Versuchen mit dem ähnlichen NaOBr ergab sich, daß Eiweiße sich außerordentlich verschieden verhalten, je nach Anordnung der Polypeptidketten[49]. Der Angriff findet sich in den Aminogruppen, die durch Acylierung oder Ringschluß geschützt werden können. Bei Tri- oder Tetrapeptiden entsteht dann Nitril und Dehydrohydantoin. Ovalbumin wird in charakteristische Bausteine gespalten, auch Hydantoin. BAKER[51, II] ließ NaOCl + NaCl auf Eieralbumin bei 36° einwirken. Nach 3 Minuten war bereits 80% OCl' zersetzt, nach $^1/_2$ Stunde 85%. Für jedes Mol reduzierten OCl' wurden 33,7 Albumin der Fällung mit Phosphorwolframsäure entzogen. Das entstandene Polypeptid konnte jedoch noch durch Trichloressigsäure oder durch $(NH_4)_2SO_4$ gefällt werden. Die Reaktion war stark exotherm in Abhängigkeit von der p_H. BAKER unterscheidet 3 verschiedene Reaktionen. 2 in alkalischer, eine in saurer oder schwach alkalischer Lösung. Die erste alkalische Reaktion verläuft

$$>NH + NaOCl \rightarrow >NCl + NaOH.$$

Dann kann eine weitere Reaktion folgen:

$$>NCl + H_2O \rightarrow >NH + HOCl \rightarrow HCl + O.$$

2,9 Moleküle NaOCl werden reduziert für jeden oxydierten Aminosäurerest. Dabei entstehen neue COOH-Gruppen und NH_3, insgesamt wechselt die Acidität der Lösung bei fortschreitender Reaktion.

Durch das noch stärker oxydierende ClO_2 vermag man die Stickstoffanteile so weitgehend zu verändern, daß man Stärke, die selbst nicht wesentlich verändert wird, reinigen kann (SAMEC[51, I]).

3. Übersicht der quantitativen Bestimmungsverfahren.

a) Fluorbestimmung.

α) *Aufschließen.*

Für die Bestimmung einer Substanz im organischen Material ist die vorherige Aufschließung notwendig. Umsetzung mit metallischem Na in flüssigem NH_3 ist für organische Bindung brauchbar[54]. Versuche mit Glycerin + KOH bei 200° bringen Verluste bis zu 90%[53].

---

[47] a) WRIGHT, N. C.: Biochem. J. **20**, 524 (1926). b) WRIGHT, N.C.: Biochem. J. **30**, 1661 (1936).

[48] LIEBEN, F. u. BAUMINGER, B.: Biochem. Z. **261**, 387 (1933), Rona **74**, 601.

[49] BRIGL, P., HELD, R. u. HARTUNG, K.: Hoppe-Seylers Z. **173**, 129 (1928), Rona **45**, 595.

[50] GOLDSCHMIDT, ST. u. STRAUSS, K.: Ber. **63**, 1218 (1930), Rona **56**, 450.

[51] GOLDSCHMIDT, ST., WOLFF, R. R., ENGEL, L. u. GERISCH, E.: Hoppe-Seylers Z. **189**, 193 (1930) Rona **57**, 377. a(Vergleiche die Aufschließung mit anderen ähnlichen Produkten wie Chloramin T. bei REMY, E.: Biochem. Z. **180**, 97 (1927), Rona **40**, 626.

[51, I] SAMEC, M.: Koll. Beih. **43**, 287 (1936), Rona **93**, 311.

[51 II] BAKER, R. W. B.: Biochem. J. **41**, 337 (1947).

[52] TREBITSCH, F.: Biochem. Z. **191**, 234 (1927), Rona 44, 735.

[53] BOCKEMÜLLER, W.: Z. analyt. Chem. **91**, 81 (1932), Rona 71, 655.

[54] GOVAERT, F.: C. rend. Acad. Sci. **195**, 1278 (1932), Rona 71, 654.

Saure Veraschung verbietet sich in Glasgefäßen, wurde aber neuerdings von AMMON und Mitarbeitern [58, I] im geschlossenen System angewandt. Alkalische trockene Veraschung gibt die Möglichkeit, Fluorid selbst aus organischer Bindung zu lösen[53], besonders wenn größere Mengen $CuSO_4$ zugegen sind[55]. Als Alkali nimmt man auch Soda[56], dem gelegentlich Kieselsäure zugesetzt wird, um die Flüchtigkeit zu mindern[57]. Um höhere Temperaturen zu vermeiden, wird fraktioniert verkohlt, ähnlich wie es bei Jodbestimmungen üblich ist[58] (GETTLER und ELLERBROOK[2627]). Vorteilhaft soll die Veraschung im Sauerstoffstrom sein (WULLE[2946]).

Allgemein wird der Zusatz von $Ca^{\cdot\cdot}$-Salzen für wichtig gehalten, die natürlich F'-frei sein müssen bei dem notwendigen beträchtlichen Überschuß[59]. Wichtig ist die vorherige gründliche Trocknung[60], da mit Resten von Wasser auch Fluoride übergehen. Aber auch bei gewöhnlicher Veraschung muß man mit der Flüchtigkeit von CaF_2 und selbst $CaSiF_6$ rechnen[61]. In der offiziellen Methode (CLIFFORD [65 I a]) wird zur Fixierung Mg-acetat zugesetzt.

Vorgeschrieben werden dunkle Rotglut[62] oder genaue Veraschung im Muffelofen bei 500—600° [63].

Zähne und Knochenmaterial vertragen Temperaturen von 700° (bis 48 Stunden)[60]. Besonders wichtige Angaben finden sich bei SHARPLESS und McCOLLUM[64], die schon 2—3 Stunden für ausreichend halten.

Wenn das organische Material in dieser Weise aufgeschlossen ist, wird man die F-Bestimmung durchaus nicht gleich anschließen dürfen, da PO_4''', SO_4'' usw. vielfach störend auf den Verlauf der Bestimmung wirken. Man muß daher besonders im Knochen die PO_4''' entfernen z. B. mit $Ag^{\cdot}$-Fällung[52] oder — was heute allgemein ausgeführt wird und wohl zu fordern ist — das Fluorid destillieren.

Die *Destillation* wird heute meist nach WILLARD und WINTER[65] mit Perchlorsäure und Glasperlen als H_2SiF_6 ausgeführt (siehe CHURCHILL bzw. CLIFFORD [65 I]). Auch 50% H_2SO_4 wird genommen[66 a)] und vorgezogen[66 b)]. Zu vermeiden ist die Anwendung von Phosphorsäure, die in das Destillat übergeht und dort außerordentlich störend wirken kann. Es kann notwendig sein bei stark phosphorhaltigem Material, wie Knochen, die Destillation zu wiederholen[67], obwohl das nicht immer angegeben wird[68].

Die Vorschriften für die Destillation sind nicht einheitlich. Während KRAFT[63] bei gewöhnlicher Destillation von SiF_4 nur 50—70% in der Vorlage findet, erhält er bessere Ausbeute bei Wasserdampfdestillation als H_2SiF_6 (siehe auch AMMON[58, I]). In einer Spezialapparatur destillieren MAYRHOFER und Mitarbeiter[69] (besonders[66, I] u. a.[59]) unter Anwendung von Glaspulver und H_2SO_4, nachdem schon eine Vorreinigung durch Fällung als LaF_3 vorhergegangen war.

---

[55] BRÜNING, A. u. QUAST, H.: Z. angew. Chem. **1931 II**, 656, Rona **63**, 556.

[56] CONTARDI, A. u. RAVAZZONI, C.: C. **1936 I**, 123, Rona **89**, 326.

[57] STUBER, B. u. LANG, K.: Biochem. Z. **212**, 96 (1929), Rona **53**, 74.

[58] MAYRHOFER, A., SCHNEIDER, CHR. u. WASITZKY, A.: Biochem. Z. **251**, 70 (1932), Rona **71**, 10.

[58, I] HARTMANN, H., CHYTREK, E. u. AMMON, R.: Hoppe-Seylers Z. **265**, 52 (1940).

[59] DAHLE, D.: J. Assoc. off. agric. Chemists **18**, 194 (1935), Rona **89**, 39. Auf 1 mg F 0,3 g CaO, über $CaCO_3$ oder Ca-Oxalat gereinigt.

[60] SCOTT, E. W. u. HENNE, A. L.: Ind. Engng. chem. Anal. Ed. **7**, 299 (1935). C. **1936 I** 3727.

[61] LUBRICH: Z. analyt. Chem. **69**, 466 (1926).

[62] BOISSEVAIN, C. H. u. DREA, W. F.: J. dent. Res. **13**, 495 (1933), Rona **79**, 260.

[63] KRAFT, K. u. MAY, R.: Hoppe-Seylers Z. **246**, 233 (1937), Rona **102**, 514.

[64] SHARPLESS, G. R. u. McCOLLUM, E. V.: J. nutrit. **6**, 163 (1933), Rona **74**, 460. Hinweis, daß bei borhaltigem Pflanzengewebe für besondere Alkalität gesorgt werden muß, damit die Bildung unlöslicher BF_4 vermieden wird.

[65] WILLARD u. WINTER: Ind. Eng. Chem. anal. Ed. **5**, 7 (1933).

[65 I)] CHURCHILL, H. V.: Ind. Eng. Chem. anal. Ed. **17**, 720 (1945). C. **1948 I**, 1237. Angabe einer Destillationsvorrichtung. a) CLIFFORD, Assoz. off. agricult. Chem. **27**, 90 (1944). Offizielle Standardbestimmung

[66 a)] DAHLE, DAN u. WICHMANN, H. J.: C. **1936 II**, 1977. b) DAHLE, DAN u. WICHMANN, H. J.: C. **1936 II**, 1977. Temperatur 135°, bei Anwesenheit von Al-Salzen muß die Temperatur gesteigert werden. c) DAHLE, DAN u. WICHMANN, H. J.: C. **1937 II**, 3203. Über die Mengen bei der Destillation.

[66, I] Mc CLENDON, J. F. u. FOSTER, WM. C.: Ind. Eng. Chem. anal. Ed. **13**, 280 (1941). C. **1942 II**, 1302.

[67] REYNOLDS, D. S.: J. Assoc. Agricult. Chemists **18**, 108 (1935), Rona **87**, 242. C. **1935 II**, 2095.

[68] HARRIS, S. E. u. CHRISTIANSEN, W. G.: J. amer. pharmac. Assoc. **25**, 306 (1936). C. **1936 II**, 1030. Im $CaHPO_4$ werden 0,003% F erfaßt.

[69] MAYRHOFER, A., WASITZKY, A. u. KORN, W.: Mikrochem. N. F. **14**, 29 (1936), Rona **95**, 145. C. **1937 I**, 141.

Folgende Fehlerquellen sind wichtig: Am Kolbenhals kann sich kolloidale Kieselsäure ausscheiden, die F′ festhält. Die kleinsten Mengen von Flüssigkeit im Verlauf des Destillationsweges können dazu führen, daß SiF_4 sich niederschlägt und verloren geht. McCollum und Sharpless[64] legen ganz besonderen Wert auf vorherige gründliche Trocknung (bei 80—100° kurz vor der Destillation). Sie verwenden 98% H_2SO_4 und 190—200° 1½ Stunden, Überführung in getrocknetem Luftstrom. Von Zambotti[70] werden die Röhrchen paraffiniert.

β) *Prinzipien der Bestimmung.*

1. *Fällung als unlösliches CaF_2 nach Berzelius.* Angewandt bei Mengen von 0,2 g F[71]. Beim Glühen und Wägen kommt es zur Fällung von $CaCO_3$, wobei Fehler von + 5% entstehen in organischer Bindung[54]. Die Fällung kann auch mit eingestelltem $CaCl_2$ erfolgen und das nicht als CaF_2 gefällte Ca mit Oxalsäure-Permanganat titriert werden[72]. Dieses Verfahren ist wegen der starken Löslichkeit des CaF_2 (Löslichkeit 2 mg% in Wasser, siehe[71 b]) und besonders[7, I]) für die kleinen Mengen des biologischen Materials ungeeignet, außerdem hat es die Eigenschaft, kolloidale Lösungen zu bilden und Ca-Acetat zu adsorbieren[73]. Neuerdings wurde trotzdem eine nephelometrische Bestimmung angegeben[74].

2. *Destillation als H_2SiF_6.* Auffangen in KCl, so daß schwerlösliches K_2SiF_6 ausfällt, das freiwerdende KCl wird nach Filtration mit $Ba(OH)_2$ und Phenolrot titriert[75].

3. *Fällung als schwer lösliches PbFBr.* Wägen oder Lösen des Niederschlages und Titration des freiwerdenden Br′ mit $AgNO_3$[76].

4. *Ätzprobe am Glase*, die absolut spezifisch ist, aber nur halbquantitativ. 0,1—0,5 mg F′ geben deutlich Ätzung[55], nach Anhauchen sind auch 0,05—0,01 mg erkennbar[55]. Im Blut angewandt ergab sie eine Reaktion bis 0,5 mg%[77] evtl. nach Vorreinigung durch Lanthanfällung[78]. Eine Verfeinerung auf 25 γ F wurde neuerdings bekannt gegeben[79].

5. *Fällung als LaF_3.* Die Fällung muß mit Lanthanacetat erfolgen, bei anderen La-Verbindungen kommt es zur Auflösung wegen Komplexbildung[73]. Die Fällung adsorbiert La-Acetat und ist deshalb zu qualitativer Fällung sehr empfindlich und besser (0,01 mg F′/10 ccm). Das vorgeschlagene Glühen gab für quantitative Bestimmung große Verluste[80], deshalb wird diese Fällung nur noch zur Vorbereitung für andere Bestimmungsverfahren gebraucht[58, 69].

6. *Bleichende Wirkung von F′ auf Titansuperoxyd.* Diese Methode wird durch PO_4''' gestört (nicht beachtet[57], siehe auch[63]) und ist nicht beweisend[77], wenn nicht die vorherige Destillation ausgeführt wird. Titanchloridlösung muß mit 3% H_2SO_4 verdünnt werden, da sonst Hydrolyse und Fällung erfolgt, stärkere Lösungen (5—10% H_2SO_4) verursachen ein stärkeres Gelb bei Zusatz von H_2O_2, das aber durch F′ nicht so stark gebleicht wird[64]. Empfindlichkeit wird mit 0,1 mg[62, 70] angegeben, zum mindesten aber wird keine Bleichung mit 20 γ F erreicht[64]. Die colorimetrisch bestimmbare Bleichung ist nur bis zu 20% der F′-Menge proportional, darüber muß eine Eichkurve aufgenommen werden[64]. Al··· und Fe··· stören ebenfalls[81]. Kürzlich wurde diese Methode doch brauchbar gefunden ([80 II]) zur Bestimmung von F in 0,1 g Zahnsubstanz, wenn die Acidität und die Konzentration von H_2O_2 genau beachtet wurden.

7. Thoriumnitrat gibt mit Alizarinsulfonat eine rote Farbe, die durch Komplexbildung mit F′ verhindert wird. Wichtigste Methode nach Willard und Winter[65]. Auch diese Reaktion wird durch PO_4''' gestört[67], selbst schon durch Spuren, die bei der Destillation übergehen, ebenso stört Cl′ ([80 I]). ThF_4, an sich schwer löslich, löst sich im Überschuß des Fällungsmittels auf[73]. Man kann die Reaktion zur Titration verwenden. Die anfänglich mit Alizarin-

---

[70] Zambotti, V.: Fisiol. e Med. **6**, 481 (1935), Rona **91**, 22.

[71] Mougnaud, P.: C. rend. Acad. Sci. **194**, 1507 (1932), Rona **68**, 210. Waschen in der Zentrifuge. [a)] Mougnaud, P.: C. rend. Acad. Sci. **192**, 1733 (1931), Rona **66**, 13 u. 14. [b)] Mougnaud, P.: C. rend. Acad. Sci. **193**, 738 (1931), Rona **66**, 13 u. 14.

[72] Tananajew, I. W. u. Ssawtschenko, G. S.: C. **1937 I** 4269.

[73] Meyer, R. J.: Z. angew. Chem. **38**, 202 (1925).

[74] Rollin, E. S.: Ind. Eng. chem. Anal. Ed. **8**, 248 (1936). C. **1936 II**, 4146.

[75] Tananajew, I. W.: C. **1936 II**, 3572.

[76] Wassiljew, A. A.: C. **1937 I**, 4536.

[77] Feissly, R. F. u. Oehrli, H. A.: Klin. Wschr. **1931 I**, 829, Rona **62**, 587.

[78] Mayrhofer, A. u. Wasitzky, A.: Biochem. Z. **204**, 62 (1929), Rona **50**, 338.

[79] Caley, E. R. u. Ferrer, J. M.: Mikrochim. Acta **1**, 160 (1937). C. **1937 II**, 3203.

[80] Giammarino, P.: Z. anal. Chem. **108**, 196 (1937). C. **1937 I**, 4132.

[80, I] Huckabay, W. B., Welch, E. T. u. Metler, A. V.: Anal. Chem. **19**, 154 (1947) C. **1947 I**, 837. 1% Fehler; Cl′ durch $AgNO_3$ beseitigt.

[80, II] Monnier, D., Vaucher, R. u. Wenger, P.: Helvet Chim. Acta **31**, 929 (1948) C **1949 I** 628. 10-200 γ auf 50 ml. Fehler: maximal 3-5%.

[81] Dahle, Dan: C. **1937 II**, 3203.

sulfonat versetzte Lösung ist gelb und bleibt es, solange noch F' das zugesetzte Th besetzt. Der erste Überschuß gibt eine rote Farbe[82]. Bei Titration mit 0,0004 n $Th(NO_2)_4$ werden von 25 und 10 γ F' im Mittel nur um 1,4% zu niedrige Werte erhalten[83] bis 50 γ F'[84]. MACHLE und SCOTT[85] halten diese Methode für die beste vorhandene, aber geben an, daß mehr als 20 γ F' in der Analyse sein müßten. Störend wirken hier Cl' und ClO_4', die zu hohe Werte veranlassen[84]. Bei genauer Kontrolle der CH mit der Glaselektrode usw. konnte 1 γ mit 7% Fehler bestimmt werden (MC. CLENDON und FOSTER[66,I]).

8. Titration mit Ceronitrat. Bromkresolgrün + Methylrot als Indikatoren, grüne Färbung schlägt in Purpurrot um. Bestimmung für 5 mg F'[86], für 20 γ F'[60], siehe auch MACHLE und SCOTT[3512].

9. Zirkonsalz ($ZrOCl_2$) bildet mit Alizarin eine rote Farbe, die durch F' infolge Komplexbildung gebleicht wird. (Für gröbere Mengen[87]). Es stört PO_4''', deshalb ist Destillieren notwendig[68], auf kleine Mengen wie 10 γ F' in 50 ccm Lösung ausgearbeitet von ELOOVE[88]. Der Umschlag soll bei Zusatz von Amylalkohol deutlicher werden[88,I]. KRAFT[63] gibt die Fehler an bei Mengen von über 40 γ F' mit 5%, bei Werten von unter 20 γ F' ist mit 10% zu rechnen. KRAFT[63] verwendet Purpurin als Indikator. Auch Quinalizarin ist brauchbar (GETTLER und ELLERBROOK[2627]).

Auch hier führen ClO_4', Cl' und NO_3' zu kleinen Fehlern, die durch Leerwertbestimmung ausgeglichen werden müssen[89].

10. Durch Komplexe mit anderen Schwermetallen, z. B. wird die Ferrireaktion mit Rhodaniden ausgelöscht[90] oder die Grünfärbung mit Ferron[93,I]. SO_4'' stört, ähnlich $Al^{\cdots}$[91]. Schwächung der violetten Fe-Salicylatfärbung (KORTÜM u. SEYLER[90,I]).

Ähnlich wie mit Th kann man mit $AlCl_3$ titrieren mit Eriochromcyanin R als Indikator ([90II]).

11. Bei der Destillation von SiF_4 geht Si über, das freigemacht wird und mit Molybdänschwefelsäure Silicomolybdänschwefelsäure bildet, die dann durch Hydrochinon zu Molybdänblau reduzierbar ist[58, 69]. Es dürfte schwer sein zu erreichen, daß gerade das F' ausschließlich als SiF_4 übergeht, jedoch ließ sich das Silicium spektroskopisch bestimmen, wobei nach Vorlage von 7,6 γ nur Fehler von —5% aufgetreten sein sollen[91, I].

12. Spektroskopischer Nachweis. Auf Platten aufgenommen. Bestimmung von 2,5 γ F' war möglich. Auf Knochenasche angewandt[62].

13. Spektroskopisch als Fluormethämoglobin bei der Wellenlänge von 6100—6200 Å 0,1—0,2 mg[92].

14. Biologisch durch Hemmung von Phosphatase[93]. Als besonders geeignet hat sich die Kartoffelphosphatase erwiesen. Die Empfindlichkeit ist so groß, daß 0,02-1 γF mit einer Genauigkeit von 0,001-0,01 γ / cc bestimmbar sein sollen ([93II]).

15. Die konduktometrische Bestimmung (siehe später).

b) Chloridbestimmung.

α) *Aufschließen.*

Im rein anorganischen Milieu gibt die Bestimmung von Cl' keine besonderen Probleme. Die Schwierigkeiten liegen hier in den Verfahren, die notwendig sind, um die Trennung herbeizuführen von solchen Ionen, die auch eine Fällung eines unlöslichen Silbersalzes in stark

[82] DONOVAN, W.: C. 1937 I, 3187.

[83] a) ARMSTRONG, W. D.: Ind. Eng. Chem. Anal. Ed. 8, 384 (1936). C. 1937 I, 1200. b) ARMSTRONG, W. D.: Proc. Soc. exp. Biol. Med. 34, 731 (1936), Rona 98, 11.

[84] DAHLE, DAN, BONNAR, R. U. u. WICHMANN, H. J.: C. 1939 I, 476. 2 Arbeiten.

[85] MACHLE, W. u. SCOTT, E. W.: J. ind. Hyg. 17, 230 (1935).

[86] HUBBARD, D. M. u. HENNE, A. L.: J. Amer. chem. Soc. 56, 1078 (1934), Rona 83, 493.

[87] CHOLTSCHEWA, T. S.: C. 1936 I, 4767. 10—30 mg.

[88] ELOOVE, E.: Publ. Health Rep. 48, 1219 (1933).

[88,I] NÖLKE, F.: Z. anal. Chem. 121, 81 (1941), Rona 127, 8.

[89] BOWES, H. u. MURRAY, M. M.: Biochem. J. 29, 1, 102 (1935).

[90] ARMSTRONG, W. D.: Proc. Soc. exp. Biol. Med. 29, 414 (1932), Rona 67, 224.

[90,I] KORTÜM-SEILER, M.: Angew. Chem. A. 59, 159 (1947). Notwendige Konzentration 10^{-4} mol.

[90,II] SAYLOR, J. H. u. LARKIN, M. E.: Anal. Chem. 20, 194 (1948). C 1948 II 756.

[91] TANANAJEW, J. N.: C. 1935 II, 1754.

[91,I] PAUL, W. u. KENETH, CH.: Angew. Chem. 53, 573 (1940).

[92] FABRE, R. u. BAZILLE, S.: C. 1936 I, 2399.

[93] CONTARDI, A. u. RAVAZZONI, C.: C. 1936 I, 123, Rona 89, 326.

[93,I] URECH, P.: Helvet Chim. Acta 25, 1115 (1942). Rona 132, 597. Messung mit lichtelektrischem Photometer nach LANGE.

[93,II] STETTER, W. H.: Ber. 80, 532 (1948), Fehler ± 1%. Dauer der Bestimmung 3 Std.

salpetersaurer Lösung veranlassen, also: CN'; SCN'; Br'; J', vielleicht noch CNO' und JO_3'. Diese Ionen werden im lebenden Milieu nur wenig stören, weil das Cl' weitaus überwiegt und weil (wenigstens wenn nicht Bromide zugeführt werden) die Mitbestimmung der kleinen Br'-Mengen kaum ins Gewicht fällt. Dagegen gibt das Freilegen des Cl' besonders von anwesendem Eiweiß eine Schwierigkeit, die durchaus noch nicht als restlos überwunden gelten kann.

Die Elementaranalyse hat die elegante Methode von BAUBIGNY und CHAVANNE zur Verfügung, bei der die organische Cl'-haltige Substanz in Chromat-Schwefelsäure (mit H_2SO_4 als Katalysator) verbrannt, als Cl_2 übertrieben und in Sulfitlösung aufgefangen wird. Diese Methode wurde auf Cl'-Mengen übertragen, die in 0,1—1,0 ccm Körperflüssigkeiten enthalten sind[94]. Als Absorptionsflüssigkeit wurde auch 3% H_2O_2 empfohlen[95].

Bei diesen Aufbereitungen ist das wichtigste, daß wirklich alles organische Material restlos oxydiert wird, denn bleiben Reste unzersetzt zurück, dann kann das entstehende elementare Chlor in organische Bindung eintreten und der Analyse entgehen. Eine unzureichende Veraschung ist bei den Vorschriften der klassischen Methode nach CARIUS nicht zu erwarten, wohl aber bei den Verfahren, die jetzt meist geübt, nach dem Vorgang von VAN SLYKE[96] als offener Carius bezeichnet werden.

Blut oder Blutplasma wird mit $AgNO_3$ versetzt, so daß AgCl ausfällt, und anschließend mit zugesetzter konz. HNO_3 auf dem Wasserbade verascht, danach die überschüssige Menge Ag zurücktitriert (s. sp.), alles in demselben Erlenmeyer. Man hat immer wieder festgestellt, daß bei diesem Verfahren Verluste auftreten und sie durch getrennten Zusatz der Reagenzien zu beherrschen versucht[97, 98]. Es wurde nun gefunden, daß im Gegensatz zum Kochen von AgCl im rein anorganischen Reaktionsgemisch, im Blut bestimmte Mengen von Cl' abdestillieren[99]. Die Verluste auf diesem Wege reichen aber bei weitem nicht aus, um den Fehler zu erklären[100]. Bei Bestimmungen im Gewebe und vorher getrocknetem Blut erreichten die Verluste bis 31%[101]. An diesem Verlust ist nicht die Anwesenheit von Eiweißen schuld, sondern ungesättigte Fette, auch Zusammengeben und Trocknen von Gummi arabicum mit Olivenöl veranlaßte ähnliche Verluste. Von anderer Seite[102, 103] wurde die Reaktion mit Olivenöl nicht bestätigt, wohl aber die Anwesenheit ungesättigter Lipoide verantwortlich gemacht.

Das Reagieren unvollständig veraschten Materials mit Cl' bei solcher Behandlung mit HNO_3 war mir auch schon früher aufgefallen[28], und ich kann auch die Brauchbarkeit des Verfahrens von SUNDERMAN[104] bestätigen, der die Behandlung von Gewebe und Blut mit starker Kalilauge vor der Ag˙-Fällung empfiehlt. Es ist vorteilhaft, das Gemisch einige Stunden in der Kälte stehen zu lassen. Für kleinere Mengen von 0,1 ccm Blut wurde das Verfahren von VAN SLYKE angewandt[105], im Liquor[106]. Um die Veraschung weiter zu führen und ein vollständiges Farbloswerden der Lösung zu erreichen, wurde eine Reihe von Zusätzen empfohlen wie Cerisulfat[107], Ammonpersulfat[108], Wasserstoffsuperoxyd[109], am meisten aber (besonders von RUSZNYAK) Permanganat[110, 111, 112, 113]. Permanganat wurde auch in alkalischer Lösung angewandt[114].

---

[94] GRABAR, P.: C. rend. Soc. Biol. **102**, 27 (1929), Rona **54**, 136.

[95] VIEBÖCK, F.: Ber. **65**, 493 (1932), Rona **68**, 209. Mengen von 1,5—3 mg Cl (5 mg Br).

[96] VAN SLYKE, D.: J. biol. Chem. **58**, 523 (1923), Rona **24**, 468.

[97] WILSON, D. W. u. BALL, E. G.: J. biol. Chem. **79**, 221 (1928), Rona **48**, 400 u. J. biol. Chem. **78**, L (1928), Rona **47**, 771.

[98] EISENMAN, A. J.: J. biol. Chem. **82**, 411 (1929), Rona **51**, 748. Findet nach der ursprünglichen Methode bessere Werte.

[99] BOTTIN, J.: Rev. belge Sci. med. **5**, 685 (1933), Rona **79**, 373 und Bull. Soc. chim. Biol. **16**, 145 (1934).

[100] SUNDERMAN, F. W. u. WILLIAMS, P.: Biochem. J. **27**, 1578 (1933), Rona **79**, 12.

[101] SUNDERMAN, F. W. u. WILLIAMS, P.: J. biol. Chem. **92**, 99 (1931), Rona **62**, 773.

[102] NORRIS, J. H. u. AMPT, G.: Biochem. J. **27**, 321 (1933), Rona **75**, 305.

[103] DREVON, B.: Bull. Soc. Chim. Biol. **17**, 136 (1935). C. **1937 I**, 141.

[104] SUNDERMAN, F. W. u. WILLIAMS, P.: J. biol. Chem. **100**, XCI (1933), Rona **75**, 53 u. J. biol. Chem. **102**, 279 (1933), Rona **76**, 589.

[105] ROSE, W. B. u. STUCKY, C. J.: Mikrochem. Pregl-Festschr. **1929 I**, 300, Rona **53**, 369.

[106] WHITEHORN, J. C.: J. biol. Chem. **74**, **299** (1927), Rona **43**, **343**.

[107] RAPPAPORT, F.: Klin. Wschr. **1933 II**, 1774, Rona **77**, 469.

[108] SMIRK, F. H.: Biochem. J. **21**, 1, 31 (1927).

[109] REHBERG, P. B.: Biochem. J. **20**, 483 (1926), Rona **37**, 839. Für 0,1 ccm Blut oder Plasma ausgearbeitet.

[110] LESTRA, H., MASSOT, A. u. ARBASSIER, H.: Bull. Sci. pharmacol. **43**, 85 (1936), Rona **93**, 557. Besonders bei roten Blutkörperchen.

Für noch geeigneter wird die Veraschung mit Perhydrol gehalten[115], teilweise auch wiederholtes Erhitzen bei 200—250° im Muffelofen[116].

In weiteren Fällen wird in der Hitze verascht mit Platinkontakt im Preglapparat[117], oder direkt im Muffelofen bei 500—600° [118]. Die Flüchtigkeit der Chloride soll bei Temperaturen bis 600° noch keine Cl'-Verluste verursachen[119]. Meist erfolgt hier die Veraschung in der Alkalischmelze[120], eventuell mit Zusatz von $NaNO_3$[121, 122].

Ein besonderes Verfahren geht von der sauren Lösung aus und fällt vor der trockenen Veraschung mit $AgNO_3$[123].

In vielen Fällen wird dieser Veraschung die einfache Enteiweißung vorgezogen. Zu beachten ist dabei, daß der eventuelle Silberzusatz nach der Enteiweißung erfolgen muß, da Ag· an den Niederschlag adsorbiert werden kann[124]. Natürlich ist ebenso die Adsorption von Cl' zu fürchten. Blut muß man vorher hämolysieren. Gewebe wurde auch durch wiederholtes Auskochen extrahiert[125]. Die alte Methode von BANG mit Antrocknung des Blutes an Papierstreifen verlangt für die wirklich quantitative Extraktion mit Alkohol mindestens 24 Stunden, deshalb wurde 0,1 ccm Blut direkt in 92% Alkohol gegeben, dadurch wird auch das Verfahren abgekürzt[126, 127, 128, 129]. Weitere Methoden: durch Salpetersäure[130], $HNO_3 + K_2CrO_4$[131], Pikrinsäure[132] nach FOLIN-WU und Na-Wolframat[133, 134, 135, 136], Phosphorwolframsäure[137], Sulfosalicylsäure[138], Metaphosphat[110, 139], $K_4Fe(CN)_6$ + Zn(acetat)$_2$[140, 141], $ZnSO_4 + NaOH$[142, 143], $Al_2(SO_4)_3 + KOH$[144, 145]. Bedenklich erscheint die Fällung mit Trichloressigsäure, die bei Zersetzung Chlor abspaltet (angewendet bei [146, 147]).

---

[111] CLAUDIUS, M.: Acta med. Skand. **61**, 4 (1924), Rona **30**, 748.

[112] PRIKLADOWIZKY, S. u. APOLLONOW. Biochem. Z. **200**, 135 (1928), Rona **49**, 156. Für 0,1—0,05 ccm Blut.

[113] SJOLLEMA, B.: Rona **62**, 712 (1931). Für 1 ccm Frauenmilch.

[114] SJOLLEMA, B. u. DIENSKE, J. W.: Biochem. Z. **245**, 76 (1932), Rona **67**, 15. Im pflanzlichen Material.

[115] KEYS, A.: J. biol. Chem. **119**, 389 (1937). Für 0,2 ccm Blut.

[116] BORN, A.: Dtsch. Monatsschr. Zahnheilkunde **49**, 225 (1931), Rona **62**, 330. Im Speichel anschließend gravimetrisch bestimmt. a) BORN, A.: Dissertation: Köln 1932, Rona **73**, 494.

[117] HÖLSCHER, F.: Z. anal. Chem. **96**, 308 (1934), Rona **79**, 505.

[118] ERNST, E. u. BARASITS, J.: Biochem. Z. **209**, 438 (1929), Rona **52**, 195. Muskelgewebe 12—16 Stunden.

[119] PICKETT, T. A.: C. **1938 II**, 1824.

[120] NORRIS, I. H. u. AMPT, G.: Biochem. J. **27**, 1, 321 (1933).

[121] BIRNER, M.: Z. exp. Med. **61**, 700 (1928), Rona **48**, 20.

[122] URBACH, E. u. FANTL, P.: Wien. klin. Wschr. **38**, 384 (1925), Rona **31**, 886.

[123] WILKENS, W. E. u. JONES, H. D.: J. biol. Chem. **117**, 481 (1937). Zusatz von $Mg(NO_3)_2$ und Asbest. Es bilden sich nitrose Gase.

[124] HUSBAND, A. D. u. GODDEN, W.: Biochem. J. **21**, 1, 259 (1927).

[125] CALLOW, E. H.: Biochem. J. **23**, 2, 648 (1929).

[126] PRAWDICZ-NEMINSKI, W. W. u. BABITSCH, Z.: Biochem. Z. **215**, 452 (1929), Rona **54**, 486.

[126 a)] PRAWDICZ-NEMINSKI, W. W. u. BABITSCH, Z.: Rona **57**, 614 (1930).

[127] CANNAVO, L.: Arch. Farmacol. sper. **48**, 471 (1930), Rona **57**, 614

[128] NITSCHKE, A.: Biochem. Z. **159**, 489 (1925), Rona **32**, 877.

[129] SAIFER, A. u. KORNBLUM, M.: J. biol. Chem. **112**, 117 (1935), Rona **93**, 245. Mischung von Alkohol-Äther 3:1.

[130] DULIERE, W. L.: Rev. belge Sci. med. **7**, 10 (1935), Rona **87**, 361.

[131] BAUDOUIN, A. u. LEWIN, J.: C. rend. Soc. biol. **104**, 485 (1930), Rona **59**, 438.

[132] EXTON, W. G. u. ROSE, A. R.: J. biol. Chem. **123**, XXXV (1938).

[133] WHITEHORN, J. C.: J. biol. Chem. **45**, 449 (1920).

[134] SHORT, J. J. u. GELLIS, A. D.: J. biol. Chem. **73**, 219 (1927), Rona **43**, 100.

[135] HANNA, M. I.: J. laborat. clin. Med. **13**, 651 (1928), Rona **46**, 425. 10 ccm Filtrat.

[136] DUPRAY, M.: J. biol. Chem. **58**, 675 (1924), Rona **26**, 89. 5 ccm Filtrat.

[137] FAIRHALL, L. T. u. HEIM, J. W.: J. amer. chem. Soc. **55**, 968 (1933), Rona **73**, 598.

[138] KOK, J. A. F.: Arch. neerl. Physiol. **16**, 132 (1931), Rona **62**, 586.

[139] MASSOT, A. u. LESTRA, H.: Bull. Sci. pharmacol. **42**, 523 (1935), Rona **91**, 270. Für Milch.

[140] VAILLE, C. u. HAUTEVILLE, P.: J. Pharmacie **8**, 22, 61 (1935), Rona **89**, 562. Dieses Verfahren hat für Milch den Nachteil, zu langsam zu filtrieren[110].

[141] PAGET, M. u. DUPONT, Y.: C. rend. Soc. Biol. **117**, 22 (1934), Rona **84**, 88. Gibt gute Cl'-Werte.

[142] LEWINSON, S.: Bull. Soc. Chim. biol. **18**, 1537 (1936), Rona **99**, 77.

[143] HASLEWOOD, G. A. D. u. KING, E. J.: Biochem. J. **30**, 902 (1936). Für 0,2 ccm Blut.

Zur Analyse von Plasma allein soll man nicht Citrat oder Ammonoxalat als gerinnungshemmende Mittel wählen, da sie die Verteilung von Cl' zwischen Plasma und Blutkörperchen ändern (VAN SLYKE u. HILLER [147,I]).

β) Prinzipien.

Folgende *Prinzipien* für die Cl'-Bestimmung sind zu erwähnen, und zwar

A. Bestimmungen, die auf der Fällung des unlöslichen AgCl beruhen: 1. Gravimetrische Bestimmung des Niederschlages, der alle Halogene enthält. Bromide kann man entfernen, indem man die Reaktion des durch BrO_3' oder MnO_4' freigemachten Br_2 mit Aceton benutzt[148]. Diese Art der Trennung gelingt nicht leicht. Jodid kann leicht entfernt werden durch Umwandlung in JO_3', bei gröberen Mengen durch Fällung als PdJ_2[149]. Die Fällung sämtlicher Halogene wird benutzt, um durch Elektrolyse[149] oder auf anderem Wege das Ag abzuscheiden und so eine vorherige Trennung aus einem komplizierten Gemisch zu erreichen.

2. Nephelometrische Bestimmung, die man schwerlich empfehlen kann. Suspensionsherstellung in Anwesenheit von Alkohol[150]. Bestimmung im Stufenphotometer[151] mit Gummi Gutti[152] und Gelatine[153] als Schutzkolloid für die Suspension. AgCl wird in NH_4OH gelöst und als schwarzes Ag_2S zur Nephelometrie mit der lichtelektrischen Zelle gemessen[154], eventuell wird das von der Ausfällung als AgCl zurückbleibende Silber als Ag_2S nephelometriert[155] oder mit $K_4[Fe(CN)_6]$[132].

3. Titration nach MOHR unter Zusatz von Chromat als Indikator. Nach Verbrauch des Cl' fällt braunes Ag_2CrO_4 aus, das weniger schwer löslich ist und deshalb einen Überschuß von $AgNO_3$ verlangt, der bestimmt werden muß[8]. Wichtig ist die neutrale Reaktion der Lösung, was man in den Enteiweißungsmethoden zu berücksichtigen hat[145], oder man muß genau mit Indikator (Phenophthalein) neutralisieren[156]. Die alte Methode von BANG und ihre Modifikationen[126a, 127] bei der Enteiweißung mit Alkohol erniedrigen die Löslichkeit des Ag_2CrO_4 und machen den Umschlag schärfer.

4. Titration mit Adsorptionsindikatoren nach FAJANS, beruht darauf, daß der AgCl-Niederschlag, bevor die Ausfällung des Cl' schon vollendet ist, kleine Mengen Ag adsorbiert. Diese bringen zugleich den Farbstoff an die Oberfläche, so daß der AgCl-Niederschlag bei Anwendung von Fluorescein rosarote Farbe annimmt. Die Reaktion muß bei Fluorescein in neutraler Lösung stattfinden[157], essigsauer darf die Lösung bei Dichlorfluorescein sein[163, I]. Eiweißmengen bis 3% sollen nicht stören[158], weshalb die direkte Bestimmung in 0,2 ccm Liquor cerebrospinalis möglich ist; die Konzentration soll n/100 nicht unterschreiten. Die Genauigkeit von 1% wird bei 1 mg NaCl erreicht[129, 159]; ähnliche Bestimmung zusammen mit SO_4''[161] mit CN', SCN', CNO', Br'[162]. Für stärker sauren Bereich ist brauchbar Diphenylamin-

[144] GEYER, E. u. ROTSCH, A.: Z. Unters. f. Lebensmittel **65**, 66 (1933), Rona **73**, 45. Für Milch.

[145] HEARN, J. E.: J. lab. clin. Med. **20**, 302 (1934), Rona **85**, 575.

[146] FOUCRY, J.: Bull. Sci. pharmacol. **39**, 172 (1932), Rona **67**, 436.

[147] TSCHOPP, E.: Mikrochem. **5**, 161 (1927), Rona **44**, 183.

[147,I] VAN SLYKE, D. D. u. HILLER, A. J.: J. biol. Chem. **167**, 107 (1947). Verwendung von $AgJO_3$. Wolframat oder Pikrinsäure werden zugleich zugesetzt. Ausarbeitung der Methode auch für Milch, Urin usw.

[148] McALPINE, R. K.: J. amer. chem. Soc. **51**, 1065 (1929), Rona **52**, 361.

[149] STREBINGER, R. u. POLLAK, I.: Mikrochem. **3**, 38 (1925), Rona **33**, 14.

[150] KOLTHOFF, I. M. u. YUTZY, H.: J. amer. Chem. Soc. **55**, 1915 (1933), Rona **74**, 594. In 10 ccm 8—420 γ Cl', 2% Fehler.

[151] ALTEN, F. u. HILLE, E.: Mikrochem. **13**, 118 (1936), Rona **96**, 331. 10—250 γ Cl in Pflanzenmaterialien.

[152] OBERMER, E. u. MILTON, R.: Biochem. Z. **251**, 329 (1932), Rona **70**, 110.

[153] MICHALTSCHISCHIN, G. T.: C. **1935 II**, 887.

[154] POLLÉS, CH. u. FROCRAIN, L.: J. Pharmac. chim. (8), **26**, 408 (1937). C. **1938 I**, 952.

[155] HEIDLBERG, T. v.: Biochem. Z. **192**, 238 (1928), Rona **45**, 12.

[156] FÖLDES, E. u. TAUBER, H.: J. Laborat. clin. Med. **15**, 59 (1929), Rona **54**, 77. 1 ccm Blut notwendig.

[157] KOLTHOFF, I. M., LAUER, W. M. u. SUNDE, C. J.: J. amer. chem. Soc. **51**, 3273 (1929), Rona 54, 407. Herstellung des Indikators.

[158] ROSE, C. F. M.: Biochem. J. **30**, 1140 (1936). C. **1938 I**, 2925. Für Harnentfärbung mit Tierkohle, über Ungenauigkeit dieser Methode siehe[173], S. 441.

[159] COLLIER, V.: J. biol. Chem. **115**, 239 (1936).

[160] SAIFER, A. u. KORNBLUM, M.: J. biol. Chem. **114**, 551 (1936).

[161] RANE, M. B. u. APTE, K. R.: J. Indian. chem. Soc. **12**, 204 (1935). C. **1936 II**, 1391.

[162] RALUCA, R. T.: Z. anal. Chem. **104**, 16 (1936). C. **1936 I**, 3722.

blau[160]. Als weitere Indikatoren dieser Art sind empfohlen worden: Eosin (besonders für Br'[117]), Phenosafranin, Tartrazin, Bengalrosa[163], Uranin, Tropaeolin, Naphtholrot, Congorot, Krystallviolett[142], Indigokarmin + K_2CrO_4, hier Umschlag der Mischfarbe grün in braun.

5. Rücktitration des nicht zur Fällung als AgCl verbrauchten Ag mittels Rhodanid bis zur Bildung des stark roten Fe-Rhodanid. Das ist wohl die meist angewandte Methode; trotzdem ist es notwendig, auf einige Fehlerquellen hinzuweisen. Die erste Fehlermöglichkeit liegt in der geringeren Löslichkeit des AgSCN[8], so daß bei feiner Verteilung des AgCl Cl' freigemacht werden kann gegen den Endpunkt der Titration. Der Umschlag verblaßt dann rasch und der Endpunkt wird unscharf. Deshalb wird der AgCl-Niederschlag koaguliert und zwar durch Hitze[105], Zentrifugieren, Filtrieren oder Zusatz von Äther. Besser als Äther soll Benzol, Xylol oder Toluol[140, 164] sein. Eine andere Gefahr beruht in der Adsorption von Ag˙ an AgCl, das durch kräftiges Schütteln befreit werden kann[8]. Daß man bei solchen Schwierigkeiten dazu kommen kann, nur der Makromethode Exaktheit zuzubilligen[99] ist verständlich. Verfeinerungen wurden erreicht, indem der Umschlag verbessert wird durch Arbeiten mit ganz kleinen Flüssigkeitsmengen[165] oder Zusatz von Aceton, wodurch der Umschlag schärfer wird, weil die Dissoziation des $Fe(SCN)_3$ geringer werden soll[108, 166].

6. Rücktitration des Silbers mit Jodkalilösung bei Anwesenheit eines Oxydationsmittels, das das nicht als AgJ gefällte J' oxydieren soll, wodurch elementares Jod frei wird, das mit zugesetzter Stärke den gewünschten scharfen Umschlag ergibt, der bei der ursprünglichen Volhard-Methode nicht vorhanden ist. Das von VAN SLYKE und McLEAN eingeführte Verfahren benutzt Nitrit als Oxydationsmittel. Das geschieht heute meist in Modifikationen[134, 135], teilweise unter Anwendung eines Citratpuffers[137]; (für 100—500 γ Cl' rund 1,5% Verlust). Auch nimmt man gelegentlich rauchende Salpetersäure[147], Jodat[112]; vor allem Bijodat wird empfohlen[167]. Bei letzterem soll der Fehler der Methode vermieden werden, der dadurch entsteht, daß die blaue Farbe der Jodstärke nicht auftritt, wenn die ersten freien Jod-Ionen oxydiert werden (also der wahre Umschlagspunkt) sondern erst, wenn ein kleiner Überschuß von KJ vorhanden ist und Jod in Lösung hält. Diesen Fehler kann man nach meinen Erfahrungen nur vermeiden, indem man die Flüssigkeitsmengen genau konstant hält und dann einen Leerwert bestimmt. Der Umschlag kann verbessert werden durch genaue Zugabe des Bijodats, da ein zu großer Überschuß ungünstig wirkt[125].

Als Indikator kann man auch Palladonitrat zusetzen. Beim ersten freien Jod fällt braunes PdJ_2[168] aus.

7. Dithizon bildet mit Metallen, z. B. Ag, wasserunlösliche Komplexe, die aber leicht löslich sind in organischen Lösungsmitteln wie CCl_4, gefärbt löslich, und dadurch ist eine Bestimmung von Cl' in Mengen von 10—100 γ mit einem Fehler von 8—10% möglich[169].

8. Wird festes Ag_2CrO_4 in Cl'-haltigen Lösungen geschüttelt, dann geht CrO_4'' in Lösung und AgCl fällt nieder, da es weniger löslich ist. Das in Lösung gegangene gelbe CrO_4'' kann colorimetriert werden[170]. Diese Methode ist schon deswegen ungenau, weil die CrO_4-Farbe mit der Acidität wechselt, deshalb wurde das CrO_4 bald jodometrisch nach Zusatz von KJ[136] bestimmt oder colorimetriert. (S. a. STIFF [174 II]). Die Lösung muß wegen der Löslichkeit von Ag_2CrO_4 in Salpetersäure ungefähr neutral sein, was durch Zusatz von $MgCO_3$ möglich ist[171]. Diese Methode wurde noch verfeinert durch Colorimetrierung des CrO_4'' mit Diphenylcarbazid[172]. Diese Bestimmung verlangt eine gewisse Konzentration des Cl' in der zu be-

---

[163] BERRY, A. J.: C. **1936 II**, 1583.

[163, I] SAIFER, A. u. HUGHES, J.: J. biol. Chem. **129**, 273 (1939). Bestimmung in Körperflüssigkeiten, die nach HAGEDORN-JENSEN mit Zn enteiweißt wurden.

[164] STSCHIGOL, M. B.: Z. anal. Chem. **91**, 182 (1932), Rona **72**, 14.

[165] WIGGLESWORTH, V. B.: Biochem. J. **31**, 1719 (1937). C. **1938 I**, 1171.

[166] SMIRK, F. H.: Biochem. J. **22**, 201 (1928).

[167] CHRISTY, R. K. u. ROBSON, W.: Biochem. J. **22**, 571 (1928), Rona **46**, 560.

[168] LEWIS, R. C. u. BINKLEY, N. L.: J. biol. Chem. **87**, XXIII (1930), Rona **57**, 767. a) LEWIS, R. C. u. BINKLEY, N. L.: Amer. J. clin. Path. **1**, 231 (1931), Rona **62**, 773.

[169] FISCHER, H.: Angew. Chem. 1934, 685, Rona **87**, 243.

[170] ISAACS, M. L.: J. biol. Chem. **53**, 17 (1922), Rona **19**, 57.

[171] YOSHIMATSU, S.: Tohoku J. exp. Med. **7**, 553 (1926), Rona **38**, 699.

[172] WESTFALL, B. B., FINDLEY, TH. u. RICHARDS, A. N.: J. biol. Chem. **107**, 661 (1935). Bis auf γ Größenordnung.

[173] SENDROY, J.: J. biol. Chem. **120**, 335 (1937). Gravimetrisch durch Reaktion mit Hydrazin S. 405, Titration S. 419 colorimetrisch. a) Derselbe, ebenda **127**, 483 (1939). Herstellung von $AgJO_3$. b) Derselbe, ebenda **130**, 605 (1939). Photoelektrische Messung.

[174] BEREND, N.: Biochem. Z. **252**, 362 (1932), Rona **70**, 219.

[174, I] HINSBERG, K. u. LANG, K.: „Medizinische Chemie", 1938, S. 48. Bei diesen Methoden werden 10 mg NaCl verlangt, jedenfalls ließ sich der angegebene Fehler nach BEREND[174] nicht erreichen.

stimmenden Lösung, da die Löslichkeit des Ag_2CrO_4 als Leerwert ins Gewicht fällt. Sie kann durch Enteiweissung mit Alkohol herabgesetzt werden. NH_4 ist durch Permutit zu entfernen. (HAUSDORF [174 III]).

9. Bestimmung nach der Reaktion (ähnlich wie oben) $NaCl + AgJO_3 \rightarrow AgCl + NaJO_3$. Jodat wird jodometrisch bestimmt. Durch 1 Cl′ werden 6 J′ frei. Die Löslichkeit von $AgJO_3$ in Wasser ist 4 mg% bei 25°, also auch hier ein Blankwert zu berücksichtigen[143]. Die Angabe eines Nomogramms zur Korrektur der Löslichkeit von $AgJO_3$ findet sich bei van SLYKE[174 IV]. Genauigkeit von 0,5% mit 0,1 ccm Blut kann erreicht werden [173]. Van SLYKE u. HILLER ([147 I]) verlangen 0,04 ccm Plasma und weniger und führen eine Analyse in 6 Minuten aus. Siehe über die Zuverlässigkeit HINSBERG und LANG[174, I].

B. Als Reagens zur Bestimmung werden Quecksilbersalze benutzt. 1. Hg_2Cl_2 ist ähnlich AgCl schwer löslich. Der Überschuß von Hg wird mit KJO_3 + Alkohol gefällt und der Überschuß des JO_3 titriert[174], 0,1—0,16 mg Cl′ mit einem Fehler von 1% bestimmt. Siehe dazu HINSBERG und LANG[174, I].

2. Wegen der geringen Dissoziation des $HgCl_2$ kann Hg-Oxycyanid reagieren:

$$2\,Hg(CN)(OH) + 2\,NaCl \rightarrow HgCl_2 + 2\,NaOH.$$

Die Lauge kann acidimetrisch bestimmt werden (1,5—3 mg Cl′ oder 5 mg Br′ notwendig)[95].

3. Bei Anwesenheit von Chloriden sind keine Hg-Ionen vorhanden. Sobald ein Überschuß von $Hg(NO_3)_2$ auftritt, wird bei Zusatz von Nitroprussidnatrium ein brauner Niederschlag erzeugt[175]. Übertragung auf Blut[176] für 0,2 ccm Blut[138], auf Milch[144], Urin[176 a)]. Störend wrken Br′, J′ und die Metalle der II-Gruppe[146], weiterhin SO_3'', S_2O_3'', S_2O_4'', S″ und NO_2[177], die durch $KMnO_4$ zerstört werden können. An Stelle von Nitroprussidnatrium empfiehlt LANG[178] Diphenylcarbazon, das einen besseren Umschlag in tiefviolett gibt. Die Acidität darf n/20 nicht übersteigen und die Cl′-Konzentration nicht geringer als n/100 sein. ASPER u. Mitarb. ([178 II]) verlangen ein p_H 4,5—6,0. Anwendung für Urin siehe KUSCHINSKI u. LANGECKER [178 I].

C. Direkte jodometrische Bestimmung. 1. Umsatz mit BrO_3' bei Anwesenheit von HCN nach der Gleichung: $BrO_3' + 2\,Cl' + 3CN' + 6\,H^{\cdot} = 2\,ClCN + BrCN + 3\,H_2O$. Nur BrCN reagiert[179]. Br-Überschuß durch Anilin beseitigt. Größere Mengen Cl′ sind notwendig.

2. Cl′ wird durch $KMnO_4$ in Chlor überführt, das bei Zimmertemperatur durch den Gasraum über der Lösung in KJ-Lösung diffundiert, wo das freigemachte Jod später jodometrisch oder colorimetrisch bestimmt wird. 0,1 ccm Blut, 0,1 ccm Urin, 0,2 g Gewebe. Dauer der freiwilligen Diffusion 1½ Stunden. Br′ wird mitbestimmt. 300—400γ Cl′ Fehler 0,5%, bei 35—7γ 4—5%, bei 1γ 6—7%[180], wohl die subtilste Methode.

3. In Anwesenheit von Persulfat geben Halogene mit Alkaloiden gefärbte Verbindungen. Mit Brucin sind 0,1-2 mgCl′/5cc zu bestimmen, bei kleinen Kuvetten 0,01 — 0.1 mgCl′/cc (BINKLEY [178 II]).

D. Gasanalytisch durch Reaktion von Hydrazinsulfat mit dem gefällten AgCl nach der Gleichung: $4\,AgCl + 2\,N_2H_4 \cdot H_2SO_4 + 6\,NaOH \rightarrow 4Ag + 4\,NaCl + Na_2SO_4 + 6\,H_2O + 2\,N_2$

c) Bromidbestimmung.

α) *Aufschließen.*

Bei der Bromidbestimmung besteht natürlich die Möglichkeit, sämtliche Methoden anzuwenden, die bei Cl′ mit Ag˙ oder Hg˙ üblich sind. Für unsere Probleme liegt die Situation aber so, daß immer sehr wenig Bromid neben sehr viel Chlorid bestimmt werden muß. Das gibt die Unsicherheit, die zwar eine große Zahl von Methoden, aber geringe Zuverlässigkeit zumal

---

[174 II] STIFF, H. A.: J. biol. Chem. **172**, 695 (1948) Jodfarbe colorimetriert bei 400 mμ dann Zusatz von Thiosulfat und neue Kolorimetrie.

[174 III] HAUSDORF, G.: Biochem. Z. **318**, 63 (1947)

[174 IV] Van SLYKE D. D.: J. biol. Chem. **171**, 467 (1947)

[175] VOTOCEK, E.: Chem. Z. **42**, 257, 271 u. 317 (1928).

[176] CAVETT, J. W. u. HOLDRIDGE, C. E.: J. Labor. clin. Med. **18**, 944 (1933), Rona **75**, 305. 1 ccm Blut Titrationskorrekturen angegeben. a) CAVETT, J. W. u. HOLDRIDGE, C. E.: J. Labor. clin. Med. **20**, 303 (1934), Rona **85**, 378.

[177] VOTOCEK, E.: C. **1938 I**, 2592.

[178] LANG, K.: Biochem. Z. **290**, 289 (1937).

[178, I] KUSCHINSKY u. LANGECKER. Biochem. Z. **318**, 164 (1947); C **1948 I** 847.

[178, II] BINKLEY, F.: J. biol. Chem. **173**, 403 (1948).

[178, III] ASPER, S. P., SCHALES, O. u. SCHALES, S. S.: J. biol. Chem. **168**, 779 (1947).

[179] BERG, R.: Z. anal. Chem. **69**, 1 (1926), Rona **38**, 182. Bestimmung auch von Br′ u. J′ nebeneinander.

bei den kleinen Mengen von einigen γ erzeugt hat. Noch vor kurzem wurde bei der Kritik einer Reihe von Methoden dargestellt, daß ein Analysenresultat mit den angegebenen Mengen in Organen nur als ungefähr betrachtet werden dürfe, daß die älteren Analysen alle suspekt seien[181].

Es ergeben sich also besondere Aufgaben bei der Br'-Bestimmung, und zwar angefangen von der Veraschung. Enteiweißen von Flüssigkeiten ist ja durchaus möglich, und dazu werden die verschiedenen Substanzen Na_2WO_4, hier auch Trichloressigsäure, Methylalkohol[182] benutzt, was aber die zweifelhafte Voraussetzung hat, daß Br' ausschließlich wie Cl' in anorganischer Form vorliegt. Deshalb wird die trockene Veraschung in der Alkalischmelze häufiger angewandt[183], eventuell unter Zusatz von KNO_3[184] oder Na_2O_2[185]. Die Flüchtigkeit der kleinen Br'-Mengen ist groß, weshalb von manchen Autoren dieses Verfahren abgelehnt wird, oder es wird über die Schmelze als feine Schicht MgO gebracht[187]. Der Verlust läßt sich vermeiden durch Erhitzen im Muffelofen auf höchstens 475° [188, 189].

Ebenso ist wie bei Cl' die Veraschung nach dem offenen *Carius-Verfahren* üblich geworden, unter Zusatz verschiedener Oxydationsmittel wie MnO_4'[190], H_2O_2[193]. Um die Veraschung mit Sicherheit zu Ende zu führen, wurde auch der geschlossene Carius verwandt[191]. Bei diesem Verfahren erhält man einen Niederschlag von AgCl + AgBr, er bedeutet nur eine Vorbereitung. Man befreit die Halogene durch Reduktion der entstandenen Ag-Verbindungen zu metallischem Ag und HCl+HBr. Die Reduktion erfolgt durch naszierenden Wasserstoff mit Zink-Schwefelsäure[186, 191], mit eventueller Beendigung durch Zusatz von Na_2S, so daß der Rest Silber als Ag_2S gefällt wird[190] oder durch $Na_2S_2O_4$[192, 193]. Oxydation der Ag-Salze mit Überdestillation[193 a]).

Eine andere Reihe von Verfahren schließt sich an die Methoden der Überdestillation nach Baubigny und Chavanne[194].

Bei der Verbrennung mit Chromat-Schwefelsäure wird zugleich das Jod entfernt, weil es als Jodat nicht flüchtig ist[195]. Flüchtige organische Substanzen werden am Pt-Kontakt im Perlrohr oxydiert[196] oder im glühenden Quarzrohr[197]; auch $KMnO_4$ wird angewandt[198].

β) Prinzipien der Br'-Isolierung.

1. Aus der Asche wird KJ durch 97% Alkohol entzogen, das Brom bleibt zurück[199], aber auch KBr löst sich etwas in diesem Alkohol[181, 200]. Die Möglichkeit, Bromide mit wasserfreiem Aceton aus Alkalischmelzen zu lösen, kann in Blutasche nicht verwandt werden[186].

---

180 Conway, J. E.: Biochem. J. **29**, 2221 (1935), Rona **94**, 4.

181 Bertram, S. H.: Acta brev. neerl. Physiol. **2**, 105 (1932), Rona **70**, 15. a) Neerl. Tijdschr. Geneesk. **1932**, 3654, Rona **69**, 635.

182 Convay, E. J. u. Flood, J. C.: Biochem. J. **30**, 716 (1936), Rona **96**, 189.

183 Bernhardt, H. u. Ucko, H.: Biochem. Z. **155**, 174 (1925), Rona **31**, 263.

184 Brodie, B. B. u. Friedman, M. M.: J. biol. Chem. **124**, 511 (1938).

185 Kolthoff, I. M. u. Yutzy, H.: Ind. Eng. Chem. anal. Edit. **9**, 75 (1937). C. **1937 II**, 2038.

186 Margulies, E.: Diagnostica Tecn. Labor. **9**, 393 (1938), Rona **110**, 84.

187 Indovina, R.: Biochem. Z. **275**, 286 (1935), Rona **86**, 99.

188 Behr, L. D., Palmer, J. W. u. Clarke, H. T.: J. biol. Chem. **88**, 131 (1930), Rona **59**, 692.

189 Winnek, P. S. u. Smith, A. H.: J. biol. Chem. **119**, 93 (1937).

190 Hartner, F.: Mikrochem. **9**, 195 (1934), Rona **85**, 112, C. **1935 II**, 888.

191 Doering, H.: Biochem. Z. **291**, 81 (1937). 3,0 ccm Blut.

192 Fremont-Smith, F., Dailey, M. E. u. Sloan, D. H.: Arch. of neurol. **33**, 764 (1935), Rona **89**, 195.

193 Moller, K. O.: Biochem. Z. **245**, 282 (1932), Rona **68**, 135. 0,2—0,25 mg Br werden bestimmt, Fehler + 10 bis — 1,9%.

193 a) Weir, E. G. u. Hastings, A. B.: J. biol. Chem. **129**, 547 (1939). Anschließend elektrometrische Titration, Kritik der Methoden.

194 Olszycka, L.: Bull. Soc. Chim. Biol. **17**, 852 (1935), Rona **92**, 186.

195 Leipert, Th. u. Watzlawek, O.: Hoppe-Seylers Z. **226**, 108 (1934), Rona **84**, 178. Angabe der Apparatur mit Weiterverarbeitung. 5—500 γ Br' in 1—4% Fehlergrenzen gefunden.

196 Leipert, Th. u. Watzlawek, O.: Z. anal. Chem. **98**, 113 (1934), Rona **82**, 213.

197 Hahn, L. F.: Mikrochem. 20, NF. **14**, 239 (1936). C. **1937 I**, 1738. Im Blut 5—100 γ zu 95—96% wiedergefunden. Mit Wasserdampf zusammen kondensiert.

198 Guillaumin, Ch. O. u. Merejkowsky, B.: Bull. Soc. Chim. Biol. **17**, 485 (1935), Rona **87**, 597.

199 Tanino, F.: Biochem. Z. **241**, 392 (1931), Rona **65**, 266.

200 Dixon, T. F.: Biochem. J. **28 I**, 48 (1934).

2. $AuCl_3$ erhält eine ganz braune Farbe bei Anwesenheit von Bromiden, diese Farbe kann colorimetriert werden[201]. Die Methode ist wenig empfindlich[186], wurde von einigen Autoren brauchbar gefunden[202, 203], von anderen wieder Verluste von 20%[192] bis 30%[204] gemeldet. Wie verständlich, ist die Bildung der braunen $AuBr_3$-Farbe von der Menge des anwesenden NaCl abhängig[204 a, 205].

3. Da Chlorwasser aus Bromiden Brom frei macht, gelingt es durch geeignete Oxydationsmittel, Br_2 frei zu machen, ohne selbst Cl' anzugreifen. Das freie Br_2 kann in einem Luftstrom überführt werden und wird dann als solches bestimmt, oder es wird ausgeschüttelt. Als Fehlermöglichkeiten bestehen: Unzureichende Oxydation, so daß ein Teil des Bromids nicht frei wird, oder zu starke Oxydation, wodurch auch Chlor übergeht. Zwischen beiden Polen gibt es fließende Übergänge, so daß das Prinzip der Methode überhaupt abgelehnt wird[212 I]. Dazu kommt noch beim Ausschüttelverfahren die Möglichkeit, daß das Oxydationsmittel in das Chloroform, den Tetrachlorkohlenstoff oder in den Schwefelkohlenstoff übergeht. Das Verfahren von PINKUSSEN und ROMAN, die Perhydrol als Oxydationsmittel benutzen, geht an keiner möglichen Fehlerquelle vorbei, darüber wurde eine langwierige, fast erheiternde Diskussion geführt[199, 206—212]. Daß mit diesem Verfahren nur sensationelle Resultate erschienen, ist verständlich.

Besser ist die Oxydation mit $KMnO_4$, wobei die genaue Acidität einzuhalten ist. Das wird erreicht nach BERGLUND (aus dem Jahre 1885) bei Anwesenheit von Bisulfat. Das freiwerdende Br_2 kann durch CCl_4 aufgefangen und mit KJ jodometriert werden[213]. Manchmal ist es vorteilhaft, den Vorgang 2mal hintereinander zu schalten, da große Cl_2-Mengen auch in Erscheinung treten ([188], in konzentrierter Phosphorsäure).

In vielen Arbeiten wird das entwickelte Brom in KJ-Lösung durch einen Luftstrom überführt und dort titriert[192, 200, 215, 219]. MOLLER[193] reinigt durch 2malige Oxydation mit Persulfat und durch Überführung. Von NEUFELD[216] wurden Fehler von 30—50% gefunden, wie nach der Entwicklung von HAHN[212, I] verständlich ist.

Weitere Oxydationsmittel sind CrO_3 in sirupöser Phosphorsäure[217] oder Schwefelsäure[218] von bestimmter Acidität, bai spontaner Diffusion durch den Gasraum in eine Vorlage von KJ[182] (von 2—800γ, Abweichung höchstens 8%), oder Bromat[214]

Bijodat als Oxydationsmittel ist nur für Brommengen von mehr als 7—8 mg brauchbar[219].

4. Die Oxydation wird bis zum BrO_3' weitergeführt, das dann jodometrisch unter Zusatz kleiner katalytisch wirkender Molybdatmengen bestimmt werden kann. Auf 1 Äquiv. Br kommen 6 Äquiv. freies J. Die Oxydation geschieht durch Chlorwasser, in neutraler Lösung

---

[201] WALTER, F. K.: Z. Neur. **95**, 522 (1925).

[202] RITTER, F. H.: Z. Neur. **148**, 112 (1933), Rona **80**, 105.

[203] WUTH, O. u. HENNICKE, A.: Z. Neur. **145**, 721 (1933), Rona **74**, 709.

[204] MALAMUD, W., MULLINS, B. M. u. BROWN, J. R.: Proc. Soc. exp. Biol. Med. **30**, 1084 (1933), Rona **75**, 323. a) MALAMUD, W., MULLINS, B. M. u. BROWN, J. R.: Proc. Soc. exp. Biol. Med. **31**, 733 (1934), Rona **84**, 279.

[205] KATZENELBOGEN, S. u. CZARSKI, T.: Proc. Soc. exp. Biol. Med. **32**, 136 (1934), Rona **87**, 125.

[206] FLEISCHHACKER, H. u. SCHEIDERER, G.: Klin. Wschr. **1932 II**, 1550, Rona **71**, 103. a) FLEISCHHACKER, H. u. G. SCHEIDERER, G.: Klin. Wschr. **1933**, I, 392, Rona **73**, 695.

[207] PINKUSSEN, L.: Klin. Wschr. **1932 II**, 1550, Rona **71**, 102.

[208] BIER, A. u. ROMAN, W.: Klin. Wschr. **1933 I**, 391, Rona **73**, 695.

[209] HAHN, F. L.: Klin. Wschr. **1933 I**, 390, Rona **74**, 107.

[210] ALMEIDA DIAS, A.: C. rend. Soc. Biol. **118**, 1115 (1935), Rona **87**, 361.

[211] VALDECASAS SANTAMARIA, F. G.: Rona **78**, 427.

[212] SALVATORI, A.: Atti Accad. naz. Lincei VI, **18**, 324 (1933), Rona **78**, 427.

[212, I] HAHN, L. F.: Mikrochem. **11**, 222 (1935).

[213] STOLL, A. u. BRENKEN, B.: Biochem. Z. **268**, 229 (1934), Rona **81**, 108. Bei 19,3 γ Br 15%; bei 3,8 γ Br 30% Verlust.

[214] HARTNER, F.: Hoppe-Seylers Z. **214**, 179 (1933), Rona **74**, 595. Untere Grenze der Anwendbarkeit 5—10 γ Br.

[215] BERTRAM, S. H.: Biochem. Z. **261**, 202 (1933), Rona **74**, 594. Mengen von 5—335 γ Br. Fehler + 7 γ bis — 5 γ Br; (+ 21 bis — 15%, Durchschnitt + 3%, nach [216] 16—29%).

[216] NEUFELD, A. H.: Canad. J. Res. **14**, 160 (1936), Rona **96**, 4. C. **1936 II**, 2152.

[217] FRANCIS, A. G. u. HARVEY, C. O.: Biochem. J. **27**, 2, 1545 (1933). Mindestens 20 γ vorgeschrieben nach[216] 18—73% Verlust.

[218] YATES, E. D.: Biochem. J. **27**, 1763 (1933). C. **1935 II**, 728. 5—1000 γ, Genauigkeit 2 γ nach[216] von 9—900 γ — 5,3 bis + 8,8% Fehler.

[219] MARTINI, L.: C. **1936 II**, 510.

bis zur Trockene eingedampft[220]. Besondere Apparatur wird angegeben[195], die noch[216] bei 100—200 γ Br mit — 5,7 bis + 6,9% Fehler arbeitet. Bei der Oxydation wird meistens NaOCl als Oxydationsmittel angewandt. Der Überschuß nach Abschluß der Reaktion wird mit Phenol[221] oder besser mit ameisensaurem Natrium[185] (10 ccm = 0,001 mol Br'-Lösung, Fehler ± 1%) beseitigt. Störend wirken Glycerin und ähnliche Substanzen. (WOLCOFF u. BOYER)[222I]

Die Oxydation verläuft von Brom ausgehend[222]:

$$Br_2 + 5\,Cl_2 + 6\,H_2O \rightleftarrows 2\,HBrO_3 + 10\,HCl.$$

Das Gleichgewicht wird durch Zusatz von NaCl[184] oder besser wie DOERING[191, 222] es tut, durch Abstumpfung der gebildeten HCl mit Suspension von $CaCO_3$ nach rechts verschoben. DOERING[191] findet bei 50—100 γ Br' einen Fehler von + 1,8 bis — 6%. Ähnliche Resultate erhielt DIXON[200]. Bei der Oxydation entstehen auch große Mengen von ClO_3' und wenn diese mit HJ auch nicht so rasch reagieren wie BrO_3', muß doch ein Leerwert abgezogen werden[189, 200].

Die Reaktion: $HCOONa + X_2 = CO_2 + HX + NaX$ findet für X = Br oder Cl statt, kann also zur Reduktion von Br_2 dienen, ohne daß J_2 reduziert wird[223].

5. Entwickeltes freies Brom kann in Farbstoffe eintreten und so zur colorimetrischen Bestimmung benutzt werden. Am bekanntesten ist die Reaktion von GUARESCHI, die Violettfärbung von fuchsin-schwefliger Säure. Die Farbe hängt von der Acidität ab. Es ist nicht notwendig, das Br_2 durch Chloroform auszuschütteln[224], unvorteilhaft ist es das Verfahren als Grenzmethode zu verwenden[183, S. 181].

Besser ist die Methode von INDOVINA[187, 225] (siehe auch [198]), der die Farbe in Isoamylalkohol ausschüttelt. WIKOFF, BAME und BRANDT[2969] adsorbieren den Farbstoff an Fullererde und eluieren ihn von dort durch Chloroform oder besser Aceton. Statt Chlorwasser wurde zur Oxydation Chloramin-T verwandt, das haltbarer ist[168, 226].

6. Die Bromierung wird mit Phenolrot vorgenommen[227], wobei Tetrabromphenolsulfophthalein entsteht. Zur Oxydation wird statt Chlorkalk auch Chloramin vorgeschlagen[228].

7. In Anwesenheit von Persulfat geben Halogene mit Alkaloiden gefärbte Verbindungen. Mit Strychnin als Reagens kann Br' in Gegenwart von Cl' bestimmt werden. Notwendige Konzentration 20 - 200 meq. (BINKLEY [178 I]).

8. Wenn man Gewebe unverascht oder nach Aufschließen mit Neutronen beschießt, dann werden die Atome je nach Querschnitt des Kernes radioaktiv. Die Radioaktivität kann man mit dem Zählrohr messen. So gelang es TOBIAS und DUNN ([228I]) Br' als ^{82}Br in der Menge von $4{,}8 \cdot 10^{-9}$ g zu bestimmen. Die Methode ist eindeutig, verlangt aber ausreichend starke Neutronenquellen.

Als Abschluß des Berichtes muß man zugeben, daß die Kritik von BERTRAM heute nicht mehr Gültigkeit hat, wohl aber die von HAHN zu beachten ist.

d) Bestimmung der Sauerstoffsäuren.

Bei der quantitativen Bestimmung der Halogensauerstoffsäuren im organischen Milieu fallen alle diejenigen Verbindungen fort, die sofort reagieren, also auch nicht beständig sind wie OCl'; OBr'; eine direkte jodometrische Bestimmung wird die einzige Möglichkeit sein. Eine Vorbehandlung verträgt also nur ClO_3'; BrO_3' und ClO_4', die in gewisser Weise beständig sind. Aber schon eine Enteiweißung ist nicht mehr möglich bei ClO_3' und BrO_3', wenn dabei eine saure Reaktion auftritt. Dagegen kann man organische Lösungsmittel anwenden. Eine rein mechanische Trennung des dem Mehl zur Besserung der Backfähigkeit zugesetzten Bromat ließ sich mit $CHCl_3$[229] ermöglichen, aus Gewebe mit Alkohol-Acetongemisch 1:1 ([230, 231], FABRE und OKAC[2557]).

---

[220] DI STEFANO, F.: C. **1937 II**, 631.

[221] SZABO, Z.: Z. anal. Chem. **84**, 24 (1931) und **90**, 189 (1932), Rona **71**, 178.

[222] DOERING, H.: Z. anal. Chem. **108**, 255 (1937). C. **1937 II**, 631.

[222,I] WOLCOFF, G. H. u. BOYER, P. D.: J. biol. Chem. **172**, 729 (1948); Reduktion mit HCOOH bei 90 100°, Kolorimetrie des freien J_2.

[223] SPITZER, L.: Ind. Eng. Chem. Anal. Ed. **8**, 465 (1936). C. **1937 I**, 3835.

[224] LIPSCHITZ, W.: Naunyn-Schmiedebergs Arch. **147**, 142 (1929).

[225] INDOVINA, R.: Boll. Soc. ital. Biol. sper. **10**, 189 (1935), Rona **88**, 90. Optimale Menge 20—80 γ Br, aber bis 7 γ bestimmbar.

[226] KIRCHHOF, H.: Klin. Wschr. **1935 II**, 1755, Rona **92**, 73.

[227] STENGER, V. A. u. KOLTHOFF, I. M.: J. amer. Chem. Soc. **57**, 831 (1935), Rona **88**, 171. Jodide und NH_4-Salze stören, 2,8 γ Br kann man auf 15—20% schätzen.

[228] BALATRE, M. P.: C. **1937 II**, 1236.

[228,I] TOBIAS, C. A. u. DUNN, R. W.: Science **109**, 109 (1949).

[229] KULMAN J.: Z. Unters. Lebensmittel **68**, 375 (1934), Rona **85**, 263.

[230] KAHANE, E.: Bull. Soc. chim. Biol. **19**, 720 (1937), Rona **102**, 5.

1. Bei der Bestimmung können die Verbindungen reduziert werden und anschließend Cl′ oder Br′ nach den früheren Methoden zur Titration kommen. Die vorherige Entfernung von Cl′ als AgCl ist möglich, besonders bei dem wenig empfindlichen ClO_4'. Bei ClO_3' wird man besser eine Cl′-Bestimmung vor und nach der Reduktion ausführen. Für die Reduktion im wäßrigen Medium ist bei ClO_3' und BrO_3' geeignet: Ferrosalze, nascierender Wasserstoff, Sulfit, Formaldehyd[232], Nitrit[233], arsenige Säure besonders bei Anwesenheit von Osmiumtetroxyd als Katalysator[234], Vanadinsulfat[235]. Für sehr wesentlich wird die genügende Dauer der Reduktion (10—12 Stunden) mit Zn-HNO_3 und nur ganz schwacher Acidität gehalten[236, I].

Dazu kommen natürlich sämtliche Reduktionsmittel des Perchlorates wie $TiCl_3$[232, 236], Schwefel + Schwefelsäure[231], auch trockene Reduktion mit Mn oder Cr als Katalysatoren (EICHLER[28]). Abrauchen mit NH_4Cl, nach TREADWELL die eleganteste Methode, ist im biologischen Milieu nicht möglich, ebenso die Fällung als $KClO_4$, weil meist zu wenig empfindlich.

2. Die Möglichkeit des ClO_3' und BrO_3' ihren Sauerstoff abzugeben, kann man zur Bestimmung verwenden, eventuell zur direkten Jodometrie (nicht beim ClO_3' anwendbar). Dann wird vielfach mit eingestelltem $FeSO_4$ reduziert und der Überschuß von Fe^{II} durch Permanganat zurücktitriert[237, 238] eventuell mit OsO_4 als Katalysator[239].

3. Reduktion von BrO_3' durch arsenige Säure, dann Rücktitration mit BrO_3-Lösungen, mit Methylorange als Indikator. Methylorange wird durch die erste Spur freien Broms entfärbt[240]. Durch Behandlung bei verschiedenen p_H können auch andere Halogenprodukte von ClO_2 an durch As_2O_3 titriert werden ([240 II]).

4. Bei ungenügender Trennung der organischen Körper ist geeigneter die Colorimetrie der blauen Farbe nach Anilinzusatz (FABRE und OKAC[255 7]) Genauigkeit 0,1 mg. Vorlage mindestens 0,3 mg.

e) Elektrometrische Bestimmungsverfahren der Halogene ([240, I]).

Die Titration erfolgt meist mit einer Silberlösung. Dabei stören alle Substanzen, die $Ag^{\cdot}$-Ionen fällen oder durch Adsorption (oder Verminderung der Aktivität) beseitigen. Kolloide in höherer Konzentration stören[241] besonders in der Milch, die man beträchtlich verdünnen muß[242]. In gewissem Umfange sind aber Eiweiße und Stärke tragbar[243]. Besser wird das Eiweiß gefällt[244] oder verascht und destilliert[245]. Die Bestimmungen erfolgen nach mehreren Prinzipien:

1. Die Lösungsspannung eines blanken Silberdrahtes ist abhängig von der Ag-Ionenkonzentration der Lösung. Diese steigt bei Zusatz von $AgNO_3$ an, wenn Cl′ oder Br′ verbraucht ist. Über eine andere Auffassung der Vorgänge siehe [245 a]. Als zweiten Pol benutzt man eine Kalomelelektrode, die aber von KNO_3-Lösung umspült wird[246]; Apparat[247]. Titrierfehler[248]. Der Umschlag ist durch die verhältnismäßig große Löslichkeit von AgCl bei kleinen Konzentrationen nicht brauchbar. Diesem Übelstand kann abgeholfen werden durch Titration in 80% Alkohol oder 90% Aceton, wodurch Mengen der Größenordnung von γ mit einigen % Fehler bestimmt werden können[249].

---

231 DURAND, J.: Bull. Soc. chim. Biol. **19**, 739, Rona **102**, 5.
232 TOMULA, E. S.: Z. anal. Chem. **103**, 427 (1935). C. **1936 I**, 2149.
233 FOUCRY, J.: Bull. Sci. pharmacol. **39**, 675 (1932), Rona **72**, 14.
234 VOGELS, H.: C. **1936 II**, 1392.
235 BANERJEE, P. CH.: C. **1937 I**, 3187.
236 NICHOLS, M. L.: Ind. Eng. Chem. Anal. Ed. **7**, 39 (1935). C. **1935 I**, 3015.
236, I GAJATTO, S.: Arch. farmacol. sper. **69**, 26 (1940), Rona **119**, 254.
237 SCHRAIBMAN, S. S. u. BALEJEW: C. **1936 II**, 2759.
238 ENSINK, A. u. HOFMAN. J. J.: C. **1935 II**, 3681.
239 v. D. MEULEN, J. H.: Rona **63**, 556.
240 v. STETINA, I.: Z. anal. Chem. **108**, 85 (1937), Rona **100**, 3.
240, I JANDER, BÖTTCHER u. a. in: „Physikalische Methoden der analytischen Chemie", III. Teil, Leipzig 1939. Zusammenfassende Darstellung mit reichlicher Literatur.
240, II HALLER, J. F. u. LISTEK, S. S.: Anal. Chem. **20**, 639 (1948).
241 LIEBERT, F.: Rona **27**, 247.
242 ROHMANN, C.: Z. Unters. Lebensmittel **55**, 580 (1928), Rona **47**, 714.
243 KOLTHOFF, J. M. u. TONUCEK, O.: Rona **27**, 257.
244 EGGLETON, M. S., EGGLETON, P. u. HAMILTON, A. M.: J. Physiol. **90**, 167 (1937). Trichloressigsäure.
245 PAAL, H. u. MOTZ, G.: Klin. Wschr. **1936 I**, 788, Rona **95**, 145.
245 a MÜLLER, E.: Z. Elektrochem. **30**, 420 (1924), Rona **30**, 340.
246 FORBES, J. C. u. IRVING, H.: J. biol. Chem. **83**, 337 (1929), Rona **52**, 767. Verdünnung, daß 3 ccm Lösung 3 mg Cl′ enthalten. Blut verdünnt.
247 JOSEPH, N. R. u. STADIE, W. C.: J. biol. Chem. **125**, 795 (1938).
248 FLOOD, H. u. BRUUN, B.: Z. anorg. Chem. **229**, 85 (1936). C. **1937 I**, 1198, Rona **97**, 518. Mischkristallbildung.

Auch Bestimmungen von Br′ neben Cl′ werden ausgeführt[250, 251]. Umschlagspotentiale[252] mit KJ[253], Trennung von Bromid durch Aceton[254].

2. Herstellung einer Kette derart: Ag/AgCl/bekannte Cl′-Lösung/Brücke/unbekannte Lösung/AgCl/Ag˙[255], besonders[256].

3. Anwendung einer Quecksilberelektrode und Titration mit $HgNO_3$[257].

4. Bestimmung der Leitfähigkeit, die ansteigt, wenn kein AgCl mehr fällt, Serum braucht nur verdünnt zu werden[258]. Ansäuerung des Blutes ist notwendig. Im Blut geben Zusätze von Oxalat oder Fluorid stets zu hohe Werte[259]. Die Grenze der Bestimmung liegt bei 10 γ Cl′ in 3 ccm. Diese Grenze kann erheblich herabgesetzt werden in äthylalkoholischer Lösung[260].

Fluorbestimmung: 1. Potentiometrisch durch Uran[261].

2. Durch das Verhältnis von $(Fe^{III}):(Fe^{II})$ wird ein Redoxpotential definiert. F′ reagiert nur mit Fe^{III}, wobei ein Komplex FeF_6^{III} gebildet wird[262].

3. Leitfähigkeitsbestimmung durch Titration mit $AlCl_3$. Bildung von AlF_6^{III}[263].

Chloratbestimmung: Titration des Oxydationspotentials bei Anwesenheit von OsO_4 als Katalysator[234].

f) Histochemische Nachweisverfahren.

Die Methoden, um einen Einblick über eine eventuelle ungleichmäßige Verteilung der Chloride im histologischen Präparat zu erhalten, beruhen alle auf der Fällung des Chlorids als AgCl. Da AgCl nicht leicht gesehen werden kann, wird eine Art von Entwicklungsprozeß angeschlossen, so daß schwarzes organisches Silber entsteht, teilweise wird vorher auch belichtet. Als Reduktionsmittel dienen Hydrochinon[264, 265] und Metol + Hydrochinon[266]. Auch Fixation des Gewebes in flüssiger Luft wurde angewandt[267].

Gegen solche Versuche wird man natürlich grundsätzlich mißtrauisch sein, weil wir ja durch das Phänomen der LIESEGANGschen Ringe wissen, wie selbst in einfachen Gallerten die Ablagerung von mikroskopisch sichtbaren Teilchen durchaus periodisch nach unbekannten Gesetzen erfolgt. Deshalb wird man Aussagen über Verteilung an Zellstrukturen für nicht genügend begründet halten. Aber man wird vielleicht solche Aussagen für relevant ansehen können, die nicht weiter gehen als: In diesen Zellen finden sich Chloride, besonders wenn regelmäßig bestimmte Zellkomplexe frei bleiben[267].

---

249 SCHWARZ, K. u. SCHLÖSSER, C.: Mikrochem. 7, 18 (1933), Rona **74**, 199.
250 TSCHIRKOW, S. K.: C. **1936 II**, 342 u. a. 824.
251 SCHÜTZE, H.: Angew. Chem. **51**, 55 (1938). C. **1938 I**, 2592.
252 KASAGAWA, N.: Rona **57**, 681.
253 KIEFERLE, F. u. ERBACHER, E.: Biochem. Z. **201**, 305 (1928), Rona **51**, 393.
254 VLADIMIROV, G. E. u. EPSTEIN, J. A.: Mikrochem. N. F. **12**, 58 (1935), Rona **91**, 458. In 2 ccm Blutserum 0,24 mg Br bestimmbar.
255 BARKUS, O.: Amer. J. Physiol. **68**, 349 (1924), Rona **29**, 2.
256 FURMAN, H. N. u. LOW, G. W.: J. amer. chem. Soc. **57**, 1588 (1935), Rona **93**, 463. 35 γ% Cl′ konnten genau ermittelt werden, Ableitung der Gleichungen und Angaben der genauen Apparatur.
257 KOLTHOFF I. M. u. VERZYL, E. J.: Rec. trav. chim. Pays-Bas **42**, 1055 (1923) Rona **24**, 3.
258 BUDAY, L.: Biochem. Z. **200**, 166 (1928), Rona **49**, 384.
259 DUBOUX, M. u. PARCHET, L.: Bull. Soc. Chim. biol. **11**, 504 (1929), Rona **52**, 767. Methode für 0,2—0,4 ccm Serum.
260 JANDER, G. u. IMMIG, H.: Z. Elektrochem. **43**, 211 (1937). C. **1937 II**, 3783. Fehler 0,5% bei 0,1 mg Cl, 10 γ 2,7%, 1 γ 10%.
261 FLATT, R.: Helv. chim. Acta **20**, 894 (1937). C. **1938 I**, 132. Genauigkeit 20 mg F/250 ccm.
262 TREADWELL, W. D. u. KÖHL, A.: Helvet. chim. Acta **8**, 500 (1925), Rona **34**, 274. Einige mg F notwendig, Genauigkeit auf 0,1 mg.
263 HARMS, J. u. JANDER, G.: Z. Elektrochem. **42**, 315 (1936).C **1937 I**, 136. Bestimmung bis 12 γ F möglich.
264 DEFRISE, A.: Mon. zool. Ital. **37**, 14 (1926), Rona **36**, 441.
265 DEFRISE, A.: Boll. soc. ital. biol. sper. **2**, 521 (1927,) Rona **44**, 559.
266 LISON, L.: Z. Zellforsch. **25**, 143 (1936), Rona **96**, 396.
267 GERSH, I.: Proc. Soc. exp. biol. Med. **38**, 70 (1938), Rona **107**, 585.

II. Schwefelsauerstoffsäuren.

1. Allgemeine Chemie.

Die in diesem Abschnitt zu behandelnden Säuren leiten sich ab vom Schwefel, der mit Sauerstoff in der 6. Gruppe des periodischen Systems als Anfangsglied steht. Durch Aufnahme von 2 Elektronen wird Schwefel in Schwefelwasserstoff negativ 2wertig, positiv kann er 6 Elektronen abspalten und wird damit bis 6wertig. Die höchste Ladungsstufe, 6 Wertigkeit, wird gegenüber dem negativen Element Sauerstoff bevorzugt eingenommen, denn in dieser Form als Sulfat SO_4'' ist er am stabilsten. Die Reduktion verlangt Energieaufwand und kann im biologischen Milieu nur unter gleichzeitiger Verwendung des freiwerdenden Sauerstoffs zu anderen, Energie spendenden dissimilatorischen Prozessen stattfinden. Die zweibasische, in der ersten Dissoziationsstufe starke Schwefelsäure gibt meist lösliche Sulfate. Schwerlöslich sind die Erdalkalisulfate. Die Löslichkeit beträgt:

$CaSO_4$ ..	202 mg% bei 18°		$BaSO_4$ ..	0,22 mg% bei 18°	
$SrSO_4$ ..	11,4 „ „ 18°		$PbSO_4$ ..	40 mg% „ 18°	

Bemerkenswert ist weiter noch die Doppelsalzbildung bei der Kristallisation, wie bei den Alaunen. Durch Wasseraustritt entsteht die Pyroschwefelsäure S_2O_7''. Höhere Homologe wie S_3O_{10}'' sind nur nach Kunstgriff erhältlich und in wäßriger Lösung nicht beständig[268].

In 6wertiger Form liegt der Schwefel noch vor in dem Persulfat (Peroxysulfat) bzw. Peroxydisulfat, S_2O_8'', das ein außerordentlich starkes Oxydationsmittel (stärker als H_2O_2) darstellt, denn es kann z. B. Cr^{III} in CrO_4 überführen. Titansalze führt es in gelbe Pertitansäure über und kann so leicht nachgewiesen werden[269,II]. Uns wird diese Säure in biologischen Prozessen bei der Bäckerei begegnen; sie ist sonst auch als Bleichmittel in Benutzung (Nachweis daselbst[41,I]). Einwirkung auf Aminosäure[269,III].

Noch stärker oxydierend wirkt Peroxymonoschwefelsäure H_2SO_5 (Carosäure). Dabei ist aber darauf hinzuweisen, daß die Schwefelsäure selbst bei höheren Temperaturen auf organische Substanzen auch oxydierend einwirkt, was bei der Kjeldahlveraschung angewendet wird.

Da die Elektronen auch aus dem Schwefel paarweise abdissoziiert werden, finden wir hier als nächste Stufe nach dem vorher behandelten 6wertigen, jetzt den 4wertigen Schwefel in den Sulfiten. Die schweflige Säure ist auch zweibasisch, aber schon in der ersten Stufe nicht mehr zu den starken Säuren zu rechnen. Die Salze sind gegen Lackmus alkalisch, nicht mehr gegen Phenolphthalein. Die Bisulfite gehen schon in stark konzentrierter Lösung durch Wasseraustritt in $Na_2S_2O_5$ (Natriumpyrosulfit oder Natriummetabisulfit) über.

Nach SIMON([269IV]) liegen in Pyrosulfitlösungen folgende Gleichgewichte vor:

$$1)\quad Na_2S_2O_5 \quad 2\,Na^{\cdot} + S_2O_5''$$

$$2)\quad S_2O_5'' + H_2O \quad \begin{matrix} 2\,HSO_3' \\ 2\,HOSO_2' \end{matrix}$$

$$3)\quad HSO_3' \quad SO_3' + H^{\cdot}$$

[268] BAUMGARTEN, P. u. THILO, E.: Ber. **1938**, 2596.

[269] MENEGHETTI, E.: Boll. Soc. ital. Biol. sper. 4 107 (1929), Rona **51**, 590. Auch in Urin und Blutserum anwendbare Reaktion, 50 γ in 2 ccm Serum noch nachweisbar.

[269,I] CLARK, A. H. u. GERSHON, S.: J. amer. pharmaceut. Ass. **25**, 96 (1936). C. **1936** II, 2405.

[269,II] STEINITZ, K.: Mikrochim. Acta **3**, 110 (1938), Rona **108**, 194. Veraschungsverfahren auf Persulfat.

[269,III] LANG, K.: Hoppe-Seylers Z. **241**, 68 (1936), Rona **98**, 380.

[269,IV] SIMON, A.: Angew. Chemie, **59**, 247 (1947). Auch Konstitution der Dithionite.

Freie schweflige Säure dehydratisiert sehr rasch, so dass bei starker Acidität nur SO_2 in Lösung bleibt. Im Gegensatz dazu gibt es die Reaktion $H_2SO_4 \rightarrow H_2O + SO_3$ kaum. Das erkennt man durch Zusatz von Wasser mit dem Sauerstoffisotop O^{18}. Durch die Reaktion $SO_3 + H_2O^{18} \rightleftarrows H_2SO_3{}^{16}$. O^{18} müßte das Auftreten von O^{18} im SO_4 verfolgt werden können. Tatsächlich verläuft dieser Prozess sehr langsam ([269V]).

Die Erdalkalisulfite sind auch schwerlöslich in neutraler Lösung, werden aber durch Säure leicht in Lösung gebracht. So kann man durch $Sr(NO_3)_2$ auf dem Filter sogar eine Umfällung in unlösliches $SrSO_3$ erreichen[20].

Die wesentlichste Eigenschaft der Sulfite ist ihre Fähigkeit zu reduzieren oder selbst oxydiert zu werden. Die dadurch bedingte Zersetzung findet sogar in kristallisiertem Zustande rasch statt, wenn in den Kristallen Wasser vorhanden ist, sonst aber nicht[269,I]. Auf Farben kann eine Bleichwirkung erfolgen, was zum Nachweis von SO_3'' dient und auch zur Unterscheidung von später zu behandelnden Polythionaten. Hier werden gebraucht z. B. Fuchsin und Methylgrün[269].

Als empfindlichste neuere Nachweise neben der FEIGLschen Tüpfelreaktion erwähne ich weiterhin die blauviolette Färbung bei Anwesenheit von Gerbstoff, K_2CrO_4 und $K_3Fe(CN)_6$[270], Umsatz von einem grünen Produkt durch Belichtung von Benzylpyridin in Rot[271], Reduktion von $AuCl_3$ in Anwesenheit von $AgNO_3$[20], (S_2O_3'' stört nicht).

Wird in Bisulfitlösung H_2S eingeleitet (WACKENRODERsche Flüssgkeit[272]) oder solche Lösungen mit pulverisiertem Schwefel gekocht, dann entstehen neben Thiosulfat kompliziertere Verbindungen der allgemeinen Formel: $H_2S_xO_6$, wobei x die Werte 2, 3, 4, 5, 6 und vielleicht noch mehr annehmen kann. Es handelt sich um die Gruppe der Polythionsäuren, die alle in der organischen Natur eine Rolle spielen.

Bei dem Vorgang, als dessen einfachsten Prototyp wir hier schreiben: $SO_3'' + S \rightarrow S_2O_3''$, handelt es sich nicht um einen einfachen Reduktionsvorgang, da das Thiosulfat-Ion, wie schon der Name anzeigt, als ein Sulfat aufzufassen ist, bei dem ein Sauerstoffatom durch ein negatives Schwefelatom ersetzt wurde, was zugleich die Erklärung für die Entstehung bei Einwirkung von H_2S und sein Schicksal im Organismus gibt. Im Thiosulfat und in den Polythionsäuren liegt Schwefel also in 3fach verschiedener Form vor: 6wertig positiv, 2wertig negativ und homöopolar oder 2fach positiv gebunden.

In den höheren Polythionsäuren besitzt er eine Anordnung, die den Superoxydbindungen —O—O— analog ist, also —S—S— zu schreiben ist. Dadurch erklärt sich auch die Leichtigkeit, mit der elementarer Schwefel aus diesen Verbindungen unter bestimmten Bedingungen abgespalten werden kann. Bei dieser Abspaltung wird der 6wertige Schwefel wieder reduziert zu 4wertigem und es entsteht Sulfit, ein innerer Reduktionsvorgang. (Die Koordinationschemie würde eine etwas andere Darstellung ergeben.) Dieser Vorgang findet schon langsam in kristallisiertem $Na_2S_2O_6$ statt[273], ist aber jedem bekannt, der mit konzentrierteren Thiosulfatlösungen gearbeitet hat. Die Schwefelausscheidung wird beschleunigt durch Zugabe von Säure, wodurch Thiosulfat zu Sulfit und S zersetzt wird; dazu

---

[269],V ATEN, A. H. W. u. HEVESY, G.: Nature **142**, 952 (1938).

[270] RUDNITZKI, S.: C. **1935 II**, 559. 50 γ $SO_3/100$ ccm Lösung nachweisbar.

[271] FREYTAG, H.: Ber. **67**, 1477 (1934), Rona **89**, 478. Empfindlichkeit 7,2 γ in 0,1 ccm $S_2O'_3{}'$ stört, evtl. Gasraum.

[272] JANICKIS, J.: Z. anorg. allg. Chem. **225**, 177 (1935). C. **1937 I**, 806. Nähere Angaben über die Vorbedingungen.

[273] LA-MER, V. K. u. TOMLINSON, H. M.: Ind. Eng. Chem. Anal. Ed. **9**, 588 (1937). C. **1938 II**, 2157.

muß aber die $p_H < 5{,}2$ sein[274]. Bei dieser Umsetzung entstehen die verschiedensten Polythionsäuren[275], die auch als Stabilisatoren für die kolloide Zustandsform des Schwefels dienen können. Hierbei ist wahrscheinlich besonders Hexathionat[275] oder Pentathionat[276] wirksam, der nach der Form (S) $S_5O_6 <\substack{H^+ \\ H^+}$ adsorbiert ist, deshalb erfolgt die Ausscheidung eines sichtbaren Niederschlages auch nicht sofort mit dem Säurezusatz. Die so adsorbierte Verbindung gibt damit Erklärung für manche pharmakologischen Wirkungen von Schwefel. Diese Pentathionsäure bleibt als letztes bei der Zersetzung der WACKENRODERschen Flüssigkeit, die über Polysulfide führt[277].

Tetrathionat $Na_2S_2O_6$ reagiert nach ANSON ([277 I]) mit den -SH von denaturiertem Eiweiß in vitro oxydierend bei Umsatz zu Thiosulfat. Die Reaktion wird mit der Einwirkung von Schwermetallen verglichen. PHILIPS u. Mitarb. ([277 II]). Wahrscheinlich erfolgt eine Reaktion des Typs 2 RSHS$\rightarrow$RS—S—R.

Thiosulfat ist für uns die wichtigste der hierher gehörigen Verbindungen. Wenig lösliche Salze bildet es mit Pb, Ag, T; mäßig löslich ist Ba-Thiosulfat. Seine reduzierende Wirkung, bei der Tetrathionsäure entsteht, macht es geeignet als Titersubstanz bei der Jodometrie, als Antichlor in der Bleicherei; seine Fähigkeit, leicht Komplexe zu bilden, führt zur Anwendung als Fixiersalz in der Photographie.

Die Möglichkeit, von Thiosulfaten vorübergehend negativen Schwefel abzuspalten, kann zum Nachweis benutzt werden, indem schwarzes Ag_2S[20] oder CuS[278] in Erscheinung tritt bei Zusatz geeigneter Reagenzien. In Glycerinlösungen tritt der Schwefel in einer allotropen blauen Modifikation auf, was zum Nachweis auch geeignet sein kann[279]. Mit saurer Kakothelinlösung reagiert S_2O_3 über Cu-Komplexe violett, LANG ([280 III]). Reaktionen, die zu Bestimmungen der Polythionsäuren nebeneinander geeignet sind, siehe später.

Die Dithionsäure $H_2S_2O_6$ hat keine Beziehung zu den Polythionsäuren, sondern ist ein Oxydationsprodukt der schwefligen Säure und steht zwischen dieser und Schwefelsäure. Beide Schwefelatome sind 4wertig. In stärkerer Konzentration zerfällt sie nach der Gleichung $H_2S_2O_6 \rightarrow H_2SO_4 + SO_2$.

Durch Reduktion der Sulfite entstehen Dithionite der Formel: $Na_2S_2O_4$, auch Na-Hyposulfit oder Na-Hydrosulfit genannt. Die Salze sind sehr starke Reduktionsmittel und werden als solche in der Gasanalyse zur Absorption des Sauerstoffs gebraucht. In der Fermentchemie als Reduktionsmittel für bestimmte Stufen des Atmungsferments wird es später bekannt werden. Warburggefäße können zur Verfolgung der Oxydation benutzt werden, weil sie nach der Gleichung

---

[274] MENEGHETTI, E.: Boll. Soc. ital. Biol. sper. **3**, 478 (1928), Rona **49**, 209.

[275] BASSET, H. u. DURRANT, R. G.: J. Chem. Soc. Lond. **1931**, 2919, Rona **65**, 668. Beobachtungen bis Octothionsäuren.

[276] JOUNG, H. C. u. WILLIAMS, R.: Science **67**, 19 (1928), Rona **45**, 419.

[277] v. DEINES, O.: Kolloid-Z. **62**, 145 (1933), Rona **72**, 586.

[277, I] ANSON, M. L. J. gen. Physiol. **24**, 399 (1940)

[277, II] PHILIPS, F. S., GILMAN, A., KODLE E. S. u. ALLEN. R. P.: J. biol. Chem. **167**, 209 (1947).

[278] BLANCK, A.: Z. anal. Chem. **101**, 194 (1935). C. **1935 II**, 2705. Empfindlichkeit 0,6 mg $Na_2S_2O_3$ in 10 ccm.

[279] GANASSINI, D.: Arch. Ist. biochem. ital. **2**, 239 (1930), Rona **57**, 197.

[280] KURTENACKER, A., MUTSCHIN, A. u. STASTNY, F.: Z. anorg. allg. Chem. **224**, 399 (1935). C. **1936 I**, 519. Genaue Analyse der Zersetzungsgeschwindigkeit abhängig von der p_H.

[280, I] HAAS, E.: Biochem. Z. **285**, 368 (1936).

[280, II]) GOEHRING, M.: Ber. chem. Ges. **1913**, 742. Über die Reaktion der Polythionsäuren mit Schwefelhalogenen.

[280, III] LANG, R.: Z. anal. Chem. **128**. 164 (1948) 50 γ S_2O_3 sind nachzuweisen.

verläuft: $Na_2S_2O_4 + O_2 + H_2O \rightarrow NaHSO_3 + NaHSO_4$. Aus einer $NaHCO_3$-haltigen Lösung wird CO_2 ausgetrieben[280, I]. Durch Einwirkung auf Formaldehyd entsteht das in der Färberei gebrauchte Rongalit. Die Wertigkeit des Schwefels in dieser Verbindung steht noch nicht sicher fest. Vielleicht ist der Schwefel zum Teil 2wertig wie in der Sulfoxylsäure $S(OH)_2$, von der bisher nur das Kobaltsalz bekannt ist. Aber als Zwischenprodukt wird diese Oxydationsstufe auch beim Zerfall von Polythionsäure angenommen z. B.[280]:

$$S_4O_6'' + 2OH' = S(OH)_2 + S_2O_3'' + SO_3''.$$

Das entstehende Thiosulfat wirkt bei bestimmten p_H (zwischen p_H 4 und 9) katalytisch auf die weitere Zersetzung, das macht es ebenso verständlich, wenn die Schwefelausscheidung mit einer Verzögerung erfolgt. Bei $p_H < 4$ nehmen die Katalysatoren S_2O_3'' und S an Wirksamkeit ab, weshalb diese Lösungen dann stabiler werden (s. a. [280, II]).

2. Oxydation von Sulfit und seine Reaktion mit organischen Substanzen.

Die Berechtigung zu der Herausnahme gerade des im Sulfit vorliegenden 4wertigen Schwefels aus der großen Zahl anderer Verbindungen ergibt sich allein aus der Tatsache, daß jeder organisch gebundene, im Organismus vorkommende Schwefel, der in den organischen Bindungen des Eiweißes fast ausschließlich als negativ 2wertig auftritt, beim Vorgang der Oxydation die Phase der 4-Wertigkeit durchlaufen muß, ehe er in der stabilen Lage des Sulfatschwefels angelangt ist. In dieser Form bestehen aber verhältnismäßig übersichtliche Verhältnisse, während der 2wertige Schwefel der Sulfoxylsäure äußerst instabil ist. Bei der Überführung des 4wertigen in den 6wertigen Schwefel, der Sulfitoxydation, bestehen durchaus nicht so einfache Verhältnisse, wie man sie mit der Gleichung: $SO_3'' + O \rightarrow SO_4''$ darstellt. Die Gleichung verläuft in dieser Form vielleicht so bei der Oxydation von Sulfit mit Wasserstoffsuperoxyd (siehe später BAUMGARTEN), aber bei jedem anderen Oxydationsmittel sind die verschiedensten Nebenprodukte vorhanden; es können Reaktionen eingegangen werden, ja es kann eine Oxydation dritter Stoffe katalysiert werden.

Besonders die Wirkung von Cuprisalzen, deren spurenweise Anwesenheit schon als ausreichend für die Oxydation von Sulfit gilt, ist seit langem bekannt[281]. Die Funktion dieser Cu^{II}-Ionen wurde von FRANK und HABER[282] auf das Entstehen einer Kettenreaktion zurückgeführt, die aber ausschließlich in der weiteren Umgebung des Neutralpunktes abläuft, weil als Grundlage HSO_3' notwendig ist. Dieses Ion ist aber erst bei p_H 4,38 zu 99,5% vorhanden, bei stärkerer Alkalität entsteht vorwiegend SO_3''.

Der erste Schritt der Einwirkung läßt sich darstellen[283]:

$$HSO_3' + Cu^{\cdot\cdot} \rightarrow Cu^{\cdot} + HSO_3.$$

Es bildet sich als Zwischenprodukt das hypothetische freie Radikal Monothionsäure HSO_3, das sich sofort in die beständige nachweisbare Dithionsäure $H_2S_2O_6$ zusammenfügt, eine Reaktion, die als exotherme Reaktion[283a] leicht abläuft, wenn nicht weitere Umsetzungen entstehen. Diese Zersetzung geht dann weiter[282, 283]:

---

[281] TITOFF: Z. physik. Chem. 45, 641 (1903).

[282] FRANCK, J. u. HABER, F.: Sitzungsergb. preuß. Akad. Wiss. Physikal. Mathem. Klasse 1931, 250, Rona 66, 165.

[283] GOLDFINGER, P. u. Graf v. SCHWEINITZ, H. D.: Z. physik. Chem. B. 22, 241 (1931). Rona 75, 579. a) GOLDFINGER, P. u. Graf v. SCHWEINITZ, H. D.: Z. physik. Chem. B. 22, 117 (1931). 37 kg-Calorien.

$SO_3H + O_2 + SO_3'' + H_2O = 2\,SO_4'' + OH + 2\,H^{\cdot}$. OH als Radikal führt zur weiteren Zersetzung. Der Zerfall von $S_2O_6'' + H_2O \rightarrow SO_3'' + SO_4'' + 2\,H^{\cdot}$[283a] verlangt als Verlauf andere Versuchsbedingungen. Das wesentliche dieser Vorstellungen liegt in der Annahme des freien Radikals HSO_3, das nach verschiedenen Richtungen Reaktionsfähigkeit zeigt. Am genauesten ist untersucht die von BAUMGARTEN[284] gefundene Reaktion mit Pyridin unter Bildung von N-Pyridiniumsulfosäure $C_6H_5NSO_2O^-$. Bei Anwesenheit von Persulfat als Oxydationsmittel entsteht eine Kuppelung von 2 Pyridyl-Radikalen[285], die auch durch Persulfat allein zustande kommt; aber ein Vorgang, der ohne Sulfit in Stunden verläuft, geht mit Sulfit in Sekunden. Es würde hier zu weit führen, die Annahme von BAUMGARTEN[286] über das Vorkommen von Isomonothionsäure darzustellen und über die Anwendung anderer Oxydationsmittel und Beikörper wie Ammoniak, Harnstoff, Glykokoll und Körpern, die zu Komplexen mit Kupfer und höherer Ausbeute an S_2O_6'' führen, im einzelnen zu referieren.

Wichtig ist aber der Hinweis, daß im lebenden Organismus reichlichst Gelegenheit zu solchen Reaktionen vorhanden ist, wenn sie auch noch nicht nachgewiesen wurden. Nur im Modellversuch gelang es[289] bei der Oxydation organischer —SH—Verbindungen z. B. Thioglykolsäure, das Auftreten sowohl von Sulfit als auch von Thiosulfat nachzuweisen. Durch solche Autoxydation (mit $Cu^{\cdot\cdot}$) kann eine Sulfonierung auch beim Chinon erfolgen[287] unter Bildung von

$$C_6O_2(NH_2)_2(SO_3H)_2,$$

also von Diaminochinondisulfosäure, die ihrerseits mit vielen Substanzen des Organismus reagiert, wie Kreatin, Dijodthyrosin, Adenin usw.[287].

Ein anderer Reaktionsprozeß der auftretenden Monothionsäure, der schon früher[282, 283] in Erwägung gezogen wurde, ist die Reaktion mit dem Luftsauerstoff zu dem Peroxyd SO_5'. Dieser wurde von BÄCKSTRÖM[288] in den Vordergrund gestellt, weil er nachweisen konnte, daß Alkohole während der Sulfitautoxydation zu Aldehyden dehydriert werden. Auch S_2O_3'' wird in Anwesenheit von Sulfit leichter zersetzt[289]. Die Kette kann auch durch Licht induziert werden[288, I].

Die oben erwähnten vielseitigen Reaktionsmöglichkeiten machen es verständlich, daß die chemischen Vorgänge bei dem Sulfitcelluloseverfahren noch ziemlich unbekannt sind. Nachgewiesen ist die Sulfonierung[290, 291].

Aber ebenso wichtig ist auch hier eine Oxydationswirkung, wodurch es verständlich wird, daß so wenig freier Zucker bei dem Prozeß auftritt[292]. Es bilden sich dabei Polythionsäuren[292]. Es entstehen in einfacheren Systemen aus Sulfit mit Monoxyaceton Essigsäure und Ameisensäure, aus Dioxyaceton Glykolsäure und Ameisensäure[292a], aus Zucker Gluconsäure[290]. Ebenso kann die Oxydation von Eiweißen, Stärke, Stearinsäure u. a. m. katalysiert werden[456].

Wichtig ist die Additionswirkung von Sulfit und Aldehyden, die zu verschiedenen Abfangverfahren unter Bildung von $RCH(OH)SO_3H$ benutzt wird und sogar anscheinend das mög-

---

[284] BAUMGARTEN, P.: Ber. **65**, 1637 (1932).
[285] BAUMGARTEN, P.: Ber. **69**, 229 (1936).
[286] BAUMGARTEN, P. u. ERBE, H.: Ber. **70**, 2235 (1937).
[287] GARREAU, Y.: C. rend. Acad. Soc. **202**, 1186 (1936), Rona **94**, 350.
[288] BÄCKSTRÖM, H. J. L.: Z. physikal. Chem. **25**, 122 (1934).
[288, I] BÄCKSTRÖM, H. J. L.: J. amer. chem. Soc. **49**, 1, 1460 (1927). 47000 Molekel SO_3'' umgesetzt pro $h\nu$ der Wellenlänge $254\,\mu\mu$. 32000 Molekel SO_3'' umgesetzt pro $h\nu$ der Wellenlänge $265\,\mu\mu$.
[289] SCHÖBERL, A. u. WIESNER, M.: Liebigs Annalen **507**, 111 (1933), Rona **77**, 5.
[290] HÄGGLUND, E.: Ber. **62**, 437, 2046 u. **63**, 1387 (1930), Rona **50**, 22.
[291] HELDERMANN, W. D.: Rona **62**, 256 u. **65**, 680.
[292] MENZINSKY, G.: Ber. **1935**, 822. a) MENZINSKY, G.: Ber. **1935**, 1154.

liche Gleichgewicht der Fructose ⟵ Glucose nach rechts verschieben kann[293], in Leichenteilen aber durch Abfangen intermediär entstehender Aldehyde diese vor weiterer Reaktion schützt und unmotivierte Vergiftungen vortäuschen kann[294].

Reduktionswirkungen sind wichtig bei der Einwirkung auf —S—S—Gruppen z. B. von Cystin. Dabei entsteht nicht einfach Cystein, sondern teils Cystein, teils eine Verbindung der Art R—S—SO_3Na[295]. Immerhin kann dann auch Cystin + SO_4'' auf das FOLINsche Reagens reduzierend einwirken[296]. Anders verhalten sich Verbindungen wie das Sulfoxyd, das Methionin, das reduziert, aber nicht gespalten wird[297]. In diese Reihe gehört die reduzierende Wirkung von Sulfit auf Hormone, auf Disulfidgruppen, wie Insulin[298] und besonders Oxytocin[298, 299, 300, 301]. Die Inaktivierung ist bei saurer Reaktion nur teilweise, bei p_H 8,4 aber komplett und irreversibel[299].

Vitamin B_1 wird in saurer Reaktion zersetzt[302]. Das macht sich auch bemerkbar beim Schwefeln von manchen Früchten[303]. Durch Behandlung mit Sulfit kann so Casein und Leberextrakt vitaminfrei gemacht werden[302,1]. Sulfit schützt dagegen Vitamin C nach der Schwefelung[304, 305], im Laboratorium wird reines Vitamin C durch 0,02% Lösungen aber beschleunigt zersetzt[304].

Adrenalin wird geschützt, und wenn es schon oxydiert ist, kann es teilweise sogar in seiner Wirksamkeit gesteigert werden[306].

Wie entscheidend das Milieu für die Sulfitwirkung ist, zeigt das Verhalten von Vitamin A. Dieses wird in Lebertran rasch, in Butter wenig und in Alfalfa gar nicht zerstört[307].

Zum Schluß dieses Abschnittes soll der Hinweis angebracht werden, daß die Blumenfarbstoffe von Sulfiten, und zwar teilweise reversibel, zu entfärben sind[308].

3. Bestimmungsmethoden.*)

a) Aufschließen.

Im Sulfat liegt die stabilste Form des Schwefels vor. In eiweißhaltigen Flüssigkeiten ist Schwefel vielfach organisch gebunden. Er kann aber durch einen Veraschungsvorgang in Sulfat überführt und als solches bestimmt werden. Unter besonderen Bedingungen muß man aber damit rechnen, daß die vorhandenen organischen Beimengungen die SO_4''-Bestimmung je nach der Methode empfindlich stören können, was z. B. bei der Anwendung von Chromaten

[293] BLEYER, B. u. SCHMIDT, H.: Biochem. Z. **141**, 278 (1923), Rona **23**, 302.
[294] SPECHT, W.: D. Z. gerichtl. Med. **26**, 341 (1936). C. **1936 I**, 3551.
[295] CLARKE, H. T.: J. biol. Chem. **97**, 235 (1932), Rona **70**, 626.
[295] a) ELSWORTH, F. F. u. PHILLIPS, H.: Biochem. J. **32**, 837 (1938), Rona **109**, 363. Einwirkung auf Wolle. Dort auch zahlreiche andere Arbeiten über dieses Thema.
[296] LUGG, J. W. H.: Biochem. J. **26**, 2144 (1932), Rona **73**, 607. Phosphor-18-Wolframsäure.
[297] MICHEEL, F. u. SCHMITZ, H.: Ber. **1939**, 992.
[298] FREUDENBERG, K.: Techn. Ind. Schweizer Chemiker-Ztg. **1935**, 33. C. **1935 I**, 3437.
[299] GULLAND, J. M. u. RANDALL, S. ST.: Biochem. J. **29**, 378 u. 391 (1935), Rona **90**, 150 u. 151. C. **1935 II**, 1051.
[300] FREUDENBERG, K., WEISS, E. u. BILLER, H.: Hoppe-Seylers Z. **233**, 172 (1935), Rona **88**, 183.
[301] DAS, N. u. GUHA, B. C.: Ind. J. med. Res. **22**, 517 (1935), Rona **88**, 504.
[302] WILLIAMS, R. R., WATERMANN, R. E., KERESZTESY, J. C. u. BUCHMAN, E. R.: J. amer. chem. Soc. **57**, 536 (1935), Rona **89**, 34.
[302,1] KLINE, O. L., HALL, W. L. u. MORGAN, J. F.: J. Assoc. agricult. Chem. **24**, 147 (1941), Rona **126**, 243.
[303] MORGAN, A. F., KIMMEL, L., FIELD, A. u. NICHOLS, P. F.: J. Nutrit. **9**, 369 u. 383 (1935). C. **1935 I**, 3001. Sultaninen und Feigen untersucht.
[304] WILLIAMS, J. u. CORRAN, J. W.: Biochem. J. **24**, 1, 37 1930). Zitronensaft.
[305] JANOWSKAJA, B. I.: C. **1936 II**, 3922. Schwarze Johannisbeeren.
[306] TERAI, K. u. SAKUO, N.: Rona **86**, 665.
[307] CADY, O. H. u. LUCK, J. M.: Proc. Soc. exp. Biol. Med. **27**, 288 (1930), Rona **55**, 332.
[308] KOZLOWSKI, A.: Science **83**, 465 (1936). C. **1936 II**, 1190.

als Fällungsmittel für Barium unmittelbar einleuchtet. Auch die Bestimmung der später noch zu besprechenden anderen Oxydationsstufen kann über Sulfat erfolgen. Im allgemeinen wird aber durch Veraschungen der Gesamtschwefel bestimmt. Als Beispiele gebe ich hier unter den trockenen Veraschungsverfahren die Verbrennung an Platinkontakten und Auffangen des entstehenden SO_2 in H_2O_2[309], Erhitzen mit Na_2O_2 im Bombenrohr[310] eventuell unter Zusatz von $NaNO_3$[311] oder Permanganat[311, I] an.

Unter den feuchten Veraschungen ist zu erwähnen das alte Cariusverfahren (mit Salpetersäure[312] oder anderen Oxydationsmitteln[313]) und die meist angewandte Methode mit Salpetersäure-Perhydrol[314, 315, 316]. Perhydrolzusatz kann auch ohne regelrechte Veraschung nur zur Zerstörung von störendem Material etwa in der Wasseranalyse verwandt werden[317], aber man wird doch einen Überschuß sorgfältig entfernen müssen, weil er bei dem anschließenden Bestimmungsverfahren außerordentlich störend wirken kann. Deshalb wird auch hier ein Abdampfen bis zur Trockene vorgeschlagen[314]. Statt Perhydrol zieht man vielfach Perchlorsäure vor, die später nicht stört[318]. Dabei können Verluste an SO_2 entstehen, die durch Vorlegen von Jodsäure abgefangen werden[319]. Will man nur den anorganischen, schon als freies SO_4'' vorliegenden Schwefel bestimmen, dann muß enteiweißt werden. Als meist gebrauchtes Mittel wird Trichloressigsäure angewandt[311, 316, 318, 320, 321]. Unter bestimmten Bedingungen kann Trichloressigsäure stören, weil es z. B. mit Benzidin auch einen Niederschlag ergibt[315]. Der Niederschlag wird aber verhindert, wenn später in acetonhaltiger Lösung gearbeitet wird[318 a)]. In hohen Konzentrationen von Trichloressigsäure (z. B. 10%) können nach REINHOLD und LETONOFF ([330 I]) auch ohne Erhitzen schon deutliche Mengen von Aether-Schwefelsäure zersetzt werden und hohe Werte von SO_4'' vortäuschen. Andererseits wurden Verluste bis zu 40% durch Einschluß in Gerinnungspartikel beobachtet, auch wenn diese nur klein waren. Das läßt sich vermeiden durch Zusatz von Citrat. Weitere angewandte Methoden sind Uranylacetat[324], $HgCl_2 + HCl$[325], Alkohol[171], Hitzekoagulation in Gegenwart von Essigsäure[326]; kolloidales Eisenhydroxyd ist für manche Methoden nicht statthaft[326], kann aber durch wiederholte Fällung entfernt werden[327].

Bei allen diesen Enteiweißungsverfahren werden die gekoppelt vorliegenden Sulfate nicht miterfaßt. Dazu gehört eine Hydrolyse. Das geschieht mit HCl am Rückflußkühler[316, 318 a)] im Gewebe eventuell unter Stickstoff[328, 329]). Auch die Trichloressigsäure der Fällung kann gleich dazu verwandt werden[330].

---

*) KURTENACKER, A.: Analytische Chemie der Sauerstoffsäuren des Schwefels, Stuttgart 1938.

309 FRIEDRICH, A. u. WATZLAWECK, O.: Z. anal. Chem. **89**, 401 (1932), Rona **70**, 219. Die entstandene H_2SO_4 kann dann direkt acidimetrisch bestimmt werden.

310 WOODMAN, H. E. u. EVANS, R. E.: J. agric. Sci. **23**, 459 (1933), Rona **75**, 253. Für grobe Mengen.

311 DEZANI, S. u. COLOMBINO, S.: Rona **41**, 756 (1927).

311, I STOTZ, H.: Bodenkunde u. Pflanzenernährung **6**, 69 (1937).

312 FRIEDRICH, A. u. MANDL, F.: Mikrochem. **22**, 14 (1937). C. **1937 II**, 2222. Für Mikromengen von 3 mg organischer Substanz ausgearbeitet.

313 LEFEVRE, C. u. RANGIER, M.: J. Pharmac. **VIII**, 151 (1935), Rona **86**, 535. Empfindlichkeit der verschiedenen organischen Bindungen, auch SCN'.

314 LANG, K.: Biochem. Z. **213**, 469 (1929), Rona **54**, 79.

315 LESURE, A. u. DUNEZ, A.: Bull. Soc. Chim. biol. **10**, 879 (1928), Rona **48**, 225.

316 LESURE, A. u. THOMAS, A.: J. Pharmacie **8**, 17, 114 (1933), Rona **72**, 684.

317 NACHTIGALL, G. u. RAEDER, F.: Arch. f. Hyg. **100**, 31 (1928), Rona **50**, 279.

318 CHATRON, M.: J. Pharmacie **VIII**, 13, 425 (1931), Rona **62**, 773. a) CHATRON, M.: Bull. Soc. Chim. biol. **13**, 300 (1931), Rona **62**, 138.

319 KAHANE, E. u. KAHANE, M.: C. rend. Acad. Sci. **198**, 372 (1934), Rona **80**, 188.

320 HUBBARD, R. S.: J. biol. Chem. **88**, 663 (1930), Rona **59**, 438.

321 WAKEFIELD, E. G.: J. biol. Chem. **81**, 713 (1929), Rona **51**, 91.

322 WAKEFIELD, E. G., POWER, M. H. u. KEITH, N. M.: J. amer. med. Assoc. **97**, 913 (1931), Rona **65**, 124.

323 CUTHBERTSON, D. P. u. TOMPSETT, S. L.: Biochem. J. **25**, 2, 1237 (1926).

324 TANAKA, S.: J. of Biochem. **28**, 37 (1938), Rona **110**, 13. C. **1939 I** 1017.

325 DENIS, W.: J. biol. Chem. **49**, 311 (1921).

326 POHORECKA-LELECZ, B.: Bull. soc. Chim. biol. **9**, 263 (1927), Rona **41**, 297.

327 FRISCO, S.: Rona **93**, 245 (1935).

328 KASSELL, B. u. BRAND, E.: J. biol. Chem. **125**, 145 (1938).

329 DENIS, W. u. LECHE, ST.: J. biol. Chem. **65**, 561 (1925), Rona **35**, 383. a) DENIS, W. u. LECHE, ST.: J. biol. Chem. **65**, 565 (1925).

330 POWER, M. H., WAKEFIELD, E. G. u. PETERSON, R. D.: J. biol. Chem. **105**, LXVII (1934), Rona **82**, 106.

Manche der Enteiweißungen können benutzt werden, um zugleich für den späteren Analysengang störende Verunreinigungen zu beseitigen. Zu diesen gehört in erster Linie Phosphat, das mit Uranylacetat und als $MgNH_4$-Salz, nicht aber durch $Fe(OH)_3$ entfernt werden kann, weil letzteres bei der Fällung Komplexe mit SO_4'' bildet, die ausfallen[331]. Ebenso wurde zur Beseitigung von Störungen Al- oder Zr-Hydroxyd empfohlen[332, I].

β) *Prinzipien.*

Sulfat. Die Prinzipien der Bestimmungen trennen sich nach der Weiterverarbeitung, je nachdem die Fällung von Sulfat mit Benzidin oder mit $BaCl_2$ in Richtung dieser colorimetrisch, titrimetrisch usw. erfolgt. Die möglichen Varianten bei Verwendung von Benzidin sind besonders zahlreich.

A. Benzidinsulfat ist im wäßrigen Medium schwerlöslich. Die Löslichkeit erreicht ein Minimum bei pH 2,75 ± 0,3[331]. Dabei werden Phosphate noch zum Teil mitgefällt und die Werte werden zu hoch, deshalb müssen Phosphate vorher beseitigt werden (siehe oben). Die Löslichkeit wird erhöht durch viel Chloride, erniedrigt durch einen Überschuß von Reagens und besonders durch Aceton. Deshalb wird mit Vorliebe in acetonhaltiger Lösung gefällt, das Reagens sogar in Aceton gelöst, der Niederschlag in Aceton gewaschen. Wenn in der Lösung viele Chloride sind, kann Benzidin-Chlorhydrat eingeschlossen werden[312]. Im Kaninchenharn soll die Fällung nicht gehen[332].

Der erhaltene Niederschlag wird jetzt weiter verarbeitet:

1. Zur colorimetrischen Bestimmung: α) Braunfärbung bei Zusatz von Jodjodkali + Ammoniak[171, 333] 0,1 mg SO_3 in 10 ccm Lösung werden bestimmt.

β) $H_2O_2 + FeCl_3$, in 3 ccm Serum[320, 321, 324, 334]. Die entwickelte Farbe soll wenig stabil sein[335].

γ) Kuppelung des Benzidins mit Phenol zu gelber Farbe[336]. Phenolreagens von Folin. Photometrie mit Stufo. Filter S 72[332, I].

δ) Kuppelung mit Thymol zu roter Farbe[323, 337]. In dem Standard 20 γ S; 1 γ S Fehler.

ε) Kuppelung mit Na-β-naphthochinon-4-sulfonat zu rotbrauner stabiler Farbe[335], von 32 γ S werden im Durchschnitt 91,6% wiedergefunden[324]: 5—120 γ SO_4.

η) Kuppelung mit Dimethylaminobenzaldehyd[338].

ϑ) Bildung eines blauen Farbstoffs mit Phosphorwolframmolybdänreagens[339].

2. Titrimetrische Bestimmungen: α) Das Sulfat wird, da die Base nach Auflösung in der Hitze unlöslich ist, direkt titriert, durch n/50 oder n/100 NaOH. Als Indikator dient meist Phenolrot[326, 330, 340] oder Phenolphthalein[318a), 341], auch Methylrot[312]. Die Titration wird in der Hitze ausgeführt mit CO_2freier Lauge, Leerbestimmung notwendig. Besonders bewährte sich bei uns die Rehbergbürette. Von 50—200 γ wurden 1—4% zu viel wiedergefunden, von anderen von 10—100 γ 0,6—9% zuviel gefunden[344].

β) Titration mit KNO_2 bis Stärkepapier sich beim Tüpfeln bläulich verfärbt[342].

γ) Oxydation des gefällten Benzidins mit Chromat. Der Überschuß wird jodometrisch zurücktitriert[322, 343]. 20—800 γ SO_4'' werden bestimmt. Bei dieser Methode besteht ein Fehler darin, daß im Niederschlag andere oxydierbare Substanzen eingeschlossen sind.

δ) Benzidin wird verbrannt und die CO_2 im Apparat nach VAN SLYKE gemessen[344, I].

[330, I] REINHOLD, J. G. u. LETONOFF. T. V.: J. biol. Chem. **133**, LXXIX (1940)
[331] OWEN, E. C.: Biochem. J. **30**, 352 (1936), Rona **95**, 145. C. **1936 II**, 144.
[332] GLINKA-TSCHERNORUTZKAJA, J.: C. **1938 I**, 1171.
[332, I] MARENZI, A. D. u. BANFI, R. F.: Biochem. J. **33**, 1879 (1939), Rona **120**, 371.
[333] YOSHIMATSU, S.: Tohoku J. exp. Med. **7**, 119 (1926), Rona **37**, 633.
[334] HUBBARD, R. S.: J. biol. Chem. **74**, 5 (1927), Rona **43**, 101. 10—100 γ SO_4.
[335] LETONOFF, T. V. u. REINHOLD, J. G.: J. biol. Chem. **114**, 147 (1936).
[336] KAHN, B. S. u. LEIBOFF, S. L.: J. biol. Chem. **80**, 623 (1928), Rona **51**, 766. 0,1 mg S.
[337] PIRIE, N. W.: Biochem. J. **28**, 1, 305.
[338] LORÁNT, ST.: Biochem. Z. **289**, 425 (1937).
[339] MARENZI, A. D. u. BANFI, R. F.: C. **1938 I**, 2925.
[340] HOFFMAN, W. S.: J. biol. Chem. **93**, 787 (1931), Rona **65**, 750.
[341] COPE, C. L.: Biochem. J. **25**, 2, 1183 (1931).
[342] CHIERICI, E.: Rona **85**, 378 (1934).
[343] WAKEFIELD, E. G. u. POWER, M. H.: J. biol. Chem. **87**, XV (1930), Rona **57**, 614.
[344] CHATRON, M.: J. Pharmacie **VIII**, 13, 244 (1931), Rona **62**, 472.
[344, I] HOAGLAND, C. L.: J. biol. Chem. **136**, 543 (1940). C. **1941 II**, 379.

B. Methoden, die auf der Fällung als unlösliches $BaSO_4$ beruhen. Die Fällung ist schwierig und für manche Zwecke — besonders für Mengen von $< 50\,\gamma$ SO_4''/ccm — ist die Löslichkeit zu hoch. Hier muß durch ein organisches Lösungsmittel wie Aceton oder Isopropylalkohol[345] die Löslichkeit vermindert werden. Anwesenheit von PO_4''' stört bei $p_H < 4$ wenig, im Gegensatz zu der Benzidinfällung. Aber auch hier stört eine zu starke Acidität und besonders die Anwesenheit von zu viel Trichloressigsäure, die eventuell durch Extraktion entfernt werden muß[341].

Diese Fällung wird als Grundlage zu folgenden Bestimmungsprinzipien benutzt:

1. Gravimetrische Bestimmung. Der Niederschlag hat bekanntlich die Eigenschaft, Einschlüsse mitzureißen, andererseits leicht durch das Filter hindurchzugehen. Eine Verbesserung der Koagulation erreicht man durch Aluminiumhydroxyd[346]. Zu dieser Bestimmung sind große SO_4''-Mengen notwendig[311, I; 329].

2. Nephelometrische Bestimmung. Genauigkeit wird angegeben mit 10% bei 0,1—0,3 mg S (unterhalb 0,05 mg nicht mehr brauchbar[311, 347]), Testlösung enthält 0,1 mg S. Von anderen werden 20 γ/10 ccm angegeben[348] oder bis 10 γ/ccm mit Fehler von 5%. Denis[325, 349] verlangt nur 0,1 mg S/ccm. Gerade hier aber ist neben der Acidität Trichloressigsäure eine beträchtliche Fehlerquelle, weil die Dichtigkeit des Niederschlags stark beeinflußt wird[341 (S. 367)]. Verfeinert wurde das Verfahren durch Zusatz von Gelatine als Stabilisator und Beachtung der genauen Acidität von p_H 2,8[350]. Angabe eines besonderen Beleuchtungsapparates[351].

3. Messung der Niederschlagshöhe von $BaSO_4$[352]. 30 γ SO_4'' können noch bestimmt werden.

4. Barium gibt mit Rhodizon ein intensivrotes Salz, das noch in Konzentrationen von 1:200000 nach Feigl eine intensive Farbe gibt. Man kann die Sulfate mit eingestellter Lösung von $BaCl_2$ fällen und den Überschuß zurücktitrieren mit eingestelltem Sulfat bis zum Verschwinden der Rotfärbung in gelb[353]. Durch Alkoholzusatz wurde das Verfahren verbessert[354]. Die Reaktion wird durch eine Unzahl von Stoffen gestört z. B. durch NaCl. Mg-Salze zeigen die Reaktion auch[355], Schwermetalle stören, SO_3'' muß durch Formaldehyd beseitigt werden, S_2O_3'' durch Jod in S_4O_6'' überführt, NO_2' zerstört werden[355a]. Die Schwierigkeiten umgingen andere[356] durch vorherige Filtration durch Permutit. Die Indikatorfarbe ist empfindlich und blaßt rasch ab, so daß Versuche zum Ausbau einer Mikromethode als aussichtslos aufgegeben wurden[353a]. Der Schwierigkeiten wurde Ollgaard[357] dadurch Herr, daß er erst mit Benzidin in Aceton fällt, dann nach Auflösung in der Wärme bei 70° in Alkohol titriert mit m/50 $BaCl_2$ bis zur Rotfärbung. Im Gesamtblut ist die Methode nicht brauchbar, 2 ccm Serum sind notwendig. Wir selbst haben die Methode für wenige γ brauchbar gefunden.

5. Tetraoxychinon als Indikator[358, 358, I].

6. Durch Adsorptionsindikator. An $Mg(OH)_2$ wird Fluorescein nicht adsorbiert, solange noch SO_4'' in Lösung ist[359], oder mit Eosin[360].

---

345 Sheen, R. T. u. Kahler, H. L.: Ind. Eng. Chem. Anal. Ed. 8, 127 (1936). C. **1936 I**, 4946.

346 Orlow, J. E.: Z. anal. Chem. **98**, 326 (1934), Rona **87**, 241.

347 Maxwell, L. C., Bischoff, F. u. Blatherwick, N. R.: J. biol. Chem. **72**, 51 (1927), Rona **41**, 464. Autoren bestimmen labilen Schwefel.

348 Alexejewa, M. W.: C. **1936 I**, 2594.

349 Denis, W. u. Reed, L.: J. biol. Chem. **71**, 205 (1926), Rona **40**, 705.

350 Chatron, M.: J. Pharmacie **VIII**, 13, 321 (1931), Rona **62**, 244. Bei 10 γ/ccm 10% Fehler, 2,5 γ 50%.

351 Pieters, H. A. u. Hovers, J.: Rona **67**, 624.

352 Damerell, V. R. u. Spremulli, P.: C. **1938 I**, 379.

353 Strebinger, R. u. v. Zombory, L.: Z. anal. Chem. **79**, 1 (1929), Rona **53**, 660. a) Strebinger, R. u. v. Zombory, L.: Z. anal. Chem. **105**, 346 (1936). C. **1936 II**, 1766.

354 Paschke, B.: Z. Unters. Lebensmitt. **62**, 378 (1931), Rona **64**, 647. Bestimmung von 20—50 mg SO_4.

355 Mutschin, A. u. Pollak, R.: Z. anal. Chem. **106**, 385 (1936). C. **1937 I**, 1199. a) Mutschin, A. u. Pollak, R.: Z. anal. Chem. **107**, 18 (1936).

356 Abrahamczik, E. u. Blümel, F.: Mikrochem. Arch. **1**, 354 (1937). C. **1938 I**, 1834.

357 Ollgaard, E.: Biochem. Z. **274**, 181 (1934), Rona **85**, 110.

358 Peabody, W. A. u. Fisher, R. S.: Ind. Eng. Chem. anal. Ed. **10**, 651 (1938). C. **1939 I**, 3421.

358, I Hallett, L. T. u. Kuipers, J. W.: C. **1940 II**, 3675. Fehler < 2% bei Vorlage von 0,5—2 mg S.

359 Venkatarama Iyer, M. P.: J. indian. chem. Soc. **12**, 164 (1935). C. **1936 II**, 1391.

360 Ricci, J. E.: C. **1936 I**, 4946. $Pb(NO_3)_2$ als Fällungsmittel.

7. Der von der Fällung übrigbleibende $Ba^{··}$-Überschuß wird als unlösliches $BaCrO_4$ gefällt. Dann folgen Abwandlungen:

α) Titration mit K_2CrO_4 aus neutraler Lösung. Sobald Ba gefällt ist, wird die Lösung alkalisch. Nur für Makrobestimmung brauchbar[361, 362].

β) Die Fällung des Ba erfolgt durch eingestelltes $K_2Cr_2O_7$. Der Überschuß wird jodometrisch zurücktitriert[327, 363—366]. Der Niederschlag darf nicht zu lange stehen bleiben, da sekundäre Umsetzungen erfolgen wegen der ähnlichen Löslichkeitsprodukte von $BaCrO_4$ und $BaSO_4$[366].

γ) Sulfatlösungen werden mit $BaCrO_4$ in essigsaurer Lösung geschüttelt und soviel CrO_4'' freigemacht als Ba durch SO_4'' gefällt wird[314]. Das freie CrO_4'' wird entweder jodometrisch[367 a)] oder colorimetrisch mit Diphenylcarbazid[314, 368] oder Benzidin[369] bestimmt.

Diese Verfahren zeigen folgende Störungen:

Anwesenheit von PO_4''', reduzierende Substanzen wie Harnsäure[367], oxydierende wie $Fe^{···}$[363], Adsorption von CrO_4'' an $BaSO_4$, Reduktion des CrO_4'' durch Cl', weshalb in einer neuerlichen Arbeit die Auffassung vertreten wird, daß es auf dieser Basis bisher kein brauchbares Mikroverfahren gibt[370].

8. Das schwerlösliche $Ba(JO_3)_2$ wird mit SO_4'' umgesetzt. Durch JO_3' wird Hydrazin oxydiert und der entwickelte Stickstoff gasanalytisch bestimmt[371].

C. Fällung mit $Pb(NO_3)_2$ und KJ als Indikator[372].

D. Reduktion der H_2SO_4 zu H_2S durch Umsetzen mit Kohlenstoff und Soda entsprechend der Heparreaktion[373], durch Reduktion im Wasserstoffstrom an Platinasbest[373], durch Kochen mit HJ für 6 Stunden am Rückflußkühler[328] oder mit Jodwasserstoff mit rotem Phosphor[374]. Der übergetriebene H_2S kann jodometrisch bestimmt werden[373] oder die Reaktion zu Methylenblau verwandt werden[374]. Mit dieser Methode soll man noch 0,5 γ S bestimmen können[374 a)]. Aber anscheinend verläuft die Methylenblaubildung nicht immer glatt, denn von anderer Seite[378 a)] wurde als geeigneter die colorimetrische Bestimmung als PbS vorgezogen mit Dextrin als Stabilisator.

E. Konduktometrische Titration[375].

Persulfat. Beruht auf der oxydativen Wirkung, hat im biologischen Versuch bisher kein Interesse gehabt. Zusammenfassung der Methoden[376].

Sulfit. Die Bestimmung erscheint nach den ausgeprägten chemischen Eigenschaften des Sulfits trivial: d. h. man setzt ein eingestelltes Oxydationsmittel zu und titriert den unverbrauchten Rest zurück. Ebenso kann man das Oxydationsmittel zusetzen und das entstandene Sulfat bestimmen, eventuell in Differenz zu schon präformiertem. Daß diese Bestimmung nicht so einfach verläuft, kann man sich leicht aus dem ableiten, was im Anfang des Abschnittes (S. 24 ff.) über die Einwirkung der Sulfite auf organische Substanzen gesagt wurde. Das Sulfit kann außerdem leicht an der Luft oxydiert werden. Manche Autoren schlagen zum Schutz den Zusatz von ebendort genannten Substanzen, z. B. Glucose[377] vor. Weil sich in organischer Umgebung bei chemischen Operationen andere Nebenreaktionen abspielen, wird man

---

[361] Balachowski, S. u. Ginsburg, F.: Z. anal. Chem. **86**, 344 (1931), Rona **65**, 673.

[362] Nasarenko, W. A.: C. **1936 I**, 2782.

[363] Photiadis, Ph.: Z. anal. Chem. **91**, 173 (1932), Rona **72**, 225.

[364] Köszegi, D.: Z. anal. Chem. **77**, 203 (1929), Rona **50**, 602. Ca stört nicht.

[365] Hansen-Schmidt, E.: Arch. f. Hyg. **112**, 63 (1934), Rona **80**, 557. Für Trinkwasser, organische Substanzen sind mit Perhydrol zu zerstören[317].

[366] Klinke, K.: Biochem. Z. **154**, 171 (1924), Rona **30**, 665.

[367] Morgulis, S. u. Hemphill, M. G.: J. biol. Chem. **96**, 573 (1932), Rona **70**, 128. a) Morgulis, S. u. Hemphill, M. G.: Biochem. Z. **249**, 409 (1932), Rona **70**, 128. Kritik von [314].

[368] Urbach, C.: Mikrochem. N. F. **8**, 321 (1934), Rona **81**, 413. Für Stufenphotometer.

[369] Yoshino, K.: C. **1937 II**, 262. Für 2 ccm Milch.

[370] Manov, G. G. u. Kirk, P. L.: Ind. eng. chem. anal. Ed. **9**, 198 (1937). C. **1938 I**, 379.

[371] van Slyke, D. D., Hiller, A. u. Berthelsen, K. C.: J. biol. Chem. **74**, 659 (1927), Rona **43**, 676.

[372] Mindalew, Z.: Z. anal. Chem. **75**, 392 (1928), Rona **50**, 601.

[373] Ter Meulen, H.: Diss. Delft 1925, Rona **36**, 737.

[374] Lorant, I. St.: Hoppe-Seylers Z. **185**, 245 (1929), Rona **54**, 419. a) Lorant, I. St.: Hoppe-Seylers Z. **193**, 56 (1930), Rona **59**, 189.

[375] Jander, G.: Z. angew. Chem. **1929, II**, 1037, Rona **57**, 681.

[376] Kurtenacker, A. u. Kubina, H.: Z. anal. Chem. **83**, 14 (1931), Rona **60**, 517.

[377] Korenman, I. M.: Mikrochem. **17**, N. F. 11, 361 (1935). C. **1935 II**, 2704.

der Bestimmung eine vorherige Destillation aus saurer Lösung im CO_2-Strom[378, 379], mit Wasserdampf[380] oder im Luftstrom[381] vorangehen lassen. Auch Enteiweißungen werden angewandt, z. B. Zn-acetat-Ferrocyankalium bei Bestimmung in Fleisch[378, I].

Als eingestellte Lösungen zur Oxydation dienen Chromat[379, 382], n/100 Jod[380] oder haltbares Jodat[377]. Alle diese Oxydationsmittel führen nur zum Teil zur Bildung des von der Theorie geforderten Sulfats. Besser soll die Anwendung von Jodcyan JCN sein[383]. Selbst Permanganat führt nicht zum Ziel in saurer oder neutraler, sondern nur in alkalischer Lösung[384]. Alkalisches Permanganat kann auch als Oxydationsmittel dienen, um SO_3'' in SO_4'' zu überführen und es ebenso zu bestimmen, desgl. ist dazu geeignet H_2O_2[378, I; 385].

Auch die entfärbende Wirkung von SO_3'' auf Farbstoffe wie Fuchsin und Methylgrün, eine Reaktion, die S_2O_3 nicht gibt, wurde zur Bestimmung kleiner Mengen ausgearbeitet[386].

Schließlich wurde noch durch potentiometrische Titration des Redoxpotentials eine Bestimmung versucht, und zwar bei Titration mit Chromat[387] oder spezifisch durch Bildung von Komplexen $[Hg(SO_3)_2]\ Na_2$ bei Titration mit $HgCl_2$[388].

Thiosulfat. Die Bestimmung von S_2O_3'' wurde durch einfache direkte Jodometrie z. B. im Harn versucht[389]. Die notwendige Entfärbung des Harns mit Tierkohle führt aber auch zur Adsorption von S_2O_3''[390]. Wegen Jodverbrauchs des Urins muß ein Leerwert abgezogen werden. Das zeugt schon von der Beschränktheit der Methode auf solche Fälle, wo man schon weiß, daß nur S_2O_3'' wirklich vorhanden sein kann. Die Abspaltung von Schwefel in saurer Reaktion ist wenig empfindlich und nur für qualitative Verfahren brauchbar[386].

Spezifischer ist die Methode der katalytischen Einwirkung von Thiosulfat auf die Reaktion zwischen NH_3 und J_2[2, I].

Ein weiteres Verfahren[391] beruht auf folgenden Umsetzungen:

$$2\ Na_2S_2O_3 + J_2 = 2\ NaJ + Na_2S_4O_6.$$

Das gebildete Tetrathionat wird mit KCN behandelt und umgesetzt: $Na_2S_4O_6 + 3KCN + H_2O = 2\ HCN + KCNS + K_2SO_4 + Na_2S_2O_3$. Durch die primäre Jodbehandlung werden andere reduzierende Substanzen beseitigt. Die zweite Titration geschieht mit Jod und trifft nur den halben Teil des vorher vorhandenen S_2O_3.

Zur Trennung der verschiedenen **Polythionate** verwendet STARKEY[392] die Reaktion mit Laugen. Die Spaltprodukte bestehen teils aus S_2O_3'', teils aus SO_3''. Es entstehen dabei aus:

Trithionat	66%	Sulfit-S und	33%	S_2O_3-Schwefel
Tetrathionat	25%	„ „	75%	„
Pentathionat	0%	„ „	100%	„

Diese werden durch Jodtitrationen auseinandergehalten.

Aus dem Wenigen, was über die Bestimmung von höheren Schwefelsauerstoffsäuren bekannt ist, ergibt sich, daß jeder Experimentator sich wohl einen für seinen Zweck geeigneten Weg wird suchen müssen. Die Untersuhungen von BAUMGARTEN halte ich zum Vermeiden von Fehlern für besonders wichtig.

378 WIDMER, A., BRAUN, F. u. KALBERER, O. E.: Mitt. Lebensmittelunters. **22**, 42 (1931), Rona **69**, 48. a) WIDMER, A., BRAUN, F. u. KALBERER O. E.: Mitt. Lebensmittelunters. **23**, 82 (1932), Rona **69**, 48. (Bestimmung in Wein und Fruchtsäften).

378, I STEINHOFF, G.: Z. Unters. Lebensmitt. **58**, 649 (1929), Rona **55**, 175.

379 PHOTIADIS, PH.: Z. anal. Chem. **91**, 181 (1932), Rona **71**, 668. Im Wein.

380 WOIDICH, K.: Mikrochem. **8**, 147 (1930), Rona **56**, 663. Apparatur für 0,5 mg SO_2.

381 RÖTTINGER, A. C.: Mikrochem. Pregl-Festschr. **1926**, 313, Rona **53**, 157. Apparatur.

382 GUREWITSCH, V. G. u. KRAKOWSKAJA, R.: Z. anal. Chem. **92**, 185 (1933), Rona **73**, 47.

383 ALSTERBERG, G.: Biochem. Z. **172**, 223 (1926), Rona **37**, 270.

384 KOLTHOFF, I. M.: Rona **29**, 514 (1924). Auch S_2O_3 wird oxydiert.

385 ROTHENFUSSER, S.: Z. Unters. Lebensmitt. **58**, 98 (1929), Rona **53**, 14.

386 MENEGHETTI, E.: Arch. intern. Pharmacodynamie **39**, 74 (1930), Rona **59**, 667.

387 LÖBERING, J.: Z. anal. Chem. **101**, 392 (1935). C. **1935 II**, 3268.

388 SPACU, G. u. DRAGULESCU, C.: Z. anal. Chem. **101**, 113 (1935). C. **1935 II**, 2095.

389 NYIRI, W.: Z. ges. exper. Med. **41**, 381 (1924), Rona **29**, 271.

390 HOLBOLL, S. A.: Rona **32**, 790 (1935). a) HOLBOLL, S. A.: Klin. Wschr. **4**, 1636 (1925), Rona **33**, 733.

391 ZÖRKENDÖRFER, W.: Biochem. Z. **278**, 191 (1935), Rona **89**, 400.

392 STARKEY, R. L.: J. Bacteriol. **28**, 387 (1934).

III. Rhodanid.

1. Chemie.

SCN' ist ein 1wertiges Radikal, das Ähnlichkeit mit den Halogenen hat. Da zeigt sich auch bei der Strukturmessung durch Ramanspektrum, indem dieses besonders mit HBr große Ähnlichkeit hat. Von GOUBEAU und GOTT[399, I] werden 2 Strukturformen diskutiert:

I. —S—C≡N, als Ion $\overline{S}$—C≡N

II. S=C=N—, als Ion S=C=$\overline{N}$.

Die erste Form ist maßgeblich und erklärt auch die Neigung zur Komplexbildung. Es läßt sich unter geeigneten Bedingungen eine Verbindung $(SCN)_2$ Dirhodan erhalten, die aber in Wasser sich sofort zersetzt, in organischen Lösungsmitteln dagegen ziemlich haltbar ist und an Stelle von Jod nach KAUFMANN mit ungesättigten Fettsäuren reagiert (allerdings schwächer als Jod). Mit Jod gibt es das Gleichgewicht: $J_2 + 2\ SCN \rightleftarrows 2\ J' + (SCN)_2$. Wie die Halogenwasserstoffsäuren gehört auch die Rhodanwasserstoffsäure zu den starken Säuren. Sie schließt sich auch in einigen anderen Reaktionen an die Halogene an, z. B. durch die Unlöslichkeit des AgSCN, wovon in der Maßanalyse Gebrauch gemacht wird. Schwerlöslich ist auch $Pb(SCN)_2$ und (im Gegensatz zu $HgCl_2$) $Hg(SCN)_2$, während aus 1wertigen Hg˙-Salzen metallisches Hg frei wird. Ebenso ist schwerlöslich das schwarze Cuprirhodanid und noch schwerer das weiße Cuprorhodanid.

Von besonderer Wichtigkeit für die Analyse ist die Bildung von blutrotem $Fe(SCN)_3$. Diese Verbindung ist in organischen Lösungsmitteln wie Äther, Amylalkohol, Paraffin[393] und vielleicht am besten Äthylenglykolmonobutylester[394] löslich. Diese Eigenschaft wird benutzt zum Nachweis des Eisens im Gewebe[394, 395] oder gar zum histochemischen Nachweis des Eisens[393]. Oxydationsmittel wie H_2O_2 machen leicht HCN frei, das dann übergetrieben und mit der Berlinerblaureaktion nachgewiesen werden kann[396]. Umgekehrt bildet sich SCN' durch Einwirkung von KCN auf Verbindungen mit 2wertigem negativen Schwefel, wie S_2O_3'' oder Cystin[397] (Isothiocyanid reagiert anders[398]) oder mit Methylamin allein[399]. Zum Nachweis wichtig ist die Eigenschaft — worin wiederum eine Gemeinsamkeit mit den Jodiden besteht — mit Fe˙˙ und Dipyridyl charakteristisch gefärbte Komplexe zu bilden, die auch in der quantitativen Analyse zur Verwendung kommen[400].

Mit organischen Substanzen reagieren Rhodanide ebenfalls, z. B. mit Hämin[401] bzw. Methämoglobin und Zuckern wie Glucose und Fructose, hier unter Bildung ganz verschiedener Produkte[402]. In Luft, besonders bei Einwirkung von Licht, bildet sich Sulfat ([410 I]).

Ein histochemischer Nachweis gelang STRUGGER mit Berberin mit Hilfe der Fluorescenz der Fällungen[2188].

---

393 SCHMELZER, W.: Z. Mikrosk. **50**, 99 (1933), Rona **75**, 238.

394 BERNHARD, A. u. DREKTER, I. J.: Science N. Y. **1932**, 517, Rona **69**, 539.

395 MC FARLANE, W. D.: Biochem. J. **26**, 1034 (1932), Rona **70**, 436.

396 DANCKWORTT, P. W. u. PFAU, E.: Arch. d. Pharmaz. Ges. **262**, 442 (1924), Rona **30**, 329.

397 BODANSKY, M.: J. Pharm. exp. Ther. **37**, 463 (1929), Rona **54**, 421.

398 TODRICK, A. u. WALKER, E.: Biochem. J. **31**, 297 (1937), Rona **101**, 208.

399 EMDE, H. u. HORNEMANN T.: Arch. Pharmaz. Ges. 269 (1931), 336, Rona **65**, 340.

399, I GOUBEAU, J. u. GOTT, O.: Ber. **1940**, 127.

400 POLUEKTOW, N. S. u. NASARENKO, W. A.: C. **1938 II**, 897. Auch Ferrocyanide geben solche Komplexe.

401 KÜSTER, W.: Hoppe-Seylers Z. **129**, 157 (1923), Rona **22**, 9. Auf ein Fe kommt ein SCN.

402 ZEMPLÉN, G., GERECS, A. u. ILLÉS, E.: Ber. **1938**, 590.

2. Rhodanbestimmungen.

1. Die rote Verfärbung mit Ferrisalzen kann zur empfindlichen colorimetrischen Bestimmung benutzt werden. Im Speichel[403] ohne Entfernen des Eiweißes. Bestimmungen im Magensaft[406], im Serum nach Enteiweißung mit Trichloressigsäure[404, 405, 405, I], für Stufenphotometer[407] ohne Enteiweißung durch Filterung und photoelektrische Colorimetrie[407, I], desgleichen mit Enteiweißung[407, II]. Zur Ansäuerung nimmt man am besten Salpetersäure, Schwefelsäure stört durch Eigenfärbung. Die Eigenfärbung stört besonders im Urin, wo man versuchte, die Farbe durch Kompensation zu beseitigen[408]. Einen anderen Weg gingen Brodie und Friedman[409] bei ihrer Bestimmung des SCN′ im Gewebe. Nach Fällung des Eiweißes mit Wolframat (Trichloressigsäure erwies sich als ungeeignet), wird die Entfärbung durch Kohle bewerkstelligt. Das darf nur in alkalischer Lösung geschehen, weil in neutraler und saurer Lösung Rhodanid auch adsorbiert wird (s. a. [410II]).

2. Oxydation des SCN′ mit eingestellter Jodlösung nach der alten Methode von Rupp und Schied[410]. Die Reaktion erfolgt in bicarbonat-alkalischer Lösung nach der Gleichung: a) $AgSCN + 8\,J + 4\,H_2O \rightarrow H_2SO_4 + 6\,HJ + AgJ + JCN$, b) $JCN + HJ \rightarrow HCN + J_2$, also 2 Moleküle Jod werden zurücktitriert, so daß für 1 Molekül SCN 6 Atome Jod verbraucht werden. Vorher muß das SCN als AgSCN isoliert werden, da die Oxydation auch andere organische Stoffe treffen kann[411, 412].

Diese Reaktion ist ungenau, denn die verschiedensten Substanzen werden mitgerissen und geben zu Fehlern Anlaß[413]. Die Fehler können im Harn 30—2000% erreichen[414]. Dasselbe gilt auch bei der Möglichkeit, den Sulfatschwefel in der Schmelze mit KNO_3 zu bestimmen, weil eben immer schwefelhaltige andere Produkte stören[413]. Zu Reinigungszwecken werden verschiedene Verfahren benutzt, z. B. kann man $Ba(SCN)_2$ in absolutem Alkohol lösen und es so spezifisch extrahieren[413, 415]. Ob die hier angegebenen Fehlerquellen durch Titration mit KJO_3 vermieden werden, wie neuerlich empfohlen[417], ist die Frage.

3. Bromsäure als Oxydationsmittel wurde verwandt von Hartner[416], der AgSCN und KBr umsetzte und so reinigte, und von Kahane[418]. Die Enteiweißung erfolgt mit Cadmiumhydroxyd, das störende Substanzen wie Glutathion usw. entfernt. Fehler selten größer als 0,15 γ.

4. Um eine unspezifische Wirkung zu vermeiden, oxydiert Schulek[419] mit Bromwasser in saurer Lösung: $HCNS + 4\,Br_2 + 4\,H_2O = H_2SO_4 + 7\,HBr + CNBr$. Nach Abschluß

[403] Reissner, A.: Monatschr. Zahnheilk. **46**, 125 (1928), Rona **45**, 307. 0,00005% geben noch Verfärbung.

[404] Schreiber, H.: Biochem. Z. **163**, 241 (1925), Rona **34**, 844.

[405] Griffith, J. Q. u. Lindauer, M. A.: Amer. Heart J. **14**, 710 (1937). C. **1938 I**, 2583.

[405, I] Ravin, A.: J. Labor. clin. Med. **25**, 1204 (1940), Rona **123**, 209.

[406] Lockemann, G. u. Ulrich, W.: Biochem. Z. **243**, 150 (1931), Rona **66**, 70. Bis 0,1 mg SCN′ in 100 ccm Magensaft.

[407] Urbach, C.: Biochem. Z. **237**, 189 (1931), Rona **64**, 228.

[407, I] Ginsburg, E. u. Benotti, N.: J. biol. Chem. **131**, 503 (1939).

[407, II] Chesley, L. C.: J. biol. Chem. **140**, 135 (1941). C. **1942 I**, 905.

[408] Smith, R. G. u. Malcolm, R. L.: J. of Pharm. exp. Ther. **40**, 457 (1930), Rona **60**, 141.

[409] Brodie, B. B. u. Friedman, M. M.: J. biol. Chem. **120**, 511 (1937). Bei 72 γ SCN 8%, bei 358 γ 2% Verlust.

[410] Rupp, E. u. Schied, A.: Ber. **1902**, 2191.

[410, I] Wood, J. L., Williams, E. F. u. Kingsland, N.: J. biol. Chem. **170**, 251 (1947) Herstellung von Rhodan mit radioaktivem S^{35}.

[410, II] Aldridge, W. M.: Analyst **69**, 262 (1945).

[411] Mathis, H.: Z. Stomat. **30**, 1069 (1932), Rona **74**, 92.

[412] Schlechter, M.: Z. klin. Med, **117**, 637 (1931). a) Schlechter, M.: Z. klin. Med. **117**. 652 (1931). b) Schlechter, M.: Z. klin. Med. **117**, 657 (1931). c) Schlechter, M.: Z. klin, Med. **117**, 660 (1931), Rona **64**, 98—99.

[413] Sullivan, M. X. u. Hess, W. C.: Proc. Soc. exp. Biol. **30**, 805 (1933), Rona **74**, 508. Fehler geben: Ergotionin, Harnproteose, Oxyproteinsäure und Harnsäure.

[414] Baumann, E. J., Sprinson, D. B. u. Metzger, N.: J. biol. Chem. **105**, 269 (1934), Rona **82**, 120.

[415] Sullivan, M. X.: J. biol. Chem. **100**, XCI (1933), Rona **74**, 709.

[416] Hartner, F.: Mikrochem. **10**, 141 (1935), Rona **86**, 100. Bis 0,5 γ SCN′ sollen zu erfassen sein; und Band 16 (zitiert nach Becher, E.: Klin. Wschr. **1942**, 1).

[417] Korenman, I. M. u. Anbroch, Z. A.: Mikrochem. **21**, 60 (1936). C. **1937 I**, 2827. 10—700 γ geben gute Werte.

[418] Kahane, E. u. Coupechoux, R.: Bull. Soc. chim. France (5) **3**, 1588 (1936). C. **1937 I**, 3678. Bei 0,1 mg zu 2% genau. Bestimmung im Reinecke-Salz.

[419] Schulek, E.: Z. anal. Chem. **62**, 337 (1923), Rona **34**, 448.

dieser Reaktion wird das überschüssige Brom durch Phenol entfernt und CNBr nach Zusatz von KJ titriert. Sulfide, Sulfite und Thiosulfate stören nicht, da sie zum Teil bei der ersten Oxydation zerstört werden. Genaue Angaben über Titration auch anderer Cyanide mit Methylorange als Reduktionsmittel für Br_2 gibt LANG[420].

5. Die Spezifität wird erhöht bei anderen Verfahren[414], nach denen SCN mit Chromsäure soweit oxydiert wird, daß HCN frei wird. Diese HCN wird in NaOH übertrieben und dort nach LIEBIG titriert. In der Vorlage kann auch die Bestimmung durch die Berlinerblaureaktion empfindlicher gemacht werden[421].

6. Am wichtigsten ist das Verfahren von LANG[422], der die Bildung von einem Kupfer-Pyridin-Rhodankomplex $CaPy_2(SCN)_2$ mit anschließender Photometrie zur Bestimmung verwendet. Allerdings wird diese Fällung von anderer Seite als unvollständig hingestellt[423], während nach BECHER[416] zu große Mengen im Blut gefunden werden (Erfassungsgrenze 5 γ).

7. Die Reaktion von SCN′ mit $Hg(NO_3)_2$ wird teilweise als titrimetrische[424] oder potentiometrische[425] Methode benutzt.

IV. Cyanat.

Die Cyansäure entspricht der Rhodanwasserstoffsäure, nur daß an Stelle von S ein O steht. Manche Reaktionen beider Säuren sind analog z. B. die Reaktion mit Kobalt zum blauen Komplexsalz $[Co(NCO)_4]K_2$. Unlösliche Salze gibt es mit $Ag^{\cdot}$, $Hg^{\cdot}$, $Pb^{\cdot\cdot}$, $Cu^{\cdot\cdot}$. Die Niederschläge zersetzen sich sofort unter Entwicklung von CO_2, wie auch die löslichen Cyanate in saurer Lösung sich sofort zersetzen nach der Gleichung: $HCNO + H_2O \rightarrow NH_3 + CO_2$.

Als Zwischenprodukt soll Carbaminsäure auftreten[426].

Als Nachweisverfahren kann man die Bindung an Semicarbazid verwenden, woraus auch eine quantitative Bestimmung für größere Mengen ausgebaut wurde[427]. Eine empfindliche spezifische Reaktion, die noch in Konzentrationen von 3:100000 merkbar ist, wurde erreicht durch Fällung als AgCNO. Behandeln des Niederschlages mit Jod und Anlagerung des Jodoxycyans an Cyclohexen[428].

Als quantitative Bestimmung wird meistens die Umwandlung in Harnstoff verwandt, etwa: $NaCNO + NH_4Cl \rightarrow CO(NH_2)_2 + NaCl$. Der Harnstoff wird als Xanthydrol bestimmt[429, 432, 433]. Die Umwandlung verläuft allerdings nur bis zu einem Gleichgewicht[430] und wird durch gekochten Leberextrakt gehemmt[431]. Diese Umlagerung verläuft auch in Blut und Lymphe[432]. Die Zersetzung in Ammoniak ist nur in saurer Umgebung merkbar. Umgekehrt ließ sich durch Zersetzung eine manometrische Bestimmung aufbauen ([441], II).

Neuerdings arbeiteten DIRNHUBER und SCHÜTZ ([5]I u. -[441]I) eine Isolierung aus, indem sie aus schwach saurer Lösung (2 m Citratpuffer p_H 5,3) bei 0,05 mm Hg Druck bei 50° destillierten und in NaOH auffingen. Aus reinen Lösungen wurden 30% wiedergefunden, 10% aus aufgelösten Blutzellen. So gelang es CNO′ in Erythrozyten nachzuweisen, besonders wenn nach Entfernung der Nieren Urea retiniert wurde. 0,5% des Harnstoffs wurde als Cyanat gefunden, aber viel mehr müsse vorhanden sein, da nur 10% wiedergewonnen werden konnte.

Cyansäurebildung wurde schon von NICLOUX[432] als Zwischenprodukt bei der Oxydation von Eiweißen und Aminosäuren mit $KMnO_4$ vermutet, weil Harnstoff

---

[420] LANG, R.: Z. anal. Chem. 67, 1 (1925), Rona 34, 448.

[421] ORELLA, P. R.: C. 1936 II, 2186.

[422] LANG, K.: Biochem. Z. 262, 14 (1933). S. a. Amer. rev. Biochem. 41, 149 (1935). 5 γ SCN′ können bestimmt werden.

[423] COHEN, E. u. PIEPENBROEK, K.: Z. anal. Chem. 99, 258 (1934), Rona 89, 253.

[424] IONESCO-MATIU, A.: Bull. Soc. Chim. biol. 16, 970 (1934), Rona 84, 524.

[425] KOLTHOFF, I. H. u. LINGANE, I. I.: J. amer. chem. Soc. 57, 2377 (1935). C. 1936 I, 3725.

[426] FEARON, W. R. u. DOCKERAY, G. C.: Biochem. J. 20, 13 (1926).

[427] LEBOUCQ, J.: J. Pharmacie 5, 531 (1927), Rona 41, 651.

[428] LINHARD, M. u. STEPHAN, M.: Z. anal. Chem. 88, 16 (1932), Rona 67, 624.

[429] MONTGOMERY, E. G.: Biochem. J. 19, 71 (1926).

[430] WARNER, J. C. u. STITT, F. B.: J. amer. chem. Soc. 55, 4807 (1933), Rona 78, 365. 2 molekulare Reaktionen.

[431] FOSSE, R. u. ROUCHELMANN, N.: C. rend. Acad. Sci. 184, 1021 (1927), Rona 41, 524.

[432] NICLOUX, M. u. WELTER, G.: C. rend. Soc. Sci. 174, 1733 (1922).

als Endprodukt nachgewiesen wurde. Bei der Oxydation von Glycin, Alanin usw. mit $H_2O_2 + FeSO_4$ wurde Harnstoff nachgewiesen durch Zusatz von NH_4Cl[433]. Er soll auch entstehen, wenn kohlenstoffhaltige Stoffe wie Glycerin, Zucker, Alkohole, Phenole in Gegenwart von NH_4OH oxydiert werden[434]. Als Zwischenprodukt bei irgendwelchen Umsetzungen wurde früher das Auftreten von Cyansäure vielfach vermutet, und zwar auf dem Wege zum Harnstoff, dann aber auch bei der Zersetzung des Harnstoffs durch Urease[435]. Diese Auffassung scheint aber deswegen abwegig zu sein, weil die spontane Zersetzung des gebildeten NH_4CNO bei der Acidität, in der Urease wirksam ist, bei weitem nicht rasch genug verläuft[436].

Im allgemeinen ist Cyansäure sehr reaktionsfähig, wie die Bildung von Komplexen mit Proteinen und Aminosäuren ([441, IV]) beweist. Mit Aminen reagiert es nach dem Schema: $HCNO + R-NH_2 \rightarrow NH_2\text{-CO-NH-R}$ (DUSTIN [441, III]).

V. Ferrocyanwasserstoffsäure $[Fe(CN)_6]^{IV}$.

Der Cyan-Fe-Komplex ist so stabil, daß weder HCN- noch Fe-Reaktionen erhalten werden können. Die Salze der Alkalien und Erdalkalien sind löslich, die anderen nicht. Bekannt sind die braune Fällung mit Cu, die weißliche mit Zn und vor allem die Bildung von Berlinerblau mit Ferrisalzen, die zur Analyse häufig benutzt wird. Der Komplex wird bei Lichtzutritt zersetzt unter Bildung von $\left[Fe^{HCN}_{(CN)_5}\right]$. Bei Luftzutritt entsteht eine violette Farbe[437].

Der Nachweis des Ferricyanids ist empfindlicher und man gelangt in die Größenordnung der γ[438, 439]. Unter Einwirkung von Säure zersetzt sich der Komplex, und es wird HCN frei, auch Fe^{III} wird dann frei, merkbar an der Blaufärbung. Durch Salpetersäure entsteht Nitroprussidnatrium, das bekannte Reagens auf -SH-Gruppen.

Aus diesen kurzen Hinweisen ergeben sich die Bestimmungsmethoden, die alle nicht sehr empfindlich sind.

1. Fällung mit Cobalt[440].
2. Zersetzung mit Überführung der HCN, die mit Ag unter Zusatz von KJ als Indicator titriert wird[441], 10 mg werden zu 98% gefunden. Die Empfindlichkeit könnte vielleicht gesteigert werden bei Anwendung der Angaben unter SCN'-Bestimmung.
3. Colorimetrie des entwickelten Preußischblau[442], vorher Fällung nach FOLIN-WU.
4. Diese Reaktion wird auch vielfach zu histochemischen Experimenten benutzt. Aus den sehr zahlreichen Versuchen (siehe später) gebe ich die zuletzt erschienenen an[443], weil sich dort eine Diskussion der Empfindlichkeit usw. findet.

---

433 FEARON, W. R. u. MONTGOMERY, E. G.: Biochem. J. 18, 576 (1924).

434 LAUDE, G.: C. rend. Acad. Sci. 194, 2070 (1932), Rona 69, 234. a) LAUDE, G.: C. rend. Acad. Sci. 190, 435 (1930), Rona 56, 22.

435 FEARON, W. R.: Biochem. J. 17, 84 u. 800 (1923).

436 ARTOM, C.: Boll. soc. biol. sper. 1, 414 (1926), Rona 40, 340.

437 BAUDISCH, O.: Ber. 62, 2706 (1929), Rona 54, 131.

438 KORENMAN, I. M.: C. 1935 II, 2986. Mit Indigokarmin.

439 STORFER, E.: Mikrochem. 17, 170 (1935). C. 1935 II, 2986.

440 HYNES, W. A., MALKO, M. G. u. YANOWSKI, L. K.: Ind. Eng. chem. Anal. Ed. 8, 356 (1936). C. 1937 I, 1741. 0,1 g.

441 EDWARDS, J. G. u. LANGLEY, W. D.: J. biol. Chem. 112, 469 (1936). C. 1936 II, 2582. Ausgearbeitet für Urin und Muskel.

441, I BIRCH u. SCHÜTZ, F.: Brit. J. Pharmacol. 1,186, (1946), Nature 155, 759 (1945), J. Physiol. 105, 17 P. (1947).

441, II DIRNHUBER, P. u. SCHÜTZ, F.: Biochem. J. 42, 628 (1948)

441, III DUSTIN, P.: Nature 1947, 794.

441, IV HOLTHAM, S. B. u. SCHÜTZ, F.: Experientia 4, 398 (1948).

442 VAN SLYKE, D. D., HILLER, A. u. MILLER, B. F.: Amer. J. Physiol. 113, 611 (1935). 0,8—1,3 mg Na_4FeCy_6 notwendig.

5. Potentiometrische Titration mit Bromaten[444]. Zu dieser Bestimmung soll die Eiweißfällung mit $Zn(OH)_2$ geeignet sein, weil sie das Redoxpotential an sich nicht ändert[445].

VI. Nitrate.

1. Allgemeine Chemie.

Mit den Nitraten und dem Stickstoff als charakteristische Mitte des Anions kommen wir in die 5. Hauptgruppe des periodischen Systems der Elemente, die mit N beginnend, über P, As, Sb zum Bi führt. Der Stickstoff, das Glied dieser Gruppe mit der niedrigsten Ordnungszahl, kann maximal positiv 5wertig werden, ist dann häufig noch 3wertig, kann aber alle Wertigkeiten wie 1, 2, 4 auch annehmen. Negativ kann er 3wertig sein im Typ der Verbindungen des Ammoniaks NH_3 und als dessen erste Oxydationsstufe des stark basischen Hydroxylamins. Am stabilsten ist die 5wertige Verbindung (wie in der Salpetersäure HNO_3), die zwar oxydieren kann, aber zur Reduktion starke Reduktionsmittel erfordert, wie nascierenden Wasserstoff, wenn die Lösung neutral und alkalisch ist, also Nitrate vorliegen. Wie kompliziert die Vorgänge hierbei verlaufen, lehren die Untersuchungen von BAUDISCH[455]. Nach diesen Untersuchungen reduziert nur frisch gefälltes $Fe(OH)_2$ und auch nur in Anwesenheit von Sauerstoff. Durch Abspaltung von Wasser aus dem Hydrat wird O_2 aus der Luft aktiviert und dieser beginnt die Reduktion.

Die zweithäufigste Verbindung ist das viel unbeständigere Nitrit, in dem der Stickstoff 3wertig ist. Nitrite oxydieren leichter, schon in neutraler Lösung. Daran können sie z. B. in vielfachen Farbreaktionen, die meist auf der Oxydationswirkung beruhen, unterschieden werden. Die Nitrate sind alle löslich und können durch Fällungsreaktionen nicht nachgewiesen werden, mit Ausnahme der organischen Base Nitron, deren Fällung auch zu gravimetrischen Bestimmungen Verwendung findet, auch zum histochemischen Nachweis vorgeschlagen wurde[448, I].

Zum Nachweis dient die Reaktion mit Diphenylamin[446, 447] also diazotierende Wirkung, die gerade auch dem NO_2' innewohnt. Die Reaktion wird von allen Oxydationsmitteln gegeben[448]. Entfärbung von Indigo (20 γ/ccm), Diaminophenol in H_2SO_4 (6 γ/ccm), α-Naphthylamin[449], Magdalarot[450], Azorobin[451], Diphenylenglykokol[452 a)], 2,7-Diaminofluoren[452 b)], Tetrahydrostrychnin nach DENIGES[453]. Spezifisch ist die Reaktion von β-Methylumbiliferon[454] und die Bildung von Nitroprussid-Na, mit Violettfärbung bei Zusatz von H_2S.

Nur nebenbei soll hier auf die Verbreitung der Nitrate in der Natur hingewiesen werden. In jedem Boden sind Nitrate vorhanden und werden aus ihm von manchen Pflanzen als solche aufgenommen und gespeichert. Im Boden entstehen sie durch Bakterienwirkung, aber auch schon allein bei sicherer Abwesen-

---

443 GERSH, I. u. STIEGLITZ, E. J.: Anat. Rec. 58, 349 (1934), Rona 79, 636.

444 KOLTHOFF, I. M. u. VLEESCHHOUWER, J. J.: Rec. trav. chim. Pays-Bas 45, 923 (1926), Rona 40, 338. Große Genauigkeit.

445 TERAMOTO, S.: Rona 85, 231 (1934).

446 SNETHLAGE, H. C. S.: Rona 55, 459. Für Fleischwaren.

447 MAYER, O.: Z. Unters. Lebensmitt. 68, 51 (1934), Rona 82, 211. 1 γ KNO_3/ccm nachweisbar.

448 BARANNIKOW, G. I.: C. 1937 II, 3923.

448, I CRÄMER, G.: Zbl. Path. 74, 241 (1940), Rona 119, 38.

449 POPOW, P. G.: C. 1935 II, 2982. 25 γ/ccm.

450 EICHLER, H.: Z. anal. Chem. 96, 99 (1934), Rona 88, 171. Nitratnachweis.

451 SKUTIL, F.: C. 1936 II, 1392. NO_2' wird auch nachgewiesen, $Fe^{\cdots}$ stört nicht.

452 EITEL, M.: Z. anal. Chem. 98, 227 (1934), Rona 85, 469. a) Empfindlichkeit 10 γ/ccm. b) Empfindlichkeit 1 γ/ccm.

453 KOLTHOFF, I. M.: Rona 30, 821. Nitrit reagiert ohne H_2SO_4, Nitrat erst nachher.

454 WASSILJEW, A. S.: C. 1936 II, 343.

455 BAUDISCH, O.: J. biol. Chem. 105, VII (1934), Rona 82, 7. a) BAUDISCH, O.: Ber. 1935, 2046.

heit sämtlicher Bakterien durch Sonnenbestrahlung[456, 459]. Durch starke Oxydationswirkungen ist die Bildung aus Aminsosäuren auch in vitro möglich[457].

Neben der oxydierenden ist auch die nitrierende Wirkung auf organische Substanzen von Interesse, obwohl ein Vorgang letzterer Art im Bereich des Lebendigen nicht nachgewiesen wurde, aber möglich ist (siehe später Bakterienstoffwechsel). Nur die ganz definierte, inaktivierende Wirkung auf das uteruswirksame Hormon des Hypophysenhinterlappens soll erwähnt werden, wo NO_3' und NO_2' eine ganz unterschiedliche Wirkung ergeben[458].

2. Bestimmung von NO_3'.

a) Aufschließen.

Bei den Bestimmungsverfahren, die fast alle auf der Fähigkeit des NO_3' zur Oxydation oder zur Nitrierung beruhen, wird man besonderen Wert darauf legen müssen, während der Beseitigung der störenden organischen Beimengungen das Nitrat nicht zu reduzieren und es so der Bestimmung zu entziehen. Dabei ist besonders eine saure Reaktion zu vermeiden, bei der die Oxydationsfähigkeit des NO_3' ansteigt. Wenn aber Säureanwendung nötig wird, muß man bei niedrigen Temperaturen arbeiten. Anwendung der alkalischen Schmelze ist damit zugleich unmöglich.

In manchen Fällen, wie in verdünntem Urin[460] wird versucht, ohne Vorbereitung auszukommen. Möglich ist das vielleicht auch dann, wenn im Bestimmungsverfahren selbst die Notwendigkeit zur Reduktion liegt, wie bei der Reduktion zu NO[461]. Wenn die Reduktion bis zu NH_3 gehen soll, dann wird man vorgebildetes NH_3 etwa durch Na_2CO_3 austreiben müssen, aber zugleich beachten, daß durch Behandlung von Eiweiß mit Lauge auch NH_3 freiwerden kann[462]. Für colorimetrische Bestimmung hinderliche Färbungen kann man durch Adsorption mit Al-hydroxyd (nicht mit Kohle) beseitigen[463]. Man versucht durch *Destillation* in vorgelegtes Chlordioxyd, auch aus saurer Lösung, von der anderen organischen Substanz zu trennen[464].

Vielfach kann man organische Stoffe, wenn sie nur in Spuren vorhanden sind, der *Oxydation* mit Permanganat unterwerfen[465], wobei natürlich Nitrite in Nitrate verwandelt werden. Bei dieser Oxydation können allerdings Aminosäuren und Eiweißkörper in HNO_3 überführt werden und vergrößern den Wert[457, 466].

Auch durch *Extraktion* mit Äther kann man bei p_H 1,0 HNO_3 aus Pflanzengewebe herausziehen[467].

Am nächsten liegt die *Fällung* von vorliegender kolloidaler Substanz, die aber hier nicht die üblichen Wege einschlagen kann, weil die alkalische Reaktion zu bevorzugen ist. Man verwendet also nicht die übliche SCHENKsche Methode mit Sublimat-Salzsäure, sondern nimmt neutrale[446, 460], oder gar alkalische[468] Sublimatlösung. Ebenso brauchbar ist basisches Bleiacetat mit[469] oder ohne[470] Anwendung von Hitze. Das überschüssige Blei entfernt man nicht mit Schwefelwasserstoff, sondern als Carbonat. Schließlich ist auch die Kupfer-Kalkfällung zu erwähnen[471], zu der man als Ergänzung Kohlenruß[472] oder besser $MgCO_3$[473] hinzugefügt hat.

Bei den Bestimmungen muß man sich klar darüber sein, wie man das vielfach *störende Nitrit* behandeln will. Entweder man bestimmt es mit als NO_3', Dazu kann man sich ver-

---

[456] DHAR, N. R.: J. Indian. chem. Soc. **12**, 96 (1935). C. **1935 II**, 1191.
[457] SJOLLEMA, B. u. DIENSKE, J. W.: Rec. Trav. chim. Pays-Bas **52**, 229 (1933), Rona **73**, 31.
[458] GULLAND, J. M.: Biochem. J. **27**, 1218 (1933).
[459] RAO, G. G. u. MURTY, K. S.: Proc. nat. Inst. Sci. India **3**, 133 (1937), Rona **102**, 563.
[460] WHELAN, M. u. KEITH, N. M.: Amer. J. Physiol. **90**, 555 (1929), Rona **53**, 658.
[461] ANDREADIS, TH.: Biochem. Z. **204**, 484 (1929), Rona **50**, 34. Nitrat in Tabak.
[462] BACH, D.: Bull. Sci. pharmacol. **40**, 459 (1933), Rona **76**, 589.
[463] LÜHR, W.: Z. Unters. Lebensmitt. **66**, 544 (1933), Rona **76**, 589.
[464] EMMERT, E. M.: Science **1928 II**, 457, Rona **49**, 158.
[465] MAYER, O.: Z. Unters. Lebensmitt. **66**, 193 (1933), Rona **78**, 361.
[466] BLOM, J. u. TRESCHOW, C.: Z. Pflanzenernährung **13**, 159 (1929), Rona **51**, 696. Glykokoll zu 0,22 %, Asparagin zu 3,4 %.
[467] PUCHER, G. W., VICKERY, B. u. WAKEMAN, A. J.; J. biol. Chem. **97**, 605 (1932).
[468] WHELAN, M.: J. biol. Chem. 86, 189 (1930). Rona **56**, 232. Blut, Harn.
[469] KOHN-ABREST, E. u. KAVAKIBI, S. : Ann. de méd. lég. 6, 463 (1926). Rona **40**, 619.
[470] KOHN-ABREST, E. u. KAVAKIBI, S.: C. ren. Acad. Sci. **183**, 522 (1926), Rona **38**, 490.
[471] EMMERT, E. M.: Plant Physiol. **4**, 519 (1929), Rona **55**, 322.
[472] HOLTZ, H. F. u. LARSON, C.: Plant Physiol. **4**, 288 (1929), Rona **54**, 45.

schiedener Oxydationsverfahren bedienen, z. B. durch Permanganat[465, 474] oder durch H_2O_2[463, 475].

Besser als dies Verfahren ist die Zerstörung der Nitrite mit Harnstoff[475, 476], Hydrazin[477, 478] oder Natriumacid. Diese Methoden verlangen vielfach eine pH $< 4{,}0$, deshalb gehen andere Autoren[479] einen eigenen Weg, indem sie NO_2 mit Sulfanilsäure beseitigen, wodurch dann bei gleichzeitiger Bestimmung von NH_2OH die Beseitigung mit Acid angeschlossen wird. In vielen Fällen wird man solche Verfahren nicht anzuwenden brauchen, wenn man Anwesenheit von NO_2' ausgeschlossen hat, was mit dem empfindlichen Reagens nach GRIESS-ILOSVAY (α-Naphthylamin + Sulfanilsäure in essigsaurer Lösung) geschehen kann. Dieses Reagens ist für die Bestimmung von NO_2' nicht brauchbar[473]. Dagegen kann natürlich Nitrit mit Diphenylamin in neutraler Lösung bestimmt und nach Oxydation abgezogen werden von der Gesamtnitratbestimmung[476].

Für viele Bestimmungsverfahren sind Halogene störend und müssen vorher mit Ag_2SO_4 entfernt werden.

β) *Prinzipien.*

Prinzipien der Nitratbestimmungen nach den Vorbereitungen:

1. Gravimetrische Bestimmung:

α) Fällung mit Nitron[480] meist in gekühlten Lösungen. Leerwert abzuziehen[467].

β) Mit α-Dinaphthomethylamin[477]; 1 mg Niederschlag = 0,175 mg NO_3'.

2. Maßanalytische Bestimmung:

α) Reduktion mit Ameisensäure in schwefelsaurer Lösung zu Nitrosylschwefelsäure, die mit $KMnO_4$ titriert wird[481].

β) In der Alkalischmelze wird unter Sauerstoffabschluß Cr_2O_3 zugefügt, das zu CrO_4'' zur Jodometrie oxydiert wird[482]. Für unsere Vorbedingungen wohl kaum brauchbar.

γ) Titration mit Indigolösung. Der Umschlag wird verbessert durch Zusatz von etwas Sublimat[465].

δ) Reduktion mit $FeSO_4$, $SnCl_2$, Oxalsäure mit anschließender Titration des Restes durch $KMnO_4$. Diese Bestimmungen verlangen besonders streng, daß keine anderen reduzierenden Substanzen anwesend sind.

ε) Reduktion des Nitrats bis zu NH_3, so daß die Weiterbestimmung nach KJELDAHL entweder maßanalytisch oder mit NESSLERS Reagens colorimetrisch[483, I] erfolgen kann. Die Überführung in NH_3 kann natürlich nicht, wie beim gewöhnlichen KJELDAHL, in saurer Lösung ohne weiteres erfolgen. Es gelingt aber eine Reduktion, wenn man zuerst das NO_3 in eine organische Nitroverbindung überführt. Als Zusätze sind geeignet: Benzoesäure, Phenol, Salicylsäure, Resorcin oder Phloroglucin[483]. Zur Reduktion in saurer Lösung ist auch geeignet der nascierende Wasserstoff durch Eisenpulver[467, 484, 485] oder bei Ausschluß von Sauerstoff Vanadiumsulfat[235]. Bekannter und sicherer als Verfahren ist die Reduktion durch DEVARDAsche Legie-

---

[473] DITTRICH, W.: Planta 12, 69 (1930).

[474] CURINI GALLETTI, A.: Biochem. Ter. sper. 19, 71 (1932), Rona 67, 436.

[475] MURTY, G. u. NARASIMHA, L.: Proc. Indian Acad. Sci. Sect. A. 7, 108 (1938), Rona 106, 535.

[476] RIEHM, H.: Z. anal. Chem. 81, 353 (1930), Rona 58, 699.

[477] v. KONEK, F.: Z. anal. Chem. 97, 416 (1934), Rona 82, 210.

[478] HIRSCH, J.: Z. Hyg. u. Infektionskrankh. 102, 503 (1924), Rona 28, 311.

[479] ENDRES, G. u. KAUFMANN, L.: Liebigs Ann. 530, 184 (1937), Rona 102, 520. Bestimmung von NH_2OH, NO_2 und NO_3' nebeneinander.

[480] MESTREZAT, W. u. DELAVILLE, M.: Bull. Soc. chim. biol. 8, 1217 (1926), Rona 40, 337. Fällen mit Fornitral (Nitronformiat), waschen mit gesättigtem Wasser. 8—10 mg NO_3 ±4% Fehler, 1 mg nur ±1,5%.

[481] VERNAZZA, E.: C. 1936 II, 1030. Nur für grobe Mengen, Halogene stören.

[482] WETROW, A. S.: C. 1937 II, 2217.

[483] MARGOSCHES, B. M. u. SCHEINOST, E.: Ber. 1925, 1850, Rona 34, 761 und a) MARGOSCHES, B. M. u. SCHEINOST, E.: Ber. 1925, 1857, Rona 35, 12.

[483, I] SALLINGER, H. u. HWANG, F.: Z. anal. Chem. 115, 174 (1939), Rona 111, 556. Bestimmung im Boden. 20—500 γ N bestimmbar.

[484] MOORE, R. H.: Bot. Gaz. 100, 250 (1938), Rona 110, 349. 2—4 mg NO_3 notwendig in Pflanzengeweben.

[485] ROGOZINSKI, F.: Rona 41, 8 (1926). 2—4 mg NO_3 mit 1% Fehler.

rung (Cu + Zn + Al) in alkalischer Lösung[483, I; 486]. Die Legierung enthält manchmal kleine Mengen von NH_3[462]. Die Reduktion mit reinem Aluminium ist allgemein als langsamer bekannt, wird aber der Billigkeit wegen bei Gegenwart von $CuSO_4$ empfohlen[487].

3. Gasanalytisch.

Die Bestimmung beruht auf der Reaktion von LUNGE nach der Gleichung:

$$6\,Hg + 2\,NO_3' + 3\,H_2SO_4 = 2\,NO + 3\,Hg_2SO_4 + 4\,H_2O.$$

Die Reaktion wird also nur bis zum NO fortgeführt, das unter Abschluß von Sauerstoff gemessen wird. Auch der Sauerstoff, der in der zu untersuchenden Flüssigkeit gelöst ist, muß durch CO_2 ausgetrieben werden[488]. Zur Identifizierung muß das gebildete NO durch Ferrosulfatlösung absorbiert werden[469, 470, 478].

Als Absperrflüssigkeit muß eventuell auch Lauge genommen werden, wenn CO_2 in dem Gasgemisch vorhanden ist[461]. Als Reduktionsmittel ist auch $FeCl_2$ zu gebrauchen[461, 489].

4. Colorimetrische Bestimmungen.

α) Vorherige Reduktion zu NO_2' durch Zn. Danach Sulfanilsäure-Naphthylamin. Mengen 0,14—1,4 γ HNO_3/ccm. Fehler $\pm$ 3%, Cu und Ferrosalze stören[490] (siehe[473]).

β) Brucin: 0,4 γ NO_3'/ccm notwendig[446, 479].

γ) Reduziertes Strychnin[491]. Rosa Farbe. 0,01 γ NO_3'-Stickstoff/ccm geeignet. Nur für sehr kleine Mengen (siehe auch[499, I]).

δ) Nitrierung von Dimethyl-1,3-Oxy-4-benzen (Xylenol) zu gelber Farbe mit anschließender Destillation des Nitroproduktes[466]. Das Verfahren ist auch brauchbar bei Anwesenheit organischer Substanz, deren Farbwert durch Kompensation auszugleichen ist[492].

ε) α-Naphtholsulfosäure. Bildung von Naphtholgelb, 0,05—1 mg NO_3-N notwendig, Cl', CO_3'', NO_2' stören[475, 493].

ζ) Phenoldisulfosäure. Bildung eines gelben Farbstoffes. $C_6H_2(OH)\,(SO_3K)_2NO_2$[463, 464, 472, 473, 474]. Schädlich sind Chloride (zu entfernen mit Ag_2SO_4), auch $NH_4^{\cdot}$-Salze[494]. Bei 0,2—1 γ NO_3'/ccm werden bis zu 10% Verlust beobachtet[471]. In Wasser bei 0,15 γ/ccm N $\pm$ 7% bestimmbar[493, 495].

η) Diphenylamin gibt eine blaue Farbe. 2—3 γ NO_3'/ccm notwendig[476]. Bei Anwendung besonderer Capillaren Erfassungsgrenze 0,01—0,1 γ[496]. Die Reaktion ist unspezifisch, da auf Oxydation beruhend.

ϑ) Diphenylbenzidin, blaue Farbe. 0,5 γ in 0,02 ccm Blut werden mit $\pm$ 2% wiedergefunden[460, 468]. Cl' verstärkt. Die Farbe entwickelt sich langsam und ist sehr beständig[497]. Unspezifisch.

$\varkappa$) m-Diaminophenol. Fehler 2,5 γ NO_3' bei 10—100 γ NO_3' Vorlage[498].

λ) Gelbfärbung mit Na-salicylat[499].

Trotz der Empfindlichkeit der Methoden ist der Hauptfehler in der Vorbereitung zu suchen, so daß die Bestimmung im tierischen Gewebe nicht gelöst zu sein scheint, wie wir später sehen werden.

---

486 DONALD, M. B.: Analyst **61**, 249 (1936). C. **1936** II, 343. Optimum 1 Teil NO_3, 3 Teile Legierung, 1 Teil Na_2CO_3.

487 v. NIEUWENBURG, C. J. u. DE GROOT, G. P.: Rona **42**, 204 (1927).

488 GOOTZ, R. u. TUNGER, H.: Hoppe-Seylers Z. **233**, 67 (1935), Rona **87**, 613. Im Harn 10% Verlust.

489 WETROW, A.: C. **1937** I, 2826.

490 LEMOIGNE, M., MONGUILLON, P. u. DESVEAUX, R.: C. rend. Acad. Sci. **204**, 683 (1937). C. **1937** II, 1856.

491 COOPER, L. H. N.: J. Mar. biol. Assoc. U. Kingd. **18**, 161 (1932), Rona **69**, 16. In Meerwasser.

492 ALTEN, F., WANDROWSKY, B. u. HILLE, E.: Z. Bodenkunde und Pflanzenernährung **1**, 340 (1936), Rona **100**, 403.

493 MURTY, G. V. L. N. u. GOPALARAO, G.: Z. anorg. allg. Chem. **231**, 298 (1937). C. **1937** I, 3836.

494 SKOPINTZEW, B. A.: Z. anal. Chem. **85**, 244 (1931), Rona **64**, 10.

495 REMY, E. u. ENZENAUER, H.: Arch. Pharmacie **274**, 435 (1936), Rona **98**, 197.

496 HAHN, F. L.: Mikrochem. Emich-Festschr. **143**, 1930, Rona **62**, 471.

497 ATKINS, W. R. G.: J. Mar. biol. Assoc. U. Kingd. **18**, 167 (1932), Rona **69**, 429.

498 CERNATESCU, R. u. GHELLER, E.: Z. anal. Chem. **101**, 402 (1935), Rona **92**, 187. C. **1935** II, 2982.

499 MULDER, W.: Rona **63**, 703 (1931).

499, I LANGE, B.: Colorimetrische Analyse. Verlag Chemie **1941**, S. 253.

VII. Phosphorsauerstoffsäuren.

1. Allgemeine Chemie.

Entsprechend seiner Stellung in der 5. Hauptgruppe des periodischen Systems wird P maximal positiv 5wertig und negativ 3wertig in den Verbindungen des Phosphorwasserstoffs PH_3. Die Oxydationsstufe des 5wertigen P, also die Phosphorsäure H_3PO_4 ist am stabilsten. Man kann zu ihr kommen vom Phosphorpentoxyd unter Aufnahme verschiedener Wassermolekel nach den Gleichungen:

$$P_2O_5 + H_2O \rightarrow 2\,HPO_3 \text{ (Metaphosphorsäure).}$$

$$P_2O_5 + 2\,H_2O \rightarrow H_4P_2O_7 \text{ (Pyrophosphorsäure).}$$

$$P_2O_5 + 3\,H_2O \rightarrow 2\,H_3PO_4 \text{ (Orthophosphorsäure).}$$

In wäßriger Lösung wird bei gewöhnlicher Temperatur nur sehr langsam, in saurer Lösung beim Kochen dagegen rasch von der Meta- und Pyrophosphorsäure Wasser aufgenommen, wobei sie in o-Phosphorsäure übergehen (siebe[506I]).

Ganz analog sind die Umwandlungsprodukte der sich vom 3wertigen Phosphor ableitenden phosphorigen Säure H_3PO_3, metaphosphorige Säure, pyrophosphorige Säure und o-phosphorige Säure.

Seltener vorkommende Verbindungen sind: Die Unterphosphorsäure $H_4P_2O_6$ (P = 4wertig), die sich dann in fester Substanz unter Disproportionierung in PO_3''' und PO_4''' zersetzt[500] und die unterphosphorige Säure H_3PO_2 (P = 1wertig). Sie ist ein starkes Reduktionsmittel, kann aber während der Autoxydation zur Bildung von stark oxydierender phosphoriger Monopersäure führen[501] und erinnert darin gewissermaßen an die Umsetzungen des Sulfits, auf die wir wegen ihrer Wichtigkeit genauer eingegangen sind.

Die o-Phosphorsäure ist einer 3stufigen Dissoziation fähig und bildet 3 Arten von Salzen, d. h. jeder der 3 Wasserstoffe kann durch positive Ionen ersetzt werden. Diese Ersetzbarkeit besitzen nicht alle der hier angeführten Säuren, z. B. können beim Pyrophosphat nur alle 4 oder 2, bei der phosphorigen Säure nur 1 und 2, bei der unterphosphorigen nur 1 Wasserstoff ersetzt werden. Man will diese Eigenschaft z. B. bei letzteren damit erklären, daß die nicht dissoziierbaren Ionen nicht heteropolar, sondern homöopolar bzw. koordinativ direkt an das P gebunden werden. Bei Annahme dieser Vorstellung würde P in allen oben angeführten Säuren formal nur 5wertig vorliegen.

Von den Phosphaten sind die primären Salze alle wasserlöslich. Von den anderen sind nur die Alkaliphosphate löslich, die übrigen Salze sind schwerlöslich, fallen also bei neutraler Reaktion aus. Wird aber die Acidität vermehrt, dann lösen sich die meisten wieder auf, wenn das p_H 5,0 erreicht. Bei dieser Acidität sind noch unlöslich die Salze mit Zr, Th, Al, Be, Cr[502], Bi, Sn, Ti, ebenso Eisen, mit dessen Hilfe Phosphat aus der Analyse entfernt werden kann. Die Fällungen mit Calcium sind für die Biologie besonders wichtig, und zwar nicht nur als Grundlage der Knochensubstanz. Sie werden in einem besonderen Abschnitt später behandelt werden.

Zum Nachweis dient die gelbe Fällung mit Molybdänsäure. Diese Verbindung bildet leicht Molybdänblau bei Reduktion. Als Tüpfelreaktion werden 1,5 γ P_2O_5 nachgewiesen[502, I]. Mit Molybdat reagiert unter Gelbfärbung oder Fällung bei 0—5° o-Phosphat in 30″, Metaphosphat nach 90″, Pyrophosphat noch später[502, III].

---

[500] Nylen, P.: Z. anorg. allg. Chem. **229**, 36 (1936), Rona **97**, 179.
[501] Bockemüller, W. u. Götz, Th.: Liebigs Ann. **508**, 263 (1934), Rona **78**, 356.
[502] Britton, H. T. S.: J. chem. Soc. **1927**, 614, Rona **42**, 206.
[502, I] Feigl, F.: Z. analyt. Chem. **77**, 299 (1929), Rona **51**, 394.

Die Pyrophosphorsäure als kondensierte Säure ist stärker als die Phosphorsäure, aber nach Spaltung wird die Lösung saurer[502,II]. Nur die Alkalisalze sind löslich. Manche Salze wie z. B. die Pb-Salze fallen noch bei p_H 1,6 quantitativ aus[503]. (Über Fällung mit ZnJ_2 siehe[502,III].)

Für die Biologie ist noch die Fähigkeit der Addition von H_2O_2 und die Bildung von Peroxysäuren wichtig. Ihnen kommt die Konstitution H_3PO_5 und $H_4P_2O_8$ zu. Deshalb wird z. B. die Beständigkeit von H_2O_2 durch P_2O_7 erhöht[504]. Komplexbildung ist bei allen diesen Anionen häufig und wird später behandelt. Hier soll aber die Bildung von Polyphosphaten durch Zusatz von $PO_4 + P_2O_7$, z. B. $Na_5P_3O_{10}$[505], allgemeine Formel: $Na_{n+2}P_nO_{3n+1}$[506], erwähnt werden, ähnlich den entsprechenden Schwefelverbindungen nicht stabil.

Die *Metaphosphate* schließen sich hier an durch die Bildung von polymeren Verbindungen des Typs $(NaPO_3)_x$. Sie entstehen durch Erhitzen z. B. von $Na_2H_2P_2O_7$, wobei die verschiedensten Verbindungen auftreten[507]. Zu nennen ist zuerst Trimetaphosphat $(NaPO_3)_3$; am wichtigsten ist das Hexametaphosphat $(NaPO_3)_6$, das wegen der Bildung von Komplexen mit Ca wie $Na_2(Ca_2P_6O_{18})$ (siehe über die Komplexe[510,II] und [510,III]) oder mit Eisensalzen, die die Rhodanreaktion nicht mehr geben, und anderen Metallen zur Kesselreinigung und auch zum Aufschließen von Mineralien brauchbar ist[508].

So hat man auch behauptet, daß die Spülung des Mundes mit Hexametaphosphat die Ablagerung von Zahnstein verhindern soll. Selbst die Silicatfüllungen sollen gelöst werden, aber die Zähne selbst unangegriffen bleiben. PHILLIPS u. HINE([515]III) führten Prüfungen an Zähnen mit verschieden konzentrierten Lösungen durch.

Email ergab in 20% Lösung in 20 Tagen einen Verlust von 10,3%, Dentin 39,4%. Ganze Kronen von 2,3%. Bei 5% gab es in 20 Tagen noch einen Verlust von 0,35%, in 1% Lösung gewannen Kronen 0,152%.

Die Anordnung der Moleküle ist vielleicht im 6-Ring anzunehmen[509,510,I]. Die Lösungen reagieren neutral und sind in der Kälte monatelang haltbar, aber Erwärmen auf 40^0 spaltet sie schon in P_2O_7[IV]. Es liegen hier noch die sogenann-

---

[502,II] MURSCHHAUSER, H.: Biochem. Z. **138**, 6 (1923), Rona **21**, 11. Gemessen an der Mutarotation der Glucose.

[502,III] WURZSCHMITT, B. u. SCHUHKNECHT, W.: Angew. Chem. **1939**, 711, Rona **119**, 18.

[503] UMSCHWEIF, B. u. GIBAYLO, K.: Hoppe-Seylers Z. **246**, 163 (1937).

[504] SCHENK, R. und Mitarbeiter: Z. angew. Chem. **27**, I, 291 (1914).

[505] BONNEMAN, P.: C. rend. Acad. Sci. **204**, 433 (1937) und a) **206**, 1379 (1938). C. **1939** I, 52.

[506] HUBER, H.: Angew. Chem. **50**, 323 (1937). C. **1937** II, 28.

[506,I] BELL, R. N.: Ind. Eng. Chem, **39**, 136 (1947), C **1947** II, 682. Hydrolyse bei 70° u. 100°

[507] BOULLÉ, A.: C. rend. Acad. Sci. **206**, 915 (1938). C. **1939 I**, 52.

[508] THOMSON, R. T.: Analyst **61**, 320 (1936). C. **1936 II**, 1690, siehe auch [510,III] mit Text.

[509] TREADWELL, W. D. u. LEUTWYLER, F.: Helvet. chim. Acta **20**, 931 (1937). C. **1937 II**, 4022.

[510] GOSWAMI, H. C.: J. Indian chem. Soc. **14**, 660 (1937). C. **1938 II**, 2091.

[510,I] SCHOFIELD, R. K.: Transact. Farad. Soc. **31**, 390 (1935). Schreibt der Metaphosphorsäure nebenstehende Elektronenformel zu. Durch die eine Sauerstoffbindung kommt die Neigung zur Polymerisation zusammen (siehe daselbst Strukturformel). Dadurch kommt es auch zur Bindung an Amine und zur Eiweißfällung mit fester Bindung an die NH_2-Gruppe. Vielleicht kommt nur polymerisierte Metaphosphorsäure vor (NYLEN, P.: Z. anorg. allg. Chem. **229**, 30 [1936]).

```
      ..
   ˙·.O:
 ..
H:O:P
 ..  ..
    :O:
     ..
```

[510,II] RUDY, H., SCHLOESSER, H. u. WATZEL, R.: Angew. Chem. **1940**, 525. Auch über höhere Komplexe.

[510,III] REITEMEIER, R. F. u. BUEHRER, T. F.: J. physic. Chem. **44**, 535 (1940), Rona **124**, 6. Das glasartige (viel weniger das krystallisierte) Hexametaphosphat vermag schon in 10^{-6} mol. Lösungen die Fällung von 10^{-3} molar $CaCO_3$ bei Anwesenheit von Ammoniak zu verhindern. Hier kann es sich nicht um einfache Komplexsalzbildung handeln, sondern es müssen komplizierte Hemmungssysteme vorliegen. Pyrophosphat und o-Phosphat wirken auch, aber schwächer.

ten MEDRELLschen und andere Salze von unbekannter Konstitution vor, Beweise der Tendenz des Phosphors, Komplexe zu bilden. Mit HF bildet Phosphorsäure Verbindungen von Fluorphosphorsäure $H_2(PO_3F)$, die in wäßriger Lösung ziemlich beständig, große Ähnlichkeit mit Schwefelsäure besitzt[510]. Ihre Ester sind jetzt als Gifte der Cholinesterase bekannt geworden (s. sp.).

Die anderen niederen Oxydationsstufen des P, wie Phosphite und Hypophosphite, sind in erster Linie starke Reduktionsmittel, besonders letztere, die z. B. Ag zu Metall reduzieren. Auch die phosphorige Säure reduziert so stark, daß durch innere Umlagerung $4\ H_3PO_3 \rightarrow 3H_3PO_4 + PH_3$ also Phosphorwasserstoff entsteht. Die Ca-Salze beider Säuren sind löslich.

Von den direkten Reaktionen der Phosphate mit organischen Substanzen sind Fragen einer besonders schonenden Hydrolyse der Stärke mit Phosphorsäurelösungen[511] von geringem Interesse. Wichtiger ist die Reaktion, die mit Zucker erfolgt, schon bei einfachen Fällungsreaktionen[502], besonders aber bei Zusatz von Serumkolloiden, so daß PO_4''' dem Nachweis entgeht[512].

Phosphate beschleunigen die Oxydation von Zuckern und anderen organischen Substanzen, auch Ascorbinsäure[513]. Dagegen soll Pyrophosphat diese Oxydation hemmen[514] und kann deshalb zur Bestimmung von Vitamin C in Pflanze und Tier gut Verwendung finden[515], ebenso Metaphosphat ([515, I]) ([515, IV]). Hierbei spielen wohl ausschließlich Komplexbildungen mit Schwermetallen eine Rolle. Zur Konservierung von Ascorbinsäure erwies sich teilweise Oxalsäure geeigneter als Metaphosphorsäure ([515, II]).

Eine besonders zu erwähnende Beeinflussung des Pyrophosphates, aber keines anderen Salzes der Phosphorsäurereihe wurde mit Tetanustoxin beobachtet[516]. Werden 500 tödliche Dosen mit 10 mg $Na_4P_2O_7$ bei p_H 8,4 im Thermostaten bei 38—39° belassen, dann sind nach 5 Tagen die Toxinmengen beim Meerschweinchen nicht mehr wirksam, soweit es den Todeserfolg betrifft. Aber es soll sich nicht um eine einfache Zerstörung handeln, da das Gemisch noch fähig ist, Meerschweinchen und Kaninchen aktiv zu immunisieren.

2. Quantitative Methoden der Phosphatbestimmung.

Die verschiedenen Bestimmungsmethoden verlangen eine Vorbereitung des zu analysierenden Materials, die sogar besonders sorgfältig sein muß, weil die Möglichkeiten von Störungen durch gefärbte und andere Substanzen besonders zahlreich sind und irgendwie organisch gebundenes Phosphat durch Fermente befreit werden kann.

Ohne Vorbereitung

werden aber auch Analysen ausgeführt. Färbungen kann man durch Kompensation ausgleichen, besonders im Harn mit seinem starken Gehalt ist dieser Fehler durch Verdünnen

---

511 SUTRA, R.: C. rend. Acad. Sci. **198**, 1863 (1934), Rona **81**, 417.

512 PRIBRAM, E. A.: Proc. Soc. exp. Biol. Med. **32**, 11 (1934), Rona **89**, 105.

513 BEZSSONOFF, N. u. WOLOSZYN, M.: C. rend. Soc. biol. **125**, 884 (1937), Rona **104**, 15. Bei p_H 3,8 und 6,5 mit und ohne Cu-Zusatz.

514 GIRI, K. V.: C. **1937 II**, 4355.

515 GIRI, K. V. u. DOCTOR, N. S.: C. **1938 II**, 2959. a) Indian J. med. Res. **26**, 165 (1938), Rona **111**, 523.

515, I MAPSON, L. W. u. MAWSON, G. A. Nature **151**. 222 (1943). C. **1943 II**, 834.

515, II GUILD, L. P., LOCKHART, E. E. u. HARRIS, R. S.: Science 1948. 226. Vergleich verschiedener Bestimmungsmethoden der Ascorbinsäure.

515, III PHILLIPS, R. W. u. HINE, M. K.: J. dent. Res, **25**, 184 (1946).

515, IV SCHWARZE, W. K. u. GÜNTER, E.: Pharmacie **1**, 151 (1946).

516 VELLUZ, L.: C. rend. Soc. Biol. **112**, 556 (1933), Rona **73**, 181.

1:100[517,518] oder 1:200[519] zu umgehen. Ebenso wurde mit Essig, Fruchtsaft, Speichel[519] verfahren. Unter besonderen Bedingungen wurde auch gar nicht verdünnt, indem Phosphat als $Mg(NH_4)PO_4$[520] oder als Bleisalz[521], aus Pflanzensäften als Ca-Salz[522] ausgefällt wurde. Auch aus Serum wurden Fällungen versucht, allerdings mit Umfällung[523]. Im allgemeinen wird man eine Entfernung des Eiweißes und kolloider Substanzen verlangen müssen.

α Vorbereitung

Die *Enteiweissung* wird meist mit Trichloressigsäure ausgeführt, so daß die Konzentration nach der Fällung etwa 4% ist im Blut[518,524—534], im Muskelextrakt[535] in Milch[536] (Siehe später POTTER). Bei dieser Fällung ist wichtig, auf die Reinheit der verwandten Trichloressigsäure zu achten, außerdem muß die Lösung frisch bereitet sein, da die leicht zersetzte Säure auf spätere Farbentwicklungen hemmend einwirkt. Schließlich ist strengstens zu vermeiden, die Fällung länger als einige Minuten stehen zu lassen vor der Filtration oder dem Zentrifugieren, weil aus Lipoiden dann Phosphate frei werden. Dies ist besonders bei Verarbeitung von lipoidreichen Organen zu beachten[537].

Zur Enteiweißung wurde noch verwandt die Methode von SCHENK mit Sublimat-Salzsäure, die auch nicht zum Freiwerden von Phosphat aus organischer Bindung führt[538,539].

Nicht brauchbar ist die Fällung mit Ammonsulfat, weil das $NH_4^{\cdot}$ auf spätere Farbentwicklung hemmend einwirkt[540].

Wenn das Filtrat nach der Eiweißfällung vorliegt, muß daraus das wirklich anorganisch vorliegende Phosphat herausgeholt werden, da noch die verschiedensten Ester in dieser Fraktion des säurelöslichen Phosphates vorliegen, deren Bestimmung häufig nicht gewünscht wird. Die Fällung erfolgt mit Magnesiamixtur[541]. Dadurch ist die Trennung von Pyrophosphat möglich, dessen $Mg^{\cdot\cdot}$-Salz zu stark wasserlöslich ist[542,543]. Für die Fällung empfiehlt LOHMANN[544] die Anwendung des Mg-citrat-Reagens nach MATHISON[545] statt der Magnesiamixtur.

---

517 YOUNGSBURG, G.: J. labor. clin. Med. **17**, 1145 (1932); Rona **70**, 737.

518 FISKE, C. H. u. SUBBAROW, Y.: J. biol. Chem. **66**, 375 (1925), Rona **36**, 442.

519 DENIGES, G.: C. rend. Acad. Sci. **186**, 318 (1928), Rona **45**, 160.

520 PRIBRAM, E. A.: Arch. of Path. **15**, 213 (1933), Rona **74**, 122.

521 CATTELAIN, E. u. CHABRIER, P. Bull. Soc. chim. biol. **20**, 128 (1938), Rona **106**, 528. Die Fällung enthält noch Urate, Carbonate und Sulfate, auch gefärbte Einschlüsse.

522 BLEYER, B., FISCHLER F. u. SCHENCK, G.: Biochem. Z. **238**, 216 (1931), Rona **64**, 15. Zugleich mit Phytinphosphor.

523 CANNAVO, L. Biochem. Z. **237**, 136 (1931), Rona **64**, 343.

524 BODANSKY, A.: J. biol. Chem. **120**, 167 (1937).

525 GRENDEL, F.: Rona **58**, 331 (1930).

526 GADDUM, J. H.: Biochem. J. **20**, 1204 (1926). 0,5 ccm Blut.

527 BOLTON, R. P.: J. labor. clin. Med. **16**, 503 (1931), Rona **61**, 507.

528 MAGNUSSON, H. u. SYLVAN, H.: Acta paediatr. **9**, 9 (1929), Rona **54**, 78. 0,1 ccm Serum.

529 POPOVICIU, G.: Bull. chim. biol. **13**, 548 (1931), Rona **63**, 331.

530 OKAMURA, H.: Rona **110**, 187 (1938). 0,20 ccm Blut.

531 SAMSON, K.: Biochem. Z. **164**, 288 (1925), Rona **34**, 608. a) SAMSON, K. Biochem. Z. **208**, 230 (1929), Rona **51**, 288. 1—2 ccm Serum. SAMSON, K.: Dtsch. med. Wschr. **51**, 1571 (1925), Rona **34**, 520.

532 SAHYUN, M.: J. biol. Chem. **101**, 295 (1933), Rona **75**, 494.

533 BENEDICT, S. R. u. THEIS, R. C.: J. biol. Chem. **61**, 63 (1924), Rona **29**, 606. 2 ccm Serum.

534 LEIBOFF, S. L.: J. biol. Chem. **79**, 611 (1928), Rona **49**, 241. 2 ccm Serum.

535 LOHMANN, K. u. JENDRASSIK, L.: Biochem. Z. **178**, 419 (1926), Rona **39**, 660. a) LANG, K. u. MIETHKE, M.: Milchwirtschaftl. Forsch. **14**, 195 (1932), Rona **71**, 342. Dasselbe Verfahren für Milch.

536 SANDERS, G. P.: J. biol. Chem. **90**, 747 (1931), Rona **61**, 651.

537 KAY, H. D.: J. biol. Chem. **93**, 727 (1931), Rona **65**, 512.

538 MYRBÄCK, K.: Hoppe-Seylers Z. **148**, 197 (1925), Rona **34**, 521.

539 ROCHE, J.: Bull. Soc. chim. biol. **10**, 1061 (1928), Rona **48**, 402. 1 ccm Blut.

540 RIMINGTON, C.: Biochem. J. **18**, 1297 (1924), Rona **30**, 748.

541 PLIMMER, R. A. H.: Biochem. J. **27**, 1810 (1933), Rona **81**, 19.

542 HINSBERG, K. u. LASZLO, D.: Biochem. Z. **217**, 346 (1930), Rona **55**, 289.

543 COURTOIS, J.: J. pharm. Chim. (8) **23**, 232 (1936). C. **1936** I, 4768.

544 LOHMANN, K.: Biochem. Z. **194**, 306 (1928), Rona **46**, 322.

545 MATHISON, G. C.: Biochem. J. **4**, 233 (1909).

Dabei ist die Fällung freier von Störungen wie z. B. durch die sichere Trennung von Pyrophosphat, das seinerseits abgetrennt wurde auf Grund der Unlöslichkeit seines Ba··-Salzes in Essigsäure[546].

Von anderen wurde schon hier die Fällung mit Ammoniummolybdat vorgenommen[547, 548], was natürlich die Abwesenheit von Phosphagen voraussetzt. Weitere Fällungen: Mit Cer[530] oder Calcium[549]. Schließlich Extraktion aus mit Alkohol gehärteten Pflanzenschnitten, eventuell mit Zusatz von Salpetersäure, was als ein fragwürdiges Unternehmen erscheint[550].

Der Bestimmung des Gesamtphosphors, ohne Rücksicht bezüglich der Verteilung auf die einzelnen Fraktionen. wie es z. B. beim Knochen notwendig sein kann, muß eine Zerstörung der organischen Substanz vorhergehen.

Die *trockene Veraschung* verlangt die Beachtung, daß P_2O_5 bei 360° zu sublimieren beginnt. Deshalb wird man bestimmt eine Temperatur unterhalb 400° vorschreiben[551] oder ein Magnesiumsalz zusetzen, um die Bildung eines schwerer flüchtigen $Mg_2P_2O_7$ zu ermöglichen[552] oder in der Calorimeterbombe mit Toluol unter höherem O_2-Druck verbrennen[553, 554]. Aber auch hierbei treten Verluste auf, besonders bei längerem Erhitzen, weil Phosphat mit der Glaswand unter Bildung unlöslicher Siliciumverbindungen reagiert. Dann wird Aufschluß mit HF notwendig[567, I].

Die *alkalische Schmelze* findet gelegentlich auch zur Zerstörung der organischen Substanz Verwendung[555] mit Zusatz von $CaCO_3$[556], von Nitrat[557, 558] insbesondere von $Mg(NO_3)_2$[559]. Notwendig scheint es, daran zu erinnern, daß nach dieser Behandlung das PO_4''' meist in Form von Pyrophosphat vorliegt.

Die *feuchte Veraschung* erfolgt meist mit Schwefelsäure, der man zur Erleichterung der Verbrennung und Klärung Perhydrol zusetzt[538, 560—564] oder nach Aufsteigen der weißen Dämpfe Salpetersäure[548, 565—567]. Wenn stärkere Oxydation notwendig ist, kann man kleine Kristalle von $KMnO_4$ zusetzen, deren Überschuß aber zu entfernen ist[539]. Die bei der Schwefelsäureveraschung möglichen NH_4-Mengen stören nicht[540]. Aber es können bei starker Erhitzung deutliche PO_4'''-Verluste auftreten, die sogar im Destillat nachweisbar werden[568]. Um Verluste zu vermeiden, wird empfohlen, 200° nicht zu überschreiten[569], jedenfalls nicht mit der Schwefelsäure zu sparsam zu sein, deren genauer Zusatz anderseits bei der weiteren Bestimmung wichtig ist.

Als Katalysator wurde Al angewandt[566], dann aber auch die Veraschung mit nur geringen Mengen HNO_3 und Fe^{III}-Salz mit Perhydrol versucht[550]. Weitere Veraschungsmischungen sind:

---

[546] LOHMANN, K.: Biochem. Z. **202**, 466 (1928), Rona **50**, 369

[547] FERRY, G. J. W.: Quart. J. Pharmacy **7**, 346 (1934), Rona **85**, 14.

[548] GHERARDINI, G. u. BRASI, M.: Diagnost. Tecnica Labor. **1**, 1043 (1930), Rona **60**, 533. Blut.

[549] DELORY, G. E.: Biochem. J. **32**, 1161 (1938), Rona **110**, 352.

[550] KLEIN, G.: Z. wiss. Biol. Abt. E. **2**, 497 (1926), Rona **40**, 370.

[551] LICHTENSTEIN, A.: Rona **76**, 487 (1933). Veraschung von Kot.

[552] VLADESCO, R.: Rona, **83**, 494 (1934).

[553] GARELLI, F. u. CARLI, B.: Atti Accad. Sci. Torino **67**, 397 (1932), Rona **73**, 21.

[554] AIROLDI, R.: Ann. Chim. applicata **25**, 523 (1935). C. **1936 I**, 3703. Hefe.

[555] VILA, A.: C. rend. Acad. Sci. **198**, 657 (1934), Rona **80**, 557.

[556] LEPPER, W.: Landw. Versuchsstation **111**, 159 (1930), Rona **59**, 372.

[557] KUHN, R.: Hoppe-Seylers Z. **129**, 64 (1923), Rona **22**, 167.

[558] ELEK, A.: J. amer. chem. Soc. **50**, 1213 (1928), Rona **46**, 322.

[559] BERGGREN, R. E. L.: J. biol. Chem. **95**, 461 (1932), Rona **67**, 440. Veraschung von Casein.

[560] TROPP, C., SEUBERLING, O. u. ECKARDT, B.: Biochem. Z. **290**, 320 (1937).

[561] FIANDACA, S.: Boll. Soc. ital. Biol. sper. **10**, 183 (1935), Rona **87**, 240. a) FIANDACA, S.: Boll. Soc. ital. Biol. sper. **10**, 185 (1935), Rona **87**, 241.

[562] LIEB, H. u. WINTERSTEINER, O.: Mikrochem. **2**, 78 (1924), Rona **31**, 647.

[563] NAITO, Y.: J. of Biochem. **9**, 45 (1928), Rona **49**, 21. In Organbrei.

[564] LEIBOFF, S. L.: J. Labor. clin. Med. **16**, 495 (1931), Rona **61**, 507.

[565] TEORELL, T.: Biochem. Z. **230**, 1 (1931), Rona **61**, 404. Vorsichtiges Zusetzen und vermeiden, daß zu viel SO_3 verraucht.

[566] FULCHER, O. H.: J. Labor. clin. Med. **18**, 1053 (1933), Rona **75**, 588. Aluminiumsulfat als Katalysator.

[567] WIDMARK, G. u. VAHLQUIST, B.: Biochem. Z. **230**, 246 (1931), Rona **61**, 98.

[567, I] OLIVIER, S. C. J.: Rec. Trav. chim. Pays-Bas **59**, 872 (1940), Rona **122**, 433.

[568] BAUMANN, E.: J. biol. Chem. **59**, 667 (1924), Rona **27**, 15.

[569] ROE, J. H., IRISH, O. J. u. BOYD, J. J.: J. biol. Chem. **67**, 579 (1926), Rona **37**, 135.

Salpetersäure mit $Mg(NO_3)_2$[570, 571], $NaNO_3$[572] oder $KMnO_4$[573]. Neuerdings wird vielfach Perchlorsäure[574, 575], eventuell kombiniert mit Salpetersäure und Jodsäureanhydrid empfohlen[576].

Hier muß jetzt noch eine Reihe von Beimengungen erwähnt werden, die auf die Phosphatbestimmungen störend einwirken können. Zuerst ist bei Analysen im Gesamtblut auf den Eisengehalt hinzuweisen, der die Farbentwicklung[518] und auch die Fällung[577] verzögert. Ebenso stört Cu··, wenn es mehr als in Spuren vorhanden ist[578]. $NaHSO_3$ soll diese Beeinflussung aufheben[579]. Besondere Bedeutung kommt dem Arsenat und Silicat zu, die mit Molybdänsäure ebenso reagierende Verbindungen bilden. Die Beeinflussung durch Silicat läßt sich leichter beseitigen, wenn man vor dem Molybdänreagens Säure zufügt. Zur Hemmung der Arsenatreaktion sind verschiedene Methoden angegeben. Da arsenige Säure die Reaktion nicht gibt[580], wäre eine Reduktion schon ausreichend. Diese wird versucht mit Ba-sulfit[579, 581, 582]. Die Hoffnung, As-Blaufärbung durch verschiedenartige Reduktionsmittel zu vermeiden, hat sich nicht erfüllt[582, 583, 584], ja sogar die Bisulfitreduktion wird, besonders für große Mengen, für unzureichend gehalten[584], was wohl nur von der Wahl der Acidität abhängt[586]. Eine Korrektur ist jedenfalls unzureichend. Will man andererseits das Phosphat direkt als Molybdänphosphorverbindung fällen, kann die Anwesenheit von Reduktionsmitteln, wie z. B. Ascorbinsäure[549], sogar störend sein und verlangt eine Umfällung. Die Fällung von Arsenmolybdänsäure soll verhindert werden durch Citrate[585], die dafür an anderer Stelle stören. Weitere Verfahren zur Trennung sind Zugabe von Triäthylolamin[585] oder die Reduktion mit Jodwasserstoffsäure[586].

Für manche Zwecke ist es notwendig, Ca·· vorher zu entfernen (Knochen), bzw. zur Materialersparnis eine Ca··-Analyse vorhergehen zu lassen. Es ist dann nicht zu umgehen, die überschüssig zugesetzte Oxalsäure durch $KMnO_4$ zu entfernen[527, 587, 588].

Oxalate, ausreichend um die Blutgerinnung zu verhindern, stören die Farbentwicklung mit Molybdän nicht, das gilt auch für Citrat und Fluorid[589], teilweise wird der Farbton verändert[528]. Manchmal wird die Anwendung solcher Antikoagula überhaupt verworfen und bei der PO_4'''-Bestimmung nur Liquoidzusatz als geeignet angesehen[590]. Besonders NaF wird hier gefährlich sein, wenn auch 10 mg NaF/5 ccm Blut nicht stören sollen[591], wobei die Phosphatasewirkung schon gehemmt sein soll. Daß diese Substanzen bei unvorsichtigem Zusatz wesentlich stören können ist sicher, BEERENBLUM u. CHAIN ([591 I]), extrahieren deshalb die Phosphomolybdänsäure mit Isobutylalkohol.

Zur Beseitigung von Fluorid wird Abrauchen mit H_2SO_4[592] oder, wie in der Industrie der Düngemittel, eventuell mit anschließendem Zusatz von Borax[593] und schließlich $AlCl_3$-Zusatz[594] angegeben.

570 SMITH, C. S. u. BROWN, A. L.: J. Labor. clin. Med. **9**, 203 (1923), Rona **24**, 365.

571 JAVILLIER, M. u. DJELATIDES, D.: Bull. Soc. chim. biol. **10**, 342 (1928), Rona **46**, 160.

572 CHERBULIEZ, E. u. MEYER, FR.: Helv. chim. Acta **16**, 613 (1933), Rona **75**, 207. Bis zur Trockene, dann Abtrennung des PO_4 als Ferriphosphat.

573 IONESCO-MATIU, A. u. VITNER, M.: Bull. Soc. Chim. biol. **11**, 776 (1929), Rona **52**, 604.

574 KING, E. J.: Biochem. J. **26**, 292 (1932), Rona **69**, 16.

575 KING, E. J. u. DELORY, G. E.: Biochem. J. **31**, 2046 (1937), Rona **105**, 8.

576 KAHANE, E.: J. Pharmacie **VIII**, 20, 26 (1934), Rona **82**, 379.

577 KITAJIMA, S.: Rona **66**, 357 (1931).

578 KUTTNER, TH. u. COHEN, H. R.: J. biol. Chem. **75**, 517 (1927), Rona **44**, 736.

579 TSCHOPP, E. u. E.: Helv. chim. Acta **15**, 793 (1932), Rona **69**, 233.

580 ATKINS, W. R. G. u. WILSON, E. G.: Biochem. J. **20**, 1223 (1928). $SnCl_2$-Reagens.

581 PETT, L. B.: Biochem. J. **27**, 1672 (1933), Rona **79**, 14.

582 AMMON, R. u. HINSBERG, K.: Hoppe-Seylers Z. **239**, 207 (1936), Rona **95**, 144.

583 BRAUNSTEIN, A. E.: Biochem. Z. **267**, 400 (1933), Rona **79**, 14.

584 BARRENSCHEEN, H. K., BANGA, J. u. BRAUN, K.: Biochem. Z. **265**, 148 (1933), Rona **77**, 390.

585 TETTAMANZI, A.: C. **1937 I**, 938.

586 COURTOIS, J.: J. Pharmac. **VIII**, 23, 404 (1936), Rona **94**, 514. C. **1936 II**, 2574.

587 GUNTHER, L. u. GREENBERG, D. M.: J. biol. Chem. **82**, 551 (1929), Rona **51**, 749. Genaue Vorschrift.

588 WASHBURN, M. L. u. SHEAR, M. J.: Proc. Soc. exp. biol. Med. **29**, 625 (1932), Rona **68**, 621. Bestimmung im Knochen.

589 BRIGGS, A. P. J. biol. Chem. **53**, 13 (1922), Rona **19**, 58.

590 BLITSTEIN, J.: Rev. belge Sci. med. **7**, 69 (1935), Rona **87**, 591.

591 BURKENS, J. C. J.: Biochem. J. **29**, 796 (1935), Rona **88**, 446.

591, I BEERENBLUM, J. u. CHAIN, E.: Biochem. J. **1938**, 295. Reduktion $SnCl_2$. 1—100 γ P oder 0,1—10 γ durch besondere Anordnung bestimmbar.

592 BUCHERER, H. TH. u. MEIER, F. W.: Z. anal. Chem. **104**, 23 (1936). C. **1936 I**, 4471.

593 NEUHAUS, F. W.: Z. anal. Chem. **104**, 416 (1936). C. **1936 II**, 511.

Als unschädlich werden angegeben: 4% Trichloressigsäure, 0,001% Citronensäure, 0,002% Weinsäure[578]. Störend sind: 0,008 n Oxalat, 0,008 n Citrat, 0,8 n Sulfat, 0,01 n NaF[540]. Umfangreichere Untersuchungen über die störenden Konzentrationen von komplexbildenden Substanzen finden sich bei DAVIES[595], etwa Pyrophosphat, Glycerophosphat, Brenztraubensäure, Äpfelsäure, Milchsäure, Glykolsäure. Es kommt dabei auf das Verhältnis von Phosphat zu den betreffenden Substanzen an, die um die Komplexaffinitäten konkurrieren. Manche der hier angegebenen Körper wird man verwenden können wie Citronensäure, vielleicht zur Hemmung der Blutgerinnung, nicht aber zur Pufferung in Fermentversuchen[596]. Diese Substanzen hemmen nicht nur bei den Methoden, die mit der Reaktion zwischen Phosphat und Molybdänblau zusammenhängen, sondern auch bei anderen, wie den mit Uranylacetat arbeitenden[597].

β) *Prinzipien der Phosphatbestimmung.*

A. Phosphat reagiert mit Ammonmolybdat auch in stark saurer Lösung unter Bildung eines gelben Niederschlages. Diese Reaktion wird benutzt:

1. Gravimetrische Bestimmung[531] (in Milch), [558, 598]. Als Mikrobestimmung für 0,01—0,1 mg P[599]. Der Niederschlag enthält nur 1,5% P. Am besten nach der Vorschrift von BILTZ.

2. Der Niederschlag wird abzentrifugiert und aus der Höhe der abgesetzten Schicht die Menge geschätzt: 0,2—1 mg P notwendig, Fehler angeblich nur 2—5%[600].

3. Mit Äther zusammen scheidet sich eine ölige Fällung ab, die Wasser und Äther enthält und dem Volumen nach abgeschätzt wird. Das Volumen ist nicht streng proportional der anwesenden P-Menge. Unterhalb 10 γ P keine Abscheidung mehr[552, 601].

4. Nephelometrie für 2—40 γ P_2O_5 brauchbar[602, 602, I].

5. Acidimetrische Methode, beruhend auf dem alten Verfahren von NEUMANN[603]. Die Titration erfolgt nach der Gleichung:

$$2(NH_4)_3PO_4 \cdot 12\,MoO_3 + 46\,NaOH = 2\,(NH_4)_2 \cdot HPO_4 + (NH_4)_2MoO_4 + 23\,Na_2MoO_4 + 22\,H_2O$$

[547]. (Material 15—20 mg P_2O_5).

oder:

$$(NH_4)_3PO_4 \cdot 12\,MoO_3 \cdot 2\,HNO_3 + 28\,NaOH \longrightarrow Na_2HPO_4 + 12\,Na_2MoO_4 + 2\,NaNO_3 + 16\,H_2O + 3\,NH_3$$

[604].

Da die Fällungen nicht immer genau die gleiche Zusammensetzung haben, werden verschiedene empirische Umrechnungsfaktoren angegeben[604], z. B. 1 ccm n/10 NaOH = 0,135 mg P ([570] in 2 ccm Blut) oder 0,1225[526]. Bei Wegkochen des NH_3 wird dieser Wert natürlich höher, z. B. 1 ccm n/10 NaOH = 0,1172 mg P[541]. Bei Makrobestimmungen 1 ccm n/1 Lauge = 3,08 mg P_2O_5[605]. Die Bestimmung verläuft derart, daß nach sorgfältiger Innehaltung der Fällungsbedingungen[577] der Niederschlag von Säure gründlich durch Waschen mit $NaNO_3$-Lösung oder 50% Alkohol befreit wird. Danach erfolgt die Auflösung in eingestellter Lauge und Rücktitration. Manchmal wird auch in NH_3 aufgelöst, diese mit eingestellter Soda vertrieben, wiederum durch eingestellte Säure die CO_2 vertrieben und dann erst titriert[606]. Als Indikator dient meist Phenolphthalein. Als Erfassungsgrenzen werden angegeben: [541] 10—1000 γ P, noch 1 γ P gibt Niederschläge.

---

[594] GAEBLER, O. H.: J. biol. Chem. **99**, 99 (1932), Rona **74**, 305.

[595] DAVIES, D. R. u. W. C.: Biochem. J. **26**, 2046 (1932), Rona **73**, 21.

[596] LUNDSTEEN, E.: Enzymologia 5, 383 (1939), Rona **112**, 656.

[597] HINSBERG, K. u. LANG, K.: Biochem. Z. **196**, 465 (1928), Rona **46**, 560.

[598] BROOKE, R. O. u. SMITH, A. H.: J. biol. Chem. **100**, XXIII (1933), Rona **75**, 16. Technik nach PREGL für Serienbestimmungen.

[599] HOLTZ, F.: Biochem. Z. **210**, 252 (1929), Rona **52**, 278.

[600] VILA, A.: C. rend. Acad. Sci. **198**, 657 (1934), Rona **80**, 557.

[601] HINGLAIS, H.: Bull. Soc. chim. biol. **9**, 540 (1927), Rona **42**, 396.

[602] ALTEN, T., WEILAND, H. u. LOOFMANN, H.: Z. Pflanzenernährung A **32**, 33 (1933), Rona **77**, 390.

[602, I] RAUTENBERG, E.: Mikrochem. **4**, 467 (1932), Rona **66**, 688. Fällung mit Strychnin.

[603] NEUMANN, A.: Hoppe-Seylers Z. **37**, 115 (1903). a) NEUMANN, A.: Hoppe-Seylers Z. **43**, 32 (1905).

[604] BÄURLE, A., RIEDEL, W. u. TÄUFEL, K.: Z. Unters. Lebensmittel **67**, 274 (1934), Rona **81**, 19.

[605] HARTMANN, W.: Z. Unters. Lebensmittel **55**, 610 (1928), Rona **48**, 480.

[606] MACHEBOEUF, M.: Bull. Soc. chim. biol. **8**, 464 (1926), Rona **38**, 255. 1 ccm Blut, Erfassungsgrenze 0,1—1,0 mg, Fehler ± 3%.

[523] P in 1 ccm Serum mit $\pm$ 4%[607], [557] P bis 100 γ herab, brauchbar in Hefe, [563] P bis 30 γ gibt gute Werte, [567] bei > 100 γ Fehler geringer als 1%, [531] Fehler liegt bei 2 γ P, [608] im Blut 15—500 γ.

Für ganz kleine Mengen:[526] 13 γ P $\pm$ 0,4 γ, oder bei Anwendung besonders diffiziler Vorrichtungen 0,9—9 γ mit 0,3—0,5% Fehler[609]. Im ganzen wird die Exaktheit der Resultate abhängen von der Art der Fällung (Hitze), der Länge des Stehens, so daß beim Waschen nicht Verluste entstehen, vor allem bei routinierter Arbeit.

6. Reduktion des Molybdäns durch metallisches Aluminium zu Mo_3O_5 und Titration zu MoO_3 durch Permanganat: 1 ccm n/25 $KMnO_4$ = 0,036 mg P, bei 50 γ P Fehler gering[571].

7. Die Phosphomolybdänverbindung wird durch Reduktionsmittel verschiedenster Art zu Molybdänsäure reduziert. Die Reduktion von Molybdänsäure erfolgt auch ohne PO_4'''[610]. PO_4''' soll eine Rolle als Katalysator haben, und pro Molekül Phosphat werden dann mehrere Moleküle zu dem Molybdänblau unbekannter Konstitution reduziert und zwar um so mehr, je stärker das Reduktionsmittel ist. Daraus würde sich auch die Wichtigkeit der Wahl des Reduktionsmittels erklären, besonders was die störenden Substanzen anlangt, von denen früher[595] schon gesprochen wurde.

Daraus erklärt sich auch, daß das Auffinden eines geeigneten Reduktionsmittels nicht einer einfachen Modifikation gleichzusetzen ist. Die einzelnen Reduktionsmittel werden hier kurz Erwähnung finden.

α) Hydrochinon nach Bell und Doisy, von Briggs[589] zuerst modifiziert. Die Farbtiefe wurde intensiviert durch Benedict[533]. Sie ist abhängig von der Wasserstoff-Ionen-Konzentration[525, 569], optimal ist 0,25 n H_2SO_4[611], auch auf 0,1 ccm Blut anwendbar[612]. Neuerdings modifiziert[527]; durch Bestrahlung mit einer Stupholampe soll die Färbung konstanter werden[613]. Störungen durch Blutgerinnungsmittel[540, 614]. Störend ist vor allem die durch die Oxydation des Hydrochinon entstehende grüne Verfärbung. Auch dauert die Reduktion zu lange.

β) Die Reduktion durch 1, 2, 6-Aminonaphtholsulfosäure (auch die 1, 2, 4-Verbindung ist brauchbar) wurde von Fiske und Subbarow[518, 620,II] aus diesen Gründen eingeführt und hat weiteste Verbreitung gefunden (siehe [620, II]), übertragen auf Muskelextrakte[535, 542, 544] mit Erwärmen für 5′ auf 37° zur Entwicklung der Farbe. Da bei höherer Temperatur Pyrophosphat und Metaphosphat gespalten werden, darf man vielleicht sogar die Zimmertemperatur nicht überschreiten[615], wobei andererseits Pyrophosphat die Farbentwicklung hemmt. Wichtig ist für die Tiefe der Farbe, daß auch im Standard dieselbe Konzentration an Trichloressigsäure vorhanden ist wie im Filtrat[535]. Bestimmung in 0,2 ccm Blut[530] mit Perchlorsäure[574], die deshalb geeignet ist, weil sie leicht lösliches Ba-Salz hat und auch veraschend wirkt. Im Urin stört NaCl und Harnstoff in 0,5 mol. Sie müssen zerstört werden[620, I].

---

[607] Indovina, R.: Diagnostica Tecnica Labor. **3**, 390 (1932), Rona **71**, 103. Bestätigt die Angaben von [523] und weist auf die geringe Schwankungsbreite hin.

[608] Odin, M.: Acta paediatr. **9**, 392 (1930), Rona **57**, 20.

[609] Lindner, R. u. Kirk, P. L.: Mikrochem. **22**, 300 (1937), Rona **108**, 188.

[610] Berenblum, J. u. Chain, E.: Biochem. J. **32**, 286 (1938), Rona **108**, 528.

[611] Bennett, H. B.: J. Labor. clin. Med. **13**, 251 (1927), Rona **44**, 736.

[612] Warkany, J.: Biochem. Z. **190**, 336 (1927), Rona **44**, 407.

[613] Urbach, C.: Biochem. Z. **268**, 457 (1934), Rona **79**, 393.

[614] White, H. L. u. Monaghan, B.: Proc. Soc. exp. Biol. Med. **31**. 1 (1933), Rona **78**, 630. 0,3% NaF sollen nicht stören.

[615] Boratynski, K.: Z. anal. Chem. **102**, 421 (1935), Rona **90**, 436.

[616] Schaaf, F.: Klin. Wschr. **1936 II**, 1105, Rona **97**, 30.

[617] Brose, H. L. u. Jones, E. B.: Nature **138**, 644 (1936). C. **1937 I**, 1200.

[617, I] Mc Cune, D. J. u. Weech, A. A.: Proc. Soc. exp. Biol. Med. **45**, 559 (1940), Rona **126**, 300. Die Farbtiefe nahm noch bis 72 Stunden zu, und deshalb wurden die Versuche so lange ausgedehnt. $SnCl_2$ erwies sich hier als unbrauchbar, besonders im Sommer mit starken Temperaturschwankungen.

[617, II] Norberg, B.: Acta physiolog. scand. 5, Suppl. 14, 9.) (1942), Rona **132**, 498.

[618] Obermer, E. u. Milton, R.: J. Labor. clin. Med. **17**, 792 (1932), Rona **71**, 162. Photometer nach Vernes-Brisq-Yvon.

[619] Palmer, L. S. u. Nelson, J. W.: Proc. Soc. exp. Biol. Med. **31**, 1070 (1934), Rona **85**, 407.

[620] Vasarhelyi, B.: Mikrochem. Pregl-Festschr. **329** (1929), Rona **53**, 301

[620, I] Rae, J. J. u. Eastcott, E. V.: J. biol. Chem. **129**, 255 (1939).

[620, II] Hinsberg, K. u. Lang, K.: „Medizinische Chemie", 1938, S. 64, halten diese Methode für allein berechtigt und erwähnen keine andere. Unser Vorhaben verfolgt andere Zwecke als obige Autoren, deshalb hielten wir es nicht für überflüssig, auch von den Erfahrungen anderer Experimentatoren zu berichten.

Übertragung der Methode zur Anwendung der Photometrie bei $\lambda = 720 \mu\mu$[565] auf ein Stufenphotometer von ZEISS mit Spezialfilter[616], auf ein photoelektrisches Colorimeter[617, 617, I] wobei dann Messungen von 0,1 γ P, ja sogar 10^{-4} γ (617, II) noch bestimmt werden können. Von anderer Seite wird bedeutet[618], daß gerade die Methode von FISKE nicht für Photometrie geeignet sei, wohl aber die nach BRIGGS (dagegen[617, I]). Für Phosphatasebestimmungen nach BODANSKY gibt diese Methode Fällungen, erscheint also nicht brauchbar[619], Arsensäure gibt die Färbung auch[584]. Untersuchungen über Brauchbarkeit anderer Isomeren der 1, 2, 4-Aminonaphtholsulfosäure[620, 620, III] haben keine bessere Substanz ergeben. Die Isomeren werden auch von den verschiedenen störenden Substanzen betroffen.

γ) Als Reduktionsmittel dient Zinnchlorür[578], das schon in 1′ seine größte Farbtiefe erreichen soll. Besondere Sorgfalt ist auf die Herstellung und Aufbewahrung der $SnCl_2$-Lösungen zu legen[621], vielleicht in Flaschen mit Paraffinüberzug[622]. Die erzielbare Farbe soll tiefer sein, ist aber nicht nur abhängig von der Konzentration von $SnCl_2$, von Ferri-Ionen[622] und HCl[623], (andererseits wird sogar $CuSO_4$ in Spuren zum Reagens zugesetzt[624]). Die Farbtiefe soll nicht genau proportional der P-Menge sein, sondern folgt einem bestimmbaren Gesetz[625], das durch Anbringen von Korrekturen eine Bestimmung gestattet[524, 626, 627]. Schon ohne PO_4''' kommt es zu einer Blaufärbung[628], die aber bei Anwendung reiner Reagenzien 0,4 γ P nicht übersteigt[524]. Anwendung der Methode auf Urin[517], Serum[528, 548], Liquor[560]. Für Glomerulusfiltrat und Lymphe in ganz kleinen Flüssigkeitsmengen (0,08 cmm) übertragen von WALKER[629], wobei 0,001 γ P bestimmt werden können. Die entwickelte blaue Farbe kann man vor der Colorimetrie mit Amylalkohol[630] ausschütteln. Ebenso wurde versucht, die Phosphomolybdänsäure mit Isobutylalkohol auszuschütteln. Dann findet erst die Reduktion statt. Dabei sind keine störenden Substanzen (NO_3, Citrat, Oxalat, Fluorid) zu fürchten, bis 0,1 γ P können so bestimmt werden[631]. Schwankungen der Farbtiefe durch Temperaturwechsel siehe [617, I].

δ) Die Reduktion des Molybdats wird vor dem Zusatz mit Kupferdrehspänen[519] oder $SnCl_2$[632] vorgenommen. Es bildet sich ein instabiles Molybdänblau, das nur bei 25—75% H_2SO_4 existenzfähig ist. Molybdän ist teils 6-, teils 4-wertig und hält sich über Kupferdrehspänen lange Zeit[632]. Die Farbe wird stärker bei Zusatz von Phosphat, ist aber schwer zu reproduzieren[602], vielleicht besser bei der Herstellung mit $SnCl_2$[633]. Dabei ist die Farbe in schwächeren als n/10 Säuren gelb[633].

Ähnlich verfährt ZINZADZE[634], der auch ein Molybdänblau durch Einwirken von Molybdänmetall auf Molybdänsäure herstellt. Die blaue Farbe verschwindet bei Verdünnung nur dann nicht, wenn in der Verdünnungsflüssigkeit Phosphat oder Arsenat vorhanden ist.

ε) Reduktion mit Methyl-p-amidophenol. Die Farbentwicklung soll unempfindlicher gegenüber Acidität und Salz[564, 579] sein (s. a. [639, III]). Aber 2, 4-Diaminophenol ist sehr gut brauchbar[620, II].

ζ) Reduktion mit p-Oxyphenylglykokoll[573].

η) Reduktion mit Ascorbinsäure [582], Erwärmung auf 37° für 20′ wird angegeben, POTTER ([639, I]) benötigt nur Zimmertemperatur (s. a. [639, II]).

Eine wichtige Neuerung bringt die Änderung der p_H, in der die Molybdänblauentwicklung erfolgt. (Siehe [639 II]). Wird die pH von 0.65 auf 4,0 verschoben und die Molybdatkonzentration von 0,25 auf 0,1% reduziert mit Ascorbinsäure als Reduktions-

---

[620, III] ALLEN, R. J. L.: Biochem. J. **34**, 858 (1940), Rona **126**, 591. Zeiss-Filter S 72. Dauer der Einwirkung von 1, 2, 4-Aminonaphtholsulfosäure genau 20′.

[621] KUTTNER, TH. u. LICHTENSTEIN, L.: J. biol. Chem. **86**, 671 (1930), Rona **57**, 20.

[622] CHAPMAN, H. D.: Soil Sci. **33**, 125 (1932), Rona **67**, 71.

[623] MUNSELL, J.: Proc. Soc. exp. Biol. Med. **29**, 828 (1932), Rona **69**, 15.

[624] GILBERT, B. E. u. SMITH, J. B.: J. of biol. Chem. **74**, 223 (1927), Rona **43**, 343. In Bodenproben.

[625] PFEILSTICKER, K.: Z. anal. Chem. **82**, 276 (1930), Rona **59**, 236.

[626] BODANSKY, A.: J. biol. Chem. **99**, 197 (1932), Rona **73**, 168.

[627] BODANSKY, A., HALLMAN, L. u. BONOFF, R.: Proc. Soc. exp. Biol. Med. **28**, 762 (1931), Rona **62**, 478.

[628] WOODARD, H. Q.: J. Labor. clin. Med. **22**, 1287 (1937), Rona **103**, 517.

[629] WALKER, A. M.: J. biol. Chem. **101**, 239 (1933), Rona **75**, 506.

[630] SCHARRER, K.: Fortschr. d. Landwirtschaft **2**, 80 (1927), Rona **41**, 154.

[631] BERENBLUM, I. u. CHAIN, E.: Biochem. J. **32**, 295 (1938), Rona **106**, 528.

[632] DENIGES, G.: Mikrochem. Pregl-Festschr. **27** (1929), Rona **53**, 301.

[633] MEYER, A. H.: Science **1930 II**, 174, Rona **58**, 428.

[634] ZINZADZE, S. R.: Z. Pflanzenernährung A. **15**, 129 (1930), Rona **55**, 745. Kritik s. [602].

mittel, dann reagieren die leicht zersetzlichen Phosphatverbindungen wie Phosphokreatinin, Acetylphosphat, Rhibose-1-phosphat nicht mehr. Bei 0^0 kann man jede Freisetzung von PO_4''' selbst in 22 Stunden vermissen, nicht aber bei Zimmertemperatur. Man kann zur Sicherung die fortschreitende Farbentwicklung verfolgen und auf Zeit 0, auf das wahre anorganische Phosphat extrapolieren ([639,IV]).

8. Fällung mit Strychninphosphomolybdänsäure nach EMBDEN. Der Niederschlag kann nicht nur wegen seines günstigen Verhältnisses zum P zur gravimetrischen[538] Bestimmung benutzt werden, wobei 20 γ P noch erfaßt werden, sondern auch zur Titration mit Lauge[539] (wie unter 1 unseres Abschnittes, Fehler 1—2%) verwendet werden, ebenso zur colorimetrischen[529] und zur nephelometrischen Bestimmung[602,I; 635] unter Zusatz von Gummiarabicum[636]. Auch Oxydation des Strychnins und Bestimmung der entwickelten CO_2 im Apparat von VAN SLYKE wurden vorgeschlagen (HOAGLAND[344,I]).

Zu den colorimetrischen Bestimmungen wird hier noch die Entwicklung einer weinroten Farbe mit Phenylhydrazin nachgetragen[637].

9. Fällung mit Ammonmolybdat und 8-Oxychinolin (Oxin). Die Fällung soll spezifisch sein[638]. Die dunkelgelbe kristalline Verbindung hat die Zusammensetzung $(C_9H_7ON)_3 H_7[P(Mo_2O_7)_6] \cdot 2\,H_2O$[575], das Gewichtsverhältnis ist also günstig, auf P_2O_5 berechnet ist der Gehalt nur mit 3% anzusetzen. Gravimetrische Bestimmungen sind deshalb möglich[639]. NH_4 verzögert die Fällung.

Weil auf 1 Atom 3 Moleküle 8-Oxychinolin kommen, kann man versuchen, das 8-Oxychinolin bromometrisch zu bestimmen (1 Atom P würde $3 \times 6 = 18$ Atomen Br entsprechen) oder mit dem Phenolreagens nach Folin (Wolframat) eine colorimetrische Bestimmung auszubauen[575]. CHOMSC([639,V]) sedimentiert diesen Komplex und bestimmt so 22—88γ 3,3cc, bei Gelatinezusatz sogar 5.5γ. SCHMIDT u. TANNHÄUSER ([1245 VI]) fällen vor der Bestimmung mit Molybdänblau, wenn größere Mengen Pyrophosphat vorhanden sind, die die Farbentwicklung hemmen, $> 2\gamma$ P können neben 100 γ P_2O_7 bestimmt werden.

10. Fällung als Cobalt-Molybdatkomplex[639, IV] der Zusammensetzung $[Co(NH_3)_5NO_3] H_3PMo_{12}O_{41}$.

11. Fällung als Vanadin-Molybdänsäurekomplex([639, VI]).

B. Phosphat gibt mit Uranylacetat einen unlöslichen Niederschlag.

1. Titration mit Cochenille als Indikator. Dieser Umschlag soll unscharf sein, weshalb Salicylsäure vorgeschlagen wird[640].

2. Die Fällung erfolgt mit eingestellter Lösung. Das nicht ausgefallene Uran wird bestimmt mit Ferrocyanid[597], oder der Niederschlag wird gelöst und darin das enthaltene Uran mit Ferrocyanid colorimetriert[171, 534].

C. Fällung als $Mg(NH_4)PO_4 \cdot 6\,H_2O$.

1. Der Niederschlag wird weiß geglüht und als $Mg_2P_2O_7$ gewogen[641]. Der Niederschlag fällt aber nicht ganz konstant, jedenfalls abhängig von den Bedingungen[642]. Die Fällung ist deshalb nach MATHISON aus citrathaltiger Lösung vorzunehmen[553, 554]. In amerikanischen Arbeiten wird zur Zeit die Magnesiamixtur nach der Vorschrift von SACKS vorgezogen.

---

[635] KLEINMANN, H.: Mikrochem. **5**, 139 (1932), Rona **68**, 211.

[636] PINCUSSEN, L.: Biochem. Z. **177**, 140 (1926), Rona **39**, 177.

[637] TERADA, Y.: Biochem. Z. **145**, 426 (1924), Rona **26**, 162.

[638] BUCHERER, H. TH. u. MEIER, F. W.: Z. anal. Chem. **85**, 331 (1931), Rona **64**, 648.

[639] SCHARRER, K.: Biochem. Z. **261**, 444 (1933), Rona **74**, 593.

[639,I] POTTER: J. biol. Chem. **169**, 19 (1947) u. Arch. Biochem. **6**, 439 (1945)

[639,II] LOWRY, O. H. u. LOPEZ, I. A.: J. biol. Chem. **162**, 421 (1946)

[639,III] RUDY. D. H. u. MÜLLER, K. E.: Angew. Chem. 1948, 280. Angaben über Reinigung der Gläser.

[639, IV] FURMAN, N. u. STATE, H. M.: Ind. Eng. Chem. anal. Ed. 8, 420 (1936). C. **1937** I, 3992.

[639, V] CHOMSC, H.: Angew. Chem. A. **1947**, 245. Fehler + 1,5γ bis — 0,5γ.

[639, VI] SIMONSON, D. G., WESTMAN. M., WESTOVER, H. M. u. MEHL, J., W.: J. biol. Chem. **166**, 747 (1946).

[640] DUPARC, L. u. ROGOVINE, E.: Helvet chim. acta **11**, 598 (1928), Rona **47**, 378. a) Rona **47**, 378.

[641] Mc CANDLESS, J. M. u. BURTON, J. Q.: Ind. Eng. Chem. anal. Ed. **16**, 1267 (1924), Rona **30**, 351.

[642] JORGENSEN, G.: Z. anal. Chem. **66**, 209 (1925), Rona **32**, 843.

[643] WASHBURN, M. L. u. SHEAR, M. J.: J. biol. Chem. **99**, 21 (1932), Rona **73**, 599. Bestimmung im Knochen.

Bei Waschen des Niederschlages mit Methylalkohol können leicht durch Verunreinigung mit Ameisensäure Verluste entstehen. Spuren von Eiweiß stören schon[588]. Vielfach wird, um ein großes Gewicht zu haben, das Glühen vermieden und bei 37° getrocknet[588, 643, 644].

2. Zur Abschätzung der Menge z. B. im Harn wird von der Beobachtung Gebrauch gemacht, daß angeblich die Kristallformen je nach der Konzentration wechseln sollen[520, 645].

3. Aus dem Niederschlag wird das Ammoniak nach KJELDAHL destilliert[561].

D. Fällung als Bleiphosphat $Pb_3(PO_4)_2$, Titration der Phosphorsäure[521, 646, 647]. Nur für große Mengen brauchbar.

E. Fällung als Ag_3PO_4 und Bestimmung der dabei entstehenden Säure[648]. Viele Substanzen stören.

F. Fällung als Quecksilbersalz und Bestimmung des Hg im Niederschlag[649].

G. Potentiometrische Titration mit Alkalien, wobei die einzelnen Dissoziationsstufen die bekannten Knicke in der Kurve ergeben[650, 651, 652], oder es erfolgt eine Fällung von Ag_3PO_4. Der Überschuß der $Ag^{\cdot}$-Ionen wird mit KJ titriert[653].

H. Leitfähigkeitstitration mit Uranylacetat als Fällungsmittel[654].

J. Die Bestimmung des radioaktiven Isotops $^{32}_{15}P$ verlangt erst die Isolierung des Phosphates nach einer der beschriebenen Methoden. Dann wird mit GEIGERschem Spitzenzähler[655] oder elektrometrisch nach bekannten Verfahren die Radioaktivität gemessen. Diese Methode kann zur Histochemie benutzt werden, wenn die Schnitte auf eine photographische Platte aufgelegt werden[655, I].

K. Gewebe vor oder nach Veraschung werden mit Neutronen beschossen und ^{31}P in ^{32}P überführt, dessen Aktivität gemessen wird. Nach Bestrahlung von 5 Tagen kann P in der Menge von $6{,}4 \cdot 10^{-9}$ g genau bestimmt werden (TOBIAS und DUNN [2281].)

L. Die Bestimmung von sekundären und tertiären Phosphaten auf Grund der Eigenschaften der $Ca^{\cdot\cdot}$-Salze wird bei diesen behandelt werden.

γ) *Der histochemische Nachweis.*

Beruht auf einer der von uns hier schon genannten Methoden, z. B. Fällung als Uranylsalz und Färbung des Niederschlages mit $K_4Fe(CN)_6$[656], Fällung als Molybdänsalz mit nachträglicher Reduktion in Molybdänblau[657, 658]. Auch der histochemische Nachweis von Phosphatiden mit Cd-Salzen wurde versucht[659]. Die Methoden wurden einer berechtigten Kritik unterzogen und darauf hingewiesen, daß weder die Abspaltung organisch gebundenen Phosphats verhindert werden kann, noch die Methoden überhaupt empfindlich genug sind, um kleine Mengen in der Zelle nachzuweisen[660]. Darüber hinaus ist auf das hinzuweisen, was über den histochemischen Nachweis der Halogene von uns angeführt wurde. So wurde gerade hier die ganze Methode als zweifelhaft erwiesen, indem anscheinend auch bestimmte Eiweißkörper in der Zelle mit Uransalzen reagieren und PO_4''' vortäuschen[660, I]. Histochemie mit radioaktivem P (siehe [655, I]).

---

644 THURNWALD, H. u. BENEDETTI-PICHLER, A. A.: Z. anal. Chem. **86**, 41 (1931), Rona **64**, 647.

645 PRIBRAM, E. A.: Arch. of Path. **16**, 520 (1933), Rona **77**, 469. a) Proc. Soc. exp. Biol. Med. **30**, 444 (1933), Rona **73**, 212.

646 CATTELAIN, E. u. CHABRIER, P.: C. rend. Acad. Sci. **205**, 49 (1937), Rona **106**, 528.

647 WELLINGS, A. W.: Analyst **60**, 316 (1935), C. **1935 II**, 2705.

648 HEGEDÜS, M.: Z. anal. Chem. **75**, 111 (1928), Rona **49**, 22.

649 IONESCO-MATIU, AL. u. POPESCO, A.: J. Pharmacie **VIII**, 16, 471 (1932), Rona **72**, 14.

650 BEDFORD, M. H., LAMB, F. R. u. SPICER, W. E.: J. amer. Chem. Soc. **52**, 583 (1930), Rona, **55**, 275.

651 SANFOURCHE, A.: C. rend. Acad. Sci. **192**, 1225 (1931), Rona **62**, 680.

652 VILLARD, P.: C. rend. Acad. Sci. **192**, 1332 (1931), Rona **62**, 680.

653 MICHALSKI, E.: C. **1936 I**, 2397.

654 DESHUSSES, L. u. J.: Helv. chim. acta **7**, 681 (1924), Rona **28**, 164.

655 CHARGAFF, E.: J. biol. Chem. **128**, 579 (1939).

655, I BULLIARD, H., GRUNDLAND, J. u. MOUSSA, A.: C. rend. Acad. Sci. **207**, 745 (1938), Rona **112**, 359.

656 HEIDERMANNS, C. u. WURMBACH, H.: Z. Mikrosk. **51**, 375 (1935), Rona **86**, 396. C. **1935 I**, 3574.

657 ANGELI, B.: Riv. Biol. **10**, 702 (1928), Rona **51**, 243.

657, I BELL, R. N.: Anal. Chem. **19**, 97 (1947) C., **1947 II**, 441.

658 CHECCHI, F.: Riv. di biol. **7**, 509, (1925), Rona **34**, 810.

659 STÜLER, A.: Z. f. all. Path. u. path. Anat. **35**, 513 (1925), Rona **31**, 196.

660 POLICARD, A. u. LEULIER, A.: Bull. d'histol. **2**, 22 (1925), Rona **33**, 826.

660, I OMURA, S. u. NOSE, G.: Transact. Soc. path. jap. **29**, 167 (1939), Rona **117**, 191.

3. Bestimmung anderer Phosphorverbindungen.

Pyrophosphat kann von Phosphat durch Fällung des Phosphats mit Magnesiamixtur abgetrennt werden[542]. Es wird auch als Zinksalz bei p_H 3,3 gefällt und kann auch so von PO_4''' getrennt werden[665, I]. Die Bestimmung erfolgt im biologischen Schrifttum wohl allgemein nach LOHMANN[546] durch Hydrolyse von 7 Minuten bei 100° in n/1 HCl, wobei fast 100% zersetzt werden[665, I]. Die Bestimmung erfolgt dann als Ortophosphat. Diese Methode ist nicht brauchbar bei Anwesenheit von Metaphosphat, da dieses derselben Zersetzung unterliegt[661]. Sie ist brauchbar für Muskelextrakt, wo kein Hexosediphosphat vorliegt, dagegen nicht für Hefen, wo diese Verbindung vorhanden ist und bei dieser Behandlung ¼ ihres PO_4''' abspaltet[662]. Man müßte dann also eine Abtrennung, etwa als Ba¨-Salz, vorausgehen lassen. Über Bestimmung von Tri -u. Pyrophosphorsäure in Gegenwart von o-Phosphat (siehe BELL [657, I]).

Phosphorige Säure wird bestimmt durch Oxydation mit Jod in neutraler oder bicarbonatalkalischer Lösung nach RUPP, die aber zu verbessern wäre[663]. Die Phosphorsäure wird als solche bestimmt oder mit Thiosulfat das freie Jod zurücktitriert. Dadurch ist auch eine Trennung von unterphosphoriger Säure möglich, da diese in neutraler oder schwach alkalischer Reaktion nur langsam angegriffen wird[664].

Unterphosphorige Säure H_3PO_2 wird in saurer Lösung mit eingestelltem Jod einige Stunden stehen gelassen[665] oder mit Brom oxydiert, so daß also die Bestimmung von Phosphit und Hypophosphit in Pflanzen nebeneinander möglich ist[661]. Hypophosphit kann man auch durch Permanganat oxydieren[547] oder die Reduktionswirkung auf Sublimat verwenden, wobei Kalomel entsteht[666].

VIII. System Ca-PO_4-CO_3. — Die Knochensalze.

Die Bildung von verschiedenen Ca-Phosphatverbindungen ist im Organismus von fundamentaler Bedeutung und zwar nicht nur in Hinsicht auf die Löslichkeit der Salze des Serums und der Möglichkeit der Übersättigung in irgendeiner Richtung (Tetanie), sondern gerade in Hinsicht auf die Knochenstruktur bzw. Knochenbildung. Man nimmt wohl als Rückgrat der Knochenfestigkeit die Einlagerung von Apatiten an, aber mag auch die feste Knochensubstanz aus Apatit (Hydroxyl, Carbonat, Fluor u. ä.) bestehen, dann bleibt doch noch die Frage der Entstehung solcher Verbindungen ungelöst. Verbindungen so komplizierter Art bilden sich nicht „durch Ausfällung", sondern nur über viele Stufen, denn Reaktionen so hoher Ordnung, bei denen viele Moleküle beteiligt sind, sind nicht bekannt und auch in höchstem Grade unwahrscheinlich. Die Unwahrscheinlichkeit steigt noch durch die Anwesenheit von Kolloiden, die die Beweglichkeit der Ionen notwendig hemmen müssen. Daß diese Bemerkungen schon zu einer Reihe von Problemen, z. B. sowohl in Hinsicht auf Ablagerung als auch Auflösung führen, ist eindeutig. Als Grundlage dieser erst später zu behandelnden Reaktionen scheint deshalb die besondere Berücksichtigung dieses Systems geboten. Es ist dabei von Anbeginn darauf hinzuweisen, daß die Kausalkette — wie in der Biologie allgemein — durchaus nicht geschlossen, vielleicht erst angedeutet ist durch das Vorhandensein zahlreicher kurzer Kettenglieder. Aber wie sollen solche Glieder je zusammenwachsen, wenn eines von dem anderen nichts weiß?

An den Beginn unserer Betrachtung muß man die Feststellung hinsetzen, daß bei einem $p_H < 5{,}5$ keine Calciumphosphatfällung erfolgt[502, 670]. Also beginnt unser eigentliches Interesse bei einer geringeren Acidität, die ja im Bereich der

---

[661] MENGDEHL, H.: Planta **19**, 154 (1933), Rona **73**, 648.

[662] BOYLAND, E.: Biochem. J. **24**, 1, 350 (1930).

[663] CARRÉ, P.: C. rend. Acad. Sci **186**, 436 (1928), Rona **45**, 447. Hinweis auf Fehlerquellen.

[664] SCHWICKER, A.: Z. anal. Chem. **78**, 103 (1929), Rona **53**, 14.

[665] KAMECKI, J.: C. **1938 I**, 937.

[665, I] KIEHL, S. J. u. CLAUSSEN JR., E.: J. amer. med. Assoc. **57**, 2284 (1935). C. **1937 I**, 3453. Daselbst Untersuchungen über die Kinetik der Hydrolyse durch 0,5 n HCl bei verschiedenen Temperaturen.

[666] ALLONESCO, M. u. POPESCO, A.: J. Pharmacie **VIII**, 13, 12 (1931), Rona **60**, 535.

belebten Welt fast ausschließlich vorkommt. Einen Niederschlag von der Form $CaH_4(PO_4)_2 \cdot H_2O$ kann man nur aus konzentrierter Lösung erhalten[669]. Bei 25° lösen sich 10 g/Ltr. Die Löslichkeit ist also um eine Größenordnung über dem sekundären Salz.

Bei näherer Beschreibung der Bedingungen irgendeiner Fällung und von Gleichgewichten, die sich mit einem Bodenkörper (als Modell für die Knochensubstanz) ergeben, würden die verschiedenen Dissoziationsstufen der Phosphorsäure wichtig sein. Die Dissoziationsstufen ergeben sich:

$$1.\ K_1 = \frac{[H^{\cdot}]\cdot[H_2PO_4{}']}{[H_3PO_4]} \qquad 2.\ K_2 = \frac{[HPO_4{}'']\cdot[H^{\cdot}]}{[H_2PO_4{}']} \qquad 3.\ K_3 = \frac{[PO_4{}''']\cdot[H^{\cdot}]}{[HPO_4{}'']}.$$

Die Größe dieser Gleichgewichtskonstanten nach der klassischen Dissoziationstheorie, die mit verschiedenen Verfahren gefunden wurden, geben wir auf folgender Tabelle wieder:

Tabelle 2.

Literaturangaben	Temp.	K_1	K_2	K_3	
Britton (502) . .	20°	$0{,}94 . 10^{-2}$	$1{,}4 . 10^{-7}$	$2{,}7 . 10^{-12}$	Titration von H_3PO_4
Remy (Teil I) . . .	18°	$1{,}1 . 10^{-2}$	$1{,}2 . 10^{-7}$	$1{,}8 . 10^{-12}$	—
Kugelmass u. Mitarb. (667) . .	25°	—	$2 . 10^{-7}$	—	—
	38°	—	$2{,}4 . 10^{-7}$	—	nach (670) angezweifelt
Kugelmass (668) .	20° 38°	— —	— —	$1{,}02 . 10^{-12}$ $1{,}48 . 10^{-12}$	aus der Hydrolyse
				$0{,}97 . 10^{-12}$	elektrometrische Titration
Holt u. Mitarb. (670)	38°	$1 . 10^{-2}$	$0{,}88—1{,}95 . 10^{-7}$ $1 . 10^{-7}$	$3{,}4$ u. $4 . 10^{-13}$ $4 . 10^{-13}$	Zusammenstellung aus der älteren Literatur
Hastings u. Mitarb. (671, 672) .	18°	$1{,}12 . 10^{-2}$	—	$3{,}6 . 10^{-13}$ bis $1 . 10^{-12}$	—
Shima (672, I) . . .	18°	—	$0{,}96 . 10^{-7}$ $2{,}4 . 10^{-7}$	—	Chinhydronelektrode bei der Konzentration des menschlichen Harns
Shima (672, IV) . .		—	$1{,}38 . 10^{-7}$		—
Kolthoff (672, II)	18°	$8{,}1—11{,}2 . 10^{-3}$	$0{,}7 . 10^{-7}$	$5 . 10^{-13}$	Leitfähigkeitsmessung
Burk u. Mitarb. (672, III)	25° 37,5°	$7{,}9 . 10^{-3}$ $6{,}9 . 10^{-3}$	$7{,}4 . 10^{-8}$ $8{,}7 . 10^{-8}$	—	Chinhydronelektrode

[667] Kugelmass, I. N. u. Shohl, A. T.: J. biol. Chem. **58**, 649 (1924), Rona **26**, 6.
[668] Kugelmass, I. N.: Proc. Soc. exp. Biol. Med. **26**, 129 (1928), Rona **51**, 14. a) Biochem. J. **23**, 587 (1929), Rona **53**, 294.
[669] Larson, H. W. E.: Ind. Eng. Chem. analyt. Edit. **7**, 401 (1935). C. **1937** I, 555.

Die angegebenen Konstanten sind nur dann einwandfrei, wenn die hier in Betracht gezogenen Ionen sich allein in der Lösung befinden. Schon die Methoden der Messung zeigten, daß es sich um eine thermodynamische Größe handelt, d. h. eine Größe, die mit der Beweglichkeit der Ionen, also mit ihrer Aktivität eng zusammenhängt. Die Aktivitätstheorie von DEBYE und HÜCKEL hat den messenden Beobachtungen und bis dahin rein formalen Korrekturen, die vorher schon vorlagen (BJERRUM, LEWIS und RANDALL), eine anschauliche Grundlage gegeben. Die Theorie sagt nun aus, daß die kinetischen Eigenschaften der Ionen geändert werden durch elektrostatische Felder, wie sie durch andere in der Lösung vorhandene Ionen entstehen. Solche Bedingungen sind aber im lebenden Objekt immer vorhanden. Als Maß dieser Felder gilt auch nach DEBYE und HÜCKEL die Gleichung der „Ionenstärke" (ionic strength) von LEWIS:

4. $$\mu = \frac{1}{2} \sum_i m_i \cdot z_i^2 = \frac{1}{2} (m_1 \cdot z_1^2 + m_2 z_2^2 + \ldots),$$

in der m die Molarität des betreffenden Ions und z seine Ladung bedeutet, so daß also die Ionenstärke mit dem Vorkommen mehrwertiger Ionen wächst. Unter Berücksichtigung dieser Korrektur geben HASTINGS, MURRAY und SENDROY[671, 672] die Dissoziationskonstanten an, indem sie in bekannter Weise den negativen Logarithmus (ähnlich wie p_H) der Konstante angeben bei 38°:

	nach LUGG[673, V]	*für μ des Serums*
5. $pK_1' = 2{,}11 - 0{,}5\sqrt{\mu}$	$2{,}09 - \frac{\sqrt{\mu}}{1 + 1{,}0\sqrt{\mu}} - 1{,}8\mu$	$1{,}22 \cdot 10^{-2}$
6. $pK_2' = 7{,}15 - 1{,}25\sqrt{\mu}$	$7{,}16 - \frac{2\mu}{1 + 1{,}5\sqrt{\mu}}$	$2{,}19 \cdot 10^{-7}$
7. $pK_3' = 12{,}66 - 2{,}25\sqrt{\mu}$		$1{,}66 \cdot 10^{-12}$

Salze beeinflussen die Pufferfähigkeit[673, I], und die Acidität kann verschoben werden, weil die Aktivität des einen Ions mehr als die des anderen beeinflußt wird[673, II—IV].

Nach diesen Vorbereitungen ist es möglich, das Löslichkeitsprodukt von $Ca_3(PO_4)_2$ mit der Größe $K_{LP} = [Ca^{++}]^3 [PO_4''']^2$ zu berechnen. Die Berechnung des Löslichkeitsproduktes erweist sich anscheinend (s. sp.) überlegen der Untersuchung der Löslichkeit, weil diese mit der Acidität sehr schwankt, dann aber auch, weil es nicht möglich ist, durch Auftreten der Hydrolyse die Wasserstoff-Ionen-Konzentration in der Lösung konstant zu halten infolge von sekundären Reaktionen. Die Messung der Acidität mit der Wasserstoffelektrode macht schon Schwierigkeiten[670].

[670] HOLT, L. E, LA MER, V. K. u. CHOWN, H. B.: J. biol. Chem. **64**, 509 (1925). a) HOLT, L. E., LA MER, V. K. u. CHOWN, H. B.: J. biol. Chem. **64**, 567 (1925). b) HOLT, L. E., LA MER, V. K. u. CHOWN, H. B.: J. biol. Chem. **64**, 579 (1925), Rona **34**, 447

[671] HASTINGS, B., MURRAY, C. D. u. SENDROY, J.: J. biol. Chem. **71**, 723 (1926).

[672] SENDROY, J. u. HASTINGS, A. B.: J. biol. Chem. **71**, 783 (1926). a) SENDROY, J. u. HASTINGS, A. B.: J. biol. Chem. **71**, 797 (1926).

[672, I] SHIMA, K.: J. of Biochem. **29**, 121 (1939), Rona **113**, 190.

[672, II] KOLTHOFF, I. M.: Rec. trav. chim. Pays-Bas **46**, 350 (1927), Rona **42**, 206.

[672, III] JOWETT, M. u. MILLET, H.: J. amer. chem. Soc. **51**, 1004 (1929), Rona **52**, 679.

[672, IV] SHIMA, K.: J. of Biochem. **29**, 147 (1939), Rona **114**, 532. Besondere Kontrollen und Berechnungen.

[673] KENNETH, A. K. u. DOUMANI, TH. F.: Z. anorg. Chem. **232**, 319 (1937). C. **1937 II**, 1964.

[673, I] VAN SLYKE, D.: J. biol. Chem. **52**, 525 (1922).

[673, II] ROBINSON, H. W.: J. biol. Chem. **82**, 775 (1929), Rona **52**, 184. Neutralsalze.

Zur Feststellung des Löslichkeitsproduktes geht man auf 2 Wegen vor: Entweder man läßt zu einer Phosphatlösung die Lösung eines Ca¨-Salzes hinzutropfen, oder man schüttelt einen Bodenkörper mit der zu untersuchenden Lösung. Um den Verhältnissen im Organismus nahe zu kommen, werden vielfach auch Carbonat-Ionen in den Bereich der Untersuchungen gezogen, und um die auftretenden Schwierigkeiten zu beleuchten, sollen Versuche[673], $Ca_3(PO_4)_2$ in Sodalösungen aufzulösen, angeführt werden. Bei diesen Versuchen ergab sich, daß gegen die Erwartung vom reinen Ionenprodukt her bei stärkerer Konzentration (bis 2,5—4 molar als Grenze) der Soda mehr PO_4''' in der Lösung zu finden war. Das CO_3'' hatte mit der oberflächlichen Schicht des Phosphats reagiert, und es waren an der Oberfläche Niederschläge von $CaCO_3$ entstanden, die eine weitere Reaktion mit dem tiefer liegenden Phosphat verhinderten. Das konnte dargetan werden dadurch, daß eine stärkere Zerkleinerung des Bodenkörpers die Löslichkeit, die vorher schon ein Ende erreicht hätte, wieder erhöhte. Es waren neue zugängliche Flächen entstanden, die reagieren konnten. Also auch Reaktionen an Oberflächen sind zu beachten. Die Zusammensetzung des Bodenkörpers änderte sich stets nach dem pH der darüberstehenden Lösung, indem diese stets der Neutralität zustrebte ([673] VI).

Wenn man in stark alkalischer Lösung arbeiten würde, hätte man die Sicherheit, daß praktisch nur PO_4''' vorläge. Damit könnte man das Löslichkeitsprodukt auf einfachere Weise feststellen, wenn nicht die Löslichkeit so gering wäre, daß analytische Fehler das Resultat leicht trüben könnten. Deshalb ist es vorteilhaft, bei stärker saurer Lösung zu arbeiten und die tatsächliche $[PO_4''']$ aus den Gleichungen 1—3 zu berechnen.

Man erhält nach Holt und Mitarbeitern[670]

$$8. \qquad [PO_4'''] = \frac{[\text{Gesamt-}PO_4] \cdot K_1 \cdot K_2 \cdot K_3}{[H^{\cdot}]^3 + [H^{\cdot}]^2 \cdot K_1 + [H^{\cdot}] \cdot K_1 \cdot K_2 + K_1 \cdot K_2 \cdot K_3}.$$

Unter Beachtung der Gleichungen 5—6 und der Aktivitäten (d. h. z. B. statt pH : pα_H) erhält man[672] eine ganz analoge Gleichung, die wir hier nicht anführen wollen.

Um zu dem Löslichkeitsprodukt zu kommen, wird man nicht die Möglichkeit haben, die Konzentration des ionisierten Ca¨ direkt anzugeben, sondern man kann sich nur an die stöchiometrische Konzentration halten und vollkommene Dissoziation voraussetzen. Im Serum müssen Messungen auf anderem Wege berücksichtigt werden. Werden die Salze selbst und rein angewendet, dann muß ihre Konzentration bzw. Ionenstärke in Betracht gezogen werden, eventuell ist Extrapolation für unendliche Verdünnungen notwendig.

Abgesehen von dem Bestimmungsverfahren ist bei der Rechnung die Größe der Dissoziationskonstanten wichtig, weshalb die Angaben der verschiedenen Untersucher auf der Tabelle auf S. 50 angegeben wurde. Man gibt am besten den negativen Logarithmus für das Löslichkeitsprodukt an, $pK_{Ca_3(PO_4)_2}$ auf folgender Tabelle:

---

[673], III Burk, N. F. u. Greenberg, D. M.: J. biol. Chem. **87**, 197 (1930). Durch Harnstoff Verschiebung zum Alkalischen.

[673], IV Neuschloss, S. M. u. Ibanez, R. P.: Biochem. Z. **232**, 106 (1931), Rona **61**, 618. Durch $[NH_4^{\cdot}]$.

[673], V Lugg, J. W. H.: J. amer. chem. Soc. **53**, 1 (1931), Rona **61**, 4. $\mu = \frac{1}{2} \Sigma CZ^2$, C = Konzentration. Nur Berechnungen. Die Gleichungen sollen mit den Versuchsresultaten von Hastings, Murray und Sendroy besser übereinstimmen.

[673], VI Rae, S. J. u. Clegg, C. T.: J. dent. Res. **27**, 54 (1948). Keine Angaben über Temperatur und Schütteldauer.

Tabelle 3.

Literatur	Größe	Methode der Bestimmung	Bemerkungen
HOLT u. Mitarb. (670)	29,64 31,48 32,50	Titration von H_3PO_4 mit $Ca(OH)_2$ und Schütteln von 8 Tagen zum Vermeiden von Übersättigung	Berechnet nach angegebenen Prinzipien von (672a)
HASTINGS u. Mitarb. (672a)	30,95	Schütteln eines Bodenkörpers für 20 Stunden bis 8 Tage	

Die Diskrepanz dieser Werte ist vielleicht dadurch verständlich, daß bei der sauren Lösung[670] die $[PO_4''']$ nur gering ist und kleine Differenzen schon zu größeren Fehlern führen. Wichtiger als diese extrapolierten Werte sind natürlich für unseren Zweck die Veränderungen des Löslichkeitsproduktes durch Beimengung anderer Substanzen, wie sie im Blutserum und Knochen vorhanden oder möglich sind. Diese Beeinflussungen behalten ihre Bedeutung auch dann, wenn z. B. die Knochenbildung nicht durch einfache Fällung des verlangten Phosphates, sondern über Zwischenstufen erfolgt; denn mag auch das Löslichkeitsprodukt für die Knochenbildung bedeutungslos sein, so ist es das doch nicht für die Knochenauflösung bzw. den Knochenneubau, selbst wenn er von Zellen ausgeführt wird. Problematisch wird die Genauigkeit dieser Werte eher dadurch, daß der Knochen kein Kristall der hier vorausgesetzten Zusammensetzung enthält, aber stets behalten sie ihre Bedeutung als Grenzen, wenn die Bedingungen nur sorgfältig definiert waren.

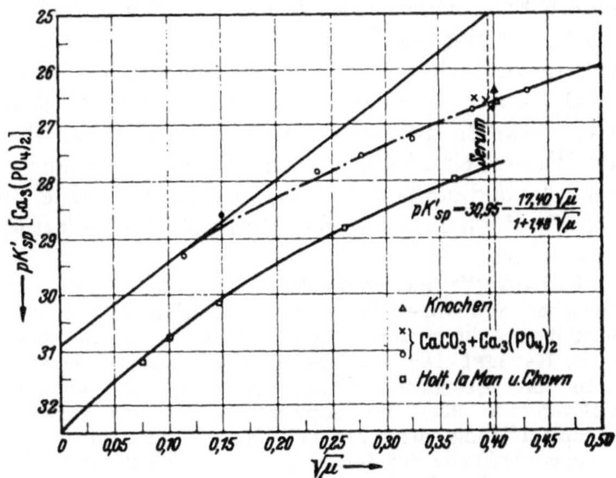

Abb. 1. Löslichkeit von tertiärem Calciumphosphat in Salzlösung verschiedener Ionenstärke bei 38°. Ordinate negativer Logarithmus des Löslichkeitsprodukts. Die Daten von HOLT und Mitarb. sind umgerechnet.

Veränderungen werden notwendig durch Zufügung von Salzen zu der Lösung entstehen. Durch beliebige Salze wird die Löslichkeit erhöht, eine Erscheinung, die für das klassische Massenwirkungsgesetz restlos unverständlich war, aber durch die Aktivitätstheorie leicht erklärbar wird. Davon zu unterscheiden sind die Vorgänge, die durch Komplexbildung z. B. mit $Ca^{\cdot\cdot}$ zu einer scheinbaren Erhöhung des Löslichkeitsproduktes führen. Aber im Prinzip liegt für die Rechnung etwas Ähnliches vor, da in jedem Falle nur ein Bruchteil des in der Lösung vorhandenen Calciums thermodynamisch „aktiv“ ist. Bei Zusatz von Salzen wird das stöchiometrische Löslichkeitsprodukt erhöht (also pK erniedrigt) nach ihrer Ionenstärke. Wir geben den Verlauf wieder auf Abb. 1 aus einer Untersuchung von SENDROY und Mitarbeitern[682a)], die einen großen Bereich von μ in Betracht zieht. Die angegebene Gleichung:

$$9. \quad \ldots\ldots \quad pK_{Ca_3(PO_4)_2} = 30{,}95 - \frac{17{,}40\sqrt{\mu}}{1 + 1{,}48\sqrt{\mu}}$$

folgt aus der Theorie von DEBYE und HÜCKEL. Die Erhöhung ist besonders bei 2wertigen Ionen groß[670] z. B. SO_4''. Das ergibt sich auch aus einer Zusammenstellung von GREENWALD[674], der die Aktivitäten der Ionen nicht berücksichtigt, auch durch seine Methoden zu abweichenden Werten kommt, aber wir wollen hier nur die relativen Zahlen betrachten.

Ion	Löslichkeitsprodukte (20—25°) $[Ca^{..}][SO_4'']$	$[Ca^{..}][CO_3^{..}]$	$[Ca^{..}]^3[PO_4''']^2$
Cl'	$4,36 \cdot 10^{-4}$	$5,51 \cdot 10^{-9}$	$5,1 \cdot 10^{-30}$
NO_3'. . . .	$4,26 \cdot 10^{-4}$	$4,37 \cdot 10^{-9}$	$1,8 \cdot 10^{-30}$
Acetat	$4,12 \cdot 10^{-4}$	$6,22 \cdot 10^{-9}$	$3,51 \cdot 10^{-30}$
Sulfat		$7,38 \cdot 10^{-9}$	$14,6 \cdot 10^{-30}$

Die vorher erwähnten Versuche von REITENMEIER und BUCHERER[510, III] zeigten, daß Hexametaphosphat, aber auch Pyro- und o-Phosphat das Fällen von $CaCO_3$ in ganz spezifischer Weise verhindern konnten. Die Zahlen unserer Tabelle weisen ebenso darauf hin, daß abweichend von der Wertigkeit und Konzentration (die allein in dem Wert der Ionenstärke vorkommen) auch spezifische andere Eigenschaften der Ionen eine Rolle spielen, z. B. fanden HOLT und Mitarbeiter[670] eine die Theorie übertreffende Löslichkeitserhöhung bei Zusatz von $ZnSO_4$, vielleicht durch Komplexbildung des Zinks mit dem Phosphat-Ion, und HPO_4'' durch Komplexbildung mit $Ca^{..}$ (siehe dazu auch Kurve 2[675, I]). Ebenso wird natürlich die Hydratation der Ionen und ihr Einfluß auf den Kristallbau des Wassers eine Rolle spielen, die aber in erster Annäherung zu übergehen ist. Komplexbildung mit Calcium wird häufiger eine Rolle spielen und dabei eröffnet sich die Möglichkeit, an den Haushalt der Zelltätigkeit bei der Verkalkung heran zu kommen.

KLEMENT[4929] bestritt die Möglichkeit der Angabe eines Löslichkeitsproduktes von Ca-Phosphat, weil immer Hydroxylapatit vorläge und dieses durch Umlagerungen gar kein Löslichkeitsprodukt entstehen läßt. Diese Auffassung wird heute wohl allgemein vertreten (z. B. RATHJE). Die Löslichkeit stieg schon bei verschiedener Menge des Bodenkörpers, dann aber besonders bei Zugabe von Glykokoll und salzfreier Gelatine. Aber diese seien wirksam nur über die Abpufferung der sich verschiebenden Acidität und nicht durch Komplexbildung, denn die Leitfähigkeit wird nicht beeinflußt. Dagegen fand sich eine geringere Diffusibilität des $Ca^{..}$, die durch elektrostatische Anziehungen zu erklären sei. Das würde aber das Zeichen einer Aktivitätsverminderung sein und nicht der Annahme einer Aciditätsänderung bedürfen (siehe auch[675, II]).

Die Löslichkeitserhöhung durch organische Säuren geht teilweise in das 100000fache des Löslichkeitsproduktes, und zwar bei Zusatz von nur 1 mMol.[674]. Bekannt ist hier Citrat[671, 674], dann wurde untersucht Tartrat usw.[674]. Beim Wechsel von 1 mMol. Apfelsäure zu Fumarsäure ändert sich das Löslichkeitsprodukt von $20,8 \cdot 10^{-30}$ auf $3,5 \cdot 10^{-30}$, beim Übergang auf Maleinat auf $7,4 \cdot 10^{-27}$. Es ist bei Ascorbinsäure 1000mal größer als bei Cl' oder NO_3' (siehe Tabelle). Oxydation der Ascorbinsäure erniedrigt das Ionenprodukt beträchtlich[674].

Bei der Ionenaktivität des Serums ist das Löslichkeitsprodukt nicht abhängig von den verschiedenen anwesenden Salzen[670, 671, 672]. $p[Ca][PO_4''']^2$ wurde zu 26,5—27,75 gemessen bei einem $\mu = 0,155$[675]. Bei Knochenasche als Bodenkörper war der Betrag wenig verschieden von 25,5—26,0. Die Anwesenheit von CO_3'' führt also nicht zur Erniedrigung der Löslichkeit. Sättigung von Lösungswasser

[674] GREENWALD, I.: J. biol. Chem. **124**, 437 (1938). a) GREENWALD, I.: J. biol. Chem. **123**, XLV (1938).
[675] LOGAN, M. A. u. TAYLOR, H. L.: J. biol. Chem. **119**, 293 (1937).
[675, I] GREENWALD, I., REDISH, J. u. KIBRICK, A. C.: J. biol. Chem. **135**, 65 (1940), Rona **125**, 453. $CaHPO_4$ und noch mehr $MgHPO_4$ müssen wenig dissoziiert angenommen werden.
[675, II] KLEMENT, R. u. WEBER, R.: Biochem. Z. **308**, 391 (1941). Auch Serumeiweiß erhöht die Löslichkeit.

mit CO_2 führte sogar, entsprechend der Erhöhung der Acidität zu einer Löslichkeitserhöhung von 0,16—0,196 g/Ltr auf 0,62—0,82 g/Ltr[669], was auf die Möglichkeit einer Einwirkung des Atemzentrums auf den Knochenaufbau hindeutet.

Eine besondere Bedeutung hat die Frage des $Ca^{\cdot\cdot}$ und PO_4''' im Serum erlangt, weil man immer wieder glaubte, daß man auf die Tätigkeit der Zellen im Knochen zum großen Teil verzichten könnte, wenn man nachweisen würde, daß im Serum das Löslichkeitsprodukt überschritten ist. Eine Verminderung dieses Produktes und der Übersättigung würde die treibende Kraft für die Verkalkung mindern, und damit wäre eine Beziehung zwischen dem niederen Ionenprodukt bei Rachitis und der mangelnden Verkalkung gegeben[670 b)]. Noch ein anderes Argument in dieser Richtung gäbe es, nämlich daß Rachitis nur bei gutem oder übernormalem Wachstum zustande kommt, nicht aber beim Wachstumstillstand. Man sieht, wie viele Argumente man für eine sicher unrichtige Auffassung anführen kann.

Der erste Versuch in dieser Richtung wurde von HOLT und Mitarbeitern[670] in der Art angestellt, daß Serum (Pferd) mit einem Bodenkörper von $Ca_3(PO_4)_2$ geschüttelt wurde. Während ein Schütteln ohne Bodenkörper die Konzentrationen unverändert ließ (pK 22,5), sank das Produkt nach Schütteln auf 24,7, also schien die Übersättigung erwiesen. Eine Untersuchung von HASTINGS und Mitarbeitern[672 a)] ergab dasselbe Resultat, aber es fand sich, daß nicht etwa $Ca_3(PO_4)_2$ aus der Lösung verschwunden war, sondern $CaCO_3$ und zwar schon in den ersten 5 Minuten, also die einfache Beseitigung einer Übersättigung schien nicht vorzuliegen. (Neuerdings wurden von KLEMENT[4929] solche Versuche mit Pferdeserum ausgeführt.) Offenbar handelt es sich um das Vorliegen einer einfachen Adsorption an den Bodenkörper (siehe darüber auch GREENBERG und LARSON[4932] und BENJAMIN[4933]). Gerade die Phosphatverbindungen besitzen ein charakteristisches und spezifisches Adsorptionsvermögen, wie wir noch darstellen werden.

In den schon erwähnten Versuchen[675] mit Äquilibrierung von Lösungen (μ = 0,155) mit Knochenpulvern ergab sich ein pK von 25,5—26,0. Dieses stieg an, wenn die Menge des Bodenkörpers verringert wurde auf 23,1 und zwar allmählich direkt proportional der zugesetzten Menge. Man wird schließen müssen, daß die adsorbierte Verbindung eine besondere Konstitution hat, oder daß durch die Adsorption der Wert von μ verringert wird, wodurch diese Änderung des Löslichkeitsproduktes verständlich würde. Neuerdings geben LOGAN und KANE[676] $p[Ca^{\cdot\cdot}]^3\,[PO_4''']^2$ an mit 23,1 $\pm$ 0,3. In jedem Fall ergibt sich, daß das Serum, wenn man berücksichtigt, daß das $Ca^{\cdot\cdot}$ zum größten Teil nicht ionisiert, sondern komplex gebunden ist, nicht übersättigt ist. Auch bei Äquilibrierung von Ascitesflüssigkeit und Serum mit *kleinen* Mengen von Phosphat gab es keine Änderung der Konzentration, was gegen eine Übersättigung spricht.

Bisher haben wir ausschließlich die Veränderungen der Lösung berücksichtigt, aber nicht die Zusammensetzung des Bodenkörpers in Betracht gezogen. Hier können sich aber Änderungen abspielen, die sich in dem Ionenprodukt vielleicht als Endeffekt zeigen und durchaus in der Lage sind, einen Teil der Schwankungen im Ionenprodukt verständlich zu machen. HOLT, MAN und CHOWN titrierten H_3PO_4 Schritt für Schritt mit $Ca(OH)_2$. Durch wochenlanges Schütteln wurde erreicht, daß eine Übersättigung schließlich unmöglich war und ein Gleichgewicht erreicht sein mußte. In einem engen Bereich um ein p_H von 5,08 fand sich nun als sich ausscheidender Bodenkörper kristallines $CaHPO_4 \cdot 2\,H_2O$. Der Bereich

[676] LOGAN, M. A. u. KANE, L. W.: J. biol. Chem. 127, 705 (1939).

dieses Niederschlages wurde durch Salzzusatz vergrößert. Er tritt aber als erstes Produkt in viel weiterem p_H-Bereich auf und ist als Produkt einer Reaktion zweiter Ordnung viel wahrscheinlicher.

Wenn man den Niederschlag auf $Ca^{\cdot\cdot}$ und P analysiert, hat die Verbindung ein Verhältnis von $Ca^{\cdot\cdot}$/P von 1,29. Dieses steigt im Laufe der Zeit auf das Verhältnis des tertiären Salzes 1,94. Wir sehen auf Abb. 2 aus der Arbeit von HOLT[670], wie in der überstehenden Flüssigkeit ganz langsam das Löslichkeitsprodukt des sekundären Salzes unterschritten wird und sich dem des weniger löslichen tertiären Salzes annähert. Dadurch kommt das anscheinende Paradoxon zustande, das wir auf Abb. 3 wiedergeben, daß in der überstehenden Lösung von einem Punkt ab um so weniger Calcium vorhanden ist, je mehr man Calcium hinzufügt.

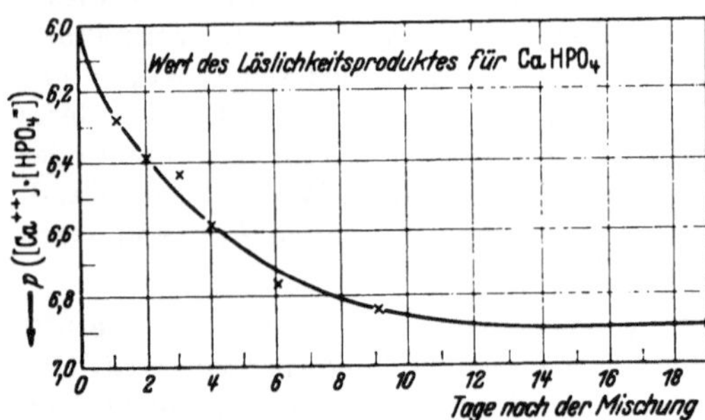

Abb. 2. Phosphorsäure und Calciumhydroxyd werden gemischt und bei 38° geschüttelt. Während anfangs die in der Lösung vorhandenen Salze eine Übersättigung hinsichtlich sekundärem Calciumphosphat ergeben, kommt es im Laufe der Zeit zur allmählichen Umformung des Bodenkörpers, so daß die überstehende Lösung zunehmend sich der geringeren Löslichkeit des tertiären Salzes annähert.

Wir sehen, wie langsam diese Vorgänge verlaufen, was verständlich wird, wenn wir an früher erwähnte Versuche denken, in denen durch einen Niederschlag an der Oberfläche der festen Phase die inneren Teile geschützt wurden. Wenn dieser Vorgang aber abläuft, während ein neutrales Calciumsalz zugesetzt wird, dann verschwinden mehr basische Valenzen, also die Acidität verschiebt sich nach der sauren Seite. Dieselbe Beobachtung mußte RATHJE[4927, 4928] bei

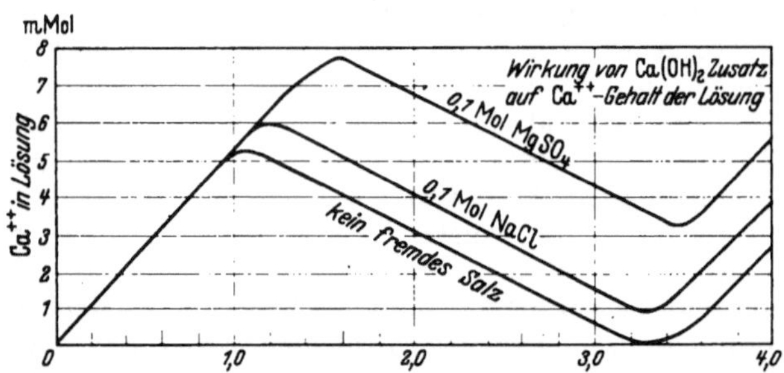

Abb 3. Zu Phosphorsäurelösungen werden verschiedene Mengen von $Ca(OH)_2$ zugefügt (Abscisse). Trotz des vermehrten Zusatzes ist die Menge in der darüberstehenden Lösung vermindert, weil der Bodenkörper zunehmend aus tertiärem Salz besteht. Außerdem sehen wir die Wirkung zweier Salze derselben Ionenzahl, aber verschiedener Ionenstärke.

Zusammentropfenlassen von $CaCl_2$ und KH_2PO_4 bei gleichzeitiger sofortiger Neutralisierung mit Hilfe eines beigefügten Indikators machen.

KLEMENT[677] ließ verschiedene Phosphatgemische nach SÖRENSEN z. B. bei p_H 7,65 auf $CaCO_3$ einwirken. Dabei fiel zuerst das tertiäre Salz, aber die Reaktion der Lösung verschob sich stark nach der sauren Seite nach folgender Gleichung:

$$2\,Na_2HPO_4 + 3\,CaCl_2 = Ca_3(PO_4)_2 + NaCl + 2\,HCl,$$

wodurch dann später sekundäres Salz sich bildet. Dieser Vorgang ist durchaus atypisch nach unseren Kurven und den bisher erwähnten Untersuchungen und zeigt die Wichtigkeit genauer quantitativer Vergleichungen.

[677] KLEMENT, R.: Hoppe-Seylers Z. **184**, 132 (1929), Rona **53**, 661.

Die Löslichkeitsprodukte pK_{CaHPO_4} wollen wir in der folgenden Tabelle wiedergeben:

Tabelle 4.

Autor	Größe	Temperatur	Methodik
DOMONTOVITSCH u. Mitarb. (678)	6,25	19—22°	
	5,75		bei 0,1 mol NaCl
KUGELMASS u. Mitarb. (667) . . .	6,155	38°	
SHEAR u. Mitarb. (679)	$6{,}4-2{,}3\sqrt{\mu}$	38°	für μ der Ionenstärke des Serums
SHEAR u. Mitarb. (680)	5,495	20°	
	5,469	38°	
HOLT u. Mitarb. (670)	6,4	38°	

Die Ionen erhöhen die Löslichkeit weniger als beim tertiären Salz[670]. 0,1 mol NaCl erhöht die Löslichkeit des sekundären Salzes nur um 38%, beim tertiären um 130%, bei $MgSO_4$ sind die Zahlen 356 und 1660%[670].

Wenn man einen Bodenkörper der Art $CaHPO_4 \cdot 2\,H_2O$ mit einer wäßrigen Phase äquilibriert, dann erreicht man ein Gleichgewicht sehr rasch schon bei Schütteln von 1 Stunde[680], aber nach weiteren 3 Stunden beginnt schon die weitere Umsetzung. Das Serum ist auch betreffs $CaHPO_4$ untersättigt, jedenfalls nicht übersättigt, wenn man den komplexen Teil des Calciums in Betracht zieht. Aber die Werte sollen so liegen, daß schon eine Verminderung der Ionenstärke zu einer Ausfällung führen kann[679].

Der Versuch, bei ganz frischen Verkalkungen im Knochen eine Salzablagerung mit wenigstens teilweisem Gehalt an $CaHPO_4$ zu finden[681], ist restlos fehlgeschlagen, wurde aber immer wieder behauptet[680, I]. Man hätte in den Analysen ein Ca/P von 1,29 oder wenigstens unterhalb 1,94, dem theoretischen Verhältnis des tertiären Salzes, erwarten müssen. Es wäre zu erwarten gewesen, daß dieses Verhältnis sich genau so wie bei der Beobachtung der Fällungen in vitro ausgehend von 1,29 schließlich fortlaufend 1,94 angenähert hätte. Tatsächlich betrug es aber 2,23[681], war also höher als bei der dauernden Verkalkung. Das führt uns zu der Frage des Vorhandenseins von $CaCO_3$ im Knochen und zu der Frage, in welcher Form dieses Salz eingelagert ist. Wir sahen schon, daß beim Schütteln von tertiärem Calciumphosphat $CaCO_3$ an der Oberfläche festgehalten wird, aber andererseits wurden vielfach bei früheren Knochenanalysen bestimmte konstante Verhältnisse des Ca:PO_4:CO_2 im Knochen gefunden. Das legte natürlich nahe, in diesem konstanten Verhältnis die Andeutung einer chemischen Verbindung zu sehen, der HOPPE-SEYLER die empirische Formel $3\,Ca_3(PO_4)_2CaCO_3$ gab. Diese Formel wurde aber umgewandelt in eine Komplexformel nach WERNER derart:

$$\left[Ca\left(\begin{matrix} OPO_3Ca \\ \rangle Ca \\ OPO_3Ca \end{matrix}\right)_3\right]CO_3$$

und sie wurde als Carbonatapatit bezeichnet. Heute wird verlangt (z. B.[631] und dann KLEMENT), diese Formel zu verlassen, weil sie insofern mißleitend ist, als

[678] DOMONTOVITSCH, M. K. u. SARUBINA, O. V.: Biochem. Z. **163**, 464 (1925), Rona **34**, 609.
[679] SHEAR, M. J. u. KRAMER, B.: J. biol. Chem. **79**, 125 (1928).
[680] SHEAR, M. J., WASHBURN, M. u. KRAMER, B.: J. biol. Chem. **83**, 697 (1929), Rona **53**, 533.
[680] I BOWES, J. H. u. MURRAY. M, M.: Biochem. J. **29**, 102 (1935) u. Brit. dent. J. **40**, 556 (1936). C. **1935 I**, 2551 u. **1936 II**, 640. In Untersuchungen am Zahn wird hier $CaHPO_4$ für das Dentin behauptet. Email: 75% Hydroxylapatit, 0,66% Fluorapatit u. 12,06% Carbonatapatit, aber nur nach Analyse berechnet.
[681] KRAMER, B. u. SHEAR, J.: J. biol. Chem. **79**, 147 (1928).

die Form der Apatite ja eine besondere Kristallstruktur darstellt mit einem genauen und bekannten Gitter. Solche Kristallstrukturen sind aber nicht identisch mit den Komplexformeln einer gelösten Substanz und — wie wir schon hingewiesen haben — sind die Ionen über einem Bodenkörper durchaus frei und nur im Gleichgewicht. Zum mindesten kann man einer komplexen Formel nur einen sehr lockeren Zusammenhang zubilligen. Ein Hinweis darauf ergäbe sich in der oben erwähnten Erhöhung der Löslichkeit durch HPO_4'', die über die theoretische Ionenstärke geht. Wir werden darauf in späteren Kapiteln zurückkommen (Blut). ROSSEBERRY, HASTINGS und MORSE[4931] fanden ein Röntgendiagramm entsprechend DAKLIT der Formel $CaCO_3 \cdot nCa_3(PO_4)_2$ mit n zwischen 2 und 3. Wichtiger ist die Frage, ob das Carbonat wirklich apatitähnlich gebunden — oder besser eingelagert — ist im Knochen oder nicht. Daß eine reine Verbindung dieser Art nicht vorliegt, ergibt sich aus verschiedenen Momenten:

1. Carbonat dient auch zum Absättigen anderer basischer Valenzen im Knochen.

2. Das Verhältnis ist inkonstant. Das Verhältnis $\frac{\text{Carbonat-Ca}}{\text{Gesamt-Ca}}$ steigt von 8% bei jungen Ratten auf 16% bei alten Ratten[680].

Das Verhältnis $Ca:PO_4:CO_2$ ist etwa konstant mit 1:0,6:0,1 angegeben worden. KLEMENT[682] hat ausgedehnte Untersuchungen in dieser Richtung angestellt, die sich nicht nur auf die verschiedenen Knochen des Warmblüters, sondern auch auf die von Kaltblütern bis zu den Fischen erstreckten. Die Verhältnisse sind zwar konstant, aber nur ungefähr, und eine Berücksichtigung dieser Inkonstanz wird immer wieder verlangt[681, 683]. Solche Inkonstanz wurde noch von MORGULIS[685, I] gefunden, außerdem zeigt sich in *demselben* Knochen eine verschiedene Zusammensetzung je nach der analysierten Schicht. Beim Heranwachsen ist zuerst das $Ca^{\cdot\cdot}$ da, noch bevor die wirkliche Verknöcherung einsetzt, erst später kommt das Phosphat hinzu[685, II]. Besonders fand RATHJE[4927, 4928], daß sich bei einfacher Fällung von Calcium mit H_3PO_4 oder KH_2PO_4 unter Neutralhaltung der Lösung nie eine Bildung von Carbonatapatit nachweisen ließ.

3. Bei Behandlung von Knochenpulver geht mehr $CaCO_3$ in Lösung und weniger Phosphat, so daß die Möglichkeit eines solchen Komplexes nicht gegeben ist[671, 683, 687]. Auch durch Citronensäure läßt sich das $CaCO_3$ leichter trennen von dem Apatit[684]. In vivo zeigte sich dasselbe. GAMBLE, ROSS und TISDALL[685, VIII] fanden bei hungernden Kindern, daß bei der Säurebildung sich $Ca^{\cdot\cdot}$ aus dem Skelett löste, während Phosphat nicht in gleicher Weise in Erscheinung trat. Dasselbe wurde durch uns[685, IX] bei Fröschen dargetan. Hierin finden wir eine Beziehung zu der Adsorption von $CaCO_3$ an Phosphat, wie auf S. 61 dargestellt wurde.

---

682 KLEMENT, R.: Ber. chem. Ges. **69**, 2232 (1936)

683 LOGAN, M. A. u. TAYLOR, H. L.: J. biol. Chem. **125**, 377 (1938) u. S. 391.

684 BREDIG, M. A.: Hoppe-Seylers Z. **216**, 239 (1933).

685 KLEMENT, R.: Naturwissenschaften 1938, 145, Rona **107**, 448. Hier Zusammenfassung seiner Arbeiten.

685, I POLICARD, A. u. ROCHE, J.: Ann. de Physiol. **13**, 645 (1937), Rona **107**, 448. Ausgezeichnete Zusammenfassung der Probleme der Verknöcherung, die über das hinausgeht, was hier in diesem Abschnitt erörtert wird.

685, II BURNS, C. M. u. HENDERSON, N.: J. of Physiol. **82**, P. 7 (1934), Rona **83**, 73.

685, III MAREK, J., WELLMANN, O. u. URBANYI, L.: Hoppe-Seylers Z. **234**, 165 (1935), Rona **90**, 462. Ebenda S. 272. Erwiderung von KLEMENT.

685, IV THEWLIS, J.: Nature **137**, 828 (1936). C. **1936 II**, 1954.

685, V MÖLLER, H. u. TRÖMEL, G.: Naturwissenschaften **1936**, 377. C. **1936 II**, 807.

685, VI DE JONG, W. F.: Rec. des trav. chim. Pays-Bas **45**, 445 (1926), Rona **37**, 271.

Dagegen lassen sich für das Vorliegen einer Verbindung, die stärker basisch ist als $Ca_3(PO_4)_2$ und der KLEMENT die Formel 3 $Ca_2(PO_4)_2 \cdot Ca(OH)_2$ oder besser $Ca_{10}(PO)_6(OH)_2$ gibt, zahlreiche Argumente anführen. Dieser Hydroxylapatit ließ sich durch Röntgenspektrum nachweisen[685, VI]. Man wird natürlich anführen können[684, 685, III], daß durch die notwendige Vorbehandlung des Knochens, auch schonend mit Glycerinkalilauge (es sollen die Kristalle vergrößert werden, um das Bild schärfer zu machen) eine Umlagerung der Kristalle erfolgt, jedenfalls soll ohne dieses das Spektrum zu unscharf sein, um es mit Sicherheit von Carbonatapatit zu unterscheiden. Die Umwandlung wird natürlich noch größer beim Glühen (s. a. [687, I]). Diesen Vorwürfen gegenüber hat KLEMENT[682, 685] jetzt an einem entfetteten Brustbeinstück eines Tauchers auch das Spektrum des Hydroxylapatits nachweisen können. Genau dasselbe gelingt noch leichter bei den Zähnen, besonders Zahnschmelz[685, IV; 685, V], auch bei polarisations-optischer Methode[685, VII].

Bei Anwendung dieser Untersuchungsmethode erweist es sich, daß durch Schütteln von $Ca_3(PO_4)_2$-Lösungen eventuell bei frischen Fällungen mit $Ca(OH)_2 +$ $+ H_3PO_4$ bei p_H 6—11[686] oder auch $CaHPO_4 \cdot 2\,H_2O$[685] Hydroxylapatit, als die unlöslichste Substanz nachweisbar wird, trotz Anwesenheit von Carbonaten. Das Präzipitat reißt aber $CaCO_3$ mit aus Lösungen, deren Lösungsprodukt $[Ca^{\cdot\cdot}] \times$ $\times [CO_3'']$ noch lange nicht erreicht wird[683]. RATHJE[4927, 4928] zeigte sogar, daß bei ganz frischen Fällungen nur Hydroxylapatit, niemals das tertiäre Salz entsteht, ebensowenig Carbonatapatit. KLEMENT[685] konnte durch wochenlanges Schütteln erreichen, daß 5% $CaCO_3$ im Bodenkörper, aber nur an der Oberfläche fixiert, erreicht wird. Wir hätten damit die Erklärung dafür, daß in den Knochen der Carbonatgehalt ziemlich konstant ist, ohne daß eine wirkliche Verbindung bzw. ein definiertes Kristallgitter vorzuliegen braucht, und sich zugleich auch in vivo bei Säurewirkung isoliert löst (GAMBLE und Mitarbeiter[685, VIII] und EICHLER[685, IX]). Bei der einfachen Fällung aus Carbonatlösung wird es von höchstens 1% aufgenommen.

Das Problem des Carbonateinbaus wird von SOBEL und HANOK ([685, X]) in Hinsicht auf die Zahnzusammensetzung erörtert, die durch Diäten veränderbar ist. Diese Autoren schreiben die Formel: $Ca_3(PO_4)_2 \cdot nCaCO_3$; n nimmt für Schmelz die Werte von 2,0 - 7,72, für Dentin von 4,40 - 9,31 an. Je mehr CO_2 der Zahn enthalte, desto leichter sei er durch Säuren löslich, desto leichter der Caries zugänglich. Diese Darstellung kommt der Ansicht von EISENBERGER, LEHRMAN und TURNER ([698 III]) entgegen, die in ihrem Referat die Apatite als eine Familie von Kristallen bezeichnen, die in ihrem Gitter ähnlich, sich gegenseitig vertreten können. Dadurch komme dann gar keine einheitliche Formel zustande. Diesen Autoren werden wir ebensowenig zustimmen können, wie dem Hinweis, daß die Löslichkeitsprodukte wertlos seien. Beide Untersuchungen führen zu einer gewissen Ordnung, auch wenn sie einen Durchgangspunkt

---

[685, VII] HARDERS-STEINHÄUSER, M.: Kolloid-Z. **83**, 86 (1938). Kristallgröße im Zahnschmelz 10^{-5}—10^{-6} cm. Empfehlenswerte Zusammenstellung der Literatur.

[685, VIII] GAMBLE, J. L., ROSS, G. S. u. TISDALL, F. F.: J. biol. Chem. **57**, 633 (1923).

[685, IX] EICHLER, O. u. L.: Naunyn-Schmiedebergs Arch. **199**, 21 (1942.)

[685, X] SOBEL, A. E. u. HANOK, A. J. biol. Chem. **176**, 1103 (1949).

[685, XI] HODGE, H. C. u. FALKENHEIM, M,: ebenda. **160**, **637** (1945).

[685, XII] DALLEMAGNE, M. J. u. BRASSEUR, H.: Experientia **3**, 465 (1947) C **1948** II 1187 glauben, daß im Knochen α-Trikalciumphosphat vorliege, das $CaCO_3$ und $MgCO_3$ adsorbiert enthalte.

E. BRANDENBURGER u. H. R. SCHINZ, ebenda **4**, 59 (1948) wiedersprechen dem und bestätigen KLEMENT und BREDIG ausdrücklich. Insbesondere könne der CO_2-Apatit vom Hydroxylapatit ohne weiteres unterschieden werden.

darstellt. Anscheinend sind aber die Verunreinigungen durch Beimengungen nicht überwiegend, da KLEMENT immer wieder zugestimmt wird ([985XII]).

Als Besonderheit ist noch nachzutragen, daß der Hydroxylapatit aus stark phosphathaltigen Lösungen PO_4''' adsorbiert[687], so daß anscheinend Verbindungen $3\,Ca_3(PO_4)_2\,\frac{1}{2}\,Ca(OH)_2$ entstehen, die KLEMENT[677] zuerst in vitro erhalten hatte. Das Gleichgewicht dieser Adsorption wird merkwürdigerweise erst in 4—5 Tagen erreicht. Wenn also immer als Gleichgewicht dieser Apatit in Erscheinung tritt, wird man den Wert der oben angegebenen Löslichkeitsprodukte in Frage stellen, wie es auch KLEMENT tut. Jedoch scheinen sie mir immerhin einen formalen Wert zu behalten. Wie leicht Phosphat sich aus der Lösung mit dem des gepulverten Schmelz und — wegen der lockeren Struktur — besonders des Dentins umsetzt, zeigen Versuche mit radioaktivem Phosphat[690, I].

Die Untersuchungen von FALKENHEIM und Mitarb. ([692 VI], [698 IV]) mit radioaktivem PO_4 geben uns einen wichtigen Einblick über den Austausch des PO_4 und über die Form der Kristalle. Sie schüttelten 50 mg Knochen, Dentin, Schmelz und Apatit mit verschiedenen Konzentrationen markierten Phosphats. Ein erstes Gleichgewicht wird nach 4—8 Stunden erreicht. Auf beistehender Tabelle 5 geben wir die Resultate nach 4 Stunden, Aktivität in % der gegebenen Lösung.

Tabelle 5.

Außen-Konzentration, molar	2.10^{-1}	2.10^{-3}	2.10^{-5}
Knochen	0,64	28	81
Apatit	1,0	21	45
Dentin	0,4	5,8	29
Schmelz	0,03	1,2	8,3

Das völlige Gleichgewicht wird aber erst in etwa 240 Stunden erreicht und ebenso lange dauert es, bis das $^{32}PO_4$ wieder aus den Kristallen, die (abgesehen von Apatit) nicht an Gewicht verlieren, verschwunden ist, wenn man sie in inaktive Lösungen legt. Das erste Gleichgewicht ist ein Quasigleichgewicht. Die Aufnahme entspricht einem Diffusionsprozess und folgt proportional $\sqrt{\text{Zeit}}$. HODGE und FALKENHEIM ([685XI]) geben folgende Regressionslinien für den Vorgang an.

$$\frac{X}{M} = a + b\sqrt{t}$$

0,2 mol. neutrale Lösungen ist

für Knochen	a = 11,2	b = 3,3
Dentin	„ = 4,9	„ = 4,0
Schmelz	„ = 0,2	„ = 0,5

Man kann annehmen, daß die oberste Schicht der Kristalle an diesem Prozeß teilnimmt. Wenn die Kristalle hexagonale Nadeln von 10^{-6} cm Länge sind— wie durch Röntgendiagramme gefunden—dann wird gerade rund 20% des PO_4 am Austausch teilnehmen. Das ließ sich auch in vivo beweisen. Schmelz und Dentin sind dann Kristalle von 10^{-4} cm Länge. So ließ sich die spezifische Oberfläche berechnen wie auf Tabelle 6 im Vergleich zum Knochen.

Tabelle 6.

Oberfläche	in m^2/g.	Austausch	gerechnet.
Knochen	100	12	—
Apatit	55	7,6	6,6
Dentin	2.4	1,8	0,3
Schmelz	1,8	0.25	0,2

Im Prinzip wird ein Platztausch von Atomen mit tieferen Schichten zwar schwerer, aber nicht unmöglich sein.

Neuere sorgfältige Messungen der Kristallgröße mit Röntgendiagrammen ([687II]) zeigen die Kompliziertheit der Vorgänge und geben zugleich die Möglichkeit, die auf der Tabelle 6 niedergelegten Zahlen zu kontrollieren. Die 6 eckigen Prismen des Apatits haben beim menschlichen Schmelz des Schneidezahns eine C-Achse von 600 Å, A- u. B-Achsen von 620 Å. Beim Praemolaren waren die Werte 310 und 310, beim dritten oberen Molaren 330 und 280 Å. Beim Kaninchen ergaben die Messungen 210 und 220 Å, beim Biber 230 und 290 Å. Besonders die Schneidezähne gaben ein sehr gutes Hydroxylapatit, die anderen Gewebe weniger. Die Knochen haben meist eine längere C-Achse als A und B.

In Hydroxylapatit kann sich sehr leicht Fluor einlagern; weil F' die gleiche Atomgröße hat wie Hydroxyl, wird dieses ersetzt. Der Fluorgehalt wurde auch von Klement geprüft[688]. Aber nur etwa $^1/_{10}$ des Hydroxylapatits wurde ersetzt gefunden durch Fluorapatit und zwar sogar bei den Meerestieren, die im Meerwasser viel einer Fluoreinwirkung ausgesetzt sind. Diese Einlagerung bedeutet eine Entgiftung des Fluors. Unter günstigsten Bedingungen fand Rathje[4928], daß 70% Fluorapatit in dem gefällten Bodenkörper sich befand. Diese isomorph kristallisierende Mischung war am wenigsten löslich. Rein ist Fluorapatit nicht zu erhalten gewesen, weil ein Gleichgewicht mit der [OH'] der Lösung besteht.

Gegenüber dieser Darstellung weist Gassmann[689] darauf hin, daß nur unter Annahme eines Carbonatapatits die vorher schon erwähnte Konstanz des CO_3''-Verhältnisses erklärt werden könne. Serien zahlreicher Arbeiten faßt er neuerdings zusammen[690]. Sein Nachweis bezieht sich vor allem darauf, daß man beim Erhitzen mit $BaCl_2$ Chlorapatit erhält. Allerdings geht er von der Knochenasche aus. Daß man beim Erhitzen von Knochenasche, besonders wenn man im CO_2-Strom erhitzt[684], Carbonatapatit erhält, ist verständlich, aber nicht beweisend für den ursprünglichen Zustand. Nach Rathje[4928] ist diese Verbindung bei Anwesenheit von Wasser nicht herzustellen, also nicht beständig. Gassmann verlangt sogar sorgfältige Vermeidung von CO_2-Verlust durch Abdecken des Tiegels. Der Entstehungsgang geht nach ihm über ein Glykokoll-Hexolsalz. Wichtig ist der Hinweis, daß bei geringem Aschengehalt des Knochens (Rachitis) sein Magnesiumgehalt wächst. $Mg^{\cdot\cdot}$ soll für die Art der Fällung bedeutsam sein[691] und sogar in die Komplexe eingehen. Das ist aber wohl vorerst nur ein Beweis dafür, daß mehr Zellen vorhanden sind, denn Mg ist vorwiegend ein Zellsalz.

Bei mikroskopischer Untersuchung der Fällungen im kolloidalen Milieu wurde ein amorphes Calciumphosphat gefunden[692], das nach einigem Stehen erst kristallin wird. Solche Fällungen hat Watt[691] aber nicht im Knochen finden können und schließt auf eine besondere Bindung an die Grundsubstanz. Dorthin werden

---

686 Hodge, H. C.: J. biol. Chem. **128**, XLV (1939).

687 Klement, R. u. Trömel, G.: Hoppe-Seylers Z. **213**, 263 (1932), Rona **72**, 225.

687,I Dallemague, M. J. u. Brasseur, H., Bull. Soc. roy. Liège **11**, 488 (1942). C. **1943 I**, 2475. Es soll sich um α-Tricalciumphosphat + $CaCO_3$ handeln.

687,II Jensen, A. T. u. Möller, A.: J. dent. Res. **27**, 524 (1948).

688 Klement, R.: Ber. chem. Ges. **68**, 2012 (1935), Rona **93**, 4.

689 Gassmann, Th.: Hoppe-Seylers Z. **201**, 284 (1931), Rona **65**, 708.

690 Gassmann, Th.: „Der Krystallaufbau der Zähne und seine Beziehungen zur Rachitis und Zahncaries". Zürich 1937.

690,I Armstrong, W. D.: Proc. Soc. exp. Biol. Med. **44**, 28 (1940). C. **1941 II**, 500.

691 Stella, G.: Arch. di fisiol. **25**, 606 (1927), Rona **44**, 735.

692 Watt, J. C.: Bull. of the Marine biol. Labor. **44**, 280 (1923), Rona **24**, 209.

die Knochensalze sezerniert von den Osteoblasten. Dieser Auffassung entgegen muß man darauf hinweisen, daß die Abscheidung zuerst gerade entfernt von den Zellen in einer besonders vorgebildeten Matrix (Kalkfänger nach PFAUNDLER) erfolgt[685,I]. Für diese Matrix wird eine kolloide Verbindung Ossein angegeben, die mit dem tertiären $Ca^{\cdot\cdot}$-phosphat eine regelrechte stöchiometrische Komplexverbindung eingeht[692,I]. In eine kollagene Grundsubstanz wird der anorganische Niederschlag abgelagert, vielleicht zuerst in Form von LIESEGANGschen Ringen[692,II]. Wie die Fällung durch die organische Grundsubstanz beeinflußt wird, zeigen die Untersuchungen, besonders mit polarisationsoptischen Methoden (SCHMIDT[692,III]), über den Zusammenhang zwischen Faserrichtung der kollagenen Grundsubstanz und Orientierung der Kristallachsen. Besonders deutlich ist das im Zahnschmelz festzustellen, in dem die hexagonalen Achsen der Apatitkristalle parallel der Faserachse verlaufen[692,III; 692 IV] und zugleich parallel der Achse der Schmelzprismen[692,III]. Diese Anordnung läßt sich auch im Knochen nachweisen [692,III], in dem sonst Regellosigkeit zu herrschen scheint.

Man wird natürlich annehmen können, daß die Zellen eine wichtige Rolle spielen, denn sie schaffen uns die Vorbedingungen für die normale Fällung der Knochensalze, doch davon ist hier nicht die Rede. Da die einzelnen Partikel im kolloidalen Milieu (besonders in so dichtem wie in der Grundsubstanz) in Form kleiner Kristalle fallen werden, ist es anzunehmen, daß sie mikroskopisch (außer in dem an organischer Substanz armen Zahnschmelz) gar nicht in Erscheinung treten werden. Man kann in diesem Falle aber die Kausalität falsch ansetzen etwa: Die Kristalle im Zahnschmelz sind groß, deshalb ist wenig organische Grundsubstanz, oder weil wenig organische Grundsubstanz vorhanden ist.

Die Kleinheit der Ablagerungen macht auch die Schwierigkeiten bei der Gewinnung der Röntgenspektren, und das vielfach angewandte Glühen geschieht doch nur zur Vergrößerung der Kristalle. Weil die verschiedenen Apatitspektren sich so wenig voneinander unterscheiden, deshalb werden den Befunden von KLEMENT u. a., daß Hydroxyl- und nicht der altgewohnte Carbonatapatit vorliegen soll, die absolute Beweiskraft abgesprochen. POLICARD und ROCHE[685,I] (auch MARECK[4930]) stehen auf dem Standpunkt, daß ein Gemisch verschiedener Substanzen vorliegt. Dieser Möglichkeit werden wir nach unseren Ausführungen durchaus zustimmen, denn wir wissen, daß der Knochen sehr rasch umgebaut wird. Die Fällungen als Apatit erfolgen aber nicht rasch, sondern bilden ein sehr langsam erreichtes Endprodukt mit der geringsten Löslichkeit. Und in dieser Richtung scheint doch die Bevorzugung des Hydroxylapatits zu liegen, der am schwersten entsteht und schwer löslich ist. Es ist die wahrscheinlichste Substanz, während tertiäres Salz zuerst entstehen müßte, aber labil ist; besteht doch das Tricalciumphosphat des Handels auch aus Hydroxylapatit[692,V]. Nach Abzug des $CaCO_3$, das wechseln kann, wurde auch bei Verkalkungen pathologischer Art z. B. der Aorta, von Lymphknoten usw. konstantes Ca/P gefunden[692,VI]; ja sogar bei den Kalkablagerungen des Zahnsteins findet sich Hydroxylapatit[692,VII].

692,I ANTONIANI, C. u. USUELLI, F.: Verh. 14. internat. Kongreß f. Physiologie 9, (1932), Rona 71, 492.

692,II SCHOUR, I.: J. amer. med. Assoc. **110**, 870 (1938), Rona **107**, 455.

692,III SCHMIDT, W. I.: Naturwissenschaften **24**, 361 (1936). C. **1936 II**, 640.

692,IV THEWLIS, J.: Brit. J. Radiol. **9**, 300 (1936). C. **1936 II**, 1192.

692,V BALE, W. F., LEFEVRE, M. L. u. HODGE, H. C.: Naturwissenschaften **1936**, 636, Rona **98**, 305. Der Hydroxylapatit adsorbiert leicht PO_4, das dann die Umwandlung in ein β-Tricalciumphosphat beschleunigt. Diese Umwandlung erfolgt bei Zähnen verzögert oder garnicht.

692,VI KRAMER, B. u. SHEAR, M. J.: J. biol. Chem. **79**, 121 (1928).

$CaCO_3$ hätte dann die wichtige Funktion, für das basische Salz das Calcium zu spenden, ohne daß eine fixe Säure bei der Umlagerung übrigbleibt. Nach dieser Deduktion werden wir erwarten müssen, daß junge und bewegliche Knochen viel $CaCO_3$ enthalten, alte und weniger bewegliche aber mehr Apatit (siehe auch[685, II]).

Man könnte diese Auffassung bestätigt finden, wenn sich in pathologischen Verkalkungen vorwiegend Carbonatapatit findet ([698 I]). Aber es erweist sich ein Apatit obiger Zusammensetzung durchaus nicht in dieser Isoliertheit und Definition vorhanden. Die Apatite bilden eine ganze Familie von Verbindungen, die sich in dasselbe Kristallgitter einlagern. $Ca_3(PO_4)_2$ bildet sich bei hohen Temperaturen, aber schon bei 1050° entsteht das Apatit, wenn nur eine Spur Wasserdampf hinzutritt. Die verschiedenen Anionen nehmen eine verschiedene Stelle im Gitter ein, je nach ihrer räumlichen Ausdehnung. Fluorid ersetzt das (OH) des Apatits und zwar so rasch, daß man Hydroxylapatit zur Reinigung des Wassers von Fluorid verwenden kann ([698 III]). Man kann durch den Austausch mit radioaktivem PO_4 beweisen, daß F' keineswegs das PO_4''' durch Bildung von CaF_2 ersetzt, denn die Aufnahme von $^{32}PO_4$ in dem Kristall wird durch Zusatz von NaF nicht gestört ([698 IV] u. [698 V]). Das CO_3'' ersetzt dagegen $Ca^{\cdot\cdot}$ im Kristall, in den $Mg^{\cdot\cdot}$ und $Na^{\cdot}$ anstelle von $Ca^{\cdot\cdot}$ eintreten kann. GRUNER und Mitarb. schreiben dann für den Zahnschmelz die Formel $(OH)_2Ca_6\,[(P_{5,8}C_{0,2})\,O_{24}]\,(Ca_{3,1}\,Mg_{0,1}\,C_{0,5})$. Diese Formel zeugt eigentlich dafür, wie weit wir noch von einer wirklichen Kenntnis des Baues des Knochens entfernt sind und unterstreicht unseren Hinweis, daß die Löslichkeitsprodukte einen rein formalen Charakter haben. Es ergab sich aber bei Prüfungen der Löslichkeit von Zähnen, daß an demselben Zahn die verschiedenen Stellen der Oberfläche eine wechselnde Löslichkeit besitzen.

Bei unseren Ausführungen haben wir es vermieden, in dem hier behandelten System ganze Phasendiagramme wie BASSET zu geben, sondern die Dinge nur so weit berücksichtigt, als sie für biologische Fragen von Interesse sind. Deshalb wollen wir hier auch einzelne Untersuchungen anfügen, die mit der Frage der Beeinflussung von $Ca^{\cdot\cdot}$-Ionisierung sich befassen.

Die Löslichkeit von $Ca^{\cdot\cdot}$ in ihrer Abhängigkeit von PO_4''' wurde angegeben[667]:

$$[Ca] = \frac{67 \,.\, 10^{-8}}{[HPO_4''] + [H_2PO_4']}\left(1 + \frac{[H^{\cdot}]}{2{,}4 \,.\, 10^{-7}}\right).$$

Aus der RONAschen Gleichung nach dem vereinfachten Massenwirkungsgesetz wurde die $Ca^{\cdot\cdot}$-Ionisation berechnet[693], siehe auch[694].

$$Ca^{\cdot\cdot} = \sqrt{\frac{K[H^{\cdot}]}{[HCO_3'][HPO_4']}}$$

Nach einer besonderen indirekten Methode versucht OETTINGEN[695] eine Bestimmung der $Ca^{\cdot\cdot}$-Ionen zu erreichen. 1 Tropfen Castoröl breitet sich auf einer Wasseroberfläche aus und kontrahiert sich, wenn etwas Seife auf die freie Wasseroberfläche gebracht wird. Dieser Seifeneffekt läßt sich durch $Ca^{\cdot\cdot}$-Ionen, z. B. als 0,001 mol $CaCl_2$ gegeben, gegenteilig beeinflussen. Bicarbonat vermindert die Wirkung dieser Calciummengen um 20% in einer Konzentration von 0,03%. 0,008% $Na_2HPO_4 \cdot 12\,H_2O$ verminderte die Ionisation schon um 10%, bei 0,048%

[692, VII] PHILIPP, H.: Hoppe-Seylers Z. **233**, 209 (1935), Rona **88**, 368.

[693] KUGELMASS, I. N. u. SHOHL, A. T.: Proc. Soc. exp. biol. Med. **21**, 6 (1923), Rona **25**, 258.

[694] BEHRENDT, H.: Biochem. Z. **146**, 318 (1924), Rona **26**, 453.

[695] OETTINGEN, W. F. u. PICKETT, R. E.: J. Pharmacol. exp. Ther. **44**, 435 (1932), Rona **68**, 5.

[696] BEHRENDT, H.: Biochem. Z. **144**, 72 (1924), Rona **25**, 345.

[697] KUGELMASS, I. N. u. ROTHWELL, C.: Proc. Soc. exp. biol. med. **21**, 25 (1923), Rona **24**, 296. Ausführlich: a) J. biol. Chem. **58**, 643 (1924), Rona **25**, 411.

sind 40% nicht mehr ionisiert. Diese Phosphatwirkung wird durch ganz kleine Bicarbonatlösungen vermindert. Auch im Liquor cerebrospinalis erwies sich eine Steigerung der Phosphatkonzentration viel stärker als die von Bicarbonat[696]

Man hat versucht[697], durch die Reaktion von gesättigter Gipslösung mit Phosphat nach der Gleichung:

$$4\,Na_2HPO_4 + 3\,CaSO_4 \rightleftarrows Ca_3(PO_4)_2 + 2\,NaH_2PO_4 + 3\,Na_2SO_4$$

die Konzentration des sekundären Phosphats direkt zu bestimmen, weil die Hälfte des vorhandenen sekundären Phosphats nach der Gleichung ausfällt. Nach unseren Ausführungen werden wir die Fragwürdigkeit dieser Methode einsehen. Es wird ja außerdem das ganze Gleichgewicht gestört.

Etwas anderes ist es, primäres Ca-Phosphat zu trennen mit Harnstoff aus fester Substanz nach der Gleichung[698]

$$Ca(H_2PO_4)_2 \cdot H_2O + CO(NH_2)_2 = H_3PO_4 \cdot CO(NH_2)_2 + CaHPO_4 + H_2O.$$

Der Phosphorsäure-Harnstoff ist mit Alkohol extrahierbar.

Die in diesem Abschnitt vorgetragenen Untersuchungen bilden nur die Einführung zu den verschiedenen Vorgängen im Organismus, soweit rein chemische Reaktionen die Dinge unserem Verständnis näher bringen können.

C. Komplexverbindungen*.

1. Allgemeines.

Bildung von Komplexverbindungen ist zwar eine untrennbare chemische Eigenschaft der Anionen und wurde schon vielfach z. B. bei der Analytik des Fluorids benutzt. Für unser Thema spielt aber die Eigenschaft, Komplexe zu bilden, bzw. in Komplexe hineinzugehen, eine besondere Rolle, die vielfach nicht in der von uns bisher behandelten Chemie zu finden ist und aus ihr nicht hervorgeht. Beziehungen gibt es, z. B. finden wir manchmal, daß Anionen, die mit irgendwelchen Kationen Fällungen herbeiführen, vor der Fällung Komplexe bilden, wie etwa die Phosphate und Pyrophosphate des 3wertigen Eisens, ebenso durch Entartung der Aktivitätskurve der Ca-Phosphate im letzten Unterabschnitt sich bemerkbar machend. Vielleicht sind die Komplexbildungen manchmal die Vorbedingung zur Fällung. Die zuletzt angeführten Beispiele machen schon deutlich, daß der Vorgang für die Abläufe im lebenden Milieu sehr maßgeblich sein kann, wenn man nur an die Rolle des Eisens für die Atmungsvorgänge denkt.

Diese Möglichkeit ist aber nicht der einzige Grund für die besondere Betonung der Komplexbildung, sondern weil wir hier in einfachster Form, im Modell gewissermaßen, Kräfte wirksam finden, die natürlich auch unter komplizierteren

* Folgende zusammenfassende Werke sind benutzt worden und zu empfehlen: [699–701].

[698] WHITTAKER, C. W., LUNDSTROM, F. O. u. HILL, W. L.: J. Assoc. agricult. **18**, 122 (1935), Rona **89**, 477.

[698, I] CLIFFORD, FRONDEL u. PRIEN, E. L.: Science **103**, 326 (1946) C. **1947 I**, 24. Nieren u. Blasensteine, Verkalkungen von tuberkulösen Lymphknoten und subcutanen Hämatomen, Speichelsteinen und arteriosclerotischer Aorta.

[698, II] GRUNER. J. W., MC CONNEL, D. u. ARMSTRONG, W. D.: J. biol. Chem. **121**, 771 (1937).

[698, III] EISENBERGER, LEHRMAN, A. u. TURNER, W. D.: Chemic. rev. **26**, 257 (1940).

[698, IV] FALKENHEIM, M. u. HODGE, H. C.: J. Dent. Res. **26**, 241 (1947).

[698, V] FALKENHEIM, M., NEUMANN, W. F. u. HODGE, H. C.: J. biol. Chem. **169**, 713 (1947).

[699] WEINLAND, R.: „Einführung in die Chemie der Komplexverbindungen", Stuttgart 1919.

[700] PFEIFFER, P.: „A. WERNERS neuere Anschauungen auf dem Gebiete der anorganischen Chemie", Braunschweig 1923.

[701] EPHRAIM, FR.: „Anorganische Chemie", 4. Aufl. 1929, S. 176 ff. u. 258, 255.

Bedingungen wirksam sein werden und Wege aufzeigen können, eine Wirkung zu erklären und zu verfolgen, vielleicht vorherzusagen, die durch die grobchemischen Vorstellungen von Fällungen gar nicht anzugehen sind. Denn wir dürfen nie das quantitative Moment vergessen, das uns die Annahme von Fällungen wegen der Kleinheit der vorliegenden Konzentrationen im Organismus fast immer verbieten wird. Ein Vergleich der einzelnen Ionen, in die innere Sphäre einer Komplexverbindung einzugehen, wäre leicht vorhanden, wenn man Angaben der Komplexkonstante etwa nach der Gleichung:

$$K = \frac{[\text{Komplex}]}{[\text{Salz I}]\,[\text{Salz II}]}$$

in ausreichender Menge vorfinden würde. Leider ist das nicht der Fall, da offenbar schon der Nachweis einer Komplexverbindung und ihrer Konstitution, ganz abgesehen von ihrer Konzentration, Schwierigkeiten macht. Auch der rein qualitative Nachweis, daß unter bestimmten Bedingungen z. B. irgendwelche Metalle keine sonst gewohnten Fällungsreaktionen geben, wäre für die Untersuchung der Komplexkonstante nicht ausreichend, da die Einheitlichkeit dieser Verbindung dabei noch durchaus zur Diskussion stehen kann.

Einen Beginn in dieser Richtung sehen wir in der wichtigen Untersuchungsmethode von BRINTZINGER (siehe später). Solange solche Untersuchungen nicht in genügender Zahl vorliegen, wird man kein einheitliches Gesetz, d. h. für unseren Fall Rückführung auf irgendwelche Ionen- und Atomkonstanten und Angabe bestimmter Reihenfolgen von Ionen, sondern nur allgemeine Ansätze mitteilen können.

Nach der ursprünglichen Theorie von WERNER werden die Hauptvalenzkräfte von Ionen, die in der Wertigkeit begründet lagen, erweitert durch die Nebenvalenzkräfte. Die Summe beider ergibt die Koordinationszahl, die meistens die Größe 6 (aber auch 4 und 8) annimmt. Schon WERNER wies darauf hin, daß diese Zahlen sich zurückführen lassen auf rein räumliche Anordnungen, wie sie sich auch bei Kristallen finden, d. h. Anordnung in Form regelmäßiger Figuren der Stereometrie. Tetraeder = Koordinationszahl 4, Oktaeder = Koordinationszahl 6, Würfel = Koordinationszahl 8.

Die Bindungen in dieser dem Zentralatom benachbarten inneren Sphäre ergaben sich als nicht spezifisch, wenn auch ein Ersatz eines der inneren Liganden häufig an bestimmter Stelle erfolgte, so daß sterische Isomerien zur Beobachtung kamen. Deshalb war es naheliegend, als veranlassende Kraft der Bindung eine unspezifische Bindungsart zu sehen, und zwar die durch elektrostatische Kräfte, die — dem bekannten COULOMBschen Gesetz gehorchend — deshalb COULOMBsche Kräfte benannt werden. Sie sind den Ionenbindungen, überhaupt allen polaren Bindungen eigentümlich. Ein positives Ion kann eine größere Zahl negativer Ionen anziehen, was man in der Ionenanordnung bei Kristallgittern (etwa dem NaCl) sieht. Eine Begrenzung gibt es in der räumlichen Anordnung, die zu bestimmten Koordinationszahlen führt.

Demgegenüber zeigen die apolaren (homöopolaren) Bindungen Valenzabsättigung. Während die von KOSSEL in den Vordergrund gestellten elektrostatischen Kräfte[702] zu einer makroskopisch anschaulichen Beschreibung führen, sind die apolaren Bindungen durch die Vorstellung zweier gemeinsamer Elektronen und durch die wellenmechanisch darstellbaren Gesetze nicht anschaulich. Ein Unterschied besteht in der größeren Festigkeit dieser Bindung. Aber andererseits gibt

---

[702] NERNST, W.: „Theoretische Chemie", Stuttgart 1926, 11.—15. Aufl. S. 444. Nimmt eine ablehnende Haltung ein.

es auch unter den komplexen Ionen so stabile Verbindungen, daß man eine Elektronengemeinschaft annehmen muß[703], so etwa das Perchlorsäure- oder Sulfat-Ion.

Die Festigkeit solcher Komplexe ist für die heute beginnende „Markierung" der Ionen durch Anwendung von radioaktiven oder schweren Isotopen von Bedeutung, Radiophosphor tauschte sich nicht aus zwischen o-, Pyro- und Metaphosphat (siehe[705,I]). Wurde Perchlorat, Sulfat, Phosphat und Stickoxyd in an schwerem Sauerstoff (O^{18}) reichem Wasser gelöst, dann fand sich kein Austausch mit dem Sauerstoff der Anionen, ebenso wenig bei ClO_3' und NO_3' in neutraler oder alkalischer Lösung, wohl aber bei saurer Reaktion[705,II] (dagegen [705,III]). Das zeugt von der Stabilität der Komplexe. [Über H_2SO_4 siehe Seite 26 bzw. Aten und Hevesy ([269V])].

Beim Perchlorsäure-Ion befindet sich das 7fach positiv geladene Cl in der Mitte eines Tetraeders, an dessen Ecken die 4 Sauerstoffe sitzen[708]. Das Cl^{+7} hat in dieser Wertigkeit seine gesamte äußere Elektronenhülle verloren, so daß der von ihm eingenommene Raum bis auf ein Minimum zusammenschrumpft und sein Volumeninkrement in Kristallform nach Biltz[704] gegen 0 konvergiert. In der Richtung, wenn auch nicht dem Betrage nach, findet man dasselbe bei Messung der Atomradien[709]. Da bekanntlich das elektrostatische Potential nach der Gleichung geht[705]: $V = -\frac{z \cdot e}{r}$ bzw. die Feldstärke $E = \frac{z \cdot e}{r^2}$ (z = Wertigkeit, r = Abstand vom Mittelpunkt, e = Elementarladung), wird die Coulombsche Kraft mit der Ladung des Ions steigen und sinken mit dem Radius, da die Gesamtladung in dem Mittelpunkt zusammengefaßt gedacht werden muß. Also werden die Anziehungskräfte um so größer sein, je kleiner das Ion ist bei gleicher Ladung, und daher leitet sich die Fähigkeit des Fluor-Ions, leicht mit Schwermetallen, besonders den 3wertigen, Komplexe zu bilden. Trotzdem ist die Festigkeit dieser Verbindungen nicht so groß wie die von Cyaniden, etwa $[Fe^{II}(CN)_6]^{IV}$ oder $[Fe^{III}(CN)_6]^{III}$.

Es spielt besonders noch folgender Vorgang eine Rolle: In das Feld einer elektrischen Ladung werden nicht nur anders geladene Partikel gezogen, sondern besonders auch polar gebaute Körper, Dipole. Deshalb findet man in der inneren Sphäre auch Wasser, Äthylendiamin (abgekürzt „en"), Pyridin (Py) usw. Ebenso werden sich um die Anionen Hüllen von Wasser befinden, die Anionen werden hydratisiert sein, ein Vorgang, der Wärme freimacht. Da die Ionen aber nicht mit der Hülle in Komplexe hineingehen, muß eine Trennung stattfinden. Hier gelten als Nebenbedingungen die Gesetze der Thermodynamik. Nach dem zweiten Hauptsatz muß die freie Energie des Systems durch die Bindung nicht größer werden, also muß mehr Energie verloren gehen durch den Eintritt des Ions in die innere Sphäre, als aufgewendet werden muß zur Dehydratation. Und darin liegt ein Faktor, der die Voraussage einer Bildung von Komplexen ausschließlich nach einfachen Ladungs- und räumlichen Vorstellungen unmöglich macht. Andererseits gibt Brintzinger[707 a)] die Regel, daß das elektrostatische Potential

---

[703] Schwarzenbach, G.: Z. physik. Chem. A. **176**, 133 (1936), Rona **94**, 499.

[704] Biltz, W.: „Raumchemie der festen Stoffe", Leipzig 1934.

[705] Brintzinger, H. u. Ratanarat, C.: Z. anorg. allg. Chem. **222**, 113 (1935). Und zahlreiche spätere Arbeiten von Brintzinger siehe unten.

[705,I] Hull, D. E.: J. amer. chem. Soc. **63**, 1269 (1941.) C. **1941 II**, 1817.

[705,II] Winter, E. R. S., Carlton, M. u. Briscoe, H. V. A.: J. chem. Soc. **1940**, 131, Rona **122**, 150.

[705,III] Blumenthal, E. u. Herbert, J. B. M.: Transact. Farad. Soc. **33**, 849 (1937), Rona **111**, 403. Bei Phosphat wurde ein völliger Austausch in 3 Stunden gefunden.

[706] Rees, A. G. u. Hudleston, L. J.: J. chem. Soc. London **1936**, 1334. a) Ryss, J. G. u. Bakina, N. P.: C. **1936 II**, 3991. Hydrolysenkonstante $K_{10} — 1{,}2 \cdot 10^{-27}$.

[707] Brintzinger, H. u. Eckardt, W.: Z. anorg. allg. Chem. **227**, 107 (1936). a) Brintzinger, H.: Z. anorg. allg. Chem. **227**, 341 (1936). b) Schmitz-Dumont, O.: Z. anorg. allg. Chem. **227**, 347 (1936) u. **226**, 33 (1935). c) Brintzinger, H.: Z. anorg. allg. Chem. **227**, 351 (1936).

eines Komplexpartners so groß sein muß, daß es Aquokomplexe bildet, um auch in andere Komplexe einzutreten. Diese Regel gilt wohl nur für die von BRINTZINGER entdeckten mehrschaligen Komplexe.

Weiterhin ist die Deformierbarkeit der Ionen und Zentralatome von Bedeutung, da durch die Deformation Energie gewonnen wird. Die Unsicherheit der atomtheoretischen Rechnungen bei großen komplizierten Molekülen tritt damit noch additiv hinzu.

2. Halogene und Rhodanid.

Solche Faktoren sind es, die dazu führen, daß Fluoride zwar sehr zur Komplexbildung neigen, aber daß die Komplexe nicht fest sind. SiF_6'' zerfällt bei Zusatz von $CaCl_2$ oder $BaCl_2$ glatt mit Niederschlagsbildung nach der Gleichung:

$$SiF_6'' + 2\,H_2O + 3\,Ca^{\cdot\cdot} = SiO_2 + 4\,H^{\cdot} + 3\,CaF_2.$$

Die hydrolytische Spaltung:

$$Na_2SiF_6 + 4\,NaOH \rightarrow 6\,NaF + H_2SiO_3 + H_2O$$

geht in 2 Stufen vor sich:

1. $SiF_6'' \rightarrow SiF_4 + 2\,F'$ geht langsam.
2. $SiF_4 + 3\,H_2O = 4\,HF + H_2SiO_3$ geht rasch.

Die Gleichgewichtskonstante $K_1 = \frac{[SiF_4]\,[F']^2}{[SiF_6'']} = 1 \cdot 10^{-6}$ [706]. Weiterhin ist die Komplexverbindung des F' mit Methämoglobin von Bedeutung, zumal diese Bindung auch zur Entgiftung von Fluoriden vorgeschlagen wurde. Die Bindung erfolgt nur an das 3wertige Eisen, denn durch Reduktion des Fe^0 mit Hydrosulfit gelingt es, Fluorid glatt abzuspalten[710, 711] Das Produkt hat einen typischen Absorptionsstreifen bei 610—612 μ in schwach saurer, bei 605/606 μ in neutraler Lösung[711]. Zur Formulierung wurde die Form $Hb\begin{smallmatrix}\diagup OH\\ \diagdown F\end{smallmatrix}$ vorgeschlagen, und es wird dann mehr als eine Addition von HF an ein Keton denn als Schwermetallkomplex aufgefaßt. Aber Rhodanid zeigt gleichfalls — wenn auch lockere — Komplexe mit Methämoglobin[713, II; 713, III]. Die Dissoziation erfolgt nach einer einfachen Gleichgewichtsformel: $\frac{[Methb.] \cdot [F]}{[Methb.—F]} = 0{,}0135$[712] und der ganze Verlauf wird auf Abb. 4 wiedergegeben. Je stärker alkalisch die Lösung, desto geringer ist die Dissoziation von Fluor-Methämoglobin, wie folgende kurzen Zahlen bei 10^{-3} mol NaF zeigen: Bei p_H 3,8 sind 57%, p_H 4,7 noch 27% und bei p_H 6,9 nur noch 6% dissoziiert.

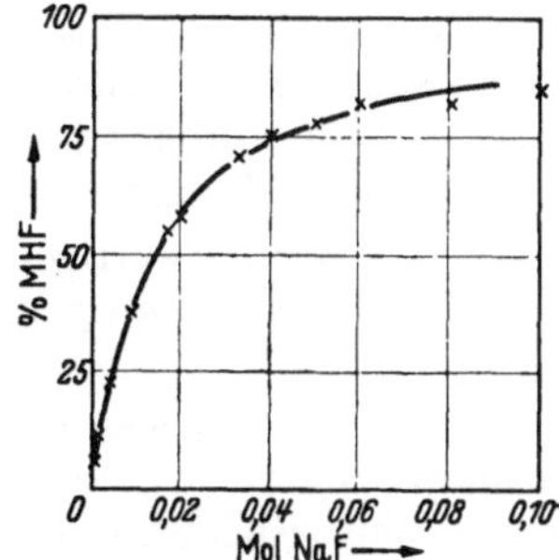

Abb. 4. Dissoziationskurve des Fluor-Methämoglobins. Die ausgezogene Kurve ist eine gleichseitige Hyperbel, die unter Zugrundelegung des Mittelwertes der Dissoziationskonstanten des MF nach der Gleichung $M \cdot (C_{NaF} + K) = 100\,K$ konstruiert wurde. Die experimentell bestimmten Punkte sind als Kreuze eingezeichnet.

---

708 SIMON, A.: Z. anorg. allg. Chem. **239**, 329 (1938).

709 ZACHARIASEN, W. H.: Z. f. Krystallographie **80**, 137 (1931).

710 HAUROWITZ, F.: Hoppe-Seylers Z. **138**, 68 (1924), Rona **29**, 183. Isolierung eines kristallisierten Produktes mit 1 F auf 1 Fe.

711 HAUROWITZ, F.: Hoppe-Seylers Z. **232**, 159 (1935). C. **1935 I**, 3685.

712 LIPMANN, F.: Biochem. Z. **206**, 171 (1929), Rona **52**, 159.

713 WAGNER, C.: Z. Elektrochem. **44**, 511 (1938).

713, I BROSSET, C.: Naturwissenschaften **1941**, 455.

713, II JUNG, F.: Biochem. Z. **304**, 37 (1940).

713, III KIESE, M. u. KAESKE, H. Biochem. Z. **312**, 121 (1942). Muskel-Hb. zeigt die gleiche Dissoziation.

Kürzlich wurden ausführliche Messungen und Berechnungen von HAVEMANN [713, IV] mit F' und SCN' vorgenommen, die im sauren Bereich die Messungen von LIPMAN bestätigten. Dabei zeigte sich beim p_H unterhalb 6,5 bei beiden Anionen eine Unabhängigkeit vom p_H. In diesem Aciditätsbereich ließ sich das Verhalten mit folgender Formulierung exakt wiedergeben:

$$\frac{[Hb = Fe^+][F^-]}{[Hb = FeF]} = 10^{-2,38}$$

$$\frac{[Hb = Fe^+][SCN^-]}{[Hb = FeSCN]} = 10^{-3,14}$$

Rhodanid ist also stärker komplex gebunden als Fluorid. Oberhalb p_H 6,5 nimmt die Dissoziation mit der [OH'] zu und es ergeben sich die Gleichungen:

$$\frac{[Hb = FeOH][F^-][H^+]}{[Hb = FeF]} = 10^{-8,75}$$

$$\frac{[Hb = FeOH][SCN^-][H^+]}{[Hb = FeSCN]} = 10^{-9,80}$$

Maßgeblich wird hier die Hydrolyse des Methämoglobins (Hämiglobins) wirksam. Hinzuzufügen wäre noch, daß eine verschiedene Aktivität der vier prosthetischen Gruppen nicht merkbar wurde, wie etwa bei der Bindung des Sauerstoffs und Kohlenoxyds an Hämoglobin.

Metallfluorkomplexbildung spielt auch bei der Auflösung von Oxyden z. B. Al_2O_3 durch Säuren eine Rolle, die bei HF größer ist als bei HCl[713]. Die bei AlF_6''' bestehenden 6 Dissoziationskonstanten zeigen bis auf die letzte immer eine um eine Zehnerpotenz zunehmende Größe. Also ein Herausheben einer Verbindung. AlF_3 ist nicht vorhanden[713, I]. Diese Tatsache ist von Bedeutung für die Toxizität solcher Verbindungen.

Von anderen 3wertigen Metallen müssen wir uns jetzt noch mit den Ferriverbindungen beschäftigen, die uns einen gewissen Vergleich mit anderen Anionen geben sollen.

Die Fe^{i}-salze geben mit Rhodaniden die bekannte rote Farbe des kaum dissoziierten Ferrirhodanid (siehe [716 I]). Die Färbung soll um so intensiver sein, je größer ohne Rhodanzusatz die Konzentration der freien Ferri-Ionen ist. Es handelt sich hier also um eine Konkurrenz der Anionen. Dabei fand sich[714] die Farbe bei Zusatz von folgenden Ferrisalzen angeordnet:

$$ClO_4' > Cl' > NO_3' >> SO_4'' >> PO_4'''$$

negativ beim F. Mit dieser Reihenfolge müßte dann die Fähigkeit zu Komplexbindungen einhergehen. Auffällig ist der enorme Überschuß der Rhodanid-Ionen (n/100 gegen n/3—3 n/SCN), dem es nicht gelingt, die Konkurrenz so geringer Komplexbildner wie NO_3' oder SO_4'' zu beseitigen. Perchlorat ist als das Anion der geringsten Tendenz zur Komplexbildung bekannt, hat daneben auch einen Einfluß auf die Festigkeit anderer Komplexe, wie wir später bei den Metallammoniaken sehen werden. Aber auch die Bildung von Berlinerblau aus $K_3Fe(CN)_6$, H_2O_2 und Fe^{i}-salzen wird in derselben Art beeinflußt, bei Zusatz von $Fe(ClO_4)_3$ ist in

[713, IV] HAVEMANN, R; Bioch. Z. **316**, 138 (1944).

[714] SIMON, A., HAUFE, W., REETZ, TH. u. PREISSLER, R.: Z. anorg. allg. Chem. **230**, 129 (1936).

[715] SIMON, A. u. HAUFE, W.: Z. anorg. allg. Chem. **230**, 148 (1936). Dieselbe Reihenfolge bei der Dipyridilfärbung mit Eisen. a) LINDSTRAND, F.: Z. anorg. allg. Chem. **230**, 199 (1936). An der Luft oxydiert sich wiederum $Fe(ClO_4)_2$ am schwersten, dann SO_4'', am leichtesten das Ferrochlorid. b) JANDER, G. u. JAHR, K. F.: Koll. Beih. **43**, 295 (1936). Finden auch die größte Zahl von Ferri-Ionen bei ClO_4', dann auch NO_3' und Cl'.

[716] WEYL, W. u. RUDOW, H.: Z. anorg. allg. Chem. **226**, 341 (1936).

20 Minuten 90,4%, beim Chlorid 83,2%, Nitrat 66% der Endfarbe erreicht. Bei Sulfaten dauert es bis zum Beginn der Bläuung Stunden, bei Fluorid erscheint erst nach Wochen der Beginn einer Blaufärbung[715]. Ob dieses Zeichen von Komplexbildung sind, scheint durchaus nicht sicher, denn selbst beim Fluorid, bei dem man doch gerne eine Reaktion nach der Gleichung

$$Fe(SCN)_3 + 6\,NaF \rightarrow Na_3FeF_6 + 3\,NaSCN$$

annehmen würde, liegen die Dinge offenbar nicht so einfach, denn es wurde geschlossen[716], daß der Rhodanidkomplex durchaus erhalten bleibt und das F′ sich in lockerer Bindung außen anlagert. Die starke elektrostatische Wirkung des kleinen Fluor-Ions soll durch Fernwirkung den zur Farbenentwicklung notwendigen Elektronensprung verhindern. Diese Auffassung gründet sich auf mangelnde Proportionalität zwischen F′-Gehalt und Farbe, dann aber vor allem darauf, daß das Spektrum der roten Farbe verändert wird, was bei einfachem Auslöschen des Komplexes nicht sein dürfte. Sonst ist der auch 2schalig (nach BRINTZINGER) anzunehmende Komplex sehr locker, denn schon beim Ausschütteln mit Äther erscheint dort die rote Farbe, und ebenso tritt sie bei einfacher Temperaturerhöhung auf.

Diese Beobachtungen würden darauf schließen lassen, daß die Tendenz des großen Rhodanid-Ions, in die innere Sphäre von Komplexen einzugehen, durchaus nicht immer geringer ist als die des kleinen Fluorids. Vielleicht ergibt sich das auch daraus, daß der 2wertige Schwefel als Bindungsglied auftritt (siehe S. 33). Besonders gilt das auch für 2wertige Metalle, wie etwa im $Na_4[Fe(SCN)_6]$[699, S. 135 f.]. Rhodanatokomplexe entstehen vielfach schon beim Eingeben von Cer und Thornitrat in 2 n-SCN′, wobei Komplexe mit großer Hülle von Wasser entstehen[717]. Das große leicht polarisierbare SCN wird dabei stark deformiert. Diese Deformierbarkeit fehlt andererseits dem kleinen Fluorid, das dafür ein hohes elektrostatisches Feld mitbringt. Man wird die Festigkeit des Komplexes (d. h. Komplexe mit Eigenschaften apolarer-homöopolarer Bindung) eher bei der Deformation erwarten, wenn das Zentralatom die größere Deformationsenergie mitbringt. Daß das geringer polarisierbare Chlorid weniger feste Komplexe bildet, zeigt folgende leicht verlaufende Umformung[700, S. 316; 718]:

$$[(en)_2CoCl_2]SCN \longrightarrow \left[en_2Co\begin{matrix}SCN\\Cl\end{matrix}\right]Cl.$$

Andererseits gibt es das beständige Salz:

$$\left[en_2Co\begin{matrix}Cl\\NO_2\end{matrix}\right]SCN.$$

Die Komplexe der anderen Halogen-Ionen sind weniger beständig, wenn es auch hierin bestimmte spezifische Reaktionen gibt, z. B. sind die $(AuCl_4)'$-Komplexe beständiger als die von F′ an Stelle von Cl′ (größere Deformationsenergie an dem stark polarisierenden Au). Dagegen soll sich J′ > Br′ > Cl′ mit Cu¨ verbinden und so die katalytische Oxydation von Ascorbinsäure durch Cu¨ hemmen([719, I]).

[716, I] Uri N.: J. chem. Soc. **1947**, 336 C. **1948 I** 1285, Komplexe $Fe(SCN)^{\cdot\cdot}$ und $Fe(SCN)_2^{\cdot}$ kommen in wässriger aber nicht alkoholischer Lösung vor.

[717] BRINTZINGER, H. u. RATANARAT, C.: Z. anorg. u. allg. Chem. **223**, 106 (1935). Typ $[Fe(SCN)_6]^{3-}$ 73 H_2O.

[718] WERNER, A.: Ber. **34**, 1733 (1901).

[719] JENSEN, K. A.: Z. anorg. u. allg. Chem. **225**, 97 (1935).

[719, I] MAPSON, L. W.; Biochem. J. **35**, 1332 (1941). Rona **132**, 629. Aber durch Wein- und andere Oxysäuren soll dieser Halogeneffekt infolge Komplexbildung dieser Säuren mit Halogen aufgehoben werden, obwohl doch gerade die Oxysäuren zur Komplexbildung mit Cu neigen. Fluor wirkte gar nicht.

Sonst geben die Halogene besonders beständige Komplexe mit Pt und Pd, aber auch mit 3wertigen Metallen, wenn auch die Beständigkeit geringer wird, z. B. schon gegenüber Erhitzen, wenn die Halogenzahl in der inneren Sphäre zunimmt. Je größer die Affinitätswirkungen der Hauptvalenzkräfte sind, desto stärker sind die Nebenvalenzen, wie die Fähigkeit zur Komplexbildung zunimmt von SnJ_4 über $SnBr_4$ zu $SnCl_4$[700, S. 59]. Daß das größere Jod manchmal weniger feste Komplexe ergibt als die anderen Halogene, scheint aus folgendem Experiment hervorzugehen[719]: Wird dem Komplex [$PtCl_2$ (Diäthylsulfid)$_2$] $AgNO_3$ in aquivalenten Mengen zugesetzt, dann ist die Fällung des AgCl erst in 24 Stunden beendet, steht an dieser Stelle J_2, dann ist sie schon in 1 Stunde abgeschlossen. Die Möglichkeit besteht natürlich, daß die Komplexkonstante genau in den Bereich der Löslichkeit von AgCl hineinkommt und dabei die geringe Löslichkeit des AgJ (siehe früher) eine Rolle spielen kann. Gerade an dieser Untersuchung erkennt man die Wichtigkeit der anderen Partner, denn Ersatz des Diäthylsulfid durch Dipropylsulfid führt zur Beschleunigung der Fällung. Sonst sind aber Komplexe beständig, die J′ in der inneren Sphäre, Cl′ außen haben usw. Die Bindungsfestigkeit kann also nicht beträchtlich differieren. Nur bei Pt-Komplexen ist das Chlorid und Bromid beständiger.

Wenn die Neigung zur Komplexbildung von F′ über Cl′ und Br′ zu J′ abnimmt, dann geschieht das deswegen, weil durch den größeren Radius bei den größeren Molekeln der Abstand zum Partner sich vergrößert und zwar dann, wenn die Deformationsenergie geringer ist als dieser Faktor[720, I]. Wie kompliziert hier die Verhältnisse liegen, zeigen Versuche von WARBURG (siehe später), der F′-Komplexe mit Mg nachwies, aber nur wenn Phosphat im Lösungsgemisch anwesend war. Dadurch wurde die Fermenthemmung der Enolase durch Fluorid erstmalig dem Verständnis nähergebracht.

3. Einwertige Sauerstoffsäuren.

Wenn wir jetzt in der Reihe der 1wertigen Anionen fortfahren, kommen wir zu Nitrit, *Nitrat* und *Perchlorat.* Sehr wenig sind die Nitrate zur Komplexbildung geeignet. BRINTZINGER[705] verwendet sie für seine Kompensationsdialyse, weil selbst in 20—40facher Konzentration die Sicherheit besteht, daß keine Komplexe zustande kommen. Eine Verdrängung war nicht vorhanden bei:

$$\left[Co\begin{matrix}(NH_3)_4\\ S_2O_3\end{matrix}\right]^{\cdot} \quad \left[Co\begin{matrix}(NH_3)_4\\ F_2\end{matrix}\right]^{\cdot} \quad \left[Cr\begin{matrix}(NH_3)_4\\ H_2O\\ Cl\end{matrix}\right]^{\cdot\cdot} (720).$$

Auch in der Hitze geht bei den Verbindungen $\left[Co\begin{matrix}Cl\\ NO_2\\ en_2\end{matrix}\right] NO_3$, NO_3 nicht in die innere Sphäre[718], dagegen wird Cl′ durch NO_2 auch in der Kälte verdrängt[718], da NO_2' stark deformierbar ist (FREUNDLICH, siehe später)

$$\left[Co\begin{matrix}Cl\\ NO_2\\ en_2\end{matrix}\right]NO_3 + NaNO_2 \longrightarrow \left[Co\begin{matrix}(NO_2)_2\\ en_2\end{matrix}\right]NO_3.$$

Durch einen Kunstgriff gelingt es, NO_3 in die innere Sphäre zu bekommen, z. B. behandelt man $\left[Co\begin{matrix}Cl\\ NO_2\\ en\end{matrix}\right]$ SCN mit großem Überschuß von Silbernitrat, dann

[720] BRINTZINGER, H. u. OSSWALD, H.: Z. anorg. u. allg. Chem. 224, 280 (1935).
[720, I] BRIEGLER, G.: Naturwissenschaften 1941, 644.

entsteht $\left[Co\begin{matrix}NO_2\\NO_3\\en_2\end{matrix}\right]NO_3$. Durch die Beseitigung des Cl' (und SCN') kommt es zum Freiwerden einer Stelle in der inneren Sphäre, die besetzt werden muß. Hier tritt NO_3' ein. Das gelingt aber selbst so nicht immer[700, S. 307] (z. B. cis-Isorhodanato-aquo-diäthylendiamin addiert $AgNO_3$ zu folgender Verbindung: $\left[en_2Co\begin{matrix}SCN\text{-}Ag\\H_2O\end{matrix}\right]$ als Anion NO_3' oder ClO_4'; beide Anionen gehen nicht in die innere Sphäre, trotz der Möglichkeit der Ausfällung des AgSCN. Das Silber wird durch Behandeln mit konz. HCl herausgefällt, aber als AgCl; SCN' bleibt in der inneren Sphäre.

Eine diffizile Untersuchung wurde mit Hilfe der Bandenspektren von komplexen Co-, Ni-, Cu-Salzen ausgeführt, eine Untersuchungsmethode, die uns gerade in unserer Fragestellung weiter führen wird als die Fällungen[721]. Die inneren Ionen hatten die Zusammensetzung: $[Me(H_2O)_2]$. Bei ClO_4, ClO_3, NO_3, SO_4'' blieben die Grundspektren unverändert bei 2—5facher Konzentration. Bei ganz konzentrierten Lösungen von NO_3' und SO_4'' zeigten sich Abweichungen, und bei Cl' und S_2O_3'' ergaben sich neue Spektren, also z. B. $[MeCl_4(H_2O)_2]$. Perchlorat ist das Ion, das am wenigsten zur Komplexbildung neigt. Es existieren auch hier einzelne Verbindungen[699, S. 180] wie $\left[Hg\begin{matrix}(ClO_4)_2\\pyr_2\end{matrix}\right]$, die aber außerordentlich explosiv sind. ClO_4' besitzt die größte räumliche Ausdehnung, müßte also am meisten deformierbar sein. Hier klafft eine Lücke, die FAJANS durch die Annahme zu überbrücken sucht, daß durch das überaus kräftige Feld des 7wertigen Cl^{VII+} die 4 außen liegenden Sauerstoffatome ihre Deformierbarkeit verlieren.

In der Perchlorsäure haben wir die stärkste Säure überhaupt. Das zeigt sich auch in der Fähigkeit, selbst mit den am schwächsten basischen Körpern Salze zu bilden z. B. Carbazol[722], selbst o-Phosphorsäure[723], Ketone[700, S. 244]. Die Dissoziation übertrifft die der Salzsäure weit, was man besonders in Medien niederer Dielektrizitätskonstante merkt, wie Alkohol und Benzol, wo sie noch zur Titration brauchbar ist, wenn HCl längst versagt[724]. Das 7fach positiv geladene Cl in der Mitte des Tetraeders, dessen Ecken durch O eingenommen werden, wird besonders stark abstoßend auf das gleichfalls positiv geladene $H^{\cdot}$ wirken. Deshalb wäre SO_4'' mit 6facher Ladung des S eine schwächere Säure und vermag das zweite $H^{\cdot}$ nicht mehr sehr stark abzustoßen.

Diese Ableitung nach der KOSSELschen Theorie würde auch verständlich machen, warum ClO_4' nicht in den inneren Komplex neben ein positives Metall geht. Aber diese Vorstellung versagt. Man kann die Stärke der Säuren nach ihrer Dissoziation und nach ihrer Fähigkeit zur Salzbildung abschätzen und kommt dann für die Fähigkeit zur Salzbildung zu folgender Reihe[701, S. 176]:

$$HClO_4 > H_2SO_4 > HJ > HBr > HCl > HNO_3.$$

Nach dem Verhalten in wäßriger Lösung:

$$HClO_4 > HJ > HBr > HNO_3 > HCl > H_2SO_4$$ [726, I]

Die Lösungsgeschwindigkeit von Aluminium-Oxydhydrat in 0,1 u. 0,2 n Säuren folgt der Reihe $HClO_4 < HCl < H_2SO_4 <$ Oxals· $< H_3PO_4$·

[721] v. KISS, A.: Z. anorg. u. allg. Chem. **226**, 141 (1936).

[722] HOFMANN, K. A., METZLER, A. u. LECHER, H.: Ber. **43**, 178 (1910).

[723] ARLMAN, E. J.: Rec. Trav. chim. Pays-Bas **56**, 919 (1937). C. **1937 II**, 4172. Verbindungen $P(OH)_4\,ClO_4$.

[724] FISCHGOLD, H. u. CHAIN, E.: Proc. roy. Soc. B. **117**, 239 (1935).

Die Reaktion erfolgt nach GRAHAM und THOMAS ([726, II]) in 2 Schritten, zuerst eine rasche Teilchenneutralisation als Angriff der Hydroxoniumionen auf die Oberflächenhydroxyle, dann folgt die Lösung der Al-O-Al Bindungen, und in dieser Hinsicht sind die Anionen um so wirksamer, je stärker komplex die entstehenden Al-Salze sind. Damit ergibt sich der Anschluß an das bisherige.

JATZMIRSKY gibt die Protonenaktivitäten der einwertigen Säuren in folgender etwas abweichender Reihenfolge an:

ClO_4' 285, HSO_4' 296, J′ 307, Br′ 315, NO_3' 320, Cl′ 323, F′ 368.

4. Mehrwertige Sauerstoffsäuren.

Die Fähigkeit zur Komplexbildung folgt diesen Reihen nicht stets. Das sehen wir sofort, wenn wir jetzt bei den *mehrwertigen Säuren* mit SO_4'' beginnen, das viel leichter in Komplexe übergeht als NO_3'. Es gibt Verbindungen wie $\left[Cr\begin{smallmatrix}SO_4\\(H_2O)_5\end{smallmatrix}\right]Cl'$ als auch $\left[Cr\begin{smallmatrix}Cl\\(H_2O)_5\end{smallmatrix}\right]SO_4$ [700, S. 211; 699, 52], wodurch deutlich wird, daß Cl′ das SO_4'' durchaus nicht aus der inneren Sphäre verdrängen muß. $\left[Co\begin{smallmatrix}(NH_3)_5\\Cl\end{smallmatrix}\right]$ muß man mit konz. H_2SO_4 behandeln, damit $\left[Co\begin{smallmatrix}(NH_3)_5\\SO_4\end{smallmatrix}\right]HSO_4H$ entsteht; der Übergang ist also schwer; entsprechend tritt bei Zusatz von $BaCl_2$ durchaus nicht gleich eine Fällung auf, sondern erst beim Erhitzen[44, 699].

Somit kommen wir zu den Alaunen, meist Sulfatdoppelsalze, die aber beim Auflösen sofort zerfallen. Es gibt eben bis zu den echten Komplexen alle Übergänge. Eine große Anzahl hat BRINTZINGER[725] durch den Dialysenkoeffizienten nachweisen können, wenn er die Konzentration von Na_2SO_4 auf das 10—20fache erhöhte, z. B. auch $[Fe^0(SO_4)]^{4-}$ $[Fe_3^{i}(SO_4)_6]^{3-}$ $[Cu_2(SO_4)_4]^{4-}$ usw. Die Komplexkonstante ist aber nicht so hoch, daß man nicht die Fe^{i} usw.-Ionen nachweisen könnte, ja bei geringerer Konzentration tritt weitgehender Zerfall ein.

Die Sulfite gehen leichter in Komplexe ein. $[Fe(CN)_5(H_2O)]Na_4$ geht über in $\left[Fe\begin{smallmatrix}(CN)_5\\SO_3\end{smallmatrix}\right]Na_5$, aber (CN) wird nicht verdrängt[269, 701]. Mit $HgCl_2$ bilden sich bei der Titration mit $(NH_4)_2SO_3$ schrittweise Verbindungen wie $\left[Hg\begin{smallmatrix}(SO_3)\\Cl\end{smallmatrix}\right]NH_4$ und $[Hg(SO_3)_2](NH_4)_2$ [726], also SO_3 verdrängt glatt das Chlorid, obwohl dieses auch schon nicht mehr ionisiert ist.

Auch Thiosulfate geben mit Schwermetallen leicht Komplexe[707], indem sie das Aquowasser verdrängen, z. B.:

$$[Co(H_2O)_6]^{2+} + 3\ S_2O_3^{2-} \rightarrow [Co(S_2O_3)_3]^{4-} + 6\ H_2O.$$

Die Komplexe werden durch Dialyse und auch durch Änderung des Bandenspektrums nachgewiesen. Die Konzentration von S_2O_3'' war 20fach der der Metallsalze. Die Komplexe waren zum Teil sehr schwach. Der Ni-Komplex ließ sich durch PO_4'''-Fällung glatt aufsprengen.

URI[726, III] wies Komplexe mit den 3wertigen Al, Fe, Cr nach.

---

[725] BRINTZINGER, H. u. OSSWALD, H.: Z. anorg. u. allg. Chem. **221**, 21 (1935). Siehe demgegenüber [721].

[726] SPACU, G. u. DRAGULESCU, C.: Z. anorg. u. allg. Chem. **224**, 273 (1935).

[726, I] HAUTZSCH u. DARINGER: Z. physik. Chem. **134**, 432 u. **136**, 7 (1929) Folgende Reihe nach der Molekularrefraktion: $ClO_4' > Br > Cl > NO_3 > SO_4$. Stärke HCl:HBr:HJ = 1:1,2:1,4.

[726, II] GHAHAM, R. P. u. THOMAS, A. W.: J. americ. chem. Soc. **69**, 816 (1947) C. **1948I**, 1271.

[726, III] URI, N.: J. chem. Soc. 1947, 335 C. **1948I**, 1285.

[726, IV] JATZMIRSKI,: C. **1947II**, 780.

Von den Phosphatkomplexen sind besonders wichtig die mit Eisen, und zwar werden nur Verbindungen mit 3wertigem Eisen eingegangen. Dabei kommt es zu einer Erhöhung des Reduktionspotentials des 2wertigen Eisens[376], wodurch im biologischen Milieu unerwartete Reaktionen erzwungen werden können. Die Komplexe, die vielleicht zuerst $\left[Fe\genfrac{}{}{0pt}{}{(H_2PO_4)}{(H_2O)_5}\right]^{++}$ zu schreiben sind, dissoziieren bei niederen Konzentrationen wie etwa 10^{-4} mol H_3PO_4, so daß kolloidales (etwa der Formel) $FePO_4$ übrig bleibt[727]. Zusatz von Phosphat erhöht also die Löslichkeit der Fällung und zwar stärker, als es der Ionenstärke entsprechen würde. Dieses erreicht man durch NaCl laut Rechnung. Es geht also Cl′ beim Fe nicht in den inneren Bereich, wohl aber geschieht das beim Bi, wo auch NaCl die Löslichkeit stärker erhöht, als der Aktivität entspricht.

Setzt man Phosphat zu anderen Komplexen wie $\left[Co\genfrac{}{}{0pt}{}{(NH_3)_5}{Cl}\right]^{2+}$, $\left[Co\genfrac{}{}{0pt}{}{(NH_3)_4}{S_2O_3}\right]^{1+}$, $\left[Co\genfrac{}{}{0pt}{}{(NH_3)_4}{SO_4}\right]^{1+}$, $\left[Co\genfrac{}{}{0pt}{}{(NH_3)_5}{NO_3}\right]^{2+}$ in 3 n-Lösung zu[728], dann tritt PO_4''' nicht verdrängend in die innere Sphäre (obwohl die Vorbedingungen dazu vorhanden wären, z. B. sogar NO_3'), sondern bildet eine äußere Schale etwa des Typs $\left\{\left[Co\genfrac{}{}{0pt}{}{(NH_3)_4}{SO_4}\right](HPO_4)_4\right\}^{6-}$. Nur wenn CO_3'' in der inneren Schale vorhanden ist, wurde dergleichen beobachtet, weil dieses eine geringe räumliche Ausdehnung hat. Also gibt es bei den anderen eine sterische Hinderung.

Komplexe Metallpyrophosphatverbindungen wurden schon frühzeitig (im Jahre 1830) beobachtet, als man sah, daß Metallpyrophosphate im Überschuß von Pyrophosphat löslich sind. 3wertige Metalle sind besonders dazu geeignet. Die Leichtigkeit ist größer als bei Chlor. Isoliert wurden Verbindungen mit Eisen der Art $\left[Fe^{i}\genfrac{}{}{0pt}{}{P_2O_7}{(H_2O)_3}\right]$[729]. Durch Reduktion des Eisens in das nicht komplexbildende Fe^0 kann dieser Komplex gelöst werden[730].

5. Komplexe mit organischen Verbindungen.

Auch *organische Körper* bilden mit Salzen Verbindungen, vielleicht nur der Stärke der Additionsverbindungen entsprechend[731], besonders Aminosäuren. Die Existenz solcher Verbindungen zeigt sich in der erhöhten Löslichkeit (soweit eine Krystallisation der Verbindung gelingt), in einer Änderung der optischen Aktivität von Aminosäuren und in anormal niedrigen Gefrierpunktsdepressionen[732].

Bei Glykokoll wird durch n/100 mol Salz folgende Löslichkeitserhöhung angegeben[731]:

$NaClO_4$ (19,2%), NO_3' (12,2%), J′ (7,8%), Br′ (5,85%), Cl′ (3,9%).

Leucin: ClO_4 (34%) $>$ Br ($>$ 22%) $>$ Cl (15%). Mit Alanin, Sarkosin werden folgende Reihen angegeben[732]: Cl′ $<$ Br′ $<$ J′ $<$ SCN′ $<$ NO_3'. Bei Tyrosin erhöhen Br′ und J′ die Löslichkeit[733], während Cl′ und SO_4'' löslichkeitsvermindernd wirken. Löslichkeitsverminderung ist wohl als Aussalzwirkung aufzufassen[731] und hängt mit der Hydratation der Ionen bzw. der Änderung des Lösungsmittels (wie später gezeigt werden wird) zusammen

(Aussalzwirkung Cl′ $>$ Br′ $>$ J′ $>$ NO_3').

727 Jensen, K. A.: Z. anorg. u. allg. Chem. **221**, 1 (1935).
728 Brintzinger, H. u. Osswald, H.: Z. anorg. u. allg. Chem. **225**, 33 (1935)
729 Rosenheim, A. u. Triantaphyllides, T.: Ber. **48**, 582 (1915).
730 Tompsett, S. L.: Biochem. J. **28**, 1802 (1934). C. **1935 II**, 712.
731 Pfeiffer, P.: Organische Molekülverbindungen, S. 118 ff.
732 Pfeiffer, P. u. Angern, O.: Hoppe-Seylers Z. **135**, 16 (1924), Rona **26**, 454.
733 Ando, K.: Biochem. Z. **173**, 426 (1926), Rona **37**, 763.

Besonders mit den Perchloraten beschäftigte sich DUCLAUX[734]. Mit gesättigten Lösungen von $Mg(ClO_4)_2$ finden sich Löslichkeitserhöhungen z. B. bei der Glutarsäure von 0,06 auf 1,25, auch bei Asparagin, Alloxan, Allantoin 20fache Erhöhung. Keine Begünstigung von Phenolen, Campher und eine Verminderung bei Malonsäure. Wenn wir obige Reihen ansehen, finden wir schon Folgen, die wir später bei den Kolloiden in Form der HOFMEISTERschen Reihe antreffen werden. Auch Gase lösen sich weniger (siehe später FREUNDLICH und SEAL). Beziehungen bestehen zur Änderung der Kompressibilität des Wassers. Salze, die die Löslichkeit eines Stoffes in Wasser stark erniedrigen, erniedrigen auch die Kompressibilität am meisten.

Diese Proben der Beobachtungen zeigen schon deutlich, daß bei dem Effekt des Aussalzens und Einsalzens, wie man die Erhöhung der Löslichkeit auch nennt (siehe KORTÜM [734 I]), durchaus nicht Komplexbildungen die führende Rolle spielen. Nach der elektrostatischen Theorie wird jedes Jon von einem elektrostatischen Felde umgeben, in dem sich die Moleküle des Lösungsmittels geordnet befinden und auch eine andere Dielektrizitätskonstante besitzen. Substanzen mit hoher Dielektrizitätskonstante reichern sich in der Nähe der Jonen an und werden mit kleinerer aus der Umgebung verdrängt. Diesem Vorgang entspricht eine Änderung der freien Energie bzw. des thermodynamischen Potentials der Lösung und damit eine Änderung des Aktivitätskoeffizienten des Gelösten. Erhöhung des Aktivitätskoeffizienten bedeutet eine Erniedrigung der Löslichkeit = Aussalzen, wenn ein Bodenkörper vorhanden ist, Erniedrigung des Aktivitätskoeffizienten = Erhöhung der Löslichkeit = Einsalzen. Diese Theorie versagt in vielen Fällen auch qualitativ. Wenn man eine Größe definiert

$f_n = \frac{l_0}{l}$ (l_0 = Löslichkeit bei der Jonenstärke 0),

hat man die Formel angewandt $\ln f_n = k.c_{Salz}$

$f_n < 1$ = Einsalzen > 1 = Aussalzen. f_n hängt von der Größe der Jons ab, damit kommen wir hier schon in den Bereich des HOFMEISTEReffektes und daher oben die charakteristischen Reihen. Es versagen dann die einfachen elektrostatischen Vorstellungen, und VAN DER WAALsche Kräfte treten führend in den Vordergrund.

6. Vielfache Komplexverbindungen bei Übergang zu Kolloiden.

Einen stetigen *Übergang unserer Komplexverbindungen zu Kolloiden* kann man erreichen durch stufenweisen Zusatz von NH_3 zu Lösungen wie z. B, $AlCl_3$ [735]. Es entstehen dann die mehrkernigen Komplexe, die teilweise zusammengehalten werden durch (OH)-Gruppen nach der Form $\left[(H_2O)_4Al\begin{matrix}\diagup OH \diagdown \\ \diagdown HO \diagup\end{matrix}Al(H_2O)_4\right]^{\cdots\cdot}$, also nach der WERNERschen Theorie beschrieben werden. Durch Behandlung mit bestimmten Neutralsalzen wird die Suspension dieser Verbindungen alkalischer, weil OH-Gruppen des Komplexes durch das Anion ersetzt werden (Anionenpenetration). Die Eindringungsfähigkeit der Ionen unterscheidet sich, indem Sulfat besser als Chlorid, am schlechtesten Nitrat eindringt (ähnliches bei $Fe(OH)_3$-Solen[736, I]).

[734] DUCLAUX, J. u. DURAND-GASSELIN, A.: J. Chim. physique **35**, 189 (1938).
[734, I] KORTÜM, G.: Elektrolytlösungen, Leipzig 1941. Akad. Verl. Ges.
[735] THOMAS, A. W. u. WHITEHEAD, T. H.: J. physik. Chem. **35**, 27 (1931), Rona **60**, 522.
a) THOMAS, A. H. u. KREMER, C. B.: J. amer. Chem. Soc. **57**, 1821 (1935). C. **1936 I**, 1385.
b) THOMAS, A. W. u. OWENS, E. S.: J. amer. Chem. Soc. **57**, 2131 (1935). C. **1936 I**, 2714. Zirkonathydrosole.
[736] WEISER, H. B.: J. physikal. Chem. **35**, 1368 (1931), Rona **71**, 329.

In einem anderen Versuch wurde das p_H in der Lösung gefunden bei Cl′ 6,44; Br′ 6,22; J′ 6,32. Der Unterschied ist nicht groß, aber im allgemeinen sehen wir in diesen Versuchen Reihen, wie wir sie vorher bei der Fähigkeit zur Komplexbildung berichteten. An basischen Zirkonchloridmicellen[735 b)] gehen P_2O_7'''' in den Komplex, nicht aber Cl′, $Fe(CN)_6^{IV}$ und Phosphat. Es wird als Forderung aufgestellt, daß die Gleichgewichtskonstante des Anionenkomplexes kleiner als das Löslichkeitsprodukt des Zirkonylhydroxyd sei, eine Bedingung, auf die wir auch vorher mit der Fällung von Halogen aus der inneren Sphäre durch Silber hinwiesen. WEISER[736] bestätigte teilweise die Versuche von THOMAS[735] nicht und will die Konstitution des Aluminiumkomplexes folgendermaßen aufgefaßt wissen.

Die in der Sphäre A vorhandenen Cl′-Ionen werden potentiometrisch erfaßt (sind aktiv), in der Innenschicht sind sie im elektrostatischen Gleichgewicht mit den positiven Al-Partikeln. Durch Zusatz von SO_4'' wird durch die höhere Ladung das Cl′ nach außen befreit. Der Ersatz erfolgt in einer der häufig vorkommenden S-förmigen Kurven. Der mittlere Anstieg des Ersatzes (beim S) erfolgt durch die Koagulation des Sols, wodurch Oberflächen verloren gehen. Dagegen muß man halten, daß die Herstellung dieses Sols anders geschah als bei THOMAS, dann aber vor allem, daß es auch trotz 400facher Konzentration des Nitrats nicht gelang, das Cl′ restlos zu entfernen, was — wenigstens zum Teil — die alten Komplexkräfte als wirksam erweist.

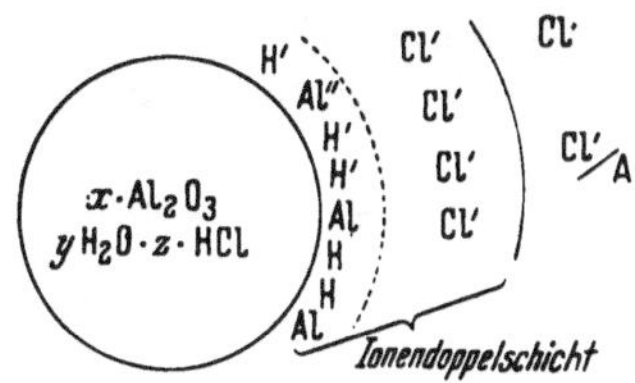

Eine konsequente Auffassung rein nach der Wertigkeit hat neulich BJERRUM[737] vorgetragen. Zusatz von Lauge zu $CrCl_3$ führt zu Komplexen der Art:

$$[Cr(OH)^{++}]_p \text{ und } [Cr(OH)^{+}]_q.$$

An diese Teilchen werden Cl′, NO_3' gleich stark adsorbiert, SO_4'' stärker, das 4wertig geladene $Fe(CN)_6^{IV}$ so stark, daß die Adsorption praktisch vollständig zu sein scheint.

Noch weitergehend besteht die Möglichkeit[738], unter besonderen Bedingungen Na-Atome für die Adsorption verantwortlich zu machen. Wird ein so vorbereitetes Aluminiumoxyd mit HNO_3 behandelt, dann kommt es zum Freiwerden von $NaNO_3$, und die adsorbierend wirkenden Stellen werden aus Al-nitrat bestehen. Hier wird eine reine Austauschbindung möglich sein. Die Intensität an diese Stellen heranzugehen ist:

$$OH' > PO_4''' > F' > CrO_4' > SO_4'' > Cl' > NO_3' > ClO_4'.$$

Die Anionen werden nur dann ausgetauscht, wenn sie in obiger Reihe links von dem Ion stehen, mit dem das Aluminiumoxyd behandelt wurde. Die leichte Adsorbierbarkeit des Fluorids wird zur Reinigung fluorhaltigen Wassers benutzt. Diese Reihe hat auch Ähnlichkeit mit der Reihe, wie wir sie bei den Komplexverbindungen kennen gelernt haben. Solche Adsorptionen werden durchaus anders verlaufen, wenn Fragen der Hydrophilie oder VAN DER WAALsche Kräfte, die die Adsorption sonst beherrschen, maßgeblich werden. (Siehe Seite 67 über Lösungsgeschwindigkeit von Al-Oxydhydrat in Säuren).

7. Anionen im Außenbereich eines Komplexes.

Wir kommen jetzt auf die Wirkung der *Anionen, die sich selbst außerhalb des Komplexes aufhalten,* auf die Bindung der Liganden innerhalb des Komplexes.

[736, I] RABINOWITSCH, A. u. FODIMAN, E.: Z. physik. Chem. A. **159**, 403 (1932), Rona **68**, 203.
[737] BJERRUM, N.: J. physikal. Chem. **110**, 656 (1924).
[738] SCHWAB, G. M. u. DATTLER, G.: Angew. Chem. **1937**, 691, Rona **103**, 166.

Bei fluorescierenden Farbstoffen wie Fluorescein, Eosin, Uramin kann man die Fluorescenz durch Zusatz von Salzen auf dem Umweg über eine Molekülassoziation zum Auslöschen bringen[739]. Bei Rhodamin B wirken bei äquivalenten Konzentrationen die Ionen in folgender Reihe:

SCN'(0,095) > J'(0,080) > S_2O_3''(0,038) = Br'(0,040) > Cl'(0,020). ClO_3', SO_3'', SO_4'' sind wirkungslos.

In Blut wird das sonst nicht dialysierbare $Cu^{\cdot\cdot}$ durch Säuren dissoziiert. Z. B. bei p_H 1,67 bleiben bei H_3PO_4 und H_2SO_4 nur 33 und 38%, bei HCl noch 60% nicht dialysierbar zurück[740].

Bei der Reaktion: $[Co(NH_3)_5Cl]^{\cdot\cdot} + H_2O \rightarrow [Co(NH_3)_5H_2O]^{\cdot\cdot\cdot} + HCl$ wirken SO_4'' und NO_3' beschleunigend und zwar Sulfat stärker als NO_3'. Hemmend wirkt Salz an sich nach seiner Ionenstärke[741].

Hexamine von Nickel werden je nach der Art des Anions stabilisiert, was durch die zur Erreichung des NH_3-Druckes einer Atmosphäre notwendige Temperatur in folgender Tabelle gezeigt wird[700, S. 62]:

Tabelle 7.

	Absolute Dissoziationstemperatur		Absolute Dissoziationstemperatur
$[Ni(NH_3)_6](ClO_4)_2$ . . .	518	$[Ni(NH_3)_6]Cl_2$	449,5
$[Ni(NH_3)_6]J_2$	508,5	$[Ni(NH_3)_6]SO_4$	416,5
$[Ni(NH_3)_6]Br_2$	482	$[Ni(NH_3)_6]S_4O_6$	406,5
$[Ni(NH_3)_6](ClO_3)_2$ . . .	478	$[Ni(NH_3)_6](H_2PO_2)_2$ . .	368
$[Ni(NH_3)_6](NO_3)_2$	465,5	$[Ni(NH_3)_6](SCN)_2$ . . .	307,5
$[Ni(NH_3)_6]S_2O_6$	459,5		

Die Beständigkeit geht nur zum Teil konform mit der Möglichkeit der Anionen, feste Komplexe zu bilden. Je leichter ein Anion in die innere Sphäre hineingelangt, desto eher wird natürlich der Druck erreicht. Doch kann man so nicht schließen.

Bei Zinksalzen ist die Reihenfolge eine andere:

$$J' > Br' > Cl' > ClO_4' > NO_3' > ClO_3' > SCN'.$$

Chlorate und Bromate können sogar explosiv werden[742], und zwar ClO_3' und BrO_3' stärker als JO_3'.

Besonderes Interesse hat für uns die Raumbeanspruchung der Kobaltiake bei verschiedenen Anionen (nach Biltz[704, S. 247]). Das Mol-Vol von $[Co(NH_3)_6]x_2$ beträgt:

Tabelle 8.

x	Mol.-Vol	davon Raum x_2	Raum für NH_3
F'	126,0	19	
Cl'	156,9	40	19
Br'	171,6	50	20
J'	198,0	68	21,7
NO_3'	193,2	56	
SCN'	217,0	79,8	
ClO_4'	225,4	81	24,5

Die Differenzen sind bedingt durch den verschiedenen Raum, den NH_3 im Komplex einnimmt. Die hier angegebene Reihenfolge (die bei Co^{III} auch besteht) ist

[739] Bouchard, J.: J. chim. Physique **33**, 325 (1936), Rona **96**, 182.

[740] Boyden, R. u. Potter, V. R.: J. biol. Chem. **122**, 285 (1938.)

[741] Garrick, F. J.: Transact. Farad. Soc. **34**, 1088 (1938). C. **1939 I**, 4718. Die Gleichungen der Reaktion abhängig von $[NO_3][SO_4]$ und der Ionenstärke $\sqrt{\mu}$ werden dort entwickelt.

jetzt wiederum dieselbe, die wir bei den HOFMEISTERschen Reihen der Kolloide wiederfinden. Bei der Kristallbildung spielen auch ganz wesentlich VAN DER WAALsche Kräfte bzw. Gitterenergien[744] eine Rolle. Bei den Gitterenergien maßgeblich wirksam sind die Deformierbarkeiten, weil bei der Annäherung durch das Potentialfeld der freiwerdende Energiebetrag um so größer sein wird, je später die Abstoßungsenergie durch die äußere Elektronenschale (wachsend mit r^{-10}), überwiegt. Die Kräfte nehmen zugleich mit der Größe des Ionenvolumens zu; merkwürdigerweise ist hier aber die Packung im Komplex weniger dicht[743]. Sie sind beim ClO_4' anscheinend gering, weil das Molekül trotz seiner Größe wenig deformierbar ist. ClO_4' besitzt durch die starke Polarisation der umgebenden O^{2-} (starke Ladung des Cl^{VII}!) eine besonders stabile Elektronenhülle. Da bei Anlagerung von $H^{\cdot}$ relativ wenig Deformationsenergie geliefert wird, deshalb ist ClO_4' die stärkste Säure[744]. Nach der reinen Ladungstheorie von KOSSEL mit Annahme starrer Moleküle wurde eine andere Vorstellung mitgeteilt.

Hier liegen schon die Probleme, die uns im ganzen weiteren Verlauf unserer Darstellung folgen werden. Wir wollen deshalb jetzt noch eine Reihe physikalischer Konstanten von unseren Ionen angeben, die ja letztlich auch nur den Ausdruck der wirksamen Elementarkräfte darstellen. Unter diesen sind zuerst zu nennen Atom- bzw. Ionenvolumen und Ladung, die bei Kristallen auch maßgeblich Packung und Deformation bedingen.

D. Physikalische Chemie.

I. Räumliche Daten.

Im letzten Abschnitt ist das Zusammenspiel verschiedener Kräfte als maßgeblich für das Auftreten von Komplexen dargestellt worden. Unter diesen Kräften sehen wir erstens die Ladungsdichte und das daraus entstehende elektrische Feld. Dieses Feld wird bei gleicher Ladung um so stärker sein, je kleiner das Ion ist, also am stärksten beim Fluor, am schwächsten beim Jod, wenn wir hier nur die Halogene als die am einfachsten gebauten Anionen berücksichtigen. EUCKEN (Chemische Physik 1939, S. 368 f.) will diese COULOMBsche Kraft noch erweitert wissen von einem Zusatzglied, der Austauschkraft, die erst in molekularen Dimensionen in Erscheinung tritt und sich von dem sog. Austauschintegral der Wellenmechanik ableitet. Von der Stärke des Feldes ist die Hydratation abhängig. Dann tritt die Deformations- bzw. Polarisationsfähigkeit auf, die jetzt wiederum ansteigt mit der Größe des Ions.

Diese Kraft wird besonders beeinflußt werden von dem anderen Partner des Komplexes. Im ganzen verhalten sich die beiden Kräfte additiv und werden beherrscht von den Gesetzen der Thermodynamik, besonders dem zweiten Hauptsatz. Weil die beiden Energiequellen (Deformierbarkeit und elektrostatisches Feld) durchaus nicht parallel gehen bei den Ionen, sondern bei einem das erste groß, das andere klein ist, deswegen werden wir die Eigenschaften nicht so weit auseinanderliegend und klar gesetzmäßig finden, wie wir das gerne wünschen würden; deshalb wird aber immer der Partner bei dem Erfolg der Reaktion mitzusprechen haben; und diese Tatsache gilt nicht nur bei den Komplexen, sondern

[742] EPHRAIM, F. u. JAHNSEN, A.: Ber. 48, 41 (1915). Cu, Zn, Ni, ClO_3', BrO_3' zersetzlicher als JO_3.

[743] SMITH, G. F. u. KOCH, E. G.: Z. anorg. u. allg. Chem. 223, 17 (1935). Stabilität wächst auch mit abnehmendem Volumen des Kerns.

[744] FAJANS, K.: Naturwissenschaften 11, 165 (1923).

auch bei den Kolloiden und den HOFMEISTERschen Reihen, wo besonders die Kationenreihen häufig ganz verschwimmen. Doch bei den Anionen sind Reihen deutlich, jedenfalls werden dieselben Endglieder immer wieder gefunden.

Diese Kräfte finden wir auch wirksam in der Anordnung und dem Raumverbrauch in den Kristallen und Flüssigkeiten, bei deren Darstellung wir zuerst der Zusammenfassung von BILTZ[704] folgen. Diese Darstellung hat den Vorteil, durch die Angabe von Rauminkrementen den aktuellen Rauminhalt des Atoms und den durch die Art der Packung verloren gegangenen Raum gleichzeitig anzugeben, wobei eine gute Übereinstimmung mit den Ionenradien besteht. Hier wird der Raumverbrauch natürlich innerhalb der Moleküle um so geringer sein, je kleiner das Ion ist, also geringe Größe des Fluors und große des Jods. Dafür wird aber das Molekülgitter des stark polarisierbaren (also starke VAN DER WAALsche Kräfte) Jods dichter sein. Bei der Frage, welche Größe überwiegt, spielt der Partner eine große Rolle, wie folgende kleine Tabelle anzeigt (nach [744]).

Tabelle 9.

Gitterabstände in Å:	F	Cl	Br	J
bei Ag	2,58	2.78	2,89	2,83
„ Na	2,32	2,81	2,98	3,23
Differenz	+0,26	—0,03	—0,09	—0,40

Das stark deformierbare J wird durch das stark polarisierende Ag näher herangezogen als durch Na im Verhältnis zum Fluorid. Rechnet man den Quotienten $\frac{\Sigma \text{ Eigenvolumen der Ionen}}{\text{Ioneninkremente}}$, dann findet man bei F′ den Wert 0,6, bei J′ = 0,80, also letzteres stark zusammengedrückt. Ist der Partner von hoher Wertigkeit, dann werden die Quotienten kleiner, aber relativ stärker beim F′ als beim J′ [201, 704]. Mit der Wertigkeit der Halogene wechselt sofort und direkt der Raum. Denn beim Cl′ wurde 1 Elektron als Ergänzung zur achtelektronigen Edelgasschale aufgenommen, beim 7wertigen Cl des Perchlorats gehen alle 7 Elektronen der äußeren Schale verloren (siehe S. 6).

Wir geben die Verhältnisse auf folgender Tabelle wieder[704 (S. 184 f, 195)], die auch die Inkremente der Sauerstoffsäuren enthält. (Das wirkliche Volumen erhält man durch Division der Zahlen durch die LOSCHMIDsche Zahl.)

Tabelle 10.

	Ionen-Vol.	Atom-Vol.	dt. 5wertig
F′	9,5	8,5	—
Cl′	20	16,3	~ 1,0
Br′	25	19,2	2,0
J′	34	24,5	~ 6,0
ClO_2'	26	—	—
ClO_3'	34	—	—
ClO_4'	40,5	—	—
BrO_3'	36	—	—
JO_3'	36,0	—	—
JO_4'	45,5	—	—
NO_2'	25	—	—
NO_3'	28	—	—
PO_4'''	39	—	—
PO_3'	33,5	—	—
P_2O_7''''	~ 73	—	—
SO_4''	39	—	—
S_2O_6''	69	—	—

Bei den einwertigen Ionen erhalten wir folgende Reihenfolge mit steigendem Inkrement:

$F < Cl < NO_2 = Br < ClO_2 < NO_3, ClO_3 = J < PO_3, JO_3 = BrO_3 < ClO_4 < JO_4$.

Es ist leicht aus den Angaben zu ersehen, daß der Sauerstoff unter der Wirkung hoher zentraler Ladungen ein geringeres Volumen einnimmt (ClO_4, SO_4, PO_4, NO_3).

Für die Zwischenräume, die im Inkrement mitenthalten sind, ist verantwortlich zu machen außerdem die Packungsart, die in der Koordinationszahl, d. h. der Zahl der angrenzenden Ionen eine Anschauung finden kann[709], weshalb man ähnliche Krystallisationsformen vergleichen muß. Auch hier gibt es noch manche Schwierigkeiten. Messungen mit Röntgenstrahleninterferenzen geben direkte Abstände und Radien, von denen wir auch einige nach ZACHARIASEN[709] hier wiedergeben wollen:

negativ einwertig:				
	F′	1,33 Å		
	Cl′	1,84	Cl^{+7} in ClO_4	0,63 Å
	Br′	1,96		
	J′	2,19		
	O^{-2}	1,76		
	S^{-2}	2,19	S^{+6}	0,64
	N^{-3}	2,02	N^{+5}	0,35
	P^{-3}	2,56	P^{+5}	0,66

[745]: NO_3' 1,82 Å; [745]: ClO_4 2,35 Å.

Die Angaben von DEBYE und HÜCKEL[746] enthalten SCN mit einem Wert, der kleiner ist als der des Cl′, aber die Werte sind nur geschätzt.

II. Ionen in Lösung.

1. Allgemeines.

Wenn man nun die Frage stellt, ob die Ausdehnungen, die wir eben wiedergegeben haben, sich auch in Lösung bewähren — denn unser Endzweck, die Verhältnisse im lebenden Objekt, verlangt das — werden wir sofort auf große Schwierigkeiten und Erweiterungen stoßen, zugleich aber auch auf Bewährungen betreffs der Kräfte, die wir bei den Komplexen wirksam fanden.

Einen Übergang stellt die diamagnetische Ionensuszeptibilität dar. Diese Größe ist abhängig — abgesehen von allgemeinen Konstanten wie Elementarladung, LOSCHMIDTscher Zahl und Masse des Elektrons — nur von der Zahl der vorhandenen Elektronen und vor allem von ihren mittleren Bahnradien[746,I]. Daraus lassen sich also die Atomradien errechnen. Da wir hier in erster Linie an den relativen Zahlen und den gegenseitigen Verhältnissen interessiert sind, seien auf der folgenden Tabelle nach TREW[746,II] die bisher gemessenen Werte angeführt:

Tabelle 11.

Ionensuszeptibilitäten 10^6							
F	9,1	NO_3	18,6	CNO	19,8		—
Cl	23,4	ClO_3	30,2	ClO_4	32,0	SCN	31,0
Br	34,6	BrO_3	39,8	SO_4	40,1		—
J	50,6	JO_3	51,4	—			—

Offenbar ist auch an diesen Reihen die Abnahme des Raumes für Cl, Br oder J, wenn ihre Ladung positiv wird. Zugleich wird der Sauerstoff dichter gefaßt. In der Größe der Ionen sind SCN′ und ClO_4' dicht benachbart, aber immer noch beträchtlich kleiner als Bromat und selbst Bromid. Umgekehrt wird aber die Suszeptibilität des Wassers von den

[745] ULICH, H.: Angew. Chem. **1936**, 279.
[746] DEBYE, u. HÜCKEL: Physik. Zschr. **24**, 320 (1923).
[746,I] EUCKEN, A.: Lehrbuch der chem. Physik, Leipzig 1939, Bd I, S. 328 ff.
[746,II] TREW, V. C. G.: Transact. Farad. Soc. **37**, 476 (1941). C. **1942 II**, 1210.

Ionen erniedrigt, und zwar um so mehr, je kleiner die Ionen sind (siehe auch [746, III]).

Einige relative Zahlen für das augenscheinliche Volumen finden sich auch bei FAJANS und JOHNSON [(746, IV)] Cl' 18,1, Br' 25,3, J' 37,2, ClO_4' 45,6. Die großen Ionen wie ClO_4' sollen dabei die Struktur des Wassers besonders stören. Das zeigte sich auch bei der Kompressibilität des Wassers, die durch J' und ClO_4' ähnlich beeinflußt wird [(746, V)]. Absolute Zahlen der Radien einiger Ionen und ihre Deformierbarkeit geben wir nach CAVALLARO [(746, VI)] wieder:

	ClO_3	BrO_3	JO_3
Radien	$1{,}787 \cdot 10^{-8}$	$1{,}972 \cdot 10^{-8}$	$2{,}130 \cdot 10^{-8}$
Deformierbarkeit	$4{,}597 \cdot 10^{-24}$	$5{,}965 \cdot 10^{-24}$	$7{,}467 \cdot 10^{-24}$

Den Abstand der Polarisierbarkeit in der Halogenreihe gibt die Messung von BÖTTCHER [(746, VII)] deutlich wieder. Seine Angaben mögen hier folgen:

F' 0,85 Cl' 3,00 Br' 4,13 J' 6,16.

Nach dem gegenseitigen Abstand dieser Werte würde man J' in seiner Stellung in der HOFMEISTERschen Reihe und seiner physiologischen Wirkung viel näher Br' erwarten müssen.

Das nächste, was wir hier zu betrachten haben, ist die Beweglichkeit. Wenn man die Bewegung einer Kugel in einem zähen Medium beschreiben will, dann wird man die Geschwindigkeit proportional der treibenden Kraft, umgekehrt proportional der Viscosität und dem Radius finden. Dieses STOKESsche Gesetz gilt zwar nicht für molekulare Größen, doch hat es sich bewährt, und die Anwendung ist statthaft (wenn auch nur nach Konvention), weil die Reibung nicht an der Oberfläche der Ionen selbst stattfindet.

Wir finden im Wasser keinen ganz ungeordneten Zustand wie im Gasraum vor, sondern eine Halbordnung. Verbindungen mit ungleichmäßig verteilter Ladung, also Dipole, zu denen gerade das Wasser gehört, werden ein schwaches Feld um sich haben. Dieses — wenn auch schwache — Feld wird zu Assoziationen $(H_2O)_x$ bzw. zur Bildung einer kristallähnlichen Ordnung (SUHRMANN) führen. Bewegt sich nun ein geladenes Ion durch dieses Milieu, dann wird es notwendig zur Zerstörung dieser Halbordnung kommen müssen, zugleich werden die ungeordneten Dipole durch das Kraftfeld der Ionen sich ordnen, vielleicht sogar mitgeführt werden.

Alle diese Momente führen zum Kraftverlust bei der Bewegung, die wir durch den elektrischen Strom lenken und somit messen können. Dieser Verlust tritt in Erscheinung bei dem Widerstand, den der Strom in der Lösung findet, also in der Leitfähigkeit. Zugleich spielt dabei eine Rolle die gegenseitige Hemmung der Ionen unter sich und die Verzögerung der Ausbildung der polarisierten Wasserhülle, die DEBYE und HÜCKEL[746] als anschauliche Grundlage ihrer Berechnung des Aktivitätskoeffizienten (der Leitfähigkeit f_λ) benutzten, die wir aber hier nicht berücksichtigen wollen. Er wird umgerechnet nach der STOKESschen Formel in einen scheinbaren Radius, der immer größer ausfällt als der wahre Radius. Der Zusammenhang wurde formuliert[747] nach BORN:

[746, III] HALASCY. M. E.: J. physic. Chem. **45**, 1252 (1941). C. **1942 II**, 1886. Partiale Molvolumina. Reihe SO_4'', SCN', Cl', NO_3', Br', J'.

[746, IV] FAJANS, K. u. JOHNSON, O.: J. amer. chem. Soc. **64**, 668 (1942). C. **1943 I**, 709.

[746, V] LUNDEN, B.: C. **1943 I**, 1143.

[746, VI] CAVALLARO, L.: Ber. **1943**, 656.

[746, VII] BÖTTCHER, C. J. F.: Rec. Trav. chim. Pays-Bas **62**, 503 (1943). C. **1943 II**, 2230.

$$\text{Scheinbarer Radius} = R\left[1 + \frac{1}{3}\left(\frac{R_0}{R}\right)^4\right]$$

R = wahrer Radius. R_0 = charakteristischer Radius, abhängig von Temperatur, Ladung der Kugel und Flüssigkeit.

Wenn wir die Bedeutung des elektrischen Feldes bei der Vergrößerung des wahren zum scheinbaren Radius beachten, wird es nicht wundernehmen, wenn ungeladene Partikel sich rascher bewegen. Ungeladene Partikel werden bei den Ionen kaum, bestimmt nicht im elektrischen Felde auftreten. Anscheinend sind sie aber vorhanden, wenn keine anderen als Diffusionskräfte maßgeblich sind; etwa wo in 0,1 mol. Lösungen bei NaCl 7,41%, NaBr 10,2%, NaJ 13,2% assoziiert angenommen wurden[747 b)], geschlossen aus dem Gang des Diffusionskoeffizienten mit der Konzentration, wobei anscheinend sogar periodische Änderungen vorkommen. Diese Assoziationen werden von BJERRUM angenommen als Vermittlung von der älteren Theorie der starken Elektrolyte zu der neueren jetzt bewährten von DEBYE und HÜCKEL. Sie sind bedingt durch VAN DER WAALsche Kräfte, die in Konkurrenz zu den Hydratationskräften treten (KORTÜM, [734, I]). Uns soll diese Bemerkung ausschließlich eine Illustration der maßgeblichen Kräfte zur besseren Beurteilung des Folgenden geben.

2. Leitfähigkeit.

Wir geben zuerst die Ionenbeweglichkeiten Λ_∞ nach der Leitfähigkeit für unendliche Verdünnungen in Wasser (über die Berechnung der Wanderungsgeschwindigkeit, die in der Größenordnung von 10^{-2} bis 10^{-4} cm/sec. bei der Feldstärke 1 Volt/cm liegen, siehe KOHLRAUSCH, Lehrbuch der praktischen Physik) auf folgender Tabelle:

Tabelle 12.

Ion	Temperatur: 18°			25°			100°
	(1)	(2)	(3)	(1)	(2)	(4)	(6)
F	46,77	47,6	—	54,4	55,4	—	—
Cl	65,54	66,3	—	76,63	76,32	—	207
Br	67,7	68,2	68,3	77,85	78,4	—	—
J	66,06	66,8	66,9	76,0	76,9	—	—
SCN	56,48	57,4	57,4	—	66,5	—	—
ClO_3	54,97	55,8	55,8	—	64,0	—	167
ClO_4	54,8	59,1	58,3	—	68,0	—	179
JO_3	34,0	—	34,8	—	—	—	125
NO_3'	61,83	62,6	62,7	—	71,42	—	187
NO_2	—	—	—	71,84	—	—	—
½ SO_4	68,25	—	68,6	—	79,8	—	271
BrO_3	—	49,0	—	—	56,0	—	150
JO_3	—	34,8	33,9	—	41,0	—	—
JO_4	—	—	48,0	—	—	—	—
H_2PO_4	—	28,0	—	—	36,0	—	—
HSO_3'	—	—	—	—	50,0	—	—
CNO	—	54,8	—	—	64,6	—	—
½ HPO_4''	—	—	—	—	57,0	—	—
½ SO_3''	—	—	—	—	72,0	—	—
½ S_2O_3''	—	—	—	—	85,0	—	—
½ S_2O_6	—	—	—	—	93,0	—	—
¼ $Fe(CN)_6''''$	—	98,0	—	—	115,0	—	—
ClO_2' (5)	—	—	—	—	—	51,0	—
PO_3' (5)	—	—	—	—	—	70,4	—

(1) Nach LANDOLT-BÖRNSTEIN, Erg. Werk II, 1062. — (2) Nach LANDOLT-BÖRNSTEIN, Erg. Werk III, 2059. — (3) Handb. d. Experimentalphysik XII. 1,339 u. 363. — (4) Nach GMELIN-KRAUT, Handb. d. anorgan. Chem. — (5) Als Trimetaphosphat. — (6) LANDOLT-BÖRNSTEIN, Erg. Werk III, 619.

Auf dieser Tabelle sehen wir, wie die Beweglichkeit des kleinen Fluorids kleiner ist und über Cl′ zum Br′ zunimmt, um dann zum Jodid abzunehmen. Diese Abnahme setzt sich noch fort im SCN′ und ClO_4'. Das Maßgebliche ist anfangs die Größe des elektrostatischen Potentials an der Oberfläche der Ionen, denn an der Oberfläche beginnt die Wirksamkeit. Ist die Oberfläche klein, dann drängen sich die Kraftlinien zusammen und die Beeinflussung der umgebenden Dipole ist stärker, die Wanderung dadurch gehemmt, wenn wir unter Hemmung die Summe aller dieser Faktoren verstehen, die oben genannt wurden. Die absolute Größe wird von einem bestimmten Punkt ab wirksam.

Hier wollen wir aber noch auf die Verbindungspaare hinweisen, die wir in der Tabelle durch Klammern verbunden haben. Obwohl die Ionenvolumina von Tabelle S. 73 bei ClO_3' mit 34 beträchtlich kleiner sind als bei ClO_4' mit 40,5, bei JO_3' mit 36,0, beträchtlich kleiner als bei JO_4' mit 45,5 sehen wir doch, daß die Beweglichkeiten sich kaum unterscheiden oder sogar anders verhalten. Die elektrostatischen Felder der Oberfläche spielen hier in dieser Größe keine Rolle mehr. Es kommt ein neues Moment hinzu in dem detaillierteren Bau der Ionen. ClO_4' und JO_4' haben Tetraederstruktur, sind also symmetrisch. Dabei wird die abstrahierte Vorstellung der Zusammenfassung der Ladung im Mittelpunkt ohne weiteres berechtigt sein, nicht aber bei den asymmetrischen JO_3'. ClO_3'. Deshalb wird hier die Ladung exzentrisch liegen und das Potential an bestimmten Stellen der Oberfläche größer sein (siehe Handbuch der Experimentalphysik XII, 1, 363). Solche Schlüsse finden keine Grundlage bei Nitrat und Nitrit, hier fehlt allerdings auch die symmetrische Stufe. Bevor wir in der Darstellung dieser Verhältnisse fortfahren, wollen wir die Ionenbeweglichkeiten in Flüssigkeiten anderer Dielektrizitätskonstante und Viscosität in folgender Tabelle wiedergeben:

Tabelle 13.

	18° *		25° **	
	Methylalkohol	Äthylalkohol	Methylalkohol	Äthylalkohol
F′	—	—	40,2	—
Cl′	51,4	21,6	51,3	24,3
Br′	55,7	23,5	55,5	25,8
J′	61,0	26,4	61,0	28,7
ClO_3'	—	—	61,4	29,3
ClO_4'	70,8	31,0	70,9	33,8
SCN′	—	—	61,0	29,2
NO_3'	60,5	25,1	60,8	27,9

* Landolt-Börnstein, Erg. Werk II. S. 1062.

** Landolt-Börnstein, Erg. Werk II. S. 2065.

Bei Medien mit niederer Dielektrizitätskonstante hat jetzt plötzlich ClO_4 die höchste Beweglichkeit, sicher unterstützt durch die Höhe der Dissoziation als Säure, die wir schon erwähnten und die hier erst recht zum Vorschein kommt. Die Reihenfolge der Beweglichkeiten ist jetzt durchaus anders und wechselt wiederum, wenn wir in ein Medium mit höherer Dielektrizitätskonstante übergehen, also etwa wasserfreie Blausäure[748] mit einem Wert von 119 bei 18⁰. Die Beweglichkeit steigt mit folgender Reihenfolge an:

$$NO_3' < ClO_4' < SCN' < Cl' < Br' < J'.$$

Uns interessiert aber natürlich das Verhältnis in wäßriger Lösung und die Hydratation oder Solvatation der Ionen, die in erster Annäherung die Beweglichkeiten beherrschen.

3. Hydratation.

Man kann die Beweglichkeiten, wie im vorigen Abschnitt angedeutet, derart zu erklären versuchen, daß man nach der Stokesschen Formel die Größe des

[747] Fürth, R.: Z. Physik. **79**, 275 (1932). a) Zuber u. Sitte: Z. Physik. **79**, 306 (1932). b) Sitte: Z. Physik. **79**, 320 (1932). c) Sitte u. Daniel: Z. physik. Chem. A. **182**, 295 (1938).

scheinbaren Radius einer Kugel sucht, die bei einer bestimmten Kraftwirkung (abhängig von Ladung des Ions und bestimmter außen angelegter Feldstärke) gerade die verlangte Geschwindigkeit erreicht. Diesen Wert kann man mit den Raumerfüllungszahlen, die auf anderem Wege erreicht werden, vergleichen. Man findet z. B. dabei, daß manche Ionen zu langsam wandern (NO_3', ClO_4', ClO_3', JO_4'), andere wandern zu schnell (Cl', Br', J').

Diese Beobachtungen haben jetzt eine gewisse Erklärung gefunden durch die Entwicklung der Vorstellungen über die Struktur des Wassers. Durch die Ionen wird die kristallartige oder Schwarmstruktur des Wassers gestört, und zwar anscheinend mehr durch die Anionen als durch die Kationen[749], wodurch ein Hinweis auf die stärkeren lyotropen Eigenschaften der Anionen gegeben wäre. Das wurde auch bei der Reflexion der Wellen von 3 μ Länge beobachtet, und zwar abnehmend mit abnehmender Größe der Ionen[750, II] (während die diamagnetische Suszeptibilität gerade in umgekehrter Reihe erniedrigt wird [siehe S. 73]). Die Wasserdipole werden also in einer gewissen Stärke des von den Ionen ausgehenden elektrostatischen Feldes einerseits aus der Ordnung herausgelöst werden, andererseits aber nicht in die neue Ordnung der Feldwirkung hineinkommen, so daß jedes Ion, dessen Kraftwirkung weiter herausreicht, in einem Hof freier H_2O-Moleküle schwimmen wird[745]. In diesem Bereich wird nun eine geringere Reibung herrschen als da, wo die Schwarmordnung noch aufrecht erhalten ist. Diese Art der Viscosität ist aber nicht identisch mit der Viscosität, die man bei Lösungen mißt, da diese durch die elektrische Wechselwirkung erhöht wird (siehe auch [750, I]). Man wird vielleicht eher die Viscositätsabnahme bei Steigerung der Temperatur zum Vergleich heranziehen können, wo durch die stärkere Wärmebewegung die Ordnung auch gestört wird.

Durch diesen Effekt könnte man vielleicht die raschere Wanderung mancher Ionen erklären. Die Wirkung ist gering vorhanden beim großen JO_3', während Cl', ClO_3', NO_3' stark wirksam sind in Hinsicht auf die Struktur des Wassers[745]. Nun wird die nächste Frage natürlich lauten: Also wird diese Wirkung bei dem kleinen F' besonders stark sein? Das ist aber wiederum nicht der Fall, denn die kleinen Ionen z. B. auch Li, die eine feste Hydrathülle um sich haben, besitzen diese depolymerisierende Wirkung nicht, denn anscheinend schirmt die Hydrathülle die Ionenkräfte ab (siehe[750, II]). Man muß also diese Nahwirkungen von den Fernwirkungen unterscheiden. Die letzteren sollen vorwiegend als Aussalzwirkung und Volumenkontraktion[745] maßgeblich sein. Bei der Volumenkontraktion kommt aber hervortretend die Ladung und nicht der Ionenradius hinzu[750]. Die letztere Messung würde mehr mit der üblichen Meinung übereinstimmen, daß die Volumenkontraktion hervorgerufen wird durch die in festen Komplexen gefundenen Wassermoleküle und mit der Ladung zunimmt (siehe BRINTZINGER)!

Nach neueren Messungen, wie sie von EUCKEN[750, III] mitgeteilt und diskutiert werden, besteht das Wasser aus Gruppen von 1, 2, 4, 8 Molekeln. Von diesen beanspruchen die 8ter Aggregate einen größeren Raum. Ihre Zerstörung bedeutet eine Volumenabnahme (z. B. Volumenabnahme des Wassers von $0^0 \rightarrow 4^0$). In dieser Richtung wirken die Ionen, und so wird die Viskosität stets heraufgesetzt.

---

[748] LORENTZ, R.: Z. Elektrochem. **26**, 424 (1920).

[749] SAMBASIVA RAO, C.: C. **1935 II**, 2773. Ramanspektren, Komplexe $(H_2O)_2$.

[750] PASSYNSKI, A.: Rona **108**, 4. C. **1938 II**, 2087.

[750, I] JONES, GRINNELL u. FORNWALT, H. J.: J. amer. chem. Soc. **57**, 2041 (1935). C. **1936 I**, 2910. Besonders bei kleinen Konzentrationen ergibt sich eine Störung des Verlaufs.

[750, II] BUSWELL, A. M., GORE, R. C. u. RODEBUSH, W. H.: J. physic. Chem. **45**, 543 (1941), Rona **126**, 297.

[750 III] EUCKEN A.: Z. f. Elektrochemie **51**, 6 (1948).

Die Gesamtviscosität des Wassers wird durch Ionen immer heraufgesetzt und zwar schon in kleiner Konzentration, bedingt durch die gegenseitige elektrostatische Hemmung, worauf schon die annähernde Funktion[750, I] hinweist

$$\eta = 1 + A\sqrt{c}$$

mit A = 0,0173 für Cl', 0,0165 für Br' und 0,0158 für J'. Einige Messungen aus LANDOLT-BÖRNSTEIN Bd. I, S. 156 für Wasser = 1 gesetzt bei 25° zur Illustration der fraglichen Größen gibt nebenstehende Tabelle wieder (ergänzt durch Werte nach[754, I]).

Tabelle 14.

	n/2	n/4
NaBr	1,0299	1,0148
NaCl	1,0471	1,0239
$NaClO_3$	1,0421	1,0219
$NaClO_4$	1,0183	1,0096
NaH_2PO_4 . . .	1,2120	1,1037
$NaNO_3$	1,0259	1,0122
Na_2SO_4	1,1058	1,0522
NaJ	1,025	1,008
NaSCN	1,028	1,015

Wir sehen aus allem die große Regellosigkeit der Vorstellungen, die sich auch in den Messungsresultaten, bzw. ihren Auffassungen widerspiegelt, teilweise wechselnd je nach der Methode: Die zusammenfassenden Messungen aus der Leitfähigkeit und Wasserübertragung sehen wir auf folgender Tabelle vereint mit der Angabe der Zahl der Wassermoleküle, die sich einem einzelnen Ion zugesellt haben.

Tabelle 15.

	REMY (751)	REMY (752)	BABOROVSKI (753)	GMELIN-KRAUT (754)
J'	15 (20)	3,7		
Br'	15 (20)	2,2	3	
Cl'	16 (21)	3	4	6 (b) 2 (c) Anstieg der Konz. 0,3 2,0 M. Hydratation: 4,5 9,8; dann Abnahme.
NO_3'	19 (25)			0 20—30
SCN'	25			
ClO_4'	17			
ClO_3'	26 (35)			geringere Abweichungen vom STOKESschen Gesetz als ClO_4', also hydratisiert
SO_4''	14			(d): 7,9 (2M), 7,1 (1M), 6,3 (0,5M), 2,0 (0,1M)
ClO_3'				9 (a) 35
F'				15
BrO_3'				9,3 6,6 (zwischen 0,1 bis 2,0 mol).

Wir erkennen aus dieser Zusammenstellung die Unübersichtlichkeit der Verhältnisse, die nur fiktive Zahlen geben. Bei der Wasserüberführung des Ions kann es sich um eine einfache hydrodynamische Wassermitführung handeln. In bestimmten miteinander vergleichbaren Verhältnissen werden wir vielleicht bestimmte Gangarten unterscheiden, z. B. bei den verschiedenen Konzentrationen, und dann eher erwarten, daß die Hydratation abnimmt mit steigender Konzentration.

---

751 REMY, H.: Z. physik. Chem. **89**, 467 (1915). In Klammern die Messungen nach der Wasserüberführung von RIESENFELD.

752 REMY, H.: Fortschritte der Chemie. Physik u. physik. Chem. **19**, 73 (1927).

753 BABOROVSKY, G.: Z. physik. Chem. **129**, 129 (1927), Rona **44**, 165.

754 GMELIN-KRAUT: Handb. d. anorg. Chemie Bd.: Natrium, 18° a) aus der Ionen-, Beweglichkeit, b) aus der Überführungszahl, c) aus dem Aktivitätskoeffizienten berechnet d) in Klammern die Konzentrationen.

754, I BÜCHNER, E. H., BRUINS, E. M. u. MERCKEL, J. H. C.: Proc. Kon. Akad. Wetensch. Amsterdam **35**, 569 (1932), Rona **68**, 203. Die Viscosität entsprechend den lyotropen Reihen, auch bei den K-salzen.

Dafür könnte folgender Versuch sprechen. Bei Diffusionsmessungen ist für die Größe des Diffusionskoeffizienten (hier[755] Menge/cm^2/Tag bei 25°) nach den NEWTONschen Vorstellungen der Wärmeleitung, auf denen die sogenannte FICKsche Gleichung beruht, die treibende Kraft die Differenz der Konzentrationen. Wurden die hier untersuchten Konzentrationen von KCl durch eine Sinterglaswand getrennt und zwar so, daß die schwerere Lösung sich oben befand, die leichtere unten, so daß die Durchmischung in jeder Kammer spontan erfolgte, dann fanden sich folgende Diffusionskoeffizienten: 1,631 bei der Basis des reinen Wassers, 1,998 bei derselben Differenz, aber 2molaren Lösungen als Basis. Die Ionen sind also in der konzentrierteren Lösung beweglicher. Das kann man auf verschiedene Weise zu erklären versuchen: Durch geringere Hydratation, die bei den uns hier beschäftigenden elektrolytischen Beweglichkeiten in den Vordergrund gestellt wird, dann als Folge der Variabilität des Diffusionskoeffizienten mit der Konzentration[747], weiter als Veränderung der Kristallstruktur des Wassers (nach ULICH), schließlich auch als Folge der gegenseitigen elektrostatischen Hemmung der Ionen durch verschieden rasche Diffusion.

Eine Störung der Elektroneutralität wird aufgehoben bei höheren Konzentrationen. Diese letzte Möglichkeit ist hier ohne Belang, weil bei KCl Anion und Kation die gleiche Beweglichkeit haben, sie könnte aber bei anderen Versuchen dieser Art eine Rolle spielen, und die Unterlage einer hohen Konzentration eines Elektrolyten zur Vermeidung solcher Störungen wird zielbewußt benützt bei den Untersuchungen von BRINTZINGER, mit der Dialysenmethode die Größe des ohne ein elektrisches Kraftfeld wandernden Teilchens festzustellen (siehe dazu[755, I]). Die Wanderung erfolgt umgekehrt proportional der Quadratwurzel des Ionengewichtes. Aus seinen Untersuchungen stellen wir die folgende Tabelle zusammen:

Bei diesen Beweglichkeiten handelt es sich nicht um eine fiktive Hülle, also um eine Hülle, die sich immer wieder bei der Wanderung neu ausbildet, sondern um eine Hülle, die geschlossen bei dem Ion bleibt, um einen nach WERNERscher Art fest gebundenen Aquokomplex. Es gibt in dieser Hinsicht eine Reihe von Ionen, die „nackt" sind wie z. B. J' oder S_2O_3'' oder NO_3'.

Von Bedeutung ist die Abhängigkeit der Hydratation von dem elektrostatischen Potential

$$V = \frac{z \cdot e \text{ der Oberfläche}}{r},$$

das abhängig ist von z = der Wertigkeit und r = dem Radius. Auf der Tabelle wurde von BRINTZINGER auch das elektrostatische Potential ausgerechnet, und man sieht sowohl die Abhängigkeit der Hydrathülle vom Radius als auch vom Potential bei 1wertigen Ionen.

Tabelle 16.

Ion	Hydratation	Literaturstelle	elektrostatisches Potential
F'	12,4	BRINTZINGER u. Mitarb. (756)	$3{,}6 \cdot 10^{-2}$
Cl'	4,8	„	$2{,}6 \cdot 10^{-2}$
Br'	2,8	„	$2{,}5 \cdot 10^{-2}$
J'	0	„	$2{,}2 \cdot 10^{-2}$
SO_4''	2	BRINTZINGER u. Mitarb. (757)	—
H_2PO_4'	4	BRINTZINGER u. Mitarb. (758)	—
HPO_4''	8	„	—
PO_4'''	16	„	—
H_2AsO_4'	2	BRINTZINGER u. Mitarb. (759)	—
$HAsO_4''$	6	„	—
AsO_4'''	12	„	—
$Fe(CN)_6'''$	0	BRINTZINGER (760)	—
$Fe(CN)_6''''$	12	BRINTZINGER u. Mitarb. (761) „	—

[755] MC BAIN, J. W. u. DAWSON, C. R.: Proc. roy. Soc. A. **148**, 32 (1935), Rona **86**, 4.

[755, I] JANDER, G. u. SPANDAU, H.: Z. physik. Chem. A. **188**, 65 (1941). Kritik der von BRINTZINGER angewandten Filter.

[756] BRINTZINGER, H., OSSWALD, H. u. RATANARAT, CH.: Z. anorg. Chem. **223**, 101 (1935).

[757] BRINTZINGER, H. u. RATANARAT, CH.: Z. anorg. u. allg. Chem. **222**, 317 (1935).

[758] BRINTZINGER, H. u. RATANARAT, CH.: Z. anorg. u. allg. Chem. **228**, 61 (1936).

[759] BRINTZINGER, H. u. RATANARAT, CH.: Z. anorg. u. allg. Chem. **230**, 28 (1936).

[760] BRINTZINGER, H.: Z. anorg. u. allg. Chem. **225**, 221 (1935).

[761] BRINTZINGER, H. u. OSSWALD, H.: Z. anorg. allg. Chem. **225**, 217 (1935).

Ebenso deutlich ist ersichtlich die Abhängigkeit der Hülle von der Ladung bei den 3 Phosphorsäure-Ionen (und Arsensäure), dann auch den Ferrocyaniden. Von besonderer Bedeutung ist die sprungweise Zunahme bei den Phosphaten, die anschaulich erklärbar ist durch das Tetraedermodell. Die ersten 4 H_2O setzen sich an die Flächen des PO_4-Tetraeders, spätere Beladungen kommen dann in weitere äußere Schalen verschiedener Zahl. Also sehen wir hier, daß die abschirmende Wirkung der ersten Hydrathülle, die von ULICH angenommen wurde, durchaus nicht zu beobachten war. Solche Ionen, die zur Ausbildung einer Hydrathülle dieser Art fähig waren, haben anscheinend ausreichend Restvalenzen und bringen genügend Energie zur Verbindungsbildung mit, um als zweite Schale sich anderen Komplexen außen anzulagern[762, 763] (siehe auch bei Fluorid nud Rhodaneisen S. 62—65).

Löslichkeitsänderung. Wenn Wassermoleküle in solche Schalen hineingekommen sind, werden sie zur Lösung anderer Stoffe unfähig sein. Dieser sehr naheliegende Schluß, der uns noch einmal bei der Definition des „gebundenen Wassers" von Kolloiden beschäftigen wird, diente als Grundlage, um die Zahl dieser Einheiten zu messen. Als empfindliches Reagens wurde die Anreicherung oberflächenaktiver Stoffe und die hervorgerufene Erniedrigung der Oberflächenspannung benutzt. Mit Amylalkohol als Bezugssubstanz wurden folgende Zahlen erechnet[764]:

Tabelle 17.

	als Na-Salz	als K-Salz	als Li-Salz[766, b)]
F′	25	22	—
Cl′	16	14	18—19,5
Br′	15	13	12—13
J′	—	8	4,5—8
SCN′	4	6	ebenso NO_2'[765]
NO_3'	10	11	—
½ SO_4'' . . .	24	24	—

Mit Phenol, o-Kresol und Thymol als Bezugssubstanz wurden vergleichbare Werte mit Lithiumsalzen erzielt und in der Tabelle in der letzten Rubrik angegeben. In ähnlicher Weise wie die oberflächenaktiven Stoffe an der Grenzfläche $\frac{\text{Luft}}{\text{Flüssigkeit}}$ können sie sich an der Kohleoberfläche anreichern, und es wird daher eine Adsorption erzwungen. Das gilt nur in beschränktem Konzentrationsbereich, denn die maximale Konzentration wird durch die Salze nicht erhöht. Messungen mit Phenol und Anilin[766 a)] ergabenWerte für Cl′ von 21, Br′ von 18 H_2O. Je weniger stark Salze hydratisiert sind, desto mehr werden sie bei Anwesenheit von einer zweiten Phase, etwa einem organischen Lösungsmittel, sich in diesem anzureichern suchen und aus Gründen der Elektroneutralität einen anwesenden basischen Farbstoff in die organische Phase hineinziehen und dadurch die Farbverteilung ändern (siehe später über freie Energie). Im System Benzol-Rhodamin 0[765] wurde die Begünstigung gefunden in der Reihenfolge

$$Cl' < NO_3' < J' < SCN' = NO_2'.$$

Diese Vorstellung könnte vielleicht eine besondere Bedeutung für die Vorgänge im Organismus bei gleichzeitiger Anwendung der Salze plus anderer Substanz haben, wenn auch für solche Übertragung der um Größenordnungen geringere Konzentrationsbereich störend wirkt. Es gilt nun aber die Frage, ob

[762] BRINTZINGER, H. u. OSSWALD, H.: Z. anorg. allg. Chem. **225**, 312 (1935).

[763] BRINTZINGER, H. u. JAHN, F.: Z. anorg. u. allg. Chem. **231**, 281 (1937). Für Fe(CN)^{IV}.

[764] FREUNDLICH, H. u. SCHNELL, A.: Z. physik. Chem. **133**, 151 (1928). Bügelabreißmethode nach LENNARD.

[765] DEUTSCH, D. u. LOEBMANN, S.: Koll. Z. **46**, 22 (1928), Rona **48**, 308.

[766, a)] KOSAKEWITSCH, P. P. u. ISMAILOW, N. A.: Z. physik. Chem. A. **150**, 295 (1930), Rona **58**, 421. Steighöhenmethode. b) KOSAKEWITSCH, P. P. u. N. S.: Z. physik, Chem. A. **150**, 370, Rona **58**, 421.

diese Vorstellungen der Hydratation ausreichend sind, die eine Art Konkurrenz des Ions und des zweiten Stoffes um das Wasser als Grundlage haben. Schon früher wurde von FREUNDLICH[767] auf die Beeinflussung der Kompressibilität des Wassers durch gelöste Salze (in 1 mol Lösung: Sulfate um 20%, Cl′ 8%, J′ 7% Erniedrigung) hingewiesen, die den Eigenschaften der Löslichkeitsveränderung für viele ganz heterogene Stoffe (Gase, Äthylacetat) parallel gehen. Wir geben die Löslichkeit von Benzoesäure in Millimol-Ltr bei 25° auf der folgenden kleinen Tabelle 18 wieder.

Hier ist ohne weiteres die „aussalzende" Wirkung des Chlorids deutlich, man könnte noch eine Hydratation berechnen; beim SCN′ ist das gar nicht möglich, da würde eine negative Hydratation herauskommen (s. a.[767, I u. II]).

Tabelle 18.

Konzentration der Salze	Cl′	SCN′
0	27,99	27,99
0,5 M.	24,16	28,91
1,0	20,82	29,50

Jetzt wäre hier der Einwand möglich, daß die Löslichkeitserhöhung bedingt wäre durch die Ionenstärke (ionic strength nach LEWIS), daß also der 0-Punkt durchaus nicht bei der Konzentration 0 zu suchen wäre. Hiergegen möchten wir auf folgenden Punkt hinweisen. Schon in dem Abschnitt über Komplexbildung ist auf das Prinzip der Löslichkeitserhöhung hingewiesen worden, und dabei Löslichkeitserhöhungen (z. B. bei Perchlorat) erwähnt, die weit über den Bereich der Theorie von DEBYE und HÜCKEL hinausgreifen. Weiter wurde von FREUNDLICH bei den Messungen der Oberflächenspannungsverminderung der Amylalkohollösungen darauf hingewiesen, daß die Hydratation der Kationen sich nicht in derselben Weise bemerkbar mache. Es ist natürlich verständlich, daß die Anordnung der Wasserdipole anders erfolgt, wenn das elektrostatische Feld von einem positiven, als wenn es von einem negativen Pol ausgeht. KRUYT[768] fand beim Chinon auch die Erhöhung der Löslichkeit durch SCN > J > NO_3 > Br, Erniedrigung von Cl < S O_4, aber Hydrochinon war nicht zu beeinflussen, dieses folgte dafür der Kationenreihe. Er unterscheidet daher kationophile und anionophile Substanzen (z. B. m- und p-Nitroanilin, p-Phenylendiamin Übergang zu dem kationophilen Nitrophenol). Wie wichtig die Beeinflussung der Dielektrizitätskonstante ist, haben wir auf Seite 80 speziell behandelt.

Wir sehen also die Art der Beeinflussung des Lösungsmittels selbst als maßgeblich, wodurch dann die wichtigsten Messungen über die Hydratbildung von BRINTZINGER, die beim Jodid keine Hülle mehr ergaben, und die Vorstellungen von ULICH über die Störung der Kristallstruktur des Wasssers eine gemeinsame, auf die Form des elektrostatischen Feldes zurückgeführte Grundlage bekämen.

Beide Faktoren finden eine Angleichung durch EUCKENs Darstellung ([750 III]). Entsprechend dem elektrostatischen Felde findet eine Hydratbildung statt in unmittelbarer Umgebung des Ions. Diese Schicht fehlt beim Jodid und bei den größeren Ionen. Dazu kommt aber in weiterem Umkreis eine zweite Schicht locker gebundener Moleküle, und gerade darin zeigt sich die Änderung in der Struktur des Wassers. Das Verhältnis $\frac{\text{Vol. des Ions in Lösung}}{\text{Vol. im Kristall}}$ ist gewöhnlich

[767] FREUNDLICH, H. u. SEAL, A. N.: Kolloid-Z. **11**, 257 (1912).

[767, I] REBER, L. A., MCNABB. W. M. u. LUCASSE, W. W.: J. physic. Chem. **46**, 500 (1942). C. **1943 II**, 304. Die gegenseitige Löslichkeit von n-Butylalkohol und Wasser wird erniedrigt durch steigende Salzkonzentration in der Reihenfolge SO_4'' > Cl′ > Br′ > NO_3' > J′. Nur SCN′ erhöht die Löslichkeit.

[767, II] ECKFELDT, E. L. u. LUCASSE, W. W.: J. physic. Chem. **47**, 164 u. 183 (1943). C. **1943 II**, 1699. Aussalzung Methylalkohol-Cyclohexan J′ > SCN′ > Br′ > Cl′ > NO_3'. Diskussion der theoretischen Vorstellungen.

[768] KRUYT, H. R. u. ROBINSON, C.: Rona **39**, 470 (1926).

~1,35, bei Jodid 1,5—1,6. Das liegt wahrscheinlich daran, daß hier das Volumen der äußeren Schicht doch noch etwas ins Gewicht fällt. Aber wegen der fehlenden inneren, abschirmenden stark polarisierten Hydrathülle wird durch die großen Ionen die Struktur des Wassers besonders tiefgehend beeinflußt.
Wie sehr die Hydration durch die Methodik der Messung und Rechnung bedingt ist, kann man nicht besser deutlich machen, als durch eine Zusammenstellung (EUCKEN[750 III]) über die Hydrationszahlen der Halogene auf beistehender Tabelle.

Hydrationszahlen bei 25° mit verschiedenen Methoden

Methode	J′	Br′	Cl′
thermische und kalorische Eigenschaften	7,5	9,8	10,5
Aktivitätsänderung des Lösungsmittels	~2	~5	~7
Aus der Hydratationsentropie (nach Ulich)	0,5	1,5	2.0
Aus dem Viskositätsvolumen	0,2	1,4	2,3
Jonenbeweglichkeiten a) nach Ulich	< 0	< 0	< 0
Jonenbeweglichkeiten b) nach Eucken	0,2	0,6	0,9
Aus Messungen der Überführungszahl (Remy)	3,7	2,2	3,0

III. Grenzflächenerscheinungen.

Nach der Phasenregel von GIBBS (bzw. dem zweiten Hauptsatz) gehen solche Substanzen in die Oberfläche einer Lösung hinein, die die Oberflächenspannung dieser Lösungen erniedrigen. Die Oberflächenspannung in $\frac{\text{dyn}}{\text{cm}}$ bei 18° gemessen in 1 molaren Lösungen verhält sich nun so[767, 769]: KF:75,0; KCl:74,6; KNO_3:73,9; KSCN:73,1 gegenüber Wasser mit 73,0[770]. Also befindet sich SCN′ offenbar in höherer Konzentration in der Grenzschicht, wenn auch sonst die Adsorption negativ war. In ganz kleinen Konzentrationen zeigten sich alle Salze capillaraktiv. Erst in höheren Konzentrationen bildete sich die Capillarinaktivität aus[772, I; 772, II].

Diese höhere Konzentration wurde durch die erhöhte negative Aufladung nachgewiesen[771] an der Grenzfläche mit Luft. Es ergaben sich für 1 molare Lösungen folgende Werte in Millivolt:

$$\underbrace{SCN' = ClO_4'}_{-57} > \underbrace{ClO_3'}_{-41} > \underbrace{J'}_{-39} > \underbrace{NO_3', CNO'}_{-17} > \underbrace{Br', BrO_3'}_{-10} > \underbrace{Cl'}_{-1,0} > \underbrace{F'}_{+5,0}$$

Für 0,3 molare Lösungen:

$KClO_3$: —17; $KBrO_3$: —8; JO_3': —1,5: KCl: —0,5; $K_4Fe(CN)_6$: +6,5.

[769] FREUNDLICH, H. u. ASCHENBRENNER, M.: Kolloid-Z. **41**, 35 (1927). Rona **40**, 468.
[770] JÄGER: Z. anorg. u. allg. Chem. **101**, 1 (1917). Auch die Oberflächenspannung geschmolzener Alkalisalze bei 1000° folgt der Reihenfolge F′ > SO_4'' > Cl′ > Br′ > NO_3' > J′.
[771] FRUMKIN, A.: Z. physik. Chem. **109**, 34 (1924), Rona **26**, 402.

Für eine Reihe von Salzen fand sich auch eine Umladung, weil das Kation stärker adsorbiert wird. Es würde sich die Flächenbesetzung für KCl in mol/cm^2 (nach GIBBS I) mit $-3 \cdot 10^{-11}$ berechnen lassen. Diese Messungen haben aber eine beträchtliche Unsicherheit. Um die Unsicherheit zu beseitigen, wurde das Anion mit einem stark oberflächenaktiven Kation $N(C_3H_7)_4^{\cdot}$ kombiniert und die Oberflächenspannung gemessen[772]. Die Oberflächenspannungserniedrigung (Steighöhenmethode, 25^0, reines Wasser = 71,81 Dyn/cm) wird auf der folgenden Tabelle 19 angegeben:

Der Vorgang in diesem Falle ist derart zu verstehen, daß aus Gründen der Elektroneutralität um so mehr Tetrapropylammon-Ionen in die Oberfläche gehen können, je mehr Anionen dort vorgefunden werden. Bei größeren Konzentrationen wird die Differenz geringer. Diese Messungen können Bedeutung haben bei dem Versuch, im Organismus bestimmte oberflächenaktive geladene Partikel an Oberflächen heranzubringen. Es wurden solche Erscheinungen bei der Oberflächenanästhesie gefunden. Dazu wurden sie hier erwähnt, abgesehen davon, daß auch unsere plastischen Vorstellungen bereichert werden können. Die nach den GIBBSschen Gleichungen — also thermodynamisch — sich ergebende negative oder positive Adsorption bedeutet dabei nur eine stets begleitende und notwendige Nebenbedingung einer Summe von verschiedenen Vorgängen.

Tabelle 19.

Konz. \ Ion	F′	Cl′	Br′	NO_3'	J′	ClO_4'
0,02	—	1,18	—	—	1,43	2,89
0,05	1,94	2,17	2,28	2,34	4,36	—

Als Einzelkräfte wurden aber folgende diskutiert: Wenn ein Ion sich in Wasser löst, dann entsteht eine Hydratationswärme. Diese soll mit der Stärke der Hydratation steigen z. B. nach FAJANS[775]: F′:129; Cl′:88; Br′:79; J′:68 kal/g Ion (weitere Hydratationswärmen nach BÜCHNER und BRUIN im Kapitel: Fällung von Kolloiden). Diese Energie, die mit der Hydratation parallelgehen soll, hält die Ionen also mit verschiedener Stärke im Inneren des Lösungsmittels fest. Neben dieser Möglichkeit bringt hier FRUMKIN[772] ein anderes Argument in Vorschlag. Er sagt, daß ein größeres Ion größere Energie verbraucht, um die Kohäsionskräfte des Lösungsmittels zu überwinden, wenn es in das Innere gelangen will.

In diesem Zusammenhang ist noch zu erwähnen, daß die Reihenfolge sich anscheinend umkehrt bei methylalkoholischen Lösungen, wo J′ > Br′ > Cl′ die Oberflächenspannung erhöht[773], in der Umkehrung übereinstimmend mit Umkehrung der Reihe der Ionenbeweglichkeiten (siehe oben).

Die eben besprochenen elektro-capillaren Erscheinungen lassen sich auch an der Grenze einer wäßrigen Lösung und Hg nachweisen durch Änderung der Oberflächenspannung σ, die erniedrigt wird, wenn die Ladungsdichte sich erhöht. Die Elektrocapillarkurven gemessen mit einer Vorrichtung ähnlich dem bekannten Capillarelektrometer haben ein Maximum. Wir geben die Werte von GOUY

---

[772] FRUMKIN, A., REICHSTEIN, S. u. KULVARSKAJA, R.: Kolloid-Z. **40**, 9 (1926).

[772,I] JONES, G. u. RAY, W. A.: J. amer. chem. Soc. **63**, 288 (1941). C. **1941 II**, 459. Untersucht: F′, ClO_4', J′, SCN′, $Fe(CN)_6$.

[772,II] MACHEREY, C.: Bull. Assoc. techn. marit. aeronaut. **43**, 519 (1939). Es zeigte sich eine Zunahme mit folgender Abnahme der Salzanreicherung, also eine periodische Funktion mit der Konzentration.

[773] KOSAKEWITSCH, P. P.: a) Z. physik. Chem. **133**, 1 (1928), Rona **46**, 153, Methylalkohol. b) Z. physik. Chem. **136**, 195 (1928), Rona **47**, 370. Äthylalkohol.

(nach[774 (S. 396)], bei 18⁰ in 1 mol Lösung gemessen) auf Tabelle 20 wieder neben der elektrocapillaren Spannung, die sich gegensinnig dem σ, auf Wasser von 18^0 mit 1000 bezogen, verhält.

Aus der Tabelle ist die Trennung in inaktive und aktive Ionen ersichtlich. Bei den inaktiven befinden sich an der Grenzfläche des Hg nur die gerichteten Lösungsmitteldipole, eine Abhängigkeit von der Konzentration ist kaum vorhanden, bei den aktiven dagegen Proportionalität, wobei das Kation keine Rolle spielt. Die Reihenfolge entspricht nicht ganz, aber ungefähr dem, was wir bei der Hydratation sahen.

Tabelle 20.

Elektrolyt	σ_{max}	$E_{kal\,(max)}$ (in Volt)	
K_2HPO_4 . .	1001,5	0,49	praktisch kapillarinaktiv
Na_2SO_4 . . .	1001,7	0,48	
K_2SO_4 . . .	1001,5	0,50	
KCl	994	0,56	kapillaraktiv
$NaClO_4$ . . .	991	0,55	
KNO_3 . . .	989,5	0,56	
KBr	979	0,65	
KCNS . . .	958	0,72	
KJ	940	0,82	

Solche Phasengrenzpotentiale treten auch auf, wenn ein Elektrolyt in 2 Phasen löslich ist und sich verteilt hat, z. B. in der Ölkette mit Benzylalkohol als Öl[776] 0,1 mol KCl gegen 0,1 mol KBr (15 MV). NO_3': (17,8); SCN': (54,4); SO_4'': (19,1); $Fe(CN)_6$: (10,3 MV). (Theorie der Ölkette siehe [776, I].) Mit Isobutylalkohol nahmen durch KSCN die Potentiale ab[777]. Ein Zusammenhang mit der Oberflächenspannungsänderung wurde nicht beobachtet[777]. Auch FRUMKIN[778] beobachtete die etwas differente Reihenfolge, die er an Quecksilber- und Luftoberflächen (siehe vorher) gefunden hat und zieht eine Komplexbildung mit Hg in Diskussion, die dann allerdings mit J' und SCN', nicht aber mit NO_3' und ClO_4' in Frage kommt.

Bei der Überführung einer dispersen Phase (z. B. Goldsol) von einem Dispersionsmittel (z. B. Wasser + etwas Alkohol) in ein anderes (Toluol oder Nitrobenzol) findet sich eine Erleichterung durch $SO_4'' > Cl' > NO_3'$, während J' und SCN' unwirksam sind[779]. Ob eine Erleichterung durch Beeinflussung der Grenzfläche stattfindet, ist fraglich. Bei AgJ-Solen geht dieses bei Zugabe von Br', SCN', Cl' an die Phasengrenze zu Amylalkohol, bedingt durch Ionenadsorpon an der Grenze[776, II]. Vielleicht ist es nur die Beeinflussung der wäßrigen Phase?

IV. Adsorption.

Die eben vorgetragene Eigenschaft der Ionen, sich an Grenzflächen anzureichern, werden wir auch an Adsorptionsmitteln erwarten dürfen. In älteren Versuchen[780] ergab sich schon die zu erwartende Reihe:

$$SO_4'' < Cl' < Br' < J' < SCN',$$

desgleichen neuerdings an Cellulose[776, III] oder SiO_2-Al_2O_3-Mischgelen[(780, I)]. Bei

[774] GOUY: Handb. d. Experimentalphysik Bd. XII, Teil 2, 265 ff. (1933).

[775] FAJANS, K.: Verhandl. d. Dtsch. physik. Gesellschaft 21, 549 u. 709 (1919). Besser: Naturwissenschaften 9, 729 (1921).

[776] MICHAELIS, L. u. FUJITA, A.: Z. physik. Chem. 110, 266 (1924), Rona 28, 4.

[776, I] EHRENSVÄRD, G. C. H. u. SILLEN L. G.: Z. Elektrochem. 45, 440 (1939).

[776, II] BOLAM T. R. u. BOWDEN G.: Rec. Trav. chim. Pays-Bas 58, 1109 (1939). C. 1940 I, 1475.

[776, III] HEYMANN, E. u. MC KILLOP, G. C.: J. physic. Chem. 45, 195 (1941), Rona 125, 566. C. 1943 II. 707. Reihenfolge: $SCN' > J' > JO_3' > Br' > NO_3' > Cl' > SO_4''$; Cl' zeigte in schwachen Konzentrationen negative Adsorption.

[777] KARCZEWSKI, K.: C. 1936 II, 1503.

[778] FRUMKIN, A.: Ergebnisse der exakten Naturwissenschaften 7, 235 (1928).

[779] JANEK, A. u. SCHMIDT, A.: Kolloid-Z. 52, 280 (1930), Rona 58, 423.

Prüfung des Fluorids[769] an Kohle wurde wider Erwarten eine stärkere Adsorption des Fluorids als des Chlorids gefunden[769], aber als Verunreinigung der Kohle durch Eisen zu erklären versucht. Dieses sollte, was durchaus mit unserer obigen Darstellung über die Tendenz zur Komplexbildung übereinstimmt, durch Komplexbildung die Erklärung bringen. Doch Wiederholung der Versuche[781] mit einer sicher Fe-freien Zuckerkohle führte zu demselben Ergebnis, einer doppelt so starken Adsorption des Fluorids gegenüber dem KCl. Es wurde als Erklärung angenommen, daß eine Autokomplexbildung an der Oberfläche stattfinde.

In jedem Fall handelt es sich um eine vorwiegende Adsorption des Anions, so daß z. B. die Acidität der Lösung sich nach der alkalischen Seite verschiebt (z. B. bei KF von p_H 7,1 → 8,0; bei SCN′ [782] von 6,0 → 6,45). In saurer Lösung nimmt aber die Autokomplexbildung zu; wenn nun bei diesem Vorgang Wärme frei wird (die Entropie zunimmt), wird man darin eine Erklärung finden können, zumal bei stärker saurer Lösung die Adsorption zunimmt. Allerdings wird dasselbe auch von der starken Säure SCN′ berichtet[782]. Doch wird angenommen, daß solche Adsorption nur die nichtdissoziierte Säure trifft[783], so daß z. B. durch die Adsorption aus Lösungen von $Na_2S_2O_3$ nur die freie Säure $H_2S_2O_3$ an die Oberfläche geht, wobei deren Selbstzersetzung beschleunigt wird. Dagegen wird adsorbierte HJ an der Kohleoberfläche nicht durch JO_3' getroffen, also Hemmung einer Reaktion[783].

Diese Vorstellungen haben mit der Struktur der Doppelschicht (etwa nach FRUMKIN) an Oberflächen nur wenig gemeinsam. Hier wirken die Formen der Oberflächen (Capillarkondensation und Oxydhaut) ein, wahrscheinlich auch eine reguläre Bindung, wobei Erscheinungen von Hysteresis beobachtet werden[786, I]. Das führt dann direkt zu der Vorstellung der Austauschadsorption[784].

Durch P_2O_7'''' konnte Phosphat aus Blutkohle ausgewaschen werden. Die Stärke der Auswaschwirkung folgt der Reihe $P_2O_7'''' > F' > SO_4'' = NO_3' > Cl'$. In dieser Reihenfolge spielen offenbar andere Kräfte als die der Hydratation eine Rolle, vielleicht eher eine Reihe der Komplexbildungen, die ja in unserer früheren Darstellung (S. 70) auch erwähnt werden.

Auch bei Harzen ist die Adsorption $Cl' > Br' > J'$[785], während an Methylcellulose SCN′ sehr stark, J′ schwach adsorbiert wird, während die anderen Anionen eine negative Adsorption zeigen, in der Reihenfolge: $SO_4'' > Cl' = NO_3' > Br'$[786], siehe dagegen Cellulose[776, II].

Einen weiteren Einblick in die wirksamen Kräfte erhalten wir durch Untersuchungen an etwas besser definierten Oberflächen, als es die von Kohle darstellen. Man kann z. B. $BaSO_4$ dadurch positiv oder negativ aufladen, daß bei der Fällung von $Ba(OH)_2$ durch H_2SO_4 einmal die Säure, einmal die Lauge im Überschuß vorhanden ist. Überschuß von Säure ladet negativ und umgekehrt. Die Adsorption folgt der Adsorptionsisotherme bis zu einem Grenzwert, der auf der folgenden kleinen Tabelle 21 [787] (berechnet adsorbierte Mol pro g $BaSO_4$) wiedergegeben wird:

Tabelle 21.

Adsorbens	NaCl	NaBr	NaJ
positiv	$1{,}84 \cdot 10^{-4}$	$1{,}41 \cdot 10^{-4}$	$1{,}18 \cdot 10^{-4}$
negativ	$3{,}89 \cdot 10^{-5}$	$3{,}26 \cdot 10^{-5}$	$2{,}03 \cdot 10^{-5}$

780 MICHAELIS, L. u. RONA, P.: Biochem. Z. 94, 240 (1919).

780, I RAYCHAUDHURI, S. P. u. QUDRAT GHANI, A. K. M.: J. Indian chem. Soc. 19, 311 (1942). C. 1943 II, 606.

781 TAMAMUSHI, B.: Kolloid-Z. 47, 58 (1929), Rona 49, 718.

782 LOCH, P.: Vorratspflege und Lebensmittelforschung 1, 469 (1938), Rona 111, 5.

783 KOLTHOFF, I. M.: Rec. Trav. chim. Pays-Bas 48, 298 (1929), Rona 52, 15.

784 AXMACHER, F.: Kolloid-Z. 59, 298 (1932), Rona 69, 8.

Wie zu erwarten, ist die Adsorption bei einer negativen Oberfläche um eine Größenordnung geringer, aber die Reihenfolge ist in beiden Fällen ausgeprägt. Für positives $BaSO_4$ geben andere Messungen[790] folgende Reihe: $Fe(CN)_6^{IV} > Fe(CN)_6^{III} > NO_3' > Cl' > Br' > J'$. Wird $BaSO_4$ in genau äquivalenter Menge gefällt, dann ergeben sich andere Zahlen und Reihenfolgen[788]. Es werden adsorbiert pro 100 mol $BaSO_4$ an g-Äquivalent (in Klammern): Br' (0,72) < Cl' (1,47) < SCN' (1,83) < NO_2' (4,74) < $Fe(CN)_6^{III}$ (6,7) < $Fe(CN)_6^{IV}$ (10,2) < ClO_3' (12,8) < NO_3' (33,8). Auch am Diatomeenfilter wurde NO_3' mehr adsorbiert als SCN'[788,I].

Eine Adsorptionsregel wird nach PANETH von FAJANS[789] gegeben, die auch für den Organismus z. B. bei der Knochenbildung und der Einlagerung mancher Substanzen in den Knochen z. B. Pb, nicht ohne Bedeutung ist: „In einem Ionengitter werden diejenigen Ionen gut adsorbiert, die mit dem entgegengesetzt geladenen Bestandteil des Gitters in dem betreffenden Lösungsmittel schwer lösliche oder schwach dissoziierende Verbindungen bilden". Mit diesem Satz haben wir auch einzubegreifen die Fälle, die an der Grenze zwischen Adsorption und Komplexverbindung stehen. Wir sehen diese Regel auch schon wirksam bei der vorher erwähnten verschiedenen Aufladung von $BaSO_4$ bei Überschuß des Anions oder Kations in der Lösung während der Fällung. Dasselbe gilt für die Silberhalogenfällungen.

Diese Tatsache wurde benutzt zur Einführung der Adsorptionsindicatoren in die quantitative Analyse. Nach der Schwerlöslichkeit wird ein adsorbierter Farbstoff wie das Erythrosin von AgBr in der Reihenfolge verdrängt:

$$J' > SCN' > Br' > Cl',$$

während JO_3' und SO_4'' wenig wirksam sind. Aber in dieser Reihenfolge müßte SCN' und Br' vertauscht werden, wenn es nur nach der Löslichkeit ginge. Also wird eine HOFMEISTERsche Reihe vorgetäuscht. Hier spielen auch Hydratationskräfte eine Rolle, da bei schwerlöslichen Salzen diese geringer sind und sich leichter von den Gitterkräften übertroffen finden, so daß der Vorgang thermodynamisch ermöglicht wird. Das ist aber nur in erster Annäherung ausschlaggebend, weil an den Oberflächen die Gitterenergien nicht eindeutig definiert sind. Hier spielt Größe des Ions und Deformierbarkeit hinein. Mit der Adsorption der einen Ionenart wird diejenige entgegengesetzter Ladung außerdem bevorzugt adsorbiert, die wiederum eine schwerlösliche Verbindung mit der anderen Ionenart gibt. An AgJ wurden folgende Adsorptions- und Löslichkeitswerte angegeben[791], die wir hier bringen, weil die Messungen mit nicht üblichen Anionen vorgenommen wurden (Tabelle 22):

Tabelle 22.

Anion	Konz. in m/Mol	adsorbierte Menge · 10^4	relative Löslichkeit
BrO_3' . . .	5,0	41	1
ClO_3'	10,9	25	100
NO_3'	8,9	32	1860
ClO_4'	9,1	16	3240

Die Reihenfolge ist also nicht ganz gewahrt, aber gilt selbst für Salze so hoher Löslichkeit. Auch dafür gibt die Thermodynamik Gründe, die aber hier nicht allein Gültigkeit besitzen.

Bei Fällung von $Al(OH)_3$ und $Fe(OH)_3$ werden verschiedene anwesende Ionen eingeschlossen und zwar mit einer Auswahl, die eine deutliche Reihe ergibt[792]. Wenn in der Al-Lö-sung

[785] BHATNAGAR, S. S., KAPUR, A. N. u. BHATNAGAR, M. S.: J. Indian chem. Soc. **16**, 249 (1939). C. **1939 II**, 3256.

[786] HEYMANN, E., BLEAKLEY, H. G. u. DOCKING, A. R.: J. physic. Chem. **42**, 353 (1938), Rona **107**, 186. C. **1938 II**, 1552. J' und SCN' erhöhen auch die Löslichkeit der Methylcellulose, während die anderen sie herabsetzen.

[786,I] LEPIN, L. u. STRACHOWA, G.: Z. physik. Chem. **176**, 303 (1936). C. **1936 II**, 1506. HCl' stärker adsorbiert als H_2SO_4.

[787] DE BROUCKERE, L.: Bull. Soc. chim. Belgique **45**, 353 (1936). C. **1937 I**, 3292.

[788] CHAO, TING-PING, LIANG CHU, HSIUNG u. YU: J. Chin. chem. Soc. **3**, 325 (1935). C. **1936 II**, 2688.

z. B. SO_4'' und Cl' oder SCN' vorhanden sind, dann wird nur SO_4'', bei $Cl' + NO_3'$ nur Cl', $NO_3' + SCN'$ nur NO_3', J' und SCN' nur J' adsorbiert, Vorgänge und Reihen ($SO_4'' > Cl' > NO_3' > J' > SCN'$), die mit der Komplexfähigkeit weniger, sondern vielleicht eher mit der Ionengröße im Verhältnis zum Gitter zu tun haben. Auch an $CdCO_3$ gilt die Reihe $SO_4'' > Cl' > NO_3' > J'$ [793].

Bei der Auflösung von Al-oxydhydrat haben wir in Zusammenhang mit Komplexbildung ähnliche Reihen gesehen (siehe Seite 77 u. 81). Eine andere Auffassung gibt KUBLI ([793 I]) für diese Vorgänge, nach der Stärke der Adsorption an Tonerdesäulen. Diese wurden vorher mit Na_2CO_3, dann mit Säure behandelt. Die Vorgänge werden durch folgende Gleichungen zu erklären versucht:

$$1)\quad \begin{matrix} =Al-O\diagdown \\ \\ =Al-O\diagup \end{matrix} Al-OH + H^{\cdot} + X' \rightarrow \begin{matrix} =Al-O\diagdown \\ \\ =Al-O\diagup \end{matrix} Al\cdot X$$

$$2)\quad \begin{matrix} =Al-O\diagdown \\ \\ =Al-O\diagup \end{matrix} AlX + Y' \rightarrow \begin{matrix} =Al-O\diagdown \\ \\ =Al-O\diagup \end{matrix} Al-Y + X'.$$

Die Reaktion 2 finde statt unter der Voraussetzung, daß die Verbindung mit dem Anion Y' schwerer löslich ist. So erklärt KUBLI folgende Reihen der Adsorption:

$OH' < PO_4''' < F' < SO_3'' = Fe(CN)_6{}^{IV-} < S_2O_3'' < SO_4'' < NO_2' = SCN' < J' < Br' < Cl' < NO_3' < ClO_4'$. Die Säule wurde mit Perchlorsäure vorbehandelt.

Hier soll nun auch die *Adsorption von Anionen im Bodenkomplex* erwähnt werden, da dieser Vorgang für den Prozeß des Pflanzenwachstums von beträchtlicher Bedeutung ist. Z. B. ist die Auswaschfähigkeit des Bodens für Phosphate wichtig. So wurde bei Superphosphatdüngung gefunden, daß Phosphorsäure innerhalb 16 Jahren nicht tiefer als 10 cm in den Boden eingedrungen war[794]. Der angegebene Wert — wenn als Zeichen der Adsorption aufgefaßt — hängt aber sowohl von der Acidität des Bodens, als auch vom Ca-Gehalt ab, wenn man nur zwei grobe Faktoren aufzählen will[795]. Andere Ionen werden in der Reihenfolge $Cl' = NO_3' < SO_4'' < Fe(CN)_6{}^{IV}$ adsorbiert[796]. Die Anionen zeigen aber nicht nur eine besondere Adsorptionsfähigkeit, sondern legen zugleich auch NH_4' fest in der Reihenfolge: $SCN' < NO_3' < SO_4'' << PO_4'''$, so daß also nicht nur das am festesten haftende Anion im Boden bleibt, sondern zugleich auch das für die Düngung so wichtige NH_4 festgehalten wird, und zwar ohne daß dadurch die Assimilierbarkeit durch die Pflanze leidet[797, 798]. Auch auf den Austausch von $K^{\cdot}$ gegen das $Ca^{\cdot\cdot}$ eines Calciumpermutits wirken die Anionen ein[799] in folgender relativer Stärke:

$$SCN'(1) < ClO_3' = J'(1{,}5) < NO_3' = Cl(2{,}0) < \tfrac{1}{2}SO_4'(11{,}3) < \tfrac{1}{4}Fe(CN_6')(24{,}6).$$

[788, I] HOAGLAND, E. J. u. RUTZLER, J. E.: J. physic. Chem. **40**, 215 (1936). C. **1936 II**, 1133.

[789] FAJANS, K. u. ERDEY-GRUZ, F.: Z. physik. Chem. A. **158**, 97 (1932).

[790] TEZAK, B.: Kolloid-Z. **59**, 158 (1932), Rona **68**, 409.

[791] BEEKLEY, J. S. u. TAYLOR, H. S.: J. physic. Chem. **29**, 942 (1925), Rona **35**, 9. Nach den Autoren sollen stark hydratisierte Ionen schlechter adsorbiert werden wegen des notwendigen Verlustes der Hydratationshülle. Diese Vorstellung ist zwar plausibel, spielt aber hier offenbar eine geringere Rolle.

[792] BALAREW, D. u. KRASTEW, ST.: Kolloid-Zschr. **51**, 328 (1930).

[793] BALAREW, D.: J. Chim. physique Rev. gen. Colloid. **33**, 824 (1936). C. **1937 I** 2753.

[793, I] KUBLI, H.: Helvet. Chim. Acta **30**, 453 (1947).

[794] BROWN, L. A.: Soil Sci. **39**, 277 (1935), Rona **87**, 305.

[795] RAVIKOVITSCH, S.: Soil Sci **38**, 219 u. 279 (1934), Rona **83**, 307 u. **84**, 49.

[796] MATTSON, S.: Soil Sci. **28**, 179 (1929), Rona **52**, 566.

[797] NEHRING, K. u. KELLER, A.: Kolloid-Beih. **37**, 293 (1933), Rona **73**, 460.

[798] NEHRING, K. u. MÖBIUS, H.: Z. Pflanzenernährung **38**, 294 (1935), Rona **88**, 403. Versuche mit Mais.

[799] UNGERER, E.: Z. f. Pflanzenernährung A. **23**, 353 (1932), Rona **68**, 281.

Wenn wir dieses Kapitel abschließend zusammenfassen, kommen wir zu dem Schluß, daß die hier spielenden Kräfte nicht von einem Punkt aus zu behandeln sind, daß Löslichkeitsfragen, Ladungen, Struktur und chemische Zusammensetzung der Oberflächen maßgeblich sind. Daraus ergibt sich dann die verwirrende Vielfalt der Reihenfolge.

V. Einige thermodynamische Daten.

1. Freie Bildungsenergie.

Einen anderen Aussichtspunkt versuchte kürzlich COOPER[800] in der Frage der lyotropen Reihen zu gewinnen durch Anwendung thermodynamischer Gesichtspunkte, durch Vergleich der freien Bildungsenergien der Ionen. Seine Tabelle, deren Werte durch weitere Zahlen aus den Rechnungen und Messungen von LEWIS-RANDALL[801] ergänzt werden, wird nachstehend wiedergegeben:

Tabelle 23.

Freie Bildungsenergie der Ionen $\triangle F^{O}_{298}$ in cal. $\triangle F^{O}_{H} = 0$.

Ion	Freie Bildungsenergie	Entropie*	Bildungswärme bei 18° Säuren gerechnet in Wasser gelöst	Hydratationsentropie 298,15° cal/Grad (EUCKEN***)
SO_4''	— 176500	(+ 10,0)	+ 882000	+ 5,6
SO_3 Gas	— 85890	—	+ 432000	—
SO_2 Gas	— 69660	—	+ 297000	—
H_2SO_3 aq	— 126330	—	+ 615000	—
HSO_3'	— 123920	(+ 18,0)	—	—
SO_3''	— 116680	(— 4,0)	—	—
S_2O_3''	— 125110	—	+ 578000	—
F′	— 65700	(— 6,0)	+ 213000	+ 3,0
Cl′	— 31367	+ 14,7	+ 164000	+ 18,5
HCl Gas	— 22692	—	+ 92000	—
HClO aq	— 19018	—	+ 125000	—
ClO′	— 6500**	—	—	—
NO_3'	— 26500	+ 37,0	205000	+ 40,0
HNO_3 Gas	— 18210	—	—	—
Br′	— 24595	+ 20,6	134000	+ 24,7
HBr Gas	— 12540	—	50000	—
CNO′	— 23750	—	—	—
HCNO aq	— 29100	—	—	—
J′	— 12361	+ 26,5	+ 55000	+ 30,3
HJ Gas	+ 315	—	— 25500	—
HJO aq	— 23170	—	—	—
JO_3'	— 31580	—	+ 234000	—
ClO_4'	— 10400	+ 44,4	+ 164000	+ 48,6
NO_2	— 8500	+ 30,0	+ 98000	
ClO_3'	— 250	—	+ 100000	—
SCN	?			
BrO_3'	+ 2300	(+ 47,0)	+ 67000	—
HS′	+ 2980	—	—	—
CN′	+ 39370	—	—	—

* Nach LANDOLT-BÖRNSTEIN; Erg. B. II, 1610. Eingeklammerte Werte und mehrere Einheiten unsicher.

** H. HAGISAWA: C. **1941 I**, 3194. ClO′ $\triangle F^{O}_{298} = -8844$. Aus Messungen der Dissoziationskonstante.

*** Nach EUCKEN Chemische Physik II 2 S. 1004 korrigierte Werte. PO_4 — 30,0.

[800] COOPER, L. H. N.: Nature **1937 I**, 284, Rona **100**, 347. C. **1937 I**, 4346.

[801] LEWIS-RANDALL: Thermodynamik, übersetzt und ergänzt von O. REDLICH, Wien 1927.

Zur Ergänzung geben wir einige neuere Messungen:

JATZMIRSKI (726, IV). — △ $HClO_4'$ = — 91,5 Kcal.
— △ HSO'_4 = — 246,3 Kcal.

GOWAN (802, I). Reaktion RH → R^- + H + ·
△ F_{298} H_3PO_4 = +2,900; H_2PO_4' = + 9,800
H PO_4'' + 16,9; H_2SO_4 + 2,400; HSO_3' = + 9,800
HSO_4' + 2,3; HOCl + 10,1 · Kcal.

WEISS (802, II) Bildungswärme. HClO aq. 25,99 Kcal.
Hydratationswärme ClO + ⊖ + Aq → ClO' + 165 Kcal.
Elektronenaktivität des ClO' 105 Kcal. = 4,5 eV.
H' + ClO_2' + Aq = $HClO_2$ + 88 Kcal.
ClO'_2 + ⊖ + Aq · = ClO_2' + 120 Kcal.
Elektronenaffinität des ClO_2 ~ 66 Kcal = 2.8 eV.

Die in der Sequenz der HOFMEISTERschen Reihen häufiger vorkommenden Ionen wurden etwas abgesetzt und zuletzt noch eine Reihe von Entropiewerten (△ S) zugefügt, zu denen jedoch zu bemerken ist, daß es nach dem dritten Hauptsatz nur positive Werte geben soll. Die negativen Werte bedeuten die Abnahme der freien Energie (d. h. etwa der Arbeitsfähigkeit) des Systems durch Bildung der Ionen, wenn die Bildung reversibel geleitet wurde oder besser eine Zunahme der Ordnung. Die Werte sind auf Normalwerte, d. h. Aktivität = 1 berechnet, angegeben mit der Bildungsenergie von H˙ = 0 also △ F^O_H = 0 gerechnet.

Da die thermodynamischen Daten notwendige Bedingungen für Vorgänge sind, geben sie ein Maß dafür, welche *Möglichkeiten* für einen Prozeß bestehen, wovon man die *Geschwindigkeit* der Reaktionen unterscheiden muß. Ebenso ist die Lage eines Gleichgewichtes damit gegeben. Eine Reaktion, die zu einem Stoff mit stark negativem △F^0 führt, wird vollständiger ablaufen.

Wir haben in der Tabelle die Ionen nach steigenden Werten der freien Bildungsenergie geordnet und finden tatsächlich eine in manchen Zügen ähnliche Reihenfolge, aber nur eine ähnliche, z. B. ist besonders die Stellung von BrO_3', dann auch ClO_3' vollkommen abweichend. Wir werden das auch nicht anders erwarten, da zur Bildung der Ionen Gleichgewichtskonstanten, Verbrennungswärmen, Dampfspannungen und Dissoziationswärmen in die Rechnung eingehen. In der vierten Spalte wurden noch die Wärmetönungen (H) einiger Reaktionen (nach [802]) eingetragen, die mit der freien Bildungsenergie nach der Gleichung △F = △H — T△S zusammenhängen, aber hier natürlich nicht direkt dieser Gleichung entsprechen (schon wegen der Bedingung △F^O_H = O).

Bei Vergleich der Verhältnisse und der vielfältigen Reaktionen, die bei den einzelnen Werten wirksam werden (z. B. SO_4''), werden wir sogar die Übereinstimmung erstaunlich finden. Wenn wir solche Übereinstimmung nicht erwarten, da bei den lyophilen Reihen nicht die chemische Eigenschaft, sondern die rein physikalische maßgeblich sein sollte, so kann das nur bei oberflächlicher Überlegung richtig sein, da man doch weiß, wie Schritt für Schritt chemische und physikalische Eigenschaften aus der Quantentheorie und Wellenmechanik des Atombaus abgeleitet werden. So wurde kürzlich von TOLLERT[803] bei den 4 Halogen-Ionen folgende 9 Eigenschaften als parallelgehend zusammengestellt: Beeinflussung der spezifischen Viscositäten, Hydratationswärme, molare Ionisierungsenergie, molare Gitterenergie, Ionenradien im Gitter, Elektronenaffinität, mittlere Deformierbarkeit, Ionenrefraktion, Ionenbeweglichkeit in wäßriger Lösung. Ebenso wurden Beziehungen dieser Werte zu allgemeinen lyotropen Eigenschaften gefunden[803, I].

---

[802] OSTWALD, W.: Grundriß der allgemeinen Chemie **1923**, 285 ff.

[802, I] Mc GOWAN: J. C. Nature 1947, 644 C. **1947 I**, 681.

[802, II] WEISS, J.: Transact. Farad. Soc. **43**, 173 (1947) C. **1948**, 16.

[803] TOLLERT, H.: Z. physik. Chem. A. **174**, 239 (1935).

[803, I] BÜCHNER, E. H., VOET, A. u. BRUINS, E. M.: Proc. roy. Acad. Amsterdam **35**, 563 (1932), Rona **68**, 203.

In der letzten Spalte wurde eine Reihe korrigierter Hydrationsentropien wiedergegeben. EUCKEN bemerkt dazu, daß der Effekt nicht gut den Ionen selbst zuzuschreiben sei, da diese durch den Lösungsvorgang nicht geändert werden können. Die einzige Erklärungsmöglichkeit bestehe darin, daß bei negativen Werten die Entropie des Wassers stark herabgesetzt werde, daß es durch das Feld der Ionen aus einem weniger geordneten in einen höher geordneten Zustand übergehe. Diese Werte weisen also nochmals auf die schon an verschiedenen Stellen gegebene Auffassung hin, daß die Änderung der Struktur des Wassers für die HOFMEISTER-Effekte mitverantwortlich zu machen sei. Die Werte geben also einen zahlenmäßigen Hinweis über die Art der Hydrationshülle der Ionen.

2. Oxydationspotentiale.

Auch die Oxydationspotentiale hängen von der Molekülgröße ab und folgen so in gewissen Grenzen dem periodischen System[804, S. 779]. Ebenso sind in unserer Tabelle die Halogene in richtiger Reihenfolge und Beziehung aufgeführt. Dabei handelt es sich allerdings um die einfachsten Ionen. Wieviel schwieriger wird da z. B. die Summe der Kräfte sich auswirken bei Ionen wie JO_3' oder ClO_3', auf deren asymmetrischen Bau mit sogar asymmetrischer Lage der Ladung wir bei der Besprechung der Ionenaktivitäten hinweisen mußten.

Da die Zahl der wirksamen Energien (COULOMBsche Kräfte, VAN DER WAALSsche Deformationsenergie usw.) um so beschränkter wird, je weiter die Analyse der Wissenschaft vordringt, werden wir die Ähnlichkeit beider Eigenschaftsgruppen, der chemischen und pkysikalischen, nicht nur verständlich finden, sondern auch als zwei Äste derselben Wurzel verstehen lernen. Aber bis es so weit ist, wird die Skala der freien Energien nicht mehr als eine Anregung sein, obwohl eine Reihe von Funktionen vorhanden sind, die direkt mit der freien Energie (auch thermodynamisches Potential genannt) in Beziehung sind, z. B.

$$\triangle F^0 = -nFE^0$$

gleich dem Normalwert der elektromotorischen Kraft eines Elementes (n = Zahl der Ladungen, F = Farad und

$$E^0 = \frac{R \cdot T}{nF} \ln K$$

mit K der Gleichgewichtskonstante der Reaktion und kombiniert

$$\triangle F^0 = -RT \ln K.$$

Über den Mechanismus der Potentialbildung gibt uns dieser Begriff kein Bild. Wichtig für Vorgänge im biologischen Milieu wird dagegen die Gleichung, wenn man als Gleichgewichtskonstante K das Gleichgewicht zwischen zwei durch einen Oxydationsprozeß zusammenhängenden Stoffen nimmt, sei es, daß es sich um eine einfache Elektronenübertragung $Fe^{II} \rightleftarrows Fe^{III}$, $Cl_2 \rightleftarrows 2\,Cl'$, oder um einen komplizierteren Vorgang handelt. Das erhaltene Potential ist das Oxydationspotential, dessen Höhe uns angibt, ob eine bestimmte Oxydation möglich ist, nicht ob sie auch und wie schnell sie verläuft, vorausgesetzt, daß nicht Konzentrationen, sondern Aktivitäten umgesetzt werden, wobei in verdünnten Lösungen fast die Einheit erreicht wird. Die allgemeine Gleichung des Potentials lautet[804]:

$$E = \frac{R \cdot T}{nF} \ln \frac{K \cdot C_1 \cdot C_2 \cdots\cdot}{C_1' \cdot C_2' \cdots\cdot}$$

[804] Handb. d. allg. Chem. Bd. VIII, Teil 1, Leipzig 1930. Die dortigen Symbole wurden den hier bisher gebrauchten angeglichen, wobei A = F gesetzt wurde, obwohl das streng nur gelegentlich statthaft ist. Ebenso wurde das Vorzeichen gewechselt beim Oxydationspotential.

Oben stehen die reagierenden Stoffe $C_1, C_2\cdots$, unten die Reaktionsprodukte $C_1', C_2'\cdots$, n = Zahl der übertragenen Elektronen, F = 96500 COULOMB. Wir schreiben weiter:

$$E = \frac{R\cdot T}{nF}\ln K + \frac{R\cdot T}{nF}\ln\frac{C_1\cdot C_2\cdots}{C_1'\cdot C_2'\cdots}$$

$$= \frac{R\cdot T}{nF}\cdot\ln K + \frac{R\cdot T}{nF}\ln\frac{\text{Konzentrationen der reagierenden Stoffe}}{\text{Konzentrationen der entstandenen Stoffe}}$$

Haben die Stoffe 1, 2····, 1′, 2′···· alle die Aktivität 1, d. h. häufig nur normale Konzentration in Ermangelung von Aktivitätswerten, dann erhalten wir das Normalpotential E^0 (auch E_h genannt, weil auf Normalwasserstoffelektroden bezogen), das jetzt mit unseren obigen Δ F direkt zusammenhängt (unter Vertauschung des Vorzeichens, damit die oxydative Stärke sich durch hohes positives Potential zu erkennen gibt). Wir schreiben als Beispiel:

$$2\,ClO_3' + 12\,H^{\cdot} \rightarrow Cl_2 + 6\,H_2O + 10\,\oplus.$$

Unter Annahme, daß das Wasser die Aktivität nicht ändert während der Reaktion, ergibt sich:

$$E = E^0 + \frac{R\,T}{10\,F}\ln\frac{[ClO_3]^2\,[H]^{12}}{[Cl_2]}.$$

Das Oxydationspotential dieser Reaktion ist also mit der 12. Potenz von der Wasserstoff-Ionen-Konzentration abhängig. Nun liegen die Verhältnisse nicht so einfach, da die Reaktion durch eine Skala von Zwischenreaktionen läuft, die das Potential beherrschen, z. B.

$$BrO_3' + 5\,Br' + 6\,H^{\cdot} \rightarrow 3\,H_2O + 3\,Br_2$$

bzw. $$BrO_3' + 8\,Br' + 6\,H^{\cdot} \rightarrow 3\,H_2O + 3\,Br_3'$$

(Siehe dazu SKRABAL, Homogenkinetik S. 34). Das ist ganz besonders wichtig für den Verlauf im biologischen Milieu, es kann sogar das Vergiftungsbild maßgeblich beherrschen, z. B. was gerade beim ClO_3' die Methämoglobinbildung und Hämolyse angeht, die bei toxischen Erscheinungen im Vordergrund stehen.

Wir geben jetzt noch eine Reihe von Normalpotentialen, weil sie wichtig sind für die Frage, wie Stoffe im Organismus umgesetzt werden können. Wir wissen, daß das Jod leicht in organischer Bindung auftritt (Thyroxin), vielleicht Brom auch noch (siehe späteres Kapitel: Blut), daß aber chlorhaltige organische Produkte nicht beim Warmblüter bekannt sind, wohl aber bei Bakterien, niemals aber vom Fluor.

Deutlich wird die Wirksamkeit dieser Potentiale z. B. bei der Frage der Reduktion von SO_4'' und NO_3', sei es durch Bakterien (etwa des Darmes), durch Pflanzen oder durch die Zellen des Organismus. Die Spaltungswärme der Bindung S—O beträgt bei SO_2 149 Kcal, bei SO_3 nur 134 Kcal. Die Spaltungswärme nimmt im allgemeinen ab, wenn der Kernabstand der Atome anwächst (EUCKEN). Die größere Schwierigkeit bei der Reduktion besteht demnach in der Beseitigung des Sulfitsauerstoffs. Ein Fermentsystem, das also Sulfat zu Sulfit reduziert, braucht noch nicht zu weiteren Reduktionen fähig zu sein. Alle unsere Ionen sind Bestandteile eines Redoxsystems und führen zu solchen Gedankengängen. Diese Zwischenbemerkungen halten wir zur Motivierung unseres Beginnens und zur Einleitung unserer Tabellen für notwendig[805]. Nach den eben entwickelten Gleichungen kann man das Potential im gesamten Konzentrationsbereich darstellen.

[805] Tabellen-Zitat: 804, S. 776 ff. und andere: ABBEG, AUERBACH u. LUTHER: Messung elektromotorischer Kräfte galvanischer Ketten mit wäßrigen Elektrolyten, Halle 1911 und Ergänzung von AUERBACH 1915. Bei der Zersetzungsspannung gilt die Reihe: J′ < SCN′ < Br′ < Cl′ <CNO′ < F′.

Tabelle 24.

Höhere Oxydationsstufe	-nF n =	Niedere Oxydationsstufe	Potential E^o_h	
F_2 gasförmig . . .	2	2 F′	+ 2,85	
Cl_2 gelöst	2	2 Cl′	+ 1,40	
Br_2 flüssig	2	2 Br′	+ 1,066	
J_2 gelöst	2	2 J′	+ 0,620	
ClOH + H˙ . . .	2	Cl′ + H_2O	+ 1,50	Abnahme dieser Reaktion mit der Acidität, also entweder chlorierend oder oxydierend wirksam. Siehe Kap. Chemie.
ClO′ + H_2O . . .	2	Cl′ + 2 OH′	+ 0,90	

Tabelle 25.

Höhere Oxydationsstufe	n-F n =	Niedere Oxydationsstufe	Potential E_h^0
2 ClO_3′ + 12 H˙ . .	10	Cl_2 gasf. + 6 H_2O	+ 1,46
2 ClO_3′ + 6 H_2O . .	10	Cl_2 gasf. + 12 OH′	+ 0,48
ClO_3′ + 5 H˙	4	ClOH + 2 H_2O	+ 1,41
ClO_3′ + 2 H_2O . . .	4	ClO′ + 4 OH′	+ 0,48
ClO_3′ + 6 H˙ . . .	6	Cl′ + 3 H_2O	+ 1,44
ClO_3′ + 3 H_2O . . .	6	Cl′ + 6 OH′	+ 0,62
BrOH + H˙	2	Br′ + H_2O	+ 1,35
2 BrOH + 2 H˙	2	Br_2 flüss. + 2 H_2O	+ 1,61
2 BrO_3′ + 12 H˙ . .	10	Br_2 flüss. + 6 H_2O	+ 1,49
2 BrO_3′ + 6 H_2O . .	10	Br_2 flüss. + 12 OH′	+ 0,51
BrO_3′ + 6 H˙ . . .	6	Br′ + 3 H_2O	+ 1,42
BrO_3′ + 3 H_2O . .	6	Br′ + 6 OH′	+ 0,60
BrO_3′ + 5 H˙ . . .	4	BrOH + 2 H_2O	+ 1,45
JOH + H˙	2	J′ + H_2O	+ 1,00
2 JOH + 2 H˙ . . .	2	J_2 fest + 2 H_2O	+ 1,46
2 JO_3′ + 12 H˙ . .	10	J_2 fest + 6 H_2O	+ 1,19
2 JO_3′ + 6 H_2O . .	10	J_2 fest + 12 OH	+ 0,21
JO_3′ + 5 H˙	4	JOH + 2 H_2O	+ 1,12
JO_3′ + 6 H˙	6	J′ + 3 H_2O	+ 1,08
JO_3 + 3 H_2O . . .	6	J′ + 6 OH′	+ 0,26
NO gasf. + 6 H˙ . .	5	NH_4˙ + H_2O	[+ 0,83]
2 HNO_2 + 6 H˙ . .	6	N_2 gasf. + 4 H_2O	[+ 1,44]
HNO_2 + 7 H˙ . . .	6	NH_4 + 2 H_2O	[+ 0,86]
HNO_2 + H˙	1	NO gasf. + H_2O	+ 0,98
NO_2′ + H_2O . . .	1	NO + 2 OH′	—0,47
2 NO_3 + 12 H . .	10	N_2 gasf. + 6 H_2O	[+ 1,24]
NO_3′ + 10 H˙ . . .	8	NH_4˙ + 3 H_2O	[+ 0,87]
2 NO_3′ + 10 H˙ . .	8	N_2O gasf. + 5 H_2O	[+ 1,11]
NO_3′ + 4 H˙ . . .	3	NO gasf. + 2 H_2O	+ 0,95
NO_3′ + 2 H_2O . . .	3	NO gasf. + 4 OH′	—0,15
NO_3′ + 3 H˙ . . .	2	HNO_2 + H_2O	+ 0,94
NO_3′ + H_2O . . .	2	NO_2′ + 2 OH′	+ 0,01
NO_3′ + NO	1	2 NO_2′	+ 0,49
$(SCN)_2$	2	2 SCN′	+ 0,77
$Fe(CN)_6$‴	1	$Fe(CN)_6$⁗	+ 0,44
S fest + H_2O . . .	2	SH′ + OH′	—0,52

Auch Thiosulfat bildet mit Tetrathionat ein reversibles Gleichgewicht nach der Gleichung: ([805,II])

$$2\ S_2O_3'' \rightleftarrows S_4O_6'' + 2\ e^- \qquad \text{Potential } 0{,}302 \text{ Volt.}$$

Aus Tetrathionat entsteht auch im Organismus z. T. Thiosulfat, aber ein Teil reagiert mit — S-H Gruppen dank seinem höheren Oxydationspotential.

Thiosulfat zeigt bei platinierten und Goldelektroden schon bei 0,13 mol gegenüber 0,02-0,05 mol eine geringere Potentialerniedrigung von 0,38 mV. Das kommt dadurch zustande, daß sich aus dem 2fach negativen Schwefel etwas H_2S bildet, der bei 0,5 mol schon chemisch nachweisbar ist. Im biologischen Milieu sind Spuren von H_2S-Bildung nicht nachweisbar, dagegen sehr wohl aus elementarem Schwefel.

Die Ionen sind aber nicht nur selbst Glieder eines Oxydationspotentials, sondern können auch andere Potentiale beeinflussen, z. B. geben wir hier das Normalpotential für $Fe^{\cdot\cdot}/Fe^{\cdot\cdot\cdot}$ in 0,1 mol Lösung[805, (S. 677)]; dieses Potential beträgt:

in NO_3'-Lösung	+ 0,731 V.
in Cl'-Lösung	+ 0,714
in SO_4''-Lösung	+ 0,663
in NaF-Lösung	+ 0,144.

Diese Werte sind Zeichen der Komplexbildung mit der höheren Oxydationsstufe. Daß auch Phosphat in derselben Art wirkt, wurde schon vorher erwähnt, gilt aber nicht für Ferrihämin, das in Phosphatlösung positiver ist[805,I]. Auch die Affinität von O_2 zum Hämoglobin wird durch Ionen beeinflußt. Die Affinität folgt der Reihe: Reines Hb $> Cl' > SO_4'' > PO_4'''$[805,I].

VI. ζ-Potential.

Wir haben bisher Potentiale an Grenzflächen beachtet, wo Doppelschichten auftreten, von denen ein Teil in der einen Phase, der andere in der anderen Phase liegt. Als kurze Ergänzung wollen wir hier noch das Helmholtzsche elektrokinetische ζ-Potential erwähnen, das durch Bewegung einer Flüssigkeit an der Phasengrenze als Zeichen der Schwerkraft in kleinem Betrage (von $< \mp 0{,}1$ V) auftritt (zusammenfassend[774, S. 417 ff.]). Das Medium niederer Dielektrizitätskonstante ladet sich gegenüber dem mit höherer positiv auf, Wasser an Glas negativ. In der Theorie nach Helmholtz-Smoluchowski spielen Ionen — abgesehen von ihrer Wertigkeit — keine Rolle und dürfen auch nur im Betrage von $< 0{,}01$ mol vorhanden sein, da bei höheren Ladungen die Meßbarkeit schwindet. Bei Messungen am Al_2O_3-Diaphragma[806] hatte Cl', Br', J' in 10^{-4} mol Lösung keinen Einfluß, aber bei 0,00005 mol NaF war eine negative Ladung desselben Betrages entstanden, wie sie vorher positiv war. Wertigkeitsunterschiede wurden aber noch berichtet[807, 808].

Wichtiger ist dieses Potential für die Stabilität von Kolloiden, besonders lyophoben, da durch den während der Fallbewegung auftretenden Verlust des abstreifbaren Teils ihrer Doppelschicht die Elektroneutralität verloren geht. Die Messung geschieht durch Kataphorese, wodurch aber die Komplikation der Aufladung durch adsorbierte Ionen in Erscheinung tritt, z. B. findet sich die Wirkung auf die Wanderung von $PbCrO_4$ in der Reihe $JO_3' > NO_3' > J' > SO_4'' > Cl'$

[805,I] Barron, E. S. G., Munch, R. u. Sidwell, A. E.: Science N. S. 86, 39 (1937).
[805,II] Ptitzyn, B. W. u. Koslow, W. A.: C. 1948 I, 453.
[806] Briggs, D. R.: J. physic. Chem. 32, 1646 (1932).
[807] Rabinerson, A.: Kolloid-Z. 45, 122 (1928), Rona 47, 15. Cl' und SO_4'' Talcumdiaphragma.
[808] Kruyt, H. R. u. van der Willingen, P. C.: Kolloid-Z. 45, 307 (1928). Cl, SO_4, $Fe(CN)_6$, Jenaer Glas, Quarz.

und AgJ: $Br' > NO_3' > Cl' > SO_4''$ [809], bei Partikeln menschlicher Haut $Cl' > J' > Br$ [810]. Die HOFMEISTERschen Reihen werden meist erst in den höheren Konzentrationen wirksam, aber hier doch schon merklich, z. B. die Wanderung von Goldkolloid wurde ohne Salz mit 6,3 μ/sec/Volt/cm gemessen[811], bei $8 \cdot 10^{-3}$ mol F' betrug die Wanderung 1,55 μ, bei Cl' 1,80 μ, Br' 2,13 μ/sec, also eine verschieden starke Entladung. Über einen größeren Meßbereich wurden elektrophoretische Messungen ausgeführt an Tristearinsolen[812]. Bei höheren Konzentrationen von J' und SCN' nimmt durch Adsorption die Geschwindigkeit der Wanderung nach Durchgang durch ein Minimum zu (siehe auch [813, I]). Änderung ausschließlich nach der Ladung, wie die Theorie es verlangen würde, wurde z. B. bei $Th(OH)_4$[807] und Chromoxydsol[813] beobachtet (weitere Angaben auch[804], und später unter Membranen).

VII. Dissoziationskonstanten.

Wir wollen hier noch eine Reihe von Dissoziationskonstanten der schwachen Elektrolyte zusammenstellen, da die Stärke der Säuren für biologische Probleme von Bedeutung ist.

Halogenverbindungen.

[1] $HF = 3{,}53 \cdot 10^{-4}$ (25°).

Isotonisch:

[815] 0,1628 mol = 0,95% NaCl sind 0,1646 mol = 0,691% NaF

[4] $7{,}8 \cdot 10^{-4}$ (25°).

[2] u. [818] $\frac{[H]\,[F]}{[HF]}$ $7{,}2 \cdot 10^{-4}$; $6{,}9 \cdot 10^{-4}$ nach BROSSET[713, I] — 1 n HF 6% dissoziiert, darunter 1% F'

$\frac{[HF_2']}{[F']\,[HF]} = 5{,}5$ (4,7 nach[819]). 5,4 (nach BROSSET[713, I]). — Bei stärkeren Konzentrationen Zunahme der Acidität durch Autokomplexbildung. Dadurch Pufferwirkung[814, I].

[819]

[H]	[HF]	% [HF]
10^{-2}	0,0229	92
$3 \cdot 10^{-3}$	0,0194	78
10^{-3}	0,0136	54,5
$3 \cdot 10^{-4}$	0,0069	27,6
10^{-4}	0,0029	11,6
$3 \cdot 10^{-5}$	0,0010	4
10^{-5}	0,0003	1,2
$3 \cdot 10^{-6}$	0,0001	0,4
10^{-6}	0,00003	0,12
$3 \cdot 10^{-7}$	0,00001	0,04
10^{-7}	0,000003	0,012
$3 \cdot 10^{-8}$	0,000001	0,004

[1] JO_3' 0,169 (20°); [3] $1{,}9 \cdot 10^{-1}$

[2] $BrO_3' > JO_3'$ aber < HBr.

[3] JO_4' $2{,}3 \cdot 10^{-2}$ (25°).

[1] HClO $1{,}05 \cdot 10^{-7}$ (25°); [3] $3{,}7 \cdot 10^{-8}$ (17°); $2{,}98 \cdot 10^{-8}$ (25°)[814, III].

(LEVIS[485]) HBrO $\frac{(H^+)\,(Br^-)\,(HBrO)}{(Br_2)} = 5{,}2 \cdot 10^{-9}$. — Dissoziationskonstanten nicht bekannt.

---

[809] MUKHERJEE, J. N., CHANDHURY, S. G. u. GOSH, B. N.: Kolloid-Beih. **43**, 417 (1935).

[810] WILKERSON, V. A.: J. biol. Chem. **123**, CXXVIII (1938). a) J. gen. Physiol. **23**, 165 (1939), Rona **119**, 286.

[811] LAGEMANN, A.: Kolloid-Beih. **32**, 212 (1931), Rona **61**, 12.

[812] BREESE, D. I. u. LEWIS, W. C. M.: Transact. Farad. Soc. **34**, 1515 (1938). C. **1939** I, 1521.

[813] LOTTERMOSER, A. u. RIEDEL, W.: Kolloid-Z. **51**, 30 (1930).

[813, I] DICKINSON, W.: Trans. Farad. Soc. **36**, 839 (1940). C. **1941 I**, 3057. Cetylacetatemulsionen. Bei SCN' steigt die Wanderungsgeschwindigkeit bis 150 m-Mol an, bei KJ ausgesprochenes Maximum, Grenzflächenspannung sinkt bei beiden mit steigender Konzentration ab.

[814] SPERBER, J. u. BODMER, J. F.: Ber. **69**, 974 (1936). C. **1936 II**, 1690.

Schwefelverbindungen.

H_2SO_3 1. Stufe: [1] $1{,}3 \cdot 10^{-2}$; [3] $1{,}7 \cdot 10^{-2}$ (25°); [816] $1 \cdot 10^{-0{,}5}$; [817] $1{,}7$ bis $5 \cdot 10^{-2}$;
[4] $1{,}2 \cdot 10^{-2}$ (25°).
2. Stufe: [3] $5{,}0 \cdot 10^{-6}$ (25°).
[2] $1 \cdot 10^{-7}$ im Mittel $5{,}1 \cdot 10^{-6}$; [816] $10^{-5{,}3}$.
[4] $1{,}2 \cdot 10^{-7}$; [288,I] $2{,}5 \cdot 10^{-7}$ (25°).

H_2SO_4 2. Stufe: $1{,}2 \cdot 10^{-2}$ (25°); [3] $1{,}7 \cdot 10^{-2}$ (18°); [3] $3 \cdot 10^{-2}$ (25°); $1{,}9 \cdot 10^{-2}$.
[4] $1{,}15 \cdot 10^{-2}$ (25°); $2{,}0 \cdot 10^{-2}$.

$H_2S_2O_4$ 2. Stufe: [1] $3{,}5 \cdot 10^{-3}$.
$H_2S_2O_3$ 2. Stufe: [3] $1{,}0 \cdot 10^{-2}$ (25°).
CNO′ [4] $2{,}2 \cdot 10^{-4}$ (20°).
NO_2 $6{,}0 \cdot 10^{-4}$ (30°).
Levis $4{,}5 \cdot 10^{-4}$ (25°).

Phosphorverbindungen.

P_2O_7 1. Stufe: [3] u. [546] $1{,}4 \cdot 10^{-1}$ (18°).
2. Stufe: [1] $3{,}2 \cdot 10^{-2}$ (18°); [3] u. [546] $1{,}1 \cdot 10^{-2}$ (18°).
3. Stufe: [1] $1{,}7 \cdot 10^{-6}$ (18°); ([3] u. [546] $2{,}9 \cdot 10^{-7}$ (18°).
[5] $1{,}98 \cdot 10^{-7}$ (20°).
4. Stufe: [1] $6{,}0 \cdot 10^{-9}$ (18°); [3] u. [546] $3{,}6 \cdot 10^{-9}$ (18°).
[5] $1{,}32 \cdot 10^{-10}$ (20°); $pK_4 = 8{,}976 + 3{,}5 \sqrt{\mu}$ [814,II].

H_3PO_2 [672,II] $1{,}0 \rightarrow 6{,}2 \cdot 10^{-2}$ (18°); Konz. $10^{-4} \rightarrow 10^{-1}$ molar.
1. Stufe: [1] $1{,}01 \cdot 10^{-1}$ (25°); [816] $10^{-1{,}1}$;
[816] $< 10^{-15}$.

H_3PO_3 [4] + 1 mol NaOH 14,829 cal.
[4] + 2 mol NaOH 12,249 cal.
[4] + 3 mol NaOH 6,931 cal.

H_3PO_3 [816] 1. Stufe: 10^{-2}.
[672,II] Anstieg 1,6 auf $6{,}2 \cdot 10^{-2}$ (18°) bei $10^{-3} \rightarrow 10^{-1}$ mol Konzentration.
2. Stufe: $10^{-6{,}6}$ $2 \cdot 10^{-7}$.
3. Stufe: $< 10^{-15}$.

H_3PO_4 Siehe Kapitel Phosphat-Ca. S. 49.

In der Reihe der Phosphorsäuren nimmt die Acidität nicht mit der Ladung des zentralen P zu, wie man nach Kossel erwarten müßte:

$H_4Fe(CN)_6$ [814, IV] 4. Stufe $6{,}8 \cdot 10^{-5}$.

[1] Landolt-Börnstein: Bd. III, 3. [2] Gmelin-Kraut. [3] Landolt-Börnstein: Bd. III, 1120.
[4] Landolt-Börnstein: E. B. 1, 648. [5] Landolt-Börnstein: Erg. Bd. 3, 1030.

VIII. Gebundenes Wasser.

Nachdem wir Eigenschaften der Anionen und bewegende Kräfte im Wechselspiel des Anorganischen verfolgt haben, wobei auch schon Phasengrenzen Berücksichtigung fanden, kommen wir jetzt in den Bereich der lyophilen Kolloide und stoßen dabei auf die Konzeption des gebundenen Wassers und damit auf eine Vorstellung, die manche Gedankengänge und Hypothesen über Vorgänge

---

814, I Moser, H.: Helvet. chim. Acta **10**, 322 (1927), Rona **41**, 639. Will F als 2wertiges Anion auffassen, um seine Stellung auf der SO_4''-Seite der Hofmeisterschen Reihe zu motivieren.

814, II Kolthoff, I. M. u. Bosch, W.: Rec. trav. chim. Pays-Bas **47**, 819 und 826 (1928). Daselbst auch andere Angaben über Aktivitätskoeffizienten. Cl′, Br′, J′ wirken gleichmäßig, aber die Kationen verschieden.

814, III Hagisawa, H.: C. **1941 I**, 3194.

814, IV Lanford, O. E. u. Kiehl, S. J.: J. physic. Chem. **45**, 300 (1941), Rona **125**, 563.

815 Hitchcock, D. I. u. Dougan, R. B.: J. gen. Physiol. **18**, 485 (1935), Rona **88**, 89.

816 Schwarzenbach, G.: Helvet. chim Acta **19**, 1043 (1936). C. **1937 I**, 554. Maßgeblich für die Acidität ist der räumliche Abstand des Proteins von der Ionen-Ladung.

817 Albu, H. W. u. Goldfinger, P.: Z. physik. Chem. **16**, 338 (1932), Rona **69**, 614. Spektralmessungen bei p_H 4,385 bestimmt die Lösung zu 99,52% aus HSO_3'-Ionen.

im Protoplasma veranlaßt hat. Durch das abweichende Verhalten des gebundenen Wassers sollte die Widerstandsfähigkeit der Pflanzen gegen die Kälte, die Austrocknungsfestigkeit von Würmern usw. ihre Erklärung finden[820]. Auch jeder Spekulation über das Verhalten des Protoplasmas ist damit Raum gegeben, die Erklärung besonderen Wasserreichtums wachsenden Gewebes[821, b)] sollte daher kommen usw.

In einem Gesichtspunkt scheinen die Vorstellungen alle zusammenfaßbar zu sein, nämlich, daß das Wasser seine normalen thermodynamisch definierten Eigenschaften verloren hat. Sonst bestehen aber die größten Unterschiede und Schwierigkeiten der Definition; trotzdem ist es für unsere Fragen wichtig, und dieses Problem darf um so weniger unberührt im Rücken bleiben, als hier Fragen der Ionenaktivität hineinspielen und Veränderungen des Lösungsmittels, deren Konsequenzen erst noch im Beginn der Erforschung liegen.

Wir wollen die Frage des gebundenen Wassers nicht herausheben oder gar abgrenzen als biologisches vom nichtbiologischen, als kolloidales vom nichtkolloidalen System. Schon früher sind wir auf das Prinzip der Hydratation gestoßen und haben da (etwa in den strengeren Vorstellungen BRINTZINGERS) in den Hydrathüllen ein Wasser gefunden, dem wir z. B. die Lösungsfähigkeit für irgendwelche anderen Stoffe gar nicht zumuten würden. Man hat auch versucht, durch Zusatz oberflächenaktiver Stoffe zu Ionenlösungen durch Abnahme der Löslichkeit für diesen Stoff die Hydratation zahlenmäßig zu erfassen. Dabei wurden durchaus keine mit anderen Methoden vergleichbaren Zahlen erhalten. Wir sahen andererseits, daß das Wasser durch dasselbe Ion derart verändert wird, daß es für den einen Stoff eine größere, für den anderen eine niedere Aufnahmefähigkeit hat.

So werden durch das Vorzeichen der Kraftfelder der Ionen auch verschiedene Stoffe in ihrer Löslichkeit beeinflußt. Da in H_2O die Anordnung der H-Atome im stumpfen Winkel zu dem im Scheitel stehenden Sauerstoff geschieht, werden beim Kation die beiden positiven H, beim Anion das negative O nach außen zu liegen kommen. Alle diese Kräfte verlangen aber ein starkes elektrostatisches Kraftfeld, und da erhebt sich natürlich die Frage, ob dergleichen hier überhaupt zu erwarten ist. Man arbeitet vielfach im isoelektrischen Punkt, und dort sind die Kraftfelder, wenn nicht verschwunden, doch so benachbart, daß keine große Resultierende für das Lösungsmittel übrigbleibt. Doch treten nun VAN DER WAALSsche Kräfte in den Vordergrund und verlangen eine Betrachtung ohne Berücksichtigung oder Übertragung von Analogien.

Daß es gebundenes Wasser gibt, ist ohne weiteres zu bejahen, z. B. wenn bei Unterkühlung auf — 72° bestimmte Wassermengen (für 1 g Gelatine z. B. 0,5 bis 0,6 g H_2O [821, i)] noch nicht gefroren sind[821, a)] oder Silicagel bei Erhitzen auf + 300° noch 3,8% Wasser festhält[821, a)]. Dabei ist es noch nicht notwendig, daß Wasser immer als solches und nicht dissoziiert in seine Ionen aufgenommen wird, im Gegenteil wird man sehr leicht bei den Kolloiden, die zur Bildung von Zwitter-Ionen führen, solche Addition feststellen[821, h)]. Die Änderung der Eigenschaften kann man auch bei Cellulose in der Änderung der Dielektrizitätskonstante messen[822], z. B. haben die ersten Prozent des adsorbierten Wassers eine Konstante von nur 15,7, bei zunehmender Adsorption wird dieser Wert sich den

---

818 PICK: Nernst-Festschrift 1912, 360.

819 RUNNSTRÖM, J. u. SPERBER, E.: Biochem. Z. 298, 340 (1939).

820 GORTNER, R. A.: Ann. rev. Biochem 1, 21 (1932).

821 GORTNER, A. R.: Transact. Farad. Soc. 26, 678 (1930). Große Diskussion über „gebundenes Wasser" (Bound water Theorie). Diskussionsbemerkungen: a) THOMAS, b) CRAMER, c) HILL, A. V., d) KRUYT, e) ERRERA, f) SOEDBERG, g) HATSCHECK, h) LOWRY, i) MORAU u. SMITH, j) ADAIR, k) RIMINGTON.

normalen Werten annähern. Das soll bedingt sein durch mangelnde Bewegungsfähigkeit der Wasserdipole. Bei eiweißartigen Kolloiden wurde die Dielektrizitätskonstante sogar mit 2—3 angegeben[821, e]. Ebenso findet eine Volumenkontraktion statt [821, f] (siehe dagegen [821, d]).

Daß ein derart verändertes Wasser auch seine Eigenschaften als Lösungsmittel verliert, ist plausibel, und daher rührt auch die Definition und die Bestimmungsmethode des gebundenen Wassers und die Beziehung zum „nichtlösenden Raum". Die Dampfdruckerniedrigung muß größer sein, oder der Gefrierpunkt eines Zusatzkörpers muß niedriger liegen, als es dem Gesetz der idealen Lösung entspricht. Bedingung ist, daß der Zusatzkörper („Reference Substance") nicht adsorbiert wird oder sonst seine Aktivität verändert oder in das Verhältnis gebundenen Wassers selbst aktiv eingreift (Diskussion darüber nach Prinzipien der VAN DER WAALSschen Konstante b siehe [826]). Eine Adsorption oder Aktivitätsverminderung würde zu Werten von negativem gebundenen Wasser führen, wie z. B. KCl und KBr an Gummi arabicum, während gegen unsere Erwartung KJ positive Werte zeigt[823]. Eine Zusammenstellung gefundener Werte aus der Arbeit von GREENBERG[824] geben wir auf folgender Tabelle wieder, von uns ergänzt durch weitere Messungen, zugleich als Beispiel für die verschiedenen Methoden.

Tabelle 26.
Veröffentlichte Werte über das „gebundene" Wasser in Gelatinelösungen, mit verschiedenen Methoden bestimmt.

Angewandte Methode	Gelatinegehalt in %	g „gebundenes" Wasser pro g Gelatine	Autoren
Kryoskopie mit Zucker als Bezugsubstanz	1—5	2,0 beim niedrigsten bis 1,0 beim höchsten Gelatinegehalt	NEWTON u. Mitarb. (827)
Ausfriermethode, H_2O kalorimetrisch bestimmt . .	—	2,0	THOENES (828)
Ausfriermethode, H_2O dilatometrisch bestimmt . .	3—32	4,7 beim niedrigsten bis 0,7 beim höchsten Gelatinegehalt	JONES u. Mitarb. (829)
Dampfdruckmethode Zucker als Bezugsubstanz .	1	3,0	GROLLMAN (825)
KCl „ „ .	1	3,0	GROLLMAN (825)
NaCl „ „ .	1	1,0	GROLLMAN (825)
Ausfriermethode, Analyse des Gelatinerückstandes.	12—40	0,53	MORAN (830)
Kontraktion des Volumens	—	0,08	SOEDBERG (821, f) u. (831)
Abweichung des osmotischen Drucks von VAN'T HOFFS Gesetz	1—14	4,7	BURK u. Mitarb. (832)
Viscosität	1—14	7 beim niedrigsten bis 3,35 beim höchsten Gelatinegehalt	KUNITZ (833)
Osmotischer Druck . . .	1—10	0,22	ADAIR u. Mitarb. (826)
Filtration-Harnstoff, Glucose, KCl, NaCl, Na_2SO_4	—	0,0	GREENBERG u. Mitarb. (824)
Diffusionsgleichgewicht NaCl in Gelen	7—8	0,0	BIGWOOD (834)
Röntgenspektrum des ersten auftretenden Eises	konz.	0,44	BARNES u. Mitarb. (835)
Unmöglichkeit des Frierens	—	0,5—0,6	MORAU u. Mitarb. (821, i)

Bei Messung mit Röntgenstrahlen zeigte sich ein stufenweise wechselndes Verhalten. So wurden die ersten 0,15 g H_2O in der Längskette, bei dem Sättigungspunkt mit 0,35 g/g Gelatine auch in den Querketten gefunden[844, II]; siehe auch [844, III]).

Für weitere Kolloide, die uns interessieren, wollen wir noch eine andere Tabelle anschließen.

Tabelle 27.

Substanz	Methoden	gebundenes Wasser pro g Substanz	Literatur
Gummi arab. . . .	Gefriermethode	0,6—0,7	GORTNER u. Mitarb. (823)
	Dampfdruck	0	GROLLMAN (825)
	Diffusionsgleichgewicht	0,9—1,1	OAKLEY (836)
Hämoglobin	Lösungswasser	0,2	ADAIR (821, j)
	Gefrierpunkt	> 0,22	MORUZZI (837)
	Äthylenglykol	0	MACLEOD u. Mitarb. (838), EGE (839)
	NaCl	0	STADIE u. Mitarb. (844, I)
Glykogen	Diffusionsgleichgewicht	0,27	OAKLEY (836)
Serum	Dialyse	0,3—0,4	ODA (840)
	Gefrierpunkt	0	HARNED u. Mitarb. (847)
Serumalbumin . .	Nichtlösender Raum	0,28	WEBER u. Mitarb. (846, I)
Myosin	Nichtlösender Raum	> 1,0	WEBER u. Mitarb. (846, I)

Aus den Tabellen ersehen wir die große Schwankung der Angaben. Die ganzen Vorstellungen und besonders die Methoden wurden deshalb einer zum großen Teil berechtigten Kritik unterzogen[841], die uns vor allem die Angaben mit den besonders hohen Werten verdächtig erscheinen läßt, zumal auch direkte Versuchsfehler nachgewiesen werden[841]. Den geringeren Werten bei vielfältig abgewandelter Methodik wird man aber doch eine gewisse Berechtigung zubilligen müssen, zumal sie auch im Gesamtorganismus beobachtet wurden[842, 843], aber hier zu keinen weiteren Schlüssen führen dürften, als daß von dem vorhandenen Wasser ein Teil für den diffundierenden Alkohol (als Bezugssubstanz) nicht zugänglich ist.

822 ARGUE, G. H. u. MAASS, O.: Canad. J. Res. **13**, (Sect A) 156 (1935), Rona **91**, 232.
823 GORTNER, R. A. u. GORTNER, W. A.: J. gen. Physiol. **17**, 327 (1934).
824 GREENBERG, D. M. u. GREENBERG, M. M.: J. gen. Physiol. **16**, 559 (1933).
825 GROLLMAN, A.: J. gen. Physiol. **14**, 661 (1931).
826 ADAIR, G. S. u. CALLOW, E. H.: J. gen. Physiol. **13**, 819 (1930).
827 NEWTON, R. u. MC MARTIN, W. K.: Canad. J. Research **3**, 336 (1930).
828 THOENES, F.: Biochem. Z. **157**, 174 (1925).
829 JONES, T. D. u. GORTNER, R. A.: J. physiol. Chem. **36**, 387 (1932).
830 MORAN, T.: Proc. Roy. Soc. London, Ser. A **112**, 30 (1926).
831 SOEDBERG, T.: J. amer. chem. Soc. **46**, 2673 (1924).
832 BURK, N. F. u. GREENBERG, D. M.: J. biol. Chem. **87**, 197 (1930).
833 KUNITZ, M.: J. gen. Physiol. **10**, 811 (1926/27).
834 BIGWOOD, E. J.: Transact. Farad. Soc. **31**, 335 (1935). C. **1936 I**, 294.
835 BARNES, W. H. u. HAMPTON, W. F.: Canad. J. Res. **13**, B. 218 (1935), Rona **93**, 239.
836 OAKLEY, H. B.: Biochem. J. **31**, 28 (1937), Rona **101**, 12. C. **1938 I**, 1742.
837 MORUZZI, G.: Ateneo parm. II; **7**, 309 (1935), Rona **91**, 460.
838 MACLEOD, J. u. PONDER, E.: J. Physiol. **86**, 147 (1936).
839 EGE, R.: Biochem. J. **21**, 2, 967. Alles Wasser in den Erythrocyten ist frei.
840 ODA, T.: Biochem. Z. **218**, 459 (1930).
841 WEISMANN, O.: Protoplasma **31**, 27 (1938). Die Kritik ist nicht immer berechtigt, z. B. Ultrafiltration.
842 NICLOUX, M.: C. rend. Soc. Biol. **126**, 459 (1937), Rona **105**, 554.
843 NICLOUX, M.: Bull. Soc. Chim. biol. **20**, 981 (1938), Rona **110**, 517. C. **1939 I**, 4338. Fische und Frösche in Alkohol.

Nach EDSAL findet man z. B. pro Gramm kristallisierten Hämoglobins stets 0,3 g H_2O. Diese Menge ergibt gerade eine einmolekulare Schicht auf der Oberfläche der Moleküle. Versucht man dieses Wasser zu entfernen, dann kommt es zur Denaturation des Hämoglobins. Daselbe findet man bei anderen Eiweißen auch.

Besonders wichtig ist der Hinweis[844], daß die Frage des gebundenen Wassers keinen Unterschied zwischen lebendem und totem Gewebe ergibt. Für die Gleichgewichtsberechnungen wird das eine geringe Rolle spielen, da nach obigen Angaben von Blut *höchstens* 5% des vorhandenen Wassers, vom Muskel[821, I] *höchstens* 6% nicht lösend ist und damit für die Frage der Verteilung bedeutsam sein könnte. Fälle, wo höhere Werte gebundenen Wassers, wie in der Froschhaut mit 20—30%[845] gefunden wurden, konnten mit anderen Methoden nicht bestätigt werden[846].

Wir befinden uns hier in einer Situation ähnlich der Frage der Hydratation der Ionen, die, mit verschiedenen Methoden gemessen, zu verschiedenen Werten führte. Die Messung wollen wir als richtig annehmen als Symptom der Wirkung noch undefinierter Kräfte, und deshalb ist jede fehlerfreie Messung irgendwie fördernd. Auch bei den Versuchen über die Dielektrizitätskonstante fanden wir, daß das gebundene Wasser nicht gleichmäßige Eigenschaften hat, daß also zwischen zwei Formen des Wassers eine scharfe Unterscheidung existiert (wenn auch mit stetigem Übergang). Die Sulfat-Ionen in der äußeren Schale einer Komplexverbindung haben auch andere chemische Eigenschaften als die in der inneren Schale.

Sehr wesentlich sind aber diese Fragen für das Problem der „Konstitution" der Kolloide und wie dergleichen mit der Ionenwirkung zusammengeht. Denn wir haben schon vorher in der Einschränkung der Methoden erwähnt, daß die Aktivität des Bezugskörpers durch das Kolloid nicht beeinflußt werden darf, und die Aktivität des Ions ist nun von fundamentaler Bedeutung bei seiner Wirkung, weshalb sich aus diesen Schwierigkeiten die notwendige Frage nach den Aktivitäten ergibt. Dadurch werden wir auch neue Aspekte der Kritik der Theorie des gebundenen Wassers finden.

IX. Ionenaktivitäten.

Der Begriff der Ionenaktivität ist in der Thermodynamik (z. B.[801]) lange vor der Theorie von DEBYE und HÜCKEL gebräuchlich gewesen und bedeutet nur, daß die Wirkungen von Substanzen, besonders aber Elektrolyten, auf thermodynamische Größen wie Gefrierpunktsdepression, Dampfspannung usw. und auch auf die elektromotorische Kraft (Potential in Volt) nicht parallel gehen der stöchiometrischen Konzentration. Sie sind meist kleiner und nähern sich in Grenzkonzentrationen der 1, so daß dann Aktivität und Konzentration übereinstimmen.

---

[844] WALTER, H. u. WEISMANN, O.: Jahrb. d. Botanik **82**, 273 (1935), Rona **91**, 459. Pflanzensaft und lebende Pflanzen, z. B. Kartoffeln.

[844, I] STADIE, W. C. u. SUNDERMAN, F. W.: Amer. J. Physiol. **90**, 526 (1929), Rona **53**, 437.

[844, II] SPONSLER, O. L., BATH, J. D. u. ELLIS, J. W.: J. physic. Chem. **44**, 996 (1940), Rona **125**, 457.

[844, III] CHANDLER, R. C.: Plant-Physiol. **16**, 273 (1941). C. **1941 II**, 3040, Rona **127**, 4. Gelatine u. a., KCl und Zucker. Dampfdruckerniedrigung.

[845] HILL, A. V.: Adventures in Biophysics. Oxford 1931, S. 49.

[846] EICHLER, O.: Naunyn-Schmiedebergs Arch. **175**, 67 (1934). Bezugssubstanz J'.

[846, I] WEBER, H. H. u. NACHMANNSOHN, D.: Biochem. Z. **204**, 215 (1929). Ionisation des Eiweißes hat keinen Einfluß auf die Hydratation.

Dieser rein empirische Koeffizient wird nun durch sämtliche in der Lösung anwesenden Ionen beeinflußt, entsprechend dem von LEWIS eingeführten Begriff der Ionenstärke. Wenn daher eine Bezugsubstanz (wie NaCl oder auch Zucker) in eine Lösung wie Blut hineingebracht wird, ist damit noch nicht zu erwarten, daß die Differenz dieselbe sein wird, wie wenn sich die Substanz in destilliertem Wasser löse. Eine Änderung der Aktivität durch die vorher anwesenden Salze könnte dann in dem Lösungsmittel einen Teil des Wassers als gebunden erscheinen lassen. Nun wird man hier einwenden, daß tatsächlich die Aktivität in höheren Konzentrationen geringer wird, daß also der Ausschlag ein anderes Vorzeichen haben müßte. Diese Meinung ist nicht immer richtig. Jedenfalls ergibt es Änderungen im kolloiden Milieu, die die Messung von Aktivitäten erschweren werden und eigentlich nur dann eine einwandfreie Aussage ohne weitere Messungen gestatten, wenn die Aktivität vermindert wird.

Die rein empirische Einführung der Aktivität durch LEWIS bis zum Begriff der Ionenstärke erhielt jetzt eine molekular-theoretische Deutung durch die Theorie von DEBYE und HÜCKEL für verdünnte Lösungen starker Elektrolyte. Als Voraussetzung dieser Theorie ist notwendig eine Entfernung der Ionen derart, daß keine anderen Kräfte als COULOMBsche (elektrostatische) vorhanden sind. Diese COULOMBschen Kräfte eines z. B. negativen Ions führen zu einer Anhäufung von positiv geladenen Ionen in der Umgebung, also zu einer Ionenwolke. Diese hemmt die Aktivität, und zwar quantitativ beschreibbar nur für kleine Konzentrationen, aber auch in konzentrierteren Lösungen kann man noch wenigstens die Richtung angeben.

Als störende Faktoren gehen in die Rechung ein besonders der Ionenradius und die Ionenladung. Eine kleine Tabelle (nach [801, S. 329]) zeigt, daß die Wertigkeit eine größere Rolle als der Ionenradius spielt (siehe dagegen [848, I]):

Tabelle 28.
Aktivitätskoeffizienten der einzelnen Ionen bei verschiedenen Werten der Ionenstärken.

$\mu =$	0,001	0,002	0,005	0,01	0,02	0,05	0,1
H^+	0,98	0,97	0,95	0,92	0,90	0,88	0,84
Cl^-, Br^-, J^-	0,98	0,97	0,95	0,92	0,89	0,84	0,79
NO_3^-	0,97	0,96	0,94	0,91	0,87	0,77	0,68
ClO_3^-, BrO_3^-, JO_3^-	0,95	0,93	0,89	0,85	0,79	0,70	0,61
SO_4^{--}	0,77	0,71	0,63	0,56	0,47	0,35	0,26
$Fe(CN)_6^{----}$	0,73	0,66	0,55	0,47	0,37	0,28	0,21

Nebenbei sei bemerkt, daß für die Aktivität (mittlere Aktivität) eines Salzes seine Löslichkeit ohne Bedeutung ist, so ist bis zur Ionenstärke $\mu > 0{,}1$ die Aktivität von $CaSO_4$ und $MgSO_4$ identisch, wie die Theorie es verlangt.

In größeren Konzentrationen tritt die Wirkung des Radius hervor[847], wobei aber nicht der Radius selbst, sondern die Wirkungssphäre maßgeblich ist. Daten über Aktivitäten der Ionen selbst sind außerordentlich zahlreich in der Literatur niedergelegt. Uns werden diese Werte nur wenig interessieren, solange die maßgeblichen Faktoren nicht geklärt und eine Korrelation mit besonderen Ioneneigenschaften hergestellt ist.

Von Bedeutung ist dagegen die *Beeinflussung anderer* wichtiger *Ionen durch* die von uns behandelten *Neutralsalze*, und zwar in erster Linie die Aktivität der Wasserstoff-Ionen. Während KOLTHOFF[848] durch die Ionen J', Br', Cl' und NO_3' bis 0,5 molar keine Veränderung dieses Wertes findet, werden von anderer

[847] HARNED, H. S. u. DOUGLAS, S. M.: J. amer. chem. Soc. **48**, 3095 (1926), Rona **39**, 757. Messung elektromotorischer Kräfte durch Silberhalogenelektrode. Bei 1 mol Durchgang der γ durch ein Minimum, $\gamma_J > \gamma_{Br} > \gamma_{Cl}$.

[848] KOLTHOFF, I. M. u. BOSCH, W.: Rec. trav. chim. Pays-Bas **46**, 430 (1927).

Seite[849, 851] deutlich Wirkungen nach dem Ionengewicht berechnet. Bei stärkeren Lösungen[850] steigt die elektrometrisch gemessene Aktivität bei NaCl auf 483%, NaBr 733% und NaJ sogar 1063 % an, und zwar ganz proportional dem Anstieg der Zuckerhydrolyse durch Wasserstoff-Ionen. Bei der Hydrolyse von Äthylacetat fand sich gerade die umgekehrte Reihenfolge. Bei Stärkehydrolyse durch Lösungen von schwefliger Säure wurde durch NaCl (2%) die Hydrolyse gar nicht, durch $NaNO_3$ stark gesteigert[852]. Häufig sind Anomalien beobachtet worden. Die Dissoziation von Oxalsäure wird durch Mg˙˙ vermindert, durch SO_4'' wiederum erhöht[853]. Wichtiger ist die Beeinflussung des isoelektrischen Punktes von Aminosäuren durch NaCl, so daß eine Vermehrung der Acidität resultiert[854].

Die hier kurz erwähnten Befunde haben bisher die Änderung der Aktivität unserer Ionen durch Kolloide außer acht gelassen. Die Kolloide können von durchaus verschiedenen, bisher noch nicht angeführten Punkten einwirken, von denen ich die in sorgfältigsten Messungen[855] festgestellte Beeinflussung der Dielektrizitätskonstante durch Hämoglobin erwähne.

Wir haben in unserer kleinen Tabelle gesehen, wie die Aktivitäten bei den stark geladenen Ionen besonders stark veränderlich sind und sich bis in hohe Verdünnungen anormal verhalten. Diese Ladungen sind nun bei den kolloidalen Elektrolyten noch größer, so daß starke elektrische Felder entstehen mit Ausbildung einer Ionenwolke (wie wirkt hier der größere Raum ?). Dabei kann dann der Effekt zustande kommen, daß in solchen Lösungen die Leitfähigkeit hoch, der osmotische Druck niedriger ist[856].

Neben der Acidität[864] läßt sich die Aktivität gerade der Cl-Ionen leicht messen, weil in der Kalomel- und AgCl-Elektrode gute Methoden zur Verfügung stehen. Die Cl'-Ionenaktivität wird vermindert durch Zusatz von Glykokoll[857, 861, 862] und anderen Aminosäuren[858], dann beträchtlich im Magensaft[255], Gelatine[859, 861], Edestin[860], Pepton[861], Eieralbumin[861, 862], Speichelamylase[863], Serumprotein[863, I].

[848, I] VAN RYSSELBERGHE, P. u. EISENBERG, S.: J. amer. chem. Soc. **61**, 3030 (1939), Rona **119**, 6. Cl', Br', J'. Berechnung nach dem Ionen-Radius.

[849] MICHAELIS, L. u. MIZUTANI, M.: Z. physik. Chem. **112**, 68 (1924), Rona **29**, 325. SO_4'' wirkt nicht anders als die 1wertigen Ionen.

[850] BOWE, L. E.: J. physic. Chem. **31**, 291 (1927), Rona **40**, 468. Bis 4 n-Lösungen 0,1 n HCl.

[851] SLYGIN, A., FRUMKIN, A. u. MEDWEDOWSKY, W.: Rona **96**, 325 (1936). Vorgänge an der Pt-Elektrode.

[852] HÄGGLUND, E.: Biochem. Z. **244**, 278 (1932), Rona **67**, 16.

[853] SIMMS, H. S.: J. gen. Physiol. **12**, 259 (1928), Rona **49**, 436.

[854] SIMMS, H. S.: J. physic. Chem. **32**, 1121 (1928), Rona **47**, 370. Aminoaethanol, Succinimid, Glycin, Asparaginsäure.

[855] STADIE, W. C. u. HAWES, E. R.: J. biol. Chem. **74**, XXXI (1927), Rona **42**, 603 und Band 77, 242 und folgende.

[856] HARTLEY, G. S.: Transact. Farad. Soc. **31**, 31 (1935). Hamarsteneffekt. Weist darauf hin, daß bei der Rechnung von DEYBE und HÜCKEL eine TAYLORsche Reihe bei dem Zwischenglied abgebrochen wird, was bei den hohen Ladungen nicht mehr ohne weiteres statthaft sei.

[857] KATSU, Y.: J. of Biophysics **2**, 151 (1927), Rona **46**, 536.

[858] JOSEPH, N. R.: J. biol. Chem. **111**, 489 (1935). Alanin, Valin, Leucin zunehmend mit der Länge der Ketten.

[859] HITCHCOCK, D. J.: J. gen. Physiol. **15**, 125 (1932).

[860] HITCHCOCK, D. J.: J. gen. Physiol. **14**, 99 (1931).

[861] TERAMOTO, S.: Rona **85**, 232 (1934). Adsorption.

[862] MURAMOTO, S.: Rona **94**, 503 (1936).

[863] OMORI, T.: J. of Biochemistry **14**, 339 (1931), Rona **66**, 127. Auch beim $NaNO_3$, nicht beim Phosphat, also je nach Änderung der Aktivität des Fermentes.

[863, I] MARRACK, J. u. HEWITT, L. F.: Biochem. J. **21**, 2, 1129. Aus osmotischem Druck berechnet.

[864] SÖRENSEN, S. P. L., LINDERSTRÖM-LANG, K. u. LUND, E.: J. gen. Physiol. **8**, 543 (1926).

Keine Beeinflussung wurde auch gelegentlich berichtet[865, 866]. Ebenso wurde mit AgBr- und AgJ-Elektroden[867] an Eieralbumin gearbeitet. Die Verminderung der Aktivität, und zwar in Prozent betrug:

Konz.	NaCl	NaBr	NaJ
n/10	2,9	11,6	5,3
n/40	7,3	12,0	13,0
n/320	16,4	25,3	35,6

Solche Wirkungen könnten auch die Beobachtung verständlich machen, daß Gelatine die Löslichkeit von Thallosulfat wenig, -chlorid mehr, am meisten aber von -rhodanid erhöht[868], während die Fällung von Eieralbumin[869] und die Löslichkeit von Globulin durch Säuren[870] mehr durch chemische Bindung veranlaßt sein dürfte.

In dem letzten Satz wird deutlich der Unterschied zwischen Auftreten chemisch spezifischer Bindung und den elektrostatischen Kräften herausgestellt, die — nur nach der Raumladungsdichte — die Aktivität verändern. Wenn man die Chlor-Ionenaktivität z. B. in einer Kaolinsuspension mißt, während die suspendierten Teilchen sich noch in der Lösung befinden, und später nach dem Abschleudern, dann ist durch das Abschleudern die Aktivität geringer geworden[871]. Also selbst Teilchen, die beim Zentrifugieren mitgerissen werden, haben noch eine thermodynamische Bedeutung. Das Analoge findet sich bei $Fe(OH)_3$-Solen[872]. Im Ultrafiltrat ist die Aktivität geringer als im Sol, aber die stöchiometrische Aktivität beträchtlich größer, also ein großer Teil des Cl′ war elektrometrisch inaktiv, anscheinend aber nicht bei der Filtration, ein Widerspruch gegen die Donnangleichgewichte (siehe Kapitel über Al-Komplexe S. 81).

Die Beeinflussung der Aktivität wird mit der Oberflächenentwicklung eng verknüpft sein. Darauf ist es wohl zurückzuführen, daß ½% Agar in Wasser, versetzt mit verschiedenen Salzen, eine höhere Leitfähigkeit zeigt im Gelzustand als im Solzustand[873] in der Reihenfolge J′ > SCN′ > Cl′, die uns ungefähr nach den Gesetzen der Phasengrenzen und Adsorption geläufig ist. Neutralsalze haben auch auf die Säurebindung von Gelatine einen Einfluß, und zwar wird die Bindung durch NaCl, $NaNO_3$ und NaJ gesteigert (nur unwesentlich), durch Na_2SO_4 aber beträchtlich vermindert[874].

Die oben erwähnte Erhöhung der Leitfähigkeit in Gelen gegenüber dem Sol von Agar-Agar ließ sich nicht bei Gelatine wiederholen. Ein Ausschlag in ähnlicher Richtung muß sich aber bei der Diffusion bemerkbar machen. Der Diffusionsstrom wird stärker sein, wenn kein „Verbrauch" der diffundierenden Substanz durch Eingehen von Bindungen oder Verminderung der Aktivität eintritt. Wir haben schon früher (Versuche von FÜRTH und Mitarbeitern) die hemmenden Kräfte der Diffusion erwähnt, die in der elektrischen Ladung des sich bewegenden

[865] HITCHCOCK, D. J.: J. gen. Physiol. **16**, 357 (1933). Edestin, Gelatine, Casein 30°.

[866] BENEDICENTI, A. u. BONINO, G. B.: Arch. di Sci. biol. **14**, 293 (1930), Rona **58**, 30. Bei 1% Gelatine auch von SO_4'' nicht, bei letzterem vielleicht noch schwächer als beim Cl′, also unabhängig von der Ladung.

[867] ITO, K.: J. of Biochem. **9**, 17 (1928), Rona **49**, 728.

[868] EVERSOLE, W. G. u. THOMAS, F. S.: Proc. Iowa Acad. Sci. **43**, 177 (1936). C. **1939 I**, 355.

[869] PERLMANN, G. u. HERMANN, H.: Biochem. J. **32**, 926 (1938), Rona **110**, 194.

[870] MONA, A.: Kolloidchem. Beih. **18**, 223 (1923), Rona **25**, 15. HCl löst > PO_4 > SO_4.

[871] BEHRENS, W. U.: Kolloid-Z. **52**, 61 (1930), Rona **58**, 9.

[872] WASSILIEW, P., GATOWSKAJA, T. u. RABINOWITSCH, A.: Rona **95**, 539 (1936).

[873] IWASE, E.: Kolloid-Z. **43**, 70 (1927), Rona **43**, 626. Wenn auch eine höhere Leitfähigkeit bei Zusatz von Agar besteht als in freier Lösung, muß man das auf den Raumverbrauch (oder gebundenes Wasser?) zurückführen.

[874] CSAPO, J.: Biochem. Z. **159**, 53 (1925), Rona **33**, 10.

Partikels liegen, so daß „assoziierte", also neutrale Partikel rascher wandern. Damit Assoziation eine Beschleunigung veranlaßt, ist es natürlich notwendig, daß diese Assoziation nicht mit groben Partikeln geschieht.

Wir werden also unter besonderen Bedingungen erwarten dürfen, daß durch Verminderung der Aktivität die zurückgelegte Strecke des Ions verkleinert, also die Permeabilität eines Gels für das Ion durch Aktivitätsverminderung herabgesetzt wird. Davon ist aber zu unterscheiden die Menge, die durch die Grenzfläche tritt, die man durch Analyse in der äußeren Lösung erhält. Durch Verminderung der Aktivität wird der Konzentrationsgradient unterhalten und dadurch die verschwindende Menge vermehrt, bis ein Gleichgewicht eingetreten ist. Es können also anscheinend ganz entgegengesetzte Resultate erhalten werden, je nach der Versuchsanordnung. Ist der Diffusion ein ganz dichter Körper dargeboten, dann kann es vielfach nur zur Diffusion kommen, wenn intermediär eine Verbindung entsteht z. B. N_2 und Fe durch Bildung von Nitriden[875, II].

Die Eigenschaften des Gels können nun durch die Änderung der Acidität verschoben werden. Bei Versuchen mit $CaCl_2$ [875] diffundierte Cl' rascher in Gelatine von $p_H < 4,7$. Beim $p_H > 4,7$ war die Permeabilität größer für $Ca^{\cdot\cdot}$. So kann durch Veränderung der Gelatine auch die Wanderung anderer Körper verbessert werden. Trotz entquellender Wirkung beschleunigte Pyrophosphat die Wanderung von Methylenblau[876] (embatischer Effekt von BENNHOLD). Im beschränkten Konzentrationsbereich ist solch ein Effekt durch die oben dargelegten Änderungen durchaus zu erwarten, und man kann dann nicht sagen: trotz, sondern wegen der entquellenden Wirkung. Wie stark eine Entquellung sein muß, um durch rein räumlich zu verstehende Hemmung die Beweglichkeit zu vermindern, möge folgende kurze Tabelle beleuchten[877], die die Diffusionskonstante für n/1-NaCl in Menge/Querschnitt (cm^2)/Tag bei 0^0 ergibt:

4%	Gelatine	0,583	0,5%	Agar	0,676
8%	„	0,522	2%	„	0,637
16%	„	0,418	4%	„	0,615.

Nach dieser Tabelle ist die Hemmung durch gleichkonzentrierten Agar geringer als durch Gelatine. Danach müßte man erwarten, daß bei den oben erwähnten Leitfähigkeitsänderungen Gelatine mindestens den gleichen Ausschlag gibt.

Vielfach ist es üblich, Diffusionskoeffizienten durch Diffusion aus Agargallerten nach einer für diesen Zweck entwickelten Vereinfachung (herausdiffundierte Menge = proportional der Quadratwurzel über die Zeit, multipliziert mit der Diffusionskonstanten durch statthafte Vernachlässigung höherer Glieder der FOURIERschen Entwicklung) zu messen. Z. B. wird die Diffusionskonstante für o-Phosphat mit $5,08 \cdot 10^{-4}$, für Pyrophosphat mit $3,16 \cdot 10^{-4}$ angegeben[878]. Hier fehlt auch bei Angabe der relativen Zahlen die Berücksichtigung der Aktivitätsänderung, wenn man besonders genaue Werte erhalten will. H_2PO_4' wird

[875] BIGWOOD, E. J.: Transact. Farad. Soc. **26**, 704 (1930), Rona **62**, 13. Diskussionsbemerkung: a) Donnan, b) Adair.

[875, I] BIGWOOD, E. J.: C. rend. Soc. biol. **96**, 131 (1927).

[875, II] BARRER, R. M.: Transact. Farad. Soc. **35**, 644 (1939). C. **1939 II**, 1015. „Aktivierte" Diffusion. Auch andere Möglichkeiten werden diskutiert.

[876] AXMACHER, FR.: Biochem. Z. **248**, 218 (1932), Rona **68**, 412. Die Möglichkeit einer anderen Erklärung wird sich aus dem ergeben, was wir im nächsten Kapitel über Membranen sagen.

[877] LANDOLT-BÖRNSTEIN: Erg. Bd. III, 1, 237.

[878] ROTHSCHILD, P.: Biochem. Z. **213**, 251 (1929), Rona **54**, 169. Verhältnis $PO_4''' = 1$; $P_2O_7'''' = 0,65$, sehr schwankend. Siehe hierzu vor allem BRINTZINGER (Kapitel: Hydratation).

dabei von Eiweißen wie Ovalbumin stärker inaktiviert als z. B. Cl′ [880], ebenso durch Hämoglobin[928]. Auf den ersten Blick wird man aber manchen Messungen den Fehler der Methodik ansehen[879].

Diese ganzen Fragen bedürfen beim Vergleich noch exakter Bearbeitung und geben außerordentlich interessante Probleme, wie sie z. B. die Untersuchungen von BIGWOOD[875] deutlich machen, die uns auch später noch beschäftigen werden. Sie sind dabei eigentlich eine exakte Vorbedingung für das nächste Problem, das uns jetzt beschäftigt, das Problem der Membraneigenschaften.

X. Membranen.

1. Problemstellung.

Die Existenz von strukturellen Schichten, die besondere Eigenschaften besitzen, wurde zuerst in der Biologie deutlich. Ich erinnere an das Problem der Plasmolyse und die sonstigen, jetzt schon zu den klassischen zählenden Untersuchungen des Botanikers PFEFFER. Ging doch von ihnen ein großer Impuls für die ganze physikalische Chemie aus, und eine Theorie der Lösungen wäre ohne die halbdurchlässigen Wände nicht denkbar. Diese Membranen (z. B. Schweinsblase) sind in der Unterscheidung des kolloiden und kristalloiden Zustandes der Materie (GRAHAM) geschichtlich bedeutsam, und bald liegt ein Jahrhundert experimenteller Forschung in dieser Richtung vor.

Ist es notwendig zu sagen, daß dieses Problem heute genau so brennend ist wie je? Wenn wir eine Membran wie die Schweinsblase haben, dann ist es uns noch lange nicht ausreichend, die Eigenschaften dieser Membran zu beschreiben, sondern jetzt erhebt sich erst die uns interessierende Frage nach der anatomischen Lokalisation dieser „Membraneigenschaften". Jetzt fragen wir weiter nach der Isolierung der Zell- oder Organgrenze gegenüber der Umgebung. Denn daß eine Isolierung besteht, ist ohne allen Zweifel und ohne sie wäre ein Leben undenkbar, da die Umgebung eine andere Zusammensetzung hat als die Zelle.

Diese Isolierung braucht natürlich nicht durch eine mikroskopisch sichtbare Pellicula, also „verdichtetes Protoplasma"[883, I] zu geschehen. Es handelt sich um Schichten von 1 bis höchstens einigen Moleküllagen, sie sind also kaum dem Elektronenmikroskop, geschweige dem gewöhnlichen Mikroskop, zugänglich.

Bei Erythrocyten wurde als Zellmembran eine Dicke molekularer Dimension durch Kapazitätsmessung gefunden[882, 883, 883, II 891 a]. WOLPERS[883, III] gibt die Dicke nach Messung im Übermikroskop mit 25 mμ nach Hämolyse, ohne diese mit 15 mμ an, bestehend aus Fadenmizellen, wie die Röntgenanalyse von BOEHM ergab. Diese Grenze wurde aus einem mechanisch wirksamen Eiweißgemisch mit eingelagerten Lipoiden, die die Permeabilitätsvorgänge beherrschen, aufgefaßt. Membranen von Erythrocyten sollen fähig sein, Material aus der Umgebung aufzunehmen[893, I].

---

879 TOKUNOSUKE, MATSUNAGA u. TTSUJI, KANJI: Rona 98, 358 (1936). „Chlor-Ionen diffundieren aus der gesättigten KCl-Lösung in destilliertes Wasser" in ungefähr 50(!)mal so großer Menge wie aus dem mit KCl gesättigten 3% Agargel.

880 FRISCH, J., PAULI, W. u. VALKO, E.: Biochem. Z. 164, 401 (1925), Rona 35, 8. Erster Schritt Inaktivierung der H˙. 40 mol HCl werden durch 1 mol Protein (Gewicht 34000 gerechnet) gebunden.

881 MANEGOLD, E.: Kolloid-Z. 61, 140 (1932).

882 MC CLENDON: J. biol. Chem. 69, 733 (1926). d = 3 Å.

883 FRICKE, H.: J. gen. Physiol. 6, 375 (1924) u. 18, 102 (1935).

883, I LEPESCHKIN, W. W.: Protoplasma 24, 470 (1938).

883, II BROOKS, S. C.: Amer. Naturalist 72, 124 (1938), Rona 109, 527. Gibt als Dicke 40 Å an.

883, III WOLPERS, C.: Naturwissenschaften 1941, 416.

Eine größere Schichtdicke als eine Molekülage verbietet sich für die Zelle schon aus Gründen der Ökonomie des Raumes. Die beobachtete Pellicula (die von WOLPERS bei den Erythrocyten nicht gefunden wurde) wird eine mechanische Stütze der zugeordneten Grenze darstellen, aber durch eigene Struktur sicherlich auch die Ordnung (z. B. Mosaik) der oberflächlichen Schicht geben.

Die Membran selbst ist uns meist rein physikochemisch aus den Wirkungen zugänglich, und ihre Eigenschaften sind nicht nur für die Physiologie — etwa den Stoffaustausch — sondern gerade für unser Problem der Verteilung und Wirkung der Anionen von ausschlaggebender Bedeutung und werden uns überall begleiten. Die Grundlage kann uns nur die exakte Wissenschaft geben und bedeutet für sie „ein Teilgebiet aus der Physik aller laminar oder flächenhaft extrem deformierten Materie“[881], also aller Formen (fest oder flüssig), deren Oberfläche groß ist im Verhältnis zur Dicke. Hier wird eine Vielfalt von Strukturformen in dem Namen Membran einbegriffen. Von diesen werden für unser Thema besonders wichtig sein die Schichten, die aus einer Lage von Molekülen bestehen (Filme) — wegen ihrer Ähnlichkeit mit den Zellgrenzen. Ihre Erforschung — ich nenne LANGMUIR und ADAM — ist leider erst in den Anfängen, trotz großer Erfolge. Wie schwierig ist demgegenüber etwa die vielfach gebrauchte Froschhaut, die schon ein ganzes Organ darstellt. Die Beziehung der Ionen zu den Membranen wird sich in zwei Gesichtspunkten zusammenfassen lassen: 1. Einwirkung der Membranen auf die Ionen und 2. Einwirkung der Ionen auf die Eigenschaften der Membranen gegenüber den Ionen selbst und allen anderen Substanzen.

2. Nicht belebte Membranen.

MANEGOLD[881], der über die Struktur von Membranen (abgesehen von zweidimensionalen) mit die wichtigsten Beiträge gegeben und Untersuchungen ausgeführt hat, unterscheidet grundsätzlich die Massivbauten von den Skelettbauten. Die Massivbauten (Filmfolie) sind einphasisch (homogen) und besitzen Hohlräume molekularer Größe (Beispiel Metallfolie) durch die nur Stoffe in molekulardisperser Form hindurchtreten können. Die Skelettbauten sind mehrphasisch und haben Hohlräume, Kanäle, Spalten oder Poren, die eventuell auch den Durchtritt kolloider Materie erlauben. Nach den Baumaterialien ergeben sich verschiedene Vergleiche mit makroskopischen Bildern (Kugelpackung, Sandhaufen, Backsteinhaufen, Heubündel, Netze).

An den Grenzen dieser Kanäle sind Kräfte lokalisiert, die den Durchtritt z. B. von Ionen hemmen, und zwar sind es in erster Linie starke Polarisationskräfte (Deformationskräfte) von geringer Reichweite und schwächere elektrische Phasengrenzkräfte (ζ-Potentiale, thermodynamische ε-Potentiale), die wiederum von den Ionen selbst maßgeblich beeinflußt werden und um so mehr zur Geltung kommen, je kleiner der Durchmesser der Poren wird; bei großen Poren, z. B. den gewöhnlichen Filtern werden sie kaum merkbar sein. Eine Vergrößerung des ζ-Potentials wirkt sich z. B. auf den Wassertransport wie eine Zunahme der Viscosität und eine Verengerung des Kanälchens aus. Durch Erhöhung der elektrischen Ladung der Wand selbst können bei elastischer Materie als Baustoff Verziehungen der Kanälchen auftreten. Ebenso müssen wir die Möglichkeit erwähnen, daß die Materie selbst in ihren elastischen Eigenschaften verändert wird, oder durch Quellung der Gesamtbau eine Änderung erfährt. Durch Änderung der Form des Kanalquerschnitts können beträchtliche Effekte entstehen[881].

Als treibende Kraft für die Bewegung ist in erster Linie der Konzentrationsgradient von der einen Seite der Membran zur anderen zu berücksichtigen, wenn man nicht von außen einen elektrischen Strom anlegt, wie BETHE[884]. BETHE trennte eine Elektrolytlösung durch eine Membran (Kollodium, Pergament, Gelatine), leitete jetzt einen Strom durch die Lösung und bestimmte die Zeit, in der an der Anode die durch Rosolsäure bestimmte Säuerung auftrat. Es fand sich in erster Linie die Abhängigkeit von der Ionenladung, da mit dieser die bewegende Kraft zunimmt. Am raschesten wanderte PO_4'''. Aber die Anordnung ist nicht eindeutig, deshalb fanden sich schwankende Reihen z. B. bei Pergament PO_4''' (1,95), SO_4'' (2,84), J' (2,88), Br' (2,30), Cl' (3,08), NO_3' (3,75). Wichtiger sind die Beobachtungen[884 a)], daß dann, wenn das Anion vorwiegend adsorbiert wird, sich das Wasser mit den Kationen zusammen nach der Kathode bewegt. Gegen die elektrokinetische Strömung wird eine Diffusion kaum möglich sein. Durch einen Strom können ganz verschiedene Effekte erzielt werden. Bei der Cellophanmembran[920 a)] wurde mit n/10-H_2SO_4 eine starke Gefrierpunktsdifferenz (1,38:1) und eine geringe p_H-Differenz (1,6:1) erzielt, bei NaH_2PO_4 war keine Gefrierpunktsdifferenz, aber eine starke p_H-Differenz (30000 zu 1) entstanden.

Die Adsorption der Ionen wird bei gewöhnlicher Prüfung der Membran mit dem Konzentrationsgradienten als treibende Kraft dann eine geringe Rolle spielen, wenn kontinuierliche Flüssigkeitsfäden durch grobe Poren den Diffusionsweg bilden. Wenn wir uns aber der Größenordnung des Moleküldurchmessers nähern (also Massivbauten), wird als treibende Kraft nicht die Konzentration in der Lösung sondern an der Grenzschicht maßgeblich sein, also bei gleicher Ionengröße werden die Ionen rascher permeieren, die sich durch bessere Affinität mit den Baumaterialien in dieser Grenzschicht anreichern ([881] auch Vorstellungen von TRAUBE über die Wirkung von Narkoticis) oder umgekehrt[886, I]. Befindet sich bei gleichem Porenbau an der einen Seite der Membran eine Schicht, die eine hohe Affinität zu dem diffundierenden Ion hat, auf der anderen Seite aber nicht, dann wird die Durchlässigkeit der Membran in beiden Richtungen verschieden groß sein, wohlgemerkt aber nur in der Geschwindigkeit, nicht im Gleichgewicht wird eine Differenz vorhanden sein, denn das widerspräche der Thermodynamik.

Die bisher nur summarisch dargestellten Prinzipien finden vielfach eine Ergänzung und die Möglichkeit der Vorhersage in den Kapiteln über die betreffenden Vorgänge (Adsorption, ζ-Potential). Die einfachste Art der Membranbildung ergibt sich bei den vorher mit Massivbauten bezeichneten Membranen, die man an jeder Grenze zweier sich nicht mischender Lösungsmittel wenigstens zu einer Hälfte wiedergegeben findet, und die in den sogenannten Phasengrenzpotentialen und Verteilungsgleichgewichten Ausdruck findet (siehe auch S. 94). Besteht die Membran aus einer solchen Phase eines organischen Lösungsmittels, dann wird sowohl das Eindringen eines Ions in die Phase, als auch seine Durchdringungsfähigkeit durch die Entweichungstendenz (LEWIS und RANDALL) oder Hydrophilie gemessen.

Die Verteilung von einigen Ionen zwischen Wasser und Alkohol, und zwar $\frac{C_{H_2O}}{C_{Alkohol}}$[885] sei kurz wiedergegeben: Cl' = 2,5; Br' = 1,8; J' = 1,4; ClO_4' = 0,7, also geringe Hydrophilie des ClO_4' [886, I]. Die Ladung der Phase ist von maßgeblichem Einfluß. Das alkalische Anilin ist durchlässig für Anionen, und zwar auch steigend mit abnehmender Hydratation[886]: $SO_4'' < Cl' < NO_3' = J' < SCN'$.

[884] BETHE, A. u. TOROPOFF, TH.: Z. physik. Chem. 88, 686 (1914). a) BETHE, A. u. TOROPOFF, TH.: Z. physik. Chem. 89, 597 (1915).

[885] Handb. d. allg. Chem. Bd. VIII, 1, S. 284, daselbst auch weitere Angaben über die Ölketten von a) BEUTNER, S. 297.

[886] HÖBER, R.: Physiol. rev. 16, 52 (1936), Übersicht.

Ebenso wie Wasserstoff-Ionen nur in Lösungsmitteln basischen Charakters auftreten[893], werden auch die entsprechenden Anionen in ihnen stärker in Erscheinung treten. Ein gleiches Prinzip wurde mit einer Isobutylalkoholmembran beobachtet[887], auch mit Öl[885 a)] die steigende Löslichkeit in der Reihenfolge

$$SO_4'' \rightarrow Cl' \rightarrow Br' \rightarrow J' \rightarrow SCN'.$$

Solche **flüssigen Membranen** spielen sicher eine besondere Rolle bei der Oberfläche von manchen Zellen, z. B. werden bei Schrumpfung des Inhalts von Seeigeleiern keine Falten sichtbar und bei Vergrößerung des Inhalts tritt keine Spannung auf. Ein Nachweis wurde jetzt dadurch sogar möglich, daß infolge Oberflächenspannung hindurchtretende Öltropfen an der darunterliegenden protoplasmatischen Unterlage deformiert wurden[888]. Man wird nach der Beeinflussung solcher monomolekularer Filme fragen, die allerdings auch andere als flüssige (z. B. feste oder gasförmige) Eigenschaften haben können[889] und aus polaren und verschieden orientierten Molekülen bestehen können. Es sind dabei nicht nur solche mit Lipoiden als Baustoff, sondern auch mit Eiweißphasen denkbar[890]. Porenstrukturen sind allerdings nur bei fester Grundsubstanz möglich, wobei wir hier in das Gebiet der Skelettbauten kommen. Nähere Versuche über diese Filme — soweit vorhanden — werden später behandelt.

Einlagerung von Protein bedeutet das Vorkommen selektiver Permeabilität, indem Anionen nur an der sauren Seite des isoelektrischen Punktes, also bei entgegengesetzter Ladung, permeieren können[883, III; 891]. Man kann die Gesetze, die man bei gröberen Membranen findet, auch auf diese Dimensionen übertragen. Bei gröberen Membranen sind die Baumaterialien von Bedeutung.

Meist werden zu Versuchen **Kollodiummembranen** verwandt, die nun nicht einfach auf Änderung der Wasserstoff-Ionen-Konzentrationen ansprechen[892]. Die gewöhnliche Membran ist so grobporig, daß eine spezifische Permeabilität nicht erreichbar ist. Die in der Wand auftretenden elektrischen Kräfte haben eine zu geringe Reichweite, um die eine Ionenart am Durchtritt völlig zu hindern, jedoch vermögen sie sie in der Bewegung zu verlangsamen. Daher rührt auch die Beobachtung von MICHAELIS, daß bei Trennung zweier verschieden konzentrierter Lösungen von KCl bei Zwischenschaltung einer Membran ein Potential auftritt, was bei freier Diffusion infolge der gleichen Beweglichkeit von K˙ und Cl′ nicht geschieht; die Beweglichkeit in der Membran folgt also nicht der Beweglichkeit in freier Diffusion[894].

[886, I] HÖBER, R.: J. cellul. comp. Physiol. **7**, 367 (1936), Rona **94**, 77. Untersuchungen an der Erythrocytenmembran mit organischen Anionen, die rascher hindurchgehen als gleichgroße anorganische; desgleichen Ausbildung von Potentialen an der Rhodamin-Kolloidiummembran.

[886, II] WEITZ, E. u. GROHROCK, E.: Ber. **1934**, 1085. K-Salze in Aceton löslich, $ClO_4 > SCN > J > Br > ClO_3$.

[887] GUREWITSCH, A.: Protoplasma **20**, 561 (1936). C. **1936 I**, 30. Spezifische Leitfähigkeiten $KJ = 71{,}4$; $KNO_3 = 37$; $KCl = 21{,}3$.

[888] CHAMBERS, R.: Amer. Naturalist **72**, 141 (1938). C. **1939 I**, 1574.

[889] ADAMS, N. K.: In „Perspectives in Biochemistry“ Cambridge 1937, S. 84.

[890] DANIELLI, J. F.: J. cellul. comp. Physiol. **7**, 393 (1936), Rona **94**, 501.

[891] DANIELLI, J. F. u. DAVSON, H.: J. cellul. comp. Physiol. **5**, 495 (1935), Rona **88**, 34. a) DANIELLI, J. F. u. DAVSON, H.: J. cellul. comp. Physiol. **7**, 393 (1936). Dicke der Erythrocytenmembran mehrere Moleküllagen.

[892] HRYNAKOWSKI, C.: Bull. Soc. chim. Biol. **15**, 1146 (1933), Rona **77**, 198.

[893] BRÖNSTED, J. N.: Z. physik. Chem. A. **143**, 301 (1929), Rona **52**, 685.

[893, I] CURTUS: J. gen. Physiol. **19**, 929 (1936).

[894] NAKAGAWA, J.: Jap. J. med. Sci. Trans. III. Biophysics **4**, 321 (1937), Rona **105**, 532. Mathematische Theorie des Membranpotentials. a) NAKAGAWA, J.: Jap. J. med. Sci. Trans. III. Biophysics **4**, 343 (1937), Rona **105**, 533. C. **1939 I**, 357. Je nach Acidität der Lösung.

Wird die Kollodiummembran stärker getrocknet, dann werden die Poren durch Schrumpfung kleiner, und diese Membran ist nun selektiv permeabel.

Über selektive Permeabilität wurde schon bei der Änderung der Diffusibilität für $Ca^{\cdot\cdot}$ und Cl' in Gelatine berichtet, je nachdem auf welcher Seite des isoelektrischen Punktes gearbeitet wird[875; 875, I]. Auch bei lebenden Membranen wie die Dotterhaut von Funduluseiern gelang dasselbe, und zwar stärker für Cl' als SO_4''[899].

Die geschrumpften Membranen sind an sich negativ geladen und daher kationenpermeabel[895, 895, I], können aber durch Einlagerung eines positiv geladenen Farbstoffs umgeladen und anionenpermeabel werden z. B. durch Rhodamin B[896]. Je nach der Geschwindigkeit der Permeation werden Potentiale entstehen, die diejenige Richtung haben werden, die eine weitere Diffusion hemmt, bzw. wenn sie allein beständen, die entgegengesetzte Bewegung des Ions verursachen würden (Prinzip von LE CHATELIER). MOND und HOFFMANN[896] geben bei n/10-NaCl auf der einen und n/10-NaX auf der anderen Seite der Membran folgende Potentiale an:

SCN'	+ 60 mVolt	Br'	+ 20 mVolt
NO_3'	+ 51 „	Cl'	+ 0 „
J'	+ 33 „	SO_4''	— 38 „

Die Reihenfolge bei Ladung mit Neutralrot[894 a)] ist dieselbe:

$$SCN' > NO_3' > J' > Br' > Cl' > JO_3' > SO_4''.$$

Acetylcellulose ist an sich schon anionenpermeabel[897]. Offenbar spielt die Stärke der Ladung des Ions[886] eine besondere Rolle. Die Stärke des Potentials ist anzugeben mit:

$$E = 0{,}058 \frac{u - v}{u + v} \log \frac{C_1}{C_2}$$

v und u die Beweglichkeiten von Anion und Kation. Bei mehrwertigen Ionen müssen u und v durch die Valenz dividiert werden[900, I]. Das Vorzeichen hängt ab von der Differenz der Beweglichkeit, auch gültig für die homogen flüssigen Membranen (Massivbauten nach MANEGOLD) z. B. Wechsel von Anilin zu Ölsäure[886].

Auffällig ist, daß die Reihenfolge nicht der Beweglichkeit in Wasser entspricht, also nicht direkt der Hydratation. Diese muß überwunden werden und das geschieht durch die freiwerdende Polarisationsenergie (nach thermodynamischen Gesichtspunkten). Deshalb werden die kleinen, stark hydratisierten, aber kaum polarisierbaren Ionen ($Li^{\cdot}$, F') schwerer hindurchgehen und nur nach dem Polarisierungs-(Deformations-)vermögen der Membranwand, das bei Eiweißpartikeln gering ist. Die Reihenfolge wird also nicht konstant sein. Wenn aber die Bindung zu fest erfolgt, dann wird auch keine Permeation stattfinden. Demnach ist die Tendenz des Durchtritts bei den großen, nicht durch Deformationskräfte festhaftenden Molekülen am größten[898]. Die Deformationsenergie kann nur aus dem Baustein der Wände erfolgen, da deren Moleküle auf die Ionen wegen ihrer Größe keinen polarisierenden Einfluß haben. Die Kräfte, die die Ionen an die Membran treiben, sind bei gleicher Ladung demnach unterschiedlich und meist dieselben, die die Ionen auch vorwiegend an die Phasengrenzen brachten. Diese Verteilung verändert aber noch besonders eine die Flüssigkeitsbewegung hemmende Kraft, nämlich das ζ-Potential (siehe auch [894 a)]), das wir hier nicht

[895] MICHAELIS, L.: J. gen. Physiol. 8, 33 (1926).

[895, I] MASAKI, K.: Rona 61, 10 (1931). Findet die Potentiale in folgender Reihenfolge Cl', Br', J' > ClO_3' > ½ SO_4'' > NO_3'.

[896] MOND, R. u. HOFFMANN, F.: Pflügers Arch. 220, 194 (1928).

[897] WILBRANDT, W.: J. gen. Physiol. 18, 933 (1935), Rona 89, 518. n/10 SCN + 58 mV., NO_3' + 41 mV., Cl' + 18 mV., SO_4'' — 30 mV.

[898] TEUNISSEN, P. H.: Kolloid-Z. 85, 158 (1938). C. 1939 I, 3133, Reihenfolge des Anhaftens SCN > J > Br > Cl; ClO_4 > ClO_3 > Cl.

[899] SUMWALT, M.: Biol. Bull. 64, 114 (1933), Rona 74, 41. Korrigierte Kurve mit Diffusionspotential.

weiter behandeln wollen. WILLIS[900, I] findet auch an Membranen von $Cu_2Fe(CN)_6$ und Pergament, daß die Beweglichkeit innerhalb der Membranen nicht mit der freien Diffusion in Wasser übereinstimmt. Für wesentlich hält er die Adsorption der 1wertigen Ionen, dann die Ladung.

Anionen beeinflussen von sich aus die Membranen und zwar manchmal in vollkommen unabsehbarer Weise[900]. Die Ausbreitung von Eieralbumin wird verbessert durch Anionen bei $p_H > 3{,}0$ [901]. Der Oberflächendruck von Palmitinsäureäthylester und Cetylalkohol wird verstärkt in der Reihe

$$J' > Br' > Cl' > SO_4''$$ [902],

also mit der stärkeren negativen Aufladung[903], während m/20-NaF das Oberflächenpotential von Tripalmitinfilm vermindert[904]. Die Ausbreitung von Pepsin wurde durch SCN besonders begünstigt. Die Halogene zeigten untereinander keine deutlichen Unterschiede. Bei SO_4'' gegenüber Cl' spielt aber die Ladung eine überragende Rolle[903, I].

Die Filtration von Wasser durch Formolgelatine im isoelektrischen Punkt wird durch m/1-Lösungen der Salze entsprechend ihrer entquellenden Wirkung vermindert[905]. Eine besondere Art der Einwirkung ist bei Anwesenheit von Eiweißlösungen vorhanden. Durch Anwesenheit von Ionen kann eine Adsorption von Eiweiß an der Oberfläche begünstigt werden (bei Eiereiweiß und Gelatine[906]), so daß die Membran weniger permeabel wird. SO_4'' wirkte stärker als Cl'. Auch die Filtration von kolloiden Farben wie Kongorot kann begünstigt und verzögert werden, teils durch Beeinflussung der Kollodiummembran, teils des Kolloids[907] (siehe auch [907, I]). Wenn PO_4'' die Diffusion von Ferriammoncitrat durch Cellophan hemmt, dürfte das durch Vergrößerung des Partikels geschehen, auch wenn keine Fällung sichtbar wird[908].

Eine Änderung der Ionenbeweglichkeit durch Membranen wird auf verschiedene Weise möglich werden, z. B. dadurch begünstigt, daß bei der Diffusion sich beiderseits Elektrolytlösungen befinden, so daß die sich entwickelnden hemmenden Potentiale aufgehoben werden[909]. Durch Kieselsäure soll die Diffusion von SCN' durch Kollodiummembranen beschleunigt werden (auch die von PO_4''' in den Wurzeln von Zea Mais[910]). Auch Narkotika wirken ein, z. B. wird die Diffusion

---

900 BRILL, R.: Z. Elektrochem. **44**, 459 (1938). Kleinste Mengen $BaCO_3$ machen einen zweidimensionalen Stearinsäurefilm unlöslich für Benzol usw.

900, I WILLIS, G. M.: Transact, Farad. Soc. **38**, 169 (1942). C. **1942 II**, 1552. Messung der Potentiale ergab 45,7—1,8 mV. sinkend in folgender Reihe [für $Cu_2Fe(CN)_6$]: $Fe(CN)_6^{IV}$ (45,7) > SO_4'' (31,0) > CNS' (25,0) > J' (12,9) > Cl' (9,5) > Br' (2,3) = NO_3' (1,8 mV).

901 DOM, F. J. P.: Rona **70**, 11 (1932).

902 PANKRATOV, A.: C. **1939 II**, 42. Rona **115**, 264. Acta physicochim. **10**, 45 (1939).

903 FRUMKIN, A. u. PANKRATOV, A.: C. **1939 II**, 43.

903, I GORTER, E.: J. gen. Physiol. **18**, 421 (1935).

904 SCHULMAN, J. H. u. HUGHES, A. H.: Biochem. J. **29**, 1236 (1935), Rona **91**, 451.

905 RISSE, O.: Pflügers Arch. **213**, 685 (1926). SCN (2,61) > NO_3', J (2,5) > Br (2,4) > Cl (2,25) > PO_4 (1,95) > SO_4 (0,67). In Klammern ccm Wasser in der Zeiteinheit.

906 HITCHCOCK, D. J.: J. gen. Physiol. **8**, 61 (1926). Maximal im isoelektrischen Punkt.

907 TA-YÜ-CHANG u. SHOU TSUNG CH'IAO: J. Chin. chem. Soc. **3**, 308 (1935). C. **1936 II**, 2687. Untersucht SO_4'', J', ClO_3', Br', NO_3', Cl' in dieser Reihenfolge wirksam, also unübersichtlich.

907, I RICHTER-QUITTNER, M.: Biochem. Z. **121**, 273 (1921), Rona **10**, 452. Ultrafiltration von Ochsenserum.

908 BROCK, J. F. u. TAYLOR, F. H. L.: Biochem. J. **28**, 447 (1934). C. **1935 I**, 1583.

909 MESTREZAT, W. u. GARREAU, Y.: Ann. de Physiol. **1**, 212 (1925), Rona **33**, 6. Prozentuale Steigerung der Dialyse verschieden stark und bei verschiedenen Konzentrationen. Geprüft J, NO_3, SO_4, PO_4, $Fe(CN)_6$. Die Werte schwanken sehr stark und erscheinen unsicher. a) MESTREZAT, W. u. GARREAU, Y.: Bull. Soc. chim. Biol. **7**, 860 (1925), Rona **34**, 6.

910 BUTKEWITSCH, W. S. u. W. W.: Biochem. Z. **161**, 468 (1925).

von SCN′ durch Kollodiummembranen durch verschiedene Urethane gehemmt, durch Kollodiumlecithinmembranen und Kollodiumlecithin-Cholesterinmembranen aber beschleunigt. Viele andere Anionen werden nicht beeinflußt[911]. Die Schwierigkeiten der theoretischen Behandlung komplizierter Membranen ersieht man aus der Darstellung von HÖBER[912] bei gerasterten Membranen, von denen einige Flächen nur für Anionen, die anderen nur für Kationen durchgängig sind. Durch Ausbildung von Potentialen — für jede Fläche isoliert — wird der Elektrolyt überhaupt nicht durchtreten (vielleicht an den Grenzen ?) (siehe dagegen [883, I]).

Bei der Diffusion von Ionen muß als eine Bedingung das Prinzip der Elektroneutralität berücksichtigt werden, d. h. es können durch eine Membran nur zwei Ionen derselben Ladung von jeder Seite der Membran an derselben Stelle hindurchtreten oder es müssen an eben derselben Stelle zwei entgegengesetzte Ionen den Raum verlassen. Wenn eines der Ionen durch die Membran nicht hindurchgeht, dann muß eine ungleiche Verteilung auch der diffusiblen Ionen resultieren. Diese Tatsache ist von beträchtlicher Bedeutung und als Donnangleichgewicht bekannt[913]. Sie ist nicht nur molekularstatistisch wie hier, sondern auch thermodynamisch ableitbar und führt auch zu Potentialen.

Die ungleiche Verteilung wird besonders dann in Frage kommen, wenn eine stark eiweißhaltige Flüssigkeit einer Ultrafiltration unterworfen wird z. B. Plasma, wobei [Cl′] im Filtrat größer sein muß als im Plasma, oder umgekehrt, je nach der Lage der Acidität vom isoelektrischen Punkt[914, 915, 916]. Das müssen wir sowohl bei der Urinbildung als auch bei der Lymphfiltration beachten[917]. Die Donnangleichgewichte sind ebenso von Bedeutung bei der Quellung von Gelen, wo dauernde Gradienten aufrechterhalten werden können[875], aber sie sind nicht ausreichend, um die Quellung etwa nach der Theorie von PROCTER und WILSON zu erklären[918]. (Eine Abweichung von der Donnantheorie bei quellender Gelatine, siehe [919, I].)

Insbesondere wird eine einfache Übertragung auf lebende Systeme nicht möglich sein, weil es sich dabei um dynamische Systeme handelt, die nicht ins Gleichgewicht kommen. Dabei ist zu berücksichtigen die verschieden rasche Diffusion der einzelnen Ionen und zugleich die Verschiebung von Wasser. Eine allgemeine Theorie dieser Verhältnisse[919] wird die Donnangleichgewichte als Grenzfall enthalten müssen. Bei Membranen im Organismus wird man einfachere ähnliche Verhältnisse nur bei den Erythrocyten erwarten dürfen, die selbst nur einen verschwindenden Stoffwechsel haben[920] [siehe dagegen Kapitel: Erythrocyten (WILBRANDT)].

---

[911] PONDER, E. u. ABELS, J. C.: Proc. Soc. exp. Biol. Med. **36**, 551 (1937). C. **1938 II**, 833. Geprüft Cl′, SO_4'', NO_3', J′, $Fe(CN)_6''''$.

[912] HÖBER, R. u. HOFFMANN, F.: Pflügers Arch. **220**, 558 (1928).

[913] BOLAM, T. R.: „Die Donnangleichgewichte“. Leipzig 1934. Zusammenfassung.

[914] INGRAHAM, R. C., LOMBARD, C. u. VISSCHER, M. B.: J. gen. Physiol. **16**, 637 (1933).

[915] AMBARD, L. u. TRAUTMANN, S.: C. rend. Soc. biol. **127**, 426 u. 428 (1938), Rona **106**, 360 u. 361. a) AMBARD, L. u. DEVILLER Ch.: C. rend. Soc. Biol. **119**, 575 (1935), Rona **89**, 470.

[916] CHABANIER, H., LOBO-ONELL, C. u. LELU, E.: C. rend. Soc. Biol. **112**, 147 (1933), Rona **72**, 583.

[917] GREENBERG, D. M. u. GREENBERG, M.: J. biol. Chem. **94**, 373 (1931). Messungen mit Casein und NaCl und Na_2SO_4 als Verteilungskörper. Im Primärharn müßte die Cl′ um 10% höher liegen.

[918] DONNAN, F. G.: Kolloid-Z. **61**, 160 (1932), Rona **72**, 200.

[919] SCHAU-KUANG, LIU: Kolloid-Z. **57**, 139 u. 285 (1931); **58**, 144 (1932), Rona **70**, 612. Zeigt nur die Komplikationen der Gleichgewichte.

[919, I] v. MORACZEWSKI, W.: Biochem. Z. **259**, 387 (1933), Rona **73**, 399. CaJ, Ca(SCN).

[920] HILL, A. V.: Transact. Farad. Soc. **26**, 667 (1930). Diskussionsbemerkungen [a] STRAUB, [b] DONNAN, [c] PANTIN, [d] GRAY, [e] NEEDHAM.

Wie ohne die Annahme einer selektiv permeablen Membran beträchtliche Konzentrationsdifferenzen auftreten können nur durch die vorgegebene Bedingung der Elektroneutralität (und mangelnder Wasserverschiebung) und der dauernden Nachlieferung einer diffundierenden Ionenart — also die Ausbildung eines „steady state" nach HILL — zeigte und berechnete TEORELL[921].

Solche Anreicherungsversuche wurden vielfach modellmäßig ausgeführt, weil sie einen Einblick in die Zellgrenzen des Lebenden gewähren sollen, z. B. wenn eine Substanz wie J_2 durch die Membran hindurchgeht und — auf der anderen Seite durch S_2O_3'' in J' überführt — nicht zurück kann[922]. Ebenso sind die verschiedenen Modelle von OSTERHOUT[923, 924, 925] zu erwähnen, wo eine nichtwäßrige Phase zwischen zwei wäßrigen verschiedener Acidität gespannt ist, wo sogar die Eindringungsfähigkeit des $Cl' > SO_4''$ ist[925] wie in der Valoniazelle (Erklärung eines Modells siehe[926] (Zusammenfassung der Modelle)[929].

Bei weitem am bequemsten für ein solches Modell ist natürlich die Annahme einer möglichen Aktivitätseinschränkung der diffundierenden Substanz an der einen Seite der Membran, da die treibende Kraft der Gradient nicht der Konzentrationen, sondern der Aktivitätendarstellt[927]; und hier besteht die Möglichkeit, daß auch beim Gleichgewicht die chemische Verschiedenheit unserer Ionen eingreift, die bei Donnangleichgewichten höchstens in den Gleichungen in Form der Valenzen auftauchte. Bei der Frage der Gleichgewichte wurde ein besonders wichtiges Modell von ADAIR[928] sorgfältig behandelt. In einer Kollodiumhülle befand sich eine Lösung von Hämoglobin, die in Gleichgewicht gesetzt wurde (7 Tage bei 0^0) mit verschiedener Elektrolytlösung. An beiden Seiten der Membran müßten die Aktivitäten gleich sein. Die stöchiometrische Verteilung war aber nicht gleich, sondern es ergab sich eine Minderung der Aktivitäten von Cl' und besonders PO_4''' durch das anwesende Hämoglobin. Wir werden diese Verhältnisse noch benutzen müssen, wenn wir die Verteilung der Anionen im Organismus, darunter besonders auch im Blut, behandeln werden.

3. Belebte Membranen.

Das ganze Problem der Permeabilität wurde entsprechend seiner Bedeutung in zahlreichen zusammenfassenden Darstellungen erfaßt[930—936] und soll an dieser Stelle nur behandelt werden, um den Unterschied zu nichtlebenden Membranen

---

921 TEORELL, T.: Proc. nat. Acad. Sci. U.S.A. **21**, 152 (1935), Rona **87**, 228.

922 NORTHROP, J.: J. gen. Physiol. **13**, 21 (1930). Ebenso $HgCl_2$ (permeierend), es fällt als $HgCrO_4$, und es bleibt das nicht permeierende NaCl.

923 OSTERHOUT, W. J. V. u. STANLEY, W. M.: Verh. 14. inter. Physiol. Kongr. **1932**, 201, Rona **72**, 583.

924 OSTERHOUT, W. J. V. u. STANLEY, W. M.: Proc. exp. Biol. med. **29**, 577 (1932).

925 OSTERHOUT, W. J. V. u. STANLEY, W. M.: J. gen. Physiol. **15**, 667 (1932).

926 BENT, H. E.: Science N. Y. **88**, 525 (1938) u. **89**, 58 (1939). Wasser diffundiert durch Guajakol aus Essigsäurelösung in reines Wasser.

927 OSTERHOUT, W. J. V.: J. gen. Physiol. **16**, 529 (1933). Entwicklung einer Theorie.

928 ADAIR, G. S.: Proc. roy. Soc. A. **120**, 573 (1928), Rona **48**, 154.

929 OSTERHOUT, W. J. V.: Erg. Physiol. **35**, 967 (1934).

930 GELLHORN, E.: „Das Permeabilitätsproblem", Berlin 1929. Umfassende Übersicht bis 1928.

931 HÖBER, R.: Ann. rev. Biochem. **1**, 1 (1932).

932 HÖBER, R.: Ann. rev. Biochem. **2**, 1 (1933),

933 JACOBS, M. H.: Ann. rev. Biochem. **4**, 1 (1935).

934 COLLANDER, R.: Ann. rev. Biochem. **6**, 1 (1937).

935 JACOBS, M. H.: Ann. rev. Physiol. **1**, 1 (1939).

936 Transact Farad. Soc. **33**, 959 (1937). Diskussion über die Membranen.

herauszustellen. Bei lebenden Systemen kann man vielfach nicht mehr einfach von Membranen sprechen. Sie werden eine Ähnlichkeit nur nach ihrer räumlichen Beschreibung — vorwiegende Ausdehnung in zwei Dimensionen — haben.

Oft sind wir zu einer Zusammenfassung zweier durchaus verschiedener Eigenschaften gezwungen, nämlich der Permeabilität im speziellen — also der Durchlässigkeit für einen bestimmten Stoff — und des Transportes über eine Strecke. Den Transport werden wir als einen besonderen biologischen Vorgang auffassen müssen. Eine Vorstellung wie dergleichen bei Ionen geschieht, ist uns noch nicht gegeben. Ein Modell dieser Art als Versuch einer Deutung der Resorption von Salzen aus dem Darm gegen die Konzentration wurde neulich[937] bekannt. Nach dieser Vorstellung wird in den Darm an bestimmten Stellen der Darmwand reines Wasser durch eine semipermeable Membran filtriert. An anderen Stellen wird das Wasser zugleich mit dem Salz durch die Darmwand ins Blut geführt. (Andere Entwicklungen siehe Abschnitt Ausscheidung von Cl′ in den Magen.)

So sehr dieses Modell auch Interesse verdient, wird doch damit das Problem auf den Transport dieser dünnen wäßrigen Lösung abgeschoben, der durchaus nicht verständlicher wird (ζ-Potential und Elektrokinese ?).

Bei Phosphattransport wird die Veresterung in der Darmwand möglich sein, aber auch hier wird man immer eine Unstetigkeitsfläche finden, wo die Konzentration von einem niederen Niveau auf ein höheres gehoben wird, ähnlich wie die Sakhije in Ägypten das Wasser auf ein höheres Niveau bringt, so daß es dann weiterfließen kann in den vorgebildeten Kanälen, getrieben ausschließlich von seinem Gefälle [siehe ALMASY [937, I]].

Aber ganz gleich, ob man — um bei dem Bilde zu bleiben — annimmt, daß die notwendige Niveaudifferenz durch eine einzige große Sakhije oder durch eine Reihe kleinerer Schöpfwerke von Stufe zu Stufe erreicht wird, in jedem Falle werden die Zwischenwege allein den Gesetzen der Bewegung der Substanz in rein anorganischem, dem willkürlichen Bau zugänglichen Milieu entsprechen und je nach dem Anteil diese Gesetze mehr oder weniger hervortreten*. Bei der Permeabilität im engeren Sinne wird das sogar maßgeblich sein. Trotzdem wird hier die Aktivität der lebenden Zelle fördernd eintreten können, z. B. schon in der Durchbrechung des Gesetzes der Elektroneutralität bei der Permeation von Ionen, die dazu führte, daß in dem Modell von HÖBER mit seinem Mosaik von selektiv anionen- und kationenpermeablen Bezirken durch das Auftreten von hohen Potentialen keine Ionenart mehr durchtritt (ausgenommen vielleicht an den Bezirksgrenzen).

Die Schwierigkeit kann dadurch umgangen werden, daß CO_2 und NH_3 in neutraler Form und lipoidlöslich durch Flächen hindurchtreten können und an der anderen Seite das positiv geladene ($NH_4^{\cdot}$) oder negativ geladene (HCO_3') Ion das hemmende Potential vernichtet. Dieser Vorgang begünstigt dann als Schritt-

* Es läßt sich ein Modell vorstellen, in dem Flächen angebracht sind, die durch ihre Struktur stetig die Aktivität eines Ions vermindern. Die Ionen müssen sich vorwiegend auf dieser Fläche nach der Stelle der geringsten Aktivität bewegen. Oder die Deformierbarkeit nehme auf dieser Fläche zu. Nach dem zweiten Hauptsatz werden sich auch hier die Ionen in dieser Richtung bevorzugt bewegen müssen, so daß die rein statistische Bewegung der Diffusion gelenkt wird, und auch einzelne Ionen bestimmte Wege einschlagen müssen.

[937] INGRAHAM, R. C., PETERS, H. C. u. VISSCHER, M. B.: J. physic. Chem. **42**, 141 (1938). Dort auch Berechnung der Vorgänge nach abstrahiertem Modell.

[937, I] ALMASY. F.: Helv. chim. Acta 1942 u. **1943**, hat in einer Reihe wichtiger Arbeiten Vorstellungen entwickelt, wie durch Gradienten der C_H andere Ionen auf ein höheres Konzentrationsniveau gehoben werde können. Wir wollen auf diese Modelle nur hinweisen. ohne sie weiter zu besprechen.

macher auch die Aufnahme von Cl′ und Br′, z. B. durch Valonia macrophysa[938, 939]. Ebenso ist die Hefe für Cl′ als NaCl kaum durchgängig, wohl aber als NH_4Cl[940]. SO_4'' dringt weniger rasch, NO_3' rascher als Cl′ ein. Ähnliches wurde an dem Schwefelbacterium Beggiatoa mirabilis gefunden. SCN′ drang rascher ein als NO_3', dieses rascher als Cl′ [944]. Die hier demonstrierte Beschleunigung der Bewegung der Anionen, wenn sie als Ammonsalze zugefügt werden, kann ebenso durch $NH_4^{\cdot}$-Bildung des Organs erreicht werden, also durch einen biologischen Prozeß, so daß bei der Darmwand z. B. bei Hemmung der Ammoniakbildung durch Fluoride eine Hemmung der Resorption eintritt[937]. Die Fluoride brauchen dabei durchaus nicht nach diesem übersichtlichen Prozeß zu wirken, sondern auf dem Umweg über die Hemmung des Kohlehydratcyklus: Dadurch geht die für den Prozeß der Aufnahme notwendige Energie verloren. Andere analog wirkende Substanzen wirken dann gleichfalls, wie Jodessigsäure und Phloridzin. (Shanes u. Brown [946, I]). Man sieht an diesen Beispielen, wie durch die Hemmung von Fermenten durch ein Anion die Permeabilität im allgemeinen verändert wird.

Die sonstigen Effekte werden wir vorläufig kolloidchemischen Einwirkungen zuschreiben müssen. Wir wollen hier nur einige nennen als Beispiele zugleich auch dafür, daß damit eine stärkere Schädigung zustande kommt. Darüber besteht aber durchaus keine Einheitlichkeit der Auffassung. Einerseits soll die Permeabilitätserhöhung durch Fällung und Denaturierung der Membran erfolgen[941], andererseits durch Peptisation. Es ist die Frage, ob das wirklich Gegensätze sind und ob nicht ganz andere Phänomene dahinter stehen.

Wird eine Opalina am Mikromanipulator zerschnitten, dann bildet sich eine neue Membran aus, je nach der Umgebung. Wird dieses verhindert, dann tritt der Tod ein z. B. in NO_3' und auch Br′-Lösungen, weniger in Cl′ [942]. Nach ihrer Fällungsfähigkeit können die Zellgrenzen von Zwiebelschuppen, die durch Oxalatfällung des Calciums geschädigt waren, wieder hergestellt werden durch z. B. SO_4'', Cl′, ClO_3', NO_3' [943], also das fällende SO_4'' tritt als Synergist des Calciums auf, wie wir es später bei Wirbeltierorganen auch gelegentlich sehen werden. Geringeres Eindringen durch Fällung bedeutet aber geringere Giftigkeit, z. B. ist bei den jungen Wurzeln der Lupine die Giftigkeitsreihenfolge $J' > Br' > NO_3' > Cl' > SO_4''$ [944]. J′ kann dabei die Permeation von SO_4'' fördern, ähnlich das Hineinkommen[945] oder Herausdiffundieren[946] von Farbstoffen in Zellen.

An vielen Stellen finden wir hier dieselben Reihen, wie wir sie an nichtlebenden Membranen fanden. Die Ähnlichkeit wird zuweilen schwinden, wenn wir die biologischen Prozesse in Betracht ziehen (Sakhijeneffekt). Hier sind als besonders übersichtlich die von Osterhout für das Experiment gewissermaßen entdeckten Algen (**Valonia bzw. Nitella**) zu erwähnen, die im Inneren einen flüssigen, anscheinend strukturlosen Zellsaft besitzen, der einer Analyse zugänglich ist. Beim Durchtritt z. B. von NaCl durch den Plasmaschlauch finden wir auch die Entwicklung von Potentialen recht komplizierter Art, die durch Na_2SO_4 vermindert, durch NaSCN vermehrt werden können[947]. Diese Potentiale werden wir

[938] Cooper, W. C. u. Osterhout, W. J. V.: J. gen. Physiol. **14**, 117 (1931).

[939] Osterhout, W. J. V.: Proc. of the Nation. Acad. Sci. USA. **21**, 125 (1935).

[940] Wieringa, K. T.: Protoplasma **8**, 522 (1930), Rona **55**, 422. Das Eindringen geschieht trotzdem noch sehr langsam z. B. in 4 Stunden 51,1%, in 24 Stunden 78,1% und in 48 Stunden 95% des Endgleichgewichtes.

[941] Runnström, J.: Protoplasma **3**, 234 (1927), Rona **45**, 153.

[942] Spek, J.: Protoplasma **4**, 321 (1928).

[943] Eichberger, R.: Planta **23**, 479 (1935), Rona **89**, 319.

[944] Kahho, H.: Biochem. Z. **123**, 284 (1921), Rona **11**, 452. 0,15—0,18 mol-Lösungen.

[945] Pekarek, J.: Protoplasma **30**, 161 (1938), Rona **109**, 204; KNO_3 förderte die Permeation von Azur I.

[946] Boas, F.: Planta **22**, 445 (1934), Rona **82**, 669. Der rote Farbstoff von Roten Rüben trat bei SCN′ viel, bei SO_4'' wenig aus.

[946, I] Shanes. A. M. u. Brown, D. E. S.: J. cellul. comp. Physiol. **19**,1 (1942).

nach CURTIS[948] nicht ohne weiteres, d. h. ohne Kontrolle durch Analyse, in der Richtung der Permeabilitätsänderung auslegen können, denn es könnte sich auch um eine Beeinflussung von Lebensvorgängen anderer Art handeln (siehe auch [949]).

HÖBER([947,I]) faßt Potential stets als bedingt durch Lebensprozesse auf, zumal z. B. Fehlen des Sauerstoffs am Nerven das Potential der Nervenfaser auf 0 absinken läßt. Sicherlich ist es so, daß Leben und Erhaltung von Potentialdifferenzen identisch sind. Jedoch möchte ich dem zustimmen, daß einfache Messung von Potentialen ohne chemische Analyse für ein abschließendes Urteil unzureichend ist. OSTERHOUT hat auch seine gesamten Untersuchungen von der chemischen Analyse begleiten lassen. So fand er, wie Nitella Cl′ im Dunkeln verlor und bei Rückkehr der Photosynthese wiedergewann.

In diesen Zellen kommen beträchtliche Anreicherungen vor, die nur durch einen Energieverbrauch gedeckt werden können. Eine thermodynamische Durchrechnung der Verhältnisse bei verschiedenen Valonia- und Nitellaversuchen wurde von ZSCHEILE[950] vorgenommen. Wir wollen seine Angaben hier wiedergeben, soweit sie die Anionen angehen, und zwar nach Zuchtversuchen mit der Frischwasseralge Nitella, die 8 Monate in einem künstlichen Nährboden gezogen wurde. Es war also ein Gleichgewicht (steady state) zu erwarten. Von diesen Nährböden enthielt der eine Bromid in etwa derselben Menge wie der andere Chlorid, so daß also dieselben Ionenstärken resultierten. Nitella hatte Br′ aufgenommen und Cl′ abgegeben.

Tabelle 29.

Pflanze und Ion	M_1 Konz. außen in mol/Ltr. $\times 10^3$	M_2 Konz. innen in mol/Ltr. $\times 10^3$	a_2/a_1	$\triangle$ F/mol Ion in Calorien (Aktivitäten)	$\triangle$ F/Ltr. Saft (Aktivitäten)	E.M.K. in Millivolt (Aktivitäten)
			Nitella in künstlicher Kulturlösung			
Nitella (A)						
Cl^-	1,2	84,6	58,8	2420	204	— 105
SO_4^{--} . . .	0,75	4,15	1,8	348	1,44	— 7,5
$H_2PO_4^-$ . .	0,0015	3,5	1,740	4430	15,5	— 192
NO_3^- . . .	1,8	3,3	1,33	169	0,56	— 7,3
			Nitella in künstlicher Kulturlösung + Br^-			
Nitella (B)						
Cl^-	1,3	48,1	30,9	2035	97,8	— 88,3
Br^-	0,3	31,4	90,4	2670	84	— 115
SO_4^{--} . . .	0,75	3,0	1,43	212	0,64	— 4,6
$H_2PO_4^-$ . .	0,002	3,3	1,260	4230	14	— 183
NO_3^- . . .	1,9	5,3	2,05	426	2,26	— 18,4

Auf den Tabellen wurde das Verhältnis der Aktivitäten innen (a_2) außen (a_1) angeben und bei $\triangle$ F die Änderung der freien Energie bei Übertragung von 1 mol des betreffenden Ions von der einen Aktivität bis zu der Höhe der anderen. Die thermodynamischen Gleichungen wurden von uns schon früher wiedergegeben (siehe Kapitel über freie Energien und Oxydationspotentiale).

Wir sehen, daß bei Vergleich von Br′ und Cl′ die Alge Br′ sogar elektiv, d. h. mit größerem Energieaufwand anzieht, während NO_3', das durch Membranen

[947] HILL, S. E. u. OSTERHOUT, W. J. V.: J. gen. Physiol. **22**, 91 (1938), Rona **111**, 538. a) HILL, S. E. u. OSTERHOUT, W. J. V.: Proc. Nat. Acad. Science USA. **24**, 312 (1938).

[947,I] HÖBER, R.: Naturwissenschaften **1947**, 144.

[948] CURTIS: J. gen. Physiol. **20**, 105 (1936).

[949] KORNMANN, P.: Protoplasma **23**, 34 (1935), Rona **90**, 44. Bei Valonia drang SCN′ geringer ein als NO_3' und zwar wie Cl′. Versuche mit Beggiatoa, Prüfung der 50% Schrumpfung bei welcher Konzentration; SCN 0,40; NO_3 0,25; Cl 0,12 mol.

[950] ZSCHEILE, F. P.: Protoplasma **11**, 481 (1930).

leichter hindurchgeht als Cl', hier von der Zelle vollkommen vernachlässigt wird. Würde man die tatsächlichen absoluten Energiebeträge ins Auge fassen, dann verschieben sich die Verhältnisse, wie man in der nächsten Spalte sieht, während die letzte Spalte diejenige Spannung angibt, die notwendig wäre, um das Konzentrationsgefälle (nach Aktivitäten) zu erzeugen und zu unterhalten. Die gegenüber Cl' bevorzugte Beförderung von Br' werden wir auch bis zu den Drüsen der Wirbeltiere hinauf wiederfinden, ein Beispiel für die Gleichartigkeit der Strukturen.

Versuche an Valonia macrophysa[951] ergaben geringere Br'-Aufnahme als von Cl', allerdings nur in 5 Tagen Ausgleich. Cl' tauschte sich auch gegen NO_3' etwas aus. Bei solchen Zellen spielt der Wanddruck für den Durchtritt eine hemmende Rolle[952]. Bei Anzapfen des Zellinhaltes durch eine Capillare ist die Aufnahmegeschwindigkeit durch Fortfall des Innendrucks 10—15mal erhöht. Die Cl'-Konzentration bleibt dabei gleich. Der fortdauernde biologische Vorgang wird also durch Druckanstieg im Innern bis zu einem Gleichgewicht zum Stillstand gebracht[954, I].

Die spezielle Aufnahme von Br' findet sich auch häufig sonst, z. B. in den Versuchen von STEWARD[953] wurde Br' in Kartoffelscheiben 15fach angereichert und zwar nicht nur auf Kosten der Cl'-Abgabe. Es wurde die Summe der Halogenäquivalente erhöht. Genau das Gleiche ergab sich bei Cl', SO_4'' und NO_3' in Weizenwurzeln, NO_3' wurde hier leichter aufgenommen[954]. Man wird natürlich nach der Energiequelle fahnden, die solche Anreicherungen veranlaßt und findet einen Hinweis darin, daß zu dem Zustandekommen der Gradienten Sauerstoff notwendig ist[953, 954] oder die Algen belichtet werden müssen[950].

Lange war die Konzentrationsdifferenz von NaCl zwischen den beiden Seiten der Dotterhaut des Eies ein großes Problem[920 c)]. Durch NaF-Gabe könnte der Gradient beseitigt werden[954, II] (siehe dazu [954, III]). Solche Gradienten sind überall zu finden, z. B. bei den Magenzellen bei der Produktion der Salzsäure, wo HILL[920] zur Bildung für 1 Mol HCl 9000 cal. als notwendig angibt. Sie finden sich an den Kiemen von Fischen, eigentlich bei allen Wasserbewohnern, die (siehe [950]) eine andere Zusammensetzung der Körperflüssigkeiten haben als das umgebende Wasser.

Hier soll nur noch ein Modell erwähnt werden, weil es häufig benutzt wird, nämlich die *Froschhaut.*

Die **Froschhaut„membran“** hat als solche vorwiegend zwei Eigenschaften: die gerichtete Permeabilität und die Ausbildung eines Potentials. Die Höhe des Potentials ist schon nach 20 Minuten geringer geworden, manchmal in dieser Zeit auf die Hälfte des Betrages gesunken, bleibt aber dann längere Zeit bestehen. In 0,87% NaF wird es schon nach 20 Minuten vernichtet[955]. Die gerichtete Per-

---

[951] ULLRICH, H.: Planta **23**, 146 (1934), Rona **86**, 226.

[952] JACQUES, A. G.: J. gen. Physiol. **22**, 147 (1938), Rona **115**, 37.

[953] STEWARD, F. C.: Protoplasma **15**, 29 (1932), Rona **68**, 672. Auch Karottenschnitte. a) STEWARD, F. C.: Protoplasma **11**, 521 (1930). PO_4-Aufnahme durch elektrische Kräfte gestört.

[954] LUNDEGARDH, H.: Biochem. Z. **300**, 167 (1939).

[954, I] JACQUES, A. G.: J. gen. Physiol. **22**, 757 (1939), Rona **119**, 395. Versuche an Halicystis osterhoutii und Valonia macrophysa.

[954, II] BASU, N. M. u. MITRA, M. C.: J. Indian chem. Soc. **17**, 111 (1940). C. **1940 II**, 1667. Keine Beseitigung der Druckdifferenz durch HCN.

[954, III] KLISSIUNIS, N.: Nature **162**, 77 (1948) cit. nach C. **1949 I**, 1263. Die Durchgängigkeit der Dottermembran gegen isotonische Lösungen folgte etwa der HOFMEISTERschen Reihe (SCN, Br, Cl, SO_4, PO_4). Narkotika änderten wenig an diesen Verhältnissen.

[955] AMSON, K.: Pflügers Arch. **225**, 467 (1930).

meabilität z. B. gegenüber Methylenblau ist auch nach Abtöten der Membran durch Kochen, wenn auch nur in geringem Betrage (2%) nachweisbar. Bei Aufbewahrung unter Faulen ging diese Restwirkung auch verloren. Es handelt sich also offenbar teilweise um eine Strukturfrage, die als Vorgang — nicht als Gleichgewicht — auch durch künstliche Systeme erreichbar ist (siehe vorher). Auch Ionen werden verschieden rasch wandern, und zwar Cl', Br', J', NO_3' in der Richtung von außen nach innen 2—3mal so rasch als umgekehrt[956], NO_3' vielleicht etwas weniger rasch als Cl' [957].

Meist wird die Durchlässigkeit geprüft durch die Methode der Beinhautsäckchen, die abgebunden einmal die richtige, dann durch Umstülpung die andere Seite nach außen kehren. Durch Wägung kann man feststellen, daß ein Wassertransport in der einen Richtung vorwiegend stattfindet. Auch für andere Stoffe kann die Durchgängigkeit erhöht werden, und zwar ist hier die geringste Durchgängigkeit beim Cl' vorhanden, bei Br', J', SCN', NO_3' sowohl als auch nach der anderen Seite bei PO_4''' und bei Citrat nimmt sie zu[958]. Das Potential wurde von anderen Autoren[959] durch mehrwertige Anionen [$Fe(CN)_6{}^{IV}$ und SO_4''] heraufgesetzt gefunden, ein Vorgang, der ohne chemische Kontrolle ohne Erkenntniswert ist, wie CURTIS schon betonte, obwohl man zugeben muß, daß es am bequemsten ist, einfache Potentialmessungen auszuführen, wenn erst die Apparatur steht. In sorgfältigen Untersuchungen vergleicht neuerdings GERSTNER[959, I] gleichzeitig die Permeabilität für SCN durch Colorimetrie mit dem Wechselstromwiderstand. Beide Faktoren hängen nur bei niederer Frequenz des Stromes zusammen.

Diese asymmetrische Permeabilität ist nun an sich noch kein zwangsläufig biologischer Prozeß. Dieser beginnt erst, wenn ein Ion gegen das Konzentrationsgefälle sich bewegt, wie man es aus Gründen der Notwendigkeit bei einem in Süßwasser lebenden Tier fordern muß. Es genügt nicht der Vorgang, sondern man muß die Aufrechterhaltung des Gleichgewichtes, also einen Sakhijeneffekt fordern. Dieser läßt sich nun sehr wohl auch am isolierten Froschhautsäckchen nachweisen z. B. für Cl'[960], nicht für Harnstoff und Alkohol, ist also nicht von einem Modell, wie wir es vorher schilderten, abhängig, etwa bewirkt durch Mitführen des Gelösten mit einem Wasserstrom.

Dieser Prozeß ist meist stark empfindlich gegen Sauerstoffmangel[960]. Die Eigenschaft kann durch Lagern des getöteten Frosches selbst bei niederer Temperatur schon in 10 Stunden nach eigenen Befunden (EICHLER[846] und unveröffentlichte Versuche) verlorengehen. Also werden die Untersuchungen, die längere Zeit andauern, nur Reste dieser biologischen Eigenschaft vorfinden und bedingten Wert haben (z. B. [958]). Daß auch Gifte wie HCN und NaF[960] oder Bromessigsäure[961, 962] hier einwirken, ist verständlich, aber wichtig ist, daß dadurch die Beteiligung bestimmter Stoffwechselvorgänge an dem Effekt dargetan wird, etwa Sauerstoffverbrauch (HCN-Hemmung), Anoxämie[960], oder spezieller die Verbrennung von Milchsäure[961] oder Brenztraubensäure[962]. Wie rasch dieser für ein Süßwassertier zweckmäßige Stoffwechselvorgang verloren geht, zeigen interessante Versuche[963],

---

956 LIPSCHITZ, W.: Arch. ital. Sci. farmacol. **6**, Suppl. 457 (1937), Rona **107**, 184.
957 LIPSCHITZ, W.: Klin. Wschr. **1931 II**, 2241, Rona **66**, 314.
958 WERTHEIMER, E.: Pflügers Arch. **206**, 162 (1924), Rona **30**, 179.
959 MOTOKAWA, K.: Biophysics **3**, 203 (1935), Rona **88**, 164.
959, I GERSTNER, H.: Pflügers Arch. **246**, 1 (1942).
960 PRZYLECKI, J.: Arch. internat. de Physiol. **23**, 97 (1924), Rona **30**, 341.
961 HUF, E.: Pflügers Arch. **235**, 655 (1935), Rona **89**, 296.
962 HUF, E.: Pflügers Arch. **237**, 143 (1936).
963 KOIZUMI, TATSUO: C. **1939 II**, 4520.

in denen schon bei 4wöchigem Aufenthalt der Frösche in isoosmotischem Seewasser die Fähigkeit der Froschhaut, das Chlorid auf das 100fache zu konzentrieren, größtenteils verloren ging, zugleich mit Verlust der Potentialbildung.

K. H. MEYER ([966,I]) fand die Froschhautmembran in Gegenwart von NaCl für Kationen, von KCl für Anionen durchgängig. Sie blieb aber durchgängig für Kationen, wenn die Messungen bei p_H 7,8 ausgeführt wurden. Wurden die Membranen mit Chloroform behandelt, dann blieben sie stets durchgängig für Kationen. Das KCl soll eine Säurung der Membranen hervorrufen. Durch die Alkalität wird die Säure neutralisiert und der Permiabilitätsumschlag verhindert. Das Chloroform verhindert den physiologischen Prozess der Säuerung. Diese Befunde geben keine Rechenschaft über die Aktion Stofftransport in der Haut, wie wir es oben darlegten und weisen darauf hin, daß Permeabilität und Stofftransport getrennt werden können und vielleicht sogar müssen.

Bei allen diesen Froschhautversuchen ist nun zu bedenken, daß die Lokalisation der Ionenbewegung, die Unstetigkeitsfläche, in der äußersten Epidermis liegt, also in einigen Lagen von Zellen. USSING ([966, II]) versucht eine noch genauere Lokalisation durch die Leichtigkeit der Beeinflussung infolge Änderung der Zusammensetzung der Lösung. Er macht für den Transport von Na^{24} und Cl^{38} nach innen das stratum germinativum verantwortlich. Wenn ein Transport von Ionen nach verschiedenen Richtungen stattfindet, so bedeutet das noch keinesfalls, daß es statthaft wäre einfach anzunehmen, daß diese Epithelschicht selbst die Fähigkeit des Transportes nach jeder Richtung besitzt. Die Haut ist nämlich durchaus in der Lage z. B. Jodid nach außen zu befördern, wie wir nachweisen konnten (EICHLER[846]). Das geschieht aber durch Drüsen, die in der Haut eingelassen sind, und zwar durchaus verschieden lokalisiert, mehr auf der Rückenseite als auf der Bauchseite usw. Wir werden dazu neigen, den Transport des Jodids nach außen (z. B. in unseren Versuchen) der Drüsensekretion zuzuschreiben, den Einwärtstransport der gesamten Epithellage zuzubilligen — als Zeichen, wie solche Membranen doch nur sehr bedingt als Membranen und mehr als Organe aufzufassen sind. Nur quantitative Versuche unter Berücksichtigung des anatomischen Baus der Haut an der betreffenden Stelle führen hier weiter. Es ist nach unseren Beobachtungen durchaus wahrscheinlich, daß die (viel schwächere) Ausstoßung der Ionen, die USSING ([966, II]) nach seiner Methode mit radioaktiven Isotopen verfolgt (von ihm outflux genannt), durch eine aktive Drüsentätigkeit erfolgt.

Als weiteres Organ mit Eigenschaften selektiver Permeabilität wurde der Darm z. B. des Frosches[964] untersucht und dieselbe Eigenschaft auch bei einer anatomisch so einfachen Membran wie der Cornea[965] nachgewiesen (siehe später Kapitel: Aufnahme und Verteilung). Die Gesetze solcher Organe werden an gegebener Stelle behandelt werden und gehören nicht in ein Kapitel, das nur die Unterschiede der lebenden von den nichtlebenden Membranen aufzeigen sollte (siehe auch[966]).

---

[964] MOND, R.: Pflügers Arch. **206**, 172 (1924), Rona **30**, 582.

[965] GIRARD, P.: Ann. de Physiol. **1**, 194 (1925), Rona **33**, 245.

[966] WERTHEIM, E.: Kolloid-Z. **61**, 181 (1932). Vortrag.

[966,I] MEYER, K. H. u. BERNFELD, P.: Helv. chim, Acta, **29**, 52 (1946) C. **1947** I, 777. Auch Versuche an der Alge Chara.

[966,II] USSING, H., H.: Cold spring Harbor Symposia on quantit. Biology Bd. XIII. S. 193 (1948).

XI. Kolloide.

1. Allgemeines — die lyotropen Zahlen.

Bei dem Bestreben, unser Thema von einfacheren zu komplizierten Systemen zu führen, haben wir in den Membranen schon kompliziertere Systeme kennengelernt als die jetzt zu behandelnden Kolloide. Die Anordnung ergab sich jedoch folgerichtig anschließend an die Vorgänge an den Grenzen zweier Phasen.

Auch hier werden wir dieselben Bedingungen und Gesetze wiederfinden müssen wie vorher, nur in das Ultramikroskopische übertragen, also in Größenordnungen, die sich bei den Vorgängen an Membranen in der Porenstruktur usw. auch schon fanden. Der Unterschied besteht hier nicht nur in der Komplikation der Größenordnung, sondern auch in der Notwendigkeit, die stark gekrümmten Oberflächen noch gewissermaßen morphologisch zu unterscheiden, etwa bei der Vorstellung der Zwitter-Ionen.

Schließlich ist das Verhalten zum Wasser bei den lyophilen Kolloiden zu berücksichtigen. Diese in der Struktur unbekannte Wasserhülle ist gerade bei den im Lebendigen maßgeblichen Kolloiden für ihre Beständigkeit, ihr Altern, Flockung und Peptisation von besonderer Bedeutung. Und bei diesen Kolloiden spielt die HOFMEISTERsche Reihe der Anionen ihre besondere Rolle, hier wurde sie entdeckt und hier unterliegt sie am wenigten noch Änderungen der Reihenfolge.

Wir haben bei den Ionen bisher erst zwei verschiedene Kraftwirkungen unterschieden, die eine ließ sich zurückführen auf COULOMBsche Kräfte und ist maßgeblich bei der Ausbildung einer Hydrathülle, bei der Elektrocapillarität, Anreicherung an Grenzflächen usw. Die andere Eigenschaft, aus der Energie gezogen werden kann, ist die Polarisierbarkeit bzw. Deformierbarkeit. Beide Energiequellen hängen zusammen. Die eine (elektrostatisches Feld) ist aber aktiv tätig, die andere passiv, also bedingt durch das Objekt und hat eine geringere Reichweite.

Wenn ein Ion wirken soll, muß es in die räumliche Nähe des zu beeinflussenden Objektes kommen. Da eine Bedingung des Näherkommens Vermehrung der Entropie sein muß, werden wir in der Deformierbarkeit dann und nur dann einen Energiegewinn erzielen, wenn das Substrat starke polarisierende Fähigkeiten besitzt, und diese fehlen gerade den vorliegenden Kolloiden häufig oder fallen jedenfalls sehr gering aus. Dagegen tritt das vorhandene gebundene Wasser komplizierend auf. Dieses ist aber bei den Kolloiden sehr gleichmäßig vorhanden. Wenn sich eine Beziehung der lytropen Reihe zu der Größe des Ions darstellen läßt, würde man die Polarisierbarkeit, d. h. die Möglichkeit VAN DER WAALSsche Kräfte zu entwickeln, wesentlich beteiligt finden. Das setzt aber voraus, daß das Objekt polarisierende Kräfte entwickelt, wie wir sie bei Schwermetallen finden. Das ist aber nicht der Fall. Diese einfache direkte Erklärung der gerade bei dem Gebiet der organischen Kolloide und Gele so konstanten Reihen scheint also nicht statthaft. Die Veränderungen in der Struktur des Wassers, von der die Hydratation der Ionen selbst nicht für ihre Wirkung entscheidend ist, sind eine weitere Möglichkeit. Jedoch wissen wir über die Folgen dieses Ereignisses, abgesehen von einfachen physikalischen Konstanten, nichts Deutliches, so daß hier noch ein weites Feld der Bearbeitung vorhanden ist, das uns dann vielerlei Vorstellungen über die Struktur des Lebendigen vermitteln könnte. Deshalb bleibt uns bis zur vollendeten Theorie vorerst das Sammeln des vorliegenden Versuchsmaterials.

Das in diesem Abschnitt vorliegende Versuchsmaterial, dessen Charakteristikum in einer qualitativen Gleichheit, aber quantitativen Verschiedenheit der Wirkungen bei den einzelnen Ionen liegt, hat einen großen Umfang, der aber leider meist nur eine grob halbquantitative Bedeutung hat, was zur Anwendung der > und < Zeichen führte und zu nicht mehr. Es hat schon eine große Bedeutung, in dieser wenigstens halbquantitativen Darstellung dieselben Reihen wiederzusehen, oder umgekehrt zu finden usw. Vergleiche dieser Art können auch im biologischen Milieu eine gewisse Bedeutung haben, in dieser Form wurden sie uns auch von HOFMEISTER überliefert und hatten als Durchgangspunkt eine Berechtigung. Wir haben in der bisherigen Darstellung von diesen Zeichen als grobe Annäherung Gebrauch gemacht, werden es auch weiterhin tun, wenn wir auch versuchten, durch direkte Angaben der betreffenden Zahlenwerte für den Benützer dieses Buches einen Übergang zu schaffen.

Früher schon empfanden wir diesen Mangel und es wurde darauf hingewiesen[967], daß es notwendig sei, zu quantitativen Werten zu gelangen, wenn man zum näheren Verständnis der Bedingungen etwa auch nur in Organpreßsäften gelangen wollte oder gar an Organgrenzen. Dieser Mangel wurde auch von KRUYT, BÜCHNER, MERCKEL, BRUIN und Mitarbeitern des Amsterdamer Chemischen Instituts empfunden, und ihre Untersuchungen, in zielbewußter Arbeit gewonnen, stellen den meiner Meinung nach größten Fortschritt auf diesem Gebiete dar.

Als erstes gelang es, ein *System „lyophiler Zahlen"* aufzustellen, die an kolloiden Systemen gewonnen, sich vorerst an keine theoretische, bildliche Vorstellung anschließen, sondern keinen anderen Anspruch als den der Beschreibung stellen. BRUINS[968] gelang der Nachweis, daß diese lyotrope Skala (N-Skala), wenigstens was die Halogene betrifft, in direkter linearer Beziehung zu einer Skala der Hydratationswärmen (H-Skala) steht, und damit war dann der Anschluß an andere Messungen gegeben und die reine Beschreibung erweitert durch die Theorie (siehe auch [969, I]). ASMUS ([970, I]) weist auf eine direkte Beziehung zur Ionenhydratationsenergie hin. Das Wichtige und Weiterführende der Zahlen, die wir später noch besonders einführen werden, besteht nun darin, daß jetzt auch Unregelmäßigkeiten in der Reihe derart analysiert werden können, daß unter Beibehaltung der lyotropen Zahlen, die auf der Abszisse aufzutragen wären, die zugehörige gemessene Funktion als Ordinatenwert erscheint. Zu diesen Werten kann man selbstverständlich durch irgend ein Interpolationsverfahren, durch Aufstellen eines Polynoms

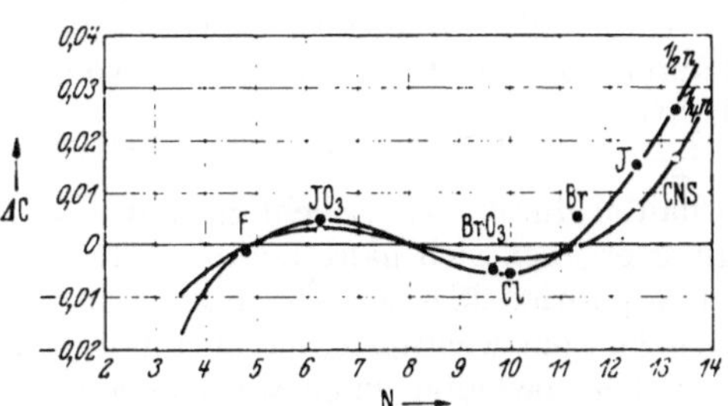

Abb. 5. Kurve S. 320 der Arbeit: MERCKEL; Kolloid-Zeitschr. 75, (1936). Adsorption der Ionen durch Stärke. Beschreibung siehe Text.

$$y = a_0 + a_1 \cdot x + a_2 \cdot x^2 + \ldots a_n \cdot x^n$$

eine dazugehörige Funktion finden, die allerdings nur eine Bedeutung beanspruchen darf, wenn die Zahl der Konstanten a geringer ist als die Zahl der untersuchten Ionen.

Als Beispiel dafür, was hier gemeint ist, geben wir eine Kurve der *Adsorption* von Anionen durch Stärke wieder[969]. 25 g trockene Stärke wurde mit 50 ccm Salzlösung (n/4 und n/2) geschüttelt und die Änderung der Konzentration ΔC auf der Abbildung aufgetragen als Ordinate gegen die Skala der lyotropen Zahlen.

Aus der Kurve ersieht man folgendes sofort: Wenn man nur die absoluten Änderungen auftragen würde, ergäbe sich folgende Reihe der Adsorption:

$$SCN' > J' > Br' = JO_3' > F' > BrO_3' > Cl'.$$

[967] EICHLER, O.: Naunyn-Schmiedebergs Arch. 154, 59 (1930).
[968] BRUINS, E. M.: Rec. trav. chim. Pays-Bas 53, 292 (1934).
[969] MERCKEL, J. H. C.: Kolloid-Z. 75, 318 (1936).

Diese Reihe besitzt also an sich kein System und erlangt erst durch Konstruktion der Kurve eine Beziehung. Die Kurve ergibt sich mit N als lyotroper Zahl:

$$\triangle C = 0{,}366\ N^3 - 8{,}85\ N^2 + 67{,}5\ N - 161{,}58 \text{ für n/2-Lösungen,}$$
$$\triangle C = 0{,}213\ N^3 - 5{,}06\ N^2 + 37{,}67\ N - 86{,}8 \text{ für n/4-Lösungen.}$$

Die Zahlen a_n hängen also noch ab von den Konzentrationen und den daraus resultierenden Gesetzen der Adsorption — wie selbstverständlich. Unsere Funktion bedeutet für das aufgestellte Gesetz der Hydratationswärmen (in die die Skala durch lineare Transformation übertragbar ist) die Beobachtung von Störungen, deren Ursprung nicht direkt angegeben werden kann, sondern eine Aufgabe darstellt, als Zeichen dafür, wie die Atomphysik durch die Kolloidchemie, wie auch umgekehrt angeregt werden kann. Bei der Amylumadsorption in den Versuchen von MERCKEL[969] ergibt sich nun eine glatte lineare Abhängigkeit der $\triangle C$ von den lyotropen Zahlen der Kationen, woraus der Schluß statthaft ist, daß der primäre und ursprünglichere Vorgang die Adsorption von Kationen darstellt. Die gegenseitige Beeinflussung ergibt sich z. B. bei Adsorption von Calcium durch Eiereiweiß[970]. $Ca^{\cdot\cdot}$ wird nicht abhängig von der Acidität, also vom isoelektrischen Punkt, aus $CaSO_4$ um 10% mehr, aus $Ca(SCN)_2$ um 25% weniger adsorbiert als aus $CaCl_2$.

Eine andere Art von Störung ergibt sich bei Versuchen der Adsorption von Säuren durch Hautpulver[971; 971,I], wo die Adsorption in der Reihenfolge erfolgte $\frac{H_2SO_4}{2} > HCl > HNO_3$. Aber diese (an sich lyotrope) Reihenfolge wurde nur erhalten durch Berücksichtigung der Quellungskurve. Ohne diese Berücksichtigung ergaben sich ganz komplizierte Verhältnisse, also überall das Prinzip der Superposition kleiner Wirkungen. Aber von diesen Wirkungen ein Moment — vielleicht das wichtigste, nämlich das der Hydratationswärmen — herausgehoben zu haben, bedeutet einen wirklichen Fortschritt, und deshalb habe ich die lyotropen Zahlen hier in den Vordergrund gestellt.

Bei der Entwicklung der HOFMEISTERschen Reihe ist die Art der Bindung der Ionen an die Kolloide oder allgemeiner: die Art der Annäherung an ihre Oberfläche von fundamentaler Bedeutung. Die einfachste Vorstellung ist die eines stöchiometrischen Verhältnisses der Bindung, also eine rein chemische Vorstellung, wie sie z. B. LOEB[972] propagierte. Nach dieser Vorstellung würde auch konsequenterweise die lyotrope Differenz der Anionen verschwinden zugunsten ihrer Wertigkeit. Die zu dieser Lehre führenden Versuche haben eine große Zahl experimenteller Tatsachen erschlossen, übergehen aber die Möglichkeit einer Bindung durch andere als elektrostatische Kräfte z. B. die Adsorption. Die abgeleiteten Gesetze sind deshalb nur von sehr begrenzter Gültigkeit. Daß die Wertigkeit zum Teil wirksam wird, könnten wir aus den eben berichteten Versuchen der stärkeren Adsorption von SO_4'' schließen, wenn nicht die beiden 1wertigen Ionen eine Rolle spielten.

969,I VOET, A.: Chem. Rev. **20**, 169 (1937). C. **1937 II**, 3138. Übersicht. Beziehungen auch zu Viscosität u. Ionisierungsspannungen (siehe die Skala der freien Bildungsenergien bei uns auf S. 86—88).

970 GIUFFRÉ, M.: Biochem. J. **229**, 296 (1930), Rona **60**, 525. Ultrafiltration 0,015 und 0,050 mol Salzlösungen.

970,I E. ASMUS, Angew. Chemie A. **1948**, 66.

971 PAWLOW, P. N.: Kolloid-Z. **40**, 73 (1926), Rona **38**, 767.

971,I THOMAS, A. W. u. KELLY, M. W.: Ind. eng. Chem. **15**, 1262 (1923), Rona **26**, 409. Die Bindung von Gerbsäure an Hautpulver wird auch gehemmt und zwar SO_4'' mehr als Cl'.

972 LOEB, J.: „Die Eiweißkörper in der Theorie der kolloidalen Erscheinungen", Berlin 1924.

Daß eine Bindung der Ionen an Kolloide erfolgt oder zum mindesten Aktivitätsbeschränkung, haben wir schon in den betreffenden Kapiteln erwähnt. Bei Versuchen der Fällung von Serumeiweiß mit HPO_3 fand sich eine Bindung nach der Adsorptionsisotherme. Dabei spielt aber die schwach ionisierte Bindung an die basischen Gruppen des Proteins eine Rolle, also eine Art von Komplexbindung, die eine Vermittlung zwischen beiden Auffassungen bedeutet [976, I]. PERLMANN u. HERMANN ([976, II]) fanden bei Fällung von Eiweiß durch HPO_3, daß jedes Molekül 27 Moleküle HPO_3 bindet, also 27 positiv geladene Gruppen besitzen müsse. Die Bindung der Ionen würde eine Verschiebung des isoelektrischen Punktes der Albumine nach der sauren Seite veranlassen können bei elektrophoretischen Versuchen oder bei Bestimmung des maximalen Trübungsgrades. Das Albumin wird dabei aber vorher elektrolytfrei sein müssen.

Das wurde gefunden an kristallisiertem Pferdeserumalbumin beim Cl′[973], bei Gelatine mit SCN′, J′, Cl′[974] bzw. Cl′, J′, SCN′, SO_4'', $Fe(CN)_6{}^{IV}$ ([975], siehe auch[980]), wobei die Verschiebung bei SCN stärker war als bei den anderen einwertigen Ionen, dann aber kam die Wertigkeit zur Geltung. Das gleiche ließ sich bei dem Pflanzenglobulin Edestin beobachten[1039].

Auch die Elektrophorese von Zink-Insulin ließ sich durch 0,15 m NaSCN über die Werte von NaCl erhöhen ([976, III]). Es wurde eine Assoziation des SCN′ an die basischen Gruppen des Kolloides (Arginin oder ε-Gruppe des Lysins, deren Zahl auf 9—10 geschätzt werden) angenommen. Aber da SCN′ stärker als Cl′ wirksam ist, können nicht allein Ladungsverhältnisse als einzige Erklärung herangeholt werden, sondern es werden auch HOFMEISTER-Effekte, hier vielleicht die Tendenz zur Oberfläche, eingesetzt werden müssen.

Die Wertigkeit stand bei anderen Versuchen völlig im Vordergrund[976]. Bei Pseudoglobulin wurde durch kleine Konzentrationen die Wanderungsrichtung durch Salze nicht einheitlich verändert: von 0,00005 mol $Fe(CN)_6{}^{IV}$, 0,0001 mol $Fe(CN)_6{}^{III}$, 0,00078 mol $SO_4{}^{II}$ wurde die Wanderungsrichtung anodisch, beim Cl′ war auch bis 0,2 mol keine Wirkung zu bemerken. Es wird vorteilhaft sein, bei Beobachtung des reinen HOFMEISTEReffekts die gleichwertigen Ionen zu bevorzugen.

Komplizierter sind die Adsorptionsversuche mit ungereinigtem Hämoglobin[977].

In destilliertem Wasser werden Erythrocyten hämolysiert, durch Zentrifugieren die Stromata entfernt und der Rest durch Alkohol gefällt. Der Niederschlag wird in Salzlösungen suspendiert, wiederum zentrifugiert und die Elektrolytmenge in dem Zentrifugat bestimmt. Dabei ergibt sich eine beträchtliche Unsicherheit durch die Tatsache, daß sich im Niederschlag 77—81% Wasser befand, dessen Gehalt abgezogen werden mußte. Deshalb will ich hier als zuverlässiger die Werte berichten, bei denen Cl′, das in den ersten Versuchen als praktisch nicht adsorbiert festgestellt wurde (siehe unten ADAIR) als Bezugs-Ion beigegeben wurde. Es wurde der Quotient gebildet zwischen dem Gehalt an dem Versuchs-Ion und Cl′. Dieser Quotient betrug bei:

p_H 5,2 für SCN′ und J′: 1,9; NO_3': 1,15; SO_4'' und $PO_4''' = 1$. Bei p_H 7,2 waren die Werte kleiner: Bei SCN′ und J′ 1,16. Die Reihenfolge entspricht etwa dem, was wir von der Anreicherung an Grenzflächen wissen. (Weitere Angaben siehe bei „Koacervation").

Von Interesse ist noch, daß dann, wenn viele Ionen sich mit dem Hämoglobin verbunden haben, das zentrifugierte Volumen geringer ist, was auf bessere Packung bezogen wird, bedingt dadurch, daß die Bindung von Wasser an die Kolloide geringer ist bei den wenig Wasser mitführenden hydrophoben Ionen SCN′ und J′.

---

973 SANDOR, G.: C. rend. Acad. Sci. **200**, 1371 (1935), Rona **88**, 168. Kataphorese.
974 PASSYNSKI, A. u. PETROW, I.: C. **1939 II**, 2315.
975 LJALIKOW, K. S., PROTASS, I. R. u. FAJERMAN, G. P.: C. **1936 I**, 3470.
976 ITO, TAKEO u. PAULI, W.: Biochem. Z. **213**, 95 (1929), Rona **53**, 299.
976, I BRIGGS, D. R.: J. biol. Chem. **134**, 261 (1940), Rona **126**, 309.
976, II PERLMANN, G. u. HERMANN, H.: Biochem. J. **1938 I**. 926.
976, III VOLKIN, E.: J. biol. Chem. **175**, 675 (1948).
977 MAIZELS, M.: Biochem. J. **28**, 2133 (1934), Rona **86**, 8.
978 PAIC, M. u. DEUTSCH, V.: C. rend. Acad. Sci. **202**, 1514 (1936), Rona **96**, 167.

Diese hier referierte Auffassung hat eine ganz andere Bestätigung erhalten, als man erwarten konnte. Denn im Gegensatz zu anderen Kolloiden wird Hämoglobin am stärksten ausgeflockt von SCN' und J', jedenfalls besonders bei den niederen Konzentrationen 0,15—0,6 mol[979] bei saurer Reaktion, aber auch noch bei höheren Konzentrationen. Das ließ sich auch durch die Teilchenzahl im Ultramikroskop erkennen[980]. Diese Spezifität der Wirkung an der sauren Seite findet sich auch beim Methämoglobin[981]. Bei solchen Fällungen ist aber charakteristisch die Änderung der Wasserhülle, womit dann die dichtere Packung in den Versuchen MAIZELS[977] ihre Erklärung fände. Zum Unterschied von diesen Berichten wurde die Adsorption von Hämoglobin an Kaolinoberflächen durch SCN', Cl', SO_4'' bis zu m/1-Lösungen sogar gehemmt[978]. Mit diesen letzten Bemerkungen leiten wir schon zu dem nächsten Kapitel der Fällungen über.

2. Fällungen.

a) Hydrophobe Kolloide.

Bei der Fällung von Kolloiden durch Salze ist als erste Tatsache festzustellen, daß nach dem GIBBS'schen Theorem jederzeit die Tendenz der Koagulation besteht, da Oberflächenentwicklung verbunden ist mit einem Kraftaufwand, und der Prozeß der Oberflächenverkleinerung der üblichen Bedingung der Entropiezunahme entspricht. Welche Kräfte verhindern die Zusammenballung der Teilchen? Wenn diese Frage eindeutig beantwortet ist, ergibt sich die Wirkung der Ionen spontan. Als vorwiegend maßgeblich wird bei den hydrophoben Ionen das Vorhandensein einer elektrischen Ladung und die Ausbildung einer elektrischen Doppelschicht als ζ-Potential angesehen.

Neuerdings stellt Wo. OSTWALD[982, 983] die Eigenschaften des Wassers in den Vordergrund, die durch die Ionen im Sinne der Ionenstärke — die ja ein Maß der Summe der elektrostatischen Felder, also schließlich der Raumladung darstellt — beeinflußt werden. In die Ionenstärke gehen ausschließlich die Ladungsstärken, also Wertigkeit und Zahl der Ionen ein. Wir haben hier keinen Raum für die lyophilen Eigenschaften der Ionen, die doch spezifisch die Wasserstruktur beeinflussen sollen (siehe ULICH und Kapitel Hydratation). Das OSTWALDsche Gesetz wurde an Berlinerblausolen in erster Annäherung bestätigt gefunden bei Prüfung von Ionen wie Cl', J', SCN', SO_4'' [984], ebenso bei anderen Farbstoffen z. B. Nachtblau[985], auch nicht kolloiden, wie Methylenblau, Gentianaviolett, Methylviolett und Malachitgrün[986]. Die OSTWALDschen Rechnungen bedeuten eine Verfeinerung der alten Regel von SCHULTZE-HARDY, der Flockung nach der Wertigkeit, die wir in unserer Reihe durch $Fe(CN)_6^{IV}$, PO_4''' und SO_4'' vertreten finden, etwa beim kolloidalen Ton[987], Cupriferrocyanidsolen[988].

---

979 DEHOUST, H.: Dissertation München 1936, Rona **102**, 147.

980 SCHRÖDER, V.: Biochem. Z. **195**, 210 (1928), Rona **47**, 187. Auch Verschiebung des Flockungsoptimums nach der sauren Seite bei Ovalbumin J, Cl, Br > SO_4 offenbar durch Ladung.

981 ANSON, M. L. u. MIRSKY, A. E.: J. gen. Physiol. **13**, 121 (1930). p_H 5,2 Fällung, bei p_H 9,2 nicht.

982 OSTWALD, Wo.: Kolloid-Z. **75**, 39 (1936).

983 OSTWALD, Wo.: J. physic. Chem. **42**, 981 (1938), Rona **111**, 342.

984 LEDERER, E. L.: Kolloid-Z. **76**, 54 (1936). C. **1937 I**, 2561.

985 TRAUBE, J.: Pflügers Arch. **140**, 119 (1911). Reihenfolge J', SCN,' ClO_4' > ClO_3' > NO_3' > Br' > Cl' > SO_4''.

986 WERTHEIMER, E.: Pflügers Arch. **202**, 383 (1924), Rona **25**, 267. Erste deutliche Ausfällung von Methylenblau bei 0,05 ccm m/2 SCN', 0,2 m/2 J', 3,5 ccm 5 mol Br', 6 ccm 5 mol NO_3, 10 ccm 5 mol Cl', SO_4'' kein Niederschlag.

987 DEMOLON, A. u. BASTISSE, E.: C. rend. Acad. Sci. **195**, 790 (1932), Rona **71**, 651.

988 SEN, K. C.: J. physic. Chem. **29**, 517 (1925), Rona **33**, 251.

Wird das zuletzt genannte Sol durch Adsorption von überschüssigem $Fe(CN)_6^{IV}$ negativ geladen, dann haben aber trotzdem die Anionen eine Bedeutung, und zwar in Richtung einer Stabilisierung, die dann auch der Wertigkeit folgt[988]. Mit 1wertigen Ionen (Cl', Br', J') wurde andererseits bei negativen AgJ-Kolloiden eine differente Wirkung auf die hier geltende lyotrope Kationenreihe beobachtet[989]. Negativ geladene Schwefelsole sollen an der Oberfläche durch S_xO_6'' stabilisiert werden, wodurch eine Doppelschicht entsteht. Auf solche Sole werden natürlich in erster Linie die Kationen einwirken, und zwar nach ihrer Ladung[990]. Aber auch die Anionen sind hier von Bedeutung und zwar mehr stabilisierend, teils nach der Ladung, teils nach lyotropen Eigenschaften[991]. Bei positiven Schwefelsolen, durch Verreiben mit Traubenzucker gewonnen[992], ergaben sich ganz schwierige Verhältnisse. Die Lebensdauer dieser Sole von 5—10 Tagen wird durch n/100-n/20 NaCl um 29%, SCN' um 43%, SO_4'' um 38% vermehrt (mit Ausbildung verschiedener Maxima), während z. B. NO_3' nur zur Verkürzung führt. Das Gemeinsame wird in dem Vorhandensein eines Schwefelatoms in den Ionen gesehen, wodurch die Durchbrechung aller sonstigen Regeln erklärt werden soll.

Unregelmäßigkeiten fanden sich auch bei Fällungen von Kollargol[993]. Daß Peptisation mit Stabilisierung nicht konform geht, zeigen Versuche[994], nach denen HgS durch H_2S peptisiert wird, nicht aber durch $Fe(CN)_6^{IV}$, obwohl dieses selbst durch seine Ladung die Stabilität vermehrt.

Wir wollen hier noch einige Sole behandeln, die teilweise schon zu den hydrophilen gerechnet werden, etwa von Kieselsäure und Eisenhydroxyd. Von Kieselsäuresolen wollen wir nur die Beobachtung erwähnen, daß durch die

$$PO_4''' < SO_4'' < Cl' < NO_3'$$

die optische Durchlässigkeit vermindert wird[995], als Zeichen des Auftretens lichtstreuender Grenzflächen. Das Eisenhydroxydsol interessiert uns auch deswegen, weil es im biologischen Milieu auftreten muß.

Nach Freundlich[769] ist die Konzentration in Millimol pro Liter des Salzes, das gerade koagulierend wirkt, bei SO_4'' 0,41, F' 6,3, Cl' 230, J' 370, SCN' 63 (ähnlich NO_2' nach [765], siehe auch [997, I]).

Bei anderen Versuchen[996, 997] ergaben sich folgende Zahlen (alle in 10^{-3} Mol):

Cl'	$80 \cdot 10^{-3}$	PO_4'''	5,8
J'	77,8	F'	1,2
Br'	73,6	S_2O_3''	0,75
ClO_4', ClO_3'	72,8	SO_3''	0,72
SCN'	24,8	SO_4''	0,36

Ähnliche Werte, was die Reihenfolge und die Größenordnung anbetrifft, ergeben sich nicht nur mit Fe- sondern auch mit Cerhydroxydsolen[998, 999]. Auch die

---

[989] Basinski, A.: C. **1936 I**, 1384.

[990] Weiser, H. B. u. Gray, G. R.: J. physic. Chem. **33**, 1163 (1935). C. **1936 I**, 4267.

[991] Dorfman, W. u. Scerbacewa, D.: Kolloid-Z. **52**, 289 (1930), Rona **58**, 11.

[992] Weimarn, P. P. u. Utzino, S.: Kolloid-Z. **36**, 265 (1925), Rona **33**, 8.

[993] Gerasimov, A.: Rona **41**, 837 (1926). Koagulation durch ClO_3', NO_3', SO_4'', Hemmung durch SCN', Cl', Br', J'.

[994] van der Willinger: Zitiert nach Freundlich: Capillarchemie **1932 II**, 197.

[995] Yajnik, N. A. u. Haksar, L. N.: Kolloid-Z. **49**, 303 (1929), Rona **53**, 654.

[996] Boutaric, A. u. Bouchard, J.: C. rend. Acad. Sci **191**, 613 (1930), Rona **59**, 6.

[997] Boutaric, A. u. Bouchard, J.: J. chim. Physique **29**, 18 (1932), Rona **67**, 10.

[997, I] Lindau, G.: Handb. d. anorg. Chem. **4**, B, 799 (1935), Rona **87**, 229. F' flockte stark, schwächer Cl' und NO_3.

[998] Ghosh, S. u. Dhar, N. R.: Kolloid-Z. **44**, 149 (1928), Rona **45**, 302.

[999] Taylor, W. W.: Proc. roy. Soc. Edinburgh **49**, 198 (1929), Rona **52**, 187.

Stabilität solcher Sole ist bei Vorhandensein von F′ besonders in Frage gestellt[997, I; 1000]. Unregelmäßige Wirkungen ergeben sich bei der Änderung der Wasserstoff-Ionen-Konzentration[1001].

Bei Beachtung oben angegebener Skala werden wir drei Faktoren wirksam finden:

1. Die Ladung des flockenden Ions spielt eine beträchtliche, vielleicht dominante Rolle. Darauf wollen GHOSH und DHAR[998] auch die um Größenordnungen verschiedene Wirkung des Fluorids zurückführen und nicht auf Fragen der Hydratation (bei CuO-Solen setzt sich F′ nicht so stark ab). Wir sahen schon früher, daß Fluorid zur Autokomplexbildung neigt.

2. Eine lyotrope Wirkung ist merklich, aber nur schwach. Das wird verständlich, wenn man beachtet, daß die Stärke der Flockung nicht größer ist, wenn die Hydratation durch Erhitzen vermindert wurde[998].

3. Von diesen beiden Fällen fällt heraus das SCN′. Das ist verständlich, wenn wir an seine Tendenz, gerade mit Fe undissoziierte Komplexe zu bilden denken, und damit würde diese Möglichkeit auch beim F′ — nicht nur die Autokomplexbildung — heranzuziehen sein.

Alle drei Punkte lassen sich unter einem Gesichtspunkt zusammenfassen: Die Stärke der Koagulationswirkung hängt ab von der Stärke, mit der das Ion sich mit dem Partikel kombiniert und entladend wirkt — sei es durch die hohe Eigenladung (SCHULTZE-HARDY), sei es durch die Lyotropie (HOFMEISTER), sei es durch Komplexbildung — womit wir drei verschiedene Faktoren auseinander gesetzt haben, die in der Amsterdamer lyotropen Skala Störungen verursachen könnten.

b) Hydrophile Kolloide.

Bei diesen Kolloiden ist die Struktur der Wasserhülle geeignet, die Stabilität zu erhöhen. Während zur Fällung bei den oben behandelten Kolloiden schon kleinste Konzentrationen von Ionen ausreichen, gibt über den Unterschied folgende Reihe von Konzentrationen Aufschluß, die notwendig sind, um die erste Fällung bei Hühnereiweiß zu erhalten[1002].

SO_4''	Cl′	NO_3'	ClO_3'	J′ und SCN′
0,80	3,62	5,42	5,52m	fällen nicht

Bei Agar teilt BÜCHNER[1003] die Salze in große Gruppen von ausflockenden und nichtausflockenden ein. Zu den ausflockenden gehören: $Fe(CN)_6''''$, SO_4'', PO_4''', S_2O_3'', BrO_3', zu den nichtausflockenden Br′, ClO_4', ClO_3', NO_3', NO_2', J′, während Chloride an der Grenze stehen. In dieser Reihe sehen wir zum Teil die SCHULTZE-HARDYsche Wertigkeitsregel auftreten und als stabilisierende Kraft Ladung und ζ-Potential maßgeblich. Wird dieses zu stark erniedrigt — als Grenze wird 0,018 bis 0,024 V angegeben — (zitiert nach [1002, S. 114]), dann kommt es zur Fällung. Das ist wohl der Grund, daß neben den Sulfaten andere mehrwertige Ionen zur Fällung empfohlen werden, z. B. die Phosphorsäure[1004] und Kaliumphosphat[1005] bei Serumeiweißkörpern, oder Natriumsulfit für Globulin[1006] oder gar für das Gesamteiweiß des Serums[1007].

[1000] DUMANSKI, A. W. u. SOLIN, A. I.: Kolloid-Z. **59**, 314 (1932), Rona **69**, 11.

[1001] HAZEL, F. u. SORUM, C. H.: J. amer. chem. Soc. **53**, 49 (1931), Rona **60**, 521.

[1002] DEGWITZ, R.: „Lipoide und Ionen", Dresden 1933.

[1003] BÜCHNER, E. H. u. KLEIJN, D.: Amsterdam zitiert nach Rona **44**, 177 (1927).

[1004] GORI, P.: Arch. Ist. biochem. Ital. **7**, 61 (1935). C. **1935 II**, 1905.

[1005] BUTLER, A. M. u. MONTGOMERY, H.: J. biol. Chem. **99**, 173 (1932), Rona **74**, 494. Zur Globulinfraktionierung.

[1006] ROCHE, J., DERRIEN, Y. u. MOUTTE, M.: C. rend. Soc. biol. **130**, 1299 (1939), Rona **115**, 60. 21% $Na_2SO_3 = Na_2SO_4$ in gesättigter Lösung.

[1007] CAMPBELL, R. u. HANNA, M. I.: J. biol. Chem. **119**, 9 (1937).

Durch Phosphate wurde die Flockung von Toxin-Antitoxinmischungen beschleunigt[1008], aber auch durch reines NaCl wird die Extraktion von Histon durch Säuren aus Geweben verhindert[1009]. Wir werden versuchsweise die Formel der „Konkurrenz der Ionen um das Wasser" bei den notwendigen hohen Konzentrationen anwenden. Bei letzteren handelt es sich vielleicht schon um Denaturierung.

Als Übergang zu den hydrophoben Kolloiden wird man vielleicht die **Denaturation**[1010, S. 407 ff.] ansehen können. Bei Erhitzung werden manche Eiweiße (Gelatine gehört nicht dazu) unlöslich und fallen aus. Dieser Vorgang geht einher mit Zunahme der Zahl der Sulfhydrylgruppen, mit Änderung der optischen Eigenschaften und ist nur unter besonderen Bedingungen und bei manchen Eiweißen reversibel (siehe auch [1013, I]). Die Zunahme der titrierbaren SH-Gruppen ist besonders in Guanidinlösungen (6 mol) erreichbar und wird von Anionen begünstigt[1011].

Durch SO_4'' erschienen bei diesen Versuchen an kristallisiertem Eiweiß keine -SH-Gruppen. Die anderen untersuchten Anionen (Cl', NO_3', Br', J', SCN') führten zu demselben Maximum, aber die Geschwindigkeit des Auftretens war verschieden und ging etwa der Fällung parallel. Das Protein blieb in Lösung bei Gegenwart von Cl', schlug sich langsam nieder bei Br', wurde sofort gefällt durch J', und genau in derselben Reihenfolge erschienen die Sulfhydrylgruppen (NO_3' wirkte stärker als NaCl, konnte aber nur in n/1-Lösung angewandt werden). Rhodanid wirkte wie J', aber schon in niederen Konzentrationen. Die Denaturation von Eieralbumin durch längeres Stehen mit KSCN führt zu einer Art Gelbildung, die auch andere chemische Änderungen zeigt (z. B. Abnahme des Aminostickstoffs, Zunahme des Nichtamino-N usw.[1012]. Behandlung von Eieralbumin, Edestin und Lactalbumin mit Harnstoff und $CaCl_2$ führte zur Denaturierung und Freiwerden von Sulfhydrilgruppen. Die Vermehrung der mit Nitroprussidnatrium feststellbaren —SH— wurde durch $Fe(CN)_6^{IV} > SO_4 >$ Acetat gehemmt, durch $NO_3' < Br' < J' <$ Salicylat gefördert [1014, I].

Die Denaturation von Hühnereiweiß, die man durch Schütteln an Oberflächen erreicht, wird durch 1,0 mol KCl und 0,5 K_2SO_4 etwas erhöht, durch 0,5 mol KSCN etwas verringert[1013]. Die Hitzefällbarkeit von Serumalbumin wird durch $Na_4P_2O_7$ und KSCN (in 2—5 mol Lösungen) etwas gehemmt[1014], auch die von Oxyhämoglobin durch hohe Salzkonzentrationen[1016]. Findet die Hitzeeinwirkung ½—1 Minute statt und wird dann SCN' zugesetzt, dann kann eine Hemmung der Ausfällung von Serumalbumin erreicht werden. Ist die Fällung erst eingetreten, dann sind nicht etwa höhere Konzentrationen notwendig[1015], wie beistehende kleine Tabelle 27 zeigt bei 5 ccm Flüssigkeit.

Tabelle 30.

Menge des Eiweiß	Ver-hinderung	Wieder-auflösung
0,9	0,43 n	0,60
3,6	1,20	0,90
7,2	2,15	1,20

1008 Gosh, B. N. u. Ray, N. N.: Ind. J. med. Res. 24, 625 (1937), Rona 101, 650.

1009 Banus, M. G.: Hoppe-Seylers Z. 128, 135 (1923), Rona 21, 26. Hühner- und Menschenerythrocyten und Kalbsthymus.

1010 Schmidt, C. L. A.: The Chemistry of the Aminoacids and Proteins. Springfield-Baltimore 1938.

1011 Greenstein, J. P.: J. biol. Chem. 130, 519 (1939).

1012 v. Kuthy, A.: Biochem. Z. 259, 432 (1933).

1013 Bull, H. B. u. Neurath, H.: J. biol. Chem. 118, 163 (1937).

1013, I Mirsky, A. E.: Cold Spring. Harb. Sympos. on quant. Biol. 6, 150 (1938), Rona 117, 342.

1014 Pauli, W. u. Kölbl. W.: Koll. Beih. 41, 417 (1935), Rona 89, 472. Bei SCN' Änderung der Dielektrizitätskonstante als Zeichen einer Bindung. Dadurch soll es zur Fällungsänderung kommen.

1014, I Burk, N. F.: J. Physik. Chem. 47, 104 (1942). C. 1943 II, 1545.

Diese Wirkung der Wiederauflösung wird auf die Bodenkörperregel von Ostwald bezogen. Mit zunehmender Menge des Eiweißkoagulates (Bodenkörper) wird die zur Lösung notwendige Menge Salz relativ geringer. Bei diesen Versuchen der Hemmung der Hitzekoagulation wird man sich fragen müssen, ob das Eiweiß wirklich vor der Denaturation geschützt wurde oder nur vor der Koagulation, was durchaus nicht identisch ist, wie wir aus den vorher erwähnten Versuchen[1010, 1011, 1012] wissen. Versuche an Eiweiß aus Kartoffeln[1032] ergab eine Begünstigung der Hitzefällung in n/1-Lösungen in der Reihe SCN' > J' > NO_3' > Cl' > SO_4''. Von Interesse ist, daß bei der Zentrifugierung das Sediment am höchsten war bei SCN' und J', am geringsten bei SO_4'', also anders als in den Befunden von Maizels an Hämoglobin, die wir vorher erwähnten.

Bei Untersuchungen an Pflanzenplasma über die Koagulationstemperatur[1017, 1018] ergibt sich eine Erniedrigung der Koagulation in der Reihe SCN' > J' > Br' > NO_3' > Cl' > SO_4'', ebenso für die Säurekoagulation wie die Eigenkoagulation. Diese Verhältnisse sind durch Wirkung auf die Permeabilität (z. B. gegen Säure) und die Eigenwirkung, die der lyotropen Reihe folgt (bei Fröschen siehe Eichler[967]) und die auf Induktion von Stoffwechselvorgängen beruhen kann, bedingt.

Wenn man diese Versuche übersieht, findet man, daß die Salzwirkung durchaus nicht den Verhältnissen bei hydrophoben Kolloiden folgt, besonders in der Höhe der Konzentration oder der Beeinflussung des ζ-Potentials, daß Störungen noch ganz unbekannter Art auftreten, vielfach bedingt durch gleichzeitige Peptisation. Die Frage der Denaturation durch Säuren geht über in die einfache Fällungswirkung der Salze bei verschiedener Wasserstoff-Ionen-Konzentration. Auch Salze können denaturierend wirken bei ihrer Fällung, z. B. beim Entstehen gröberer Flocken von Gelatine bei ganz hohen Salzkonzentrationen[1019].

Bei der üblichen Fällung beobachtet man meist die bei bestimmten Salzzusätzen auftretenden Trübungen, die an sich reversibel sind.

Reversible Fällung. Wenn eine Konzentrationsskala der Salze durchgemessen wird, kann ein Maximum auftreten, wie z. B. bei Versuchen an Pferdefibrinogenlösungen[1020], z. B. bei Na_2SO_4 in 0,5 molarer Lösung, weiter bei 3,5 mol NaCl und 6,2 mol $NaNO_3$. Solche Maxima sind sehr vieldeutig, da allein durch starkes Zusammenballen — damit Verkleinerung der Zahl der Teilchen — ein Maximum vorgetäuscht werden könnte, auch durch Änderung der Lichtbrechung, wodurch wohl die extreme Verstärkung des Tyndalleffektes bei Gelatine im isoelektrischen Punkt zu erklären ist[1021]. Wir werden das Verfahren des Auftretens der ersten Trübung zu quantitativen Versuchen für günstiger halten. Die Gelatinekonzentration spielt für diesen Punkt keine Rolle[1022], dagegen die Temperatur. Buchner[1022] bemerkt dazu, daß nach der Hydratationsabnahme der Salze mit steigender Temperatur die Ausfällung geringer ausfallen müßte. Da das Gegenteil einträte, müsse man die Änderung des Wassers (Polyhydrolbildung nach Schade) verantwortlich machen. (Nach Eucken wird die Assoziation besonders des Typs $(H_2O)_8$ mit steigender Temperatur vermindert). Er gibt als aussalzende

---

1015 Willheim, R.: Kolloid-Z. **48**, 217 (1929), Rona **52**, 19. Durch kleine Mengen NaCl wird die SCN'-Wirkung gehemmt.

1016 Lewis, P. S.: Biochem. J. **20**, 984 (1926).

1017 Kahho, H.: Biochem. Z. **144**, 104 (1924), Rona **25**, 266. Laubblattrippe von Zebrina pendula und Viola tricolor.

1018 Kahho, H.: Biochem. Z. **151**, 102 (1924), Rona **29**, 742. 0,2 und 0,1 mol Lösungen. Anstieg der Wirkung bei den Ca-Salzen mit dem Konzentrationsanstieg bei SCN 13,7°; NO_3 4,9°; Br 2,5°; Cl = — 1°.

1019 Buchner, E. H.: Rec. Trav. chim. Pays-Bas **49**, 1150 (1930), Rona **60**, 4.

1020 Schmitz, A.: Biochem. Z. **294**, 231 (1937). Angabe einer Gleichung für die Trübung.

1021 Kraemer, E. O.: Colloid Sympos. Monograph. **4**, 102 (1926).

1022 Buchner, E. H.: Rec. trav. chim. Pays-Bas **46**, 439 (1927), Rona **42**, 391.

Konzentrationen an für $Fe(CN)_6$ 0,53 mol; PO_4''' 0,82 mol; SO_4'' 1,00 mol; S_2O_3'' 1,80 mol, während gesättigte Lösungen von NaF (0,8 mol) $Na_2S_2O_6$ (1 mol), $Na_2S_4O_6$ (3 mol) noch keine Fällungen ergaben.

Nach diesen Resultaten waren quantitative Messungen über die Fällung sehr schwer, vielleicht nur durch den Zusammenhang mit der Quellung zu erreichen. Diese Beziehung mußte aber als zu unübersichtlich abgelehnt werden. Es mußte der Kunstgriff angewandt werden, daß man die antagonistische Wirkung zweier Ionen gegeneinander abwog.

Solcher Antagonismus — d. h. eigentlich die additive Wirkung — war schon lange bekannt, z. B. in der Zusammenwirkung von Anion und Kation. Dann ließ er sich bei Anionen allein an Casein und Serumalbumin[1023], weiterhin durch Herstellung von Salzmischungen, die die Dispersität von Hämoglobin in alkoholischer Lösung gerade zum Minimum veränderten[1024], nachweisen.

Als Bezugs-Ion wurde willkürlich Na_2SO_4 gewählt, das in 0,6 mol Konzentration zur Flockung führt. Wurden jetzt Mischungen mit einem gleichfalls fällenden Anion hergestellt,

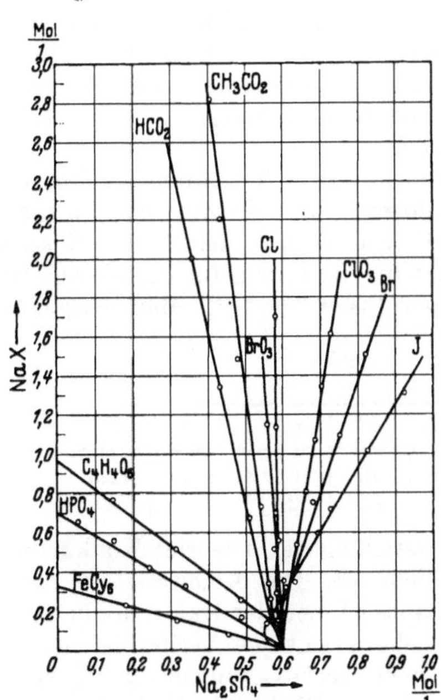

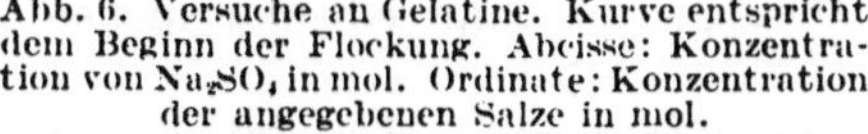
Abb. 6. Versuche an Gelatine. Kurve entspricht dem Beginn der Flockung. Abcisse: Konzentration von Na_2SO_4 in mol. Ordinate: Konzentration der angegebenen Salze in mol.

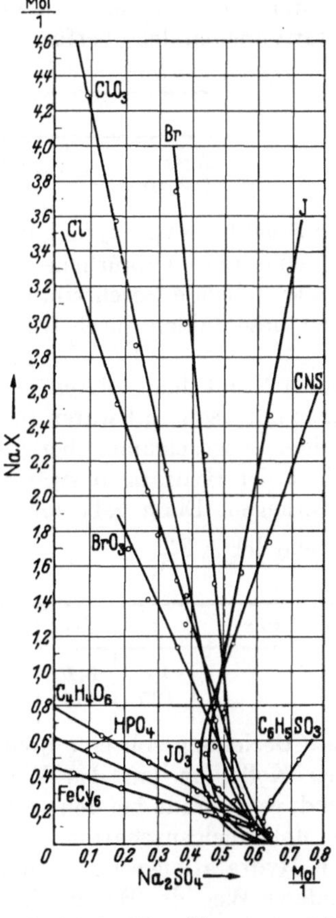

Abb. 7. Versuch an Agar. Kurve entspricht dem Beginn der Flockung. Abcisse: Konzentration von Na_2SO_4 in mol. Ordinate: Konzentration der angegebenen Salze in mol.

dann konnte die Sulfatkonzentration vermindert, wirkte das betrachtete Anion peptisierend, dann mußte die Sulfatkonzentration vermehrt werden. Als wichtigster Befund ist die Tatsache anzugeben, daß die Beziehungen in linearem Zusammenhang standen. Ich gebe die Verhältnisse auf Abb. 6 bei Gelatine, auf Abb. 7 bei Agarsolen wieder (nach BUCHNER[1025]), weitere Ionen[1026].

[1023] PRZYLECKI, S. J.: Biochem. J. **25**, 1, 713 (1931).

[1024] HÖBER, R. u. SCHÜRMEYER, A.: Pflügers Arch. **124**, 516 (1926), Rona **39**, 333.

Bei Kationen gibt es nicht so einfache Beziehungen[1027]. Die umgekehrte Wirkung für kleinere Konzentrationen kombiniert mit umgekehrter Reihenfolge von J' und SCN' wurde auch an Serum beobachtet[1015] und wird als elektrische, d. h. wohl entladende Wirkung (siehe ζ-Potential) erklärt. Als maßgeblich sind in den Versuchen der Abbildungen die Winkel (φ) der den Fächer zusammensetzenden Geraden anzusehen. Die einzelne Gerade läßt sich durch eine Gleichung ausdrücken:

$$N = a \cdot \operatorname{ctg} \varphi + b.$$

Werden zwei Werte für N willkürlich angenommen (z. B. für $SO_4'' = 2$ und $Cl' = 10$), dann lassen sich die Konstanten a und b berechnen, wodurch dann für alle anderen Ionen die Konstanten N definiert sind und die N-Skala ergeben (Ableitung und Diskussion[968]). Die beiden Fächer für Agar und Gelatine stimmen nicht miteinander überein, lassen sich aber durch eine einfache Transformation quantitativ ineinander überführen. Die Zahlen N betragen für einige Ionen:

Tabelle 31.

	BrO_3'	NO_2'	ClO_3'	Br'	J'
Agar	9,72	10,1	10,74	11,50	12,50
Gelatine	9,38	10,2	10,58	11,14	12,48

Man ersieht die Geringfügigkeit der Abweichungen, dabei bilden diese Zahlen vorerst eine rein willkürliche, zu anderen physikalischen Konstanten nicht in Beziehung stehende Beschreibung der experimentellen Ergebnisse. Eine Deutung erhielten diese Zahlen durch Bruin[968], der durch die Gleichung:

$$H = 164 - 8\,N$$

die Zahlen N mit den molaren Hydratationswärmen H in Beziehung brachte, die allerdings nur bestimmt waren für die vier Halogene (nach Fajans) und für diese tatsächlich ausgezeichnet übereinstimmten. Es wurde nach den Zahlen N auch eine Skala der Hydratationswärmen berechnet für die Ionen, für die Messungen nicht vorliegen. Diese gebe ich folgend wieder (nach [1025, S. 9]). Man vergleiche die Tabelle der $\triangle F^0_H$.

Tabelle 32.

Ion	F	JO_3	H_2PO_2	BrO_3	Cl	NO_2	ClO_3	Br
N	4,8	6,25	8,3	9,55	10	10,2	10,65	11,3
H	126	114	98	89	84	82	79	74

Diese Beziehung soll eine quantitative Darstellung der Theorie: Konkurrenz mit den Kolloiden um das Wasser, ermöglichen[968]. Die Ableitung ist nicht zwingend, weil gerade bei den vier einfach gebauten Ionen der Halogenreihe auch andere Moleküleigenschaften parallelgehen (siehe Tollert). Weiter ist sicher, daß die Hydratationswärmen nach Fajans noch verbesserungsbedürftig sind. Ein anderer Weg der Beschreibung wird beschritten[1010, S. 942] durch Feststellung der Löslichkeit eines Kolloids in einer Salzlösung, die dann einem Exponentialgesetz gehorcht.

Auf Seite 80 haben wir solche Exponentialfunktion wiedergegeben. Ingram ([1031, II]) verwendet für seine Versuche die Formel $\ln S = \beta - KI$ mit S = der Löslichkeit der fraglichen Substanz oder des Proteins und I = der Ionenstärke. β und K sind Konstanten. Nach dieser Gleichung ist nur die Ladung

[1025] Buchner, E. H.: Kolloid-Z. 75, 1 (1936), Rona 94, 498. C. 1936 II, 36. a) Congr. int. Anion. pura pel. 9, II, 367 (1934). C. 1937 I, 3291.
[1026] Buchner, E. H.: Rec. Trav. chim. Pays-Bas 53, 288 (1934).
[1027] Buchner, E. H. u. Buchner de Gruiter, C. S.: Kolloid-Z 76, 173 (1936).

der Ionen von Bedeutung, die in der Ionenstärke im Quadrat eingeht. Tatsächlich zeigt sich der HOFMEISTEReffekt in der Größe von K, während β abhängig von dem isoelektrischen Punkt ist.

Eine doppelte Wirkung der Ionen wurde bei Glykogensolen beobachtet[1028]. Diese werden durch Salze allein nicht gefällt, wohl aber nach vorheriger Dehydratation durch Alkohol. Dabei gibt es eine Zone der Flockung durch ganz kleine Mengen (0,01 mol) und ganz unabhängig von der Ladung und Eigenschaft der Ionen (SCN', J', NO_3', Br', Cl', SO_4'', $Fe(CN)_6$). Die Teilchen werden, wie durch Kataphorese festgestellt, bei diesen kleinen Konzentrationen schon entladen.

Wird zur Dehydratation Tannin benutzt, dann ist ein Zusatz bestimmter Mengen notwendig je nach dem Salz. Der Tanninverbrauch erfolgt in der Reihenfolge SCN' > J' > Br' > SO_4'' > Cl' und auch noch wechselnd nach der Konzentration. Das gilt auch für die Bindung an Hautpulver, das mit m/1 Lösungen behandelt wurde[1029]. Dieses nimmt auf bei SCN' > J' > Br' > NO_3' > Cl'.

Die schon aus den Abbildungen (Abb. 6 und 7) zu erschließende peptisierende Wirkung von SCN würde man hier am Werke vermuten, wenn die notwendigen Konzentrationen nicht so klein wären z. B. $2 \cdot 10^{-1}$ mol. Außerdem ergibt sich eine Störung in der Reihe in der Stellung des SO_4''.

Schließlich ließ sich die auf Carraghen-Eierlecithin und Carraghen-Gelatine-Sole erfolgende Fällung durch Kationen zum Teil aufheben durch das Anion und zwar in der bekannten Reihe SCN' > J' > Br' > NO_3' > Cl'[1031, I].

Störungen und Besonderheiten. Wir kommen jetzt noch zu einer Anzahl von weiteren Störungen dieser Reihe, deren Bedeutung schon bei der Frage der Adsorption an Stärke diskutiert wurde, die wir hier nur einfach registrieren wollen in der Hoffnung, daß eine spätere Zeit die Abweichungen auf bekannte Phänomene zurückführen kann, was einen Antrieb für die Biologie bedeuten würde.

Wenn wir folgendes berichtet finden[1029]: Die Flockung bei Serumeiweiß geschieht in der Reihenfolge SCN' > J' > Br' > Cl' > SO_4'' in Konzentrationen zwischen 0,1—0,5 mol (also entsprechend der Ansammlung an der Phasengrenze) und bei n/1 in der umgekehrten Reihenfolge, dann bedeutet das, daß in den zwischenliegenden Konzentrationen Störungen auftreten müßten. Auch nach Sensibilisierung des Sols von Gelatine oder Stärke durch Propylalkohol für die Fällung[1030], ebenso bei Abbauprodukten des Caseins ergeben sich Reihen wie [1031]:

$$SO_4'' > SCN' > J' > NO_3' > Br' > Cl' \text{ bei } p_H\ 4{,}8$$
$$Cl' > Br' > J' > NO_3' > SO_4'', SCN' \text{ bei } p_H\ 7{,}3$$

beides in Konzentrationen von 0,008 mol. Bei p_H 4,8 und 0,03 mol ergibt sich die eine Reihe:

$$SCN' > J' > NO_3' > Br' > SO_4'' > Cl'.$$

In den zuletzt referierten Versuchen ist an sich der wirklich lyotrope Effekt nicht zu erwarten, weil die Konzentrationen zu klein sind, wie auch bei Fällung von Benzoin gummi[1033]. Diese Fällungsgrenzen erinnern an die Gesetze zur Beseitigung eines ζ-Potentials und die Fällung von hydrophoben Kolloiden. Aber solche Fällungsgrenzen werden auch bei hydrophilen Kolloiden berichtet, z. B.

[1028] DOKAN, SH.: Kolloid-Z. **37**, 283 (1925), Rona **38**, 768.

[1029] GUSTAVSON, K. H.: Coll. Sympos. Monograph. **4**, 79 (1926).

[1030] JIRGENSONS, B. u. JIRGENSONS, A.: Kolloid-Z. **76**, 182 (1936). C. **1936 II**, 4100. Vorwiegen der Wertigkeit.

[1031] JIRGENSONS, B.: Biochem. Z. **257**, 427 (1933), Rona **72**, 590.

[1031, I] BUNGENBERG DE JONG, H. G. u. HERING, C. H.: Proc. nederl. Acad. Wetensch. **45**, 705 u. 713 (1942). C. **1943 I**, 2576,

[1031, II] INGRAM, M.: Proc. roy. Soc. B **134**, 181 (1947).

[1032] KAHHO, H.: Biochem Z. **278**. 235 (1935).

[1033] WRIGHT, H. D. u. KERMACK, W. O.: Biochem. J. **17**, 635 (1923). Erste Fällung bei den Konzentrationen 10^{-3}, die in Klammern angegeben sind: NaSCN (6,2), Br' (7,3), SO_4'' (9,3), J' (9,4), JO_3' (10,1), Cl' (10,2) ClO_3' (11,7), NO_3' (11,8) ClO_4' (11,3), $Fe(CN)_6^{IV}$ (17,3), F' (20,8) also noch nicht einmal die Wertigkeitsregel.

Edestin[1041]. Bei p_H 4,1 ergab sich der Anfang der Flockung bei NaCl:50: J':20; SCN':14 und SO_4'':9 m. aequ./Ltr. Diese Zahlen ergeben die Mischung der Wertigkeit mit der Adsorptionsfähigkeit, bei SCN' und J' vielleicht kombiniert mit Denaturierung[1039].

Bei hohen Konzentrationen gibt es nun besondere Eiweiße, z. B. Myogen, das durch SCN' besonders rasch zur Gerinnung kommt, entsprechend der Fähigkeit des SCN', bei Muskeln Starre zu erzeugen (v. FÜRTH). Diese Starre kann aber nicht einfach als kolloidchemische Einwirkung verstanden werden (siehe später Muskulatur). Bei diesen Fällungsgesetzen wird verständlich, wenn das Molekulargewicht des Myogens, das im Muskelpreßsaft in STÖVERS ([1034, I]) Versuchen 34000 betrug, in 1,4 mol. NH_4SCN auf 337000, in 3 molarer Lösung auf 354000 anstieg. Fällungen gab es hier anscheinend noch nicht. Ein Nucleoproteid vom Molekulargewicht 1—2·10^6 ohne Strömungsdoppelbrechung zeigte in 5% NaCl eine Assoziation, so daß Fäden von 5000 Å Länge und Doppelbrechung auftraten([1034, II]).

Ebenso wird Kartoffeleiweiß durch SCN', Cl', J' gefällt (bis 6 n), nicht durch NO_3' und SO_4'' [1032]. Ganz unregelmäßige Verhältnisse ergaben sich bei einem Gelierungsvorgang von Casein oder Globulin durch Milchsäure, der durch Salze beschleunigt oder auch gehemmt werden konnte (z. B. m/30 NaF)[1034].

Am wichtigsten ist das von POSTERNAK beobachtete Phänomen (zit. nach [1019]) der Umkehr der Aussalzwirkung durch die Änderung der Wasserstoff-Jonen-Konzentration[1035], weil man es auf die Ladungsänderung zurückführen könnte. Aber die Verhältnisse sind viel verwickelter, wie BUCHNER[1019] an Hämoglobin zeigte. In saurer Reaktion war die zur Trübung notwendige Konzentration am geringsten bei SCN' und über SO_4'', NO_3' bis Cl' mußte die Konzentration gesteigert werden. Bei neutraler und alkalischer Reaktion mußte bei KSCN' die größte Konzentration angewandt werden, dann folgte Cl', NO_3' und schließlich SO_4''. Außerdem ist auf alkalischer Seite die notwendige Konzentration viel höher, eine Umkehr erfolgt nur bei oberflächlicher Betrachtung.

Ein Problem der Fällung von Hämaglobin ergibt sich dann, wenn es im Urin ausgeschieden wird. Die Fällung erfolgt in den Harnkanälchen. Es ist naheliegend, die Begünstigung der Fällung mit der Näherung an den isoelektrischen Punkt zu vermuten. Dieser wird aber nur durchschritten, wenn der Urin sauer wird. So stellte man zuerst fest, daß bei Fütterung von Hunden mit Fleisch und NH_4Cl die Ausfällung leichter erfolgte mit den folgenden Konsequenzen der Anurie([1034, III/IV/V]), während bei alkalischem Urin solche Störungen vermieden wurden. Vorteilhaft zeigte es sich, wenn die NaCl-Konzentration 1% errreichte, um die Fällung zu erzielen. Diese Beobachtungen entsprächen bis hierher durchaus den theoretischen Postulaten, jedoch ist man auch im alkalischen Urin vor der Fällung nicht sicher([1034, VI]).

Ebenso undurchsichtig sind die Fällungsversuche von Gelatine (1% bei 40°) mit Sulfat, Tartrat und Phosphat. Nur bei letzterem ergibt sich eine deutliche Gesetzmäßigkeit nach der Ladung der fällenden Ionen. Denn bei steigendem p_H

[1034] KOPACZEWSKI, W.: Protoplasma **29**, 180 (1937). C. **1938 I**, 2739.

[1034, I] STÖVER, R.: Biochem. Z. **259**, 269 (1933).

[1034, II] STERN. K. G.: Yale J. biol. Med. **19**, 937 (1947) C. **1948 I**, 770.

[1034, III] BAKER, S. L. u. DODDS, C. E.: Brit. J. exp. Path. **6**, 247 (1925).

[1034, IV] DE GOWIN. E. L., OSTERHAGEN, H. F. u. ANDERSCH, M.: Arch. Int. Med. **59**, 432, (1937).

[1034, V] DE GOWIN, E. L., WARNER, E. D. u. RANDALL, W. L.: ebenda **61**, 609 (1938).

[1034, VI] DE GOWIN, E. L., HERDIN. R. C. u. ALSEVER, J. B.: Bloodtransfusion 1949, S. 277 ff.

müssen die Konzentrationen von HPO_4'' und PO_4''' zunehmen gegenüber dem 1wertigen H_2PO_4', wodurch die stärkere Fällung bei stärkerer Alkalität verständlich würde. Beim Sulfat gilt diese Vorstellung nicht mehr (siehe auch [1036]).

3. Koazervation.

Eine interessante Aufklärung der Umkehrung der HOFMEISTERschen Reihe bei der Einwirkung auf Gliadinsole, wenn man zu gleicher Zeit verschiedene Konzentrationen von Aceton oder Alkohol anwandte, ergab sich aus der Art der Verteilung der Anionen[1037]. War die Konzentration des Acetons kleiner als 44%, dann war in der Umgebung der Gliadinpartikel mehr Aceton, also ein bestimmt zusammengesetztes Hydrat vorhanden. Überstieg die Acetonkonzentration die Zusammensetzung dieses Hydrates, dann war in der Lösung außerhalb eine größere Menge Aceton zu erwarten. Je nach dem Übergewicht des organischen Lösungsmittels erfolgte die Verteilung der hydrophoben (SCN') und hydrophilen (SO_4'') Ionen und damit die Fällungsreaktionen.

Als Fällungsreaktion findet hier noch eine ältere Beobachtung von WO. OSTWALD[1043] eine systematische Untersuchung. Wenn man zu Gelatinesolen vorsichtig Na_2SO_4 hinzufügt, dann erfolgt anfangs eine leichte Trübung, dann aber gibt es die Ausscheidung einer zweiten öligen Phase, die durch Zentrifugieren isoliert werden kann. Diesen Vorgang hat BUNGENBERG DE JONG Koazervation genannt (siehe [1037—1042]). Bei Zusatz von mehr Salz gibt es flockige Fällungen. In der öligen Abscheidung findet sich das Kolloid in höherer Konzentration mit Wasser. Dieses Wasser nennt BUNGENBERG DE JONG Solvatflüssigkeit und die darüberstehende Lösung die Gleichgewichtsflüssigkeit.

Die Fähigkeit der Ionen zur Koazervatbildung ist verschieden. Mit 10% Gelatine bei 45° wurde durch SO_4'', NO_3', Cl', S_2O_3'', SO_3'' dieser Effekt erzielt, nicht aber durch P_2O_7'''', SO_5', ClO_3', $Fe(CN)_6$ [1038]. Werden bei diesem Vorgang, der auch durch Alkohol usw. erzeugt werden kann und leicht reversibel ist, Salze zugesetzt, dann findet man eine verschiedene Verteilung dieser Ionen. Bei Gelatine fand sich z. B. in dem Koazervat 6,3%, in der darüberstehenden Gleichgewichtsflüssigkeit 12,2%, also negative Adsorption. Ausführliche Versuche wurden über die Konzentration der Ionen in der Solvatflüssigkeit (c_1) und der Gleichgewichtsflüssigkeit (c_2) bei Gliadin mitgeteilt[1040, 1041]. Das Verhältnis c_1/c_2 betrug bei Na_2SO_4 0,87, bei NaF 0,74, bei NaCl 0,95, bei NaJ aber 1,86 (ebenso SCN'). Wir finden also eine positive Adsorption von J' und SCN', eine negative von SO_4''. Man würde demnach hier eine Menge Wasser haben, das für SO_4 keine Lösungseigenschaften hat, so daß es als „gebundenes Wasser" fungieren könnte nach der früher gegebenen Definition.

Von Interesse ist die Beobachtung, daß bei Zusatz kleiner Mengen von SCN' und J' (ähnlich wie in den eben referierten Versuchen von BUCHNER, MERCKEL usw.) die aussalzende Kraft von SO_4'' auf Gliadin aus Hanfmehl verstärkt wird. Diese Wirkung geht einher mit einer Verdrängung des SO_4'' aus dem Solvatwasser, so daß der Quotient jetzt von 0,87 auf 0,83 sinkt. Der antagonistische

---

[1035] HÖBER, R.: Physikalische Chemie der Zellen und Gewebe.

[1036] ANDO, K.: Rona **47**, 188 (1927). Versuche an Hühnereiweiß und Hämoglobin.

[1037] BUNGENBERG DE JONG, H. L. u. KLAAR, W. J.: Transact. Farad. Soc. **28**, 27 (1932), Rona **66**, 9.

[1038] HOLLEMAN, L. W. J., BUNGENBERG DE JONG, H. G. u. TJADEN-MODERMAN, R. S.: Kolloidchem. Beih. **39**, 334 (1934).

[1039] HOLWERDA, K.: Biochem. Z. **279**, 353 (1935).

[1040] HOLWERDA, K.: Biochem. Z. **282**, 317 (1935).

[1041] HOLWERDA, K.: Biochem. Z. **283**, 253 (1935). a) HOLWERDA, K.: Biochem. Z. **283**, 280 (1935), Rona **93**, 237.

Effekt des SCN′ kommt erst in höheren Konzentrationen zustande und geht einher mit positiver Adsorption. Zugleich findet sich in der Gleichgewichtsflüssigkeit mehr Gelatine[1038], also allmählicher Übergang zur Peptisation.

Bei der gegenseitigen Koazervation zweier Kolloide, z. B. Gelatine und Gummi arabicum[1042] — der Komplexkoazervation — ist Vorbedingung die verschiedene Ladung der Kolloide: deshalb ist bei den Neutralsalzen in erster Linie die Wertigkeit der Ionen maßgeblich. Die Koazervate sind dann mehr oder weniger wasserreich. Aber auch die Anionenreihe ist von Bedeutung[1042,I]. Kürzlich gelang es, analoge Erscheinungen auch mit verschiedenen Novocainsalzen zu erreichen; aber nur bei SCN′, ClO_4' und J′ gab es eine Trennung in zwei Phasen, nicht bei Cl′, Br′, NO_3' [1043,I].

4. Peptisation.

Die Koazervation führt uns zu Betrachtungen über die Kräfte, die dort wirksam werden, denn der Übergang zu dem entgegengesetzten Vorgang der Peptisation ist ohne weiteres gegeben. Wenn man bei dem Vorgang der Koazervation die abgeschiedenen Tröpfchen unter dem Mikroskop betrachtet, findet man kein Zusammenfließen der ultramikroskopischen Partikelchen[1037]. Der Vorgang wird durch Modelle in der beistehenden Abbildung beschrieben[1038]:

Das normale Teilchen (A) ist von einer diffusen Hülle des Lösungsmittels umgeben. Die Hülle muß deswegen gegen die Umgebung kaum abgegrenzt sein, damit eine verschwindende Oberflächenspannung resultiert, denn wenn wie beim Übergang zu B die Hülle scharf abgegrenzt wird (Konkurrenz zweier Kraftfelder), dann treten merkliche Oberflächenkräfte auf, die sich durch Vereinigung — Übergang zu C — zu verkleinern trachten, aber ohne eine Phasengrenze (wie Äther-Wasser) darzustellen. Daneben sorgen Repulsionskräfte des Hydratationsbestrebens, daß diese Einzelteilchen sich nicht zu stark nähern und so nur das Bild C zustande kommt. Wenn in dieser Zusammenballung, zu der ganz maßgeblich die Oberflächenkräfte beitragen, die Oberflächenspannung vermindert wird, dann werden wir ein geringeres Zusammenhalten und schließlich eine Peptisation leichter erreichen können. Die hydrophoben Ionen erniedrigen die Oberflächenspannung und peptisieren. Dieser Vorgang soll nicht identisch sein mit dem Vorgang der Quellung, wenn auch dieselben Ionen in derselben Richtung wirksam werden[1040].

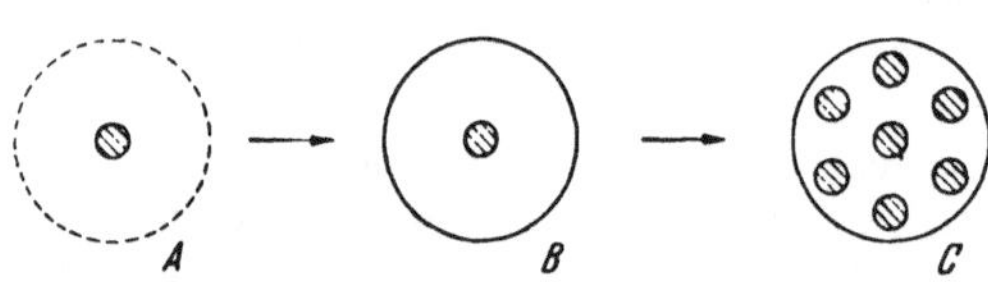

Dagegen muß man die Frage stellen, welche Kräfte den Rest des Zusammenhaltens aufheben. Ein Zusammenhalt kann erreicht werden durch ein elektrisches Feld. Elektrische Felder werden in kleinem Betrage immer vorhanden sein, selbst wenn beim hydrophilen Kolloid eine elektrophoretische Wanderungsrichtung — etwa im isoelektrischen Punkt — nicht definiert ist, denn es handelt sich hier immer um Dipole. Daß bei diesen Dipolen die + und — Pole bei der Zusammenballung sich entsprechend orientieren, ist selbstverständlich (siehe auch [1037]). Wir werden also elektrostatische „Kittstellen" haben, ebenso aber werden

[1042] Bungenberg de Jong, H. G.: Kolloid-Z. **79**, 223 (1937).

[1042,I] Bungenberg de Jong, H. G. u. Dekker, W. A. L.: Kolloid. Beih. **43**, 143 (1935), Rona **94**, 510. Reihe $SO_4'' > SCN' > J' > NO_3' > Cl'$.

[1043] Ostwald, Wo.: Kleines Praktikum der Kolloidchemie. 1920.

[1043,I] Holleman, L. W. J. u. Bungenberg de Jong, H. G.: Rec. Trav. chim. Pays-Bas **59**, 1055 (1940), Rona **123**, 281. C. **1941 I**, 18.

VAN DER WAALSsche Kräfte berücksichtigt werden müssen, die aber auch durch stärkere Solvatation überwunden werden können. Eine höhere Wärmebewegung begünstigt die Peptisation[1040], kann aber sowohl zur Überwindung der einen wie der anderen Kraft führen. Diese Beobachtung führt zu keiner Entscheidung.

Bei einem Versuch mit CaF_2 kann man leicht eine Entscheidung treffen[1044], CaF_2 vermag Jod zu adsorbieren. Wird das lamellenartig gebaute CaF_2 durch Erhöhung der Temperatur zusammengesintert, dann geht diese Fähigkeit verloren. Läßt man jetzt Caesium adsorbieren und entfernt dieses dann, dann ist die alte Eigenschaft wieder da, Caesium hat die VAN DER WAALSschen Kräfte im Zusammenhalt der Lamellen überwunden. Hier ist die Entscheidung deshalb leicht, weil die Entfernung der Lamellen gering ist. Will man bei dem Zusammenhalt der Koazervate VAN DER WAALSsche Kräfte annehmen, dann ist nach dem obigen Bild C die Entfernung zum Wirksamwerden zu groß, das Bild muß dann im einzelnen falsch sein. Die Frage der elastischen Eigenschaften ist hier auch nicht geklärt. Wenig Berücksichtigung fanden bei diesen Vorgängen die Wasserstoffbrücken, deren Bedeutung für die Lagerung der Myosinfibrillen von ASTBURY in den Vordergrund gestellt wird. Bei dieser Art der Bindungen treten quantenmechanische Resonanzkräfte in den Vordergrund, die wir bei unserer Darstellung vermieden haben.

Die Untersuchungen über Gliadin[1037] führten BUNGENBERG DE JONG auch zu Vorstellungen über die Wirkung von Salzen bei verschiedenem Säurezusatz, wobei die erste Phase des Säurezusatzes im Herantreten von H^+ an aktive Zentren besteht, was dann sekundär zum Heranziehen der Anionen führt (siehe auch [1045]). Hier sind damit noch andere Störungsmöglichkeiten vorhanden, die zur Verwirrung der Reihenfolge führen könnten. Dabei würden wir in die Darstellung des Kapitels der Komplexbildung einmünden, in dem VAN DER WAALSsche Kräfte behandelt wurden. Diese aber hängen auch eng mit Molekülgröße, Polarisierbarkeit und Hydratation zusammen, teilweise Konstanten sekundärer Natur. In den Vordergrund wird man die Veränderung des Lösungsmittels stellen müssen[1046], um auch einen Anschluß an die die Löslichkeit erhöhende und senkende Wirkung der Salze zu erhalten, auf die wir an vielen Stellen unserer Darstellung (Komplexbildung, Hydratation usw.) hingewiesen haben. Lyophile Kolloide werden damit (wie man es auch bei FREUNDLICH dargestellt findet) in eine Reihe mit den anderen löslichen Substanzen gestellt. Wir finden auch eine Dichtezunahme des Wassers bei Lösung von Kolloiden, die dann durch Ionen beeinflußt wird[1047].

Was bei den Koazervaten, die durch ihren flüssigen Zustand noch keine Überwindung mechanischer Kräfte und Strukturen verlangen, durch Salze gewissermaßen mikroskopisch in Erscheinung tritt, kann auch bei schon gelösten Proteinen in Erscheinung treten, etwa durch Nachweis einer Erhöhung des kolloidosmotischen Drucks, durch Diffusion oder an der Ultrazentrifuge[1010, S. 930] oder sogar bei der Ultrafiltration, wo durch m/6-Salzlösungen die Filtration von Pferdeserum — Br' = Cl' = 100 gesetzt — durch J' (mit 98), SCN' (mit 97) vermehrt, durch SO_4'' (mit 104) vermindert wird[1048]. Dasselbe gelang bei ähnlichen Versuchen mit Gelatine bei Zusatz von NaSCN[1049; 1051, I]. Hier gab es ein Optimum

---

[1044] DE BOER, H. J.: Z. Elektrochem. 44, 488 (1938).

[1045] THIMANN, R. V.: J. gen. Physiol. 14, 215 (1931). Ionisation der Gelatine durch Bindung von Cl'.

[1046] BANCROFT, W. D.: Koll. Sympos. Monograph. 4, 29 (1926).

[1047] SVEDBERG, TH. u. STEIN, B. A.: J. amer. chem. Soc. 45, 2613 (1923), Rona 24, 5. In der Reihenfolge $PO_4''' < Cl' < SO_4'' < NO_3'$, also nach der Stärke der Säuren.

[1048] ELLINGER, A. u. NEUSCHLOSS, S. M.: Biochem. Z. 127, 241 (1922).

bei m/1-Lösungen[1049]. Der Vorgang war dabei durchaus nicht an die Anwesenheit des Salzes gebunden, denn wenn auch das Rhodanid durch Dialyse entfernt war, blieb doch der höhere Verteilungszustand, jedenfalls zum Teil, erhalten.

Wir müssen bei diesen Versuchen ähnlich dem BUNGENBERGschen Modell der Koazervate noch eine vorherige Separation der einzelnen Eiweißpartikel annehmen, deren weitere Spaltung nur durch Vernichtung des Moleküls eintreten kann. Dasselbe wurde aber auch an der Emulgierung von Seifen demonstriert[1050]. Teilweise läßt sich die Polymerisierung nicht völlig beseitigen. Während das Hämoglobin sonst aus 4 Einzelmolekülen zusammengesetzt ist, gelingt es durch Salzzusatz eine Depolymerisation schrittweise zu erzielen bis zu schließlich 2 Einheiten, wenn man die Salzkonzentration von 0,01 bis auf 2,6 molar steigerte. Es fand sich dabei zugleich, daß die Quantenausbeute für die Spaltung des Kohlenoxydhämoglobins stieg. (BÜCKER und NEGELEIN[1050, I]).

Die Peptisation findet sich auch bei hydrophoben Kolloiden, indem deren Sole stabilisiert werden z. B. $La(OH)_3$[1051, II], Mineralöl[1051, III].

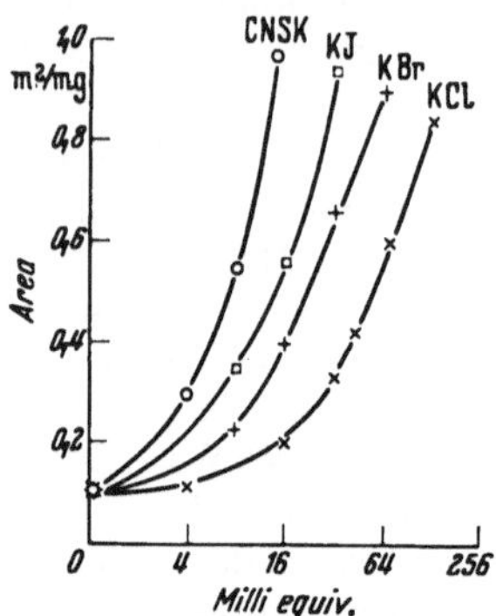

Abb. 8. Ausbreitung von Ovalbumin auf Salzlösungen. Aus SCHMIDT Chemistry of Amino-acids and Proteins. Springfield-Baltimore 1938, S. 438, Abb. 10.

Solche Einwirkungen auf die Kolloide werden auch Folgen für die Oberflächenspannung haben, wobei man vorsichtig in der Auslegung sein muß. Wenn z. B. die Oberflächenspannung von Gelatinelösungen von 70 Dyn/cm durch m/16-$NaNO_3$ auf 66,5, durch m/16-Na_2SO_4 auf 64,2 sinkt[1051], dann wird hier ein erstes Zeichen einer Aussalzwirkung vorliegen, da sonst die HOFMEISTER-Effekte erst in höheren Konzentrationen einzutreten pflegen. Bei Ovalbumin[1052] liegen die Verhältnisse schwieriger, da ganz kleine Konzentrationen die Erniedrigung, höhere aber das Gegenteil veranlassen. Von größerem Interesse sind die Untersuchungen von GORTER[1053] über die Ausbreitung und den Ausbreitungsdruck von Ovalbumin auf verschiedene Salzlösungen. Wir geben aus diesen Untersuchungen eine Abbildung über die Flächenausdehnung solcher Filme von Ovalbumin wieder.

Nach dieser Abbildung sehen wir erstens die Ausdehnung am größten bei $SCN' > J' > Br' > Cl'$. In der Oberflächenausdehnung ergibt sich nicht die Peptisation (die bei Eiweißen nicht vermehrt gefunden wurde), sondern die Änderung des Lösungsmittels durch die Salze.

[1049] STIASNY, E.: Kolloid-Z. **35**, 353 (1924), Rona **30**, 503. Feststellung des Ultrafiltrierten durch Tanninfällung.

[1050] KREMNEV, L. u. PAPKOVA-KWITZEL, T.: C. **1936 I**, 3469. Emulgierungsfähigkeit sinkt herab in der Reihe $SO_4'' > Cl' > NO_3'$.

[1050, I] BÜCKER, TH. u. NEGELEIN, E.: Biochem. Z. **311**, 163 (1942).

[1051] JOHNSTON, H. u. PEARD, G. T.: Biochem. J. **19**, 281 (1923).

[1051, I] KRAEMER, E. O.: J. physic. Chem. **45**, 660 (1941), Rona **127**, 4. C. **1941 II**, 2914. Gelatine in konz. KSCN (17,5%) erwies sich an der Ultrazentrifuge und bei der Diffusion 1-molekular. Die Viscosität war zu hoch und wies auf Fadenform hin.

[1051, II] MOELLER, TH. u. KRAUSKOPF, F. C.: J. physic. Chem. **43**, 363 (1939). C. **1940 I**, 990. Große Zahl von Ionen.

[1051, III] KING, A. u. WRZESZINSKI, G. W.: J. chem. Soc. **1940**, 1513. C. **1941 II**, 17. Besonders J' und KSCN, SO_4'' zerstört die Emulsion.

[1052] JOHNSTON, J. H.: Biochem. J. **21**, 2, 1314. NaCl wirkt = $NaNO_3$, also Wertigkeit? Auch Untersuchungen über Casein.

Dabei vermeide ich es, auf die Vorstellung der Polyhydrole einzugehen, etwa in der Art: Polyhydrole $(H_2O)_x$ führen zur besseren Löslichkeit des Proteins. SCN' vermehrt die Polyhydrole, also vermehrt es die Löslichkeit. Solche Darstellung findet man gelegentlich zugleich mit dem guten Glauben, etwas mehr gesagt zu haben, als die ursprüngliche Beobachtung selbst schon ergibt. Ich verweise dagegen auf die Untersuchungen über die Kristallstruktur des Wassers durch SUHRMANN (Ultrarotspektrum) und ULICH (Ramannspektrum). SCN' muß die Zahl der $(H_2O)_8$ vermindern, führt zugleich zur Änderung der Lösungseigenschaften (siehe Seite 80).

Bei den Flächenbedeckungen hätten wir eher die Möglichkeit, daß der Eintritt des Albumins in die Lösung durch SCN' begünstigt werde, so daß weniger an der Oberfläche bliebe, weiter könnte die Wasserbindung größer sein, so daß eine größere Fläche eingenommen wird; schließlich bestände die Möglichkeit, daß eine räumliche Anordnung durch Beseitigung von inneren Bindungen — VAN DER WAALSsche Kräfte, Nebenvalenzen — geändert würde, so daß die Flächenbelegung größer wird; als einfachstes anschauliches Modell: Aufrollung eines Blattes (siehe auch [1051, I]). Die GORTERsche Untersuchung möchte ich aber vor allem auch für unser Thema, das gerade die biologischen Wirkungen nicht aus den Augen verlieren darf, deshalb hervorheben, weil offenbar der HOFMEISTER-Effekt in viel niederen Konzentrationen in Erscheinung tritt als sonst, also in Konzentrationen, die im lebenden Organismus schon wirksam werden ohne zu vernichten.

5. Lösungsversuche.

Wirkungen von kleinen Salzkonzentrationen haben wir auch sonst, besonders bei Kolloiden, die OSTWALD[1043] isolabil nennt z. B. Casein-, Globulin- und Cellulosesole. Die Löslichkeit geht hier nach der Ionenstärke. Da die Wertigkeit in diesen Ausdruck als Quadrat eingeht, werden hier 2wertige Ionen wirksamer sein[1054]. Dazu sind aber in höheren Konzentrationen die lyotropen Effekte immer vorhanden. Untersuchungen über die Löslichkeit wurden unternommen zur Lösung und Gewinnung der Eiweiße des Mehls, wobei sich folgende Zahlen für 1 mol-Lösungen ergaben[1055, 1056] nach Kjeldahlbestimmungen:

SCN' wirkt noch stärker als J' [1057]. Das durch die Salze extrahierte Protein ist nicht einheitlich, das Molekulargewicht nimmt nach der Seite des J' zu[1058].

Tabelle 33.

	KF	K_2SO_4	KCl	KBr	KJ
(1055) . . .	13,07	18,59	22,77	37,22	63,89
(1056) . . .	24,86	26,24	30,98	40,16	55,01

Bei Cellulose wirken besonders die Perchlorate[1059], sonst die Reihenfolge wie oben.

Weitere Untersuchungen beschäftigen sich mit Hautpulver[1029]: Reihenfolge SCN' > J' > Br' > Cl' > SO_4'' > S_2O_3''. Die Menge von Tannin, Chromat und

[1053] GORTER, E.: Proc. Kon. Akad. d. Wet. **37**, 20 (1934); zitiert nach [1010], S. 437.

[1054] FÜRTH, O. u. SCHOLL, R.: Biochem. Z. **257**, 151 (1933), Rona **72**, 603. Das gilt auch für Lösung von Na-glykocholat auf Ölsäure.

[1055] GORTNER, R. A., HOFFMANN, W. F. u. SINCLAIR, W. B.: Kolloid-Z. **44**, 97 (1928), Rona **45**, 303. 12 Proben Weizenmehl.

[1056] STAKER, E. u. GORTNER, R. A.: J. physic. Chem. **35**, 1565 (1931), Rona **63**, 12. 8 andere Weizenmehle mit m/2-Lösungen; zugleich hier: Alfalfa, Canabis sativa. Mais.

[1057] RICH, C. E.: Cereal Chem. **15**, 596 (1938). C. **1939 I**, 547. Die sonstige Sequenz bleibt bestehen.

[1058] KREJCI, L. u. SVEDBERG, TH.: J. amer. Chem. Soc. **57**, 1365 (1935), Rona **89**, 513. C. **1935 II**, 2078.

[1059] DOBRY, A.: Bull. Soc. chim. France [5] **3**, 312 (1936). Besonders stark das Mg-Salz auf Celluloseacetat; Triacetat und andere Ester werden nicht gelöst oder nur gequollen.

[1060] GAWRILOW, N. I., BOTWINIK, M. M. u. MOSKOWA, S. J.: Biochem. Z. **272**, 56 (1934), Rona **82**, 548.

Aluminiumoxyd, die durch ein so vorbehandeltes Hautpulver aufgenommen wird, nimmt nach der Seite des SCN' zu. Auch Elastin wird durch SCN' peptisiert[1060].

Auf Gelatine wirken ebenso wie SCN' auch die Perchlorate, die hier ein extremes Ende einnehmen[734, 1061]. Diese Stellung des Perchlorates findet sich z. B. auch bei der Lösungserhöhung des Eiweißkörpers Ascaridin[1062]. Die Löslichkeit des Wassers in Benzylalkohol wird durch $Mg(ClO_4)_2$ erhöht, aber nicht umgekehrt[1066, I]. Auf die Stellung des ClO_4' in der HOFMEISTERschen Reihe werden wir noch später zurückkommen.

Die Wirkung auf Casein finden wir auch in der Reihe $F' < Cl' < J'$[1063], aber durch die Komplikation geändert, daß Casein als Ca-Salz unlöslich, als Na-Salz aber löslich ist. Dadurch kann es kommen, daß gegen die Erwartung Ca-fällende Salze wie NaF die Löslichkeit erhöhen[814, I; 1063].

Wenn Eiweißpräcipitate mit $HgCl_2$ durch S_2O_3'' gelöst werden[1064], dann wird hier ebenso die Wirkung auf das Schwermetall eine Rolle spielen.

Salze wie Perchlorat und SCN' wirken auch lösend auf Strukturen wie die Stromata der Erythrocyten[1065] die Leber([1066, II]) und auf den Glaskörper[1066] ein, wo durch höhere Konzentrationen (2½ mol J' und SCN') eine totale Auflösung der Strukturen erfolgt (siehe dagegen [1124]). Aber trotzdem wirken die Salze am Glaskörper alle nicht quellend, sondern entquellen sogar, aber nur mehr oder weniger. Das geschieht in kleineren Konzentrationen (m/100) nach der Wertigkeitsregel[1066 b)]. Weitere Literatur[1124—1126], ebenso S. 158.

6. Viscosität.

Schon früher haben wir die Beeinflussung der Viscosität durch Salze erwähnt und besprochen. Hier treten diese Fragen in komplexerer Natur an uns heran, und zwar zuerst in der Ordnung der lyotropen Zahlen, die wir bei der Fällung von Kolloiden schon einführten. Es treten in den Reihenfolgen Störungen auf, und zwar schon bei den einfachen Salzen[1067]. Zwei Punkte fallen in dieser Reihe als Abweichung ins Auge. ClO_4' steht der Reihenfolge nach von außen an der zweiten Stelle hinter Jodid, und Rhodanid erhält jetzt eine Zahl, die mit $Br' = 11,5$ (statt 13,25) übereinstimmt. Die Reihenfolge ist bei Übergang vom Na˙- zum K˙-Salz nicht geändert, nur daß die K-Salze mit größeren lyotropen Zahlen als Cl' eine kleinere Viscosität als das Wasser besitzen. Bei den freien Säuren rückt Perchlorat an den Flügel. Bei der Beeinflussung der Viscosität von 2% Zuckerlösung[1068] bleibt die Lage des SCN' mit Br', bei der lyotropen Zahl $N = 11,3$, ebenso wie bei Dextrinlösungen; aber die Berechnung muß jetzt Wegen folgen, die wir früher schon bei der Adsorption dargestellt haben.

[1061] GIBERT, P. u. DURAND-GASSELIN, A.: Bull. Soc. chim. France [5] **3**, 2237 (1936). C. **1937 I**, 4911. Ebenso Stärke, Glykogen usw.

[1062] FAURÉ-FREMIET, E. u. FILHOL, J.: J. chim. physique **34**, 444 (1937), Rona **104**, 335.

[1063] SHARP, P. F. u. McINERNEY, T. J.: J. Dairy Sci. **19**, 573 (1936), Rona **97**, 542.

[1064] DIACONO, H.: C. rend. Acad. Sci. **199**, 1686 (1934), Rona **85**, 434. C. **1935 II**, 395. Fällung von Antiserum.

[1065] BOEHM, G.: Biochem. Z. **282**, 32 (1935). Angewandt das Li-Salz in m/1-Konzentration.

[1066] GOEDBLOED, J.: Arch. f. Ophthalmologie **132**, 323 (1934). a) GOEDBLOED, J.: Arch. f. Ophthalmologie **133**, 1 (1935). b) GOEDBLOED, J.: Arch. f. Ophthalmologie **134**, 146 (1935). Geprüft auch SO_4'', Cl', NO_3', J', SCN'.

[1066, I] DURAND-GASSELIN, A. u. DUCLAUX, J.: J. Chim. physique-Physico-chem. biol. **37**, **89** (1940). C. **1941 II**, 2304. Zahlreiche Perchlorate untersucht.

[1066, II] JENSEN, R. u. SYLVEN: Nature **161**, 635 (1948). Nach Behandlung mit Rhodan kann Heparin leicht isoliert werden.

[1067] MERCKEL, J. H. C.: Kolloid-Z. **73**, 67 (1935). C. **1936 I**, 3982.

[1068] MERCKEL, J. H. C.: Kolloid-Z. **73**, 171 (1935).

Die Viscositäten ordnen sich für n/4-Lösungen der Elektrolyte nach anschießenden Reihenfolgen bzw. Gleichungen:

1. Für Zucker . . . . $1000\,(\eta - 1) = 0{,}98\,N^2 - 19{,}65\,N + 147{,}5$.
2. Für 2½% Dextrin Handelspräp. $1000\,(\eta - 1) = 1{,}35\,N^2 + 22{,}2\,N + 102{,}5$.
3. Dextrin gereinigt . . . . $1000\,(\eta - 1) = +1{,}04\,N^2 - 17{,}1\,N + 295{,}0$.

Ordnen wir die Ionen einfach nach der Größe der Wirkung, so erhalten wir die Reihenfolgen:

Entsprechend Gleichung 1) $JO_3' > J' > Br' = SCN' > BrO_3' > Cl'$.
„ „ 2) $Cl' > BrO_3' > JO_3' = Br' > SCN' > F' > J'$.
„ „ 3) $J' > SCN' = Br' > F' > JO_3' > Cl' > BrO_3'$.

In diesen Reihenfolgen sehen wir überhaupt keine lytrope Reihe mehr und noch weniger eine Ordnung, besonders wenn man den Übergang von ungereinigtem (Gl. 2) zum gereinigten Dextrin (Gl. 3) betrachtet. Die gut stimmenden Gleichungen zeigen, daß aber ein systematischer Gang und Zusammenhang entsprechend einer quadratischen Funktion mit den lyotropen Zahlen besteht. Die resultierende Parabel zeigt einen verschiedenen Verlauf bei den beiden Dextrinen, bei ungereinigtem in der Mitte der lyotropen Skala mit einem Maximum (also konkav zur Abszisse), in der gereinigten wie bei Zucker mit einem Minimum. Ähnliche Untersuchungen wurden bei Stärke selbst ausgeführt[969], wobei SCN' wieder der lyotropen Zahl 13,5 zuzuordnen war. Hier ergeben sich also Diskrepanzen (siehe dazu auch[1069]).

Die von MERCKEL angewandte und hier eben dargelegte Beschreibung verlangt vorerst keine theoretische Vorstellung. Man könnte nun eine Adsorption als wirksam annehmen. Das ist aber nicht möglich, da die Adsorptionsfunktion höherer Ordnung ist. Die Schwierigkeit, in die Skala bestimmte Ionen einzuordnen, besteht auch sonst, neben dem Rhodanid an dieser Stelle besonders mit dem Perchlorat, das in vielen capillaren und elektrocapillaren Eigenschaften am äußersten Ende der Reihe oder wenigstens in der Nähe von SCN' steht, wobei natürlich — abgesehen von der Größe des Moleküls — zwischen beiden Ionen der Unterschied besteht, daß ClO_4' symmetrisch gebaut ist, also sich viel besser in die Reihe der Halogene einordnen sollte, während SCN' ein Dipolmoment besitzt.

Um die Gründe der Viscositätsbeeinflussung zu erkennen und auseinanderzuhalten, verwendet man die Formel von SMOLUCHOWSKI-EINSTEIN:

$$\frac{\eta_s - \eta_l}{\eta_l} = \frac{5}{2}\,\Phi\left(1 + \frac{a}{r^2}\cdot\zeta^2\right).$$

η_s = Viscosität des Sols,
η_l = Viscosität des Lösungsmittels,
Φ = Anteil der Solpartikel gerechnet als Kugeln mit dem Radius r am Gesamtvolumen,
ζ = elektrokinetisches Potential.

In der Konstante a haben wir Dielektrizitätskonstante und einige andere Größen zusammengefaßt.

Diese Formel gibt die relative Viscositätsänderung an und gilt nicht quantitativ, ist aber qualitativ zu benützen. Wir sehen nach dem zweiten Glied in der Klammer eine Zunahme der Viscosität mit Verkleinerung des Radius, aber nur so lange als das ζ-Potential nicht verschwindet. Beseitigung eines ζ-Potentials bedeutet also Viscositätsabnahme. Das ist die Ursache des elektroconstrictorischen Effektes der Salze in kleinen Konzentrationen, der besonders in Er-

[1069] MERCKEL, J. H. C.: Rec. trav. chim. Pays-Bas 55, 82 (1936). a) BRUINS, E. M.: Rec. trav. chim. Pays-Bas 55, 297. Erwiderung auf MERCKEL. Änderung der Viscositäten, wenn man Erdalkali als Kation wählt.

scheinung treten wird bei hydrophoben Solen, soweit sie merkliche Viscositätsdifferenzen gegenüber dem Wasser besitzen.

Er folgt hier der Wertigkeitsregel z. B. bei Eisenhydroxydsolen[1070], aber zugleich findet man den Einfluß anderer Ionen[1071], was dann zur Gelbildung führt[1071, 1072].

Besonders von Interesse ist die Wirkung auf Stärkesole, bei denen die primäre Erniedrigung der Reihe folgt: $P_2O_7^{IV} > PO_4^{III} > Cl' > SO_4'' > SCN'$[1073], und zwar beträgt sie bei löslicher Stärke, die stark mit Phosphat verestert ist = 48%, bei der an PO_4^{III}-armen Autoklavenstärke aus Kartoffeln aber nur 17—23%. Das liegt an der starken Aufladung der veresterten Säure. Bei der weiteren Steigerung der Salzkonzentrationen nehmen die Phosphate (PO_4^{III} und $P_2O_7^{IV}$) eine Sonderstellung ein (also auch ohne Veresterung), indem sie nicht nur die Viscosität stark steigern, sondern auch stabilisierend bei Alterung des Sols wirken; dann folgt erst im Abstand $SCN' > Cl' > SO_4''$.

Die gleichen Erscheinungen elektroviscöser Natur kamen auch an anderen lyophilen Kolloiden, z. B. Gummi arabicum, Casein, Eiereiweiß, Glykogen[1074], Agar (nach FREUNDLICH Kapillarchemie II, S. 364) zur Erscheinung mit anschließendem sekundären Anstieg von m/8 an, ebenso mit Gliadin von 4—40 mol Cl' oder J' [1037], während mit $Fe(CN)_6^{IV}$ die Wirkung schon früher einsetzt. Der Anstieg ist bei $Fe(CN)_6^{IV}$ besonders schwer zu messen, weil leicht Fällungen auftreten. Dabei bleibt die Reihenfolge in der ganzen Konzentrationsskala z. B. bei Casein nicht gleich, weil die Kurven sich überschneiden, so daß die Viscosität bei SCN' nachher unter Br' liegt.

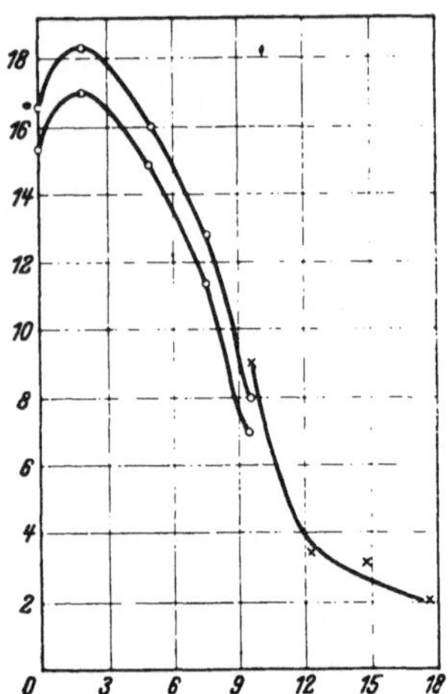

Abb. 9. Volumen, in dem 1-g Gelatine vorhanden ist, im Sol- und im Koazervatzustand für die Systeme mit Natriumsulfat. X = berechnet aus Koazervatanalysen, O = berechnet aus der relativen Viscosität von Solen. Die obere der Viscositätslinien bezieht sich auf die Reihen mit 0,8 g, die untere auf die mit 0,4 g lufttrockener Gelatine in 100 ccm. Ordinate: Volumen, Abscisse: Natriumsulfatgehalt der Gleichgewichtsflüssigkeit. Nach HOLLEMANN.

Bei diesem sekundären Anstieg wird in der vorher mitgeteilten Gleichung das ζ fortfallen, und es bleibt dann nur noch eine Gleichung übrig:

$$\frac{\eta_s - \eta_l}{\eta_l} = \frac{5}{2}\Phi.$$

Dadurch wird der relative Anteil Φ der Teilchen an dem Gesamtvolumen berechenbar. Doch ist zweierlei zu beachten:

1. Die Konstante $\frac{5}{2}$ gilt nur für eine Konzentration, also darf am Gehalt des Sols nichts geändert werden außer dem Salzgehalt.

2. Die berechneten Φ ergeben ausschließlich Vergleiche nach Konvention, genau wie wir die Hydratationszahl der Ionen früher aufgefaßt haben als relatives Maß der Hydratation. Hier besteht noch insofern die Komplikation, daß eine Änderung der Form der Micellen z. B. von der Kugel zur Fadenform einen Anstieg des relativen Volumens veranlaßt (siehe [1051, I]). Wir sehen die Verhältnisse bei Gelatine und Na-Sulfat aus obiger Abbildung[1038]:

[1070] THÉVENET, S.: C. rend. Acad. Sci. **207**, 68 (1938). C. **1939 I**, 48. KCl, K_2SO_4, K_3PO_4, $K_4Fe(CN)_6$.

[1071] SCHUMANN, G.: Rona **89**, 471. Bei Vanadinoxyd $Cl' < NO_3' < Br' < SO_4'' < CrO_4''$.

[1072] OSTWALD, WO. u. MERTENS, M.: Kolloid Beih. **23**, 242 (1926), Rona **38**, 13. Komplexe Hg-Salze.

[1073] SAMEC, M.: Kolloid-Beih. **43**, 272 (1936). C. **1936 I**, 4688.

[1074] BUCHNER, E. H.: Rec. trav. chim. Pays-Bas **51**, 619 (1932), Rona **69**, 15. Z. B. war bei Eiereiweiß die Wirkung von SO_4'' und Br' anfangs dieselbe; erst der spätere Anstieg führte Br' höher als SO_4''.

Die relativen Zahlen ergeben sich bei Edestin aus folgender Tabelle 34 (nach [1039]):

Die Viscosität und das relative Volumen Φ nimmt also zu mit den lyotropen Eigenschaften, zugleich mit der Tendenz zur Denaturation, hier bei Edestin und auch bei anderen Eiweißkörpern[1075]. Deswegen auch diese sonst ungewohnte Reihenfolge, wie auch bei verschiedenen Acetonzusätzen eine Umkehrung der Reihe erfolgt[1037]. Die hydratisierende Wirkung z. B. von SCN' soll nach Dialyse verschwinden, nicht die peptisierende[1049]. Diese ließ sich nachweisen durch Verhinderung des Tyndalleffektes durch SCN'[1082], zugleich mit Anstieg des osmotischen Drucks, wobei die Uneinheitlichkeit selbst der Gelatine störend wirkt[1082].

Tabelle 34.

Konz. m.	NaCl	J'	SCN'	SO_4''
0,5	0,054	0,059	0,061	0,054
1,0	0,056	0,066	0,079	0,056

Peptisation allein müßte natürlich die Viscosität erniedrigen, wie man bei dem Übertritt des Gels in den Solzustand sieht, vielleicht schon wegen der Form der Micellen. Wenn Rhodanid z. B. in der Lage ist, innere Kräfte eines fadenförmigen Moleküls aufzuheben, so daß leichter die Fadenform möglich wird, dann könnte dieser Effekt schließlich die Viscosität relativ erhöhen.

Deshalb kann eine umgekehrte Wirkung bei verschiedenem Kation zustande kommen, z. B. wenn ein Ion wie $Ca^{\cdot\cdot}$ zugleich angewandt wird[1076]. Auch bei Stärke sind die Verhältnisse mehrphasisch, denn anfangs ergibt sich eine Viscositätszunahme durch SCN'[1080], dann aber eine Abnahme in der Reihenfolge SCN' > NO_3' > Cl' > SO_4''[1081]. Na-Thymonukleat gibt stark visköse wäßrige Lösungen mit starker Strömungsdoppelbrechung. Beide werden durch J' und SCN' zerstört, die Lösungen werden isotrop und streuen nicht mehr Licht. Der Effekt ist völlig reversibel nach Entfernung der Ionen (GREENSTEIN [1076 I]). Hier werden Micellen, die sich in Fadenform zusammengefunden haben, isoliert durch Aufhebung von Kräften des Zusammenhalts. In 5% NaCl entstehen fadenförmige Partikel, die Viscosität nimmt zu, Doppelbrechung tritt auf (Stern [1034,II]). Bei Lecithin- und Fettsäuresolen soll Br' am stärksten einwirken[1077], bei Cephalin ist das Verhältnis von Cl':J':SCN' = 1012:1021:1046[1077 a)]. Beim Serum nahm die Viscosität vom F' über Cl', Br' zum J' ab[1078, 1079].

Diese Vorgänge darf man nicht verwechseln mit der Viscositätsabnahme des Serums oder gar des Gesamtblutes am ganzen Tier. Unser Thema handelt hier besonders von dem elektroviscösen Effekt, der nicht mehr zur Geltung kommen kann bei dem immer vorgegebenem NaCl-Gehalt des Serums. In diesem Bereich wird die Viscosität sogar sehr niedrig liegen.

Abschließend sehen wir aus diesem Kapitel, daß die Probleme durchaus nicht übersichtlich sind. Das wird nicht wunderlich erscheinen wenn man weiß, wie wenig die Theorie hier entwickelt ist und sogar noch bei den Kolloiden mit anomalem Verhalten Fragen der zur Messung benutzten Apparatur eine Rolle spielen, wahrscheinlich bedingt durch elastische Eigenschaften der Sole, wie sie in der Gelform offenbar werden.

1075 ANSON, M. L. u. MIRSKY, A. F.: J. gen. Physiol. **15**, 341 (1932).
1076 ERBRING, H.: Kolloid-Z. **80**, 20 (1937). C. **1938 I**, 1318.
1076, I GREENSTEIM. J. P.: J. biol. them. **133**, XXXVIII (1940).
1077 SPIEGEL-ADOLF, M.: Klin. Wschr. **1932**, 185. a) Biochem. J. **29**, 2, 2413 (1935).
1078 SIMON, I.: Arch. di scienze biol. **6**, 1 (1924), Rona **29**, 895.
1079 SIMON, I.: Studi sassaresi **3**, 310 (1925), Rona **33**, 570.
1080 OSTWALD, WO. u. FRENKEL, G.: Kolloid-Z. **43**, 249 (1927).
1081 FREUNDLICH, H. u. NITZE, H.: Kolloid-Z. **41**, 206 (1927).
1082 NORTHROP, J. H. u. KUNITZ, M.: J. gen. Physiol. **10**, 161 (1926).

XII. Gele.

1. Schmelzen.

Wird ein Sol von Gelatine oder Agar abgekühlt, dann nimmt seine Viscosität allmählich zu, dadurch daß sich die einzelnen Partikel aneinanderlegen, d. h. durch einen Prozeß, der entgegengesetzt der Peptisation verläuft. Dieser Prozeß der Viscositätszunahme wird durch Salze nach der lyotropen Ordnung verlangsamt[1083]. Er setzt sich fort, wenn wir die Temperatur der Erstarrung oder der Schmelzung eines Gels in Abhängigkeit von dem anwesenden Anion, bzw. seiner Konzentration in den Bereich der Betrachtung ziehen. Dabei sind wiederum die lyotropen Zahlen maßgeblich[1025]. Bei 10% Gelatinegelen mit einem Schmelzpunkt von 32° erfolgte eine genaue Prüfung, die auch zur Aufstellung einer definierten Gleichung führte[1084]. Statt dieser Gleichung geben wir hier tabellarisch eine Reihe der erhaltenen Schmelztemperaturen, die nach der angewandten Methodik[1085] eine Fehlermöglichkeit von 0,2° zuläßt.

Tabelle 35.

Schmelztemperaturen 10% Gelatine bei Salzzusatz

Konzentrationen	Anion der Na-Salze								
	ClO_3'	NO_3'	Br′	J′	SCN′	ClO_4'	BrO_3'	HPO_2'	Cl′
0,25 m	—	29,7	29,8	27,3	27,0	27,0	—	—	—
0,5 m	28,5	27,8	28,4	25,0	23,9	23,4	30,9	33,3	31,4 (0,4 m)

Abgesehen von der Tabelle wollen wir auf einige Punkte aus dieser Arbeit von Merckel und Haagman[1084] hinweisen. Bei Anstellung der Berechnung wurde BrO_3' und ClO_4' ausgelassen, weil sie qualitativ unrichtig liegen, also in das System der lyotropen Zahl nicht passen. Wir sehen hier beim ClO_4' sogar eine Wirkung, die zumindest nicht schwächer ist als die des Rhodanids. Bemerkenswert ist die Tatsache, daß Hypophosphit den Schmelzpunkt erhöht und zwar zunehmend bei Übergang zu höheren Konzentrationen.

Wird bei derselben Versuchsanordnung die Wasserstoff-Ionen-Konzentration gewechselt[1085], dann finden sich die Reihenfolgen der Ionen wieder in der ganzen Konzentrationsskala. Im isoelektrischen Punkt wurde kein extremer Wert erreicht. Diese beiden Beobachtungen sind besonders wichtig, weil durch die Messung der Quellung im sauren Bereich Loeb[972] überhaupt zur Ablehnung eines Hofmeistereffektes kam. Bei der Quellung gibt es nun ein Minimum im isoelektrischen Punkt der Gelatine. Beim Phosphat gibt es 2 Minima[1105].

2. Quellung.

Wenn wir jetzt zur Beeinflussung der Quellung übergehen, dann ergibt sich der unmittelbare — allerdings nur oberflächliche — Zusammenhang mit der Schmelzung darin, daß die Kräfte, die die Schmelzung hindern, auch der Wasseraufnahme Widerstand leisten werden. Schon deswegen kann der Zusammenhang nur oberflächlich sein, weil die meisten Eiweißkörper keine hitzereversiblen Gele geben. Hierbei ist die Gelatine eine Ausnahme und daher für Versuche besonders geeignet. Der Zusammenhang der Quellung und zwar in linearer Form mit der lyotropen Skala[1025] ist deshalb bei Gelatine besonders leicht festzustellen. Wir

[1083] Bungenberg de Jong, H. G.: Rec. Trav. chim. Pays-Bas **47**, 797 (1928). Agar. $SCN' < J' < NO_3 < Br' < Cl' < SO_4''$.

[1084] Merckel, J. H. C. u. Haagman, P. N.: Kolloid-Z. **87**, 59 (1939). Schon m/8-Lösungen von J′, SCN′ und ClO_4' wirken deutlich.

[1085] Merckel, J. H. C.: Kolloid-Z. **78**, 339 (1937).

kommen wiederum — wie schon in dem Kapitel über die Membranen — zur Betrachtung von Strukturen, aber der einfachsten Form.

Der Prozeß der Quellung erhielt eine kurze Definition[1086] durch die Beschreibung:

„Die Quellung führt zur Aufnahme von Flüssigkeit unter Volumenzunahme. Dabei geht die mikroskopische Homogenität nicht verloren, aber die elastischen Eigenschaften werden verändert." Man könnte noch hinzusetzen, daß ein Druck dabei erzeugt wird, der beträchtliche Grade annehmen kann, wurden doch durch quellendes Holz im alten Ägypten Steinsprengungen durchgeführt. Auch der Druck wird durch Salze beeinflußt[1087] und zwar in der Anordnung der HOFMEISTERschen Reihen. Schließlich ergeben sich bei genauerer Untersuchung optische Differenzen, wenn man nicht das Mikroskop, sondern das Polarisationsmikroskop und die Röntgenstrahlen zu Rate zieht, die wir aber erst später besprechen werden.

Zuerst sind es die quantitativen Verhältnisse der Wasseraufnahme, über die wir vor allem von BUCHNER[1022, 1025] unterrichtet werden. Gelatineblättchen in n/1-Salzlösungen gelegt mit dem Gewicht 1 erhalten bei Zimmertemperatur folgende Endgewichte:

$Na_2HAsO_4 = SO_4$: 11,7
$Na_4Fe(CN)_6$: 14,5 Na_2CrO_4: 15,3
$Na_2S_2O_3$: 15,5 H_2O = 16 NaCl: 17
$NaNO_2$ = 17 $Na_2S_2O_6$ = 17,5 $NaBrO_3$ = 18,5
$NaClO_3$: 21,7 NaBr: 25 $NaNO_3$ = 26
$Na_2S_4O_6$, $NaClO_4$, NaJ = Peptisieren.

Bei 0° und n/4-Lösungen wurden die Werte gefunden[1025]

NaF = 6,4; $NaJO_3$: 6,9; $NaClO_3$: 8,5; $NaNO_3$ = 8,7; H_2O : 8,1.

Die Werte liegen auf einer Linie entsprechend den lyotropen Zahlen (s. a.[1090, I]).

Die Schwierigkeit der quantitativen Beurteilung bei den Salzen der peptisierenden Reihe liegt in der Festsetzung des Gewichts. Ein Gewichtsverlust tritt immer ein durch die Peptisation, wenn man die Gewichtszunahme durch Wägung verfolgt. Deshalb wird die sogenannte FISCHERsche Methode der Verfolgung des Meniscus im kalibrierten Rohr als besser bezeichnet[1088]. Bei Anwendung einer Methode, die dieser entspricht, wurde nun rein qualitativ an Gelatine in n/2-Lösungen die Quellung gefunden bei $J' < SCN' < ClO_4'$[1089]. Auch diese Methode wird man nur mit Vorsicht betrachten können, weil das Auftreten eines Gleichgewichtes nicht zu erwarten ist. Denn der weiteren Quellung stehen elastische Kräfte entgegen, die aber einer Hysteresis unterliegen, so daß immer nur (bei Gelatine) ein Durchgangszustand erreicht wird, der durch Fragen der Diffusionsgeschwindigkeit der Ionen kompliziert ist[1090]. Vielleicht ist freier von diesen Einwänden die Anwendung von Hornstückchen, die nicht peptisieren. Mit diesem Objekt und n/1-Lösungen (+ Lauge) stellte PULEWKA[1091] bei Zimmertemperatur folgende Gewichtszunahmen in mg fest:

Ion	NaBr	NaSCN	$NaClO_4$	NaSH
Ausgangsgewicht	83	90	88	103
Gewichtszunahme	54	66	87	482

1086 KATZ, J. R.: Transact. Farad. Soc. **29**, 279 (1933).

1087 FREUNDLICH, H. u. GORDON, P. S.: Transact. Farad. Soc. **32**, 1415 (1936). C. **1938 I** 847. Hausenblase 0,2 mol-Salzlösungen: Quellung $SCN' > J' > NO_3' > Cl' > F' > SO_4''$.

1088 FREUNDLICH, H.: Capillarchemie **1930 II**, **600**.

1089 EICHLER, O.: Naunyn-Schmiedebergs Arch. **144**, 251 (1930). Derselbe Befund wurde am Froschmuskel erhoben. Dieses Versuchsobjekt scheint mir für solche Untersuchungen wenig geeignet, weil man die Abtötung des Objekts voraussetzen muß.

1090 NORTHROP, J. H. u. KUNITZ, M.: J. gen. Physiol. **10**, 893 u. 905 (1927).

1090, I BUCHNER, E. H.: Rec. Trav. chim. Pays-Bas **59**, 703 (1940). C. **1940 II**, 1553. Die Effekte gelten auch für Tetramethylammonium als Kation.

1091 PULEWKA, P.: Naunyn-Schmiedebergs Arch. **140**, 181 (1929), Rona **51**, 591.

Na_2SO_3 war ohne Wirkung. Wir sehen zugleich den ganz anderen Verlauf der SH'-Wirkung.

Mit Gelatinescheibchen wurde von AXMACHER[876] eine Quellungshemmung gegenüber Wasser durch 0,1 mol Pyrophosphat identisch mit 0,35 mol $Fe(CN)_6$ gefunden. Bei Hautpulver[1092] ergab sich gegenüber Wasser nur mit 0,74 mol NaSCN eine stärkere, mit 2,2 mol eine geringere Quellung, während 3,7 mol keine Änderung gegenüber Wasser veranlaßte[1092]. Alle übrigen Salze (NO_3', Cl', SO_4'') hemmten nur.

Die Quellung wird durch Temperatursteigerung — wie zu erwarten — vermehrt[1093]. Dabei gibt es aber folgende Möglichkeit: Sulfat führt zur Fällung bei höheren Temperaturen, aber nur deshalb, weil bei 0^0 die Löslichkeit des Salzes zu diesem Effekt noch unzureichend ist. Also eine einfache, bessere Löslichkeit der Salze als Grund der HOFMEISTERschen Reihe anzunehmen[1097] scheint nicht angängig. Trotz dieser eindeutig stärker hemmenden Wirkung der Sulfate auf die Aufnahme von Wasser wurde das Eindringen einer kolloiden Jodbehensäure durch NaCl viel stärker gehemmt als durch SO_4'' [1094].

Besondere Störungen und Versuche der Erklärung der Quellung sollen hier noch kurz Erwähnung finden. So wird die Quellung mit SCN' und J' durch anwesende Denaturierungsmittel abgeschwächt[1095]. Die spezielle Quellung von Cellulose durch Perchlorsäure soll durch Einbau in das Gitter stattfinden[1096].

Erwähnung verdient das Verhalten von Agar-Agar, der das Kalksalz eines Schwefelsäureesters darstellt. Da die freie Säure in Wasser weniger quillt als das Kalksalz, verursachen Ca-fällende Anionen — SO_4'', PO_4''' — einen besonderen Rückgang der Quellung[1098]. Umgekehrt kann man bei Quellung getrockneter Haut durch $Fe(CN)_6^{IV}$ und $P_2O_7^{IV}$ dadurch Quellungsbegünstigung erreichen, daß diese Salze quellungshemmende Eiweiße herauslösen[1099]. Bei Agar hemmen Salze immer — auch SCN' — die Quellung gegenüber destilliertem Wasser. Dabei gibt es teilweise kompliziertere Kurven mit Maximumbildung bei $Fe(CN)_6^{III}$ Cl', J', SCN'[1100].

Bei der Quellung und Verkleisterung der Stärke finden wir auch folgende Reihen:

$$SCN' > J' > Br' = NO_3' > ClO_3' > Cl' > BrO_3' > F' = SO_4''$$ [1101].

NaSeCN wirkt ungefähr wie SCN, während Cyanat viel schwächer wirkt[1102, 1103]. Die Wirkung der Halogene und des Rhodanids ist auch in organischer Bindung noch nachzuweisen[1103, 1103,I].

Die bisher wiedergegebenen Messungen, die zwar gelegentlich auftretende Störungen zeigten, aber doch die HOFMEISTERsche Quellungsreihe deutlich in Erscheinung treten ließen, wurden schon früher vielfach beobachtet. Die früheren Messungen wurden von LOEB[972] mit der Behauptung bezweifelt, daß bisher noch nicht die Wirkung der Wasserstoff-Ionen-Konzentration beachtet worden sei. Diese Behauptung hat aber nur eine gewisse Gültigkeit für die Salze schwacher Säuren, denn meist handelt es sich um Neutralsalze. Tatsächlich ist die Wirkung

---

1092 KUBELKA, V.: Kolloid-Z. 51, 331 (1930), Rona 56, 434. Es fragt sich, ob hier nicht Fehler durch Peptisation aufgetreten sind; siehe früher erwähnte Versuche mit Hautpulver unter „Peptisation".

1093 JORDAN-LLOYD, D.: Biochem. J. 24, 2, 1460 (1930).

1094 FÜRTH, O. u. HERRMANN, H.: Biochem. Z. 279, 326 (1935), Rona 89, 469.

1095 JERMOLENKO, N. u. LOBANOWITSCH, A.: Biochem. Z. 259, 374 (1933), Rona 73, 398.

1096 ANDRESS, K. u. REINHARDT, L.: Z. physikal. Chem. 151, 425 (1930), Rona 60, 175. Röntgenspektrum. KATZ würde von intramicellärer Quellung sprechen bei solchen Veränderungen.

1097 v. MORACZEWSKI, W. u. GRZYCKI, ST.: Biochem. Z. 221, 331 (1930), Rona 57, 362.

1098 FAIRBROTHER, F. u. MASTIN, H.: J. chem. Soc. Lond. 123, 1412 (1923), Rona 25, 6.

1099 KAYE, M. u. LLOYD, D. J.: Biochem. J. 18, 1043 (1924).

1100 DOKAN, S.: Kolloid-Z. 34, 155 (1924), Rona 29, 164. Bei n/1 $J' > SCN' > Fe(CN)_6^{III} > NO_3' > Br' > Cl' > SO_4'' > Fe(CN)_6^{IV}$.

1101 KATZ, J. R. u. MUSCHTER JR., F. J. F.: Biochem. Z. 257, 385 (1933).

1102 KATZ, J. R. u. MUSCHTER JR., F. J. F.: Biochem. Z. 257, 397 (1933).

1103 KATZ, J. R., SEIBERLICH, J. u. WEIDINGER, A.: Biochem. Z. 298, 320 (1938) u. 297, 412 (1938). Verkleisterungstemperatur durch SCN herabgesetzt.

1103,I SCHÜLLER, J.: Verh. d. dtsch. Pharmokol. Gesellsch. 1929, S. 64—66.

der Ionen dann gering, wenn in einem Gebiet abseits vom neutralen gearbeitet wird (siehe auch [1104]).

Die LOEBschen Vorstellungen und Untersuchungen werden besonders durch KÜNTZEL[1105] einer umfangreichen Kritik unterzogen, der vor allem darauf aufmerksam macht, daß auch auf den LOEBschen Kurven zwar kleine, aber doch deutliche Differenzen bei der Anionenwirkung nachweisbar sind. LOEB sei mit vorgefaßter Meinung an das Problem herangegangen. Auch sonst wird ein spezifischer Ioneneffekt gefunden[1106] und zwar auch unter Berücksichtigung einer eventuellen Bindung. Voraussetzung des deutlichen Auftretens der Ionenspezifität ist die Anwendung einer genügenden Konzentration. Bei kleinen Konzentrationen — und mit diesen arbeitete LOEB vor allem — spielt ein Effekt eine Rolle, der mit Ladungsverhältnissen ähnlich der Viscosität zusammenhängt, und dabei tritt dann die Wertigkeit in den Vordergrund[1105]. Dabei wirken nun die Salze hemmend auf die Quellung der Gelatine, wie z. B. NaCl in m/100 Lösung[1107]: teilweise bei höheren Konzentrationen und besonders im isoelektrischen Punkt stört die Fällung[1108].

NO_3' wirkt auch fällend bei $p_H < 2,3$, bei höheren Konzentrationen (> 0,6 mol) wirkt es auch in Anwesenheit von Säure quellungsbegünstigend, besonders beim $p_H > 5,0$ wirkt 0,1 mol $NaNO_3$ schon begünstigend auf die Wasseraufnahme (proportional log $[NO_3]$, später direkt proportional der Konzentration[1109]).

Schon bei der Peptisation haben wir in Versuchen mit SCN' auf den Befund hingewiesen, daß die Peptisation auch nach Entfernung des Ions durch Dialyse durchaus nicht direkt reversibel ist. Das gleiche läßt sich auch bei den Gelen nachweisen. Wir geben die Befunde nach einer Arbeit von NORTHROP und KUNITZ[1110] wieder:

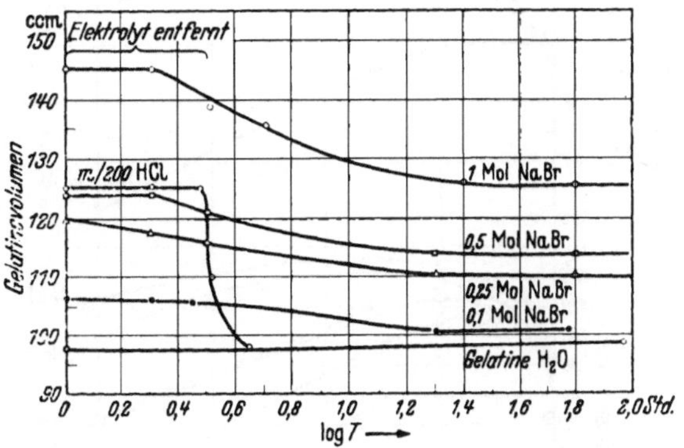

Abb. 10. Wirkung der Entfernung des Elektrolyten auf das Volumen von in NaBr oder HCl gequollener Gelatine.

Auf dem Bilde sehen wir die absolute Reversibilität der Quellwirkung durch Säure nach Entfernung derselben, während das Volumen nach NaBr in keiner Weise auf den Zustand zurückkehrt, den man bei der ausschließlichen Anwesenheit von Wasser erwarten sollte. Das weist auf einen prinzipiell anderen Mechanismus der Säure- und Salzquellung hin. Die treibende Kraft solcher Quellung kann in der Ausbildung eines Donnangleichgewichtes und auch einer Änderung des osmotischen Drucks bestehen. Die Verschiedenheit des Donnangleichgewichtes wird nun durch Salzzusatz vermindert. Das gilt aber nur in mittleren Konzentrationen, bei höheren Konzentrationen spielt jetzt durch Peptisation der Gelatine selbst die Vermehrung des osmotischen Drucks eine Rolle. Auf einer weiteren Abbildung geben wir die Einwirkung von Ionen auf die Wasseraufnahme und darunter den osmo-

[1104] v. MORACZEWSKI, W. u. HAMERSKI, E.: Biochem. Z. **208**, 299 (1929).
[1105] KÜNTZEL, A.: Biochem. Z. **209**, 326 (1929), Rona **52**, 18.
[1106] PLEASS, M. B.: Biochem. J. **25**, 2 1943 (1931). $NO_3' > Cl' > SO_4''$.
[1107] LLOYD, D. J. u. PLEASS, W. B.: Biochem. J. **21**, 2, 1352 (1927).
[1108] PLEASS, W. B.: Biochem. J. **23**, 1, 358 (1929).
[1109] LLOYD, D. J. u. PLEASS, W. B.: Biochem. J. **22**, 2, 1007 (1928).
[1110] NORTHROP, J. H. u. KUNITZ, M.: J. gen. Physiol. **8**, 317 (1926).

tischen Druck der Gelatine wieder. Wir sehen die Ähnlichkeit beider Kurvenscharen (nach NORTHROP u. KUNITZ[1110]).

Die dynamischen Verhältnisse und Zusammenhänge zwischen osmotischem Druck, Quellungsdruck und Volumen wurden zu einem theoretischen System ausgebaut[1111]. Als Gegenkraft gegen die Quellung osmotischer Natur steht die Elastizität der Gelstruktur. Wenn die Konzentrationsgradienten klein sind, können die elastischen Kräfte einem Diffusionsausgleich entgegenwirken, so daß ein Konzentrationsgradient auch bei monatelanger Messung bei Laugenquellung bestehen bleiben kann, wie die wichtigen Versuche von BIGWOOD[834, 875] zeigen (siehe dazu [1112]). Der Gradient gilt auch für Cl′, wenn man etwa $CaCl_2$ einwirken läßt[1113].

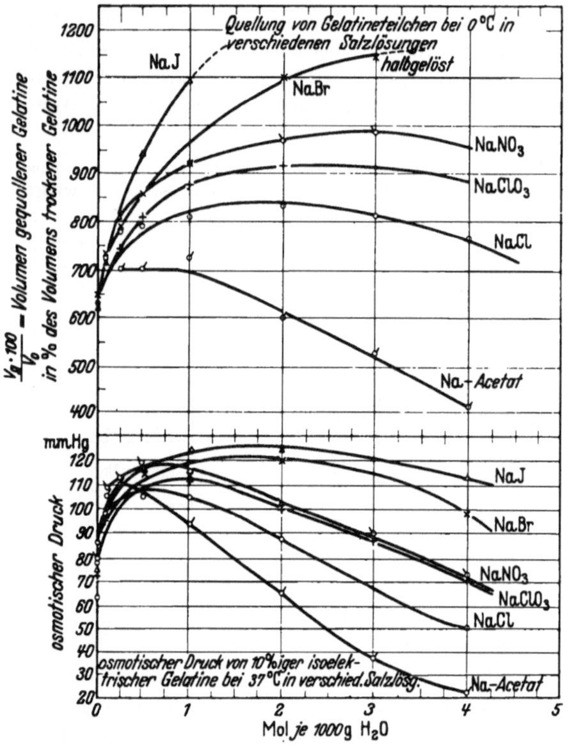

Abb. 11. Vergleich von osmotischem Druck und Gelatinequellung in verschiedenen Salzlösungen.

Bei der Quellung von Zellulose wurde in den Versuchen von KASBEKAR und NEALE[1113, I] bei geringer Quellung das Lösungsmittel, bei größerer aber Wasser aufgenommen, also auch ein Gradient entwickelt. Nach diesen Autoren sind zwischen den Zelluloseketten (OH)-Bindungen vorhanden, die die Aufnahme von Flüssigkeit hemmen. Zwischen den Ketten sind die zusammenhaltenden Kräfte sonst vor allem Wasserstoffbindungen. Diese auf quantenmechanischer Resonanz beruhend, bedürften nur geringer Energie zu ihrer Lösung. Sie müßten auch eine Lösung durch Salze erfahren. Wenn in den Versuchen von PULEWKA mit Horn gerade NaSH eine besonders große quellende Kraft besitzt im Abstand von allen HOFMEISTERschen Salzen, dann liegt das daran, daß gerade -SH mit dem nach ASTBURY im Horn vorkommenden Schwefelbrücken reagiert und sie löst, wie schon PULEWKA nachweisen konnte. Das ist nicht der Wirkungsmechanismus der Salzquellung. Die Freilegung von -SH Gruppen wurde verschiedentlich beobachtet, bedeutet aber bei Eiweiß Denaturation, der HOFMEISTEReffekt ist aber fast stets reversibel, wenn auch nicht wie auf der Abbildung 10 in Hinsicht der Wiedergewinnung elastischer Eigenschaften.

1111 SCHULZ, G. V.: Naturwissenschaften **1936**, 589. C. **1936 II**, 3278.

1112 HALPERN, L.: J. gen. Physiol. **14**, 575 (1931), Rona **63**, 13.

1113 BIGWOOD, E. J.: Amer. J. Physiol. **90**, 285 (1929), Rona **53**, 297. Hier keine Zeit angegeben.

1113, I KASBEKAR, G. S. und NEALE, S. M.: Transact. Farad. Soc. **43**, 517 (1947). Anwendung von hochkonzentriertem $Ca(SCN)_2$ und $Zn(SCN)_2$.

Diese elastischen Eigenschaften der Gele werden nun durch die Salze beeinflußt, und auf diesem Wege kann eine Quellungsvermehrung oder -verminderung eintreten. Deshalb sind die elastischen Eigenschaften besonders zu beachten.

3. Elastische Eigenschaften.

Unter den hier zu besprechenden Einwirkungen werden die Strukturen der Gewebe eine Rolle spielen, und zwar immer im Sinne einer Quellungshemmung durch solche Strukturen, Fasern und dgl., deren Widerstand erst durch den Quellungsdruck überwunden werden muß[1114]. Die Fasern selbst können nun wiederum von den Ionen in ihren mechanischen Eigenschaften beeinflußt werden.

Die Dehnungsfähigkeit der Gelatine wird durch 0,75% KCl um 7%, isotonische KJ-Lösung um 20% erniedrigt, durch Sulfat um 4% erhöht[1002]. Diese eben angegebenen Zahlen haben keine allgemeine Gültigkeit, sondern werden von dem Gelatinegehalt maßgeblich beeinflußt, z. B. nach einer älteren Messung ist die Dehnungsfähigkeit umgekehrt proportional dem Gehalt an Trockengelatine[1115]. Die Verhältnisse wurden neuerdings geprüft[1116] und eine bilineare Abhängigkeit zwischen der relativen Dehnung $\frac{\Delta l}{l}$ und dem Gelatinegehalt gefunden. Es wird z. B. durch starke Wasseraufnahme schließlich jede Elastizität verloren gehen. Diese Tatsache führt dazu, daß bei sehr starker Quellung die unterschiedliche Wirkung der einzelnen Salze verloren geht[1110].

Bei Untersuchungen der Elastizität hat man auch noch Alter und einheitliche Herkunft der Gelatine zu berücksichtigen, und Vergleiche sind entsprechend anzustellen. Auch an dieser Stelle finden wir die wichtigsten Befunde aus dem Amsterdamer Laboratorium hervorgegangen, nämlich die Rückführung der Salzwirkung auf die lyotrope Skala der Anionen. Die Dehnbarkeit der Gelatinegele wird am meisten durch die stark quellenden Ionen (SCN′ mit der lyotropen Zahl N = 13,25) erhöht, wie es gar nicht anders zu erwarten ist, denn die Wasseraufnahme wird ja um so mehr gehemmt, je größere innere elastische Gegenkräfte vorhanden sind. Werden diese durch das Salz gemindert, dann wird die Wasseraufnahme stärker sein. Die Reihenfolge der Dehnbarkeitszunahme (Elastizitätsverminderung) ist: $SCN' > J' > Br' > ClO_3' > Cl' > BrO_3'$.

Wenn man die Beziehung zwischen der lyotropen Zahl (als Abscisse) und der Konzentration, die notwendig ist für einen bestimmten Dehnungseffekt, konstruiert, dann erhält man eine rechtwinklige Hyperbel. Die funktionelle Beziehung bleibt bei den verschiedensten Belastungen erhalten[1117]. Die Dehnbarkeit wird vermindert durch F′ und HPO_2.

Besonderes Interesse werden wir für die theoretischen Vorstellungen haben[1117]. Danach wird der elastische Widerstand bedingt durch die Entfernung der einzelnen Fadenmicellen. Wird dieser vermehrt, dann werden die Anziehungskräfte — offenbar handelt es sich dabei um VAN DER WAALSsche Kräfte oder Wasserstoffbrücken — und die Elastizität vermindert. Die Entfernung kann nun in gleicher Weise durch einen größeren Gehalt an Wasser geschehen oder durch Ionen, die sich in die betreffenden Spalten hineinschieben und um so stärker wirken werden, je größer das Ion ist; wobei das Ion größer sein muß als die ursprüngliche Entfernung. Solche Abstandsänderungen wurden an Graphitsäurelamellen röntgenologisch

1114 LLOYD, D. J.: J. physik. Chem. **42**, 1 (1938), Rona **105**, 536.

1115 LEITZ: Ann. d. Physik **14**, 139 (1904). n/2 Cl′ und NO_3' erniedrigen die Dehnbarkeit, während SO_4'' kaum eine Änderung herbeiführt.

1116 MERCKEL, J. H. C.: Kolloid-Z. **78**, 41 (1937).

1117 MERCKEL, J. H. C. u. WIEBENGA, E. H.: Kolloid. Z. **80**, 315 (1937). C. **1937 II**, 3441.

nachgewiesen bei großen Ionen (DERKSEN zitiert nach [1117]). Die hier gegebene Darstellung braucht nicht für alle Gele zu gelten, z. B. ergeben sich Abweichungen beim Agargel[1118].

Von Wichtigkeit ist noch die Beobachtung einer besonderen Fließelastizität bei Stärkekleister, deren Ableitung ich hier nicht bringen will (siehe [1081]). Diese Fließelastizität wird auch durch SCN′ stark herabgesetzt, wie auch die Viscosität, und ist bei 2 m-Lösungen schon verschwunden. Sie ist gebunden an das Vorhandensein von Reststrukturen aus dem Stärkekorn. Dieser Effekt ist durch Dialyse nicht reversibel.

Vielfache Komplikationen ergaben sich bei der Quellung strukturierter Quellkörper, z. B. wie sie in den Schwanzsehnen von Ratten zur Verfügung stehen[1119] Wirkt auf solche Sehnen Säure ein, dann kommt es zur Wasseraufnahme, zugleich mit Verkürzung der Faser. Diese Verkürzung ist reversibel nach Belastung und beruht auf Flüssigkeitsaufnahme zwischen den Fasern. Dergleichen kann man auch durch NaCl erreichen, aber nur bei Konzentrationen $< 0{,}2$ mol; wird die Konzentration auf 0,5 mol gesteigert, dann kommt die wirkliche Salzquellung zustande[1120].

Bei aus Ochsenhaut isolierten Fibrillen[1121] läßt sich der Unterschied in der Beeinflussung des zwischenfibrillären Wassers durch Säure von dem intrafibrillären infolge des HOFMEISTEReffekts demonstrieren. Der erste ist durch Belastung reversibel, das Wasser wird herausgedrückt. Die Elastizität wird reversibel geändert. Das nach Salzbehandlung gebundene Wasser läßt sich durch Belastung nicht heraustreiben, die Elastizitätsänderung ist irreversibel. Das gleiche wurde beobachtet bei Elastoidinfasern aus den Flossen des Carcharias glaucus[1122]. Hier fand sich auch keine Verkürzung außer bei ganz großen Quellungen durch SCN′ und J′. Versuche über die Schrumpfungstemperatur des Coriums aus Rinderhaut, die n/1-Lösungen von Salzen ausgesetzt waren[1123] ergaben die Reihen $SCN' > J' > NO_3' > Br' > ClO_3' > Cl' > BrO_3' > F'$, $CN' > SO_4''$ und $CNO' <$ $< SCN' < SeCN'$.

LENNOX ([1123, I]) untersuchte die Schrumpfung von Kollagen aus Schafhaut und Rattenschwanzsehnen bei Steigerung der Temperatur und fand diese am meisten bei SCN′, am wenigsten bei SO_4'' erniedrigt. Die Reduktion wird zugeschrieben der kompetetiven Adsorption von Ionen an die entgegengesetzt geladenen Komponenten der Bindungen im Kollagen, z. B. zwischen Arginin-Lysin-Resten auf der einen, Glutaminsäure und Asparaginsäureresten auf der anderen.

Besondere Studien über die Gele wurden am Glaskörper vorgenommen, weil hier nicht nur das Gel eines extremen Quellungsgrades vorliegt, sondern auch weil das Problem der Glaukomentstehung dazu führt. Die Art der Wasserbindung ersieht man daraus, daß das Wasser durch Ultrafiltration beseitigt werden kann. Auf diesen Prozeß hatte weder SCN′ noch J′ noch SO_4'' einen Einfluß[1125].

Bei Versuchen, wie durch den Glaskörper des Ochsenauges die Emulgierung von $Hg^{\cdot\cdot}$ durch Ultraschallwellen verändert würde, fand sich kein Einfluß von KSCN bis 1,0 mol Lösung[1124]. Beim Versuch, Nickelpartikel mit einem Magneten

[1118] PAWLOW, P. u. ENGELSTEIN, M.: C. **1937 II**, 194. Wirkung bei p_H 4,5 $NO_3' < Br' >$ $> SO_4'' > Cl' > J'$; bei p_H 7,0 $NO_3' > SO_4'' = Br' > Cl' > J'$.

[1119] KÜNTZEL, A.: Kolloid-Z. **40**, 264 (1926).

[1120] KAYE, M. u. LLOYD, D. J.: Proc. roy. Soc. B. **96**, 293 (1924).

[1121] LLOYD, D. J. u. MARRIOTT, R. H.: Trans. Farad. Soc. **32**, 932 (1936). C. **1936 II**, 2658.

[1122] FAURÉ-FREMIET, E. u. WOELFFLIN, R.: J. chim. physiq. **33**, 666 (1936), Rona **97**, 515. Auch Messung der Dampfspannung. Quellung: $SCN' > J' > Br' > NO' > Cl' > SO_4''$.

[1123] KATZ, J. R. u. WEIDINGER, A.: Biochem. Z. **259**, 191 (1933).

[1123, I] LENNOX, F. G.: Biochem. J. **41**, XLVII (1947). Nähere Begründung nicht zu ersehen.

herauszuziehen, wurde eine Verminderung der Elastizität gefunden, die Wandergeschwindigkeit wurde durch 0,5 mol beschleunigt. Werden Glaskörper in verschiedene Salzlösungen, wie 3 n KCl und n/1 K_2SO_4 gelegt, dann kommt es zur Schrumpfung (bis 70 bzw. 75%); werden sie aber dann in Aqua dest. hineingebracht, dann schwellen sie über ihr ursprüngliches Volumen hinaus[1126]. Wenn aber 3 n KSCN zur Anwendung gelangt, dann kommt es je nach der Länge der Einwirkung zu starkem Abfall des Volumens, und Rückgabe in Aqua dest. führte dann nur noch zur Wasseraufnahme bis 40% bei 6stündiger, bis 4% bei 24stündiger Einwirkung. Also zur Wasseraufnahme gehört hier eine diffizile Struktur, deren Peptisation durch KSCN die Wiederaufnahme von Wasser unmöglich macht[1126].

Ein weiteres interessantes Beispiel aus der Strukturbeeinflussung mit folgenden mechanischen Wirkungen soll noch aus dem Pflanzenreich entnommen werden und zwar Schnitte von Blättern von Billbergia carminea Borneum[1127]. Werden die Blattschnitte durch $CaCl_2$ oder Glycerin entwässert, dann rollen sie sich auf — ein Vorgang, der zur Wasseransaugung auch am lebenden Blatt führen kann — werden diese Blattschnitte in 2 n-Salzlösungen gelegt, dann tritt die Streckung teils rascher, teils langsamer auf als bei Rückkehr in Wasser. Es ergibt sich die Reihenfolge: $SCN' = J' > NO_3' \geq Br' > S_2O_3'' > Cl' > SO_4'' = PO_4^{III}$. Wasser würde in der Reihe beim Br′ stehen. Die hier verwandten Blattschnitte besaßen keine „lebende" Substanz mehr. Ist diese noch vorhanden, wie in Versuchen mit Spirogyrafäden[1128], dann wird in vorerst unabsehbarer Art die Elastizität beeinflußt (siehe weiteres folgenden Abschnitt).

4. Optische Eigenschaften.

Die optischen Eigenschaften von Gelen sind besonders wichtig, weil wir damit methodisch die Möglichkeit der Eigenschaftsänderung eines Gels verfolgen können, ohne daß der laufende Prozeß unterbrochen wird. Zu diesen optischen Methoden rechnet zuerst die Doppelbrechung, die immer dann auftritt, wenn Spannungen in einem Gel entstehen, also als Zeichen mechanischer Eigenschaften. Wenn die Gele genügend fest sind, kann solche Doppelbrechung bestehen bleiben, wie es Weber[1129] gelungen ist, aus Myosin solche doppelbrechende Fäden herzustellen.

Doppelbrechung tritt auch auf, wenn in Gelatine Spannungen vorhanden sind. Spannungen sind aber vorhanden beim Prozeß der Quellung und gleichen sich erst bei Erreichen des Gleichgewichtes aus[1130], d. h. das Gel wird dann isotrop. Die Stärke der Anisotropie geht der Quellungsgeschwindigkeit parallel. Wir geben die Beeinflussung durch Salze auf einer Abbildung von Kunitz[1130] wieder (Abb. 12 S. 160).

Von Bedeutung ist, daß die Beziehung zwischen Quellungsstärke und Doppelbrechung bei SCN′ und J′, zum Teil auch bei Br′ geringer ist als erwartet. Das bedeutet eine Abnahme der inneren Spannung unter der Einwirkung dieser Ionen als Zeichen einer die Struktur — auf der die Elastizität beruht — auflockernden Wirkung.

1124 Duke-Elder, W. S. u. Davson, H.: Biochem. J. **29**, 1121 (1935), Rona **90**, 614.

1125 Cohen, M., Newell, J. M. u. Killian, J. A.: Arch. of Ophthalmolog. **12**, 352 (1934), Rona **88**, 270. Bis 0,15 mol SCN.

1126 Goedbloed, J.: Biochem. J. **30**, 2073 (1936). C. **1937 I**, 1472.

1127 Ziegenspeck, H.: Bot. Arch. **37**, 267 (1935), Rona **89**, 237.

1128 Northern, H. T. u. Northern, R. T.: Plant Physiol. **14**, 539 (1939). C. **1939 II**, 3835. Br′, Cl′, J′ von geringem Einfluß, NO_3' senkte, SO_4'', F′, PO_4''' steigerte die Plasmaelastizität. Es ist die Frage, ob hier nicht die Viscosität gemessen wurde.

1129 Weber, H. H.: Pflügers Arch. **235**, 205 (1934).

1130 Kunitz, M.: J. gen. Physiol. **13**, 565 (1930).

Dasselbe wurde auch bei der auf dem Schereffekt beruhenden Strömungsdoppelbrechung beobachtet. Besonders bei Myosin wurde durch J' und SCN', auch Harnstoff, ein vollkommenes Verschwinden erreicht mit einer Art von Denaturation, wobei das Molekulargewicht (nach dem osmotischen Druck) absank, also ein Vorgang, den man auch als Peptisation wie oben auffassen kann. (Siehe dagegen S. 151 und GREENSTEIN [1076 I]).

Solche Assoziation-Dispersion wird auch bei Gelatine nach der Rotationsdispersion (zitiert nach [1010, S. 593]) angenommen, da sich die erhaltenen Kurven erklären lassen nach der Gleichung für X als Halogen:

$$[NaX] = \frac{1}{2,66} \cdot \log \frac{a}{1-a} + \log \frac{1}{k}$$

a = dissoziierter Teil.

Der $\log \frac{1}{k}$ ist für:

NaJ = 1,0
NaBr = 1,8
NaCl = 3,7

Die Vorstellung solcher Assoziationen wird auch bei der Mutarotation gebraucht. Allerdings soll die Erklärung auch in der Änderung des Ketoenolgleichgewichtes durch Neutralsalze zu suchen sein[1131].

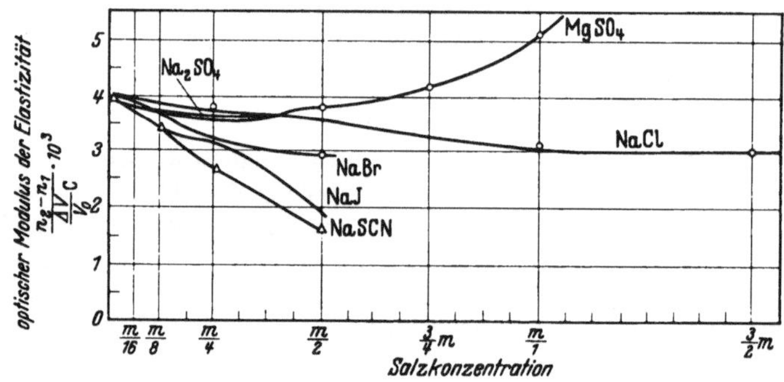

Abb. 12. Die Salzwirkung auf die Elastizität 10%iger Gele, berechnet aus der Doppelbrechung. (Nach KUNITZ.)

Die spezifische Drehung der Gelatine beträgt bei 35° als Sol —134°, bei 15° im Gelzustand —248°. Wird zu 1% Gelatine 1 mol NaSCN zugesetzt, dann hat auch bei 15° die Gelatine die Drehung von 134[1132]. Der Quotient der beiden Drehungen wird als Maß der Mutarotation gebraucht. Das Verhältnis bei den einzelnen Ionen geben wir auf folgender Tabelle wieder:

Tabelle 36.

Autor	SCN'	J'	ClO_3'	NO_3'	Br'	Cl'	H_2O	SO_4''	F'
KATZ (1132)	1,02	1,15	—	1,60	1,72	2,02	2,12	2,20	2,22
STIASNY (1019)	1,0	1,0	1,17	1,21	—	1,54	1,85	1,98	—

Bei diesen Versuchen war die Gelatine bei SCN' und J' im Solzustand. Wenn eine Änderung der Temperatur des Gels erfolgt, dann ist damit noch nicht die definitive Drehung erreicht, denn selbst nach 8 Tagen kommen Änderungen zur

[1131] JOHLIN, J. M.: J. biol. Chem. **92**, 751 (1931). NaCl und Na_2SO_4 geringe Wirkung, NaBr doppelt so stark.
[1132] KATZ, J. K. u. WIENHOVEN, J. F.: Rec. Trav. chim. Pays-Bas **52**, 36 (1933), Rona **71**, 651.

Beobachtung. Nach SMITH[1010. S. 588] soll es sich um 2 verschiedene Modifikationen handeln, von denen die eine in der Gelform (Komplex von 2 Molekülen), die andere einfache in der Solform vorhanden ist. Der Übergang folgt einer Reaktion erster Ordnung. Die früher[1110] erwähnte Steigerung des osmotischen Druckes der Gelatine würde in der hier dargestellten Richtung liegen.

Diese Verhältnisse wurden besonders von CARPENTER[1133] untersucht, der bei den Ionen wie Br′ und J′ gerade einen besonders nachhaltigen Einfluß bei niederen Temperaturen (0,5°) fand. Er kommt nun zu einer Erweiterung unserer Vorstellungen durch folgende Überlegungen:

Wenn man der Gelatine im Gel- bzw. Solzustand eine definierte Drehung zuschreibt, kann man aus der optischen Aktivität berechnen, wieviel von der Gelatine gerade in dem einen oder anderen Zustand sich befindet. Tut man das und erhöht die Jodidmenge so, daß die Gelform gerade noch bei 0,5° erhalten bleibt, dann kommt man auf eine Gelatinekonzentration, die allein ohne Salze auch gerade noch fähig wäre, ein Gel zu bilden. Diese Vorstellung reicht aber nicht aus, weil bei den höchsten Salzkonzentrationen die optische Aktivität noch weiter sinkt, als es der reinen Solform entsprechen würde, z. B. 92,8° bei 0°. Es müßte die Polymerisierung also noch zum Teil im Sol erhalten sein.

XIII. Übersicht.

Damit schließen wir unsere Darstellung über die Einwirkungen der Anionen auf physikalisch chemische Systeme. Die Darstellung hat uns auch schon vielfach ins biologische Milieu hineingeführt. Wenn wir nun in folgendem versuchen wollen, diese unsere Kenntnisse auf die schwierigen lebenden Substrate zu übertragen, dann müssen wir doch darauf hinweisen, daß auch in dem bisher behandelten Gebiet die Dinge in vielen Fällen unfertig sind. An manchen Stellen wurden schon größere Zusammenfassungen gegeben. Es würde deshalb eine Wiederholung bedeuten, wollte ich hier noch einmal dasselbe versuchen. Nur das eine zu sagen möge gestattet sein: Auch Quellung und Elastizitätsbeeinflussung läßt sich wenigstens grob der Reihenfolge der Ionen nach zurückführen auf die Grenzflächenaktivitäten der hydrophoben Ionen, wenn auch diese Darstellung nicht immer befriedigt und man dann auf die Änderung der Eigenschaften des Lösungsmittels durch Ionen zurückgreift. Hier aber fehlt die Beschreibung des Lösungsvorganges, der mehr ergibt als Überwindung der Gitterkräfte, Hydratationswärme usw.

Abgesehen von solchen Unzulänglichkeiten werden wir jetzt schon dem speziellen Ion verschiedene Eigenschaften zuschreiben können, die es von dem Nachbar-Ion unterscheidet. Von den an der hydrophoben Seite der HOFMEISTERschen Reihe stehenden Ionen ist außerdem das leicht deformierbare, asymmetrische Rhodanid fähig, in Komplexe einzugehen (Cu, Fe‥), nicht dagegen das symmetrische, relativ starre Perchlorat. Das Jodid zeichnet sich wiederum durch sein geringes Oxydationspotential aus. NO_3' und ClO_3' oxydieren beide, wobei die Produkte durchaus verschieden sind.

An der anderen Seite der Reihe finden wir bei den Phosphaten die Eigenschaft, $Ca^{\cdot\cdot}$-Salze zu fällen und einen geringen Widerstand gegen Veresterung; Fluorid fällt auch Ca-Salze, ist aber besonders stark zur Komplexbildung fähig, dank seinem hohen elektrostatischen Potential; die Sulfate sind mehr oder weniger reduzierbar und können im Stoffwechsel des Eiweißes ausmünden.

[1133] CARPENTER, D. C.: J. physic. Chem. **31**, 1873 (1927), Rona **44**, 502.

Alle bisher dargestellten Eigenschaften chemischer und physikalischer Art können also zur Geltung kommen. In allen Reaktionen geben aber die lyotropen Eigenschaften gewissermaßen das Rückgrat. Diese Tatsache wird für die biologische Forschung meines Erachtens lange nicht genügend ausgeschöpft. Dazu aber soll die bisherige Zusammenstellung anregen.

E. Katalyse, Fermente und Fermentsysteme.

I. Homogene Katalyse.

1. Allgemeines.

Wenn man nicht nur die physikalischen Veränderungen in einem System unter Anwesenheit von Anionen beachtet, sondern auch chemische Reaktionen annimmt, dann kommt man den biologischen Verhältnissen einen Schritt näher. Vielfach sind aber Anionen wirksam schon im homogenen System, also bei homogener Katalyse. Dabei bestehen mehrere Möglichkeiten, die aus dem bisher Dargestellten sich einfach ergeben und auch später in noch mehr den biologischen angenäherten Systemen Gültigkeit haben:

1. Die Beeinflussung erfolgt nach lyotropen Eigenschaften, im heterogenen System kann der Katalysator durch Fällung und Peptisation verändert werden, ebenso auch das Substrat.

2. Durch Teilnahme an dem verlaufenden Vorgang, wobei als Unterabteilung hierher die Fälle zu rechnen sind, in denen das Zwischenprodukt so labil ist, daß es unbekannt bleiben mußte. Die Teilnahme kann schon erfolgen, wenn die Aktivität eines Reaktionsproduktes verändert wird.

3. Ein Katalysator wird beeinflußt durch Komplexbildung.

4. Das Anion kann durch seine chemischen Eigenschaften verändert werden und ist hier rein passiv.

Wir können die Erfahrungen nicht nach diesen Prinzipien ordnen, weil andere Gedankengänge manchmal vordringlicher erscheinen oder die Prinzipien selbst unbekannt sind.

2. Hydrolyse.

Anscheinend weitgehend maßgeblich sind die lyotropen Eigenschaften bei der Verseifungsgeschwindigkeit von Estern, die nach BUCHNER[1025] bei Äthylacetat schon bei n/2 Lösungen deutlich ist und in linearer Beziehung mit den lyotropen Zahlen steht. Wir finden die Wirksamkeit $Cl' < ClO_3' < Br' < NO_3' < J'$. Bei basischer Esterverseifung ist SO_4'' wirksamer, während $Cl' < SCN'$ hemmen[767]. Es ist schon aus der Kinetik verständlich, daß Chloride die Hydrolyse etwa von Dichlordiäthylsulfid hemmen[1134], da Cl' ein Reaktionsprodukt ist, es würde uns also nicht interessieren. Wenn Na_2SO_4 und $MgSO_4$ aber in späteren Stadien, wo also schon die Lösung stärker sauer ist, auch hemmen, so scheint das hierher zu gehören, denn durch Na_2SO_4 wird die Acidität abgestumpft, durch $MgSO_4$ vermehrt.

[1134] PETERS, R. A. u. WALKER, E.: Biochem. J. 17, 260 (1923).

Häufig war die Inversion von Rohrzucker durch H Untersuchungsobjekt, der Typ der Reaktionen erster Ordnung. In 1n-Lösungen ergaben sich folgende Reaktionskonstanten[1135]: J′ 8,1; ClO_4' 7,1; Br′ 6,83; NO_3' 5,83; Cl′ 5,73; SO_4'' 2,65.

Bei Zusatz zu n/10 HCl führt NaCl anfangs zur Beschleunigung dieser Reaktion und zwar schon von 0,1 mol ab, deutlich in linearer Beziehung zur Konzentration. Es soll sich um die Änderung der Aktivität eines der Reaktionsprodukte handeln[1136]. Zusatz von K_2SO_4 wirkte stark hemmend, bedingt durch Verminderung der Acidität. Daher ist $MgSO_4$ schwächer wirksam, während die Ionenstärke bei dieser Lösung größer ist; an dieser kann es also nicht liegen.

Bei der Inversion von Lactose fand sich kein Unterschied zwischen HCl, H_2SO_4 und $HClO_4$, allerdings waren die angewandten Konzentrationen vielfach größer[1137].

Der umgekehrte Prozeß der Acylierung von Glucose[1138] und Cellulose[1139], der durch ClO_4' in Konzentrationen von 0,025% bzw. 0,12% überhaupt erst ermöglicht wird, ist durch die lyotrope Wirkung nicht verständlich, da ClO_4' eine geringe Hydrophilie besitzt. H_2SO_4 wirkt schwächer, NO_3' kaum.

Die Reaktion zwischen Aminosäuren und Glucose wird dagegen durch Phosphat beschleunigt[1139,I].

Besonderes biologisches Interesse besitzt noch die Reaktion der Kohlensäureanhydrase: $CO_2 + H_2O \rightarrow H_2CO_3$. Auch diese wird durch Ionen beeinflußt, deren Wirkung sich durch folgende Gleichung darstellen läßt[1140]: Geschwindigkeit $v_u = 0{,}0021\,[CO_2]\,(1 + l_u\,[HPO_4''])$.
In dieser Gleichung ist HPO_4'' nur als Beispiel angegeben. Für den katalytischen Koeffizienten l_u ergeben sich folgende Zahlen: $PO_4''' = 8$, NaF = 1,1 Sulfit (ebenso Selenit) $\cong$ 1000, Phosphit = 6,0 Pyrophosphat = 10—50. Als Ursache wird ein Zwischenprodukt zwischen CO_2 und Anion angenommen. Sulfit könnte man fast als anorganische Kohlensäureanhydrase bezeichnen[1140, a)].

Bei den hier erwähnten Reaktionen tritt in der Reaktionsgleichung H_2O auf. Obwohl wir bei den lyotropen Eigenschaften immer eine Veränderung der Wasserstruktur als wichtig hinstellten, sehen wir in den hier aufgezählten chemischen Vorgängen die HOFMEISTERsche Reihe nur gelegentlich in Erscheinung treten.

3. Katalysen unspezifischer Art.

1. Die Umwandlung der Ölsäure in Elaidinsäure durch Sulfit[1141]. Dieser Elaidinisierungsprozeß wird auch durch nitrose Gase eingeleitet (siehe früherer Abschnitt über Sulfitoxydation).

2. Katalyse der Reaktion: $2\,N_3Na + 2\,J \rightarrow 3\,N_2 + 2\,NaJ$ durch Thiosulfat und Hydrosulfit ($Na_2S_2O_4$)[2,I].

3. Polymerisierung ungesättigter Kohlenwasserstoffe durch Phosphorsäure[1142].

4. Durch Bestrahlung mit Ultraviolett wird Fructose zersetzt unter Freisetzung von CO.

[1135] HANTZSCH, A. u. WEISSBERGER, A.: Z. physik. Chem. **125**, 251 (1927).

[1136] FLOYD, W. W.: J. physic. Chem. **35**, 2968 (1931), Rona **64**, 420.

[1137] BLEYER, B. u. SCHMIDT, H.: Biochem. Z. **135**, 546 (1923), Rona **19**, 7. a) BLEYER, B. u. SCHMIDT, H.: Biochem. Z. **138**, 119 (1923), Rona **20**, 373.

[1138] KRÜGER, D. u. ROMAN, W.: Ber. chem. Ges. **69**, 1830 (1936), Rona **97**, 35.

[1139] KRÜGER, D. u. TSCHIRSCH, E.: Ber. chem. Ges. **64**, 1874 (1931).

[1139,I] AGREN, G.: Encymologia **9**, 321 (1941).

[1140] ROUGHTON, F. J. W. u. BOOTH, V. H.: Biochem. J. **32**, 2049 (1938). a) ROUGHTON F. J. W. u. BOOTH, V. H.: J. Physiol. **92**, 36 P (1938).

[1141] RANKOFF, G.: Ber. chem. Ges. **62**, 2712 (1929), Rona **54**, 563. Soll auf dem Umwege über Schwefel stattfinden, der durch Reduktion aus dem Sulfit erst entsteht.

[1142] JOSTES, F. u. CRONJÉ, J.: Ber. chem. Ges. **1938**, 2335.

Diese Reaktion wird durch 25% NaCl anfangs beschleunigt, aber die Gesamtsumme schließlich nicht vermehrt, durch KBr und KJ findet dagegen eine Hemmung statt z. B. die Entwicklung

bei NaCl . . . . 0,619 ccm CO
KBr . . . . 0,297 ccm CO
KJ . . . . 0,106 ccm CO.

Diese Wirkung ist nicht bedingt durch Absorption des Lichtes durch die Salze[1143].

5. Passiv wird Metaphosphorsäure durch Säure hydrolysiert. Diese Reaktion ließ sich durch Metallhydroxyde beschleunigen (BAMANN[1191]).

4. Oxydationsreaktionen.

Unter Reaktionen, in derem Verlauf Sauerstoff übertragen wird, ist besonders die sogenannte LANDOLTsche Reaktion zu nennen, die Oxydation von Sulfit durch Jodat. Es bestehen die Gleichungen[1144, 1145]:

1. $JO_3' + 3\,SO_3'' \rightarrow J' + 3\,SO_4''$.
2. $JO_3' + 6\,H^{\cdot} + 5\,J' \rightarrow 3\,J_2 + 3\,H_2O$.
3. $3\,J_2 + 3\,SO_3'' + 3\,H_2O \rightarrow 6\,J' + 6\,H^{\cdot} + 3\,SO_4''$.

Die erste Reaktion läuft langsam (autokatalytisch). Reaktion 3 verläuft fast momentan. Die Reaktion 2 wird durch Säure beschleunigt. Zusatz von Jodiden beschleunigt die Reaktion, wie ersichtlich aus den kinetischen Gleichungen[1144]. Cl' wirkt schwächer als Br'. Vermutlich treten Zwischenprodukte (hypochloritartig) auf, je nach dem Oxydationspotential mehr oder weniger leicht (siehe dieses Kapitel), daher diese Reihenfolge. Zusatz von NO_3' wirkt nicht, dagegen verzögern die Sulfate wegen der Pufferwirkung der zweiten Dissoziationsstufe, wodurch die beschleunigend wirkenden H der Gleichung 2 weggefangen werden. Wenn wir die Wirkung der Ionen auf die Geschwindigkeit dieser Reaktion schematisch darstellen, erhalten wir folgende Reihe: $SO_4'' < NO_3' < Cl' < Br' < J'$, die der HOFMEISTERschen Reihe doch sehr weitgehend gleicht, obwohl ganz verschiedene Momente zu dieser Reihenfolge beigetragen haben. Das lehrt uns, daß man sich nicht ohne weiteres mit der Festlegung solcher „Reihe" begnügen darf.

Auch BrO_3' und ClO_3' können statt JO_3' bei dieser Mischung verwandt werden. Reaktionskonstante bei BrO_3' für Br' 200; Cl' 30; bei ClO_3': J:0,0008; Br' 0,0005; Cl' 0,0001.

Bestimmte Mischungen, z. B. (Zahlen in mol) 0,001 KJO_3 + 0,2 CH_3COOH + 0,0016 As_2O_3 reagieren überhaupt nicht merkbar miteinander, Zusatz von 0,1 KBr führt zum Verbrauch des Gemisches in 5 Minuten. Wenn dagegen ClO_3' und BrO_3' auf NO_2' einwirken, dann spielt freies Halogen keine Rolle[1146], wohl verständlich aus den entstehenden Oxydationspotentialen.

Die Oxydation von Jodid durch Persulfat[1147] verläuft im neutralen Bereich rascher und wird durch Hyposulfit gehemmt.

Unter unseren Ionen befinden sich außer den eben erwähnten eine Reihe mit oxydativen Eigenschaften. Von ihnen nimmt eine Ausnahmestellung in jeder Hinsicht das *Nitrat* ein, weil unter den Reduktionsprodukten sich Nitrit, Hydroxylamin, Stickoxydul, Stickstoff und Ammoniak finden lassen, die zum Teil eine Reagibilität sekundärer Natur besitzen. Wenn z. B. die Reduktion durch Licht in Anwesenheit von Zucker[1148] eventuell unter Benutzung des Photokatalysators TiO_2 verläuft, können sogar Aminosäuren entstehen[1149].

Wird H_2O_2 als Oxydationsmittel verwandt und Glucose als Substrat, dann findet eine Oxydation nur in verschwindendem Maße statt. Zusatz von *Phosphat* dagegen führt zu beträchtlicher Beschleunigung[1150, 1151]. Es wäre fraglich, ob diese Wirkung im biologischen Milieu sehr wesentlich ist, da sie durch Eiweißkörper

---

[1143] CANTIENI, R.: Hevet. chim. Acta **19**, 276 (1936), Rona **94**, 7.
[1144] SKRABAL, A.: Z. f. Elektrochem. **30**, 109 (1924), Rona **30**, 339.
[1145] HENDERSON, A. u. MCCULLOCH, W: P.: J. chem. Soc. (London) **1939**, 675. C. **1939 II**, 813.
[1146] LOWE, W. G. u. BROWN, D. J.: Z. anorg. allg. Chem. **221**, 173 (1935).
[1147] AFANASIEV, P. V.: C. **1939 I**, 883. a) AFANASIEV, P. V.: Rona **114**, 183 (1938).
[1148] DESAI, S. V. u. FAZEL-UD-DIN: Indian J. agricult. Sci. **8**, 447 (1938), Rona **110**, 221.
[1149] DHAR, N. B. u. MUKHERJEE, S. K.: Nature **134**, 499 (1934).
[1150] LOEB, W.: Biochem. Z. **32**, 43 (1911).
[1151] LOEB, W. u. GUTMANN S.: Biochem. Z. **46**, 288 (1912).

und andere organische Substanzen aufgehoberl werden soll. Bei der aus diesen Versuchen gefolgertenAufhebung handelt es sich aber nicht um eine echte Aufhebung, sondern wohl nur um eine Ablenkung der Oxydationswirkung, da eine große Zahl organischer Substanzen wie Fette und niedere Fettsäuren, auch Aminosäuren, ebenso mehr oder weniger angreifbar sind[1152]. Die Abhängigkeit von der Wasserstoff-Ionen-Konzentration ergibt folgende Reihe[1153] nach Messungen in m/3-Phosphat 45 Stunden bei 37°. Zersetzung ohne Phosphat 3,7%, mit Phosphat bei p_H 5,91 = 6,3% p_H 6,24 = 7,4%
p_H 6,81 = 17,3% p_H 7,35 = 20,3%.

Diese Abhängigkeit von der p_H ist auch bei anderen Oxydationsmitteln (Glycerinaldehyd als Substrat) wie Methylenblau, 1-Naphthol-2-Sulfonindophenol und Phenolindophenol[1154] merkbar. (Untersucht bei p_H 4,77 und p_H 7,8—7,9). Da nur bei p_H 7,8 eine Wirkung zur Beobachtung kam, wurde eine bestimmte Ionenart (PO_4''') verantwortlich gemacht. Nach diesem muß die Wirkung des Phosphats auf etwas anderem beruhen als auf einer speziellen Beschleunigung der H_2O_2-Zersetzung[1153]. Auch die O_2-Aufnahme durch Linolsäure bei Anwesenheit von Hämatoporphyrin ist bei PO_4'''-Puffer größer als bei Citrat[1164].

Wenn dem System Fe-Salze zugefügt werden, dann prävaliert das Eisen, so daß Phosphat zurücktritt[1155] oder sogar eine Hemmung veranlaßt([1157] Fructose; LIPMAN[712] Dihydroxymalleinsäure). Glucose wird in Anwesenheit von $H_2O_2 + FeSO_4$ in die verschiedensten Produkte abgebaut[1156]. Hier wirken die Ferro-Ionen vor allem als solche zersetzend auf H_2O_2, und zwar sind die Anionen nach ihrer Tendenz zur Komplexbildung von Bedeutung. Wir geben die Zersetzung wieder auf nebenstehender Abbildung.

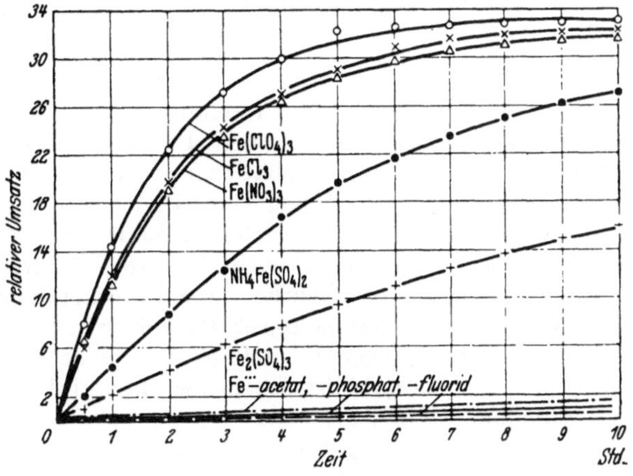

Abb. 13. (Nach SIMON, HAUFE, REETZ u. PREISSLER 1158 S. 135).

Die Dissoziation ist außerdem wichtig beim Auftreten der Berlinerblaureaktion[1158] a u. c. Auch bei der katalatischen Wirkung nimmt die Zersetzung zu mit der p_H, z. B. beim Perchlorat werden in 1 Stunde bei p_H 5,0 30 Äquiv., bei p_H 2,0 nur 14 Äquiv. H_2O_2 zersetzt. Es handelt sich um eine Verschiebung des Gleichgewichtes $Fe^{\cdots} \rightleftarrows Fe^{\cdot\cdot}$ nach rechts durch eine aktivierte Form des Wasserstoffsuperoxyds.

Die Wirksamkeit der anderen Ionen auf die Wasserstoffsuperoxydverbrennungen ist nicht untersucht worden, jedoch zu erwarten. Aber verständlich ist die Beobachtung, daß Ferrochlorid leichter der Autoxydation unterliegt als das

---

1152 WITZEMANN, E. J.: J. biol. Chem. **107**, 475 (1934), Rona **86**, 10.

1153 WITZEMANN, E. J.: J. biol. Chem. **45**, 1 (1920).

1154 BARMORE, M. u. LUCK, J. M.: J. gen. Physiol. **15**, 97 (1931), Rona **64**, 628.

1155 KUEN, F. M.: Biochem. Z. **215**, 12 (1929).

1156 BERNHAUER, K.: Biochem. Z. **210** 186 (1929) Rona **52**, 535.

1157 MALKOV A. M. u. ZWETKOVA N.: Biochem. Z. **246** 191 (1932) Rona **67**, 619. Zusatz von Seignettesalz zur Vermeidung von Fällungen in alkalischer Reaktion. Auch Hemmung der H_2O_2-Zersetzung.

1158 SIMON, A., HAUFE, W., REETZ, TH. u. PREISSLER, R.: Z. anorg. u. allg. Chem. **230**, 129 (1936). a) SIMON, A. u. HAUFE, W.: Z. anorg. u. allg. Chem. **230**, 148. b) SIMON, A. u. HAUFE, W.: Z. anorg. u. allg. Chem. **230**, 160. c) SIMON, A. u. REETZ, TH.: Z. anorg. u. allg. Chem. **231**, 217. Oxalat wirkt hemmend durch Abfangen der Fe'.

Sulfat[1159], zugleich in Abhängigkeit von der Negativität des Redoxpotentials[1160], das beim Pyrophosphat besonders in alkalischer Lösung groß wird.

LIPMANN[712] gibt bei 28° in ein Reaktionsgemisch $2 \cdot 10^{-4}$ mol $Fe(NH_4)(SO_4)_2$, 0,32 mol H_2O_2, 0,02 mol HCl. Hier spaltete 1 Molekül Fe··· in der Stunde 200 Moleküle H_2O_2. 10^{-4} mol NaF hemmte die Reaktion um 39%; $2 \cdot 10^{-4}$ mol um 62%; dieselbe Menge KH_2PO_4 um 83%, von $Na_2P_2O_7$ um 99%. $2 \cdot 10^{-3}$ mol KBr um 6%, 10^{-3} mol K_2SO_4 um 13%.

Während SIMON[1158] in umfangreichen Untersuchungen zu dem Schluß kam, daß gerade die Ferro-Ionen maßgeblich sind für die katalytischen Eigenschaften des Eisens, muß man nach den Befunden von LIPMANN das Fe^{I} verantwortlich machen, zum mindesten läßt es sich leichter in komplexer Form festlegen.

Es sind hier noch Untersuchungen anzuführen, die zeigen, daß im heterogenen System gerade Ferri-Ionen besonderer Form wirksam sind, etwa amorphes Fe^{III}-hydroxyd, das dann durch Blockade der aktiven Stellen durch $H_3PO_4 > H_2SO_4 > HNO_3$ gehemmt wird[1161]. Bei kolloidalem Eisenoxyd (oder Platin) wirken Salze wie $NaNO_3$ und KCl hemmend durch Vergrößerung der Teilchen[1162]. Hier wird man die Gesetze der Fällungen maßgeblich finden. Ebenso wirkt $Fe(CN)_6^{III}$ und nicht $Fe(CN)_6^{IV}$ auf Ölsäure oxydierend, ohne sich zu verändern[1166]. In Phosphatlösung handelt es sich um eine Kettenreaktion[1167]. Andererseits findet DHAR[1165], daß gerade $Fe(OH)_2$ mit Zwischenprodukt Fe_2O_5 wirksam ist und durch PO_4''' verstärkt wird.

Bei der H_2O_2-Zersetzung durch Cd-Salze sind auch Anionenwirkungen vorhanden[1163]. Dabei geht die Oxydationswirkung (Pyrogallol) mit der katalatischen nicht konform.

Schwermetalle.

Während in der bisherigen Darstellung das Substrat zur Oxydation des H_2O_2 bedurfte, kommen wir jetzt zu dem Befund von WARBURG[1168], daß eine Autoxydation der Fructose in Phosphatlösungen von p_H 6,2 an steigend nach der alkalischen Seite mit Entwicklung von CO_2 ($^1/_3$ mol pro mol O_2) stattfindet. Später gelang diese Reaktion in schwächerem Maße auch bei Glucose[1169] in $^2/_3$ mol Phosphatlösungen, wobei sich CO entwickeln soll. Es stellte sich bald heraus, daß hier eine Verunreinigung mit Spuren von Schwermetall eine Rolle spielt[1170], besonders auch weil die O_2-Aufnahme durch Pyrophosphat, als Komplexbildner mit Eisen, gehemmt wird. Dagegen handelt es sich nicht um die Bildung von Fructosephosphorsäure, die stabil ist. Ebenso wird Cystin[1170] und Dioxyaceton — letzteres 20—30mal stärker als Fructose — oxydiert[1171]. Die Cystinoxydation wird durch m/10 $Na_4P_2O_7$ zu 95 gehemmt[1170]. Die Hemmung wird schwächer in alkalischer Lösung. Wichtig ist die Reihenfolge des Zusatzes von P_2O_7'''' und Fe[1171].

Auch Cu·· wirkt beschleunigend und eine Reihe anderer Metalloxyde wie Mn··, Ce···[1174]. Bei Mangan kann die autokatalytische Reaktion von Permanganat und Oxalsäure sogar durch Fluorid (0,011 mol), aber auch durch $P_2O_7^{IV}$ (0,0044 mol) gehemmt werden (LIPMANN[712]). Das

[1159] STARKENSTEIN, E. u. NEIGER, R.: Naunyn-Schmiedebergs Arch. **172**, 104 (1933). Rona **76**, 578.

[1160] MICHAELIS, L. u. SMYTHE, C. V.: J. biol. Chem. **94**, 329 (1931), Rona **68**, 406.

[1161] KRAUSE, A.: Ber. chem. Ges. **1938**, 2392.

[1162] FOWLER, D. u WALTON, J. H.: Rec. Trav. chim. Pays-Bas **54**, 476 (1935), Rona **88**, 4. Auf Zuckerkohle keine Wirkung.

[1163] ZLATAROFF, A.: Biochem. Z. **284**, 448 (1936).

[1164] HINSBERG, K. u. LAHN, G.: Biochem. Z. **300**, 301 (1939).

[1165] DHAR, N. R.: J. physic. Chem. **35**, 2043 (1931), Rona **65**, 4.

[1166] WRIGHT, G., PAYLING, J. B. u. KAMERLING, S. E.: J. biol. Chem. **94**, 411 (1931), Rona **66**, 5.

[1167] CHOW, B. F. u. KAMERLING, S. E.: J. biol. Chem. **104**, 69 (1934), Rona **79**, 5.

[1168] WARBURG, O. u. YABUSOE, M.: Biochem. Z. **146**, 380 (1924). Hemmung der Reaktion durch Li_2SO_4.

[1169] NICLOUX, M. u. NEBENZAHL, H.: C. rend. Soc. Biol. **101**, 720 (1929), Rona **52**, 534.

[1170] MEYERHOF, O. u. MATSUOKA, K.: Biochem. Z. **150**, 1 (1924), Rona **29**, 173.

[1171] WIND F.: Biochem. Z. **159**, 58 (1925).

zum Fortschreiten der Reaktion notwendige Mn¨ wird blockiert. Das gilt auch für die Oxydationswirkung des $KMnO_4$[1175,I]. 10^{-4} mol Cu¨ wird durch Phosphat nicht gehemmt, von Alkalität beschleunigt[1165]; bei Cystein als Substrat wirkt es hemmend (ELVEHJEM[1199]).

Rhodanid, als Komplexbildner für Cu¨ bekannt, hemmte auch die auf Bestrahlung auftretende Violettfärbung des Sulfanilamid (MAIN und Mitarbeiter[1198]).

Oxydationen von Zucker in rein alkalischer Lösung werden vielfach von Anionen beeinflußt[1172]. 1 mol Na_2SO_4 beschleunigte, KSCN setzte etwas herab, stärker P_2O_7. Bei p_H 8,9 und 37,5⁰ hemmte schon m/1000 P_2O_7 in $NaHCO_3$ die Oxydation um 50%. Diese Wirkungen waren auch ohne Schwermetall vorhanden, verstärkten sich aber bei seinem Zusatz. Bei Reinigung der Reagenzien verminderte sich der beobachtete Effekt von 39,5% auf 9,7%[1173], also wohl auch ein Zeichen der Beseitigung eines Schwermetalls. Die entstehenden Produkte sind neben CO_2, CO auch Caramel[1173], Ameisensäure, Oxalsäure, Polyoxysäuren. Maßgeblich soll der Übergang in die Enolform sein[1181].

Aus Glycerinaldehyd wird die Methylglyoxalbildung durch m/15 PO_4 (und AsO_4) beschleunigt[1175]; weder 0,6% NaF noch m/15 SO_4'' hatten eine hemmende Wirkung, ebensowenig $FeCl_3$, noch $FeSO_4$ oder $CuSO_4$ eine fördernde.

Die bisher auf Komplexbildung zurückgeführte Hemmung der Eisenkatalyse durch P_2O_7'''' ist durchaus nicht eindeutig. Eisenkohle wird in der Oxydation der Harnsäure durch m/200 nicht gehemmt[1177]. Manche Komplexe, wie $Na_8Fe(P_2O_7)_3$, wirken selbst katalytisch[1171, 1176]. Die Oxydation von Glutathion durch Fe wird anfangs bis zu 50% durch m/50 $Na_4P_2O_7$ gehemmt, aber nach 2 Stunden wird die verbrauchte O_2-Menge eingeholt und dann übertroffen[1178]. Es wurde versucht, den ganzen Effekt des Eisenkomplexes auf Bakterienwachstum zurückzuführen, da in steriler Apparatur kein vermehrter O_2-Verbrauch zu beobachten sei[1179]. Unter Anwesenheit von Desinfektionsmitteln konnte dieser Befund nicht bestätigt werden[1180]. Zur Oxydation kommen Glucose[1165], Fructose, Glykoside[1181] und viele andere Körper, nicht aber Ameisensäure und Formaldehyd[1182].

Neben der bisher behandelten Fe-Katalyse ist von besonderer Wichtigkeit die von Cu¨, die durch $P_2O_7^{IV}$ im Gegensatz zu Fe¨ und Mn¨ nicht gehemmt wird[1183]. Mit Thioglykolsäure als Substrat ergab sich keine Störung durch NO_3', SO_4'', PO_4^{III} in 0,01 mol Lösungen, Fluorid förderte sogar, während SCN', entsprechend der Erwartung als Komplexbildner hemmte[1184]. Von anderer Seite, mit Cystein

1172 KREBS, H. A.: Biochem. Z. **180**, 377 (1927).

1173 CLINTON, M. u. HUBBARD R. S.: J. biol. Chem. **119**, 467 (1937). SO_4'' wirkte nicht hemmend.

1174 PALIT, C. C. u. DHAR, N. R.: C. **1937 I**, 2790.

1175 DISCHE, Z. u. ROBBINS, S. S.: Biochem. Z. **274**, 42 (1934), Rona **84**, 354.

1175,I TOMPKINS, F. C.: Transact. Farad. Soc. **38**, 131 (1942). C. **1942 II**, 1766. Es bildet sich MnF_4'. Auch Sulfat hemmte unter Bildung von $[Mn(SO_4)_2\ 2\ H_2O]'$.

1175,II SABALITSCHKA, Th. u. MICHELS, H. Ernährung **8**, 93 (1943). C. **1943 II**, 1508. Wohl aber konservierte SCN' in Lebensmitteln.

1175,III FARRER, K. T. H. Biochem. J. **41**, 162 u. 167 (1947).

1176 SPOEHR, H. A. u. SMITH, J. H. C.: J. amer. chem. Soc. **46**, 1494 (1924) und **48**, 236 (1926), Rona **37**, 38.

1177 TRUSZKOWSKI, R.: Biochem. J. **24**, 2, 1340 (1930).

1178 HARRISON, D. C.: Biochem. J. **18**, 1009 (1924).

1179 THERIAULT, E. J., BUTTERFIELD, C. T. u. MCNANCE, P. O.: J. amer. chem. Soc. **55**, 2012 (1933), Rona **83**, 483.

1180 GOERNER, A.: J. biol. Chem. **105**, 705 (1934), Rona **83**, 483. Zusatz steigender Mengen von $P_2O_7^{IV}$.

1181 DEGERING, E. F. u. UPSON, F. W.: J. biol. Chem. **94**, 423 (1931), Rona **66**, 526. Daselbst auch Diskussion der organischen Umsetzungen.

1182 DEGERING, E. F.: J. biol. Chem. **95**, 409 (1932), Rona **68**, 223.

1183 WARBURG, O.: Biochem. Z. **187**, 255 (1927), Cystein als Substrat.

1184 BJERRUM, J.: J. biol. Chem. **114**, 357 (1936), Rona **97**,10.

als Substrat, wurde auch bei SCN′ keine Hemmung gefunden[1185] (siehe auch ELVEHJEM[1199]). Daß P_2O_7'''' bei der Dehydrierung von Alkohol[1186] durch Glutathion oder enzymatische Dehydrasen, die durch Cu¨ inaktiviert werden[1187] nicht hemmend einwirkt, ist verständlich. Wenn aber solche Katalysen durch Fluorid nicht beeinflußt werden, zeigt das, daß es für die fördernde oder hemmende Wirkung eines Ions auf dem Umwege über Metalle durchaus nicht auf die Tatsache der Komplexbildung überhaupt ankommt, sondern darauf, welcher Komplex gebildet wird. Das zeigte sich besonders bei den Versuchen von FARRER ([1175 III]) über die Zerstörung von Aneurin in Gegenwart von Cu durch Wärme. In Gegenwart von Phosphat vermehrte Cu die Zerstörung und zwar beim $p_H < 6$ in Abhängigkeit von der Konzentration. Wurde zugleich Tartrat, Citrat oder Glycin gegeben, dann fand sich Beschleunigung oder Verlangsamung je nachdem, welche Komplexverbindungen mit dem Cu entstanden. So blieben Fe, Ni und Zn ohne Wirkung in Phosphatlösung, wohl aber wenn man Citrat hinzufügte.

Ausführliche Versuche über die Thioglykolsäure als Substrat und Fe^{II}, Mn¨ und Cu¨ als Katalysatoren zeigen folgende Werte[1188]:

Tabelle 37.
Einfluß der Phosphate auf die Metallkatalyse der Thioglykoloxydation. Geschwindigkeit berechnet in mol oxydiertem R-SH $\times 10^6$/Min. 20°.

	mol Verhältnis Phosphat : Metall-Ionen	Konzentrationen Fe++ (4×10^{-5}m)	Mn++ (5×10^{-6}m)	Cu++ (5×10^{-6}m)
Orthophosphat . . .	0:1	(43)	74	38
	100:1	21	55	—
	5 000:1	15	13	—
	10 000:1	17	7	48
Metaphosphat . . .	0:1	(43)	74	38
	100:1	22	67	112
	1 000:1	14	10	126
	10 000:1	—	4	182
Pyrophosphat . . .	0:1	(43)	74	38
	4:1	15	32	—
	16:1	11	10	66
	5 320:1	3	—	78
	42 500:1	3	3	113

Wir sehen, daß die Cu-Katalyse durch Pyrophosphat und Metaphosphat sogar gefördert wird. Dasselbe wurde bei Cu¨ + Cystein gefunden[1199]. Vielleicht beruht die beobachtete raschere Zerstörung von Adrenalin[1189] durch Metaphosphorsäure auf Begünstigung solcher Cu-Katalyse, da auch sonst Cu¨ auf Adrenalin oxydierend wirkt. Diese Katalyse soll nun durch Sulfit gehemmt werden, aber nicht derart, dass Sulfit einfach als O_2-Akzeptor dient[1190].

Hier soll in diesem Zusammenhang noch einmal (siehe früheres Kapitel: „Chemie der Phosphorsäure“) die Oxydation der *Ascorbinsäure* behandelt

[1185] BAUR, E. u. PREIS, H.: Z. physik. Chem. B **32**, 65 (1936), Rona **94**, 521.

[1186] WAGNER-JAUREGG, TH. u. MÖLLER, E. F.: Hoppe-Seylers Z. **236**, 222 (1935). Rona **91**, 626. C. **1936 I**, 2119.

[1187] v. EULER, H. u. ADLER, E.: Hoppe-Seylers Z. **232**, 10 (1935). C. **1935 II**, 61. Methylenblauentfärbung.

[1188] KHARASCH, M. S., LEGAULT, R. R., WILDER, A. B. u. GERARD, R. W.: J. biol. Chem. **113**, 537 (1936).

[1189] EICHLER, O. u. NOACK, C.: Naunyn-Schmiedebergs Arch. **193**, 503 (1939).

[1190] BAUR, E. u. OBRECHT, M.: Z. physik. Chem. B. **41**, 167 (1938), Rona **110**, 448.

werden. Die Oxdation wird durch $Cu^{\cdot\cdot}$ beschleunigt[1192]. Also wird sie durch komplexbildende Körper gehemmt werden wie Pyridin — KSCN[1193], KSCN (1 mol wirkte bis 98%, siehe auch [1198]) wie auch 0,025 mol $K_4Fe(CN)_6$[1194] und andere Komplexbildner, die natürlich leicht auch in Citronensaft, Geweben und Blut[1192] [1195] vorkommen können und so zur Konservierung der Ascorbinsäure dienen können. Hemmung erfolgte aber nur, wenn $Cu^{\cdot\cdot}$ im Reaktionsgemisch vorhanden war[1199, II] (nicht gefunden von SABALITSCHKA u. MICHELS [1175 II].)

Beschleunigte Oxydation wurde bei Phosphatzusatz gesehen[1196] (dagegen Hemmung bei Cysteinoxydation[1199]). Hemmung aber auch durch NaCl[1192, 1196, 1199, I]. Auch $P_2O_7^{IV}$ wurde als konservierend angegeben[1195]. Man wird dann nach WARBURGS u. a. Untersuchungen eher ein anderes Schwermetall als $Cu^{\cdot\cdot}$ wirksam annehmen, obwohl gerade auch eine gewisse Beeinflussung der Cu-Katalyse durch P_2O_7'''' berichtet wurde ([1197] und frühere Angaben).

Wenn wir unsere Darstellung der Beeinflussung der Katalyse durch Anionen überblicken, müssen wir feststellen, daß echte lyotrope HOFMEISTEReffekte kaum zur Beobachtung kamen. Meist spielte die Fähigkeit der Komplexbildung die dominierende Rolle, besonders da, wo Schwermetalle als Katalysatoren wirksam sind. Aber auch eigene Wirkungen werden beobachtet, bei denen gerade die Gruppe der Phosphate Bedeutung hat und so eine lockere Überleitung zu vielen Reaktionen des komplexeren Milieus der Preßsäfte bildet.

II. Einfache Fermente.

Es ist verständlich, daß die Einwirkung auf Fermente höchst selten in einem übersichtlichen, eindeutig definierten System studiert wurde. Trotzdem scheint eine Berechtigung zu bestehen, einstufige Fermentreaktionen primitivster Art abzutrennen von komplexeren, wie sie z. B. bei der Umwandlung von Glucose in Milchsäure wirksam sind. Diese verläuft, wie wir jetzt wissen, über eine Unzahl von Zwischenstufen. Aber für solche Reaktionen wie die Trennung einer $-CH_2-O-C\equiv$ Brücke durch Esterasen wird man einen einfacheren Verlauf annehmen dürfen, zumal derselbe Effekt durch $H^{\cdot}$ und OH' erzielt werden kann. Hier wird auch der Zwang zur Reinigung des Fermentes nicht so vorherrschen. Deshalb beginnen wir mit solchen Esterasen.

1. Esterasen.

a) Cholinesterase,

die Acetylcholin in Cholin und Essigsäure spaltet, ist überall im Blut und in den Organen der Tiere mehr oder weniger vorhanden. Diese Reaktion wird durch Fluorid gehemmt. Die genauesten Analysen dieser Hemmung[1200] an Pferdeblut sollen hier erwähnt werden: (Vorlage von 1:10000 Acetylcholin).

1191 BAMANN, E. u. MEISENHEIMER, M.: Ber. chem. Ges. **1938**, 2233 u. 2086. Besonders wirksam La, Ce, Pr, Zr, Nd.

1192 KELLIE, A. E. u. ZILVA, S. S.: Biochem. J. **29**, 1028 (1935), Rona **89**, 259.

1193 SILVERBLATT, E. u. KING, C. G.: Enzymologia **2**, 222 (1938), Rona **107**, 217.

1194 STOTZ, E., HARRER, C. J. u. KING, C. G.: J. biol. Chem. **119**, 511 (1937). C. **1937 II**, 2374.

1195 KLODT, W. u. STIEB, B.: Naunyn-Schmiedebergs Arch. **190**, 341 (1938).

1196 LUND, H. u. LIECK, H.: Skand. Arch. Physiol. **74**, 255 (1936). C. **1936 II**, 2749.

1197 GIRI, K. V.: Indian J. med. Res. **25**, 443 (1937), Rona **105**, 21.

1198 MAIN, E. R., SHIMM, L. E. u. MELLON, R. R.: Proc. Soc. exp. Biol. Med. **39**, 272 (1938).

1199 ELVEHJEM, C. A.: Biochem J. **24**, 1, 415 (1930).

1199,I ARMENTANO, L.: Biochem. Z. **307**, 270 (1941).

1199,II STRAUB, F. B.: Hoppe-Seylers Z. **254**, 192 (1938). Methylenblau im Ansatz, F' und $P_2O_7^{IV}$.

1200 MATTHES, K.: J. Physiol. **70**, 338 (1930).

Tabelle 38.

mol NaF	Dauer der Einwirkung	Zerstört in %	Reaktionskonstante
0	40″	61	0,01
0,005	40″	53	0,0082
0,0105	2′	50	0,0025
0,21	5′	50	0,001
0,042	20′	55,5	0,00044

Die Reaktionskonstante wurde entsprechend einer Reaktion erster Ordnung berechnet.

Es handelt sich bei dieser Wirkung nicht um eine $Ca^{\cdot\cdot}$-Fällung, da dieses selbst auch hemmend wirkt und Oxalat keine Wirkung hat. 40 mg NaF/1 ccm führten zur vollen Hemmung bei Extrakten aus Herz und Leber von Kaninchen und aus Pankreas der Katze[1201], auch Rinderblut[1202], bei dem ebenso die Synthese gehemmt werden soll. In Präparaten aus Froschmuskel zeigte sich das Ferment empfindlicher als oben bei Blut. Die Grenzkonzentration war 1:10000 NaF[1203]. Das ist vielleicht daraus verständlich, daß in dem an Ca reicheren Blut eine gewisse Menge des Fluorids chemisch gebunden wird. In jedem Falle ist Physostigmin vielfach wirksamer.

Nach DUFAIT und MASSART[1202, I u. II] hemmte m/50 F 60%, $P_2O_7^{IV}$ 75%. Die Hemmung von Fluorid zeigte ihr Maximum bei saurer Reaktion als Zeichen der Komplexbildung mit Schwermetall.

Während von MATTHES[1200] von NaCl, NaJ, Na_2SO_4 in isotonischer Lösung keine Hemmung der Esterase gefunden wurde, auch nicht mit SCN′[1202, II], SO_4'' und J′ m/50[1202], wurde von anderer Seite[1204] eine Kompetenz zwischen Ferment und Substrat mit Chloriden beobachtet. Die Chloride hatten nach diesen Messungen eine Affinität von 6, gegenüber Acetylcholin 100 und Physostigmin $3{,}8 \cdot 10^8$.

Isopropylfluorphosphonat.

In den letzten Jahren sind eine Reihe interessanter fluorhaltiger Substanzen entdeckt worden, die eine auf Esterasen und von diesen besonders auf die echten Cholinesterasen und Pseudocholinesterase des Blutes gerichtete Wirkung besitzten. Diese Befunde sind bei der Suche nach neuen Kampfstoffen im Kriege erhoben worden. Der wichtigste ist Diisopropylfluorphosphonat ($(CH_3)_2CH)_2 = POF$. Die Hemmung erfolgt beim Kaninchenplasma ([1202, IV]) schon in Konzentrationen von 10^{-10}. Bei Pferdeserumcholinesterase erwies es sich als 30 mal so wirksam wie Physostigmin, aber im Gegensatz zu diesem ist die Wirkung progressiv mit der Zeit, wird nicht beeinflusst durch die Substratkonzentration und ist nicht reversibel durch Dialyse ([1202, V]) ([1202, VIII]). Durch Physostigmin wird das Ferment geschützt ([1202, III]). Auch am unverletzten Herzen ist durch Waschen für Acetylcholin die sensibilisierende Wirkung bis zum 100fachen, die langsamer als bei Physostigmin eintreten soll, nicht aufzuheben. Wenn man einem intakten Kaninchen 1 mg/kg injiziert, dann findet man im Gehirn der in wenigen Minuten gestorbenen Tiere kein Ferment mehr wirksam, nach 0,3 mg/kg fanden sich nur unwesentliche Mengen Cholinesterase ([1202, IV]). Die Wirkung greift nicht an Sulfhydrylgruppen an, da weder Urease noch Papain beeinflusst werden. Sie ist im Bereich von p_H 4,9 bis 7,5 untersucht — auch unabhängig von der Acidität ([1202 III]). Übrigens war Tetraaethyltetraphosphat noch 5 mal stärker gegen

[1201] PLATTNER, F. u. HINTNER, H.: Pflügers Arch. **225**, 19 (1930).

[1202] KWIATKOWSKI, H.: Fermentforschung **15**, 138 (1936), Rona **97**, 319. Ein Versuch. 0,5 mg NaF/ccm.

[1202,] DUFAIT, R. u. MASSART, L.: Encymologia **7**, 337 (1939), Rona **120**, 146. C. **1940 II**, 2478.

[1202, II] MASSART, L. u. DUFAIT, R.: Bull. Soc. chim. biol. **21**, 1039 (1940). C. **1941 I**, 216.

[1202, III] JENSEN. E. F. u. BALLS, A. K.: J. biol. Chem. **170**, 417 (1947).

[1202, IV] NACHMANSOHN, D. u. FELD, E. A.: J. biol. chem. **171**, 715 (1947).

[1202, V] MACKWORTH, J. F. u. WEBB, E. C.: Biochem. J. **42**, 91 1948

[1202, VI] WEBB, E. C.: Biochem. J. **42**, 96 (1948).

[1202, VII] QUILLIAM, J· P. u. STRONG, F. G.: J. Physiol. **106**, 23P (1947).

Cholinesterase wirksam. Um einen Vergleich der Wirksamkeit zu geben, führen wir hier die Hemmung gegenüber anderen Fermenten aus der Esterasegruppe nach den Versuchen von WEBB ([1202, VI]) an.

Leberesterase wurde durch Isopropylfluorphosphonat in der molaren Konzentration 10^{-6} zu 91%, $5 \cdot 10^{-7}$ zu 77% gehemmt. Von Eserin wurden zur 65% Hemmung ebenso wie von Na F zur 85% Hemmung 10^{-2} benötigt. Die Lipase menschlicher Milch mit Tributyrin als Substrat wurde durch 10^{-4}mal Isopropylfluorphosphonat zu 100 %, durch 10^{-5} zu 66 %, durch $2 \cdot 10^{-6}$ zu 32 % gehemmt, während Eserin 10^{-3} 35—60 %, NaF 10^{-1} 40 %, 10^{-2} keine Hemmung mehr brachte. Nierenphosphatase wurde durch die organische Fluorverbindung bei p_H 5,5 durch 10^{-3} nur zu 60 % gehemmt, war also viel weniger empfindlich.

Die Cholinesterase wird heute in 2 Typen klassifiziert (siehe ADAMS und THOMPSON [1202 IX]).

A. der wahren Cholinesterase, die nur gegen bestimmte Cholinester wirksam ist, z. B. Acetylcholin oder Acetyl-β-Methylcholin, aber unwirksam gegen Benzoylcholin. Sie ist vorwiegend in Gehirn und Erythrozyten zu finden. Spezifisch gehemmt durch β-β' Dichlordiaethyl-N-Methylamin oder Coffein.

B. Pseudocholinesterase zersetzt Benzoylcholin und andere als Cholinester. Diese ist mehr im Serum des Menschen und anderer Species vorhanden. Spezifisch gehemmt durch Alkylfluorophosphonat, Curare, Percain, Pyrazolonderivate, Prostigmin-Präparate.

Durch Eserin, Triorthocresylphosphat und Morphin werden beide Fermente gehemmt. Diese Unterscheidung gilt nur inwieweit das eine oder andere Ferment durch kleinste Konzentrationen gehemmt wird, z, B. hemmt Fluorphosphonat das Fermentpräparat aus Taubengehirn um 50% bei $0{,}058 \cdot 10^{-5}$, aus menschlichen Erythrocyten $0{,}014 \cdot 10^{-5}$, aus menschlichem Gehirn $0{,}13 \cdot 10^{-5}$, aber im menschlichen Plasma $0{,}00028 \cdot 10^{-5}$ (siehe [1202,X]). Eine Reihe anderer Verbindungen desselben Typs geben wir auf Tabelle 39 (nach [1202,V]).

Tabelle 39.

Hemmungswirkung von Eserin, Fluorphosphonaten und verwandten Verbindungen gegenüber Pferdeserum-Chlorinesterase. (Standard Test-Bedingungen: 15 Min. Inkubation bei 20 Grad in Bicarbonat-Puffer, p_H 7,4, in Abwesenheit von Substrat.)

Hemmungskörper:	Molarkonzentration, die 50% hemmend wirkt
Diisopropyl Fluorphosphonat	$1{,}3 \cdot 10^{-9}$
Disec.-butyl Fluorphosphonat	$2{,}0 \cdot 10^{-9}$
Diisoamyl Fluorphosphonat	$2{,}0 \cdot 10^{-9}$
Di-n-propyl Fluorphosphonat	$5{,}5 \cdot 10^{-9}$
Diäthyl Fluorphosphonat	$8{,}0 \cdot 10^{-9}$
Eserin	$4{,}0 \cdot 10^{-8}$
Diphenyl Fluorphosphonat	$6{,}3 \cdot 10^{-8}$
Dimethyl Fluorphosphonat	$1{,}0 \cdot 10^{-7}$
Dithioäthyl Fluorphosphonat	$2{,}0 \cdot 10^{-6}$
Dimethylaminophosphoryl Fluorid	$8.0 \cdot 10^{-5}$
Diäthyl methylaminophosphonat	$3{,}0 \cdot 10^{-4}$
Trimethyl Phosphat	$1{,}0 \cdot 10^{-}$
Vitamin B_1	$1{,}7 \cdot 10^{-}$
Ammonium Fluorphosphonat	$1{,}0 \cdot 10^{-2}$
Natrium Fluorid	$1{,}0 \cdot 10^{-2}$

[1202, VIII] MAZUR u. BODANSKI, A.: J. biol. chem. **163**, 261 (1946).

[1202, IX] ADAMS, D. H. u. THOMPSON, R. H. S.: Biochem. J. **42**, 170 (1948).

[1202, X] ADAMS, D. H. u. WHITTAKER, V. P.: Biochem. J. **44**, 62 (1949). 50 % Hemmung von Diisopropylfluorophosphonat im menschlichen Plasma gegenüber verschiedenen Cholinestern bei 2,28—$2{,}44 \cdot 10^{-5}$ molar.

[1202, XI] ROSSITER, K. S. u. WANG, E.: J. Physiol. **108**, 14 P. (1949).

Von ROSITTER und WANG[1202 XI] wurde aus polymorphkernigen Leukocyten des Kaninchens eine Esterase isoliert, die Triglyceride aber nur mit kurzen Fettsäuren, also kein Fett spaltet. Dieses Ferment wird durch Eserin, Tricresylphosphat, Arsanilsäure, Acetophenon und „Fluorid in niedrigen Konzentrationen" gehemmt.

Während Diisopropylfluorphosphonat sich an Esterasen irreversibel verankert (siehe Abschnitt Trypsin), gibt es besonders in Leber und Niere ein Ferment, von MAZUR u. BODANKSKI[1302, VIII] Phosphofluorase genannt, das die Verbindung spaltet und so unschädlich macht.

Über die Einwirkung von Fluorid auf die Acetylcholinsynthese siehe Kapitel Organbreie.

b) Lipasen.

Die hemmende Wirkung von **Fluorid** auf Lipasen wurde schon von LOEWENHART und Mitarbeitern[1205, 1206] beobachtet und zwar bei so geringer Konzentration wie 10^{-8}, wie sie später niemals mehr wirksam gefunden wurde. Die prozentuale Wirkung nahm zu mit der Abnahme der Fermentmenge. Als Substrate kamen die verschiedensten Äthylester zur Anwendung. Je länger die Kette der Fettsäure, desto geringer war die Fluoridhemmung. Als Modus der Wirkung wurde die nicht klar erscheinende Vorstellung entwickelt, daß Fluorid die vorübergehende Assoziation Ferment-Substrat stabilisiere. Später[1207] wurde eine befriedigendere Formel nach dem Massenwirkungsgesetz entwickelt:

$$[\text{Freies Ferment}] \cdot [\text{freies NaF}] = K[\text{NaF-Enzym}].$$

Zusatz von größeren Fermentmengen, jetzt aber in reinerer Form, hatte auf die Größe der Hemmung keinen Einfluß. Ebensowenig kommen in dieser Formel die Konzentration des Substrates und die Spaltprodukte vor. Nebenbei war früher[1206] gefunden worden, daß die F-Hemmung durch Na-Butyrat und Na-propionat aufzuheben ist. Tatsächlich wurde die Unabhängigkeit von der Substratkonzentration auch sonst beobachtet[1210, 1211], dagegen Abhängigkeit von der Fermentmenge[1210]. In der Formel spiegelt sich die Tatsache wieder, daß durch einfache Verdünnung die Fermentaktivität wieder zum Auftreten gebracht werden kann. Die Lähmung der Lipase ist also reversibel, im Gegensatz zu der Lähmung durch Atoxyl und Chinin.

Der Befund wurde immer wieder erhoben, daß man F' nur durch Dialyse oder auf anderem Wege zu beseitigen brauchte, um die Aktivität des Fermentes wieder herzustellen, mit einer Ausnahme[1208, 1209], obwohl hier die Konzentrationswirkungskurve mit einer Adsorptionsisotherme verglichen wird. Bei Berechnung der Konstanten in obiger Gleichung[1211] ergab sich ein Kleinerwerden der Konstante mit abnehmender Konzentration, d. h. die Hemmung wird mit abnehmender Fluoridkonzentration relativ größer.

1203 KAHLSON, G. u. UVNAES, B.: Skand. Arch. 72, 215 (1935), Rona 92, 489.

1204 ROEPKE, M. H.: J. Pharm. exp. Ther. 59, 264 (1937), Rona 101, 144. Keine Angabe von Konzentrationen.

1205 LOEWENHART, A. S. u. PEIRCE, G.: J. biol. Chem. 2, 397 (1906), Extrakte von Leber und Pankreas des Schweines und Hundes.

1206 AMBERG, S. u. LOEWENHART, A. S.: J. biol. Chem. 4, 149 (1908). Leberlipase des Schweines.

1207 PEIRCE, J. G.: J. biol. Chem. 16, 5 (1913). Schweineleberlipase wirkt auf Äthylacetat.

1208 GYOTOKU, K.: Biochem. Z. 217, 279 (1930), Rona 55, 393. Leber- und Nierenlipase.

1209 GYOTOKU, K. u. TERASHIMA, S.: Biochem. Z. 217, 306 (1930), Rona 55, 394.

1210 MURRAY, D. R. P.: Biochem. J. 23, 1, 292 (1929). Pankreaslipase des Schweines wirkt auf Triacetin und Tributyrat. m/40 NaF hemmt 90%; m/250 NaF hemmt 25%.

Beispiel: 10^{-3}mF′ hemmt die nach WILLSTÄTTER gereinigte Schweineleberlipase um 80%, $3 \cdot 10^{-5}$m noch um 21%[1211].

Je saurer die Lösung, desto stärker ist die Hemmung[1209, 1211], was gegen die Wirkung des Fluor-Ions selbst zu sprechen scheint. 10^{-3} mol NaF hemmt die Äthylbutyratverseifung um 12% bei p_H 7,59, um 85% bei p_H 6,18. Beim einfachen Verseifungsversuch wird daher die Hemmung mit fortschreitender Acidität zunehmen, wodurch die Reaktionsgeschwindigkeit von einem in der Gleichung nicht berücksichtigten Faktor verändert wird.

Kinetische Betrachtungen leiden natürlich außerdem an der Unmöglichkeit einer genauen Fixierung der Fermentkonzentration und der Mitwirkung von Ballaststoffen. Die Empfindlichkeit der Lipasen ist durchaus verschieden z. B. ist die Magenlipase vieler Tiere (Ausnahme vielleicht die vom Meerschweinchen[1209]) weniger leicht zu vergiften (Begleitstoffe ?[1208]). Hochempfindlich ist immer die Leberlipase. Eine Konzentration von 1,2:1000 NaF hemmte die Pankreaslipase von Menschen um 35%, von der Leber aber um 100%[1212].

Daß man nach Vergiftung von Kaninchen mit 75—150 mg/kg NaF im Leberbrei nach der Tötung auch eine Lipaselähmung findet[1213], ist bei dieser Empfindlichkeit verständlich. Doch bedeutet das noch lange nicht die Berechtigung, diese in vitro-Versuche an der zerstörten Leberzelle auf das lebende Tier zu übertragen, weil erst durch Eindringen des F′ in die Zelle der Sitz des Fermentes erreicht werden muß.

Genau wie die esterspaltende Wirkung der Lipase wird auch die esterbildende gehemmt[1214].

Ein Ferment, das aus Lecithin nur eine Fettsäure abspaltet, Lecithase, ist gegen NaF unempfindlich[1215]. Es wird vielfach zu den Phosphatasen gezählt.

Es hat nach der spezifischen Wirkung von NaF nicht an Versuchen gefehlt, die Fermentaktivität von einem Schwermetall abhängig nachzuweisen, das durch Komplexbildung mit NaF inaktiviert wurde. Das ist bisher nicht gelungen. m/100 $Na_4P_2O_7$ war unwirksam, SCN′ hemmte schwach[1211], auch die Schwermetalle selbst waren unwirksam, nur $Cu^{\cdot\cdot}$ hemmte stärker, was mit der gleichsinnigen Wirkung von SCN′ keinen Einklang gibt. DUFAIT und MASSART[1202, II] fanden die Ricinuslipase auch nur bei saurer Reaktion durch Fluorid gehemmt und schlossen daraus auf die Beteiligung von Schwermetallen an der Reaktion. Diese Lipase hat ihr Optimum bei p_H 4,5—5. Bei Lipase aus Baumwollsamen (Optimum p_H 8—9[1212, I]) und aus dem Nebennierenmark von Rindern (Optimum p_H 9,3[1212, II]) hemmte Fluorid aber auch.

Phosphat selbst wirkt fördernd, steigend mit der Konzentration[1216]. Auch hier bestehen Versuche einer kinetischen Behandlung, die aber nicht weit führen[1217]. Gelegentlich wird nur eine Verschiebung des p_H-Optimums bei Phosphatpuffern berichtet z. B. bei der Ricinuslipase[1218] von 4,5—5 bei Acetat-, zu 5,6 bei Phosphatpuffer. Bei der Pankreaslipase ist das Optimum bei Phosphatpuffer bei p_H 7,2,

---

1211 ROTHSCHILD, P.: Biochem. Z. **206**, 186 (1929), Rona **52**, 159.

1212 RONA, P. u. PAVLOVIC, R.: Biochem. Z. **134**, 108 (1922).

1212, I OLCOTT, H. S. u. FONTAINE, T. D.: J. amer. chem. Soc. **63**, 825 (1941), C. **1941 II**, 2333. 1% NaF hemmte 60%.

1212, II SCOZ, G. u. MARIANI, B.: Encymologia **7**, 88 (1939). C. **1941 I**, 2396.

1213 LEAKE, C. D., DULMES, A. H., TREWEEK, D. N. u. LOEVENHART, A. S.: Amer. J. Physiol. **90**, 426 (1929), Rona **54**, 679. 1:50000 NaF hemmte um 63%.

1214 MARDASCHEW, S.: Rona **88**, 284 (1935). C. **1937 I**, 3811. a) MARDASCHEW, S. u. KRISNEZOW, J.: Rona **88**, 284. C. **1937 I**, 3812. 9 mg-% NaF hemmen die Esterbildung aus Isoamylalkohol und Buttersäure durch Pankreaslipase.

1215 OGAWA, K.: J. of Biochem. **24**, 389 (1936), Rona **100**, 488. C. **1937 II**, 4338.

1216 PLATT, B. S. u. DAWSON, E. R.: Biochem. J. **19**, 860 (1925). Pankreaslipase.

1217 DAWSON, E. R. u. PLATT, B. S.: J. gen. Physiol. **11**, 357 (1927). Über die Formel von Lyon.

1218 TAKAMIYA, ETSUO: C. **1935 II**, 1897.

bei Glykokollpuffer 9,3[1219]. Beim Vergleich mit Boratpuffern war unter Phosphat in der ganzen p_H-Skala die Aktivität größer[1220]. Bei nicht gereinigtem Enzym gibt es zwei Aktivitätsmaxima (p_H 6,7 und 7,3), die bei Reinigung verschwinden, also offensichtlich auf Verunreinigungen beruhen[1220]. Wenn man die Aktivitätsvermehrung unter Phosphat nachweisen will, muß ebenso beachtet werden, daß in dem extrahierten Organ nicht schon soviel Phosphat vorhanden ist, daß ein Zusatz kaum ins Gewicht fällt. So gelang es nur bei Unterhautzellgewebe und Mesenterialfett, nicht dagegen aus der phosphatreichen Haut, die Aktivierung aufzufinden[1221].

Andere Anionen. Eine Aktivierung von Lipase (außer durch HCN) wurde sonst durch Hydrosulfit und Bisulfit[1219], dann noch bei Verreibung fetter Muskulatur von Fischen durch festes Sulfat berichtet[1222], die zur Trocknung vorgenommen wird. Sonst wird das Ferment (der Leber) durch Sulfate, besonders Li_2SO_4 zerstört[1223]. Es wurden Hemmungen berichtet: NaCl < Br' < J' schon 10^{-4} mol[1219]. J' > SCN' > Cl' > NO_3' > SO_4''[1224]. NaCl-Hemmung proportional der Konzentration[1226].

CNO' und SCN' wurden andererseits wieder unwirksam gefunden, allerdings in ganz kleiner Konzentration ([1219,a]), ebenso Cl' und J' bis 0,5 mol, nur 0,5 mol Br' zeigte leichte Depression ([1225]), ebenso Halogene auch noch in organischer Bindung ([1227,1228]).

Wenn hier Hemmungen durch andere Ionen mit mehr oder meist weniger großer Konstanz gefunden wurden, dann ist die Wirkung von Fluorid weit von den anderen Salzen abgesetzt — also spezifisch — ohne daß wir in irgendeiner bekannten Reaktion der ersten Kapitel einen Hinweis für die Ursache besitzen. Nur die Komplexbildung mit Schwermetallen, beruhend auf dem hohen elektrostatischen Potential wird man heranziehen können, obwohl keine Eindeutigkeit besteht. (Über Einwirkung von Isopropylfluorphosphonat siehe Seite 170).

c) Phosphatasen.

Phosphatasen[1229] sind im Organischen allgegenwärtig und zwar gerade in den Geweben, in denen die Stoffwechselvorgänge besonders intensiv verlaufen. Sie gehören als weitere Untergruppe zu den Esterasen, sind besonders spezifisch für die PO_4-Abspaltung. Anscheinend findet die Verankerung an das Ferment an diesem Teil der Substrate statt. Trotzdem spielt deren alkoholischer Rest eine wesentliche Rolle[1230].

Man unterteilt diese Fermente in große Gruppen, um eine gewisse Ordnung in die Vielfältigkeit zu bringen, die sich nach den Substraten, dem Aktivierungskörper — $Mg^{\cdot\cdot}$ oder teilweise noch stärker wirksam $Mn^{\cdot\cdot}$[1231, 1232] — oder nach

[1219] WEINSTEIN, S. S. u. WYNNE, A. M.: J. biol. Chem. **112**, 641 (1936), Rona **94**, 151. a) WEINSTEIN, S. S. u. WYNNE, A. M.: J. biol. Chem. **112**, 649 (1936), Rona **94**, 152. C. **1936 I**, 4023.

[1220] SOBOTKA, H. u. GLICK, D.: J. biol. Chem. **105**, 221 (1934). Substrat: Methylbutyrat. Ferment: Glycerinextrakt aus menschlicher Leber.

[1221] WOHLGEMUTH J.: Biochem. Z. **175**, 216 (1926), Rona **38**, 458. Aus menschlichen Organen bereitete Präparate.

[1222] SCHMIDT-NIELSEN, S. u. STENE, J.: C. **1939 II**, 549.

[1223] BAKER, Z. u. KING, C. G.: J. amer. Chem. Soc. **57**, 358 (1935). C. **1935 II**, 539.

[1224] TANAKA, T.: Rona **63**, 674 (1931). Nierenlipase.

[1225] CLIFFORD, W. M.: Biochem. J. **28**, 418 (1934). Pankreaslipase.

[1226] HATTORI, S.: J. orient. med. **1**, 51 (1923), Rona **22**, 60.

[1227] GLICK, D. u. KING, C. G.: J. biol. Chem. **95**, 477 (1932), Rona **68**, 769. Amylderivate von J', NO_3', Br', Cl'.

[1228] WEBER, H. H. R. u. KING, C. G.: J. biol. Chem. **108**, 131 (1935), Rona **86**, **311**. Benzoesäuren J' > Br' > Cl' > NO_2'.

[1229] FOLLEY, S. J. u. KAY, H. D.: Erg. d. Enzymforschung **5**, 159 (1936).

[1230] HOTTA, R.: J. of Biochem. **20**, **343** (1934), Rona **83**, 638.

[1231] BAMANN, E.: Naturwisenschaften **1940**, 141.

[1232] MASSART, L. u. VANDENDRIESCHE, Z.: Naturwissenschaften **1940**, 142.

der Wasserstoff-Ionen-Konzentration der optimalen Wirkung trennen lassen. Erst neuerdings gelang die Isolierung eines Cofermentes aus dem Holoferment von dem eiweißartigen Apoferment[1233]. Es ergäbe sich damit die Einheitlichkeit der prosthetischen Gruppe bei den verschiedensten Fermenten und es bliebe nur die Varianz der zugehörigen Eiweißgruppe. (Kinetik siehe später).

Gerade das Vorkommen der Phosphatase in jedem Zymasesystem macht es schwierig, die Einheitlichkeit eines Fermentes nur nach dem Auftreten von abgespaltenem PO_4''' vorauszusetzen. Wir wissen jetzt, daß bei der Spaltung von Hexosephosphorsäure durch Hefepreßsaft sehr komplizierte Vorgänge verlaufen. Diese Vorgänge, ebenso wie die Phosphatübertragung durch die Phosphorylase, werden in dem Kapitel über komplexe Fermentsysteme behandelt. Anscheinend müssen auch hier 2 Fermente zusammenwirken, jedenfalls kann Adenosintriphosphat auch durch Knochenphosphatase gespalten werden, wobei Pyrophosphat + Phosphat entstehen[1234], (siehe dagegen [1235]).

Von den Phosphatasen sind für uns diejenigen von Interesse, die auf **Pyrophosphat** einwirken und eine Spaltung in 2 Moleküle Phosphorsäure bedingen. Es wird berichtet[1236], daß Blutphosphatase außerordentlich vielseitig wirkt, aber die Spaltung verläuft verschieden rasch[1237], also ein Hinweis, daß verschiedene Fermente vorliegen.

Vielfache Trennungen beweisen eine Spezifität z. B. durch Adsorption[1238, 1242] oder Hitzeeinwirkung[1239, 1240]. Die Pyrophosphatase aus Mandeln ließ sich leicht inaktivieren, während eine Trennung durch Adsorption nicht gelang[1241]. Die Phosphatase von Kaninchenknochen wurde durch Mg·· inaktiviert[1243].

MUNEMURA[1244] unterscheidet Pyrophosphatasen nach dem p_H-Optimum z. B.

Optimum bei p_H 4: Schweineniere und Reiskleie
,, ,, ,, 5-6: Reiskleie
,, ,, ,, 9: Schweineniere und Reiskleie.

Die Fähigkeit der Organe und Gewebe, Pyrophosphate zu spalten, ist weit verbreitet (siehe [1245]) z. B. Blut[1245, I]. An der Oberfläche der Muskelfasern des Froschherzens ließ sich eine alkalische Pyrophosphatase nachweisen, die als Desmoferment durch Mg·· gehemmt wurde, ebenso durch ein fluoriertes acetyliertes Sulfanilsäureamid, das mit Mn·· und Mg·· komplexe Verbindungen einzugehen vermag und dessen phosphatasehemmende Wirkung schon an Knochenphosphatase nachgewiesen worden war. Dieses Ferment wurde aus dem isolierten Herzen ganz langsam in den Inhalt der Kanüle abgegeben. (O. EICHLER und

---

1233 ALBERS, H., BEYER, E., BOHNENKAMP, A. u. MÜLLER, G.: Ber. chem. Ges. **1938**, 1913.
1234 HITCHINGS, G. H. u. FULLER, H. S.: J. biol. Chem. **128**, XLV (1939).
1235 TAKAHASHI, H.: J. of Biochem. **16**, 463 (1932), Rona **72**, 359. Nucleinsäure-Pyrophosphatase.
1236 KAY, H. D.: J. biol. Chem. **89**, 235 (1930).
1237 ROCHE, J.: Biochem. J. **25**, 2, 1724 (1931).
1238 BAUER, E.: Hoppe-Seylers Z. **239**, 195 (1936), Rona **95**, 101. Unterhefe.
1239 GIRI, K. V.: Hoppe-Seylers Z. **245**, 185 (1937). Aus Sojabohnen.
1240 FLEURY, P. u. COURTOIS, J.: Encymologia **1**, 377 (1937), Rona **100**, 640. Takadiastase, Getreidephosphatase, Mandelphosphatase.
1241 FLEURY, P. u. COURTOIS, J.: Encymologia **5**, 254 (1938), Rona **111**, 296.
1242 TAKAHASHI, H.: J. of Biochem. **16**, 447 (1932), Rona **72**, 359. Kaninchennieren.
1243 LIEBKNECHT, W. L.: Biochem. Z. **303**, 96 (1939). 0,5 mg Mg auf 3 ccm.
1244 MUNEMURA, S.: J. of Biochem. **17**, 343 (1933), Rona **75**, 348.
1245 KAY, H. D.: Biochem. J. **22**, 2, 1446 (1928). Findet Optimum der Wirkung in Nieren von Katze und Schwein, Duodenalextrakt der Katze und Knochenextrakt junger Ratten bei p_H 7,6.
1245 I SJÖBERG, K.: Acta physiol. Skand. **1**, 220 (1940), Rona **124**, 222. Lokalisiert in den Erythrocyten.
1245, II MALKOV, A. u. KAL, V.: Biochem. Z. **13**, 633, Rona **118**, 466 (1939).

Stober [1245 III]). In Pankreas und Leber von Helix pomatia finden sich die 3 Pyrophosphatasen mit Maxima bei p_H 4, 6,5 und 9,5 nebeneinander.

Das Ferment ist wohl nicht in der Lage, 2 Moleküle o-Phosphorsäure zu Pyrophosphat zusammenzufügen, wozu anscheinend nur die lebende oder frisch getrocknete Hefe in der Lage ist[1245, II].

Umgekehrt ist Pyrophosphat ein starker Hemmungskörper für manche alkalische Phosphatasen und wird in dieser Eigenschaft eingesetzt bei Phosphatasebestimmung mit Phenolphthaleinphosphat [1245, V]. 28 Einheiten gereinigte Phosphatase aus Kälberdarm wurden durch 80 m Mol völlig, durch 24 m Mol Lösung zur Hälfte gehemmt[1225, VI]. Die Pyrophosphatspaltung der Erythrocyten mit einem Optimum bei p_H 7,4—7,8 nimmt von 0,0005—0,006 mol zu, bei 0,01 mol gibt es dann ganz plötzlich einen steilen Abfall[1245 VII].

In Aspergillus oryzae (Takaphosphatase) findet sich auch ein unabhängiges Enzym, das *Triphosphat* $Na_3P_3O_{10}$ zerlegt[1246]. Dieses Ferment ließ sich auch in Hefen[1246, a)] und tierischen Organen[1231, 1247] nachweisen.

Aus der Takaphosphatase ließ sich ein wiederum unabhängiges Ferment isolieren, das Metaphosphat $(NaPO_3)_6$ hydrolysiert[1248], wobei nicht Pyrophosphat als Zwischenprodukt auftrat, da kein Niederschlag mit $ZnSO_4$ entsteht. Dieses Ferment war im Gegensatz zu den jetzt zu behandelnden Phosphatasen nicht durch PO_4''' hemmbar[1249]. Eine Citrusfruchtphosphatase spaltet sowohl $Na_4P_2O_7$, als auch $Na_6P_4O_{13}$ ([1249, I]). Ein hochpolymeres Polymetaphosphat mit einem Molekulargewicht $> 10^6$ wird durch ein Enzym gespalten aus: Aspergillus Orycae, A niger, Penicillium expansum und Saccharomyces pombe. Die Spaltung erfolgte an einer -P-O-P-Stelle und zwar nicht am Rande der Kette, sondern mitten durch[1249, II].

Phosphat. Wollte man die Fermentreaktionen in so einfacher Weise wie andere organische Reaktionen reversibel annehmen, dann würde man bestimmte Gleichgewichte erwarten müssen, die bei Spaltung

$$\text{Ester} \rightleftarrows PO_4''' + RCH_2OH$$

um so mehr nach links verschoben sind, je größer die anfängliche Konzentration des Phosphats ist. Man wird nur dann auf eine Reaktion erster Ordnung kommen[1252], wenn man am Anfang vergleicht. Bei längerem Verlauf der Zersetzung wird die Reaktionskonstante erster Ordnung (also einer nicht reversiblen Reaktion) kleiner[1250]. Dieser Verlauf nach erster Ordnung war nach der Reaktionsgleichung

---

[1245, III] O. Eichler u. W. Stober.: Naunyn-Schmiedebergs-Archiv Bd. **205**, 647 (1948).

[1245, IV] Dessaux, G.: Crend. Soc. Biol. **142**, 516 (1948). Fluorid hemmt nur die saure und neutrale, Mg hemmt die saure Phosphatase.

[1245, V] Huggins, C. u. Talabay, P.: J. biol. Chem. **159**, 399 (1945).

[1245, VI] Schmidt, G. u. Tannhauser, S. J.: J. biol. Chem. **149**, 369 (1943). F bis 50 m Mol hat keine Wirkung, β-Glycerophosphat als Substrat.

[1245, VII] Nagana, B. u. Narayana, V. K.: Menon. J. biol. Chem. **174**, 501 (1948).

[1246] Neuberg, C. u. Fischer, H. A.: Encymologia **2**, 191 (1937), Rona **110**, 303. C. **1938 II**, 701. a) Neuberg, C. u. Fischer, H. A.: Encymologia **2**, 241 (1937), Rona **110**, 303.

[1247] Neuberg, C. u. Fischer, H. A.: Encymologia **2**, 360 (1938), Rona **110**, 304. Rinder- und Schweinenieren und -muskeln.

[1248] Kitasato, T.: Biochem. Z. **197**, 257 (1928).

[1249] Kitasato, T.: Biochem. Z. **201**, 206 (1928).

[1249, I] Axelrod, B.: J. biol. Chem. **167**, 57 (1947).

[1249, II] Ingelman, B. u. Malmgren, H.: Acta. Chem. Scand. **1**, 422 (1947). C. **1948 II**, 1029.

[1250] Martland, M. u. Robison, R.: Biochem. J. **21**, 1, 665 (1927). Knochenphosphatase, Glycerophosphat.

[1251] Erdtmann, H.: Hoppe-Seylers Z. **177**, 211 (1928).

[1252] Schäffner, A. u. Bauer, E.: Hoppe-Seylers Z. **232**, 64 (1935), Rona **86**, 643. Hefephosphatase.

oben nicht zu erwarten. Zusätze von 0,1 mol PO_4''' genügen, um gerade Hydrolyse zu verhindern[1250] (ebenso [1251]) oder Äquivalenz mit der Substratkonzentration[1257].

Der Versuch, die Hemmung durch Glycerinzusatz in ähnlicher Größenordnung zu erzielen, schlug fehl. Auch eine langsam verlaufende Synthese war bei Glycerin erst in einer 50% Lösung merklich zu beobachten, bei Alkohol überhaupt nicht (siehe auch [1254]). Die beiden Spaltprodukte verhielten sich also nicht gleich, was vielleicht darin seinen Grund findet, daß wir im heterogenen System verschiedene Affinitäten zu den reagierenden Oberflächen erwarten dürfen[1252]. Aber das allein ist es auch nicht (siehe auch [1255]). Wir haben überdies noch den Aktivator $Mg^{\cdot\cdot}$ oder $Mn^{\cdot\cdot}$ zu berücksichtigen. Denn wenn durch 0,1 mol PO_4''' Nierenphosphatase bis auf einen Rest von $< 10\%$ gehemmt war, stellte ein Zusatz von $Mg^{\cdot\cdot}$ die Aktivität bis auf 50% des Maximalen wieder her[1251]. Es ist sogar die Wirkung des $Mg^{\cdot\cdot}$ erst im späteren Verlauf der Hydrolyse, wo also angesammelte Phosphate schon hemmten, in Erscheinung getreten[1253], so daß darauf die Aktivierung zurückgeführt wurde. Allerdings soll $Mg^{\cdot\cdot}$ nur im alkalischen Gebiet wirken, während PO_4''' bei allen Reaktionen hemmt[1256], (L) ebenso bei ungereinigten Präparaten[1253]. Diese Mg-Aktivierung wird durch die Befunde von KUTSCHER und SCHREIER[1253, I] bei saurer Muskelphosphatase problematisch. Durch Dialyse wurde das Ferment inaktiviert, konnte zwar durch das Mg-freie Dialysat, nicht aber durch Mg reaktiviert werden.

Wenn durch zugesetzte $Ca^{\cdot\cdot}$ Salze PO_4''' beseitigt wird, kann die Hemmung durch PO_4''' sich erst später auswirken[1255]. Die Spaltung von α- und β-Glycerophosphat durch Takaphosphatase wird von PO_4''' gleich stark gehemmt[1258]. (Berücksichtigung der Faktoren bei der Phosphatasebestimmung[1259]).

Die Größe der auftretenden Hemmung sei an einigen Daten einer Untersuchung von KAY[1260] an Nieren- und Duodenalphosphatase bei der Hydrolyse von Glycerophosphat demonstriert:

m/400 PO_4'''	hemmt	4,6%
m/200 „	„	12%
m/133 „	„	30%
m/100 „	„	62%.

In ausführlichen Experimenten wurde von JACOBSEN[1261] die Kinetik der Nierenphosphatase untersucht. Dort wurde die Phosphathemmung auf 2 Quellen zurückgeführt, um den Erscheinungen gerecht zu werden. Erstens fand sich eine Beziehung derart, daß die Hemmung größer war, wenn die Menge des Substrates sank, während die Anfangsgeschwindigkeit unabhängig von der Substratmenge, aber linear abhängig von der Fermentmenge blieb. Außerdem spielt die p_H eine Rolle[1262], mit der sämtliche Konstanten nochmals variieren. Ohne die mathematischen Ausdrücke darzustellen oder zu diskutieren, sollen aber die Grundannahmen hier Erwähnung finden. Sie lassen sich in 2 Systemen darstellen:

[1253] HOLMBERG, C. G.: Biochem. Z. 279, 145 (1935). C. 1936I, 2120. Darmschleimhautphosphatase, Glycerophosphorsäure p_H 8,7.

[1253, I] KUTSCHER, W. und SCHREIER, K.: Naturwissenschaften 35, 255 (1948).

[1254] COURTOIS, J.: Union pharmac. 80, 1 (1939). C. 1939I, 4207.

[1255] WESTENBRINK, H. G. K.: Arch. neerl. Physiol. 20, 566 (1935). C. 1936I, 2760.

[1256] COURTOIS, J.: C. rend. Acad. Sci. 201, 855 (1935). C. 1936I, 1640. Takaphosphatase, Emulsin.

[1257] HOMMERBERG, C.: Hoppe-Seylers Z. 185, 123 (1929).

[1258] COURTOIS, J.: Ann. de Fermentat. 5, 93 (1939), Rona 114, 320.

[1259] BODANSKY, A., HALLMAN, L. F. u. BONOFF, R.: J. biol. Chem. 101, 93 (1933), Rona 75, 347.

[1260] KAY, H. D.: Biochem. J. 22, 2, 855 (1928).

[1261] JACOBSEN, E.: Biochem. Z. 249, 21 (1932), Rona 69, 583

[1262] JACOBSEN, E.: Biochem. Z. 267, 89 (1933), Rona 77, 513.

1. Enzym + Substrat → Enzymsubstrat → Enzym + Phosphat + Glycerin.
2. Enzym + Phosphat ⇌ Enzymphosphat.

Uns interessiert hier die zweite Reaktionsgleichung, die in der Besetzung des Enzyms durch Phosphat die Hemmung erklären soll, also ganz anders wie bei unserer obigen Formulierung, die die Anwesenheit des Fermentes vernachlässigte, auf eine reversible Reaktion führte und nur für Gleichgewichte brauchbar ist[1264]. Diese Vorstellung ist nicht stichhaltig, da bei der Hydrolyse von β-Glycerinphosphorsäure durch Nierenphosphatase zugesetztes radioaktives anorganisches Phosphat nie in der Esterbindung auftrat. Das wäre zu erwarten, wenn eine Gleichgewichtsreaktion mit Bindung und Lösung stattfände (CHARGAFF, [1264, I]). In solche Systeme spielt dann die Reduktion von Dipyridinnucleotid mit Elektronentransport hinein, und dieser Transport wird durch 0,08 Mol. PO_4 begünstigt[1264, II]. Die Kompliziertheit der Vorgänge bei dieser Bindung mögen Versuche von BELFANTI und Mitarbeitern[1263] beweisen. Von diesen Versuchen bringen wir folgende Abbildung:

Die Abbildung zeigt die Hemmung von Oxalat, die jede Phosphathemmung übertrifft, aber durch Phosphatzusatz (Kurve A) aufgehoben wird. Durch die während der Spaltung sich ansammelnden PO_4'''-Mengen kommt die Oxalathemmung nur anfangs zur Geltung.

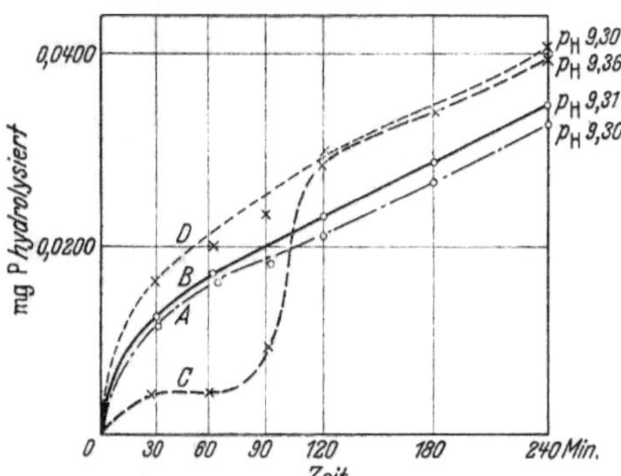

Abb. 14. Hydrolyse von β-Glycerophosphat (0,09344m) in Gegenwart und Abwesenheit von Oxalat und Phosphat durch Kaninchen-Leberextrakt (Glycin Puffer). Kurve A ⊙—·—⊙ Hydrolyse in Gegenwart von m/50 Oxalat und m/1000 Natriumphosphat; B ⊙——⊙ Hydrolyse ohne Oxalat und in Gegenwart von m/1000 Natriumphosphat; C ×- - -× Hydrolyse in Gegenwart von m/50 Oxalat und ohne Natriumphosphat; D ×......× Hydrolyse ohne Oxalat und ohne Natriumphosphat. (Nach Belfanti u. Mitarb.)

Die Abhängigkeit von der Substrat-Enzymaffinität ist besonders gering bei der Phosphatase des Kartoffelpreßsaftes, so daß die PO_4'''-Hemmung besonders stark wird[1265].

Gewisse Mengen von PO_4''' bleiben anscheinend auch bei stärkster Reinigung dem Enzym erhalten[1266].

Die **Fluoridhemmung** trifft vor allem die sauren Phosphatasen[1232], die alkalischen werden bei m/50 F nicht beeinflußt[1244, 1273, I]. Gelegentlich wurde eine fördernde Wirkung z. B. der Knochenphosphatase gefunden[1269]. Diese Wirkung wurde damit zu erklären versucht, daß bei diesen Versuchen das $Ca^{\cdot\cdot}$ nicht entfernt wurde, so daß F' gleich als CaF_2 ausfiel[1270]. Die Abhängigkeit

[1263] BELFANTI, S., CONTARDI, A. u. ERCOLI, A.: Biochem. J. **29**, 1491 (1935), Rona **89**, 609.
[1264] CATTANEO, C., GABBRIELLI, M. C. u. SCOZ, G.: Encymologia **2**, 17 (1937), Rona **102**, 639. Weitere kinetische Ansätze, ebenso: a) TAMAYO, M. L. u. SEGOVIA, F.: C. **1936 II**, 3430 u. 3431.
[1264, I] CHARGAFF, E.: J. biol. Chem. **144**, 455. 1942. C 1943 **I**, 1067.
[1264, II] FRIEDKIN, M. u. LEHNINGER, A. L.: J. biol. Chem. **174**, 757 (1948).
[1265] PFANKUCH, E.: Hoppe-Seylers Z. **241**, 34 (1936), Rona **96**, 284.
[1266] ALBERS, H. u. ALBERS, E.: Hoppe-Seylers Z. **232**, 165 (1935). C. **1935 II**, 539.
[1267] AUHAGEN, E. u. GRZYCKI, S.: Biochem. Z. **265**, 217 (1933), Rona **76**, 738.
[1268] KUTSCHER, W. u. WÖRNER, A.: Hoppe-Seylers Z. **239**, 109 (1936), Rona **98**, 476. C. **1936 II**, 1359.
[1269] YAMANE, T.: Rona **72**, 726 (1932).
[1270] ROSSI, A.: Boll. Soc. ital. Biol. sper. **8**, 714 (1933), Rona **76**, 342. Auch in diesen Versuchen fand sich keine mit der Konzentration ansteigende Hemmung, 0,02% NaF mit 25% Hemmung ergab schon das Maximum.

des gleichen Fermentpräparates aus Aspergillus oryzae (Takaphosphatase) vom p_H ergibt folgende Reihe nach INOUYE[1271]:

p_H	2,69	3,27	3,39	4,37	5,36	5,70
mg P/l Std. .	2,24	9,3	7,4	9,3	12,0	12,5

Bei diesem Präparat gibt es eine Phosphatase, die bei p_H 6,2 kaum mehr durch F' gehemmt wird[1272], während Nagana und Menon[1280, V] aus Erythrocyten des Menschen ein Ferment mit dem Optimum p_H 7,4—7,8 fanden, das eine ungewöhnliche Empfindlichkeit besitzt. 0,0002 mol NaF hemmen noch zu 95%, $2 \cdot 10^{-5}$ zu 52%. Die Hemmung ist, ebenso wie die durch P_2O_7, durch Verdünnen zu verhindern.

Einen vollen Eindruck von dem allmählichen Übergang der NaF-Hemmung bei der gesamten p_H-Skala zeigt folgende Abbildung[1273]:

Einen Überblick über die Befunde bei anderen Phosphatasen und ihre verschiedene Empfindlichkeit gibt folgende Tabelle (siehe Seite 180).

Weitere Hemmungseffekte mit NaF wurden berichtet bei Takadiastasen[1256, 1274], Harn[1275], Gehirn[1276], tuberkulösen Lymphknoten[1279], Mandel[1282, III], mit Phosphocholin u. Phosphocolamin als Substrat. ([1274, III]).

Durch EICHLER, HINDEMITH und BARFUSS ([1274, IV]) wurden eine Reihe organischer Fluoride als unwirksam gegen saure Blutphosphatase, aber wirksam gegen alkalische Knochenphosphatase gefunden. 1-Acetamino-2-Fluorbenzolsulfosäure, Phthiocoll und Fluorphthiocoll waren wirksam. 0,01 mol. hemmten etwa zur Hälfte. Die Verbindungen sind Komplexbildner für Mg, Mn und andere Elemente. Die Gärung wurde nicht beeinflußt.

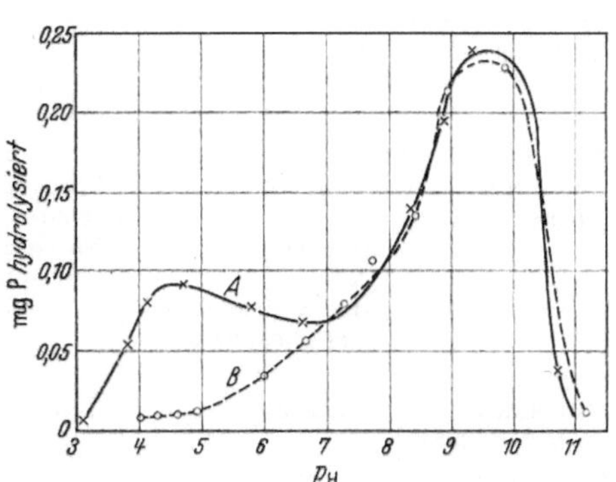

Abb. 15. Die Hydrolyse von β-Glycerophosphat in Anwesenheit und Abwesenheit von hinzugefügtem Fluorid und Oxalat durch Kaninchenleberextrakte unter wechselnder Wasserstoffionenkonzentration. Kurve: A × ——— × Hydrolyse in Abwesenheit von inaktivierenden Agentien. Kurve: B⊙— — —⊙ Hydrolyse in Gegenwart von hinzugefügtem Fluorid. (Nach Belfanti u. Mitarb.)

Eine besondere Rolle spielt die Frage nach der Reversibilität der Fluoridhemmung. F' soll die aktive Gruppe des Fermentes schädigen[1258]. Durch Fällung als CaF_2 ließ sich die Aktivität nicht wiedergewinnen[1277]. Die Stärke der Inaktivierung hing ab von der Dauer der F'-Einwirkung[1278] und war durch Dialyse in weiterem Maße wiederzugewinnen als durch Ca-Fällung. Auch die alkalische Phosphatase kann inaktiviert werden durch vorübergehende Einwirkung von NaF bei saurer Reaktion, und gegen diese Behandlung ist besonders die Knochenphosphatase empfindlich[1278]. Die Reaktion müßte anderer Art sein als eine einfache reversible Komplexbildung, ebensowenig eine lyotrope Wirkung.

1271 INOUYE, K.: J. of Biochem. **10**, 395 (1929), Rona **53**, 267.

1272 BAMANN, E. u. SALZER, W.: Biochem. Z. **287**, 380 (1936).

1273 BELFANTI, S., CONTARDI, A. u. ERCOLI, A.: Biochem. J. **29**, 517 (1935), Rona **88**, 124. C. **1935 II**, 236.

1273, I KOTKOWA, K. I.: Biochem. J. **13**, 19 (1939). C. **1940 II**, 2625. Phosphatasen der Gehirnsubstanz verschiedener Tiere.

1273, II KNOEVENAGEL, C.: Biochem. Z. **305**, 337 (1940).

1273, III ROCHE, J. u. BULLINGER, E.: C. rend. Soc. Biol. **131**, 398 (1939). C. **1941 I**, 68.

1273, IV MASSART, L. u. DUFAIT, R.: Naturwissenschaften **1939**, 806, Rona **117**, 623. C. **1940 I**, 393.

1273, V CLOETEUS, R.: Naturwissenschaften **1939**, 806, Rona **117**, 623. C. **1940 I**, 392.

1273, VI FEINSTEIN, R. N. u. VOLK, M. E.: J. biol. Chem. **177**, 339 (1949). Phosphoproteinphosphatase, auch in anderen Geweben gefunden.

1274 COURTOIS, J.: Bull. Soc. chim. biol. **19**, 303 (1937), Rona **102**, 318. C. **1937 II**, 3612.

Neuerdings wird aber die Tendenz zur Komplexbildung in den Vordergrund gestellt und zwar vorwiegend mit Mg¨. Bekannt ist, daß sowohl Mg¨ wie Mn¨ die Phosphatase aktivieren, aber nur bei denjenigen, die durch Mg¨ aktiviert

Tabelle 40.

Literatur	Ferment	Substrat	pH	Konz. NaF	Hemmung in %
PFANKUCH (1265)	Kartoffeln und Zuckerrüben	β-Glycerophosphat	5,8—5,9	m/40 m/200 m/1000 m/2000	100 88 72 62
KAY (1260)	Nieren u. Duodenalsaft	Glycerophosphat	—	m/100 m/25 m/6	gerade merkbar 25—35 60—70
MUNEMURA (1244)	Schweineniere und Reiskleie	Glycerophosphat Pyrophosphat	3,0 5,03 6,04	m/50 m/50	100 80 35
GIRI (1239)	Sojabohne gereinigt	β-Glycerophosphat Hexosediphosphat Pyrophosphat	5,1—5,5 — —	m/1000 m/100 —	4 10—30 —
AUHAGEN u. Mitarb. (1267)	Trockenhefe Hefemacerationssaft Nierenphosphatase Takaphosphatase	Diphosphoglycerinsaures Na Na-Glycerophosphat ,, ,,	— — 8,5—9 6,4	m/30 m/50 m/5	93 85 70 28
KUTSCHER u. Mitarb. (1268)	Prostata	Glycerophosphat	3,7—6	m/500	21
INOUYE (1271)	Takaphosphatase	Glycerophosphat	—	0,00625 0,00125	80 vorhanden
KNOEVENAGEL (1273, II)	Herzmuskel Prostata gereinigt Meerschweinchenniere	Phenylphosphat α-Glycerophosphat β-Glycerophosphat	saure Phosphatase — —	n/50 — —	25, 9, 88,5 56, 100, 21,5 64,5
AXELROD (1249, I)	Citrusfrucht	$P_2O_7^{IV}$ u. $Na_6P_4O_{13}$	—	n/50	100
FEINSTEIN u. VOLK (1273, VI)	Milz	Casein	6,0	n/100	60%

1274, I OHLMEYER, P.: Naturwissenschaften **1942**, 508.
1274, II NILSSON, C. ALM, F. u. BURSTRÖM D.: Arch. Mikrobiol. **12**, 353 (1942), C, **1943**, I, 1996.
1274, III ROSKE, J. u. BOUCHILLAUX S.: C. rend. Soc. Biol. **141**, 1068 (1947) C 1947 **II**, 967.
1274, IV EICHLER, O. HINDEMITH, H. u. BARFUSS, F.: Naunyn-Schmiedebergs-Arch. Bd. 206, 83 (1948).
1275 DMOCHOWSKI, A. u. ASSENHAJM, D.: Naturwissenschaften **1935**, 501. C. **1935 II**, 1386.
1276 CEDRANGOLO, F.: Arch. di Sci. biol. **21**, 337 (1935), Rona **94**, 472. a) CEDRANGOLO, F.: Boll. Soc. ital. Biol. sper. **10**, 374 (1935), Rona **89**, 125.

wurden, ließ sich eine Fluoridhemmung erreichen. MASSART und DUFAIT[1273,IV] schließen daraus, daß es sich nicht um eine Beeinflussung des kolloiden Apofermentes handeln kann, da sonst beide Aktivatoren beeinflußt werden müßten. Tatsächlich ließen sich auch alkalische Phosphatasen, wie aus Pferdeerythrocyten[1273,III] durch F′ hemmen, soweit sie durch Mg˙˙ aktivierbar waren[1273,V]. OHLMEYER[1274,I] findet sogar, daß Mg˙˙ zur Hemmung notwendig ist. Der Komplex soll aus Protein, Mg und F bestehen, so daß Mg˙˙-Zusatz die Hemmung vergrößern kann, $4 \cdot 10^{-4}$ mol F hemmte Prostataphosphatase um 10%. Zusatz von $4 \cdot 10^{-4}$ mol $MgCl_2$ erhöhte die Wirkung auf 30%, Verdoppelung auf 45%. Bei fluoridvergiftetem Gärungssystem ließ sich dagegen die Funktion durch Mn und nicht durch Mg regenerieren ([1274,II]). Man könnte zu diesem Komplex nach den Untersuchungen von WARBURG an der Enolase auch noch Phosphat gehörig vermuten. OHLMEYER ([1280,I u. II]) fand jedoch in Versuchen an Phosphatase aus Prostatasekret, daß zu diesem Komplex Phosphat nicht notwendig ist. Es müsse eine komplexe Bindung Mg_mF_n-Phosphatase geben mit der Reaktionsgleichung

$$\frac{C_{Fm}\; C^m_{Mg} \cdot C^n_F}{C_{Fm \cdot Mg_m \cdot F_n}} = K.$$

Er prüfte diese Gleichung im Bereich von 0,3—0,5 m Mol · F und fand eine gute Übereinstimmung mit der Gleichung:

$$\text{Phosphatase} + Mg^{\cdot\cdot} + 2F' = \text{Phosphatase } MgF_2 \text{ mit } K \cong 4{,}6 \cdot 10^{-9}$$

Wenn auch bei dem durch Dialyse gereinigten Ferment Fluorid wirksam bleibt, so deshalb, weil stets noch Metallspuren übrig bleiben. Genau so wie Mg˙˙ wirken andere Metalle: Ca˙˙, Zn˙˙, Cd˙˙, Mn˙˙ Fe˙˙˙ Co˙˙ Ni˙˙ Cu˙˙. Auch die Asche des dialysierten Ferments vermag die Fluoridhemmung zu vermehren. Das weist dann auf die Anwesenheit von Metallspuren hin. Dagegen findet sich dasselbe Eingreifen des Substrats in die Reaktion, wie bei den folgenden Autoren ([1280I–1280V]). Schließlich können sich mit den Schwermetallen (darunter Co˙˙) auch noch Aminosäuren an der Verbindung beteiligen ([1280,VIII]).

KUTSCHER und WÜST[1282,V] stellen das Massenwirkungsgesetz wenigstens qualitativ im Sinne einer Kompetition in den Vordergrund. Die Fluoridhemmung läßt sich dadurch erklären, daß F′ und Substrat an denselben Stellen des Fermentes gebunden werden. Deshalb kann man die Hemmung zum Teil aufheben durch Erhöhung der Substratkonzentration. Diese Befunde wurden bei einer gereinigten Prostataphosphatase erhoben und sind im einfachen Gewebsbrei nicht so gut zu reproduzieren. Die Befunde seien am einfachsten auf folgender kurzen Tabelle (siehe Seite 182) wiedergegeben.

Einen anderen Weg der Hemmung — wenigstens von Pflanzenphosphatasen — zeigt GIRI[1282,VI]. Das durch Cu˙˙-Katalyse oxydierte Vitamin C führt zur Hemmung der Glycerophosphatase, weniger der Pyrophosphatase, weil Pyrophosphat das Vitamin C stabilisiere. Reduktionsmittel wie Sulfit usw. vermögen jetzt zu reaktivieren, Oxydationsmittel wie Ferricyanid die Hemmung zu verstärken.

1277 INOUYE, K.: J. of Biochem. **7**, 433 (1927).

1278 BELFANTI, S., CONTARDI, A. u. ERCOLI, A.: Biochem. J. **29**, 842 (1935), Rona **88**, 124. Niere, Leber.

1279 HORII, I.: Rona **67**, 375.

1280 ERDTMANN, H.: Hoppe-Seylers Z. **172**, 182 (1927). Keine Konzentrationen.

1280,I OHLMEYER, P.: Hoppe-Seylers Z. **282**, 1 (1945) C **1947 I**, 133.

1280,II OHLMEYER, P.: Z. Naturforschung **1**, 18 (1946).

1280,III HELFRICH, B. u. STETTER, H.: Angew. Chemie **1947**, 176 Vortragsbemerkung.

1280,IV CLOETIUS, R.: Arch. internat. Pharmakodyn. **68**, 419 (1942) Rona **134**, 142.

1280,V NAGAMA, B. u. MENON, Y. K. N.: J. biol. Chem. **174**, 501 (1948).

1280,VI HELFERICH, B. u. STETTER, H.: Liebigs Annalen **560**, 191 (1948).

1280,VII FLEURY, P. u. COURTYOIS, J.: Helv. chim. Acta. **29**, 1297 (1946).

1280,VIII BODANSKI, O.: J. biol. Chem. **179**, 81 (1949).

Tabelle 41.

A. Abhängigkeit der Fluoridhemmung (m/50 NaF) von der Konzentration des Phenylphosphats.

Substratkonzentration	120 mg P	24 mg P	12 mg P	6 mg P
30 Minuten	—	31,6%	38,2%	54,0%
60 Minuten	11%	30,0%	47,5%	56,6%
Mittel	11%	30,8%	42,8%	55,3%

B. Abhängigkeit der Hemmung von der Fluoridkonzentration.

Substratkonzentration	120 mg P		12 mg P	
Fluoridkonzentration	m/50	m/14	m/50	m/10
	11,0%	17,3%	42,8%	74,5%

Einen neuen Aspekt eröffnen die Untersuchungen von HELFERICH u. STETTER[1280,VI] über Kartoffelphosphatase, die von Anionen maximal bei p_H 4,4 gehemmt wird. Im Ansatz von 4 cc mit Phenylphosphat als Substrat hemmten 3γ F′ bei 20° 30% (bei 30° 22,9%) 300γ SCN oder 1400γ KH_2PO_4 sind zu etwa derselben Wirkung notwendig. Die Autoren schließen aus dem Temperaturkoeffizienten, daß bei dieser Hemmung Komplexbildung maßgeblich sei. F. wirke nun als AlF_6''' und TiF_6 genau so wie F′, BF_4' aber garnicht. Nun sei dieser Komplex der stabilste. Zugleich sei das Ferment auch bei Reinigung stark borhaltig. So schließen die Autoren, daß Bor als Koferment der Phosphatase anzusprechen sei.

Die **anderen Salze** führten im Verhältnis nur zu geringfügiger Hemmung, am stärksten vielleicht noch das Sulfat, wo schon bei 0,01 mol 50% Hemmung berichtet wurde, die aber im Gegensatz zur F′-Hemmung durch $CaSO_4$-Fällung reversibel war[1271]. Von MUNEMURA[1244] wurden sogar schon bei m/5000 SO_4''-Hemmungen gesehen. Bei anderen Versuchen an Schweinenierenphosphatase führten aber erst große Konzentrationen von SO_4'', NO_3' und Cl′ zur Hemmung[1280]. KCl und KBr wirken nicht, J′ kaum[1279], ebenso SCN′, NO_3'[1277, 1282, I], SO_3''[1282, II], dagegen CN′ und H_2S bei alkalischer Hefephosphatase[1232].

Eine Ausnahme ist dann anzunehmen, wenn Cu als Aktivator auftritt. So wird Kartoffelphosphatase durch SCN mehr geschädigt als durch F. [1280,III] aber nicht wenn stärker gereinigt [1280,VI] umgekehrt kann SCN reaktivieren, wenn das Ferment durch Cu gehemmt wurde [1280,IV]. Cyanat ist Aktivator für Phosphatasen, fördert aber nicht die Spaltung von Phytin durch Phytase, die dagegen fluoridhemmbar ist[1280, VII].

Während Phosphatase die Veresterung an alkoholischem Hydroxyl zur Wirkung voraussetzen soll, wirkt die *Sulfatase* bei Veresterung am phenolischen, beide Fermente werden durch PO_4''' gehemmt[1281]. Glucosulfatase wird auch durch > 0,0005 mol NaF mit PO_4''' gehemmt[1282], auch durch SO_4''[1282, IV]. Auch Lebersulfatase ist fluoridempfindlich[1282, IV], ohne daß Mg·· fördernd einwirkt.

d) Carbohydrasen[1283].

Fermente, die Kohlehydrate spalten, werden ebenso weit verbreitet gefunden wie die Phosphatasen; besteht doch der leicht verfügbare Reservestoff von Tier und Pflanze aus höheren Kohlehydraten, so daß Fermente wie Amylasen meist vorhanden sein werden. Wir müssen aber darin klar sehen, daß der normale, d. h. durch die Gärungsformeln verlaufende Abbau häufig gar nicht einer Zertrümmerung des großen Moleküls (z. B. von Glykogen) in kleine Bruchstücke bedarf.

1281 HOMMERBERG, C.: Hoppe-Seylers Z. **200**, 69 (1931), Rona **63**, 673.

1282 SODA, T. u. EGAMI, F.: J. chem. Soc. Japan. **55**, 1164 (1934).

1282, I WATANABE, M.: Rona **95**, 657 (1935). Takaphosphatase u. Phosphatasen der verschiedenen Organe.

1282, II COLLATZ, H.: Biochem. Z. **278**, 364 (1935).

1282, III COURTOIS, J. u. MANOUVRIER, J.: Encymologia **6**, 342 (1939) und a) C. rend. Soc. Biol. **131**, 57 (1939), Rona **115**, 425.

1282, IV TANAKA, S.: J. of Biochem. **28**, 119 (1938). C. **1940 I**, 2479, Rona **110**, 145. 0,000625 m NaF hemmte Takasulfatase noch stark. SO_4'' hemmte auch. — Ferment aus Kaninchenleber. Substrat: Nitrophenolsulfat.

1282, V KUTSCHER, W. u. WÜST, H.: Biochem. Z. **310**, 292 (1942).

1282, VI GIRI, K. V.: Hoppe-Seylers Z. **254**, 126 (1938). C. **1939 I**, 150.

Die Frage nach der Spezifität der Amylasen scheint mir noch weitgehend ungeklärt (siehe [1283] a.) und dabei besonders die Frage, wie weit der Abbau durch ein und dasselbe Ferment geschieht. Die Spaltung braucht nämlich nicht bis zu Malzzucker herunter stattzufinden, sondern kann bei Dextrinen stehenbleiben. Häufig wird die von WOHLGEMUTH stammende einfache Methode gewählt, die nach dem Verschwinden der Blaufärbung durch Jod fragt. Dieses wird vielfach als amyloklastische Wirkung von der saccherogenetischen unterschieden, wahrscheinlich bedingt durch verschiedene Fermente.

Im Mittelpunkt der Amylasewirkung steht die Aktivierung durch **Chlorid**, die schon frühzeitig beobachtet wurde z. B. an Speichel, der vorher einer Dialyse unterworfen werden muß[1284, 1291]. Dann kann man den Beginn einer Förderung schon durch m/10000 NaCl beobachten.

Neben der Aktivierung kommt es zur Verschiebung des p_H (z. B. [1293]) und des Temperaturoptimums[1287].

Wird die NaCl-Konzentration über das Maximum hinaus gesteigert, dann kommt es wieder zu einem Rückgang der Aktivität[1289, 1291, 1295]. Wenn solche sekundäre Hemmung besonders stark bei $CaCl_2$ gefunden wurde[1289], muß man in Erwägung ziehen, ob hier nicht das Präparat Phosphate enthielt, die zur Fällung kamen. Bei solchen Fällungen kann das Ferment spezifisch adsorbiert werden[1297].

Durch Cl′ zu fördernde Amylase wurde weiter gefunden in der Milch[1285], Pankreas[1286, 1287, 1288], Leber[1289, 1290], Muskel[1292], Netzhaut[1294], Aspergillus oryzae[1293], Darm der Küchenschabe[1295], Kartoffel[1296].

Von besonderem Interesse erscheint das Vorkommen von Ferment in Muskel und Leber, in denen sich keine Cl′-Ionen befinden. Diese Fermente werden dann nur verstärkt in Tätigkeit kommen, wenn durch Schädigung der Zelle oder Zersetzung einer permeierenden organischen Chlorverbindung Cl′ am Ort des Fermentes auftritt. (Siehe dagegen CANNON.)

Wir geben auf folgender Tabelle die Messungen der Cl′-Optima bei Amylasen verschiedener Herkunft wieder:

Tabelle 42.
Amylasewirkung in Abhängigkeit von der Cl′-Konzentration.

Literatur	Herkunft	p_H	Optimum in mol NaCl	Bemerkungen
TOMIODA (1286)	Pankreas	2,5—3	n/30—n/50	
WILLSTÄTTER u. Mitarb. (1288)	„	6,8	0,003—0,03	im schwach Alkalischen noch stärkere Aktivierung
HOLMBERGH (1289)	Leber	6,9	0,016—0,4	
EADIE (1290)	„	—	0,1	auf Glykogen wirkend
GLATZEL (1291)	Speichel	—	0,034—1,4	
CALDWELL u. Mit. (1293)	Aspergillus oryzae	5,0	0,05	amyloklastisch
		5,0	0,02—0,1	saccherogenetisch
TREMATORE (1294)	Netzhaut	7,7—8,0	0,008—0,013	
WIGGLESWORTH (1295)	Darm der Küchenschabe	—	0,1	

Bei einer Reihe von Versuchen wurde die amyloklastische und saccherogenetische Wirkung gleichmäßig gefördert gesehen. Es gibt aber auch Berichte über ein Ausbleiben der Steigerung der saccherogenetischen Funktionen z. B. bei Takadiastase[1298, 1299]. Aber auch ausschließliche

[1283], a) WEIDENBACH, R.: Angew. Chem. **47**, 451 (1934). b) STEPHENSON, M.: Bacterial Metabolism London **1939**, 64. c) Ann. rev. Biochem. Bd. 1—8: Verschiedene Beiträge.

[1284] MICHAELIS, L. u. PECHSTEIN, H.: Biochem. Z. **59**, 77 (1913).

[1285] SCHLOEMER, A.: Milchwirtschaftl. Forsch. **17**, 326 (1936), Rona **94**, 629

[1286] TOMIOKA, T.: Jap, J. Gastroenterol. **1**, 208, (1929), Rona **54**, 674.

[1287] ROTINI, O. T.: Ann. Labor. Ric. Ferment, Spallanzani **2**, 55 (1931), Rona **70**, 768.

[1288] WILLSTÄTTER, R. WALDSCHMIDT-LEITZ, E. u. HESSE, A. R. F.: Hoppe-Seylers Z. **126**, 143, (1923).

[1289] HOLMBERGH, O.: Hoppe-Seylers Z. **134**, 68 (1924).

Hemmungen bei geringen Konzentrationen wurden gesehen, z. B. bei der Malzdiastase durch 0,1 NaCl[1300] oder die Amylase von Clostridium acetobutylicum[1301] in Konzentrationen von 0,009—0,037 mol Cl′.

Über die Gründe der Cl-Aktivierung wurden die verschiedensten Ansichten laut. So sollte die Amylase des Speichels durch Cl′ von der inaktivierenden Einwirkung des Mucins befreit werden[1302]. Aber bei Anwesenheit von Eiereiweiß hörte die Cl′-Wirkung sogar auf[1303]; außerdem blieb die Wirkung erhalten bei weitgehender Reinigung[1311]. Die an sich berechtigte Vorstellung, jede Förderung eines Fermentes als Beseitigung von Hemmungen aufzufassen, hat vielerlei für sich, aber ebenso besteht die Möglichkeit, daß im Cl′ eine Art Coferment vorliegt. So konnte AMBARD[1304, 1305] zeigen, daß die Adsorption von Ferment an Stärkepulver verstärkt wird, wenn Chlor-Ionen in der Lösung vorhanden sind.

Ebenso abhängig ist die Fixation von der [H˙], so daß also die Fixation mit steigender Acidität zunehmen müßte. Doch ergibt sich eine Kurve mit einem Maximum dadurch, daß in stärker saurer Lösung das Ferment zerstört wird und so der Bestimmung entgeht. Die Abhängigkeit sowohl von der Acidität als auch von [Cl′] ersieht man an folgendem Zahlendiagramm der Tabelle 39 aus einer dieser Arbeiten[1305]:

Tabelle 43.

p_H	in g NaCl im Liter				
	0,2	1	10	100	1000
5,28	87,5	—	—	—	—
5,60	100	82,3	68,5	64,1	—
5,90	83	100	86,1	84,7	77
6,20	—	92,6	100	—	—
6,60	—	—	79,1	100	100
7,20	—	—	—	90,3	100

Die Werte dieses Diagramms sind als Prozent gebildeter Maltose zu lesen. Man ersieht die fortschreitende Verschiebung des Optimums bei stärkerer [Cl′]. Eine weitere interessante Deutung und Fortsetzung dieser Versuche findet sich bei Beobachtung des Temperaturkoeffizienten[1306] ohne Änderung der Wasserstoff-Ionen. Die Konzentration des Cofermentes ergibt sich statistisch glatt mit [Cl′] · [H˙][1307]. Die Wirkung des Fermentes setzt sich zusammen aus:

a) Zeit bis zum Zusammenstoß des Fermentes mit Cl′.

b) Fixierung des Ferment-Cl-Komplexes auf der Stärke.

c) Hydrolyse der Stärke mit Befreiung des Fermentes.

1290 EADIE, G. S.: Biochem. J. **21**, 1, 314 (1927). Auf Glykogen.

1291 GLATZEL, H.: Klin. Wschr. **1935 II**, 1741.

1292 MYSTKOWSKI, E. M.: Encymologia **2**, 152 (1937). C. **1938 II**, 703.

1293 CALDWELL, M. L. u. DOEBBELING, S. E.: J. amer. chem. Soc. **59**, 1835 (1937), Rona **104**, 467 C. **1938 II** 702.

1294 TREMATORE, M.: Riv. Biol. **20**, 108 (1936), Rona **94**, 629.

1295 WIGGLESWORTH, W. B.: Biochem. J. **21**, 2, 797 (1927).

1296 HAEHN, H. u. SCHWEIGART, H.: Biochem. Z. **143**, 516 (1923), Rona **24**, 393.

1297 HOLMBERGH, O.: C. **1935 II**, 1564.

1298 SHERMAN, H. C. u. TANBERG, A. P.: J. amer. chem. Soc. **38**, 1638 (1916).

1299 BAUMGARTEN, G.: Biochem. J. **26**, 539 (1932), Rona **70**, 578. $CaCl_2$ aktivierend bei p_H 8,85, hemmend bei p_H 4,7.

1300 DENNY, E. F.: Contrib. Boyce Thompson Inst. **5**, 441 (1933), Rona **77**, 323.

1301 JOHNSTON, W. W. u. WYNNE, A. M.: Amer. J. Bacteriol. **30**, 491 (1935). p_H 4,95; 0,01—0,04 mol PO_4''' hemmte auch.

1302 BARMENKOW, J. P.: C. **1939 II**, 4494.

1303 CHREMPINSKA, H.: Biochem. J. **25**, 2, 1555 (1931).

1304 AMBARD, L. u. TRAUTMANN, S.: C. rend. Soc. Biol. **112**, 1532 (1933), Rona **76**, 535.

1305 AMBARD, L. u. TRAUTMANN, S.: Bull. Soc. chim. biol. Paris **15**, 1272 (1933), Rona **78**, 311.

1306 TRAUTMANN, S. u. AMBARD, L.: Bull. Soc. Chim. biol. **16**, 35 (1934), Rona **82**, 664.

1307 AMBARD, L. u. TRAUTMANN, S.: C. rend. Soc. Biol. **121**, 470 (1936), Rona **94**, 309.

Reaktion a) wird mit A bezeichnet, b) und c) als nicht unterscheidbar unter B zusammengefaßt. Wird die [Cl'] genügend groß, dann ist A gegenüber B zu vernachlässigen. Bis dahin besteht Proportionalität mit [Cl'][1307] Zugleich ergibt sich die Möglichkeit, im Bereich des Optimalen den Temperaturkoeffizienten der Reaktionsfolge B zu beobachten, die unter Berücksichtigung des Vorganges A jetzt über den ganzen Konzentrationsbereich von Cl' tatsächlich konstant gefunden wird. Bei Berücksichtigung der Summenwirkung der Speichelamylase ergibt sich der Temperaturkoeffizient Q_{10} (von 13° bis 28° bei p_H 6,81 gemessen) in folgenden Zahlenreihen — mit anschließender Wirkung von NaBr und NaJ — in Konzentrationen, die äquivalent sind den Mengen NaCl des Kolonnenkopfes.

Tabelle 44.

	1	5	10	50	100	1000	5000 mg NaCl/Ltr.
Cl' . . .	1,04	1,21	1,42	1,82	1,95	2,11	2,01
Br' . . .	1,03	1,10	1,24	1,66	1,86	2,06	—
J'	—	—	1,07	—	1,33	1,88	—

Die Komplikation dieser Verhältnisse wird bei genauerer thermodynamischer Behandlung des Vorganges[1308] erst deutlich. Bei dieser strengeren Behandlung ist die Frage des Zustandes des Fermentes, ob kolloidal oder nicht usw., von Wichtigkeit, setzt also die nähere Kenntnis und Reinigung des Fermentes voraus. Selbst dann, wenn man nun beide Annahmen weiter verfolgt, kommt man zu gleichmäßig gebauten formalen Ausdrücken, die aber eine ganz andere Grundlage finden in der Bedeutung der Konstanten.

Das zeigt sich besonders bei Berücksichtigung der Verschiedenheit der Wirkungen der anderen Ionen[1309]. Wenn man die Fermentaktivität (Prozeß B) nach Fixation an das Substrat immer gleichbleiben läßt, genügt es, den Prozeß A bei den einzelnen Ionen als variabel anzunehmen, um die Rechnung in allen Gliedern anzugleichen. Die Zeit der Fixation ist also bei Br' = 2 und J' = 15, wenn Cl' = 1 gesetzt wird, oder wenn man das Ferment auf einer Fläche befestigt denkt, dann wird bei Cl' die Anziehung im Radius 1, bei Br' Radius 0,7 und J' beim Radius 0,25 ausgeübt. Nach unseren früheren Betrachtungen über die physikochemischen Eigenschaften von Ionen werden wir aber bei Cl' und J' nicht diese differente Beweglichkeit vorfinden; nach der Tendenz, Oberflächen aufzusuchen, würde die entgegengesetzte Reihenfolge resultieren. Nur das Oberflächenpotential (wie es BRINTZINGER berechnet) käme in Betracht. Aber als Reihenfolge der Aktivierung bei Tonsillenamylase wurde Cl' > Br' > J' > F' wirksam gefunden([1309,1] und Tabelle). Vorerst werden wir diesen Beziehungen nur einen rein formalen Wert zubilligen, wie wir es auch bei anderen Größen (Hydratation) getan haben.

Andere Ionen. Aus früheren Versuchen[1284] war der Amylase-Anionverbindung verschiedene Wirksamkeit zugeschrieben worden, unabhängig von der Affinität. So hatte NO_3' eine größere Affinität, aber eine geringere Wirksamkeit.

Aber auch bei den anderen uns interessierenden Ionen finden wir die verschiedensten Werte der Aktivierung berichtet. Diesen Versuchen wollen wir uns jetzt zuwenden. Als Eingang geben wir eine Zusammenstellung einiger in der Literatur niedergelegter Werte, auf Tab. 41.

[1308] BAUER, E.: J. chim. physique **31**, 535 (1934). C. **1936 I**, 1638.

[1309] FRICKER, E.: Schweiz. med. Wschr. **55**, 864 (1925), Rona **33**, 898. Will Hemmung der Speicheldiastase durch Br' und J' gesehen haben.

[1309,1] MATSUYAMA, T.: Rona **117**, 112(1939).

[1310] GLATZEL, H.: Z. exp. Med. **98**, 418 (1936), Rona **95**, 290.

[1311] GIRI, K. V. u. SHRIKHANDE, J. G.: J. Indian chem. Soc. **12**, 273 (1935). C. **1936 I**, 361.

[1312] v. DOBY, G. u. BURGER, J.: Fermentforschung **13**, 201 (1932), Rona **67**, 751. a) v. DOBY, G. u. v. BRAZAY, L.: Fermentforschung **13**, 212 (1932), Rona **67**, 751. Amylase der Zuckerrübenblätter.

Tabelle 45.

Literatur	Herkunft	pH	Konz.	Cl'	SO_4''	J'	Br'	ClO_3'	F'	NO_3'	SCN'	Bemerkung
Glatzel (1310) . . .	Speichel = 1	—	—	2,36	1,0	0,83	—	—	—	—	—	Maltosebestimmung
Giri u. Mitarb. (1311) . .	Süße Kartoffeln	4	0,01	1,16	1,13	—	—	—	1,16	1,85	—	
		—	0,1	1,46	1,43	—	—	—	1,52	1,36	—	
		8	—	0	0,83	—	—	—	0	0	—	
v. Doby u. Mitarb. (1312)	Kartoffel	7	0,01	1,21	1,35	—	1,21	—	1,13	1,19	—	,,
		—	0,1	1,09	1,24	—	1,13	—	0,98	0,98	—	
Sherman u. Mit. (1313)	Pankreas	optimal	optimal	1,0	0	—	0,77	0,29	0,24	0,41	0,29	
Wigglesworth (1295) .	Darm der Küchenschabe	—	—	1,0	0,47	0,80	1,0	—	—	0,74	—	

Diese Werte zeigen die verschiedene relative Förderung der Amylasen. Da die Trennung der Amylase von Salzen außerordentlich schwer ist — Myrbäck[1314] dialysierte Speichel 10 Tage und erreichte dann vollkommene Inaktivierung — wird man nur die relative Wirksamkeit der Werte zum Vergleich heranziehen können. Die Werte von Sherman und Mitarbeitern[1313] gehen von der optimalen Konzentration und p_H aus, mit der maximalen Wirkung = 1 gesetzt.

Über die Beeinflussung der Amylase durch die verschiedene Acidität bei Anwesenheit der einzelnen Salze in optimalen Konzentrationen soll folgende Abbildung 16 einen Einblick verschaffen (ähnliche Untersuchungen[1313]).

Perchlorat blieb unwirksam, während Oxydationsmittel: NO_2', NO_3' und ClO_3' bei stärkerer Acidität das Ferment zerstörten. Das gilt auch für J_2, wenn es als Verunreinigung der Lösung vorhanden ist[1313]. Viel-

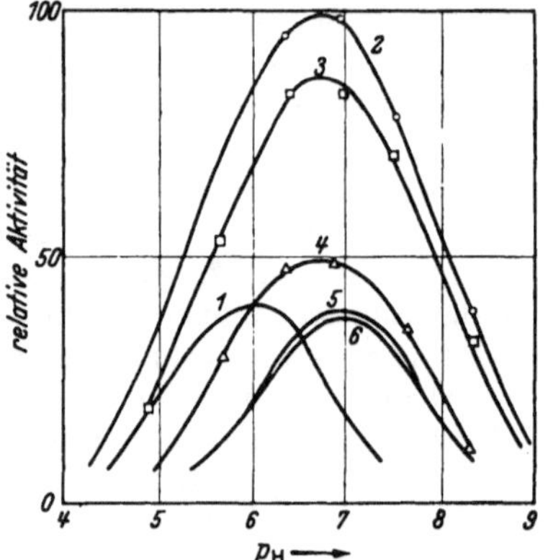

Abb. 16. Aktivitäts-p_H-Kurven der Speichelamylasen. nach Myrbäck (1314)
Kurve I: die salzfreie Amylase Kurve II: die Chloridamylase
,, III: die Bromidamylase ,, IV: die Jodidamylase
,, V: die Nitratamylase ,, VI: die Chloratamylase

leicht sind manche Hemmungen, über die im folgenden berichtet wird, darauf zurückzuführen. An sich wirkt J' immer nur fördernd, besonders in der Zersetzung der Stärke zu Dextrin, bei der Zuckerentstehung wurde Hemmung berichtet[1289]. Umgekehrtes findet sich bei SO_4'' angegeben[1315]. Weitere Angaben sind noch vorhanden über Takadiastase (Förderung durch m/5 KNO_3[1316]). Diastase aus Lungengewebe[1317] und Malz[1318]; Amylase der Lymphflüssigkeit aus dem Kniegelenk des Kaninchens wurde durch Cl' gefördert, durch Br' gehemmt[1319]. Abweichende Resultate wurden an Ptyalin gewonnen[1320] und anderen Diastasen[1321, 1322].

Wird Amylase von süßen Kartoffeln 30 Minuten auf 50° erhitzt, dann wird sie inaktiviert. Diese Inaktivierung wird durch Salze verhindert, wie folgende Zahlen der Tabelle 46 zeigen[1323].

Bei 0,2 mol Lösung schlägt dieser Effekt außer bei NaF zum Teil sogar in verstärkte Zersetzung um.

In keiner der hier dargestellten Reihen, die nur in sich vergleichbar sind, wird man eine Andeutung der lyotropen Reihen finden. Das liegt schon daran, daß Varianten mit der C_H erfolgen, dann aber auch, daß gerade Cl', das in der Mitte stehende Anion, eine extreme Wirkung hat. Nur Br' zeigt eine ähnliche Förderung in manchen Versuchen. Es ist möglich, daß man vielleicht mit der lyotropen Skala von BUCHNER eine Ordnung hineinbringen kann.

Tabelle 46.

Konzentration	F'	Cl'	SO_4''	NO_3'
0	13,2	—	—	—
0,01 n . .	32,2	19,5	15,8	15,6
0,10 . . .	50,4	37,8	35,6	26,0
0,2 . . .	56,0	14,2	13,4	5,4

Neuerdings wird der Speichelamylase ein Gehalt an Fe zugeschrieben. Durch Komplexbildung soll SCN' schon in 0,0005 mol Lösung hemmend einwirken[1327,I].

Hier sollen jetzt noch einige physiologisch besonders interessierende Ionen, genau so wie vorher Cl', einzeln behandelt werden.

Bei **Phosphat** wird Hemmung berichtet bei Erbsenamylasen[1324], Verschiebung des p_H-Optimums[1325, 1326, 1327], Förderung bei Extrakt aus dem Darm der Küchenschaben[1295]. In Hefeextrakten wurden 2 Amylasen beobachtet, von denen die eine indifferent war, die andere aber PO_4''' erforderte[1328], ebenso in Leukocyten[1332, I].

Besonders wird das Verhalten gegenüber **Fluorid** Interesse haben, das bisher als Fermentgift aufgetreten ist, Wir finden Unwirksamkeit bei Lungengewebe[1317], Förderung bei Kartoffel[1296, 1311, 1332, II], Kartoffelblättern[1330], Leber (stärker als J'[1289]), Rinderpankreas (0,005 bis 0,03% NaF, später schwache Hemmung[1331]), schwache Hemmung bei Lymphamylase[1319]. Herausfällt die Amylase der Netzhaut, die bei Konzentrationen 1:1000 zerstört wird[1294]. Bei Pankreasamylase wurde bei NaJ bis 0,5 mol keine Wirkung berichtet, KF hemmte bei $> 0{,}03$ mol, NH_4F bei $> 0{,}0005$ mol[1329]. Speichelamylase wurde bei $1{,}7$—$8{,}55 \cdot 10^{-6}$ F nicht beeinflußt, auch nicht, wenn Kinder F'haltiges Wasser erhielten[1332, III].

1313 SHERMAN, H. C., CALDWELL, M. L. u. ADAMS, M.: J. amer. chem. Soc. **50**, 2529, 2535, 2538 (1928), Rona **49**, 112, 113.

1314 MYRBÄCK, K.: Hoppe-Seylers Z. **159**, 1, (1926).

1315 v. PRZYLECKI, ST. J.: Erg. d. Enzymforschung **4**, 111 (1935).

1316 SREENIVASAYA, M. u. SASTRI, B. N.: Biochem. J. **23**, 2, 975 (1929).

1317 TAKANO, T.: Rona **109**, 133 (1938). Förderung durch Br', Hemmung durch J'.

1318 SHERMAN, H. C., CALDWELL, M. L. u. CLEAVELAND, M.: J. amer. chem. Soc. **52**, 2436 (1930), Rona **57**, 654. Geringere Salzkonzentrationen fördern mehr bei Säuren, höhere mehr bei weniger saurer Reaktion. Untersucht Cl', NO_3', SO_4''.

1319 FUJIMOTO, N.: Rona **108**, 131 (1937).

1320 CLIFFORD, W. M.: Biochem. J. **19**, 218 (1925). Br' wirkte nicht, J' fraglich, unsichere Versuchsbedingungen.

1321 HAARMANN, W. u. FOLSCHE, O.: Biochem. Z. **283**, 312 (1936), Rona **93**, 186.

1322 BERNARDI, A. u. SCHWARZ, M. A.: C. **1935 I**, 3679. Amylase aus Hühnerkropf. Bromide fördern, Jodide hemmen.

1323 GIRI, K. V.: J. Indian Chem. Soc. **12**, 567 (1936). C. **1936 I**, 2573.

1324 SMIRNOV, A. u. DARKANBAYEV, T.: Rona **112**, 569 (1938).

1325 SHERMAN, H. C., CALDWELL, M. L. u. DALE, J. E.: J. amer. chem. Soc. **49**, 2596 (1927), Rona **44**, 129. Pankreasamylase, keine Verstärkung bis 0,05 mol PO_4'''.

1326 SHERMAN, H. C., CALDWELL, L. M. u. BOYNTON, H. H.: J. amer. chem. Soc. **52**, 1669 (1930), Rona **56**, 583. Malzamylase.

1327 CALDWELL, M. L. u. TYLER, M. G.: J. amer. chem. Soc. **53**, 2316 (1931), Rona **63**, 518 Amylase von Aspergillus oryzae, Pankreas und Malz.

1327,I NINOMIYA, H.: J. of Biochem. **31**, 421 (1940). C. **1941 I**, 3233.

1328 SCHÄFFNER, A. u. SPECHT, H.: Naturwissenschaften **1938**, 494, Rona **109**, 471.

1329 CLIFFORD, W. M.: Biochem. J. **30**, 2049 (1936). C. **1937 I**, 1173.

1330 v. DOBY, G. u. SZLADITS, E.: Hoppe-Seylers Z. **206**, 177 (1932), Rona **68**, 278. Bei manchen Ernährungsbedingungen der Pflanze hemmt 0,1 mol NaF.

1331 LANG, S. u. LANG, H.: Biochem. Z. **114**, 165 (1921).

1332 WEICHSEL, G.: Planta **26**, 28 (1936). C. **1937 I**, 4379.

1332,I WILLSTÄTTER, R. u. ROHDEWALD, M.: Hoppe-Seylers Z. **203**, 189 (1931) u. **221**, 13 (1933).

1332,II v. DOBY, G.: Biochem. Z. **67**, 166 (1914). 2,1% NaF erhöht bis zum dreifachen.

1332,III MCCLURE, F. J.: Publ. Health Rep. **54**, 2165 (1939), Rona **121**, 52. C. **1940 I**, 2324.

Die Wirkung von **Rhodanid** ist von spezieller Bedeutung, weil es im Speichel normalerweise ausgeschieden wird und sich daraus die Frage erhebt, ob diese Mengen einen Einfluß auf die Stärkeverdauung haben. Ganz abgesehen davon ist die peptisierende Wirkung, die sich aus der Stellung in der HOFMEISTERschen Reihe ergibt, zu betrachten, die sich entsprechend auch bei den anderen Anionen wiederfinden dürfte. Native Kartoffelstärke ist für Takadiastase schwer angreifbar. Wird aber die Struktur durch Vorbehandlung in m/1 SCN' bei 37° gelockert, dann ergibt sich eine bessere Verdauung[1332]. Daraus können wir zugleich sehen, daß diese hohe Konzentration das Ferment nicht zerstört. Man muß bei der Beurteilung der Ionenwirkungen darüber klar sein, daß keine Verschiebung irgendeines Gleichgewichtes, sondern nur die Geschwindigkeit der Reaktion verändert wird, und daß diese wiederum vielleicht beim Speichel schon durch die anwesende Cl'-Menge vollauf maximal ist.

Unter Berücksichtigung dieser Verhältnisse wurde gefunden, daß SCN' die salzfreie Amylase fördert, daß aber bei voller Aktivierung die Verhältnisse verschieden sind. In der im Speichel vorkommenden physiologischen Konzentration wird dem SCN' jede Wirkung abgesprochen[1333] (siehe dagegen [1327, I]), aber an der oberen Grenze der vorkommenden Konzentrationen werden Hemmungen gefunden[1334]. Besonders HARNDT[1335] fand in ausführlichen Versuchen, daß bei Anwesenheit von Cl' andere zugesetzte Ionen — auch Br' und BrO_3' — hemmen. und besonders SCN' die fördernde Wirkung zugesetzter Milchsäure aufhebt. Der letzte Befund findet eine Ergänzung in der Angabe, daß SCN' gerade in saurer Reaktion Ptyalin hemmt, bei alkalischer sogar fördert[1336]. Wenn die Speichelamylase Fe enthielte[1327, I], könnte die SCN'-Hemmung verständlich werden.

Eine Hemmung wurde auch bei der Amylolyse und Zuckerentstehung in Kartoffelpreßsaft beobachtet, erstere reagierte auf Konzentrationen von 100 mg-%, letztere schon bei 10 mg-%[1337]. Versuche über die Zuckerentstehung von verschiedenen Amylasen zeigten z. B. bei p_H 8 mit Pankreas- und Malzamylase (nicht dialysiert) geringe Förderung, sonst aber Hemmung. Bei Malzamylase wurde auch durch 0,1% NaCl nur Hemmung gesehen, die durch SCN' aufzuheben war[1338]. Nach Dialyse der Gerstenamylase blieb die Wirkung von SCN' (Förderung auf der alkalischen, Hemmung an der sauren Seite) erhalten[1300].

Sekundäre Reaktionen. Weitere Beobachtungen über Ionenwirkungen ergeben sich durch die Tatsache, daß Amylase durch Oxydationsmittel und oxydierende Enzyme zerstört wird. So kommt es dann dazu, daß CN' die Kartoffelamylase fördert durch Hemmung der Kartoffeloxydase. $Na_2S_2O_4$, das die Kartoffeloxydase gleichfalls hemmt, hat diesen Einfluß nicht. Ferricyanid führt selbst nur zu geringer Hemmung der Malzamylase[1339], zu gar keiner bei Ptyalin[1340], ebensowenig wie Ferrocyanid. Durch $Na_2S_2O_4$ wird die hemmende Wirkung der Ascorbinsäure aufgehoben[1339]. Wurde Pankreasdiastase durch Ag-Salze inaktiviert, dann ließ sich diese Wirkung durch S_2O_3'' und SCN' aufheben[1339, I].

Die Fermente **Maltase** und **Invertase** (Darm der Küchenschabe[1295]) werden durch > 0,2 mol NaCl gehemmt. Die synthetisierende Wirkung der Maltase aus Hefe in gereinigtem Zustand wird durch SO_4'' und SCN' nicht beeinflußt, wenn aber kleine Mengen Eiweiß zugesetzt werden, fördert SO_4'', und SCN' hemmt[1341].

1333 DRYERRE, H.: Quart. J. exp. Physiol. **14**, 225 (1924), Rona **29**, 90

1334 SACCHETTO, I.: Biochim. terap. sperim. **11**, 314 (1924), Rona **30**, 578.

1335 HARNDT, E.: Dtsch. Zahn-, Mund- u. Kieferkrankh. **4**, 338 (1937).

1336 MILLER, L. P.: Contrib. Boyce Thomson Inst. **3**, 287 (1931), Rona **65**, 302.

1337 DENNY, F. E.: Contrib. Boyce Thomson Inst. **3**, 277 (1931), Rona **65**, 301.

1338 DENNY, F. E.: Contrib. Boyce Thomson Inst. **3**, 297 (1931), Rona **65**, 302.

1339 HANES, C. S.: Biochem. J. **29**, 2588 (1935). C. **1936 I**, 2957. m/60 Konzentration.

1339, I HAARMANN, W. u. FRÜHAUF-HEILMANN, E.: Biochem. Z. **309**, 32 (1941). Bei Malzdiastase gelang das nicht.

1340 CHARITE, A. J.: Rona **93**, 403 (1935).

1341 MICHLIN, D. u. KOLESNIKOV, P.: C. **1938 I**, 1991.

Von besonderer Bedeutung sind die Untersuchungen von HELFERICH[1342] über die β-Glykosidspaltung durch **Emulsin.** Die Spaltung ist ganz wesentlich von der Anwesenheit von Neutralsalzen abhängig. Die Wirkungssteigerung durch 0,083 mol Konzentrationen gibt folgende Reihe für NH_4-Salze:

F′	Cl′	Br′	ClO_3'	J′	NO_3'	SCN′	ClO_4
0,9	1,3	1,3	1,9	2,0	2,0	2,5	3,0

Wir sehen hier die Folge entsprechend der HOFMEISTERschen Reihe. Obwohl die Möglichkeit einer Peptisierung des Fermentes besteht, möchte HELFERICH auf diese Wirkung des Salzes nicht ausschließlich als Erklärung zurückgreifen, weil die Steigerung nicht gleichmäßig bei jedem Substrat stattfindet. Es kann selbst bei ClO_4' bei an sich schneller Spaltung (z. B. bei Kaffeesäure) jede weitere Beschleunigung vermißt werden[1343]. Sonst findet sich die Angabe, daß gelegentlich die trüben Fermentlösungen durch den Salzzusatz sich klärten. Im übrigen wird der Charakter der Spaltkurve (Reaktion erster Ordnung) nicht verändert.

In einer Hinsicht unterscheiden sich die Salze voneinander, z. B. wird bei Steigerung der Konzentration bei manchen Salzen ein Optimum durchschritten (SCN′), bei manchen nicht (ClO_3'). Der Einfluß der p_H auf die Aktivierung ist geringfügig. Mit o-Kresolglykosid als Substrat fand sich das Optimum der Wirkung bei Phosphat- (und Citrat-)puffer bei p_H 4,4 gegenüber Acetat bei p_H 5,0. Die Affinität des Glykosids zum Ferment war in phosphatgepufferter Lösung größer als bei Acetat, die Spaltprodukte verhielten sich umgekehrt[1345, I].

Auch bei *β-Glucuronosidase* findet sich eine Förderung durch Neutralsalze in der Reihe $J' > Cl' > PO^{4'''} > SO_4''$[1344].

e) Verschiedene Fermente.

CO_2-Entwicklung durch *Carboxylase* aus Bierhefe, die oxydativ stattfindet, mit Brenztraubensäure als Substrat, wird durch 0,1% NaF gehemmt[1345], nicht aber bei Gonokokken[1345, III], teilweise auch durch Phosphat[1345, I]. das bei wenig unterschiedenem System z. B. in der Hefe auch notwendig sein kann[1345, II]. (Weitere Angaben siehe S. 166—168).

Für *Histidindecarboxylase*[1346] ergibt sich folgende Hemmungsreihe für $NaHSO_3$:

0,013 mol hemmt 100%
0,006 „ „ 89%
0,003 „ „ 76%
0,0006 „ „ 36%
0,01 „ NaF hemmte zu 50%[1350, II].

Kohlensäureanhydrase wird durch Schweineserum gehemmt in 0,2 mol Phosphat um 85%, 0,02 mol um 75%[1347]. Durch Oxydationsmittel wird das Ferment gehemmt und zwar durch Perjodat, Chlorat, Bromat, Persulfat und merkwürdigerweise durch das gar nicht oxydierende Perchlorat[1347, I]. Wichtiger ist der Befund

---

1342 HELFERICH, B. u. SCHMITZ-HILLEBRECHT, E.: Hoppe-Seylers Z. **234**, 54 (1935).
1343 HELFERICH, B., SCHEIBER, H. E., STREECK, R. u. VORSATZ, F.: Liebigs Annalen **518**, 211 (1935).
1344 OSHIMA, GEMPACHI: C. **1936 II**, 2146. Siehe Ann. rev. Biochem. **6**, 294 (1937).
1345 KOBAYASHI, CHOE: J. of. Biochem. **24**, 369 (1936). C. **1937 I**, 4960.
1345, I VEIBEL, P. u. LILLELUND, H.: Encymologia **9**, 161 (1940).
1345, II ALBERS, H. u. SCHNEIDER, A.: Naturwissenschaften **24**, 794 (1936). C. **1937 I**, 900.
1345, III BARRON, E. S. G. u. LYMAN, C. M.: J. biol. Chem. **127**, 143 (1939). 0,02 mol NaF in Abwesenheit von Sauerstoff.
1346 WEHRLE, E. u. HEITZER, K.: Biochem. Z. **299**, 420 (1938).
1347 BOOTH, V. H.: J. Physiol. **91**, 474 (1928).
1347, I KIESE, M. u. HASTINGS, A. B.: J. biol. Chem. **132**, 281 (1940). C. **1940 I**, 3278.

einer Hemmung durch SCN' (1 mol Ferment und 1 mol Enzym) (DAVENPORT[4424]). Dieser Befund wird verständlich, da Zn als prosthetische Gruppe erkannt wurde (siehe aber Fußnote [1347, II]).

f) Eiweißumsetzende Fermente.

Über **Pepsin** sind geringe Daten vorhanden, im allgemeinen wird nur von Hemmungen berichtet, z. B. durch SCN'[1334, 1335], (aber nicht in den niedrigen physiologischen Konzentrationen[1335]), Fluorid[1348, 1349]. Auch eine Reihe der Hemmung wird angegeben: $Cl' < SO_4'' < Br' < NO_3' < J'$[1350], von anderer Seite gleiche Wirkung von Cl', NO_3' und SO_4'', woraus die Unwichtigkeit der Anionen abgeleitet wird[1351]. Beschleunigung wurde gesehen bei $Na_4Fe(CN)_6$ und Na_2SO_4[1352], ebenso bei kristallisiertem Pepsin aus dem Magen des Lachses durch NaCl[1356, I]. Eine Hemmung in großen Dosen: 0,25% NaCl, Beschleunigung bei kleineren: 0,17% wurde bei Cl' und PO_4'''[1353] ebenso Br'[1354]; (Grenzen: 0,28 mol) gefunden. Oxydationsmittel wie Cl_2, NaOCl und J_2 förderten die Caseinverdauung durch Pepsin bei 8 m Mol, hemmten etwas bei 15—65 m/Mol[1350, I].

WISS ([1356 I]) fand, daß bei der Einwirkung von Pyrophosphat eine Hemmung oder Förderung zur Beobachtung kommt, je nach der in den Ansatz gegebenen Fermentmenge. Wir geben einige Befunde kurz wieder; bei der Konzentration von m/100 P_2O_7 im Ansatz

Pepsin	0,5	0,2	0,05	0,0125	0,0060	mg
Aktivität	—10	+13	+21	+40	+55	%

Etwas Analoges findet sich bei Papain (s. n.).

Die *Labgerinnung* der Milch wird sowohl durch Fluoride als Jodide in Konzentrationen von 0,0216 mol gehemmt[1354, 1355]. Cl' beschleunigt (dagegen[1350, III]). Br' ebenso bei Konzentrationen unterhalb 0,28 mol. Die Koagulation durch Trypsin wird gefördert durch Cl' und Br' mehr als durch J', während hier F' sehr wenig wirksam ist[1356]. Über die Abhängigkeit der Gerinnung von Fällung von Calciumphosphaten siehe [1357].

Über die Gerinnung des Blutes wird in einem späteren Kapitel dieses Abschnittes berichtet werden.

Die Wirkung von *Trypsin* wurde auch sich vielfältig widersprechend beeinflußt gefunden, einer Hemmung durch F'[1349] steht ein Bericht über mangelnde Hemmung gegenüber[1348]. Bei Cl', NO_3' und SO_4'' wurde Förderung[1358] (SO_4'' auch bei *Erepsin*[1359]) gesehen. 0,06 bis 0,50 mol F', Cl' und J' hemmten in der Reihenfolge $F' > Cl' > J' > Br'$[1360]. Hydrosulfit[1361] und SCN' bis n/10[1060] hemmten nicht, dagegen höhere Konzentrationen wie n/1 und 2 mol SCN'[1060].

Die Ursache dieser Unterschiede wird von McDONALD und KUNITZ[1362, I] auf Beimengungen der verwandten Fermentpräparate zurückgeführt. Bei Prüfung kristallisierten Trypsinogens nach KUNITZ und NORTHROP fand sich eine Aktivierung des Profermentes. Auf diese Umwandlung haben sowohl Kationen als Anionen Einfluß. Ca-Ionen wirken besonders stark aktivierend in den Anionen $SO_4'' > F' > Cl' > Br' > NO_3' > J'$.

[1347, II] HOVE, E., ELVEHJEM, C. A. u. HART, E. B.: J. biol. Chem. **136**, 425 (1940). Merkwürdigerweise hemmte Dithizon nicht, obwohl es mit Zn reagiert. Die SCN'-Hemmung kann nicht durch Zn aufgehoben werden.

[1348] WÄSCHE, M.: Dissertation Münster 1935, Rona **93**, 432.

[1349] CONSTANTINI, A.: Atti Soc. med.-chir. Padova **11**, 948 (1934), Rona **80**, 150.

[1350] McMEEKIN, T. L.: J. biol. Chem. **78**, XLIII (1928). Von m/256 ab.

[1350, I] MATEI, I. u. COCEA, E.: Ann. sci. Univ. Jassy, Part. I, **26**, 41 (1940). C. **1940 I**, 3404.

[1350, II] WEHRLE, E.: Biochem. Z. **311**, 270 (1942).

[1350, III] MAZÉ, P.: C. rend. Soc. biol. **134**, 425 (1940), Rona **126**, 243. Hemmung, wenn NaCl der Magermilch zugesetzt wird.

[1351] RONA, P. u. KLEINMANN, H.: Biochem. Z. **150**, 444 (1924).

[1352] SHIMA, S.: J. of Biochem. **2**, 207 (1923), Rona **21**, 287.

[1353] HAMBURGER u. ALPERN: zitiert nach [1354].

[1354] CLIFFORD, W. M.: Biochem. J. **21**, 1, 544 (1927).

[1355] CLIFFORD, W. M.: Biochem. J. **22**, 2, 1128 (1928).

[1356] CLIFFORD, W. M.: Biochem. J. **29**, 1059 (1935), Rona **89**, 282.

[1356, I] WISS, O.: Helvet chim. Acta. **29**, 237 (1946) C **1947 I**, **633**. HCN wirkte auch aktivierend.

[1356, II] NORRIS, E. R. u. ELAM, D. W.: J. biol. Chem. **134**, 443 (1940). C. **1940 II**, 2037. Umladung durch PO_4'''.

Durch Diisopropylfluorophosphat wird Trypsin gehemmt[1356, III] und zwar zunehmend mit der Zeit, vollständig in 24 Stunden bei einer Konzentration von 10^{-4}. Sowohl die Esterase als auch die Proteinaseaktivität wird in gleicher Weise beeinflußt. Acetyliertes Trypsin benötigt höhere Konzentration zur vollen Hemmung.

Chymotrypsin wird zu 50% durch $8 \cdot 10^{-6}$ gehemmt und zwar mit rascherem Verlauf. Durch Rekristallisation und Reinigung ging die Hemmung nicht zurück. Wurde Diisopropylfluorophosphat mit P^{32} markiert, dann zeigte sich, daß 1,1 Molekül P^{32} pro Mol Trypsin verankert waren[1356, IV]. Dies entspricht genau der Menge, die notwendig ist, das Ferment 100% zu hemmen. Chymotrypsinogen reagierte nicht. Also befreit die Aktivierung nicht nur die Gruppen, die zur Aktivität notwendig sind, sondern auch diejenigen, die mit Diisopropylfluorophosphat reagieren.

Einige Zahlen über die Beeinflussung von *Pankreasproteinase* in ihrer Wirkung auf Casein HAMARSTEN sollen hier angeführt werden[1362].

$3{,}3 \cdot 10^{-4}$ mol $K_4Fe(CN)_6$ aktivierte auf 129%, $K_3Fe(CN)_6$ auf 127%; bei $16{,}5 \cdot 10^{-4}$ wurde die Förderung geringer. NaF bis $3{,}3 \cdot 10^{-3}$ mol zeigte keine Wirkung. Hier handelte es sich um ein wenig gereinigtes Präparat.

Im Blutserum fanden sich mehrere Proteinasen. Das eine hatte sein Optimum in schwach saurer Reaktion und wurde durch Cl′ verstärkt, ein anderes bei pH 7,5 wurde durch NaCl gehemmt[1363].

Die bisher vorgetragenen Untersuchungen über die Ionenwirkung sind so widersprechend wie nur irgend möglich. Wir werden eine Ursache in der Art der Methodik der Fermentwirkung sehen, die nicht leicht zu verfolgen ist, vor allem aber wird man an Verschiedenheiten des Substrates denken, auf dessen Bedeutung MASCHMANN[1364] hinwies bei seinen Untersuchungen des Papains, als dem Typ der **intracellulären Proteinasen**. Hier steht bei der Beeinflussung die Theorie über die Konstitution des Fermentes (bzw. seiner prosthetischen Gruppe) als -SH-Verbindung[1365] im Vordergrund. KREBS[1362, II] fand bei käuflichem Papain durch P_2O_7 schon von 10^{-3} molaren Lösungen ab beträchtliche Aktivierungen und erklärt dieses damit, daß besonders durch das Substrat stets Schwermetalle in die Analyse hineingebracht werden, die von sich das Ferment inaktivieren. Durch Komplexbildung sei die Wirkung des Pyrophosphats leicht zu erklären. Dieser Befund wurde teilweise nicht erhoben[1365]. Jedoch hat WARBURG ([1362, III], Seite 59) nochmals unterstrichen, daß die Befunde von KREBS bisher noch nicht widerlegt wurden, wenn sie auch noch keine allgemeine Anerkennung fanden.

Ferrocyanid wirkt auf dieses Ferment aktivierend, weil es die Inaktivierung durch $CuSO_4$ aufhebt[1364]. Gegen eine allgemeine Metallinaktivierung wird geltend gemacht, daß Pyrophosphat keine Wirkung hat[1365], ebenso wenig S_2O_3[1361]. JAFFEE[1362, IV] fand eine Reakti-

[1356, III] JANSEN, E. F., FELLOWS-NUTTING, M. D., JANG, R. u. BALLS, A. K.: J. biol. Chem. **79**, 189 (1949).

[1356, IV] dieselben ebenda S. 201 (1949)

[1357] PORSCHER, CH.: C. rend. Acad. Sci. **180**, 1534 (1925), Rona **32**, 187. a) PORSCHER, CH.: C. rend. Acad. Sci. **182**, 1247 u. 1420, Rona **38**, 341.

[1358] ROBERTSON: Biochem. J. **2**, 317 (1906).

[1359] NAGAI, K.: J. of Biochem. **2**, 229 (1923), Rona **21**, 287.

[1360] CLIFFORD, W. M.: Biochem. J. **27**, 1, 326 (1933). Keine Messung der pH.

[1361] BASU, K. u. CHAKRAVARTY, R.: C. **1935 II**, 1193.

[1362] FARBER, L. u. WYNNE, A. H.: Biochem. J. **29**, 2323 (1935), Rona **91**, 625. C. **1936 I**, 1642.

[1362, I] MC DONALD, M. R. u.. KUNITZ, M.: J. gen. physiol. **25**, 53, (1941). Rona **132**, 617.

[1362, II] KREBS, A. H.: Biochem. Z. **220**, 281, (1930).

[1362, III] WARBURG, O.: Schwermetalle als Wirkungsgruppen von Fermenten, Berlin 1948.

[1362, IV] JAFFEE, W. G.: Arch. Biochem. **8**, 385 (1945).

[1363] WIDMARK, G. E.: Hoppe-Seylers Z. **207**, 182 (1932), Rona **67**, 752.

vierung gereinigten und inaktivierten Papains durch S_2O_3 in kleinen Konzentrationen, aber eine Hemmung bei den Pflanzensäften direkt. Die Peptidasen des Blutserums von Kaninchen wurden durch m/10 P_2O_7 um 5—10% gehemmt, wenn sie durch Zn¨ aktiviert worden waren, aber nur wenn Dipeptide als Substrat dienten, bei Tripeptiden erfolgte eine (allerdings minimale) Förderung[1375,I].

1 mg Fe^{II} als $Fe(CN)_6^{IV}$ wirkt dagegen schon aktivierend[1366, 1367]. Ferricyanid hemmt nur anfangs und kurzdauernd[1367]. Ähnlich wirken andere komplexe Eisensalze, und zwar soll verhindert werden, daß das gegen Sauerstoff empfindliche Ferment in die Cysteinoxydation hineingezogen wird[1368]. NaF wirkte nicht[1369].

Die Proteinase von Bac. sporogenes wird durch m/250 $K_4Fe(CN)_6$ und m/100 Na_2SO_4 nicht beeinflußt[1370], von Aspergillus oryzae durch 0,1% Na_2SO_4 kaum gefördert, durch größere Konzentrationen gehemmt[1371], dagegen wurde von KATO und INOUYE[1372] folgende Hemmungsreihe gefunden: $J' > SO_4'' > PO_4''' > Br' > Cl' > NO_3'$, also in keiner Hinsicht ein System.

Eine gewisse Erklärung für die vielfach widersprechenden Ergebnisse hat der Befund von GRASSMANN und Mitarbeitern[1375, III] gebracht, nach dem die Polypeptidasen und Dipeptidasen durchaus verschiedener Aktivatoren bedürfen, und zwar ist den *Dipeptidasen*, die in dieser Untersuchungsreihe aus Hefe gewonnen wurden, Cl' notwendig. In den von SCHNEIDER ([1375, II] bis [1375, IV]) weitergeführten Analysen zeigte sich, daß die Dipeptidase zur maximalen Aktivierung sowohl Cl' als auch Hefekochsaft bedarf. Ein Komplex aus allen drei Bestandteilen ist gegen H_2S und Cystein viel weniger empfindlich als das nackte Ferment.

Zusatz von 0,001 mol Cl' (als KCl) gibt schon eine Aktivität, die dann bis zu einem Optimum bei 0,1—0,2 mol KCl ansteigt, um dann nach weiterem Zusatz bei manchen Präparaten gleich zu bleiben oder gar zu sinken. Das Optimum der Wirkung wird zugleich nach der sauren Seite verschoben. Bei Anwesenheit des Kochsaftes sind 10mal kleinere Cl'-Mengen ausreichend. Diese Befunde wurden bei d-l Leucyl-Glycin als Substrat gewonnen, gelten aber nicht in gleicher Intensität bei anderen Dipeptiden. Aber auch die Tripeptidspaltung ist von Cl' abhängig.

Außer Cl' wirkt Br' aktivierend, J' weniger (0,2 molar), SCN' (0,1 molar) und SO_4'' noch weniger. Mit NO_3' (0,2 molar) läßt sich maximal nur $^1/_3$ der Aktivität nach Cl' gewinnen. PO_4''' wirkt an sich hemmend, nur bei völliger Abwesenheit von Cl' ergibt sich bei 0,001 molaren Lösungen eine kleine Förderung. Dipeptidase aus Mäuseascitestumor wird durch 0,01 m NaF zu 25% gehemmt, ebenso durch $P_2O_7^{IV}$. Bei Tripeptidase ist keine Wirkung vorhanden[1372, I].

Wir kommen jetzt noch zum Kapitel der **Verbesserung der Backfähigkeit** von Getreide *durch oxydierende Anionen*, wie BrO_3', JO_3' und S_2O_8'', die sich auch als Fermentproblem darstellt. Durch Zusatz dieser Ionen werden manche schlecht backbaren Weizensorten, besonders einheimische, erst verwendbar. Diese Frage hat durch die Untersuchungen von JØRGENSEN[1373] und andere eine Wendung genommen, die die Unterordnung des Problems an dieser Stelle rechtfertigt. Bis dahin[1374] glaubte man, die rein empirisch gefundene Backverbesserung der

---

1364 MASCHMANN, E. u. HELMERT, E.: Biochem. Z. **279**, 213 (1935), Rona **91**, 417.
1365 BERSIN, TH.: Ergeb. d. Enzymforschung **4**, 68 (1935). C. **1935 II**, 1896.
1366 MASCHMANN, E. u. HELMERT, E.: Hoppe-Seylers Z. **231**, 51 (1935), Rona **85**, 635.
1367 MASCHMANN, E. u. HELMERT, E.: Biochem. Z. **277**, 97 (1935), Rona **87**, 649.
1368 MASCHMANN, E. u. HELMERT, E.: Biochem. Z. **280**, 184 (1935).
1369 HELLERMAN, L. u. PERKINS, M. E.: J. biol. Chem. **107**, 241 (1934), Rona **87**, 178.
1370 MASCHMANN, E.: Biochem. Z. **300**, 89 (1939).
1371 STACHEJEWA-KAWERSNEWA, E. D. u. OLEJNIKOWA, E. J.: Rona **99**, 144 (1936).
1372 KATO, S. u. INOUYE, N.: Rona **41**, 817 (1926).
1372, I MASCHMANN, E.: Biochem. Z. **311**, 374 (1942).
1373 JØRGENSEN, H.: Biochem. Z. **280**, 1 (1935), Rona **91**, 421. C. **1936 I**, 1036.
1374 NEUMANN, M. P.: Brotgetreide und Brot, Parey 1929. Zusammenfassende Darstellung, S. 498 ff.
1375 ELION, L.: Chem. Weekbl. **1930 I**, 218, Rona **56**, 40.

Mehle auf Aktivierung der Hefetätigkeit zurückführen zu können (siehe [1375]) etwa daß durch stärkere CO_2-Entwicklung die Auflockerung des Teiges vermehrt wurde.

Aber auch schon damals dachte man an Veränderungen, die sich im Kleber — der für die Backfähigkeit von fundamentaler Bedeutung ist — abspielen, etwa in kolloidchemischem Sinn. Das soll z. B. durch SCN' erreichbar sein[1379, I]. Gegen die rein kolloide Beeinflussung sprach die geringe Menge der angewandten Salze, Persulfat 0,01—0,02%, 0,0015% bei $KBrO_3$ und 0,0006% beim KJO_3 (nach NEUMANN[1374]). Doch wird neuerdings diese Möglichkeit zur Diskussion gestellt[1374, IV].

Die CO_2-Entwicklung wurde von JØRGENSEN[1373] genauestens geprüft und nicht verändert gefunden. Anhaltspunkt war die Beobachtung, daß Zusatz von Weizenkeimlingen die Backfähigkeit verschlechterte. Diese Verschlechterung ließ sich durch $KBrO_3$ aufheben. Der Grund wurde in der Hemmung von im Mehl vorkommenden Proteinasen gesehen, die bei zu starker Aktivität die Klebermenge — und damit den Zusammenhalt des Teiges — zum Verschwinden brachten. Durch Oxydationsmittel wird die Zähigkeit des Teiges erhöht[1379], merkbar besonders, wenn die Gärung 2—3 Stunden (noch nicht bei 1 Stunde) andauerte[1379, III].

Die Fermentmenge wurde durch die Weizenkeimlinge vermehrt, ebenso aber durch zugesetztes Papain. Die Wirkung soll sich nicht gegen -S-S-Gruppen der Proteinase richten, da stärkere Oxydationsmittel wie ClO_3'[1376] wirkungslos sind. Gemessen wurde die N-Freisetzung aus Mehl bei m/300 Konzentration.

	ohne Zusatz	mit Papain
Sie betrug	15,5 mg	21,1 mg
KCl oder $KClO_3$ . .	—0,3%	—1,5%
$KBrO_3$	—4,6%	—22,5%
KJO_3	—6,9%	—22,2%

Dasselbe wurde mit Gelatine erreicht (Titration der Acidität). KBr und KCl blieben ohne Wirkung. Als weitere Proteinasen kamen mit demselben Erfolg zum Versuch[1373] Bromelin aus Ananas, Leber und Weizenkeime, nicht aber bei Pepsin[1379, III]. Die Proteinasen stammen nicht aus der Hefe[1377], sondern aus dem Weizen[1378], werden aber durch die Hefe aktiviert. Allerdings ließ sich auch die während der Hefetrocknung auftretende Proteolyse durch 0,01% $KBrO_3$ hemmen[1379, II].

Die Bromatwirkung auf den Teig ließ sich nicht feststellen, wenn Milch als Anteigemittel verwandt wurde[1380]. Ungünstig wird die Wirkung, wenn die Mengen zu groß werden[1381], dagegen[1379, IV]. Diese Befunde wurden vielfach bestätigt[1379, III; 1382], auch ein Patent darauf

[1375, I] MASCHMANN, E.: Biochem. Z. **308**, 359 (1941).
[1375, II] SCHNEIDER, F. u. GRAEF, E.: Biochem. Z. **307**, 249 (1941).
[1375, III] GRASSMANN, W., VOLMER, W. u. WINDBICHLER, V.: Biochem. Z. **298**, 8 (1939).
[1375, IV] SCHNEIDER, F.: Biochem. Z. **307**, 414 (1941).
[1375, V] SCHNEIDER, F.: Biochem. Z. **308**, 399 (1941).
[1375, VI] SCHNEIDER, F.: Biochem. Z. **308**, 247 (1941).
[1376] JØRGENSEN, H.: C. rend. Trav. Lab. Carlsberg Ser. chim. **22**, 246 (1938). C. **1938 I**, 3643. p_H des Teiges 5,70.
[1377] JØRGENSEN, H.: Biochem. Z. **283**, 134 (1935), Rona **92**, 633.
[1378] JØRGENSEN, H.: Cereal Chem. **13**, 346 (1936). C. **1936 II**, 1358.
[1379] POTEL, P. u. CHAMINADE, R.: C. rend. Acad. Sci. **200**, 2215 (1935), Rona **89**, 62.
[1379, I] ZIEGLER, E.: Cereal Chem. **17**, 556 (1940). C. **1941 I**, 712. a) ZIEGLER, E.: Cereal Chem. **17**, 460 (1940). C. **1941 I**, 136.
[1379, II] NETSCHAEWA, A. S.: Biochimija **5**, 48 (1940), Rona **124**, 498.
[1379, III] HARRIS, R. H. u. JOHNSON JR., J.: Cereal Chem. **17**, 739 (1940). C. **1941 I**, 2052. a) HARRIS, R. H. u. JOHNSON JR, J.: Cereal Chem. **17**, 203 (1940). C. **1940 II**, 1665.
[1379, IV] VEIJOLA, T.: C. **1940 I**, 1766. Findet bei jedem Zusatz von $KBrO_3$ eine Verbesserung des Backens. Eine „Überdosierung" kann durch Kneten ausgeglichen werden.

genommen, durch Erhitzen der Getreidekörner die Proteinasen zu inaktivieren[1383]. Ob die Zusätze von $K_2S_4O_6$[1384] auch auf diesem Wege wirken, ist unbekannt aber möglich, da dieses Ion auch auf -SH einwirkt (PHILIPS[277, II]).

Es fehlt aber auch nicht an entgegengesetzten Berichten, die z. B. die Wirkung von Bromaten negieren[1385, 1389, I]. Teilweise wurde eine Beeinträchtigung der Aktivität von Bromelin, Papain durch $NaClO_3$, $KBrO_3$, $KH(JO_3)_2$, KJO_4 und $K_2S_2O_8$ gesehen, aber nur in ganz großen Mengen, besonders wurde die Weizenproteinase (Trypsin u. a. gar nicht) wenig durch BrO_3 beeinträchtigt[1386], auch die Menge des löslichen Stickstoffs nicht vermindert[1387]. Die BrO_3'-Wirkung wird hier wieder auf einen kolloidchemischen Effekt zurückgeführt. Bei Prüfung dieser Versuche mit durch Erhitzen auf 105° enzymfrei gemachtem Mehl und Zusatz von Papain bleibt JØRGENSEN bei seinen Vorstellungen[1388, 1389, II].

Auf indirektem Wege wurde versucht, die Proteinasehemmung zu erklären[1389]. Wenn die Maltosebildung im gärenden Teig verfolgt wird, dann sieht man, daß hier bald nach einem vorübergehenden Anstieg der Prozeß aufhört. Dieses soll durch eine Zerstörung der Amylase bedingt sein. Die Zerstörung der Amylase sei durch Proteinasen bedingt und diese werden durch BrO_3' inaktiviert.

Weiterhin wurde angenommen, daß die Wirkung des Oxydationsmittels nicht direkt, sondern auf dem Umweg über ein aktivierendes Glutathion des Weizenkeimlings zustandekommt[1390]; ([1379, I]: so ließ sich nicht die Persulfatwirkung erklären), ein Problem, mit dem sich schon JØRGENSEN[1373, 1377] beschäftigt hat. Glutathion wirkt tatsächlich dem zugesetzten Bromat bei der Inaktivierung von Papain entgegen[1389, II]. Nach LUCK[1391] soll Jodat die Proteolyse in Leberextrakt dadurch hemmen, daß es die Menge des salzlöslichen Eiweißes vermindert. Solche Wirkung auf das Substrat wurde auch bei höheren Konzentrationen von NaCl verantwortlich gemacht für die Aktivität von Proteasen aus gekeimtem Weizen[1392]. Hier müssen wir daran erinnern, daß auch das Salzen (NEUMANN[1374, S. 502]) die Backfähigkeit verbessert. Aber die Salzmengen unterscheiden sich um Größenordnungen.

Pankreascarboxypeptidase (hydrolysiert Carbobenzoxy-glycyl-Leucin) wird durch 0,004 mol. PO_4 nicht verändert. 0,1 mol. hemmt auf $^1/_3$, 0,01 mol P_2O_7 setzt das Ferment außer Aktion[1395 I].

Carnosinase (eine Dipeptidase, die Carnosin spaltet) 0,001 mol. NaF hemmt um 10%, 0,01 mol um 24%[1395 II].

Urease wird auch als SH-Verbindung aufgefaßt[1365], die durch Übergang in -S-S-Form inaktiviert wird. Dementsprechend kann durch reduzierende Anionen wie SO_3'' oder thionige Säure S_2O_4''[1393] die Aktivität erhöht werden. Beide Anionen können auch als Konservierungsmittel Verwendung finden[1394]. Die Hemmung der Urease durch Catechol (Brenzcatechin) 1:10000 kann durch Zusatz

---

1380 PEDERSEN, A.: C. **1939 II**, 1400.

1381 FREILICH, J. u. FREY, C. N.: Cereal Chem. **16**, 485, 495, 503. C. **1939 II**, 2857—2858.

1382 ELION, L. u. ELION, E.: Encymologia **3**, 103 (1937), Rona **104**, 470. C. **1938 I**, 3983.

1383 MIAG: Mühlenbau A.-G. Braunschweig. C. **1939 II**, 4392.

1384 SILESIA, D. R. P.: C. **1940 I**, 309.

1385 ROSIN, M. J.: C. **1938 I**, 3484, Rona **105**, 315 (1937).

1386 READ, J. W. u. HAAS, L. W.: Cereal Chem. **16**, 60 (1939). C. **1939 I**, 3466.

1387 READ, J. W. u. HAAS, L. W.: Cereal Chem. **14**, 752 (1937). C. **1938 I**, 454.

1388 JØRGENSEN, H.: Cereal Chem. **16**, 51 (1939). C. **1939 I**, 3465.

1389 GUILLEMET, R. u. SCHELL, C.: C. rend. Soc. Biol. **121**, 463 (1936), Rona **93**, 622. Zahlen wenig überzeugend.

1389, I SWANSON, C. O.: Cereal Chem. **17**, 689 (1940). C. **1941 I**, 1896. Negierung nur hinsichtlich der Fermentwirkung.

1389, II JØRGENSEN, H.: Mühle und Mühlenlabor. **9**, 109 (1939). C. **1940 I**, 2085.

1390 HAEVECKER, H.: Mehl und Brot **37**, 1 (1937). C. **1937 II**, 4253.

1391 LUCK, M. in „Perspectives in Biochemistry“ Cambridge 1937, S. 219.

1392 MOUNFIELD, J. D.: Biochem. J. **30**, 549 (1936).

1393 BERSIN, TH. u. KÖSTER, H.: Z. ges. Naturwissenschaften **1**, 230 (1935). C. **1935 II**, 2965.

1394 SUMNER, J. B. u. DOUNCE, A. L.: J. biol. Chem. **117**, 713 (1937) u. **125**, 37 (1938).

von 0,02% Natriumthionit von ·95% auf 18% herabgedrückt werden[1395]. Eine sekundäre Beeinflussung ist natürlich dadurch möglich, daß dieselbe Wirkung — wie hier die reduzierenden Anionen — auch durch Dehydrasen herbeigeführt werden kann[1393]. Also werden alle die Anionen, die auf die Dehydrasen einwirken, indirekt — je nach den Bedingungen — auch eine Änderung der Ureasewirkung hervorrufen können, wenn nicht in ganz eindeutigem Milieu gearbeitet wird. Gegen vorkommende „Verunreinigungen" schützt uns vorläufig auch nicht das Arbeiten mit einem kristallisierten Präparat. SIZER[1403, I] fand allerdings bei Untersuchung der Aktivierungsenergie der Ureasereaktion eine Unabhängigkeit von dem Reinheitsgrad des Präparates. Diese Energie (μ nach der Formel von ARRHENIUS) war bei reduzierenden Lösungen [SO_3'', S_2O_3, $Fe(CN)_6^{IV}$] mit 8700 cal/g mol geringer als bei oxydierenden Lösungen [$Fe(CN)_6^{III}$] mit 11700 cal.

Von den anderen Ionen wirkt hemmend an erster Stelle das NaF[1396]. Diese Hemmung wird vor allem in saurem Bereich deutlich[1397]; wenn nicht gepuffert wird, dann entzieht sich das Ferment dem NaF-Einfluß infolge der Alkalisierung durch gebildetes Ammoniak. Das Ausmaß der Hemmung ersieht man aus folgenden Zahlen: 0,3 mg% hemmen 12%, 3 mg% = 82%. Die Hemmung sinkt etwas bei größerer Fermentmenge[1397]. Wenn von anderer Seite[1398] erst 1% als störend bei der Harnstoffbestimmung im Blut angegeben wird (0,3%, nicht mehr) so liegt dieser Unterschied wohl daran, daß erst sehr weitgehende Hemmungen bei der Bestimmung kleiner Harnstoffmengen merkbar werden[1759], volle Hemmung bei 0,75% NaF, 50% bei 0,2%.

Von anderen Salzen wird bei Jodid noch eine ähnliche Wirkung beschrieben (gar nicht bei SCN')[1399]. Man würde Verunreinigungen mit J_2 dafür verantwortlich machen wollen, wenn nicht berichtet würde, daß die Behinderung am stärksten bei p_H 7,4 sei.

Mit anderen Anionen wurden nur unregelmäßige Erfolge erzielt, die sich jedenfalls weit von der F-Wirkung absetzen[1400]. Von m/8 Phosphatpuffern wurde eine Verschiebung des optimalen p_H nach der alkalischen Seite je nach Konzentration des Harnstoffs gesehen[1401]. Ein gereinigtes Präparat wurde durch PO_4 kompetetiv gehemmt[1400 I]. Die Michaeliskonstante für Urea betrug 0,003, für PO_4 0,035 M.

Arginase wird durch Sulfit auch aktiviert[1402], diese Aktivierung soll aber nur bei ungereinigtem Ferment wirksam sein, während gereinigtes durch Persulfat aktiviert wird[1403]. Hier ist daran zu erinnern, daß Aktivierung erfolgt durch Metall-Ionen, besonders $Mn^{\cdot\cdot}$, $Fe^{\cdot\cdot}$ usw.[1402, 1405]. $Fe(CN)_6^{IV}$ und F' wirken nicht, $Fe(CN)_6^{III}$ vielleicht etwas hemmend[1404], Phosphatpuffer in größerer Konzentration hemmen etwas[1402]. Alle Mittel, die zur Denaturation führten, brachten auch eine Hemmung. HUNTER und DOWNS[1405, II] geben 50% Hemmung für 3,34 molares NaCl und 1,2 mol KSCN an. Daß eine Gruppe von Eiweißkörpern

1395 QUASTEL, J. H.: Biochem. J. **27**, 2, 1118 (1933).
1395, I HANSON, H. TH. u. SMITH, E. L.: J. biol. Chem. **179**, 789 (1949).
1395, II HANSON, H. TH. u. SMITH, E. L.: J. biol. Chem. **179**, 803 (1949).
1396 JAKOBY, M.: Biochem. Z. **74**, 107 (1916).
1397 JAKOBY, M.: Biochem. Z. **198**, 163 (1928), Rona **47**, 490.
1398 OSTERBERG, A. E. u. SCHMIDT, E. V.: J. biol. Chem. **76**, 749 (1928), Rona **45**, 806.
1399 JAKOBY, M.: Biochem. Z. **214**, 368 (1929), Rona **53**, 596.
1400 MYSTKOWSKI, E. M.: Rona **54**, 676 (1928).
1400, I HARMON, K. M. u. NIEMANN, C.: J. biol. Chem. **177**, 601 (1949).
1401 HOWELL, S. F. u. SUMNER, J. B.: J. biol. Chem. **104**, 619 (1934). Gegenüber Acetatpuffer.
1402 HELLERMANN, L. u. PERKINS, M. E.: J. biol. Chem. **112**, 175 (1935), Rona **93**, 405.
1403 KLEIN, G. u. ZIESE, W.: Hoppe-Seylers Z. **229**, 209 (1934), Rona **85**, 635.
1403, I SIZER, I. W.: J. gen. Physiol. **22**, 719 (1939), Rona **116**, 645.
1404 IWABUCHI, T.: J. of Biochem. **24**, 447 (1936), Rona **100**, 641. C. **1937 I**, 4961.
1405 MYRBÄCK, K.: Ann. rev. Biochem. **8**, 72 (1939). Zusammenfassung.
1405, I BRADY, T.: Biochem. J. **36**, 478 (1942), Rona **133**, 399.
1405, II HUNTER, A. u. DOWNS, C. E.: J. biol. Chem. **173**, 31 (1948).

durch SCN früher gefällt wird als durch NaCl, wurde im Abschnitt über Kolloide berichtet.

Ebenso wirkt Phosphat begünstigend auf die Desamidierung von Asparagin[1407].

Glutaminase, ein Ferment, das Glutamin desamidiert. Wurde dieses Ferment aus Clostridium welchii isoliert, dann verlor es durch Waschen und Dialyse seine Aktivität völlig. Sie konnte wiederhergestellt werden durch $2{,}5 \cdot 10^{-2}$ KCl oder NaCl[1405, III]. Die Aktivierungsintensität der einzelnen Anionen ergibt folgende Reihe: $Br' > Cl' > J' > NO_3' > CN' > SCN'$. Das Ferment desamidierte nicht nur das Glutamin, sondern decarboxylierte auch die Glutaminsäure. Eine starke Aktivierung des Ferments kann man mit Sulfat erreichen, in völliger Abweichung von der sonstigen Reaktionsträgheit dieses Anions[1405, VI]. Die Aktivierung erreichte ein Maximum beim Verhältnis 8 Moleküle Salz/1 Molekül Glutamin. Es wurde keine weitere Steigerung bis 0,2 mol Na_2SO_4 erreicht. Bis 0,04 mol war der Anstieg linear mit der Konzentration. Das Optimum bei p_H 8,0 wurde nicht verändert.

Durch einfache Erhitzung des Glutamins kann man eine Desamidierung erreichen unter gleichzeitigem Ringschluß zu Pyrolydoncarboxylsäure. Auch diese Reaktion sich ließ durch PO_4 — mit der Konzentration von Glutamin steigend — beschleunigen. Phosphit wirkte wenig, erst bei 0,2 mol. deutlich. Die Fermentreaktion hat mit dieser Art der Umsetzung nichts zu tun, da bei ihr kein Ringschluß erfolgt.

In tierischen Organen fand sich ein Ferment mit reiner Desamidierung und zwar waren 2 Typen zu unterscheiden. Die Glutaminase I in Rattenlebern, Gehirn und Milz wird durch 0,01 mol PO_4 aktiviert, die Glutaminase II aus Leber nur durch α-Ketosäuren. Bei Nierenglutaminase war die Aktivität maximal bei 0,05—0,06 m PO_4 mit 14 μMol Glutamin als Substrat, bei 28 μMol erst bei 0,1 bis 0,12 Mol PO_4 (p_H 8,0). Ohne PO_4 wurden beide Konzentrationen kaum verschieden rasch desamidiert, mit PO_4 die höhere Konzentration rund doppelt so stark[1405, IV]. (Über Glutaminbildung siehe Leberbrei S. 244.)

Cyanase. Das Ferment katalysiert die Reaktion nach HOLTHAM und SCHÜTZ[441, V, 1405, IV] $HCNO + H_2O \rightarrow HN_3 + CO_2$.

Das Enzym wurde gefunden in Leber, Niere und Erythrocyten. Serum, Extrakte aus Muskel und Gehirn zeigten keine Wirkung. Optimale p_H 6,2—6,3. Bei p_H 5,5 inaktiv, bei p_H 6,8 bereits auf $< 40\%$ der maximalen Aktivität reduziert. Es wird folgendes Reaktionsschema angegeben:

$$\text{Harnstoff} \rightarrow NH_4CNO \begin{cases} \xrightarrow[\text{+ Aminosäure}]{\text{+ Protein}} \text{CNO — Komplexe} \\ \xrightarrow{\text{+ Cyanase}} 2\ NH_3 + CO_2. \end{cases}$$

Histaminase, ein oxydierendes, HCN-empfindliches Ferment, 0,05 mol P_2O_7'''' keine Wirkung. Auch WEHRLE[1350, II] fand durch 0,01 mol NaF und $P_2O_7^{IV}$ keine Beeinflussung, PO_4''' beschleunigt[1406]. Dagegen ergab sich bei *Adenosindesamidase* durch $P_2O_7^{IV}$ eine kleine Hemmung von 20%[1405, I].

Zusammenfassend läßt sich feststellen, daß die Pharmakologie der Anionen dieser Fermentgruppe beherrscht wird von der Wirkung auf Sulfhydrylgruppen, während andere als oxydierende und reduzierende Ionen eine unsichere, wider-

[1405, III] HUGHES, D. E. u. WILLIAMSON, D. H.: Biochem. J. 43, XLV (1948).

[1405, IV] ERRERA, M. u. GREENSTEIN, J. P.: J. biol. Chem. 178, 459 (1949). Folgende Organe ergaben dasselbe: Mäuse- und Rattenniere, Gehirn und Milz von Meerschweinchen und Kaninchen.

[1405, V] HOLTHAM, S. B. u. SCHÜTZ, F.: Biochem. J. 43, XXXI (1948).

[1405, VI] GILBERG, J. B., PRICE, V. E. u. GREENSTEIN, J. P.: J. biol. Chem. 180, 209 (1949).

[1406] MCHENRY, E. W. u. GAVIN, G.: Biochem. J. 26, 1365 (1932).

spruchsvolle Wirkung zeigen mit Ausnahme der Fluoridhemmung der Urease und der Chloridaktivierung der Dipeptidase. Wo Schwermetalle hemmen, wirken Komplexbildner fördernd, z. B. $P_2O_7^{IV}$ bei Papase.

g) Fermentative Oxydationen und Reduktionen.

Bei den Vorgängen, die mit Oxydation und Reduktion verlaufen und als Atmung der Zellen zusammengefaßt werden, gilt in noch höherem Maße, daß die Beeinflussung durch Ionen in den seltensten Fällen definierte Fermente trifft. Es ist noch gar nicht lange her, daß WARBURG in seinem Atmungsferment die einzige Möglichkeit der Oxydation sah. Dieses Atmungsferment steht auch heute am Anfang der Reihe, da, wo der molekulare Sauerstoff reagiert, aber daran schließen sich lange, wie an einem Faden angeordnete Reihen, durch die die aktivierten Wasserstoffe bzw. die Elektronen weiter gegeben werden. Räumliche Anordnung und Berührung mit anderen Systemen wurde dabei nur selten in Betracht gezogen[1407, I]. Daneben ist eine immer größere Zahl anderer Oxydasen bekannt geworden (Phenoloxydase, Aminosäureoxydase, Flavoproteine). Trotzdem bedeutet das eisenhaltige Fermentsystem, bestehend aus der Cytochromoxydase — dem WARBURGschen Atmungsferment in engerem Sinne — und den KEILINschen Cytochromen den Weg, auf dem rund 95% des Sauerstoffs der aerob arbeitenden Zelle zugeführt werden, etwa den aktivierten Sauerstoff dem aktivierten Wasserstoff entgegenbringen. Die Summe der Fe-Verbindungen, die als Katalysatoren in der Zelle wirken, werden auch nach WARBURG[1408] unter dem Begriff des Atmungsfermentes zusammengefaßt. Zu diesen würden auch **Katalase** und **Peroxydase**[1413, I] gehören, die dieselbe Fe-Porphyrinverbindung als prosthetische Gruppe an verschiedenem Kolloid darstellen[1412]. Beide besitzen ein 3wertiges Eisen und es ist verständlich, daß sich daraus sofort die Bindungsmöglichkeit von Fluorid ähnlich dem Methämoglobin ergibt[1409], nur daß die Bindung mindestens 20mal langsamer eintritt als an Methämoglobin[1410] als Zeichen geringerer Affinität; entsprechend wurde auch die Aktivität nur wenig eingeschränkt trotz Änderung des Spektrums[1411]. Die Änderung des Spektrums kann auch durch Reduktion mit Hydrosulfit (Dithionit S_2O_4'') erreicht werden, aber nur wenn man die Lösung mit Luft schüttelt, desgleichen bei saurer Lösung mit Sulfit. Wenn das Dithionit verbraucht ist, bildet sich das Spektrum aber nicht zurück. Ein Oxydationsprodukt des S_2O_4'' soll noch weiterhin wirksam bleiben[1411, 1412].

Die Hemmung der Katalyse geschieht auch durch viele andere Salze. Über die Kinetik der Katalasewirkung unter der Annahme, daß ein Gleichgewicht zwischen gebundenem und ungebundenem Enzym entsprechend der H_2O_2-Konzentration besteht, gibt es eine Formel von R. LUTHER, die zur Berechnung der Reaktionskonstante der Blutkatalase unter Salzwirkung verwandt wurde[1413].

[1407] GROVER, C. F. u. CHIBNALL, A. C.: Biochem. J. 21, 2, 857 (1926).

[1407, I] FRANKE, W.: Angewandte Chemie 53, 580 (1940). Ausgezeichnete Übersicht, deren systematischer Einteilung hier nicht gefolgt wurde, weil andere Zwecke verfolgt wurden.

[1408] WARBURG, O.: Naturwissenschaften 1934, 441, Rona 82, 161.

[1409] STERN, K. G.: J. gen. Physiol. 20, 561 (1937). a) STERN, K. G.: J. biol. Chem. 121, 561 (1937).

[1410] STERN, K. G. u. DU BOIS, D.: J. biol. Chem. 121, 573 (1937). Bei pH 6,9, während Methämoglobin bei pH 5,3 untersucht wurde.

[1411] KEILIN, D. u. HARTREE, E. F.: Proc. roy. Soc. B. 121, 173 (1936).

[1412] KEILIN, D. u. MANN, T.: Proc. roy. Soc. B. 122, 119 (1937). Ebenso Peroxydase von Meerrettich.

[1413] SENTER, G.: Z. physik. Chem. 44, 257 (1903) und a) SENTER, G.: Z. physik. Chem. 51, 673 (1905). 10°.

[1413, I] KEILIN, D. u. HARTREE, E. F.: Proc. roy. Soc. B. 119, 141 (1936). Katalase als Mittel der Oxydation z. B. von Alkohol, wobei es nicht gleichgültig ist, ob H_2O_2 zugesetzt wird oder beim Oxydationsvorgang z. B. durch Xanthinoxydase entsteht. — Beziehung des Raumes.

Die Reaktionskonstante eines Präparates betrug ohne Zusatz 0,0280, wurde verändert durch m/400 NaCl auf 0,0055, NaF: 0,017, S_2O_8: 0,0164, Na_2SO_3: 0,028. Letzteres führt bei n/50 sogar zur Beschleunigung (Konstante 0,036), die man wohl auf die „depolarisierende" Wirkung des SO_3'' wird zurückführen können, zumal die Messung nur 5 Minuten lang beobachtet wurde (auch SO_4'' fördert, siehe[1415]). Diese Kürzung der Beobachtungszeit ist notwendig, weil die Wirkung der Katalase sehr rasch, und zwar in einer Exponentialkurve[1418] nachläßt (siehe auch[1414]). Besonders wirksam wurden ClO_4' und ClO_3' gefunden.

Ein Präparat der Reaktionskonstante 0,03 wurde durch m/250000 $KClO_4$ auf 0,0099, durch 10^{-7} $KClO_3$ sogar auf 0,0054 herabgedrückt[1413, a]. BLASCHKO[1414] — an Präparaten aus Rattenlebern — fand eine stärkere Wirkung von $KClO_4$ gegenüber $KClO_3$. In der Konzentration von 10^{-4} mol blieben noch 87% Aktivität bei $KClO_3$, aber nur 7,5 bei $KClO_4$. Diese Wirkung ist nicht auf die Formel „Methämoglobinbildung" zurückzuführen, da eine ClO_4'-Wirkung in dieser Richtung nicht nachgewiesen wurde, sondern hier spielt offenbar die HOFMEISTERsche Reihe eine Rolle, z. B. in der Hemmungsreihe bei Pflanzenkatalasen[1415]: $SO_4'' < PO_4''' < NO_3' < Br' < Cl' < SCN'$, aus Pferdeblut[1416]: $SO_4'' < Cl' < NO_3', < SCN'$, aus Weizensamen mit m/20 Salzen sinkt die Aktivität

bei PO_4''' auf 63,9, SO_4'':77,8, Cl':59,8, NO_3':22,18%[1417].

50% Hemmung der Leberkatalase wurde erzielt[1418] bei $NaNO_3$:0,035 mol, Br':0,04, Cl':0,12 molar.

KSCN:0,032, ClO_3':0,045, Cl':0,076. 1 mol NaF hemmte erst 23% und gesättigtes (0,6 n) Na_2SO_4 kaum.

Auch PO_4''' hemmte nur in ganz hohen Konzentrationen, wie m/2 und mehr, merklich[1419] (siehe auch[1420]).

Die eben gegebene Reihenfolge entspricht etwa der HOFMEISTERschen Reihe. Die Stellung des Perchlorats schaltet Komplexbildung aus, ebenso wie die Unwirksamkeit des Fluorids. Die Reihenfolge ist genau umgekehrt der bei der katalytischen Wirkung von $Fe^{\cdots}$ in früher erwähnten Versuchen, wo ClO_4' gerade die stärkste fördernde Wirkung hatte. Es kann sich um eine Beeinflussung des kolloidalen Trägers handeln, wobei aber für die Peptisation die Konzentrationen zu gering wären. Vielleicht wird die Bindung der prosthetischen Gruppe gehemmt (siehe[1427, I]).

Herauszuheben ist bei diesen Versuchen die Frage, inwieweit die Hemmung reversibel ist. Es zeigt sich, daß oxydierende Anionen wie ClO_3'[1413, 1414] und NO_3'[1413, 1418] rasch zur Zerstörung des Enzyms führen (auch 1 mol NaCl[1418]); 0,05 mol $NaNO_3$ zerstören in 6 Minuten fast vollständig[1418], weshalb die Behandlung der Präparate mit $NaNO_3$ zur Trennung von Peroxydase empfohlen wird[1421]. Dergleichen wurde von S_2O_8'' nicht berichtet[1413], vielleicht weil es auch ein Superoxyd analog dem H_2O_2 ist, kann es doch auch durch Peroxydase der Milch zur Guajakfärbung aktiviert werden[1422].

Cytochrom aus Hefe wird durch Komplexbildner wie P_2O_7 nicht gehemmt unterhalb m/30[1423]. Indophenoloxydase aus Herzmuskel (= Atmungsferment = Cytochromoxydase) wird durch m/15 P_2O_7 um 18% gehemmt, m/6 NaF hemmte nur um 11%[1423] oder gar nicht[1427, V]. Die Bindung von NaF an diese

---

1414 BLASCHKO, H.: Biochem. J. **29**, 2303 (1935), Rona **91**, 625.

1415 BOAS, F.: Angew. Botanik **18**, 13 (1936), Rona **96**, 357. C. **1937 II**, 420. Desgl. 946: 0,5 mol KSCN hemmte Katalase von Kartoffeln zu 100%.

1416 KIKUCHI, G.: Rona **60**, 480 (1930).

1417 SMIRNOW, A. J. u. ALISSOWA, F. S. P.: Biochem. Z. **149**, 63 (1924), Rona **28**, 66.

1418 STERN, K. G.: Hoppe-Seylers Z. **209**, 176 (1932).

1419 MALKOV, A.: Biochem. Z. **263**, 268 (1933), Rona **76**, 339. Aus Hefe. a) MALKOV, A.: Biochem. Z. **263**, 274 (1933). Peroxydase aus Hefe.

1420 KEESER, E.: Naunyn-Schmiedebergs Arch. **179**, 310 (1935). 1—100 mg% KBr hemmte Katalase aus Kaninchenblut, mehr wohl aber J', F', SCN'. Keine Zahlenangaben.

1420, I SMITH, F. G. u. STÜTZ, E.: J. biol. Chem. **179**, 891 (1949).

1421 KULTJUGIN, A. A. u. KANASCHENOK, P. S.: C. **1939 II**, 4497.

1422 DIXON, M.: Biochem. J. **28**, 2061 (1934). C. **1935 II**, 3120. Andere Substrate wie Nadireagenz usw. werden durch S_2O_8'' zerstört.

1423 KEILIN, D.: Proc. roy. Soc. B. **104**, 206 (1928).

Fe^{III}-Verbindung ist offenbar sehr locker[1424]. In Gegenwart von Bernsteinsäure als Acceptor hemmt es nicht die Oxydation, sondern die Reduktion von Cytochrom, was bei der Tendenz des Fluorids, sich mit 3wertigem Eisen zu verbinden, plausibel ist. In diesem System hemmt NaF die gasometrisch gemessene Sauerstoffaufnahme 0,003, 0,01 bzw. 0,02 mol um 15, 47 und 70%. Das F kombiniert sich mit einer thermostabilen Komponente a^*_3 nach der Nomenklatur von KEILIN (siehe dazu WARBURG[1362, III]). Neben diesen spezifischen Hemmkörpern kann man bei dem Atmungsferment einen deutlichen Salzeffekt nachweisen mit optimaler Aktivität bei 0,08—0,12 mol NaCl[1420, I].

Das Ferment soll auch Cu·· enthalten, so daß es durch $Fe(CN)_6^{IV}$ hemmbar war[1427, VI]. Andererseits können auch Oxydationsfermente $Fe(CN)_6^{IV}$ unter Bildung von Berlinerblau zersetzen[1427, IV].

Die *Peroxydase* aus Meerrettich und Milch wird durch 0,003 mol NaF um 50% gehemmt[1426]. Peroxydase von Rüben wird durch $F' < SCN' < SO_3''$ gehemmt[1427, II]. Die aus Hefe neu hergestellte Peroxydase wurde durch 0,1 mol NaCl schon zu 80% gehemmt[1427, I].

Wenn die Oxydation von Glutathion durch Leberpräparate von Kaninchen durch m/30 P_2O_7'''' gehemmt wird, handelt es sich nicht um das WARBURG-KEILINsche[1425], sondern um das sich anschließende THUNBERGsche Fumarsäuresystem. Da Bernsteinsäuredehydrogenase durch oxydierendes Glutathion gehemmt wird, kann P_2O_7 sekundäre Wirkungen auf die Atmung entfalten.

Von anderen Schwermetallen kommt *Kupfer* als wirksam in Frage, das besonders in den Polyphenoloxydasen nachgewiesen wurde[1427]. SO_3'' hemmte Tyrosinase aus Kartoffeln nicht[1428], F' etwas[1435, II], m/500 P_2O_7'''' kaum[1429], dagegen m/10[1430]. Die Wirkung der Halogene auf Aprikosenphenolase wurde von SAMISCH[1431] untersucht bei 0,025—0,1 n-Lösungen. Es fand sich eine lineare Beziehung zwischen Aktivität des Fermentes mit der Ordnungszahl des Ions derart, daß F' am stärksten hemmte. Die Aktivität bei 0,025 mol Halogenid betrug bei F' 20%, bei Cl' 50%. Br' hemmte erst bei 0,1 mol auf 75%, J' gar nicht.

Laccase wurde durch S_2O_3'' entsprechend seiner Reduktionskraft gehemmt[1432], durch NaCl wurde das Optimum der Wirkung von p_H 6,7 auf 7,1 verschoben[1433].

P_2O_7 beschleunigte bei Cu··-Zusatz zum Muskel oder Herzmuskel die Oxydation von Cystein bis auf das 3fache. PO_4''' führte zur Hemmung.

[1424] KEILIN, D. u. HARTREE, E. F.: Proc. roy. Soc. B. **127**, 167 (1939). C. **1940 I**, 571.

[1425] HOPKINS, F. G. u. ELLIOTT, K. A. C.: Proc. roy. Soc. B. **109**, 58, (1931).

[1426] KEILIN, D. u. MANN, T.: Proc. roy. Soc. B. **122**, 119 (1933).

[1427] DIXON, M.: Ann. rev. Biochem. **VIII**, 1 (1939). Zusammenfassung.

[1427, I] FISCHER, M. H. u. SUER, W. J.: Arch. of Path. **27**, 815 (1939), Rona **117**, 115. Verfasser wollen durch Quellung von Fibrin mit Lauge eine „Katalase" hergestellt haben, die in folgender Reihe gehemmt wird: $Cl' < SO_4'' < ClO_3'$.

[1427, II] BAUR, E. u. BRUNNSCHWEILER, E.: Helvet. chim. Acta **24**, 261 (1941), Rona **126**, 98. C. **1941 II**, 1978.

[1427, III] ALTSCHUL, A. M., ABRAMS, R. u. HOGNESS, T. R.: J. biol. Chem. **136**, 777 (1940). C. **1941 I**, 2808.

[1427, IV] SCHNEIDER, R.: Rona **37**, 499 (1923). Daher Täuschung beim histochemischen Fe-Nachweis.

[1427, V] BOREI, H.: C. **1940 I**, 3936. Nur bei Milchsäure als Substrat kommt Hemmung vor.

[1427, VI] GRAUBARD, M.: Amer. J. Physiol. **131**, 584 (1941), Rona **124**, 637. C. **1941 II**, 1518.

[1428] GRAUBARD, H. u. NELSON, J. M.: J. biol. Chem. **111**, 757 (1935). Substrat p-Cresol.

[1429] McCANCE, R. A.: Biochem. J. **19**, 1022 (1925). p-Cresol, aus dem Mehlwurm.

[1430] BERNHEIM, F. u. M. L. C.: J. biol. Chem. **123**, 317 (1938). Aus Kaninchenleber. Substrat: Mescalin.

[1431] SAMISCH, R.: J. biol. Chem. **110**, 643 (1935).

[1432] FLEURY, P.: C. rend. Soc. bicl. **93**, 931 (1925), Rona **34**, 879.

[1433] FLEURY, P.: Bull. Soc. chim. biol. **7**, 188 (1925), Rona **34**, 253.

Ascorbinsäureoxydase aus Kohl wurde durch 1 mMol SCN' als Komplexbildner mit Cu¨ zu 50 %, Cu-Eiweiß und Cu-Gelatine sogar zu 90—98 % gehemmt. 0,025 mMol K_4FeCy_6 hatte denselben Erfolg[1194]. Phosphatpuffer verschob das pH-Optimum[1434]. Hemmung der Ascorbinsäureoxydase aus Preßsäften der verschiedensten Pflanzen wie Gurken, grüne Bohnen, Kartoffeln, Karotten, Bananen usw. wurde durch verschiedene Komplexbildner mit Cu¨ erreicht, darunter auch Pyridin-KSCN[1193, 1435, I]. BERGNER[1435, III] reinigte das Ferment aus Kürbis. Es wurde durch 0,01 % SO_2 gehemmt, während 0,5 % PO_3' bei pH 6 jede Schutzwirkung vermissen ließ. Die Wirkung des Sulfits wird durch Beeinflussung des Eiweißanteils des Fermentes erklärt. Genau so reagierte der Kartoffelextrakt.

Verschiedene Oxydationsfermente. Die Oxydation von Milchsäure durch ein Präparat aus Gonokokken wird weder durch NaF (0,02 mol), noch P_2O_7'''' (0,066 mol) gehemmt, dagegen die Oxydation von Brenztraubensäure um 89 % bei P_2O_7'''', um 75 % bei 0,01 mol NaF[1435]. Diese Wirkung wird man als Dehydrierung bezeichnen müssen.

Ein Ferment aus Leber, das die alkoholische Gruppe des Cholins zu Säure oxydiert, wird durch F' in verhältnismäßig starken Konzentrationen gehemmt[1436].

Die **Aminosäureoxydase** wird durch 0,84 m NaCl irreversibel gehemmt (nicht aber durch 0,02 m P_2O_7'''')[1437]. Fluoride beschleunigen den O_2-Verbrauch, aber nur in unreinen Präparaten, anscheinend weil sekundäre Oxydationen gefördert werden[1438].

Das speziell als Schwermetallkomplexbildner angesehene P_2O_7'''' kann auch fördernd einwirken wie bei Uricase. Dagegen wird es durch KSCN nach einer Latenz gehemmt[1438, I]. Durch Zusatz von Cu¨ und Fe¨ wird eine Extrahemmung von 45 und 82 % erreicht, diese Hemmung wird durch m/12 PO_4''' und m/30 P_2O_7'''' aufgehoben[1437], m/10 NaF hatte kaum eine Wirkung.

Auch **Xanthinoxydase** wird durch P_2O_7'''' nicht gehemmt[1439, 1460, 1461, 1462], auch kaum durch 1 % NaF[1441, 1442, I]. Bei der Xanthinoxydase (SCHARDINGERS Enzym) handelt es sich um eine dehydrierende Funktion, denn bei Zusatz von NO_3' kann dieses als Wasserstoffacceptor dienen, wobei Reduktion zu NO_2' erfolgt[1440] (besonders [1441, 1442, I]). Ebenso kann durch eine Aldehydoxydase aus Kartoffel NO_3' reduziert werden[1442, II].

Das gebildete NO_2' kann entweder durch oxydierende Fermente wiederum zu NO_3' rückoxydiert werden, oder bei Anhäufung kann es sekundär manche De-

---

[1434] TAUBER, H., KLEINER, I. S. u. MISHKIND, D.: J. biol. Chem. **110**, 211 (1925), Rona **89**, 164.

[1435] BARRON, E. S. G.: J. biol. Chem. **113**, 695 (1936), Rona **96**, 618.

[1435, I] HOYGAARD, A. u. WAAGE-RASMUSSEN, H.: Nature **1938 II**, 293, Rona **110**, 29. C. **1938 II**, 3265. 1% NaCl hemmte die Autoxydation der Ascorbinsäure beim Kochen.

[1435, II] BAUR, E.: Helvet. chim. Acta, **22**, 810 (1939). C. **1940 I**, 1212.

[1435, III] BERGNER, K. G.: D. Lebensmittelrundschau **43**, 95 (1947). C. **1948 I**, 982.

[1436] BERNHEIM, F. u. WEBSTER, M. D.: J. biol. Chem. **119**, XI (1937).

[1437] KEILIN, D. u. HARTREE, E. F.: Proc. roy. Soc. B. **119**, 114 (1936).

[1438] BERNHEIM, F. u. M. L. C.: J. biol. Chem. **109**, 131 (1935), Rona **90**, 161. Aus Leber und Niere gewonnen.

[1438, I] DAVIDSON, I. R.: Biochem. J. **36**, 252 (1942). C. **1942 II**, 2703. Das hochgereinigte Präparat enthält 0,09% Zn und 0,2% Fe.

[1439] DIXON, M. u. KEILIN, D.: Proc. roy. Soc. B. **119**, 159 (1936), Rona **92**, 495. Aus Milch.

[1440] HAAS, P. u. HILL, T. G.: Biochem. J. **17**, 671 (1923). Aus Milch. Kritik der Untersuchung durch [1441].

[1441] DIXON, M. u. THURLOW, S.: Biochem. J. **18**, 989 (1924), Rona **30**, 157.

[1442] QUASTEL, J. H. u. WOOLDRIDGE: Biochem. J. **21**, 161 (1927).

[1442, I] BACH, A.: Biochem. Z. **33**, 282 (1911).

[1442, II] BERNHEIM, F.: Biochem. J. **22**, 1, 344 (1928).

hydrogenasen inaktivieren, und zwar teilweise auch gegenüber Reduktion mit S_2O_4'' nicht reversibel[1442]. NO_3'-Reduktion findet auch in Bakterien statt und wurde auf ein spezielles Ferment — Nitratase — bezogen (M. STEPHENSON). Ebenso können Verbindungen wie SO_4'' und vielleicht selbst PO_4''' reduziert werden. Über die Vorgänge wird später beim Abschnitt über den Bakterienstoffwechsel gesprochen.

Succinoxydase. Es handelt sich nicht um ein einfaches Ferment, sondern einen Komplex, zu dem die Succindehydrase, anschließend das KEILINsche Cytochromsystem und die Cytochromoxydase, das WARBURGsche Atmungsferment, gehört. Gewonnen wird es aus Rinderherz und Nieren. Bei der Einwirkung von Ionen kann sowohl das einzelne Ferment als auch die räumliche Struktur eine Beeinflussung erfahren.

Bei Vergleich verschiedener Puffersysteme[1442, III] fehlte die Aktivität fast völlig bei Bicarbonat und Glycerophosphat, bei Glycylglycin betrug sie nur die Hälfte von der bei Phosphatzusatz. Aber es waren viel zu hohe Konzentrationen von Phosphat notwendig, um dieses Verhalten aus einer Beteiligung des Phosphats am Stoffwechsel erklären zu können. SLATER[1442, IV] gibt das Optimum mit 0,11 mol an. Mit 0,4 mol sind nur noch 50% des optimalen Sauerstoffverbrauchs vorhanden. Die Hemmung läßt sich nur durch die Beeinflussung des Zusammenhalts verstehen wie die Wirkung von Gallensäuren und Gel von Calciumphosphat. Die fördernde Wirkung des Phosphats wurde durch Globin gestört. BALL und COOPER[1442, III] vermuten, daß die Förderung, die zugleich einen Schutz vor Zersetzung bedeutet, die Hemmung einer störenden Phosphatase als Grundlage hat. Deshalb wirke Glycylglycin, und die Konservierung in Bicarbonatpuffer gelinge leicht mit 0,05 mol Fluorid, auch Adenosintriphosphat schütze. Diese Untersuchungen reichen schon in den Problemenkreis hinein, wie Substanzen im unveränderten Zellverband wirksam werden können.

Die Summe der bisher bekannten **Dehydrasen** ist vielleicht etwas übersichtlicher geworden durch die Entdeckung zahlreicher Cofermente, die fähig sind, Wasserstoff aus einem Substrat aufzunehmen, wenn sie in Verbindung mit einem Protein sind (WARBURG, siehe auch [1443]). Die Wasserstoffaufnahme der Coenzyme I und II geschieht durch Nicotinsäureamid in einer nucleotidartigen Bindung. Dieses wird direkt durch S_2O_4'' reduziert[1444, 1445] bei p_H 12—13 nur 1stufig[1446]. Dadurch ist eine Hemmung der Substratdehydrierung möglich. Dasselbe gelingt mit dem Coenzym der d-Aminosäureoxydase[1447, I].

Phosphat. Auch bei anderen bekannten Cofermenten dieser Gruppe sind immer ein oder mehrere PO_4''' am vollkommenen Aufbau beteiligt, so daß also die Anwesenheit von PO_4''' in den Fermentsystemen notwendig ist. Zusatz von Erdalkalisalzen mit Ausfällung solcher Verbindungen wirkt deshalb hemmend[1447].

WILLE[1456, III] fand, daß Fumarase aus Lebern von Rindern oder Kalbsherzen rasch an Aktivität verliert. Diese Zersetzung wurde durch m/3 PO_4''' gehemmt, so daß die Möglichkeit

---

[1442, III] BALL, E. G. u. COOPER, O.: J. biol. Chem. **180**, 113 (1949). Schweineherzen als Grundlage nicht brauchbar, weil der Cu-Gehalt wegen der Cu-haltigen Mittel gegen Würmer sehr hoch ist. Cu selbst wirkt hemmend.

[1442, IV] SLATER, E. C.: Biochem. J. **45**, 1 (1949); 8, 14 (1949).

[1443] DIXON, M.: Ann. rev. Biochem. **VIII**, 1 (1939). Über die Nomenklatur dieser Fermente.

[1444] WARBURG, O., CHRISTIAN, W. u. GRIESE, A.: Biochem. Z. **282**, 157 (1935).

[1445] KARRER, P., RINGIER, B. H., BÜCHI, J., FRITZSCHE, H. u. SOLMSSEN, U.: Helvet. chim. Acta **20**, 55 (1937), Rona **101**, 329. Einfaches Glykosid.

[1446] HELLSTRÖM, H.: Hoppe-Seylers Z. **246**, 155 (1936), Rona **101**, 330.

[1447] THUNBERG, T.: Skand. Arch. Physiol. **75**, 279 (1937). C. **1938 II**, 2280. Dehydrogenase aus Samen von Pisum sativum u. a.

[1447, I] STRAUB, F. B.: Nature **1938 I**, 603, Rona **108**, 326.

besteht, auf diese Hemmung die vielfach beobachtete Aktivierung zurückzuführen. Obwohl 0,05 mol PO_4''' die Aktivität von Fumarase verdoppelte, führte doch 4% $CaCl_2$ nur zu einer leichten Hemmung[1448].

Fermente, um die Phosphorylierung von Vitamin B_1 zu Cocarboxylase herzustellen, wurden in den verschiedensten Organen gefunden[1449]. Es kommt dabei zur Phosphatübertragung auch von anderen phosphathaltigen Verbindungen [die durch 0,04 m NaF nicht gehemmt wird; anscheinend ist dabei aber eine Oxydoreduktion notwendig, da Hemmung durch Jodessigsäure (siehe auch [1455])]. Auch bei der Wirkung des Diphosphopyridinnucleotid findet eine Umesterung von PO_4''' statt[1450], Glycerinaldehyd-PO_4''' muß erst mit PO_4''' zum Diphosphat gebracht werden, um in einer zweiten Stufe zu Glycerinsäurediphosphat dehydriert zu werden[1450].

Die Dehydrierungsgeschwindigkeit von 3-Phosphoglycerinaldehyd zu 3-Phosphoglycerinsäure mit Pyridinnucleotid nimmt mit der [PO_4'''] zu[1450, I]. Ebenso ist zur Dehydrierung von Hexosediphosphorsäure durch Dehydrogenasen aus Pflanzensamen (Cucumis sativus, Phaseolus multiflorans) anorganisches PO_4''' notwendig, obwohl reichlich PO_4''' zur Umesterung vorliegt. Dehydrierung von Alkohol zu Essigsäure durch Hefe wird durch PO_4''' erhöht[1456, II]. Die PO_4'''-Aktivierung nimmt zu mit dem pH (von 5,9 → 7,2)[1451]. PO_4''' wurde ebenso notwendig gefunden bei Dehydrierung von höheren Fettsäuren durch Organextrakte (Methylenblau[1452]) und Brenztraubensäure bei Milchsäurebakterien[1453].

Der Zusammenhang der Phosphorylierung mit einer Oxydoreduktion erweist sich aus thermodynamischen Gründen, wie sie zusammenfassend von KALCKAR[1552, I] behandelt wurden, als notwendig. Es verbindet sich eine exotherme (bzw. genauer exergonische) Reaktion wie die Oxydation einer Aldehydgruppe mit einer endothermen Phosphorylierung, z. B.

1. 3-Phosphoglycerinaldehyd + PO_4''' + Pyridinnucleotid ⇋ 1,3 Diphosphoglycerinsäure + reduziertem Pyridinnucleotid.

2. 1—3 Diphosphoglycerinsäure + Adenosindiphosphat ⇌ 3-Phosphoglycerinsäure + + Adenosintriphosphat (mit starkem + ΔF).

Daneben ist die Affinität des phosphorylierten Substrates zum Fermentprotein größer, so daß geringere Mengen von Ferment ausreichen, also ein Prinzip der Ökonomie in doppelter Hinsicht. Folgende Beobachtungen weisen dem Phosphat eine besondere Wirkung zu:

Nach LOOMIS und LIPMANN[1450, II] ist PO_4 notwendig zum Wasserstofftransport und kann nicht durch Adenylsäure ersetzt werden. Nach DAWYDOWA[1450, III], die mit kristallisierter Fumarase arbeitete, verläuft die Umwandlung von Fumar- in C-Apfelsäure auch ohne PO_4 rasch, wird aber durch Phosphat — nicht durch Adenosintriphosphat und Kreatinphosphat — aktiviert.

Unter besonderen Bedingungen wurde auch Hemmung der Dehydrierung durch PO_4''' berichtet, z. B. bei Dehydrierung von Triosephosphat durch Präparate aus Gehirn und Hefe[1454]. Ausführlich wurde diese Hemmung von NEGELEIN und HAAS[1456] bei der Dehydrierung von Hexosemonophosphorsäure mit gelbem Ferment als Wasserstoffacceptor außer dem Zwischenferment (Nicotinsäureamidnucleotid, Cozymase) untersucht (desgleichen [1456, I]). Wir geben aus der Arbeit die Hemmung auf 2 kleinen Tabellen wieder, die mit der Phosphatkonzentration zunimmt.

[1448] CLUTTERBUCK, P. W.: Biochem. J. **22**, 2, 1193 (1928). Fumarase aus Muskelbrei. Stärkere Hemmung durch $Ca(NO_3)_2$.

[1449] LIPSCHITZ, M. A., VAN RENSSELAER, POTTER u. ELVEHJEM, C. A.: Biochem. J. **32**, 474 (1938), Rona **108**, 324.

[1450] NEGELEIN, E. u. BRÖMEL, H.: Biochem. Z. **301**, 135 (1939).

[1450, I] WARBURG, O. u. CHRISTIAN, W.: Biochem. Z. **303**, 40 (1939).

[1450, II] LOOMIS, W. L. u. LIPMANN, F.: J. biol. Chem. **179**, 503 (1949).

[1450, III] DAWYDOWA, S.: Biochimia **12**, 135 (1947). C. **1948 I**, 1080.

[1451] THUNBERG, T.: Skand. Arch. Physiol. **75**, 166 (1936), Rona **98**, 328. C. **1936 II**, 4129.

[1452] YOSIL, S.: J. of Biochem. **26**, 397 (1937), Rona **105**, 652. Meist im Fettgewebe, weniger in Leber von Rind und Meerschweinchen.

[1453] LIPMANN, F.: Nature **1937**, 25. C. **1937 II**, 3028. Vitamin B_1 Cocarboxylase.

[1454] ADLER, E. u. GÜNTHER, G.: Hoppe-Seylers Z. **253**, 143 (1938), Rona **108**, 474.

[1455] ADLER, E. u. HUGHES, W. L.: Hoppe-Seylers Z. **253**, 71 (1938), Rona **108**, 473.

[1456] NEGELEIN, E. u. HAAS, E.: Biochem. Z. **282**, 206 (1935).

[1456, I] THEORELL, H.: Biochem. Z. **275**, 416 (1935), Rona **86**, 156. Die Hemmung ist unabhängig von der Menge an Zwischenferment. Wenn wenig gelbes Ferment vorhanden ist, wird sie geringer, also Angriff an dem dehydrierenden System.

Tabelle 47.

A. Konzentration des Zwischenferments F = 0,00075 mg/ccm.
Gesamtkonzentration des Co-Ferments C = 0,025 mg/ccm.
Konzentration der Hexosemonophosphorsäure = 3,3 mg/ccm.

Konzentration des Phosphats (8,5 Vol. sek., 1,5 Vol. prim.) mol/Liter	Hemmung der Hydrierungsgeschwindigkeit %
0,04	21
0,10	60
0,25	91

Diese Hemmung kann durch Vermehrung des Cofermentes wiederum aufgehoben werden, wie folgende Übersicht zeigt[1456]:

B. Konzentration des Zwischenferments F = 0,0015 mg/ccm.
Konzentration der Hexosemonophosphorsäure = 4,5 mg/ccm.

Gesamtkonzentration des Co-Ferments C mg/ccm	Hemmung der Hydriergeschwindigkeit in %
0,0125	76
0,050	33
0,200	keine Hemmung

Wie durch PO_4''' kann auch durch *Pyrophosphat* ein Aufbau von Cocarboxylase ermöglicht werden, z. B. auch ohne Anwesenheit von organischer Substanz[1457].

Pyrophosphat hemmt die Dehydrierung von Milchsäure[1459], β-Oxybuttersäure und andere nicht[1460, 1461] oder förderte gar[1462, II]. Jedoch fand HOFF-JØRGENSEN[1462, I] im System: β-Oxybuttersäure-Dehydrogenase aus Schweineherz-Acetessigsäure durch P_2O_7'''' eine Hemmung, wenn man das p_H berücksichtigte, also vermied, daß durch Zusatz des stark basischen $Na_4P_2O_7$ eine Verschiebung nach der alkalischen Seite eintrat. Bei der elektrometrischen Messung wurde auch die Einstellung des Potentials beträchtlich verzögert, so daß die Meinung entstehen könne, in dem System gäbe es kein definiertes Redoxpotential. Bei Apfelsäure findet sogar Aktivierung statt[1458], oder es stabilisiert das System Ferment + + Coenzym I + Methylenblau + Milchsäure (Apfel- und β-Oxybuttersäure), so daß die initiale Reaktionsgeschwindigkeit längere Zeit erhalten bleibt[1460] (desgleichen WILLE[1456, III] bei Fumarase und m/30 $P_2O_7^{IV}$). Eine Ausnahme macht die Bernsteinsäuredehydrogenase.

Wenn also bei einem Fermentsystem die O_2-Aufnahme durch P_2O_7'''' gehemmt wird, dann geschieht das nicht durch die Beeinflussung des WARBURG-KEILINschen Systems, sondern durch die Hemmung der Wasserstoffübertragung in der SZENT-GYÖRGIschen Reihe[1461]. Die Stärke der Hemmung zeigt nebenstehende Abbildung aus einer Untersuchung von DIXON und ELLIOT[1462].

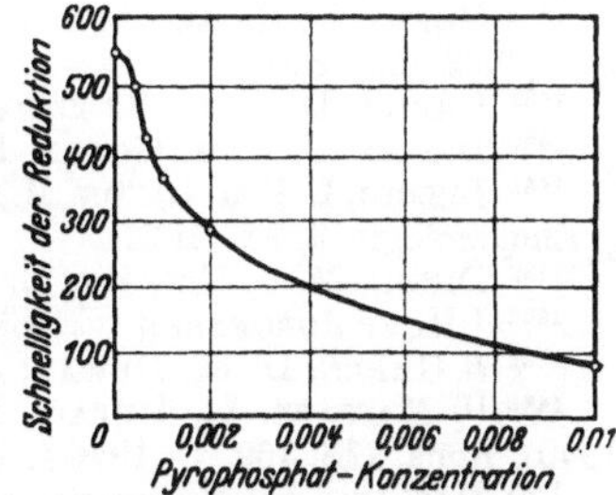

Abb. 17. Wirkung von Pyrophosphat auf die Schnelligkeit der Reduktion von Methylenblau durch Bernsteinsäureoxydase. Jedes Thunberg-Röhrchen enthält 2 ccm Bernsteinsäureoxydaselösung + 0,05 ccm 1/15000 Methylenblau + 0,2 ccm (= 0,4 mg) Bernsteinsäure + 1,3 ccm Phosphatpuffer p_H 7,6 entsprechend der nötigen Menge Pyrophosphat „Schnelligkeit der Reduktion" = 10,000 × reziprok der Reduktionszeit in Minuten. (Nach DIXON u. ELLIOT.)

Die Hemmung findet sich vor allem bei saurer Reaktion[1462, III].

Der Vergleich mit KCN in der Atemhemmung verschiedener Gewebe zeigt, daß die Größenordnung der Hemmung in verschiedenen Organen die Wirkung von HCN erreichen kann nach einer Tabelle aus derselben Arbeit[1462]. (Weitere Angaben siehe Kapitel der Gewebsbreie.)

[1456, II] WIELAND, H. u. WILLE, F.: Liebigs Annalen **515**, 260 (1935). C. **1935 II**, 236.

Tabelle 48.

Nr.	Gewebe	Beschleunigung der O_2-Aufnahme durch Gewebe allein (mm³ pro g pro Std.)	Prozentsatz der Hemmung mit		
			m/30 Pyroph.	m/30 KCN	m/30 Pyroph.+ m/30 KCN
1	Rattenleber	600	40	—	—
2	„	560	30	—	—
3	Ochsenleber	470	28	66	74
4	„ frisch....	460	30	69	80
5	„ aufbewahrt .	460	30	74	85
6	Schafleber	1800	75	91	95
7	„ frisch....	900	64	87	91
8	„ aufbewahrt .	800	60	84	90
9	„	1500	70	89	93
10	Kaninchenmuskel	220	87	74	95
11	Rattenmuskel	270	67	63	82
12	Hefe..........	4000	0	85	85
13	Hefe..........	4500	0	94	92

Durch *Fluorid* wird die Succinodehydrase gehemmt[1464, 1468], woraus der Schluß abgeleitet wird, daß es sich bei dem Ferment um eine Metallverbindung handeln müsse (aber nicht um Cu und Fe)[1463], zumal die Hemmung besonders an der sauren Seite der Aktivität stattfinde (DUFAIT und MASSART[1202, I]). Der umgekehrte Vorgang: Hydrierung der Fumarsäure zu Bernsteinsäure soll auch auf anderem Wege stattfinden, ist jedenfalls gegen Fluorid unempfindlich[1465] ebenso wie die Hydrierung ungesättigten Zimtalkohols[1465, I].

Die Fumarase (Apfelsäurebildung) aus Schweineleber wird durch 0,2% NaF gehemmt[1466]. Die Hemmung nimmt auch bei 24stündiger Einwirkung nicht zu. 1% NaF hemmt Fumarase aus Muskeln um ein Drittel[448]. Fettsäuredehydrierung durch Toluol abgetöteter B. coli wird durch NaF-Zusatz stark gestört[1467].

α-Glycerophosphatdehydrogenase von Kaninchenmuskeln wird durch m/60 um 17%, durch m/30 NaF um 30%[1469] inaktiviert, nicht die Triosephosphatdehydrierung aus Gehirn[1454] (durch m/30 NaF).

1456, III WILLE, F.: Biochem. Z. **308**, 64 (1941).

1457 WEIJLARD, J. u. TAUBER, H.: J. amer. chem. Soc. **60**, 730 u. 2263 (1938). C. **1938 II**, 3701.

1458 GREEN, D. E.: Biochem. J. **30**, 2095 (1936). Dehydrase vom Herzmuskel des Schweines + 0,03 mol P_2O_7''''.

1459 GREEN, D. E. u. BROSTEAUX, J.: Biochem. J. **30**, 1489 (1936). 0,09 mol P_2O_7''''.

1460 DEWAN, J. G. u. GREEN, D. E.: Biochem. J. **32**, 626 (1938). Rona **108**, 134.

1461 LELOIR, L. F. u. DIXON, M.: Encymologia **2**, 81 (1937), Rona **102**, 316. C. **1937 II**, 2020. a) Encymologia **3**, 81 (1937).

1462 DIXON, M. u. ELLIOTT, E. A. C.: Biochem. J. **23**, 2, 812 (1929).

1462, I HOFF-JØRGENSEN, E.: Skand. Arch. Physiol. **80**, 176 (1938), Rona **112**, 57.

1462, II GREEN, D. E., DEWAN, J. G. u. LELOIR, L. F.: Biochem. J. **31**, 934 (1937).

1462, III MASSART, L., DUFAIT, R. u. VAN GREMBERGEN, G.: Hoppe-Seylers Z. **262**, 270 (1940), Rona **118**, 469. C. **1940 I**, 1211.

1463 MASSART, L.: Hoppe-Seylers Z. **258**, 190 (1939), Rona **114**, 480. Nur die Reduktion des Methylenblaus wird gehemmt, die von Gallophenin gefördert.

1464 COOK, R. S., HALDANE, J. B. S. u. MAPSON, L. W.: Biochem. J. **25**, 1, 534 (1931).

1465 FISCHER, F. G. u. EYSENBACH, H.: Liebigs Annalen **530**, 99 (1937).

1465, I FISCHER, F. G. u. EYSENBACH, H.: Liebigs Annalen **529**, 87 (1937). C. **1937 II**, 1012.

1466 JAKOBSOHN, K. P. u. TAPADINHAS, J.: C. rend. Soc. Biol. **118**, 1110 (1935), Rona **87**, 646.

1467 MAZZA, F. P. u. CIMMINO, A.: Atti. accad. naz. rend. **20**, 113 (1934). 65% Hemmung.

1468 POTTER, V. R. u. ELVEHJEM, C. A.: J. biol. Chem. **117**, 341 (1937). C. **1937 I**, 3812. m/100 NaF hemmte die O_2-Aufnahme um etwa 10%. (Präparat aus Nieren von Hühnern und Ratten.) Stärkere Konzentration (0,04 n) führte zur Zusammenballung des Gewebssaftes.

1469 GREEN, D. E.: Biochem. J. **30**, 629 (1936). C. **1936 II**, 2146.

Keine Hemmung wurde gefunden bei der Dehydrierung von Milchsäure durch Hefe[1470] oder Gonokokken (BARRON und LYMEN[1345, II]), weiter von Alkohol[1471] und von Glucose[1472]. Die hier erwähnten Ergebnisse wurden meist mit der THUNBERGschen Methylenblautechnik gewonnen.

Andere Ionen: Durch Chloride wird auch Hemmung berichtet, die teilweise über die Hemmung von Fluorid hinausgeht, z. B. bei der Succinodehydrogenase eine Hemmung durch 0,9% NaCl um $^1/_3$ bei Muskelbrei[1448], aber auch bei Präparaten aus Samensorten[1447]. Andererseits wurde auch Förderung der Methylenblaureduktion durch gewaschene glatte Muskeln[1473] gesehen.

SAHLIN[1668, I] beobachtete eine Hemmungsreihe der Succinodehydrogenase $SCN' > F' > J' > Br' > NO_3' > Cl' > SO_4''$, also teils HOFMEISTER-Effekt, teils Tendenz zur Komplexbildung. Inwieweit eine Beziehung zur Komplexbildung mit $Cu^{\cdot\cdot}$ besteht, zeigt folgende Tabelle nach BANGA und PORGES[1477, I]:

Tabelle 49.

	Cu^{II} Komplex	Succino-Dehydrase m/10	Succino-Dehydrase m/50	Sonstige Dehydrasen m/10	Sonstige Dehydrasen m/50	Catecholoxydase m/10	Catecholoxydase m/50
		Hemmung in %					
Phosphat	+	0	0	0	0	9	3
Pyrophosphat	+++	84	50	75	55	13	0
Hypophosphit	+	35	20	55	20	—33*	—35
Sulfit	++	60	36	53	0	17	7
Thiosulfat	++	40	37	21	21	6	—24
Ferrocyanid	++++	50	27	0	0	37	0
Rhodanid	+++	50	10	43	21	81	59
Natriumflorid	0	50	37	37	25	95	39

* Das —-Vorzeichen bedeutet eine Beschleunigung.

PHILIPS und Mitarbeiter[277, II] prüften die Beeinflussung der Succinodehydrase aus Taubenbrustmuskeln als Ferment, bei dem eine -SH-Gruppe wirksam sein soll, durch Tetrathionat, das mit den aktiven Gruppen reagiert. $Na_2S_4O_6$ wurde entweder 10 Minuten vor der Bernsteinsäure oder wenn die Fermentation schon in Gang war, zugegeben. Wir fügen hier ein Beispiel an.

$Na_2S_4O_6$-Konzentrationen	0,01	0,001	0,0005	0,0001	0,00005 molar
Hemmung bei vorherigem Zusatz	100	98	90—100	61—96	60—67%
nach Bernsteinsäure	96	69,51	39	9,11	11%

Bei dem nachträglichen Zusatz war die Hemmung nicht nur geringer, sondern das Maximum wurde später erreicht. Dieser Befund läßt sich schwer vereinen mit der Hemmung eines Ions, das Cu-Komplexe bildet, es sei denn, daß die Tetrathionatreaktion, die einer Schwermetallbindung ähnlich sein soll (nach PHILIPS), das Cu bei der Verankerung an -SH stört und damit das Ferment unvollständig macht. Die Ähnlichkeit mit einer Schwermetallwirkung besteht darin, daß das Schwermetall freie -SH-Gruppen zu blockieren vermag[1474, I]. Durch Tetrathionat wird eine regelrechte spezifische Oxydation erreicht, wobei 2R-SH in R-S-S-R übergeht und zugleich Thiosulfat entsteht. Diese Reaktion betrifft nur die freien, aber nicht die maskierten Gruppen. Urease, deren Wirkung auf den maskierten Gruppen beruht, wird durch S_4O_6'' nicht gehemmt[1474, II].

[1470] ADLER, E. u. MICHAELIS, M.: Hoppe-Seylers Z. **235**, 154 (1935).

[1471] WURMSER, R. u. FILITTI-WURMSER, S.: J. chim. physique Rev. gen. Coll. **33**, 577 (1936). C. **1937 I**, 4245. Etwa 4% NaF.

[1472] HARRISON, D. C.: Biochem. J. **25**, 2, 1016 (1931). Präparate aus Leber und Muskeln, m/100 NaF.

[1473] TSUBURA, S.: Biochem. J. **19**, 397 (1925).

Von **anderen Fermenten** die in diesen Abschnitt gehören, ist die Phosphathemmung der Glyoxalase zu erwähnen[1474].

Daneben ist hier ein Ferment, die von LANG[1475] gefundene Rhodanese, zu erwähnen, die mit gut erreichbarem Schwefel, z. B. von Thiosulfat, aus angebotener HCN zur Rhodanidbildung führt. Dieses Ferment wurde in zahlreichen Geweben gefunden außer in Blut und Muskeln[1475]. Ohne Anwesenheit von Gewebe kann man aus Disulfiden nach SCHÖBERL[1477] mit HCN-Einwirkung Rhodanid erzielen nach der Gleichung:

$$R\text{-}S\text{-}S\text{-}R + HCN \rightleftharpoons RSH + RSCN.$$

Die Oxydation von Thiosulfat in Sulfat durch Rattenleber und -niere und Gänseniere in vitro wurde abhängig von O_2-Anwesenheit gefunden, obwohl Sauerstoff selbst nicht vermehrt verbraucht wurde[1476]. Diese Beobachtung erinnert an die Unwirksamkeit der Katalase ohne Sauerstoff, der zur Induktion einer Kettenreaktion im HABERschen Sinne dient. Hier müssen aber Dissimilationsvorgänge maßgeblich sein. Thiosulfat selbst wurde als Zwischenprodukt bei der Oxydation von H_2S durch Brei von Rattenorganen, besonders Niere und Leber gefunden, wie die Versuche von GARABÉDIAN und FROMAGEOT[1476, I] zeigen. Aus diesen Versuchen wurde die Reihenfolge der Zwischenprodukte mit $H_2S \rightarrow S_2O_3'' \rightarrow SO_4''$ vermutet. Wir verweisen hier jedoch auf unsere Darstellung über die Chemie. Auch im anorganischen Milieu wird man bei Anwesenheit von SO_3'' und SH_2 Thiosulfat finden, so daß dieses eher als Nebenprodukt aufzufassen wäre, bedingt durch die hohe Konzentration von H_2S (als Na_2S zugesetzt).

Eine Oxydase von Aspergillus niger sollte befähigt sein, aus Jodid elementares Jod frei zu machen. Es stellte sich aber heraus, daß der Effekt durch Bildung von H_2O_2 erklärt werden kann, das als Begleitprodukt bei der Wirkung verschiedener Oxydasen und Dehydrasen auftritt[1477, II].

III. Fermentsysteme aus Hefen und Pflanzen. — Lebende Hefe.

Als BUCHNER 1896 zum ersten Male zeigte, daß eine bis dahin für rein biologisch gehaltene Zellfunktion, wie die Alkoholgärung, auch im zellfreien Medium durch einen Preßsaft aus Hefe erreicht werden kann, war der Weg für die Erfolge unserer heutigen Enzymchemie geöffnet. Das im Preßsaft oder im Macerationssaft (LEBEDEW-Saft) vorliegende Zymasesystem ist noch kompliziert genug, und es hat einer jahrzehntelangen Arbeit bedurft, um einen ungefähren Überblick über den Weg von Glucose zum Alkohol zu erlangen. Bei dem Erfolg dieser Arbeit spielt Zusatz fördernder und hemmender Substanzen eine nicht fortzudenkende Rolle, und unter ihnen sind gerade Anionen maßgeblich beteiligt, von denen vorläufig Phosphat, Fluorid und Sulfit genannt seien.

Wenn man auch die Rolle des **Phosphats** in diesem Fermentsystem als zu dem physiologischen Vorgang gehörig ansehen kann, wird man doch durch ein Mehr oder Weniger dieses Ions eine Änderung der Prozesse erreichen können, wodurch pathologisch-physiologische bzw. pharmakologische Vorgänge entstehen. Die

[1474] GIRSAVICIUS, J. O.: Biochem. J. **26**, 1, 155 (1932).

[1474, I] GOFFART, M.: Acta biolog. belgica **1**, 171 (1941).

[1474, II] FISCHER, P. u. GOFFART, M.: C. rend. Soc. Biol. **141**, 527 (1947).

[1475] LANG, K.: Biochem. Z. **259**, 243 (1933). a) LANG, K.: Biochem. Z. **263**, 262 (1933).

[1476] PIRIE, W. N.: Biochem. J. **28**, 1063 (1934). Anaerob wurde das Ferment auch irreversibel zerstört.

[1476, I] GARABÉDIAN, M. u. FROMAGEOT, C.: C. rend. Acad. Sci. **216**, 216 (1943). C. **1943 II**. 2247.

[1477] SCHÖBERL, A. u. LUDWIG, E.: Ber. dtsch. chem. Ges. **70**, 1422 (1937).

[1477, I] BANGA, J. u. PORGES, E.: Hoppe-Seylers Z. **254**, 202 (1938).

[1477, II] PEARCE, A. A.: Biochem. J. **34**, 1493 (1940). C. **1941 II**, 1864.

Grenze ist letzten Endes willkürlich zu setzen. Aber das Gemeinsame ist eben das phosphathaltige System. Dabei spielt das Verschwinden des PO_4''' in organische Bindung und seine Rückkehr in den anorganischen Zustand eine immer bedeutendere Rolle, die nicht nur die anaeroben, sondern auch aeroben Stoffwechselvorgänge umfaßt, wie Versuche von LYNEN[1478, I] neuerdings zeigen.

Maßgeblich ist die Anwesenheit von O_2 und Brennstoff. Wurde lebende Hefe durch vielstündiges Schütteln mit O_2 ihrer Reservestoffe beraubt und so verarmt, dann nahm allmählich der O_2-Verbrauch ab und der Anteil an anorganischem Phosphat zu. Wird dieser Hefe unter anaeroben Bedingungen Glucose zugesetzt, dann kommt es — wie schon lange bekannt — zum Verschwinden des anorganischen PO_4''' und Einbau in säurelösliche Form. Wird bei Anwesenheit von O_2 Acetaldehyd, Alkohol oder Essigsäure (diese erst nach einer Induktionsperiode) der verarmten Hefe zugesetzt, dann verschwindet PO_4''' auch und geht in säureunlöslichen Zustand über. Der PO_4'''-Verbrauch ist bei diesen oxydativen Vorgängen größer als bei der Gärung. Die Nachlieferung durch Phosphatase kann den Bedarf beider Vorgänge nicht decken, es kommt daher zu einem Streit um das anorganische PO_4''', der zugunsten des oxydativen Vorgangs entschieden wird, wenn O_2 anwesend ist.

Mit dieser plausiblen Darstellung, die hier nur angedeutet werden kann, erklärt LYNEN[1478, I] die Hemmung der Gärung durch Sauerstoff, also die bekannte PASTEURsche Reaktion, die dadurch eine andere und zwar im Sinne der Zellökonomie befriedigendere Erklärung erhält, als sie von MEYERHOF gegeben wurde. Diese Darstellung verlangt andererseits, daß die lebende, aktive Hefe für PO_4''' undurchgängig ist, so daß also jede Hefezelle für sich ein abgeschlossenes System darstellt (siehe dazu WARBURG[1486, I]).

Tatsächlich wurde mit radioaktivem P-Isotop nachgewiesen[1478], daß PO_4''' in die lebende Zelle nicht eindringt. Das läßt sich auch hinsichtlich der Übertragung des Phosphats bei der Vergärung von Zucker dartun[1479].

Es handelt sich wohl um eine mangelnde Durchgängigkeit der Hefe, nicht darum, daß PO_4''' in der Zelle etwa nur in organischer Bindung vorliegt, denn in der Hefezelle (Torula und Bierhefe) findet sich immer unauswaschbares PO_4'''[1480]; und wenn man versucht, eine Anreicherung durch übermäßiges Angebot zu erreichen, so gilt das nur insoweit, als man nicht versucht, es auszuwaschen (also eine Art Adsorption)[1480]. Aus Trockenhefe ließ sich in 21 Stunden 19% der PO_4''' auswaschen. Dieser Vorgang wurde durch Zusatz von Glucose vermindert, vielleicht sogar in gewissem Maße rückläufig beeinflußt. Aber auch in diesen Versuchen von BRANDT[1481, I] war die PO_4'''-Abgabe von frischer Hefe verschwindend; Trockenhefe ist dagegen auch sonst durch erhöhte Permeabilität ausgezeichnet.

Allerdings enthalten ungeschädigte Zellen Phosphat nur in Spuren[1479]. LYNEN[1478, I] gibt die Phosphatkonzentration der atmenden Hefe mit $0{,}61 \cdot 10^{-2}$ mol, der gärenden Hefe mit $1{,}06 \cdot 10^{-2}$ mol an, hält es aber für möglich, daß ein Teil des Phosphats durch Abspaltung aus 1,3-Diphosphoglycerinsäure entsteht. Das 1ständige Phosphat ist leicht abspaltbar. Aber jede Impermeabilität gilt nur in erster Annäherung, da selbstverständlich bei irgendeiner Phase des Vermehrungsvorgangs das zum Körperaufbau notwendige Phosphat aufgenommen werden muß, hier aber in gewissem Bereich abhängig vom Milieu[1481].

[1478] HEVESY, G., LINDERSTRÖM-LANG, K. u. NIELSEN, N.: Nature **1937 II**, 725, Rona **106** 487. C. **1938 I**, 2375.

[1478, I] LYNEN, F.: Liebigs Ann. d. Chem. **546**, 120 (1941). C. **1941 I**, 2808. Die einzelnen Hefesorten reagieren quantitativ nicht gleich stark.

[1478, II] MALM, M.: Naturwissenschaften **1941**, 341.

[1479] MACFARLANE, M. G.: Biochem. J. **33**, 565 (1939).

[1480] JUST, F. u. FINK, H.: Biochem. Z. **303**, 1 (1939).

[1481] ELION, E.: Nederl. Tijdschr. Hyg. **3**, 229 (1928), Rona **50**, 441.

[1481, I] BRANDT, K.: Biochem. Z. **312**, 89 (1942).

In dieser Hinsicht stellen die Untersuchungen von MALM[1478, II] viele Aufgaben. Nach ihm wurde PO_4''' in frische Hefe wohl aufgenommen, nicht aber merklich in verarmte. Wurde verarmte Hefe mit Glucose versetzt, dann wurde 3 Stunden später deutlich eine Aufnahme wahrgenommen. Das Eindringen erfolgte gegen das Konzentrationsgefälle, bei p_H 5,28 3mal stärker als bei p_H 6,8 bei frischer Hefe. Inwieweit die einsetzende Teilung hier beteiligt ist, ist eine augenblicklich nicht zu beantwortende Frage. Bei Annahme einer Teilung können die Versuche von MALM mit den obigen, z. B. auch von HEVESY u. a., in Einklang gebracht werden.

Eine Kritik erfahren diese Befunde durch die Untersuchungen von KAMEN und SPIEGELMAN[1486, II] an verschiedenen Einzellern, an Hefe und vor allem an Saccharomyces cerevisiae. Durch Waschen von Zellen, die auf einem $^{32}PO_4$ enthaltenden Nährboden gewachsen waren, zeigte sich eine allmähliche Abgabe, die über die Mengen hinausging, die durch Adsorption an der Zelle oder als anorganisches PO_4 im Innern der Zelle zu finden waren. HEVESY und ZERAHN[1486, III] hatten bei gewöhnlicher Hefe innerhalb 24 Stunden bei 20° nur einen Verlust entsprechend 1—2% des ^{32}P-Gehalt beobachtet. Woher stammt nun das anorganische ^{32}P?

Nach der üblichen Methode wurde es durch eiskalte Trichloressigsäure extrahiert und sofort die Fällung mit Mg-Mixtur angeschlossen. Wurden diese Extrakte nun auf ihre spezifische Aktivität untersucht, dann fand sich, daß sie sich bei jeder Extraktion änderte, zuerst steigend mit anschließendem scharfen Abfall. Also konnte diese Fraktion nicht vorgebildet sein, sondern ein Teil des anorganischen Phosphats stammt bei dieser Extraktionsmethode aus anderen Quellen. Da die bestimmte Menge etwa 10% von dem gesamten Phosphat der Zelle ausmacht, müßte bei freier Diffusion ein rascher Austausch mit der Umgebung stattfinden gegen die vorliegenden Befunde. Da die spezifische Aktivität der anorganischen Extrakte mit der Zeit zunimmt, müssen irgendwelche organischen Verbindungen — vielleicht bisher unbekannter Natur — eine höhere spezifische Aktivität besitzen als das wirkliche anorganische Phosphat. Das sei aber nur zu verstehen, wenn PO_4 die Zelle erst nach Veresterung in der Oberfläche betreten könne. Die Bedingungen dazu sind gegeben, da nach ROTHSTEIN[1486, IIa] in der Oberfläche der Hefezelle die verschiedensten Fermente eingelagert sind. Wird die Zelle mit Acid behandelt, dann kann man leicht eine Hemmung von 94% der $^{32}PO_4$-Aufnahme erreichen. Acid (NaN_3) hemmt aber enzymatische Reaktionen. Ebenso wirkt Arsenat, das kompetetiv mit Phosphat in Esterbindung eintritt. Diese Bedingungen gelten nur unterhalb m/60 Phosphat. Bei diesen und

[1482] MALKOV, A. M.: Biochem. Z. **262**, 185 (1933), Rona **76**, 154. Beobachtungsdauer $3^1/_2$ Stunden, 0,7 und 0,35% P_2O_5, 0,19% P_2O_7.

[1483] MACLEAN, J. S. u. HOFFERT, D.: Biochem. J. **17**, 720 (1923).

[1484] MACLEAN, J. S. u. HOFFERT, D.: Biochem. J. **18**, 1273 (1924), Rona **30**, 936.

[1485] MCANALLY, R. A. u. MACLEAN, J. S.: Biochem. J. **29**, 1872 (1935), Rona **90**, 467. C. **1936 I**, 2575. Glykogenbildung besonders bei Maltosefütterung der Hefe.

[1486] PETT, L. B.: Biochem. J. **29**, 937 (1935), Rona **89**, 173.

[1486, I] WARBURG ([1362, III S. 82]) hält dieser Auffassung von LYNEN entgegen, daß man es nicht verstehen könne, wie es möglich sei, Bedingungen herzustellen, bei denen Atmung und Gärung nebeneinander in ihrer vollen Geschwindigkeit ablaufen. Er setzt dem die Beobachtung entgegen, daß das Ferment Zymohexase, das aus Hexosediphosphat 2 Moleküle Triosephosphat bildet, im ersten Schritt der Gärung (siehe Schema von MEYERHOF S. 212) durch 2wertiges Fe aktiviert wird. Durch Anwesenheit von Sauerstoff entsteht mehr 3wertiges Fe, das für die Gärung nicht wirksam ist und so vermöge im Sinne der Pasteurschen Reaktion Sauerstoff, d. h. Atmung die Gärung zu unterdrücken.

[1486, II] KAMEN, M. D. u. SPIEGELMAN, S.: Cold. Spring. Harbour-Sympos. Bd. XIII (1948) S. 151. a) ROTHSTEIN: ebenda, S. 162. Diskussionsbemerkung.

[1486, III] HEVESY, G. u. ZERAHN, K.: Acta radiol. **27**, 316 (1946).

höheren Konzentrationen von Phosphat stimuliert 0,02 mol Arsenat die Aufnahme. Hemmend wirken andere Fermentgifte, Jodessigsäure ($2 \cdot 10^{-4}$ mol) stärker als NaF ($2 \cdot 10^{-2}$), weil jenes schon in frühere Stadien der Phosphorylierung eingreife.

Vom Standpunkt der Ökonomie kann man die durch den Umsatz von Glucose verbrauchte Energie betrachten entweder in Hinsicht auf Alkoholbildung oder Aufbau neuer Zellsubstanz. Phosphat (und Pyrophosphat) führten sowohl zu stärkerer Vermehrung als auch zu stärkerer Alkoholbildung auf Kosten der Sauerstoffatmung[1482] (siehe auch [1487, I]). Außerdem erfolgt der Aufbau von Körpersubstanz anders. So wird die Fettbildung durch 0,4% Phosphatzusatz beim Nährmedium vermehrt[1483], besonders bei Zusatz von Fructose. Die Speicherung erfolgt anfangs, d. h. in den ersten 24 Stunden beschleunigt, später holten die nicht mit Phosphat behandelten Hefen einen Teil dieses Vorsprungs ein[1484].

Diese Zunahme erstreckt sich auch auf Kohlenhydrate (Glykogen, Gummi und unlösliche Kohlenhydrate) auf Trockengewicht berechnet[1485]. Zur Flavinentstehung ist ebenso PO_4''' notwendig[1486]. Sie wächst bis 4 g PO_4'''/Ltr. mit der Phosphatkonzentration, nachher nicht mehr weiter. Bei der Wuchsstoffentstehung spielt es keine Rolle[1487].

Die Bildung von Citronensäure und Bernsteinsäure aus Acetat wird auch durch PO_4''' bis auf das 4fache beschleunigt[1488], gar nicht die Bildung von Lipoid[1588, I]. Im anaeroben Versuch mit Methylenblaufärbung kann Hefe sich der Essigsäure, Apfelsäure, Citronensäure und Glycerinphosphorsäure nur dann als Wasserstoffdonatoren bedienen, wenn kein Phosphat zugegen ist[1489, 1490]. Dagegen wird Brauerei- und Preßhefe durch Phosphat sogar stimuliert.

Wenn der Sauerstoffverbrauch gemessen wird, findet sich eine Hemmung der O_2-Aufnahme[1482], aber nur in Abwesenheit von Alkohol[1492]. Andererseits wurde die Atmungshemmung der Bierhefe, hervorgerufen durch das cancerogene Chinolinderivat Styryl 430, durch Phosphat teilweise aufgehoben[1494], wie man es auch bei der CO_2-Entwicklung desorganisierter Hefe beobachten kann (siehe später NILSON).

Die *CO_2-Entwicklung* ist der am häufigsten gebrauchte Test zur Leistungsfähigkeit, sowohl von Hefen als auch von Preßsäften, wurde doch CO_2-Entwicklung bei der Gärung schon im 18. Jahrhundert nachgewiesen, und LAVOISIER stellte die erste Gärungsgleichung auf, bald darauf GAY-LUSSAC in der heute noch gültigen Form (siehe [1496]).

$$C_6H_{12}O_6 = 2\,C_2H_5OH + 2\,CO_2.$$

Lebende Hefe wird durch PO_4'''-Zusatz in der Aktivität nicht geändert, ganz große Konzentrationen können vielleicht sogar hemmen ([1497] mit Abbildung), bei starker Verdünnung der Hefe wurde durch kleine Phosphatmengen schon Aktivierung beobachtet[1487, I].

[1487] PULKKI, L. H.: Ann. Acad. Sci. Fenn. A. **41**, 1 (1935), Rona **92**, 329. a) PULKKI, L. H.: C. **1936 I**, 1038.

[1487, I] NILSSON, R. u. ELANDER, M.: Biochem. Z. **309**, 51 (1941). Trockenhefe. Bei Verdünnungen wurde die Gärgeschwindigkeit wie bei desorganisierenden Eingriffen herabgesetzt. PO_4''' äquiv. 15,1—100 mg Glucose wirkten aktivierend.

[1488] SONDERHOFF, R. u. DEFFNER, M.: Liebigs Ann. **536**, 36 (1938), Rona **110**, 305. C. **1938 II**, 4257.

[1488, I] MACLEOD, V. L. D. u. SMEDLEY-MACLEAN, J.: Biochem. J. **1938 II**, 1871.

[1489] THUNBERG, T.: Arch. f. exp. Zellforschung **19**, 238 (1937). C. **1937 II**, 239.

[1490] THUNBERG, T.: Skand. Arch. Physiol. **75**, 248 (1937). C. **1938 II**, 1429.

[1491] v. EULER, H. u. ADLER, E.: Hoppe-Seylers Z. **235**, 122 (1935), Rona **89**, 612. C. **1935 II**, 3931. Fluorkonzentration nicht angegeben.

[1492] BELITZER, W. A.: Biochem. Z. **283**, 339 (1936), Rona **93**, 189.

[1493] DICKENS, F.: Biochem. J. **32**, 2, 1626 (1938).

[1494] POURBAIX, Y.: C. rend. Soc. biol. **126**, 448 (1937), Rona **104**, 651. C. **1938 I**, 2375.

[1495] BODNAR, J. u. TANKO, B.: Hoppe-Seylers Z. **257**, 255 (1939). C. **1939 I**, 3003, Rona **113**, 141.

[1496] BERNHAUER, K.: Gärungschemisches Praktikum, Berlin 1939.

[1497] HARDEN, A.: Z. angew. Chem. **1930 I**, 205, Rona **55**, 398.

Eine Verschiebung des p_H-Optimums nach der sauren Seite wurde für große Konzentrationen berichtet[1498]. Bei p_H 8,0 soll Apozymase durch Phosphat irreversibel geschädigt werden[1501, I]. Ebenso gibt es eine relative Verbesserung der Fructosevergärung gegenüber Glucose[1499].

Ein Übergang zu dem Saft ist die Trockenhefe, die noch das intakte Zymasesystem, d. h. in der richtigen räumlichen Beziehung der Komponenten zueinander, besitzen soll[1500]. Bei solchen Präparaten erfolgt die Vergärung gradlinig. Diese Hefe ist empfindlicher gegen Eingriffe, da die Permeabilität erhöht ist.

Wird durch irgendwelche Eingriffe die Gärung gehemmt, dann wird Phosphat wirksam, wie z. B. nach Toluolvorbehandlung[1501]. Die Phosphatase, die Hexosediphosphat spaltet, soll durch Toluol gehemmt werden[1501].

Diese Auffassung wird von NILSSON[1500] nicht geteilt (siehe oben). Ihm gelang dasselbe auch durch folgende Behandlung der Hefe: Benzol, CCl_4, Oktylalkohol, Desoxycholsäure, Taurocholsäure, Saponin Merck und Digitonin. Daraus wurde geschlossen, daß es sich um eine Strukturstörung handele, die an den Lipoiden angreife. Außerdem wurde über denselben Effekt berichtet[1502] nach Schwefelkohlenstoff, Petroleum und Leichtbenzin, nicht aber wurde er beobachtet nach Formaldehyd, Phenol, Pyridin, Propylalkohol, Chinon[1502].

In abgestufter Weise wirkt 24stündiges Erwärmen trockener Hefe. Bei 70° wird die Gärung unter Phosphat nicht beeinflußt, ohne dieses aber um 50% gehemmt. Oberhalb 80° ist die Inaktivierung bis auf 13% erfolgt und wird durch PO_4''' auf 64% der maximalen CO_2-Entwicklung zurückgebracht. Abgesehen von der absoluten Verlangsamung des Gärprozesses kommt es zu einer Änderung im Typ. In der Kurve der CO_2-Entwicklung kommt es zu der Ausbildung eines Knicks, der einen Teil rascherer von einem Teil langsamerer CO_2-Entwicklung trennt[1503]. Die Verhältnisse mögen ihre Erläuterung finden in beistehender Abb. 18 aus einer Untersuchung von HARDEN und MACFARLANE[1502].

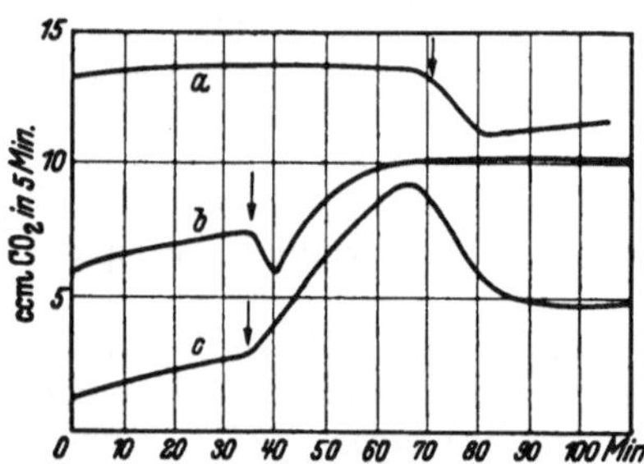

Abb. 18. Fermentation von Hefe nach Verreibung. a) 2 g Hefe, b) 2 g Hefe-Bodensatz nach 20 Min. c) 2 g Hefe-Bodensatz nach 60 Min. ↓ Zugabe von 1,2 ccm K_2HPO_4. (Nach HARDEN u. MCFARLANE.)

Wir sehen die Differenz in der Wirkung der Phosphatzusätze in den einzelnen Stadien dargestellt, ebenso wie auch die verschiedene Aktivität der Gärung in verschiedenen Präparaten.

Diese Verhältnisse führen uns zu den *vollkommen desorganisierten Preßsäften.* Wenn zu diesen während des Gärprozesses Phosphat zugefügt wird, dann kommt es zu einer Aktivierung[1504] und zwar gleichzeitig mit der Veresterung und äquivalent mit dem gebildeten Phosphorsäureester.

Diese Wirkung ist auch vorhanden bei der CO_2-Bildung von Pflanzenpräparaten[1505], oder bei der Hefe bei Vergärung von Pentosephosphorsäureester[1506] und Brenztraubensäure[1507] (desgleichen siehe [1345, I]), selbstverständlich auch, wenn vorher durch Fe^{III}-Zusatz PO_4''' gefällt wird und dadurch eine Hemmung erzielt wurde[1508].

Neben den beiden Phasen der maximalen und der sekundären schwächeren Gärung ist als weiteres Stadium in Hefesaft und Acetonhefe die Induktionsperiode

---

[1498] KATAGIRI, H.: Biochem. J. **21**, 1, 494 (1927). 0,5 mol Optimum p_H 4,42. 0,025 mol p_H 5,25, beiderseits steiler Abfall.
[1499] HOPKINS, R. H.: Biochem. J. **22**, 2, 1145 (1928).
[1500] NILSSON, R. u. ALM, F.: Biochem. Z. **304**, 285 (1940).
[1501] MYRBÄCK, K. u. v. EULER, H.: Hoppe-Seylers Z. **183**, 226 (1929). 0,3 mol PO_4''' hebt die Hemmung beträchtlich auf.
[1501, I] AUHAGEN, E.: Hoppe-Seylers Z. **204**, 149 (1932) u. **209**, 20 (1932). Biochem. Z. **258**, 330 (1933).

zu erwähnen[1509], die beträchtliche Zeit dauern kann[1510, 1511, 1512]. Die Veresterung geht der CO_2-Bildung dabei beträchtlich voraus[1513].

Je höher der anfängliche PO_4'''-Zusatz, desto länger dauert es bis zum maximalen Anstieg der Gärung, z. B. nach [1509]:

	maximale Höhe	Zeit bis Maximum
0,025 mol PO_4''' .	450 mm^3 CO_2	15 Minuten
0,060	500 „ „	20 „
0,12	600 „ „	35 „
0,2	430 „ „	60 „

Auf dieser Tabelle zeigt sich eine deutliche Senkung der maximalen Gärgeschwindigkeit durch höhere Phosphatmengen. Diesen Vorgang untersuchte MARCUSE[1513, I] genauer. Er ist bei gealtertem Saft verstärkt. Die Verstärkung läßt sich durch Acetaldehyd verhindern, da der Prozeß der Alterung durch Phosphatzusatz selbst verzögert wird. Ebenso ist die Hemmung abhängig von dem Zeitpunkt des Phosphatzusatzes. Je später dieser erfolgt, desto weniger stark ist die Gärung.

Die Verzögerung obiger Tabelle ist nur am Anfang vorhanden. Gibt man in dem 3. Stadium der langsamen Gärung neues Phosphat hinzu, dann beginnt der Gäranstieg sofort[1514]. Während des maximalen Anstiegs kommt es zur Ausbildung von organischen Phosphorsäureestern, die das in dem Prozeß der Alkoholbildung an einer Stelle freiwerdende PO_4''' aufnehmen. Diese Ester häufen sich an je nach Menge des zugesetzten Phosphats und werden sekundär vergoren.

Die Anhäufung geschieht in der intakten Zelle nicht in gleichem Grade, aber doch andeutungsweise[1479]. Im Preßsaft sind Phosphatasen für den Gärverlauf von wesentlicher Bedeutung[1497].

Die Wirkung der PO_4'''-Anwesenheit auf die Gärung kann quantitativ in folgender von HARDEN stammenden Gleichung dargestellt werden[1515, 1516]:

$$2\ C_6H_{12}O_6 + 2\ H_3PO_4 \rightarrow 2\ CO_2 + 2\ C_2H_5OH + 2\ H_2O + 1\ \text{Hexosediphosphat}.$$

1502 HARDEN, A. u. MACFARLANE, M. G.: Biochem. J. **24**, 1, 343 (1930).

1503 NILSSON, R. u. ALM, F.: Biochem. Z. **286**, 373 (1936). a) NILSSON, R. u. ALM, F.: Biochem. Z. **286**, 254 (1936).

1504 HARDEN, A. u. YOUNG, W. J.: Zentralbl. f. Bact. II. Abt. **26**, 178 (1910).

1505 LYON, C. J.: Amer. J. of Botany **14**, 274 (1927), Rona **42**, 438. Weizenkeimlinge, Elodea Canadensis: 0,1 mol PO_4 steigert um 35—55%.

1506 DICKENS, F.: Biochem. J. **32**, 2, 1645 (1938).

1507 HAEHN, H. u. GLAUBITZ, M.: Hoppe-Seylers Z. **168**, 233 (1927). 0,5% Phosphat steigert auf das 4fache.

1508 HODEL, P. u. NEUENSCHWANDER, N.: Biochem. Z. **156**, 118 (1925), Rona **31**, 450. Das Chlorid soll schwächer hemmen als das Sulfat, am stärksten das Nitrat.

1509 MEYERHOF, O.: Hoppe-Seylers Z. **102**, 185 (1918).

1510 HARDEN, A. u. MACFARLANE, M. G.: Biochem. J. **22**, 2, 786 (1928). 20—60 Minuten.

1511 HARDEN, A. u. HENLEY, F. R.: Biochem. J. **21**, 2, 1216 (1927). Nach 0,1 mol PO_4 beträchtliche Depression der Gärung für 1—2 Stunden.

1512 HARDEN, A.: Nature **1934 II**, 101, Rona **81**, 661. Hemmung der Fermentationsprozesse durch Phosphat, das mit F' verunreinigt war.

1513 BOYLAND, E.: Biochem. J. **23**, 1, 219 (1929).

1513, I MARCUSE, R.: Ark. Kem. Mineral. Geol. **15**, A. 12, 1 (1942), Rona **131**, 188. Die Hemmung ist unterschieden von der durch Fluorid, aber wird durch Fluorid verstärkt. Vermindert wird die Phosphathemmung durch Pyocyanin oder Cytochrom C (nicht durch Methylenblau und Safrain) bei gleichzeitiger O_2-Aufnahme.

1514 BOYSEN JENSEN, P.: Biochem. Z. **154**, 235 (1924).

1515 HARDEN, A.: Alkolic fermentation. London 1923.

1516 WETZEL, K.: Erg. d. Biolog. **7**, 404 (1931).

1517 MEYERHOF, O.: Helvet. chim. Acta **18**, 1030 (1935), Rona **90**, 632.

1518 MEYERHOF, O. u. KIESSLING, W.: Biochem. Z. **281**, 249 (1935), Rona **92**, 635.

1519 RAO, M. S.: Nature **1935 I**, 909, Rona **88**, 212. Wäßrige Extrakte aus Pisum sativum.

Während der Periode der maximalen Gärung nimmt also das anorganische PO_4''' ab, ein Vorgang, der bei Pflanzenextrakten auch zu beobachten ist[1519]. Diese Gleichung stellt eine notwendige Bedingung für jedes Gärungsschema dar und wird auch von dem anschließenden Schema von MEYERHOF[1517, 1518] erfüllt:

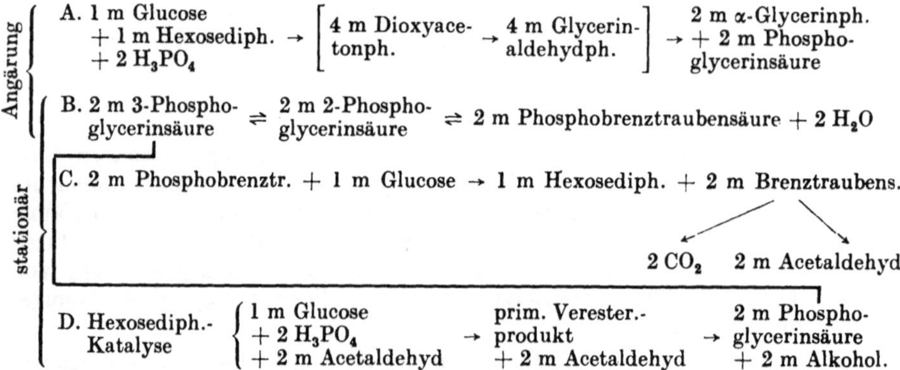

Dieses Gärungsschema verläuft, solange freies Phosphat vorhanden ist; sobald dieses verbraucht ist, kommt es zur langsamen Vergärung von Hexosediphosphat mit Anhäufung von PO_4'''. Die Entstehung von Hexosediphosphat ist dabei für die Phase der Induktion charakteristisch, und diese Wirkung kann abgekürzt werden durch seinen Zusatz. Lebende Hefe wird gar nicht beeinflußt[1479]. Es handelt sich also nicht um ein Durchgangsprodukt der Hefegärung, denn von diesem muß gefordert werden, daß es bestimmt nicht langsamer vergoren wird als Glucose. Aber trotzdem ist seine Anwesenheit als Katalysator notwendig, denn zugesetzte Glucose wird jetzt rascher vergoren. Die vorher berichtete mangelnde Induktionszeit bei dem zweiten Phosphatzusatz, nachdem die erste Welle der CO_2-Entwicklung abgelaufen ist, ist auf einen Rest Hexosediphosphat zurückzuführen.

Die von MARCUSE[1513, I] untersuchte Hemmung durch größere Phosphatkonzentrationen läßt sich zwischen Phosphoglycerinsäure und Brenztraubensäure lokalisieren. Die Anhäufung von Acetaldehyd nimmt ab.

Die primäre Veresterungsgeschwindigkeit bedingt die Intensität, mit der ein Zucker vergoren wird, z. B. langsam Galaktose, deren Vergärung die ungeschädigte Hefe lernen kann[1520]. Glykogen kann direkt verestert werden[1517, 1523], aber die von WILLSTÄTTER geäußerte Meinung, daß eine Veresterung der Glucose in lebender Hefe nicht stattfindet, sondern vorher der Aufbau zu Glykogen notwendig ist, scheint nicht allgemein gültig zu sein[1479], sondern sich auf jüngere Hefe zu beschränken[1521].

MEYERHOF und Mitarbeiter[1522] bauten Systeme aus A-Protein von WARBURG auf, die zum Ablauf der Anwesenheit von PO_4''' bedürfen, z. B.

$$\text{Hexosediphosphat} + 2\,\text{Glucose} + 2\,PO_4''' + 2\,\text{Acetaldehyd}$$
$$= 2\,\text{Phosphoglycerinsäure} + 2\,\text{Hexosemonophosphat} + 2\,\text{Alkohol}.$$

LIPMAN[1521, I] fand auch für den Umsatz der Brenztraubensäure Phosphat notwendig mit der Gleichung:

$$\text{Pyruviat} + PO_4''' \rightleftharpoons \text{Acetylphosphat} + CO_2.$$

Die Wasserstoffe werden durch Aneurin und gelbes Enzym weitergegeben.

[1520] GRANT, G. A.: Biochem. J. **29**, 1661 (1935). C. **1936 I**, 364.
[1521] GODA, T.: Biochem. Z. **298**, 431 (1938).
[1521, I] LIPMANN, F.: J. biol. Chem. **134**, 463 (1940).
[1522] MEYERHOF, O., KIESSLING, W. u. SCHULZ, W.: Biochem. Z. **292**, 25 (1937).
[1523] CORI, G. T., COLOWICK, S. P. u. CORI, C. F.: J. biol. Chem. **123**, 375 (1938) und **123**, 383.

Auch in dieses System spielt Adenylsäure und Cozymase (siehe später) hinein, die in MEYERHOFS obigem Schema nicht angegeben sind, aber Gleichung C erst ermöglichen und für die Phosphorylierungen besonders auch in der lebenden Zelle von ausschlaggebender Bedeutung sind. Die Adenylsäure katalysiert die primäre Veresterung von Glykogen in die Glucose-1-Phosphorsäure und bringt auch Phosphat zum rascheren Verschwinden. Es handelt sich um die Fähigkeit, Phosphat auch aus organischer Bindung aufzunehmen und mit Hilfe des Fermentes Phosphorylase (EULER: Phosphatese) zu übertragen (siehe auch [1527, I]), weshalb Adenosintriphosphorsäure ohne Anwesenheit von Pyrophosphatase nicht wirksam ist, weil es nicht weiter besetzt werden kann[1523]. Daraus ergibt sich auch die stabilisierende Wirkung von Adenylsäure + Phosphat auf die Cozymase[1524, 1527]. In der lebenden Hefe ist deshalb PO_4''' unnötig zu maximaler Gärung[1525], aber ebenso auch in zellfreier Gärung, wenn nur genügend Phosphatdonatoren vorliegen[1526] oder durch die Spaltung der Hexosediphosphorsäure festgelegtes Phosphat freigemacht wird (z. B. durch Arsenat).

WARBURG[1527, II, S. 47] erklärt das Zustandekommen der HARDEN-YOUNGschen Gärungsgleichung durch das Fehlen der Adenosintriphosphatase im LEBEDEW-Saft. Dieses Ferment setzt die Hälfte des gebundenen Phosphats frei, während die andere Hälfte unter Rückbildung des Adenosindiphosphats zur Veresterung von Hexose zu Hexose-Diphosphat Verwendung findet. Da das freie Phosphat aber notwendig zur Gärung ist, würde ohne diese Freisetzung die Gärung aufhören. Deshalb muß man zu dem Saft stets Phosphat zusetzen. während es in der lebenden Zelle bei erhaltener Struktur und vorhandener Adenosintriphosphatase sich stets erneuert und daher wie ein Katalysator wirkt.

Mit dieser Vorstellung bleibt die Frage noch ungeklärt, wo die durch die Phosphatabspaltung freiwerdende Energie bleibt, die nach KALCKAR beträchtlich ist. Denn im Lebendigen findet man äußerste Ökonomie. Es müssen auch Vorrichtungen der Raumfüllung vorhanden sein, die genau die Hälfte der Adenosintriphosphat-Moleküle dem zersetzenden Ferment zuführt bzw. genau die Hälfte der Moleküle in Hexose einfügt. In KALCKARS Darstellung wird durch die Aufnahme des Phosphats durch Adenylsäure eine starke endergone Verbindung geschaffen, die die durch Dehydrierungen freiwerdende Energie zum Teil aufnimmt und ihre sofortige Zerstreuung in den Zustand der Entropie verhindert. Dadurch wirkt Phosphat im Sinne einer erhöhten Ökonomie. Das gilt genau so in LIPMANNS Gleichung bei der Entstehung von Acetylphosphat.

Die Funktion des Phosphats wird von WARBURG durch die weiße Fluorescenz des Dihydropyridinnucleotids in der Quecksilberlinie 366 mμ demonstriert. Für den schönen Versuch gibt er folgende Vorschrift[1527, II, S. 45]:

„Man löse einige Milligramm 3-Phosphoglycerinaldehyd und einige $^1/_{10}$ mg Pyridinnucleotid in 3 ccm m/100 Pyrophosphat von p_H 7,9 und bringe die Lösung vor das Schwarzglas der Analysenlampe. Die Lösung bleibt dunkel, auch wenn man einige γ des Proteins des oxydierenden Gärungsfermentes hinzufügt. Läßt man aber einen Tropfen einer m/10 Orthophosphatlösung vorsichtig in die Lösung hineinfallen, so sinkt der Tropfen helleuchtend zu Boden und schüttelt man dann um, so leuchtet die ganze Lösung hell auf."

1524 LENNERSTRAND, A.: Naturwissenschaften **26**, 818 (1938). C. **1939 I**, 3197.
1525 RAPOPORT, S.: Encymologia **3**, 52 (1937), Rona **104**, 290.
1526 SCHÄFFNER, A. u. KRUMEY, F.: Hoppe-Seylers Z. **243**, 149 (1936), Rona **97**, 485.
1527 LENNERSTRAND, A.: Naturwissenschaften **24**, 462 (1936). C. **1937 I**, 1706.
1527, I ADLER, E., ELLIOT, S. u. ELLIOT, L.: Encymologia **8**, 80 (1940). C. **1940 II**, 2479.
1527, II WARBURG, O.: Wasserstoffübertragende Fermente. Berlin 1948.

Von Bedeutung ist WARBURGS Theorie dieser Wirkung. Es gelte die Gleichung:

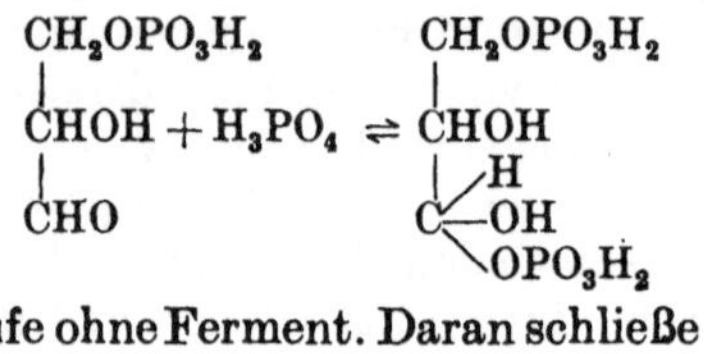

$$\begin{array}{l} CH_2OPO_3H_2 \\ | \\ CHOH \\ | \\ CHO \end{array} + H_3PO_4 \rightleftharpoons \begin{array}{l} CH_2OPO_3H_2 \\ | \\ CHOH \\ |\diagup H \\ C\!-\!OH \\ \diagdown OPO_3H_2 \end{array} \qquad (1)$$

Diese Reaktion verlaufe ohne Ferment. Daran schließe sich die Fermentreaktion.

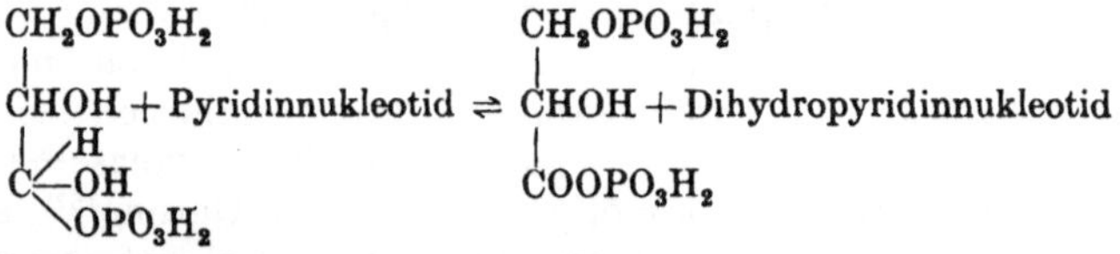

$$\begin{array}{l} CH_2OPO_3H_2 \\ | \\ CHOH \\ |\diagup H \\ C\!-\!OH \\ \diagdown OPO_3H_2 \end{array} + \text{Pyridinnukleotid} \rightleftharpoons \begin{array}{l} CH_2OPO_3H_2 \\ | \\ CHOH \\ | \\ COOPO_3H_2 \end{array} + \text{Dihydropyridinnukleotid} \qquad (2)$$

Die 1,3-Diphosphoglycerinsäure ist unbeständig und reagiert so schnell an den Fermenten von rechts nach links zurück, daß man einen großen Überschuß von 3-Phosphoglycerinaldehyd und Phosphat benötigt zum Verlauf nach rechts.

Dadurch, daß in dem System Hefemacerationssaft, Hexosediphosphat, Phosphat, Cohydrase I, aus letzterer Cohydrase II gebildet werden kann, ergibt sich auch ein Eingriff in die oxydierenden Systeme[1527, I].

Hefen besitzen die Fähigkeit, aus anorganischem PO_4''' und Adenosin Adenylsäure und Adenosintriphosphorsäure aufzubauen[1528]; umgekehrt werden Nucleosidasen durch Phosphat aktiviert[1530], und Phosphate können Cozymasesysteme sogar hemmen[1531].

Die Umesterung von PO_4''' auf eine Reihe organischer Bindungen wurde ganz exakt verfolgt durch Zusatz von Phosphat mit radioaktivem Phosphor[1529], zugleich wurde der gegenteilige Beweis erbracht, daß Reaktionen, wie sie auf dem MEYERHOF-Schema unter B benannt wurden, nicht über eine intermediäre Dephosphorylierung verlaufen.

Oxydationsmessungen in Hefesaft bedürfen des Zusatzes z. B. von Coenzym II von WARBURG. Ein gereinigter Extrakt konnte zugesetzte Phosphohexonsäure unter Aufnahme von $^1/_2$ O_2 pro Molekül oxydieren, war das Ferment weniger gereinigt, dann wurde unter stärkerer Sauerstoffaufnahme eine Oxydation zu 5-Kohlenstoffketten ermöglicht. Diese Oxydationen wurden durch 0,05 mol PO_4''' um 17%, 0,1 mol um 32%, 0,25 mol um 57% gehemmt[1493], ein ähnlicher Verlauf wie bei der Oxydation von Hexosemonophosphat[1456 u. 1456, I].

In einem gereinigten System aus Fructose, Dehydrase, Flavinenzym und Cozymase veränderte 0,01 mol Phosphat die Reduktionszeit von Methylenblau noch nicht, aber 0,025 mol veränderte sie auf das Doppelte, höhere Konzentrationen noch mehr[1491].

Ebenso bedürfen Pflanzensamenextrakte (Cucumis sativus, Corchorus Capsularis, Phaseolus multiformis) des Phosphats überhaupt erst zur Reduktion[1489]. Die stimulierende Wirkung des Hexosediphosphats auf die Dehydrierung durch Erbsenmehl wurde durch PO_4'''-Zusatz konserviert[1495].

Wie in vielen Organbreien von CORI eine direkte Veresterung des PO_4''' mit hochmolekularem Kohlenhydrat durch Phosphorylase unter Bildung von Glucose-1-Phosphat gefunden wurde, ließ sich dasselbe Ferment auch im Preßsaft von Kartoffeln nachweisen[1529, I]. Es handelt sich bei der Reaktion:

$$\text{Stärke} + \text{Phosphat} \rightleftharpoons \text{Glucose-1-Phosphat}$$

um eine Gleichgewichtsreaktion, die nicht von der Menge der Stärke, jedoch von der C_H und dem $[PO_4]$, abhängt. Konstant bleibt das Verhältnis

$$[HPO_4'']/(C_6H_{11}O_5OPO_3).$$

[1528] OSTERN, P., BARANOWSKI, T. u. TERSZAKOWEC, J.: Hoppe-Seylers Z. **251**, 258 (1938), Rona **106**, 488.

[1529] MEYERHOF, O., OHLMEYER, P., GENTNER, W. u. MAIER-LEIBNITZ, H.: Biochem. Z. **298**, 396 (1938).

[1529, I] HANES, C. S.: Nature **1940 I**, 348, Rona **121**, 632. a) HANES, C. S.: Proc. roy. Soc. B. **129**, 174 (1940). C. **1941 I**, 1968.

Durch die Menge des anwesenden Phosphats entscheidet es sich also, ob der Stärkeabbau über diese Phosphorylierungsprodukte oder über die Amylase zu Dextrin und Zucker geht. Aber hier, ebenso wie am Anfang dieses Abschnittes bei Hefe dargestellt wurde, handelt es sich um die Frage: gilt diese Beeinflussung nur bei Preßsaft oder auch in der organisierten Zelle? Man ersieht die maßgebliche Bedeutung der Permeabilitätsfragen. An diesem Beispiel zeigt sich das ganze Problem der Übertragung von Befunden an isolierten Fermentsystemen über die Auswirkung auf dasselbe Fermentsystem innerhalb der Zellstruktur bis zur Beeinflussung der Zellfunktion. Jede dieser Etappen geht über einen weiten Weg.

Unter anderen Phosphorsäureanionen wurde neuerdings eine Tetraphosphorsäure[1532] und Metaphosphorsäure[1533] gefunden, deren Funktion unbekannt ist. **Pyrophosphat** wird nicht verestert[1534]. In Hefepreßsaft wird es erst durch Pyrophosphatase gespalten und sekundär wie o-Phosphat verändert (BOYLAND[662]), wie nebenstehende Abbildung zeigt. (Siehe dagegen [1535].) Enolase wird durch Pyrophosphat nur größerer Konzentrationen gehemmt, wahrscheinlich durch Bildung eines komplexen Mg-Pyrophosphats (WARBURG und CHRISTIAN[1557, III]).

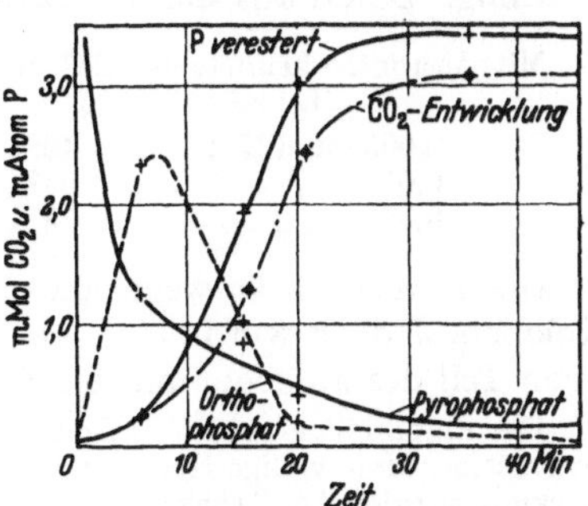

Abb. 19. Fermentation von Fructose durch Zymin in Gegenwart von Pyrophosphat. (Nach BOYLAND.)

Im allgemeinen sind die negativen Befunde auf die angewandten Systeme beschränkt, nachdem es OCHOA sowie CORI gelungen ist, in Rattenlebern Pyrophosphat einwandfrei zu isolieren. Die Übertragung auf Hefen gelang ebenso wie die Auffindung eines entsprechenden Fermentes. Durch ein Enzympräparat wurde folgende Reaktion katalysiert, ohne daß anorganisches PO_4 aufgetreten wäre (KRONBERG[1529, IV]):

Nicotinamidmononucleotid + Adenosintriphosphat $\rightleftharpoons$ Diphosphopyridinnucleotid + P_2O_7.

Es handelt sich um eine Gleichgewichtsreaktion, so daß Diphosphopyridinnucleotid trotz Anwesenheit von Pyrophosphat gespalten wurde. Das erfolgte nicht mit Triphosphopyridinnucleotid und Flavinadenindinucleotid in demselben Fermentsystem.

Die gereinigte Zymohexase aus Hefe (nicht die aus Muskeln) läßt sich durch Pyrophosphat hemmen als Zeichen, daß als Aktivator nach WARBURG[1362, III] ein Schwermetall in Frage kommt (siehe [1486, I]). Die Hemmung nimmt mit der Zeit zu, z. B. hemmt m/300 Pyrophosphat in der 1. Minute nach der Zugabe des Fermentes 21%, in der 5. Minute 67%, bei m/100 P_2O_7 betrugen die Hemmungen 58 bzw. 88%. Diese Hemmungen sind nicht reversibel, auch nicht durch neuen Zusatz von Metallen wie Zn, Cu, Co, Fe, die alle das Ferment zu aktivieren vermögen. Jedoch können diese bei vorherigem Zusatz die Hemmung und damit wohl die Denaturierung des Fermentes verhindern (WARBURG und CHRISTIAN[1529, II]). Wenn dagegen das Ferment durch Cystein gehemmt wurde, ließ es sich durch Zn, Fe^{II} und Ca^{II}-Salze aktivieren (WARBURG[1527, II, S. 52]).

Neuerdings wurde von JUNI und Mitarbeiter[1529, III] in der Hefe *Metaphosphat* nachgewiesen. Die Autoren unterscheiden ein in Säure unlösliches und lösliches. Hefen wurden bei 30° bebrütet mit $^{32}PO_4$ in der Lösung. Nach 2 Stunden war

1529, II WARBURG, O. u. CHRISTIAN, W.: Biochem. Z. **314**, 179 (1943).

1529, III JUNI, E., KAMEN, M. D., SPIEGELMAN, S. u. WIAME, J. M.: Nature **1947**, 717. C. **1948 I**, 191.

1529, IV KRONBERG, A.: J. biol. Chem. **176**, 1475 (1948).

das säurelösliche Metaphosphat frei von ^{32}P, während das säurelösliche o-Phosphat 24% $^{32}PO_4$ enthielt. Dagegen fand sich im unlöslichen Metaphosphat ein erheblicher Anteil von ^{32}P.

Eine Erweiterung unserer bisherigen Darstellung ergibt sich bei der jetzt zu behandelnden Frage der **Fluoridwirkung.** Die hemmende Wirkung anorganischer Fluoride auf die *Gärung* ist schon lange bekannt, bei organischer Bindung wie etwa beim Fluortyrosin ist sie nur angedeutet[1536], bei zahlreichen anderen organischen Fluorverbindungen ähnlicher Konstitution nicht vorhanden[1536, I]. Als Substrat wird meist Glucose verwandt, aber für Lävulose gilt dasselbe[1539].

Einige Daten aus der Literatur seien hier wiedergegeben:

Mit Acetontrockenhefe bei 28° hemmte (LIPMANN[712])		Nach Herauswaschen bleibt eine Hemmung von
0,0033 mol NaF . . .	40%	7%
0,01 „ „ . . .	69%	10%
0,075 „ „ . . .	79%	57%.

Die Reversibilität wenigstens in niederen Konzentrationen zeigt die letzte Kolonne. Jedoch wurde eine Analyse von F′ nicht ausgeführt. MALM[1544, I] fand einen Teil des aufgenommenen Fluorids sehr schwer auswaschbar.

Die Empfindlichkeit ist unterschieden nach der Art des Präparates. Es ergab sich bei untergäriger Hefe völlige Hemmung bei 0,0075% NaF im Hefemacerationssaft. Zu derselben Wirkung wurden bei Trockenhefe 0,025% und in lebender Hefe 0,25% benötigt[1537]. MACFARLANE[1479] fand bei lebender Alehefe durch 0,005 mol NaF 41%, im Extrakt dagegen 90% Hemmung.

Sobald also eine Schädigung der Hefe erzielt wird, wie z. B. durch den Trockenprozeß, steigt die Empfindlichkeit gegenüber Fluorid. Wenn bei einer Schädigung der Hefe die geringere Gärung durch PO_4'''-Zusatz auch vermehrt werden kann, ist die relative F′-Hemmung doch gleichbleibend (NILSSON[1500]). Selbst wenn man den Unterschied in der Empfindlichkeit in einer verschiedenen Permeabilität als ausreichend erklärt ansieht, ist doch nicht ohne weiteres damit die Beobachtung erklärt, daß wohl die Gärungshemmung der unverletzten Hefe, nicht aber die der Trockenhefe mit Zusatz von Adenylsäure aufgehoben werden kann[1538].

Diese Aufhebung gilt allerdings nur für die geringeren Konzentrationen (0,005 mol). Sie wird begünstigt durch Arsenat, gehemmt durch Phosphat. Solche Verringerung der F-Wirkung wurde auch bei dem schon erwähnten carcinogenen Chinolindrivat Styryl 430 beobachtet[1540]. Es soll sich um eine Umlenkung des Fermentsystems handeln. Wenn aber zu den Ansätzen Hefe + NaF + Styryl, die keine F′-Wirkung zeigen, Adenylsäure oder am sichersten Adenyl-

[1530] HAEHN, H. u. LEOPOLD, H.: Fermentforschung **14**, 539 (1935). C. **1935 II**, 3785. Keine nähere Angabe.

[1531] v. EULER, H. u. ADLER, E.: Hoppe-Seylers Z. **246**, 83 (1935). C. **1937 II**, 601.

[1532] GIBRAYLO, K. u. UMSCHWEIF, B.: C. rend. Soc. Biol. **125**, 275 (1937). C. **1938 II**, 704.

[1533] MACFARLANE, M. G.: Biochem. J. **30**, 1369 (1936).

[1534] NEUBERG, C. u. KOBEL, M.: Biochem. Z. **160**, 464 (1925), Rona **33**, 262. Konzentration m/20.

[1535] LEWITOW, M. M.: Biochem. Z. **284**, 86 (1936), Rona **93**, 624. Kritisiert durch [1533].

[1536] KRAFT, K.: Hoppe-Seylers Z. **245**, 58 (1936), Rona **100**, 464. C. **1937 I**, 1968. 0,5% Fluortyrosin hemmte nur 10%, während die gleiche Hefe durch 0,12% NaF schon 98% inaktiviert wurde.

[1536, I] EICHLER, O., HINDEMITH, H. u. BARFUSS, F.: Naunyn-Schmiedebergs Arch. **206**, 83 (1949).

[1537] KOSTYTSCHEW, S. u. BERG, V.: Hoppe-Seylers Z. **188**, 133 (1930).

[1538] RUNNSTRÖM, J. u. HEMBERG, T.: Naturwissenschaften **1937**, 74, Rona **100**, 645. C. **1937 I**, 3162. Obergärige Hefe.

[1539] HELLMANN, K. E.: Rona **101**, 331 (1936). 3 Hefearten, Hemmung bei p_H 8,3 geringer als bei p_H 4,5.

[1540] POURBAIX, Y.: C. rend. Soc. biol. **126**, 451 (1937). C. **1938 I**, 2375. 0,02—0,002 mol NaF.

säure + $MgCl_2$ oder auch Hefekochsaft zugesetzt wurde, dann wurde die Empfindlichkeit gegen Fluorid wiederhergestellt[1541]. In diesen Versuchen verhielt sich Gärung und Atmung ähnlich, wenn auch die Gärung empfindlicher war.

RUNNSTRÖM und MARCUSE[1542, I] fanden bei Bierhefe keinen Schutz durch Zusatz von Adenylsäure, bei Macerationssaft sogar eine Verstärkung.

Die Differenzen der Empfindlichkeit der verschiedenen Hefepräparate ergeben sich teilweise durch die Permeabilität. In die intakte lebende Hefe dringt F′ weniger leicht als in eine irgendwie geschädigte. Das bedeutet noch nicht, daß die Hefe deshalb nicht mehr lebt. So hat auch z. B. die Brauereihefe an sich eine größere Permeabilität als Bäckereihefe[1542, 1544]. Durch den Prozeß der Trocknung wird die Hefe „geöffnet" für Fluorid, wird auch durch Congorot anfärbbar, und dabei bleibt sie doch teilungsfähig, wobei allerdings noch nicht gesagt ist, ob diese Teilungsfähigkeit bei allen so beeinflußbaren Zellen erhalten ist bzw. in welcher quantitativen Proportion. So hemmte eine Konzentration von $1,4 \cdot 10^{-3}$ mol die Trockenbrauereihefe bis auf einen Rest von 4%, wärhend die frische Hefe vollkommen unbeeinflußt blieb; höhere Konzentrationen hemmten aber auch hier. Die Hemmung wird natürlich auch bei der Bäckerhefe durch Trocknung erhöht, und dabei ergab sich eine enge Beziehung zwischen Sauerstoffverbrauch und Gärung. Beide Vorgänge werden durch 0,02 mol NaF zu 75% und zwar in diesem Bereich proportional der Konzentration gehemmt[1544]. Später wird die Hemmung schwächer und auch durch die Zahl der Zellen nicht beeinflußt.

Das besonders Interessante dieser Arbeiten[1542, 1543, 1544, 1544, I], die auf der Voraussetzung basieren, daß das Eindringen des Ions sich eben gerade durch Änderung der Zellfunktionen beweist, sind die Bedingungen dieses Eindringens. Wird NaF zur Konzentration von $3 \cdot 10^{-2}$ mol gleichzeitig mit Glucose unter Sauerstoffanwesenheit zu Bäckerhefe gegeben, dann erfolgt keine Hemmung durch Fluoridanwesenheit. Erfolgt die Zugabe von Glucose 10—20 Minuten später, dann bleibt die maximale Geschwindigkeit auf 70—75% vermindert als Zeichen des Eindringens des F′ in die Zelle, die nicht unter aeroben Bedingungen gärt.

Wird derselbe Versuch unter anaeroben Verhältnissen unternommen, dann sinkt die Gärung bei gleichzeitigem Zusatz von Glucose + NaF auf 11%, bei Vorbehandlung ohne Glucose von nur 5 Minuten auf 2%. Auch durch Cystein, Thioglykolsäure und Glutathion wurde die Permeabilität vermehrt[1543, 1544, 1544, II]. Das Gemeinsame dieser Effekte wird in der Beeinflussung der Eigenatmung gesehen. Die Eigenatmung, also der O_2-Verbrauch, ist durch die verwandten F′-Konzentrationen nicht hemmbar, kann sogar gefördert werden (z. B. $2,7 \cdot 10^{-2}$ mol), aber auch diese Atmung wird durch Konzentrationen von $4,5—6 \cdot 10^{-2}$ mol zunehmend gehemmt (siehe auch [1545, I]). Durch Zusätze von Thioglykolsäure usw. wird die Eigenatmung gegen F′ empfindlicher. Es soll sich um eine Art PASTEURsche Reaktion handeln, die auf eine verschiedene Permeabilität der Zelle für Glucose zurückgeführt wird[1545]. Die geringere Empfindlichkeit der Atmung gegenüber der Gärung ließe sich danach mit einer Aufhebung der Permeabilität der Hefe durch die Atmung erklären. Wird diese durch anaerobe

[1541] POURBAIX, Y.: C. rend. Soc. biol. **127**, 364 (1938), Rona **107**, 160. C. **1939 II**, 129. Durch den Zusatz wurde die Atmung nicht verändert.

[1542] RUNNSTRÖM, J. u. A. u. SPERBER, E.: Naturwissenschaften **1937**, 474, Rona **102**, 644.

[1542, I] RUNNSTRÖM, J. u. MARCUSE, R.: Ark. Kem. Mineral. Geol. **16**, A. 16, 1 (1943), Rona **133**, 400. Die Fluoridhemmung wird durch vorherige Anaerobiose gesteigert und ebenso durch K˙ beeinflußt.

[1543] RUNNSTRÖM, J. u. A. u. SPERBER, E.: Naturwissenschaften **1937**, 540. C. **1937 II**, 3472.

[1544] RUNNSTRÖM, J. u. SPERBER, E.: Biochem. Z. **298**, 340 (1938). WARBURGs Methode.

[1544, I] MALM, M.: Naturwissenschaften **1940**, 723.

[1544, II] RUNNSTRÖM, J.: Arch. f. exp. Zellforschung **22**, 614 (1939). Rona **117**, 443.

Bedingungen unterdrückt, dann wird die Permeabilität erhöht. Dieser Effekt des O_2 ließ sich durch andere Wasserstoffacceptoren (z. B. Chinon, Pyocyanin) nicht ersetzen[1544, II].

Die Unempfindlichkeit der Eigenatmung selbst gegen so hohe Konzentrationen wie 0,5% NaF (= 0,12 mol) wurde bei Brauereihefe beobachtet[1546]. RUNNSTRÖM[1538] konnte die beobachtete Atemhemmung durch Adenylsäure aufheben.

Es ist die Frage, ob die geringere Hemmung der lebenden Hefe durch Verschiebung der p_H nach 7,0 durch ein geringeres Eindringen der undissoziierten HF in die Zelle erklärbar ist[1544, 1544, I], denn was durch steigende Acidität an undissoziiertem HF gewonnen wird, geht reichlich verloren durch Bildung von komplexem HF_2'.

Die über die Permeabilität abgeleiteten Vorstellungen wurden durch MALM[1544, I] einer Kontrolle durch die chemische Analyse (Zr-Purpurin-Methode) unterzogen.

Auf Bäckerhefe wirkte $6 \cdot 10^{-2}$ mol F' ein. Nach einiger Zeit wurde zentrifugiert und die Aufnahme bestimmt. Bei p_H 5,0 wurde ein Ausgleich abgewartet, wobei nur 18% der Außenlösung zu erreichen waren. Dabei war Proportionalität mit der Konzentration vorhanden, so daß keine Adsorption anzunehmen ist. Das Eindringen wurde durch Glucose nicht gehemmt. Die vorher berichtete Aufhebung der Fluoridwirkung auf die Gärung kann also nicht über die äußere Permeabilität stattfinden, sondern muß über einen inneren Zellprozeß erfolgen. Ebenso erwies sich die Atmungshemmung nicht proportional der eingedrungenen Fluoridmenge. Die Atmungshemmung stieg von 5% bei p_H 4,48 auf etwa 40% bei p_H 5,4. Daneben war eine Abhängigkeit von dem p_H im Sinne der oben vorgetragenen Auffassung eines Eindringens der undissoziierten HF vorhanden. Außerdem ließ sich eine Aciditätsverschiebung nach der alkalischen Seite messen, da das Kation zurückbleibt. Die aufgenommenen Mengen steigen auf 45% der Außenlösung. In diesen Befunden sind Momente vorhanden, die nicht ohne weiteres mit der Annahme eines Eindringens nur der undissoziierten HF vereinbar sind, z. B. ist der Anstieg ungeheuer vermehrt bei kleinen Verschiebungen des p_H; deren Ausschlag geht aber mit der Zeit zurück, dann würde sich bei Verlust von undissoziierter Säure das p_H in der Außenlösung kaum verschieben.

Nach den Befunden von KAMEN und SPIEGELMAN[1486, II] braucht Fluorid gar nicht in die Zelle einzudringen, um zur Wirkung zu gelangen. Denn da Phosphat in die Zelle nur über eine vorherige Veresterung in der Oberfläche eindringt, genügt die Lähmung der in der Oberfläche gelegenen Fermente zu definierter Wirkung. $2 \cdot 10^{-2}$ NaF hemmte die Aufnahme in das anorganische Phosphat (mit Trichloressigsäure bestimmt) auf 50%, in das organische auf 10%. Da das anorganische Phosphat zum Teil aus Spaltung labiler Ester hervorgeht, wird deren Bildung gehemmt. Da das Phosphat innerhalb der Zelle nach WARBURG zum Umsatz beliebiger Mengen von Zucker ausreicht, wird dessen Umsatz nur durch eindringendes Fluorid gehemmt werden können. Jedoch muß eine Aufnahme von Phosphat dann notwendig werden, wenn Zellsubstanz zur Teilung und Vermehrung neu gebildet wird. VERZAR und PULVER[1545, II] konnten die Aufnahme von Glucose und Kalium in Bäckerhefe durch 0,002—0,01 mol NaF hemmen. Es erhebt sich die Frage, ob diese 3 Substanzen isoliert gehemmt werden, d. h. ob für jede eine verschiedene Mechanik vorliegt oder ob die Aufnahme eines Körpers nur gemeinsam mit den anderen stattfindet.

Neuerliche Untersuchungen von RUNNSTRÖM und Mitarbeitern[1548, I] geben uns einen weiteren Einblick in Vorgänge bei der Atmung. Es zeigte sich, daß die F-Hemmung um so stärker ist, je geringer die endogene Atmung der untersuchten

---

[1545] DIXON, M.: Biolog. rev. **12**, 431 (1937).

[1545, I] BOREI, H.: Biochem. Z. **312**, 160 (1942). Bäckerhefe, gewaschen. Bis 20 mMol NaF ergibt sich eine zunehmende Steigerung des O_2-Verbrauchs (bis aufs Doppelte), bei 40 mMol beträgt sie nur $^1/_3$ der Kontrolle. Ein Rest von Atmung läßt sich durch F' überhaupt nicht hemmen. Der Angriff erfolgt nicht am Cytochromsystem. Je mehr die Hefe „verarmt" ist, desto niedere Konzentrationen NaF wirken hemmend. NaCl, NaBr, NaJ sind bis 40 mMol unwirksam.

[1545, II] PULVER, R. u. VERZAR, F.: Biochem. J. **1938**, 1087.

[1546] GIAJA, J. u. MARKOVIC, L.: C. rend. Soc. Biol. **119**, 639 (1935), Rona **89**, 166.

Bäckerhefe ist. Das zeigte sich auch bei CO-haltigen Gemischen[1542, I]. Diese Art der Wirkung findet wenig Analogie in der Pharmakologie, da sonst eine Wirkung meist stärker bei stärkerer Intensität einer Reaktion ist. Das läßt sich allgemein darauf zurückführen, daß bei jeder Verschiebung aus der Gleichgewichtslage zunehmend Kräfte frei werden, die die Verhältnisse zur Norm zurückführen wollen. Hier bei der Hefe wird aber die Permeabilität gegenüber Fluorid bei Abnahme der Atmung größer. Das erklärt aber trotzdem nur einen Teil der Vorgänge, denn nebenher wird noch die Empfindlichkeit gesteigert. In der Zelle existiert ein Ferment (CARRIER) — so legen RUNNSTRÖM und Mitarbeiter ihre Resultate aus — das durch F blockiert, aber durch jeden Vorgang der Oxydation geschützt wird.

Es ist aber teilweise gar nicht einmal ein voller Vorgang zu diesem Schutz notwendig. Wenn z. B. Glucose zu einer verarmten Hefe gleichzeitig mit oder nach Fluorid zugesetzt wird, dann bleibt die Erniedrigung der Atmung anfangs wie bei den Kontrollen, erst nach einer Pause wird die F-Wirkung geschmälert. Wird aber Glucose auch nur wenige Sekunden vor F′ zugesetzt, dann finden wir die geringere Fluoridhemmung sofort, obwohl eine erhöhte Atmung noch gar nicht vorhanden ist. Wirkt Glucose nur kurz ein, wird aber nachher weggewaschen, dann zeigt sich schon die „Protectorwirkung", die unter anaeroben Bedingungen verbraucht, aber auch anaerob bei Unterhalten einer lebhaften Fermentation geschützt wird.

Ähnlich wie Glucose wirken Brenztraubensäure, Trehalose, Kaninchenserum (auch nach Dialyse), Galaktose (nicht aber Arabinose) Alkohol (nur bei Anwesenheit von O_2).

Die Glucosewirkung soll durch Hefeextrakt (auch $NH_4^{\cdot}$) vermindert werden, weil durch Induktion des Wachstums die Hefe verändert wird.

Die Wirkung von F′ soll nicht durch eine Komplexbildung mit Schwermetall erklärbar sein, sondern durch eine Bindung an Eiweiß an eine Nebenvalenz von H wie die Bindung (HFH)′ als lose Brücke. Die Vorgänge werden nur bis 40 mMol deutlich. Von NILSSON und Mitarbeitern[1274, II] wurde nun gefunden, daß sich durch Zusatz von $MnCl_2$ die Gärung wieder restituieren ließ. Das braucht allerdings nicht unbedingt für eine Ergänzung eines blokkierten Schwermetalls zu sprechen.

Eine weitere Reaktion ist die Hemmung der Aufnahme von Aneurin durch F. Diese findet als Hemmung der Adsorption und des Einbaus statt. Fluorid wirkt auf beide Vorgänge, auf die Adsorption aber nur unspezifisch[1548, II] (siehe später).

Eine Beeinflussung des Stoffwechsels durch Fluoride zeigt sich auch in der Intensität des Aufbaus von Glykogen durch Hefe in Abhängigkeit von Kohlenhydrat, Phosphat und Fluorid, die wir auf Abb. 20 wiedergeben[1547]:

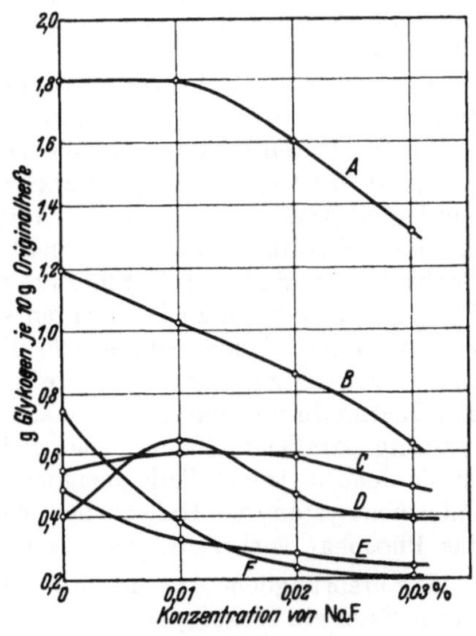

Abb. 20.
A: Maltose + 0,10% PO_4;
B: Maltose + 0,05% PO_4;
C: Glucose + 0,10% PO_4;
D: Glucose + 0,05% PO_4;
E: Glucose; F: Maltose.
(Nach MCANALLY u. SMEDLEY-MCLEAN).

Kurve D der Abbildung zeigt Bedingungen, unter denen die Bildung von Glykogen durch F′ gefördert wird. Die Hemmung eines Aufbaus von höheren Kohlenhydraten soll die Ursache sein, daß unter besonderen Bedingungen Fluorid die Gärung anzuregen vermag[1553, I]. Dadurch bleibt dann mehr Zucker für direkte

[1547] MCANALLY, R. A. u. SMEDLEY-MACLEAN, J.: Biochem. J. 29, 2236 (1935), Rona 91, 476.
[1548] LIPMANN, F.: Nature 138, 588 (1936). C. 1937 I, 908.

Vergärung frei, was besonders leicht bei niederen Zuckerkonzentrationen zu erwarten ist (2,9 mMol)[1548, I]. HOLZ und Mitarbeiter[1553, II] fanden eine Anregung der anaeroben Gärung, wenn eine Hemmung vorhergegangen war und das F' durch Einkippen von $CaCl_2$ in die Reaktionsmischung beseitigt wurde. Die Autoren wollen das damit erklären, daß während der Zeit der Hemmung Zucker bereitgestellt würde, wie auch Zuckerzusatz die Gärung anrege. Dagegen ist auf die Befunde von WILLSTÄTTER hinzuweisen, nach denen die Vergärung nur direkt von Glykogen und nicht von Glucose, wenigstens bei manchen intakten Hefen, ausgehen soll (siehe auch [1479, 1516] und S. 214).

Die O_2-Aufnahme und CO_2-Abgabe bei der Vergärung von Phosphogluconsäure in Hefemacerat kann durch F' gehemmt werden[1548], und zwar greift die Hemmung schon an der als einleitendem Prozeß notwendigen O_2-Absorption an Liegt die Gluconsäure selbst vor, dann ist als noch vorhergehender Prozeß die Phosphorylierung notwendig, die wiederum durch F' verhindert wird[1549].

Aber bei der Phosphogluconsäure selbst spielt auch ohne Fluorid die PO_4'''-Abspaltung keine Rolle[1548], im Gegensatz zur Vergärung von Hexosediphosphat[1550]. Hier verursachte m/100 eine Hemmung der Phosphatabspaltung von 24%. Wird aber die Spaltung durch Arsenat begünstigt, dann wird die Reaktion durch dieselbe Konzentration um 84% gehemmt, die CO_2-Entwicklung wird durch 0,005 mol um 80% gehemmt.

Die Spaltung des Hexosephosphats wird bei dem System von Propionibacterium jensenii VAN NIEL (das auch Glycerophosphat spaltet) bis m/40 NaF nicht gehemmt[1551]; wenn man aber die Spaltung durch m/100 Arsenat anregt, dann wird diese Vermehrung auch empfindlicher gegen F', das jetzt schon in der Konzentration von m/400 die ersten Zeichen der Hemmung zeigt[1551].

Die Spaltung durch Acetontrockenhefe ist weniger empfindlich, wenn Hexosediphosphat, als wenn Glycerophosphat gespalten werden soll, wie folgende Zahlen zeigen[1552]: Durch 0,14 mol ist die Hemmung 60%; 0,014 mol 7% bei Hexosephosphat, bei Glycerophosphat aber 85% bei 0,1 mol; 54% bei 0,01 und 16% bei 0,001 mol. Andererseits finden sich auch Angaben, daß die Hemmung ein Maximum durchläuft[1553], was aber nicht weiter bestätigt wurde. Wichtiger ist die Beobachtung, daß durch Fluoride eine vermehrte Synthese von organischen Phosphorsäureestern zu beobachten sei, die durch Zusatz von Glucose vermehrt werden könne. Schon bald wurde die Ansicht geäußert, daß es sich nicht um eine Begünstigung einer Synthese, sondern um eine Hemmung des Abbaus zu den Endprodukten handele, zumal Minderung der CO_2-Bildung und Phosphatspaltung parallel verliefen. Aber gleichgültig wie die Reaktion aufzufassen ist, ist sie doch in jedem Falle geeignet, den Einbau von Aneurin (Thiamin) in das Cofermentsystem der Hefe zu hemmen, weil bei Zusatz von Fluorid vor Aneurin das Phosphat vorher festgelegt wird (SPERBER)[1548, II].

Die ursprüngliche Ansicht, daß in dem dann auftretenden, schwer hydrolysierbaren Ester ein Hexosephosphorsäureester vorliege, konnte bald dahin korrigiert werden, daß der Gärungszyklus an der Stelle der Phosphoglycerinsäure und Glycerinphosphorsäure stehen bleibt.

[1548, I] RUNNSTRÖM, J., GURNEY, R. u. SPERBER, E.: Encymologia **10**, 1 (1941).

[1548, II] SPERBER, E.: Biochem. Z. **313**, 62 (1942).

[1549] ENGELHARDT, W. A. u. BARCHASCH, A. P.: C. **1939 I**, 3197.

[1550] MACFARLANE, M. G.: Biochem. J. **24**, 2, 1051 (1930). Bäckerhefe getrocknet.

[1551] PETT, L. B. u. WYNNE, A. M.: Biochem. J. **28**, 1, 365 (1934).

[1552] LIPMANN, F.: Biochem. Z. **196**, 3 (1928), Rona **47**, 236.

[1552, I] KALCKAR, H. M.: Biol. Rev. **17**, 28 (1942).

[1553] v. EULER, H., MYRBÄCK, K. u. KARLSSON, S.: Hoppe-Seylers Z. **143**, 243 (1925), Rona **31**, 624. 0,2% NaF hemmt die Esterspaltung maximal im Betrage von 33%.

[1553, I] WERTHEIMER, E.: Protoplasma **21**, 522 (1934).

[1553, II] HOLZ, P., EXNER, M. u. SCHÜMANN, H. J.: Naunyn-Schmiedebergs Arch. **205**, 243 (1948).

Jetzt sind Methoden angegeben worden zur Synthese dieser Ester auf biologischem Wege mit Hilfe von Fluorid[1554, 1555, 1496, S. 138]. Diese Befunde sind die notwendigen Durchgangswege zu dem oben erwähnten MEYERHOF-Schema der Gärung und sind außerdem verknüpft mit dem Namen EMBDEN, LEHNARTZ[1558], LOHMANN, NILSSON. Sie wurden teilweise gewonnen nicht an Hefe, sondern Froschmuskeln und werden in diesem Zusammenhang Erwähnung finden.

Die Unterbrechung der Gärung findet an der durch **Enolase** bedingten Umwandlung von 2-Phosphoglycerinsäure in Phosphobrenztraubensäure statt, also folgende im Gleichgewicht verlaufende Reaktion:

$$\begin{matrix} CH_2OH & & CH_2 \\ | & & \| \\ CHOPO_3H & \leftrightarrows & COPO_3H_2 \\ | & & | \\ COOH & & COOH \end{matrix}$$

Das Gleichgewicht ist zumindest 80% nach rechts verschoben[1496, S. 141. 1556], wohl wenn das dynamisch reagierende System vorliegt. Diese Reaktion ist die gegen Fluorid empfindlichste, denn sie wird bereits durch m/100 bis m/204 NaF vollständig gehemmt[1557]. Bei höherer Temperatur wird aber doch etwas Phosphobrenztraubensäure gebildet.

Bei der Enolase gelang es jetzt, in den Mechanismus dieser Fluoridhemmung näher einzudringen. Durch Dialyse war die Enolase von Schweinemuskeln zu inaktivieren und durch m/1000 Mg wiederum zu aktivieren[1557, II]. WARBURG und CHRISTIAN[1557, III] konnten metallsalzfreie unwirksame Hefeenolase (Protein nach WARBURG) durch $Zn^{\cdot\cdot}$, $Mn^{\cdot\cdot}$ und $Mg^{\cdot\cdot}$ aktivieren. Die Zinkenolase ist gegen Fluorid nicht, $Mn^{\cdot\cdot}$-Enolase dagegen empfindlich, aber am empfindlichsten ist die Verbindung mit $Mg^{\cdot\cdot}$, bei dem es sich um die im Leben wirksame Form handeln soll. Hinzuweisen wäre hier auf die Versuche von NILSSON und Mitarbeitern[1274, II]. Es gelang dabei, fluoridvergiftete Hefe durch Zusatz von $MnCl_2$, nicht aber durch $MgCl_2$ zu regenerieren.

Die Empfindlichkeit der Enolase gegenüber Fluorid wird durch vorhandenes Magnesium nicht etwa vermindert, sondern erhöht. Nach WARBURG und CHRISTIAN[1557, III] wird das Ferment zur Hälfte gelähmt bei $1{,}0 \cdot 10^{-3}$ Mol $MgSO_4$ im Liter durch $3{,}9 \cdot 10^{-4}$ Fluorid. Bei 27facher Magnesium-Konzentration aber schon durch $0{,}6 \cdot 10^{-4}$ Mol pro Liter Fluorid. Ohne Phosphat fällt die Hemmung fort, wird aber schon durch $1{,}1 \cdot 10^{-7}$ Mol P/Liter deutlich. Es liegt offenbar ein Komplex vor, der Magnesium, F und PO_4 enthält. Die Verhältnisse ließen sich durch folgende Gleichung zusammenfassen:

Mg-Fluorophosphat + Mg-Enolase ⇆ Mg-Fluorophospho-Enolase + Mg-Salz.

Die Gleichgewichtskonstante ergab folgenden Wert:

$$C_{Mg} \cdot C_{PO_4} \cdot C^2_F \cdot \frac{\text{Wirkungsrest}}{\text{Wirkungshemmung}} = K = 3{,}2 \quad 10^{-12} \left[\frac{\text{Mol.}}{\text{Liter}}\right]^4$$

Diese Gleichung gilt nur im niederen Bereich der Konzentration, bei höheren Konzentrationen von Fluorid kann es auch die einfache Verdrängungsreaktion geben:

Mg-Fluorid + Mg-Enolase ⇆ Mg-Fluoro-Enolase + Mg-Salz.

1554 HAHN, A., OTTAWA, H. u. MEHLER, E.: Z. Biol. **97**, 573 (1936), Rona **99**, 189.

1555 BABA, T.: Biochem. Z. **267**, 452 (1933), Rona **78**, 313. Höherer PO_4-Gehalt steigert die Ausbeute an Phosphoglycerinsäure; m/40 NaF.

1556 AKANO, R.: Biochem. Z. **280**, 110 (1938). Gleichgewicht bei m/50 NaF zu 14%, ohne F' zu 70% Phosphobrenztraubensäure.

1556, I NAJJAR, V. A.: J. biol. Chem. **175**, 281 (1948). Durch PO_4-Zusatz zu Glucose-1-Phosphat wird noch eine zusätzliche Hemmung erreicht.

1556, II KILLEY, W. W. u. MEYERHOF, O.: J. biol. Chem. **176**, 591 (1948). Trotz Berücksichtigung der Ionenstärke ist die Aktivität mit Sulfat 10% höher als mit Chlorid.

1557 LOHMANN, K. u. MEYERHOF, O.: Biochem. Z. **273**, 60 (1934), Rona **83**, 644.

Zur Ausbildung der Fluoridhemmung ebenso zur Enthemmung bei Verdünnung dauert es Minuten. Diese Zeit ist nach WARBURG[1527, II] für eine gewöhnliche Verdrängungsreaktion von Salzen ungewöhnlich lang.

WARBURG und CHRISTIAN gaben die Carboxylasehemmung durch Fluorid als unabhängig von Phosphat an. Kürzlich berichtete NAJJAR[1556, I] über die Bedingungen der Fluoridhemmung der Phosphoglucomutase, die die Umsetzung von Glucose-1-Phosphat zur Glucose-6-Phosphat katalysiert. Auch hier liegt ein Magnesium-aktiviertes Ferment vor, aber zur Hemmung gehört nicht Phosphat, sondern Glucose-1-Phosphat (schwach ersetzbar durch Glucose-6-Phosphat). Mit 1-Ester $2,2 \cdot 10^{-3}$ Mol/Liter + $MgSO_4$ $5 \cdot 10^{-4}$ Mol/Liter wird durch 10^{-3} Mol/Liter Fluorid 50% Hemmung erreicht. Auch Adenosintriphosphatase ist Mg-aktivierbar und F-hemmbar[1556, II].

Die Empfindlichkeit der Enolase im gesamten System ist deutlich schon aus unseren vorigen Zahlen und durch die zusätzliche Angabe, daß die weitere Spaltung der Phosphobrenztraubensäure durch m/100 NaF nur zu 20% gehemmt wird[1557]. Die Vergärung der Phosphobrenztraubensäure wird selbst in m/25 NaF erst zu 68% gehemmt[1518]. Es entsteht dabei nur Acetaldehyd (siehe weitere Reaktionen unten), aber die CO_2-Bildung ist groß und unverändert rasch, wenn Glucose oder Fructose als PO_4'''-Acceptor vorhanden ist.

Der ganze Prozeß des Phosphattransportes wird durch die Lähmung der Enolase unterbrochen, weil eine Umesterung auf Glucose nur auf dem Umwege über Phosphobrenztraubensäure geschieht, wenn nicht Adenylpyrophosphat anwesend ist. Eine weitere Veresterung findet also dann nur solange statt, bis die Cozymase ihr Phosphat verloren hat; von deren Konzentration ist dann die Menge der Phosphoglycerinsäure abhängig[1479]. Sogar in der lebenden Hefe nimmt unter Fluorid die Cozymase ab[1559, I]. Daher erklärt sich dann der verhinderte Einbau von Aneurin (Thiamin) (siehe auch [1548, II]). Nach der thermodynamischen Darstellung von KALCKAR[1552, I] müßte damit die Ökonomie des Stoffwechsels vermindert werden, wenn nicht andere Wege möglich sind. Die Phosphorylierung der Polysaccharide, z. B. Glykogen, bedarf aber nicht der Cozymase und wird nicht durch F' gehemmt[1479, 1516, S. 469].

Zugleich mit dem Freiwerden von PO_4''' zur Umesterung auf Zucker und mit der Entwicklung von CO_2 entsteht bei der Vergärung von Phosphobrenztraubensäure Acetaldehyd, der im normalen Verlauf zu Alkohol reduziert wird. Gekoppelt mit diesem Vorgang wird Glycerinaldehydphosphorsäure zu Phosphoglycerinsäure oxydiert, deren Ausbeute deshalb bei Anwesenheit von Acetaldehyd im Gäransatz mit Fluorid vermehrt wird[1558]. Durch die Anwesenheit von Acetaldehyd als Wasserstoffacceptor — also Oxydationsmittel — wird auch die Veresterung von Glucose bei Anwesenheit von Hexosediphosphat, die trotz NaF vorhanden ist, gesteigert[1559].

Durch die Entstehung von Phosphoglycerinsäure kann CO_2 aus einem bicarbonathaltigen Milieu ausgetrieben werden, so daß es den Anschein hat, als ob die Gärung trotz NaF weitergeht.

Es ergibt sich folgende quantitative Reaktion[1559], zu der Hexosediphosphat als Katalysator gehört:

1 Glucose + 2 PO_4 + 2 Acetaldehyd → 2 Äthylalkohol + 2 Phosphoglycerinsäure.

Diese Gleichung gilt nur im großen streng, denn es entsteht dabei auch noch Hexosemonophosphat und Hexosediphosphat, außerdem wird nur ein Teil an-

[1557, I] UTTER, M. F. u. WERKMANN, C. H.: Biochem. J. **36**, 485 (1942), Rona **133**, 510. Bei Escherichia Coli sind zur vollständigen Hemmung der Endase 0,04 mol notwendig.

[1557, II] OHLMEYER, P. u. DUFAIT, R.: Naturwissenschaften **1941**, 672.

[1557, III] WARBURG, O. u. CHRISTIAN, W.: Naturwissenschaften **1941**, 589. Biochem. Z. **310**, 389 (1941).

[1558] LEHNARTZ, E.: Hoppe-Seylers Z. **230**, 90 (1934), Rona **85**, 413.

[1559] MEYERHOF, O. u. KIESSLING, W.: Biochem. Z. **267**, 313 (1933).

[1559, I] LENNERSTRAND, A.: Ark. kem. Mineral. A. **14**, Nr. 16, 1 (1941). C. **1941 II**, 2956.

organischer PO_4''' verestert[1518]. Ebenso kann Hexosemonophosphat PO_4'''-Acceptor sein[1522]. Der begrenzende Faktor in dieser Reaktion ist der Acetaldehyd, der durch Methylenblau als Wasserstoffacceptor nicht ersetzt werden kann[1560], (dagegen siehe LENNERSTRAND[1565, 1567, 1568, 1569]). Wird Acetaldehyd im Überschuß zugesetzt, dann folgt der ersten Periode der Säurebildung durch Phosphoglycerinsäure eine zweite langsamere, während der ein leicht hydrolysierbarer Ester mit Freiwerden von Gärungs-CO_2 auftritt. Diese Reaktion, die bei m/20 NaF verläuft, wird durch m/10 verzögert und erst durch m/7 NaF unterdrückt[1561]. Es entsteht Methyltetrosephosphorsäure. Es handelt sich um eine Reaktion zwischen Dioxyacetonphosphorsäure und Acetaldehyd durch Aldolkondensation (mittels Aldolase).

Die Reaktionen können auch in gereinigten Systemen verlaufen[1522], dabei zeigt es sich, daß durch ein bestimmtes Ferment (A-Protein) PO_4''' übertragen werden kann über Adenylsäure oder Cozymase. Das bewegliche PO_4''' ist immer das der Phosphobrenztraubensäure, deren Entstehung gerade durch F' gehemmt wird. Auch die Phosphorylierung von Vitamin B_1 zur Cocarboxylase wird unmöglich gemacht[1562, 1548, II]. Die Umesterung von Phosphobrenztraubensäure zur Synthese von Adenosintriphosphorsäure selbst wird durch m/50 NaF nur verlangsamt, aber wenn das PO_4''' aus Phosphoglycerinsäure stammt, aufgehoben[1528], gar nicht beeinflußt bei Hexosediphosphat, besonders wenn letztere Reaktion durch Acetaldehyd und PO_4''' beschleunigt wird.

Die Hemmung durch Jodacetat legt die Annahme einer Oxyreduktion als notwendige Begleitreaktion nahe, die — auch in anderen Systemen — dem F' nicht direkt zugänglich ist[1491]. Das zeigte die vorher schon dargelegte Tatsache, daß man durch Zusatz des Wasserstoffacceptors Aldehyd den Gärungszyklus bis zur Phosphoglycerinsäure gut unterhalten kann, ja sogar eine Steigerung möglich ist[1564]. Auch die Aufesterung des Dinucleotids aus Phosphobrenztraubensäure wird nicht gestört[1563].

An der Cozymase (Coenzym I der Dehydrogenase) stoßen die Vorgänge der Phosphorylierung und der Dehydrierung zusammen. Die Verbindung ist energetisch notwendig, weil es sich bei dem einen (besonders die Spaltung in Triosephosphat) um einen endothermen, bei dem anderen um einen exothermen Prozeß handelt[1565]. In der Vereinigung beider Möglichkeiten in einem Molekül ist die Cozymase der Adenylsäure überlegen, weniger bei NaF-Anwesenheit[1566].

Codehydrase I kann durch Macerationssaft zur Codehydrase II phosphoryliert werden. Erfolgt der PO_4'''-Transport aus Phosphobrenztraubensäure, deren Entstehung durch F' gehemmt wird, dann unterbleibt diese Reaktion (ADLER und ELLIOT[1527, I]).

In dem System: Apozymase + Glucose + Hexosediphosphat + Cozymase + Pyocyanin findet ein Sauerstoffverbrauch statt, der allmählich abnimmt und durch Zusatz von Cozymase wieder in Gang gebracht werden kann, wenn NaF zugegen ist. Wird dieses fortgelassen, dann wird die Cozymase nicht geschwächt, sondern eher verstärkt, weil durch die Dephosphorylierung der Phosphobrenztraubensäure das von der Cozymase umgeesterte Phosphat immer Ersatz findet[1527, 1565, 1568]. An dieser Stelle greift eine Phosphatase ein, deren Wirksamkeit nicht zur Geltung kommt gegenüber der Spaltung wegen der rascheren Umesterungen[1569] (siehe

---

[1560] MEYERHOF, O.: Nature **132**, 273 (1933).

[1561] MEYERHOF, O., LOHMANN, K. u. SCHUSTER, PH.: Biochem. Z. **286**, 301 (1936).

[1562] LIPSCHITZ, M. A., POTTER, V. R. u. ELVEHJEM, C. A.: J. biol. Chem. **124**, 147 (1938). Diese Wirkung von 0,04 mol NaF kann durch Brenztraubensäure + PO_4''' beseitigt werden.

[1563] KIESSLING, W. u. MEYERHOF, O.: Biochem. Z. **296**, 410 (1938). m/20 NaF.

[1564] v. EULER, H. u. NILSSON, R.: Biochem. J. **25**, 2, 2168 (1931).

[1565] LENNERSTRAND, A. u. RUNNSTRÖM, J.: Biochem. Z. **283**, 12 (1935), Rona **92**, 496. Methylenblau weniger geeignet.

[1566] OHLMEYER, P.: Biochem. Z. **287**, 212 (1936). m/15 NaF.

[1567] LENNERSTRAND, A.: Naturwissenschaften **26**, 45 (1938). C. **1938** I, 2374.

dasselbe Problem im Muskelsaft, behandelt im folgenden Kapitel). Pyocyanin als Oxydationsmittel ersetzt den Acetaldehyd[1567] und ist ebenso notwendig wie Hexosediphosphat[1565] und Phosphat[1569].

Dieses durch NaF in der Gärung gehemmte, nur oxydierende und phosphorylierende System wurde durch LENNERSTRAND[1569] einer ausführlichen Untersuchung unterzogen. Im Gegensatz zu der Oxydation von Hexosemonophosphorsäure mit Atmungscoferment (siehe oben THEORELL) wird die O_2-Aufnahme etwa proportional der Phosphatkonzentration nach einer Induktionsperiode gesteigert, also eine durchaus verschiedene Beeinflussung der Cozymase (Coenzym I) und des Atmungscofermentes (II). Dem Phosphat wird eine direkte, gegen Phosphatasen schützende Wirkung auf die Cozymase zugeschrieben, andererseits soll es aber in ganz hohen Konzentrationen die Übertragung des Phosphats von der Phosphobrentraubensäure auf Cozymase verhindern, so daß es dann analog Fluorid wirkt.

Im allgemeinen werden Dehydrasen durch geeignete F′-Konzentrationen nicht gehemmt, ebensowenig wie die Reduktion des Cytochromsystems. Trotzdem fand sich in lebenden Zellen von Bäcker- und Brauereihefe spektroskopisch eine Verlangsamung der Reduktion des Cytochroms bei Anwesenheit von F′, ebenso im Zellsaft, wenn das Cytochrom C durch Chinon oxydiert wurde. Daraus schloß RUNNSTRÖM und Mitarbeiter [1569, I], daß zwischen die Dehydrasen und das Cytochromsystem noch ein Schwermetall als Überträger zwischengeschaltet ist, der durch F′ blockiert werden kann (siehe dazu dieselben Autoren S. 218f.).

Eine sekundäre Einwirkung von Fluorid auf dehydrierende Systeme ergibt sich auch aus folgendem Ansatz[1570]:

Wenn zu hydrierter Cozymase (also in der Form von Dihydropyridin) Acetaldehyd gegeben wird, entsteht Alkohol und Pyridin, das von Triosen Wasserstoff aufnehmen kann, so daß dann Phosphoglycerinsäure auftritt. Andererseits können durch Triosephosphat auch Wasserstoffe aufgenommen werden, so daß dann Glycerinphosphorsäure entsteht. Diese Reaktion ist aber 20000 mal langsamer als die des Aldehyds. Wenn dieser aber am Entstehen durch NaF verhindert wird, dann sammelt sich Glycerinphosphat an, das — durch Phosphatasen des Lebedewsaftes gespalten — schließlich zur Bildung von Glycerin führt.

Fluoracetat. Die Oxydation von Essigsäure wird vollkommen gehemmt, wenn CH_2FCOOH (0,01—0,02 mol) 10′ vor dem Acetat zugesetzt wird, nachher nicht mehr. Die Hemmung wird teilweise rückgängig gemacht durch erhöhten Acetatzusatz. Die Zitronensäurebildung wird auch gehemmt. Stärkere fluorhaltige Fettsäuren und CHF_2COOH haben keine Wirkung. Weniger stark war die Wirkung auf Gonokokken, Coli, nur bei Bact. creatinovorans hemmte es die Oxydation von Acetat usw. und die Synthese von Kohlenhydraten[1571, I]. Die Art der Wirkung ist wegen des Mechanismus auch anderer Gifte von Interesse. Die Umsetzung von Acetat wird dadurch verhindert, daß dessen Eintritt in den Citronensäurezyklus verhindert wird. Aber ebenso soll der Citronensäurezyklus selbst eine Störung erfahren, wodurch (z. B. im Nierenbrei des Meerschweinchens[1571, III]) die Fumaratoxydation verhindert wird und Citrat sich ansammelt. Die Fluor-

[1568] LENNERSTRAND, A.: Biochem. Z. **287**, 172 (1936). 0,6% NaF, Warburg-Apparatur.
[1569] LENNERSTRAND, A.: Biochem. Z. **289**, 104 (1936).
[1569, I] RUNNSTRÖM, J., BOREI, H. u. SPERBER, E.: Ark. kem. Mineral. A. **13**, Nr. 22, 1 (1939). C. **1940 I**, 3935.
[1570] NEGELEIN, E. u. BRÖMEL, H.: Biochem. Z. **303**, 231 (1939).
[1571] CASE, E. M. u. COOK, R. P.: Biochem. J. **25**, 2, 1319 (1931).
[1571, I] BARTLETT, G. R. u. ES GUZMAN BARRON: J. biol. chem. **170**, 67 (1947).
[1571, II] MARTIUS, C.: Angew. Chemie **1949**, 257.
[1571, III] LIÉBECG, C. u. PETERS, R. A.: J. Physiol. **108**, 11 P (1949).

essigsäure tritt in den Citronensäurezyklus ein, und in Form der Fluorcitronensäure hemmt sie die Dehydrierung der Isocitronensäure Schaltet man das Citronensäure bildende Encymsystem in vitro durch m/1000 As_2O_3 aus, dann kann keine Fluorcitronensäure gebildet werden und der Citronensäureabbau geht ungehindert weiter[1571, II].

Von den verschiedenen einfach fluorierten Fettsäuren erwiesen sich nur diejenigen als giftig, die geradzahlig sind und Fluor in der ω-Stellung haben, denn durch den Abbau der Fettsäuren in Zweierbruchstücken bleibt stets Fluoressigsäure übrig.

Genau zu demselben Endeffekt wie Fluorid führt Zusatz von **Sulfit,** das aber mit Aldehyden und Ketonen direkt reagiert und sie an weiteren Reaktionen verhindert. Durch diesen Zusatz in dem bekannten NEUBERGschen Abfangverfahren wird also eine Nebenreaktion zum Hauptweg gemacht, der aber bei Fluorid (NEGELEIN[1570]) nur in diesem künstlichen System erzielbar war. Mitwirkung von Phosphatase ist ebenso notwendig, wodurch diese F'-Wirkung auf einen engen Konzentrationsbereich eingeschränkt wird.

Bei Zusatz von Sulfit kann der Zerfall von Phosphoglycerinsäure zu Brenztraubensäure weitergehen und diese sammelt sich an[1517]. Allerdings ist der mögliche Komplex von Sulfit mit dieser Verbindung nicht bei jeder Acidität der Gärung beständig, denn er kann auch zu Acetaldehyd decaboxyliert werden[1571]. Verbindungen Glucose-Sulfit sind nicht vergärbar[1572, 1575]. Unter besonderen Bedingungen kann sogar Glycerinaldehydphosphorsäure abgefangen werden[1573]. Im allgemeinen wird als Produkt der Acetaldehyd auftreten und zwar in der Ausbeute gleich, ob nun Fructose oder Glucose angeboten wurde und gleichgültig wie stark die PO_4'''-Konzentration war[1574, 1578].

Wir finden vielfach die Angabe, daß Sulfit erst dann zugesetzt werden soll, wenn die Gärung gut in Gang ist[1574]. Das liegt dann daran, daß die Hefe durch Sulfit geschädigt wird, stärker oder schwächer je nach der Art der Hefe; denn untergärige Hefe ist stark empfindlich[1576], Oberhefe weniger, am wenigsten empfindlich ist aber eine Saké-Hefe (Saccheromyces Saké), die dann bis 80 % der theoretischen Aldehydbildung verursacht (KUMAGAWA, zitiert nach [1572, 1577]). Anscheinend ist auch eine gewisse Erziehung der Hefe zum Ertragen von Sulfit möglich[1577].

Die Gleichung der zweiten Vergärungsform lautet:

$$1 \text{ Glucose} = 1 \text{ Glycerin} + 1 \text{ Acetaldehyd} + CO_2$$

als Nebenprodukt entsteht also Glycerin, dessen Gewinnung auf diesem Wege auch technisch zur Sprengstoffherstellung Verwendung fand (BERNHAUER[1496, S. 123]). (Im technischen Prozeß wird das schwerlösliche $CaSO_3$ zugesetzt.)

Die Ansammlung von Glycerin ist aus dem Fortfall des dehydrierenden Acetaldehyd verständlich. Die übrigbleibende Glycerinphosphorsäure wird durch Hefephosphatasen gespalten. Die Ausbeute steigt mit höherer Konzentration von Sulfit bis auf 30 % der Formel[1577]. Es findet nie eine vollkommene Unterdrückung der Alkoholbildung statt, was daraus verständlich ist, daß die Reaktion Aldehyd-Sulfit langsam verläuft.

Nach der Gleichung wird weniger CO_2 frei als bei der ungestörten alkoholischen Gärung, aber wenn die Gärung durch Se- oder As-Verbindungen gelähmt war, dann konnte SO_3''

1572 NEUBERG, C.: Biochem. Z. **212**, 477 (1929), Rona **53**, 408.

1573 MEYERHOF, O.: Bull. Soc. chim. Biol. **20**, 1033 u. 1345 (1938).

1574 HEMMI, F.: Biochem. J. **17**, 327 (1923), Rona **21**, 288.

1575 NEUBERG, C. u. COLLATZ, H.: Biochem. Z. **216**, 233 (1929), Rona **55**, 249.

1576 LOCHHEAD, A. G. u. FARRELL, L.: Food Res. **1**, 517 (1936), Rona **111**, 302. Bei der Hefe Cygosaccheromyces Nussbaumeri genügte schon zur Verhütung der Gärung in Honig 0,02% $NaHSO_3$.

1577 POLAK, F.: Biochem. Z. **212**, 363 (1929), Rona **53**, 122.

sogar etwas fördern[1579]. Außer Glycerin treten anscheinend noch andere sonst nicht vorhandene Produkte auf, wie Trimethylenglykol oder Propylenglykol (BERNHAUER[1496], S. 123). Berichte von Unterschieden der Befunde in PO_4'''-haltigem oder -freiem Gäransatz[1580] wurden nicht weiter verfolgt.

Die Fett- und Kohlenhydratbildung durch lebende Hefe in Alkoholanwesenheit wird durch Sulfit verringert, nicht dagegen die ohne Alkohol[1581]. Dabei soll die Sauerstoffzehrung der Hefe zunehmen, so daß die Züchtung von Anaerobiern möglich ist[1582].

Die spaltende Wirkung von Sulfit auf Aneurin (Thiamin) kommt erst bei höheren Temperaturen zur Geltung, nicht aber bei den uns hier interessierenden biologischen Vorgängen[1580, I].

Andere Anionen. $Na_2S_2O_3$ unterdrückte in Hefepreßsaft die Gärung vollständig in m/10 Konzentration, m/100 und m/1000 förderten dagegen[1583]. Die durch Blausäure gehemmte Atmung der Hefe ließ sich durch Thiosulfat nur dann wiederherstellen, wenn man noch einen thermolabilen Faktor aus Leber zusetzte. Dieser wurde nicht durch Fluorid, wohl aber durch Arsenat, Pyrophosphat und gallensaure Salze ausgeschaltet[1583, I].

Von anderen schwefelhaltigen Anionen ist hier noch das *Sulfat* zu nennen, das die Induktionsperiode mit einem Optimum von 0,02 mol abkürzt[1510]. Eine Frage ist es natürlich, inwieweit eine Reduktion von Sulfat und damit Aufbau von organischer schwefelhaltiger Substanz möglich ist. Hefe besitzt diese Fähigkeit anscheinend mit Auftreten sulfitähnlicher Substanzen[1584]. Aber die Reduktion führt auch weiter, und damit wäre SO_4'' in der Lage, das Wachstum der Hefe zu fördern (und zwar angeblich besser als Cystin, Cystein usw.[1586]). Saccharomyces cerevisiae wächst in Medien mit nur $Na_2SO_4 \cdot 10\, H_2O$ als einziger Schwefelquelle. Das Wachstum war jedoch nur 50% des Optimalen[1584, I]. Durch Selensäure konnte das Wachstum gehemmt werden. Setzte man jetzt Sulfat zu, dann ließ sich das Wachstum je nach dem Zusatz wiederherstellen. Das Verhältnis $\frac{H_2SeO_4}{H_2SO_4}$ war etwa 1(0,67 — 1,9). Damit wurde der Beweis erbracht, daß eine Kompetition im Aufbau der notwendigen organischen Schwefelverbindungen — als führend wird Methionin angesehen — zwischen Sulfat und Selenat vorhanden sei. Auch in Pflanzen wirkte Sulfat der Selentoxicität entgegengesetzt[1584, II].

In Pflanzen findet diese Reduktion selbstverständlich leicht statt mit beliebiger Fähigkeit zur Rückoxydation. Die Reduktion mit Synthese von Glutathion ist bei Kartoffeln, die mit Äthylenchlorhydrin behandelt wurden, auch im zerschnittenen Zustand möglich[1585].

Ebenso können Pflanzenpreßsäfte *Nitrat* reduzieren z. B. von Salat (stärkere Reduktion von Blatt als Stengel) oder Zuckerrüben, worüber einige quantitative

---

[1578] POLAK, F.: Biochem. Z. **216**, 179 (1929), Rona **55**, 249. Anders bei Rohrzucker, aber dagegen Polemik von NEUBERG[1572, 1575].

[1579] MOXON, A. L. u. FRANKE, K. W.: C. **1935 II**, 1043.

[1580] LEBEDEW, A.: Hoppe-Seylers Z. **132**, 275 (1929), Rona **27**, 199.

[1580, I] SCHULZ, A. S., ATKIN, L., FREY, C. N. u. WILLIAMS, R. R.: J. amer. chem. Soc. **63**, 632 (1941). C. **1941 II**, 617. Bestimmungsmethoden von Thiamin nach Sulfitbehandlung.

[1581] MACLEAN, J. L. u. HOFFERT, D.: Biochem. J. **20**, 340 (1926).

[1582] BACHMANN, W. u. OGAIT: Zentralbl. Bakter. I. Org. **134**, 281 (1935), Rona **89**, 167.

[1583] NEUBERG, C. u. EHRLICH, M.: Biochem. Z. **101**, 276 (1920).

[1583, I] BENARD, H., TÖRÖK, G. u. GAJDOS, A.: C. rend. Sci. Biol. **141**, 700 und 702 (1947);

[1584] MOTHES, K.: Planta **29**, 67 (1938). Bestimmung des Sulfhydrylschwefels. NO_3'-Einwirkung auf diese Vorgänge wechselnd.

[1584, I] FELS, G. u. CHELDELIN, V. H.: Arch. Biochem. **22**, 402 (1949).

[1584, II] HURD-KARRER: Am. J. Bot. **24**, 720 (1937); **25**, 666 (1938). Zit. nach [1584, I].

[1585] GUTHRIE, J. D.: Contrib. Boyce Thompson Inst. **9**, 233 (1938), Rona **108**, 196. C. **1938 II**, 2951.

[1586] KOCH, F. C. u. SUGATA, H.: Proc. Soc. exp. Biol. med. **23**, 764 (1926), Rona **39**, 288.

Zahlen über die Wirkung der Wasserstoff-Ionen angeführt seien. Zusatz 1,68%, in 4 Stunden wurden reduziert:

p_H	8,82	7,7	7,49	7,36	5,97
Umsatz	5,5	12,0	22,5	10,0	2,0%.

NO_2' wurde als Zwischenprodukt gesehen, ebenso in zahlreichen anderen Preßsäften wie: Pirus malus, Asparagus officinalis, Beta vulgaris, Lactuca sativa, Prunus persica, Triticum aestivum[1588], Burzeldorn[1589].

In Wurzelbrei von Mais konnte kein NO_2' nachgewiesen werden, so daß eine direkte weitere Assimilation angenommen wurde. Hierzu war Anwesenheit von $Fe^{\cdot\cdot}$ und besonders $Mn^{\cdot\cdot}$ notwendig[1590]. Auch bei der Reduktion zu NO_2' findet sich in der Hemmung durch HCN ein Hinweis auf die Mitwirkung von Schwermetallen[1587]. Dafür ist auch der Befund von WARBURG[1587, I] ein Beweis, daß die Nitratassimilation der Alge Chlorella durch Blausäure gehemmt wird. Die Reaktion erfolgt übrigens nach der Gleichung[1587, II].

$$HNO_3 + H_2O = NH_3 + 2O_2.$$

Es ist bisher nicht erwiesen, ob diese Reaktion auch durch die Chlorophyllgranula allein erfolgt, wie die Reduktion des Chinons (WARBURG[1362, III]).

Hefe vermag NO_3' leichter zu reduzieren als Methylenblau, weil dieses bei gleichzeitiger Anwesenheit in Kulturen nicht reduziert wird[1591]. Die Reduktion geht bis zur Assimilation weiter, aber NO_3' ist als Stickstoffquelle weniger geeignet als NH_4, was auf die Ansammlung von NO_2' zurückzuführen ist. Wird dieses durch Luftstrom oder häufigen H_2O_2-Zusatz beseitigt, dann ist die Hefeausbeute besser[1591]. Die mit 0,1% $NaNO_3$ aufgezogene Hefe zeigte geringere Proteasewirkung als mit Ammonsalzen als N-Quelle. Inwieweit hierbei das NO_2' eine Rolle spielt, ist nicht gesagt[1592]. (Siehe: Einwirkung von Oxydantien auf Proteasen S. 192f.)

Die Alkoholbildung in einem Nährboden aus Salzen ($K^{\cdot}$, $NH_4^{\cdot}$, PO_4''', SO_4'', $Mg^{\cdot\cdot}$) und Zucker wird durch KNO_3-Zusatz in bestimmten Konzentrationen vermehrt, wie folgende Tabelle[1593] zeigt, auf der die Zahlen mg Alkohol bedeuten:

Tabelle 50.

	Kontrolle	0,5%	1%	2%	4% KNO_3
Mit Salzen . .	700	835	780	—	470
Ohne Salze . .	442	1015	1015	1055	965

Die Dauer dieser Versuche betrug 2—4 Tage, so daß also Fragen der Vermehrung hineinspielen, besonders in dem Versuch ohne Salze, wo die Stickstoffquelle ($NH_4^{\cdot}$) restlos fehlt ohne NO_3'.

Zusatz eines indifferenten Salzes wie *NaCl* führte schon von 1% zur Hemmung der Entwicklung einer ausgesäten Hefe[1594]. Ebenso wird die Entwicklung von Saccharomyces cerevisiae gehemmt, dabei ist die Menge des umgesetzten Zuckers geringer[1595].

1587 DITTRICH, W.: Planta **12**, 69 (1930), Rona **60**, **66**.

1588 ECKERSON, S. H.: Contrib. Boyce Thompson Inst. **4**, 119 (1932), Rona **71**, 70. Abhängigkeit von der Belichtung.

1589 QUIN, J. I. u. RIMINGTON, Cl.: Nature **1932 II**, 926. Rona **71**, 768.

1590 BURSTRÖM, H.: Planta **29**, 292 (1939), Rona **114**, 403. C. **1939 I**, 4979.

1591 PIRSCHLE, K.: Biochem. Z. **218**, 412 (1930), Rona **55**, 677.

1592 SELIBER, G. u. PIATOWA, Z.: Rona **111**, 468 (1937).

1593 FERNBACH, A. u. NICOLAU, S.: C. rend. Soc. biol. **90**, 912 u. 1212 (1924), Rona **27**, 446. Die im Verhältnis zum Alkohol umgesetzte Zuckermenge war nicht verändert.

1594 RUBNER, M.: Sitzungsber. preuß. Akad. d. Wissenschaften **1923**, 253 (1923), Rona **23**, 381. Ernte bei 2% NaCl: 42,8%, bei 3%: 12,4%, bei 4%: Stillstand. 10% NaCl hindern die Gärung.

1595 SPEAKMAN, H. B., GLEE, A. H. u. LUCK, J. M.: J. of Bacteriol. **15**, 319 (1928), Rona **46**, 479.

Ganz anders finden wir die Wirkung auf den akuten Gärprozeß, etwa gemessen durch die Alkoholkonzentration. Die Induktionsperiode im Saft[1509, 1510, 1597] oder Acetontrockenhefe[1596] wird abgekürzt (dagegen[1598]), anscheinend beschränkt anionenspezifisch, denn wir finden dasselbe Phänomen bei 0,05—0,1 Bicarbonat und Acetat[1596], 0,1 mol NaCl und $NaNO_3$[1509, 1510] und 0,02 mol SO_4'' und PO_4'''[1510]. Die CO_2-Produktion wird ebenso gesteigert mit einem Maximum[1597] (Tabelle 47). HOLTZ u. Mitarb.[1553, III] berichten über eine reine Steigerung der Gärung bei Bierhefe bis 4,64% NaCl, der höchsten von ihnen verwandten Konzentration, gemessen an der Kohlensäureproduktion.

Tabelle 51.

Konzentration	0,034	0,068	0,102	0,137	0,205
	mol NaCl in %				
Anstieg nach 30′ . .	19	24	33	19	4
„ „ 90′ . .	1,2	7,3	7,3	6,0	1,2

Wie NaCl wirkte $NaNO_3$ und KCl[1599]. Die Wirkung findet sich auch dann noch, wenn schon eine Steigerung durch P-Zusatz erfolgt war. Bei Saccharomyces cerevisiae[1595] kam es nicht direkt zur Erhöhung der CO_2-Produktion, wenn die Zugabe im Verlauf des Vorganges erfolgte. Höhere Konzentrationen (2%) hemmen.

In m/10-Lösungen der Halogene finden wir folgende Angaben über CO_2-Bildung: F′:0; Cl′:60; Br′:55,6; J′:46,4 bei den Na-Salzen, nicht bei Kalium[1600]. Wir sehen, wie weit sich die F′-Wirkung von allen anderen Ionen abhebt.

Die Adsorption von Aneurin an Hefe wird nach SPERBER[1548, II] schon durch 10 mg-% NaCl um 20—30% gehemmt, ebenso wirkte KCl, NaSCN, KH_2PO_4, etwas stärker (1,4fach), NaF, 3fach K_2SO_4, am besten $La(NO_3)_3$; also nach der Wertigkeit ohne Wahl, welche Ladung das Ion besitzt, wie bei der Ionenstärke nach LEWIS.

In folgendem Versuch wird man eine Art HOFMEISTERsche Reihe erwarten können[1601]. Wenn Trockenhefe mit Jodessigsäure behandelt und nach dem Waschen auf die Gärfähigkeit geprüft wird, dann zeigt sich (je nach dem p_H der Vorbehandlung) eine Inaktivierung, weil die Jodessigsäure mit den Sulfhydrylgruppen des Fermenteiweißes reagiert. Werden während der Vorbehandlung Salze zugefügt, dann kann die Inaktivierung vermindert werden. Diese Wirkung darf vielleicht darauf zurückgeführt werden, daß durch die Salze andere -SH-Gruppen freigelegt werden, die dann einen Teil der Jodessigsäure vom Fermenteiweiß ablenken können. Die Reihenfolge dieser Schutzwirkung ist:

$$PO_4''' > SCN' > J' > SO_4'' > Br' > Cl'.$$

Wir werden hier auf unsere Darstellung über die Freilegung von -SH-Gruppen durch den Prozeß der Denaturierung und die Einwirkung von Salzen auf ihn hinweisen, wenn auch die Reihe nicht völlig befriedigt.

Durch WARBURG[1362, III] wurde eine Photoreaktion entdeckt, die auch an Chloroplasten oder an den daraus gewonnenen Granula abläuft, also nicht der unverletzten Zelle bedarf. Diese Granula müssen aus Blättern frisch gewonnen sein. Die Reaktion folgt der Gleichung

$$2\ \text{Chinon} + 2\ H_2O = 2\ \text{Hydrochinon} + O_2 - 52000\ \text{cal.}$$

1596 HARDEN, A.: Biochem. J. **19**, 477 (1925).

1597 STAVELY, H. E., CHRISTENSEN, L. M. u. FULMER, E. L.: J. biol. Chem. **111**, 771 (1935). C. **1936 I**, 2574, Rona **92**, 156.

1598 KATAGIRI, H. u. YAMAGISHI, G.: Biochem. J. **23**, 2, 654 (1929). Trockenhefe + Toluol. Abkürzung mit Br′ und SO_4''.

1599 ZELLER, H.: Biochem. Z. **175**, 135 (1926), Rona **39**, 289. Untersucht NH_4Cl, SO_4'', Br′, J′, NO_3', SCN′; überall Förderung, undeutlich, je 1 Versuch.

1600 PIRSCHLE, K.: Jb. Botanik **72**, 335 (1930), Rona **57**, 60.

1601 RUNNSTRÖM, J. u. ALM, F.: Naturwissenschaften **1937**, 74, Rona **99**, 657. C. **1937 I**, 3162.

Diese Reaktion nimmt ab, wenn die Granula durch destilliertes Wasser gewaschen werden und kann durch Zellsaft reaktiviert werden. Das gilt auch für die photochemische Reaktion von Ferrisalzen. Die wirksame Substanz des Zellsaftes ist Chlorid, das in der Konzentration 0,08 mol vorliegt. Das Cl' ist das Coferment dieses Systems. 0,05% KCl verursachen schon die maximale Reaktionsgeschwindigkeit. Bromid ist etwa gleichwirksam, J' und NO_3' wesentlich schwächer, unwirksam sind F, SCN, SO_4, PO_4 und Kationen.

IV. Breie und Schnitte von Organen höherer Tiere.

1. Muskulatur.

a) Phosphat. Der Vorgang der Glykolyse in der Muskulatur ähnelt in großem Ausmaß dem der Hefe. Diese Ähnlichkeit kann soweit gehen, daß beide thermostabilen Cofermente sich gegenseitig ersetzen können, beide Prozesse bedürfen des Phosphates, das einer Veresterung zugeführt wird, in beiden Prozessen entstehen Hexosephosphorsäuren[1602]. Aber während bei der Trockenhefe zwar die Geschwindigkeit, aber nicht das Ausmaß durch den PO_4'''-Zusatz beeinflußt wird (außer in besonderem Apozymasesystem: LENNERSTRAND[1569]), ist die gebildete Milchsäure im Muskelpreßsaft von der anfänglichen Phosphatkonzentration abhängig, z. B. nach MEYERHOF[1625]:

0,43 mg P_2O_5	0,55 mg Milchsäure
0,8 „ „	1,03 „ „
1,18 „ „	1,51 „ „

Als Endprodukt tritt die Milchsäure auf, weil Carboxylase in dem Enzymsystem fehlt, die aus der Brenztraubensäure CO_2 abspaltet unter Entstehung von Acetaldehyd, der wiederum bei der Hefe — als Wasserstoffacceptor fungierend — die Durchgangssubstanz zur Alkoholbildung darstellt.

Die Brenztraubensäure dient bei der Muskulatur als Wasserstoffacceptor, wodurch sie dann in Milchsäure übergeht. Daß demnach die HARDENsche Gleichung der Gärung keine Gültigkeit hat, ist verständlich, ebenso aber auch, daß die Milchsäurebildung nicht der Prozeß bei der Muskelkontraktion sein kann, der den direkten Energiebedarf bestreitet[1603].

Eine zentrale Stellung im ganzen Prozeß nimmt das Adenylsäuresystem ein[1604]. Denn es dient als Phosphatacceptor aus der Dephosphorylierung der Phosphobrenztraubensäure, weiterhin gibt das Adenylpyrophosphat das Phosphat her für die Phosphorylierung von Glykogen usw. Schließlich ist die Entstehung des anorganischen PO_4''' der Prozeß, der als erster in der Muskelkontraktion bisher beweisbar war.

KALCKAR[1552, I] weist darauf hin, daß mit Metaphosphorsäure eine Eiweißverbindung nachgewiesen wurde, jetzt gelang das auch mit Phosphat und Myosin[1606, I], Kontraktur der Muskeln, ebenso wie Erschlaffung verbrauchen Energie. Diese wurde durch Phosphagen und Adenylpyrophosphat geliefert. Sind diese Quellen verbraucht, dann bleibt der Muskel in Kontraktur. Bei der Entwicklung der Totenstarre des Psoas major des Kaninchens stieg der Elastizitätsmodul mit dem Verschwinden des Adenosintriphosphats[1606, II]. Es fehlt die

[1602] LUNGSGAARD, E.: Ergeb. der Enzymforschung **2**, 179 (1933).

[1603] NEEDHAM, D. M. in: „Perspectives in Biochemistry“, Cambridge **1937**, 201. Betrachtungen über die Energetik der Teilprozesse der Glykolyse.

[1604] PARNAS, J. K. u. OSTERN, P.: Bioch. Z. **279**, 94 (1935), Rona **92**, 53.

[1605] VESTIN, R.: Hoppe-Seylers Z. **240**, 99 (1936), Rona **96**, 145.

[1606] CURTIUS, L. u. OHLMEYER, P.: Biochem. Z. **298**, 412 (1938). Prozesse auch im Muskelkochsaft als Rest aktiv gebliebener Enzyme.

freie Energie, die durch die Abspaltung eines PO_4 aus dieser Verbindung frei wird, wobei dieses PO_4 durchaus nicht in anorganischer Form auftaucht, weil damit der Verlust der freien Energie größer sein würde. Damit ergibt sich die zentrale Stellung des Phosphats und die Beziehung zur Funktion, besonders in dieser Triphosphatverbindung.

Als Ersatz, allerdings nur von halber Kapazität, kann Cozymase dienen[1605], und zwar auch in einem weiteren Prozeß, der Phosphatübertragung nach und von der Phosphokreatinsäure, die ohne Energieumsetzung verläuft[1603, 1606].

Die Inaktivierung der Cozymase kann durch PO_4''' und Hexosediphosphorsäure aufgehalten werden oder wird — wenn eingetreten — durch Zusatz von Phosphat rückläufig. Da bei Zusatz von Pyocyanin der O_2-Verbrauch proportional der Konzentration der Cozymase ist, ergibt sich eine indirekte Abhängigkeit von PO_4''' (LENNERSTRAND[1559, I]). Vermehrte O_2-Aufnahme wurde auch sonst wiederholt gemessen[1607, I] u. [1607, II].

Die Vorgänge des PO_4'''-Transportes werden am übersichtlichsten zusammengefaßt nach folgendem Schema von NEEDHAM[1607]:

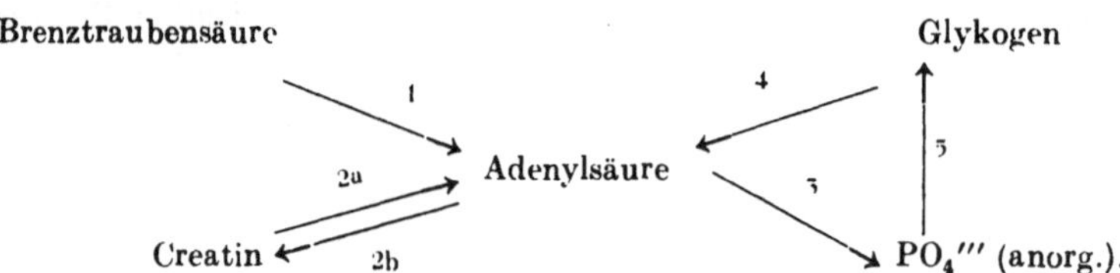

Die einzelnen Prozesse verlaufen miteinander konkurrierend mit verschiedener Geschwindigkeit und zwar:

I. Im sauren Milieu ist $1 < 2$ b, im alkalischen $1 > 2$ b.

II. $2\,a > 4$, bei Annäherung an das Gleichgewicht wird $2\,a < 4$.
$2\,a < 3$ im sauren, $2\,a > 3$ im alkalischen Gebiet.
4 abhängig von der Menge des anorganischen Phosphates, mit viel PO_4''' $4 > 3$, mit wenig: $4 < 3$.

III. In Gegenwart von ausreichend (0,012 mol) PO_4''' $5 > 4$, bei wenig (0,002) $5 < 4$.

Eine direkte Veresterung des Glykogens ist also anscheinend möglich durch PO_4''', aber weniger rasch als über Adenylsäure. Da die Veresterung nur wenig Energie verbraucht, das Pyrophosphat viel liefert, wäre im Sinne der Ökonomie an dieser Stelle noch eine zweite endergonische Reaktion zu erwarten. Bei der Anwendung von Phosphorylase, die nach Zusatz von Glykogen anorganisches Phosphat in Glucose-1-PO_4 einfügt, fand sich mit $^{32}PO_4$ keine direkte Beziehung zum Adenylsäuresystem[1607, V].

Von Bedeutung ist weiter die Anwesenheit des anorganischen PO_4''' zum Schutz der Adenylpyrophosphorsäure, wozu allerdings auch noch der glykolytische Prozeß selbst ge-

[1606, I] SZÖRENYI, E. T. u. CHEPINOGA, O. P.: Acad. Sci. USSR. **52**, 321 (1946). C. **1948**, 114. Myosin bindet bei pH 9,1 10—15 mg-P. Das soll auch zur osmotischen Regulation dienen.

[1606, II] BATE-SMITH, E. C. u. BENDALL, J. R.: J. Physiol. **106**, 177 (1947) 4 Tiere. Behandlung des Fermensystems im Muskel.

[1607] LEHMAN, H. u. NEEDHAM, D. M.: Biochem. J. **31**, 329 (1937).

[1607, I] WIELAND, H. u. JENNEN, R. G.: Liebigs Annalen Chem. **548**, 255 (1941). C. **1942 I**, 71. Taubenbrustmuskel. m/60-m/120 Phosphat.

[1607, II] KLEINZELLER, A.: Biochem. J. **34**, 1241 (1940). C. **1941 II**, 1039. Brei von Taubenbrustmuskel. Optimum der Salz- und Phosphatkonzentration gegenseitig bedingt.

[1607, III] CORI, G. T. u. CORI, C. F.: J. biol. Chem. **135**, 733 (1940). C. **1941 I**, 1550. Phosphorylase auch aus Gehirn, Herz und Leber.

[1607, IV] CORI, C. F.: Endocrinology **26**, 285 (1941), Rona **127**, 32. Phosphorylase kann auch zur Glykogensynthese verwandt werden.

[1607, V] COHN, M. u. CORI, G. T.: J. biol. Chem. **175**, 89 (1948).

hört[1608]. Wenn Adenylsäure dem Muskelextrakt zugesetzt wird, dann wird sie durch ein Ferment Adenylsäuredesamidase desamidiert[1609]. Dieser Vorgang kann durch alkalische Reaktion bei p_H 9,05 unterdrückt werden, wählt man Phosphatpuffer, dann ist eine Desamidierung von 6% noch bei p_H 9,15% (bei Pyrophosphat sogar von 13%) nachweisbar, also in dieser Hinsicht eher eine Förderung des Prozesses. Wenn man aber Glykogenolyse zuläßt[1610], wird der Prozeß ganz verhindert. Die Verhinderung ist also nicht auf eine Beeinflussung des Fermentes, sondern darauf zurückzuführen, daß hier die Adenylsäure sofort in Adenylpyrophosphat überführt wird, das jetzt dem desamidierenden Ferment nicht zugänglich ist.

Die Desamidierung der Adenylsäure bedeutet einen dauernden Verlust, da das gebildete Ammoniak zwar zur Aminosäurebildung dienen, aber nicht mehr in den Purinteil der Adenylsäure eingefügt werden kann[1608]. Damit entfällt natürlich auch die Bildung der Kreatinphosphorsäure z. B. aus zugesetzten Phosphorsäureestern wie Kreatinphosphat[1611]. Es kommt dann zur Abspaltung von PO_4''' aus Adenylpyrophosphat, das noch eine Zeitlang geschützt wird vor der Desamidierung durch Phosphatnachlieferung aus Phosphagen[1612].

Durch Alterung oder längere Dialyse der Muskelextrakte wird die wirksame Pyrophosphatase geschwächt und dadurch der Prozeß verlangsamt[1613]. Weiterhin kann man durch ein System aus Acetonpulver von dialysiertem Muskelextrakt + Hexosediphosphat + Adenylsäure + anorganische PO_4''' + Brenztraubensäure + $Mg^{\cdot\cdot}$ + Cozymase Adenylpyrophosphatbildung auf Kosten des anorganischen PO_4''' finden, selbst wenn man die Bildung von Phosphobrenztraubensäure als PO_4'''-Spender verhindern konnte durch Zusatz von NaF. Aber notwendig ist die Ermöglichung einer Oxydoreduktion durch die Cozymase. Dieser Vorgang, der verbunden ist mit teilweiser Hydrierung der Brenztraubensäure zu Milchsäure, liefert die Energie zur Phosphorylierung der Adenylsäure, weil dieser Prozeß stark endotherm ist. Durch Spaltung der Adenosintriphosphorsäure wird also zugleich Energie für eine endotherme Reaktion frei. Die Kapazität dieses Systems ist klein und wird erst durch Phosphagen groß[1613, I]. Das erweitert die vorher erwähnte, von PARNAS gefundene Schutzwirkung des PO_4''' auf die Ammoniakbildung aus Adenylsäure und verknüpft sie mit anderen Stoffwechselprozessen.

Die Milchsäurebildung aus Glycerophosphat (bzw. Glykogen) und Brenztraubensäure in Rattenmuskelextrakt wird auch durch PO_4''' mit einem Optimum bei m/30 beeinflußt[1614]. Das PO_4''' verschwindet früher als die Milchsäurebildung beginnt[1615]. Wir wissen jetzt nach den Untersuchungen von CORI[1616], daß beim Abbau von Glykogen zuerst Glucose-1-Phosphorsäure (1-Ester) und dann 6-Ester gebildet wird. Der letzte Prozeß wird von Mg-Ionen beschleunigt. Der erste Prozeß der Phosphorylierung mit dem von CORI[1617] Phosphorylase genannten Ferment greift direkt an Glykogen oder Dextrin an (nicht an Glucose oder Maltose). Zur Wirksamkeit ist PO_4''' notwendig. Die PO_4'''-Konzentration hatte bei m/18 ein Optimum, höhere Konzentrationen beschleunigten nur am Anfang. CORI[1607, III und IV] gibt für die durch Phosphorylase in Gang gebrachte Reaktion:

$$\text{Glykogen} + H_3PO_4 \rightleftharpoons \text{Glucose-1-Phosphat}$$

ein Gleichgewicht an, das eintritt, wenn $^1/_1$ Konzentration des Esters gegenüber PO_4''' erreicht ist.

1608 PARNAS, J. K.: Klin. Wschr. **1935 II**, 1017. Übersicht über die Arbeiten des Instituts.

1609 MANN, T. u. OSTERN, P.: Biochem. Z. **274**, 122 (1934), Rona **86**, 406.

1610 PARNAS, J. K., OSTERN, P. u. MANN, T.: Biochem. Z. **275**, 163 (1935), Rona **86**, 406.

1611 NEEDHAM, D. M. u. VAN HEYNINGEN, W. E.: Nature **1935 I**, 585, Rona **87**, 535. Ein Teil wird anorganisches Phosphat.

1612 NEEDHAM, D. M. u. VAN HEYNINGEN, W. E.: Biochem. J. **29**, 2040 (1935), Rona **92**, 397.

1613 NEEDHAM, D. M. u. PILLAI, R. K.: Biochem. J. **31**, 1837 (1937), Rona **104**, 5.

1613, I LYNEN, F.: Naturwissenschaften **1942**, 398.

1614 BOYLAND, E. u. MAWSON, C. A.: Biochem. J. **28**, 2, 1409 (1934).

1615 MEYERHOF, O.: Biochem. Z. **178**, 395 (1926).

1616 CORI, G. T., COLOWICK, S. P. u. CORI, C. F.: J. biol. Chem. **124**, 543 (1938).

1617 CORI, G. T., COLOWICK, S. P. u. CORI, C. F.: J. biol. Chem. **127**, 771 (1939).

Auch die Wirkung des $Mg^{\cdot\cdot}$ wächst bei Anstieg des PO_4''' von 7m/Mol (entsprechend dem ruhenden Muskel) bis 50 m/Mol. Das liegt an einem sekundären Vorgang, da die Umsetzung des 1-Esters beschleunigt wird, dessen Sammlung bei einer Gleichgewichtsreaktion die weitere Entwicklung des ersteren Produktes hemmt.

Die Dehydrierungsvorgänge im zerkleinerten Muskel werden durch PO_4''' in definierter Weise beeinflußt gefunden. Oxalacetat wird bei Anwesenheit von Phosphaten zu Bernsteinsäure weiter reduziert. Bei Arsenitzusatz kommt Oxalacetat immer zum Vorschein[1617, I], Methylenblau wird rascher reduziert[1617, II]. Diese Wirkung wird auf einen rein osmotischen Effekt zurückgeführt, da NaCl und KCl ähnlich wirkten[1617, III, 1617, V] u. a. [1607, I] u. [1607, II].

In wichtigen Untersuchungen findet BREUSCH[1617, IV] eine Abhängigkeit der Reduktion der Oxalessigsäure zu Apfelsäure vom Phosphatgehalt des Skelettmuskelbreis bis zum 4fachen. Zugleich ergibt sich eine Atmungsteigerung bis 200 mg-% P. Erst noch höhere Konzentrationen führten zur Hemmung. Das reversible System Oxalessigsäure-Apfelsäure dient nach BREUSCH zum Transport des Wasserstoffs und findet sich in den einzelnen Organen in verschiedener Menge, am meisten im Skelettmuskel, weniger in Herz und Leber, kaum im Gehirn. In diesem Cyklus sei ein wesentlicher Angriffspunkt pharmakologischer Agentien zu suchen.

Die durch Insulin induzierte Synthese von Glykogen im Rattendiaphragma wird bei mittleren Konzentrationen von PO_4 (0,05 m mol) verbessert, bei hohen (0,14 m mol) aber auf die Hälfte herabgesetzt, dabei die O_2-Aufnahme verdoppelt[1617, VI].

In dem System Taubenmuskelbrei + Insulin + Kochsalz des Hammelherzens verursachte Ca-Zusatz eine Erniedrigung der Atmung, die bei 0,01 mol Phosphatpuffer in Steigerung umschlug.

b) Pyrophosphat wurde ursprünglich von LOHMANN[1618, 1619] im Muskel vermutet und seine Spaltung verfolgt. Dann hat es sich ergeben, daß es sich um ein Kunstprodukt — stammend aus der Adenylpyrophosphorsäure — handelt[1621, 1622]. Damit ist auch verständlich, daß der Zerfall des P_2O_7'''' dem der Kreatinphosphorsäure folgt, Ammoniakbildung aber zuletzt erscheint[1620]. Nach den heutigen Funden von Pyrophosphat in Leber, Niere und Hefe wird man es schließlich auch in der unverletzten Muskelzelle vermuten und ihm eine Funktion mit dazugehörigem Fermentsystem zubilligen müssen.

Zugesetztes P_2O_7''''[1619] wird im Muskelbrei (Frosch, Kaninchen, Krebs) rasch gespalten (bei 20° nach 90 Minuten fast völlig). Die Spaltung wird durch $m/16PO_4'''$ beträchtlich gehemmt, was aus der hemmenden Wirkung des PO_4''' auf Phosphatasen durchaus erklärlich ist. Die natürliche Folge ist die Möglichkeit, zugesetztes P_2O_7'''' zur Phosphorylierung zu verwenden[1623]. Auf die Zymohexase des Muskels hat es keine Wirkung im Gegensatz zu der der Hefe (siehe S. 215).

[1617, I] ANNAU, E., BANGA, I., GÖZSY, B., HUSZAK, ST., LAKI, K., STRAUB, B. u. SZENT-GYÖRGYI, A.: Hoppe-Seylers Z. **236**, 1 (1935), Rona **90**, 247.

[1617, II] BANGA, I. u. SZENT-GYÖRGYI, A.: Hoppe-Seylers Z. **245**, 113 (1937), Rona **100**, 644. Brustmuskel von Tauben.

[1617, III] v. EULER, U. S.: Skand. Arch. Physiol. **77**, 203 (1937), Rona **107**, 301. Muskulatur der Ratte.

[1617, IV] BREUSCH, F. L.: Encymologia **10**, 165 (1942). 0,1% NaF hemmt nur um 30%. $Ca^{\cdot\cdot}$-Mangel ist sehr wesentlich.

[1617, V] STARE, F. J. u. BAUMANN, C. A.: Proc. roy. Soc. B. **121**, 338 (1936). O_2-Aufnahme bei Fumaratzusatz.

[1617, VI] STADIE, W. C. u. ZAPP, I. A. J. biol. Chem. **170**, 55 (1947).

[1618] LOHMANN, K.: Biochem. Z. **202**, 466 (1928), Rona **50**, 369.

[1619] LOHMANN, K.: Biochem. Z. **203**, 172 (1928), Rona **50**, 371.

[1620] MOZOLOWSKI, W. u. SOBCZUK, B.: Biochem. Z. **265**, 41 (1933), Rona **76**, 648.

[1621] FEINSCHMIDT, O. u. DMITRENKO, M.: Biochem. Z. **265**, 69 (1933), Rona **76**, 648,

[1622] UMSCHWEIF, B. u. GIBAYLO, K.: Hoppe-Seylers Z. **246**, 163 (1937). C. **1937 II**, 430.

[1623] FERDMANN, D.: Hoppe-Seylers Z. **187**, 160 (1930), Rona **55**, 475. Taubenmuskeln.

Die Bildung von Milchsäure aus Methylglyoxal, das selbst nicht zum Zyklus der Glykolyse gehört, vielleicht nur ein Kunstprodukt darstellt (MEYERHOF), wird durch P_2O_7'''' nicht beeinflußt[1624].

c) Die zuerst beobachtete Wirkung des **Fluorids** auf die chemischen Umsetzungen im Muskel war die Hemmung der Milchsäurebildung[1626, 1666], die schon bei m/1000 Konzentrationen merkbar ist, auch bei Beschleunigung durch Adrenalin[1627].

Die Hemmung kann durch Phosphatzusatz vermindert werden ([1615, 1628], dagegen [1630]) und ist abhängig von der C_H, wie folgende Zahlen von LIPMANN, gewonnen an zerschnittener Muskulatur[712] zeigen: 0,001 mol NaF hemmt bei p_H 8,0 zu 29%, p_H 6,6 zu 75%, p_H 6,2 zu 82%. Änderung der Acidität kann also eine Verschiebung herbeiführen wie bei anderen Fermenthemmungen. In anderen Versuchen scheinen die Änderungen des Umsatzes, die durch NaF veranlaßt werden, nur geringfügig nach der sauren Seite zu gehen[1629].

Der Sauerstoffverbrauch ist gegenüber NaF weniger empfindlich, kann aber doch sekundär durch einen Mangel intermediär anfallender Milchsäure leiden[1552, 1629, I]. Davon gibt folgende Zahlenreihe einen Begriff:

Tabelle 52.

NaF-Konzentration in mol	Hemmung der Milchsäurebildung in %	Hemmung der Atmung in %
0,05	100	61
0,01	100	48
0,005	95	27
0,0025	75	18
0,00125	50	13
0,00065	30	0
0,00032	15	0

Die Atmung sinkt von Stunde zu Stunde ab und zwar um so stärker, je höher die Konzentration ist, z. B. beträgt der O_2-Verbrauch von 1 g Muskulatur/Std. 156 cmm, sinkt unter 0,1 mol NaF sofort auf 100 cmm, nach 3 Stunden aber auf 27 cmm. Bei schwächeren Konzentrationen ist der Abfall mit der Zeit geringer, und hier läßt er sich auch durch Zusatz von Milchsäure aufheben (z. B. bei 0,01 mol NaF von 69% Hemmung auf 17%). Bei höherer Konzentration aber gelingt das in zunehmendem Maße nicht mehr.

Die Änderung des Atmungsmodus ließ sich durch das Verhalten des Quotienten:

$$\frac{\text{mol verschwindender Milchsäure}}{\text{mol oxydierter Milchsäure}} \quad (\text{MEYERHOFquotient})$$

dartun. Dieser hat bei 0,0002—0,0004 mol den normalen Wert von 4—6, aber sinkt schon bei 0,01 mol auf 1, so daß also eine Synthese nicht mehr stattfindet (siehe auch [1648, II]).

Nach den oben erwähnten Untersuchungen von LYNEN[1478, I] wird man ein andere Erklärung für die hier erwähnten Erscheinungen suchen müssen.

BREUSCH und PETERS[1631, I] verglichen die Umsetzungen im Brei der verschiedensten Organe unter Anwesenheit von m/42 NaF durch Messung des O_2-

[1624] LOHMANN, K.: Biochem. Z. **254**, 332 (1932), Rona **71**, 438.

[1625] MEYERHOF, O.: Biochem. Z. **183**, 176 (1927).

[1626] EMBDEN, G., ABRAHAM, A. u. LANGE, H.: Hoppe-Seylers Z. **136**, 308 (1924), Rona **28**, 230.

[1627] TAKEHIRO, S.: Mitt. med. Acad. Kioto **6**, 2467 (1932), Rona **71**, 64.

[1628] MEYER, K.: Biochem. Z. **183**, 216 (1927). Wirksamkeit erhöht durch Eiweißgehalt.

[1629] BEATTIE, M. K., BELL, J. u. MILROY, T. H.: J. Physiol. **65**, 109 (1928). Kaninchenmuskeln.

[1629, I] THUNBERG, T.: Arch. Farmacol. sper. **48**, 151 (1930), Rona **57**, 58. R. Q. unter NaF mit 0,41 angegeben.

[1630] DAVENPORT, H. A. u. COTONIO, M.: J. biol. Chem. **73**, 463 (1927).

[1631] SCHARLES, F. H., BAKER, M. D. u. SALTER, W. TH.: Biochem. J. **29**, 1927 (1935), Rona **91**, 86.

[1631, I] BREUSCH, F. L. u. PETERS, G.: Enzymologia **11**, 46 (1943).

Verbrauchs. Wir geben die Messungen, soweit es den O_2-Verbrauch betrifft, auf beistehender Tabelle wieder, weil die Autoren folgende Schlüsse ziehen: Durch die anwesende Fluoridkonzentration wird der glykolytische Prozeß vor der Phosphobrenztraubensäure unterbrochen und damit das Material zur Aufnahme des Sauerstoffs nicht mehr bereitgestellt. In jedem Falle müsse also Fluorid die Atmung stark hemmen, wenn der glykolytische Ablauf nach EMBDEN-MEYERHOF den wesentlichen Weg des Kohlenhydratabbaus darstelle. Damit ergäbe sich auch aus der Tabelle 53, daß dieser Prozeß nur in der Muskulatur die dominierende Rolle spielt. Durch Bestimmung verschiedener Zwischenstufen des Abbauschemas wird diese Behauptung zu erhärten versucht. Wir verweisen dazu auf unseren Text bei den zugehörigen Kapiteln. KÜHNE[1631, III] fand im Muskelbrei durch $4 \cdot 10^{-4}$ mol F' eine Atmungssteigerung, die nicht durch Ca-Fällung bedingt war. Es soll sich um eine Gärungshemmung handeln, die den Stoffwechsel auf Aerobiose umstellt. (Ein Fluorid vorstehenden Systems siehe bei TANKO[1631, II].) In dem System Taubenmuskelbrei + Insulin + Kochsaft aus Hammelherzen verursachte $4 \cdot 10^{-4}$ mol NaF eine Steigerung des O_2-Verbrauchs um 26%, sich addierend zu der durch Citrat (KÜHNE[1617, VII]).

Tabelle 53.

Organe	Sauerstoffaufnahme mm^3/g/Std	Hemmung durch m/42 NaF in %
Taubenbrustmuskel	1900	50
Katzenskelettmuskel	1300	85
Meerschweinchenmuskel . . .	1000	45
Katzenembryomuskel	450	60
Katzenherzmuskel.	2000	25
Uterus gravidus (Katze) . . .	425	15
Taubenmagenmuskel	900	10
Taubenleber	1800	0
Katzenleber	2000	0
Meerschweinchenleber	1250	15
Katzenembryoleber	750	15
Katzenniere	1450	0
Katzenhirn	1000	5
Katzenpankreas.	480	10
Katzenspeicheldrüsen (Parotis, Submandibularis) .	600	10
Katzenmilz	320	10
Katzenlunge	250	10
Katzenplazenta	375	20

Mit Abnahme der Milchsäurebildung geht der Verlust von anorganischem PO_4''' Hand in Hand z. B.[1631] (Tabelle 54).

Tabelle 54.

NaF in mol	m/Mol Milchsäure/100 ccm	Verestertes PO_4''' in %
0,01	0,08	50
0,005	0,08	44
0,001	0,84	28
0.0005	1,00	19
—	1,81	24

[1631, II] TANKO, Rona 134, 185 Gewaschenes Muskelpulver + Muskelkochsaft + Glykogen statt Kochsaft Cozymase + Mg oder Adenylsäure + Oxalacetat (oder Pyruvat + Fructosediphosphat).

[1631, III] KÜHNE, P.: Pharmacie 2, 388 (1947). C. 1948, I. 74.

Dieser Verlust ist gebunden an die Anwesenheit von Glykogen[1630] bzw. Glucose und Fructose[1625]. Es bilden sich dabei organische Phosphatester.

Ursprünglich faßte man die auftretende Veresterung als eine besonders induzierte Fähigkeit des Muskels auf und prüfte diese Synthesefähigkeit, indem man die Tiere vor der Tötung den verschiedensten Bedingungen unterwarf z. B. Hunger, Pankreasexstirpation[1632], Adrenalingabe[1633]. Es fand sich eine geringere F'-Wirkung, d. h. geringerer synthetischer Effekt nach Adrenalin, nach erschöpfender Reizung[1633, 1635, 1636, 1639], Nebennierenexstirpation[1642, I u. 1642, II] und bei Hyperglykämie[1634]. Auch VERZAR und MONTIGEL[1637, I u. II] fanden die Abnahme der Phosphorylierungen im Muskelbrei von Ratten, deren Nebennieren einige Tage vorher exstirpiert waren. Durch Zugabe von Desoxycorticosteron konnte dieser Effekt in vitro zum Teil aufgehoben werden. Es handele sich um das Coferment der Phosphatase.

Die Synthesefähigkeit ging auch beim totenstarren Muskel rascher zurück als bei anderen Systemen[1637]. Desamidierung der Adenylsäure kann allein dafür nicht verantwortlich gemacht werden, weil auch eine direkte Veresterung möglich ist. Alterung (d. h. aufbewahren für einige Stunden bei 13—19°) führte auch ohne Reizung zur Hemmung der Synthese[1638], wie auch Erwärmung auf 37°[1615] und eine Anzahl von Glykosiden, und zwar α-Glykoside mehr als β-Glykoside[1640]. Bei Zusatz eines Aktivators aus anderen Organen konnte die Milchsäurebildung und die PO_4'''-Veresterung zugleich unterdrückt werden[1641].

Auch im unveränderten Muskelpreßsaft nimmt im späteren Verlauf des Versuchs die Menge des anorganischen PO_4''' wieder zu[1642]. Ebenso wird durch m/200 Arsenat das Verschwinden von PO_4''' durch NaF gehemmt[1643]. Das liegt aber daran, daß die durch Phosphatasen auftretenden Dephosphorylierungen durch Arsenat gefördert werden. Aber der Arsenateffekt an sich unterliegt schließlich auch der Fluoridhemmung[1644]. Teilweise wird Arsenat an Stelle von Phosphat verestert. Die entstehende Verbindung zerfällt dann spontan.

Fluorid (0,01 mol) wirkt auf die Phosphorylierung des Glykogens mit Bildung von Glucose-1-Ester nicht ein (CORI[1617, 1607, IV]), andererseits wurde durch eine Beschleunigung der Phosphorylierung ein rascheres Verschwinden des Glykogens beobachtet, aber nur bei Anwesenheit von anorganischem PO_4'''[1645], sonst wirkt NaF verzögernd auf diesen Prozeß[1634], ebenso wie die Synthese von Glykogen auf Lactatzusatz im intakten Muskel gehemmt wird[1648, II]. Wenn die vorher erwähnten Synthesen von Phosphorsäureestern in einem hyperglykämischen Muskel vermindert werden[1634], dann kann das auf der Hemmung der Glykogenphophorylierung unter Erhöhung der Glucosekonzentration beruhen[1617]. Abbau von Glykogen auf anderem Wege, wie z. B. durch Amylase, die durch Cl' aktiviert wird[1648, I], kann hier wirksam werden, woraus ersichtlich ist, daß die Extraktion von Muskelsaft durch Chloride für das ganze Fermentsystem nicht gleichgültig ist. Eine Phosphorylierung der freien Zucker findet zwar auch statt, aber der Weg ist geändert.

1632 BEATTIE, F. u. MILROY, T. H.: J. Physiol. **62**, 174 (1926), Rona **40**, 211. Kaninchenversuche.

1633 BEATTIE, F. u. MILROY, T. H.: J. Physiol. **60**, 379 (1925), Rona **34**, 809.

1634 MILROY, T. H.: J. Physiol. **60**, S II (1925), Rona **34**, 648.

1635 ANDREWS, S.: Biochem. J. **19**, 242 (1925), Rona **33**, 681.

1636 KOLDAJEW, B. M.: Rona **92**, 396 (1935). Vergleich von trainiertem und untrainiertem Muskel.

1637 DEUTICKE, H. J.: Hoppe-Seylers Z. **149**, 259 (1925).

1637, I VERZAR, F. u. MONTIGEL, C.: Helvet. chim. acta **25**, 9 (1942), Rona **130**, 201.

1637, II VERZAR, F. u. MONTIGEL, C.: Helvet. chim. acta **25**, 22 (1942), Rona **130**, 202.

1638 ABRAHAM, A. u. KAHN, P.: Hoppe-Seylers Z. **141**, 161 (1924), Rona **30**, 545.

1639 SCHMIDT, G.: Arbeitsphysiologie **1**, 136 (1928), Rona **46**, 367. Von 14 Tieren nur 3 wirkliche Ausschläge.

1640 ABDERHALDEN, E. u. EFFKEMANN, G.: Biochem. Z. **268**, 461 (1934). Amygdalin, Arbutin, Salicin, Phenol-α- und -β-Glykosid, Phenol-α- und -β-Galaktosid.

1641 CASE, E. M.: Biochem. J. **23**, 1, 210 (1929). Gebunden an die Anwesenheit von intakten Zellstrukturen. Andere Organe: Gehirn, Nierenrinde.

1642 EMBDEN, G. u. HAYMANN, C.: Hoppe-Seylers Z. **137**, 154 (1924). Muskeln von Kaninchen und Hunden.

Bei der Frage nach der Konstitution der Phosphatester wurde zuerst von EMBDEN vermutet, daß Lactacidogen (Hexosediphosphat) das sich ansammelnde Produkt darstellt. Es bildet sich aber nur unter besonderen Bedingungen diese Verbindung, so wenn reichlich Glykogen bzw. Stärke und Phosphat zur Verfügung steht, z. B. auch in Muskelbrei, nicht aber in Muskelpreßsaft[1646]. Tatsächlich häuft sich ein schwerhydrolysierbarer Ester an, wie LOHMANN[1646] zuerst darlegte. Sonst wird auch Hexosediphosphat bei Anwesenheit von NaF in diesen Ester überführt. Hexosemonophosphat nimmt zugleich 1 Molekül PO_4''' auf. Es bildet sich dabei Phosphoglycerinsäure[1647], die durch lebensfrische Muskulatur über Phosphobrenztraubensäure in Brenztraubensäure und PO_4''' gespalten wird[1648]. Daneben soll es noch schwerer hydrolysierbare Ester geben[1623]. Aber der wesentliche Angriffspunkt des Fluorids ist hier — wie bei der Hefe — das Ferment Enolase, das die Phosphoglycerinsäure in Phosphobrenztraubensäure überführt. Es wird durch m/333 NaF zu 72%, durch m/100 zu 100% gehemmt, ist also der empfindlichste Teil des glykolytischen Kreises[1557]. Wenn man einem F'-vergifteten System Brenztraubensäure zusetzt, kann man so die Dehydierung von Glycerophosphat und Triosephosphat verfolgen. Dann gilt die Gleichung:

Triosephosphat + Pyruvat → Phosphoglycerat + Milchsäure.

Diese Reaktion wird durch m/40 P_2O_7'''' zu 69% gehemmt[1649] (siehe [1650, II]). Daraus ergibt sich dann das Schema der Milchsäurebildung im Muskel, das analog dem früher wiedergegebenen für Hefegärung verläuft. Es soll hier nicht wiedergegeben werden, sondern nur 2 Gleichungen, die unter n/25 NaF gültig sind, ihren Platz finden[1650] (siehe auch [1650, I]).

1. 1 Glucose + 2 Brenztraubensäure + 2 PO_4''' = 2 Phosphoglycerinsäure + + 2 Milchsäure.

2. 2 Glucose + 2 Phosphobrenztraubensäure + 2 PO_4''' = 1 Hexosediphosphat + 2 Phosphoglycerinsäure + 2 Milchsäure.

Die Veränderungen im „gealterten" Muskelbrei untersuchte in dieser Hinsicht LEHNARTZ[1650, III]. Zuerst leidet die Bildung von Hexosediphosphat. Dieses wird aber weiter dismutiert. Bei fortschreitender Alterung leidet schließlich auch die Dismutation.

Auch Oxalessigsäure kann als Wasserstoffacceptor dienen[1651].

Hieran schließen sich jetzt noch die Folgen eines NaF-Zusatzes für das Adenylsäure-Phosphagensystem. Da die fortwährende Aufesterung der Adenylsäure zu Adenylpyrophosphat durch Phosphobrenztraubensäure geschieht, wird es bald zu

[1642, I] SCHUMANN, H.: Pflügers Arch. **243**, 686 (1940). Ratten, Muskelbrei + Glykogen.
[1642, II] HELVE, O. E.: Biochem. Z. **306**, 343 (1940). Nur bei großen PO_4-Mengen deutlich.
[1643] TANKO, B.: Biochem. Z. **250**, 7 (1932), Rona **70**, 64.
[1644] PILLAI, R. K.: Biochem. J. **32**, 1087 (1938), Rona **109**, 299.
[1645] HAHN, A. u. OTTAWA, H.: Z. Biol. **98**, 81 (1937), Rona **100**, 561. C. **1937 II**, 102.
[1646] LOHMANN, K.: Biochem. Z. **222**, 324 (1930), Rona **57**, 405. Muskeln von Kaninchen, Frosch und Krebs.
[1647] EMDEN, G., DEUTICKE, H. J. u. KRAFT, G.: Hoppe-Seylers Z. **230**, 12 (1934).
[1648] EMBDEN, G. u. DEUTIKE, H. J.: Hoppe-Seylers Z. **230**, 29 (1934) u. S. 50.
[1648, I] MYSTKOWSKI, E. M.: Encymologia **2**, 152 (1937), Rona **110**, 294.
[1648, II] JONES, R. N.: J. Physiol. **93**, P 33 (1935), Rona **88**, 210. Konzentration nicht angegeben.
[1649] GREEN, D. E., NEEDHAM, D. M. u. DEWAN, J. G.: Biochem. J. **31**, 2326 (1938).
[1650] MEYERHOF, O. u. KIESSLING, W.: Biochem. Z. **283**, 83 (1935), Rona **93**, 45.
[1650, I] ADLER, E., v. EULER, H. u. HUGHES, W.: Hoppe-Seylers Z. **252**, 1 (1938), Rona **108**, 136. Über die Fermentsysteme zu diesen Reaktionen siehe vor allem WARBURG[1527, II].
[1650, II] AUBEL, E. u. SIMON, E.: C. rend. Soc. Biol. **117**, 658 (1934), Rona **85**, 66. Es soll auch die Bildung von Brenztraubensäure aus Milchsäure möglich sein und durch Fluorid gehemmt werden. Keine Konzentrationsangaben.
[1650, III] JITARIU, M. u. LEHNARTZ, E.: Hoppe-Seylers Z. **263**, 206 (1940). m/10 NaF.
[1651] PARNAS, J. K. u. SZANKOWSKI, W.: Encymologia **3**, 220 (1937). C. **1938 I**, 4203.

dem Verlust von Phosphagen kommen, das dann aus dem Brei verschwindet[1652, 1653]. Aber ebenso kommt es dann zur leichteren Desamidierung der liegenbleibenden Adenylsäure[1608, 1610], wenn man nicht Brenztraubensäure und PO_4''' oder gar Phosphobrenztraubensäure[1654] zusetzt, die dann die NH_3-Bildung verhindern. Bei geringeren NaF-Konzentrationen, bei denen die Enolase nicht restlos gehemmt ist, kann auch Phosphoglycerinsäure als PO_4'''-Donator dienen[1655], besonders wenn sie selbst in höherer Konzentration zugefügt wird[1656] (siehe auch [1607]). Aber Extrakte aus Acetontrockenpulver können auch Phosphoglycerinsäure spalten[1644]. Die Energie zur Bildung von Kreatinphosphorsäure aus auftretendem PO_4''' muß durch einen anderen Vorgang, etwa Oxydation oder Dismutation erfolgen[1657]. Deshalb kann auch die Desamidierung der Adenylsäure durch Oxalessigsäure[1651] aufgehoben werden wie durch Brenztraubensäure[1610].

d) **Bei Zusatz von Sulfit** wird Brenztraubensäure abgefangen, und zwar im Betrage mehr, wenn Glykose oder Glykogen zugesetzt wird[1658]. Es häuft sich dabei — wie in Hefe — nebenbei Glycerinphosphorsäure an. (Auch diese Ansammlung der Brenztraubensäure wird durch NaF unterdrückt[1659], siehe dagegen Förderung[1645].) Ebenso gelang es Acetaldehyd[1660] und vor allem Triosephosphorsäure mit Sulfit abzufangen. Die Ausbeute betrug bei 0,033 n HSO_3' 39%, bei 0,1 n 81% und bei 0,33 n sogar 90% Triosephosphorsäure[1661]. Es ist verständlich, daß damit eine NH_3-Bildung aus Adenylsäure ausgelöst wird[1610]. Die Glykogenbildung im ruhenden Froschmuskel durch Lactatzusatz wird durch SO_3'' gehemmt[1648, II].

Die Umwandlung von Brenztraubensäure in Milchsäure konnte durch J_2 oder Chinon gehemmt, durch Sulfit wieder reaktiviert werden, wohl ausschließlich bedingt durch die reduzierenden Eigenschaften des Sulfits[1662]. Die Bildung des ROBINSONesters wird durch -SH-Gruppen gesteigert. Werden diese durch Reduktionsmittel wie Hydrosulfit u. a. vermehrt, dann kann eine Steigerung der Esterbildung erzielt werden[1662, I].

e) **Andere Ionen.** Von anderen in der HOFMEISTERschen Reihe meist beachteten Ionen liegen nur wenige Untersuchungen vor. In jedem Fall läßt sich die Wirkung mit der von Fluorid nicht vergleichen, wenn man die Vorgänge in Muskelbrei oder Preßsaft ins Auge faßt.

Der O_2-Verbrauch wird schon durch 1,2% NaCl herabgesetzt, ebenso KJ und Na_2SO_4[1668, I]. Stärker war die Wirkung bei der Entfärbung von Methylenblau durch gewaschenes Pferdefleisch bei Zusatz von Bernsteinsäure. Die Reihenfolge[1668, I] ist:

$$SCN' > F' > J' > Br', NO_3' > SO_4''.$$

[1652] EGGLETON, P. u. EGGLETON, M. G.: Nature **119**, 194 (1927), Rona **40**, 210.
[1653] EGGLETON, P. u. EGGLETON, G. M.: J. Physiol. **65**, 15 (1928). m/9 NaF.
[1654] MANN, T.: Biochem. Z. **277**, 380 (1935), Rona **87**, 536. C. **1935 II**, 246.
[1655] MANN, T.: Biochem. Z. **279**, 82 (1935), Rona **92**, 52.
[1656] OSTERN, P., BARANOWSKI, T. u. REIS, J.: Biochem. Z. **279**, 85 (1935), Rona **92**, 52.
[1657] MCINNES, J.: Biochem. J. **31**, 1586 (1937). C. **1938 I**, 4494.
[1658] MEYERHOF, O. u. MCEACHERN, D.: Biochem. Z. **260**, 417 (1933). 10^{-2} mol NaF. Muskeln von Frosch und Kaninchen.
[1659] CASE, E. M.: Biochem. J. **26**, 1, 759 (1932). m/33 Na_2SO_3.
[1660] KORTSCHAGIN, M. u. LEWITOW, M.: Biochem. Z. **224**, 63 (1930), Rona **57**, 737.
[1661] MEYERHOF, O. u. LOHMANN, K.: Biochem. Z. **273**, 413 (1934), Rona **83**, 645.
[1662] v. LEÖVEY, F.: Rona **94**, 662 (1935).
[1662, I] GILL, P. M. u. LEHMANN, H.: Biochem. J. **33**, 1151 (1939), Rona **116**, 290.
[1663] SELTER, E. G.: Hoppe-Seylers Z. **165**, 1 (1927), Rona **45**, 50. Muskelbrei von Kaninchen und Frosch.
[1664] SELTER, G. E.: Hoppe-Seylers Z. **165**, 18 (1927), Rona **41**, 188. Expositionszeit der Muskeln 10—660″.
[1665] EMBDEN, G.: Naturwissenschaften **11**, 985 (1923), Rona **24**, 445.
[1666] EMBDEN, G. u. LEHNARTZ, E.: Hoppe-Seylers Z. **134**, 243 (1924), Rona **26**, 350.
[1667] ODA, Y.: J. of Biochem. **8**, 45 (1927), Rona **45**, 763.
[1668] EMBDEN, G., KAHLERT, M. u. LANGE, H.: Hoppe-Seylers Z. **141**, 254 (1924), Rona **30**, 548. NaCl soll weniger wirksam sein als NaBr.
[1668, I] SAHLIN, B.: Skand. Arch. Physiol. **46**, 64 (1924), Rona **33**, 454.

Nitrate werden durch Muskelgewebe nicht reduziert außer von Ratten und Meerschweinchen. Diese Reduktion ist nicht abhängig vom Zusatz von Bernsteinsäure, Citronensäure, vorherigen Bewegungen des Tieres usw. Das System ist durch HCN und O_2 hemmbar. Es entsteht dabei Nitrit[1668, II].

Auf die Milchsäurebildung wird durch Konzentrationen bis zu m/l herauf bei Na_2SO_4, NaCl, NaBr keine deutliche Einwirkung gesehen und bei SCN′ in Konzentrationen von m/l und m/4 eine Hemmung[1663].

Bei Auftreten von Starre der intakten isolierten Muskeln nach SCN liegen die Verhältnisse eindeutig im Sinne einer vermehrten Milchsäurebildung, während sich die Menge des anorganischen Phosphats nicht immer vermehrte[1664]. Im Muskelbrei zeigt sich eine vermehrte Freisetzung anorganischen Phosphats nach der Behandlung mit isotonischen Lösungen — nach den lyotropen Eigenschaften — wie folgende Zahlenreihe zeigt[1665]:

Muskelbrei bei Beginn des Versuchs	0,318% H_3PO_4
Nach 6 Stunden mit Wasser	0,365%
+ NaCl	0,382%
NaJ in 4 Stunden	0,445%
Na_2SO_4	0,356%.

Auch in ausführlichen Versuchen wurden nur geringfügige Differenzen mitgeteilt[1666] oder vollkommen vermißt[1667]. Wird durch Zusatz von m/50 $CaCl_2$ ein Verschwinden des anorganischen Phosphats erzwungen, so kann dieser Prozeß durch NaBr und NaCl gehemmt werden, allerdings nur in ganz hohen Konzentrationen (> m/10)[1668]. Die hier berichteten Wirkungen der Anionen sind in keiner Weise in Einklang zu bringen mit den Vorgängen im intakten Muskel.

Die Umesterung der Phosphorsäure von Glucose-1-Ester zum 6-Ester durch Phosphoglucomutase (CORI[1616]) wird durch Mg·· und Mn·· beschleunigt. 20 m-Mol NaCl hemmt den Mg-Effekt, nicht den von Mangan, ähnlich different wirkte Na_2SO_4 in derselben Konzentration auf die beiden Aktivatoren.

2. Herzmuskel.

In den Fermentextrakten aus *Herzmuskel* wurde sonst nur Fluorid einer Untersuchung unterzogen. Durch m/10 NaF (weniger durch m/100) sinkt der Gehalt an anorganischem PO_4''' ab[1669, 1670] unter Entstehung von Phosphoglycerinsäure[1675]. Dieser Effekt ist in „gealtertem" Brei geringer[1671]. Durch m/50 NaF wird die Milchsäurebildung völlig gehemmt[1672]. Bei Zusatz von Brenztraubensäure zum NaF-Herzmuskelbrei wird nur wenig Milchsäure gebildet, ebenso bei Acetontrockenpulver in m/20 NaF aus Hexosediphosphat. Ein Teil der Milchsäurebildung ist unhemmbar. Das soll auf einen spontanen Zerfall der Dioxyacetonphosphorsäure über Methylglyoxal erklärt werden[1672].

Die Adenylsäure wird im Herzmuskel nur langsam desamidiert[1673]. Der Zerfall von Adenylpyrophosphat wird auch durch NaF verzögert im Gegensatz zum Skelettmuskel. Die Spaltung wird aber sofort durch HCN erzielt und läßt sich jetzt nicht durch F′ ausschalten[1674]. Auch hier war am ganzen arbeitenden Froschherzen der Vorgang nicht zu rekapitulieren[1674]. Bei Schnitten von Rattenherzen wurde durch Fluorid der Sauerstoffverbrauch zunehmend auf 48% bei 0,02 Mol/L gesenkt. Eine weitere Steigerung der Konzentration brachte eine Abnahme der Hemmung auf 17%, um bei weiterer Steigerung wieder zuzunehmen. Aber

[1668, II] BERNHEIM, F. u. DIXON, M.: Biochem. J. **22**, 1, 125 (1928), Rona **45**, 746. Untersucht: Ochse, Schaf, Schwein, Kaninchen, Küken und Hund.

[1669] PERGER, H.: Hoppe-Seylers Z. **162**, 122 (1926). Bei einem Hunde mit Staupe von geringerem Maße.

[1670] GYÖRGY, P.: Biochem. Z. **161**, 157 (1925), Rona **33**, 862.

[1671] WASSERMEYER, H.: Hoppe-Seylers Z. **203**, 241 (1931), Rona **65**, 703.

[1672] OCHOA, S.: Biochem. Z. **290**, 62 (1937).

[1673] OSTERN, P. u. BARANOWSKI, T.: Biochem. Z. **281**, 157 (1935), Rona **92**, 54.

[1674] PARSCHIN, A. N.: **1936 I**, 1911. a) S. 1912.

bereits 0,005 molares NaF hemmte die durch Malonat induzierte Steigerung des Stoffwechsels[1674, IV].

0,02 mol Pyrophosphat hemmte den Sauerstoffverbrauch um 36%[1674, IV]. (Weitere Daten über den Sauerstoffverbrauch unter Fluorid siehe die Versuche von BREUSCH und PETERS[1631, I] und die Tabelle S. 234.) Die Oxydationen von Pyruviat bedürfen stets des anorganischen *Phosphats*. In den Versuchen von GIBSON und LONG[1679, II] wurde Ochsenherz fein zerkleinert, bis der Sauerstoffverbrauch sehr niedrig war, der Brei 3 Stunden bei 2^0 dialysiert. Dazu wurde neben Brenztraubensäure Adeninnukleotid, Fumarsäure, Mg und PO_4 gegeben. Die Oxydationen stiegen in diesem System mit dem Phosphatgehalt. Bei 10^{-2} mol war der maximale Wert schon erreicht mit 1200 μl. O_2/g/90 min, während mit $5 \cdot 10^{-4}$ mol nur $^1/_3$ verbraucht wurde. Phosphat stabilisierte die Atmung. Es ist in diesen Versuchen möglich, daß ein Teil der Wirkung durch die Puffereigenschaften des Phosphats verursacht war. Eine andere Auslegung ermöglichten die Versuche über Succinoxydase, über die wir schon auf S. 201 berichteten. Danach kann Phosphat durch Hemmung einer störenden Phosphatase wirksam werden.

In Versuchen an Gewebsschnitten von Katzenherzen zeigten Scillirosid und andere Digitalisglykoside eine Zunahme des Sauerstoffverbrauchs. Dieser wurde verstärkt durch Zugabe von Phosphat. 18 m Mol/l steigerten um 50% 1,8 m Mol um 97% oberhalb der Kontrolle[1674, I]. Die Abnahme der Phosphatwirkung bei steigender Konzentration ist vielleicht auf eine Calciumfällung zurückzuführen, da Ca für die Steigerung der Atmung überhaupt notwendig war. Ohne das brachten die Glykoside eher eine Hemmung.

Die Befunde unterschieden sich quantitativ beträchtlich von denen am Skelettmuskel, besonders ist die geringe Menge von Phosphagen — also von Phosphatreserve — im Herzmuskel bekannt, ebenso wie die geringfügige Ansammlung von Milchsäure. Eine Phosphorylase ist aber auch unwirksam (CORI[1607, III, 1607, IV]). (Über den Umsatz von P_2O_5,[IV] durch das intakte Herz siehe EICHLER und STOBER[4100, II]).

Gewebebrei von *Arterien*. Ein Brei von Aortengewebe von Ratten im Alter von 1—2 bzw. 14—18 Monaten wurde hergestellt, um die mit dem Alter sich ändernden Stoffwechselvorgänge zu untersuchen[1674, II]. Von diesem wurde der Sauerstoffverbrauch in Warburg-Gefäßen gemessen. Nach 1 Stunde wurde der zu prüfende Hemmungskörper zugesetzt. Durch 0,02 molares NaF wurde der Verbrauch auf 65 bzw. 56% herabgesetzt. Ein signifikanter Unterschied ließ sich nicht nachweisen, auch nicht bei den anderen Hemmungskörpern. $^{32}PO_4$ wurde leicht in Lipoide eingebaut[1674, III].

3. Leber.

a) Phosphat. Durch Zugabe von radioaktivem $^{32}PO_4$ in die Ringerlösung ließ sich eine Aufnahme von ^{32}P in die Lipoide der Leber nachweisen, solange die Zellen nicht zerstört waren, d. h. bei Leberschnitten, nicht aber nach Zerreiben[1679, I]. Im Brei von Kaninchenlebern drang ^{32}P in Adenosintriphosphat und Flavindinucleotid gleichstark ein, in Flavinmononucleotid, Pyridinnucleotid und

1674, I FINKELSTEIN, M. u. BODANSKY, O.: J. Pharmacol. exp. Therap. **94**, 274 (1948).

1674, II BRIGGS, F. N., CHERNICK, S. u. CHAIKOFF, F. L.: J. biol. Chem. **179**, 103 (1949). Malonat hemmte auf 93 u. 88, Acid auf 54 u. 52, Jodessigsäure auf 32 u. 34% bei gleicher molarer Konzentration.

1674, III CHERNICK, S., SRERE, P. A. u. CHAIKOFF, F. L.: J. biol. Chem. **179**, 113 (1949).

1674, IV WEBB, J. L., SAUNDERS, P. R. u. THIENES, C. H.: Arch. Biochem. **22**, 458 (1949).

1675 DEUTICKE, H. J.: Klin. Wschr. **1938**, 1237.

1676 DICKENS, F. u. SIMER, F.: Biochem. J. **25**, 2, 985 (1931). Rattengewebe.

1677 QUASTEL, J. H. u. WHEATLEY, A. H. M.: Biochem. J. **27**, 2, 1753 (1933). Meerschweinchenleber.

1678 CIARANFI, E.: Biochem. Z. **285**, 228 (1936). C. **1936 II**, 649. Meerschweinchenleber.

1678, I YOSII, S.: J. of Biochem. **26**, 397 (1937). C. **1938 II**, 716.

Adenylsäure kaum[1678, II]. Die Atmung von Leberschnitten wird durch PO_4''' nicht verändert, vielleicht mit einer Tendenz, den respiratorischen Quotienten zu erhöhen[1676]. Wird Buttersäure zugesetzt, dann sinkt der O_2-Verbrauch und die Produktion von Acetessigsäure bei Steigerung der Phosphatkonzentration von m/45 auf m/15. Die Hemmung konnte durch Tyramin vermindert werden. Die Ursache der Hemmung wird auf die Ca-Fällung bei diesen Konzentrationen zurückgeführt[1677]. Denn bei Konzentrationen von $6{,}6 \cdot 10^{-3}$ mol wurde die Atmung unter Buttersäurezusatz vermehrt[1678] Dabei ist das Verhältnis der gebildeten β-Oxybuttersäure zur Acetessigsäure bei PO_4''' mehr in Richtung der β-Oxybuttersäure verschoben.

Eine Möglichkeit indirekter Phosphatwirkung folgt aus der Beobachtung, daß $Ca^{\cdot\cdot}$ die Fumaratoxydation beeinflußt. Das geschieht auf dem Umweg des Abbaus der Cozymase, die durch ein besonderes Fermentsystem, eine Nucleotidase, gefördert wird. Daher wird durch Zusatz von Ca-Salzen zu Leberbrei die Pyruvatbildung aus Fumarsäure gehemmt. Für p_H-Werte unter 8,6 sinkt die Aktivität dieses Fermentsystems durch $0{,}25\,\mu$ Mol/cc. fast auf Null ab. Durch Phosphatzusatz für $p_H > 8{,}2$ wird die Ca-Hemmung teilweise aufgehoben, „wahrscheinlich durch Bildung von unlöslichem Calciumphosphat"[1679, V].

Die Desamidase von Ribosenucleat (nicht die von Desoxyribosenucleat) kann durch Dialysierung von Gewebsbrei inaktiviert werden. Sie wird wieder hergestellt durch Zugabe von Erdalkalien und Metallen (aber auch durch gewisse organische Basen). Diese Wiederherstellung kommt nicht zustande, wenn als Anionen Phosphat oder Fluorid mit eingeführt werden. Diese Anionen hemmen auch die Desamidierung und Dephosphorylierung von Desoxyribosenucleat, aber in geringerem Maße.

Bei Malonatzusatz ist der O_2-Verbrauch um 63% geringer in Phosphatlösung als in gewöhnlichem Ringer (nicht aber bei Fumarat, da eher etwas Steigerung)[1617, I], bei Oxalacetat leicht erhöht[1679 VII].

Die Dehydrierung höherer Fettsäuren wird durch PO_4''' beschleunigt, niederer Fettsäuren — Ameisen-, Essig-, Propion-, Butter-, Croton- und Valeriansäure — wird durch PO_4''' erst ermöglicht[1678, I]. Die Fähigkeit der Oxydation von höheren Fettsäuren — untersucht wurde vor allem Octansäure — ist in den Mitochondrien lokalisiert. Außer diesen ist in dem Reaktionsgemisch Cytochrom, Neutralsalze und Phosphat notwendig[1679, III].

Bei dem System Leberbrei + Mg + Adenosintriphosphat $\pm$ PO_4 wurde von LEHMINGER und KENNEDY[1679, IV] neben dem O_2-Verbrauch auch die gebildete Acetessigsäure bestimmt. 0,0002 mol PO_4 führten zu einer Aufnahme von $1{,}3\,\mu$Mol

[1678, II] HAMMEL, J. P. u. LINDBERG, O.: J. biol. Chem. **180**, 1 (1949).

[1679] BERNHEIM, F.: J. biol. Chem. **123**, 741 (1938). Bei anderen Tieren nicht so gut nachweisbar.

[1679, I] FISHLER, M. C., TAUROG, PERLMAN, J. u. CHAIKOFF, J. L.: J. biol. Chem. **141**, 809 (1941). C. **1943 I**, 2313.

[1679, II] GIBSON, Q. H. u. LONG, C.: Biochem. J. **41**, 230 (1947). a) SPECK, J. F.: J. biol. Chem. **179**, 1387 (1949). Folgendes System: Taubenleberdispersion 0,03 mol KCl 0,006 m $MgSO_4$ 0,0001 mol. Diphosphopyridinnucleotid $6 \cdot 10^{-6}$ mol Cytochrom c 0,01 mol Na-Citrat 0,02 m NH_4Cl 38° O_2-Atmosphäre. Ders. ebenda 1405 (1949) getrocknete Leber.

[1679, III] KENNEDY, E. P. u. LEHMIGNER, A. L.: J. biol. Chem. **172**, 847 (1948).

[1679, IV] LEHMINGER, A. L. u. KENNEDY, E. P.: J. biol. Chem. **173**, 753 (1948).

[1679, V] LEUTHARDT, F. u. MAURON, J.: Helv. Physiol. et Pharm. Acta **6**, 836 (1948). ROTHLIN-Festschrift. Schwabe 1948 S. 108.

[1679, VI] GREENSTEIN, J. P. u. CHALKLEY, H. W.: Arch. of Biochem. **7**, 451 (1945). Zit. nach GREENSTEIN: Biochem. of Cancer 1947, S. 210. Benzoylargininamidase wird durch PO_4 stark gehemmt.

[1679, VII] POTTER, V. R., PARDEE, A. B. u. LYLE, G. G.: J. biol. Chem. **176**, 1075 (1948). Bis 16,7 mol war keine Schädigung nachweisbar.

O_2 und Bildung von 0,3 μMol Acetessigsäure. Diese Mengen stiegen bei der optimalen Konzentration von 0,001 mol PO_4 auf 7,6 μMol O_2 und 3,9 μMol Acetessigsäure. Durch die Energie der Octansäureverbrennung wurde das Phosphat verestert. Zu diesem System gehörte eine optimale Salzkonzentration von 0,05 bis 0,12 mol NaCl = KCl mit Abfall nach beiden Seiten, vielleicht weil die Mitochondrien, in denen die Oxydationsfähigkeit verankert liegt, gegen osmotische Drucke nicht unempfindlich sind.

Zusatz von Alloxansäure zu Leberbrei von Meerschweinchen, der sonst Alkohol nur wenig oxydiert, führte zu einer Beschleunigung der Oxydation auf das 8—10fache. Wenn Alloxan zugesetzt wird zu Phosphatpuffern, dann ist keine Katalyse mehr nachweisbar. Wird aber Leber in PO_4'''-Puffer suspendiert und dann erst Alloxan hinzugefügt, dann kommt es zu voller Beschleunigung[1679].

Die Harnstoffsynthese durch das Arginin-Arginase-System wird durch PO_4'''-Puffer vermindert gegenüber Bicarbonat, anscheinend weil im ersteren weniger CO_2 zur Verfügung steht zur Reaktion mit Ammoniak[1680]. Die Aminierung von Brenztraubensäure mit NH_3 unter Bildung von Aminosäure findet bei Leberschnitten (von Ratten) ohne anorganisches P nicht statt, ist maximal bei 0,025 bis 0,033 m PO_4[1680, I]. Dasselbe ließ sich bei der Bildung von Glutamin aus zugesetzter Glutaminsäure und NH_4Cl durch Dispersionen von Taubenlebern nachweisen. Das Maximum der Bildung lag bei 0,05 mol PO_4[1679, II a)].

In Versuchen von KALCKAR[1680, II] wurde Nucleotidphosphorylase an Rattenlebern durch Dialyse inaktiviert. Inosinzusatz. Die Menge des freien Purins stieg auf das 10fache beim Zusatz von nur 25 γ Phosphat-P/cc. War diese Menge verbraucht, dann hörte die Reaktion auf, bis neues Phosphat zugefügt worden war. Während der Spaltung des Inosin wurde pro Mol 1 Mol PO_4, wahrscheinlich als Ribose-1-Phosphat festgelegt. Der Prozeß ist reversibel.

Die Leberautolyse (N-Freisetzung) von Leberbrei hungernder Ratten wird bis herunter zu m/480 gefördert, die Latenzzeit abgekürzt[1681]. In zellfreien Leberextrakten verschwindet bei Inkubation zunehmend der nach VAN SLYKE bestimmte Aminostickstoff durch Reaktion der Aminogruppen mit Zucker. Diese Reaktion wird durch PO_4''' beschleunigt[1683, I]. Das Ferment, das Adenosintriphosphat spaltet, wird durch PO_4''' gehemmt[1682].

Wenn Leberextrakte von gut gefütterten Kaninchen dialysiert werden, ist der Verlust an Glykogen geringer als ohne Dialyse. Das ist vielleicht auf den Verlust an anorganischem PO_4''' (3—6 m/Mol) zurückzuführen, was daraus hervorgeht, daß bei weiterem Phosphatzusatz der Glykogenverlust noch größer ist. In 1 Stunde verschwinden ohne PO_4''': 12 mg Glykogen, mit 50 m/Mol aber 70 mg[1683]. Es bildet sich Glucose-1-Phosphat, und gefunden wird Glucose und Hexosemonophosphat, also zugleich die Wirkung einer Phosphatase, die sich durch 0,2 mol NaF nicht hemmen ließ. Auch zu dieser Phosphorylierung gehört Adenylsäure. Aber der Unterschied gegenüber dem Muskel liegt im Auftreten von Glucose (siehe auch CORI[1607, IV]). Auch die Zuckerausschüttung von Leberschnitten von Kaninchen und Ratten infolge Zusatzes von kristallisiertem Insulin bedarf des Phosphats, woraus auf eine Beteiligung eines Phosphorylasesystems geschlossen

[1680] KREBS, H. A. u. HENSELEIT, K.: Hoppe-Seylers Z. **210**, 33 (1932).

[1680, I] KITZMAN, M. G.: J. biol. Chem. **167**, 77 (1947).

[1680, II] KALCKAR, H. M.: J. biol. Chem. **167**, 477 (1947), Nature **160**, 143 (1947).

[1680, III] SUTHERLAND, E. W. u. CORI, C. F.: J. biol. Chem. **172**, 737 (1948), 3,5 m Mol. Phosphat.

[1680, IV] BUCHANAN, J. M., HASTINGS, A. B. u. NESBETT, F. B.: J. biol. Chem. **180**, **435** (1949).

[1681] NEUBERGER, A. u. REINWEIN, H.: Biochem. Z. **243**, 225 u. 236 (1932). Ein Gang mit der weiteren Steigerung der Konzentration ist nicht deutlich.

[1682] BARRENSCHEEN, H. K. u. LANG, S.: Biochem. Z. **253**, 395 (1932), Rona **70**, 575. Das Ferment spaltet Pyrophosphat selbst nicht.

[1683] CORI, G. T., CORI, C. F. u. SCHMIDT, G.: J. biol. Chem. **129**, 629 (1939).

wurde[1680, III]. In Lebern fastender Ratten ließ sich bei 1% Glucose im Medium ein Glycogenansatz erzwingen. In Gegenwart von Succinat zusammen mit Phosphat wurde die Neubildung aufgehoben[1680, IV].

Glyoxalase aus Lebern von Kaninchen wird durch 0,5 mol PO_4''' um etwa 20% gehemmt[1684].

b) Pyrophosphat. OCHOA sowie CORI[1683, II] isolierten P_2O_7 aus dialysierten Rattenleberdispersionen, in denen Glutaminat, Brenztraubensäure und Bernsteinsäure oxydiert wurden. Dieses Pyrophosphat stammt aus 3 Reaktionen.

1. Die irreversible Hydrolyse des Diphosphopyridinnucleotids durch Nucleotidpyrophosphatase.

2. Die Phosphorylierung von Adenylsäure zu Adenosintriphosphat bei Atmung oder Fermentation.

3. Die Kombination von Nicotinamidmononucleotid und Adenosintriphosphat (siehe KRONBERG[1529, IV] und Abschnitt Hefe S. 215.)

In einem Cyclophorasesystem aus Leber und Niere von Kaninchen[1683, III] verschwindet PO_4 bei der Oxydation von Bernsteinsäure. Es sammelte sich Pyrophosphat an, und zwar 0,03 mol NaF vermehrte die Bildung. Die Mengen an P_2O_7 waren niemals größer als 0,9 Atome P pro Atom verbrauchten Sauerstoffs. Fluorid 0,005—0,03 mol verminderte die Aufnahme von Sauerstoff und vermehrte die Menge des veresterten Phosphats.

Pyrophosphat wirkte auf den Alloxansäuremechanismus[1679] und die Autolyse[1681] ähnlich wie Phosphat. Die Atmung der Rattenleber wird durch m/30 P_2O_7'''' um 10%, bei Zusatz von Lactat um 24%, bei Zusatz von Glucose um 31% gehemmt, bei Glucose bilden sich zugleich Säuren[1685, 1691, I].

Die Oxydation von β-Phenyläthylamin und Tyramin durch Rattenleber (die frei von Blut sein muß) wird durch Pyrrol unter Aufnahme von 2 Atomen Sauerstoff pro mol Substrat vermehrt. Bei Zusatz von Pyrrol + Methämoglobin wird der O_2-Verbrauch auf 4 Atome erhöht. Beide Systeme werden durch 0,5% $K_4P_2O_7$ gehemmt, aber nicht das Enzym allein ohne den Aktivator[1686].

c) Durch **Fluorid** in Konzentrationen von 2% wird die eben erwähnte Pyrrol-Katalyse nicht gehemmt, wohl aber die von Pyrrol + Methämoglobin um 40 bis 60%[1686]. Sonst wird der O_2-Verbrauch durch m/100 kaum herabgesetzt trotz voller Hemmung der Glykolyse[1687] (siehe Tabelle S. 233). 0,02 mol hemmte schon um 25%[1688], 0,1 mol über 50%[1690]. Ebenso verhält sich ein durch Thyroxinvorbehandlung vermehrter O_2-Verbrauch[1689].

Wie in besonderen Zusätzen die Atmung gehemmt werden kann, sollen Versuche über die Oxydation von Butter-, Kroton- und β-Oxybuttersäure zu Acetessigsäure unter NaF zeigen[1691] (siehe Tabelle 55). Die durch Adenosintriphosphat katalysierte Oxydation von Octansäure wird bereits durch 0,0005 mol NaF gehemmt (POTTER[1691, II]).

Tabelle 55.

Konz. NaF in mol	Hemmung in %	
	Krotonat	Buttersäure
0,02	90	—
0,01	82	—
0,005	75	—
0,0031	—	70
0,0025	75	79,66
0,00075	18	—

[1683, I] AGREN, G.: C. rend. Trav. Labor. Carlsberg, Ser. chim. **23**, 173 (1940), Rona **123**, 456.
[1683, II] Symposion on respiratory Encymes 1942.

Auch die Reduktion der Acetessigsäure zu β-Oxybuttersäure unter anaeroben Bedingungen wird durch NaF gehemmt[1696], ebenso die Kuppelung von Glucuronsäure mit zugesetztem Borneol. 0,005 mol NaF, die den O_2-Verbrauch nocht nicht beeinflußten, hemmten die Glucuronsäurebildung um 56% bei Zusatz von Lactat, um 89% bei Dioxyaceton[1688]. Die Acylierung von Sulfanilamid wird erst bei 0,1 mol NaF beeinflußt[1690]. Die Esterspaltung von Homatropin, Atropin und Äthylmandelat wird durch 1,5% NaF um 80% vermindert[1692], nicht dagegen die Umwandlung von Vitamin B_1 (Aneurin) in Cocarboxylase[1693]. Die Bildung von p-Aminohippursäure aus p-Aminobenzolsäure + Glycin + Brei von Rattenlebern wurde durch 10^{-3} NaF etwas gefördert, aber schon durch $5 \cdot 10^{-3}$ mol um 60% gehemmt[1621, I]

Die Autolyse wird durch m/8 F′ nicht beeinflußt[1681], wohl aber die Proteolyse mit Vermehrung des Aminosäurestickstoffs und Rest-N, parallelgehend mit der Hemmung der Glykolyse[1694].

Die Ammoniakbildung aus Guanin durch ein Ferment Guanase wird durch m/6 unterdrückt, Hemmung wurde aber noch bei m/400 beobachtet[1695]. Die Guanylsäuredesamidierung wird schon bei m/2000 gehemmt[1695].

Coencym II bindet Pantothensäure, so daß es dem Test mit Lactobacillus arabinosus entgeht. Diese Bindung wird durch Leberextrakt gelöst, der aus dem Coencym PO_4 und Pantothensäure freisetzt. Durch 0,05 mol · NaF wird beides gehemmt. Diese Reaktion wird auch durch Darmphosphatase erzwungen, ist aber durch diese Fluoridkonzentration nicht hemmbar[1695, I].

Die Umwandlung von α-Ketoglutarsäure in Citronensäure durch die Leber von Tauben wurde durch 0,02 mol NaF zu 47% gehemmt, wenn die Reaktion in Stickstoffatmosphäre stattfand[1695, II].

Die Milchsäurebildung in der Leber wird durch NaF auch gehemmt wie im Muskel[1697], aber nicht vollkommen. Ebenso läßt sich die Phosphatvermehrung unterdrücken[1675, 1698, 1700] (und HELVE[1642, II] am nebennierenlosen Tier). Versuche zur Beobachtung einer Synthese von Estern wurden unternommen, ohne daß es einwandfrei gelang[1699] (siehe dazu auch [1700]), dagegen wurde die in Anwesenheit von Phloridzin erfolgende Freisetzung von PO_4''' durch 0,01 mol NaF verhindert[1704, IV]. Es bildet sich aus zugesetztem Hexosediphosphat ein schwer hydrolysierbarer Ester, aber trotzdem nebenbei Milchsäure und Brenztraubensäure, die dann zum Teil auf unbekanntem Wege verschwinden. 0,1% NaF hemmt auch die Bildung von Zucker aus zugesetzter Brenztraubensäure und Milchsäure nicht[1701]. Zusatz von m/50 NaF hemmt die Adenosintriphosphatase der Leber um 75% bei p_H 8,2; bei p_H 9,0 um 85%, selbst m/300 hemmte noch 58%[1682]. Bei m/5 NaF unter aeroben Bedingungen sammelt sich Fructosediphosphat an,

1683, III CROSS, R. J., TAGGART, J. V., COVO, G. A. u. GREEN, D. E.: J. biol. Chem. **177**, 655 (1949).
1684 SAKUMA, F.: J. of Biochem. **12**, 247 (1930).
1685 GREIG, M. E. u. MUNRO, M. P.: Biochem. J. **33**, 143 (1939), Rona **113**, 398.
1686 BERNHEIM, F. u. M. L. C. u. MICHEL, H. O.: J. biol. Chem. **126**, 273 (1938).
1687 EWIG, W.: Klin. Wschr. **1929 I**, 839. Warburggefäße.
1688 LIPSCHITZ, W. L. u. BUEDING, E.: J. biol. Chem. **129**, 333 (1939).
1689 MCEACHERN, D.: Bull. Hopkins Hosp. **56**, 145 (1935), Rona **87**, 381.
1690 KLEIN, J. R. u. HARRIS, J. S.: J. biol. Chem. **124**, 613 (1938). Kaninchenleberschnitte.
1691 IOWETT, M. u. QUASTEL, J. H.: Biochem. J. **29**, 2, 2143 (1935).
1691, I FEINSTEIN, R. N. u. STARE, F. J.: J. biol. Chem. **135**, 393 (1940), Rona **125**, 52. 0,03 mol P_2O_7 IV hemmte in Schnitten und Brei um 20—40% den O_2-Verbrauch, nicht aber wenn es ungepuffertem NaCl zugesetzt wird, manchmal fördert es.
1691, II POTTER, R.: J. biol. Chem. **169**, 17 (1947).
1692 BERNHEIM, F. u. BERNHEIM, M. L. C.: J. Pharm. exp. Therap. **64**, 209 (1938). Leber-brei.
1692, I COHEN, P. P. u. MCGILVERY, R. W.: J. biol. Chem. **169**, 119 (1947). 0,01—0,06 mol Phosphat hatte keine Wirkung.
1693 OCHA, S. u. PETERS, R. A.: Nature **1938 II**, 356, Rona **110**, 143. Leberschnitte und Leberbrei.
1694 RUBEL, W. M.: Biochem. Z. **283**, 180 (1936). C. **1936 I**, 3152. 0,1—0,3% NaF.
1695 SCHMIDT, G.: Hoppe-Seylers Z. **208**, 185 (1932), Rona **70**, 389.
1695, I NOVELLI, G. D., KAPLAN, N. O. u. LIPMANN, F.: J. biol. Chem. **177**, 97 (1949).
1695, II STERN, J. R.: Biochem. J. **43**, 616 (1948).

vielleicht bedingt durch Hemmung von Phosphatasen[1713]. Im ganzen ein durchaus differenter Vorgang in der Leber und im Muskel, dessen Verlauf im einzelnen noch nicht aufgeklärt ist (siehe vorher unter P_2O_7).

Die Wirkung des Fluorids auch auf der alkalischen Seite der p_H-Skala können die Versuche von POTTER[1691, II] dem Verständnis näherbringen. Es wurde ein System aufgebaut, das Wasserstofftransportsystem (Coenzym, Cytochrom c) Wasserstoffacceptor (O_2 und Atmungsferment) anorganisches Phosphat, als Phosphatacceptor Kreatinin und als Phosphatträger Adenosintriphosphat enthält. Unter Zusatz von 0,01 Fluorid wurde mehr Kreatininphosphat bzw. Adenosintriphosphat gefunden. Das sei bedingt durch Ca-Fällung, denn Calcium aktiviert die Adenosintriphosphatase. (Siehe dazu unter Phosphat S. 240 bzw. GREENSTEIN[1679, VI].) Wurde das Fluorid einige Zeit vor dem Fermentgemisch zugesetzt, dann war die Wirkung des Fluorids schwächer, weil es unlösliche Niederschläge mit dem Magnesium bildete und so der Reaktionsmischung entzogen wurde. Um ohne Fluorid PO_4 zur organischen Bindung zu bringen, seien oxydative energieliefernde Systeme besonderer Art notwendig.

Am deutlichsten zeigt sich diese Differenz in der Funktion der hier vorhandenen CORIschen Phosphorylase. Diese ist gegenüber Fluorid wenig empfindlich, wohl dagegen die Phosphatasen. Während im Leberbrei Glykogen (nur wenig durch Amylase zersetzt) meist zu Glucose-1-Phosphat (Cori-Ester) phosphoryliert wird und dann durch Phosphatasen daraus Glucose entsteht, wird bei Anwesenheit von NaF diese Dephosphorylierung verhindert und es entsteht Cori-Ester, der sich später in Robinson-Ester umlagert. Zugesetzter Cori-Ester wird ohne F' rasch durch die Phosphatasen angegriffen, mit Fluorid umgelagert, teilweise aber auch, weil die Phosphorylase ein Gleichgewicht katalysiert, in Glykogen aufgebaut[1704, II] und [1704, III].

Die Glutaminbildung aus Glutamatinsäure und NH_4Cl in dem von SPECK[1679, II] aufgebauten System (s. d.) erwies sich als außerordentlich empfindlich gegenüber Fluorid. Bereits 0,001 molar, eine Konzentration, die die Sauerstoffzehrung noch gar nicht veränderte, hemmte die Amidbildung bereits um 50%. Die Bildung von α-Aminosäure war bei weitem nicht so empfindlich. SPECK äußerte die Meinung, daß Fluorid auf irgendeine Stufe der aktuellen Kombination von Glutamat und NH_3 einwirke.

Der Einbau von D.- und L.-Lysin, das mit ^{14}C markiert war, in die Proteine von Leberbrei wurde durch 0,02 mol NaF zu 96% gehemmt[1704, V]. In der abzentrifugierten Fraktion, die aus Mitochondrien und Kernen bestand, betrug die Hemmung nur 14%. Fluorid war wirksamer bei p_H 6,2 als bei p_H 6,6. Eine Beziehung zu einer Ca-Komplexbildung wurde ausgeschlossen.

1696 EDSON, N. L. u. LELOIR, L. F.: Biochem. J. **30**, 2319 (1937). 0,01 mol F'. Auch CO_2-Bildung aus Brenztraubensäure wird gehemmt.

1697 BROWNE, J. S. L. u. GRANT, R.: Biochem. Z. **264**, 163 (1933).

1698 DEUTICKE, H. J. u. ZENS, W.: Hoppe-Seylers Z. **251**, 233 (1938).

1699 RIESSER, O.: Hoppe-Seylers Z. **161**, 149 (1926), Rona **40**, 68. m/9 und m/6 NaF.

1700 KRAUSE, F.: Hoppe-Seylers Z. **168**, 216 (1927), Rona **43**, 63. m/2 NaF hemmte die PO_4-Bildung nicht vollkommen.

1701 BARREDA, P.: Naunyn-Schmiedebergs Arch. **178**, 333 (1935), Rona **88**, 416.

1702 KAKUMOTO, E.: Mitt. med. Acad. Kioto **6**, 1894 (1932), Rona **69**, 52.

1703 LANG, K.: Biochem. Z. **259**, 243 (1933), Rona **75**, 100.

1704 LANG, K.: Biochem. Z. **263**, 262 (1933), Rnoa **76**, 287.

1704, I PIRIE, N. W.: Biochem. J. **28**, 1, 1063 (1934).

1704, II OSTERN, P. u. HOLMES, E.: Nature **144**, 34 (1939), Rona **116**, 48. C. **1940 I**, 2340. Leberbrei von Kaninchen.

1704, III OSTERN, P., HERBERT, D. u. HOLMES, E.: Biochem. J. **33**, 1858 (1939). C. **1940 I**, 3675.

BARTLETT und BARRON[1571, I] untersuchten **Fluoressigsäure.** Es hemmte die Oxydation von Essigsäure auch bei Tieren, die letale Injektionen erhalten hatten. Entsprechend sammelte sich Acetat an bei Zusatz von Brenztraubensäure. Ebenso hemmte es die Oxydation von Fettsäuren und die Acetessigsäurebildung, hemmte aber nicht Acylieıungen (siehe dazu S. 224).

d) Von **Sulfiten** wird die Alloxankatalyse auf die Alkoholverbrennung (siehe oben[1679]) total gehemmt.

e) Der O_2-Verbrauch der lebenden Tiere, die vorher mit **Thiosulfat** gefüttert waren, war anfangs erhöht (ebenso bei Sulfit, nicht bei Sulfat), bei längerer Dauer der Zufuhr vermindert[1702]. Wird Thiosulfat zum Organbrei zugesetzt, dann bildet sich H_2S nur in geringen Mengen (MENEGHETTI[274]), wird aber Säure zugefügt, dann geht der Prozeß rasch wie bei Zusatz von Schwefel.

Bei alkalischer Reaktion ist das S_2O_3'' absolut beständig[1703]. Durch die Leber aber kommt es zu der Bildung von Rhodanid bei Zusatz von HCN mit einem Optimum bei p_H 8,2. Die Reaktion durch das von LANG Rhodanese genannte Ferment folgt quantitativ der Gleichung:

$$HCN + Na_2S_2O_3 = HCNS + Na_2SO_3 .$$

Sulfit ist nachzuweisen.

Wenn die HCN-Konzentrationen nicht zu hoch sind, ergibt sich die Reaktionsgeschwindigkeit proportional $[HCN]\,[S_2O_3'']\,\sqrt{t}$.

Die Bildung durch Zusatz von Cystin, Cystein, Thioäthanol, Glutathion ist um mehrere Größenordnungen geringer als aus S_2O_3''. Zusatz von Nitrilen an Stelle der Blausäure führte nicht zur Rhodanbildung, wohl aber von Senfölen[1604].

Das Ferment ist hemmbar durch Mg-Salze über m/300, wird nicht durch PO_4''' beeinflußt. Die Leber vom Frosch enthält 50mal mehr Ferment als die vom Hund. Die anderen Tiere ordnen sich in folgender Reihe dazwischen: Frosch > Kaninchen > Rind > Mensch > Huhn > Taube > Katze > Hund. Die Reihenfolge der Organe ist: Nebenniere > Leber > Speicheldrüse = Stammganglien > Schilddrüse = Kleinhirn > Magen > Hirnrinde = Niere > Milz > Pankreas, gar nicht in Blut und Muskeln, so daß also die Rhodanbildung wohl meist in der Leber stattfindet. Weder von diesem Ferment noch von der gesamten Leber wird Rhodan zerstört, ebensowenig übrigens das analog gebaute Ammoniumcyanat, das also nicht zu Harnstoff umgelagert wird[1680].

Die Atmungshemmung der Hefe durch Blausäure konnte man durch Thiosulfat dann aufheben, wenn zugleich Leberextrakt zugesetzt wurde. Dieser Faktor fand sich auch in Niere, Nebenniere und Lunge. Er ließ sich hemmen durch Arsenat, Pyrophosphat und Gallensäure, aber nicht durch Fluorid (BENARD, TÖRÖK u. GAJDOS[1583, I]). Ob hierbei auch Rhodan entstand, wurde nicht untersucht.

S_2O_3'' wird weiter oxydiert, wenn kein HCN anwesend ist, wobei fast quantitativ SO_4'' nachweisbar wird. Die Fähigkeit der Organe zu dieser Oxydation ist folgende (bei der Ratte): Leber > Niere > Chorion. Fötale Leber ist weniger aktiv. S_4O_6'' wird auch oxydiert[1704, I]. NO_3' hat hier keinen Einfluß. Erstaunlich ist, daß diese Oxydation nicht zu erhöhtem O_2-Verbrauch führt.

Hyposulfit ($Na_2S_2O_4$). 0,036 molar hemmte in Stickstoffatmosphäre die Umwandlung von α-Ketoglutarsäure in Citronensäure durch Leber von Tauben um 50% (STERN[1695, II]).

[1704, IV] BACH, ST. J.: Biochem. J. **33**, 802 (1939). 0,01 mol NaF hemmte die Synthese von Kohlehydrate durch Rattenleberschnitte.

[1704, V] BORSOOK, H., DEASY, C. L., HAAGEN-SMIT, A. J., KEIGHLEY, G. u. LOWY, P. H.: J. biol. Chem. **179**, 689 (1949).

f) Der Sauerstoffverbrauch von Rattenlebern wird durch 200—800 mg-% **Rhodanid** (also bis m/10) herabgesetzt. Durch Konzentrationen (von 8—22 mg-%), wie sie im Blut bei der Therapie des Hochdrucks vorkommen, wurde keine Wirkung gesehen[1705]. (Siehe Abschnitt Stoffwechsel: GOLDSTEIN u. HOLBURN[4520,VIII]).

Die Abspaltung von anorganischem Phosphat aus zugesetztem Hexosediphosphat ließ sich beschleunigen, aber durch m/20 ergeben sich höhere Werte als durch m/2 und die höchsten teilweise bei m/200 SCN′[1700].

g) Von den **anderen Anionen** wird der zuletzt erwähnte Vorgang durch m/2 NaCl und NaBr nicht beeinflußt[1700], ebensowenig wie die Alloxanatmung[1679] (siehe oben näheres) durch Cl′ und SO_4'' und die Autolyse durch m/4 Na_2SO_4[1681]. Die Adenosintriphosphatase wird durch Konzentrationen unterhalb m/50 Na_2SO_4 um etwa 20—40% aktiviert, bei m/10 und m/5 ergibt sich Hemmung[1682]. Eine deutliche Wirkung haben aber die Ionen bei Zusatz von Malat zu Leberbrei von Ratten[1706], wie folgende Reihe über den Sauerstoffverbrauch in Warburggefäßen zeigt, bei Zusatz der Salze bis zur Isotonie.

Tabelle 56.

kein Zusatz		+ NaCl		+ NaBr		+ $NaNO_3$		+ Na_2SO_4	
ohne	+ Malat	ohne	+ Malat	ohne	+ Malat	ohne	+ Malat	ohne	+ Malat
49	45	134	196	123	184	97	174	54	65

Bei stärkeren Konzentrationen besonders von Sulfat und Phosphat wird dieser Effekt wieder schwächer. Die 1wertigen Ionen wirken etwa gleich. In diesen Ansätzen wird nach Zugabe von Brenztraubensäure Acetessigsäure gebildet. Die Menge wird vermindert nach Zusatz von Malat, diese Folge verschwindet ganz bei Anwesenheit von NaCl[1706].

Nitrate werden durch Leber gut reduziert und zwar durch ein System, wie es vorher im Muskel schon beschrieben wurde, dann noch durch Xanthinoxydase[1668, II].

Bei der Leber sehen wir sonst nicht die ausgeprägte Wirkung von F′ wie beim Muskel, aber auch die HOFMEISTERsche Reihe tritt nirgends hervor. Wenn auch gelegentlich solche Effekte behauptet werden[1700], sind doch die Resultate wenig überzeugend.

4. Niere.

Bei der *Niere* ist zwischen Nierenrinde und -mark im Stoffwechsel streng zu unterscheiden. Vielfach wird der Niere die Fähigkeit der Glucoseumsetzung zugeschrieben ohne intermediäre Phosphorylierungen, wie etwa im Gehirn, was andererseits wiederum bestritten wird[1708]. Im zellfreien Extrakt gelang es nur bei Anwesenheit von Sauerstoff[1709, I]. Die Rinde bedarf zur Glykolyse des PO_4''' (neben $Mg^{\cdot\cdot}$ und Adenylsäure). Die Milchsäurebildung wird dann etwas aktiviert[1707], aber nur aus Glucose, nicht aus Glycerinaldehyd und Dioxyaceton. Also Glykolyse nicht gleich Milchsäurebildung.

Die Atmung wurde durch PO_4'''-Zusatz nicht gesteigert, sondern vielleicht der R. Q. etwas erhöht[1676]. Wenn Pyocyanin zugesetzt wird, ergibt sich durch m/100 Phosphat eine um 16,8% gesteigerte Sauerstoffzehrung[1709]. Dagegen wird die Sauerstoffzehrung von Nierenbrei von Ratten bei Zusatz von Oxalacetat durch PO_4-Zusatz beträchtlich erhöht. So steigerten $3{,}3 \cdot 10^{-3}$ mol PO_4 auf 103 mm³ O_2 von 59 mm³ ohne PO_4. Der Anstieg nahm bis zur untersuchten Konzentration von 16,7 mol Lösung zu (POTTER, PARDEE u. LYLE[1679, VII]). Die Citratbildung

[1705] FRIEND, D. G. u. ROBINSON, R. W.: J. Labor. clin. Med. 24, 832 (1939), Rona 115, 247.
[1706] ELLIOTT, K. A. C. u. ELLIOTT, F. H.: J. biol. Chem. 127, 457 (1939).

aus Oxalacetat durch Mitochondrien und Mikrosomen wurde nach Dialyse durch Phosphat stark gesteigert mit dem Optimum bei $6 \cdot 10^{-3}$ mol[1709, II].

Bei Malonatzusatz ist eine Hemmung durch PO_4''' nachweisbar, aber im Betrage kaum halb so groß wie bei Leber (Fumarat auch hier kaum eine Wirkung)[1617, I]. Phloridzin hemmte den Glucoseverbrauch durch Nierenbrei, aber nur wenn Phosphat zugegen war[1717, I].

Pyrophosphat wirkte auch in Richtung einer Steigerung (von 13%) bei m/50 und Glucosezusatz[1685]. Gerade die Niere enthält Fermente, die Pyrophosphat entstehen lassen, so daß eine Umsetzung und Wirkung dieses Anions innerhalb der Zelle sicher ist (siehe Abschnitt Hefe S. 242 und Leber S. 215).

Durch *NaF*-Zusatz wird der O_2-Verbrauch gehemmt[1710] (m/50 schon um 50%[1790]) (siehe dagegen die Tabelle S. 234) und zwar auch der durch Thyroxin erhöhte[1689]. Konzentrationen (m/100), die den O_2-Verbrauch nicht beeinflussen, hemmen schon die anaerobe Glykolyse fast völlig[1687]. Im Nierenextrakt wird die Oxydation von Glucose und Brenztraubensäure durch Fumarsäure katalysiert. Durch NaF wird diese Reaktion nur bei Glucose verhindert[1709, Ia].

Nierenrinde und Nierenmark zeigt Hemmung der anaeroben und aeroben Glykolyse zunehmend mit der Zeit der Beobachtung von m/100 an[1804]. Die Milchsäurebildung wird gehemmt, und zwar auch die auf Zusatz von Glycerinaldehyd und Dioxyaceton[1707]. Diese Hemmung wurde teilweise unabhängig von dem Phosphatstoffwechsel beobachtet, trotz der hohen Konzentration von m/5 NaF[1711]. Andererseits wurde mit denselben Konzentrationen bei Zusatz von Zucker Anhäufung von Phosphorsäureestern gesehen[1710, 1712, 1713] unter Speicherung von Fructosediphosphat[1713]. Diese Reaktion ist gekoppelt mit Sauerstoffaufnahme[1713]. Die Anhäufung wird nur gesehen infolge der Lähmung der Phosphatasen, also keine Anhäufung von Phosphoglycerinsäure. Jedoch fanden COLOWICK, WELCK u. CORI [1709, I] im zellfreien Extrakt Fructosediphosphat und Phosphoglycerinsäure zu gleichen Teilen. Als oxydierbares Substrat waren notwendig Zitronensäure, Glutamin, Ketoglutarsäure und Bernsteinsäure (nicht Malat, Pyruviat, β-Oxybuttersäure) außerdem Coenzyme und Mg-Ionen. Derselbe Mechanismus fand sich auch in der Leber und diente zur Glykogensynthese. Bei Zusatz von Kreatinin erfolgte Phosphorylierung bei ausreichendem Fluorid [1717, II].

Die Tendenz zur Phosphatbildung war größer bei jüngeren Ratten. Auch POTTER [1691, II] fand bei manchen Substraten zur Oxydation eine verschiedene PO_4-Freisetzung, z. B. Lactat, Succinat und Glutamat, geringer bei Glucose, und entsprechend war bei Anwesenheit von Fluorid (0,03 mol) eine deutliche Abnahme des PO_4 zu bemerken. Der gleichzeitige Sauerstoffverbrauch war bei Milchsäure und Succinat am größten, etwas kleiner, wenn Fluorid zugesetzt wurde. Es gibt 2 Gleichungen:

1) Adenosintriphosphat + oxydierbares Substrat → Adenosindiphosphat + Phosphoryliertes Substrat

2) Phosphoryliertes Substrat → oxydierbares Substrat + PO_4

Glucose wurde zuerst in Hexosediphosphat überführt, bevor sie oxydiert wurde.

1707 LENTI, C.: Boll. Soc. ital. Biol. sper. **13**, 659 (1938), Rona **115**, 230.

1708 JOST, H.: Hoppe-Seylers Z. **230**, 96 (1934).

1709 FRIEDHEIM, E. A. H.: Biochem. J. **28**, 1. 173 (1934).

1709, I COLOWICK, S. P., WELCH, M. S. u. CORI, C. F.: J. biol. Chem. **133**, 359 (1940) u. a) COLOWICK, S. P., WELCH, M. S. u. CORI, C. F.: J. biol. Chem. **133**, 641 (1940). C. **1941 II**, 913.

1709, II KALNITSKY, G.: J. biol. Chem. **179**, 1015 (1949).

1710 KALCKAR, H.: Encymologia **5**, 365 (1939), Rona **112**, 660. C. **1939 I**, 4992. Nieren von Katzen und Kaninchen. 0,2 mol NaF.

1711 LAWSON, M. J.: Biochem. J. **30**, 1996 (1936). C. **1937 I**, 652. Kaninchennieren.

1712 KALCKAR, H.: Nature **1938 II**, 871, Rona **112**, 89.

1713 KALCKAR, H.: Encymologie **2**, 47 (1937). C. **1939 I**, 4991. Nierenrinde von hungernden Kaninchen.

Die geringere Oxydation von Glucose mit Fluorid beruhe darauf, daß das Hexosediphosphat festgelegt werde. Wurde Oxalessigsäure einem Nierenbrei zugesetzt, der 15 Minuten bei 37° inkubiert worden war, dann konnte sie nicht mehr oxydiert werden. Die Ursache wurde in der Zerstörung von Adenosintriphosphat gesucht. Wurde solchem System Fluorid zugesetzt, zugleich mit Brenztraubensäure als Wasserstoffacceptor, dann wurde aus der Brenztraubensäure Milchsäure und aus der Oxalessigsäure eine Mischung von Milchsäure und Malat[1717, III]. Ein Aufbau von Adenosintriphosphat wurde durch NaF nicht wahrgenommen, weil das zerstörende Ferment bei der Konzentration von 0,04 Mol/l noch nicht gelähmt wurde. Bei Zusatz von Hexokinase und Glucose verschwand viel PO_4, und es sammelte sich Glucose-6-Phosphat. Dann verlief die stark energiespendende Reaktion[1717, IV]:

$$\alpha\text{-Ketoglutarsäure} + \text{Oxalessigsäure} \rightarrow + CO_2 + \text{Malat} + \text{Succinat}.$$

Die Hexokinaseaktivität, die durch Zusatz von 0,024 mol NaF demonstriert wurde, war bei durch Alloxan vergifteten Ratten (200 mg/kg i.p.) gegenüber der gesunder Tiere nicht verändert[1717, V].

Von anderen Ionen wurden Versuche mit m/5 Lösungen von NaCl, $NaNO_3$ und Na_2SO_4 mitgeteilt[1714]. Diese Salze hemmen die Atmung der Rinde um 20—40%, die Atmung des Marks wird teilweise gesteigert. Auch an der Nierenrinde des Kaninchens wurde festgestellt, daß 0,3% NaCl bei Ergänzung der Isotonie durch Rohrzucker nicht ausreichten, um den vollen O_2-Verbrauch zu unterhalten[1717, I]. In der Niere befindet sich auch eine Rhodanese[1703]. S_2O_3'' und S_4O_6'' werden oxydiert[1704, I].

5. Zentralnervensystem[1715, 1716, 1717].

Bei der Analyse des Gehirnstoffwechsels wurde wohl meistens beobachtet — abgesehen bei Verwendung der Organe kleiner Laboratoriumstiere — daß zwischen dem Stoffwechsel der grauen und weißen Substanz fundamentale Unterschiede bestehen. Wenig Berücksichtigung fand aber die Tatsache, daß die einzelnen Teile — Großhirn, Kleinhirn, Stammganglien, Substantia nigra — sich durchaus schon in ihrem Fermentgehalt unterscheiden. Hier werden wir deshalb auch nicht solche Differenzen in der Unterteilung ausführen können bei dem in dieser Hinsicht wenig fortgeschrittenen Stand wissenschaftlicher Analyse. Einen Beweis haben wir durch den verschieden raschen Einbau radioaktiven Phosphats in den Stoffwechsel am ganzen Tier (siehe Kapitel J).

a) Im Mittelpunkt des Stoffwechsels steht besonders die Frage nach der Rolle der **Phosphate,** was um so mehr Bedeutung hat, als beim in situ befindlichen Gehirn der respiratorische Quotient den Wert 1 erreicht, als Hinweis auf eine vorwiegende Kohlenhydratverbrennung. In vitro ist der Quotient kleiner, erhöht sich etwas in Phosphatpuffern[1676].

An sich klingt der O_2-Verbrauch des herausgenommenen Gehirns rasch auf kleine Werte ab und kann erst durch Zusatz bestimmter Brennstoffe erhöht werden z. B. Glucose. Wird außer Glucose Phosphat zugefügt, dann ist der Effekt

---

[1714] Kisch, B.: Biochem. Z. 277, 210 (1935). Meerschweinchenorgane. Andere als die Na-Salze verhalten sich anders.
[1715] Holmes, E. G.: Ann. rev. Biochemistry IV, 435 (1935).
[1716] Gerard, R. W.: Ann. rev. Biochemistry VI, 419 (1937).
[1717] Quastel, J. H.: Ann. rev. Biochemistry VIII, 435 (1939).
[1717, I] Shapiro, B.: Biochem. J. 41, 151 (1947).
[1717, II] Yamamoto, H.: Tohoku J. exp. Med. 34, 481 (1938), Rona 116, 51.
[1717, III] Potter, Ph. u. Le Page, G. A.: J. biol. Chem. 177, 237 (1949).
[1717, IV] Hunter, F. E.: J. biol. Chem. 177, 361 (1949).
[1717, V] Stadie, W. C. u. Haugaard, N.: J. biol. Chem. 177, 311 (1949).

doppelt so groß[1718], doch wurde es für möglich gehalten, daß nur die stärkere Pufferung durch die Phosphate in dem gegenüber p_H-Schwankungen besonders empfindlichen Objekt verantwortlich zu machen wäre.

Bei Zusatz von Milchsäure wird der gleichzeitig mit dem Milchsäureschwund auftretende Sauerstoffverbrauch durch PO_4''' aber geringer als in Bicarbonatpuffer[1719, 1721, I]. Der O_2-Verbrauch ist bei Zusatz von Milch- und Brenztraubensäure größer, wenn Taubenhirn bei 38° als bei 0° zum Versuch vorbereitet wird. Das gleiche gilt für die Demonstration des „Katatorulineffektes“. Dieser Unterschied wird bei PO_4'''-Zusatz geringer[1720]. 0,1 mol Phosphat hemmte die Zersetzung von Aneurinpyrophosphat in Gehirnbrei völlig[1720, I]. Die Hemmung der Phosphatasen ist hier besonders groß.

Eine indirekte Wirkung kann PO_4''' auf die Atmung auf dem Umwege über eine Calciumfällung entfalten, da $Ca^{\cdot\cdot}$-Ionen selbst die Atmung des Gehirns hemmen. Dagegen wird die anaerobe Glykolyse erhöht[1721]. Nur so kann auch PO_4''' die Milchsäurebildung erhöhen[1722]. Aber dieselbe Erhöhung wird beobachtet, wenn in einem zellfreien Extrakt PO_4''' nur in geringer Menge vorhanden ist, gleichzeitig mit verschwindender Milchsäurebildung. Diese kann durch Zusatz von PO_4''' (0,01 mol) gesteigert werden, wenn auch nicht zu dem alten Wert. Beispiel (nach [1722]):

15 γ P/ccm	55 γ Milchsäure gebildet
90 γ P/ccm	120 γ „ „
270 γ P/ccm	110 γ „ „
vorher	126 γ „ „
+ Glucose + Cozymase	385 γ „ „
+ $CaCl_2$	160 γ „ „
+ $CaCl_2$ + PO_4''' dazu	315 γ „ „

Also Hemmung durch $CaCl_2$, reversibel durch PO_4'''.

Am zerkleinerten Kaninchengehirn wurde durch PO_4'''-Zusatz nur eine geringfügige Erhöhung der Milchsäurebildung (z. B. von 42 auf 51) gefunden[1723]. Unterschiede macht schon das vorliegende Präparat, z. B. wird die Milchsäurebildung in PO_4'''-Puffern und zwar zunehmend mit steigender Konzentration vermindert (32,5 gegen 52) bei Gehirnschnitten, die selbst stärker glykolysieren; bei zerkleinertem Gewebe tritt dieser Unterschied kaum in Erscheinung[1724]. GEIGER[1729, I] fand in Extrakten aus Hirn einen die Milchsäurebildung hemmenden Faktor, der durch phosphathaltige Flüssigkeit weniger extrahiert werden kann. Das so erhaltene Präparat bedarf zur Milchsäurebildung unbedingt des Phosphats. Dieses verschwindet während der Milchsäurebildung aus Glucose oder Fructose.

[1718] QUASTEL, J. H. u. WHEATLEY, A. H. M.: Biochem. J. **26**, 1, 725 (1932), Versuche an ganzen Gehirnen von Mäusen, Ratten und Meerschweinchen. Schnitte der grauen Substanz beim Kaninchen.

[1719] ASHFORD, C. A. u. HOLMES, E. G.: Biochem. J. **25**, 2, 2028 (1931). Meyerhofquotient. Es bildet sich kein Kohlehydrat.

[1720] PETERS, R. A., RYDIN, H. u. THOMPSON, R. H. S.: Biochem. J. **29**, 53 (1935), Rona **88**, 535. C. **1935 II**, 876.

[1720, I] WESTENBRINK, H. G. K., STEYER PARVÉ, E. P. u. GOUDSMIT, J.: Encymologia **11**, 26 (1943).

[1721] QUASTEL, J. H. u. WHEATLEY, A. H. M.: J. biol. Chem. **119**, LXXX (1937).

[1721, I] PANIMON, F., HORWITT, M. K. u. GERARD, R. W.: Amer. J. Physiol. **129**, P. 437 (1940). C. **1941 I**, 395. Die durch $FeCl_3$ veranlaßte O_2-Erhöhung kann durch PO_4''' verhindert werden, ebenso durch P_2O_7''''.

[1722] v. EULER, H. u. VESTIN, R.: Hoppe-Seylers Z. **240**, 265 (1936). Zellfreier Extrakt Kalbshirn, auch von Kaninchen und Ratte.

[1723] ASHFORD, C. A. u. HOLMES, E. G.: Biochem. J. **23**, 2, 748. Kaninchengehirn, eisgekühlt.

[1724] ASHFORD, C. A.: Biochem. J. **28**, 2229 (1934), Rona **86**, 127. Kaninchen.

Das Verschwinden des Zuckers wurde durch PO_4''' nur gefördert in Hirnbrei von Ratten und Fischen[1725]. Dagegen wurde von NEEDHAM und LEHMANN[1726] kein Einfluß auf die Glykolyse gefunden, selbst wenn z. B. durch Ca¨ oder Be¨ das PO_4''' vollkommen fortgefällt wird[1726] (siehe dagegen [1716, S. 429]). Offenbar gibt es 2 Mechanismen der Milchsäurebildung, z. B. einen, der durch Glutathion, dem Coferment der Methylglyoxalase ermöglicht wird und nicht von PO_4''' abhängt[1727]. Sonst wird es verestert mit Glykogen unter Bildung von Glucose-1-Phosphat[1717, S. 429] und CORI[1607, IV]. Neuerdings fand OCHOA[1727, I] keinen prinzipiellen Unterschied in der Glykolyse gegenüber Muskelextrakten.

Durch radioaktiven Phosphor konnte nur ein geringfügiger Eintritt von PO_4''' in Lecithin bei Schütteln des Gehirns während 5 Stunden[1728] nachgewiesen werden, bei Hirnschnitten gelang das in stärkerem Maße als bei Brei, stärker bei jugendlichen Tieren[1734, I].

Manche Farbstoffe führen zur Hemmung der Fumarsäureumsetzung z. B. — Brilliantgrün um 100%, Methylenblau (15%) und Toluidinblau (22%) in geringerem Maße. Diese Hemmung kommt in einem Medium mit 0,04 mol PO_4''' nicht zustande[1729].

Die Cholinesterbildung wird durch Glucosezusatz — in geringerem Maße Milch- und Brenztraubensäure (gar nicht Bernsteinsäure) — in Anwesenheit von PO_4''' auf das 3—5fache gesteigert[1730]. α-Glycerophosphat kann das PO_4''' ersetzen. In 0,03 mol PO_4''' wirken auch K˙ und Ca¨ auf die Cholinesterbildung ein, nicht in Bicarbonat[1730].

b) Pyrophosphat, zugesetzt einem mit Milchsäure atmenden Gehirn von Tauben, stabilisiert und vermehrt die O_2-Aufnahme um 57% bzw. 84% je nach der Zeit der Zugabe[1731, 1732]. Besonders fördert es (0,013 mol) die Atmung bei Milchsäure + α-Glycerophosphat und das Verschwinden von α-Glycerophosphat[1732]. Das Verschwinden des Zuckers bei der Glykolyse soll etwas gehemmt werden[1724] (über die Zymohexase ?).

Von besonderem Interesse ist die Bedeutung des Pyrophosphats beim „Katatorulineffekt" d. h. bei der Atmungssteigerung des avitaminotischen Taubenhirns durch Zusatz von Vitamin B_1. Wenn auch bei p_H 6,6 keine Wirkung von B_1 (Aneurin, Thiamin) mehr vorhanden ist, ergibt ein Zusatz von Pyrophosphat (0,01 mol) eine Atmungssteigerung. Diese Wirkung läßt sich durch Adenylpyrophosphat nicht nachahmen[1733, 1734]. Wichtig ist die Anwesenheit des P_2O_7'''' in einer Inkubationszeit vor einem neuerlichen Zusatz von Milchsäure.

Die Wirkung von 0,016—0,032 mol P_2O_7'''' bei avitaminotischem Gehirn ist stark von dem p_H abhängig[1735]:

p_H 6,9. Milchsäureatmung anfangs reduziert, dann stabilisiert, keine vermehrte Brenztraubensäurebildung, die an sich schon vermehrt entsteht, Brenztraubensäureatmung unbeeinflußt, Vitaminwirkung verbessert.

1725 MARTINO, G.: Boll. Soc. ital. Biol. sper. **5**, 92 (1930), Rona **57**, **464**.

1726 NEEDHAM, J. u. LEHMANN, H.: Biochem. J. **31**, 1227 (1937). C. **1937 II**, 3911.

1727 GEIGER, A.: Biochem. J. **29**, 811 (1935), Rona **88**, 39. Rattengehirn.

1727, I OCHOA, S.: J. biol. Chem. **141**, 245 (1941), Rona **130**, 81.

1728 HAHN, L. u. HEVESY, G.: Skand. Arch. Physiol. **77**, 148 (1937).

1729 QUASTEL, J. H.: Biochem. J. **25**, 1, 898 (1931). Wasserblau und Eosin werden zum Teil entgiftet.

1729, I GEIGER, A.: Biochem. J. **34**, 465 (1940), Rona **126**, 265. C. **1940 II**, 1609.

1730 QUASTEL, J. H., TENNENBAUM, M. u. WHEATLEY, A. H. M.: Biochem. J. **30**, 1668 (1936), Rona **97**, 552. Das gilt nur für das Rattenhirn.

1731 PETERS, R. A. u. SINCLAIR, H. M.: Biochem. J. **27**, 2, 1677 (1933). Optimale Kon zentration 0,2% $Na_4P_2O_7$.

1732 JOHNSON, R. E.: Biochem. J. **30**, 33 (1936), Rona **95**, 219. C. **1936 I**, 3360. Taubenhirn.

1733 PETERS, R. A. u. SINCLAIR, H. M.: Biochem. J. **27**, 2, 1910 (1933).

1734 PETERS, R. A., RYDIN, H. u. THOMPSON, R. H. S.: Biochem. J. **29**, 1, 53 (1935). a) PETERS, R. A., RYDIN, H. u. THOMPSON, R. H. S.: Biochem. J. **29**, 1, 63 (1935).

1734, I FRIES, B. A., SCHACHNER, H. u. CHAIKOFF, J. L.: J. biol. Chem. **144**, 59, (1942). C. **1934 I**, 2313.

1735 PETERS, R. A.: Biochem. J. **30**, 2206 (1936).

p_H 7,3. Milchsäureatmung anfangs reduziert, später verbessert, wie Vitaminwirkung; Pyruvat teilweise gehemmt, Verschwinden von α-Glycerophosphat verbessert.

p_H 7,7. Milchsäureatmung gehemmt bis $1^1/_2$ Stunden, ebenso Brenztraubensäureatmung. Es soll durch Änderung des p_H die Trennung der Oxydationssysteme für Milch- und Brenztraubensäure erreichbar sein.

c) Die eben besprochene Vitaminwirkung wird durch **Fluorid** in der Konzentration von 0,01 mol vollkommen gehemmt, die Lactatatmung aber nur um 18%[1733]; 0,024 mol hemmen diese um $^1/_3$, aber Steigerung der Konzentration von F′ auf das Doppelte wirkt nicht stärker. Der gleiche Teil der Milchsäureatmung (28—65%) ist sowohl beim avitaminotischen als auch normalen Gehirn fluoridfest. Die Bernsteinsäureansammlung des avitaminotischen Gehirns wird vermindert[1734, a]. Ob der „Katatorulineffekt" auf der vermehrten Bildung von Cocarboxylase, die nach LOHMANN Aneurinpyrophosphat darstellt, beruht, ist nicht sicher[1736], zumal wir bei der Leber gesehen haben, daß die Bildung dieses Cofermentes durch F′ nicht gehemmt wird.

Das Zusammenwirken eines Zusatzes von Lactat + Pyrophosphat + α-Glycerophosphat (siehe oben) auf den O_2-Verbrauch wird durch 0,008 mol NaF auf die Wirkung der Milchsäure allein reduziert. α-Glycerophosphat ist gegenüber NaF unempfindlich[1731]. Der Extrasauerstoffverbrauch auf Glucosezusatz wird durch 0,01 mol im Mäusegehirn auf die Hälfte herabgedrückt.

Die Milchsäurebildung wird durch NaF auch gehemmt[1737] (in dem von GEIGER[1729, I] hergestellten Extrakt durch m/40 völlig), nachweisbar auch am Verschwinden des Zuckers[1724].

Die Milchsäurebildung wurde auch gehemmt gesehen bei Versuchen mit Plexus solare und Halsganglien[1788].

Die Beziehung zur Atmungshemmung geben folgende Zahlen aus Versuchen mit Warburggefäßen[1738] (Tabelle 57):

Tabelle 57.

NaF %	Froschrückenmark Glykolyse %	Froschrückenmark Atmung %	Hirnrinde Glykolyse %	Hirnrinde Atmung %
0,002	12	—	—	—
0,01	78	27	20	4
0,02	—	—	81	37
0,05	92	—	—	—

Die Glykolyse ist empfindlicher als die Atmung. Außerdem zeigen die beiden untersuchten Organe gegenüber F′ eine verschiedene Empfindlichkeit. Das ist sicher zum Teil zurückzuführen auf die Dissoziation der Ferment-Fluoridbindung bei höherer Temperatur.

Ebenso finden wir Betrachtungen dieser Komplexe bei DICKENS und SIMER[1789], die wir vor allem im Abschnitt „Drüsen mit innerer Sekretion" erwähnen.

Man wird sich fragen, ob eine Messung der Säurebildung im hier verwandten gasanalytischen Verfahren bei Hemmungswirkung überhaupt statthaft ist, da die anfallenden Produkte durch Änderung der Acidität eine ganz andere Auslegung der Resultate verlangen könnten, worauf MEYERHOF bei der Muskulatur hinwies. HUSZAK[1741, I] fand bei der grauen Substanz allein durch m/25 F′ Hemmung der Atmung und Reduktion von Methylenblau.

Hier sind allerdings die Beziehungen zwischen Glykolyse und Phosphatstoffwechsel nicht ohne weiteres deutlich, da ein konstantes Verhältnis zwischen Phosphatabgabe und Glykolyse nicht besteht. Selbst bei Hemmung der Glyko-

[1736] PETERS, R. A.: Dtsch. med. Wschr. **1937**, 1144. Zusammenfassende Darstellung.
[1737] HAARMANN, W.: Biochem. Z. **256**, 350 (1932), Rona **72**, 76.
[1738] LOEBEL, R. O.: Biochem. Z. **161**, 219 (1925). Froschrückenmark bei 20°, graue Substanz des Rattenhirns bei 38°, Schnitte.

lyse durch F' von 85% wurde die Abgabe anorganischen Phosphates nicht gestört gefunden[1724, 1738, I]. Das liegt anscheinend an einer schwer durch F' hemmbaren Adenosintriphosphatase. Diese kann aber durch Acetonbehandlung geschwächt werden, so daß jetzt F' einzuwirken vermag. Jetzt überträgt es Phosphat auf Glucose (OCHOA[1727, I]). Mit der Hemmung der Glucosefermentation durch 0,05% Fluorid gaben Gehirnschnitte Kalium ab[1741, II].

Schließlich konnte auch hier Glycerinphosphorsäure isoliert werden[1739] und andere Ester, vor allem Fructose 6-Phosphat[1741, I]. Anorganisches Phosphat kann dann (0,1 mol NaF) verschwinden[1740], Hexosediphosphat entsteht[1741]. In embryonalen Gehirnen jeder, besonders der primären Entwicklungsstufe fand sich neben Hemmung der Glykolyse eine Bildung veresterten Phosphates[1742, II] (siehe auch [1742, I]). Auch im Gehirngewebe konnte die Dismutation von Phosphoglycerinsäure in Phosphobrenztraubensäure völlig gehemmt werden, allerdings war bei derselben Konzentration NaF die Glykolyse nur zur Hälfte hemmt[1726]. ASHFORD und HOLMES[1723] unterscheiden die Milchsäurebildung aus Glykogen, die des Phosphates bedarf und durch 0,1 mol nur 40—90% unter PO_4'''-Verlust hemmbar ist.

EULER und Mitarbeiter[1722] bauten ein System aus Gehirnbrei auf, das durch NaF in gleicher Größenordnung wie in Muskulatur Hexosediphosphat umsetzen kann, also ein komplettes Zymasesystem. Auch zugesetzte Brenztraubensäure kann zu Milchsäure trotz NaF hydriert werden[1722, 1740]. Andererseits findet sich die Angabe[1716, S. 429], daß dieses System im Gehirn nur in $^1/_{15}$ Stärke gegenüber dem Muskel vorhanden ist.

0,01 mol NaF hat keine Wirkung auf die Cholinesterbildung in Rattenhirn, und auch die stimulierende Wirkung der Glucose auf diesen Prozeß war voll erhalten[1730]. FELDBERG und HEBB[1742, III] geben zu 50 mg Acetontrockenpulver des Gehirns von Ratten und Meerschweinchen (teilweise dialysiert) 16 mg KCl + 3 mg Cholin 4,5 mg Cystein + 2 mg NaF auf 4,5ccm (= 0,044% ~ 0,01 mol), 0,5 mg Eserinsulfat + 1,5 mg $MgSO_4$ evtl. 15 mg Na-Citrat in den Ansatz. Dann erfolgte die Synthese von Acetylcholin. Mg beschleunigte nur bei Anwesenheit von Citrat, unbeeinflußt durch NaF. Bei Adenosintriphosphat muß NaF vorhanden sein, bei Kreatininphosphat gelingt die Synthese auch ohne Fluorid.

0,01 mol NaF hat keinen Einfluß auf den O_2-Verbrauch der peripheren Nerven[1742].

Sulfitbindendes Pyruvat tritt auf im Gehirn ohne Vitamin B_1 und bei Jodessigsäure, nicht bei NaF (0,024 mol)[1743].

d) Thiosulfat (0,7% $Na_2S_2O_3$) vermehrt die Oxydationen des Gehirns, hebt aber die Wirkung von Jodessigsäure auf durch direkte chemische Reaktion[1744].

[1738, I] STAMM, W.: Naunyn-Schmiedebergs Arch. **111**, 133 (1926), Rona **36**, 341. Isotonisches NaF, Hemmung von 13%.

[1739] MAZZA, F. P. u. MALAGUZZI, C. V.: Boll. Soc. ital. biol. sper. **10**, 725 (1935), Rona **91**.

[1739] MAZZA, F. P. u. MALAGUZZI, C. V.: Boll. Soc. ital. biol. sper. **10**, 725 (1935), Rona **91**, 476.

[1740] CIACCIO, C. u. CAPRI, A.: Boll. Soc. ital. biol. sper. **13**, 1069 (1938), Rona **111**, 380.

[1741] MALAGUZZI, C. V.: Arch. Sci. biol. **22**, 77 (1936), Rona **95**, 364. 0,05 mol NaF, 0,01 mol NaCl.

[1741, I] HUSZAK, J.: Biochem. Z. **312**, 315 (1942).

[1741, II] DIXON, K. C.: Biochem. J. **44**, 187 (1949).

[1742] HOLMES, E. G.: Biochem. J. **24**, 1, 914 (1930). Kaninchen und Meerschweinchen 0,01 mol NaF.

[1742, I] OCHOA, S.: Nature **1940**, 747, Rona **125**, 294. C. **1940 II**, 2496. In einem System aus dialysiertem Gehirnextrakt wird nach Zusatz von PO_4''' Mg, Adenylsäure, Fumarat, Pyruvat und NaF anorganischer P aufgenommen, wenn O_2 anwesend ist. Zugesetztes Hexosemonophosphat wird in Diphosphat verwandelt, Pyruvat und Fumarat sind unbedingt notwendig.

[1742, II] KHAIKINA, B. J.: Biochem. J. **16**, 247 (1940), Rona **125**, 293. C. **1941 II**, 2582. Kaninchen und Hühner.

[1742, III] FELDBERG, W. u. HEBB, C.: J. Physiol. **106**, 8 (1947). Mg und Mn wirkten fördernd, durch Co und Zn kann Hemmung eintreten, ebenso wie durch Ca.

a) EMMELIN, N. u. FELDBERG, W.: J. Physiol. **106**, 27 (1946). Statt Citronensäure kann auch cis-Aconitsäure und l-Isocitronensäure eingesetzt werden.

[1743] PETERS, R. A. u. THOMPSON, R. H. S.: Biochem. J. **28**, 1, 916 (1934).

[1744] QUASTEL, J. H. u. WHEATLEY, A. H. M.: Biochem. J. **26**, 2, 2169 (1932).

Es wird selbst nur schwach oder gar nicht oxydiert[1704, I] und bildet nur schwach H_2S[1745]. Rhodanese[1703] findet sich mehr in den Stammganglien als dem Kleinhirn, am wenigsten in der Großhirnrinde.

e) Rhodan. 0,05—0,1 mol KJ und KSCN unterscheiden sich nicht in ihrer Wirkung von KCl, das wegen des $K^{\cdot}$ die Oxydationen anregt, aber auch NaSCN unte scheidet sich nicht von NaCl[1746]. 1% NaBr verursachte keinen Abfall der Oxydationen, keine Änderung des R.Q. Dagegen soll die halbe Konzentration das Verschwinden der Milchsäure um 50% hemmen[1747].

Über das glykolytische Vermögen — nach dem Zuckerverbrauch berechnet — ergab sich folgende Reihe der Hemmung: $J' > F' > Cl' > Br' > SO_4'' > P_2O_7^{IV}$, nur Phosphat förderte[1724] (desgleichen Hemmung durch 0,01 mol NaCl siehe [1741]).

6. Blut[1760, II].

Im Blut befindet sich auch ein glykolytisches System. Die Aktivität der Leukocyten gibt LUNDSGARD[1602] als 1000mal stärker an als die der Erythrocyten, so daß also über die Hälfte der im Blut gemessenen Umsetzungen auf die Leukocyten zu beziehen sind. WILLSTÄTTER[1748] dagegen will den Erythrocyten überhaupt keine Aktivität zubilligen und schiebt es auf eine ungenügende Trennung, wenn in den roten Blutkörperchen trotzdem Aktivität gefunden wurde. Meist wurde mit gewaschenen Zellen gearbeitet. Es dürfte bei diesem Prozeß doch eine Trennung zu erreichen gewesen sein. Versuche mit kernhaltigen Zellen sind vollends von der Kritik frei.

a) Phosphat. Neue Verhältnisse werden geschaffen durch Zusatz von Methylenblau mit Cozymase, wo z. B. eine Synthese von Phosphatestern erzwungen werden kann[1749]. Eben dasselbe gelingt mit Pyocyanin ohne Cozymase, also überall, wo ein O_2-Verbrauch erhöht wird[1751] (LENNERSTRAND[1559, I; 1760, I]). Auch ohne O_2-Verbrauch wurde die Bildung von Hexosediphosphat nach Glucosezusatz gesehen, aber ohne daß anorganisches PO_4''' eine Rolle spielte. Besonders ist die Bildung von Diphosphoglycerinsäure zu erwähnen, die sonst nicht in den Geweben auftritt[1760, II]. Das Phosphat stammte aus Adenosintriphosphorsäure[1752] und kann durch Phosphatase gespalten werden. Diese wird durch Zusatz von anorganischem PO_4''' gehemmt und so die 2—3-Diphosphoglycerinsäure konserviert[1760, IV]. Ebenso wird die Spaltung der CodehydraseII gehemmt[1760, V]. Zu Synthesen wird teilweise die unveränderte Struktur der Erythrocyten für unerläßlich gehalten[1753].

Bei Hämolyse wird PO_4''' sogar vermehrt frei, und die vorhandene Glykolyse wird gegenüber den unverletzten Zellen herabgesetzt[1754]. Das Eindringen und die Veresterung in vivo und in vitro kann man durch Zusatz radioaktiven Phosphats beobachten und über allem Zweifel nachweisen[1755]. (Siehe Abschnitt Verteilung.)

PO_4'''-Anwesenheit unterhält das Verschwinden zugesetzter Glucose längere Zeit[1750]. Bei den Versuchen mit Analyse des verschwundenen Zuckers ist als Fehlerquelle für die Beurteilung auf die WILLSTÄTTERschen Beobachtungen[1748] einer Glykogensynthese hinzuweisen, die den Zucker auch der Analyse entzieht, ohne daß eine Glykolyse stattgefunden hat. Daß Phosphatzusatz — wie im Muskel — die Glykolyse steigert (dagegen [1754]) und dabei zum Teil auch in Bindung übergeht, besonders gegen Ende des Zuckerverbrauchs oder bei Abkühlung, wurde

1745 MENEGHETTI, E.: Arch. di Sci. biol. **12**, 549 (1928), Rona **47**, 833.
1746 DICKENS, F. u. GREVILLE, G. D.: Biochem. J. **29**, 1, 1468 (1935).
1747 WORTIS, S. B.: Arch. of Neurol. **33**, 1022 (1935), Rona **90**, 246. Rattengehirn.
1748 WILLSTÄTTER, R. u. ROHDEWALD, M.: Hoppe-Seylers Z. **247**, 115 (1937). C. **1937 II**, 1384.
1749 RUNNSTRÖM, J., LENNERSTRAND, A. u. BOREI, H.: Biochem. Z. **271**, 15 (1934), Rona **83**, 137. Hämolysiertes Pferdeblut.
1750 FUKUSHIMA, K.: J. of Biochem. **2**, 447 (1923), Rona **21**, 253. Kaninchenblut.
1751 RUNNSTRÖM, J. u. MICHAELIS. L.: J. gen. Physiol. **18**, 717 (1935), Rona **89**, 99.

in ausgedehnten Versuchen nachgewiesen[1756]. Es ist von Interesse, daß Erythrocyten leichter der Hämolyse gegen Saponin verfallen, wenn sie reichlich mit PO_4''' versorgt werden, wenn aber wenig PO_4''' vorhanden ist, sind sie empfindlicher gegen Hypotonie[1670].

Die Methämoglobinbildung durch Amylnitrit verläuft ohne PO_4 langsamer[1756, I]. Die Reduktionsgeschwindigkeit des entstandenen Methämoglobins (Hämiglobin) durch Zucker wird beschleunigt durch Phosphat, aber nur bei Zusatz von Glucose, Mannose und Fruktose, nicht bei Galaktose. Kleine Änderungen gab es bei Milchsäure und Malat[1756, II].

b) Durch den Prozeß der Glykolyse entsteht Milchsäure, die dann im Blut eine höhere Acidität[1757] bzw. Minderung der Alkalireserve veranlaßt[1758]. Diese Vorgänge werden durch **Fluorid** gehemmt, z. B. bleibt die Alkalireserve erhalten durch 0,1% NaF über 24 Stunden[1758].

In 3 Tagen sinkt der Blutzucker bei 10 mg NaF auf 1 ccm Blut nicht ab; bei 4 mg von 85 auf 40 mg-% (siehe auch [1760, III]). Auch der Reststickstoff wurde konserviert durch die höhere Dosis[1759, 1760, I]. Die Acidität von Blut wird durch NaF selbst bis 1% nicht merklich beeinflußt[1760], aber schon durch 0,02%, besser noch durch 0,06%, die im Blut nach etwa ½ Stunde auftretende Säuerung gehemmt. Eine erste Welle von Säureentwicklung, die schon in den ersten Minuten nach der Blutentnahme erfolgt, läßt sich auch durch 0,3% NaF nicht beseitigen. Wird neben NaF Heparin zugesetzt, dann ist auch der zweite Prozeß durch Konzentrationen bis 0,08% NaF nicht zu beseitigen, wie es ohne Heparin leicht gelingt[1757]. Brenztraubensäure zersetzt sich auch bei Anwesenheit von Fluorid, jedoch weniger, wenn Oxalat zugleich anwesend ist[1764, I].

Durch 0,08% NaF gibt es eine Hemmung der Glykolyse, aber doch Freisetzen von Phosphat[1761]. Fluorid ist gegenüber dem Ferment, das CodehydraseII spaltet, unwirksam[1760, V], ebenso gegenüber der Spaltung von Hefenucleinsäure[1760, VI], aber die Spaltung der 2—3-Diphosphoglycerinsäure wird bei Pferdeerythrocyten schon durch 0,01 molar völlig unterdrückt[1760, IV]. In Vogelerythrocyten sammelt sich bei Zusatz von Brenztraubensäure und NaF Phosphoglycerinsäure an, die sonst dort nicht vorkommt[1760, II].

Zusatz von Methylenblau oder Pyocyanin leitet im Blut einen Oxydationsprozeß ein. Dadurch ergibt sich die Möglichkeit einer aeroben Glykolyse[1762] Durch 10^{-3} mol NaF wird diese um 25% gehemmt, die Oxydationen um 26—29%.

[1752] Dische, Z.: Naturwissenschaften 22, 776 (1934). a) Dische. Z.: Naturwissenschaften 22, 855 (1934). b) Schäffner, D. u. Bauer, E.: Naturwissenschaften 22, 464 (1934). Kritik der obigen Versuche.

[1753] Jost, H.: Hoppe-Seylers Z. **165**, 171 (1927). Blut von Hund und Mensch.

[1754] Irving, J. F.: Biochem. J. **20**, 1320 (1926).

[1755] Hevesy, G. u. Aten jr., A. H. W.: Rona **114**, 259 (1939).

[1756] Roche, A. u. Roche, J.: Bull. Soc. chim. biol. **11**, 549 (1929), Rona **52**, 437. Daselbst reichlich Literatur.

[1756, I] Gibson, Q. H.: Biochem. J. **42**, 13 (1948) Untersuchungen an ideopathischen Methämoglobinämien, bei denen der Coenzymfaktor II zur Reduktion fehlt.

[1756, II] Spicer, S. S., Hanna, C. H. u. Clark, A. M.: J. biol. Chem. **177**, 217 (1949).

[1757] Havard, R. E. u. Keridge, P. T.: Biochem. J. **23**, 2, 600 (1939). Messungen der pH am menschlichen Blut mit der Glaselektrode.

[1758] Evans, C. L.: J. Physiol. **56**, 146 (1922). Kaninchenblut.

[1759] Roe, J. H., Irish, O. J. u. Boyd, J.: J. biol. Chem. **75**, 685 (1927), Rona **45**, 79.

[1760] Yoshimura, H.: J. of Biochem. **21**, 335 (1935). Rona **87**, 594.

[1760, I] Lennerstrand, A. u. M.: Encymologia **8**, 211 (1940), Rona **120**, 432.

[1760, II] Guest, G. M. u. Rapoport, S.: Physiological Rev. **21**, 410 (1941), Rona **127**, 144.

[1760, III] Fontes, G. u. Thivolle, L.: C. rend. Soc. Biol. **100**, 1196 (1929), Rona **51**, 499. 0,2% NaF hemmte das Verschwinden des Zuckers.

[1760, IV] Lennerstrand, A.: Encymologia **9**, 248 (1941).

[1760, V] Lennerstrand, A.: Ark. Kemi. Mineral. Geol. **14**, 1 (1941), Rona **130**, 97.

[1760, VI] Miller, Z. B. u. Kozloff, L. M.: J. biol. Chem. **170**, 105 (1947). 0,01 mol NaF, auch Hämolyse.

Bei Anwesenheit von Glucose + Brenztraubensäure ist die Atmung stärker vermindert als in der Brenztraubensäure allein[1763]. Die geringfügige Hemmung der Atmung, selbst bei 0,34% NaF, wird auf die Methämoglobinbildung durch Methylenblau zurückgeführt, und mit Methämoglobin bindet sich Fluorid komplex[1764]. Die Reduktion benutzt gelbes Ferment „Reductase" und Pyridinnucleotid und wurde dann durch F′ gehemmt gefunden[1760, VII]. Sonst wird gebildetes Methämoglobin durch den glykolytischen Prozeß, und zwar durch die Milchsäure reduziert, durch deren Mangel die Reduktion auch aufhört. Trotz NaF wird aber durch künstlichen Zusatz von Milchsäure, deren Entstehen verhindert wurde, doch die Reduktion ermöglicht[1765]. In den Versuchen von GIBSON[1756, II] wurde auch die Reduktion durch Glucose durch 0,01 mol NaF nicht gehindert unter Ansammlung von Phosphoglycerat.

In Leukocyten, von Patienten mit Leukämie gewonnen, wird durch m/100 NaF die Atmung um 10%, die anaerobe Glykolyse um 80% gehemmt[1687]. WIESINGER und E. SABOZ[1760, VIII] fanden bei niederen Konzentrationen eine höhere Hemmung der Sauerstoffzehrung als bei höheren, z. B. war die Hemmung bei 0,2% 30%, bei 0,6% nur 20%. Man wird zweifeln, ob dieser Unterschied bei der Höhe der Konzentration signifikant ist.

Auch die Abspaltung anorganischen Phosphats wird durch NaF gehemmt[1766, 1767, 1770]. Durch $CaCl_2$-Zusatz kann eine gehemmte Glykolyse und Phosphatabspaltung wiederhergestellt werden, der Prozeß ist also reversibel[1756]. Andererseits wird durch hohe Konzentrationen wie m/10—m/20 NaF die in unverletzten Erythrocyten bei Glucoseanwesenheit beobachtete Synthese auch gehemmt[1753].

Für die Wirkung des NaF scheint die Art der Vorbehandlung des Blutes von Bedeutung zu sein. Im hämolysierten Blut kommt es unter NaF zur Anhäufung von Phosphoglycerinsäure, ebenso in mit 0,9% NaCl gewaschenen Erythrocyten. Wenn das Blut aber nur defibriniert wird, kommt es zwar zur Hemmung der Glykolyse, aber nicht zur Ansammlung von Phosphoglycerinsäure. Setzt man aber hier Brenztraubensäure zu, dann entsteht wiederum Phosphoglycerinsäure[1768]. Es fehlt anscheinend im Blut ein Wasserstoffacceptor. Durch Zusatz von Muskeladenylsäure und Phosphoglycerinsäure zu hämolysiertem Blut wird Hexosediphosphat rascher abgebaut. Diese Beschleunigung wird durch F′-Zusatz unterdrückt. Wenn man außer F′ wieder Brenztraubensäure hinzufügt, gibt es eine Beschleunigung von 100—200%[1752].

Das Fermentsystem der Erythrocyten ähnelt in manchem dem des Muskels, weist aber offenbar nicht so viel Nebenwege auf. Das Adenylsäuresystem ist auch hier bei der Bestimmung als Pyrophosphat-Fraktion von Bedeutung. Die Abspaltung wird durch 0,02 mol NaF beschleunigt, durch 0,062 mol um 5% gehemmt[1764]. [Cozymase wird inaktiviert (LENNERSTRAND[1559, I; 1760, I])]. (Ausführliche Versuche LENNERSTRAND[1760, V]). Die Umesterung von 3-Phosphoglycerinsäure mit Adenylsäure wird durch NaF gehemmt. Die Stabilität der Cozymase

---

[1760, VII] SHAPOT, V. S.: Biochimiya 3, 430 (1938). Zit. nach [1756, II].

[1760, VIII] WIESINGER, K. u. SABOZ, E.: Helvet. med. Acta. 15, 436 (1948).

[1761] ROCHE, A. u. ROCHE, J.: C. rend. Soc. biol. 97, 804 (1927), Rona 43, 681.

[1762] MORUZZI, G., MORUZZI, GU. u. BARTOLI, M. A.: Naturwissenschaften 1939, 244, Rona 113, 649. C. 1939 II, 448. Kaninchenerythrocyten 38°, 0,005% Methylenblau.

[1763] MORUZZI, G.: Arch. di Sci. biol. 23, 50 (1937), Rona 102, 178.

[1764] ENGELHARDT, W. A.: Biochem. Z. 227, 16 (1930), Rona 59, 439. Kaninchenerythrocyten.

[1764, I] FRIEDEMANN, TH. E. u. HAUGEN, G. E.: J. biol. Chem. 144, 67 (1942). C. 1943 I, 1197. Begünstigend wirkte $NaHCO_3$, weniger Sulfat.

[1765] SCHAPOT, W. S.: C. 1939 I, 2621.

[1766] SUNTHEIM, H.: Z. Kinderheilkunde 58, 54 (1936), Rona 94, 584. Angeblich durch Ca-Fällung.

durch Hexosediphosphat wird ebenso aufgehoben — auch bei Anwesenheit von Acetaldehyd — wie die erzwungene Synthese[1760, V]. Auch im Muskel wurde diese 2fache Wirkung beobachtet und dort näher analysiert. Das zeigt sich ebenso bei der NH_3-Bildung des Blutes. m/200 NaF förderte die Abspaltung aus Adenylpyrophosphat, und m/50 NaF hemmte sie durch die Hemmung der anfänglichen Dephosphorylierung[1769]. Der Übergang von einem Phosphatpuffer zu einem anderen kann die Desamidierung bis auf das 20—30fache steigern. Dieser Vorgang ist nur im Zusammenhang mit dem ganzen glykolytischen Prozeß zu verstehen.

Solche Beziehung fand sich auch mit dem Gehalt des Blutes an reduziertem Glutathion, das während des Verlaufs einer Glykolyse konstant blieb, aber nach deren Abschluß in 1 Stunde um 17—33% absank. m/16 NaF hemmte die Glykolyse vollständig, und sofort begann der Gehalt an reduziertem Glutathion zu sinken: 60% Verlust in 12 Stunden, 90% in 20 Stunden[1770]. Eine Einwirkung auf die Lipoide der Erythrocyten ist nicht vorhanden[1771]. Dagegen wird die Oxalsäurebildung durch m/750 NaF um 60% gehemmt[1772].

Die biologische Hämolyse durch Mischung von Hunde- und Menschenblut wird durch NaF wie durch Citrat und Oxalat gehemmt, ebenso auch durch $CaCl_2$[1774, I].

c) **Sulfit** wirkt hemmend auf die Atmung von Methylenblau + Cozymase[1751].

Thiosulfat wird auch durch Blut zu H_2S reduziert[1745]. Sulfit läßt sich dabei als Intermediärprodukt nicht nachweisen[386], Tetrathionat wirkt auf die H_2S-Bildung hemmend, zersetzt sich selbst nicht[1773].

Von *anderen Anionen* wurde in Kaninchenblut kein Einfluß gefunden, von Cl′, Br′, J′, NO_3', SO_4'' in isotonischer Lösung[1754]. In weiteren Versuchen zeigte sich durch Cl′, Br′, J′, SCN′ und NO_3' kein Unterschied im Verschwinden des Zuckers und Auftreten von Milchsäure, nur SO_4'' schien die Glykolyse zu verdoppeln[1774]. Anscheinend handelt es sich um die Aufhebung einer Induktionsperiode. Beim Vergleich mit Cl′ glich sich der Unterschied aus, wenn durch vorherige Glucoseinjektion diese Periode aufgehoben wurde[1775].

Bei defibriniertem Blut wurde durch Salzzusatz eine Zunahme des PO_4''', etwa $J' = NO_3' = SCN' > Br' > Cl' > F'$ beobachtet, auch der Zuckerschwund war größer bei NaJ als bei NaCl[1776]. Der O_2-Verbrauch bei defibriniertem Kaninchenblut ist größer als bei gewaschenen Blutkörperchen. Wenn das Waschen mit isotonischer NaBr-Lösung vorgenommen wurde, dann sank er mehr ab (von 0,0219 auf 0,0160) als nach NaCl (auf 0,0181[1777]). Auf die Stoffwechselvorgänge hat also im ganzen gesehen nur NaF und PO_4''' eine Einwirkung.

Katalase wird durch NO_3' und Cl′ gehemmt, und zwar im hämolysierten Blut stärker als in nichthämolysiertem[1778], SO_4'' hemmt unmerklich. Durch NO_3'-Hemmung der Katalase kann man dann die Peroxydase isoliert bestimmen[1779].

1767 v. Euler, H. u. Brandt, K. M.: Hoppe-Seylers Z. **240**, 215 (1936) m/30 NaF, cytolysierte Blutzellen verschiedener Tiere. Spaltung von P_2O_7 ist nicht gehemmt.

1768 Rapoport, S.: Biochem. Z. **289**, 290 (1937).

1769 Conway, E. J. u. Cooke, R.: Biochem. J. **33**, 457 (1939).

1770 Morgulis, S.: J. biol. Chem. **123**, 1 (1938). Kaninchenblut. Bei Hundeblut beginnt der Abfall des reduzierten Glutathion schon etwas vor Ablauf der Glykolyse.

1771 Boyd, E. M. u. Murray, R. B.: J. biol. Chem. **117**, 629 (1937). Hypertonische Lösungen wirken durch osmotischen Druck und täuschen durch Wasserverlust eine Zunahme vor.

1772 Müller, P. B.: Hoppe-Seylers Z. **256**, 75 (1938).

1773 Meneghetti, E.: Boll. Soc. ital. Biol. sper. **7**, 742 (1932), Rona **70**, 413.

1774 Barrenscheen, H. K. u. Hübner, K.: Biochem. Z. **196**, 488 (1928), Rona **46**, 699. SO_4'' hatte dieselbe Wirkung wie PO_4''', menschliche Erythrocyten gewaschen.

1774, I Iljin, W. S.: Biochem. Z. **284**, 383 (1936).

1775 Barrenscheen, H. K. u. Hübner, K.: Biochem. Z. **229**, 329 (1930).

1776 Engelhardt, W. A. u. Braunstein, A. E.: Biochem. Z. **201**, 48 (1928), Rona **48**, 794.

1777 Tada, S.: Tohoku J. exp. Med. **15**, 236 (1930). a) Ders. ebenda 249. b) Ders. ebenda 259, Rona **56**, 813.

1778 Kultjugin, A. A. u. Kanaschenok, P. S.: C. **1938 I**, 914, Rona **96**, 141 (1938).

1779 Kultjugin, A. A. u. Sharkow, M. W.: C. **1939 II**, 656.

d) Die **Blutgerinnung** kann durch Ionen gehemmt werden. Daß 0,15% NaF ausreichend ist zur Hemmung jeder Koagulation, ist lange bekannt. Man hielt diese Wirkung für eine Ca-Fällung nach der Theorie von MORAWITZ. Heute billigt man den $Ca^{\cdot\cdot}$-Ionen zwar eine begünstigende, aber keine notwendige Funktion zu[1780]. WÖHLICH[4043] hält eine aktivierende Wirkung des Prothrombins durch $Ca^{\cdot\cdot}$ für am wahrscheinlichsten (siehe auch [1784, I]). Es handelt sich bei F-Einwirkung mehr um einen Vorgang, der einer Aktivierungshemmung der Prothrombase entspricht. Wenn die Aktivierung vorgeschritten ist oder Thrombase zugesetzt wird, dann wirkt NaF nicht mehr hemmend, sondern beschleunigend (bei Konzentrationen bis 0,8 m) auf die Gerinnung[1781].

Daß Fibrinogenlösungen gegen Fällung von Alkohol durch 20% NaCl geschützt werden können, nicht aber durch 2% NaF-Lösungen, ist ein kolloider Effekt[1782]. Die von STUBER und LANG vorgetragene Theorie, daß erhöhter Fluorgehalt im Blut verantwortlich für die Hämophilie zu machen sei, konnte nicht bestätigt werden (FEISSLY und OEHRLI[77]).

In der Gerinnung liegt ein durch Fermente eingeleiteter, aber durch kolloidchemische Reaktionen sich fortsetzender Vorgang vor. Deshalb ist die Fibringerinnung nicht reversibel[1784, II], aber die HOFMEISTERsche Reihe hat hier wieder ihre Bedeutung. In 0,2 mol-Lösungen tritt die Gerinnung auf bei K_2SO_4 in 2 Minuten, Cl′: 5 Minuten, NO_3': 70 Minuten, Br′: 70 Minuten, KJ: 48 Stunden, SCN′ mehr als 48 Stunden[1783]. Br′ steht in der Reihe vom Standpunkt der Peptisation an der falschen Stelle, die Abstände erscheinen sehr groß. LUMIERE und SONNERY[1784, III] geben folgende Salzmengen an, die, 100 ccm Blut zugesetzt, dieses ungerinnbar machen:

Na-Fluorid	0,3 g
Trinatriumcitrat	0,40 g
Dinatriumcitrat . . .	0,40—0,50 g
Goldthiosulfat	0,70 g
Mg-Hyposulfit	1,5 g
Na-Hyposulfit	2,0 g

(Weitere Angaben Kapitel: Blut.)

7. Speicheldrüsen und Pankreas

bedürfen des PO_4''' zur Dehydrierung höherer Fettsäuren[1678]. *Fluorid* hemmt die Neubildung von PO_4''' in m/2 vollkommen. Dieselben Konzentrationen von NaBr und NaCl haben keinen Einfluß. m/20 SCN′ beschleunigte etwas die Phosphatfreisetzung von Pankreasbrei[1700]. Pankreas besitzt wenig, Speicheldrüsen viel Rhodanese[1703].

0,025 mol NaF hemmt nicht die Ruheatmung von Schnitten der Submaxillaris bei Glucosezusatz, bei Lactatzusatz wird sie vielleicht sogar gefördert. Dagegen wird die Atmung vollkommen gehemmt, die auf Acetylcholinzusatz eintritt[1784].

8. Lungengewebe.

Die Milchsäurebildung von Lungengewebe wird durch F′ gehemmt[1737]. Aus S_2O_3'' wird etwas H_2S frei[1745].

[1780] MELLANBY, J. in „Perspectives in Biochemistry“ Cambridge 1937, 286.
[1781] CRUT, G.: C. rend. Acad. Sci. **208**, 1937 (1939), Rona **115**, 576.
[1782] STUBER, B. u. SANO, M.: Biochem. Z. **140**, 42 (1923), Rona **23**, 426.
[1783] CSAPO, J. u. v. KLOBUSITZKY, D.: Biochem. Z. **157**, 354 (1925), Rona **32**, 285.
[1784] DEUTSCH, W. u. RAPER, H. S.: J. Physiol. **92**, 439 (1938).
[1784, I] HOWELL, W. H.: Physiolog. rev. **15**, 435 (1935).
[1784, II] BARKAN, G. u. GASPAR, A.: Biochem. Z. **139**, 291 (1923), Rona **22**, 91. Fibrin aus Fluoridplasma gewonnen, löst sich in 0,02% NaOH.
[1784, III] LUMIERE, A. u. SONNERY, S.: C. rend. Soc. Biol. **117**, 443 (1934), Rona **85**, 105.

9. Drüsen mit innerer Sekretion.

Phosphat beeinflußt die O_2-Zehrung von Hoden nicht, verursacht aber eine Tendenz zur Erhöhung des respiratorischen Quotienten[1676]. Als radioaktiver ^{32}P dringt es in die Lipoproteide der Nebenniere leichter ein als in die Nucleoproteide[1785]. Rhodanese ist mäßig vorhanden in der Schilddrüse[1703].

m/30 P_2O_7 hemmt die Sauerstoffzehrung bei Hoden um 30%, auch bei Zusatz von Glucose um 14% und Lactat um 27%[1685].

Fluorid hemmt die Umwandlung zugesetzter Glucose in Galaktose und Lactose bei Schnitten gerade Milch produzierender Milchdrüse in Konzentrationen von 0,04 mol. Glucose wird zu 93—96% unzersetzt wiedergefunden[1786]. Andererseits wurde durch etwa dieselbe Konzentration (0,2%) die störende Glykolyse gehemmt und dadurch erst die Lactosebildung erzwungen, ein Vorgang, der durch SCN′ aufgehoben wird[1787]. Die letzteren Versuche wurden an Brei ausgeführt. Bisher hat man aber gefunden, daß solche Systeme in Breiform empfindlicher sind. Der Unterschied ist vielleicht in der Menge des zugesetzten Breis (10 g Drüse auf 0,1 g NaF) zu suchen, da durch anwesendes $Ca^{··}$ die Konzentration wahrscheinlich geringer war, als nach der Berechnung sich erwarten ließ.

Fluoridhemmbare Adenylsäure- und Adenosindesamidase findet sich im Hoden und besonders der Hypophyse wenig[1769]. Die Glykolyse der Nebennierenrinde, d. h. die Milchsäurebildung, wird vergiftet durch $0{,}15—1{,}5 \cdot 10^{-3}$ mol NaF[1788]. In den Versuchen von STADIE und HANGAARD[1717, V] wurde anaerob die Hexokinase gemessen durch das Verschwinden von Glucose aus einem System mit Nebennierenrindenextrakt, $NaHCO_3$, Adenosintriphosphat, Glucose, Mg und 0,024 Mol NaF/l. Das NaF sollte die gebildeten Phosphatester vor der Zersetzung schützen, konnte aber in diesem Milieu ohne Schaden fortgelassen werden.

Eine ausführliche Untersuchung der Glykolyse im Hoden stammt von DICKENS und SIMER[1789]. Die anaerobe Glykolyse wird gehemmt und folgt einer Gleichung

$$\%\ \text{Hemmung} = \frac{[F]^n}{K + [F]^n}.$$

Die Größe n ist bei Rattengehirn und Jensen-Sarkom = 1, bei Rattenhoden = 2. Die Konstante K variiert auch von Organ zu Organ und beträgt bei Hirnrinde 1,0, bei Sarkom = 1,6 und bei Hoden = 33. Die theoretischen Ableitungen basieren auf dem Massenwirkungsgesetz, wie wir dergleichen schon im Kapitel über Fermente behandelt haben. Wir bilden die Hemmungskurve nach[1789] ab (Abb. 21).

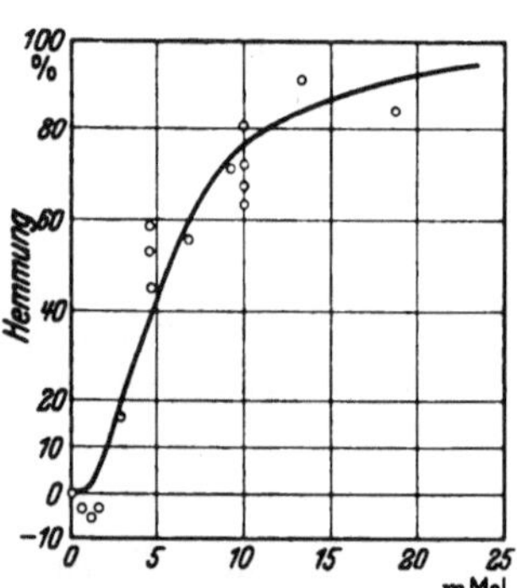

Abb. 21. Natriumfluorid mMol Kurve: $\frac{1}{100} = \frac{[F]^2}{33 + [F]^2}$. (Nach DICKENS u. SIMER.)

Die Atmung wird in diesen Konzentrationen NaF nicht direkt gehemmt, sondern nur über die Glykolyse. Bei Zusatz von Lactat[1790] oder Dioxyaceton ergibt sich keine Hemmung.

Von *anderen Ionen* findet sich vermehrte Glykolyse bei m/8 SCN′ und NO_3'. Bei Br′ und PO_4''' und bis m/20P_2O_7'''' geringfügige Wirkung.

Bei *Stierspermatozoen* ließen sich Atmung, Glykolyse und Beweglichkeit durch Fluorid reversibel hemmen. Die Hemmung der Glykolyse ließ

1785 BULLIARD, H., GRUNDLAND, I. u. MOUSSA, A.: C. rend. Acad. Sci. **207**, 745 (1938). C. **1939 I**, 1813.

1786 GRANT, G. A.: Biochem. J. **30**, 2027 (1936).

1787 MICHLIN, D. u. FETISSOWA, T.: Biochem. Z. **282**, 26 (1935), Rona **92**, 21. C. **1936 I** 1654.

1788 PESKINA, E. N. u. UTEVSKY, A. M.: Rona **115**, 599 (1938). In Ganglien des Solarplexus und des Halses ist die Glykolysehemmung geringer.

sich durch Brenztraubensäure aufheben, nicht aber die der Beweglichkeit[1790, I]. Da die Beweglichkeit der Spermatozoen durch Fructose unterhalten wird, hängt sie eng mit der Fructolyse zusammen, die die für die Bewegung notwendige Energie bereitstellen muß. Bei Rattensamen hemmte 0,02 molare Lösung von NaF die Fructolyse um 80%, die Atmung nur um 50%. Die Spermien waren am Ende des Versuchs unbeweglich[1790, II].

EMMENS[1790, III] prüfte die Beweglichkeit von Kaninchenspermatozoen in verschiedenen NaCl-Lösungen bei wechselndem p_H. Teilweise wurde der osmotische Druck durch Glucose ersetzt. An sich schwankte er von 0,45—1,35% NaCl (Phosphatpufferung). Bei p_H 5,8—6,6 ist die Beweglichkeit an sich schon geringer. Die Spermatozoen waren gegenüber niederen Drucken empfindlicher als gegenüber hohen. Ersatz eines Teils des NaCl durch Glucose gibt keine Änderung. p_H 7,0—8,7: gute Beweglichkeit bei jedem Druck. Ersatz des NaCl in höheren Konzentrationen durch Dextrose erniedrigt die anfängliche Beweglichkeit, aber unterhält sie für die nächsten 6 Stunden. p_H 9,6—9,8: geringere Motilität. Der hohe Druck ist schädlicher als niederer. Ersatz des NaCl durch Glucose ist nur vorteilhaft bei höherem Druck. 0,2% NaCl soll nicht unterschritten werden.

10. Glatte Muskulatur

veranlaßt keine Phosphorylierungen bei NaF-Anwesenheit[1653, 1791]. Die fluoridempfindliche Adenylpyrophosphatase ist am höchsten von allen Organen in der Appendix, im übrigen Darm etwas niederer, überragt aber im Gehalt die anderen Organe. In abgeschabtem Epithel findet sich weniger als im Darm[1769]. Rhodanese ist im Magen in mittlerer Menge zu finden[1793].

Die O_2-Aufnahme des Uterus von Ratten, sowie schwangeren und nichtschwangeren Kaninchen wird durch Substanzen, die mit $Cu^{\cdot\cdot}$ Komplexe bilden, gehemmt, darunter Ferrocyanid (GRAUBARD[1427 VI]).

11. Haut.

Die Glykolyse der *Haut* der Ratte wird durch 0,01% NaF um 50%, die Atmung nur um 38% gehemmt[1738].

12. Fett- und Bindegewebe

oxydiert die höheren Fettsäuren mit besonderer Intensität. Die Oxydation bedarf des PO_4'''[1678]. Optimum für den O_2-Verbrauch liegt zwischen 0,02 und 0,125 mol[1792].

Eine Dehydrogenase (Optimum p_H 8,0) erwies sich gegen Fluorid unempfindlich[1795, VII]. m/200 NaF hemmt die O_2-Aufnahme bei Zusatz von Eiweißspaltprodukten, Milchsäure usw. nicht, ebensowenig die durch Fettsynthese veranlaßte Erhöhung des respiratorischen Quotienten. Wohl aber werden diese Vorgänge bei Zusatz von Glucose gehemmt, als Zeichen dafür, daß der Zucker erst gespalten werden muß[1795, I].

[1789] DICKENS, F. u. SIMER, F.: Biochem. J. **23**, 936 (1936), Rona **55**, 730. Warburgs Technik.

[1790] DICKENS, F. u. SIMER, F.: Biochem. J. **24**, 2, 1301 (1930).

[1790, I] LARDY, H. A. u. PHILLIPS, P. H.: J. biol. Chem. **148**, 333 u. 343 (1943). C. **1944 I**, 25 u. 26.

[1790, II] MANN, T. u. LUTWAK-MANN, C.: Biochem. J. **43**, 266 (1948).

[1790, III] EMMENS, C. W.: J. Physiol. **107**, 129 (1948).

[1791] WILLBRANDT, W. u. LASZT, L.: Biochem. Z. **259**, 407 (1933).

[1792] QUAGLIARIELLO, A. u. SCOZ, G.: Arch. ital. Biol. **90**, 9 (1935). C. **1935 II**, 2693.

[1793] ROFFO, A. H. u. CORREA, L. M.: Rona **96**, 23 (1935).

[1794] HIRASHIMA, K.: Rona **86**, 549 (1934).

[1795] GROSSFELD, H.: Atti. Accad. naz. Lincei **23**, 948 (1936), Rona **99**, 38.

[1795, I] FELIX, K. u. EGER, W.: Dtsch. Arch. f. klin. Med. **184**, 446 (1939).

[1795, II] HILLS, G. M.: Biochem. J. **34**, 1070 (1940). C. **1941 I**, 1829.

[1795, III] WEEKERS, R.: C. rend. Soc. Biol. **135**, 428 (1941), Rona **126**, 442.

[1795, IV] GROSSFELD, H.: Protoplasma **26**, 497 (1936), Rona **98**, 202. Bindegewebe u. Epithelien.

[1795, V] HIRASHIMA, K.: Fol. pharmacol. jap. **17**, 13 (1934), Rona **80**, 407.

Ein Verschwinden anorganischen Phosphats bei Zusatz von m/20 NaF (p_H 7,2) fand erst bei großem Überschuß von Glykogen (4—5%) merklich statt. Es sammelte sich anscheinend Glucose-1-Phosphat (MIRSKI[1795, VI]).

Fettgewebe einer hungernden Ratte, bei 37° in Blut und Serum gehalten, nimmt bis 40% Lipoide aus der Umgebung innerhalb $3^1/_2$ Stunden auf. Der geringe Sauerstoffverbrauch schließt die Oxydation des Fettes aus. Die Aufnahme wird durch Erhitzen auf 80°, durch m/20 und m/40 mol NaF oder m/500 NaCN verhindert. Das Fettgewebe einer normalen Ratte zeigt dieses Phänomen nicht[1795, VIII].

Die O_2-Aufnahme von Pferde- und Kaninchenknorpel, durch Methylenblau katalysiert, wird durch Fluorid manchmal gesteigert[1795 II].

0,2% NaF hemmte die Glykolyse von Linsenbrei völlig. Zusatz von $CaCl_2$ führte nicht zu Reversibilität[1795 III].

13. In Gewebskulturen

wirkt NaF hemmend auf die CO_2-Produktion. Die Einwirkung auf das Wachstum ist stärker bei Sarkom- und Carcinomgewebe, wo schon Lösungen unterhalb 0,01% die Entwicklung hemmten, während Herzgewebe weniger empfindlich ist[1793]. Bei einer Anzahl von Ionen fand sich folgende Hemmungsreihe bei Fibroblasten: $SO_4'' < S_2O_3'' < NO_3' < ClO_3' < PO_4''' < JO_3' < BrO_3'$[1794].

Wenn Zellen aus der Gewebskultur in Aq. dest. gebracht werden, dann kugeln sie sich zusammen, und es erfolgt eine fortschreitende Koagulation. Dieser Vorgang kann vermieden werden in m/10 NaCl und m/10 NaBr, nicht in J', PO_4''', SO_4''-Lösungen[1795] oder SO_3''[1795 IV]. Wenn auch die Zusammenkugelung durch NaCl und NaBr vermieden oder nach Aq. dest. rückläufig beeinflußt werden kann, so bleiben die Zellen doch nur kurze Zeit in diesen nicht äquilibrierten Lösungen am Leben[1795 IV] (siehe auch[1795 V]).

14. Die Retina

zeichnet sich durch eine besonders hohe aerobe Glykolyse aus, die selbst nicht immer unter dem Einfluß von PO_4''' steht. Der Unterschied liegt auch in den Zusätzen. Prüft man die Milchsäurebildung in Glucose, dann wird durch Steigerung der PO_4'''-Konzentration kaum eine Vermehrung der Milchsäurebildung erzielt, wohl aber bei Zusatz von Glykogen, wo ein Optimum bei m/10 festgestellt wurde[1796]. Wir sehen ähnliche Verhältnisse, wie sie beim Gehirn sich auch schon finden ließen. Demgegenüber zeigte die Atmung ein anderes Verhalten beim Vergleich mit Bicarbonatpuffer: Q_{O_2} in Bicarbonat 32, in Phosphat 17,5. m/1000—m/500 HCN verminderte die Atmung weiter nur im Phosphatmedium[1797]. Dagegen wurde bei der Netzhaut des Schafes unter Glucose + PO_4''' eine größere und länger anhaltende Atmung gesehen[1798], also schwer vereinbare Befunde.

m/50 Pyrophosphat förderte den O_2-Verbrauch ohne Zusatz um 27%, mit Glucose um 55%, mit Lactat um 31%[1685].

Fluorid vermehrte die Ammoniakbildung[1799]. Das hängt wie in anderen Organen von der Konzentration ab. Die anaerobe Glykolyse wird um 64% gehemmt bei 0,001 mol NaF[1789], zeigt also eine besondere Empfindlichkeit. Bei Extrakten aus der Schweineretina hemmte diese Konzentration die Bildung der Milchsäure aus Hexosediphosphat nicht, aber aus Glucose, deren Absinken verhindert wird.

[1795, VI] MIRSKI, A.: Biochem. J. **36**, 232 (1942), Rona **133**. 393. Braunes Fettgewebe reagierte rascher als weißes.

[1795, VII] SHAPIRO, B. u. WERTHEIMER, E.: Biochem. J. **37**, 102 (1943). C. **1943 II**, 1638. Dasselbe Ferment fand sich auch in einigen anderen Organen, nicht aber im Gehirn.

[1795, VIII] SHAPIRO, B., BENTOR, V., WEISSMANN, D. u. WERTHEIMER, E.: Nature **161**, 482 (1948).

[1796] BUMM, E. u. FEHRENBACH, K.: Hoppe-Seylers Z. **195**, 101 (1931).

[1797] LASER, H.: Nature **1935 II**, 184, Rona **90**, 363. Rattenretina.

[1798] KISCH, B.: Biochem. Z. **257**, 95 (1933), Rona **72**, 426.

Auch eine Abnahme des anorganischen Phosphats findet unter NaF nicht statt, so daß also der erste Schritt der Glykolyse schon gehemmt wird[1800, I].

15. Bei embryonalem Gewebe

von bebrüteten Hühnchen sammelte sich bei soviel NaF, um 90% der Glykolyse zu unterdrücken, kein schwer hydrolysierbarer Phosphatester (Phosphoglycerinsäure) an wie beim Muskel, im Gegenteil kam es zur Ansammlung von anorganischem Phosphat[1800]. Der Glykolysegrad wird auch durch PO_4''' nicht beeinflußt. m/200 NaF hemmte die Umsetzung zugesetzter Phosphoglycerinsäure in Phosphobrenztraubensäure völlig, die Glykolyse nur um 45%[1726]. Chorion der Ratte oxydiert Thiosulfat unter Bildung von Sulfat[1704, I].

16. Tumoren.

Der O_2-Verbrauch wird durch *Phosphat* bei Mäusecarcinom 189[1797] und JENSENschem Rattensarkom[1798] gesenkt. Bei Steigerung der Phosphate von 9,9 auf 31,2 m/Mol wurde bei dem zuletzt genannten Tumor nur eine Senkung des Q_{O_2} von 11,2 auf 10,1 beobachtet[1790]. Bei langsam wachsenden Sarkomen wurde dabei der respiratorische Quotient gesteigert, z.B. von 0,77 auf 0,94[1676]. Die Milchsäurebildung wird gegenüber Bicarbonat durch m/30 Phosphat vermindert und zwar abhängig von dem p_H. Die Milchsäurebildung beträgt im Phosphat (Bicarbonatpuffer) bei p_H 8,9:2,38 (2,57), p_H 6,5:0,92 (1,81)[1614].

m/30 Pyrophosphat hemmt den O_2-Verbrauch bei Rattentumoren nicht, aber um 35% bei Glucosezusatz[1685].

Bei der F'-Wirkung spielt das glykolytische System eine Rolle. Dieses soll sich derart unterscheiden, daß unter NaF bei Glykogenzusatz sogar andere Produkte entstehen[1631, 1801], was andererseits bestritten wird[1802]. Diese Frage ist wegen der starken aeroben Glykolyse (WARBURG) von Bedeutung. Es wird berichtet[1631], daß 0,05 mol die Milchsäurebildung aus Hexosediphosphat und Hexosemonophosphat nicht hemmt, auch die PO_4'''-Freisetzung nicht aufgehalten oder gar eine Bildung von anorganischen Estern bei Glykogenzusatz (0,01 mol) erzwungen wird. Im Gegensatz dazu finden wir sonst meist Angaben über eine größere Empfindlichkeit. DICKENS und SIMER[1789] (siehe auch Abschnitt: Hoden), berechnen die Affinität des Fluorids beim JENSENschen Rattensarkom mit 1000, bei Rattenhirn mit 600, bei Testes mit 170. Dieser entsprechen folgende Zahlen: m/100 NaF hemmen die Atmung um 30—40%, die anaerobe und aerobe Glykolyse wird um 90% herabgesetzt. Im FLEXNER-JOBLING-Carcinom der Ratte wurde durch 0,03 mol NaF die Milchsäurebildung um 50% gehemmt, ohne daß MgF_2 zur Ausfällung kam (was man wohl auch nicht erwarten durfte). 0,01-mol-Lösung wirkte nur in Verminderung des anorganischen Phosphats[1807, I]. Im Brei von Nieren wurde die Oxydation von Oxalessigsäure durch Zusatz von NaF und Brenztraubensäure erhalten, aber nicht beim FLEXNER-JOBLING-Carcinom 8—10 Tage nach der Transplantation (POTTER u. LE PAGE[1717, III]).

Na_2SiF_2 hemmte quantitativ ausschließlich nach dem F'-Gehalt, wie man aus der geringen Stabilität des Komplexes auch erwarten kann[1687].

Schon m/500 NaF hemmte die Atmung bei demselben Tumor, dem JENSENschen Rattensarkom, um 2 und 7%, die Glykolyse um 53 und 56%[1803]. Eine noch stärkere Wirkung fand sich bei dem EHRLICHschen Mäusecarcinom auf Ratten übertragen[1804]. Die erste Andeutung wurde da noch bei m/10000 NaF bei der Senkung der Glykolyse (aerob und anaerob) gesehen,

[1799] SUTO, R.: Rona 110, 461 (1938).
[1800] NEEDHAM, J., NOWINSKI, W. W., COOK, R. P. u. DIXON, K. C.: Nature 1936 II, 462. Rona 96, 548.
[1800, I] HOLMES, B. E.: Biochem. J. 34, 926 (1940). Rona 126, 495. C. 1941 I, 1967.
[1801] HITCHINGS, G. H., OSTER, R. H. u. SALTER, N. T.: Biochem. J. 32, 1389 (1938).
[1802] BOYLAND, M. E. u. BOYLAND, H. E.: Biochem. J. 32, 321 (1938).
[1803] BERENBLUM, J., KENDAL, S. P. u. ORR, J. W.: Biochem. J. 30, 709 (1936).
[1804] SELLEI, C. u. JANY, J.: Biochen. Z. 239, 94 (1931), Rona 64, 283.

bei m/1000 aber schon sehr deutlich, hier kombiniert mit einer Steigerung des O_2-Verbrauchs. m/100 hemmte beide Arten von Glykolyse schon nach 30 Minuten Einwirkung völlig, während die Atmung in dieser Zeit keine Abweichung zeigte. Zwei untersuchte menschliche Carcinome verhielten sich verschieden[1789]. Ein sklerosierendes Rundzellencarcinom des Magens zeigte die erste Hemmung bei 7 mMol mit 38%, während ein Brustkrebs (scirrhös) schon durch 5 mMol um 67% gehemmt wurde. Die Hemmung zeigte sich um so deutlicher (wie auch in anderen Fällen), je höher die unbeeinflußte anaerobe Glykolyse war. Die F'-Wirkung war reversibel. d. h. sie ließ sich auswaschen[1687, 1689]. Das Redoxpotential wird durch m/20 nicht verändert[1805]. Beim Crocker-Tumor und Mäusetumor 113 wurde unter m/1000 NaF die Milchsäurebildung aus Glucose unterdrückt, die Bildung von Phosphatestern aber nicht erzwungen[1800, I].

Durch Zusatz von Sulfit ließ sich Dioxyacetonphosphat abfangen[1806].

Auf die Glykolyse hat beim Jensensarkom keinen Einfluß SCN', J' und Br'[1789], dagegen wird bei Carcinom durch Ferricyanid die aerobe (nicht die anaerobe) Glykolyse unterdrückt[1807].

F. Wirkung bei Einzellern.[1808]

I. Stoffwechsel.

Bakterien besitzen Enzymsysteme, die man bei den höheren Tieren nicht wiederfindet. Deshalb werden Anionen teilweise eine doppelte Rolle spielen, je nach der Bedeutung, unter der sie in den Versuchsbedingungen gerade stehen. Erstens können sie als Fremdkörper irgendwelche Stoffwechselvorgänge beeinflussen, also eine primäre pharmakologische Wirkung, weiter können sie selbst als Baustein zur Synthese des Organismus dienen. Es ist trivial, daß ein Wachstum von Bakterien ohne Anwesenheit von PO_4''', S, N usw. nicht möglich ist. Schließlich können die Körper durch den Stoffwechsel selbst verändert werden, wobei eine Energiequelle erschlossen wird, etwa indem Sauerstoff zur Oxydation zur Verfügung gestellt wird, oder es können sekundär stark aktive Substanzen entstehen, wie z. B. bei der Reduktion des ClO_3' zu ClO_2' usw.

1. Ein Ion, bei dem alle diese Möglichkeiten vorliegen, ist das **Nitrat**, mit dem wir uns zuerst beschäftigen wollen. Hier zeigen uns schon die Energieverhältnisse, wie die Reaktionen verlaufen können. Es gilt die thermochemische Gleichung:

$$HNO_2 + O \rightarrow HNO_3 + 21600 \text{ cal.},$$

die zwar nicht die Änderung der freien Energie (Δ F) sondern nur Δ H ergibt, aber doch einen Überblick gestattet. Dieser sagt uns, daß bei der Oxydation des Nitrits zu Nitrat Wärme frei wird, also umgekehrt bei der Reduktion Wärme verbraucht wird. Reduktionen werden nur dann verlaufen, wenn durch den freiwerdenden Sauerstoff ein zur Verfügung gestellter Wasserstoff, Kohlenstoff oder sonstiges Substrat exotherm oxydiert wird.

Im Humus kann auch gelegentlich eine Reduktion ohne Bakterien erfolgen, aber meist ist eine belebte Ursache für diesen Vorgang verantwortlich zu machen[1809]. Immer aber ist eine energetische Koppelung notwendig, wobei die Summe der freiwerdenden Energie wohl meist positiv verlaufen wird, wie daraus ersichtlich ist, daß manchen aerob wachsenden Bakterien durch Zusatz von NO_3' zum Nährboden der freie Sauerstoff der Atmosphäre ersetzt werden kann[1810, I].

1805 BIERICH, R. u. LANG, A.: Biochem. Z. **287**, 411 (1936).
1806 BOYLAND, E. u. BOYLAND, M. E.: Biochem. J, **29**, 1910 (1935), Rona **91**, 85.
1807 MENDEL, B.: Amer. J. Cancer **30**, 549 (1937). C. **1937 II**, 1588.
1807, I LE PAGE, C. A.: J. biol. Chem. **176**, 1009 (1948).
1808 STEPHENSON, M.: Bacterial Metabolism, Longmans London 1939. Eine hervorragende Darstellung vieler hier behandelter Probleme.
1809 GMELIN-KRAUT, Handbuch der anorg. Chemie. Band Stickstoff, S. 63.

Bact. subtilis vermag Nitrat zu Nitrit zu reduzieren, ohne aber damit anaerob existieren zu können[1810, III]. Damit das möglich wird, müssen offenbar an einer Stelle große Energiesprünge möglich sein, die im normalen Stoffwechsel unökonomisch wären.

Ein Verschwinden von NO_3' aus der Nährlösung ist dabei nicht gleichbedeutend mit Reduktion oder Assimilation, sondern kann nur in einem reversiblen Eindringen bestehen, wie etwa Nitrat in Aspergillus niger bei $p_H < 3{,}0$ eindringt und bei Abschwächung der Acidität die Zelle wieder verläßt, während die Reduktion ein Maximum bei schwach alkalischer Reaktion besitzt[1810] (siehe dagegen[1810, II]).

Die Frage, ob NO_3'-Stickstoff wirklich assimiliert wird, ist nicht ohne weiteres mit der Notwendigkeit von NO_3' zum Wachstum gleichzusetzen, auch dann nicht, wenn der Verbrauch von zugesetzten Kohlenstoffquellen vermehrt wird. So wird in Böden, die mit Stroh gedüngt sind, die rascheste Reduktion von NO_3' erreicht, gleichzeitig mit starker Wucherung der Cellulose zersetzenden Keime, veranlaßt durch deren erhöhten N-Bedarf[1809]. Auch bei Fusariumarten ist die NO_3'-Aufnahme nur bedeutend, so lange Zucker in der Nährlösung reichlich zur Verfügung steht[1811], ebenso bei Aspergillus niger[1812] u. [1810, II]. Dabei ist das Milieu und das dargebotene Substrat neben den Stammeseigentümlichkeiten von Einfluß, ob z. B. Aspergillus oryzae in dargebotenem NH_4NO_3 mehr NO_3' oder NH_4 aufnimmt[1813, 1814]. Als Bedingung gilt auch die PO_4'''-Konzentration[1817].

ROBBINS[1815] unterteilt die Organismen in verschiedene Gruppen, die verschiedene Quellen der Stickstoffassimilation benutzen können, z. B. vermögen Azotobakter, Clostridium, Rhizobium = Bact. radiocicola gasförmigen Stickstoff, NO_3, $NH_4^{\cdot}$ und organische Verbindungen zu assimilieren, Actinomyceten, einige Hefen und Bakterien z. B. auch Tuberkelbacillen[1816], Fadenpilze und auch höhere Pflanzen vermögen dasselbe, außer Luftstickstoff. Hier wird eine Kompetition d. h. eine gegenseitige Hemmung der einzelnen Substrate möglich sein, wie wir später auch sehen werden, ist aber nicht notwendig[1818, II]. Eine Reihe von Anaerobiern vermögen NO_3' nicht zu reduzieren[1818, I].

Vielfach kommt es nicht zum Ansatz von N trotz Reduktion von Nitrat, wie Versuche mit 435 Vertretern der Brucella-Gruppe beweisen[1818] (siehe auch [1818, III] u. [1818, IV]). Alle diese Stämme konnten 0,01% KNO_3 in 5 Tagen auf Peptonagar zum Verschwinden bringen, einzelne reduzieren mit der 10fachen Geschwindigkeit. 0,2% hemmt z. B. Bact. abortus und militensis, während Bact. suis noch weiterwächst. Die Zerstörung wird beschleunigt durch Zusatz von Bernsteinsäure, Citronensäure, Glucose, Galaktose bei gleichzeitiger Erhöhung des Oxydationspotentials im Nährboden. Die Endprodukte in diesen Versuchen wurden nicht festgestellt, sondern nur gelegentliche N_2-Entwicklung erwähnt.

Viele Bakterien vermögen nur eine Reduktion von NO_3' zu NO_2' zu bewerkstelligen. Dieses häuft sich dann an und kann z. B. rein qualitativ nach dem empfindlichen Reagens von GRIESS-ILOSVEY (siehe Chemie) nachgewiesen werden (siehe auch [1824, I]).

1810 ITZEROTT, D.: Flora N. F. **31**, 60 (1936), Rona **100**, 503.

1810, I HOOVER, S. R. u. ALLISON, F. E.: J. biol. Chem. **134**, 181 (1940), Rona **126**, 100. Rhizobium. O_2-Verbrauch in Kulturen mit Nitrat-N geringer als bei NH_4-N. Die Elementaranalyse ergab dieselben Zahlen.

1810, II DE BOER, S.: Proc. Kon. nederl. Akad. Wetensch. **43**, 715 (1940). C. **1941 I**, 2260, Rona **122**, 646. Aspergillus niger VAN THIEGHEM. Nitratassimilation mit dem Maximum bei p_H 4. Methodische Hinweise hinsichtlich Nitratbestimmung.

1810, III LEMOIGNE, M. u. GAVARD. E.: C. rend. Acad. Sci. **224**, 419 (1947). C. **1948**. 117.

1811 LUZ, G.: Phytopatholog. Z. **7**, 585 (1934), Rona **85**, 169. Fusarium lini und Fusarium lycopersici.

1812 BENNET-CLARK, T. A. u. LA TOUCHE, C. J.: New Phytologist **34**, 211 (1935), Rona **89**, 318.

1813 SAKAMURA, T.: Planta **11**, 765 (1930), Rona **59**, 565.

1814 KORSAKOWA, M.: Rona **54**, 679 (1929). Für Bakterien.

1815 ROBBINS, W. J.: Amer. J. Bot. **24**, 243 (1937), Rona **102**, 561.

1816 BRAUN, H.: Klin. Wschr. **1935 I**, 703, Rona **89**, 630.

1817 KETCHUM, B. H.: Amer. J. Bot. **26**, 399 (1939). C. **1939 II**, 3593. Nitzschia Closterium, Assimilation im Licht.

1818 ZOBELL, C. E. u. MEYER, K. F.: Proc. Soc. exp. Biol. Med. **29**. 116 (1931), Rona **67**, 761.

1818, I PREVOT, A. R.: Annal. Fermentat. **5**, 467 (1940). C. rend. Soc. Biol. **134**, 350 (1940). C. **1941 II**, 1634. W. perfringens, Cl. septicum, Cl. oedematicus, Pl. tetani u. tertium, Cl. sporogenes und Cl. histolyticum bauen völlig ab.

Man hat vorgeschlagen[1819] mit dieser einfachen Reaktion im Urin bei Ernährung mit nitrathaltigen Pflanzen wie Rettich, Spinat die Infektion der Harnwege mit Erregern wie Bact. coli, Bact. pyocyaneus, Bact. typhosus, Bact. paratyphosus A und B, Bact. dysenteriae, Staphylococcus u. a. mehr nachzuweisen. Durch Staphylokokken und Stäbchen der Mundhöhle kann im Speichel auf ähnliche Weise NO_2' nachgewiesen werden[1820].

Die Reduktion von NO_3' zu NO_2' durch Bakterien wurde schon von MAASEN[1821] bei 85 von 109 Typen von Bakterien gefunden. Solche Berichte finden sich vielfach, aber nur in wenigen Untersuchungen wurde eine quantitative Reduktion festgestellt, wie z. B. bei Bact. coli ESCHERICH ([1822, 1824]), bei dem Reduktion und Weiterentwicklung durch Desinfektionsmittel wie Phenol vollkommen parallelgehend gestört werden[1823]. Diese Parallelität ist dann verständlich, wenn ein Aerobier unter anaeroben Verhältnissen seinen Energiebedarf deckt, wie folgende Gleichungen zeigen[1824]:

Milchsäure + KNO_3 → Brenztraubensäure + H_2O + KNO_2 + 30,2 cal.

Milchsäure + $^1/_2\ O_2$ → Brenztraubensäure + 51,9 cal.

Wir sehen, daß bei dieser Reaktion zwar der Luftsauerstoff ökonomischer ist, daß aber immerhin Energie freigestellt wird.

Die Differenz gegenüber Luft zeigt sich im Wachstum von Coli. Dabei ist auch das sich ansammelnde Nitrit toxisch, das zeigt sich in einer Ansammlung von Brenztraubensäure, die sonst weiter verarbeitet wird[1823]. Solche Wirkung des Nitrits fand sich auch bei Verwendung von HCOOH als Substrat. Die Ameisensäure wird durch das H_2 entwickelnde Ferment Hydrogenlyase[1825] zersetzt und wird durch m/60-m/1000 $NaNO_3$ in gleicher Weise um 50—70% gehemmt, also unabhängig von der Konzentration. Diese Wirkung läßt sich auf die Nitritbildung zurückführen[1825].

Eine ähnliche Differenz zwischen NO_3' und Luftsauerstoff zeigt sich bei den auch nitritbildenden Choleravibrionen. Die Reduktion erlangt mit einer Inkubation erst in 48 Stunden ihre volle Stärke. Merkwürdigerweise wird durch Anaerobiose starke Hemmung der Reduktion erreicht, als Zeichen dafür, daß O_2 und NO_3' ganz verschieden angreifen[1826]. Auch bei Bact. larvae[1827], und Azotobacter[1828] fand NO_2'-Ansammlung statt.

Das Maximum der Reduktionsgeschwindigkeit bei Coli fand sich bei 10^{-2} mol NO_3', bei 10^{-4} war die Aktivität noch 80%, bei 10^{-5} nur noch 10%[1824].

Dieser Abfall scheint auf eine Gleichgewichtsreaktion hinzudeuten. Ein besonderes Ferment, die Nitratreduktase, wird für diesen Prozeß verantwortlich gemacht. Es gelang, dieses Ferment aus Bacterium coli abzutrennen[1829, 1831], das zu einer Aktivierung des Nitratsauerstoffs für ein bestimmtes Substrat führt[1822].

[1818, II] KORSSAKOWA, M. P.: Mikrobiol. **10**, 163 (1941). C. **1942 I**, 62. Die volle Geschwindigkeit der Reduktion, aber es müssen organische Stoffe im Überschuß vorhanden sein.

[1818, III] RUSSAKOWA, G. S. u. BUTKEWITSCH, W. S.: Mikrobiol. **10**, 137 (1941). C. **1942 I**, 62. Achromobacter articum wächst in NO_3' besser, jedoch entsteht nur N_2, also keine Assimilation.

[1818, IV] DUSI, H.: Amer. Inst. Pasteur **66**, 159 (1941). C. **1941 I**, 2811. Euglena anabaena autotroph. wächst besser bei NO_3'-Anwesenheit.

[1819] OKADA, K.: Rona **89**, 270 (1935).

[1820] SAVOSTIANOV, G. M.: Rona **105**, 320 (1937). C. **1938 I**, 1602.

[1821] MAASEN: Arb. Kaiserl. Gesundheitsamt **18**, 21 (1901).

[1822] QUASTEL, J. H., STEPHENSON, M. u. WHETHAM, M. D.: Biochem. J. **19**, 304 (1925).

[1823] PHATAK, M., ABREU, B. E. u. MARSHALL, M. S.: J. Pharmacol. exp. Ther. **60**, 115 (1937).

[1824] STICKLAND, L. H.: Biochem. J. **25**, 2, 1543 (1931).

[1824, I] RANDALL, W. A. u. REEDY, R. J.: J. lab. clin. Med. **25**, 315 (1939), Rona **119**, 480. Staph. aureus, Bact. subtilis und anthracis, Paratyphus, Typhus usw. keine Reduktion, Dys. Shiga, hämolyticus viridans, Diphtherie usw.

[1825] STEPHENSON, H. u. STICKLAND, L. H.: Biochem. J. **26**, 1, 712 (1932).

[1826] HIRSCH, J.: Z. Hygiene u. Infektionskrankh. **102**, 503 (1924), Rona **28**, 311. Quantitative NO_2'-Bildung.

[1827] LOCHHEAD, A. G.: Canad. J. Res. **15**, 79 (1937). Rübennährböden mit 0,001% $NaNO_3$.

[1828] ITANO, A. u. ARAKAWA, S.: Rona **68**, 554 (1932). Verschiedene Zucker als Substrat.

[1829] YAMAGATA, S.: Acta phytochim. **10**, 283 (1938), Rona **112**, 313. C. **1939 I**, 1577.

[1830] STEINBERG, R. A.: J. agricult. Res. **55**, 891 (1937), Rona **107**, 479.

Aber während die NO_3'-Reduktion in unverletzten Colibacillen auch ohne Substrat geschieht, gelingt sie nicht mehr nach Vorbehandlung mit Toluol[1824]. Beide Vorgänge sind durch HCN (10^{-3} bis 10^{-2}) und Urethan[1831] hemmbar.

Als Mittel zur Aktivierung dieses Fermentes bei Aspergillus niger wird Molybdän angesehen, das die Assimilation von NO_3' beschleunigt[1830]. Bei Thiobacillus denitrificans kann das NO_3'-Reduktionsvermögen durch dauernde Kultur unter aeroben Bedingungen verloren gehen. Auch sonst ist die Reduktion rascher bei halbfesten Nährböden in tieferen O_2-armen Schichten[1838].

Davon abgetrennt ist zur wirklichen Assimilation eine Weiterreduktion des anfallenden NO_2', ein weiteres Fermentsystem notwendig, das sich z. B. im Pyocyaneus, der zur weiteren Reduktion des NO_2' auch lebend in der Lage ist[1822], gefunden hat[1831].

NO_2' wird gelegentlich auch zu NO_3' oxydiert z. B. von Aspergillus aureus und batatae[1832], die mit den anderen Schimmelpilzen wie z. B. Asp. oryzae, der nur reduziert, nahe verwandt sind.

Häufig wird das NO_3' dem NO_2' vorgezogen, indem letzteres nicht verschwindet, wenn NO_3' nicht restlos verbraucht ist[1833].

Die Frage, ob sich NO_2' im Nährmedium nachweisen läßt und wieviel, ist abhängig von der relativen Geschwindigkeit, mit der NO_2' und NO_3' entfernt werden, eine Eigenschaft, die von Stamm zu Stamm wechselt. Eine Anhäufung von NO_2' wollen manche Autoren[1834] (dagegen [1835]) ausschließlich auf pathologische Zustände zurückführen, wie sie in Kolonien bei Zuckermangel zustande kommen, oder auf Infektion mit anderen Bakterien[1836]. Der normale Zustand verliefe vielleicht über NO_2' und andere Zwischenprodukte, aber deren Anhäufung bliebe aus. Als Endzustand wird nur die Anhäufung von NH_3 und Aminosäuren zugelassen.

Die Aminosäurebildung nimmt zu mit der Konzentration des angebotenen Nitrats ($m/20 \rightarrow m/5$), und es kommt zur Rückstauung. NO_2' ließ sich aber im alkalischen Medium und zwar auch bei anderen Pilzen (Mucor corymbifer und pyriformis, Aspergillus terricol Wentii usw.) nachweisen[1834]. Dieser Befund ist verständlich, da das Oxydationspotential von NO_2' im alkalischen Milieu geringer ist, also auch schon die Reaktion mit anwesenden reduzierenden Substanzen kleiner.

Die Schnelligkeit, mit der aus angebotenem Nitrit dieses verschwindet, ist beträchtlich verschieden je nach der Kohlenstoffquelle, neben Aspergillus niger auch Bact. oryzae und ochraceus[1837]. Die Pilze vertragen zugesetztes NO_2' bei verschiedenem Nährmedium verschieden, z. B. besser in Gegenwart von Stärke als von Glucose. Bei Brucella und Salmonella[1838] trat NO_2' nur bei manchen Arten auf (Bact. pullorum, Bact. abortus).

Auch bei Azotobacter war die Reduktion von NO_2' rascher als die von NO_3', so daß sich kaum NO_2' als Zwischenprodukt ansammelte[1839]. Bei Azotobacter chroococcum tritt NO_2' als Zwischenprodukt auf, aber bei Lactat (bis 4 γ NO_2-N/ccm) in viel höherer Konzentration als in Glucoselösungen (0,4 γ NO_2-N/ccm)[1840]. Auch hier wird weniger NO_2' gefunden in schwach saurer Lösung als bei p_H 7,3. Es ist interessant, daß trotz dem sicher als Zwischenprodukt vorhandenen NO_2'

[1831] YAMAGATA, S.: Acta phytochim. Tokyo **11**, 145 (1939). C. **1940 I**, 2001. Rona **120**, 308.

[1832] SAKAGUCHI, K. u. WANG, Y.: C. **1937 I**, 1964. Kleine Mengen von NH_3 bilden sich bei Aspergillus oryzae.

[1833] SAKAGUCHI, K. u. YIN-CHANG-WANG: C. **1935 II**, 1389, Aspergillus oryzae.

[1834] KLEIN, G., EIGNER, A. u. MÜLLER, H.: Hoppe-Seylers Z. **159**, 201 (1926), Rona **40**, 660.

[1835] KOSTYTSCHEW, S.: Hoppe-Seylers Z. **166**, 135 (1927), Rona **41**, 411.

[1836] KLEIN, G.: Hoppe-Seylers Z. **174**, 278 (1928), Rona **45**, 409.

[1837] OHTSUKI, T.: Jap. J. of Bot. **8**, 269 (1936), Rona **103**, 216. C. **1937 II**, 2023.

[1838] ZO BELL, C. E.: J. Bacteriol. **24**, 273 (1932), Rona **71**, 759.

[1839] ASO, K., MIGITA, M. u. IHDA, T.: Soil Sci. **48**, 1 (1939). C. **1939 II**, 2671.

[1840] ENDERS, G. u. KAUFMANN, L.: Liebigs Ann. **535**, 1 (1938), Rona **109**, 304. C. **1938 II**, 2439.

dieses als Stickstoffquelle zur Assimilation viel weniger geeignet ist als NO_3'. Das zeugt von der Toxizität des Nitrits, dessen Ansammlung schwer möglich ist, wenn Nitrat vorliegt.

Als weiteres Zwischenprodukt wird nach Nitrit das *Hydroxylamin* genannt, aber selten gefunden; die Ursache kann in der rascheren Verarbeitung des NH_2OH als des NO_3' und NO_2' liegen, wie Versuche mit Clostridium welchii in Wasserstoffatmosphäre zeigen[1841]. Die Abhängigkeit der Reduktion von der C_H soll folgende Abb. 22 zeigen.

Die Reduktion von NO_3' ist anfangs viel rascher (3mal so groß) als von Nitrit, so daß sich dieses ansammelt, aber NH_2OH wird bis zu 3mal so rasch reduziert.

Diese Fähigkeit sollen auch manche Coli besitzen zugleich mit der Fähigkeit zur Reduktion des NO_2, das bei den meisten Stämmen nicht weiterverarbeitet werden kann. NH_2OH als Zwischenprodukt der NO_3'-Verwertung verlangt wenigstens den Nachweis, daß es im Stoffwechsel verwertet wird. Das gelang nicht bei verschiedenen Aspergillusarten[1837], wohl aber bei Aspergillus niger[1842]. Es gelang der Nachweis auf einem Nährmedium von NH_4NO_3[1843], nicht bei Azotobacter[1842 a].

Von VIRTIAINEN und ENDRES wurde gefunden, daß etwa entstehendes NH_2OH sofort mit Oxalessigsäure (aber nicht mit Brenztraubensäure) zu einem Oxim

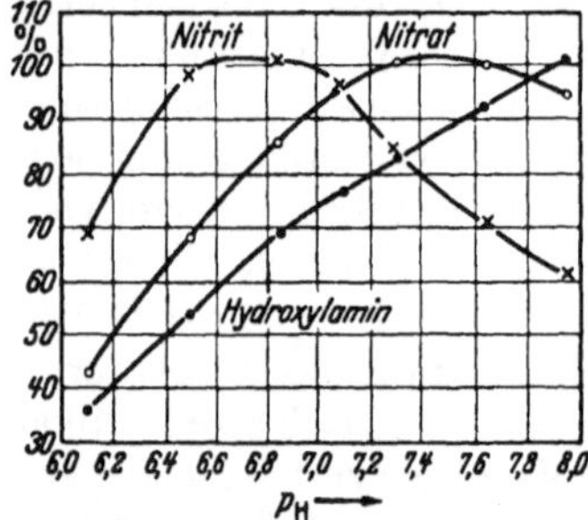

Abb. 22. Ordinate: % der im Maximum beobachteten Geschwindigkeit der Reduktion von ○ Nitrat × Nitrit ● Hydroxylamin (nach WOODS).

$$\begin{array}{l} CH_2\text{—}COOH \\ | \\ C\text{—}COOH \\ \| \\ NOH \end{array}$$

kondensiert wird, das dann in Asparaginsäure und — durch Decarboxylierung — in β-Alanin übergeht. Alle drei Verbindungen ließen sich in Kulturen von Azotobacter und Clostridium nachweisen (siehe auch [1844, II] und [1845]). Auch auf die Bildung von Carboximgruppen hat die Kohlenstoffquelle einen Einfluß[1840].

In vielen Fällen wird von der Reduktion von NO_3' zu *Ammoniak* berichtet, wie bei Clostridium welchii, manchen Colistämmen[1841], Chlorella[1845], Fusarien[1811], Aspergillus repens[1846]. Bei letzterem ist die NH_4-Bildung quantitativ in saurer Reaktion (p_H 1,61)[1847]. Bei dieser NH_3-Abgabe ist es nicht sicher, ob eine Oximbildung, deren Reduktion zu Aminosäuren mit darauffolgender Desamidierung den wirklichen Weg darstellt. Wir werden nach den Untersuchungen von ROBERG[1845, I] diesen Weg für den wahrscheinlichsten halten, besonders wenn nicht mehr ausreichende Kohlenstoffquellen zur Verfügung stehen.

Ein weiterer Weg wird bei der *Denitrifikation* beschritten. Hier kann als Endprodukt N_2 und N_2O beobachtet werden. Bei der N_2-Entwicklung geht die

[1841] WOODS, D. D.: Biochem. J. **32**, 2000 (1938), Rona **114**, 489. 2 Coli-Stämme.

[1842] LEMOIGNE, M., MOUGUILLON, P. u. DESVEAUX, R.: Bull. Soc. chim. biol. **18**, 1291 (1936), Rona **97**, 490. a) LEMOIGNE, M., MOUGUILLON, P. u. DESVEAUX, R.: Bull. Soc. chim. biol. **18**, 1297 (1936). NH_4OH verzögerte die Sporulation, nicht das Wachstum.

[1843] LEMOIGNE, M. u. DESVEAUX, R.: C. rend. Acad. Sci **201**, 239 (1935), Rona **90**, 474. C. **1936 I**, 1646.

[1844] HÜTTEL, R.: Angew. Chem. **53**, 141 (1940). Übersicht über die Assimilation von N_2.

[1845] VAN RYSSELBERGHE, P.: Bull. Cl. Sci. Acad. roy. Belgique (5) **23**, 416 (1937). C. **1937 II**, 2013. Gekoppelt mit Glucoseverbrennung, thermodynamische Betrachtungen.

[1845, I] ROBERG, M.: Jahrb. f. wissenschaftl. Bot. **82**, 65 (1935). Bei Fixation des Luftstickstoffs.

[1845, II] WILSON, P.: Erg. d. Enzymforschung **VIII**, 13 (1939).

[1846] BACH, D. u. DESBORDES, D.: C. rend. Acad. Sci. **197**, 1772 (1933), Rona **78**, 673.

[1847] BACH, D. u. DESBORDES, D.: Rev. gen. Bot. **49**, 69 (1937), Rona **100**, 565.

Bildung nachweisbar über Nitrit. Auch folgender Weg wird vorgeschlagen[1848]:

$$2\,KNO_2 - 2\,O = K_2N_2O_2 \text{ (Hyponitrit).}$$
$$K_2N_2O_2 - O = K_2O + N_2.$$

Die Gasentwicklung wird verzögert mit steigender Acidität und steigender Nitratkonzentration. Der zuletzt erwähnte Faktor hat darin seinen Grund, daß erst das NO_3' zu NO_2' reduziert sein muß, ehe weitere Reaktionen erfolgen. Also Verschwinden von Nitrat und Auftreten von N_2 gehen nicht parallel.

Micrococcus denitrificans bildet N_2, ohne daß Zwischenprodukte nachweisbar sind. Eine vorherige Züchtung auf Glycerin und nitrathaltigem Nährboden steigert diese Fähigkeit[1855, II]. Denitrifikation soll auch ohne Bakterien nur durch Licht möglich sein[1853].

Schon früher wurde eine Reihe von Bakterien beschrieben, die nicht nur N_2, sondern bei viel NO_3'-Angebot N_2O bilden, letzteres besonders bei Sporenbildnern. Anderen Bakterien wie Bact. Stützeri kann N_2O wiederum als Sauerstoffquelle dienen[1855, I].

Hier sollen noch die Einflüsse der *Nitrate* auf die Oxydation verschiedener den Bakterien *dargebotener Subtrate* berührt werden. Methylenblau wird durch Coli reduziert in 2 Stunden, bei Zusatz von Bernsteinsäure in 8 Minuten. Diese Reaktion bleibt aus bei Nitratzusatz. Zugesetzte Leukobase wird durch NO_3'-Zusatz mit Hilfe von Coli zu Methylenblau oxydiert[1822]. Diese Eigenschaft besitzen auch Bact. prodigiosus und Bact. proteus[1854].

In einer genaueren Untersuchung des Systems[1855] fand sich Thermolabilität (bis 67°), Unempfindlichkeit gegen p_H (3,8—11,0) und Salzzusatz (5% NaCl), während eine große Zahl von Lösungsmitteln zur Inaktivierung führten (7% Propylalkohol in 5 Minuten volle Inaktivierung[1855]). Bei Coli liegt keine Xanthinoxydase vor, aber es sind zur Induktion andere Dehydrasen notwendig[1849, 1850]. Der Vorgang ist sowohl durch HCN als auch durch Jodessigsäure zu hemmen[1849, 1850].

Bei bestimmten Nährböden werden Redox-Farbstoffe eventuell durch Cysteinzusatz ohne Einwirkung eines biologischen Substrats bei der Sterilisierung reduziert. Werden Bact. coli bei Nitratanwesenheit eingesät, dann kommt es auch unter anaeroben Bedingungen zur Oxydation und Färbung, und zwar wurden alle Leukobasen, deren r_H niedriger oder gleich Kresolblau ist, wieder gefärbt[1851]. Ähnlich verhalten sich reduziertes Flavin[1852], Cytochrom C[1856] und gelbes Ferment[1857]. Bei Cytochrom C findet man zuerst eine Reduktion von Cytochrom durch Coli, der nach einiger Zeit eine erneute Oxydation des Farbstoffs folgt. Diese Wirkung ist abhängig von der Bildung von Nitriten, denn alleinige Zugabe von NO_3' ist ohne Wirkung, weil die NO_2'-Bildung dabei sehr schwach ist, Zusatz von Glucose führt zur Oxydation[1856].

Umgekehrt wird durch NO_2'-Behandlung des Coli die Reduktionsfähigkeit von Methylenblau durch Milchsäure, Glycerin u. a. (nur zum Teil durch Hydrosulfit reversibel) verhindert, während die aktivierende Eigenschaft für NO_3' (und auch ClO_3') nicht dadurch berührt wird[1855]. Azotobacter hat eine geringere Aktivität der Hydrogenase, wenn er auf NO_3'-haltigem Boden gewachsen ist[1853, I].

Bact. coli vermag anaerob in Gegenwart von Brenztrauben-, Milch-, Bernstein-, Fumarsäure und Glycerin zu wachsen nur bei Anwesenheit von NO_3', ähnlich

---

[1848] Lloyd, B. u. Cranston, J. A.: Biochem. J. **24**, 1, 529 (1930). Bact. denitrificans fluorescenz.
[1849] Aubel, E., Schwarzkopf, O. u. Glaser: C. rend. Soc. Biol. **126**, 1142 (1937), Rona **106**, 142. C. **1939 I**, 4781.
[1850] Aubel, E. u. Glaser: C. rend. Soc. Biol. **127**, 473 (1938), Rona **107**, 158. C. **1939 II**, 1686. Substrat Milchsäure.
[1851] Gribenski, A.: Bull. Soc. chim. biol. **21**, 275 (1939). C. **1940 II**, 1034, Rona **113**, 655. Phenosafranin, Janusgrün usw.
[1852] Aubel, E.: Encymologia **4**, 51 (1937). C. **1938 I**, 1598.
[1853] Corbet, A. S.: Biochem. J. **28**, 2, 1575 (1934).
[1853, I] Lee, S. B., Wilson, J. B. u. Wilson, P. W.: J. biol. Chem. **144**, 273 (1942). C. **1943 I**, 1578.
[1854] Quastel, J. H.: Biochem. J. **19**, 652 (1925).
[1855] Quastel, J. H. u. Wooldridge, W. R.: Biochem. J. **21**, 1, 148 (1927). Nur qualitative Versuche.

Bact. pyocyaneus[1822, 1858]. Ruhende, d. h. nicht proliferierende Coli (Behandlung durch Waschen und mit Toluol für $^1/_2$ Stunde) oxydieren bei den einzelnen Substraten verschieden stark, z. B. Ameisensäure +++, Essigsäure +, Milchsäure +++, Bernsteinsäure +++, Fumarsäure +, Brenztraubensäure ++, Alanin ++. Asparaginsäure, Glucose und Alkohol werden nicht angegriffen[1859].

Cystin vermehrt die NO_3'-Reduktion bei Diphtheriebacillen, nicht dagegen bei Pseudodiphtheriebacillen, die schon spontan besser reduzieren[1860]. Coli und Bact. lact. aerogenes vermögen aus Ameisensäure durch ein Ferment (Hydrogenylase) Wasserstoff freizusetzen und damit NO_3' zu zersetzen. m/30 KNO_3 hemmte das Ferment bei p_H 7,3 um 40%[1825, 1861]. Elementarer Wasserstoff als Substrat wird von vielen Bakterien aktiviert z. B. Bact. coli formicum (pro mol $NO_3' = 0{,}9$ mol H_2, Bildung von NO_2', Prozeß durch HCN hemmbar), Bact. delbrückii (nicht HCN-empfindlich) Rhodobacillus palustris (pro mol $NO_3' = 3{,}9$ mol H_2, $NH_4^{\cdot}$-Bildung[1862]). Purpurbakterien wie Rhodovibrio, Ätiorhodaceen aktivieren bei Belichtung[1863].

Durch die Umwandlung des NO_3' kann es zur Änderung der Acidität des Nährbodens kommen, weil NO_2' eine schwächere Säure ist, vollends wenn das NO_3' assimiliert oder gar NH_4 frei wird. Aber die Reaktionsverschiebung wird durch gebildete Säuren gehemmt. So wurde bei Aspergillus repens, von verschiedenem p_H (3,6 bis 8,0) ausgehend, nach etwa 10 Tagen immer etwa die gleiche Acidität mit 6,1—6,3 gemessen[1864]. Beim Vergleich zwischen $(NH_4)_2SO_4$ und KNO_3 als N-Quelle verliefen ganz verschiedene Reaktionen, bei KNO_3 wurde mehr Oxalsäure, aber auch NH_3-Bildung beobachtet, so daß sich schließlich eine Stabilisierung bei p_H 5,0 (Aspergillus niger) ausbildete[1865]. Oxalsäure wird nur bei NO_3' als N-Quelle gefunden und zwar „damit die Alkalianhäufung im Nährboden vermieden wird"[1866] (über Oxalsäurebildung siehe auch [1867, 1868]). Daneben kommt es zur Bildung von Citronensäure.

Die Beeinflussung der Reaktion durch die N-Quelle wird ganz verschieden angegeben z. B. sowohl Indifferenz[1868], Hemmung zugunsten der oxalsauren Bildung mit folgender stärkerer Veratmung der Citronensäure und Verknüpfung der Abgabe mit Autolyse[1867, 1870] oder spezielle Förderung[1869, 1871], so daß die Ausbeute besonders bei KNO_3 (0,1%) bis 84% von zugesetztem Zucker gefunden wurde[1869]. Bei der Untersuchung der Säurebildung von Propionsäurebakterien fand sich eine Hemmung der Säurebildung bei NH_4NO_3-Zusatz[1872], bei Knöllchenbakterien keine spezifische Wirkung[1873]. Bei Aspergillus carbonarius wurde die Citronensäurebildung sowohl durch NO_3' als auch durch hohe O_2-Drucke gehemmt[1880, I].

[1855, I] BEIJERINK, M. W. u. MINKMANN, D. C. I.: Zbl. Bacteriol. II, **25**, 31 (1910). Bact. pyocyaneus.

[1855, II] VAN OLPEN, E.: Proc. roy. Acad. Amsterdam **43**, 635 (1940), Rona **123**, 110.

[1856] AUBEL, E.: C. rend. Soc. Biol. **129**, 444 (1938), Rona **111**, 142. Spektroskopie.

[1857] DE CHEZELLES, N. u. GREGOIRE, J.: C. rend. Soc. Biol. **131**, 911 (1939), Rona **117**, 115. C. **1941 I**, 908. Spektroskopie, dabei Auftreten von Brenztraubensäure.

[1858] QUASTEL, J. H. u. WOOLDRIDGE, W. R.: Biochem. J. **23**, 1. 115 (1927). Cystein hemmt das anaerobe Wachstum, da es die Oxydation der Milchsäure stört.

[1859] COOK, R. P.: Biochem. J. **24**, 2, 1538 (1930).

[1860] EHRISMANN, O.: Zbl. Bakter. I. Orig. **127**, Beih. 111 u. 142 (1932), Rona **72**, 733.

[1861] STEPHENSON, M. u. STICKLAND, L. H.: Biochem. J. **25**, 1, 205 (1930). Bakterien der Coli-typhosusgruppe mit stark reduzierendem System.

[1862] YAMAGATA. S. u. NAKAMURA, H.: Acta phytochim. **10**, 297 (1938), Rona **115**, 631.

[1863] GAFFRON, H.: Biochem. Z. **275**, 301 (1934).

[1864] BACH, D.: C. rend. Acad. Sci. **178**, 520 (1924), Rona **31**, 679.

[1865] JACQUOT, R.: Arch. Physique biol. Chim. **13**, 84 (1936). C. **1936 II**, 3689.

[1866] JACQUOT, R.: Ann. des Ferment. **4**, 284 und 346 (1938), Rona **112**, 311. Aspergillus niger (Sterigmatocystis).

[1867] BONNET, R. u. JACQUOT, R.: C. rend. Acad. Sci. **200**, 1968 (1935). Sterigmatocystis nigra.

[1868] PROTODIAKONOV, O. P. u. MANSUROV, A. M.: Rona **95**, 102 (1936). Sulfate und Phosphate führen je nach Aktivität der Stämme zur Förderung oder Hemmung.

[1869] BUTKEWITSCH, W. S. u. MELNIKOVA, A. A.: C. **1937 I**, 2619.

[1870] BONNET, R. u. JACQUOT, R.: C. rend. Acad. Sci. **201**, 1213 (1937). C. **1937 I**, 3003.

[1871] BERNHAUER, K., IGLAUER, A., KNOBLOCH, H. u. ZIPPELIUS, O.: Biochem. Z. **303**, 300 (1940). 3 Stämme von Aspergillus niger. Mg-Salze begünstigen Citronensäurebildung und zwar stärker das Nitrat als das Phosphat und Chlorid.

Diese Assimilation von Nitrat ist bei derselben Klasse z. B. Mucorineen nur teilweise vorhanden, also keine Klassengemeinschaft[1874]. 1 % KNO_3 förderte die Entwicklung von Coli-Bakterien, denen Alanin und Lactat als Nahrung dargeboten wurde (nicht aber Brenztraubensäure) auch unter aeroben Bedingungen[1875]. Die Assimilation durch Aspergillus niger erfährt auch durch Strychnin und Chinin eine Steigerung[1876]. Bei diesem Prozeß läßt sich sogar die Wärmeproduktion messen[1877].

Wichtig ist der *Vergleich der einzelnen Stickstoffquellen.* Bei Streptokokken ist nur $(NH_4)_2HPO_4$ überlegen, Ammoniumsulfat und -carbonat nicht[1878]. Aber vielfach findet man doch Angaben, daß NH_4 eine geeignetere N-Quelle als NO_3 darstellt, z. B. bei Penicillium thomii[1879]. Besondere Analysen liegen in dieser Richtung beim Aspergillus niger vor. Der respiratorische Quotient ist bei NO_3 größer als bei NH_4-Kulturen, bedingt durch eine Extrakohlensäurebildung unter Nitraten[1880]. Es soll die bei der Nitratreduktion freiwerdende Energie ungenützt verloren gehen, was mit den Befunden bei der Temperaturmessung[1877] nicht konform geht. Aber in einer Reihe von sorgfältigen Arbeiten wurde von JACQUOT und Mitarbeitern[1881–1883] wenigstens eine geringere Ökonomie nachgewiesen. Die C-Ausnutzung, d.h. der Quotient von verschwundenem C zu im Mycel angesetztem C ist ungünstiger geworden und zwar zunehmend mit dem Alter der Kulturen[1881]. Um 1 g Trockenmycel zu bilden, ist bei $(NH_4)_2SO_4$ 2 g Glucose notwendig, bei KNO_3 aber das Doppelte[1882]. Es handelt sich nicht um die Energiemenge, die zur Reduktion von Nitrat benötigt wird, da der Stickstoffbedarf des Pilzes sehr gering ist, zumal auch bei gleichzeitiger Darbietung von Aminosäuren derselbe Vorgang auftritt[1883]. Maßgeblich scheint die Ausscheidung von Säuren wie Oxalsäure in das umgebende Medium zu sein, vielleicht zu bestimmter Zeit von Citronensäure. Aber besonders die Oxalsäurebildung scheint unökonomisch zu verlaufen, denn die Verbindung selbst als Endprodukt hat einen geringen Energieinhalt.

Ungünstige Einwirkung auf das Wachstum findet sich auch bei Schwefelbacillen (Thiobacillus thioparus[1884]). Rhizopusarten nützen bei Anwesenheit von Nitraten Glucose nur aus, wenn $CaCO_3$ vorhanden ist[1893].

Eine Beeinflussung der K-Aufnahme[1885] oder der PO_4'''-Absorption geht nicht über die Wachstumswirkung hinaus[1886].

Die Fettbildung war stärker bei kleineren Konzentrationen von NH_4NO_3[1887], anscheinend ist das in erster Linie verbunden mit geringem N-Angebot, wobei weniger Eiweiß gebildet wird[1888].

1872 FROMAGEOT, C. u. LAROUX, P.: Bull. Soc. chim. Biol. 18, 797 (1936), Rona **95**, **663**. NH_4Cl förderte um 197%, SO_4'' um 225%, PO_4''' um 595%.

1873 ITANO, A. u. MATSUURA, A.: C. **1935 II**, 1565.

1874 BACH, D.: C. rend. Acad. Sci. **184**, 1578 (1927), Rona **43**, 475, 24 Arten untersucht, auch die Säurebildung wird verschieden beeinflußt.

1875 AUBEL, E. u. SOETERS, K.: C. rend. Soc. Biol. **119**, 1035 (1935), Rona **89**, 631. C. **1936 I**. 92.

1876 ROSSI, G. u. SCANDELLARI, G.: Biochem. Terap. Sper. **22**, (1935).

1877 GASKILL, J. O. u. GILMAN, J. C.: Plant Physiol. **14**, 31 (1939), Rona **117**, 299.

1878 KRASNOW, F., HARROW, B. u. REINER, M.: Proc. Soc. exp. Biol. Med. **25**, 664 (1927 bis 1928).

1879 KREUTZFELDT-PLATHE, R.: Vorratspflege und Lebensmittelforschung **2**, 87 (1939). C. **1939 I**, 3905.

1880 YAMAGATA, S.: Acta phytochim. 8, 117 (1934), Rona **83**, 414. C. **1935 II**, 1388.

1880, I WANG, Y.: J. Shanghai Sci. Inst. Sect. **IV**, 5, 61 (1940). C. **1940 II**, 641.

1881 BONNET, R. u. JACQUOT, R.: C. rend. Acad. Sci. **200**, 1622 (1935), Rona **88**, 131.

1882 JACQUOT, R.: C. rend. Soc. Biol. **128**, 69 (1938), Rona **110**, 309. C. **1940 I**, 68.

1883 JACQUOT, R.: Ann. de Physiol. **13**, 209 (1937), Rona **102**, 490.

1884 WAKSMAN, S. A. u. STARKEY, R. L.: J. gen. Physiol. **9**, 285 (1925).

1885 MANCEAU, P. u. REY, J.: C. rend. Soc. Biol. **109**, 1054 (1932), Rona **68**, 770 Vergleich KNO_3 und KCl. K-acetat wirkt dagegen ungünstig schon bei 0,02%. Penicillium glaucum.

1886 SCHNÜCKE, R.: Biochem. Z. **153**, 372 (1924), Rona **30**, 403. Penicillium, Aspergillus niger und Dematium pullans wachsen gut auf NO_3, nicht dagegen Oidium lactis.

Zur Bildung von Sterinen ist NH_4NO_3 (aber immer noch besser als $NaNO_3$) weniger geeignet als etwa NH_4Cl oder gar Harnstoff[1889].

Eine volle Umstellung des Stoffwechsels zeigte sich bei P.-griseo-fulvus. Auf Nährboden mit Nitrat + Glucose erscheint 6-Methylsalicylsäure, Genitinsäure, Fumarsäure und Mannit, bei NH_4' entsteht ein gelbes Pigment, die Fulvinsäure[1890]. Bei Aspergillus niger ergeben sich ähnliche Unterschiede bei der Bildung eines gelben Flavinfarbstoffes[1891].

Bildung und Wirkung von Saccharase des Penicillium glaucum wurde — neben zu hohen Zuckerkonzentrationen — durch die Stickstoffquelle beeinflußt[1892]. Bact. aminophilus intestinalis bildet Histamin, wenn im Nährmedium Spuren von Nitrat, aber keine $NH_4^{\cdot}$-Salze vorhanden sind ([1808, S. 146]).

Bei den Untersuchungen über die Ausnutzung von Nitrat und Ammoniumstickstoff fanden sich häufig die widersprechendsten Resultate bei verschiedenen Untersuchern und ebenso bei denselben Forschern mit verschiedenen Stämmen. Eine Lücke in dieser Richtung wurde durch die Untersuchungen von LEWIS und HINSHELWOOD[1891, I, II] ausgefüllt, die vor allem den Vorgang der Adaptation bei Bact. lact. aerogenes, einem Bacterium des Colityps, untersuchten. Die natürliche Stickstoffquelle ist bei diesem die Assimilation von NH_3. Wenn ihnen NO_3' angeboten wird, erfolgt die Reduktion erst langsam unter Bildung von Nitrit. Dann gibt es eine Gewöhnung mit rascherem Umsatz, wobei die Nitritreduktion später schrittmachend ist, also den langsamsten Teil der zahlreichen hintereinandergeschalteten Stoffwechselvorgänge darstellt. Als Zwischenprodukt tritt NH_3 auf.

Die Reduktion steigt mit verminderter Sauerstoffzufuhr durch die Luft. Bei Durchlüftung einer anaerob wachsenden Kultur verschwindet sofort das Wachstum, zugleich mit fehlender Reduktion von NO_2'. Diesen Bakterien fehlt jede Stickstoffzufuhr vorübergehend. Ebenso hört die Nitratreduktion auf, wenn man dem Nährboden Ammoniumsalze zuführt. Erst nachdem diese verbraucht sind, beginnt die Reduktion von neuem. Es ist also eine Kuppelung mit dem dehydrierenden System vorhanden. Aber es handelt sich dabei nicht um eine einfache Kompetition.

Am leichtesten ließen sich die Verhältnisse bei Zellen prüfen, die stickstofffrei lebten, sich nicht vermehren konnten, also ruhten. Wurden diese in ein stickstoffhaltiges Medium eingesät, dann begann das Wachstum, und zwar konnte man es voll rechnen, wenn es in logarithmischer, d. h. optimaler Progression erfolgte. Diese Entwicklungen wurden von LEWIS und HINSHELWOOD[1891, II] noch durch Prüfung der reduzierenden Kraft mit Methylenblau (Oxydationspotential + 11 mV) und Naphtholrosa (Naphtholpink, Oxydationspotential + 123 mV) verfolgt.

[1887] PRILL, E. A., WENCK, R. P. u. PETERSON, W. H.: Biochem. J. **29**, 21 (1935). C. **1936 I**, 2376. Versuche an Aspergillus fischeri.

[1888] STEINER, M.: Ber. dtsch. bot. Gesellschaft **56**, 73 (1938), Rona **112**, 400. Versuche mit Endomyces vernalis.

[1889] WENCK, R. P., PETERSON, W. H. u. FRED, E. B.: Zbl. Bacteriol. **II**, 92, 330 (1935), Rona **91**, 97. Aspergillus fischeri.

[1890] OXFORD, A. E., RAISTRICK, H. u. SIMONART, P.: Biochem. J. **29**, 1102 (1935), Rona **90**, 177. Außerdem ähnliche Folgen bei P. fluxuosum Dale und P. Brefeldianum Dodge.

[1891] LAVOLLAY, J. u. LABOREY, F.: C. rend. Acad. Sci. **206**, 1055 (1938), Rona **107**, 656.

[1891, I] LEWIS, P. R. u. HINSHELWOOD, C. N.: J. chem. Soc. **1948**, 824, 833, 841, 845. C. **1949 I**. 699/702.

[1891, II] LEWIS, P. R. u. HINSHELWOOD, C. N.: Proc. roy. Soc. B. **135**, 301 (1948).

[1892] v. DOBY, G.: Hoppe-Seylers Z. **213**, 71 (1932), Rona **71**, 618.

[1893] WARD, G. E., LOCKWOOD, L. B., MAY, O. E. u. WERICK, H. T.: J. amer. chem. Soc. **58**, 1286 (1936). C. **1937 I**, 3658. Rhizopusarten.

[1894] RAO, G. G.: Soil Sci. **38**. 143 (1934), Rona **83**, 69. Besonders bei Photokatalysatoren wie Titandioxyd, Al-Oxyd, ZnO.

Setzte man ruhenden Zellen Ammonsulfat zu, dann begann das logarithmische Wachstum sofort. Die Reduktionskraft für Naphtholrosa, aber nicht für Methylenblau stieg. Nach Nitrat begann das Wachstum nicht sofort. Unter *anaeroben* Bedingungen gab es eine Verzögerung von 15 min und erst nach 30 min war das Wachstum optimal. In der Induktionsperiode sank die Möglichkeit, Methylenblau zu reduzieren und hörte auf beim logarithmischen Wachstum. Unter *aeroben* Bedingungen gab es kein Wachstum nach 2 Stunden. Während dieser Zeit sanken die Reduktionsraten beider Farbstoffe. Es begann ein langsames Wachstum, und die Reduktionsraten der Farben stiegen, aber erst 5 Stunden nach Nitratzusatz wurde logarithmisches Wachstum erreicht.

Die Zellen erwerben also ein Reduktionssystem, das die Autoren mit XH_2 bezeichnen. Wird in dieses System Luftsauerstoff gebracht, dann nimmt dieser einen Teil seiner Kraft für sich in Anspruch, und die Reduktion des Nitrats sinkt. Hier gibt es also eine Kompetition, die unzweckmäßig für das Zellwachstum ist.

Hier sollen noch Bemerkungen über die *Nitratbildung im Boden* angefügt werden. Sie soll durch Licht möglich sein[1894], aber sonst durch autotrophe Bakterien von WINOGRADSKY, wie Bact. nitrosomonas oder Nitrosococcus (siehe auch [1895] und dazu [1808]). Dazu kommt noch die Gruppe der Knöllchenbakterien. Durch Zusatz größerer Nitratmengen werden sie gehemmt, z. B. wie in Sandkulturen von Luzerne[1896], Klee[1896], allgemein Leguminosen[1897]. Durch Nitratgabe kann die Bildung der Knöllchen verhindert werden und zwar sowohl an Zahl als auch in ihrer Größe. Die Größeentwicklung wird durch kleinere Konzentrationen gehemmt, die Zahl erst durch größere. Diese Wirkung soll darauf beruhen, daß die Bakterien der Lieferung von Glucose durch die Wuchspflanze bedürfen. Wenn reichlich NO_3' angeboten wird, kommt es zur direkten Bindung der Glucose, so daß dann den Bakterien weniger Material zur Verfügung steht. Die Assimilation des N durch Rhizobium trifolii (Klee) läßt sich durch Wasserstoffatmosphäre hemmen, die NH_4NO_3-Assimilation nicht. Daraus kann man feststellen, daß bei bestimmten Nitratmengen noch durch die Rhizobien eine zusätzliche Assimilation erfolgt, die bei Steigerung des Angebots aufhört[1898]. Andererseits kann z. B. Azotobacter chroococcum die Bindungsfähigkeit für atmosphärischen Stickstoff durch lange Kultur in nitrathaltigem Medium verlernen[1903].

Für die Fixierung von N gibt es folgende ältere Angabe[1900].

Durch Amylobakter (Clostridium pasteurianum) wurde gebunden 41,5 mg N, bei 20 mg KNO_3 (auf 1,5 Liter Nährsalzlösung) sank diese Menge auf 33,0, bei 30 mg auf 18,1 mg. Bei Azotobakter wird die Stickstoffbindung schon durch 0,5 mg N/100 ccm gehemmt, wobei aber das Wachstum auf dem Höhepunkt ist. N-Fixation also nur bei Stickstoffhunger ([1808, S. 238]). Das hängt aber noch vom Kation des zugesetzten Nitrats ab, $NaNO_3$ reizte das Wachstum und hemmte die N-Bindung nicht, KNO_3 hemmte[1899].

Im Boden wirkt Zusatz von Nitrat in Richtung der Entwicklung von Ammonifizierungsbakterien bis 0,2%, darüber wird es toxisch[1901]. Durch Zusatz von Glucose wird die Nitratbildung gefördert, ein sehr komplizierter Vorgang[1902]. Assimilierter Stickstoff wird durch die Leguminosenknöllchen vorübergehend als Asparaginsäure in dem Boden ausgeschieden unter intermediärer Bindung als Bernsteinsäureoxim, wie vorher schon dargestellt[1844, 1904] und [1906, II]. ROBERG[1906, I] konnte solche Ausscheidung meist nicht auffinden.

[1895] SACK, J.: Zbl. Bakteriol. II, 62, 15 (1924), Rona 28, 310.

[1896] HOPKINS, E. W., WILSON, P. W. u. PETERSON, W. H.: Plant Physiol. 7,597 (1932), Rona 74, 70.

[1897] RIPPEL, A.: Chemiker-Ztg. 61, 229 (1937). C. 1937 I, 3502.

[1898] WILSON, P. W., UMBREIT, W. W. u. LEE, S. B.: Biochemic. J. 32, 2084 (1938).

[1899] FULLER, J. u. RETTGER, L. F.: Soil Sci. 31, 219 (1931), Rona 62, 544.

[1900] PRINGSHEIM, H.: Zbl. Bakteriol. II, 40, 21 (1914).

[1901] SINGH, B. N., SINGH, S. N. u. NAIR, K. M.: Proc. Indian Acad. Sci. Sect. B. 9, 331 (1939), Rona 117, 227.

[1902] ENGEL, H.: Zbl. Bakter. II, 90, 385 (1934). C. 1935 I, 3680.

Die Oxydation von $NO_2' \rightarrow NO_3'$ durch Nitrobacter wird durch 1% $NaNO_3$ nicht gehemmt, aber das Wachstum doch schon vermindert[1905]. Der Sauerstoffverbrauch ist abhängig auch von der dargebotenen Kohlenstoffquelle wie Tabelle 58 (nach [1906]) zeigt (100 = ohne Zusatz):

Tabelle 58.

	Rhizobium meliloti		Rhizobium japonicum	
	NO_3'	NH_4'	NO_3'	NH_4'
Glucose	268	485	435	97
Inulin	16	110	—	—
Lactose	85	76	—	—
Manitol	—	—	111	0
Arabinose	—	—	1138	398

2. **Chlorat** schließt sich mit seinem beweglichen Sauerstoff eng an NO_3' an. Es kann Leukomethylenblau auch oxydieren, wenn Colibacillen anwesend sind[1822]. Die Entfärbung von Methylenblau wird auch dann noch gestört, wenn die Bakterien 1/2 Stunde bei p_H 7,4 mit m/5 $KClO_3$ behandelt wurden. Für den Reduktionsversuch selbst wurde das Ion durch Waschen gründlich entfernt[1907]. Wenn ruhende Coli (nicht proliferierende, siehe oben) ClO_3' angeboten bekommen, kommt eine Reduktion nur bei Anwesenheit von Milchsäure zustande, während derselbe Versuch mit Nitrat in einer ganzen Reihe von Substraten positiv verläuft[1859]. Der wichtigste Unterschied dieser beiden Ionen ist aber in der Ermöglichung eines anaeroben Wachstums von Coli bei Anwesenheit geeigneter Kohlenstoffquellen durch Nitrat gegeben. Chlorat vermag nicht ein Wachstum zu unterhalten, weil das sich entwickelnde ClO_2' schon in Konzentrationen 1:20000 giftig ist, deshalb wirkt schon 0,03% ClO_2' für Coli giftig. Unter aeroben Verhältnissen ist ein geringes Wachstum möglich, wobei immer NO_3' anwesend ist[1822].

Perchlorat war in diesen Versuchen in jeder Hinsicht inaktiv. 0,1% $KClO_4$ hemmte aber bei Aspergillus niger die Umwandlung von Zucker in Citronensäure ohne das Wachstum zu beeinflussen[1907, I].

Bromat und Jodat färben Leukomethylenblau ohne Bakterien. Nach vorübergehender Behandlung der Coli (wie oben beim ClO_3) wird die Reduktionsfähigkeit des Methylenblaus geschädigt, und zwar je nach dem dargebotenen Substrat ([1907], siehe später Tabelle). Bromat ist nicht wirksamer als Chlorat, Jodat aber übertrifft beide.

3. **Sulfat und andere schwefelhaltige Anionen**[1908]. Die hier zu behandelnden Anionen können ähnlich wie Nitrat durch Bakterien verändert werden. Bei den stark oxydierten Anionen (SO_4'' u. a.) kann Reduktion eintreten, wobei schließlich Schwefelwasserstoff entsteht, oder es kommt bei den geringer oxydierten, die vielleicht sogar negative Schwefelatome im Molekülverband enthalten — wie Thiosulfat — zur Oxydation, wobei Energie gewonnen wird. Diese Energie ist groß genug, um die Assimilation von CO_2 zu ermöglichen[1884, 1912], so daß ein vollkommen autotrophes Wachstum möglich ist, wie es auch bei der Stickstoffoxydation durch Nitrobacter u. a. bekannt ist. Nitrobacter kann dagegen SO_3'' nicht als Energiequelle benutzen[1808, S. 261].

[1903] Stumbo, C. R. u. Gainey, P. L.: J. agric. Res. 57, 217 (1938), Rona **109**, 653.
[1904] Virtanen, A. J. u. Laine, T.: Biochemic. J. **33**, 412 (1939).
[1905] Meyerhof, O.: Pflügers Arch. **164**, 353 (1916).
[1906] Neal, O. R. u. Walker, R. H.: J. Bacteriol. **30**, 173 (1935), Rona **92**, 330.
[1906, I] Roberg, M.: Jahrbuch d. wissenschaftl. Botanik **79**, 472 (1934); **82**, 65 (1935); **83**, 567 (1936); **86**, **344** (1938).
[1906, II] Suomalainen, H.: C. **1940 II**, 3348.
[1907] Quastel, J. H. u. Wooldridge, W. R.: Biochemic. J. **21**, 2, 1224 (1927).
[1907, I] Bernhauer, K. u. Knobloch, H.: Biochem. Z. **309**, 151 (1942).

Die hier vorhandenen Bakterien sind an Zahl größer und im Stoffwechsel vielfältiger. Wir wissen, daß bei der Oxydation solcher Verbindungen Analogien mit den Vorgängen im Organismus des Warmblüters vorhanden sind. Wir haben in Berichten über die Versuche an Organbreien dargestellt, daß Thiosulfat z. B. durch Leber oxydiert werden kann. Solche Oxydation vermag z. B. der Thiobacillus thioparus beijering[1909] auszuführen. Aber auch noch darin ist eine Analogie vorhanden, daß sowohl der eben erwähnte Einzeller als auch der Leberbrei Tetrathionat (S_4O_6'') oxydieren können und zwar schlechter als Thiosulfat[1908, 1919]. Doch ergibt sich darin ein fundamentaler Unterschied, daß es nicht erwiesen ist, daß Leber die freiwerdende Energie irgendwelchen Aufbau-Prozessen zuführen kann.

a) Bei *Oxydationen von Polysulfiden*, die uns zuerst beschäftigen sollen, wird von manchen Bakterien im Inneren der Zelle elementarer Schwefel abgelagert (siehe dazu [1910, I]). Werden solche Bakterien von Paramaecien verzehrt, verschwinden diese Schwefelkörnchen, sie werden oxydiert. Dabei lagern sich im Inneren der Paramaecien Kristalle von $CaSO_4$ ab, ein Entgiftungsmodus der anfallenden Schwefelsäure, der es verständlich macht, warum Paramaecien nur in $Ca^{\cdot\cdot}$-haltigem Wasser mit solcher Nahrung leben können[1910]. Man sieht daraus, daß die Fähigkeit zur Oxydation auch bei diesem Einzeller vorhanden ist, wenn der Schwefel nur auf dem Wege über die Beute in das Innere gelangt. Die entstehende Schwefelsäure verlangt entweder eine weitgehende Unempfindlichkeit der Bakterien gegen Säure, wie Thiobacillus thiooxydans, der Säure bis p_H 0,6 verträgt (allerdings nur, wenn er die Säure selbst allmählich erzeugt, nicht wenn er direkt eingesät wird), oder eine Symbiose mit sulfatreduzierenden Bakterien[1928], deren Verbreitung teilweise noch größer ist, die aber nicht autotroph sind, ebensowenig wie die Nitrat reduzierenden.

Ein gemeinsames Vorkommen wurde auch im Thermalwasser und Heilschlamm beobachtet (z. B. PISTYAN[1913]), so daß die Möglichkeit der Polysulfid- und Polythionsäurebildung jeder Zusammensetzung gegeben ist (siehe auch [2, I]) worauf dann möglicherweise auch die Heilwirkung solcher Quellen zurückgeführt werden kann. Dasselbe ist im Boden beobachtet worden[1914].

Bakterien, die Schwefel niederer Oxydationsstufe oxydieren, vermögen damit auch Nitrat zu reduzieren bzw. zu assimilieren. Eine wesentliche Funktion solcher Bakterien erscheint manchmal die Befreiung von im Boden vorhandenen, organisch gebundenem Schwefel und seine Bereitstellung als leicht assimilierbares Sulfat für die Pflanzen.

Auch Azotobacter chroococcum bedarf zur Stickstoffassimilation des SO_4'' (oder Sulfit) in erster Linie, während andere Schwefelverbindungen, wie SCN' und solche, die nicht leicht in Sulfat überführbar sind, nicht taugen[1915]. So erfüllen die oxydierenden Bakterien eine wichtige Aufgabe im Kreislauf des Bodenschwefels[1911].

[1908] Ältere Monographien: a) MOLISCH, H.: Die Purpurbakterien. Jena 1907. b) WENOGRADSKY: Zur Morphologie und Physiologie der Schwefelbakterien. Leipzig 1888.

[1909] PIRIE, N. W.: Biochemic. J. **28**, 1, 1063 (1934).

[1910] BAAS-BECKING, L. G. M.: Ann. of botany **39**, 613 (1925), Rona **33**, 77. Betrachtungen zur Nomenklatur der Schwefelbakterien.

[1910, I] VOGLER, K. G. u. UMBREIT, W. W.: Soil Sci. **51**, 331 (1941), Rona **132**, 562. C. **1943 II**, 328. Schwefel muß bei Thiobacillus thioxydans in direkter Berührung mit der Außenfläche sein, damit Oxydation stattfindet.

[1911] KLEIN, G. u. LIMBERGER, A.: Biochem. Z. **143**, 473 (1923), Rona **24**, 447. Isolierung eines Thiosulfatbakteriums aus Schlamm.

[1912] WAKSMAN, S. A. u. JOFFE, J. S.: J. biol. Chem. **50**, 35 (1921).

[1913] CZURDA, V.: Zbl. Bakteriol. **II**, **92**, 407 (1935). Klin. Wschr. **1936 I**, 281.

[1914] GUITTONNEAU, G. u. KEILLING, J.: C. rend. Acad. Sci. **195**, 679 (1932), Rona **71**, 72.

[1915] GREAVES, J. E. u. ANDERSON, A.: Soil Sci. **41**, 197 (1936), Rona **94**, 314.

Bei ihnen stehen 2 Punkte vorwiegend zur Diskussion, von denen — abgesehen von der Wichtigkeit der Lebensbedingungen und der Morphologie solcher Lebewesen — ihre chemische Potenz und vor allem die Energetik bzw. Ökonomie im Vordergrund stehen. An erster Stelle ist das Werk von STARKEY[1884, 1917–1923] (siehe auch [1924]) zu nennen.

Für die Energieausnutzung sind folgende Gleichungen von Bedeutung[1911]:

1. $2\,S + 2\,H_2O + 3\,O_2 = 2\,H_2SO_4 + 283{,}6$ cal.
2. $Na_2S_2O_3 + 2\,O_2 + H_2O = Na_2SO_4 + H_2SO_4 + 216{,}4$ cal.

Ihnen folgt Th. thiooxydans. Nach Gleichung 1 ergibt 1 g elementarer Schwefel 141,8 cal., der aus Thiosulfat stammende aber nur 108,2 cal., letzterer wird also als Energiequelle weniger ergiebig sein, wenn man nicht berücksichtigt, daß für die Oxydation Sauerstoff notwendig ist. Dieser mangelt aber am Boden des Gefäßes, auf dem sich der elementare Schwefel absetzt. Andererseits kommt es bei Säureentwicklung oder anfänglicher starker Acidität zur Abspaltung von Elementarschwefel aus Thiosulfat, so daß also ein gewisser Übergang vorliegt.

Die Oxydation von Thiosulfat verläuft nur in Lösungen von 0,5% quantitativ nach obiger Reaktionsgleichung 2. Bei 1% oder mehr sammeln sich Zwischenprodukte an. So war bei 3% $Na_2S_2O_3$ in Kulturen von Th. thiooxydans erst nach 3 Wochen eine Zunahme der Säure zu bemerken. Durch die Säurezersetzung von S_2O_3'' war Sulfit entstanden, aus dem zuerst die Wachstumsenergie bezogen wurde. Bei 10% $Na_2S_2O_3$ fand kein Wachstum und keine Oxydation mehr statt; Th. novellus[1819] wird schon durch 2% gehemmt.

Die Frage, ob noch andere Zwischenprodukte als SO_3'' und Schwefel während des Stoffwechsels entstehen, ist häufig untersucht worden. Thiobac. thiooxydans und thioparus bilden keine anderen Verbindungen. Thioparus reagiert rasch nach der Gleichung:

$$5\,Na_2S_2O_3 + H_2O + 4\,O_2 \rightarrow 5\,Na_2SO_4 + H_2SO_4 + 4\,S + 500{,}3 \text{ cal.}$$

Die Schwefeloxydation folgt langsam nach[1921]. Es gibt aber zahlreiche andere Arten, die das vermögen, z. B. Th. trautweinis[1916] bildet S_4O_6'', ebenso Pseudomonas aeruginoa, Achromobacter stutzeri und einige neuere Stämme, die von STARKEY aus Böden isoliert wurden[1920, 1921]. Die erste Reaktion verläuft nach der Gleichung:

$$2\,Na_2S_2O_3 + H_2O + {}^1/_2\,O_2 = Na_2S_4O_6 + 2\,NaOH + 21000 \text{ cal.}$$

Die Acidität verändert sich also zuerst nach der alkalischen Seite. Aufgefundene Produkte wie S_5O_6'', S_3O_6'' sollen durch spontane Zersetzung des entstandenen Tetrathionat entstanden sein. Eine Assimilation von CO_2 findet hier nicht statt.

GUITTONNEAU[1926] isolierte ein Bakterium, das umgekehrt aus Schwefel Thiosulfat bildete. Die Vielfältigkeit der chemischen Möglichkeiten wird noch erhöht, wenn man weiß, daß durch nebenlaufende Hydrierprozesse sich auch Wasserstoff bildet, selbst bei Th. thioparus und thiooxydans[1923].

[1916] TRAUTWEIN, K.: Zbl. Bakter. **II**, **53**, 513 (1921).
[1917] STARKEY, R. L.: J. of Bacteriol. **10**, 135 (1925), Rona **32**, 647.
[1918] STARKEY, R. L.: J. of Bacteriol. **10**, 165 (1925), Rona **32**, 647.
[1919] STARKEY, R. L.: J. of Bacteriol. **28**, 365 (1935), Rona **84**, 316. C. **1936 I**, 4449.
[1920] STARKEY, R. L.: J. of Bacteriol. **28**, 387 (1934), Rona **84**, 317. C. **1936 I**, 4449.
[1921] STARKEY, R. L.: J. gen. Physiol. **18**, 325 (1935), Rona **86**, 495. C. **1935 I**, 3557.
[1922] STARKEY, R. L.: Soil Sci. **39**, 197 (1935), Rona **88**, 491.
[1923] STARKEY, R. L.: J. of Bacteriol. **33**, 545 (1937), Rona **103**, 488. C. **1938 II**, 4082.
[1924] KLUYVER, A. J.: Ann. rev. Biochem. **V**, 540 (1936). Kurze Übersicht, ebenso in anderen Bänden dieser Sammlung.
[1925] LIESKE, R.: Ber. dtsch. Bot. Gesellschaft **30**, 12 (1922).
[1926] GUITTONNEAU, G.: C. rend. Acad. Sci. **181**, 261 (1925), Rona **33**, 777.

Über die Energieausnutzung werden folgende Zahlen angegeben[1921]:

Tabelle 59.

	%	S-oxydiert / C-assimiliert	p_H-Optimum
Th. novellus . . .	5,1	56	8,0—9,0
Th. thioparus . .	4,7	64,2	—
Th. thiooxydans .	6,7	—	3—4
Th. denitrificans. .	11,1 nach [1925]	8,7 nach ([1808, S. 276])	—

Der Nutzeffekt ist also gering. Der zuletzt genannte Th. denitrificans vermag anaerob zu leben und den Sauerstoff dem ihm angebotenen Nitrat zu entnehmen, wobei N_2 frei wird.

Kürzlich wurde ein Bact. Thiocyan oxydans gefunden, das SCN′ nach folgender Gleichung oxydiert[1927]:

$$NH_4SCN + 2\ O_2 + 2\ H_2O = (NH_4)_2SO_4 + CO_2 + 220000\ \text{cal.}$$

Es kann mit SCN′ als Quelle für N und C leben, tut es aber nicht, wenn andere Nahrungsstoffe angeboten werden, es ist also fakultativ autotroph. Das Ferment entsteht erst während der Kultur, ist demnach adaptiv ([1808, S. 279]).

Die anderen Bakterien, wie Th. thiooxydans, können keine andere C-Quelle als CO_2 ausnützen, werden aber durch Anwesenheit von Glycerin, Mannit und Glucose (bis 5%) nicht gestört, dagegen durch Citronensäure[1918]. Glucose wird sogar gespalten durch Th. thiooxydans, kann aber doch nicht als Kohlenstoffquelle dienen. Bei einem Stamm von STARKEY[1919] war bei 0,5% Glucose das Wachstum vermehrt, aber die S_2O_3''-Oxydation viel schlechter als bei niederen Konzentrationen. Ein von GUITTONNEAU[1926] gefundener Stamm wird durch Succinat in höherer Konzentration sogar vollkommen gehemmt. TRAUTWEINS Bacillus und andere (Ps. aeruginosa und fluorescens, Achromatium stutzeri bzw. Hartlebii), über die wir anschließend sprechen werden, haben sogar andere organische Kohlenstoffverbindungen notwendig, sie sind heterotroph.

Die Umsetzung der Energie, die aus der Schwefeloxydation gewonnen wird, geht auch hier über energiereiche Phosphatbindungen. So wird durch Thiobac. thiooxydans die Energie in Form von Adenosintriphosphat aufgefangen und von dort zur CO_2-Reduktion eingesetzt[1928, I].

Hier wollen wir noch die Einwirkung anderer Anionen auf diese Prozesse behandeln, um den Bereich der Schwefelbakterien geschlossen zusammenzuhalten.

Sulfat und *Chlorid* schädigen Th. thioparus erst von 0,75 mol an[1884], ebenso Th. thiooxydans von 10%[1917], also wohl eine unspezifische Salzwirkung. Bei Ansammlung von Säure wirken sie etwas hemmend auf die Oxydation, so daß die frischen Kulturen rascher oxydieren als die älteren, aber durch Abstumpfung der Säure mit $Ca_3(PO_4)_2$ kann diese Hemmung vermieden werden. Auch die Ökonomie wird durch Säureansammlung geringer[1917].

0,1—0,2 mol *Nitrat* unterdrückt das Wachstum von Th. thioparus vollständig. 0,025 mol hemmt die Sauerstoffaufnahme auf 25%, 0,05 mol auf 10% des Normalen, außerdem wird die Atmung noch weniger ökonomisch, indem das Verhältnis S/C, als vorher schon erwähntes Symbol der Ökonomie, bis auf die Hälfte sinkt[1884]. Diese Minderung der Ökonomie ließ sich auch an der Säuretitration der untersuchten Kulturen nachweisen und zeigte eine absolut spezifische Ionenwirkung (d. h. NO_3'), nicht mangelnde Assimilation, da auch gleichzeitiger Zusatz anderer Stickstoffquellen, z. B. $(NH_4)_2SO_4$, nichts an dem Resultat änderte. An einer größeren Zahl von Stämmen wie Th. novellus, Achromatium hartlebii, Th. thioparus, Ps. fluorescens wird ebenso die Hemmung durch 0,1% und teilweise sogar durch 0,01% KNO_3, nebenbei auch diejenige des Nitrits dargetan[1919].

Phosphate hemmen Th. thiooxydans von 0,3 mol Lösung ab. 0,1—0,2 scheinen sogar zu fördern, das ist aber auf die Pufferwirkung zu beziehen, die eine zu rasche Verschiebung der Reaktion in das saure Gebiet verhindert[1884]. Die Oxydationen werden durch 5% leicht,

---

[1927] HAPPOLD, F. C. u. KEY, A.: Biochemic. J. 31, 1323 (1937), Rona 104, 654. Aus Abwässern der Gaswerke.

durch 7% stärker gehemmt, aber die Okonomie des Vorgangs ändert sich im Gegensatz zu NO_3' nicht[1917]. Auch bei den von STARKEY neu gefundenen Stämmen (B, K, T) finden sich Störungen, etwa bei 5% Na_2HPO_4, bei 10% fast keine Oxydationen mehr[1919].

In den weiteren Bereich der Einzeller, bei denen Schwefel eine besondere Rolle spielt, gehört auch die Gruppe der Purpurbakterien oder allgemein der Chromatiumarten, da nicht nur ein roter, sondern auch ein grüner und ein gelber Farbstoff gebildet wird[1929]. Die Bakterien vermögen CO_2 photochemisch zu assimilieren[1808, S. 291]. Dazu ist aber außerdem H_2S notwendig, der wiederum durch Symbiose mit Sulfat-reduzierenden Bakterien besonders geliefert wird, weshalb dann die Chromatien sich in solcher Symbiose leicht entwickeln[1930] (sieheauch [1928]).

Die Bakterien vermögen aus H_2S Schwefel im Innern zu speichern und zwar in einer Menge, daß er bis zu 35% der Trockensubstanz betragen kann. Die Reaktionen, die charakteristisch sind besonders für die Thiorhodazeen, kann man beschreiben:

$$CO_2 + 2\,H_2S = CH_2O + H_2O + 2\,S.$$

Eine enge Beziehung zwischen Schwefelwasserstoffoxydation und Assimilation im Licht wird damit deutlich. Die Schwefelaufnahme wird begünstigt durch Anwesenheit von S_2O_3'', so daß gerade solche Medien zu Kulturzwecken besonders geeignet sind[1933, 1934].

Bei einer Chromatiumart Stamm D von WASSINK[1934, I] erfolgte der Umsatz in Warburggefäßen gemessen nach der Formel:

$$CO_2 + 4\,Na_2S_2O_3 + 3\,H_2O \rightarrow CH_2O + 2\,Na_2S_4O_6 + 4\,NaOH.$$

Bei gleichzeitigem Angebot verschiedener Wasserstoffdonatoren fand sich Abhängigkeit von dem p_H, z. B. bei H_2 und $Na_2S_2O_3$ bei p_H 6,3 und 29° wurden 68% Thiosulfat umgesetzt. Während der Einwirkung nahm die Fluorescenz der Bakterien ab, als Zeichen einer direkten Beteiligung am Energieumsatz[1934, II].

Die Oxydation geht aber vom Schwefel auch weiter bis Sulfat, so daß schließlich kein Schwefel gefunden werden kann[1932]. Andererseits wird in Stickstoffatmosphäre im Dunkeln Sulfat reduziert und CO_2 vermehrt gebildet[1929]. Durch Zusatz von organischen Substanzen als Wasserstoffdonatoren kann man den Schwefel aus Thiocystis und Rhodovibrio in H_2S überführen und so allmählich durch Waschen entfernen. Damit verlieren sie dann jeden Stoffwechsel, der bei Zusatz von SH_2 und S_2O_3'' (und organischer Substanz) sofort wiederhergestellt werden kann, also Schwefel als Katalysator. Diesen Versuchen wird widersprochen[1930], nicht nur die Athiorhodazeen, sondern auch die Thiorhodazeen sollen organische Stoffe als Wasserstoffdonatoren für CO_2-Assimilation verwenden können. m/200 $Na_2S_2O_3$ führte zwar zur besseren Assimilation von CO_2 in Gegenwart von Propionat, abhängig von der Konzentration, aber eine Zerstörung wurde nicht beobachtet[1931].

Die Wirkung von S_2O_3'' sei durch folgende Zahlen über Kubikmillimeter assimilierter CO_2 illustriert:

Zusatz 0,05 ccm m/10 S_2O_3'' zu 2 ccm		Assimilation	22,7	ccmm CO_2
„ 0,05 „ „ „ + 0,05 „	Propionat	„	67,3	„ „
„ + 0,02 „ „ „ + 0,05 „	„	„	63,2	„ „
„ + 0,01 „ „ „ + 0,05 „	„	„	35,4	„ „

SO_4'' war nur bei höherem CO_2-Gehalt der Lösung wirksam, aber unspezifisch, denn es ergibt sich eine Reihe

$$HCO_3' > SO_4'' > Cl'.$$

Wenn die CO_2-Menge noch mehr gesteigert wird, hört die Salzwirkung auf, die nur auf der Abkürzung einer Induktionszeit beruhte.

[1928] GINSBURG-KARAGITSCHEWA, I.: Zbl. Bakter. **II**, 86, 1 (1932), Rona **68**, 772.
[1928, I] VOGLER, K. G. u. UMBREIT, W.: J. gen. Physiol. **26**, 157 (1942).
[1929] GAFFRON, H.: Biochem. Z. **279**, 1 (1935).
[1930] JIMBO, T.: C. **1939 I**, 4341a und b.
[1931] VAN NIEL, C. B.: Arch. Mikrobiol. **7**, 323 (1936), Rona **99**, 340.
[1932] ROELOFSEN, P. A.: C. Akad. Wetensch. Amsterdam Proc. **37**, 660 (1936).
[1933] EYMERS, J. G. u. WASSINK, E. C.: Encymologia **2**, 258 (1938). C. **1938 II**, 2130.
[1934] LEHNER, A.: Zbl. Bakter. **II**, **97**, 65 (1937), Rona **105**, 329. Thiocystis und Rhodovibrio. Kulturen auch mit Tetrathionat.
[1934, I] WASSINK, E. C.: Enzymologia **10**, 257 (1942).
[1934, II] WASSINK, E. C. KATZ, E. u. DORRESTEIN, R.: Enzymologia **10**, 285, (1942).
[1935] ZÖRKENDÖRFER, W.: Naunyn-Schmiedebergs Archiv **161**, 437 (1931), Rona **64**, 335.

b) Die Möglichkeit der *Reduktion von Sulfat* oder anderer oxydierter Schwefelverbindungen durch Bakterien zu Schwefelwasserstoff entspricht im Prinzip den energetischen Bedingungen, wie wir es bei Nitrat dargestellt haben. Die Fähigkeit zur Reduktion ist aber weniger weit verbreitet, was verständlich ist, wenn man bedenkt, daß das zur Reduktion notwendige Reduktionspotential größer sein muß, der Prozeß auch stärker endotherm ist. Durch diese Reduktion kann es auch zur Assimilation von Schwefel kommen, ein Vorgang, der bei den höheren Pflanzen notwendig ist. Abgesehen davon ist der Schwefelwasserstoff eine besonders giftige Verbindung und wird durch seine Wirkung auf die Schwermetallkatalyse, besonders aber auf das Atmungsferment ein besonderes Bakterienmilieu voraussetzen.

Die Reduktion und H_2S-Bildung findet auch im Darm statt[1935], und wenn auch in den Versuchen von ZÖRKENDÖRFER[1935] nicht Sulfit als intermediär auftretendes Produkt nachgewiesen wurde, können doch auch sekundäre Produkte wie S_2O_3'' u. a. entstehen und so im Organismus resorbiert werden. Sie wurden auch bei Fäulnis nachgewiesen[1959].

In der freien Natur zeigen die besonderen Quellen zur Auffindung speziell Sulfat reduzierender Einzeller die extremen Lebensbedingungen. Dazu gehören die Ölfelder. Die H_2S-Bildung ist hier deshalb von allgemeiner Bedeutung, weil sich in dem gelieferten Erdöl so große H_2S-Mengen befinden, daß in den entsprechenden Betrieben H_2S-Vergiftungen auch chronischer Art nicht zu den Seltenheiten gehören. Vibrio thermodesulfuricans (ein Thermophile s. a. [1939]), Microspira desulfuricans und M. aestuarii wurden in den Idahoquellen[1936], Vibrionen auch in Kalifornien[1937] beschrieben. Auch im Schlamm großer Tiefen wie in einer Bleimine[1938], im Vulkanschlamm[1945, I], im Lunzer Obersee[1945, II] und in großen Tiefen der Meere z. B. — gerade jetzt genauer untersucht — des Schwarzen Meeres, das in größerer Tiefe reichlich H_2S enthält[1940, 1941, 1942, 1943]. Als Substrate zur Energieentbindung können die Kohlenwasserstoffe des Erdöls oder Chitin[1948], Cellulose[1936] oder Produkte der Methangärung der Cellulose in großer Meerestiefe dienen, wobei diese Produkte durch ein begleitendes Lebewesen erzeugt werden. Ebenso kann Fett und seine Abbauprodukte[1941] unter Entstehung ungesättigter Verbindungen usw. benutzt werden[1942]. In der Möglichkeit, Fettsäuren anzugreifen, sieht BAARS[1944] direkt ein Zeichen der Unterscheidung verschiedener Arten und billigt diese Fähigkeit einem Vibrio Rubentschickii zu.

Aus Flußschlamm wurde ein Stäbchen isoliert, das unter Zersetzung von Ameisensäure zugleich Methan und H_2S bildete[1861, 1945]. Die Reaktionen können durch folgende Summen dargestellt werden:

$$4\,HCOOH \rightarrow CH_4 + 3\,CO_2 + 2\,H_2O + 39\ \text{kg/cal}$$
$$H_2SO_4 + 4\,H_2 = H_2S + 4\,H_2O.$$

Der letzte Prozeß kam fast quantitativ zur Beobachtung[1945].

Auch der Vibrio von BAARS, Vibrio Rubentschickii, vermag in einer Wasserstoffatmosphäre (nicht Stickstoff) SO_4'', aber ebenso SO_3', S_2O_3'' usw. zu reduzieren[1946]. Vibrio desulfuricans vermochte dargebotenen elementaren Wasserstoff auszunützen[1945, III] Auch Aspergillus niger verbraucht H_2SO_4, bei 5% Zucker sogar bis zu 60%; aber es bildet sich nicht Schwefelwasserstoff, sondern Eiweißschwefel und Glutathion[1947], deshalb ist auch K_2SO_4 als Kaliumquelle für diesen Pilz brauchbarer als KCl, da das Cl' nicht aufgenommen wird.

[1936] YOUNG, I. W.: Canad. J. Res. **14**, Sect. B 49 (1936), Rona **94**, 384. C. **1936 II**, 3311.

[1937] GAHL, R. u. ANDERSEN, B.: Zbl. Bakter. **II**, **73**, 331 (1928), Rona **46**, 129. a) Proc. Soc. exp. Biol. Med. **24**, 796 (1927). Rona **42**, 157.

[1938] EDINGTON, J. W.: J. of Hygiene **38**, 683 (1938). C. **1939 I**, 3906. Vibrio desulfuricans in Symbiose mit thiothrix, die wiederum H_2S zu Sulfat oxydiert.

[1939] ELION, L.: Zbl. Bakter. **II 63**, 58 (1924), Rona **30**, 802.

[1940] ISSATCHENKO, B.: C. rend. Acad. Sci. **178**, 2204 (1924), Rona **28**, 145. Im Schwarzen Meer in 2970 m Tiefe 6 ccm H_2S im Liter gefunden. Mikrospira aestuarii.

[1941] SELIBER, G.: C. rend. Soc. Biol. **99**, 544 (1928), Rona **49**, 120.

[1942] SELIBER, G., KATZNELSON, R. u. SEDYCH, A.: Rona **114**, 58 (1937).

[1943] RUBENTSCHICK, L.: Zbl. Bakter. **II**, **73**, 483 (1928), Rona **46**, 130. Ähnlich Mikrospira desulfuricans.

[1944] BAARS, J. K.: Über Sulfatreduktion durch Bakterien; Delft 1930. Rona **60**, 484.

[1945] STEPHENSON, M. u. STICKLAND, L. H.: Biochemic. J. **27**, 2, 1517 (1933).

[1945, I] RUBENTSCHIK, L.: C. **1937 I**, 1708.

[1945, II] CZURDA, V.: Arch. Mikrobiol. **11**, 187 (1940), Rona **122**, 128. C. **1940 II**, 1158. Spirillium. Phosphatpuffer hemmt.

Die Zahl der assimilierenden Pilze wurde noch erweitert z. B. Phytophthora, Sporotrichum, Ustilago, die SO_4'' besser assimilierten als Cystein-Schwefel[1949]. Bei Kulturen von Schizophyllum commune entstand aus Sulfat Methylmerkaptan[1954, I].

Neben der Assimilation ist die H_2S-Bildung durchaus nicht gleichlaufend, und dabei ist die Frage nach der Quantität des gebildeten H_2S von Bedeutung.

Wir haben vorher erwähnt, daß sogar bei Thiobacillus thiooxydans kleine Mengen von H_2S entstehen. Auf Nährböden kann man leicht den Nachweis führen, indem man Fe-Salze dem Nährboden zusetzt, der durch Ausscheidung von schwarzem FeS sofort die H_2S-Bildung anzeigt. Noch empfindlicher soll der Nachweis werden, wenn man dem Nährboden Wismutsalze zusetzt, die auch unabhängig von dem sich entwickelnden p_H sind. Bei Bakterien wie Salmonella paratyphi oder Shigella dysentheriae u. a., die man als H_2S-Bildner nicht kannte, wurde es damit nachgewiesen[1950].

Leichter wird die H_2S-Bildung bei Sulfitzusatz nachgewiesen z. B. bei Bact. typhosus, Bact. Gärtner, Darmbakterien usw.[1951, 1952], Coli reduzieren nicht immer. Auch viele Thermophile vermögen S_2O_3'' und SO_3', nicht aber SO_4'' zu reduzieren[1953], ebenso Bact. proteus. Rhodobact. palustris und Rhodospirillum giganteum, also Purpurbacillen[1862]. Noch leichter ist S_2O_3'' in dieser Hinsicht verwertbar. Bei einer Kultur aus Darmschleimhaut des Hundes wurden in 48 Stunden (bei 38°) zersetzt: von Na_2SO_4 6 und 6,9%; Na_2SO_3 15,3 und 11,9%; bei $Na_2S_2O_3$ 18,6 und 15,4%[1954]. Proteus vulgaris zersetzte nur S_2O_3'', weder Sulfit noch Sulfat[1955]. Von Interesse ist, daß bei diesen Bakterien auch aus Cystein Schwefelwasserstoff entstand. Gab man beide Substrate zusammen hinein, dann addierte sich die H_2S-Menge. Dieser Kompetenzversuch wird als ein Beispiel dafür angesehen, daß beide Fermentsysteme nicht identisch sein sollen[1956].

In einer Reihe von Versuchen wurde die Fähigkeit der Schwefelwasserstoffbildung durch Bakterien, die selbst SO_4'' nicht zu reduzieren vermochten, auf SO_3' und S_2O_3'' geprüft. Das Resultat gebe ich auf folgender Tabelle wieder[1957]:

Tabelle 60.

Schwefelwasserstoffbildung	aus $Na_2S_2O_3$	aus Na_2SO_3
Coli	+	+
Typhus	+	—
Paratyphus A	+	—
„ B	+	+
Shiga-Kruse	+	+
Flexner	+	+
Mäusetyphus	+ +	—
Prodigiosus	+	—
Proteus vulgaris	+ +	—
Subtilis	+ +	—
Vibrio cholerae	+	+
„ metschnikoff	+	—
„ fischeri prior	+	—
Mucor tetragenus	+	—

[1945, III] BUTLIN, K. H. u. ADAMS, M. E.: Nature **160**, 154 (1947), C. **1947 II**, 327. Ohne Wasserstoff entwickelte sich kein Wachstum. Auch thermophile Bacterien reagierten gleich. Sie sind fakultativ autotroph.

[1946] STEPHENSON, M. u. STICKLAND, L. H.: Biochemic. J. **25**, 1, 215 (1931).

[1947] RIPPEL, A. u. BEHR, G.: Arch. Mikrobiol. **7**, 584 (1936), Rona **100**, 231. C. **1937 I**, 4110.

[1948] ALESCHINA, W. I.: C. **1939 II**, 1686. Auch Glucosamin mit NH_3-Abspaltung.

[1949] VOLKONSKY, M.: C. rend. Acad. Sci. **197**, 712 (1933), Rona **77**, 244.

[1950] HUNTER, C. A. u. CRECELIUS, H. G.: J. Bacteriolog. **35**, 185 (1938). C. **1938 I**, 4481.

[1951] WILSON, W. J.: J. of Hygiene **21**, 392 (1923). B. paratyphosus B (nicht A) Prot. vulgaris und zahlreiche der Salmonellagruppe.

[1952] WILSON, W. J. u. MCBLAIR, E. M.: J. of Hygiene **24**, 111 (1925), Rona **36**, 214. B. welchii, B. fallex, B. sporogenes, B. botulinus, B. tetani histolyticus usw.

[1953] CLARK, F. M. u. TANKER, F. W.: Zbl. Bakter. **II**, **98**, 298 (1938), Rona **113**, 315. C. **1939 I**, 4341.

[1954] ANDREWS, J. C.: J. biol. Chem. **122**, 687 (1938).

[1954, I] BIRKINSHAW, J. H., FINDLAY, W. P. K. u. WEBB, R. A.: Biochem. J. **36**, 526 (1942), Rona **133**, 553.

Daß natürlich die Bakterien, die Sulfit zu reduzieren vermochten[1951, 1952] dasselbe im Nährboden mit (Zusatz von Pb-acetat) 0,25% $Na_2S_2O_3$ tun, ist verständlich[1958]. Auch Coli ist hier aktiv, weshalb man bei S_2O_3''-Gabe zur Nierenfunktionsprüfung weder Coli noch Leukocyten im Urin haben darf[390, a]. Gleiche Befunde ergaben sich auch bei Aktinomyceten und Pilzen, selbst im anorganischen Medium[1923], ja sogar Hefe vermochte aus zugesetzem Thiosulfat H_2S zu bilden, und zwar soll die Reaktion nach der Gleichung verlaufen[1959]:

$$Na_2S_2O_3 + H_2 \rightarrow H_2S + Na_2SO_3.$$

Na_2SO_3 wurde bei der Gärung festgestellt, wobei allerdings nicht die Aciditätsfrage angeschnitten wurde. Die Glykolyse von Propionobakterium pentosaceum wird durch S_2O_3'', nicht durch SO_4'' und SCN' aktiviert. Das soll auf dem Umwege über die Bildung von H_2S geschehen[1960].

Saprolegnia vermochte auch S_2O_3'' (nicht SO_4'') zu verwerten, aber gegenüber anderen Schwefelquellen wuchs das Mycel unter seltenerer Verästelung, Cystein machte das Wachstum wieder normal[1961].

Das Endprodukt muß nicht notwendig H_2S sein. Bei Bakterien der Proteus- und Salmonellagruppe wurde Tetrathionat zu Thiosulfat reduziert. Die Reduktion begann bei Bakterien, die auf tetrathionathaltigen Nährböden gewachsen waren sofort, sonst erst nach einer Induktion[1963, I]. Die Atmung von Proteus vulgaris wurde durch 0,1 mol Tetrathionat zu 90% gehemmt (Baer[1963, II]).

Bei Brucellaarten wirkte S_2O_3'' in sonst gut vertragenen Konzentrationen toxisch, wenn zugleich NO_3' anwesend war[1818], umgekehrt verhindert Thiosulfat die Oxydation von Ammoniak zu Nitrat im Boden, was bei der direkten Oxydation des elementaren Schwefels zu SO_4'' nicht vorkommt[1962].

Aus der Reihenfolge der Leichtigkeit, mit der aus den verschiedenen schwefelhaltigen Anionen andere Schwefelverbindungen entstehen können, ergibt sich auch die Begünstigung der Teilung. Bei Chilomonas paramaecium war die Reihenfolge der Teilungsgeschwindigkeit: $H_2S > S_2O_3'' > SO_3'' > SO_4''$, zugleich mit einer Hemmung der sonst auftretenden Verfettung, so daß dieser Stoffwechselprozeß maßgeblich zu sein scheint[1963]. Aber die Tatsache der Assimilation ist nicht der einzige Effekt, denn Zusatz von 0,1 mol Na_2SO_4 zu Bakteriennährböden (oder 0,2 mol NaCl) führt zur Abkürzung eines sonst auftretenden Verzögerungsstadiums der Entwicklung[1808, S. 213].

c) Folgende Stoffwechselwirkungen werden *durch SO_4''* erzielt:

Bei Aspergillus niger wird die Citronensäurebildung durch Abnahme des Na_2SO_4 von 0,05 auf 0,01 merklich gesteigert[1964]. Gesättigtes K_2SO_4 hemmte die Citronensäurebildung, dafür findet sich reichlich Gluconsäure. Wachstum fand noch statt (Bernhauer[1907, I]). Bei Propionsäurebakterien wird die Säuregärung durch $(NH_4)_2SO_4$ verdoppelt, ähnlich wie bei NH_4Cl[1872]. Die Zersetzung der Ameisensäure durch die Formiohydrogenlyase des Bact. coli wird durch m/30 Na_2SO_4 auf 60% des Maximums vermindert[1825]. Bei der Methylenblauentfärbung wirkt erst m/5 etwas hemmend bei Vorlage von Fumarsäure[1965]. Bei Ameisensäure als Substrat findet bis m/2 keine Hemmung statt, dagegen bei Glucose vollkommen und zwar irreversibel ([1907], siehe spätere Tabelle).

[1955] Tarr, H. L. A.: Biochemie. J. 27, 2, 1867 (1933). 78% der theoretischen Menge an H_2S gefunden.

[1956] Tarr, H. L. A.: Biochemic. J. 28, 1, 192 (1934).

[1957] Sasaki, T. u. Otsuka, J.: Biochem. Z. 39, 208 (1912).

[1958] Kahn, M. C.: J. of Bact. 10, 439 (1925), Rona 34, 730. Schwarze Kulturen in 48 Stunden deutlich.

[1959] Neuberg, C. u. Rubin, O.: Biochem. Z. 67, 82 (1914). a) Neuberg, C. u. Welde, E.: Biochem. Z. 67, 111 (1914).

[1960] Chaix, P. u. Fromageot, Cl.: Encymologia 1, 321 (1937). C. 1937 II, 2024.

[1961] Volkonsky, M.: C. rend. Soc. Biol. 109, 614 (1932), Rona 69, 589. 0,75—7,5 m/Mol S_2O_3''.

[1962] Guittonneau, G.: C. rend. Acad. Sci. 185, 1518 (1927), Rona 45, 194.

[1963] Mast, S. O. u. Prace, D. M.: Protoplasma 23, 297 (1935), Rona 90, 516.

[1963, I] Pollock, M. R., Knox, R. u. Gell, P. G. H.: Nature 150, 94 (1942). C. 1943 I, 1482.

[1963, II] Baer, H.: J. biol. Chem. 173, 211 (1948).

[1964] Butkewitsch, W. S. u. Timofeewa, A. G.: Biochem. Z. 275, 405 (1935), Rona 87, 185.

[1965] Mann, P. J. G. u. Woolf, B.: Biochemic. J. 24, 1, 427 (1930).

Clostridium pasteurianum verliert bei fortgesetzter Laboratoriumskultur seine Fähigkeit der Stickstoffixation. Diese kann durch Bodenpassage, aber auch durch SO_3'' wiedergewonnen werden[1808, S. 245].

Eine besondere Aufmerksamkeit hat man der *Sulfatreduktion durch Pilze* geschenkt, weil Penicillin schwefelhaltig ist. Nach Zusatz von radioaktivem $^{35}SO_4$ zu Kulturen von Penicillium notatum konnte ein radioaktives Penicillin erhalten werden[1971, VII]. RAISTRICK und VINCENT[1971, VI] prüften 115 Arten von Pilzen, die in CZAPEK-DOX-Glucose-Lösung wuchsen, auf ihre Fähigkeit der Sulfatassimilation, nachdem ihnen Schwefel nur in dieser Form dargeboten wurde. Alle Stämme vermochten es zu verwenden, darunter 56 sogar 60% und mehr. Manche bilden Sulfatester, z. B. Aspergillus Sydowi β-Sulfat-aethyltrimethylammoniumbetain[1971, VIII].

Die Fähigkeit, SO_4 zu assimilieren, kann verlorengehen. Es gelang, durch Röntgenstrahlen oder Dichlordiaethylsulfid (Gelbkreuzkampfstoff, Mustardgas) Mutanten zu erzielen, die die Fähigkeit zur Reduktion verloren hatten. Dabei zeigte sich, wie verschiedene Fermentsysteme an der Gesamtreduktion beteiligt sind. Zum Beispiel gelang es, bei Bact. Coli 2 Mutanten zu isolieren, die nicht SO_4'', aber noch SO_3'' zu reduzieren vermochten. Aspergillus wuchs nicht so gut in Sulfat und SO_3 wie in S_2O_3 und S_2O_4. Ebenso gab es Stämme von Penicillium notatum, die durch Mutation weder aus SO_4 noch SO_3, wohl aber aus Thiosulfat und Hyposulfit Penicillin bilden konnten. SCN wurde kaum assimiliert[1971, V].

Die Penicillinbildung hing nebenbei von der Stickstoffquelle ab, wie HOCKENHULL[1971, V] bei einem Stamm, der auf 0,1% Na_2SO_4 wuchs, zeigen konnte. Mit 0,3% NH_3 wurden 30 Oxfordeinheiten Penicillin pro cm^3 maximal gebildet. Die Menge änderte sich nicht durch Zusatz von 0,25% $NaNO_3$. Wurde jedoch das NH_3 auf 0,08% erniedrigt und $NaNO_3$ auf 1% erhöht, dann stieg die Ausbeute auf das Dreifache. Dieser Befund ist deswegen besonders bemerkenswert, weil gewöhnlich durch Nitrat die reduzierende Kraft geschwächt wird.

Sulfit ist uns durch die Fähigkeit des Abfangens von Aldehyden und Ketonen bekannt, so daß also die Möglichkeit besteht, Zwischenprodukte des Stoffwechsels festzustellen. So wurde Brenztraubensäure bei Coli[1966] und beim Bact. acidi propionii[1967] gefunden, bei letzterem auch flüchtige unbekannte Substanzen[1968]. Aldehyd ergab sich bei der Aceton- und Essigsäuregärung[1969] bei Aspergillus niger[1970] (woraus die geringe Synthese von Sterinen hergeleitet wird[1971, I]); bei der Gärung von Butylenglykol[1496, S. 185] und Butanol[1971]. Aus dem zuletzt genannten Gärungsprozeß ergibt sich folgende Abweichung in den Gärungsprodukten auf Tabelle 61:

Tabelle 61.

	Buttersäure	Essigsäure	Butylalkohol	Äthylalkohol	Acetaldehyd
Mit SO_3'' . .	0	20,35	0	13,47	7,61
Ohne SO_3'' .	25,2	7,2	1,70	2,23	0,0

Die volle Umwandlung des Stoffwechsels ist ersichtlich.

1966 COOK, R. P.: Biochemic. J. **24**, 2, 1526 (1930).
1967 WOOD, H. G. u. WERKMAN, C. H.: Biochemic. J. **28**, 745 (1934).
1968 FROMAGEOT, C. u. BOST, G.: Ann. d. Fermentat. **4**, 449 (1938), Rona **111**, 645.
1969 NEUBERG, C. u. NORD, F.: Biochem. Z. **96**, 158 (1919).
1970 BERNHAUER, K. u. THELEN, H.: Biochem. Z. **253**, 30 (1932).
1971 NEUBERG, C. u. ARINSTEIN, B.: Biochem. Z. **117**, 269 (1921).
1971, I VANGHELOVICI, M. u. SERBAN, F.: Bull. Sect. Sci. Acad. roum. **22**, 287 (1940). C. **1940 I**, 3533.
1971, II BABA, S.: J. agricult. chem. Soc. Japan. Bull. **17**, (1941). C. **1941 II**, 2744.

Dreizen und Mitarbeiter[1971, IV] sėtzten dem Speichel Sulfit zu und fanden dann eine langsamere Auflösung von zugesetztem Calciumphosphat. Sie beziehen das auf eine Hemmung der Säurebildung über das Abfangen von Acetaldehyd bei dem Lactobacillus acidophilus.

Wenn Nitrosomonas, das mit Hilfe der Oxydation von Ammoniak zu Nitrit, Energie zur Assimilation des Kohlenstoffs gewinnt, in einem sulfithaltigen Medium lebt, dann läßt sich als Abfangprodukt Formaldehyd (neben wenig Acetaldehyd) nachweisen[1972].

Die alkoholische Gärung von Brennereihefe, die Butylenglykolgärung mit Aerogenes und die Citronensäurebildung durch Aspergillus niger wird durch Na_2SO_3-Zusatz begünstigt, wenn in dem Gäransatz Furfurol vorhanden ist[1971, II]. 0,01%· Sulfit wirkte bei letzterem völlig wachstumhemmend, 0,001% wirkte gar nicht, ebensowenig wurde die Citronensäurebildung verändert (Bernhauer[1907, I]). Bei Bact. saccharobutyricus führt SO_3'' nicht zum Abfangen von Aldehyd, sondern zu vermehrter Bildung von Essigsäure auf Kosten von Alkohol[1971, III].

Thiosulfat 0,05% hemmte das Wachstum von Aspergillus niger, 0,01% hatte einen günstigen Einfluß auf die Citronensäurebildung (Bernhauer[1907, I]).

4. Phosphate werden — genau wie bei Hefen schon dargestellt — in den Stoffwechsel der Bakterien und Pilze vielfältig eingreifen können, zumal sie als lebensnotwendige Körper anzusprechen sind. So ist es natürlich, daß Beziehungen zur Assimilation von Stickstoff bestehen, daß eine Aufnahme stattfindet, ohne daß es gleich assimiliert, d. h. in organische Bindung überführt zu werden braucht, z. B. bei Aspergillus niger[1973]. Eine Beeinflussung des Phosphatgehaltes durch das Medium ist dabei möglich. Denn dieser Pilz enthielt in 0,2—0,5% K_2HPO_4 wachsend 1—2% des Trockengewichts an P, bei 0,02% aber nur 0,3%[1973, IV].

Bei Rhodospiiillum rubrum war die Aufnahme in den Versuchen von Kamen und Spiegelmann[1486, II] abhängig von der Belichtung, bei Anwendung von ^{32}P zur Ma-kierung. Es ist von Interesse, daß durch die Belichtung der Eintritt am meisten in der KOH-löslichen Fraktion, die die Phosphoreiweißverbindungen enthält, beschleunigt wurde.

Im Tabakmosaikvirus wurde radioaktives Phosphat nur dann aufgenommen, wenn es in Pflanzen wuchs[1979, III]. Aus dem Virus ließ es sich durch anorganisches P nicht austauschen[1973, I].

Die Atmung und Verarbeitung von Kohlenhydraten wird durch PO_4'''-Zusatz verbessert, wie ganz allgemein in der Bakteriendecke von Rieselfiltern festgestellt wurde[1974]. Gewaschene Coli vermögen zugefügte Glucose nicht umzusetzen. Durch Zusatz von Phosphat gewinnen sie diese Fähigkeit wieder[1973, V]. Vermehrung des Zuckerverbrauches wurde auch bei Paramaecien[1975] und Fusarium lini Bolley, dem Erreger des Flachsbrandes, in ausführlichen Versuchen[1976, 1977] beobachtet. Dabei wurde keine vermehrte Phosphorylierung als Zwischenstadium

---

[1971, III] Peldan, H.: Biochem. Z. **309**, 108 (1941).

[1971, IV] Dreizen, S., Mann, A. W. ,Spies, T. D., Carson, B. C. u. Cline, J. K.: J. dent. Res. **26**, 93 (1947).

[1971, V] Hockenhull, D. J. D.: Biochem. J. **43**, 498 (1948). Daselbst weitere Literatur.

[1971, VI] Raistrick, H. u. Vincent, J. M.: Biochem. J. **43**, 90 (1948).

[1971, VII] Howell, S. F., Tayer, J. D. u. Labow, X.: Scien e **107**, 299 (1948). Rowley, D., Miller, J., Rowlands, S. u. Lester-Smith E.: Nature, **161**, 1009 (1948).

[1971, VIII] Möthes, K.: Planta **29**, 67 (1938).

[1972] Klein, G. u. Svolba, F.: Z. Bot. **19**, 65 (1926).

[1973] Vorbrodt, W.: Biochem. Z. **172**, 58 (1926), Rona **37**, 318.

[1973, I] Born, H. I., Lang, A. u. Schramm, G.: Arch. f. Virusforschung **2**, 461 (1943), Rona **133**, 216. Die Aktivität des Pflanzenproteins war dabei die gleiche.

[1973, II] Koepsell, H. J., Johnson, M. J. u. Merck, J. S.: J. biol. Chem. **145**, 379 (1942) und **154**, 535 (1944).

[1973, III] Freeman, G. G.: Biochemic. J. **41**, 389 (1947).

[1973, IV] Mann, T.: Biochem. J. **38**, 339 (1944).

[1973, V] Gale, E. F.: The Chemical Activities of Bacteria. Univ. Tut. Press. 1947.

[1973, VI] Wood, H. G. u. Werkman. C. H.: Biochem. J. **34**, 129 (1939). Zit. nach [1486, II].

der resultierenden CO_2-Produktion gesehen. Auch die CO_2-Produktion von Trypanosoma hippicum wird durch Phosphat vermehrt[1973, VII].

Die Fermentation von Glycerin durch Propionsäurebakterien mit Bildung von Fumarsäure und Aufnahme von CO_2 verlief rascher mit steigender Phosphatkonzentration im Medium[1973, VI].

Ein Leuchtbakterium (Mikrococcus cyanophos) zeigt mit Phosphat einen höheren O_2-Verbrauch, besonders bei Glucose, weniger bei Fumarsäure als Substrat (Claren[1979, I]). In anderen Versuchen wirkte selbst 0,1 mol P_2O_7'''' in keiner Richtung[2001].

Genau das Gegenteil fand sich bei Pneumokokken (Typ III), wo durch Phosphatpuffer eine Herabsetzung des Sauerstoffverbrauches auf die Hälfte gegenüber einer Lösung, in der $^9/_{10}$ durch isotonisches NaCl ersetzt war, zustande kam[1978]. Allerdings ließ sich diese Hemmung durch Zusatz von $K^{\cdot}$ und $Mg^{\cdot\cdot}$ aufheben. Hemmung fand sich bei Bact. cereus[1979, II].

Bei Dehydrierungen von Coli wurde eine Steigerung bei Bernsteinsäure und Glucose als Substrat, nicht bei Ameisensäure[1979] beobachtet. 0,04 mol verdoppelte die Geschwindigkeit der Fumarsäuretransformation[1729]. Wurde Coli in Methylenblaulösung gegeben, dann fand sich eine Hemmung bei nachträglichem Bernsteinsäurezusatz als Substrat um 90%. In Gegenwart von Phosphat betrug die Hemmung nur 30%. Das Phosphat soll den Farbstoff von Coli entfernt halten[1980]. In ausführlichen Versuchen mit Fumarsäure und polarimetrischer Bestimmung der entstehenden l-Apfelsäure zeigte sich unter m/5 PO_4 eine Verstärkung der Phosphatwirkung, besonders bei Wasserstoff-Ionen-Konzentrationen nach der alkalischen Seite zu. Die Kurve wird durch eine Affinität zum Ferment erklärt, und zwar soll nach der Dissoziationskurve maßgeblich vor allem das HPO_4'' sein[1965]. Zur Dehydrierung von Brenztraubensäure durch Bact. acetificans longissimum (Delbrückii) ist PO_4''' notwendig. Es bildet sich Acetylphosphat, das in Essigsäure und PO_4''' gespalten wird[1981]. Das gleiche gilt für die Dehydrierung der Acetessigsäure durch Bact. coli. Bei diesem Vorgang wird das anorganische PO_4''' zwischendurch gebunden und bei Verbrauch des Substrates wieder abgegeben[1983, I]. Zellextrakt von Clostridium butylicum katalysiert den Umsatz von Brenztraubensäure in Essigsäure, CO_2 und H_2. Die Geschwindigkeit der H_2-Entwicklung ist proportional dem zugesetzten Phosphat. Ein stabiles Phosphat wurde nicht gebildet, aber labile Verbindungen, die Acetyl- und Butyryl-Phosphate sind[1973, II]. Aerobacter aerogenes bildet aus Rohrzucker 2—3 Butylenglykol. Die optimale Konzentration von K_2HPO_4 war 2,5 g/l (Czapek-Dox. Lösung). Fehlte das Phosphat, dann wurde nur 40% des Zuckers in 24 Stunden umgesetzt, und die Glykolproduktion betrug nur 30% der maximalen[1973, III].

Beim Verschwinden von Glucose aus einem Nährboden kommt häufig der größte Teil als Säure zum Vorschein. Bei Propionsäurebakterien wird diese Säurebildung um 595% erhöht, wenn als Stickstoffquelle das Ammonphosphat (nur 200% als Cl′ und SO_4'') dargeboten wird[1872]. Bei Pneumokokken tritt 78% der verschwundenen Glucose als Milchsäure auf. Die Geschwindigkeit der Bildung von Milchsäure — parallelgehend mit der Entwicklung der Kokken — steigerte sich um das 3,7fache, wenn der anorganische P von 0,0002 auf 0,002% und nochmals weiter, wenn die Konzentration auf 0,38% stieg.

Das Ausmaß der Steigerung ist bei 5 untersuchten Stämmen nicht gleich[1982]. Bact. casei erhöht die Milchsäurebildung durch PO_4''' um 50—60%[1808, S. 87]. Bei Coli wird die Milchsäurebildung bei pH 7,5 von 2,7% auf 14,9% erhöht, wenn das Phosphat fortgelassen wird[1983]. Diese Wirkung ist an die Zellstruktur gebunden, denn Extrakte von Coli vergären überhaupt nicht[1987]. Die Buttersäuregärung geht am besten bei 0,2 m Phosphat vonstatten. Schwächere Lösungen puffern zu wenig, stärkere wirken schon schädigend (Peldan[1971, III]).

[1973, VII] Harvey, B. St. C.: J. biol. Chem. **179**, 435 (1949).
[1974] Jenkins, S. H.: Biochemic. J. **29**, 116 (1935), Rona **87**, 654. C. **1936 I**, 2372.
[1975] Burge, W. E. u. Estes, A. M.: Amer. J. Physiol. **85**, 103 (1928), Rona **46**, 382.
[1976] Nord, F. F., Dammann, E. u. Hofstetter, H.: Biochem. Z. **285**, 241 (1936).
[1977] Rotini, O. T., Dammann, E. u. Nord, F. F.: Biochem. Z. **288**, 414 (1936).
[1978] Fujita, A. u. Kodama, T.: Biochem. Z. **277**, 17 (1935), Rona **87**, 652.
[1979] Yudkin, J.: Biochemic. J. **27**, 2, 1849 (1933).
[1979, I] Claren, O. B.: Liebigs Annal. **535**, 122 (1938). C. **1938 II**, 2767.
[1979, II] Ingram, M.: J. Bacteriol. **38**, 613 (1939), Rona **120**, 311.
[1979, III] Timoféeff-Ressowsky, N. W.: Angew. Chem. **54**, 437 (1941).
[1980] Quastel, J. H. u. Wheatley, A. H. M.: Biochemic. J. **25**, 1, 629 (1931). Toluidinblau und Malachitgrün verhalten sich wie Methylenblau, nicht aber saure Farbstoffe wie Kongorot und Wasserblau.

Die Säurebildung aus Glucose führt bei den Aspergillusarten (aber auch bei Penicillium, besonders Oxalicum) zu Oxalsäure, Citronensäure und Gluconsäure. Oxalsäure bildet sich in alkalischer Reaktion vermehrt durch Phosphate (BERNHAUER[1496, S. 262]). Sonst ergibt sich sogar eine Zunahme der Citronensäure bei gleichzeitiger Erhöhung des Zuckerverbrauches[1984]. Die Einwirkung verschiedener N-Ernährung auf die Citronensäurebildung (gerechnet auf 200 ccm Versuchslösung) in Abhängigkeit von anwesendem PO_4''' ergibt folgende Tabelle[1985]: Ausgang 15% Rohrzucker, 27 Tage Dauer:

Tabelle 62.

P_2O_5 mg	$KNO_3 + NH_4NO_3$ Restrohrzucker	Citronensäure	Mycelgewicht	pH	+ Asparagin + Pepton-N Mycelgewicht* %	Phytinphosphor %
41,8	6,38	8,59	3,45	2,98	+ 11,9	35,4
83,6	5,85	8,77	3,68	2,90	+ 8,7	40,5
125,4	4,64	9,50	4,04	2,94	+ 3,7	24,3

* Anstieg durch die Stickstoffernährung auf 5,0.

Das Phosphat wurde in den Nährböden mit organischem Stickstoff zum hohen Prozentsatz in organischer Bindung wiedergefunden (siehe auch [1983, I]). Steigerung der Citronensäurebildung gerade bei Senkung des Phosphatgehaltes (bis 0,01%) wurde berichtet[1984]. Die Gluconsäurebildung wurde etwas verringert[1984].

Aus einem Fermentpräparat aus Azotobacter Vinelandii wurde die Oxalessigsäuredecarboxylase gereinigt isoliert. o-Phosphat 0,012 mol hemmte um 50%, wenn Mn, aber nicht, wenn Co als Aktivator vorhanden war. Das ist zu verstehen im Sinne der Bildung eines inaktiven Mn-PO_4-Fermentkomplexes. Co tritt in Kompetition mit diesem Komplex. Bereits 0,002 mol Pyrophosphat hemmte zu 50%. Eine Begünstigung der Umkehrung des Vorgangs:

$$\text{Oxalessigsäure} \rightleftharpoons \text{Brenztraubensäure} + CO_2$$

im Sinne einer Verbesserung der CO_2Assimilation wurde nicht gesehen[1984, I].

Das in Muskel und Hefe vorhandene Adenylsäuresystem ist auch in Bact. coli, Bact. dispar, Bact. cloacae und Bact. lactis aerogenes vorhanden, wenn auch in veränderter Form[1988]. Während im Muskel aus Adenosintriphosphat nur 2 PO_4''' entfernt werden, werden hier alle 3 Phosphorsäurereste abgespalten. Diese Spaltung wird durch Phosphat verlangsamt. Die im Muskel bei der Adenylsäure einsetzende Desamidierung findet hier erst bei Adenosin statt und führt zu Inosinsäure. Der Vorgang wird durch PO_4''' begünstigt, z. B. von 70 auf 100% in 1 Stunde bei m/9 PO_4'''. Bei der Desamidierung von Adenin ergibt sich bei derselben Konzentration eine stärkere Steigerung von 18% auf 55%.

Die Desamidierungsfähigkeit für Serin von Coli wird schon durch m/100 PO_4''' erhalten, wenn sie nach Waschen an Aktivität verliert[1990]. Phosphatasewirkung gegen β-Glycerophosphat aus Clostridium acetobutylicum WEIZMANN wird von m/500 PO_4''' zu 8%, m/200 zu 20% und m/100 zu 80% gehemmt[1989]. Diese Mikrobe besitzt auch eine Pyrophosphatase, was nicht allen Bakterien eigen ist[1988].

Die oben in der Tabelle mit dem Phosphatgehalt im Nitratmedium zunehmende Mycelmenge findet sich bei der Diatomee Nitzschia closterium nur in ganz geringem Phosphat-

[1981] LIPMANN, F.: Nature 1939 II, 381, Rona 117, 502.
[1982] HEWITT, L. F.: Biochemic. J. 26, 1, 464 (1932). Ein Stamm R III keine Steigerung.
[1983] TIKKA, J.: Ann. Acad. Soc. Fenn. A. 41, 1—124 (1935), Rona 1, 424.
[1983, I] DEOTTO, R.: Boll. Soc. ital. Biol. sper. 16, 112 (1941), Rona 126, 657.
[1984] LVOFF, S. u. LIMBERG, E.: Rona 114, 325 (1938). C. 1939 II, 4009. Aspergillus niger. Acidität im Referat nicht angegeben.
[1984, I] PLAUT, G. W. E. u. LARDY, H. A.: J. biol. Chem. 180, 13 (1949).
[1985] BRAUN, W. u. FREY, A.: Biochem. Z. 285, 219 (1936), Rona 96, 294.
[1986] KETCHUM, B. H.: J. cellul. comp. Physiol. 13, 373 (1939), Rona 117, 46.
[1987] YOUNG, E. G.: Biochemic. J. 23, 2, 831 (1932).

bereich[1817]. Die Assimilation hängt nur vom Licht ab, da im Dunkeln die Zellen zwar Phosphat aufnehmen, sich aber nicht teilen[1986].

Bei Aspergillus niger ist PO_4'''-Aufnahme und Mycelmenge bei Zugabe von Boden zum Nährmedium noch deutlicher als in der Tabelle[1991]. Bei der Bildung von Carotinoiden durch Mycobact. Phlei nahm das Zellgewicht durch Phosphatgabe zu, aber der Carotinoidgehalt ab[1996]. In Algen wird o-Phosphat sogar reversibel in Pyrophosphat und Metaphosphat überführt[1992].

Bei Untersuchungen der Gelatinespaltung durch Staphylokokken u. a. fand sich bei Phosphatzusatz meist eine unwesentliche Hemmung, nur bei manchen Stämmen von luteoliquefaciens und Bact. cloacae wurden deutliche Hemmungen gesehen. Bei dem zuerst genannten führte bei gleichzeitiger Anwesenheit von Zucker PO_4''' zur Förderung. Nach WOHLFEIL soll die verstärkte Wirkung auf einer vermehrten Enzymproduktion nach außen beruhen[1993]. Fermentabgabe fand sich bei der Eiweißzersetzung (Reststickstoffbestimmung) durch Bact. anthracis, wo sich durch 0,025% Phosphat die Geschwindigkeit auf das $2^1/_2$fache steigern ließ[1994]. Dieses Resultat wurde auch von SCHOLLMEYER[1993], aber nur bei einem seiner beiden untersuchten Stämme gesehen. Ebenso ließ sich eine Verstärkung der Inulinase und Invertase bei einer Aspergillusart durch Phosphat erreichen[1995].

Die Stickstoffixierung im Boden wird durch Phosphate — besonders in armen Böden — gefördert[1997]. Andererseits ist zur Fixation $Ca^{\cdot\cdot}$ notwendig, und durch hohe $Ca^{\cdot\cdot}$-fällende Konzentrationen kann eine Hemmung ermöglicht werden.

Die *Reduktion von Phosphaten* zu Phosphit und schließlich zu Phosphorwasserstoff wurde auch beobachtet und zwar durch ein Stäbchen, das sich aus Humus isolieren ließ[1989, 1999]. Dieser Beobachtung wurde widersprochen, sowohl mit dem Hinweis auf den hohen thermochemisch notwendigen Energieaufwand, der durch Verbrennung von Mannit nicht bestritten werden könne, dann auch wegen der Unmöglichkeit der Reproduktion der Versuche. Schließlich wurde auf mögliche Versuchsfehler hingewiesen[2000]. Trotzdem bleibt in neuerlichen Untersuchungen RUDAKOV[1999] bei seinen ersten Beobachtungen. Weitere Versuche in dieser Richtung wurden nicht unternommen, jedenfalls ist die Schwierigkeit größer als bei der Nitrat- und Sulfatreduktion, wie folgende Reihe ergibt:

$$\begin{array}{lcll} & +\,O & & \\ NO_2' & \rightarrow & NO_3' & +\,21{,}8 \text{ Cal.} \\ SO_3'' & \rightarrow & SO_4'' & +\,61{,}6 \text{ „} \\ PO_3''' & \rightarrow & PO_4''' & +\,75{,}7 \text{ „} \end{array}$$

1988 LUTWAK-MANN, C.: Biochemic. J. **30**, 1405 (1936). C. **1937 I**, 3975. Optimum pH 7,2. Das Fermentsystem ist abhängig von dem Nährboden, in dem Coli wächst. — Str. faecalis hat wenig Desamidase, Ps. Pyocyaneus fehlten dephosphorylierende Enzyme.

1989 HEARD, R. D. H. u. WYNNE, A. M.: Biochemic. J. **27**, 2, 1655 (1933) u. S. 1660. Untersucht auch Propionibact. Jensenii van Niel auf Pyrophosphatspaltung. Substrate: Hexosediphosphat u. P_2O_7''''. Cl′, NO_3' und SO_4'' bis m/10 wirken nicht, NaF m/100 nur wenig.

1990 GALE, E. F. u. STEPHENSON, M.: Biochemic. J. **32**, 392 (1938). C. **1938 I**, 4064.

1991 SMITH, F. B., BROWN, P. E. u. MILLAR, H. C.: J. amer. Soc. Agronomy **27**, 988 (1935), Rona **93**, 415.

1992 SOMMER, A. L. u. BOOTH, T. E.: Plant physiol. **13**, 199 (1938), Rona **109**, 55. C. **1938 I**, **4344**. Alge Chlorella.

1993 SCHOLLMEYER, J.: Zbl. Bakter. **I**, **142**, 256 (1938). Untersucht außerdem Prot. vulg., Prodigiosus, Pyocyaneus, Bact. fluoresc. liquefac., Vibrio Cholerae, Bact. subtilis, Anthraxstämme.

1994 ZUVERKALOW, D. A. u. KRASOW, W. M.: Arch. Tierheilkunde **69**, 375 (1935), Rona **91**, 629.

1995 IYENGAR, N. K. u. SREENIVASAYA, M.: Proc. Indian Acad. Sci. B. **4**, 171 (1936), Rona **97**, 482.

1996 INGRAHAM, M. A. u. STEENBOCK, H.: Biochemic. J. **29**, 2553 (1935). C. **1936 I**, 1251. 0,001—0,1 mol K_2HPO_4 oder $(NH_4)_2HPO_4$.

1997 GREENE, R. A.: Soil Sci. **36**, 383 (1933), Rona **77**, 247.

1998 RUDAKOV, K. J.: Zbl. Bakter. **II**, **70**, 202 (1927), Rona **41**, 507.

Trotzdem können Bakterien, die bei der Oxydation von Nitrit zu Nitrat CO_2 zu assimilieren vermögen, die an Energie reichere letzte Reaktion nicht verwenden, es handelt sich also nicht um eine einfache chemische Maschine, bei der die Wärmetönung allein entscheidet.

5. Fluorid. Fluorid hemmte weder die Atmung noch die Leuchtkraft von Leuchtbakterien[2001]. Die Entfärbung von Methylenblau durch Coli wird verzögert je nach dem dargebotenen Substrat, z. B. keine Hemmung bei Ameisensäure bis m/2 NaF, geringe Wirkung bei Bernstein- und Milchsäure, dagegen völliges Aufhören der Reduktion bei Glucose[1907]. Diese Befunde gelten nur für die Reversibilität der Wirkung, da während der Reaktion selbst das Fluorid ausgewaschen ist. Die Hydrogenlyase, die aus Ameisensäure H_2 freimacht, wird aber durch anwesendes 1% NaF völlig gehemmt[1825], und zwar auch die umgekehrte Reaktion der Ameisensäurebildung[2002]. Diese Reaktion ist empfindlicher als das Wachstum der Coli, wie folgende Aufstellung zeigt[2003]:

NaF	Wachstum	H_2-Bildung
0,1 %	++	+
0,24%	++	—
0,53%	+	—

Geringe Wirkung des Fluorids auf die Reduktion durch Mikro- und Streptokokken[2004] und auf die Atmung von Streptokokken[2005] wurde beobachtet. Die Hydrierfähigkeit von Fumarsäure mit dargebotenem gasförmigen Wasserstoff durch Proteus vulgaris wurde erst durch 0,2 mol NaF um 60% gehemmt[2005, I], die O_2-Aufnahme auf Brenztraubensäure ließ sich selbst durch 0,3 mol NaF nicht hemmen (BAER[1963, II]). Bei Gonokokken wird die Decarboxylierung von Brenztraubensäure durch 0,02 mol NaF nicht gehemmt, auch nicht die Oxydation der Milchsäure zu Brenztraubensäure, aber die O_2-Aufnahme in Gegenwart von Brenztraubensäure wird um 75% gehemmt[1345, II, 2006]. Die Oxydation und Desamidierung von Aminosäuren wird nicht gestört bei Bact. pyocyaneus unterhalb 1% NaF[2007] und bei dem anaeroben Clostridium sporogenes (bei m/5 NaF)[2008].

In den Versuchen von HARVEY[1973, VII] verursachte 0,01 mol NaF 15%-0,1 mol NaF 83% Hemmung der Atmung bei Trypanosoma hippicum mit Glucose und Glycerin als Substrat. Adenosintriphosphatase wurde durch 0,015 mol NaF nicht gehemmt, außer bei aktivierenden Ionen wie $Ca^{\cdot\cdot}$ oder $Mg^{\cdot\cdot}$. Dagegen wird das Ferment des Tr. equiperdum gehemmt. Am empfindlichsten erwies sich sonst das Tr. evanse[2009, I].

Bei Aspergillus hemmte F′ die Atmung und gleichzeitig auch Stärkebildung[2009]. Bei Versuchen über die Bildung von Citronensäure durch Aspergillus niger fand sich schon bei $1{,}5 \cdot 10^{-5}$ mol NaF die Andeutung einer Hemmung, die besonders

1999 RUDAKOV, K. J.: Zbl. Bakter. II, **79**, 229 (1929), Rona **53**, 411.

2000 LIEBERT, F.: Zbl. Bakter. II, **72**, 369 (1927), Rona **46**, 267.

2001 KORR, I. M.: J. cell. comp. Physiol. **6**, 181 (1935), Rona **88**, 638. Aber leichte Erhöhung des Redoxpotentials durch 0,1 mol KF; das wird auf beginnende Cytolyse zurückgeführt.

2002 WOODS, D. D.: Biochemic. J. **30**, 515 (1936).

2003 STICKLAND, L. H.: Biochemic. J. **23**, 2. 1187 (1929).

2004 EHRISMANN, O.: Z. Hygiene **119**, 572 (1937), Rona **101**, 487.

2005 FARRELL, M. A.: J. Bakteriol. **29**, 411 (1935), Rona **88**, 129. 22 Stämme von Streptokokken.

2005, I FARKAS, L. u. FISCHER, E.: J. biol. chem. **167**, 787 (1947).

2006 BARRON, E. S. G. u. LYMAN, C. M.: J. biol. Chem. **123**, IV (1938).

2007 WEBSTER, M. D. u. BERNHEIM, F.: J. biol. Chem. **114**, 265 (1936).

2008 KOCHOLATY, W. u. HOOGERHEIDE, J. C.: Biochemic. J. **32**, 437 (1938), Rona **109**, 148. Substrate d-Alanin, Brenztraubensäure und Alkohol.

2009 HIDA, T : C. **1937 II**, 3616. 22 Aspergillusarten.

2009, I CHEM, G. u. GEILING, E. M. K.: Proc. Soc. exp. Biol. Med. **63**, 486 (1946). IVANOV, I. I. u. UMANSKAYA, M. V.: C. rend. Acad. Sci. URSS **48**, 337 (1945). Zit. nach HARVEY[1973, VII].

bei 5 bis 7,5 · 10^{-5} mol wächst. In dieser Phase kommt es noch zur Zunahme des Mycelgewichtes, auch zur vermehrten Bildung von Gluconsäure. Bei 2,5 · 10^{-4} mol NaF wird auch Gluconsäurebildung gehemmt, gleichzeitig nimmt das Mycel ab, so daß also Zersetzungsprozesse überwiegen[2010].

Bei Aspergillus carbonarius hemmte 0,001 mol NaF auch die Säurebildung völlig, stärker als die Atmung (WANG[1880, I]). Dieselbe Konzentration verzögerte zugleich bei Aspergillus niger das Wachstum. Von KBF_4 sind dazu 0,01% notwendig (BERNHAUER[1907, I]).

Es ergibt sich die verschiedene Bildungsart von Citronensäure und Gluconsäure und ein Anschluß an die vorher referierten Versuche[2009], in der eine Stärkebildung nur bei denjenigen Aspergillusarten gefunden wurde, die auch gute Säurebildner sind. Die Bildung von Brenztraubensäure und Dimethylbrenztraubensäure durch Aspergillus niger wird wenig beeinflußt, die Atmung in diesen Versuchen durch m/1000 NaF sogar etwas gesteigert, ebenso der respiratorische Quotient[2013,I].

Durch 20 mg NaF in 1 ccm Blut wird die Zersetzung des Blutzuckers durch Coli und Bact. subtilis mindestens 7 Tage unterbrochen, so daß diese Konzentration zur Konservierung von Blut brauchbar ist[1759]. Die Säurebildung wird auch gehindert bei Streptococcus thermophilus (aus Milch), Streptococcus faecalis, Bact. coli und Bact. proteus X 19[2011]. Bei Streptococcus casei fand sich im Warburgapparat an der CO_2-Freisetzung aus $NaHCO_3$, gemessen bis 0,18% NaF kaum eine Hemmung, eine Förderung, bei 0,2% NaF ergibt sich eine Hemmung, in niederen Konzentrationen sogar eine Förderung, bei 0,2% NaF ergibt sich eine Hemmung, die bis 0,5% nicht größer wird[2012,2013]. Solche Versuche am Warburgapparat sind bei NaF-Zusatz nicht eindeutig.

Bei der Einwirkung von Fluoriden auf den Gärungsprozeß ist natürlich in erster Linie von Bedeutung die Frage, ob der Weg ähnlich wie bei Hefe verläuft. Wenn das der Fall ist, würde man eine Hemmung der Gärung sehen. So wurde die Aceton-Butylalkoholgärung des Clostridium acetobutylicum durch 0,02 mol NaF vollständig unterdrückt[2014].

Bei Bact. coli konnte unter m/150 NaF Phosphoglycerinsäure gefunden werden[2015], und mit zugesetztem Hexosediphosphat sammelte sich (bei m/30 NaF) α-Glycerinphosphorsäure und Phosphoglycerinsäure an[1983, 2016]. m/50 NaF hemmte die Dephosphorylierung um 60%, die Desamidierung um 66%[2017], ein Vorgang, der bei Hefe nicht so eindeutig verläuft. Bei B. subtilis und Megatherium sammelten sich keine Phosphorsäureester an[2017,I].

LIPMANN und TUTTLE ([2017, II]) gaben anaerob zu zellfreiem Extrakt von Escheria Coli Acetylphosphat und Ameisensäure mit 0,03 mol NaF. Acetylphosphat wird dadurch langsamer gespalten, und auf diese Weise lief der chemische Vorgang Brenztraubensäure + $PO_4 \rightleftharpoons$ Acetylphosphat + Ameisensäure zeitweise nach links, so daß also die Brenztraubensäure anstieg. Aber nach 60 Minuten war der Abbau vollkommen.

2010 LVOFF, S. u. TOUPIZINA, G. M.: Rona **115**, 325 (1939). C. **1939 II**, 4008.

2011 WRIGHT, H. D.: J. of Path. **45**, 117 (1937), Rona **102**, 484. C. **1937 II**, 3471. Messung der Aciditätszunahme.

2012 FIELD II, J u FIELD, S. M.: Verh. 14. internat. Kongr. Physiol. **79** (1932), Rona **71**, 759.

2013 FIELD II, J. u. FIELD, S. M.: Proc. Soc. exp. Biol. Med. **29**, 935 (1932), Rona **69**, 762.

2013, I HIDA, T.: J. Shanghai Sci. Inst. Sect. IV, **5**, 199 (1941). C. **1941 II**, 1865. Erst m/6 NaF hemmen etwas die Atmung.

2013, II CHAIX, P. u. FROMAGEOT, Cl.: Encymologia **8**, 353 (1939). C. **1941 I**, 217.

2014 SIMON, E. u. WEIZMANN, C.: Encymologia **4**, 169 (1937), Rona **104**, 474. C. **1938 I**, 1802.

2015 STONE, R. W. u. WERKMAN, C. H.: Biochemic. J. **31**, 1516 (1937). Auch bei Aerobacter indologenes.

2016 TIKKA, J.: Biochem. Z. **279**, 264 (1935), Rona **92**, 327. Ein Teil des PO_4''' erscheint in anorganischer Form.

2017 STEPHENSON, M. u. TRIM, A. R: Biochemic J. **32**, 2, 1740 (1938).

2017, I HEITZMANN, P.: Bull. Soc. Chim. biol. **23**, 453 (1941), Rona **130**, 99.

2017, II LIPMANN, L. u. TUTTLE, L. C.: J. biol. chem. **154**, 725 (1944).

Bei Propionibacter arabinosum und pentosaceum wird zugesetzte Glucose selbst bei m/50 NaF genau so rasch umgesetzt wie ohne Fluorid; aber wenn Hexosediphosphat, Phosphoglycerinsäure und α-Glycerinphosphorsäure zugesetzt werden, dann werden sie bei derselben Fluoridkonzentration praktisch nicht verwertet, während sie von ungehemmten Bakterien so rasch umgesetzt werden wie Glucose[2018]. Werden die Bakterien aber auf Phosphoglycerinsäure gezogen, dann vergären sie Glucose, jetzt hemmbar durch Fluorid, also die Ausbildung von Fermentsystemen, so daß nach dem Meyerhofschema vergoren wird. Wuchsen die Bakterien auf einem Nährboden, der immer NaF enthielt, dann kam ein Enzymsystem zur Entwicklung wie vorher, d. h. keine Hemmung durch F'. Aber auch hier wurde die Verwertung von Glycerinphosphorsäure durch F' gehemmt, ein konstitutives Ferment gegenüber den oben sich ergebenden adaptiven[2019]. Möglicherweise handelt es sich aber hier um die Wirkung auf 2 Stämme mit verschiedenem Enzymsystem, von denen der empfindliche elidiert wird[2033]. Der anaerobe Abbau wird immer gehemmt[2013, II].

In den Versuchen von BARKER und LIPMANN[2021, IV] wurde dem Propionibacterium Pentosaceum in CO_2-Atmosphäre mit m/25—m/18 NaF verschiedene Substrate angeboten. Sorbitol, Mannitol und Inositol brachten PO_4 zum Verschwinden. Glucose allein wurde nur langsam umgesetzt, aber nach Zusatz von Brenztraubensäure und Fumarsäure ergab sich ein ziemlich rascher Schwund des Phosphats (maximal 2 Moleküle PO_4 pro Molekül Glucose). Bei Pyruvat war das Verhältnis $\frac{\text{verestertes } PO_4}{\text{verschwundenes Pyruvat}}$ maximal bei 0,1mol NaF (ohne NaF blieb die PO_4-Konzentration unverändert). Das gebildete Produkt war aber wahrscheinlich nicht Adenosintriphosphat, sondern P_2O_7. Daneben entstanden bei Glucose und Arabinose noch flüchtige Säuren.

Aerobacter indologenes verbraucht in Anwesenheit von 0,02 mol NaF Glucose, wenn auch etwas verlangsamt. Die Phosphoglycerinsäureverwertung wird sehr gehemmt, sie sammelt sich in den Kulturen an. Aber selbst in 0,04 bis 0,1 molar NaF wächst der Bacillus, obwohl das bei der Hefegärung gebrauchte Fermentsystem schon längst gelähmt ist[2021, II]. Energie wird demnach aus anderen Quellen bezogen.

Die Fixation von Stickstoff bedarf des Calcium. Fluorid wird als $Ca^{\cdot\cdot}$-fällendes Ion eine Wirkung ausüben können und hemmt in einer Konzentration von 0,0273 mol die Fixation von Azotobacter vollkommen, aber das Wachstum nur, wenn als Stickstoffquelle ein gasförmiger Stickstoff vorliegt und nicht andere Stickstoffquellen[1808, S. 241, 1844, 2020]. Die Oxydation von Zucker wird nicht gehemmt[2021, III]. Zusatz von CaF_2 stört demnach nicht[2021].

Propionibacterium pentosaceum vermag CO_2 aus der Atmosphäre zu assimilieren. Diese Reaktion wird durch NaF gehemmt, jedoch ist dazu die doppelte Konzentration notwendig wie zur Hemmung des Umsatzes von Phosphoglycerinsäure, also m/25 NaF[2021, I].

[2018] WERKMAN, C. H., STONE, R. W. u. WOOD, H. G.: Encymologia 4, 24 (1937), Rona 105, 327. Bei einem 14 Tage währenden Versuch wurde Hexosediphosphat etwas verwertet.

[2019] WIGGERT, P. W. u. WERKMAN, C. H.: Biochemic. J. 33, 1061 (1939), Rona 117, 119.

[2020] BURK, D. u. LINEWEAVER, H.: Arch. Mikrobiol. 2, 155 (1931). $Sr^{\cdot\cdot}$ kann $Ca^{\cdot\cdot}$ ersetzen.

[2021] TRUFFAUT, G. u. BEZSSONOFF, N.: C. rend. Acad. Sci. 185, 85 (1927), Rona 43, 139. Azotobacter agile, Clostridium pasteurianum, Bact. truffanti, auch abhängig von angebotenem PO_4'''.

[2021, I] WOOD, H. G. u. WERKMAN, C. H.: Biochemic. J. 34, 7 (1940), Rona 122, 507.

[2021, II] STONE, R. W., MICKELSON, M. N. u. WERKMAN, C. H.: Iowa State Coll. Inst. Sci. 14, 253 (1940), Rona 124, 95.

[2021, III] FEDOROW, M. W.: C. rend. Acad. Sci. URSS. 55, 263 (1947). C. 1947 I, 729.

[2021, IV] BARKER, H. A. u. LIPMAN, F.: J. biol. Chem. 179, 247 (1949).

6. Die anderen Anionen. Die übrigen Anionen spielen bei den Untersuchungen über den Bakterienstoffwechsel eine geringere Rolle.

NaCl wirkt auf die Sauerstoffaufnahme und das Leuchten mit einem Optimum bei 1,75% NaCl bei einem Micrococcus cyanophos (BOAS und GISTL[1979, I]). Auch bei isolierten Bestandteilen Luciferin + Luciferase wirkt NaCl günstig (SCN' und J' 0,001 mol Senkung auf 10%) auf das Leuchten[2022]. Bei einem neuen Photobacillus radians FUHRMANN[2023] fand sich ein Leuchtoptimum bei 0,3 mol NaCl (bei 16°). Glycerinzusatz verminderte das Leuchten bei dieser Konzentration, aber bei 0,5 mol war eine Steigerung über das frühere Optimum vorhanden. Bei NaBr war das Optimum mit und ohne Glycerin etwa bei 0,5—0,6 n, aber das Leuchten klingt bald ab. Cl' und Br' konnten sich nicht einfach ersetzen.

Ebensowenig ließ sich Cl' durch Br' oder J' bei dem Stoffwechsel von Aspergillus terreus Thom. ersetzen. Bei Anwesenheit von Chloriden bildet diese Art Verbindungen mit Chlorsubstitution im Benzolring. Zwei solcher Verbindungen (Geodin und Erdin) wurden isoliert[2024, 2025]. Es ist erstaunlich, daß nur Cl' diesen Weg geht, da doch Br' und J' ein geringeres Oxydationspotential verlangen. Jedoch ist dieses Vermögen anscheinend weiter verbreitet[2026, I]. So bildete Penicillium sclerotiorum das Cl-haltige Produkt Sclerotiorin und zwar in höheren Mengen, wenn mehr KCl zur Verfügung stand[2025, II]. KBr und KJ konnten Cl' nicht ersetzen, und es entstanden keine analogen halogenierten Produkte.

Bei Coli und Bact. cereus wirkten kleine NaCl-Konzentrationen stimulierend, größere hemmend. Der stimulierende Bereich war größer im p_H-Optimum[2025, I].

NaCl verursacht in Konzentration von 2,5—5% eine mit der Konzentration zunehmende Schwächung der Toxinbildung in Bact. botulinus[2026]. Die Katalasebildung bei Aspergillus oryzae wird schwankend vermehrt[2026, II].

Eine interessante Studie über das Verhalten der Atmung von Bakterien in Salzlösungen verdanken wir INGRAM[1031, II]. Die Atmung folgt der Form

$$\ln R = A - B \cdot c$$

(R = Atmungsgeschwindigkeit, c = molekulare Konzentration, A u. B = Konstante).

Diese Gleichung ist dem Bau nach identisch einer Gleichung, die man für die Aussalzung von Eiweiß aufgestellt hat, und die wir auf S. 140 anführten. Das drängt die Auffassung auf, daß bei diesem Vorgang eine Aussalzung eine Rolle spielt entsprechend der Formulierung $R = a \cdot S$, so daß die Konstanten B und A dieser Gleichung mit K und β der auf S. 140 angeführten in Beziehung gebracht werden können. Zum Beispiel: $B = K\ (I/c)$. Die Gültigkeit dieser Gleichung, abgesehen von kleineren Störungen bei niederen Konzentrationen, wurde bewiesen für Bact. cereus, Bact. subtilis und die Halophilen Sarcina lutea, Micrococcus subflavescens aus Pökelbrühe und Pseudomonas fluorescens, der keine Sporen bildet. Das Bact. coli schien eine Ausnahme zu machen. Jedoch erwies sich die peinliche Beachtung der Entwicklung der C_H als notwendig, außerdem gaben nur noch die niederen Konzentrationen von $\sim$0,1 mol NaCl, bei denen

---

2022 ANDERSON, R. S.: J. amer. chem. Soc. **59**, 2115 (1937). C. **1939 I**, 436, Rona **104**, 526. Daselbst Literatur.

2023 FUHRMANN, F.: Sitzungsber. Akad. Wiss. Wien Math.-naturwiss. Klasse IIb, **141**, 69 (1932), Rona **68**, **554**.

2024 RAISTRICK, H. u. SMITH, G.: Biochemic. J. **30**, 1315 (1936).

2025 RAISTRICK, H.: in „Perspectives of Biochemistry" Cambridge 1937, S. 274.

2025, I INGRAM, M.: J. Bacteriol. **40**, 683 (1940), Rona **121**, 659.

2025, II REILLY, D. u. CURTIN, T. P.: Biochemic. J. **37**, 36 (1943). C. **1943 II**, 1966.

2026 BELOUSSKAJA, F. M : C. **1940 I**, 1215.

2026, I CLUTTERBUCK, P. W., MUKHOPADHYAY, S. L., OXFORD, A. E. u. RAISTRICK, H.: Biochemic. J. **34**, **664**. C. **1941 I**, 1971. Eine Übersicht.

2026, II MATUI, H.: C. **1941 I**, 3452.

die volle Atmung vorhanden war, Störungen. Bei 2 mol NaCl war der Sauerstoffverbrauch auf < 5% gesunken. Die Konstante K = B (c/I) war bei Bact. cereus 0,70 für NaCl. Die anderen hatten Werte zwischen 0,16—0,65. Bei der Aussalzung schwankte der Koeffizient von 0,04—1,07.

Ebenso unabhängig wie die Aussalzung sei die Atmung von der Temperatur. Bei der C_H-Abhängigkeit wurde von INGRAM die Parallelität zwischen Atmung und Aussalzung entsprechend der Entfernung vom isoelektrischen Punkt in den Vordergrund gestellt. Das Maximum der Atmung beim Bact. cereus war bei $p_H \sim 6,6$ entsprechend dem isoelektrischen Punkt des Hämoglobins, bei Coli 4,5 ungefähr wie Ovalbumin. Das wird so erklärt, daß die Zwitterionenform des Proteins wirksam ist. Neben der Ionenstärke gibt es einen HOFMEISTER-Effekt. Die Konstante B ist beim Bact. cereus für NaCl 0,68, Na_2SO_4 1,27, Citrat 1,58. Die Bakterien sprechen bei Konzentrationen von ~0,2—2,5 m an, die Halophilen benötigen größere Konzentrationen. Die Atmung der Hefe wird durch 2 m völlig gehemmt. Daher war die Konzentration in der Zelle nur $^1/_2$ mal so groß wie außen, ebenso bei Bact. cereus.

Die Dehydrogenasen außerhalb der Zelle vertragen viel höhere Salzkonzentrationen. Das mag daran liegen, daß die Enzyme innerhalb der Zellen mit größeren Partikeln verbunden sind und so leichter der Fällung folgen. Bei dieser Annahme würden die Halophilen deshalb eine geringere Empfindlichkeit gegen Salz haben, weil die Enzyme dort mit kleineren Partikeln verbunden sind. Wir möchten im Anschluß daran auf den Befund von WARBURG hinweisen, daß durch höhere Salzkonzentrationen z. B. Hämoglobin depolymerisiert wird. Aber es ist auch gar nicht nötig, daß die Enzyme selbst der Fällung unterliegen. Es würde vielleicht schon ausreichen, wenn das mit den Struktursubstanzen geschah, so daß die Desmo- sich in Lyoenzyme wandelten. Diese verlieren aber an Wirksamkeit. Im übrigen gibt es eine Reihe von Bakterien, die auch bei höheren Konzentrationen wachsen, wie wir auf S. 301 darlegen.

Bei Aspergillus niger beeinflußte 0,1% KBr weder Wachstum noch die Bildung der Citronensäure, 0,1% KJ verminderte nur die Säurebildung, während schon 0,01% KSCN beides hemmte. Es trat ein merkaptanähnlicher Geruch auf (BERNHAUER[1907, I]).

SCN' hemmt die Nitrifikation (0,033 mol)[946] anscheinend durch seinen Stickstoffgehalt, der dem Azotobacter chroococcum angeboten wird[1915]. Eine Verwertung als Energiequelle wurde durch Bakterien in Gaswerkabwässern beobachtet[1927]. In rein kultivierten Bodenbakterien wurde NaCNO gut als Stickstoffquelle verwertet, SCN aber nur dann, wenn keine andere Quelle zur Verfügung stand[2026, III].

Das ζ-Potential von Colibakterien in verschiedenen Salzmedien wurde untersucht und eine Änderung des Potentials bei 10^{-4} mol NaCl (—0,25%), mit SO_4'' (+ 5,2%) und PO_4''' (+ 0,63%) verglichen[2027]. Die Wirkung von 2% NaCl auf das Wachstum von Coli ist abhängig vom Alter der Kulturen, ganz junge Kulturen sind hochempfindlich. Mit zunehmendem Alter (d. h. schon nach Stunden zu rechnen) nimmt die Empfindlichkeit ab[2028]. Auf die Elektrophorese hat das Alter keinen Einfluß[2029].

Eine zusammenfassende Aufstellung der Wirkung verschiedener Anionen, mit denen Bact. coli $^1/_2$ Stunde behandelt wurde und die auf verschiedene Substrate einwirken, ergibt folgende Tabelle 63 von QUASTEL[1907]:

Reduktionszeit von 1 ccm $^1/_{5000}$ Methylenblau in Gegenwart von Wasserstoffträgern (Bernsteinsäure usw.) durch Bact. coli bei p_H 7,4. Die Organismen werden nach jeder Behandlung gut gewaschen.

[2026, III] SANDHOFF, A. G. u. SKINNER, C. E.: Soil Sci. **48**, 287 (1939), Rona **118**, 223.

[2027] PEARCE, G. W., LISSE, M. W. u. TITTSLER, R. P.: Proc. Soc. exp. Biol. Med. **32**, 1572 (1935), Rona **90**, 172.

[2028] SHERMANN, J. M. u. ALBUS, W. R.: J. Bacteriol. **8**, 127 (1923).

[2029] PEDLOW, J. T. u. LISSE, M. W.: J. Bakteriol. **31**, 235 (1936), Rona **95**, 102. Coli, Na_2SO_4 Elektrophorese.

Tabelle 63.

Behandlung	Zeit			
	Bernsteinsäure	Milchsäure	Ameisensäure	Glukose
Coli 1				
m/5 NaCl	9′	6,25′	3,5′	4,25′
m/5 KCl	12,5	9,25	4	7
m/5 KBr	12	7,5	4	5,3
m/5 KJ	17	11,75	4,25	9
m/5 NaF	29,5	18	3,25	24,5
m/5 $KClO_3$	19,5	10,75	4,25	10,5
m/5 $NaBrO_3$	22,5	10,5	4	14,25
m/5 KJO_3	∞	35,5	4,5	∞
m/5 $NaNO_3$	13,5	17,75	4,0	7,25
m/5 $NaNO_2$	30	18	4,5	15
m/5 Na_2SO_4	11,5	7	3	6
Coli 2				
m/2 NaCl	16,3′	11′	3′	56′
m/2 KCl	20	11	3	55
m/2 KBr	14,5	10,3	3	11
m/2 KJ	24,5	13,3	3,3	38,5
m/2 NaF	21,0	16	3,5	∞
m/2 $KClO_3$	160	27	3	∞
m/2 $NaBrO_3$	150	18	3,7	∞
m/2 KJO_3	∞	∞	5,3	∞
m/2 $NaNO_3$	23,5	13	3	∞
m/2 $NaNO_2$	51	19	5,5	∞
m/2 Na_2SO_4	15,5	13,7	3,5	∞

Es ergibt sich die Reversibilität der Wirkung von Anionen auf bestimmte Enzymsysteme. Deshalb sind oxydierende Anionen häufig am wirksamsten.

II. Bactericide Wirkung.

Schon im letzten Abschnitt haben wir häufig die Einwirkung der Anionen in Richtung einer Entwicklungshemmung behandelt. Jede Hemmung eines wesentlichen Fermentvorganges wird eine Entwicklungshemmung im Gefolge haben. So ist der Übergang zwischen beiden Themen fließend. Aber die Art der Ionen tritt doch durchaus verschieden in Erscheinung. So werden wir in den Vordergrund 3 Gruppen stellen: Fluorid, die Gruppe der sauerstoffabspaltenden Anionen und Rhodanid. Das zuletzt genannte Anion spielt in den Fermentsystemen und im Bakterienstoffwechsel eine gelegentliche Rolle, besonders durch seine Fähigkeit zur Komplexbildung z. B. mit $Cu^{\cdot\cdot}$- und $Zn^{\cdot\cdot}$-haltigen Fermenten, während Fluorid an beiden Stellen eine hervorragende Bedeutung hat.

1. Fluorid ist als Desinfektionsmittel schon sehr lange bekannt, z. B. daß durch 0,5—1% NaF-Lösungen Bakterien getötet werden[2030]. Ebenso bekannt ist die Möglichkeit, Hefen und auch andere Einzeller[2031] allmählich an höhere Konzentrationen zu gewöhnen. Wir stellten das Phänomen der Enzymadaptation im letzten Abschnitt etwas genauer dar als einen Vorgang, der zur Erklärung solcher Gewöhnung geeignet ist[2019]. Allerdings besteht die Möglichkeit, daß bei solchen Versuchen in einer nicht einheitlichen Kolonie durch Zuchtversuche, also auf dem Wege der Vererbung, eine Auswahl nicht empfindlicher Zellen vorgenommen wird.

[2030] Roholm, K.: Klin. Wschr. **1936**, 1425. Daselbst ältere Literatur z. B. Tappeiner usw.
[2031] d'Herselle: C. rend. Soc. Biol. **88**, 6 u. 407 (1923).

Es liegen dann Zellen mit verschiedenen Enzymsystemen vor, von denen das gegen Fluorid empfindliche unterdrückt wird, wie in den Versuchen mit dem Propionibacterium pentosaceum[2033].

Eine weitere Erklärung für dieses Phänomen würde sich in der größeren Empfindlichkeit der Bakteriophagen gegenüber F', als manche Bakterien sie besitzen, ergeben[2031]. Die Bakteriophagen vermögen 1% NaF nicht zu ertragen, dagegen manche Bakterien[2036].

Desgleichen bei Coli[2037]; Virus von Maul- und Klauenseuche ist gegen Fluorid resistent[2042,I]. Bei Impfung von Eiern mit Rickettsien wurde in den Eiern, die 0,5 mg NaF injiziert erhielten, eine geringere Entwicklung gefunden[2042,II].

Schließlich kann durch Salzwirkung auch die Oberfläche der Bakterien verändert werden, so daß Phagen mehr oder weniger leicht sich verankern können (siehe desgleichen bei SO_4''[2088]).

Wichtig ist bei solchen Versuchen die Möglichkeit, daß Fluorwasserstoffsäure mit den Gefäßwänden reagieren kann, wenn sie aus Glas bestehen[2032]. Allerdings sind die Komplexverbindungen von F' mit Kieselsäure Na_2SiF_6, deren leichte Dissoziation wir früher schon darstellten, durchaus nicht weniger giftig, denn Paramaecium caudatum wird durch Na_2SiF_6 1:10000 direkt getötet, durch dieselbe Konzentration von NaF aber erst in etwa 60 Minuten[2034]. In anderen Versuchen an demselben Objekt wurde in 0,14% NaF erst nach 24 Stunden der Tod der Paramaecien festgestellt[2035].

Die Ausbeute an Mycel von Aspergillus niger wird durch 10^{-4} mol NaF auf 93%, durch 10^{-3} mol auf 62%, durch 10^{-2} auf 20% und durch 0,1 mol auf 0 herabgedrückt[2038] (letztere Zahl im Einklang mit Hefe[2039]).

Solche Zahlen fanden sich auch bei CaF_2 in kolloidem Zustand[2040]. Bei der Alge Microthamnion Kutzingianum Naeg. wurden Schädigungen in Konzentrationen oberhalb 0,005% gesehen, während niedere Konzentrationen sogar förderten[2041]. Bei Salzen wie AgF hat das Kation die dominierende Wirkung[1942].

Bact. coli, Paratyphus B und Staphylococcus aureus werden in n/1 NaF nicht getötet in 2 Tagen, wenn die Lösung neutral ist, wohl aber bei saurer Reaktion. F' soll die Entwicklung hemmen, die Acidität soll töten[2043]. Bei der Hemmung der Fermente sahen wir auch die stärkste Wirkung bei saurer Reaktion.

Im allgemeinen sind Pilze (Aspergillus) weniger empfindlich als Bakterien oder gar Infusorien. Entgegengesetzte Befunde werden sich durch unzureichende Beachtung der Aciditätsverhältnisse klären.

2. **Nitrat** wirkt wenig giftig auf Bakterien, kann es doch sogar von vielen als Stickstoffquelle verwandt werden.

Achlya colorata Pringhs, ein Pilz, wird durch 0,13 mol KNO_3 auf 50%, durch 0,20 mol völlig gehemmt, aber ebenso wirksam ist das Cl' und SO_4''-Salz[2044]; dasselbe ergibt sich bei Phytophthora cact.[2045] und Amoeba proteus[2046]. Paramaecium caudat. starb in 0,28% $NaNO_3$ in 8 Tagen, aber Chlorid und Sulfat waren nicht weniger giftig[2035]. Gewisse kolloidchemische Wirkungen wurden gesehen bei einer Amöbe[2047] und bei Bact. coli, wo das Wachstum etwas turbide erfolgte, d. h. später geringere Ansammlung am Boden (ζ-Potential ?)[2048].

2032 Janensch, I.: Wschr. Brauerei 52, 267 (1935). C. **1936 I**, 1051.

2033 Wiggert, W. P. u. Werkman, C. H.: Biochemic. J. **33**, 1061 (1939). C. **1939 II**, 2436.

2034 Marcovitch, S.: J. Pharmacol. exp. Ther. **34**, 179 (1928), Rona **48**, 829. Desgl. Euglena viridis.

2035 Stempell, W.: Arch. f. Protistenkunde **48**, 342 (1924), Rona **28**, 188.

2036 Brutsaert, P.: C. rend. Soc. Biol. **89**, 1173 (1923), Rona **24**, 403. Untersucht: Bact. Herelle P und P_3, Shiga P_3, Bact. staphylococcus albus.

2037 Moriyama, H. u. Ohashi, S.: Rona **113**, 479 (1938).

2038 Herrlen, W.: Diss. Tübingen 1933, Rona **88**, 487.

2039 Pirschle, K.: Planta **23**, 177 (1934), Rona **86**, 644.

2040 Wedekind, E. u. Bruch, E.: Biochem. Z. **208**, 279 (1929). 10^{-2} mol NaF, Mycel auf 35%, als CaF_2 auf 40% herabgedrückt.

2041 Grintzesco, J u Péterfi, S.: C. **1938 I**, 2902.

2042 Deganello, M.: Biochem. Ter. sper. **16**, 409 (1929), Rona **52**, 823.

Deutliche Wirkungen wurden gesehen in der Hemmung von verschiedenen Azotobacterarten im Boden, obwohl auch hier bei wiederholter Düngung ein geringer-empfindlicher Stamm heranwächst[2049].

Schon früher wurde darauf hingewiesen, daß durch Ansammlung von Nitriten eine Beeinflussung z. B. verschiedener Fermente von Coli stattfindet, sobald nur keine weitere Reduktion erfolgt. Bei nicht einheitlichen Kulturen, wie in Pökellaken, kann auf diese Weise das Wachstum des einen Bakteriums gehemmt, das des anderen gefördert werden, so daß dann z. B. besonders Milchsäurebakterien und andere dominieren, wobei der Geschmack beeinflußt wird[2050]. Im allgemeinen wird Nitrat nicht einfach als Oxydationsmittel wirksam sein.

3. **Chlorat** verhält sich hier ganz anders, da bei der Reduktion nicht das harmlose Nitrit, sondern ClO_2' entsteht (siehe dazu [2053, I]), das selbst etwa doppelt so stark bactericid wirkt wie freies Chlor aus Chlorkalk[2051]. Deshalb kann Coli unter anaeroben Bedingungen, wo die Reduktion erzwungen wird, mit ClO_3 nicht wachsen. Bei Versuchen im Boden[2052], wo Chlorate zur Unkrautbekämpfung verwendet werden, werden die Einzeller verschieden schwer betroffen, Azotobacter ist hochempfindlich, während cellulosezersetzende erst bei 5% $KClO_3$ den Beginn der Schädigung zeigen, während Aspergillus niger noch in 30% Lösungen wuchs. Andere Werte werden in folgender Versuchsreihe mit Aspergillus niger berichtet, nach Prozent der Ernte gerechnet:

$NaClO_3$ m/1 = 37,8%, m/100 = 80,2%; m/1000 = 90,8% (dagegen [2052]).
ClO_4' m/1 völlige Hemmung = 0, niedere Konzentrationen nicht.
BrO_3' m/100 = 74,6%; m/10 = 0.
J' m/100 = 76,6%; m/10 = 60,6%; m/1 = 0.
JO_3' und JO_4' m/10000 = 86,0%; m/1000 = 0.

Paramaecium caudatum wird durch 5% $KClO_3$ schon in 60 Sekunden, 2% in 339 Sekunden 0,5% in 3984 Sekunden getötet[2053].

Die Wirkung hängt offenbar von der Wasserstoff-Ionen-Konzentration ab, die in vielen Versuchen hier nicht beachtet wurde. Die Wasserstoff-Ionen-Konzentration ergibt aber das Oxydationspotential (siehe das entsprechende Kapitel). Weil $Al(ClO_3)_3$-Lösungen saurer sind als solche von $KClO_3$, wirken sie viel stärker bactericid und zwar stärker auch mit Berücksichtigung des Al[2054].

4. Über **Hypochlorid** als Desinfektionsmittel besteht eine große Literatur, da der Chlorkalk eines der häufigst verwandten Desinfektionsmittel darstellt. Es kann nicht unsere Aufgabe sein, diese Literatur hier zu wiederholen, doch sollen einige der Wirkungsprinzipien herausgestellt werden.

[2042, I] JANSSEN, L. W.: Nederl. Tijdschr. Geneesk. **1940**, 3220, Rona **123**, 244.
[2042, II] GREIFF, D., PINKERTON, H. u. MORAGUES, V.: J. exp. Med. **80**, 569 (1944). Der Versuch ließ sich nicht wiederholen.
[2043] LOCKEMANN, G. u. ULRICH, W.: Z. Hygiene **111**, 387 (1930), Rona **57**, 816.
[2044] MOREAU, F.: C. rend. Acad. Sci. **204**, 1356 (1937). C. **1937 II**, 792.
[2045] ZUMSTEIN, R. B.: Proc. Indian Acad. Sci. **46**, 86 (1937). C. **1938 II**, 334. Hemmung von 0,6 mol KCl oder KNO_3 an.
[2046] MAST, S. O.: Physiologie Zool. **4**, 58 (1931), Rona **62**, 46. SO_4'', NO_3', Cl', PO_4'''.
[2047] LOEB, L.: Proc. Soc. exp. Biol. Med. **23**, 57 (1925—26). Amoebocyten von Limulus werden durch NO_3' weicher, SO_4'' härter, Cl' steht in der Mitte.
[2048] HOLM, G. E. u. SHERMAN, S. M.: Proc. Soc. exp. Biol. Med. **21**, 311 (1923—24). Reihenfolge $NaNO_3 > J' > Cl'$.
[2049] GAINEY, P. L.: Soil Sci. **42**, 445 (1936), Rona **99**, 661.
[2050] MAZÉ, P. u. MAZÉ FILS, P. J.: C. rend. Soc. Biol. **115**, 15 u. 16 (1934), Rona **78**, 210.
[2051] DIÉNERT, M.: Ann. d'hyg. publ. industr. **5**, 728 (1927), Rona **47**, 326.
[2052] STAPP, C. u. BUCKSTEEG, W.: Zbl. Bacteriol. **II**, **97**, 1 (1937), Rona **104**, 47. Bact. amylobacter reduzierte auch unter anaeroben Verhältnissen.
[2053] FORTNER, H.: Biolog. Zbl. **46**, 185 (1926).

Mit Bact. coli infizierte Wasserproben werden durch dieselbe Menge aktiven Chlors getötet, die gar nicht wirksam ist, wenn man Pepton zugesetzt hatte, hier vielleicht das Wachstum sogar förderte[2055]. Teilweise kommt es zu einer direkten Proportionalität zwischen der Menge aktiven Chlors und der Zahl der Sporen von Coli[2051].

0,1	mg Cl	im	Liter	tötete	10^6	Sporen	Coli
0,12	,,	,,	,,	,,	10^7	,,	,,
0,14	,,	,,	,,	,,	10^8	,,	,,

An Stelle neuer Coli kann auch Hefe eintreten.

Weiter ergeben sich folgende Empfindlichkeiten:

Bact. Flexner	0,18	mg Cl/Ltr.
Bact. Shiga	0,15	,, ,,
Parathyphus	0,2	,, ,,
Pyocyaneus	0,3	,, ,,

Amöben, Protozoen 1 mg Cl' bei einer Verweildauer von 2 Stunden. Daß zur Desinfektion an Kohlblättern größere Mengen notwendig sind, ist ohne weiteres klar[2056].

Die Inaktivierung hängt sehr vom anwesenden Substrat ab[2055] und von der Art der sich ergebenden Substanzen. So wurde schon früher dargestellt, wie OCl' bei verschiedenem p_H auf Aminosäuren einwirkt (siehe auch [45]). Bei alkalischer Reaktion erfolgt mehr Oxydation, bei saurer mehr Chlorierung, die aber nur locker zu sein braucht. Es findet sich — die Desinfektionswirkung geprüft an den Sporen von Bact. metiens — folgende Reihe[2057]:

Tabelle 64.

	Konzentration an freiem Cl	p_H	Zeit bis zur Zerstörung von 99% der Sporen
1.	$1000 \cdot 10^{-6}$	11,3	64'
2.	$1000 \cdot 10^{-6}$	7,3	< 20"
3.	$100 \cdot 10^{-6}$	10,4	70'
4.	$20 \cdot 10^{-6}$	8,2	5'

Man ersieht aus diesen Zahlen, daß eine Verdünnung der Lösung um das 10fache (Reihe 1 auf 3) an der Desinfektionswirkung nichts änderte, weil zugleich die Alkalität vermindert wurde.

An Typhus fand sich in der Richtung etwas ähnliches, aber im Betrage viel geringer[2058]. Auch Strahlenwirkung wurde für die OCl'-Wirkung verantwortlich gemacht[2059].

5. Ammoniumpersulfat (1 mMol = 0,228%) zeigte folgende bactericide Wirkung[2060].

Staphylokokken	0,1 mMol: 2 Stunden, 1 mMol in 5 Minuten.
Coli	1 mMol: 1 Stunde, 2 mMol: 30 Minuten, 10 mMol in 5 Minuten.
Diphtheriebac.	0,1 mMol: 24 Stunden, 1 mMol in 5 Minuten.
Pyocyaneus	1 mMol in 5 Minuten.

Bei der Desinfektionskraft gegenüber Staphylokokken wirkte die Säure des Salzes mit.

2053,1 SJOSTRÖM, G.: Milchwirtschaftl. Forsch. **21**, 272 (1943). C. **1943 II**, 1469. Clostridium tributyricum wurde durch ClO_3' und NO_3' wenig gehemmt, wohl aber durch NO_2'.

2054 MANN, J.: Dissertation Erlangen 1920.

2055 NORDGREN, G., FUNKQUIST, P. u. ANDRÉN, S. G.: Acta path. Scand. **16**, 1 (1939). Rona **114**, 644.

2056 MATSUBARA, T.: Mitt. med. Akad. Kioto **26**, 1023 (1939). C. **1940 I**, 1283. Staphylococcus und Pyocyaneus.

2057 CHARLTON, D. B. u. LEVINE, M.: J. Bacteriol. **30**, 163 (1935), Rona **90**, 639. C. **1936 I**, 93

6. **Den Rhodaniden** wurde früher nur eine geringe bactericide Kraft zugebilligt. Man kannte wohl die peptisierende, schleimlösende Wirkung, aber diese benutzte man nur dazu, um anderen Desinfektionsmitteln wie Formaldehyd, die allein durch Eiweißfällung sich den Weg zum tieferen Eindringen versperren, gerade den Weg zu öffnen, so daß dann eine Desinfektion auch z. B. bei Diphtheriebacillenträgern im Munde versucht werden konnte[2062]. Erst durch die Untersuchungen von LOCKEMANN und ULRICH[2043, 2061, 2061, I] ist man auf die Bedingungen der Desinfektionskraft aufmerksam geworden. Die ersten Untersuchungen erstreckten sich auf: Bact. Coli (A), Paratyphus B (B), Staphylococcus aureus (C). Es ergibt sich folgende Aufstellung[2043]:

4 n NaCl	tötet	A, B, C auch in 2 Tagen nicht.		
4 n NaBr	„	A u. B in 1 Tag, C in 2 Tagen nicht		
0,5 n NaJ	„	A. in 1 Tag,	B. in 2 Tagen,	C. nicht
1,0		< 1 Tag	1 Tag	
2,0		1 Std.	1 Std.	
4,0		45 Sekunden	45 Sekunden	1 Std.

0,25 n NaSCN	A. 2 Tage	B. —	C. —
0,5	1 Tag	1 Tag	—
1,0	4 Std.	4 Std.	2 Tage
2,0	15 Minuten	15 Minuten	1 Tag
4,0	30 Sekunden	45 Sekunden	1 Std.
8,0	5 Sekunden	15 Sekunden	2 Minuten.

Auch diese Versuche zeigen erst in recht beträchtlichen Konzentrationen eine rasche Wirkung, die dann der HOFMEISTERschen Reihe qualitativ entspricht. Organische Rhodanverbindungen sind viel aktiver[2063]. Das Bild wurde für SCN′ aber bedeutend günstiger, als die bactericide Wirkung bei verschiedener Acidität geprüft wurde. Hier ergab sich eine beträchtliche Steigerung. Bei Salzsäure wird durch 0,001% NaSCN eine Steigerung der Desinfektionskraft um das 4—16fache beobachtet.

Nicht jede Säure wirkt gleich [1335, 2043]. Gegenüber Milzbrand kommen nur die ganz starken Säuren in Frage wie außer dem HNO_3 das HSCN selbst. Laugen vermehren die desinfizierende Wirkung in viel geringerem Maße[2061].

Die im Speichel vorhandenen Rhodanidmengen genügen schon, wie ausführliche Versuche von HARNDT[1335] dartun, um im Magen mit Salzsäure zusammen eine beträchtliche desinfizierende Wirkung zu entfalten. Auf manche Bakterien würde die Salzsäure allein noch nicht schädlich einwirken[2064].

Bei Patienten wurde eine Beziehung zwischen Rhodangehalt und Keimgehalt des Mageninhalts gefunden, wobei aber eine Korrelation zwischen Säuregehalt und SCN′ nicht gefunden wurde[2065]. Es ist sogar möglich, daß die bei Gärungen sich entwickelnde Milchsäure die SCN′-

---

2058 COSTIGAN, S. M.: J. Bacteriol. **34**, 1 (1937), Rona **103**, 130. C. **1937 II**, 2023.

2059 BUNAU-VARILLA, PH. u. TECHOUEYRES, E.: C. rend. Acad. Sci. **180**, 1615 (1925), Rona **32**, 373.

2060 LEUNIG, H.: Z. Hygiene **117**, 257 (1935). C. **1935 II**, 2077.

2061 LOCKEMANN, G. u. ULRICH, W.: Z. Hygiene **117**, 768 (1936), Rona **93**, 417. Aus Stuhl frisch gezüchteter Coli war viel weniger empfindlich als schon längere Zeit im Laboratorium gezogener.

2061, I LOCKEMANN, G. u. ULRICH, W.: Z. Hygiene **118**, 117 (1936), Rona **94**, 636.

2062 PASCHLAU, G.: Dtsch. med. Wschr. **1935**, 791. Bericht über die Mucidantinktur, keine wissenschaftliche Arbeit.

2063 WILCOXON, F. u. MCCALLAN, S. E. A.: Contrib. Boyce Thompson Inst. **7**, **333** (1935). Rona **91**, 199. Sporen von Sclerotinia fructicola.

2064 SPENGLER, F.: Z. f. Immunitätsforschung **85**, 307 (1935). Versuche an Coli und Staphylokokken.

2065 BRINCK, J.: Z. klin. Med. **123**, 350 (1933), Rona **72**, 665. Unterhalb 2,3 mg% SCN′ 102 Keime. 2,3—4,6 mg% SCN′ 63 Keime, > 4,6 mg% NaSCN 44 Keime. Bakterien waren meist Coli und Bact. lact. aerogenes.

2066 HARNDT, E.: Dtsch. zahnärztl. Wschr. **1937**, Nr. 45/47.

Wirkung (wenn auch nicht in demselben Maße) erhöht, so daß eine Wirkung in der Cariesbehinderung, wo solche Gärungen eine Rolle spielen, angenommen wird[2066]. Auch bei Milch kann SCN' die Entwicklung von Bakterien verhindern und so die Haltbarkeit erhöhen (1,6% NaSCN für 3 Tage[2067]). Die Bakterien sind verschieden empfindlich, der Milchsäure produzierende Diplococcus lacticus ist am wenigsten empfindlich[2068].

Besondere Bedeutung wurde der Kombination Säure-SCN'-Wirkung bei der Desinfektion gegenüber Tuberkelbacillen beigemessen[2061, I, 2069, 2070]. 8 n NaSCN tötete die Tuberkelbacillen auch in 24 Stunden nicht, 0,1 n HSCN aber schon in 5 Minuten[2061, I]. 1% NaSCN wirkte schon bei p_H 4,5 und 5,5[2071]. Daher soll es so selten zur Magentuberkulose kommen[2072]. Natürlich ist eine chemotherapeutische Wirkung gegen Meerschweinchentuberkulose nicht zu erwarten[2073] (siehe dazu[2072,I]).

Für die praktische Anwendung ist eine saure Lösung von Rhodanid zu leicht zersetzlich. Deshalb hat man durch Zusatz von trockenem $NaHSO_4$ die Acidität bei Auflösung sichergestellt, durch Zusatz von trockenem $MgSO_4$ wird noch eine Wärmeentwicklung erzielt, die sich zu der SCN'-Wirkung addiert[2074].

7. Vergleich mit anderen Anionen. Es liegt nahe, die hier besonders herausgehobene Stellung des Rhodans auf eine kolloidchemische Wirkung zu beziehen. Dabei ergeben sich immer wieder in den Versuchen Vergleiche mit Sulfat, das in den kolloidchemischen Phänomenen häufig — aber nicht immer — entgegengesetzt dem SCN' wirkt.

So verminderte SCN' die Wärmeresistenz von Paramaecium caudatum, während SO_4'' sie erhöhte[2075]. Dasselbe gilt für die Empfindlichkeit gegenüber ultraviolettem Licht[2076] und Reizung durch elektrischen Strom[2077]. Genauere Daten über die Geschwindigkeit der Hitzekoagulation bei demselben Infusor geben wir aus Versuchen mit 0,05 n K-Salzen verschiedener Anionen wieder[2078].

Tabelle 65.

	Hitzekoagulation in Sekunden			
	44°	42°	40°	38°
KSCN	8,5	28,7	104	425
NO_3'	10	45,7	194	945
Br'	8,9	37,9	238,3	982
Cl'	9,9	51,1	267	995
SO_4''	11,3	63,3	281,6	1045

Die Erscheinung tritt erst bei den besser zu beobachtenden Zeiten deutlich hervor. Wir werden bei diesen Befunden an unsere frühere Darstellung erinnern, bei der wir ebenso bei nichtorganisiertem Eiweiß eine Begünstigung der Hitzekoagulation fanden. Aber abgesehen von der Fällungsreaktion finden wir auch hier Angaben[2078], daß in den Anfangsstadien die Paramaecien an Volumen zunehmen, also aufquellen. Solche quellende Einwirkung kann aber nur dann erst

2067 WITTHOLZ, W.: Milchwirtschaftl. Forschung **14**, 476 (1933), Rona **73**, 226.

2068 WITTHOLZ, W.: Milchwirtschaftl. Forschung **15**, 315 (1933), Rona **75**, 428. Untersuchungen an Bact. bulgarium, Strept. thermophilus. Diplococcus lacticus.

2069 HAILER, E.: Z. Hygiene **120**, 663 (1938). C. **1940 I**, 397.

2070 ZEYLAND, J. u. PIASECKA-ZEYLAND, E.: Beitr. Klinik Tuberkulose-Forschung **91**, 249 (1938). C. **1939 I**, 3906.

2071 BAUMANN, E.: Klin. Wschr. **1938 I**, 382.

2072 BAUMANN, E.: Klin. Wchschr. **1937 I**, 430.

2072, I KESSLER, E. A.: Dtsch. med. Wschr. **1942**, 555. Empfiehlt intravenöse Injektionen von 1 g NaSCN(!) täglich bei Staphylokokkenerkrankungen und Knochentuberkulosen.

2073 STEIDL, J., STEENKEN, W. u. HEISE, F. H.: Amer. Rev. Tuberkul. **38**, 50 (1938). C. **1938 II**, 1993.

2074 LEUNIG, H. und LOCH, P.: Z. f. Fleisch- und Milchhygiene **45**, 364 (1935). Präparate Weidnerit bzw. Thermoweidnerit.

2075 APLATOV, W. W.: Rona **102**, 214 (1937).

2076 ALPATOV, W. W. u. NASTJUKOWA, O. K.: C. **1936 I**, 2571.

2077 ALPATOV, W. W.: Rona **103**, 554 (1937).

2078 PORT, J.: Protoplasma **2**, 401 (1927), Rona **43**, 373.

in Erscheinung treten, wenn das betreffende Ion in die Zelle eindringt. Damit würden wir notwendig das Problem der Permeabilität als führend ansehen. In dieser Richtung liegende Beobachtungen sind vorhanden.

So soll die Entwicklung von Paramaecium caudatum, aber auch die Induktion der Parthenogenese von Seeigeleiern (LILLIE) bedingt sein durch Permeabilitätserhöhung und gleichzeitig verlaufende Volumenzunahme[2079]. Dieser Auffassung von SPEK[2079] wurde widersprochen, sowohl was die Stimulation zur Vermehrung[2080] als auch die Volumenverhältnisse[2081] betrifft.

Eine in 2 Phasen verlaufende Wirkung von Salzen wurde von SPEK[2082] an Opalina ranarum beschrieben. Bei Eindringen der Salze kommt es zur Trübung des Protoplasmas. Das geschieht in der Reihe $SCN' \gg Br' > Cl' \gg SO_4''$. Sekundär kommt es dann zur Volumenzunahme, wobei die Tiere wieder klarer werden, wiederum in derselben Reihenfolge, bei Br' werden die extremsten Grade der Volumenzunahme erreicht. SO_4'' führt eher zur Volumenabnahme, $K_4Fe(CN)_6$ führt zur Trübung, aber nach Abwaschen war durch Zusatz von $FeCl_3$ kein eingedrungenes $Fe(CN)_6^{IV}$ in den Zellen nachzuweisen.

Auf ein kolloidchemisches Problem soll die Beobachtung der verschiedenen Empfindlichkeiten verschieden alter Kulturen von Paramaecium aurelianum weisen. m/1000 NaSCN tötet einen alten Stamm in einigen Stunden, einen 10 Tage alten in 1 Tage, während ein frisch geimpfter nur verkümmert. Bei m/100 sind die Zahlen 2 Stunden, 4 Stunden, einige Tage. Bei höheren Konzentrationen hört der Unterschied dann auf[2083].

Wenn in Versuchsreihen mit Salzen keine Berücksichtigung des p_H erfolgt, wie in Versuchen mit Paramaecium, dann findet man ganz unregelmäßige Verhältnisse[2035, 2085], aber solche Versuche sind von geringerem Wert.

Die Einwirkung der Rhodanide gerade bei saurer Reaktion wird aufgefaßt als eine Begünstigung der Denaturation der Zellmembranen. Eine solche Auffassung ist kolloidchemisch möglich.

Fällungen in Vaccinevirus-Proteinlösungen wurden auch beobachtet, zugleich mit Abnahme der Virusaktivität, allerdings dann durch m/5 SCN' und Cl' und SO_4'', während PO_4''', Br', NO_3' weniger wirksam waren, also ohne Beziehung zu einer kolloidchemischen Funktion[2084]. In weiteren Versuchen erfolgte die Fällung von Phagen und Vaccineprotein in der Reihenfolge[2087, II]: $SCN' > J' > SO_4'' > NO_3' > Br' > Cl'$.

Bei der Vermehrung von Typhusbacteriophagen wirkt NaCl, Na_2SO_4 und Na_2HPO_4 in gleicher Weise hemmend, so daß das Vereinigende im Kation gesehen wird[2086]. Phosphate verursachen in einer 0,1 molaren Lösung ein Ansteigen der Infektiosität von Tabakmosaikvirus, höhere Konzentrationen ($<$ 1,0 m) hemmen zunehmend[2087]. Förderung wurde in m/8 Lösungen von Sulfaten bei der Reaktion zwischen Phagen und Staphylococcus aureus gesehen. Es soll dabei die Oberfläche der Bakterien verändert werden, so daß die Phagen besser reagieren können. Aber die Zeit der Lyse wird verlängert[2088]. Die Fixierung des Bacteriophagen auf Staphylokokken erfolgte nach der Wertigkeit. SO_4'' wirkte stärker als $Cl' = NO_3'$[2087, I].

[2079] SPEK, J.: Kolloidchem. Beih. 12,1 (1920). Reihenfolge $SCN' > NO_2' > ClO_3' > > Br' > Cl'$.

[2080] NASTJUKOWA, O. K.: Rona **99**, 38 (1936).

[2081] LASSEUR, PH., DUPAIX, A. u. GEORGES, L.: Trav. Labor. Microbiol. Fac. Pharmacie Nancy **5**. 99 (1932), Rona **70**, 783. Vergleich mit Aq. dest. und NaCl.

[2082] SPEK, J.: Arch. f. Protistenkunde **46**, 166 (1923). Isomolekulare Lösungen.

[2883] BRUN, P.: C. rend. Soc. Biol. **121**, 543 (1936), Rona **96**, 160.

[2084] MORIYAMA, H.: J. Shanghai Sci. Sect. **IV**, **3**, 199 (1938), Rona **110**, 492.

[2085] STEMPELL, W.: Zool. Anz. **58**, 232 (1924), Rona **25**, 287.

[2086] SERTIC, V.: C. rend. Soc. biol. **124**, 14 (1937), Rona **101**, 335.

[2087] THORNBERRY, H. H.: Phytopathology **25**, 618 (1935), Rona **89**, 68.

[2087, I] GRATIA, A.: C. rend. Soc. Biol. **132**, 62 (1939), Rona **119**. 134. a) GRATIA, A.: C. rend. Soc. Biol. **133**, 443 (1940). C. **1940**, **II**, 2481.

Die Giftigkeit des Cetyltrimethylammoniumbromids gegenüber Staphylokokken wurde durch 0,01 m/Na_2SO_4 zusammen mit der Steigerung der Oberflächenaktivität erhöht[2087, III].

Beeinflussung der Bakterienoberfläche wurde schon früher bei Behandlung des ζ-Potentials erwähnt. Analoge Erscheinungen ergeben sich bei der Agglutination von Bact. dysentericus FLEXNER[2089]. Je niedriger die NaCl-Konzentration, desto mehr konnte das Serum verdünnt werden bis zur Agglutinationsgrenze. Aber die angewandten NaCl-Konzentrationen (m/20—m/1) sind für Ladungsverhältnisse noch zu hoch.

Bei Versuchen über Galvanotaxis mit Paramaecium caudatum[2090] findet sich eine Einheit der Zilienbewegung mit der elektrischen Ladung des Ions. Die höchste Bewegungsgeschwindigkeit findet sich bei 0,003 mMol $K_4F(CN)_6$ bzw. 0,005 mMol. Die Reihenfolge ist: $Fe(CN)_6^{IV} > Fe(CN)_6^{III} > SO_4'' > Cl'$. Die Maxima sind steil, und bei 0,01 mMol gibt es schon Verlangsamung unter die Norm. Optima z. B. die Vakuolen-Pulsation von Paramaecium bestehen auch gegenüber der Temperaturskala. Hier wird durch NaCl das Optimum auf niedere Temperaturen verschoben. Es handelt sich aber um erste Andeutungen einer Verstärkung der Gerinnungswirkung durch die Temperatur, die durch Salze (siehe obere Tabelle) erreicht werden kann[2091]. Auf Sporen üben Salze (über 4% NaCl) eine schützende Wirkung aus[2095], offenbar ist der ursprüngliche Hydratationszustand von Bedeutung für die Hitzekoagulation.

Man wird sich fragen, ob es die Oberflächenbeeinflussung (Permeabilität, Anreicherung an Grenzflächen) entsprechend den physikochemischen Gesetzen ist, die eine Verstärkung der bactericiden Ag-Wirkung nach der Reihe der Silbersalze: $ClO_4' > NO_3' > ClO_3'$ verursacht[2092]. Bei der Prüfung der Halogenide (AgCl, AgBr, AgJ) bezüglich der sogenannten „oligodynamischen Wirkung" ergaben sich recht komplizierte Verhältnisse, die teils eine gewisse Reihenentwicklung ahnen ließen (trotz der sehr geringen Konzentration), teils aber durch Fragen der Löslichkeit beherrscht wurden[2093].

a) *Perchlorat* nahm, wie wir in dem physikochemischen Abschnitt sahen, eine Stellung ein, die ungefähr der des Rhodanids entspricht. Die bactericide Wirkung ist auch nicht viel unterschieden von den Werten, wie sie LOCKEMANN[2043] mitteilte. Wir geben diese Werte mit verschiedenen Konzentrationen von $NaClO_4$ kurz wieder[2094]:

Tabelle 66.

Prüfung	nach Stunden	Konzentrationen			
		1%	2,5%	5%	7,5%
Coli	9	+	0	0	0
	24	+	+	0	0
Staphylococcus aureus	9	+	0	0	0
	24	+	+	+	0

Teilweise wirkt ClO_4' sogar günstiger. Prüfungen bei stärkerer Acidität, die dem SCN' erst die Intensität seiner Wirkung gab, wurden in älteren Versuchen ausgeführt. ROST[2103] faßt die vorliegenden Versuche dahin zusammen, daß der Größenordnung nach kein prinzipieller Unterschied zwischen Schwefelsäure,

[2087, II] MORIYAMA, H.: Arch. f. Virusforschung 2, 71 (1941), Rona 133, 381.
[2087, III] HILL, J. A. u. HUNTER, C. L. F.: Nature 158, 385 (1946). C. 1948 I, 924.
[2088] KRUEGER, A. P. u. STRIETMANN, W. L.: J. gen. Physiol. 22, 131 (1938), Rona 112, 316. C. 1939 I, 3745.
[2089] BIER, O. G.: C. rend. Soc. Biol. 108, 511 (1931), Rona 65, 478.
[2090] ANDREJEWA, E. W.: Kolloid-Z. 51, 348 (1930).
[2091] STEINER, G.: Z. f. vergleichende Physiol. 21, 666 (1934).
[2092] PAUL u. KRÖNING: Z. f. physic. Chem. 21, 429 (1896).
[2093] SHINGO, I.: Zbl. Bacteriol. Abt. I, 136, 269 (1936). C. 1936 II, 3310.
[2094] DURAND, J.: Bull. Soc. Chim. biol. 20, 423 (1938). C. 1939 I, 2629.
[2095] VILJOEN, J. A.: J. of infect. dis. 39, 286 (1926), Rona 39, 877. Untersuchungen aus Problemen der Konservenindustrie.

$HClO_3$, $HClO_4$ und HNO_3 vorliegt, jedenfalls ist in den niederen Konzentrationen HNO_3 von derselben bactericiden Wirkung wie $HClO_4$, während die anderen weniger wirksam sind, in der Reihe: $SO_4'' < ClO_3' < NO_3' < ClO_4'$. Nur ist diese Reihe dadurch kompliziert, als eine oxydative Wirkung bei NO_3' und ClO_3' zu erwarten ist, die nicht identisch mit der lyotropen Wirkung zu sein braucht. Eine Identität der Erfolge mit SCN' ist aber nicht ohne weiteres zu erwarten wegen verschiedener abweichender Eigenschaften des SCN', z. B. auch der leichteren Bildung von Molekeln wie $(SCN)_2$, die bei ClO_4' als Cl_2O_7 unter extremen Bedingungen erst möglich sind.

Es sollen noch einige Zahlen über die verschiedenen Konzentrationen von $NaClO_4$ in ihrer Wirkung auf die Ausbeute von Aspergillus niger in 12 Tagen wiedergegeben werden[2094].

Konzentration	0	1/100	1/75	1/50	1/25	1/10
Ausbeute	37 g	36 g	34 g	16 g	10 g	0 g

Die Empfindlichkeit des Pilzes ist zwar geringer, aber nicht von so großer Differenz gegenüber den Bakterien der vorhergehenden Tabelle, wie man das nach den Untersuchungen von Boas[2096–2098] erwarten sollte.

Die Untersuchungen von Boas ergaben, daß die Einzelligen sich nach ihrer Empfindlichkeit gegenüber Salzen prinzipiell nach Stämmen (Phylen) unterscheiden. Die Bakterien sind empfindlich gegenüber Salzen, besonders SCN', die Pilze vertragen die vielfachen Konzentrationen. Die Empfindlichkeit der Bakterien (durchschnittlich) ist 21 mal größer gegenüber Rhodanid, 4,4 mal gegenüber NO_3', 3,2 mal gegen NaBr, 2,4 mal gegen NaCl[2098]. Dabei ist aber die Acidität bei den Pilzen mit p_H 6,2 größer als bei den Bakterien (p_H 6,8), so daß also von dieser Seite her eine Störung ausgeschlossen erscheint. Wenn SCN' als Unkrautvertilgungsmittel in den Boden gegeben wurde, fanden sich die Bakterien in verminderter Zahl, während Algen und Protozoen keine Abweichung aufwiesen (Sandhoff und Skinner[2026, III]).

Wir geben aus der Arbeit von Kattermann[2098] eine Tabelle wieder, die den Unterschied der beiden Phylen demonstrieren soll. In der folgenden Tabelle sind in der Hauptsache zwei Werte angegeben. Der erste gilt für die Konzentration, die gerade noch Wachstum in irgendeiner Form erlaubte, der zweite für die hier geprüfte nächsthöhere Konzentration, die keine Entwicklung der geimpften Organismenkeime mehr zuließ.

Tabelle 67.

A. Bakterien.

Nährlösung.

Salze	NaSCN	$NaNO_3$	NaBr	NaCl	Na_2SO_4
Bact. prodigiosum	0,05 0,1	0,7 0,8	0,7 0,8	1,3 1,4	1,38 ?
Bact. turcosum	0,05 0,1	— —	1,0 ?	1,0 ?	— —
Bact. tumefaciens ± vir.	0,05 0,1	0,5 0,6	0,5 0,6	0,8 0,9	1,23 1,38
Bact. tumefaciens — vir.	0,05 0,1	0,5 0,6	0,5 0,6	0,8 0,9	1,23 1,38
Bact. subtilis	0,05 0,1	0,8 1,0	0,8 1,0	1,0 1,2	1,38 1,51
Nährboden.					
Bact. radic. Trifolii prat. Agar	? 0,05	0,2 0,3	0,2 0,3	0,2 0,3	0,1 0,2
„ „ „ „ Gelat.	0,05 0,1	0,2 0,4	0,2 0,3	0,2 0,3	0,4 0,5
Bact. radic. Viciae fabae Agar	? 0,05	0,2 0,3	0,2 0,3	0,2 0,3	0,1 0,2
„ „ „ „ Gelat.	0,1 0,15	0,2 0,4	0,3 0,4	0,4 0,5	0,5 0,6
Azotobacter chrooc.	0,05 0,1	0,2 0,3	0,4 0,5	0,5 0,6	0,55 0,64

2096 Boas, F.: Das phyletische Anionenphänomen, Jena 1927, Rona **44**, 730.

2097 Boas, F.: Planta **22**, 445 (1934), Rona **82**, 669.

2098 Kattermann, G.: Bot. Arch. **28**, 73 (1930), Rona **55**, 401.

2099 Lasseur, Ph. u. Vernier, P.: Trav. Labor. Microbiol. Fac. Pharmacie Nancy **6**, 79 (1933), Rona **77**, 241.

2100 Spek, J.: Kolloid-Z. **46**, 314 (1928).

2101 Pollack, H.: J. gen. Physiol. **11**, 539 (1928).

2102 Venturoli, G.: Arch. d. Antrop. crimin. **50**, 1624 (1930), Rona **64**, 448.

2103 Rost, E.: Heffter-Heubners Handbuch Bd. III, 1, S. 372 (1927).

B. Pilze.

Nährlösung.

Salze	NaSCN	NaNO$_3$	NaBr	NaCl	Na$_2$SO$_4$
Sacch. cerevisiae	0,3 0,4	1,2 1,4	1,2 1,4	1,4 1,6	1,94 2,07
Sacch. pasteurianus	0,2 0,4	1,8 1,9	1,7 1,8	1,7 1,8	2,07 2,13
Sacch. pombe.	0,3 0,4	1,6 1,7	1,4 1,5	1,6 1,7	2,19 2,25
Willia anomala	0,6 0,7	1,6 1,8	1,6 1,8	2,0 2,2	— —
Pichia farinosa	1,2 1,4	3,0 ?	2,4 2,6	2,4 2,6	3,3 ?
Eutorulopsis II	1,4 1,5	2,0 2,2	2,3 2,4	2,4 2,5	2,84 ?
Eutorulopsis III	0,8 1,0	2,25 2,42	2,0 2,11	2,0 2,12	2,84 ?
Eutorulopsis IV	1,0 1,2	2,0 2,08	2,0 2,11	2,0 2,12	2,75 2,84
Eutorulopsis V	0,8 1,0	2,25 2,42	2,0 2,11	2,12 2,3	2,84 ?
Rote Eutorulopsis	0,8 1,0	2,42 2,57	2,26 2,31	2,5 2,59	2,75 ?
Pseudom. cartilagonosa	0,2 0,4	2,0 2,2	1,5 1,7	1,6 1,8	2,42 2,53
Oospora lactis	1,3 1,4	1,8 2,0	1,7 1,9	1,7 1,9	1,94 ?
Oospora suaveolens	1,2 1,3	2,1 2,3	1,7 1,9	1,7 1,9	2,19 ?
Mucor racemosus	1,6 1,7	2,8 3,0	2,2 2,3	2,6 2,7	3,09 ?
Rhizopus nigricans	1,6 1,7	3,2 3,3	3,0 3,2	3,0 3,2	3,09 ?
Asperg. niger	1,9 2,0	3,4 3,5	3,1 3,2	3,4 3,5	2,84 ?
Asperg. Oryzae	1,1 1,2	3,7 3,8	2,9 3,0	3,36 3,46	3,09 ?
Pen. Schneggii	1,7 1,8	3,2 3,4	2,6 2,7	2,9 3,0	2,42 2,53
Pen. viridicatum	1,9 2,0	4,2 4,3	3,8 3,9	3,9 4,0	3,09 ?
Cladosp. spec.	1,9 2,0	3,4 3,6	3,5 3,6	3,7 3,8	2,84 ?

Salz	Bakterien	Pilze	Saccharomyceten	Imperfekte Pilze ohne Cladosporium	Schimmelpilze ohne Oosporaarten
NaSCN . . .	1 (0,05 n)	4—38	4—24 (4—12 ohne Pichia)	4—28 (16—28 ohne Pseudomonilia)	22—38
NaBr . . .	1 (0,5 n)—2	2,4—7,2	2,4—4,8	3—4,6	4,4—7,2
NaNO$_3$ . . .	1 (0,5 n)—1,6	2,4—8,4	2,4—6	3,6—4,8	5,6—8,4
NaCl	1 (0,8 n)—1,6	1,7—4,6	1,7—3	2—3,1	3,2—4,6
Na$_2$SO$_4$ . . .	1 (1,23 n)—1,1	1,7—?	1,7—?	1,7—?	1,7—?

Nach dieser Tabelle nehmen die Saccheromyceten eine Zwischenstellung ein, wie auch die Purpurbakterien[2097] (Thiocystis). Die außergewöhnliche Unempfindlichkeit der Pilze gegen Nitrat ist vielleicht dadurch verständlich, daß sie fähig zur Assimilation des NO$_3$′ sind.

Auf Tabelle 68 soll noch ein Unterschied zwischen grampositiven und gramnegativen Bakterien demonstriert werden: Abgesehen von Fluorid sind die gramnegativen Bakterien (die nicht permeabel und plasmolysierbar sein sollen) empfindlicher. Die Stellung des Jodids ist durch die leichte Bildung von elementarem Jod bedingt, aber im Durchschnitt wird auf dem Diagramm der Abb. 23 eine abgestufte stärkere Wirkung von SCN′ gesehen.

Bei der Entwicklung unter SCN′ nehmen die Mycelien eine mehr rundliche kurzgliedrige Form an, teilweise wird auch Verfettung beobachtet, aber bei Überimpfung ergibt sich allmählich eine Anpassung an das Salz[2099].

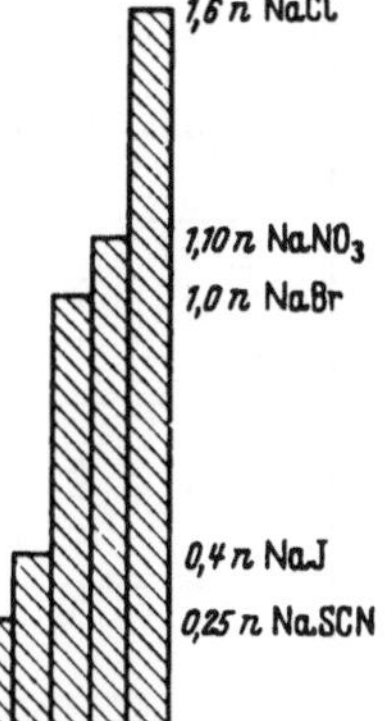

Abb. 23. Salzniveau der Bakterien in Hefewasser, abgesehen von einzelnen Kokken und resistenten Stäbchen. (Nach Boas[2096], S. 68).

Als Ursache für diese Erscheinung gab Boas die stärkere Quellwirkung bei den schon an sich wasserreicheren Bakterien an. Dieser Auffassung wird widersprochen, da gerade die Bakterien unter SCN′ eine Volumenverminderung zeigten, und eher eine Koagulation vorhanden ist[2099]. Tatsächlich haben wir früher schon auf die Möglichkeit einer Koagulation als maßgeblich hingewiesen und—was die Wärmeeinwirkung betrifft—entsprechende Unterschiede zwischen Sporen und Bakterien gesehen (z. B. [2095]).

Neuerdings führt BOAS[2097] die Wirksamkeit der Ionen auf Bakterienkatalase zurück, die das im Geschehen des Organismus auftretende giftige H_2O_2 entgiften soll. Vergiftung der Katalase muß die schädliche Wirkung von H_2O_2 ungehemmt wirksam werden lassen (siehe auch [1415] und den betreffenden Abschnitt S. 197f). Dann würde ClO_4' auch als starkes Katalasegift einwirken können.

Tabelle 68.

	NaF n	NaCl n	NaBr n	NaJ n	NaSCN n	$NaNO_3$ n	Na_2SO_4 10 H_2O n	$NaClO_3$ n	$NaBrO_3$ n	$NaJO_3$ n	
I. Grampositive											
Bact. anthracis	0,100	1,33	0,80	0,40	0,75	1,16	1,25	1,00	0,66	0,062	F, J, SCN, Br, NO_3, Cl
Sarc. tetragena	0,05	1,66	2,00	0,66	1,12	2,00	1,25	2,00	0,73	0,030	F, J, SCN, Br < NO_3 / Cl
Micr. pyogenes	0,125	2,00	3,00	1,33	1,25	2,35	1,25	2,50	1,00	0,075	F, SCN, J, Cl, NO_3, Br
Micr. candicans	0,125	2,50	3,00	0,92	1,62	2,35	1,25	3,00	1,00	0,010	F, J, SCN, NO_3, Cl, Br
Bact. diphtheriae	0,025	1,66	1,20	0,54	0,50	1,76	1,25	1,50	0,66	0,005	F, SCN, J, Br, Cl, NO_3
Bact. pseudodiphtheriae	0,075	1,66	2,00	0,66	0,75	2,00	1,25	2,00	0,66	0,010	F, J, SCN, Cl < Br / NO_3
II. Gramnegative											
Bact. typhi	0,175	1,00	0,80	0,13	0,18	0,70	1,00	0,80	0,16	0,010	J, F, SCN, NO_3, Br, Cl
Bact. coli	0,175	1,33	0,80	0,16	0,22	0,70	1,00	0,80	0,73	0,005	J, F, SCN, NO_3, Br, Cl
Bact. pneumoniae	0,175	1,33	0,60	0,13	0,18	0,48	1,00	0,60	0,16	0,005	J, F, SCN, NO_3, Br, Cl
Bact. pyocyaneus	0,150	0,66	0,60	0,13	0,18	0,80	1,00	0,60	0,10	0,010	J, F, SCN, Br, Cl, NO_3
Bact. vulgare	0,080	1,66	1,00	0,23	0,37	0,70	1,25	1,20	0,10	0,030	J, F, SCN, NO_3, Br, Cl
Bact. cholerae	0,075	1,00	0,70	0,20	0,18	0,80	1,00	0,90	0,16	0,005	F, SCN, J, Br, NO_3, Cl

Aber Permeabilitätsfragen werden nie zu umgehen sein. Wenn man in das Infusorium Opalina ranarum Salze durch den Mikromanipulator injiziert, dann findet man bei KBr eine Quellung gegenüber KCl, bei SO_4'' eine Vergröberung des Protoplasmas. Mit der Quellung wird zugleich das Protoplasma fester, während es beim Schnitt sonst ausfließt. Aber das liegt nicht an einfacher Koagulation, sondern an einem Zusammenbacken von im Infusor vorhandenen kleinen Bläschen[2100]. Dies ist ein Zeichen dafür, wie man durch einfache physikalische Vorstellungen vielleicht mit einer gewissen Sicherheit bis an die Zellgrenzen herankommt, aber nicht weiter.

Dieses soll durch folgende Betrachtung deutlich werden. Bei Untersuchungen der Struktur von Flüssigkeiten fand sich ein gewisser Übergang von der absoluten Unordnung des gasförmigen Zustandes zunehmend mit dichterer Packung bis zur vollen Ordnung des kristallinen Zustandes. Versuchen wir diese Dinge auf unsere organisierte Struktur zu übertragen. Quellung, d. h. Aufnahme von Wasser wird durch Lokkerung des Gefüges den Stoffwechselvorgängen größere Freiheitsgrade geben, d. h. es werden häufiger Abirrungen von Stoffwechselprodukten an „falsche" Stellen stattfinden. Die Folge muß eine geringere Ökonomie des Zellstoffwechsels sein. Umgekehrt kann durch dichtere Packung der Weg für manche Stoffwechselprodukte erschwert werden. Hier können wir nun den Schluß zulassen, daß der

Stoffwechsel vermindert wird, wie in letzter Hinsicht bei den stark entwässerten und widerstandsfähigen Bakteriensporen. Aber über die Ökonomie können wir hier keine plausible Voraussage machen.

Bei Mikroinjektionen in Amoeba proteus von Salzen wie Phosphat (m/16), Sulfat (m/2) und Oxalat (m/16) erhielt man ein sofortiges reversibles Aufhören der amöboiden Bewegungen. Diese Wirkung wird auf Ausfällung von Ca-Salzen bezogen, da die Erholungszeit durch entsprechende Injektionen von Ca-Salzen abgekürzt werden kann. NaCl verursacht denselben Effekt, aber die Konzentration muß vielfach höher sein[2101]. Merkwürdigerweise verhütet schon 0,04% $K_4Fe(CN)_6$ die Entwicklung von Fäulnisbakterien[2102]. Das würde in die hier dargestellte Reihe nicht passen, wenn nicht sekundäre Umsetzungen eine Rolle spielen.

8. **Kochsalz.** Wenn wir die bactericide oder entwicklungshemmende Wirkung von *NaCl* betrachten, müssen wir feststellen, daß bei manchen Bakterien schon ein geringer Kochsalzgehalt der Lösung ungünstig wirkt, wenn man nur lange genug beobachtet, z. B. soll die Lebensdauer von Milzbrand, Staphylokokken, Coli und Pneumobacillen schon in 0,8% NaCl gegenüber destilliertem Wasser verkürzt sein[2104] (siehe auch [2108, I]). Andere Einzeller vertragen hohe Konzentrationen.

Actinomyceten und Proactinomyceten Hemmung > 5% NaCl[2105].
Clostridium botulinum 1,61—7,8% Hemmung, auch der Toxinbildung[2106].
Clostridium sporogenes 1,6% Hemmung[2106].
Coccen ertragen 15%[2106].

Obligate Anaerobier entwickeln sich noch bei über 5%[2106]. Selbst in reinem NaCl wachsen noch Bakterien[2107], gibt es doch eine Reihe halophiler Bakterien, die in Salzlaken wachsen, die sogar in dünneren Salzlösungen schlechter wachsen. So wächst Sarcina littoralis in 12,5—15% NaCl langsamer als in höherer (allerdings auch niedrigerer) Konzentration. Bei 17,5% sind die Kulturen rot pigmentiert[2108]. Eine Anregung des Wachstums bei NaCl-Konzentrationen > 3 molar fand sich nach Untersuchungen von Stuart ([2108, II]) auch bei den halophilen Bakterien, die auf eingesalzenen Häuten und Fischen wuchsen. Es ließ sich nachweisen, daß durch NaCl die Löslichkeit von O_2 verschlechtert wurde, und eine Abnahme des O_2-Drucks und damit des Oxydationspotentials regte das Wachstum an. Bei Erhöhung des Proteingehaltes im Nährmedium zeigte sich jedoch von 3,8 mol NaCl ab eine zunehmende Hemmung.

Auch Hefe läßt sich in 25% NaCl besser konservieren und behält seine Triebkraft für die Brotbereitung länger als in dünneren Konzentrationen[2110]. Durch Salzzusatz kann aus Erdboden eine Zuchtwahl vorhandener Bakterien vorgenommen werden. Azotobacter chroococcum konnte noch in 4% NaCl und Na_2SO_4 Stickstoff binden[2109]. (Einige Angaben s. a. [2112, I]).

In Ergänzung zu der guten Verträglichkeit hoher Salzkonzentrationen für Kokken findet sich eine interessante Reihe, wenn man die gemeinsame Einwirkung mit den bactericiden Kräften des Blutes betrachtet. Das Blut wird mit Salzlösungen verdünnt[2111], es zeigen sich folgende Resultate (mit Staphylokokken):

Salzkonzentration . . .	13%	7%	4%	2,4%	1,6%	1,2%	1,1%	0,97%
Zahl der Kolonien . . .	0	68	70	78	74	70	31	3

2104 Panisett, L., Verge, J. u. Carneiro, V.: Ann. de l'inst. Pasteur **39,** 80 (1925), Rona **82,** 896.

2105 Korenjako, A. I.: C. **1938 II,** 3099. Mykobakterien bilden neue widerstandsfähige Rassen.

2106 Tanner, F. W. u. Evans, F. L.: Zbl. Bakter. **II, 88,** 44 (1833), Rona **73,** 347.

2107 Petrowa, E. K.: Arch. Mikrobiol. **4,** 326 (1933), Rona **75,** 552. 19 Arten isoliert, besonders natürlich Sporenbildner.

2108 Stuart, L. S. u. Lawrence, H. J.: J. Bacteriol. **35,** 381 (1938), Rona **107,** 658.

2108, I Tanner, F. W. u. Houston, C. W.: Zbl. Bacteriol. **II, 102,** 353 (1930), Rona **122,** 506. Bactericide Wirkung von physiologischer NaCl-Lösung.

2108, II Stuart, L. S.: J. agric. Res. **61,** 259 u. 267 (1940). C. **1943 II,** 2161.

2109 Pruzanskaja, E.: Rona **87,** 543 (1934).

2110 Seliber, G.: Rona **110,** 377 (1937).

2111 Fleming, A.: Brit. J. exp. Path. **7,** 274 (1926), Rona **38,** 888. Daselbe wurde gesehen bei Streptococcus viridans, pyogenes und Bact. coli.

2112 Melkon, B.: Amer. J. Pharmacy **110,** 56 (1938), Rona **107,** 166. C. **1939 I,** 4484. n/l Lösungen von LiCl, LiBr, LiJ auf die Entwicklung von Penicillium italicum auf Orangenährböden. Hemmende Wirkung Cl' < Br' < J'.

Bei ganz hohen Konzentrationen wirkt das Salz direkt, später werden nicht die Kokken, aber das Blut geschädigt. So wandern auch die Phagocyten nicht aus. Ähnliches ließ sich am ganzen Tier erreichen (siehe später).

BOAS sah die Reihe der Lyotropie maßgeblich für die Bakterienwirkung an, und seine Giftigkeitsberichte fanden von verschiedener Seite eine Bestätigung auch in der Wirkung der Halogene (z. B.[2112]). Aber es fehlt auch nicht an anderen Auffassungen, die weder Quellung noch Katalasegiftigkeit verantwortlich machen wollen. So wuchs Staphylococcus aureus in 10% NaCl nicht mehr, wohl aber wenn Sauerstoff durchgeperlt wurde, dann vertrug er 16%. Wurde CO_2 durchgeleitet, dann waren 2% schon schädlich. Hier soll es sich darum handeln, daß in den konzentrierten Salzlösungen der Sauerstoff schlechter löslich ist[2113]. Sauerstoffmangel wirkte also gegenüber den oben erwähnten Versuchen von STUART ungünstig. Bei den Bacterien von INGRAM (siehe S. 288) war die Atmung durch Salz schon zum Teil viel früher gehemmt. Die Reihenfolge der Giftigkeit war NaCl (2,5 mol) > NaBr (3,0 mol) > $MgSO_4$ (5 mol), also auch nicht abhängig von der dehydratisierenden Wirkung. Das $Mg^{··}$ spielte keine Rolle, da auch 2,5 mol $MgCl_2$ zur Tötung der Kokken führte. Bei der Entwicklung von Hefe in Gegenwart von Bios wirkte $MgSO_4$ fördernd auf die Entwicklung ein, nicht aber $MgCl_2$[2115].

In Versuchen mit Coli wurde geprüft, inwieweit NaCl-Lösungen verschiedener Stärke eine Änderung der NH_3-Abgabe verursachen. Diese Behandlung der Coli soll nicht in Richtung des Stoffwechsels, sondern durch Änderung der Diffusionsbedingungen wirksam sein. Gegenüber der NH_3-Abgabe im salzfreien Medium (= 100) ist die Abgabe bei 0,05—0,08 mol NaCl 127, bei 0,8—1,0 mol 84, bei 2 mol NaCl 64[2114].

Infusorien sind gegen NaCl empfindlicher, Paramaecium caud. wird durch 0,32 mol NaCl schon in 330 Sekunden, durch 0,46 mol schon in 55 Sekunden bewegungslos[2116]. Aber man kann Urostyla grandis und aus Süßwasser stammende Paramaecien durch allmähliche Steigerung des Salzgehaltes gewöhnen[2117]. Die Wirkung einer gerade noch schädigenden Konzentration (1:125) zeigen folgende Angaben[2117]: vom 1.—6. Tage Verlangsamung der Teilung, vom 6.—12. Tage Vermehrung der Teilung über die Norm, am 20. Tage sind fast alle gestorben. Merkwürdig und unerwartet ist, daß die Gewöhnung um so weiter reicht, je höher die Anfangskonzentration (natürlich im bestimmten Bereiche) war[2118], beträgt z. B. die Anfangskonzentration 1:500, dann vertragen die Infusorien schließlich Konzentrationen von 1:160, beträgt die Anfangskonzentration dagegen 1:1000, dann wird kaum 1:250 erreicht. Wichtig ist die regelmäßige Steigerung der Konzentration[2118]. Das gleiche wurde mit Amöben (Chaos diffluens) erreicht. 0,05% NaCl vertrugen die Amöben noch, von 0,1% ab durfte die Steigerung nur noch in Schritten von 0,01% vorgenommen werden. Bei 0,2% lebten die Tiere noch, teilten sich aber nicht mehr[2119].

9. Phosphate in geringen Konzentrationen begünstigen das Wachstum[2120,2121], vielleicht durch Veränderung des Nährbodens während der Sterilisierung[2122]. Hohe Konzentrationen wirken hemmend[2123] oder verstärken die Wirkung von Lauge, wobei NaCl noch stärker wirkt[2124, 2125].

[2112, 1] OXHOJ, P.: Kong. Veterin. landsbohjsk. **1943**, 1. C. **1943 II**, 34. Cl. Welchii, Cl. sporogenes, Cl. Saccharobutyricum.

[2113] BOCKWELL, G. E. u. EBERTZ, E. G.: J. of infect. dis. **35**, 573 (1924), Rona **32**, 138.

[2114] WINSLOW, C. E. A. u. WALKER, H. H.: Proc. Soc. exp. Biol. Med. **30**, 1033 (1933), Rona **75**, 552. Werte bei 2 mol-Lösungen sehr schwankend.

[2115] FULMER, E. I., UNDERKOFLER, L. A. und LESH, J. B.: J. amer. chem. Soc. **58**, 1356 (1936), Rona **98**, 330. C. **1937 II**, 2022.

[2116] BIANCACEI, E. u. H.: C. rend. Akad. Sci **178**, 800 (1924).

[2117] MORÉA, L.: C. rend. Soc. biol. **91**, 169 (1924), Rona **28**, 381.

[2118] MORÉA, L.: C. rend. Soc. biol. **91**, 461 (1924), Rona **28**, 381.

[2119] BADGLEY, E. W.: Arch. Protistenkunde **76**, 235 (1932), Rona **68**, 62.

[2120] FRIEDLEIN, F.: Bioch. Z. **194**, 273 (1928). Paratyphus, Coli, Pyocyaneus.

[2121] FROUIN, A. u. GUILLAUMINE, M.: C. rend. Soc. Biol. **94**, 1115 (1926), Rona **38**, 135. Tuberkelbacillus, aber unsichere Werte.

[2122] WHITEHEAD, H. R.: Biochem. J. **20**, 1147 (1926). Streptococcus.

[2123] EULER, H. u. SVANBERG, O.: Hoppe-Seylers Z. **102**, 176 (1918). 5% Na_2HPO_4 auf Bact. acidi lactis. Wirkung stärker in saurer Lösung.

Von den *Schwefelverbindungen* sind die stärker oxydierten wenig wirksam[2126]. S_2O_3'' kann sogar die bactericide Wirkung von Metallsalzen hemmen[2127]. Es wird aber zugleich von der Abschwächung der Pathogenität von Tetanus und Rauchbrand durch S_2O_3'', SO_3'' gesprochen[2126]. Kürzlich wurde von SCHWENKENBECHER[2128, I] schon durch 1‰ $Na_2S_2O_3$ eine Schädigung von Tuberkelbazillen beschrieben. Die Bazillen wuchsen schlechter, zerfielen, waren gegen Säure empfindlicher und zeigten im Tierversuch eine Abnahme der Virulenz.

Über die *schweflige Säure* hat ROST[2128] schon ausführlich berichtet. Aus diesen Darlegungen ergibt sich, daß die schweflige Säure eine spezifische Wirkung hat, die über die der Wasserstoffionen hinausgeht, aber in neutraler Lösung nicht zur Geltung kommt. Schon $NaHSO_3$ ist ungleich schwächer bactericid als H_2SO_3. Deshalb besteht das uralte Verfahren zur Schwefelung der Weinfässer im Verbrennen von Schwefel. Es kann durch diesen Prozeß eine Gärungshemmung zustande kommen (1,2 g $NaHSO_3$/Ltr[378]), aber die Säure zersetzt sich, und schließlich wird das Verfahren nur bei leeren Fässern angewandt, wo keine Abpufferung erfolgt. Will man dasselbe Verfahren auf Nährboden mit starker Pufferkapazität übertragen (z. B. [2129]), dann wird man jeden Erfolg vermissen.

Die SO_3'' kann man auch durch Einwirken von Säure auf S_2O_3'' entwickeln, wobei dann zugleich Schwefel in Lösung bleibt[2130].

Kolloidaler Schwefel wirkt auch abtötend. Aber das maßgebliche ist ein Oxydationsprodukt, das an der Oberfläche von Schwefel entsteht, die Pentathionsäure S_5O_6''. 0,062% $Na_2S_5O_6$ hemmte die Sporulation der Pilze von S. Cinerea und V. inequalis vollkommen, 0,02% noch fast vollkommen[2131], so daß also anscheinend noch andere Schwefelverbindungen als SO_3'' aktiv sind.

G. Beeinflussung von Pflanzen und pflanzlichen Geweben.

Schon in dem vorhergehenden Kapitel über die Einzeller sind Probleme aufgetaucht, die uns jetzt beschäftigen werden, wurden doch auch in den Bereich der Pflanzen gehörige Organismen behandelt, wie z. B. die Pilze, etwa Aspergillusarten usw., ja es wurden sogar schon Lebewesen in den Bereich der Betrachtung gezogen, die zu ihrem Leben Strahlenenergie auszunützen vermögen wie die Chromatiumarten, Purpurbakterien usw. Auch dort ist bereits der fließende Übergang zwischen der Einwirkung auf irgendeinen vorgegebenen Lebensprozeß und der Notwendigkeit des Anions zum Leben überhaupt deutlich geworden. Das tritt im vorliegenden Kapitel in noch höherem Maße hervor, wenn man nur an die Wichtigkeit von Nitrat und Phosphat, vielleicht auch Sulfat, als Düngemittel denkt. Die Probleme erweitern sich. Denn jetzt stellen Fragen der Permeabilität, d. h. des Eindringens der Anionen in die Zelle und des Transportes ein wichtiges selbständiges, zugleich aber immer Stoffwechselfragen begleitendes Kapitel dar.

2124 LEVINE, M.: PETERSON, E. E. u. BUCHANAN, J. H.: Industr. engin. chem. **19**, 1338 (1927). Rona **46**, 140.

2125 LEVINE, M., TOULOUSE, J. H., BUCHANAN, J. H.: Industr. engin. chem. **20**, 179 (1928). Rona **46**, 140.

2126 HOSOYA, S. u. KISHNIO, S.: Rona **38**, 738 (1925). Tetanus, Gasbrand, Botulinus.

2127 HEGER, J.: Rona **59**, 152 (1930). Bact. coli: $Cu^{\cdot\cdot}$, $Fe^{\cdot\cdot}$, $Ag^{\cdot}$, $Hg^{\cdot\cdot}$.

2128 ROST, E.: Heffter-Heubners Handbuch Bd. III, Teil 1, S. 395f.

2128, I SCHWENKENBECHER, W.: Beitr. Klin. Tuberkul. **96**, 351 (1941). C. **1942 II**, 1136.

2129 MONTEIRA, F. L. P.: C. rend. Soc. Biol. **101**, 387 (1929), Rona **53**, 134. Staphylokokken, Bact. enteritidis, Bact. coli.

2130 KLEIN, W.: Zbl. Bacter. I **124**, 377 (1932), Rona **68**, 398. Coli, Staphylokokken.

2131 YOUNG, H. C. u. WILLIAMS, R.: Science **67**, 19 (1928), Rona **45**, 419.

I. Permeabilität und Aufnahme von Ionen.

Schon bei den physikalisch-chemischen Besprechungen wurde den Themen der Permeabilität eine Übersicht gewidmet. Der damalige allgemeine Inhalt läßt sich hier durch spezielle Einzelheiten erweitern, wobei Gesetzmäßigkeiten der HOFMEISTERschen Reihe in den Vordergrund treten. So senkt SO_4'' schon in 0,01 n Lösung verglichen mit Chlorid die Permeabilität des Wurzelgewebes von Daucus carota für Zucker[2132]. Dafür, daß 3% KNO_3 die Permeabilität von Tentakeln der Drosera capensis für Coffein vermindert[2133, 2134], werden wir dagegen keinen HOFMEISTER-Effekt verantwortlich machen können. Es zeigt sich dabei deutlich, daß der Widerstand nur in dem äußeren Plasmaschlauch und nicht in der inneren, den flüssigen Zellsaft enthaltenden Vakuole zu suchen ist, so daß als Summe beider Gewebsarten eine langsamere Diffusion als in Gelen resultiert. Diese Darstellung besitzt aber zum mindesten nicht allgemeine Gesetzmäßigkeit, da durch die Bewegungen im Zellsaft eine Durchrührung erfolgt und durch den Protoplasten eine aktive Arbeit geleistet werden kann, so daß dann als Summe — teilweise beschleunigt vom Transpirationsstrom — eine raschere Fortbewegung als in entsprechenden unbelebten Gebilden erfolgt. Bei Vergleich verschiedener Versuche wird sich daher eine Abhängigkeit von der Jahreszeit als notwendig ergeben (z. B. [2135]).

Wenn für die Geschwindigkeit der Absorption von Salzen die Reihenfolge $NO_3' > Cl' > PO_4''' > SO_4''$ genannt wird[2136], dann ist dabei zu unterscheiden zwischen der Beseitigung der die Diffusion hemmenden Ionen durch Weitertransport und Beseitigung durch chemische Veränderung d. h. Assimilation. Beide Faktoren können bei NO_3' am stärksten einwirken, also ist bei diesem Ion kein quantitativer Wert der Lyotropie erhältlich.

Reine Fragen der Permeabilität werden mehr bei kurzdauernden Versuchen in Erscheinung treten. Das Eindringen von Kationen in den Zellsaft von anthocyanhaltigen, dunkelvioletten Blütenblättern von Viola tricolor läßt sich dadurch leicht kontrollieren, daß durch die erfolgende Reaktionsänderung ein Farbumschlag (von Violett in Blau) erfolgt, der unter dem Mikroskop leicht zu beobachten ist. Werden Ammonsalzlösungen an die Zellen herangebracht, dann wird Ammoniak als NH_3 lipoidlöslich und nicht ionisiert leicht hindurchdringen und den Umschlag veranlassen. Nach den Untersuchungen von OSTERHOUT an Valonia wird dieser Vorgang immer leicht eintreten können. Aber trotzdem ist das begleitende Anion nicht gleichgültig, wie folgende Zeiten bis zum Farbumschlag der Viola tricolor-Blätter zeigen[2137]:

Tabelle 69.

Lösung	SCN'	NO_3'	Cl'	Br'	SO_4''
0,001 n NH_3 + 0,1 mol Salz	< 1'	1—5'	1—5'		
0,005 n NaOH + 0,1 „ „	75'	100	300	130	130

Die Dauer ist größer bei anderer Lauge, und die Unregelmäßigkeit der Reihen bei jedem anderen Kation zeigt die Schwierigkeit der Beobachtung. Hier bahnen

[2132] IRMAK, L. R.: C. **1939** I, 2614. Abhängig auch von der O_2-Versorgung.

[2133] KOK, A. C. A.: Proc. roy. Acad. Amsterdam **35**, 241 (1932). Rona **68**, 670.

[2134] KOK, A. C. A.: Rec. trav. bot. Neerl. **30**, 1 (1933), Rona **71**, 517. Auch Vallisneria spiralis.

[2135] SCARTH, G. W.: Transact. roy. Soc. Canada Biol. Sci. **30**, 1 (1936), Rona **107**, 378. Permeabilität der Rindenzellen von Laubbäumen für Wasser, KNO_3. Maximum in der kalten Zeit.

[2136] LUNDEGARDH, H.: Ann. rev. Biochem. **III**, 488 (1934).

[2137] PORT, J.: Biochem. Z. **170**, 377 (1926), Rona **36**, 783.

die Anionen der Lauge den Weg, ohne selbst einzudringen. Das scheint des Durchdenkens wert.

1. Dasselbe wird bei dem bekannten Vorgang der **Plasmolyse** durch hypertonische Lösungen erreicht. Wird die Permeabilität der Zellgrenzen durch das Salz erhöht, dann erfolgt ein Diffusionsausgleich, und der Grund zur Plasmolyse, die Wasserbewegung entsprechend einem Osmometer, fällt fort. Werden z. B. kleine Schnittchen von Rotkraut in 0,18 mol Lösungen von verschiedenen Calciumsalzen gelegt, dann wird eine Anzahl von Zellen die Fähigkeit verlieren, nach einer gewissen Zeit mit Plasmolyse zu reagieren.

So waren noch reaktionsfähig von 100 Zellen nach Aufenthalt von 33 Stunden in Lösungen der Calciumsalze: bei SCN′ keine mehr, dann folgten Br′ mit 36, NO_3' mit 54 und Cl′ mit 73. Schon nach 4 Stunden war bei SCN′ keine Zelle mehr intakt, bei den anderen Anionen aber alle. SCN′ ist hier in weitem Abstande wirksam. Bei Zebrina pendula zeigten dieselben Salze (0,15 mol) nach 15 Stunden die Zahlen: 32,5, 55,5, 83,5, 88,0 [2139]. Ca-Salze wirken der Permeabilität entgegen[2139]. Mit der Permeationsreihe, an deren Enden SO_4'' bzw. J′ sich hinzufügen lassen, geht die Reihe der Giftigkeit parallel[2138], wie auch die mangelnde Fähigkeit zur Plasmolyse als Abtötung der Zelle aufgefaßt wird. Auch die Koagulation durch Hitze wird nach denselben Prinzipien verändert[2140].

Beim umgekehrten Vorgang der Deplasmolyse wirken die Ionen in der Reihe: $SCN' > Br' > NO_3' > Cl' > SO_4''$ auf die Geschwindigkeit des Wasserdurchtritts[2141]. Diese Reversibilität ist nicht eindeutig zu verstehen. An sich wird durch den Vorgang der Plasmolyse selbst die Permeabilität der Zellgrenzen erhöht, so daß z. B. durch 1n KCl die Epidermiszellen von Allium Cepa der Vitalfärbung mit Methylviolett zugänglich werden[2142]. STRUGGER[2144] bezieht diese Erhöhung der Permeabilität auf direkte anatomische Läsionen und hält dazu eine gewisse Starre bzw. höhere Viscosität des Protoplasmas für notwendig. Erniedrigung der Viscosität durch Narkotica führt z. B. bei Spirogyra auch zu leichterer Ablösung der Protoplasmaschicht von der Zelle. Aber die Plasmolyse wird durch Vermehrung der Permeabilität eher gehemmt. So kann aus der Feststellung, daß die Grenzkonzentrationen niedriger werden bei Anwesenheit von Narcoticis, der Schluß auf eine abdichtende Wirkung der Narkotica gezogen werden[2143].

Da die Bewegung des Wassers immer viel rascher als die der Ionen erfolgt, wird man eine Beschleunigung oder Verlangsamung der Erscheinungen der Plasmolyse durch verschiedene Salze nicht beobachten können. So wird von STRUGGER[2144] und auch BANCHER[2145, 2146] beim Vergleich von KNO_3 und KSCN kein Unterschied gesehen betreffs der Plasmolyse, ebensowenig von BANG[2142] beim Vergleich von KCl und KSCN (1 mol) in ihrer Wirkung auf die Epidermiszellen von Allium Cepa. Aber Unterschiede ergeben sich, sobald man die Einwirkung auf den Zellinhalt betrachtet. SCN′ verursachte eine körnige Entmischung[2142]. Bei vorsichtiger Behandlung[2144], d. h. abgestuften Konzentrationen zeigt sich, daß 0,1—0,3 mol KSCN im Inneren der Zellen in Stunden keine Veränderung verursacht, d. h. das Salz vermag noch nicht einzudringen. Das wurde neuerdings von STRUGGER[2188] mit seiner histochemischen Methode nochmals nachgewiesen, indem bei 0,1 mol Lösungen in den Zellen niemals SCN′ festzustellen war. Wenn Zellen aber verletzt sind[2144], oder die Salze durch mikrurgische Behandlung hineingelangen[2145, 2146], sind die verschiedensten Veränderungen zu sehen, da die Ionen jetzt erst Zugang erhalten.

[2138] KAHO, H.: Ergeb. d. Biol. **1**, 380 (1926), Rona **36**, 45.
[2139] KAHO, H.: Biochem. Z. **167**, 25 (1926), Rona **36**, 46.
[2140] KAHO, H.: Biochem. Z. **167**, 182 (1926), Rona **36**, 46.
[2141] KAHO, H.: C. **1936 I**, 1245.
[2142] BANK, O.: Cytologia Fujii-Festschrift **69** (1937), Rona **110**, 535.
[2143] TRÖNDLE, A.: Biochem. Z. **112**, 259 (1920). Palisadengewebe von Buxus sempervirens.
[2144] STRUGGER, S.: Ber. dtsch. bot. Gesellsch. **50**, 24 (1932), Rona **69**, 290. Daselbst auch Hinweise auf frühere Arbeiten des Autors.

2. Bei Lösungen oberhalb 0,4 (Beginn der Hypertonie und damit Plasmolyse) erfolgen die **Veränderungen in der Zelle und am Kern** zunehmend rascher, mit SCN′ vielleicht rascher aber nicht etwa stärker als NO_3', so daß eine spezifische Anionenwirkung kaum aufkommt. Die Folgeerscheinungen lassen sich auch bei Behandlung mit entsprechenden Traubenzuckerlösungen beobachten, aber nur ein Teil von ihnen. Besondere Veränderungen werden bei den verschiedenen Konzentrationen am Kern erzielt. So wird das normale Körnchenreticulum des Kerns in ein gröberes Fädchenreticulum überführt, dann wird der Kern optisch leer. Der Inhalt ist aber in diesem Zustand noch zähflüssig (fließt nicht aus bei Anstechen mit der Nadel und zieht Fäden). In den weiteren Stadien erfolgen Ausscheidungen, die von einer feinfädigen über eine grobfädige Struktur zur völligen Entmischung, d. h. Zusammenballung (auch in verschiedenen Formen) führen. Dann gibt es wieder eine Auflösung dieser Fällungen, die schließlich zu einem optisch leeren Kern führt. Der Inhalt ist jetzt absolut flüssig, entleert sich beim Anstechen und verteilt sich in der Umgebung. Dieses Bild wird bei Traubenzucker nicht gesehen, ist also Ionenwirkung.

Diese beiden in verschiedenem Verhältnis stehenden Phasen werden von STRUGGER[2144] Karyotin und Karyolymphe genannt. Beide Phasen sind eiweißhaltig und sollen mehr oder weniger Wasser aufnehmen können, so daß durch Verschiebung des Wassers — etwa durch Quellung der Karyolymphe — eine Ausfällung und Zusammenballung des Karyotins erfolgen soll.

Bei Pollenmutterzellen von Tradescantia reflexa wirken Anionen in der Reihe: $SO_4'' < Cl' < NO_3' < Br' < J'$ auf Karyotin quellend [2146, I]. Ähnliche Kernbilder mit Größenzunahme wurden auch bei zahlreichen anderen Pflanzen durch KCNO, KCl und NH_4NO_3 erreicht[2146, II].

Man wird sich fragen bei Gebilden, die einen komplizierten beeinflußbaren Stoffwechsel besitzen, ob exakte physikalisch-chemische Begriffe ausreichend sind, selbst wenn eine Volumenzunahme des Kerns auftritt. In diesem Zusammenhang ist es von Interesse, daß durch mechanische Berührung des Kerns mit der Nadel die in der Umbildung zur letzten Solphase in SCN′ befindlichen Kerne wiederum zur Entmischung veranlaßt werden können. Dabei können wir die „Solkerne" noch am ehesten auf die schließlich sich durchsetzende peptisierende Wirkung des Rhodanids (und auch NO_3') beziehen, zumal hierzu Konzentrationen von mindestens 0,4 mol notwendig sind. Aber KNO_3 soll hierin wiederum wirksamer sein.

Werden Ca-Salze derselben Konzentration zugeführt, dann wird diese letzte — und auch schon die vorhergehende Entmischungsphase — nicht erreicht. Das $Ca^{\cdot\cdot}$ wirkt auf die Kernhülle, die dann kein Salz in das Kerninnere zuläßt und sehr spröde wird. Der Kern quillt auf und platzt schließlich. Die Unterschiede zwischen NO_3' und SCN′, die BANCHER[2146] erwähnt, sind geringfügig. Jedoch bleibt in den 0,2 mol Lösungen nach Durchlaufen des hyalinen Stadiums bei SCN′ längere Zeit ein körniges Reticulum bestehen, während bei NO_3' eine weitere Trennung erfolgt. Die Trennungen nehmen gelegentlich verschiedene Bilder bei SCN′ und NO_3 an. Die Beobachtungen sind schwer meßbar und bisher nicht in Zahlen niederzulegen, also auch kaum auszuwerten.

Die Versuche von BANK[2146, III]) auch an Allium Cepa bringen uns hier in verschiedener Richtung weiter, indem neben SCN′ und J′ noch eine große Reihe

[2145] BANCHER, E.: Protoplasma **31**, 301 (1938).
[2146] BANCHER, E.: Biologia generalis **14**, 293 (1938). Ausführliche Literatur.
[2146, I] YAMAHA, G. u. ISHII, T.: Cytologia **3**, 333 (1932), Rona **70**, 66.
[2146, II] SCHORR, L.: Z. wiss. Mikroskop. Techn. **54**, 288 (1937). C. **1938 I**, 1999.
[2146, III] BÁNK, O.: Protoplasma **32**, 20 (1939). C. **1939 II**, 653.

von Anionen (Br', ClO_4', ClO_3', Cl') in den Bereich der Untersuchung gezogen wird. Es ergaben sich folgende Wirkungen verschieden abgestufter Konzentrationen:

m/8: Die Kernstrukturen sind alle gleich.

m/4 KSCN und $NaClO_4$: Übergang in grobe Vakuolenstruktur. Die Nucleolen werden zu großen Vakuolen. Bei allen übrigen Salzen bleibt die Netzstruktur erhalten.

3/4 mol KSCN und $NaClO_4$: Die Kerne werden schon wieder granuliert, die Nucleolen differenziert.

1,0 mol: Bei KJ und $NaClO_3$ tritt das Bild von 3/4 mol SCN' auf, bei Cl' und Br' ist der Kern auch nach einer Stunde noch homogen.

Als weiteres Phänomen ist die Bildung eines Hofes um den Kern zu nennen. Wird eine Zelle zuerst in 0,5 mol KSCN gebracht, wobei die Kerne homogen sind, und dann in eine 0,25% Lösung desselben Salzes, dann kommt es — nach BANK durch Entquellung — zur Bildung eines Hofes. Die Befähigung zur Hofbildung gibt folgende Tabelle an:

Tabelle 70.

Hofbildung	keine Hofbildung
KSCN KJ KBr	KCl
$NaClO_4$ NaJ	NaBr NaCl
$NaClO_4$	$NaClO_3$ NaCl

Bromid hat also nur als K-Salz, nicht aber als NaBr die Fähigkeit zur Hofbildung. Kaliumion wirkt hier in derselben Richtung wie die quellenden Anionen, ein Zusammenklang, der uns bei Wirbeltierorganen immer wieder begegnen wird.

In der hier gewonnenen Reihe ist ganz offenbar ein lyotroper Effekt im Spiel. Wieder findet sich die starke Wirkung von ClO_4' und SCN' etwa gleichmäßig. Der Abstand gegenüber Jodid in der Hofbildung ist daran zu erkennen, daß die Zellen viel länger in der Jodidlösung verweilen müssen, um eine Hofbildung sehen zu lassen. Zahlenmäßige Ausdrücke lassen sich aber auch hier nicht gewinnen (siehe[2146, IV]). In diesen Versuchen ist vielfach die Bezeichnung „Quellung“ zur Anwendung gekommen. Das supponiert die Vorstellung eines einfachen Gels, der man nicht wird folgen dürfen. Eher wird man Stoffwechselbeeinflussungen verantwortlich machen können, wenn nicht die notwendigen Konzentrationen zu hoch sind.

Beim Ausdruck „Quellung“ muß man die Ursache einer Quellungsbegünstigung etwa durch Rhodan in den Vordergrund stellen. Wir haben im Abschnitt über Kolloide die Lockerung im Zusammenhang von Strukturen, die auch in der Gelatine zu finden sind, als Ursache einer vermehrten und beschleunigten Quellung gesehen. VAN DER WAALSsche Kräfte und Wasserstoffbrücken bilden dann die Grundlage. Es wäre von Nutzen, wenn man den Ausdruck Quellung zugunsten der Strukturauflockerung verließe.

3. Die Plasmolyseversuche sind die primitivsten Versuche der uns hier interessierenden Permeabilitätsphasen. Als geeigneteres Objekt wurde von OSTERHOUT sowie HOAGLAND und anderen die großen Zellen der Valonia oder **Nitella** gewählt, über die wir schon den ersten, die Thermodynamik betreffenden Bericht in dem Kapitel der physikalischen Permeabilitätsfragen (S. 125—127) geliefert haben. Wenn auch durch die Größe der Zelle die Möglichkeit einer direkten chemischen Kontrolle des Inhaltes einer Zelle besteht, werden gegen dieses Objekt Einwände gebracht, die wir hier nicht übergehen dürfen.

[2146, IV] SIMONET, M. u. GUINOCHET, M.: C. rend. Soc. Biol. **132**, 455 (1939). C. **1941 I**, 385. Organische Fluorverbindungen wie α-Fluornaphthalin, o-Fluortoluol und o-Fluorchlorbenzol hemmen bei Leinsamen die Kernteilung und bewirken Polyploidie. Bei Getreidekörnern nur die beiden letzten.

LUNDEGARDH[2136, S. 486] hält es für einen Nachteil, daß durch die Anwesenheit von Chlorophyll dauernd CO_2 assimiliert wird und dadurch die HCO_3'-Ionen beseitigt werden, die sonst zum Austausch mit anderen Ionen und damit zur Aufrechterhaltung des Prinzips der Elektroneutralität dienen. Deshalb seien Wurzeln von höheren Pflanzen brauchbarer. STEWARD[2147] fand, daß die Salzaufnahme in Zellen nicht nur von der Kapazität der Zelle, sondern besonders von derem Stoffwechsel und der Geschwindigkeit ihres Wachstums abhängt, ja schon die Möglichkeit zum Wachstum ist von Bedeutung. Die großen Algen aber lassen diesen Faktor vermissen. Damit wäre schließlich nur die Reichweite der Osterhoutschen Befunde, aber nicht ihre Bedeutung eingeschränkt. Weitere Einwände richten sich gegen die angewandten Konzentrationen und brauchen hier nicht Erwähnung zu finden, weil wir nach unserem ganzen Thema nicht nur physiologische Verhältnisse, sondern auch pathologisch-physiologische darstellen wollen.

Eine andere Fehlermöglichkeit speziell für NO_3'-Absorption trifft — abgesehen von der Assimilation — einen neueren Befund von PEARSALL und BILLIMORIA[2148] an Chlorella. NO_3' wird zu NO_2' reduziert, dieses reagiert dann mit NH_4, woraufhin gasförmiger Stickstoff frei werden soll. Hierdurch wird jede Bilanz gestört.

Die Konzentrationsfähigkeit von Halicystis und Valonia für einige Anionen gegenüber dem umgebenden Meerwasser, wobei also ein Ausgleich eingetreten sein muß, gibt folgende Tabelle:

Tabelle 71.

Ion	Objekt	Konzentration	Konzentrierung gegenüber dem Meerwasser	Autoren
J'	Valonia macrophysa	$1{,}1 \cdot 10^{-5}$ mol	40—250	JACQUES und Mitarbeiter[2150]
	Halicystis Osterhoutii	$2—6{,}55 \cdot 10^{-4}$ mol	1000—10000	JACQUES und Mitarbeiter[2150]
NO_3'	Valonia macrophysa	0,016 mol	2000	JACQUES und Mitarbeiter[2151]
	Halicystis	0,0043 mol	400	JACQUES und Mitarbeiter[2151]
Cl'	Valonia macrophysa		1,1	HÖBER[2154]
SO_4''	„ „		1 : 666	HÖBER[2154] und BLINKS[2155]

Steigerung der Konzentration des Nitrats in der Umgebung führt bei Valonia zu vermehrter Aufnahme, die an dem Verhalten des Cl' verglichen wird. Im normalen Seewasser ist die Konzentration an Cl' 80000mal so groß wie die von Nitrat, im Zellsaft aber nur 38mal so groß. Wird die Zusammensetzung des Seewassers geändert, so daß jetzt die Chloridkonzentration nur noch 1,75mal so groß ist, dann wird Nitrat nicht in demselben Verhältnis angereichert, Chlorid ist immer noch 18,5mal so konzentriert wie Nitrat[2152].

In einer früheren Arbeit[2153] wurde die Permeabilität von Valonia ventricosa für zahlreiche Ionen in kurzen Versuchen geprüft. Es wurde beobachtet, daß Zellen in einem Meer-

[2147] STEWARD, F. C.: Ann. rev. Biochem. **IV**, 522 (1935).

[2148] PAERSALL, W. H. u. BILLIMORIA, M. C.: Nature **1936 II**, 801. a) Biochem. J. **31**, 1743 (1937), zit. nach [2149], S. 225.

[2149] PIRSCHLE, K.: Fortschr. d. Bontanik **7**, 208 (1938).

[2150] JACQUES, A. G. u. OSTERHOUT, W. J. V.: J. gen. Physiol. **21**, 687 (1938), Rona **109**, 214.

[2151] JACQUES, A. G. u. OSTERHOUT, M. J. V.: J. gen. Physiol. **21**, 767 (1938). C. **1938 II**, 4253, Rona **111**, 222.

[2152] JACQUES, A. G.: J. gen. Physiol. **21**, 775 (1938). C. **1938 II**, 4254, Rona **111**, 222.

[2153] COOPER, W. C., DORCAS, M. J. u. OSTERHOUT, W. J. V.: J. gen. Physiol. **12**, 427 (1928).

wasser auch dann schwimmen, wenn bei Zusatz von 1 Volumen 0,6 mol Salzen zu 3 Volumen Seewasser diese nicht eindringen können. Wenn etwas eindringt, sinken sie unter. Die Salze hatten also die hohe Konzentration von 0,15 mol. Bei Jodid blieben die Zellen 24 Stunden oben. Jodid war immer nur 0,043 mol, Chlorid war nicht aus dem Zellsaft ausgetreten. Bromid führt zum Eindringen und Untersinken, langsam dringen auch ein BrO_3' und JO_3', weniger SCN', $Fe(CN)_6^{IV}$ und SO_3''. Die Versuchsanordnung scheint mir nicht mehr als orientierenden Charakter zu haben. Man wird teilweise toxische Wirkungen erwarten dürfen. Die Frage des Oxydationspotentials in der umgebenden Lösung hat keinen Einfluß auf die Aufnahmefähigkeit von Na˙, Cl' usw. [z. B. das Verhältnis $Fe(CN)_6^{III}/Fe(CN)_6^{IV}$ [2155, I]], wohl aber Hexylresorzin[2155, II], das an die wirksame Stelle des Stoffwechsels vorzudringen vermag. Es wurde schon erwähnt, daß die Aufnahme von Cl' mit der Belichtung, also der Assimilation zusammenhängt. (Kapitel Membranen und unten.)

Sulfate sind im normalen Zellsaft der Valonia macrophysa nicht enthalten[2155] oder liegen in einem Bruchteil der Konzentration vor, wie sie im umgebenden Meerwasser gefunden wird (siehe obenstehende Tabelle). Wenn man es aber in das Innere einer Zelle nach teilweise entsprechender Entfernung des Zellsaftes hineinbringt und die in gutem Turgor und intakt sich befindenden Zellen nach 14 tägigem Aufenthalt im Meerwasser analysiert, dann findet man dieselbe Konzentration wie im Meerwasser. Aus diesem Befund ergibt sich die Unschädlichkeit des SO_4'' für die Zelle, obwohl es normal nicht in der Zelle vorhanden ist. Dann zeigt sich, daß die Konzentrationsdifferenz innen/außen nicht durch einen aktiven Faktor, wie bei der Anreicherung von Br' und NO_3' in umgekehrter Richtung, aufrechterhalten wird. Dieser müßte schon eine stärkere Herausbeförderung veranlaßt haben. Es muß sich um eine einfache Impermeabilität gegenüber dem immer schwerer permeierenden Sulfat handeln. Immerhin wird die überschießende Konzentration doch abgegeben, was bei der Schädigung durch die notwendige Punktion verständlich erscheint.

Etwas andere Verhältnisse ergeben sich bei der Frischwasseralge Nitella clavata. Der Zellsaft hat gegenüber der Umgebung die 100fache Konzentration an Cl', die 26fache an SO_4'' und die 870fache an PO_4'''[2156]. Die Konzentration von Cl' wuchs stark an bei Übertragung aus Leitungswasser in 0,01 mol KCl. Das Verhalten der Halogene zeigt die Konzentrationsabnahme bei Hineinbringen gleicher Pflanzenmengen. Gerechnet in Teilen pro Million sank in 5 Tagen im äußeren Nährmedium [Cl'] von 34 auf 4, [Br'] von 74 auf 9, [J'] aber nur von 111 auf 86 ab. Cl' und Br' verhielten sich etwa gleich, während J' schwächer eindrang, SO_4'' wurde nur in Spuren aufgenommen[2157]. Entsprechende Reihen sind auch bei der Rückresorption von Anionen durch die Harnkanälchen von Fröschen vorhanden und lassen sich durch die Eigenschaft des Ions (Hydrophobie, räumliche Größe) der Anschauung verständlich machen[2159, I].

Die Anreicherung ist stark abhängig von der Belichtung (siehe dagegen [2159]). Besonders bei Br' ließ sich die Proportionalität mit der Beleuchtungszeit und sogar der Belichtungsstärke demonstrieren. Dieser Vorgang wird durch HCN und Chloroform gehemmt. Die Zellen geben nach außen nur dann Chlorid ab, wenn sie geschädigt werden. Wenn aber außer Cl' noch Br' vorhanden ist, dann findet sich ein allmählich verlaufender Austausch, wie folgende Abbildung 124 zeigt[2158].

Bei Versuchen mit radioaktivem Bromid (auch Na, K usw.) wurde von Brooks[2159, II] die Absorption von periodischem Verlauf gefunden, bedingt

---

2154 Höber, R. u. J.: Pflügers Arch. **219**, 260 (1928). C. **1928 I**, 2946. SO_4''.

2155 Blinks, L. R.: J. gen. Physiol. **12**, 207 (1928), Rona **49**, 316.

2155, I Blinks, L. R. u. Pickett, M. J.: J. gen. Physiol. **24**, 33 (1940), Rona **126**, 50.

2155, II Osterhout, W. J. V.: J. gen. Physiol. **24**, 311 (1941). C. **1941 II**, 1747.

2156 Hoagland, D. R. u. Davis, A. R.: J. gen. Physiol. **9**, 629 (1926).

2157 Hoagland, D. R. u Davis, A. R.: J. gen. Physiol. **6**, 47 (1923).

2158 Hoagland, D. R., Hibbard, P.L. u. Davis, A. R.: J. gen. Physiol. **10**, 121 (1926).

2159 Jacques, A. G. u. Osterhout, W. J. V.: Proc. Soc. exp. Biol. Med. **31**, 1121 (1934), Rona **82**, 397. Eindringen von Cl' und K˙ parallelgehend unabhängig von Belichtung.

2159, I Eichler, O. u. L.: Naunyn-Schmiedebergs, Arch. **199**, 39 (1942).

2159, II Brooks, C. S.: J. cellul comp. Physiol. **14**, 383 (1939), Rona **120**, 548.

dadurch, daß im Austausch gleichgeladene Ionen zur Verfügung stehen, also entsprechend dem Gesetz der Elektroneutralität (siehe zugleich [2159, III]).

Bromide dringen außerdem weniger ein, wenn die Zellen in stärkeren Cl'-Lösungen gewachsen sind und einen höheren Cl'-Gehalt haben (der aber nur etwa 30—50% beträgt).

Die Fähigkeit zur Aufnahme ist nicht nur den Einzelzellen der Algen eigen, sondern ließ sich auch an einzelnen Blättern nachweisen, wie in den Versuchen von ARISZ[2159, IV] mit Blättern von Valisneria spiralis. Diese nahmen aus der umgebenden Lösung Cl' gegen die Konzentrationsgradienten auf, begünstigt durch Sauerstoffanwesenheit und Belichtung. Das Protoplasma läßt kein Chlorid durch. Aber im Zellsaft ist das Cl' frei und osmotisch wirksam. Von dort wird es von Zelle zu Zelle ohne Beziehung zu sichtbarer Protoplasmaströmung in die unverletzten Blatteile transportiert.

Das Eindringen von *Nitrat* folgt besonderen Gesetzen. Es dringt schon in 0,001 mol Lösung gut ein, bei 0,005 mol ist das Eindringungsvermögen abhängig von dem p_H[2156]. Es dringt gut ein bei p_H 5—6, weniger bei p_H 7,2, gar nicht bei p_H 8,5. Diese Abhängigkeit werden wir auch später bei den höheren Pflanzen wiederfinden, hängt dort aber mit einer Regulierung der umgebenden Acidität zusammen, weil Nitrat elektiv eindringt. 0,06 mol KNO_3 führte schon zur Schädigung der Zelle.

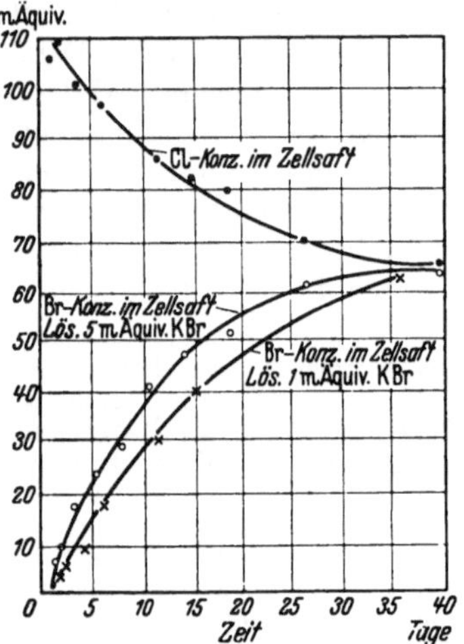

Abb. 24. Austausch von Cl' und Br' bei Valonia (nach HOAGLAND, HIBBARD und DAVIS [2158]).

Die Eindringungsfähigkeit wurde gestört durch anwesendes Cl', Br' und J' (weniger durch SO_4'') und im Gegensatz zu den anderen Ionen durch Licht[2157]. Dieser Befund scheint nicht auf eine einfache Diffusion, sondern auf eine Assimilation hinzuweisen. Durch die Entwicklung von O_2 bei Belichtung würde die Reduktion von NO_3' gehemmt werden.

Die Nitratspeicherung ist bei Algen sehr häufig. Sie wurde teils qualitativ, teils auch quantitativ bei einer Unzahl von Algen durch SUNESON[2160, 2161] untersucht. Aus den zahlreichen Angaben sollen nur folgende Daten hier wiedergegeben werden. Laminaria digitata speichert bis zu einem Gehalt von 4,2% des Trockengewichts, Ceramium rubrum 2,02%, Polydes rotundus bis 0,85% als $NaNO_3$ berechnet.

Untersuchungen an Stengeln von Helodea canadensis, einer Wasserpflanze, über die Aufnahme von Br' aus einer 0,002 mol Lösung ergaben die Abhängigkeit von der Sauerstoffanwesenheit, wie folgende Zusammenstellung aus Versuchen, die 48 Stunden bei 25° dauerten, zeigt[2162]:

Tabelle 72.

Gasdurchperlung	Br'm.aequiv./g Trockengewicht	Cl' freigesetzt	CO_2 freigesetzt
N_2	0,041	0,076	0,96 teilweise durch Mikroorganismen
1,2% O_2	0,116	0,051	1,15
20% O_2	0,156	0,059	1,79

[2159, III] MULLINS, L. J.: Physic. rev. 56, 1244 (1939). Es hat sich gezeigt, daß bei Versuchen mit $^{24}_{11}Na$ und $^{42}_{19}K$ nie größere Aktivitäten als 1 Millionstel im Liter angewandt werden dürfen, da die Aufnahme durch die Radioaktivität gehemmt wird.

Abgesehen von der Wichtigkeit der O_2-Anwesenheit und der CO_2-Abgabe ersieht man hieraus, daß eine Cl'-Abgabe erfolgt, die in N_2 sogar größer als die Br'-Aufnahme ist. Ist genügend O_2 vorhanden, dann nimmt der Br'-Transport nach innen gleichzeitig mit vermehrter CO_2-Produktion zu, ohne daß die Abgabe von Cl' entsprechend steigt. Die Aufnahme wird durch Belichtung auch ohne O_2-Zusatz vermehrt, wie es im chlorophyllhaltigen Gewebe fast selbstverständlich ist. Die Abgabe von CO_2 soll nicht durch eine für die Br'-Aufnahme notwendige Atmung und nicht durch Austausch als HCO_3' mit Br' bedingt sein, denn auch Steigerung des CO_2-Druckes ändert nicht die Verhältnisse. (Dieser Schluß erscheint nicht zwingend.) Es ist sogar so, daß von zugefügtem KBr das Kation nicht in demselben Maße aufgenommen wurde wie das Anion, so daß außen eine gewisse Alkalisierung resultierte. Die Bedeutung des Stoffwechsels für den Hub des Br' (wir nannten das in dem Kapitel über Permeabilität den Sakijeneffekt) geht auch aus dem Einfluß der Temperatur bei diesen Versuchen hervor. Unterhalb von 15^0 ist der Cl'-Verlust größer als der Br'-Gewinn, der Stoffwechsel ist unzureichend. Auf die Höhe des Stoffwechsels weist hin, daß an der Stelle des stärksten Wachstums, an der Spitze, die größte Aufnahme erfolgt.

4. **Wurzeln** besitzen diese Eigenschaft in noch höherem Grade[2163], wie Versuche an abgeschnittenen Gerstenwurzeln zeigen. Man wird danach fragen, inwieweit das bei den höheren Pflanzen — etwa in Wasserkulturen — außerhalb der Flüssigkeit vorhandene grüne Oberteil einwirkt. Eine Einwirkung wird nur bei längeren Versuchen deutlich werden, und zwar auf mehreren Gründen beruhend: durch Vermehrung der Kapazität, bei Nitraten durch Assimilation, durch die Transpiration infolge des Wasserstroms und schließlich durch Lieferung von Nährstoffen zur Unterhaltung des Stoffwechsels. Durch vorherige gute Ernährung und Belichtung wird die Menge der organischen Reservestoffe vermehrt, und diese können auch nach Abschneiden des Oberteils der Pflanze noch auf die Aufnahmefähigkeit der Wurzel begünstigend einwirken. In derselben Richtung wirkt vorherige salzarme Ernährung der Pflanze.

Die Einwirkung von Reservestoffen ließ sich auf die Tendenz der Erhaltung der Elektroneutralität zurückführen. Denn bei Zusatz eines Salzes, z. B. KBr, erfolgt die Aufnahme von K˙ anfangs rascher. Der Ausgleich erfolgt im Zellsaft durch Bildung organischer Säuren, so daß auch das p_H innerhalb des Zellsaftes aufrechterhalten blieb. Diese K-Aufnahme erfolgte bei p_H 7,0 rascher als bei p_H 5,0, während Br' unabhängig von dem p_H eindrang. Erfolgte die Aufnahme des Anions rascher, dann wurde die Bildung organischer Säuren eingeschränkt[2163 I u. II].

Die Notwendigkeit der O_2-Aufnahme ist auch hier von Wichtigkeit. Die maximale Aufnahmefähigkeit wurde für NO_3' und Br' schon bei O_2-Drucken etwas unterhalb 10% erzielt, parallelgehend mit dem Zuckerverbrauch. Bei NO_3' ergibt sich die Komplikation, daß es im Stickstoffstrom zwar nicht als solches abgelagert, aber doch aufgenommen und reduziert wird. Die Anreicherung (d. h. Konzentration gegenüber der Umgebung) der Ionen in Abhängigkeit von der

---

2159, IV Arisz, W. H.: Proc. Kon. nederl. Akad. Wetensch. **50**, 1019 und 1235 (1947) sowie **51**, 25 (1948). C. **1949 I**, 511.

2160 Suneson, S.: Hoppe-Seylers Z. **204**, 81 (1932), Rona **66**, 405.

2161 Suneson, S.: Hoppe-Seylers Z. **214**, 105 (1933), Rona **72**, 636.

2162 Rosenfels, R. S.: Protoplasma **23**, 503 (1935), Rona **92**, 570. Auf der Tabelle würde 0,02 m· aequiv. Br' der Gleichverteilung entsprechen.

2163 Hoagland, D. R. u. Broyer, T. C.: Plant Physiol. **11**, 471 (1936). C. **1936 II**, 2934.

2163, I Hoagland, D. R. u. Broyer, T. C.: Amer. J. Bot. **27**, 173 (1940), Rona **124**, 429.

2163, II Steward, F. C. u. Preston, C.: Plant Physiol. **16**, 481 (1941). C. **1942 I**, 365. Versuche an Kartoffelscheiben.

2164 Hoagland, D. R.: Soil Science **16**, 225 (1923), Rona **29**, 232.

Temperatur zeigt folgende Zusammenstellung aus Versuchen von 10 Stunden Dauer (HOAGLAND and BROYER[2163]):

Tabelle 73.

	6^0	12^0	18^0	24^0	30^0	Ausgangspunkte in m. aequiv.
NO_3'	0,6	1,3	3,1	5,2	7,1	5
Br'	1,2	1,9	3,1	7,2	10,1	4—5
K˙	3,6	5,1	8,7	12,3	15,1	3

Bei niederen äußeren Br'-Konzentrationen wurden Zahlen bis 1000 beobachtet. Aus diesen Versuchen ist auch die Absorption von K deutlich, die nur dann rückläufig sein soll, wenn durch zu lange Versuchsdauer Zellen in größerer Zahl zugrunde gehen.

Eine gewisse Äquivalenz der Absorption zeigt sich (an Gerste) bei Anwesenheit von SO_4'', das an sich schwer absorbiert wird und auch die Aufnahme von Kalium hemmt, gegenüber dem leicht permeierenden Cl' und NO_3'[2164]. Analoges fand sich bei Weizen[2172]. Andererseits hemmen Cl' und NO_3' die Aufnahme von Sulfat (Mais, Lupine, Ricinus[2165]). Merkwürdig ist eine Begünstigung der Br' und K˙-Aufnahme durch 2-wertige Kationen, besonders bei Gerstenwurzeln[2170, II]. Auch PO_4''' wird schwerer aufgenommen (Pisum sativum[2167]), aber eine Äquivalenz von Kation und Anion wird nur selten zur Beobachtung kommen, weil fast immer Verschiebungen der Acidität — auch im Boden — zustande kommen, wie wir noch später sehen werden[2171]. Bei Berücksichtigung der gleichzeitigen Wasseraufnahme fand sich sowohl bei Gerste[2164], als auch bei Sanchezia nobilis[2166] eine stärkere Absorption als dem Wassereintritt entspricht, bei Nitrat manchmal bis zum 6fachen steigend.

Mit der Aufnahme von Ionen durch andere Pflanzenteile, z. B. Speichergewebe, haben sich neben anderen[2168] vor allem STEWARD und BERRY[2169, 2170] beschäftigt, die besonders Br' als Test benutzten, weil es in den Pflanzen (abgesehen von Seepflanzen) nicht vorkommt, also die Aufnahme leicht verfolgt werden kann; dann aber auch, weil es die Pflanzen selbst nicht schädigt und schließlich nicht assimiliert wird. Wir haben von diesen Versuchen an der Kartoffel schon früher (Permeabilität) einige Beispiele gegeben. Hier wollen wir noch in einer kleinen Tabelle das Verhalten verschiedener Speichergewebe (an Schnitten gewonnen) darstellen, wobei die Br'-Konzentration in der Außenlösung 0,75 mMol bei 23^0 betrug (Konzentrationen in mMol):

Tabelle 74.

	[Br'] am Ende des Versuchs	[Cl'] am Anfang des Versuchs	[Cl'+Br'] am Ende des Versuchs
Karotte	4,36	15,92	14,21
Pastinak	1,74	13,32	5,22
Rübe	14,38	15,08	27,90
Mangold	10,40	33,24	36,60
Kohlrabi	12,78	6,73	18,61
weiße Rübe. . .	22,73	4,83	25,90
Artischocke . .	20,20	24,79	47,51
Dahlie	2,84	11,53	11,10

2165 ROSS, H.: Bodenkunde und Pflanzenernährung 8, 100 (1938), Rona **109**, 544.

2166 SCHMIDT, O.: Ztschr. Botanik **30**, 289 (1936), Rona **96**, 221. C. **1937 I**, 638. Teilweise PO_4-Ausscheidung durch die Wurzeln unter besonderen Bedingungen (siehe auch [2171]). Wichtig ist die Stärke der Belichtung der oberirdischen Teile.

2167 PIRSCHLE, K. u. MENGDEHL, H.: Jb. Botanik **74**, 297 (1931), Rona **62**, 741.

2168 STILES, W.: Ann. botany **38**, 617 (1924), Rona **30**, 403. Rote Rübe, Karotten, Pastinak, Steckrübe, Helianthus tuberosus; Cl', SO_4''.

2169 STEWARD, F. C. u. BERRY, W. E.: J. of exp. Biol. **11**, 103 (1934), Rona **80**, 605. Topinambur (Helianthus tuberosus). K˙ + Br' werden gespeichert. CO_2-Produktion.

In einer anderen Gruppe von Pflanzen fand sich keine Aufnahme, wie Äpfel und Birnen. Bei Zwiebeln betrug die Aufnahme 0,34, bei Erbsenkotyledonen 0,05, bei Bohnenkotyledonen 0,38 m. aequiv.

Komplizierend wirkt, daß vorübergehend auch eine Exosmose, d. h. Abgabe z. B. von K aus den Schnitten von Karotten erfolgt[2170, I] auch von Kartoffeln[2163, II].

Während der Br'-Aufnahme atmen die Organe (meist als Schnitte mit dem Korkbohrer ausgestanzt) gemessen an der CO_2-Produktion stärker, aber durchaus nicht abhängig von der Stärke der Br'-Aufnahme. Als maßgeblich wird die Fähigkeit zu wachsen angesehen, und die Fähigkeit, eine Wundhaut zu bilden. Zellen, die Br' aufnehmen, zeichnen sich außerdem noch selbst in ausgeschnittenem Zustand durch das Vorhandensein einer Plasmaströmung aus. In diesen Geweben hat jede Zellschicht also die Fähigkeit der unverletzten äußersten Wurzelzellen erhalten. Dieser Bauplan ist notwendig, da bei Annahme eines einfachen Diffusionsstroms als treibendem Motiv die Geschwindigkeit des Salztransportes zu gering wäre. Es handelt sich bei der Pflanze nicht um ein einmaliges Schöpfwerk, sondern um eine Hintereinanderschaltung vieler kleinerer, denn die Transpiration der Pflanze und ein dadurch vielleicht vorhandener Flüssigkeitsstrom, der die Ionen passiv fortbewegt, würde das Schicksal der Pflanze zu sehr abhängig machen von den äußeren Bedingungen, die zur Transpiration führen.

5. Anionenatmung. An dieser Stelle sind die Untersuchungen von LUNDEGARDH[2173–2178] an Weizenwurzeln zu nennen. In seinen Untersuchungen wird eine enge Verknüpfung von Anionenaufnahme und CO_2-Produktion hergestellt. Durch Aufnahme der Anionen kommt es zu einer Extrakohlensäurebildung, zu einer Grundatmung, die nicht HCN-empfindlich ist, die Gesamtatmung setzt sich linear zusammen nach folgender Gleichung:

$$\text{Gesamtatmung} = \text{Grundatmung} + K \cdot \text{Anionenatmung}.$$

K gibt an, wieviel CO_2 jedes aufgenommene Anion zur Austreibung bringt. Diese Konstante beträgt bei Cl' 3,2, NO_3' 2 und $^1/_2$ SO_4'' = 6 (LUNDEGARDH[2176]). — Die Grundatmung verläuft unter Verbrauch von Kohlenhydrat mit dem respiratorischen Quotienten = 1. Bei der Anionenatmung ist der R. Q. nur bei reichlichem O_2-Angebot = 1, sinkt aber mit dem Sauerstoffdruck und kann anaerob verlaufen. Die Kationen sollen nur rein passiv aufgenommen werden, gewissermaßen durch die Potentialdifferenz der aktiv transportierten Anionen nachgezogen. Die in einem A-Niveau vorhandenen Anionen werden in einem kolloiden System gebunden und durch Protoplasmaströmung in ein J-Niveau transportiert, hier wiederum infolge oxydativen Abbaus befreit. Die im J-Niveau entstandene hohe C_H löst die vorher nur adsorptiv gebundenen Kationen dort heraus, so daß jetzt das gesamte Salz akkumuliert wird.

Es ist in dieser Vorstellung nur sehr beschränkt eine Erklärung gegeben. Zum Beispiel fungiert die Protoplasmabewegung als Transportmittel. Wie kommt diese

---

[2170] BERRY, W. E. u. STEWARD, F. C.: Ann. of Botany **48**, 395 (1934), Rona **80**, 605.

[2170, I] STILES, W. u. SKELDING, A. D.: Ann. Botany **4**, 329 (1940). C. **1941 II**, 1752. SO_4'' wird weniger aufgenommen als Cl', Br' und NO_3'.

[2170, II] VIETS, F. G. jun.: Science **95**, 486 (1942). C. **1943 I**, 1580. 0,025 n $CaSO_4$. Sr, Mg und Ba wirken weniger.

[2171] NIKLEWSKI, B., KRAUSE, A. u. LEMANCZYK, K.: Jb. Bot. **69**, 101 (1928), Rona **48**, 637. Versuche an Gerste. PO_4'''-Ausscheidung bei verschiedenen Anionen, besonders bei Anwesenheit von Sulfat. Nur bei KCl wurde Anion und Kation in äquivalenten Mengen aufgenommen. Bei Aufnahme erfolgt Ausscheidung von HCO_3'. Dadurch Aciditätsverschiebung z. B. von p_H 5,5 auf 7,5 möglich.

[2172] LUNDEGARDH, H. u. MORAVEK, V.: Biochem. Z. **151**, 296 (1924), Rona **29**, 396. In der gegenseigen Beeinflussung der Absorption ist kein System zu sehen. Enorme Schwankungen der Zahlen.

aber zustande? Wenn eine solche Bewegung erfolgt, wird man nach der räumlichen Ausdehnung der A- und J-Fläche fragen. Für die Energiefreisetzung kann auch anaerobe Energie verwandt werden, was z. B. gegen die Untersuchungen von STEWARD und zahlreichen anderen spricht, die nur einen Transport in O_2 fanden. Kartoffelscheiben vermochten bei 3,8% O_2 Bromid nicht mehr zu speichern, aber das Gewebe starb dabei noch nicht ab[2178, I].

Die Untersuchungen selbst und die Vorstellungen von LUNDEGARDH wurden durch STEWARD[2147, S. 578f und 2178] einer Kritik unterzogen. Ohne auf die Kritik im einzelnen einzugehen, soll hier nur auf den Einwand hingewiesen werden, daß zum mindesten NO_3' und PO_4''' selbstverständlich eine spezifische Stoffwechselwirkung haben müssen, daß bei den anderen Ionen die Ausschläge kaum über die Fehlergrenze gehen. NO_3' wird bei Haferpflanzen[2179] und auch Weizen[2180, 2181] zum Teil schon in der Wurzel reduziert, wobei gesteigerte Atmung zur Beobachtung kommt.

Diese ist vor allem vorhanden bei anwesender Glucose oder reichlichen Nährstoffmengen[2179]. Wir werden uns einer Angabe erinnern, daß unter anaeroben Bedingungen bei Nitrat eine Speicherung ganz verschwinden kann, also restlos unübersichtliche Verhältnisse.

ROBERTSON[2187, I] fand an Karottengewebe eine CO_2-Abgabe, bei der K in obiger Gleichung von LUNDEGARDH nicht konstant war. Es fand sich außerdem eine Abhängigkeit von der Zeit. Bei Kartoffelscheiben stellen STEWARD und PRESTON[2178, I; 2187, II] die Wirkung von Kationen auf die Atmung in den Vordergrund. $K^{\cdot}$ erhöhte den O_2-Verbrauch, $Ca^{\cdot\cdot}$ senkte ihn. Auf diese Grundlage pfropft sich die Wirkung der Anionen auf. Die Vermehrung der Atmung folgt der Reihe: $NO_3' > Cl' > Br' > SO_4''$, und zwar maßgeblich sei die Eiweißsynthese[2178, II]. Diese Reihe würde aber bei einfacher Aufzählung die Verhältnisse nur oberflächlich darstellen, da der Vorgang bei NO_3' und Br' durchaus verschieden ist. NO_3' wird selbst eingebaut in das Eiweiß nach vorheriger Reduktion. Br' soll aber auf die Oxydationen aktivierend einwirken, die selbst zur Synthese aus leicht beweglichen Aminosäuren befähigt sind.

Das Problem der elektiven Ionenaufnahme in Zellen wurde auch durch andere Modelle bzw. Gedankenexperimente — denn um mehr handelt es sich bisher nicht — zu lösen versucht, so die Versuche von OSTERHOUT[2182, 2183], der als trei-

---

2173 LUNDEGARDH, H. u. BURSTRÖM, H.: Biochem. Z. **261**, 235 (1933), Rona **74**, 651.

2174 LUNDEGARDH, H. u. BURSTRÖM, H.: Biochem. Z. **277**, 223 (1935), Rona **88**, 394.

2175 LUNDEGARDH, H.: Biochem. Z. **290**, 104 (1937).

2176 LUNDEGARDH, H.: Naturwissenschaften **1935**, 313, Rona **87**, 519. Zusammenfassung.

2177 LUNDEGARDH, H.: Nature **143**, 203 (1939), Rona **115**, 132. C. **1940 I**, 3667.

2178 HOAGLAND, D. R. u. STEWARD, F. C.: Nature **143**, 1031 (1939). C. **1940 I**, 3668.
a) LUNDEGARDH, H.: Nature **145**, 114 (1940). C. **1940 I**, 3668.
b) HOAGLAND, D. R. u. STEWARD, F. C.: Nature **145**, 116 (1940). C. **1940 I**, 3668. Diskussion über die Theorie der Salzaufnahme von LUNDEGARDH, die von HOAGLAND und STEWARD abgelehnt wird.

2178, I STEWARD, F. C., STOUT, P. R. u. PRESTON, C.: Plant Physiol. **15**, 409 (1940), Rona **123**, 569. C. **1940 II**, 3048.

2178, II STEWARD, C. F. u. PRESTON, C.: Plant Physiol. **16**, 481 (1941). Vielleicht Zusammenhang mit Phenolase.

2179 POSTMA, W. P.: Proc. roy. Acad. Amsterdam **42**, 181 (1939), Rona **115**, 320. C. **1940 II**, 1160.

2180 BURSTRÖM, H.: C. **1939 II**, 439. 1 mol NO_3' führt zum Verbrauch von 0,5—1 mol Hexose.

2181 BURSTRÖM, H.: C. **1939 II**, 4011.

2182 OSTERHOUT, W. J. V.: Ergeb. Physiol. **35**, 967 (1933).

2183 OSTERHOUT, W. J. V.: J. gen. Physiol. **20**, 13 (1936). C. **1938 I**, 2372. Änderung der Potentiale an Valonia durch Guajakol und Annahme von Komplexen.

bende Kraft die Diffusion annimmt und das Konzentrationsgefälle durch Aktivitätsherabsetzungen durch Zellbestandteile hergestellt denkt. Aktivitätsherabsetzung hat mit Komplexbildung nach LUNDEGARDH Ähnlichkeit, wenn auch die Aktivitätsherabsetzung im Zellsaft nachgewiesen wurde (siehe z. B. STROGONOW[2187, V]). Aber alle diese Erscheinungen genügen nicht zur quantitativen Beschreibung, auch nicht die Einführung von Donnangleichgewichten[2184, 2185]. Es ist immer O_2-Verbrauch notwendig, und bei Hafer leidet durch geringeren O_2-Gehalt der umgebenden Atmosphäre die Absorption aller Ionen wie NO_3', Cl', PO_4''', SO_4''[2186]. Das gilt auch für die Aufnahme von Phosphat durch die Tentakeln Drosera capensis[2187, III].

Nach anderen Angaben waren auch getötete Wurzeln absorptiv tätig[2167], und die Phosphataufnahme durch Hafer war durch Lüftung der Kulturen nicht geändert[2187]. Die Nitrataufnahme der Wasserpflanze Potamogeton perfoliatus wurde in manchen Jahreszeiten (Frühjahr und Frühsommer) durch Belichtung vermehrt, war aber unabhängig von der CO_2-Assimilation, d. h. findet auch ohne CO_2 und im Dunkeln statt[2187, IV].

II. Eindringen, Wandern und Ablagerung der Ionen in den Pflanzen.

In Untersuchungen von STRUGGER[2188] konnte wanderndes Rhodanid im Gewebe nachgewiesen werden. SCN' wird durch den Transpirationsstrom in den Leitbündeln den Blättern zugeführt, unabhängig von der Permeabilität der Protoplasten fortgeleitet. Was im Parenchym nicht aufgenommen wird, kann an der Oberfläche der Drüsen- und Deckhaare, sowie an den Kutikularleisten der Stomata ausgeschieden werden.

1. Die Bedeutung des Transpirationsstromes erhellt besonders bei Beobachtung der Wanderung von **Chlorat**[2189], dessen toxische Einwirkung auf das Pflanzengewebe seine Anwesenheit sofort erkennen läßt. Das Ion wandert im Phloem (Versuche an Convolvulus arvenensis L und Bryophyllum pimatum), wurde dieses aber durch einen Ring unterbrochen, dann wanderte es im Xylem weiter. Blätter, die mit Vaseline bestrichen waren und deren Transpirationsstrom fehlte, blieben 8 Tage noch unbeschädigt, während die anderen Blätter schon früher abgestorben waren. Ebenso kann man den Transpirationsstrom und auch die Blattschädigung durch Haltung in mit Wasserdampf gesättigter Atmosphäre hindern. Die Wurzeln können dabei schon abgestorben sein. Das Eindringen des Chlorats erfolgt auch bei Besprengung des Blattes, wozu es nicht der Stomata bedarf.

2184 BRIGGS, E. G. u. PETRIE, A. H. K.: Biochem. J. **22**, 2 1071 (1928).

2185 STOLLENWERK, W.: Z. anorg. allg. Chemie **231**, 192 (1937). C. **1938 I**, 631. Die PO_4'''-Absorption bei Anwesenheit von negativ geladenen Kolloiden wie SiO_2 soll durch Donnaneffekt verbessert werden, durch positiv geladenes $Fe(OH)_3$ aber verschlechtert. $Fe(OH)_3$ ist aber schlecht gewählt, weil Phosphat dadurch chemisch gebunden werden kann. Fe-Salze können durch Fällung PO_4'''-Absorption hemmen.

2186 PETRIE, A. H. K.: Australian J. exp., Biol. Med. Sci. **11**, 25 (1933), Rona **74**, 652.

2187 KREYZI, R.: Z. Pflanzenernährung A **25**, 156 (1932), Rona·**71**, 535.

2187, I ROBERTSON, R. N.: Nature **145**, 937 (1940). C. **1941 I**, 1180, Rona **130**, 472.

2187, II STEWARD, F. C. u. PRESTON, C.: Plant Physiol. **16**, 85 (1941), Rona **126**, 144. C. **1941 II**, 1403.

2187, III ARISZ, W. H.: Proc. nederl. Akad. Wetensch. **45**, 794 (1942). C. **1943 II**, 1470.

2187, IV GESSNER, F.: Int. Rev. ges. Hydrobiolog. u. Hydrograph. **43**, 211 (1943). C. **1943 II**, 329.

2187, V STROGONOW, B. P.: C. **1947 I**, 987. Nach der Auswaschbarkeit gemessen sollen bis zu 44% Cl' bei Halophyten gebunden sein.

Bei Fuchsia hybrida Voss drang es durch die Oberseite der Blätter ebenso ein, obwohl 90—95% der Stomata sich unten befinden. Selbst bei jungen Blättern von Nerium Oleander durchdringt es die Oberseite, die keine Stomata hat; werden die Blätter aber älter und die Oberhaut dicker, dann werden nur die Stomata benutzt.

Von der Eindringungsstelle im Blatt kann es in andere Blätter durch den Transpirationsstrom kommen. Um den Weg nach unteren Teilen der Pflanze zu finden, bedarf es vor allem zweier Bedingungen. Erstens darf durch die Wurzel kein Wasser zugeführt werden (der Boden muß trocken sein), dann aber müssen unterhalb Blätter stehen, die zu einem Transpirationsstrom Anlaß geben.

2. **Halogene und Sulfat.** Von Chlorid findet eine Aufnahme und Speicherung in den Blättern und Wurzeln der Tomate statt, steigend mit wachsendem Angebot von NaCl bis zu 3,5% der Trockensubstanz. Die Früchte nehmen dagegen nicht an Cl'-Gehalt zu[2190]. Dieselbe Speicherung geschieht z. B. auch bei Hafer und Roggen[2191], jungen Bäumen[2192] und Kartoffeln[2193].

Die Verhältnisse an Kartoffelpflanzen bei Feldkultur mit verschiedenem Ionenangebot zeigt folgende Zusammenstellung (nach [2193]):

Tabelle 75.

Düngung	Cl-Gehalt auf Trockengewicht berechnet			Wassergehalt	Chlorophyll
	13 Tage	30 Tage	45 Tage	45 Tage	45 Tage
Kontrolle . . .	0,06	0,32	0,04	83,7%	1,54
Cl'.	1,62	1,80	2,22	88,5%	1,16 (2 Jahre gezogen 0,22%)
SO_4''+Cl' . . .	1,29	1,54	1,94	88,0%	1,53

Aus diesen Zahlen ergibt sich der steigende Cl'-Gehalt, der durch Zusatz von Sulfat vielleicht etwas verzögert, aber nicht wesentlich vermindert wird.

Bei Hafer tritt gegenseitige Hemmung auf[2191], bei NO_3'-Ernährung kommt es aber zu stärkerer Ansammlung z. B. bei Tabak 8mal, Mais 4mal[2197], S. [190], siehe dagegen [2165]). SO_4'' wird auch gelegentlich angereichert, z. B. bei Bäumen[2192], es ist die Speicher- und Wanderform des Schwefels[2197].

Auch hier wurden *Bromide* vielfach als Sonde für Ionenwanderung herangezogen.

Bequem läßt sich hierzu ein radioaktives Bromisotop verwenden. Dabei zeigt sich eine Wanderung im Xylem (nicht dagegen im Phloem)[2195]. Die Wanderung des Br' ist nicht polar gerichtet wie die Wanderung von Auxin[2196], und an Bäumen findet ein seitlicher Transport in die Rinde statt. Diese Wanderung ist aber nur ein kleiner Bruchteil gegenüber den in das Holz eindringenden Ionen[2195].

Über den Transport von Bromiden und die Fähigkeit zur Speicherung finden sich vor allem die wichtigen Experimente von STEWARD, deren großes Material

[2188] ROUSCHAL, E. u. STRUGGER, S.: Ber. dtsch. bot. Ges. **58**, 50 (1940). C. **1940 I**, 3801. Rona **120**, 229. Versuche an Urtica urens, Primula obconica, Viola tricolor und Stellaria media, isolierte Blätter. SCN'-Nachweis histochemisch mit Berberinsulfat; 0,1 mol SCN'-Lösungen.

[2189] LOOMIS, W. E., SMITH RUSSEL BISSEY, E. V. u. ARNOLD, L. E.: J. amer. Soc. Agronomy **25**, 724 (1933), Rona **78**, 582.

[2190] CULTRERA, R. u. VICINI, C.: Ann. R., Staz. sper. agrar. Modena **5**, 153 (1936). C. **1937 II**, 3473.

[2191] BLANCHARD, E. u. CHAUSSIN, J.: C. rend. Acad. Sci. **185**, 218 (1927), Rona **43**, 51.

[2192] JESSEN, W.: Bodenkunde u. Pflanzenernährung **7**, 62 (1938), Rona **108**, 46. Kiefer, Fichte, Lärche, Buche, einjährige Pflanzen.

[2193] BASSLAVSKAYA, S. u. SYROESHKINA, M.: Plant Physiol. **11**, 149 (1936), Rona **94**, 557. C. **1936 II**, 1363.

von ihm selbst übersichtlich und gerafft zusammengefaßt wurde[2147, S. 527 ff]. Aus dieser Zusammenfassung geben wir hier eine bildmäßige Übersicht:

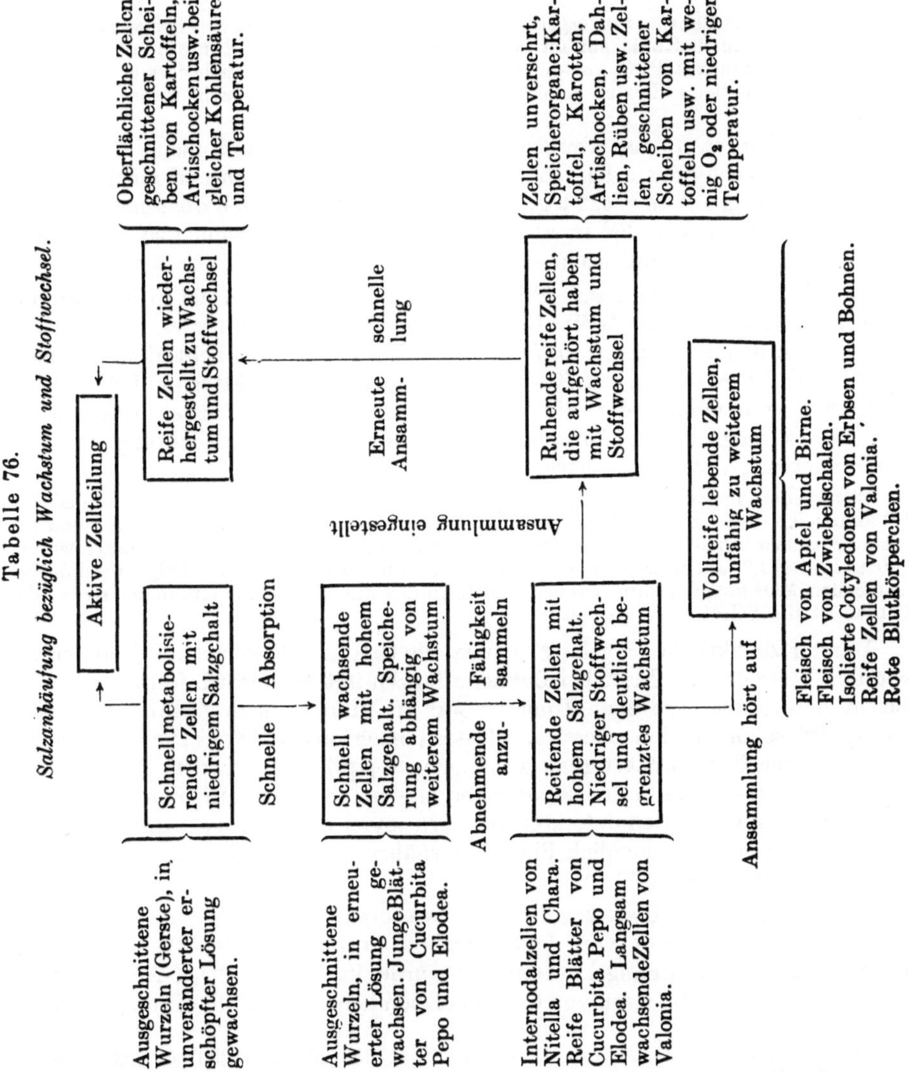

Wichtig ist noch die Tatsache, daß stark wachsendes Gewebe besser assimiliert, wie man an den verschiedenen Blättern derselben Pflanze beobachten kann. In mg Br′/Trockengewicht ergibt sich folgende Reihe: 2,16 mg (1. Blatt), 4,87 mg (2. Blatt), 8,01 mg (3. Blatt), 8,84 mg (4. Blatt), 9,46 mg (5. Blatt). Bei Hafer zeigte sich besonders starker Anstieg von Salzen, wenn Bromide zur Düngung kamen, Bromide sollen viel rascher wandern[2194].

3. Phosphat und andere P-Verbindungen. Bei dem Phosphattransport, kontrolliert durch radioaktiven P^{32}, herrschen vielfach dieselben Gesetzmäßigkeiten, wie sie beim Br′ vorgefunden wurden. Hier wurde aber meist nicht die Kontrolle ausgeführt, ob wirklich anorganisches Phosphat die Wanderform darstellte. P wird in das Xylem fortgeleitet, aber Einkerbung bis zum Holz zeigt doch, daß

[2194] D'ANS, J.: Ernährg. d. Pflanze **33**, 347 (1937). Rona **105**, 195.

die oberen Teile P enthalten, also auch ein Transport im Holz möglich ist[2195]. Bei kurzer Expositionszeit soll sogar das Holz fast ausschließlich dem Transport dienen[2198, II].

Ebenso wandert Phosphat in losgetrennter Rinde[2198]. Es ergibt sich eine Seitwärtsdiffusion in geringem Maße in die Rinde, stärker ins Holz, die inneren Teile der Rinde erhalten mehr P. Bei Bohnenpflanzen trat $P^{32}O_4$ vorwiegend in oberen Blättern auf. Auch daraus wurde vorwiegender Transport im Holzteil gefolgert[2198, III]. Der Transport ist nicht polar wie der des Auxin[2196].

Wenn Pflanzen (Mais) abwechselnd auf P-haltigem und nicht P-haltigem Nährboden gezüchtet wurden, so daß also Blattanlagen während einer Periode mit radioaktivem P^{32} angelegt wurden, andere nicht, fand sich doch nach einiger Zeit ein Übergang von P^{32} in alle Blätter, so daß ein allgemeiner Austausch angenommen werden muß (siehe dagegen oben bei Chlorat).

In Tabakpflanzen fand sich P^{32} mehr in jungen Blättern als in den älteren (TIMOFÉEFF-RESSOWSKY[1979, III]). Bei Tomaten wurden die unreifen Früchte bevorzugt. Wurden die Tomaten in PO_4'''-arme Nährlösung gebracht, dann nahmen die Früchte P^{32} weiterhin auf Kosten der Vorräte in den Blättern auf[2202, I]. Eine Verschiebung innerhalb der Pflanze zugunsten des am stärksten wachsenden Gewebes ist möglich. Die Aufnahme ist abhängig von der Belichtung und Zusammensetzung der Atmosphäre.

Werden die Pflanzen in gewöhnliche Nährlösung gebracht, dann wandert das radioaktive P^{32} allmählich wieder heraus[2198, I]. Das erfolgte aber nicht bei jedem Objekt. Denn wenn ein entsprechend vorbehandeltes, abgeschnittenes Blatt in eine PO_4'''-freie Lösung gehalten wurde, gab es kein PO_4''' ab, wohl aber nahm es solches auf, wenn sich außen PO_4''' befand. Bei keimendem Mais ging der dargebotene P^{32} nicht in das Endosperm, sondern in den Keim. Bei Erbsen ist die Selektivität geringer[2199].

Durch radioaktiven P^{32} gelang es auch, die Geschwindigkeit der P-Wanderung von den Wurzeln zum Blatt bei Bohnenpflanzen mit 10 cm/Std. festzustellen[2200]. Bei in Nährlösung gezogenen Tomaten war 40 Minuten nach Zugabe zur Nährlösung P^{32} schon in den obersten Blättern nachweisbar[2202, I]. Die Wanderung kann von der Phosphatsättigung abhängen. Sojapflanzen wurden phosphatarm ernährt und ihnen dann Radiophosphor angeboten. Vom aufgenommenen P^{32} fand sich nur allein in den untersten Blättern soviel wie in dem gesamten Wurzelsystem, während nach reichlich Phosphaternährung in derselben Zeit 60% in der Wurzel geblieben waren[2198, IV].

Die ausschließliche Berücksichtigung des anorganischen PO_4''' in den Pflanzen ergab eine Abhängigkeit von dem Angebot. Wenn aber das Wachstum von Hafer durch Stickstoffmangel vermindert wurde, kam es zu PO_4'''-Ansammlung. Dasselbe war in den Blättern von Citrus (Lisbon lemon) der Fall, die an gefleckten

---

2195 STOUT, P. R. u. HOAGLAND, D. R.: Amer. J. Bot. **26**, 320 (1939). C. **1939 II**, 3128, Rona **117**, 361.

2196 WENT, F. W.: Plant Physiol. **14**, 365 (1939), Rona **117**, 214. C. **1939 II**, 2437. Modelle. Avena-Coleophthilen, dann Hypocotylen und Epicotylen von Helianthus.

2197 PIRSCHLE, K.: Fortschr. d. Botanik **5**, 184 (1936).

2198 GUSTAFSON, F. G. u. DARKEN, M.: Amer. J. Bot. **24**, 615 (1937), Rona **106**, 43.

2198, I BREWER, A. K. u. BRAMLEY, A.: Science **91**, 269 (1940). C. **1940 II**, 916. Na führte diese Bewegungen rascher aus.

2198, II GUSTAFSON, F. G.: J. app. Physics **12**, 327 (1941). C. **1941 II**, 2694. Versuche an Bryophyllum.

2198, III BIDDULPH, O.: Plant Physiol. **15**, 131 (1940). C. **1942 I**, 1011.

2198, IV KLETSCHKOWSKI, W. M., IWANENKO, D. D., BEGAJEW, W. B. u. RATSCHINSKI, W. W.: C. **1948 II**, 713.

2199 HEVESY, G., LINDERSTROM-LANG, K. u. OLSEN, C.: Nature **139**, 149 (1937). C. **1938 I**, 2203.

2200 BIDDULPH, O.: Science **89**, 393 (1939). C. **1939 II**, 133. Am. J. Bot. **28**, 348 (1941).

Blättern (mottled leaf) litten[2201]. Beides ist wohl durch die mangelhafte Weiterverarbeitung in organische Bindung zu erklären.

Auch *andere Phosphorverbindungen*, wie $P_2O_7^{IV}$, PO_3', PO_3''' und PO_2''' werden von der Pflanze (Mais) aufgenommen. Pyrophosphat und Metaphosphat finden sich nur in den Wurzeln, weil hier schon eine zunehmende Umwandlung in das verwertbare Orthophosphat erfolgt (siehe auch [2202, II]). Aber Phosphit (PO_3''') und Hypophosphit (PO_2''') finden sich auch in Stengeln und Blättern, weil diese Verbindungen durch die Pflanze nicht verwertbar sind. Also werden Verbindungen aufgenommen, die die Pflanze für ihren Stoffwechsel nicht verwenden kann. Diese Aufnahme erfolgt in Form einer vielfachen Anreicherung.

Beispiel: in 1 g der frischen Wurzel 0,146 mg PO_3''', in 1 ccm der Lösung 0,015 mg[2202].

4. **Nitrat**wanderung ist deswegen schwer zu verfolgen, weil die Assimilation sofort in der Wurzel beginnt und unabhängig ist von der Anwesenheit von Kohlenhydraten. In Weizenkulturen war aber der Gehalt der Preßsäfte direkt abhängig von der Nitratmenge des Bodens[2203], (besonders wenn $NaNO_3$ anwesend war, im Gegensatz zu TOTTINGHAM u. Mitarb.[2204]). Wurde durch Entfernung der Stickstoffquelle die weitere Zufuhr unterbunden, dann war nach 3 Stunden schon ein beträchtlicher Rückgang des Nitrats zu beobachten[2203]. In 5 Tagen fiel bei Weizen der Gehalt von 2% auf die Hälfte, und zwar in allen Organen. Ein Rückbringen in NO_3'-haltige Lösung führte rasch zu neuerlicher Anreicherung, besonders in dem Stengel, dem Hauptspeicherorgan[1587]. In den Wurzeln erfolgt die erste Speicherung im apikalen Teil (mit Ausnahme des Meristems). Von dort aus sinkt der Gehalt im Verlauf des weiteren Weges bei der jungen Pflanze[2181].

Die Aufnahme erfolgt bei KNO_3 etwa in gleichen Mengen; durch die Assimilation des NO_3' wird der Pflanzensaft alkalischer. Bei Hortensia Mervilla und Anwendung von $Ca(NO_3)_2$ wird aber eine erhöhte Aufnahme von NO_3' beobachtet, so daß die Reaktion des Saftes ins Saure umschlägt. Der Reaktionsumschlag zeigt sich darin, daß die Blütenfarbe sich von Blau in Rosa wandelt[2205]. Bei der Lupine erfolgte Säuerung erst bei schon deutlicher Schädigung und war durch Ketosäuren bedingt[2206, I].

Die oberen Blätter der Tomate enthalten 0,025% Nitrat-N, die unteren 0,110%. Die Adern, als Transportorgane, enthalten mehr als der Rest der Blätter, wo die stattfindende Reduktion eine stärkere Ansammlung verhindert (EMMERT[471]). Diese Verteilung ist auch ein Hinweis darauf, daß der Nitratgehalt die Resultierende zwischen Nitrataufnahme und Nitratassimilation ist. Die Assimilation wird gehemmt durch Fe-Mangel, so daß also in solchen Pflanzen eine Anreicherung erfolgt[2165], und wird durch Belichtung gefördert[2165, 2206].

So war der Gehalt in Weizen, Sambuccus niger, Rüben, Vicia faba und Mais im Blatt nach einem Sonnentage am niedrigsten zusammenhängend mit der Zuckerassimilation. Im Verlauf der Nacht stieg der Gehalt durch Nachlieferung aus den Wurzeln wiederum

---

[2201] CHAPMAN, H. D.: Soil. Sci. **39**, 111 (1935), Rona **86**, 566. C. **1938 II**, 2171. Bei weiter entwickelten Pflanzen war der Unterschied im PO_4'''-Gehalt nicht mehr so stark vom Angebot abhängig.

[2202] WEISSFLOG, J. u. MENGDEHL, H.: Planta **19**, 242 (1933), Rona **73**, 650.

[2202, I] ARNON, D. J., STOUT, P. R. u. SIPOS, F.: Amer. J. Botan. **27**, 791 (1940). C. **1941 II**, 2452.

[2202, II] DOERELL, E. G.: Forschungsdienst Sonderheft **15**, 71 (1941). C. **1941 II**, 1188. Metaphosphat im Boden wurde ausgenutzt wie Phosphat des Superphosphats.

[2203] MCCOOL, M. M. u. COOK, R. L.: J. amer. Soc. Agronomy **22**, 757 (1930), Rona **60**, 65. Außerdem Gerste, Hafer und Kentuckygras (Calamagrostis candelensis).

[2204] TOTTINGHAM, W. E., STEPHENS, H. L. u. LEASE, E. J.: Plant Physiol. **9**, 127 (1934), Rona **83**, 304. Licht soll die Absorption steigern.

[2205] TRUFFAUT, G. u. PASTAC, J.: Congr. chim. ind. Bruxelles **15 I**, 392 (1935). C. **1936 II**, 3312.

[2206] RUHLAND, W.: Dtsch. Forschung **23**, 139 (1934), Rona **82**, 261.

[2206, I] ARENZ, B.: Biochem. Z. **308**, 196 (1941).

an. Es ist hier nicht ohne weiteres verständlich, daß durch Zuckerassimilation, bei der doch O_2 frei wird, eine stärkere Reduktion des Nitrats stattfindet. Das Gegenteil ist bei den Bakterien zu beobachten. Aber andererseits ist zur Eiweiß- bzw. Aminosäurebildung Zucker notwendig, zudem scheinen besonders die ultravioletten Strahlen fördernd zu wirken.

Neben dem Zuckergehalt ist das p_H im Preßsaft von Bedeutung, denn die optimale Reaktion zur Reduktion beträgt etwa p_H 7,6. Aber die Speicherung ist um so geringer, je saurer die Reaktion ist, ganz im Gegensatz zu dem Fermentoptimum[2206], siehe auch[2207, I].

Bei Behandlung von Kartoffelknollen mit Äthylenchlorhydrin stieg das p_H von 6 auf 7. Anwesendes NO_3' wurde wenig reduziert[2208].

Speicherpflanzen sind solche, die NO_3' nicht rasch verwerten. Auch bei dem Vergleich zwischen Reduktionskraft des Saftes und Speicherfähigkeit verschiedener Organe derselben Pflanze fand sich der gleiche Befund (Diettrich[1587]).

Speicherung findet statt bei Amaranthaceen, Chenopodaceen, Solenaceen, Urticaceen, weniger deutlich Borraginaceen und Gramineen (Weizen, Mais).

Der Regel der Acidität geht Pfeiffer[2207] nochmals in der Literatur nach und findet sie im allgemeinen bestätigt, aber auch viele Ausnahmen. Er macht darauf aufmerksam, daß im Rindenparenchym und der Epidermis die Speicherorte der Nitrate liegen und nicht im Siebteil. Die Acidität verhält sich aber nicht entsprechend.

Von Interesse ist die Tatsache, daß Nitratspeicherung so weit führen kann, daß regelrechte Vergiftungen zur Beobachtung kommen. So werden Schafe tödlich vergiftet, wenn sie Burzeldorn-Tribulus fressen (siehe später). Diese Pflanze enthält 2,2—3,2% KNO_3 auf Trockengewicht berechnet[1589]. Es gibt aber Pflanzen, die noch weit stärker Nitrate aufsammeln.

III. Assimilation und Anionenwirkungen.

1. Nitrat. Bei der Assimilation muß uns der Vergleich mit Ammoniak als Stickstoffquelle leiten, da Stickstoff in jedem Falle notwendig ist. Darüber hinaus ist die gleichzeitige Einwirkung auf sekundäre Stoffwechselvorgänge von Bedeutung.

Wir beginnen mit der Einwirkung auf die Knöllchenbakterien bei Leguminosen. Schon in dem Kapitel über Bakterien wurde von der Hemmung der Stickstofffixation durch Nitrat berichtet, gleichzeitig mit einer Minderung der Knöllchenbildung bei Leguminosen (S. 271). Diese Wirkung ist nicht bedingt durch direkte Beeinflussung der Bakterien, z. B. führt 0,2% $NaNO_3$ sogar zur Förderung der Bakterienentwicklung in Kultur[2209], aber die Knöllchenbildung wird doch herabgesetzt. Thornton[2209] sieht in der Beeinflussung der Pflanze das leitende Ereignis (siehe [2213, I]). Die Bakterien dringen durch die Wurzelhaare ein, die vorher durch ein Sekret der Bakterien reif gemacht werden müssen. Dieses Sekret bleibt in Nitratkulturen von derselben Wirkung, aber die Einwirkung des Sekrets auf die Wurzelhaare wurde schon durch 0,1% $NaNO_3$ gehemmt. Bei den Pflanzen, die steril wuchsen, war zudem die Zahl der Wurzelhaare geringer. Beide Wirkungen werden durch 0,5% Glucose vermindert. Alles hängt vielleicht mit dem Verbrauch an Zucker durch das aufgenommene Nitrat zusammen (siehe dazu auch [2268]), denn die eingedrungenen Bakterien behalten in größerer Zahl das Kokkenstadium, das bei Nahrungsmangel auftritt[2210].

[2207] Pfeiffer, H.: Protoplasma 17, 301 (1932), Rona 72, 57.

[2207, I] Burström, H.: C. 1941 I, 62. Bei Weizenpflanzen besitzt die Aufnahme von NO_3 in den Wurzeln ein flaches Optimum bei p_H 5—6. Bei $p_H \lesssim 3$ und $\gtrsim$ 8—9 hört jede Aufnahme auf. Diese p_H-Änderung in der Nährlösung hat keinen Einfluß auf das Verhalten innerhalb der Wurzelgewebe selbst.

[2208] Guthrie, J. D.: Contrib. Boyce Thompson Inst. 6, 247 (1934), Rona 85, 534.

[2209] Thornton, H. G.: Proc. roy. Soc. B. 119, 474 (1936).

Wenn durch Steigerung der CO_2-Konzentration auf 0,1% die Bildung der Kohlenhydrate vermehrt wird, kann es zur Aufhebung dieser Wirkung kommen[2211]. Die Kohlenhydrate werden gebraucht zur „Entgiftung" zugeführten Ammoniaks, der entweder direkt als Salz angeboten wird oder teilweise über NO_3' durch Reduktion entsteht. Daraus entstehen Verbindungen, wie Glutamin[2212] oder andere Aminosäuren[2213], die dann besonders durch die Knöllchen[2212] in den Nährboden ausgeschieden werden. Bei der Abnahme des Zuckers scheint nicht nur die Assimilation mit Bildung von Eiweiß, sondern auch ein Verbrauch zur Reduktion eine Bedeutung zu haben. So fand sich bei dem Kautschukträger KoK-Saghyz in den Blättern stets weniger Glucose nach Düngung mit NO_2 und NO_3, als nach $(NH_4)_2CO_3$[2213, II]. (Ähnliche Befunde und veränderte Auslegung siehe S. 324.)

Wenn sich auch beide Stickstoffquellen $NH_4^{\cdot}$ und NO_3' im Stickstoffgehalt qualitativ gleichen, gibt es doch schon in der Assimilation Differenzen, die nach einer Versuchsserie an Tabakpflanzen[2214] auf folgender Tabelle demonstriert werden sollen. Diesen Pflanzen wurde die gleiche Stickstoffmenge angeboten, aber in verschiedenen Mischungen von NO_3' und $NH_4^{\cdot}$-Stickstoff. Die Zahlen der Tabelle bedeuten Werte in g in der ganzen Pflanze:

Tabelle 77.

% $NH_4^{\cdot}$-N	0	20	40	60	90
Organische feste Substanzen . . .	32,2	39,7	29,2	29,2	19,6
Gesamt-N	2,42	2,98	2,30	2,23	1,58
Organisches N	1,81	2,29	1,74	1,87	1,46
$NH_4^{\cdot}$-N	0,012	0,019	0,019	0,065	0,169
Amid-N	0,027	0,034	0,030	0,035	0,051
% $NH_4^{\cdot}$-N vom Gesamt-N	2,29	2,84	3,92	10,3	25,5
% Amid-N vom Gesamt-N . . .	5,06	5,08	6,19	5,51	7,71

2 Punkte sind in der Tabelle herauszuheben:

1. Nitrat wird weiter zu Eiweißen aufgebaut, während bei NH_4 mehr Amid-N liegen bleibt.

2. Die Menge der organisch festen Substanz war bei NO_3' höher. Bei 20% $NH_4^{\cdot}$ war in mancher Hinsicht ein Optimum, anscheinend, weil diese Menge des angebotenen $NH_4^{\cdot}$ der Pflanze noch nicht schädlich war und zusammen mit NO_3' aufgenommen werden konnte, ohne die Reaktion des Mediums zu verändern (siehe später).

Vermehrung der Nitratreduktion im Weizen durch Belichtung führte zugleich zur Erhöhung des Eiweißgehaltes der Pflanze[2215]. Die Nitrate des Meerwassers im Kanal werden im Verlauf des Sommers aufgezehrt, im Winter neugebildet[2240]. Die Wirkung der Belichtung zeigt sich sogar in Preßsäften[2216], weniger bei Mais[2217].

[2210] THORNTON, H. G. u. RUDORF, J. E.: Proc. roy. Soc. B. **120**, 240 (1936).

[2211] FRED, E. B. u. WILSON, P. W.: Proc. Nat. Acad. Sci. USA. **20**, 403 (1934).

[2212] GREENHILL, A. W. u. CHIBNALL, A. C.: Biochem. J. **28**, 1422 (1934). C. **1935 II**, 1902. Raygras gedüngt mit $(NH_4)_2SO_4$.

[2213] VIRTANEN, A. I., LAINE, T. u. v. HAUSEN, S.: Nature **137**, 277 (1936). C. **1936 II**, 3433. Versuche an auf sterilem und nicht sterilem Boden gepflanzten Erbsen.

[2213, I] LEE, S. B. u. UMBREIT, W. W.: Zbl. Bacteriologie Abt. II. **101**, 354 (1940). C. **1940 II**, 2172. Wurzelknöllchenbakterien von Trifol. pratensa sollen, wenn zugleich H_2 angeboten wird, NO_3' zu giftigen Produkten reduzieren.

[2213, II] KALINKEWITSCH, A. F.: Ber. Akad. Wiss. UdSSR. **58**, 257 (1947). C. **1948 I**, 347.

[2214] VICKERY, H. B. u. PUCHER, G. W.: J. biol. Chem. **128**, 703 (1939).

[2215] TOTTINGHAM, W. E. u. LOWSMA. H.: J. amer. chem. Soc. **50**, 2436 (1928), Rona **48**, 53,

[2216] ECKERSON, S. H.: Contrib. Boyce Thompson Inst. **4**, 119 (1932), Rona **71**, 70. Pyrus malus, Asparagus officinalis, Beta vulgaris, Brassica oleracea, Vaccinium macrocarpum, Lactuca sativa, Prunus persica, Sojabohne, Triticum aestivum.

Notwendig zur Assimilation scheint Mangan[2218] und Eisen zu sein, letzteres vielleicht über den Chlorophyllgehalt und der damit zusammenhängenden Zuckerbildung[2219]. Die enzymatische Natur wurde nachgewiesen[2228]. Verminderte Assimilation fand sich bei Mangel von Phosphat[2229] und Schwefel[2230, S. 481]. Neuerdings wird die Notwendigkeit von Ca·· zur Nitratreduktion besonders herausgestellt[2228, I]. Bei Bohnen bewirkte Nitrat ein besseres Wachstum als Harnstoff, wenn Ca·· anwesend war, bei Ca-Mangel lagen die Verhältnisse umgekehrt. Hier fehlte die Fruchtbildung völlig[2228, II]. An Kartoffelscheiben war gerade bei $Ca(NO_3)_2$ in der Außenlösung die Eiweißbildung gehemmt gegenüber KNO_3 (STEWARD und Mitarbeiter[2178, I, 2187, II]).

Als *Zwischenprodukt* wurde NO_2' gefunden, z. B. bei Gräsern im Frühjahr, weil zu dieser Zeit die Stoffwechselvorgänge langsam genug sind[2220], aber auch sonst bei Erbsen und Hafer in 2 oder 4% KNO_3-Lösungen[2221], auch in Preßsäften[2222]. Eine Freisetzung von N_2 bei Anwesenheit von Nitrit + Ammoniak wurde nicht gesehen[2218, 2224]. Zur Weiterreduktion der Nitrite scheint Mn erforderlich zu sein[2218]. Der Pflanze dargebotene Nitrite werden weiterverarbeitet, können aber nicht gespeichert werden, weil sie zu giftig sind[2223], besonders bei saurer Reaktion. Als weiteres Produkt der Reduktion wird Hydroxylamin angenommen und auch nachgewiesen[2225, 2226], Ascorbinsäure begünstigte die Entstehung[2225, 2226]. Hydroxylamin selbst wirkt zwar toxisch, kann aber doch als Stickstoffquelle Verwendung finden[2227]. Es reagiert leicht mit Ketoglutarsäure und Oxalessigsäure zu den entsprechenden Oximen[2221], wie wir es schon bei der Nitratassimilation durch Bakterien darstellten.

Im Vergleich, welchem Stickstoffdünger das bessere Wachstum folgt, zeigt sich eine Verschiedenheit bei den einzelnen Pflanzenarten.

So bevorzugt Reis, Soja, Hirse mehr Ammoniak, Weizen, Kürbis, Buchweizen, Raps Nitrat[2246]. Apfelbäume bauen aus dargebotenem $NH_4^{\cdot}$ rascher Aminosäuren und Asparagin auf[2231], ebenso Ananas[2232]. Stärker wirkte $NH_4^{\cdot}$ auch bei der Keimung von Sesamum rudicum[2233] und beim Wachstum von holzzerstörenden Pilzen[2234, 2235], schließlich als Stickstoffquelle für Grünalge[2236].

2217 GILE, P. L.: Science **1935 I**, 520, Rona **89**, 319. Nur über Kohlenhydratbildung, nicht direkt.

2218 BURSTRÖM, H.: Planta **30**, 129 (1939), Rona **118**, 389. Weizenwurzeln.

2219 GAERTNER, H.: Bodenkunde und Pflanzenernährung **5**, 234 (1937), Rona **104**, 42.

2220 EGGLETON, W. E. G.: Biochem. J. **29**, 1, 1389 (1935). C. **1936 I**, 4923. NO_2' soll man immer im Grase finden, aber vermehrt bei Düngung mit $NaNO_3$ oder $(NH_4)_2SO_4$.

2221 VIRTANEN, A. I. u. ARHIMO, A. A.: Suomen Kemistilehti **12**, B. 24 (1939). C. **1940 I**, 400.

2222 SOMMER, A. L.: Plant Physiol. **11**, 429 (1936). C. **1936 II**, 2554, Rona **96**, 524.

2223 MEVIUS, W. u. DIKUSSAR, I.: Jb. Botan. **73**, 633 (1930), Rona **60**, 66. Versuche mit Mais. Beschreibung der Befunde bei „akuter und chronischer" Nitritvergiftung.

2224 MOTHES, K.: Planta **28**, 599 (1938). C. **1939 I**, 1383.

2225 LEMOIGNE, M., MONGUILLON, P. u. DESVEAUX, R.: C. rend. Acad. Sci. **204**, 1841 (1937). C. **1937 II**, 3018. Im Preßsaft von Syringenblättern wirksam ist die Ascorbinsäure.

2226 MICHLIN, D. M.: C. rend. Acad. Sci. UdRSS. **20**, 149 (1938), Rona **110**, 395. C. **1939 I**, 978. Blatt- und Wurzelversuche von Kartoffeln.

2227 LEMOIGNE, M., MONGUILLON, P. u. DESVEAUX, R.: Bull. Soc. chim. Biol. **20**, 441 (1938). C. **1939 I**, 2615.

2228 MICHLIN, D. M. u. KOLESSNIKOW, P. A.: C. **1937 I**, 4962. Chlorella mit Hilfe von Aldehyd.

2228, I ECKERSONS, S. H.: C. Boyce Thomps. Inst. **4**, 119 (1932).

2228, II SKOK, J.: Plant Physiol. **16**, 145 (1941). C. **1941 II**, 1404.

2229 TURTSCHIN, TH. W.: Z. Pflanzenernährg. **44**, 65 (1936), Rona **95**, 431. Gerste, Buchweizen, Zuckerrübe.

2230 HOAGLGND, D. R.: Ann. rev. Biochem. **II**, 475 (1933).

2231 NIGHTINGALE, G. T.: Bot. Gaz. **95**, 437 (1934), Rona **81**, 63. Wurzeln mit Stickstoffmangel enthielten größere Mengen von Kohlenhydraten.

2232 SIDERIS, G. P., KRAUSS, B. H. u. YOUNG, H. Y.: Plant Physiol. **13**, 489 (1938), Rona **111**, 228. Nitrat-N wanderte in die grünen Teile und wurde dort assimiliert. Aber der Zucker in den Blättern war bei NO_3' größer.

Jedenfalls ist durch Stickstoffzulagen der Ernteertrag selbst auf fruchtbaren Böden zu steigern[2237]. Bei Luzerne findet das nicht statt. Wird Luzerne gemeinsam mit italienischem Raygras gezogen, dann wird letzteres gefördert, Luzerne gehemmt proportional der NO_3'-Menge[2241]. Nitrat lieferte höhere Beträge an organischem Material bei Gras[2238], Tabak[2239], Kartoffeln[2241, I].

Vielfach entscheidet das *Alter* der Pflanze die bevorzugte Aufnahme des einen oder anderen Stickstoffkörpers.

So wird in der Jugend mehr $NH_4^{\cdot}$, später Nitrat aufgenommen z. B. Tomate[2242], Hafer[2243]. Das wird auf die Acidität zurückgeführt, indem bei höherem p_H mehr $NH_4^{\cdot}$ aufgenommen wird. Es wurde von PIRSCHLE[2197, S. 188] auf eine Verschiebung des isoelektrischen Punktes des Eiweißes nach der sauren Seite während des Alters zurückzuführen versucht, während STEWARD[2147] die größere Menge der verfügbaren Kohlenhydrate in der jugendlichen Pflanze in den Vordergrund stellt.

Eine ausführliche Studie von MAZE[2250] über die Aufnahme von $NH_4^{\cdot}$ und NO_3' beim Mais sei nur erwähnt. In ihr wird auf die Wichtigkeit der Salzkonzentration für die Ionenaufnahme hingewiesen. Außerdem sind Beiionen von Bedeutung.

So wird die NO_3'-Aufnahme gehemmt durch: $Mg^{\cdot\cdot} < Ca^{\cdot\cdot} < K^{\cdot} < Na^{\cdot} < NH_4^{\cdot}$[2243] (nach STEWARD und PRESTON[2187, II, 2178, I] an Kartoffelscheiben vor allem durch $Ca^{\cdot\cdot}$). Die Acidität wirkt ähnlich bei Mais[2244].

An einer großen Zahl von Pflanzen (Mais, Hafer, Weizen, Erbsen, Buchweizen, Senf, Reis) ergab sich in den ausgedehnten Untersuchungen von PIRSCHLE[2245, 2246], daß die Aufnahme von Nitrat der von Ammoniak überlegen ist in einem großen Konzentrationsbereich der *Wasserstoffionen*, und zwar besonders an den extremen Aciditäten, merkwürdigerweise auch der alkalischen, also scheint Ammonium nur im mittleren Bereich der Acidität dem Nitrat überlegen zu sein.

Andererseits wird die gegen Säure empfindliche Gerste durch Salpetersäure mehr geschädigt als durch die anderen ($HCl > H_2SO_4 > H_3PO_4$)[2248].

Die Wurzeln verursachen durch spezielle Aufnahme des Anions oder Kations auch in der Umgebung Reaktionsverschiebungen. Nitratlösungen mit p_H 4,5 zeigten unmittelbar an der Wurzeloberfläche ein p_H 5,6, also Verschiebung nach der alkalischen Seite. Bei NH_4 ist es umgekehrt[2231]. Daneben spielen Ausscheidungen z. B. von Säuren aus den Wurzeln eine Rolle. Bei Versuchen mit

---

2233 TOKUDA, S.: Rona **55**, 59 (1929). Anionenstimulation $NO_3' > Cl' > SO_4'' > PO_4'''$.

2234 LA FUZE, H. H.: Plant Physiol. **12**, 625 (1937). C. **1939 I**, 4484. Polyporus betulinus Fr., Fomes pinicola Fr. und Polycystis versicolor Fr.

2235 TOKUDA, S.: Rona **47**, 79 (1928).

2236 LUDWIG, C. A.: Amer. J. Bot. **25**, 448 (1938). C. **1939 I**, 1187. Chlorella, aber auch NO_3' und NO_2' werden ausgenützt.

2237 PORGES, N.: Soil Sci. **28**, 449 (1929), Rona **54**, 457.

2238 LJUBARSKAJA, L. S.: Chem. soc. Agric. **8**, 43 (1939). C. **1939 II**, 4501. Kok-Ssaghys.

2239 VLADIMIROV, A. V.: C. rend. Acad. Sci. UdRSS. **23**, 699 (1939), Rona **117**, 362.

2240 HARVEY, H. W.: J. Mar. biol. Assoz. U. Kingd. **15**, 183 (1928), Rona **47**, 547.

2241 THORNTON, H. G. u. HUGH NICOL: J. agricult. Sci. **24**, 269 (1934), Rona **80**, 242.

2241, I BÖNING, K.: Angew. Botanik **17**, 323 (1935), Rona **93**, 60.

2242 ARRINGTON, L. B. u. SHIVE, J. W.: Soil Sci. **39**, 431 (1935), Rona **89**, 539. Bei der Tomate überwiegt im allgemeinen die NO_3'-Aufnahme.

2243 KREYZI, R.: Z. Pflanzenernährung **43**, 281 (1936), Rona **96**, 534. Anionenaufnahme in der Reihenfolge $NO_3' > Cl' > {}^1/_2\, SO_4''$ bei jungen Pflanzen und bei 7,5 mMol, bei höheren Konzentrationen besser SO_4'' als Cl'.

2244 TSUNG-LEE LOO: J. Fac. of Agricult. **30**, 1 (1931), Rona **62**, 97.

2245 PIRSCHLE, K.: Planta **9**, 84 (1929), Rona **54**, 603.

2246 PIRSCHLE, K.: Planta **14**, 583 (1931), Rona **65**, 376.

2247 PIRSCHLE, K.: Z. Pflanzenernährung A. **22**, 51 (1931), Rona **64**, 77.

2248 ASLANDER, A.: Z. Pflanzenernährung A. **23**, 362 (1932), Rona **68**, 97.

2249 SOLBERG, P.: Landw. Jahrb. **81**, 891 (1935), Rona **90**, 273. Versuche an Bohnen, Mais und Lupinen.

Bohnen zeigte sich folgendes Bild des p_H bei verschiedener Düngung[2249] (auf Tab. 78 Zahlen $= p_H$):

Tabelle 78.

	im Wurzelgebiet	Zwischen den Wurzeln	Differenz
ohne Salzzusatz	5,03	5,70	0,67
$(NH_4)_2SO_4$ . . .	4,88	5,61	0,73
$NaNO_3$	5,05	5,33	0,28

Aus den Zahlen ergibt sich, daß wohl eine stärkere Verschiebung nach der sauren Seite bei Ammonsalz vorhanden ist, aber selbst beim Nitrat, wenn auch unsicher, war ein ähnlicher Effekt zu beobachten. Für die Anionenabsorption spielt die Aufnahme durch die Bodenkolloide keine Rolle[2251], dagegen [2252].

Die in der Tabelle angeführte Art der Reaktion ist nicht typisch, da $NaNO_3$ ein alkalisches Düngemittel ist. Daher wird es vorkommen können, daß durch die stärkere Anionenaufnahme bei $NaNO_3$-Düngung die Menge der löslichen und direkt brauchbaren Phosphate sich vermindert. Der Vergleich ergibt folgende Werte aus Versuchen mit Weizen in Feldkulturen, von denen der eine Acker mit $NaNO_3$ gedüngt war (nach[2253], die aufeinanderfolgenden Zahlen bedeuten die Analyse des Strohs in aufeinanderfolgenden Wochen):

K_2O	Kontrolle	2,5	2,11	—	1,61	1,37	1,41	1,25	1,02	0,52
	+ $NaNO_3$	3,63	3,50	3,12	2,85	2,82	2,72	2,14	1,87	0,77
P_2O_5	Kontrolle	0,73	0,65	—	0,62	0,54	0,47	0,41	0,26	0,21
	+ $NaNO_3$	0,52	0,51	0,45	0,41	0,39	0,35	0,21	0,22	0,21

Wir sehen durchweg einen größeren Phosphatgehalt in den Kontrollen, aber die Kalimenge war, wie verständlich, bei den mit $NaNO_3$ gedüngten Pflanzen größer.

Dieser Befund wurde auch bei anderen Pflanzen beobachtet[2246, 2247], aber ebenso das Gegenteil z. B. Gerste[2258]. Geringere $K^{\cdot}$-Aufnahme wurde berichtet bei der Bohne[2254] und Mais[2255], Tomatenpflanzen hielten Kalimangel bei Nitratdüngung länger aus[2256], es führt zur Ansammlung von NO_3' in den Blättern[2257, S. 567].

Sonstige Stoffwechselvorgänge. Das hier zu behandelnde Thema war schon in den vorhergehenden Seiten nicht zu übergehen, denn Aufnahme, Reduktion und Assimilation sind nicht streng voneinander zu trennen. Beim Nitrat muß natürlich immer die Differenz zu anderen Stickstoffquellen herangezogen werden. Denn Stickstoffmangel, ein pathologischer Zustand, kann nicht eindeutig als Gradmesser der Nitratwirkung dienen.

Zuerst wird man die Ansammlung von stickstoffhaltigen Produkten in Ergänzung der Tabelle 77 S. 321 erwähnen müssen. So enthalten Nitratpflanzen geringere Mengen von Hexosamin[2259] oder Glutamin bzw. Asparaginstickstoff[2260] als $NH_4^{\cdot}$-Pflanzen. Glykosid-N in Mohrenhirse (Sorghum vulgare Pers) bildet sich aus NO_3'[2261]. Das liegt teilweise an der Geschwindigkeit der Assimilation.

[2250] Maze, P.: Ann. rev. Biochem. **V**, 525 (1936).
[2251] Nehring, K.: Z. angew. Chem. **1935**, 504 (Vortragsreferat).
[2252] Shive, J. W. u. Robbins, W. R.: Ann. rev. Biochem. **VIII**, 503 (1939).
[2253] Davidson, J.: J. agric. Res. **46**, 449 (1935), Rona **74**, 154. Weizen.
[2254] Carolus, R. L.: Plant Physiol. **13**, 349 (1938), Rona **109**, 219.
[2255] Beckenbach, J. R., Robbins, W. R. u. Shive, J. W.: Soil. Sci. **45**, 403 (1938), Rona **109**, 56. Auch SO_4''-Aufnahme gehemmt, $Mg^{\cdot\cdot}$-Aufnahme gefördert.
[2256] Wall, M. E. u. Tiedjens, V. A.: Science **91**, 221 (1940). C. **1940 I**, 3801.
[2257] Gregory, F. G.: Ann. rev. Biochem. **VI**, 557 (1937).
[2258] Arnon, D. I.: Soil Sci. **48**, 295 (1939), Rona **118**, 219. Mit $NH_4^{\cdot}$ ernährte Gerste hatte einen höheren P-Gehalt und niederen $K^{\cdot}$-, $Ca^{\cdot\cdot}$-, $Mg^{\cdot\cdot}$-Gehalt als NO_3'-Pflanzen.
[2259] Sideris, C. P., Young, H. Y. u. Krauss, B. H.: J. biol. Chem. **126**, 233 (1938). Ananaspflanzen.

So wird $NH_4^{\cdot}$ in der Ananas sofort nach der Aufnahme assimiliert und liefert Aminosäuren, Glutamin und Asparagin. Nitrat wandert weiter, wird später synthetisiert und letztlich in Eiweiß überführt, das bei Nitratpflanzen reichlicher war[2262]. Schon in den Wurzeln war der Eiweißgehalt höher bei den Nitratpflanzen, und zwar stärker als in den oberen Organen. Das wird auf die $NH_4^{\cdot}$-Schädigung bezogen, während Nitrate sehr wenig giftig sind. So wuchs Weizen noch bei 0,025% $NaNO_3$ maximal[2263].

Der Nikotingehalt der Tabakblätter war bei Nitratstickstoff niedriger als bei Ammoniak[2264, 2265], aber schließlich holten die Nitratpflanzen auf, weil sich bei ersteren Schäden zeigten.

Die Schäden bestanden nach $NH_4^{\cdot}$ bei der Ananas in minderem Eiweißgehalt, der einhergeht mit einer Verminderung der Saccharose und reduzierendem Zucker in der Wurzel der Ananas[2262]. Neuerdings ist man geneigt, die Ammoniakschädigung auf einen Zuckermangel zurückzuführen[2252, S. 516]. Dieser führt sekundär zu einer Hydrolyse von Eiweiß. Nitratschädigung wird durch Belichtung vermindert[2266], da die Assimilation und damit die Kohlenstoffausnutzung vermehrt ist. Die stärkere Belichtung führt zu einer überschießenden Zuckerassimilation.

Bei Weizen und Tomaten ließ sich bei vermehrter Nitrataufnahme und Assimilation durch Belichtung Zunahme der Eiweißmengen, zugleich mit Abnahme dre Hemicellulose[2267] feststellen. Die Organe werden dabei Unterschiede zeigen.

In Versuchen mit Gerste war der *Zuckergehalt* gerade in den Wurzeln bei $NH_4^{\cdot}$-Düngung größer[2258]. Selbstverständlich verbraucht Nitrat selbst zur Assimilation auch Zucker (siehe dazu KALINKEWITSCH[2213, II]). Eine interessierende Versuchsreihe[2268] an Sojabohnen in Sandkulturen (Töpfe von 2 Gallonen, beimpft mit Rhizobium japonicum) ergab eine Differenz für die Kationen der angebotenen Nitrate, indem $NaNO_3$ giftiger war, weil $Na^{\cdot}$ nicht zum Ansatz kommt (im Verhältnis zu $NH_4^{\cdot}$, $Ca^{\cdot\cdot}$, $K^{\cdot}$) und der Saft übermäßig alkalisch wird. Dann aber wird der Nitratgehalt je nach Konzentration von besonderem Einfluß auf den Zuckergehalt sein. So verursacht wöchentlicher Zusatz von Nitrat-N einen Abfall der reduzierenden Zucker im Pflanzensaft, bei 70 mg kommt es gleichzeitig mit gehemmter Knöllchenproduktion zu vermehrter Blattproduktion und damit zu vermehrter Fähigkeit zur Zuckersynthese und wieder zur Zuckergehaltserhöhung. Bei noch höheren Konzentrationen (gleichzeitig Aufhören der Knöllchenproduktion) wird die Glucose wiederum geringer.

Manchmal ergeben sich Hinweise, daß bei der Zuckerwirkung gar nicht die Assimilation, sondern das Ion selbst eine Rolle spielt. BÖNING[2269] untersuchte den Zuckergehalt der Tabakpflanze auch unter der Einwirkung anderer Ionen und fand eine Erniedrigung nach der Reihe: $PO_4''' < SO_4'' < NO_3' < Cl'$. Diese Reihe wird in Beziehung gesetzt zum osmotischen Druck. Schnell permeierende Ionen würden eine Steigerung des osmotischen Drucks verursachen. Dieser Steigerung

---

2260 CLARK, H. E.: Plant Physiol. **11**, 5 (1936), Rona **94**, 373. Tomatenpflanzen.

2261 HAMANT, C.: C. rend. Acad. Sci. **201**, 1503 (1935). C. **1936 II**, 2934. Vielleicht über Blausäure.

2262 SIDERIS, C. P., KRAUSS, B. H. u. YOUNG, H. Y.: Plant Physiol. **13**, 489 (1938). C. **1938 II**, 4084.

2263 GOEDEWAAGEN, M. A. J.: Proc. roy. Acad. Sci. Amsterdam **32**, 135 (1929), Rona **51**, 698.

2264 WLADIMIROW, A. W.: Chemisat. soc. Agric. **8**, 35 (1939). C. **1939 II**, 4262. Nicotina rustica.

2265 DAWSON, R. F.: Bot. Gaz. **100**, 336 (1938), Rona **112**, 401. Verschiedene Tabaksorten.

2266 WHITE, H. L.: Ann. Botany **1**, 623 u. 649 (1937). Versuche an Lemna, zit. nach [2252, S. 517].

2267 TOTTINGHAM, W. E. u. LEASE, E. J.: Science **1934 II**, 615, Rona **87**, 71.

2268 ORCUTT, F. S. u. WILSON, P. W.: Soil Sci. **39**, 289 (1935), Rona **87**, 304.

2269 BÖNING, K. u. BÖNING-SEUBERT, E.: Biochem. Z. **278**, 71 (1935), Rona **89**, 318. C. **1935 II**, 1390.

wird entgegengearbeitet durch Beseitigung des Zuckers, der damit als Regulator bzw. Puffer dient. Bei Weizen ergab sich die Reihe des Zuckerschwundes $NO_3' > SO_4'' \lesssim Cl'$[2270], offenbar ohne Zusammenhang mit der Permeationsgeschwindigkeit.

An isolierten Blättern von Drosera capensis wurde der Stärkeabbau in der Reihenfolge: $NO_3' > PO_4''' > Cl' > SO_4''$ beschleunigt, was bei den hohen Konzentrationen (n/5—n/50) nichts mit obigen Verhältnissen zu tun hat[2271].

Verschiedenes. Bei Algen wurde im Licht weniger Formaldehyd gefunden, wenn NO_3' anwesend war, aber die NO_2'-Mengen waren dabei größer[2272]. Oxal-, Apfel- und Citronensäure ist bei NO_3'-Düngung von Tomaten höher[2260], ebenso Oxalsäure bei Picea excelsa und Fagus silvatica[2273], Citronensäure bei Tabak[2264] (Phosphatide bei Flachs[2300]). Bildung von Vitamin C ist größer in höheren Pflanzen, steigend mit der Nitratmenge[2274]. Bei Züchtung von Kressekeimen in verschiedenen Stickstoffquellen fand sich bei NH_4HCO_3 und NH_4NO_3, NH_4-acetat oder NH_4-succinat keine Änderung. KNO_3 und $NaNO_3$ führte zur Zunahme von Ascorbinsäure, nicht aber von Carotin. $(NH_4)_2SO_4$ wirkte dagegen ungünstig auf die Bildung beider (nicht auf Xanthophyll[2278, I]). Bei diesen Versuchen waren wohl die Aciditätsverhältnisse maßgeblich, denn bei KNO_3 und $NaNO_3$ waren auch organische Säuren und CO_2 vermehrt, als Regulationsvorgang zur Abpufferung der nach der Nitratassimilation zurückbleibenden Alkalien. Ascorbinsäurebildung lag damit im Nebenschluß zur Bildung dieser Säuren. Isolierte Blätter bei Weizen bildeten im Licht Bios, aber bei Anwesenheit von 1% $NaNO_3$ weniger[2275].

Isolierte Blätter von Liguster bildeten bei NO_3' vermehrt CO_2[2276], Elodea Canadensis mehr O_2[2277].

Die Transpiration der Baumwollpflanze sinkt durch Salze, durch Chloride mehr als durch Nitrate[2278], aber die hier angewandte Reihe der Kationen zeigt keine Gesetzmäßigkeit, z. B. wirkt bei Chlorid $Na^{\cdot}$ stärker, bei Nitrat das Kalium.

2. Phosphat. Im Abschnitt über die Aufnahme von Anionen im allgemeinen (S. 317) wurde schon über die Aufnahme von Phosphaten gesprochen. Hier interessieren uns andere Gesichtspunkte. Die Wurzel vermag nicht aus jeder Konzentration, die ihr angeboten wird, ausreichende Substanzmengen zum Wachstum herauszuziehen. Das Schöpfwerk vermag zu hohe Gefälle nicht zu überbrücken. Die notwendige Mindestkonzentration beträgt z. B. 0,5 mg PO_4''' in 1000 ccm Nährlösung bei Roggen[2279], bei 1—50 mg liegt bei Weizen das Optimum[2280]. Wesentlich ist die absolute Zufuhr im Verhältnis zum Wachstum, denn der Roggen assimiliert bei vollem Wachstum bei den geringen Konzentrationen von 0,5 mg/Ltr. zu rasch das angebotene Phosphat, so daß also der Anschein von P-Mangel auftreten kann. Die aufgenommene Menge steigt in diesem Bereich mit der angebotenen Konzentration, aber die relative Aufnahme wird geringer[2282, 2187].

2270 Fuchs, W. H.: Planta **24**, 725 (1935), Rona **94**, 49. C. **1936 II**, 492. $Ca(NO_3)_2$ macht eine Ausnahme.

2271 Giessler, A.: Flora N. F. **23**, 133 (1928), Rona **48**, 639. Stärkeschwund beobachtet, nur qualitativ nach Ausfall der Jod-Reaktion.

2272 Sommer, A. L.: Plant Physiol. **11**, 853 (1936), Rona **98**, 219.

2273 Olsen, C.: C. rend. Trav. Labor. Carlsberg Ser. chim. **23**, 101 (1939). C. **1940 I**, 1216. Gleichzeitig Ca-Oxalatablagerung.

2274 v. Hausen, S.: Biochem. Z. **288**, 391 (1936).

2275 Suchorukov, K., Kling, E. u. Kliacko, D.: C. rend. Acad. Sci. URSS. **1**, 524 (1935), Rona **88**, 131.

2276 Ruhland, W. u. Ullrich, H.: Planta **7**, 424 (1929), Rona **51**, 445.

2277 Lovell, J.: Proc. Leeds physic. lit. Soc. Sci. Lect. **3**, 488 (1938). C. **1939 I**, 1783.

2278 Meyer, B. S.: Amer. J. Bot. **18**, 79 (1931), Rona **62**, 96.

2278, I Mapson, L. W. u. Cruickshank, E. M.: Biochem. J. **41**, 197 (1947).

2279 Parker, F. W.: Soil Sci. **24**, 129 (1927), Rona **43**, 54. Bei Sojabohne schon 0,5 mg/Ltr.

2280 Teakle, L. J. H.: Plant Physiol. **4**, 213 (1929), Rona **54**, 603.

2281 Gracanin, M.: C. rend. Acad. Sci. **195**, 899 (1932), Rona **74**, 275. Gerste, Weizen, Mais, Erbsen.

2282 Gracanin, M.: C. rend. Acad. Sci. **195**, 1311 (1932), Rona **74**, 275. Versuche an Gerste und Mais.

Für die absolute Menge der Aufnahme hat der Transspirationsstrom (d. h. die Wasserverdunstung), den wir vorher sehr wirksam beim Weitertransport anderer Ionen sahen, eine geringe Bedeutung (Hafer[2187], Gerste, Weizen, Mais, Erbsen[2281]), wird auch durch PO_4''' herabgesetzt[2312], dagegen ist maßgeblich die Entwicklung der Wurzelmasse gemessen am Trockengewicht[2187]. Diese entwickelt sich als Versuch einer Regulation stärker bei P-Mangel[2307–2311].

Die Absorption wird geringer mit dem Alter[2187], das ist aus den Gesetzen von STEWARD über die Br'-Aufnahme abzuleiten.

Neben diesen endogenen Faktoren sind die exogenen nicht zu vernachlässigen, die sich aus der Chemie des Phosphations ergeben, etwa durch *Bildung unlöslicher Substanzen*.

Darunter ist an erster Stelle das *Eisen* zu nennen. Bei der niedrigen PO_4'''-Konzentration der Versuche mit Roggen und Soja wurde das PO_4''' durch Fe gefällt und so die PO_4'''-Aufnahme der Pflanzen behindert[2279]. Umgekehrt wird durch die PO_4'''-Ionen das Eisen gefällt und unresorbierbar. Diese Fällung erfolgt bei manchen Pflanzen[2283, 2289] noch in den Gefäßbündeln oder Geweben, so daß als Effekt eine Chlorose der Pflanze durch hohe PO_4'''-Gaben erfolgt. Bei Versuchen mit Reis[2289] war Ca förderlich für die Entwicklung der Chlorose, bei den anderen Pflanzen[2283] hemmend, letzteres bei alkalischer Reaktion, wo eine Fällung des Phosphats außerhalb der Pflanze als Ca-Salz wirksam wird. Bei Hafer führte $CaCl_2$ zur besseren Resorption des PO_4'''[2187].

Bei der Fällung außerhalb der Pflanze ist neben Fe noch Al in Betracht zu ziehen[2288, 2290], wobei ein Antagonismus der beiden Ionen im physiologischen Effekt resultieren soll[2290, 2291], z. B. auch hinsichtlich Wasserkapazität und Resistenz gegen Frost, die bei Phosphatüberschuß größer sind[2291]. Daneben gibt es Reaktionen mit Bodenkolloiden, etwa Silicaten und Calcium[2284, 2285].

Die Ausnutzungsfähigkeit von Al-Fe-Phosphaten wurde von UNGERER[2286] an Hafer untersucht. So ergab eine Sandkultur mit Phosphat als $CaHPO_4$ 11,4 g, als $AlPO_4$ 6,8 g, als $FePO_4$ nur 5,1 g Ertrag, der aber durch $CaCO_3$ gehoben werden kann. Der Effekt wird durch Säureabgabe durch $AlPO_4$ und $FePO_4$ erklärt, weil diese unter Bildung von basischen Komplexen zur Abspaltung von Phosphaten führen. In Versuchen an chinesischem Zuckerrohr war gerade dann ein guter Effekt zu beobachten, wenn kein $CaCO_3$ im Lehmboden mehr vorhanden war. So konnte man durch Zugabe von $CaCO_3$ das Tricalciumphosphat in seiner Löslichkeit vermindern, so daß nichts mehr beweglich blieb[2292, 2293, 2287]. Diese Wirkung des Ca kann man durch Humussäuren[2293] oder Citrat[2287] vermindern. Sehr wichtig ist noch die Anwesenheit des Fluorids in der angebotenen Phosphatverbindung. Will man Mineralphosphat (rock-phosphate), das als Fluorapatit vorliegt, zur Düngung verwenden, muß man das Fluor entfernen. Sogar Ca-Metaphosphat ist für die Pflanze noch besser auszunutzen (EISENBERGER, LEHRMAN und TURNER[698, III]). Nach GERICKE[2287, I] wird sogar schon das Hydroxylapatit für die Pflanzen schwer zugänglich sein. Silicate sollen den Übergang

---

[2283] OLSEN, C.: C. rend. Trav. Carlsberg Lab. Ser. chim. **21**, 15 (1935), Rona **91**, 100. Versuche mit Lemna polyrhiza, Xanthium spinosum, Zea Mais.

[2284] SCARSETH, G. D. u. TIDMORE, J. W.: J. amer. Soc. Agron. **26**, 138 (1934), Rona **79**, 316.

[2285] SCARSETH, G. D. u. TIDMORE, J. W.: J. amer. Soc. Agron. **26**, 152 (1934), Rona **79**, 317.

[2286] UNGERER, E.: Z. Pflanzenernährung A. **12**, 349 (1928), Rona **52**, 73.

[2287] RAUTERBERG, E.: Z. Pflanzenernährung A. **28**, 106 (1933), Rona **78**, 72.

[2287, I] GERICKE, S.: Angew. Chemie **60**, 98 (1948).

[2288] FORD, M. C.: J. amer. Soc. Agron. **25**, 134 (1933), Rona **73**, 72.

[2289] KIMURA, J.: J. Imp. Agric. Exp. Sta. (Japan) **2**, (1932), zit. nach [2136, S. 495]. Versuche mit Reis.

[2290] SERGEYEV, L. I. u. SERGEYEVA, K. A.: C. rend. Acad. Sci. URSS **22**, 626 (1939) Rona **117**, 46. Sommerweizen.

[2291] SERGEYEV, L. I. u. SERGEYEVA, K. A.: C. rend. Acad. Sci. URSS. **22**, 630 (1939) Rona **117**, 47.

[2292] BEHRENS, W. U.: W. Z. Pflanzenernährung **39**, 301 (1935), Rona **91**, 100.

[2293] FLIEG, O.: Z. Pflanzenernährung **38**, 222 (1935), Rona **87**, 306.

in diese Verbindung hindern und so die Assimilation begünstigen. Nach den Erfahrungen der Düngerherstellung ist aber in der Störung das Fluorid führend, dessen Beseitigung vor allem erstrebt werden muß. (Siehe dazu S. 331.)

Über das Ca/P-Verhältnis kann man auf das betreffende Kapitel im Abschnitt Chemie (S. 55 ff.) verweisen. Entsprechende Bedingungen, besonders die *Wasserstoffionenkonzentration* werden hier wirksam sein. Als Komplikation gehört aber dazu, daß man die Möglichkeit saurer Wurzelausscheidungen[2279] — wie wir es schon dargestellt haben — nicht unberücksichtigt lassen darf.

Durch Kalkung kann sogar die Ausnutzbarkeit des Phosphats verbessert werden, etwa auf dem Umwege über eine stärkere Entwicklung der Wurzel der Pflanzen, oder über Ausscheidungen aus ihnen[2297, I]. Damit werden die Verhältnisse unübersehbar, und jede Aussage scheint nur für die gerade untersuchte Pflanze zu gelten.

Im alkalischen Gebiet wird PO_4''' schlechter aufgenommen[2283, 2294], so daß also z. B. die durch Fe-Ausfällung im Gewebe entstehende Chlorose bei p_H 8,0 verhindert wird[2283].

Nach Zusatz von etwas löslichem PO_4'''[2296] oder durch Kombination mit Stickstoff in neutralen Böden[2295] wird die Resorption verbessert und zwar dadurch, daß bei der Nitrifikation Salpetersäure entsteht. Andererseits war die Ausnutzung von $CaHPO_4$ in sauren Böden besser als die von Monocalciumphosphat[2285]. Die Wirkungsgrade waren hier Monocalciumphosph. = 100, Tricalciumphosph. = 57, $NH_4H_2PO_4$ = 110, $FePO_4$ = 25. Zusatz von $CaCO_3$ verminderte die Ausnutzung in jedem Fall.

Weiter nahmen Pflanzen, die auf saurem Boden wachsen — Pinus silvestris, Azalea pontica, Eriphorum vaginatum —, mehr P aus saurer Lösung auf. Pflanzen dagegen, die sonst in neutralem Milieu wachsen (Fagus silvatica, Alies alba), nahmen aus schwach alkalischer Lösung mehr auf[2297]. Hier ist neben der Löslichkeit und Abgabe von Sekreten aus den Wurzeln noch die Schädigung der Wurzeln durch die Acidität zu berücksichtigen. Wir kennen also schon eine ganze Reihe von Faktoren.

Bei der Resorption spielt die Weiterverarbeitung eine Rolle. Die am stärksten wachsenden Teile haben den höchsten Gehalt[2298]. Die Beziehung zur Belichtung ist nicht eindeutig, z. B. fällt der Gehalt bei Getreidekeimlingen nach der Belichtung, steigt aber an bei Tomaten und Kartoffeln, wenn sie Chlorophyll haben und assimilieren können[2298]. Phosphorylierungen spielen vielleicht hinein. So wurde bei Erbsenmehl Hexosediphosphat gebildet (Harden-Youngester)[2299].

Das weitere Schicksal ist von vielen Faktoren abhängig, z. B. von der Stickstoffernährung. Gabe von Nitrat entgiftete eine für die Sojabohne stark giftige Phosphatmenge[2303, I]. Bei Flachs war unter NH_4 -Düngung der Phosphatidgehalt höher als bei NO_3'-Gabe[2300].

a) Das *Wachstum* kann durch PO_4''' anfangs als Minimumelement der Ernährung, bei hohen Konzentrationen aber durch Schädigung, wie wir es bei der Fe-Absorption eben darstellten, beeinflußt werden. Pflanzen, die durch Knöllchenbakterien nicht in N-Mangel geraten können, wie etwa Klee u. a., werden auf eine PO_4''-Zufuhr besonders eindeutig reagieren[2301]. Ebenso wichtig ist die Phase

2294 McGeorge, W. R.: Soil Sci. **39**, 443 (1935), Rona **89**, 541.

2295 Lewis, A. H.: J. agricult. Sci. **26**, 509 (1936), Rona **98**, 241. Versuche an Gerste und Senf.

2296 Truffaut, G. u. Bezssonoff, N.: C. rend. Acad. Sci. **186**, 522 (1928), Rona **46**, 641.

2297 Kozlowska, A.: Protoplasma **27**, 9 (1936), Rona **100**, 228. C. **1939 II**, 439.

2297, I Gericke, S.: Bodenkunde u. Pflanzenernährung **17**, 147 (1940), Rona **120**, 581.

2298 Cockefair, E. A.: Amer. J. Bot. **18**, 582 (1931), Rona **65**, 573. Versuche an Kakteen, Getreidekeimlingen, Tomaten und Kartoffeln.

2299 Tanko, B.: Biochem. J. **30**, 692 (1936), Rona **95**, 175. Merkwürdigerweise wurde die Phosphorylierung durch 0,002 mol NaF stark gehemmt. 0,0002 hemmen nicht mehr.

2300 Ssokolow, A. W.: Chemisat. soc. Agric. **8**, 22 (1939). C. **1939 II**, 4263.

2301 Arrhenius, O.: Z. Pflanzenernährung B. **10**, 289 (1931), Rona **62**, 544.

der Entwicklung, während der PO_4'' zugeführt oder entzogen wird. So kann man Gerste in vollkommen PO_4'''-freie Nährlösungen bringen, ohne ihr zu schaden, wenn sie nur in den ersten 5—6 Wochen ausreichend versorgt war[2302, 2303]. Während dieser Zeit werden genügende Mengen P aufgenommen, um bis zur Samenreife zu kommen. Entbehrt sie PO_4''' aber in den ersten 4 Wochen, dann bilden sich zwar Halme, aber keine Ähren aus[2303].

Die Entwicklung der Trockengewichte erfolgt nach MITSCHERLICH in logarithmischer Form mit Zunahme der P-Düngung, wobei die bei einer statistischen Summenkurve vorhandene langsame Steigerung bei kleinsten Dosen vernachlässigt wird. Auch proportionale Steigerung kann je nach der Form der vorhandenen S-Kurve zustande kommen[2306]. Als Beispiel geben wir auf Tab. 79 eine Versuchsreihe von ARRHENIUS[2304] wieder, wobei die Zahlen relative Gewichte darstellen mit Einsetzen von 100 für die optimale Entwicklung. Die Konzentrationen wurden durch tägliche Nachfüllung der Nährlösungen auf gleicher Höhe gehalten.

Tabelle 79.

mg PO_4'''/Ltr.	0	9	30	90	300
Gerste	3	90	98	100	92
Hafer	6	99	99	100	97
Sommerweizen	9	100	92	99	89
Klee	1	52	92	100	69
Zuckerrüben .	6	100	75	87	25
Wasserrüben .	12	90	88	100	55

Wir sehen aus den Zahlen den Beginn einer Schädigung, während das logarithmische Gesetz durch den weiten Abstand der niederen Dosierungen wenig deutlich wird. Durch Überdosierung soll vor allem das Längenwachstum der Pflanzen leiden[2305].

Eine zweite Tabelle nach Untersuchungen von WEISSFLOG und MENGDEHL[2202] soll die *Verwertbarkeit verschiedener Phosphor-Sauerstoffverbindungen* durch Mais deutlich machen. In jedem Gefäß befand sich dieselbe P-Menge (142,5 mg) in verschiedener Form. Teils wuchsen die Pflanzen auf sterilem, teilweise auf infiziertem Boden. Die Zahlen geben das geerntete Frischgewicht aus Durchschnitten „bis zu 6 Pflanzen“ an:

Tabelle 80.

Salz	KH_2PO_4	NH_4MgPO_4	$K_4P_2O_7$	KPO_3	$Ca_3(PO_3)_2$	K_2HPO_3	KH_2PO_2	ohne P
sterile Pflanzen	16,9	38,9	17,1	15,1	16,2	8,5	6,2	6,9
infizierte Pflanzen	18,5	39,6	29,5	17,1	11,8	6,4	4,7	7,1

Die Zahlen der Tabelle bedürfen keiner Erläuterung, abgesehen vielleicht von dem besseren Wachstum der auf infiziertem Boden mit Pyrophosphat wachsenden Pflanzen. Die Differenz ergibt sich daraus, daß Pyrophosphatasen der Bakterien die Pyrophosphate in die leichter aufnehmbaren o-Phosphate spalten. In Algen

[2302] TUEVA, O.: Rona **53**, 202 (1929).

[2303] BRENCHLEY, W. E.: Ann. of Botany **43**, 89 (1929), Rona 51, 59.

[2303, I] HAMNER, C. L.: Bot. Gaz. **101**, 637 (1940). C. **1940 II**, 2039.

[2304] ARRHENIUS, O.: Z. Pflanzenernährung A. **16**, 94 (1930), Rona **56**, 501.

[2305] TURNER, TH. W.: Bot. Gaz. **88**, 85 (1929), Rona **53**, 345. Versuche an Gerste, Weizen, Baumwolle.

[2306] ENGLIS, D. T. u. GERBER, L.: Soil Sci. **28**, 221 (1929), Rona **52**. 563. Versuche mit Sojabohnen in Topfkulturen.

wurde andererseits Metaphosphat gefunden und eine Umwandlung in diese Verbindung aus PO_4''' beobachtet[1992].

Maßgeblich ist die Belichtung, deren Wirkung sich zum PO_4''' addiert[2307], wobei mit zunehmender Belichtung allerdings auch die Ansprüche an Zufuhr von PO_4''' wachsen[2308], so daß P-Mangel stärker hervortritt[2310], ähnlich wie beim Tier Rachitis leichter bei gutem Wachstum auftritt. Die Gewichtszunahme bei P-Zulage betrifft nicht die ganze Pflanze gleichmäßig, sondern der oberirdische Teil nimmt mehr zu als das Gewicht der Wurzeln[2307, 2308, 2309, 2311]. Die Wurzelentwicklung bleibt also bei hoher Gabe von PO_4''' zurück und ist stärker bei kleiner Menge (als Regulation aufzufassen). Umgekehrt sind Pflanzen wie Baumwolle, die keine Wurzelhaare besitzen, empfindlicher gegen niederes Phosphatangebot[2308], so daß man die Stärke der Wurzelentwicklung als einen Kompensationsvorgang zur besseren Aufnahme des vermindert angebotenen Nährstoffes auffassen könnte. Allerdings erstreckt sich diese Reaktion nicht auf alle Nährstoffe.

Durch hohe PO_4'''-Gaben wird der Beginn des Alterns bzw. die Reife beschleunigt[2308, 2309].

b) Spezielle Stoffwechselfunktionen. Beziehungen zu anderen Mineralien sind vielfach vorhanden. So war PO_4'''-Überschuß bei Kalimangel nachteilig für den Ertrag[2312]. Andererseits ist PO_4''' notwendig zur Reduktion von Nitrat (HOAGLAND[2230, S. 480]), und in Gerste, Buchweizen und Zuckerrübe ließ sich eine stärkere Ansammlung von Nitraten bei PO_4'''-Mangel beobachten[2229]. Beim Tabak besteht zwischen Stickstoff- und Phosphatdüngung eine gegenseitige Beziehung: P vermehrt die Nicht-Protein-Kohlenhydratkomponenten des Blattes, Stickstoff die Proteinkomponenten. Die Einwirkung auf die Fermente scheint entgegengesetzt zu liegen. P verminderte den Pectasegehalt und erhöhte die Protease. Stickstoff erhöhte die Pectase und verminderte die Protease. Die Infektion mit Mosaikvirus brachte an diesen Korrelationen keine Änderung[2307, I].

Diese Korrelationen können wir auf folgende Weise zu umschreiben versuchen. Da P an sich vor allem im Kohlenhydratstoffwechsel wirksam ist, sind weniger Fermente dieses Stoffwechsels notwendig, wenn Phosphat, dem WARBURG die Eigenschaft eines Katalysators zuschreibt (siehe S. 213), im reichlichen Angebot vorliegt. Dazu würde es dann auch durchaus passen, daß bei Melandrium[2307, II] und Chlorella[2307, III] durch Phosphatgabe der Aneuringehalt vermindert wird.

2307 EIDELMAN, S. M.: Rona **87**, 303 (1934). Gerste.

2307, I HOLDEN, M. u. TRACEY, M. V.: Biochem. J. **43**, 147 u. 151 (1948).

2307, II HURNI H.: Z. f. Vitaminforschung **15**, 3 (1944).

2307, III v. WITSCH, H.: Naturwissenschaften **36**, 53 (1949) bzw. Biolog. Zentralblatt **67**, 95 (1948).

2308 SOMMER, A. L.: J. agric. Res. **52**, 133 (1936), Rona **95**, 179. Erbsen, Buchweizen, Mais, Tomaten, Weizen, Baumwolle.

2309 WILLIAMS, R. F.: Austral. J. exp. Biol. Med. Sci. **14**, 165 (1936), Rona **99**, 52. Hafer.

2310 SMIRNOV, A., STROM, E. u. KUZNETZOV, S.: Bull. Acad. Sci. URSS. Ser. Biol. **2**, 265 (1938), Rona **112**, 568. Erbsen.

2311 WOODMAN, R. M.: J. agric. Sci. **29**, 229 (1939), Rona **114**, 51. Salat.

2312 LEMMERMANN, O. u. BEHRENS, W. U.: Z. Pflanzenernährung **37**, 300 (1935), Rona **88**, 400.

2313 WILLIAMS, R. F.: Austral. J. exp. Biol. a. med. Sci. **13**, 49 (1935), Rona **88**, 552.

2314 CALDWELL, J. u. MEIKLEJOHN, J.: Ann. of Bot. N. S. **1**, 477 (1937), Rona **105**, 415. C. **1937 II**, 3473.

2315 CALDWELL, J. u. MEIKLEJOHN, J.: Ann. of Bot. N. S. **1**, 487 (1937). C. **1937 II**, 3473.

2316 JONES, W. W.: Plant Physiol. **11**, 565 (1936). C. **1936 II**, 2934.

2317 LYON, C. J.: J. gen. Physiol. **6**, 299 (1924).

2318 LYON, C. J.: J. gen. Physiol. **10**, 599 (1927). (Aktivität des Enzyms) $\times$ $(pPO_4)^n = K$, der Exponent war für Pflanzenatmung = 1, Peroxydase = 1,34, Lipase 3 und 4.

2319 PETRIE, A. H. K. u. WILLIAMS, R. F.: Austral. J. exp. Biol. a. med. Sci. **16**, 347 (1938). C. **1939 I**, 4345.

2320 HOAGLAND, D. R.: Ann. rev. Biochem. **1**, 622 (1932).

Die Diastaseaktivität in Sojabohnen nimmt bei großen Phosphatmengen ab, und zwar noch bevor im Ertrag eine toxische Wirkung merkbar wurde[2306] (Nitrat wirkte entgiftend[2303, I]).

PO_4''' erhöht den Peroxydasegehalt von Samen[2321], erniedrigt die Amylaseaktivität von Erbsen[2322], siehe auch [2318], aktiviert aber bei Kaliummangel in Zuckerrohr[2323].

Die Transpiration des Hafers wird durch kleine PO_4'''-Gaben erniedrigt[2313].

Der Sauerstoffverbrauch durch Schnitte von Tomaten wird durch m/30 PO_4''' kaum gesteigert, aber höhere Konzentrationen hemmen[2314], eine Funktion, die durch NaF etwas gestört wird[2315]. Auch die CO_2-Produktion von Weizen, der PO_4'''-arm ernährt war, ist gegenüber normalen Pflanzen nicht gestört (6% ?). Zusatz von PO_4''' zu solchen Pflanzen führte zu einer Steigerung von vielleicht 10%[2316], also im Bereich der Fehlergrenze. Bei Hafer und Sudangras führte P zu einer Atmungssteigerung, aber nur in den Anfangsstadien der Entwicklung[2319]. Deutlicher sind die Steigerungen der CO_2-Produktion von Elodea canadensis. 0,021 mol steigerte auf 115%, 0,085 auf 150%. Die Steigerung nahm bis 0,17 mol nicht zu. Auch unter anaeroben Bedingungen führte PO_4''' zur Steigerung[2317]. Neben der Konzentration an PO_4''' wirkt die Wasserstoffionenkonzentration[2318].

Bei Kartoffelscheiben verursachte in den Versuchen von STEWARD und PRESTON[2163, II] eine Verminderung des Phosphatpuffers bei p_H 7 eine Abnahme von Atmung und Proteinsynthese.

PO_4''' erhöht die Formaldehydbildung in Algen[2272], ebenso den Zuckergehalt in Tabakblättern außer bei übermäßigen Gaben[2269] und in Tomaten gleichzeitig mit dem von Nitrat[2320]. Phosphat wirkt weiterhin günstig ein auf die Bildung von Vitamin C bei Samen[2327] und die Bildung von Lobelin in Lobelia inflata, aber letzteres nur in Verbindung mit Salpeterstickstoff[2328]. Bei Faser- und Öllein wird die Ertragskurve gesteigert, der Eiweißgehalt erniedrigt, die Jodzahl des Leinöls erhöht[2326, II].

c) Phosphatmangel verursacht Abbau der Reservekohlenhydrate bei der Erbse[2310]. In der Wurzel von Zichorien (cichorium intybus) nimmt der Inulingehalt ab, die anderen Zuckerarten zu, also Begünstigung der Hydrolyse[2326, I]. Bei Zuckerrüben findet man entsprechend eine Erhöhung der Maltosefraktion, aber zugleich eine Abnahme des Rohrzuckers[2324], besonders in der Wurzel[2325]. Es kommt zu mangelhafter Wanderung von Kohlenhydraten in die Wurzel. Deshalb wird hier die Düngung mit $NH_4^{\cdot}$-Salzen schlecht vertragen, weil eine Synthese in organische Form verzögert wird.

Ein Vergleich zwischen P-Mangel und normalem Gehalt bei einigen Bestandteilen des Weizens ergibt folgende Zahlen von JONES[2316]:

Tabelle 81.

	100 Samen-wiegen	Eiweiß %	Stärke %	P %
P-Mangel	1,46	15,8	37,4	0,444
volle Ernährung . .	1,71	15,02	44,6	0,688

Diese Zahlen geben die stärksten Ausschläge in dem relativen Stärkegehalt, während man sonst besonders beim Eiweißstoffwechsel Einwirkungen sieht.

Darauf weist schon der Befund einer größeren NO_3'-Ansammlung hin, zugleich mit Zuckeranhäufung, z. B. bei der Tomate. Wir registrieren den Befund, daß Gerstenkörner mit guter PO_4'''-Gabe einen höheren Gehalt an Eiweißen besitzen[2326]. Schließlich gibt GREGORY[2257, S. 567] als Zeichen von P-Mangel folgende Symptome an: Reduktion im Proteingehalt, deutliche Ansammlung von Amin-Stickstoff, eine weniger deutliche von Amino-Stickstoff.

2321 GARILLI, D.: Gior. biol. appl. Ind. chim. **2**, 206 (1935). C. **1935 I**, 3554.
2322 SMIRNOW, A. u. DARKANBAJEW, T.: Bull. Acad. Sci. URSS. **1938**, 299. C. **1939 I**, 440.
2323 HARTT, C. E.: Plant Physiol. **9**, 453 (1934), Rona **85**, 301.
2324 SYSSAKYAN, N. M.: Bulll. Acad. Sci. URSS. **2**, 321 (1938), Rona **112**, 218.
2325 SYSSAKYAN, N. M.: Bull. Acad. Sci. URSS. **2**, 309 (1938), Rona **111**, 390.
2326 ARRHENIUS, O.: C. rend. Trav. Labor Carlsberg Sér. chim. **22**, 42 (1938), Rona **107**, 218.
2326, I SYSSAKYAN, N. M.: Biochimija **3**, 94 (1938). C. **1939 I**, 2802.

d) Das radioaktive Phosphat: $^{32}PO_4$. Das als Radiophosphor ^{32}P bekannte Isotop ist heute zur Markierung zugefügten Phosphats als „Tracer“ nicht mehr aus der Methodik physiologischer Untersuchungen von Pflanze oder Tier fortzudenken. Es wird dabei die Voraussetzung gemacht, daß durch die Einführung des ^{32}P in den Stoffwechsel die chemischen Umsetzungen nicht verändert werden. Diese Voraussetzung ist, soweit man heute sehen kann, richtig in Hinsicht auf die Umsetzungen im rein chemischen Milieu, sie ist richtig auch noch in Organbreien, aber sie wird fraglich im Verband der Zelle.

Es können hier nicht nur die lokalen chemischen Reaktionen durch ein Atom mit geringfügig veränderter Masse — als Änderung in der Umsatzgeschwindigkeit ausgedrückt — eine Störung erleiden, sondern durch den Zerfall des Atoms wird ein Projektil hoher Energie in das umgebende Plasma gesandt. Dieses Projektil ist beim Zerfall von ^{32}P ein Elektron, d. h. ein β-Teilchen mit der hohen maximalen Energie von 1,7 der durchschnittlichen $\sim$0,7 MeV (Millionen Elektronen-Volt). Dieses Geschoß durchdringt das Plasma und läßt auf seinem Weg eine Reihe von Ionisierungen oder Anregungen zurück, darin gleich der Wirkung der Röntgen- und anderen Strahlung. Die Gesetze, die dort gelten, sind auch hier anzuwenden. Sie finden den Gipfel in der Theorie, daß es Teile in der Zelle gibt, die durch einen einzigen „Treffer“, d. h. durch eine einzige in einen bestimmten Raum fallende Ionisierung so geschädigt werden können, daß eine bestimmte Funktionsänderung in der Zelle erfolgt (Kritik des Begriffs siehe Eichler[2326, III]). Diese Funktionsänderung kann in einer Mutation oder im Zelltod bestehen. Sichtbar werden histologisch Brücken und andere Störungen im Bereich der Chromosomen. Die Häufigkeit des Auftretens ist rein statistisch bestimmt und also abhängig von der Intensität der Strahlung, die die Energiequanten im Gewebe entstehen läßt.

Diese Verhältnisse sind auf die von dem zerfallenden Atom ausgesandten Energiemengen zu übertragen unter Berücksichtigung der veränderten Bedingungen. Das zerfallende ^{32}P sendet sein Elektron nach irgendeiner Richtung. Welche Wahrscheinlichkeit es hat, gerade einen empfindlichen Teil der Zelle zu treffen, hängt von dem Raumwinkel ab, unter dem dieser Teil von dem zerfallenden Atom aus erscheint. Dieser ist um so größer, je näher es an dem Ziel liegt. Nach unseren bisherigen Kenntnissen sind die empfindlichen Teile in den Chromosomen zu suchen. Daraus ergeben sich für ^{32}P folgende Punkte:

1. Die Chromosomen bestehen wesentlich aus Nucleoproteiden.
2. Die Nucleoproteide enthalten Phosphoratome.
3. Durch den Stoffwechsel gelangen ^{32}P-Atome in Nucleoproteidbindung.
4. Damit zerfällt das Atom direkt im empfindlichen Bereich und hat so die beste Gelegenheit, tiefgreifende Störungen zu hinterlassen, sowohl durch das mit großem Raumwinkel, also großer Treffer-Wahrscheinlichkeit, freigelassene Elektron als auch durch den Rückstoß.

Die entsprechenden Änderungen sind auch bei Pflanzen beobachtet worden, wenn man nur eine genügend große Aktivität anwandte und ^{32}P zum Einbau brachte.

In den Versuchen von Arnason[2326, IV] u. [V] wurden Gersten- und Weizenkörner in Lösungen verschiedener Aktivität zum Keimen, jeder Samen in 0,1 cm^3, eingelegt. Eine Aktivität von 0,65 rd (Rutherford) und darüber hemmte jede Ent-

[2326 II] Opitz, K.: Pflanzenbau **17**, 97 (1940), Rona **124**, 303.

[2326, III] Eichler, O.: Prinzipien des Lebendigen. Thieme 1949.

[2326, IV] Arnason, T. J., Cumming, E. u. Spink, J. W. T.: Science **107**, 198 (1948). C. 1948 **II**, 745.

[2326, V] Arnason, T. J.: Cold Spring Harbor Symp. Bd. XIII (1948) S. 1.

wicklung. 0,065 rd erwiesen sich als letal für viele Samen, während eine Menge von 0,0065 rd einen nicht merkbaren Effekt auf Keimung und Wachstum veranlaßte.

Die Einheit RUTHERFORD bedeutet, daß 10^6 Kerne pro Sekunde zerfallen. Bei der üblichen Rechnung nach CURIE würde das am nächsten kommen einem Millicurie (mC) mit $3{,}6 \cdot 10^7$ Zerfällen pro Sekunde. Diese Bezeichnung führt sich zunehmend in USA ein, und man muß zugeben, daß diese Einheit viele Vorteile für sich hat.

Um einen Vergleich mit der Höhe der Dosen zu haben, sind folgende Umrechnungen von Bedeutung. 0,65 rd entsprechen $\sim$ 18 μC, die sich im Raum eines Weizenkorns auswirken können. $^1/_{100}$ dieser Dosierung ergab keine sichtbaren Veränderungen. Auch diese Menge ist immer noch hoch im Verhältnis zu der beim Tier gegebenen Aktivität. Als Tracer werden für eine Ratte von 200 g Gewicht höchstens 1—10 μC gegeben.

Durch das Fehlen einer *sichtbaren* Veränderung ist aber noch nicht das Vorliegen einer Schädigung an den Chromosomen ausgeschlossen. Deshalb wurden mit 0,0065 und 0,00065 rd behandelte Samen in Nährlösung gezogen und das Verhalten der Chromosomen histologisch an Wurzelspitzen und Antheren untersucht. Auf beistehender Abbildung sind die beobachteten Formen wiedergegeben.

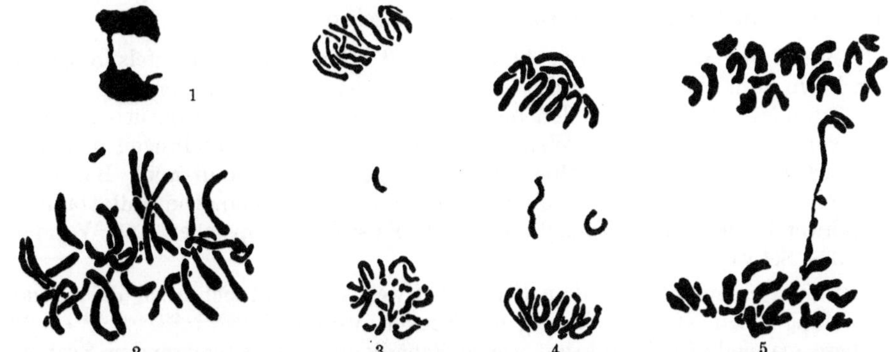

Abb. 25. Nach ARNASON ([2326 V]) Chromosomenabweichungen bei mit P^{32} behandelten Pflanzen. 1) Telephasenbrücke in einer Zelle einer Gerstenwurzelspitze. 2) Chromosomenfragment in einer Wurzelspitze von Triticum durum. 3—4) Große zurückbleibende Fragmente in Mikrosporocyten von Triticum durum. 5) Anaphasenbrücke in einem Mikrosporocyten von Triticum vulgare.

Diese Bilder fanden sich auch bei nichtbehandelten Pflanzen, aber als Seltenheiten, während es bei den behandelten häufig zu beobachten war, in den Wurzeln vor allem in den ersten 5 Tagen vom Beginn der Keimung. Das ist die Zeit, in der die lokale Aktivität am höchsten ist, denn später gibt es eine Verdünnung, sowohl durch das Größerwerden der Pflanze als auch durch den zunehmenden radioaktiven Zerfall. Deshalb sind die meisten Chromosomenaberrationen auf die erste Zeit zurückzuführen. Eine Ausnahme wird man für die Knospe zugeben, weil hier die Aktivität besonders hoch ist. 5,7% des ^{32}P, das in der Pflanze gefunden wurde, befand sich in der Knospe, die selbst nur 0,28% des Gewichtes der Pflanze ausmachte.

Für die Wahrscheinlichkeit des Auftretens von Aberrationen war die Zahl der Chromosomen wichtig, wie folgende Tabelle anzeigt.

Tabelle 82.

Pflanze	Chromosomen	P^{32} rd	Zahl der Zellen und Aberrationen
Triticum vulgare	21	0,0 065	9
		0,0065	24
		0 35	119
Triticum durum	14	0,00065	23
		0,0065	30
Hordeum distichon	7	0,00065	0
		0,0065	0

Bei Tradescantia ergaben sich zeitliche Zunahmen von Chromosomenaberrationen, wie GILES und BOLOMEY[2326, VI] nachweisen konnten. Nach 9 Tagen war der Prozentsatz der Zellen mit Chromosomenabweichungen, wenn die Pflanze in einer Lösung mit 10 μC/cc aufgezogen worden war, 52,4%, bei 1 μC/cc 16,3 und selbst bei 0,1 μC/cc mit 2,3% noch gegenüber den Kontrollen mit 0,16% deutlich erhöht. Teilweise gibt es einen Rückgang, weil die meisten der Veränderungen als zell-letal anzusprechen sind. Aber im allgemeinen ließ sich eine Proportionalität zwischen Zahl der Aberrationen und der gemessenen und vorhandenen Aktivität nachweisen. Deshalb wirken auch die Lösungen stärker, bei denen das ^{32}P in möglichst hoher spezifischer Aktivität, d. h. weitgehend ohne Ballast zur Aufnahme angeboten wird. Denn unter diesen Bedingungen erfolgt eine viel raschere Aufnahme und damit frühzeitiger eine höhere Konzentration.

Im allgemeinen gleichen die erhaltenen Bilder denjenigen, die man nach Röntgenstrahlen erhält, hier aber abgewandelt durch die Bedingungen des Einbaus, wie es am Anfang dieses Abschnittes dargelegt wurde.

3. Sulfat und schwefelhaltige Anionen. Daß Pflanzen des Schwefels in irgendeiner Form zum Wachstum bedürfen, ist selbstverständlich, da er zum Aufbau ihres Eiweißes gehört. Unter den möglichen Verbindungen wird natürlich Sulfat die bevorzugte Rolle spielen. Wenn im Boden Stickstoffverbindungen in Nitrat überführt werden, wird dasselbe mit Sulfat geschehen, wenn auch Bakterien gefunden werden, die beide Verbindungen reduzieren können. Die Sulfatbildung aus Schwefel wurde auch beobachtet[2329, 2330]. Es stellt die Speicher- und Wanderform des Schwefels dar[2197].

Der Zusammenhang mit dem Eiweißstoffwechsel ergibt sich auch darin, daß bei S-Mangel sich NO_3' gleichzeitig mit Zucker ansammelt[2230, S. 481 und 2197, S. 190]. Ob diese mangelhafte Reduktion wegen Schädigung des reduzierenden Systems oder nach dem Gesetz des Minimums geschieht, ist kaum zu unterscheiden. Wenn aber Pflanzen zunehmende Mengen von Sulfat angeboten werden, bedeutet das noch nicht eine vermehrte Bildung von Eiweiß und Cystin-Schwefel[2331]. In Versuchen an Gräsern wirkte Erhöhung des zugeführten $NH_4^{\cdot}$ auch in Richtung einer Sulfatverminderung und Steigerung der organischen Schwefelbindung. Natürlich werden Pflanzen, die viel Eiweiß bilden, des Schwefels besonders bedürfen, wie Klee[2332] und Luzerne[2333, S. 74] durch Sulfatgabe gefördert werden.

Bei Luzerne wurde sogar der Schwefelgehalt bezogen auf Trockengewicht gesteigert. Bei Getreideland und Weiden war kein Vorteil vorhanden.

a) Als Symptome des *Sulfatmangels* werden bei Citruspflanzen eine Art von Chlorose mit Gelbwerden der Blätter[2334] und vor allem ein mangelhaftes Längen-

---

[2326, VI] GILES, N. H. u. BOLOMEY, R. A.: Cold Spring Harbor Sympos **XIII**, S. 104 (1948).

[2327] VIRTANEN, A. I. u. EEROLA, L. V.: C. **1936 II**, 2397.

[2328] MACKU, J.: Rona **53**, 494 (1929).

[2329] JOHNSTON, W. W.: Soil Sci. **21**, 233 (1926).

[2330] JOFFEE, J. S.: N. J. Agric. exp. Sta. Bull. **374**, 4 (1922). Zusammenfassung.

[2331] WOOD, J. G. u. BARRIEN, B. S.: New Phytologist **38**, 125 (1939), Rona **117**, 363. C. **1940 I**, 2815. Versuche an Gräsern Phalaris tuberosa L und Lolium multiflorum Lam.

[2332] KRÜGEL, C., DREYSPRING, C. u. HEINRICH, F.: Forschungsdienst **6**, 164 (1938), Rona **109**, 556. Behandlung der Sulfatdüngung.

[2333] RUSSELL, E. J.: Boden u. Pflanze. Th. Steinkopff, Dresden u. Leipzig, 1936. Viele Literaturzitate.

[2334] HAAS, A. R. C.: Soil Sci. **42**, 435 (1936), Rona **99**, 583. Die Rippen der Blätter bleiben meist grün.

[2335] ZIRPOLO, G.: Boll. Zool. **6**, 245 (1935), Rona **88**, 214.

wachstum (siehe HOAGLAND[2230]) beschrieben. Bei Raps[2336] betrug die Länge der Pflanzen im Sulfatboden 42 cm, ohne Sulfat nur die Hälfte; wurden aber zugleich lösliche Ba-Salze hinzugefügt, die den Schwefel als Sulfat festlegten, dann betrug die Länge nur $^1/_5$ der Sulfat-gedüngten Pflanzen. Ebenso war das Verhältnis in der Ernte an Samen.

Auch *Überdosierung von Sulfat* ist schädlich. Umschlag und Schädigung fand sich bei:

Tabelle 83.

	NaCl	Na_2SO_4	Autor
Medicago sativa . .	0,1%	0,14%	AHI und Mitarbeiter[2339]
Distichlis spicata .	0,14%	0,28%	AHI und Mitarbeiter[2339]
Boehmeria nivea .	0,17 mol	0,15 mol	ISSAKOWA[2340]

Übermaß von Sulfaten führte bei Citrus zu gelber bis brauner Sprenkelung der Blätter[2341, 2342]. Sulfat ist weniger giftig als Chlorid, aber außerdem veranlaßt es einen anderen Verlauf der Stoffwechselvorgänge, wie z. B. in den Versuchen an Boehmeria[2341]. Cl' veranlaßt Erhöhung des Zuckers und Erniedrigung organischer Säuren, während man bei SO_4'' Vermehrung beider findet, der Zucker und der organischen Säuren.

In Versuchen über die Schädigung von Blättern durch gasförmiges SO_2'', die über eine Braunfärbung zur Bleichung führt, fand sich eine Mitwirkung des Lichtes[2343]. Ein Vergleich zwischen H_2SO_4 und H_2SO_3 zeigte, daß es sich nicht um Säurewirkung handelt. Werden Pollen verschiedener Pflanzen[2344] mit SO_2'' 1:10000 nur eine Minute begast, dann verlieren sie ihre Keimfähigkeit, 1:100000 45 Minuten lang gegeben wirkt ähnlich, niedere Konzentrationen weniger, feuchte Pollen sind empfindlicher als trockene[2344].

b) Die *Aufnahme* von Sulfat kann zu einer Speicherung führen z. B. bei Bäumen[2192] oder Kartoffeln[2345]. Über die Geschwindigkeit der Aufnahme haben wir schon früher gesprochen, vor allem daß SO_4'' eines der am schwersten permeierenden Ionen ist. Allein durch diese Tatsache ergeben sich spontan Konsequenzen für die Aufnahme weiterer Ionen. So wird auch die Aufnahme von Basen z. B. K˙ mit Cl' leichter vonstatten gehen als mit SO_4''[2346], da die Tendenz besteht, die Neutralität aufrecht zu erhalten. Bei Halogensalzen werden Kation und Anion gleichschnell aufgenommen[2252, S. 506]. Aber wenn ein bestimmtes Ionenverhältnis entsteht, ergeben sich Konsequenzen für die Umgebung. Durch bevorzugte Aufnahme von K˙ kommt es bei SO_4'' zur stärkeren Säuerung in der Umgebung der Wurzeln, die eine leichtere Assimilation schwerlöslicher Salze z. B. von Calcium-

2336 BERTRAND, G. u. SILBERSTEIN, L.: Ann. Inst. Pasteur **50**, 344 (1933), Rona **73**, 651.

2337 BINET, L. u. MAGROU, J.: C. rend. Acad. Sci. **193**, 115 (1931), Rona **64**, 459.

2338 BINET, L. u. MAGROU, J.: Presse med. **1932 I**, 853, Rona **69**, 480.

2339 AHI, S. M. u. POWERS, W. L.: Plant Physiol. **13**, 767 (1938), Rona **111**, 391.

2340 ISSAKOWA, A. A.: Bull. Acad. Sci. URSS. **7**, 1143 (1935). C. **1936 II**, 3127.

2341 ISSAKOWA, A. A.: Bull. Acad. Sci. URSS. **7**, 1147. C. **1936 II**, 3127.

2342 HAAS, A. R. C. u. THOMAS, E. E.: Bot. Gaz. **86**, 345 (1928), Rona **50**, 186. Diese Wirkung kann durch erhöhte Phosphat- und Nitratdüngung behoben werden.

2343 RÖBEN, M. u. DÖRRIES, W.: Ber. dtsch. bot. Gesell. **50**, 53 (1932), Rona **68**, 668. Phaophytinbildung.

2344 DÖPP, W.: Ber. dtsch. bot. Gesell. **49**, 173 (1931), Rona **64**, 484. Gräser, Digitalis, Pinus, Betula, Lupine usw.

2345 STEUDEL, H.: Rona **89**, 42 (1935). Auf Sulfatspeicherung soll das Auftreten von Verdauungsbeschwerden zurückzuführen sein, die nach reichlichem Kartoffelgenuß beobachtet wurden.

2346 REMY, TH. u. DHEIN, A.: Landw. Jahrb. **76**, 953 (1933), Rona **74**, 71. Versuchspflanzen: Hafer, Senf, Erbsen, Kartoffeln, Klee, Roggen, Weizen, Johannisbeeren usw.

phosphat veranlassen. Da aber häufig bei der Düngung $K^{\cdot}$ der begrenzende Faktor ist, werden wir auch den Ansatz anderer Nährstoffe durch KCl mehr begünstigt finden als durch K_2SO_4[2347]. Diese Versuche wurden an der Kartoffel ausgeführt, die sonst durch das Cl'-Ion leicht ungünstig beeinflußt wird.

Eine gegenseitige Hemmung der Aufnahme, die leicht verständlich ist, fand sich bei Hafer und Roggen[2191]: Cl'-Düngung verminderte den Gehalt an Sulfat. Die Schädigung von Weizen durch Selenat wird durch SO_4'' verhindert, wenn das Verhältnis Se:S = 1:12 beträgt[2348]. Die Entgiftung soll dadurch erklärbar sein, daß Sulfat rascher aufgenommen wird und die Aufnahme von SeO_4'' hemmt[2349].

Wenn der Zucker in Tabakpflanzen infolge osmotischer Regulierung bei Angebot von rascher permeierenden Ionen mehr erniedrigt wird als durch langsamer permeierende, müßte in dieser Hinsicht SO_4'' kaum von Einfluß sein. Es hat aber eine Wirkung etwa wie NO_3', was der Auffassung über den Zusammenhang von Permeation und Osmoregulation widerspricht[2269].

Wurde Nitella in Aqua dest. gehalten, dann antwortete sie auf einen elektrischen Reiz nicht mehr mit einem Aktionsstrom, sie hatte ihre Reizbarkeit verloren. Aufenthalt von nur 5 Minuten in 0,01 mol NaCl stellte die Reizbarkeit wieder her, ebenso 0,1 mol Na_2SO_4[2350]. Der Ursprung dieses Effektes ist unbekannt, zumal Blut, Speichel, Urin noch viel wirksamer waren und denselben Effekt schon in Sekunden erreichten.

c) Andere Schwefelverbindungen. Samen von Brassica rapa wurden in 0,1% Lösungen von $Na_2S_2O_3$ eingelegt. Es ließ sich eine Vermehrung des Längenwachstums besonders der Wurzel (gegenüber dem Wachstum der ganzen Pflanze) erzielen. Wurde die Konzentration auf 2% gesteigert, dann ergab sich keine weitere Steigerung des Effektes[2235]. Auch bei Kresse (Lepidium sativum) wurde durch S_2O_3'' eine Förderung gesehen, sie zeigte ein schwaches Maximum bei 0,1%. Größere und kleinere Konzentrationen wirkten weniger oder schädigten[2337, 2338].

Eine Reihe von Pflanzen wurde von Audus und Quastel[2350,I] in Lösungen von Natriumthiosulfat verschiedener Konzentrationen gezogen und Keimungsfähigkeit und Wurzelgewicht gemessen. Es fand sich stets eine Hemmung von n/1000 ab. Besonders empfindlich war die Gartenerbse, dann folgten in abnehmender Reihe: Kresse, Kohl, Rübsen, Mais, Flachs, Radies, Senf, Gurke. Von 15 bis 80 mol Lösungen ergab sich eine 50% Keimhemmung. Die Konzentrationen zur Schädigung des Wurzelwachstums waren 4—14 mMol. 50% Hemmung war für Thiosulfat 4,7 mMol., für Dithionat 39 mMol. und für Trithionat 53 mMol. Thiosulfat erwies sich also bei weitem am meisten toxisch.

4. **Chlorid** muß man ebenso eine lebensnotwendige Rolle für die Pflanzen zubilligen. Davon zeugt besonders die kürzlich von Warburg[1362, III] entdeckte Funktion des Cl' als Koferment bestimmter Stadien der Kohlensäure-Assimilation (siehe S. 228f). Aber die Empfindlichkeit der Pflanze ist enormen Schwankungen unterworfen. Hochempfindlichen Pflanzen, wie Buchweizen oder Kartoffel, stehen die Halophyten gegenüber, die Konzentrationen vertragen, in denen andere Pflanzen zugrunde gehen (Lundegardh[2136, S. 495]). Jung[2351] teilte deshalb die Pflanzen in die großen Gruppen der chlorophilen und chlorophoben ein. Chloridempfindlich sollen in erster Linie kalkfliehende Formen sein, da durch Chlorid die Assimilation des Kalks verbessert werden soll, so daß das Verhältnis Ca:K verschoben wird[2356].

[2347] Berkner, F.: Landw. Jahrb. **81**, 71 (1935), Rona **88**, 400.
[2348] Hurd-Karrer, A. M.: J. agric. Res. **49**, 343 (1934), Rona **84**, 47.
[2349] Hurd-Karrer, A. M.: Amer. J. Bot. **25**, 666 (1938), Rona **112**, 221.
[2350] Osterhout, W. J. V. u. Hill, S. E.: Proc. Nat. Acad. Sci. USA., Washington, **25**, 3 (1939).
[2350, I] Audus, L. J. u. Quastel, J. H.: Nature **160**, 263 (1947). C. **1947 II**, 51 u. **1948 I**, 1330.
[2351] Jung: Sitzungsber. Akad. Wissensch. Wien **129**, 297 (1920).

Aber auch die Löslichkeit des Mg˙˙ soll es erhöhen[2357]. Die Absorption des Cl′ ist dabei rasch. K-Salze werden in folgendem Verhältnis aufgenommen: NO_3':Cl′:SO_4'' = 7,4:4:1, die Geschwindigkeit ist also viel größer als von Sulfaten[2351, S. 488].

Bei Mais wirkte Cl′ antagonistisch der Schädigung durch dargereichtes Jodid, ohne den Jodidgehalt zu vermindern[2357, I].

Bei der Allgegenwart von Cl′ wird man unter natürlichen Bedingungen einen Chlormangel kaum beobachten können, aber im Experiment kann dergleichen erzielt werden. Besonders ist das bei Halophyten zu erreichen.

Salicornia herbacea wuchs ohne NaCl kümmerlich und erreichte ihr Optimum bei 1,2 bis 2,4% NaCl, aber 3% wirkte schon deutlich hemmend[2352]. Die NaCl-Aufnahme erfolgt proportional der angebotenen Konzentration, aber Na˙ und Cl′ nicht in äquivalenten Verhältnissen.

Versuche an Bohnen zeigten bei Cl′-Mangelpflanzen neben geringerer Aktivität der Diastase, die durch Cl′ aktiviert wird, eine andere Verteilung des Cl′ in den Blättern[2353]. Bei Phaseolus vulgaris waren die Blätter ohne Cl′ anfangs etwas heller, später dunkler grün, die Bildung der Gerbstoffe in den Pflanzen gehemmt[2354]. Wesentlich scheint der Zeitpunkt der Cl′-Gabe zu sein. Bei Versuchen an Weizen wurde anfangs verminderter Trockengehalt bei erhöhtem Feuchtigkeitsgehalt erreicht, erst später (20 Tage nach der Keimung) wurde günstige Wirkung mit erhöhtem Trockengehalt beobachtet, zugleich mit Kohlenhydratspeicherung. Das Cl′-Bedürfnis ist also im Stadium aktivsten Wachstums am größten[2355].

Bei der Chloridaufnahme wird der Gefrierpunkt des Zellsaftes herabgesetzt. So beträgt die Gefrierpunktsdepression im Tabak —0,682° bis —0,721°. Bei den mit Halogenen gedüngten Pflanzen konnte sie bis —1,1° betragen[2357]. Trotz der gerade beim Cl′ starken Einschränkung der Zuckermenge genügt also diese osmotische Regulation[2269] nicht.

In bestimmtem Bereich nehmen die Pflanzen dann mehr Wasser auf, so daß der Tabak schlechter brennt und an Handelswert verliert. Das ließ sich auch bei Tomaten beobachten. Die Blätter wurden succulent, das Mesophyllgewebe locker[2357, II]. Bei den hohen Werten soll es zu einer Zunahme des gebundenen Wassers kommen (auf $3^1/_2$ % siehe auch [2358]). Wir wollen über die Frage des gebundenen Wassers nur Hinweise auf unsere Darstellung in einem früheren Kapitel geben.

Die Erhöhung des osmotischen Drucks hat eine Verminderung der *Transpiration* im Gefolge. Dadurch steigt die Temperatur im Blatt an heißen Tagen, was manche Pflanzen, z. B. Rüben und Gerste, gut vertragen[2333]. Über die Verdunstung geben Aufschluß folgende Versuche an Tomaten[2362]: normal: 23,2 ccm; 0,05% NaCl im Boden: 24,4 ccm; 0,4% NaCl: nur noch 8,4 ccm. Daneben kann aber auch der geringere Wasserverlust in Sandböden usw. günstig wirken, indem Trockenheitsperioden besser überstanden werden[2357]. Manchmal steigt auch der

[2352] Eijk, M. v.: Proc. roy. Akad. Amsterdam **37**, 556 (1934), Rona **85**, 298.

[2353] James, W. O. u. Cattle, M.: New Phytologist **34**, 283 (1935), Rona **93**, 309. C. **1936 II**, 1008. Besondere Zucht der Bohne.

[2354] Sibilia, C.: Verh. 2. intern. Kongr. vergl. Pathol. **2**, 387 (1931), Rona **71**, 212. Kontrolle 6,46% Gerbstoff, Cl′-freie Pflanzen 4,22 und 4,38. Frage, ob dieser Unterschied nicht durch Streuung bedingt ist.

[2355] Singh, B. N. u. Prasad, S.: Proc. Indian. Acad. Sci. B. **8**, 324 (1938). C. **1939 I**, 978.

[2356] Mazaeva, M. M.: Bull. Acad. Sci. URSS. Ser. biol. **2**, 477 (1938), Rona **111**, 391.

[2357] Wilson, L. B.: J. agricult. Res. **46**, 889 (1933), Rona **75**, 630.

[2357, I] Lewis, J. C. u. Powers, W. L.: Plant Physiol. **16**, 393 (1941), Rona **126**, 510.

[2357, II] Hayvard, H. E. u. Long, E. M.: Bot. Gaz. **102**, 437 (1941), Rona **132**, 261.

[2358] Gortner: Ann. rev. Biochem. **3**, 16 (1934).

[2359] Lomanitz, S.: Soil Sci. **18**, 353 (1924). 89 Literaturzitate.

Wasserbedarf trotz Zugabe von NaCl, z. B. bei Alfalfa bei 0,0094 mol NaCl, verbunden allerdings mit stärkerem Wachstum (siehe Tabelle 84). Erst höhere Konzentrationen führen zur Senkung[2359].

In heißen Sommern wurde durch NaCl das Wachstum günstig beeinflußt bei Karotten, Zuckerrüben (zugleich mit höherem Zuckergehalt), Spargel, dann aber auch bei Hafer, Gerste und Weizen[2359]. Der Ertrag stieg bei Hafer und Roggen[2191], Weizen, Gerste und Erbsen[2360, 2361], Leguminose Alfalfa[2359], Gräser und Tomaten[2361]. Besonders der obere Teil wird beeinflußt[2359]. Die Toxizität von Jodid ($2 \cdot 10^{-6}$) auf Roggenpflanzen wurde durch die 10-fache Konzentration von NaCl verhindert, ohne die Aufnahme von J' zu hemmen. Dagegen reicherte es sich selbst stärker an als ohne J'[2363, III]. In beschränkten Gaben begünstigt NaCl die K˙-Aufnahme in Pflanzen[2363]. In Fichten, Kiefern, Lärchen und Buchen wurde Cl' angereichert, aber eine Schädigung nicht gesehen[2192].

Auf folgender Tabelle (siehe auch [2363, IV]) werden einige Daten über vorteilhafte und schädliche Wirkung von Cl' aus der Literatur niedergelegt:

Tabelle 84.

Autor	Pflanzen	fördernd	hemmend
EIJK[2352]	Salicornea herbacea	1,2—2,4% max.	3%
LIPMAN u. Mitarb.[2360]	Weizen, Gerste, Erbsen	0,4%	1% Wachstum noch vorhanden
LOMANITZ[2359]	Spargel, weiße Rüben, Erbsen	0,4—1%	
	Alfalfa	0,0094 mol Ertragssteigerung 47%	
STOUTEMYER und Mitarbeiter[2361]	Weizen	$8 \cdot 10^{-3}$ des Bodens	
	Gerste	$6 \cdot 10^{-3}$ des Bodens	$> 6 \cdot 10^{-3}$ d.Bod.
	Erbsen		$> 3 \cdot 10^{-3}$ d. Bod.
JURIEWA[2362]	Tomate	0,05% des Bodens	> 0,2% im Boden
OGASA[2363, I]	Keimung der Sojabohne		> 0,02 n bei 30° > 0,03 n bei 15°

Die Veränderungen bei *Cl'-Überdosierung*[2357] bei Tabak zeigen sich als Verkümmerung der Pflanzen. Die Blätter sind verdickt und am Rande gekrümmt und steif, besonders bei Gabe von NH_4Cl, weniger bei den anderen Kationen. Das soll mit der Wachstumsgeschwindigkeit zusammenhängen, sei also nicht für Cl' allein charakteristisch. Die Dicke der Blätter beruht nicht auf einer Zunahme der Zellzahl, sondern auf der Vergrößerung der Zellen aller Gewebe außer den Vascularbündeln. Die Blätter waren $2^1/_2$mal so dick wie normale Blätter. In den Zellen findet sich viel Stärke zusammenhängend mit hohem Wassergehalt und guter Turgescens (siehe auch [2333]).

Auch bei Tomaten sieht man als Schädigung (0,3% NaCl im Boden) Zurückbleiben der Pflanzen, Abnahme der Früchte an Zahl und Größe mit schnellerer Reife und ein Dickerwerden der Blätter. Das Blattgrün wird matt[2362, 2363, IV].

2360 LIPMAN, C. B., DAVIS, A. R. u. WEST, E. S.: Soil Sci. **22**, 303 (1926), Rona **38**, 677.

2361 STOUTEMYER, V. T. u. SMITH, F. B.: J. amer. Soc. Agronomy **28**, 16 (1936), Rona **93**, 519.

2362 JURIEVA, A.: Bull. Acad. Sci. URSS. **7**, 1065 (1934), Rona **87**, 302.

2363 BUTKEVICH, W. S. u. MARUASHVILI, L. V.: C. rend. Acad. Sci. URSS. **22**, 127 (1939), Rona **115**, 546.

2363, I OGASA, T.: C. **1940 II**, 508.

2363, II JACOB, A., GOTTWICK, R. u. SCHULTE, E.: Angew. Botanik **22**, 301 (1940), Rona **124**, 43. C. **1940 II**, 3495. Blattschädigungen, höherer Wassergehalt usw.

2363, III LEWIS, J. C. u. POWERS, W. L.: Plant Physiol. **16**, 393 (1941). C. **1942 I**, 1012.

2363, IV HARMER, P. H. u. BENNE, E. J.: J. amer. Soc. Agronom. **33**, 952 (1941). C. **1942 II**, 2192. Günstige Wirkung bei Beta-Arten, Umbelliferen und Cruciferen auf Moorboden, aber nur bei ausreichender Anwesenheit von K˙-Salzen.

Hier haben wir ein Symptom der Cl'-Wirkung bei Kartoffeln, die besonders empfindlich sind. Cl' wirkt auf den Gewichtsertrag der Kartoffeln vorerst nicht sichtbar ein (dagegen siehe [2241]), aber auf den Stärkegehalt. Die Verhältnisse in den Blättern ergeben folgende Zahlen[2364]:

Tabelle 85.

	Alkohollösl. Kohlenhydrate %	Stärke %	Total-Kohlehydrate %
ohne Cl'	0,48	0,08	0,56
+ Cl'	0,16	0,17	0,33
Cl' + SO_4'' . .	0,32	0,13	0,45

Die Zahlen in den Stengeln sind im Prinzip gleich. Ersichtlich ist eine Zunahme der Stärke in den Blättern, aber die Gesamtkohlenhydrate nehmen ab. Das könnte bedingt sein durch geringeren Chlorophyllgehalt mit verminderter Photosynthese, worüber wir früher (nach [2193]) in der Tabelle 75 auf S. 316 einige Zahlen niedergelegt haben.

Ebenso wie bei Tabak wird bei Kartoffeln die Blattkrankheit beobachtet, die nach Böning[2241] auf Cl'-Düngung zurückgeführt wird. Die Wirkung wird besonders auch bei Stallmistdüngung mit starkem Cl'-Gehalt beobachtet, bis zu einer Minderung der Ernte. Auch Johannisbeeren können leicht Cl'-Schädigungen zeigen[2149, S. 214] ebenso Orangenbäume[2363, II].

5. **Bromid** kommt auch in Pflanzen vor. Eine Übersicht über umfangreichere Analysen von Damiens und Blaignan[2365, 2366] gibt folgende Tabelle:

Tabelle 86.

	Wassergehalt %	Bromgehalt in 100 g Trockensubstanz mg	Chlorgehalt in 100 g Trockensubstanz g	Verhältnis von 1000 Teilen Br/Cl	mol Verhältnis von 1000 Atomen Br/1 Atom Cl
Weizenkörner Tritic. sativ.	15,0—15,1	0,21	0,07—0,075	2,8	1,24
Weizenmehl	7,9—21	0,09—0,12	0,043—0,077	1,2—2,7	0,53—1,19
Weizenbrot	22,3—34,2	0,09—0,61	0,82—1,8	0,07—0,46	0,031—0,203
Weizenkeimbrot	32,7	0,68	0,93	0,7	0,31
Salz	—	—	—	0,11—0,16	0,049—0,071
Hefe	—	0,3	0,057	5,2	2,3
Hafer Avena sativa	12,9—14	0,23—0,39	0,04—0,12	3,3—9,5	1,46—4,20
Roggen Secale cereale	13,9	0,19	0,027	7	3,10
Mais Zea Mais	13,0	0,15—0,19	0,06—0,10	1,8—2,7	0,80—1,19
Gerste Hordeum vulg.	13—14,2	0,55—0,56	0,06	9	3,98
Hirse Mil. effusum	13	0,38	0,037	10	4,43
Reis Oriza sativa	—	Spuren	Spuren	—	—

[2364] Baslavskaja, S. S.: Plant Physiol. **11**, 863 (1936), Rona **99**, 578. C. **1938 II**, 2951. Ohne Cl' gedüngt 0,04% Cl' in den Kartoffelknollen, bei Düngung mit Cl' + SO_4'' bis 1,94% beobachtet.

[2365] Damiens, A. u. Blaignan, S.: C. rend. Acad. Sci. **193**, 1460 (1931), Rona **66**, 47.

[2366] Damiens, A. u. Blaignan, S.: C. rend. Acad. Sci. **194**, 2077 (1932), Rona **70**, 68.

Tabelle 86. (Fortsetzung.)

	Wasser-gehalt %	Bromgehalt in 100 g Trocken-substanz mg	Chlorgehalt in 100 g Trocken-substanz g	Verhältnis von 1000 Teilen Br/Cl	mol Verhältnis von 1000 Atomen Br/1 Atom Cl
Luzerne Medicago sat.	13,1	0,19	0,014	13	6,02
Luzerne Medicago lupul.	—	0,64	0,091	7	3,10
Ackerwicke Vicia sativa	13,2	0,21	0,049	4,3	1,90
Klee Trifol. arvense	14,7	0,29	0,09	3,2	1,42
Hanf Cannabis sat.	8,9	0,21—0,23	0,012	19	8,41
Bohnen (Körner) Phaseol. vulg.	17,3	Spuren	Spuren	—	—
Grüne Bohnen	—	0,64	0,064	10	4,43
Saubohne (Körner) Faba vulg.	13,4	0,18	0,013	13	6,02
Erbsen (Körner) Pisum sativum	—	0,21	0,045	4,6	2,04
Erbsen (Schote)	—	0,63	0,15	4,2	1,86
Linsen Ervum lens	7,5	1,02	0,012	85	37,6
Linsen	—	1,00	0,016	63	27,9
		Pflanzen und Pflanzenteile			
Kartoffel Solan. tub.	79—80,3	0,27—1,43	0,63—0,319	0,42—4,40	0,18—1,95
Sonnenblume Helianth. tub.	—	0,62	0,226	2,7	1,2
Sellerie Apium rapac.	88,8	0,38—0,47	0,952—0,968	0,39—0,48	0,17—0,21
Stachys affinis	90	0,61	0,037	16	7,1
Steckrübe Brassic. napus	93—86,6	0,31—0,89	0,441—0,508	0,7—1,7	0,31—0,75
Karotte Daucus carota	89,2	0,39	0,489	0,79	0,35
Rote Rübe Beta vulg.	81,2	0,37—0,55	0,16—0,163	2,3—3,3	1,02—1,46
Radieschen Raphan. sat.	95	0,83	0,63	1,3	0,58
Schwarzer Rettich Raphan. sat.	95	0,92	0,66	1,3	0,58
Knoblauch Allium sat.	17	0,44	0,063	6,9	3,06
Zwiebel Allium Cepa	18,1	0,1—0,22	0,059—0,111	1,7—1,9	0,75—0,84
Chalotte Allium ascal.	18	0,52	0,12	4,3	1,9
Porree Allium porrum	80	0,3	0,219	1,3	0,58
Spargel Asparag. offic.	80	2,02	0,83	2,4	1,06
Rhabarber Rheum rhap.	95	0,75	0,26	2,8	1,24
Kohl Brass. olerac.	—	0,45	0,49	0,9	0,4
Blumenkohl Brass. botryt.	74,5	0,67—0,73	0,57	1,1—1,2	0,49—0,53
Artischocke Cynara Scol.	84	0,98	0,38	2,5	1,1

Tabelle 86. (Fortsetzung.)

	Wasser-gehalt %	Bromgehalt in 100 g Trocken-substanz mg	Chlorgehalt in 100 g Trocken-substanz g	Verhältnis von 1000 Teilen Br/Cl	mol Verhältnis von 1000 Atomen Br/1 Atom Cl
		Früchte			
Aprikose Armeniaca vulg.	87,9	0,28	0,094	2,9	1,28
Kirsche Cerasus juliana	89	Spuren	Spuren		
Erdbeere Fragaria vesca	92,2	0,71	0,144	4,9	2,17
Pfirsich Persica vulg.	88	Spur.—0,47	Spur.—0,379	1,32	0,53
Quitte Cydonia vulg.		0	0		
Apfel Malus communis	75	Spuren	Spuren		
Birne Pirus communis	60	—	—		
Mandel Amygd. communis	15	—	—		
Pflaume Prunus vulg.	31,4	—	—		
Mispel Mespilus german.		0	0		
Himbeere Rubus idaeus	95	Spuren	Spuren		
Johannisbeere Ribes rubrum	85,5	0,088—0,17	0,012—0,024	7,3—7	3,24—3,1
Schw. Johannisb. Ribes nigrum	30	0,094	0,013	7,2	3,19
Orange Citrus aurantium	83	0,32	0,076	4,2	1,86
Mandarine Citrus deliciosa	83	0,53	0,364	1,4	0,62
Weintraube Vitis vinifera	80	0,195	0,207	0,94	0,42
Banane Musa paradis.	75,6	0,54	0,233	2,3	1,02
Feige Ficus carica		0,18	0,066	2,7	1,2
Melone Cucumis melo	90	9,45	0,765	12,3	5,6
Wassermelone Cucumis citr.	92,2	26,2	1,04	25,1	11,1
Tomate	93,5	0,95—5,34	0,510—1,3	1,8—4,1	0,79—1,8
		Pilze			
Boletus edulis	85—90	1,3—1,92	0,170—0,341	7,6—5,6	3,37—2,48
Boletus scaber		1,4—3,62	0,128—0,288	10,9—12,5	4,8—5,5
Cantarellus cibarius		0,19	0,028	6,7	2,97
Hydnum repandum		3,26	1,35	2,4	1,06
Clavaria flava		0,90	0,151	5,9	2,6
Tricholoma georgii	91	0,82	0,109	7,5	3,3
Marasmius oreades	—	0,29			
Pratella campestris	85,2	1,54	1,03	1,5	0,66
Bierhefe		0,30	0,057	5,2	2,3

zugleich im Vergleich mit dem Cl'-Gehalt. Die Fähigkeit der Pflanzen, aus der — ein verhältnismäßig konstantes Verhältnis Br/Cl aufweisenden — anorganischen Natur das Br' anzureichern, schwankt.

Die Tabelle 1, S. 1, über das Vorkommen von Br' und Cl' in der Erdrinde würde einen Quotienten 1000 Br/1 Teil Cl von etwa 3 ergeben. Die Angaben der Hydrosphäre sind wenig davon unterschieden. Diese Zahl werden wir als Norm festlegen und ein Übertreffen der Werte als eine spezielle Aufnahme von Br' werten müssen. Dafür kann dann zweierlei verantwortlich gemacht werden. Erstens kann die verminderte Aufnahme von Br' darauf zurückgeführt werden, daß die in der Wand vorhandene Porengröße dem großen Br'-Ion besondere Schwierigkeiten macht. Bei besonderer Anreicherung wird neben der starken hydrophoben Natur des Bromids (ähnlich wie bei den Nieren der Wirbeltiere[2369, I]) auch das auf unbekanntem Wege eingreifende Schöpfwerk in Betracht gezogen werden müssen.

Daß gerade Bromide besonders stark angereichert werden, wurde schon in den Versuchen von STEWARD an Kartoffelscheiben, von OSTERHOUT und HOAGLAND an Valonia usw. dargetan. Besonders fähig zur Br'-Speicherung sind Meeresalgen, die auch Jodid speziell aufnahmen. Ähnlich wie manche Algen in der Blasenzelle freies Jod und eine Jodidoxydase enthalten[2367], wurde bei der Rotalge Antithamnionella elementares Brom nachgewiesen[2368, 2369], und zwar auch in den Blasenzellen lokalisiert. Hier hielt es sich noch lange, auch nach dem Tode der Alge[2369]. Nach diesen Versuchen sind die Quotienten Br/Cl gar nicht so häufig erhöht, wie man erwarten sollte.

Ob das Br' lebenswichtig ist, läßt sich nicht ohne Versuche entscheiden. Die Alge Pleurococcus vulgaris wuchs auch gut auf Br'-freiem Nährboden[2370]. Es soll andere Pflanzen zum Wachstum anregen[2371].

Die in dem Pflanzenmaterial der Tabelle aufgefundenen Bromidmengen sind die Ursache einer dauernden Anwesenheit von Br' auch im tierischen Körper. Dazu kommen noch die Mengen im Brot, die zur Backverbesserung als Bromat zugesetzt werden. So fand sich in 1 kg Mehl (3—5,5) 4,7 mg Br'. 10 g NaCl mit 0,78 mg Br' werden gebraucht zur Herstellung von 1 kg Brot. Bei Brotanalysen wurden aber häufig Werte von 11,5—25,0 mg Br'/kg festgestellt als Zeichen eines vorherigen Bromatzusatzes ([2374, I], siehe dagegen [2374, II]).

Die Bewegungen des Bromids in der Pflanze wurden schon an Hand der Versuche von STEWARD dargestellt. Daneben haben die Anionen eine besondere Wirkung auf Stoffwechselprozesse. Es kommt in Kartoffelscheiben vor allem zu vermehrter Eiweißsynthese, die auf Kosten von freien Aminosäuren geht, zugleich mit vermehrter Atmung, deren Energie meist in Wärme zerstreut wird. In dieser Wirkung sind maßgeblich die Kationen, besonders K˙. Darauf pfropft sich der Effekt der Anionen auf. Im Gesamteffekt ist NO_3' stärker wirksam als Br' und Cl', aber der Weg scheint anders zu sein, da teilweise eine Assimilation möglich ist, die beim Br' und Cl' fortfällt. SO_4'' steht an Wirkungsintensität hinter Bromid (STEWARD, STOUT und PRESTON[2178, I; 2187, II]).

2367 KYLIN, H.: Hoppe-Seylers Z. **186**, 50 (1929), Rona **54**, 297.

2368 SAUVAGEAU, C.: C. rend. Acad. Sci. **181**, 841 (1925), Rona **35**, 59.

2369 SAUVAGEAU, C.: C. rend. Acad. Sci. **181**, 1041 (1925), Rona **35**, 639.

2369, I EICHLER, O. u. L.: Naunyn Schmiedebergs Arch. **199**, 39 (1942).

2370 MCINTYRE, A. R. u. BURKE, J. C.: J. biol. Chem. **119**, LXVIII (1937).

2371 POPOFF, M. u. v. MERKATZ, H. M.: Zellstimulationsforschungen **3**, 125 (1928), Rona **48**, 369. Roggen, Weizen und Rüben, aber niemals ein einwandfreier Versuch mitgeteilt.

2372 PIRSCHLE, K.: Jahrb. Bot. **76**, 1 (1932), Rona **68**, 274.

2373 RECKENDORFER, P.: Mikrochemie NF **3**, 126 (1931), Rona **62**, 547.

2374 RECKENDORFER, P.: Fortschr. d. Landwirtsch. **5**, 481 (1930), Rona **57**, 568.

2374, I VIGGIANO, J. u. CATTANEO, P.: Ann. Asoc. Quim. argent. **26**, 1 (1938). C. **1939 I**, 3647.

2374, II FORD, W. P., KENT-JONES, D. W., MAIDEN, A. M. u. SPALDING, R. C.: J. Soc. chem. Ind. **59**, 177 (1940). C. **1941 II**, 1342. Weizenmehl 2,4—7,7 mg/kg Br', Weißbrot 1,6 bis 5,4 mg/kg. Zusatz von $KBrO_3$ führt zur Erhöhung um 3,6 für Mehl, 2,5 mg/kg für Brot, fällt also in den Bereich der natürlichen Schwankungen.

Die Schädigungen bei Tabak entsprechen den bei Cl′ mitgeteilten. Das Aufrollen der Blätter findet aber auch bei K˙ (nicht nur bei $NH_4^{\cdot}$) als Kation statt[2357].

Über die Einwirkung der *Halogene* auf das Längenwachstum von Wurzeln und Trieben wurden Versuche von PIRSCHLE[1600, 2372] an Pisum triticum angestellt. Br′ und Cl′ wirkten gleich. Bei der Soja war vielleicht bei Br′ eine geringe hemmende Wirkung bemerkbar, aber in keinem Falle vergleichbar mit Fluorid. Ausführliche Versuche an Zea Mais geben wir auf folgender Tabelle wieder[2372]:

Tabelle 87.

molare Konzentration	F′		Cl′		Br′		J′	
	Wurzel	Triebe	Wurzel	Triebe	Wurzel	Triebe	Wurzel	Triebe
10^{-1}	32	10	32	13	30	10	32	9
10^{-2}	34	20	68	122	46	83	43	20
10^{-3}	148	123	139	133	140	132	130	77
10^{-4}	152	134	140	133	138	126	199	119
Wasser	139	122	138	116	149	123	148	121

6. Fluorid wird in verschiedener Richtung interessieren, z.B. ob es zu den plasmaeigenen Elementen gehört; Behauptungen dieser Art finden wir in der Literatur[2233].

Anwesenheit von Fluor wurde in zahlreichen Pflanzen erwiesen[58], aber nicht regelmäßig gefunden z. B. nicht in Rotklee und Pelargonien, dagegen in Fichtennadeln[2373, 2374], nur bei Behandlung des Rotklees mit 1—2% HF fand sich F′ auch hier[2373]. In Malzflüssigkeit der Brauereien fand sich F′ im Malz bis zu 3 mg/kg[2375]. In die Gerste soll es aus dem Steinphosphat (rock-phosphate) kommen, wenn es als Düngemittel gebraucht wird. In Versuchen mit Weißklee, Sudangras und Rotklee wurde die Aufnahme von F′ durch die Wurzeln, bei Angebot hoher Konzentrationen beobachtet[2376]. Besonders große Mengen wurden im Tee gefunden. Er enthält in China 0,05—1 mg/g, in Georgia sogar 3 mg (siehe Fluorose). Eine dem Tee verwandte Pflanze Camelia japonica nahm große Mengen aus dem Boden auf, wenn mit Fluorapatit gedüngt worden war[2377, I]. Diese Angaben scheinen gegen die vorher angeführten Behauptungen zu sprechen, nach denen Fluorapatit für die Pflanzen nicht zugänglich sei, eine allgemeine Erfahrung der Düngemittelfabriken. Ausnahmen werden dann zugegeben werden müssen, wenn die Wurzeln saure Stoffwechselprodukte abgeben, oder wenn durch einseitig rasche Aufnahme des Kations stark saure Reaktionen entstehen.

Diese Frage der Aufnahme aus dem Boden ist von großer praktischer Bedeutung, da auf dem Umwege über Pflanzen auch chronische Schädigungen, z. B. die Fluorose, entstehen könnten. In langwierigen Versuchen wurde das von HART, PHILLIPS und BOHSTEDT[2377] nachgeprüft und gefunden, daß Pflanzen, die 16 bis 36 Jahre auf fluorreichem Boden wuchsen, nicht reicher an Fluor sind als solche, die auf fluorarmem Boden wuchsen.

Eine Illustration zu diesem Befund ergibt sich aus Analysen von Pflanzen, die in der Nähe von Fabriken wuchsen, die fluorhaltige Abgase produzierten. Die Blätter wurden nicht nur geschädigt, sondern lagerten Fluorid — vielleicht als Na_2SiF_4(?) — ab[2379]. Bei Bäumen erfolgt die Ablagerung in der Rinde, weniger im Holz. Aber wenn neue Sprossen entstehen, dann sind sie frei von Fluorid, und zwar gilt das auch für begaste Kräuter, Zwiebeln und Knollen[2378]. Diese Beobachtungen sind für die Schädigung durch Düngemittel eine Ergänzung zu den oben erwähnten Analysen[2377] (Ausnahmen siehe oben). Von CHURCHILL, ROWLEY und MARTIN[2377, II] wurde in der Gegend von Pittsburg bei verschiedenen Bäumen

[2375] WOODMANN, A. G. u. TALBOT, H. P.: J. amer. chem. Soc. **29**, 1362 (1907).

[2376] BARTHOLOMEW, R. P.: Soil Sci. **40**, 203 (1935), Rona **92**, 244.

[2377] HART, E. B., PHILLIPS, P. H. u. BOHSTEDT, G.: Amer. J. pupl. Health **24**, 936 (1934) C. **1935 II**, 2078.

[2377, I] MCCLENDON, J. F. u. FOSTER, W. C.: J. dent. Res. **26**, 232 (1947).

[2377, II] CHURCHILL, H. V., ROWLEY, R. J. u. MARTIN, L. N.: Anal. Chem. **20**, 69 (1948). C. **1949 I**. 1130.

[2378] BREDEMANN, G. u. RADELOFF H.: Angew. Botanik **19**, 172 (1937). C. **1937 II**, 2198.

[2379] BIRAGHI, A.: Boll. staz. Path. veget. **18**, 360 (1938), Rona **114**, 211.

und Gräsern ein Anstieg des Fluorgehaltes berichtet. Die Autoren beziehen das neben dem Kohlenrauch auch auf die Aufnahme durch den Boden. Die Bedingungen sind derart, daß man eher die Luft als Zufuhrweg vermuten wird.

Die Zweige können verdorren, wenn sie schwer geschädigt sind. Das Verdorren ist bei einem Ion, dessen Fermentgiftigkeit bekannt ist, nicht zu verwundern. Diese Giftigkeit fand sich bei Pflanzen weit verbreitet. So war es möglich, NaF in 1—2% Lösung zur Bekämpfung von Unkraut heranzuziehen. Dabei wurden vor allem schnellwachsende Unkräuter geschädigt[2380, I]. Es wurde an Schnitten z. B. von Tabak und Tomate die Atmung gehemmt, und zwar irreversibel[2380].

Bei Tabak wurde durch Fluorid dieselbe Schädigung gesehen, wie sie bei Chlorid beschrieben wurde[2357]. Das „freie“ Wasser wurde in gebundenes Wasser überführt und zwar „in solchen Mengen, daß eine physiologische Austrocknung induziert wurde“ (GORTNER[2358]).

Aus den Werten der letzten Tabelle ist schon eine Störung der Entwicklung durch Fluor ersichtlich. Wir geben noch folgende Zahlen aus Versuchen an Mais über die Hemmung der Keimfähigkeit wieder[2381]. Die Werte wurden an zwei verschiedenen Sorten gefunden. 100 Samen wurden in die betreffenden Lösungen eingelegt (Tabelle 88):

Tabelle 88.

	Konzentration in mol	pH	Keimung in %		Zeit bis zur Keimung
			Sorte 1	Sorte 2	
HF	0		98,5	99,2	2,4 Tage
	$100 \cdot 10^{-6}$	2,5	4	70	2,4
	200		9	22	3
	300		0	9	4
	400		0	0	
NaF	100	5,6	61	72	2
	200		10	65	2,4
	300		12	23	2,9
	400		0	0	
CaF_2	fest + Wasser		98	99	2,3

Befunde über die Hemmung der Keimung sind schon alt[2382]. Wichtig ist die völlige Indifferenz von CaF_2. Deshalb wurde häufig die Hemmungswirkung des F′ vermißt[2376], besonders im kalkhaltigen Boden[2383]. Durch CaF_2 wurde sogar eine stimulierende Wirkung beobachtet, z. B. bei Kresse, Kohl, Spinat, Spargel in Topfkultur[2384], Karotten und Hafer in Feldkultur[2385]. Das Wachstum war aber nur im ersten Jahr größer. Eine Stimulation soll nach PIRSCHLE[2372] nicht nur bei CaF_2, sondern auch $BaSO_4$ zu finden sein, wovon man sich nur schwer eine Vorstellung machen kann, es sei denn als Adsorbens. Die stimulierende Wirkung wird vollkommen verneint von SCHARRER und SCHROPP[2380], die bei KF nur das Kalium verantwortlich machen. Von anderen Autoren[2386] wurde sie nur gesehen, wenn starke Eisenkonzentrationen zugleich vorlagen, also im ganzen ein merkwürdig schwankendes Resultat, daher ist keine abschließende Aussage möglich.

2380 CALDWELL, J. u. MEIKLEJOHN, J.: Ann. of Bot. **1**, 487 (1937), Rona **105**, 415.

2380, I MARCOVITCH, S.: J. amer. Soc. Agronom. **33**, 367 (1941). C. **1941**, II, 3117. Brauchbar bei Crabgras, wildem Senf und Ackerrettich.

2381 MORSE, H. H.: Soil Sci. **39**, 177 (1935), Rona **87**, 77.

2382 SIGMUND: Landw. Versuchsstat. **47**, 1 (1896). 0,5% KF hemmte Erbsen, Korn, Raps. 0,1% NaF: Kresse, Weizen, Bohnen, Flachs.

2383 SCHARRER, K. u. SCHROPP, W.: Landw. Versuchsstat. **114**, 203 (1932), Rona **71**, 539.

2384 GAUTIER, A. u. CLAUSMANN, P.: C. rend. Acad. Sci. **168**, 976 (1919).

2385 GAUTIER, A. u. CLAUSMANN, P.: C. rend. Acad. Sci. **169**, 115 (1919). Roggen, Gerste, Buchweizen, Bohnen hier unempfindlich.

2386 SIDERIS, C. P. u. KRAUSS, B. H.: Verh. intern. Kongr., vergl. Path. **2**, 416 (1931). Rona **70**, 489.

Hemmung besonders von Tomatensamen wurde bei Fluoressigsäure beschrieben. BARTLETT und BARRON[1571, I].

Diisopropylfluorophosphonat[2386, I] wirkte auch auf Pflanzenesterasen zerstörend, z. B. aus Citrusfrüchten und Weizenkeimlingen. Es findet eine starke Ablenkung statt, denn nach teilweiser Reinigung des Fermentes ist nur $^1/_{10}$ der Menge notwendig, um 50% Hemmung zu ergeben. Die Reaktion ist bimolekular, vom p_H im Bereich von 4,9—7,4 unabhängig und langsam. In Gegenwart von 10^{-3} der Substanz sind 40 Minuten notwendig, um die Aktivität auf die Hälfte zurückzuführen, allerdings in Gegenwart des Substrates Triaceton.

Das zerstörte Ferment wurde in intakten Früchten in 3—4 Tagen regeneriert. Bei 5° dauerte die Rückkehr von 50% der Aktivität 30 Tage. Es existiert also eine Abhängigkeit von Stoffwechselvorgängen. Die Regeneration erfolgte ebenso in vitro und wurde durch Pectinesterase beschleunigt.

7. **Rhodanid** ist in Pflanzen anzutreffen, besonders reich sind Cruciferen[2387, 2389] daran, und hydrolysierende Senfölglykoside werden darin überführt[2387]. Eine Reihe von Glykosiden aus Nahrungsmitteln können im Darmkanal — gemessen an Brei von Kaninchendarm — leichter SCN′ bilden als andere[2388]. In allen untersuchten Pflanzen ist Rhodanid fertig gebildet aufzufinden, und zwar wird es während des Stoffwechsels gebildet. So wurden in den Versuchen von GEMEINHARDT[2389] Linsen in rhodanfreier Nährlösung gezogen und wiesen einen Gehalt von 2342 γ% HSCN auf. Dieselben Samen enthielten aber nur 172 γ%.

Rhodanid wird von dem von LANG Rhodanese genannten Ferment gebildet. In Preßsäften, z. B. von Runkelrüben und Weißkohl, wurde rasche Überführung von HCN + $Na_2S_2O_3$ in SCN′ festgestellt, wenn auch nicht so quantitativ wie im tierischen Gewebe. Bei der einfachen Quellung in Wasser entwickelten Mandeln Rhodan und keine Blausäure. Durch die Zerstörung der Struktur wird der Mechanismus der HCN-Entgiftung, die Rhodanese, in Unordnung gebracht.

Auf folgender Tabelle geben wir aus den Untersuchungen von GEMEINHARDT[2389] den Gehalt von einigen Nahrungsmitteln und Pflanzensäften wieder, da die Möglichkeit zugegeben werden muß, in Rhodanid einen diätetischen Faktor zu erkennen.

Tabelle 89.

A. Pflanzliche Lebensmittel.

	Lagerbestände alter Ernte (Winter) in γ% HSCN	Neue Ernte (Sommer) in γ% HSCN
1. Mohrrübe, Daucus carota	950	
2. Petersilienwurzel, Petroselinum hortense	155	
3. Runkelrübe, Beta vulgaris	52	
4. Zuckerrübe, Beta vulgaris var. Rapa	73	
5. Winterspinat, Spinacea oleracea	98	
6. Sommerspinat, Spinacea glabra	30	102
(errechnet aus Trockenspinat, in dem enthalten waren etwa	332)	
7. Kohlrübe (weiß), Brassica napus v. napobrassica	650	
8. Wruke (gelb), Brassica napus v. napobrassica	790 (Miete)	
Wruke (gelb), Brassica napus v. napobrassica	320 (Markt)	
9. Grünkohl, Brassica oleracea v. acephala	140	

2386, I JANSEN, E. F., FELLOWS-NUTTING, M. D. u. BALLS, A. K.: J. biol. Chem. **175**, 975 (1948). Hexaäthyltetraphosphat und Tetraäthyltetraphosphat wirkten ähnlich. Ihre Wirksamkeit ist molar gerechnet $^1/_{25}$—$^1/_{50}$ der von Diisopropylfluorophosphat.

2387 BAUMANN, E. J., METZGER, N. u. SPRINSON, D. B.: J. biol. Chem. **105**, IX (1934), Rona **82**, 94.

2388 RANGANATHAN, S.: Indian. J. med. Res. **21**, 197 (1933), Rona **76**, 558.

2389 GEMEINHARDT, K.: Ber. dtsch. bot. Ges. **56**, 275 (1938), Rona **111**, 384. C. **1939 I**, 976.

Tabelle 89. (Fortsetzung.)

	Lagerbestände alter Ernte (Winter) in γ% HSCN	Neue Ernte (Sommer) in γ% HSCN
10. Wirsing, Brassica oleracea v. sabauda	148	
11. Weißkohl, Brassica oleracea v. capitata	302	
12. Blumenkohl, Brassica oleracea v. botrytis	66	
13. Kartoffeln, Solanum tuberosum	95	70
14. Porree, Allium porrum	119	
15. Apfel, Pirus malus	16	59
16. Zitrone, Citrus medica subs. Limonum	61	
17. Roggenmehl, Secale cereale	200	
18. Weizenmehl, Triticum sativum v. vulgare	80	
19. Lupinenmehl, Lupinus luteus	80	
20. Sojamehl, Glycine seu Soja hispida	82	
21. Zwiebel, Allium cepa	120	
22. Kohlrabi, Knollen, Brassica oleracea var. gongylodes		530
23. Kohlrabi, Blätter, Brassica oleracea var. gongylodes		135
24. Radieschen, Raphanus sativus f. radicula		274
25. Rettich, Raphanus sativus f. niger		496
26. Schoten, Schale und Erbsen, Pisum sativum		75
27. Bohnen, grüne, Phaseolus vulgaris		71
28. Kopfsalat, Lactuca sativa v. capitata		50
29. Gurke, grüne, Cucumis sativus		55
30. Rhabarber, Stengel, Rheum rhaponticum		69
31. Spargel, Asparagus officinalis		69
32. Kirschen, süße, Prunus avium		75
33. Stachelbeeren, unreife, Ribes grossularia		106
34. Banane, Fruchtfleisch, Musa sapientum		104
35. Banane, Schale, Musa sapientum		97
36. Tomaten, Solanum lycopersicum		92
37. Mohrrüben, junge Karotten		97
38. Birne, Muskateller, Pirus communis var.		34
39. Johannisbeere, rote, Ribes rubrum		30
40. Heidelbeere, Vaccinium myrtillus		22
41. Pfifferlinge, Cantharellus cibarius		46
B. Pflanzensäfte aus frischen Pflanzen ohne jeden chemischen Zusatz haltbar gemacht.		
1. Brunnenkresse, Nasturtium officinale		240
2. Rettich, Raphanus sativus		252
3. Sellerie, Apium graveolens		175
4. Johanniskraut, Hypericum perforatum		36
5. Spitzwegerich, Plantago lanceolata		20
6. Birke, Betula alba (verrucosa)		62
7. Brennessel, Urtica urens		72
8. Löwenzahn, Taraxacum officinale		78
9. Huflattich, Tussilago farfara		43
10. Wermut, Artemisia absinthium		40
11. Zinnkraut, Equisetum arvense		65

Von Bedeutung wird Rhodanid durch seine die Keimung von Samen beschleunigende Wirkung. Dies wird schon in Konzentrationen beobachtet, die den in den analysierten Pflanzen enthaltenen entsprechen. Ich gebe hier das Resultat in % nach 24 Stunden Einwirkung verschiedener Lösungen wieder:

Tabelle 90.

	Aq. dest.	Konzentration HSCN in γ%				
		50	100	200	300	400
Roggen	37	70	70	80	90	90
Weizen	33	62	65	50	40	48
Linsen	34	54	48	48	36	29

Die Wirkung ist ungleichmäßig, manchmal ist anscheinend ein toxischer Effekt vorhanden. Nach 48 Stunden war der Unterschied geringer, nach 72 Stunden ausgeglichen. Vielleicht ist die Zahl der Keime (30) pro Ansatz zu klein.

In anderen Versuchen, z. B. Salatsamen[2390] und Lattichsamen[2391], war die Wirkung größer, das Optimum bei 0,5% KSCN oder NH_4SCN. Die Schädigung dieser Konzentration wirkte sich nicht bei der Keimung, aber später aus, indem das Wachstum des Hypocotyls, der Wurzeln und der Wurzelhaare verzögert wurde. Die ruhende Kartoffelknolle wurde zur Keimung gebracht[2394]. Wenn die Keimung durch α-Naphthylessigsäure gehemmt war, dann wirkte KSCN nicht, dagegen ein anderes Stimulationsmittel, Äthylenchlorhydrin. Mit der Bildung von auxinähnlichen Substanzen hat die Wirkung nichts zu tun[2392].

Es erscheint naheliegend, die SCN'-Wirkung auf eine Quellungsbegünstigung zurückzuführen, weil SCN am Ende der Hofmeisterschen Reihe steht. Aber es wird nicht bedacht, daß 0,001 und 0,01% schon wirksam sein sollen, Konzentrationen, die die Quellung kaum beeinflussen dürften, während 0,1% nichts veranlaßt und 1% schon schädigt[2393].

Der gleiche Einwand gilt für die Auslegung der Beobachtung, daß Winterweizen durch Vorbehandlung mit n/1000 KSCN (KJ war weniger wirksam, K_2SO_4 am wenigsten) eine größere Frosthärte erlangen sollte. Auch hier begann bei n/100 SCN' schon eine Schädigung[2397, I]. Die gefundene Erhöhung des „gebundenen Wassers" wird durch einfache Peptisation nicht erklärt.

Auch andere Faktoren wurden in Betracht gezogen, z. B. die Fermentaktivität. Amylase wurde nicht gefördert[1300], im übrigen auch in isolierten Blättern nicht, gemessen an der Saccharosebildung[2397]. Dagegen fand sich ein Anstieg der Katalase- und Peroxydaseaktivität bei der Kartoffel um das Vielfache, aber durchaus nicht ansteigend proportional der Stimulation[2396].

Es fand sich ein Anstieg der Leitfähigkeit in den Kartoffelscheiben. Dieser Anstieg ist bei 0,1 und 0,2% KSCN noch signifikant, aber sehr klein. Entsprechend der besseren Leitfähigkeit wird die Beweglichkeit der Elektrolyte erhöht, das zeigt sich in einer besseren Auslaugungsfähigkeit der Elektrolyte[2395], die mit der permeabilitätserhöhenden Wirkung des SCN' zusammenfällt. Dann würde SCN' aber keine spezifische Wirkung aufweisen, sondern ClO_4' müßte ähnlich wirken.

Bei Steigerung der Konzentration kommt es zu einer Schädigung, auf die wir schon eben[2391, 2393, 2397, I] hinwiesen. Sie fand sich auch bei der Entwicklung von Maiswurzeln[2398] und selbst bei der Keimung von Samen. Aus den Versuchen von Brun[2083] an je 300 Samen mit n/4 SCN'-Lösung seien wiedergegeben auf Tabelle 91.

Tabelle 91.

	Keimung Kontrolle	Nach 48 Stunden in n/4 NaSCN	Die Samen 72 Std. in Wasser gespült, keimen:	Im Ganzen
Radis	72%	8	20	28
Linsen	92%	0	8	8
Flachs	65%	1	4	5

[2390] Thompson, R. C. u. Kosar, W. F.: Science 87, 218 (1938). C. **1938 I**, 4067.

[2391] Thompson, R. C. u. Kosar, W. F.: Plant Physiol. **14**, 567 (1939). Ca- und Na-Rhodanid hatten eine viel geringere Wirksamkeit.

[2392] Guthrie, J. D.: Contrib. Boyce Thompson Inst. **11**, 29 (1939). C. **1940 I**, 2960.

[2393] Niethammer, A.: Zellstimulationsforschung **3**, 87 (1930). Versuche an Salvia pratensis, triticum sativum, Beta vulgaris. Die erhaltenen Werte weisen eine Begünstigung nur bei sehr viel gutem Willen nach.

[2394] Denny, F. E.: Amer. J. Bot. **13**, 118 (1926).

[2395] Guthrie, J. D.: Contrib. Boyce Thompson Inst. **5**, 83 (1933).

[2396] Miller, L. P.: Contrib. Boyce Thompson Inst. **5**, 29 (1933), Rona **74**, 72. Kartoffeln in Schnitte geschnitten, die ein Auge enthalten, werden behandelt, dann in den Boden gesetzt.

[2397] Leonard, O. A.: Amer. J. Bot. **26**, 475 (1939), Rona **118**, 218. Blätter von Mais Sorghum, Baumwolle, Kohl bis 1% KSCN.

[2397, I] Vetukhova, A.: C. rend. Acad. Sci. URSS. **24**, 605 (1939). Rona **120**, 405.

Es findet also eine irreversible Schädigung statt, die durch 72stündiges Spülen nicht beseitigt werden kann.

Die Schädigung der Pflanzen wird durch organische Bindung der Rhodanide zum Teil vermindert. Buchweizen ist empfindlicher[2400, 2401].

Durch NH_4SCN kann man den Pflanzenwuchs im Boden für längere Zeit vernichten[2399]. Durch 1600 Pfund pro Acre (1 Acre = 4046,9 qm) bleibt er steril für 4 Monate, bei 800 Pfund betrug die Sterilitätsperiode weniger als 120 Tage, bei 320 Pfund nur 2—4 Wochen. Bei 100 Pfund ist keine Sterilität mehr wahrnehmbar. Anschließend an die Periode der Sterilität findet sich eine Stimulation des Wachstums. Die Wirksamkeit des SCN' war im Boden — auf die Dauer gesehen — viel geringer als die von Chlorat, obwohl in Wasserkulturen das Verhältnis umgekehrt liegt. Offenbar wird es auch sehr rasch zersetzt, da die Wirkung nur kurz ist.

8. **Perchlorat** ist als Pflanzenschädling schon lange bekannt[2402], ist es doch notwendig, den ClO_4'-haltigen Chilesalpeter einer Umkristallisation zu unterwerfen. Aus Versuchen von DURAND[2094] über die Keimung von Linsen (je 10 Samen) unter Einwirkung von $NaClO_4$ gebe ich folgende Zahlen auf Tabelle 92 wieder:

Tabelle 92.

Zeit	Konzentrationen in %				
	0,1	0,2	0,5	1	5
24 Stunden	—	—	—	—	—
48 Stunden	9	8	6	3	0
3 Tage	9	9	7	3	0
4 Tage	9	9	7	5	0
Leinsamen nach 20 Tg.	7	4	0	0	0

Wir sehen, daß 0,5% schon deutlich schädlich wirkt. Dasselbe ließ sich bei Mohnsamen nachweisen. Nach den vorher angegebenen Zahlen mit NaSCN wirkt das Perchlorat nicht wesentlich verschieden. Systematische Vergleiche der beiden Ionen wurden nicht ausgeführt. Eine stimulierende Wirkung wird gelegentlich erwähnt[2403].

9. **Chlorat, Bromat, Jodat.** Chlorat spielt als Pflanzengift besonders in Amerika eine viel größere Rolle, wird aber in seiner Wirkung nicht nach seinen lyotropen Eigenschaften beurteilt werden dürfen, es sei denn, daß diese über eine leichtere Permeation die Möglichkeit eröffnen, in den Stoffwechsel einzugreifen. Es soll auch die Aufnahmefähigkeit der Wurzeln für Nahrungsstoffe gestört werden[2404].

Nitrat entgiftet die ClO_3-Wirkung. Das soll daran liegen, daß NO_3' die Aufnahme von ClO_3' hemmt[2406]. Deshalb seien Pflanzen auf fruchtbaren, stark nitrathaltigen Böden gegen ClO_3-Wirkung weniger empfindlich. NH_4-Stickstoff wirkte erst nach Überführung in Nitrat durch die Bodenbakterien. Eine völlige Aufhebung der ClO_3'-Wirkung ließ sich aber nicht erreichen[2408, I].

Wir haben schon häufig gesehen, daß beim Eindringen eine Kompetenz der Ionen stattfindet, eins das andere verdrängen kann. Diese Wirkung des NO_3' soll die verschiedene Wirkungsintensität bei ClO_3' je nach der Jahreszeit erklären,

[2398] WHITE, PH. R.: Protoplasma **19**, 132 (1933), Rona **75**, 635.

[2399] BISSEY, R. u. BUTLER, O.: J. amer. Soc. Agronomy **26**, 838 (1934), Rona **84**, 47.

[2400] WILCOXON, F. u. HARTZELL, A.: Contrib. Boyce Thompson Inst. **7**, 29 (1935), Rona **88**, 160. Versuche an Kresse (Nasturtium).

[2401] HARTZELL, A. u. WILCOXON, F.: Contrib. Boyce Thompson Inst. **6**, 269 (1934), Rona **85**, 224.

[2402] SJOLLEMA: Chem. Ztg. **20**, 1002 (1896).

[2403] HESSENLAND, M., FROMM, F. u. SAALMANN, L.: Angew. Chem. **1933**, 577. Rona **76**,447.

[2404] BORDIER, H.: Rev. Sci. **74**, 385 (1936). C. **1936 II**, 2397. 1,5—2% $NaClO_4$ schädigte die Phanerogamen und Kryptogamen.

da die Nitrifikation im Verlauf des Jahres wechselt[2406]. Es besteht aber auch die Möglichkeit, daß eine stärkere NO_3'-Anwesenheit in der Pflanze die Reduktion hemmt, weil das Oxydationspotential höher wird.

Ein interessanter Unterschied gegenüber der Giftigkeit im Tierversuch ergibt sich beim Vergleich mit den Halogensauerstoffsäuren[2403]. JO_3' ist hier ohne Belang, BrO_3' ist jedenfalls nicht giftiger als ClO_3', obwohl es im Tierversuch eine 20—30mal so große Giftigkeit hat. Die BrO_3'-Wirkung setzt früher ein, findet aber früher ein Ende. ClO_3' wirkt langsamer, aber vernichtet zuletzt doch zahlreichere Pflanzen ($^1/_4$ und $^1/_2$% Lösung). BrO_3' wird rascher zersetzt und wird vielleicht nicht so elektiv, d. h. wahlloser die oxydativen Potenzen im Pflanzenorganismus unterbringen.

Bei Lolium perenne wurde mit 2 und 3% $NaBrO_3$-Lösungen in 10 Tagen volle Vernichtung erreicht, bei 2% $NaClO_3$ waren nach 20 Tagen erst 75% zerstört. Die Beständigkeit des ClO_3' gegenüber BrO_3' zeigt sich auch im Boden, wo noch Reste der ClO_3-Wirkung auf Pflanzen nach 2 Jahren zur Beobachtung kamen[2408, III].

Die schädliche Wirkung soll durch ClO' zustande kommen[2405]. Durch ClO', gegeben als $NaOCl$[2407], wird die Keimfähigkeit von Maiskörnern in so hohen Konzentrationen von 1% aktivem Cl' in 5 Tagen nur um 20% vermindert. 7% $Ca(OCl)_2$, 2 Stunden einwirkend, wirkt nur verzögernd auf die Keimung[2408]. Durch Abtötung aller oberflächlich vorhandenen schädlichen Keime wurde bei Baumwollsaat durch 2 Stunden Behandeln mit 6% wirksamen Chlor eine Verbesserung erreicht[2408, II]. Demgegenüber wurde die Keimung schon durch 0,02% $NaClO_3$ um einige Tage verzögert. Aber Samen von Andropogon halepensis keimten in molarer Lösung von $NaClO_3$ noch zu 50%[2405].

Der Ort, wo ein Ion wie OCl' einwirkt, ist maßgeblich, wie das überall in der Biologie gültig ist. Man sagt dann in falscher Übertragung von der Chemie „in statu nascendi". Aber ob eine Verbindung im homogenen System in statu nascendi einwirkt (z. B. H auf As_2O_3), oder ob es an einem bestimmten Ort des Plasmas entsteht und damit gerade eine bestimmte Verbindung trifft, ist ein absoluter Unterschied. Daß hier wirklich OCl' wirksam ist, ist nicht erwiesen, ebenso möglich ist ClO_2', wie bei den Colibacillen in den Versuchen von QUASTEL und anderen (S. 272 und 292). Das Wesentliche scheint mir das Auftreten eines großen Oxydationspotentials an bestimmten Stellen zu sein.

Daß ClO_3' überall das Pflanzenplasma zerstört, auch da, wo es an den Blättern eindringt, wenn es nur an Ort und Stelle bleibt zur Reduktion, wurde schon früher erwähnt[2189] (S. 315). Da es nach Eindringen in die Wurzel in die Blätter wandern muß (durch das Phloem[2189]), kann es die Wege des Wanderns nicht gleich stören und sich den Weg selbst verlegen.

Aus Versuchen in Gefäßen, deren Erdboden bestimmte Mengen — berechnet nach Gewicht — an $KClO_3$ erhalten hatten, gebe ich folgende Zahlen nach UNGERER[2405] auf Tabelle 93 wieder, und zwar nach dem Erntetrockengewicht gerechnet:

Tabelle 93.

	0	0,005%	0,01%	0,02%
Senf	100	59	5,5	0
Roggen	100	27	7,1	3,4
Goldlack	100	12	4,0	0
Kopfsalat	100	5	1,1	0
Stiefmütterchen	100	2,9	0	0

[2405] UNGERER, E.: Z. Pflanzenernährung **39**, 156 (1935), Rona **90**, 75.
[2406] CRAFTS, A. S.: J. agricult. Res. **58**, 637 (1939), Rona **117**, 51.
[2407] GIRTON, R. E.: Plant Physiol. **11**, 635 (1936). C. **1936 II**, 2935.
[2408] SPAETH, J. N. u. AFANASIEV, M.: J. Forestry **37**, 371 (1939). C. **1939 II**, 1900.
[2408, I] HURD-KARRER, A. M.: Amer. J. Bot. **28**, 197 (1941). C. **1941 II**, 2247.
[2408, II] DIMOCK, A. W.: Phytopathology **30**, 1051 (1940). C. **1941 II**, 2990.
[2408, III] UVERUD, H.: C. **1942 II**, 214.

Die Symptome, die sich zuerst merkbar machen, beobachtet man in den Blättern, z. B. chlorotische Streifung der Blätter, abgestorbene Spitzen und Blattränder.

Bei Versuchen in Feldkulturen sind 272 Pfund pro Are toxisch für Hafer, Weizen, Gerste. Die Ähren sind dann taub. Flachs und Klee werden weniger betroffen[2399]. Wichtig ist die Tiefe, in die die Wurzeln hineinreichen.

10. Ferrocyanid in höheren Konzentrationen ist auch giftig, kann aber in Wasserkulturen merkwürdigerweise als Eisenquelle benutzt werden, so daß z. B. Soja in Konzentrationen von 0,0033—0,0066% gut wächst[2409].

IV. Wirkung von Ionen auf besondere Eigenschaften der Pflanzen.

Das Längenwachstum von Hypokotylen von Spergula arvensis wird durch Cl', SO_4'', NO_3' nicht unterschiedlich beeinflußt[2410, 2411].

Die Spaltöffnungen in Blättern von Zebrina pendula, die in Salzlösungen 24 Stunden gelassen waren, ergaben folgende Größen, gerechnet nach Teilstrichen (für die K-Salze): Cl':32,1, NO_3':30,1, SO_4'':28,9, Br':28,4, J':19,3, SCN':0. Also unter Rhodaniden Spaltschluß, zugleich mit Stärkeanhäufung[2412].

Werden Tentakel von Drosera in Salzlösungen hineingebracht, dann krümmen sie sich, strecken sich aber in 24 Stunden wieder aus. Die Reizwirkung ist $NO_3' > J', Br', Cl' > SO_4''$. n/4 $NaNO_3$ führte zu keiner Wirkung. Es muß die Schädigung so rasch einsetzen, daß keine Bewegung mehr erfolgt. Die Größe des Ausschlages war bei J' und Br' größer als bei Cl'[2413].

Anionen wurden auch als Träger von Chemotropismus angesehen, z. B. bei Lupinus albus[2414, 2415], Sinapis alba[2416, 2417]. Die Wurzeln wachsen dem Diffusionsgefälle entgegen. Relative Werte ergeben sich bei Lupine[2415]: SO_4'':9785, ClO_3':4118, NO_3':2968, J':2909, Cl':2816, SCN':551.

Als Ablenkungswinkel ergaben sich mit 0,01 mol Lösungen der Na-Salze bei Cl': 18°, PO_4''': 55°, SO_4'': 34°, Nitrat ergab bei 0,001 mol 36,5°, bei 0,1 mol aber 25,4°. Eine Auslegung dieser Resultate mit dem Prinzip: Nährstoffgehalt, Auxinbildung oder einer physikochemischen Eigenschaft scheint unmöglich.

V. Übersicht.

Im ganzen spielen Hofmeistereffekte bei den Pflanzen eine nur untergeordnete Rolle. Wichtiger ist die Einwirkung auf den Stoffwechsel bei lebensnotwendigen Elementen und Ionen: NO_3', SO_4'', PO_4'''. Bei Fluorid ist die Fermentgiftigkeit vorhanden, bei SCN' nicht sicher nachgewiesen, obwohl es toxisch wirkt, aber analog ClO_4', so daß eine lyotrope Wirkung zu vermuten ist. Sonst stehen im Vordergrund die Möglichkeiten der Reduktion z. B. bei NO_3', ClO_3' und BrO_3'. Während das bei der Reduktion in der Pflanze entstehende Nitrit zwar giftig ist, aber rasch weiter assimiliert wird, gilt das nicht für Chlorat und Bromat, so daß eine reine Giftigkeit resultiert, zumal bei diesen Ionen in den entstehenden Zwischenprodukten ganz besonders hohe Oxydationspotentiale erreicht werden.

2409 Deuber, C. G.: Soil Sci. **21**, 23 (1926), Rona **36**, 46.
2410 Borriss, H.: Jahrb. Botanik **85**, 732 (1937), Rona **106**, 411.
2411 Borriss, H.: Ernährg. d. Pflanze **35**, 289 (1939), Rona **118**, 219.
2412 Haas-Poetzl, I.: Beih. z. bot. Zentralbl. I, **47**, 255 (1930), Rona **61**, 226.
2413 Mevius, W.: Biochem. Z. **148**, 548 (1924), Rona **28**, 63.
2414 Porodko, Th.: Jahrb. f. wissenschaftl. Botanik **49**, 307 (1911).
2415 Porodko, Th.: Jahrb. f. wissenschaftl. Botanik **64**, 450 (1925).
2416 Niklewski, B. u. Duda, J.: Biochem. Z. **286**, 110 (1936). C. **1936 II**, 2735.

Wenn wir zuletzt noch Cl' und Br' heranziehen, sehen wir zwar ein ähnliches Schicksal, aber die Wirkung — wenn auch nicht untereinander durchaus verschieden — ist doch bei den einzelnen Pflanzenarten manchmal entgegengesetzt. Neben Förderung und Notwendigkeit zum Leben stehen schwerste Schädigungen. Hierin ist eine Beziehung zum Tierreich gar nicht gegeben, denn die Wirkung von Cl' und Br' ist verschieden, aber die Tiere untereinander weisen in ihrer Reaktion keine großen Unterschiede auf. Eine Lebensnotwendigkeit des Cl' (als Koferment von Photoreaktionen und Amylasen sowie als Regulans des osmotischen Druckes) ist vorhanden, bei Bromid nie ernsthaft erwiesen, obwohl es Pflanzen gibt, die Br' stärker oder schwächer aufnehmen als Cl'. In jeder Hinsicht schließen sich die Pflanzen den Wirkungen bei den Bakterien enger an als den höheren Tieren, wie auch die Fermentsysteme einander mehr gleichen.

H. Vergiftungsverlauf und Dosierungen.

I. Insekten und niedere Tiere.

1. Höhere Giftigkeit von den uns hier interessierenden Anionen besitzt vor allem das **Fluorid,** das als Alkalisalz und besonders als Silicofluorid auch in der Schädlingsbekämpfung seinen Platz gefunden hat[2418–2421]. In letzter Zeit verwendet man bevorzugt das schwerer lösliche Kryolyth (Na-Al-Fluorid), dem eine besondere Wirkung zugeschrieben wird. NaF wirkt auf die Darmepithelien (Cytoplasma und Kerne) der Larven des Heerwurmes. Diese Wirkung scheint beim Kryolyth verstärkt zu sein[2421, I], beim Baumwoll-Rüsselkäfer hatte es eine sehr schwache Wirkung[2421, II].

Die Empfindlichkeit der Larven von Culex quinquefasciatur gegen 2 verschiedene Darreichungen zeigt folgender Versuch: Zeit (in Minuten) bis zum Tode von 50% der eingesetzten Larven[2034] (Tabelle 94).

Tabelle 94.

mol Konzentration	Na_2SiF_6	NaF
0,01	55 Minuten	420 Minuten
0,005	70 „	660 „
0,0005	120 „	2880 „

Gasförmiges SiF_4 tötete Bienen noch in Konzentrationen von 1:100000[2420]. Der Regenwurm (Lumbricus terrestris) wurde durch Na_2SiF_6 1:1000 in 20 Minuten, durch dieselbe Konzentration NaF in 240 Minuten getötet[2034]. Da in neutraler wässeriger Lösung eine weitgehende Dissoziation des komplexen Silicofluorids eintritt, ist diese differente Wirkung nicht verständlich, wenn man nicht eine günstigere Aufnahme durch die Tiere verantwortlich machen will (siehe später bei Frosch und Warmblüter). Allerdings wurde gerade diese Verbindung vorwiegend zur Insektentötung eingeführt. Die Vergiftung erfolgt direkt oder auf dem Umwege über vergiftetes Pflanzenmaterial[2421]. Bei der Heuschrecke

[2417] Niklewski, B., Kahlowna, M. u. Dydowna, M.: C. **1935 II**, 2969.
[2418] Körting, A.: Z. f. Pflanzenkrankheiten **43**, 502 (1933).
[2419] Appel, O.: Handb. d. Pflanzenkrankheiten **6**, 435ff (1938).
[2420] Himmer: Verhandl. Ges. angew. Entymologie **1934**, 115.
[2421] Marcowitsch, S.: Industr. a. engeneer. Chem. **16**, 1249. Colorado-Käfer, Colorado-Kartoffelkäfer, Kartoffelflohkäfer, Tabakhornwurm usw.
[2421, I] Woke, P. A.: J. agricult. Res. **61**, 321 (1940). C. **1943 II**, 2400.
[2421, II] McGarr, R. L.: J. econ. Entymol. **34**, 500 (1941). C. **1943 II**, 1125. Bei Blattläusen war es voll wirksam.

Melanophus bivittatus Say wurden folgende mittlere tödliche Dosen festgestellt: Na_2SiF_6 0,1 g/kg, NaF 0,04 g/kg. Kryolith und Al-Fluorsilicat gaben unsichere Werte[2422, I].

Es kommt auf dem Wege der Pflanzenvergiftung zur Schädigung von Bienen durch Flugstaub und Abgase von Fabriken. So kam es zu einem großen Bienensterben bei einer solchen Fabrik, in deren Nähe sich ein Rapsfeld befand, das von den Bienen während der Blüte angeflogen wurde. Anschließend trat einige Tage lang — auch noch, als die Bienenkörbe so weit entfernt worden waren, daß ein neuerliches Anfliegen nicht in Frage kam — in dem Korbe ein großes Sterben auf. Die Bienen enthielten Fluorid, und zwar scheinen sie es mit den Pollen aufgenommen zu haben, die stark F-haltig waren[2422].

Neuerdings sucht man unter den organischen Fluorverbindungen Insekticide. Von RIEMSCHEIDER[2422, II] wurden folgende als wirksam gefunden:

$\beta\beta\beta$ Trichlor — $\alpha\alpha$ bis (4 fluorphenyl) aethan. und $\beta\beta\beta$ Trifluor $\alpha\alpha$ — bis (4-fluorphenyl) aethan. Die Wirksamkeit war 10mal größer als beim DDT bei Testung an Malophagus ovinus, Haematropinus suis. u. a. Für die maximale Kontaktgiftwirkung ist anscheinend das Fluor in p-Stellung wichtig.

2. Außer Fluorid hat man versucht, **Rhodanid** als Mittel zur Schädlingsbekämpfung heranzuziehen. Hierbei wurden aber vorwiegend organische Rhodanide versucht, von denen einige brauchbar erschienen[2400, 2401, 2423]. Auf diese Verbindungen wird nur hingewiesen. Bei Versuchen mit den Nauplien von Artemisia salina L (Meeresgarnelen) zeigte sich eine Konzentration von 0,01 mol NaSCN und NaJ, von $NaNO_3$ aber erst 0,56 als toxisch[2424]. Gut erträglich bzw. optimal sind noch für die Membranbildung der Eier folgende Konzentrationen zum Vergleich (Tabelle 95):

Tabelle 95.

Na-Salz von:	Membranbildung	Nauplii
Cl'	0,5	0,35
Br'	0,4	0,1
NO_3'	0,42	0,1
SO_4''	0,42	0,2
J'	>0,70	—
SCN'	0,6—0,7	—

Für die Membranbildung sind also noch höhere Konzentrationen ohne Schaden zu ertragen. Von NaCl sind toxisch erst Konzentrationen von 4 n. Zum normalen Ausschlüpfen sind aber nur Chlorid und Bromid brauchbar.

Bei der hohen Giftigkeit des SCN' gegenüber Cl' wird man sich wundern, bei Versuchen mit Elateridenlarven die Giftigkeitsreihe zu finden[2425]: $Cl' > SCN' > NO_3' > J' > Br' > SO_4''$. Es wurden meist $K^{\cdot}$-Salze verwendet.

Eine von dem Entwicklungsstadium abhängige Empfindlichkeit zeigt sich bei den Larven und Puppen von Culex. Erstere werden durch n/1—n/32 Konzentrationen von $NO_3' > Cl' > SO_4''$ getötet bzw. in der Entwicklung gehemmt[2426].

2422 BREDEMANN, G. u. RADELOFF, H.: Deutscher Imkerführer **1939**, S. 59.

2422, I RICHARDSON, C. H. u. SEIFERLE, E. J.: J. econ. Entymol. **32**, 297 (1939). C. **1941 II**, 397.

2422, II RIEMSCHEIDER, R.: Z. f. Naturforschung **26**, 245 (1947).

2423 HARTZELL, W. u. WILCOXON, F.: Contrib. Boyce-Thompson Inst. **7**, 497 (1935), Rona **93**, 221. Zum Beispiel Trimethylenrhodanid und Laurylrhodanid.

2424 BOONE, E. u. BAAS-BECKING, L. G. M.: J. gen. Physiol. **14**, 753 (1931), Rona **65**, 48.

2425 SUBKLEW, W.: Z. Morph. u. Ökolog. d. Tiere **28**, 184 (1934), Rona **81**, 68. Agriotes lineatus und Obscurus Corymbites tessellatus und Limonius spec.

2426 KREISEL, C.: Zool. Jahrb. Abt. Zool. u. Physiol. **39**, 459 (1923), Rona **22**, 197.

Versuche mit $NaClO_4$ an je 5 Blutegeln geben folgende Zahlen nach DURAND[2094] wieder (Tabelle 96):

Tabelle 96.

es überleben	0,1%	0,2%	0,5%	1,0%	2,0%	4,0%
1 Stunde . .	5	5	5	5	3	0
10 Stunden .	5	5	5	5	2	—
24 Stunden .	5	5	5	4	0	—
48 Stunden .	5	5	5	3	—	—
120 Stunden .	5	5	5	3	—	—

Die Aktivität von Seepocken (Balanus balanoides) zeigt sich darin, daß die Muschelschalen geöffnet sind. Durch Steigerung der Konzentration z. B. von NaCl auf 0,15 n sind fast alle inaktiv, d. h. sie schließen ihre Schale. Die Reihenfolge der Wirkung ändert sich mit dem Kation, z. B. wurde für $K^{\cdot}$ die Reihe: $NO_3' > Cl' > SO_4''$, für $Na^{\cdot}$ die Reihe $Cl' > SO_4'' > NO_3'$ gefunden[2427].

Über Phosphate finden sich keine Angaben. Manche offenbar sehr phosphatbedürftige Tiere, z. B. die Larven der Schmeißfliege, sind gegen Mangel an PO_4''' sehr empfindlich[2428].

II. Wirbeltiere — Kaltblüter.

1. **Phosphorsauerstoffsäuren.** Die toxische Wirkung der *Phosphate* wird vorwiegend mit der Ca-fällenden Eigenschaft dieses Ions zusammenhängen. Das Bild ist beherrscht von tetanischen Erscheinungen, aber auch fibrillären Muskelzuckungen. Die Erschlaffung erfolgt nach häufiger Kontraktion — etwa auf elektrischen Reiz — auch beim normalen Muskel schließlich nicht so rasch wie am Anfang. Es bildet sich eine Kontraktur aus. Dieser Ablauf erfolgt nach PO_4''' schon nach wenigen Kontraktionen, Oxalat hatte diese Wirkung nicht[2429]. Die Giftigkeit ist bei Kaulquappen, die sich in bestimmten Lösungen aufhalten, größer, wenn sie sich im Hellen unter der Quarzlampe als im Dunkeln befinden[2430]. Dieser Befund ist daraus verständlich, daß die im Hellen deutliche Erregung zur Mobilisierung von Kalium führt, wie eigene Versuche an Fröschen[2431, I], weiter auch Versuche von VOLLMER[2431] an Ratten zeigten. Durch K-Vermehrung wird das an sich schon ungünstige Verhältnis K/Ca noch weiter ungünstig gestaltet, wobei die Mobilisierung von $Ca^{\cdot\cdot}$ aus dem Knochen nicht als Regulation sofort in Erscheinung tritt[2431, I]. Nur unter diesen Bedingungen ist $K^{\cdot}$ als Synergist des Phosphats anzusprechen. Wir geben die Resultate an Kaulquappen[2430] zahlenmäßig wieder. Die Lösung hatte ein p_H von 5,91 (Tabelle 97):

Tabelle 97.

Konzentration	im Hellen	im Dunkeln
m/3	+ nach 10 Min.	+ nach 60 Min. nach 10 Min. 6 + 3—.
m/6	+ nach 10 Min.	alle leben
m/12	2 + 8 — nach 120 Minuten	alle leben
m/20	3 + 5 —	alle leben

Nach MOSCHINI[4330] wirkten über 12,1 mg P pro Frosch in kürzester Zeit tödlich.

[2427] COLE, W. H. u. ALLISON, J. B.: Physiologic Zool. **10**, 405 (1937). Rona **105**, 568.

[2428] HOBSON, K. P.: Biochem. J. **29**, 1, 1286 (1935). Zur Entwicklung muß selbst Blut noch PO_4''' zugesetzt werden.

[2429] DIXON, H. H. u. RANSON, S. W.: Proc. Soc. exp. Biol. Med. **26**, 165 (1928). Rona **50**, 47. 2 ccm 5% neutraler Phosphatlösung pro Frosch.

[2430] PINCUSSEN, L.: Biochem. Z. **182**, 366 (1927). Rona **41**, 295.

Phosphit ist relativ ungiftig. 0,25 g/kg Na_2HPO_3 ist ohne Wirkung, selbst wenn man dieser Dosis 2mal 0,5 g/kg hinzufügt. 5 g/kg töten den Frosch innerhalb weniger Stunden, wenn es sich um Sommerfrösche handelt. Winterfrösche gehen erst in 1—2 Tagen zugrunde[2432]. Diese verschiedene Empfindlichkeit findet sich immer wieder.

Histologisch wurden in Leber und Niere keine Veränderungen gefunden, insbesondere keine Verfettungen. Da leicht eine Oxydation in PO_4''' eintritt, müßte diese Vergiftung in den Vordergrund treten.

2. **Schwefelsauerstoffsäuren.** *Sulfate* sind als außerordentlich wenig giftig bekannt. Wenn bei m/20 K_2SO_4 Kaulquappen sterben[2430], allerdings nur bei Belichtung, dann wird man das $K^{\cdot}$ dafür verantwortlich machen dürfen, da sie sich in KCl, KBr und KJ ebenso verhalten. Daß Phosphat anscheinend etwas günstiger steht, läßt sich vielleicht aus der Streuung erklären.

Ebenso ist *Thiosulfat* für Kaulquappen ungiftig. 1% Lösungen vertragen sie ohne Schaden[2438].

Für Kaliummetabi*sulfit* ($K_2S_2O_5$) werden die ersten Todesfälle beim Frosch gesehen bei 0,8 g/kg subcutan. Eine rasche Tötung erfolgt mit 2 g/kg. Ein Unterschied gegenüber der Wirkung der schwefligen Säure war — wie auch zu erwarten — nicht vorhanden. Eine Wirkung der Konzentration ließ sich nicht finden[2439].

3. **Fluorid.** Durch n/20 Na-Fluorid werden Kaulquappen (8—10 Tiere) im Dunkeln und im Hellen in kurzer Zeit getötet[2430]. Bei gleichzeitiger Anwesenheit von 5 γ% Thyroxin werden sie in Lösungen von 190 γ% und 400 γ% NaF am vierten Tage tot gefunden (KRAFT[1536] je 5 Tiere).

Im Vergiftungsbild der Frösche und Kröten[2433, 2434] treten fibrilläre Zuckungen der Muskulatur auf.

Ein Frosch von 44 g erhält in verschiedene Lymphsäcke verteilt 3,5 ccm einer 0,2 molaren Lösung[2433]. Nach 30 Minuten treten fibrilläre Zuckungen auf. Er erhält gleich nochmals 1,5 ccm obiger Lösung (zusammen 20 mMol = 840 mg/kg); nach 25 Minuten hören die fibrillären Zuckungen auf. Die Bewegungen werden träge. In dieser Phase verursacht die Reizung des Muskels vorerst nicht eine schlechtere Erschlaffung wie es bei Phosphat gefunden wurde[2429], aber nach einiger Zeit entwickelt sich eine regelrechte Kontraktur (wie nach Jodessigsäure). Diese betrifft aber nur innervierte Muskeln, werden z. B. die Muskeln der hinteren Extremität denerviert, dann bleiben sie schlaff, während die vordere Extremität schon starr ist. Werden erstere aber über den Nerven oder direkt elektrisch gereizt (die Reizbarkeit ist geringer als in der Norm), dann verfallen sie auch in Starre.

Außerdem sind am Herzen Arrhythmien und Stillstand in Diastole bei der Atmung nach vorübergehender Vermehrung der Frequenz, langsame Atmung, schließlich Respirationsstillstand, bedingt durch zentrale Einwirkung, zu beobachten. Eine Phase der Bradykardie bei geringerer Dose läßt sich durch Atropin aufheben[2434]. Von NH_4F beträgt die tödliche Dosis 5—7 mg pro Tier[2435].

Angaben über die Toxizität von organischen Körpern, die fluorsubstituiert sind, finden sich vielfach in der Literatur[2436, 2437]. Durch Fluorsubstitution wird die Giftigkeit erhöht.

[2431] VOLLMER, H.: Naunyn-Schmiedebergs Arch. **194**, 551 (1940).
[2431, I] EICHLER, O. u. L.: Naunyn-Schmiedebergs Arch. **199**, 4 (1942).
[2432] ENGEL, K.: Naunyn-Schmiedebergs Arch. **102**, 289 (1924), Rona **28**, 317.
[2433] LIPMANN, F.: Biochem. Z. **227**, 110 (1930).
[2434] DE NITO, G.: Riv. Pat. sper. **3**, 294 (1928), Rona **48**, 125.
[2435] DE STEFANO, V.: Arch. di farmacol. sper. **41**, 16 (1926), Rona **37**, 221.
[2436] LEHMANN, F.: Naunyn-Schmiedebergs Arch. **130**, 250 (1928), Rona **46**, 808.
[2437] SIMONIN, P. u. PIERRON, A.: C. rend. Soc. Biol. **124**, 133 (1937). C. **1938 I**, 4206. Versuche am Fisch Tinca vulg., Temporarien und Meerschweinchen.

4. Die anderen Halogene.

a) *Chlorid* wird als das indifferenteste Salz anzusehen sein. Süßwasserfische werden duch stärkere Lösungen getötet, wie folgende Reihe aus Versuchen am Stichling, Gasteroteus aculeatus zeigt[2440]:

0,6	mol NaCl	Tod	in	30	Minuten (17—18°)
0,5	„	„	„	60	„
0,4	„	„	„	120	„
0,35	„	„	„	165	„
0,25	„	„	„	3,85	Tagen
0,2	„	„	„	8,25	„
0,1	„	„	„	8,45	„

Hier handelt es sich nicht allein um eine osmotische Wirkung, da eine Vergiftung durch Zusätze von $MgSO_4$ oder $CaSO_4$ verhindert werden kann. Der Angriffspunkt soll nicht an den Kiemen liegen, da eine Zirkulation noch in extremis deutlich merkbar ist, und der Tod auch dann eintritt, wenn die Kiemen von der Lösung selbst gar nicht berührt werden, sondern nur der Schwanzteil. Der Angriffspunkt läge damit in der Kittsubstanz der Zellen der Haut, da die Zellen selbst nicht getötet werden sollen. Die Haut wird für das NaCl durchgängig und verursacht dann den Tod.

Den Verlauf kann man am besten in einem Experiment mit 0,4 n NaCl verfolgen. In dieser Lösung nimmt der Fisch an Gewicht ab und zwar fast nur in den ersten 30 Minuten. Dann beginnt Cl' in die Haut einzudringen, so daß man es dort histochemisch nachweisen kann. Setzt man jetzt die Fische nach Abspülen in Aq. dest. zurück, dann scheiden sie reichlich Chlorid aus. In diesem Stadium sind die Fische noch zu retten.

Kaulquappen bleiben in n/10 Lösungen leben, auch Br' ist in dieser Hinsicht indifferent, da von 8 Kaulquappen 7 leben bleiben, während in NaJ alle sterben[2450].

Injiziert man einem Frosch von 40 g 3 cm^3 0,6% NaCl, dann findet man Zeichen toxischer Einwirkung. Er sitzt gebückt, die Augen vorgequollen, die Atmung ist lebhaft[2441]. In eigenen Versuchen[2441, I] mit Injektionen verschieden konzentrierter Lösungen in den Lymphsack ergaben sich bei 6—10 Fröschen in der Gruppe und Beobachtung bis 48 Stunden folgende mittlere tödliche Dosen:

1	molare Lösung	98	mMol NaCl/kg
2	„ „	94	„ „
4	„ „	92	„ „

Die Steigerung der Konzentration führte also zu höherer Toxizität.

b) Bei *Bromiden* wird auch beim Frosch die bekannte Wirkung auf das Zentralnervensystem beobachtet, bei 0,12 g/kg KBr zeigte Rana esculenta Bewegungsunlust, Ertragen der Seitenlage für verhältnismäßig lange Zeit. 0,05 g/kg hatte eine Wirkungsdauer von 42 Minuten[2442], (dagegen[2443]). Die Toxizität erwies sich größer als die von NaCl, obwohl der beim Warmblüter schließlich vorherrschende Angriffspunkt, das Atemzentrum, beim Frosch eine geringere Rolle spielt. Die mittlere tödliche Dosis betrug nach Injektion einer 2-molaren Lösung von NaBr in den Lymphsack 80 mMol/kg[2444, I].

2438 Calatroni, R.: C. rend. Soc. Biol. **99**, 2007 (1928), Rona **49**, 829.

2439 Reinhard, H.: Dissertation Göttingen 1939. Rona **115**, 671.

2440 Krüger, F.: Z. vergl. Physiol. **7**, 696 (1928), Rona **47**, 720.

2441 Hogartz, W.: Pflügers Arch. **230**, 668 (1932), Rona **71**, 242.

2441, I Eichler, O. u. L.: Naunyn-Schmiedebergs Arch. **199**, 21 (1942) bzw. unveröffentlichte Versuche.

2442 Adler, P. u. Hradecky, C.: Naunyn-Schmiedebergs Arch. **181**, 541 (1936).

2443 Ljubusin, A.: Rona **50**, 835 (1928). $CaCl_2$ soll stärker auf das Zentralnervensystem wirken als $CaBr_2$, dieses stärker als NaBr.

2444 Fröhlich, A. u. Sternschein, E.: Z. ges. exp. Med. **33**, 496 (1923), Rona **21**, 143.

5. **Rhodanid.** Über die Wirkung von *Rhodaniden* werden Versuche an dem kleinen Fisch Gambussa holbrooki mitgeteilt[2083]. Die Fische vertragen m/1000 NaSCN 10 Tage ohne Störungen:

Tabelle 98.

Konzentration	Giftwirkung	Schicksal bei Rücksetzen in reines Wasser
m/750	in 6 Tagen verkümmern sie	gestorben in 7 Tagen
m/500	in 2 Tagen träge	gestorben in 2 Tagen
m/100	einige tot in 2 Tagen	überleben 8 Tage
m/75	tot in $<$ 75 Stunden	
m/35	tot in 18—20 Stunden	
m/25	tot in $<$ 2 Stunden	

Bei den toxischen Dosen zeigt sich eine langdauernde Excitation mit anschließenden paralytischen Störungen, dann kommen Gleichgewichtsstörungen. Wenn man solche Tiere in reines Wasser setzt, werden sie nicht wieder gesund. Daß es sich um eine charakteristische Rhodanwirkung handelt, sieht man daran, daß m/25 NaCl von den Fischen 10 Tage ohne Störung ausgehalten werden. Erst 10fach höhere Konzentrationen sind bei Kochsalz notwendig, um die Fische innerhalb eines Tages zu töten. Berichtet wird bei diesen schweren Vergiftungen noch von einer Einwärtsbiegung des Körpers.

Ein ähnliches Bild wurde bei den kleinen Fischen Gobius minutus und Gobius pictus aus Helgoland berichtet[2444]. Werden diese Fische in einer Lösung von 20 ccm Meerwasser + 3 Tropfen n/1 NaSCN + 1—2 Tropfen n/10 $(NH_4)_2SO_4$ eine Nacht über gelassen, dann fand man die Tiere am nächsten Tage tot. Ließ man sie 3 Stunden und mehr in der Lösung und berührte sie, so daß sie also zu einer Bewegung gezwungen waren, dann konnten die Tiere ganz akut zum Tode kommen, indem der Rumpf sich plötzlich seitlich abknickte. Die Atmung erlosch früher als der Herzschlag. Diese „Abknickung" des Rumpfes ist offenbar eine plötzlich auftretende Starre der Muskulatur, die dadurch zustande kommt, daß durch gezwungene Innervation die Stoffwechselvorgänge gleichzeitig mit SCN' explosiv verliefen, wie umgekehrt bei manchen Muskelgiften (siehe vorher unter F) die Starre durch Denervation verhindert werden konnte. Bei diesen Fischchen war der Vorgang nicht reversibel, wenn die Tiere sich erholten.

Reversibilität wurde in zahlreichen eigenen Versuchen am *Frosch* (Eichler[967]) stets gesehen. Beim Frosch erfolgt bei Gabe in den Bauchlymphsack zuerst ein Zusammenkrümmen der Bauchmuskulatur, dadurch bedingt, daß die starkkonzentrierte Lösung die Bauchmuskulatur schädigt. Daran schließt sich eine Phase mit Steigerung der Reflexe und starker Schaumbildung an, sie gleicht einer strychninartigen Wirkung. Auch gelegentliches Flimmern einzelner Muskelfasern wird gesehen (Rost[2445]).

Allmählich steigern sich die zuerst nur gelegentlich auftretenden Kontraktionen der Muskulatur, bis sie schließlich dauernd anhalten. Der Frosch ist jetzt in voller Starre, verträgt Rückenlage, ohne den Versuch zur Aufrichtung zu machen. Dieser Zustand kann sich viele Tage (einmal bis 200 Stunden beobachtet) erhalten, klingt dann über eine Phase der erhöhten Reizbarkeit ab. Volle Reversibilität wird erreicht, wenn man von Feinheiten absieht, denn bei dieser langdauernden Vergiftung büßen die Tiere beträchtlich an Körpergewicht ein.

Sowohl diese Starre ist also — wenn der Tod nicht vorher eintritt — wie auch die Starre und Schädigung der Bauchmuskulatur völlig reversibel. Der Tod erfolgt nicht durch Lähmung des Herzens, das seine Funktion bis zuletzt erfüllt und durch das Ion SCN' — wenn isoliert — nicht getötet werden kann, selbst wenn sämtliche Cl'-Ionen der Speiseflüssigkeit durch SCN' usw. ersetzt worden sind (Eichler[1089]).

[2444, I] Eichler, O.: unveröffentlichte Versuche. 6—10 Tiere in der Gruppe, insgesamt 60 Tiere, Beobachtungszeit 48 Stunden wie in den Versuchen mit NaCl[2441, I].

[2445] Kerry, R. A. u. Rost, E.: Naunyn-Schmiedebergs Arch. **39**, 144 (1897).

Es wurde die Auffassung vertreten, daß der Hauptangriffspunkt des Rhodanid in der Muskulatur zu suchen sei, gleichzeitig mit Eingriff in den Stoffwechsel, so daß sekundäre Wirkungen durch Stoffwechselprodukte auftreten könnten. Diese Auffassung ist möglich, aber nicht bewiesen, wenn man nicht als Beweis ansehen will, daß die Muskeln die eindeutigsten pathologisch-anatomischen Veränderungen aufweisen (Segmentation der Fibrillen und starke Querstreifung).

Man kann durch Analogie besonderer Befunde bei Jodid darauf schließen. Bei Beobachtung der extrazellulären Räume im Muskel wurde ein anderer Verlauf beobachtet, wie er bei Innervation durch Dauerreizung erfolgt. Da die Nervenfaser nur mit ja oder nein antwortet, wird ein direkter Angriff am Muskel unbedingt angenommen werden müssen[2448, I]. (Dosen usw. über Rhodanid siehe S. 359ff. ausser den Abschnitt L Muskel.)

Versuche an Goldfischen mit organischen Rhodaniden sollen nur erwähnt werden[2446].

6. **Cyanat.** Zum Vergleich sei hier die Wirkung von *Cyanat* zwischengeschaltet. Auf 0,5 g/kg zieht der Frosch nach 50 Minuten die Beine an, Aufregung mit Streckkrämpfen, ,,Pikrotoxinschrei" folgt. Auch später gibt es Ähnlichkeit mit Pikrotoxin. Die Hinterbeine werden am Oberkörper heraufgeschlagen, bis sie recht- oder gar spitzwinklig zu ihm liegen, die Schwimmhäute sind maximal gespreizt. In den auftretenden Krämpfen, auch Streckkrämpfen, überschlägt sich der Frosch mehrmals. Dann erfolgt ein Lähmungsstadium mit Unterdrückung aller motorischen Funktionen. Das Tier stirbt[2447]. Der Verlauf ist also ein ganz anderer wie bei SCN', wenn bei diesem in manchen Anfangsstadien gelegentlich der ,,Pikrotoxinschrei" auch gehört werden kann.

7. **Perchlorat und Chlorat.** Wenn das chemisch ähnliche CNO' so völlig anders wirkt, ist es um so erstaunlicher, daß das der chemischen Konstitution nach vom SCN' so differente ClO_4' ein ganz ähnliches, man könnte sagen identisches Vergiftungsbild — wenigstens was den Frosch anbetrifft — erzeugt. Aber auch beim Goldfisch wird berichtet, daß die Tiere mit Opisthotonus gestorben sind[2448]. Die toxischen Dosen bei Gruppen von je 5 Tieren gibt folgende Zusammenstellung:

Tabelle 99.

Es überleben:	0,1	0,2	0,5	1,0	2,0	4,0% $NaClO_4$
nach 10 Std.	5	5	5	5	0	0 (Tod 15—30 Min.)
nach 24 Std. .	5	4	3	3		
nach 3 Tagen	5	0	0	0		

Die Giftwirkung ist sichtlich größer als die von Rhodan in der vorhergehenden Tabelle. Versuche an Kaulquappen (auch mit Gruppen zu je 5) ergeben folgende noch höhere Empfindlichkeit (DURAND[2094], Tabelle 100):

Tabelle 100.

Es überleben:	0,1%	0,2%	0,5%	1%	2% $NaClO_4$
nach 12 Std. .	5	5	5	4	0
nach 24 Std. .	5	4	3	0	
nach 36 Std. .	4	0	0		
nach 48 Std. .	2	0	0		

In jedem Fall ist der Vergiftungsverlauf in den Grenzkonzentrationen durchaus nicht rasch, ein Vorgang, der sich auch mit Rhodanid beim Frosch zeigt, da wie oben beschrieben, eine Vergiftung sich bis zu 10 Tagen hinziehen kann.

Versuche mit *Chlorat* wurden an Fischen mit 0,5—4% Lösungen angestellt. Frösche erhielten 1—34 g/kg subcutan[2449].

[2446] DRAKE, N. L. u. BUSBEY, R. L.: J. amer. chem. Soc. **54**, 2930 (1932), Rona **70**, 187.
[2447] VOIGT, F.: Naunyn-Schmiedebergs Arch. **164**, 215 (1932), Rona **67**, 773.
[2448] KAHANE, E.: Bull. Soc. chim. biol. **18**, 352 (1936). C. **1937 II**, 435.

8. Vergleiche und Erweiterungen. Als Begleiter bestimmter giftiger Kationen spielen auch die Anionen eine Rolle, z. B. sind die Sulfate bei Elritzen weniger giftig als Nitrate und Chloride[2450]; das hängt mit der Dissoziation zusammen. Bei der Säurewirkung sind aber die drei Säuren gleich, wenn man das p_H berücksichtigt[2451].

Beim Frosch wurden die umfangreichsten vergleichenden Versuche in eigener Arbeit vorgenommen (EICHLER[967, 1089]).

Das Giftigkeitsverhältnis ClO_4' : SCN': J': Cl' beträgt 1 : 1,2 : 7 : 28. Diese Zahlen wurden an einem Kollektiv gewonnen, dessen einzelne Gruppen je 10 Tiere umfaßten und 48 Stunden beobachtet wurden. In einer genaueren Untersuchung, in der 30 Tiere mit derselben Dosis behandelt wurden, ergaben sich bei 10tägiger Beobachtung folgende Werte:

Tabelle 101.

Injizierte Lösung	Durchschnitt (mittlere tödliche Dosis)	Streuung des Kollektivs	
		absolut	in % des Durchschnitts
2,293 m NaJ . . .	23,8 mMol	4,22	17,7
1,025 m NaJ . . .	26,4 mMol	7,50	28,4
0,4095 m NaSCN .	4,06 mMol	0,54	13,3
0,2016 m NaSCN .	4,18 mMol	0,473	11,3

Auch diese Zusammenstellung zeigt, daß SCN' etwa 6mal giftiger ist als Jodid, wie auch oben in den Verhältniszahlen.

Die Resultate wurden erhalten an demselben Froschmaterial, aber einmal im November, ein andermal im Januar-Februar. In einem späteren Jahr (EICHLER[2448, I]) wurden 121 Tiere mit 21,43 mMol Jodid behandelt. Die Empfindlichkeit war jetzt etwas geringer, jedenfalls was die Erkrankungsziffer in den ersten Stunden anbetrifft.

Aus den oben angeführten Zahlen ist sofort ersichtlich, daß die Giftigkeit sich bei diesen Ionen vollkommen so verhält, wie es der Reihenfolge der Quellung oder Permeabilität oder der Anreicherung an der Oberfläche entsprechen könnte. Wir sind in dem betreffenden Kapitel an verschiedenen Stellen auf die gegenseitige Stellung von Perchlorat und SCN' eingegangen. Manchmal war das eine, manchmal das andere in extremster Stellung. In den Büchnerschen lyotropen Zahlen würde ClO_4' einen beträchtlich kleineren Wert als SCN' haben und in der Nähe des Jodids zu stehen kommen. In unseren Versuchen ist ClO_4' giftiger sogar als SCN', wenn auch der Unterschied geringfügig ist, so daß man fast eine identische Wirksamkeit annehmen kann. Jedenfalls ist der Abstand gegenüber dem Jodid größer, als einem statistischen Fehler entsprechen würde. Die Identität der Wirkung bei ClO_4' und SCN' ist auch beim Vergiftungsbild vorhanden, obwohl wir — abgesehen von der lyotrophen Wirkung — keine beiden Molekülen eigene gleiche Eigenschaft kennen, weder in der chemischen Konstitution noch in der Fähigkeit zur Komplexbildung, noch in den sonstigen chemischen Reaktionen.

Wenn auch alle diese Tatsachen auf einen gemeinsamen Mechanismus hinweisen, ist doch noch nicht gesagt, welche lyotrope Eigenschaft hier in den Vordergrund treten wird. Es wird vielleicht in erster Linie die Fähigkeit in Betracht zu ziehen sein, daß sich diese Ionen an der Grenzfläche anreichern (Konsequenzen diskutiert, EICHLER[2448, I]). Damit wäre nur die Vorbedingung

[2448, I] EICHLER, O.: Naunyn-Schmiedebergs Arch. **198**, 442 (1941).
[2449] KAMEGAI, S.: Rona **102**, 671 (1937). Aus dem allein zugänglichen Referat ist keine Angabe ersichtlich. Fische: Carassius und Oxyzias laptipes.
[2450] JONES, J. R. E.: J. exp. Biol. **12**, 165 (1935). C. **1935 I**, 3159.
[2451] ALLISON, J. B. u. COLE, W. H.: J. gen. Physiol. **17**, 803 (1939). Fisch: Fundulus heteroclitus.

zu den sekundären Wirkungen gegeben, die selbst vielleicht im elektrischen Feld und in der Beeinflussung der Struktur des Wassers zu suchen wären. Weiterhin muß die Spannung der die Muskelfaser umgebenden Hülle sinken und regulative Vorgänge auslösen[2151, I].

Bei den Erkrankungen wird jedenfalls die Permeabilität in Betracht zu ziehen sein, denn die Konzentration in der Muskulatur steigt bei denjenigen Fröschen sprungweise an, die gerade kurz vor dem Exitus stehen. Damit könnte man folgende Darstellung versuchen:

An der Grenze der für Anionen impermeablen Muskelfaser häufen sich bestimmte Ionen an. Wenn eine genügende Oberflächenbesetzung erreicht ist, lockert sich die Membran, so daß ein Eindringen des betreffenden Ions und auch vom Cl′ in die Zelle möglich ist. Der Damm ist gebrochen. Mit der zunehmenden Störung der Zellfunktion im Inneren muß dann auch die Permeabilität für weitere Ionendurchbrüche steigen, ein autokatalytischer Prozeß. Dieses Bild wird einer anderen Auffassung weichen müssen, wenn sich die Befunde von CANNON, daß die Muskelfaser auch für Anionen durchgängig ist, bewahrheiten sollten.

Der Abstand der Giftigkeit ist hierdurch nicht erklärt, denn die erste Phase dieses Vergiftungsverlaufs ist rein physikochemisch, und in diesem Bereich ist der Unterschied der Ionen nicht so groß. Dem in das Innere eingedrungenen Ion eine Wirkung für sich zuzuschreiben, die mit den lyotropen Reihen zusammenhängt, ist nicht möglich. Bei den Fermenten haben wir zwar die Glucosidspaltung in einer derartigen Reihe gefunden, aber unser hier vorgetragenes Bild gilt nur für die allerletzten Zeiten des Lebens. Vorher liegt aber schon die Erkrankung bis zu beträchtlicher Schwere, und zwar derart, daß sich in ihr die Symptome des Exitus ankündigen, z. B. Rückenlage. In dieser Zeit sind aber die Zellgrenzen noch völlig intakt. Sie vermögen sogar Jodid aktiv aus dem Gewebe zu entfernen, indem sie dicht bleiben, obwohl die Zellvolumina auf Kosten der extracellulären Räume zunehmen. Dieser Vorgang wurde als regulativ aufgefaßt (siehe EICHLER[2448, I]). Nur in den letzten Augenblicken muß es dann zu einem Zusammenbruch dieser Grenzen kommen. Damit sind wir gezwungen, die Wirkung der lyotropen Effekte ausschließlich an den Zellmembranen zu lokalisieren, ohne diese selbst in der Abschließungsfunktion zu stören.

Bei dem Abstand, den SCN′ und J′ in ihrer Wirkung haben, wird uns interessieren, wie rasch die tödliche Wirkung zur Beobachtung kommt. Wir geben zu diesem Zweck 2 Tabellen aus unserer eben zitierten Arbeit (EICHLER[967]) wieder,

Tabelle 102.

a) 1,025 molar NaJ.

mMol/kg	Zeit in Stunden 5	10	15	20	25	30	40	50	60	70	80	90	100	120	>120	Zahl der Todesfälle insgesamt
17,9	—	—	—	—	—	—	0,6	0,4	—	0,1	1,5	0,4	—	—	—	3,0
20,5	—	0,4	1,0	1,0	1,0	0,5	0,7	2,5	2,9	—	—	—	—	—	—	10,0
23,1	—	0,2	0,7	0,7	1,5	2,8	2,8	1,3	1,3	0,7	1,0	1,0	—	—	—	14,0
25,6	—	0,9	1,7	1,7	3,1	4,7	2,0	2,0	0,9	—	—	—	—	—	—	17,0
28,2	—	1,7	1,8	0,8	2,7	1,6	0,4	0,8	2,1	1,8	0,9	0,9	0,5	1,0	1,0	18,0
30,8	—	—	3,4	0,6	—	3,2	8,8	0,2	1,8	—	—	—	—	—	—	18,0
33,3	—	1,0	1,7	1,2	1,1	4,0	3,1	1,0	1,2	1,2	0,5	0,5	0,5	1,7	1,3	20,0
35,9	—	—	1,5	3,5	2,6	1,4	2,5	1,2	2,6	2,5	2,1	2,1	1,5	2,5	1,0	27,0
38,5	—	9,5	9,5	8,0	—	—	—	0,2	1,2	0,6	—	—	—	—	—	29,0
41,0	—	3,3	4,5	9,5	6,7	4.0	1,1	0.9	—	—	—	—	—	—	—	30,0
Summe der Kolonnen	—	17,0	25,8	27,0	18,7	22,2	22,0	10,5	14,0	6,9	6,0	4,9	2,5	5,2	3,3	186,0

[2451, I] EICHLER, O. u. L.: Naunyn-Schmiedebergs Arch. **199**, 55 (1942).

Tabelle 103.
b) 0,4094 Molar Rhodan-Na.

mMol/kg	Zeit in Stunden 5	10	15	20	25	30	40	50	60	70	80	90	100	120	>120	Zahl der Todesfälle insgesamt
3,28	—	—	—	—	—	0,3	0,6	0,1	—	—	—	—	—	—	—	1,0
3,68	—	0,6	1,3	1,5	0,8	0,4	0,8	0,6	0,3	0,6	1,1	0,1	0,2	0,2	0,5	9,0
4,09	—	2,3	4,7	4,4	4,7	1,5	0,4	—	—	—	—	—	—	—	—	18,0
4,50	—	1,2	2,5	7,0	5,6	1,6	1,0	0,8	—	—	—	—	—	—	0,9	20,6
4,91	1,0	12,8	4,1	7,2	3,0	0,2	0,5	0,2	—	—	—	—	—	—	—	29,0
5,32	1,7	3,0	10,3	9,4	5,6	—	—	—	—	—	—	—	—	—	—	30,0
Summe der Kolonnen	2,7	19,9	22,9	29,5	19,7	4,0	3,3	1,7	0,3	0,6	1,1	0,1	0,2	0,2	1,4	107,6

auf denen man sieht, in welcher Zeit die Todesfälle während der Beobachtung zustande kamen. Diese Tabelle — zusammen mit der anderen — bringt uns auf eine weitere Komplikation, die bei den rein physikochemischen Messungen von untergeordneter Bedeutung ist, weil sie leicht durch die Versuchsanordnung ausgeschaltet werden kann, nämlich den osmotischen Druck, bzw. die gegebene Flüssigkeitsmenge. Der osmotische Druck — zugleich vielleicht mit der erhöhten Na-Zufuhr — ergibt schon im Vergiftungsbild eine zunehmende Abwandlung. So findet man bei Jodid zwar noch die Starre auftretend, aber sie ist nicht von der Stärke und vor allem nicht von der Dauer wie bei SCN'. Dafür aber sind die fibrillären Muskelzuckungen deutlicher. Diese Muskelzuckungen werden wir dem Na˙ zuschreiben können (EICHLER[2451, I]).

Wenn wir auf den Tabellen zwischen J' und SCN' vergleichen, sehen wir, daß bei SCN' sich die Todesfälle auf eine sehr kurze Zeit konzentrieren. Auch nach der dreißigsten Stunde sterben noch Frösche, aber doch nur relativ wenige. Während dieser Zeit sind noch sehr zahlreiche Frösche krank, d. h. hier meist in Starre, die sich aber löst und schließlich nicht zum Tode führt. Beim Jodid finden wir in dieser Phase die Frösche meist schlaff, die Zahl der Todesfälle ist groß. Es ist nach der Tabelle S. 358 ersichtlich, daß eine stärker konzentrierte Lösung — ohne daß Na eine zusätzliche spezifische Störung verursachen kann — stärker toxisch ist.

Die stärkere Toxizität finden wir auch beim NaCl, wo Konzentrationen 1, 2, 4 n zur Prüfung gelangten (S. 355). Der Befund ist anders als der von BEHRENS[2452] bei peroraler Applikation bei Mäusen, wo die 5molare Lösung weniger giftig ist als verdünntere. Dort handelt es sich aber um ganz andere Bedingungen. Denn der Magen hält die stärker konzentrierten Lösungen solange zurück von der Resorption, bis ein gewisser Ausgleich am osmotischen Druck erfolgt ist. Immerhin ist in den Versuchen von BEHRENS die 2-molare Lösung weniger giftig als die 3-molare. Beim Frosch spielt aber in keinem Falle solche Schutzfunktion eine Rolle. Die Ionen werden rasch in den Körperhöhlen und dem Blutkreislauf aufgenommen (EICHLER[846]), und dabei addiert sich die Schädigung des osmotischen Drucks zu der durch das Ion. Allerdings ist eine Voraussetzung dabei zu erfüllen. Den Fröschen dürfen nicht beliebige Wassermengen zur Verfügung stehen, da sie Wasser durch die Haut aufnehmen und es zur Ausscheidung der Salze verwenden können. Die Frösche müssen daher zwar in den feuchten, d. h. Wasserdampf-gesättigten Kammern sitzen, um nicht auszutrocknen, aber doch trocken, und unter diesen Bedingungen wurden obige Werte erhalten.

Wir haben ebenso Versuche mit m/2 Jodidlösungen ausgeführt. Wir fanden dabei keine weitere Abnahme der Toxizität, aber ein Symptom trat neu auf, das bei den höher konzentrierten Lösungen nicht zur Beobachtung kam. Sowohl bei SCN' als auch J' fand sich bei der Sektion das Herz in Diastole stehend, bei den m/2 J-Lösungen (90 Tiere) fand sich in über der Hälfte das Herz in Systole. Versuche, in einer Änderung des Mineralstoffwechsels die Ursache für dieses Verhalten zu finden, ergaben eine Reihe von Hinweisen (EICHLER[2369, I]).

An dieser Stelle soll auf die Größe der Streuung und den Verlauf der Summenkurve des Kollektivs (Tabelle 101, S. 358, letzte Reihe) der dünneren Jodidlösung hingewiesen werden. Darüber wurde die Auffassung vertreten[967], daß eine Korrelation zwischen der Empfindlichkeit der betrachteten Organe (hier z. B. der Muskulatur) und der Fähigkeit zur Ausscheidung d. h. zur Entgiftung bestehen müsse (die Ausscheidung ist in den dünneren Lösungen tatsächlich größer). Das bedeutet, die Tiere, deren Muskulatur gegenüber J' wenig empfindlich ist, sollten auch die Fähigkeit einer guten Ausscheidung durch die Niere besitzen. Es wäre eine Korrelation der Organe etwa derart zu verstehen, daß z. B. die Stoffwechselwirkung in der Muskulatur und in den Harnkanälchen, wo eine Rückresorption erfolgt, zusammenhängt.

Nach weiteren Versuchen besteht die Möglichkeit, den ganzen Vorgang ausschließlich in die Muskulatur zu verlegen (siehe EICHLER[2453]), da diese an der Ausscheidung aktiv beteiligt ist. Durch Schwellung der Muskelfasern wurden die Zwischenräume verkleinert und die Ausscheidung begünstigt. Die Fähigkeit zur Schwellung, d. h. Volumenzunahme der Muskelfaser haben aber nur die Tiere, die genügend Reserven haben, um im Inneren der Zelle höhere osmotische Drucke zu erzeugen. Jedoch erwies es sich in umfangreicheren Versuchen (EICHLER[2448, I]) als richtig, den Zusammenhang in der Struktur der Muskel- und Nierenzelle als bedingt durch eine Konvergenz der Zellstrukturen aufrecht zu erhalten.

Die Empfindlichkeit der Tiere ist geringer im Herbst als im Februar oder gar März. Dann wird auch die Ausscheidung schlechter. Körpergewicht hat keine Bedeutung. Ebenso waren die Frösche in verschiedenen Jahren mehr oder weniger empfindlich, auch hier mit der Ausscheidung zusammengehend.

III. Warmblüter.

1. Phosphorsauerstoffsäuren. *Phosphat* verursacht ein Vergiftungsbild, das in Tetanie ausläuft. Dieses Vergiftungsbild wurde letzten Endes bei allen Versuchstieren beobachtet, jedenfalls wenn die Zufuhr parenteral erfolgte. Bei peroraler Zufuhr entstehen Durchfälle, wie allgemein nach schwerer resorbierbaren Salzen.

Aber genau wie beim Menschen in besonderen Zuständen das Krankheitsbild der Tetanie peroral ausgelöst werden kann, etwa bei der Heilung der Rachitis, gelingt es, das gleiche bei Ratten darzustellen[2454].

Ratten wurden auf einer rachitogenen Diät mit einem Ca/P = 4,25 gehalten. Der Blutphosphor war während dieser Zeit natürlich abgesunken, ebenso waren sonstige Zeichen florider Rachitis vorhanden. Wurde der Diät jetzt soviel PO_4''' (als $NaH_2PO_4 \cdot H_2O$) zugelegt, daß ein Ca/P von 0,95 resultierte, daß also die Diät jetzt keine Erkrankung mehr hervorgerufen hätte, wenn sie von Anbeginn gegeben worden wäre, dann traten nach einer Woche bei einer Reihe von Tieren Spasmen der Hinterbeine, Karpopedalspasmen, Vermehrung der Erregbarkeit auf. Eine Ratte starb in Krämpfen.

Dieser Verlauf ist verständlich, da durch das reichlich angebotene Phosphat zugleich eine vermehrte Ablagerung von Calcium in den Knochen stattfand. Die Ablagerung erfolgte rascher als die Zufuhr, so daß in einem Zwischenstadium eine Senkung des Ca-Spiegels im Blute auftrat, die zu dem Krankheitsbild der Tetanie gehört.

[2452] BEHRENS, B.: Naunyn-Schmiedebergs Arch. **103**, 39 (1924).

[2453] EICHLER, O.: Naunyn-Schmiedebergs Arch. **184**, 82 (1936).

[2454] KARELITZ, S. u. SHOHL, A. T.: J. biol. Chem. **73**, 665 (1927), Rona **43**, 661. Steenbockdiät 2965 aus Milch, Weizen, NaCl und Fett. 1,08% Ca, 0,254% P, Ca/P = 4,25.

Die engen Beziehungen der Phosphat-Tetanie zu der Ca-Fällung werden immer wieder gesehen. Eine Tetanie dieser Art ohne Senkung des Calciums im Blut ist nicht beobachtet worden.

Da man die Tetanie teilweise abhängig annimmt von der unzureichenden Anwesenheit von Calciumionen, wird deren Erniedrigung schon dann möglich sein, wenn der analytisch nachweisbare Calciumgehalt noch gar nicht wesentlich gesunken ist; denn die Bildung von Komplexen oder gar von kolloidalem Calciumphosphat wird vor dessen Aufnahme im Reticuloendothel der Analyse nicht zugänglich sein.

Gleichzeitige Infusion von $Ca^{\cdot\cdot} + PO_4'''$ führte nach HEUBNERS Versuchen an Katzen[2455] nicht zu der Andeutung einer Tetanie, sondern zur Verstärkung einer $Ca^{\cdot\cdot}$-Wirkung. Das scheint auf die Wirksamkeit eines sich vor der Fällung bildenden Komplexes hinzuweisen, aber nach HEUBNER soll es an dem Verteilungsgrad liegen, also ein unspezifischer Effekt. Als weitere Möglichkeit werden wir die Mitwirkung eines Hofmeistereffektes, wie wir später noch sehen werden, zur Diskussion stellen.

Wir finden die Angaben, daß durch Gaben von Calcium die Symptome der Tetanie coupiert werden können. Doch darin machen die Versuchstiere Unterschiede, z. B. sind Hunde dieser $Ca^{\cdot\cdot}$-Wirkung wenig zugänglich.

Auf das Calcium scheinen auch die Befunde hinzuweisen, daß es nicht gleichgültig ist, welche *Acidität* die injizierte Lösung hat.

In den Versuchen von BINGER[2456] an Hunden wurde bei **130** mg/kg P intravenös das Tier kaum tetanisch, cyanotisch, schnaufte und starb, also ein so rasch verlaufendes Vergiftungsbild, daß die typischen Symptome nur angedeutet auftraten. Dieses erfolgte nur bei alkalischen oder neutralen Lösungen, nicht aber bei sauren. So soll dann keine Tetanie auftreten, wenn das p_H den Wert 6 unterschreitet.

Bei Kaninchen wurden je nach der Acidität verschiedene Verlaufsformen berichtet[2457]. Bei Phosphorsäure: plötzlicher Tod mit wenig Nervenerscheinungen, Krämpfe bei primärem und regelrechte Tetanie bei sekundärem und tertiärem Phosphat. Diese Verschiedenheiten kommen zur Beobachtung trotz gleicher Senkung des $Ca^{\cdot\cdot}$-Spiegels im Serum z. B. auf 5—7 mg% in den Versuchen von BINGER[2456].

Das würde darauf hinweisen, daß der $Ca^{\cdot\cdot}$-Spiegel nur eine begleitende, aber nicht die alleinige Ursache der Vergiftung sei. Eine Erklärung kann man versuchen durch Hinweis auf die Änderung der $Ca^{\cdot\cdot}$-Ionen selbst im Blut, die dann wieder ihre dominierende Rolle erhielten, wenn man ihre Abhängigkeit von dem p_H berücksichtigt, wie es z. B. mit der Formel von SHOHL und KUGELMASS versucht wurde[2458].

Obwohl die Verhältnisse schon früher eine ausführliche Darstellung erfahren haben (S. 55ff), geben wir die Formel nochmals wieder:

$$\left[Ca^{\cdot\cdot}\right]^2 = \frac{K}{[HPO_4]} \cdot \frac{[H^+]}{[HCO_3]}$$

Auf Zunahme des $[Ca^{\cdot\cdot}]$ hin wirkt die Vermehrung der $[H^{\cdot}]$ und Verminderung der $[HCO_3']$, und damit wird wenigstens qualitativ die Richtung angegeben. Eine quantitative Untersuchung fehlt. Wenn man eine Abschätzung versucht, wird man auf die Geringfügigkeit der tatsächlichen Änderung der hier angeführten Faktoren und die Größe der Änderung des Blutkalks (um über 50%) hingewiesen.

Auf einen weiteren Faktor wird die Aufmerksamkeit durch die gleichzeitig erfolgende Injektion von $Na^{\cdot}$ gelenkt[2459], also eine Änderung des Verhältnisses

[2455] HEUBNER, W.: Nachr. Ges. d. Wissenschaften, Göttingen, Meth. physik. Klasse **1924**, 43, Rona **27**, 222.

[2456] BINGER, C.: J. Pharm. exp. Ther. **10**, 105 (1917). m/15 Lösungen 150—250 mg/kg P.

[2457] PAGE, I. H.: Proc. Soc. exp. biol. Med. **22**, 294 (1925), Rona **31**, 909.

[2458] SCHIFFLERS, L.: Arch. internat. Physiol. **43**, 452 (1936), Rona **97**, 421. Hunde.

[2459] GREENWALD, J.: J. Pharm. exp. Ther. **11**, 281 (1918). Versuche an 8 Hunden mit drei verschiedenen Salzen.

$Ca^{\cdot\cdot}/Na^{\cdot}$ als Hilfsursache angenommen (siehe auch TISDALL[2464]). $Na^{\cdot}$ vermag tatsächlich am Muskel, z. B. der Nervenendplatte einzuwirken, wie unsere Versuche am Frosch immer wieder zeigten (EICHLER[967, 2441, I] usw.).

Im Gegensatz zu dem, was man erwarten könnte, wurde die Giftigkeit von Phosphaten bei Meerschweinchen durch Vorbehandlung mit Parathyreoidhormon vergrößert gefunden.

Nach Entwicklung der prinzipiellen Fragen kommen wir auf die gesonderte Besprechung bei den Einzeltieren, die noch manche Erweiterungen bringt.

Ratte: 75 mg/kg P (p_H 7,35) war bei subcutaner Injektion nicht tödlich[2461].

38 Ratten im Gewicht von 130—420 g erhielten 0,4—1 g NaH_2PO_4 intraperitoneal oder subcutan. Nur 2 starben innerhalb eines Tages, bei 6 Tieren fanden sich Nierenschädigungen[2462].

Meerschweinchen: 0,065 g/kg P als Na_2HPO_4 war rapide tödlich, 0,0325 g/kg verursachte Tetanie, beide Dosierungen intraperitoneal[2460].

2 g NaH_2PO_4/kg per os täglich führte zu keiner Erscheinung[2463].

Kaninchen: Der Tod dieser Tiere erfolgt bei rascher Injektion beim primären Salz unter heftigen Krämpfen mit nachfolgendem Atemstillstand. Dauert das Vergiftungsbild aber einige Tage, dann zeigt sich vorwiegend ein Depressionszustand, schließlich Kollaps, vielleicht bedingt durch Acidose. $Ca^{\cdot\cdot}$-Salze sind dann eher schädlich[2465]. Bei ausgeprägter Tetanie, z. B. beim sekundären Salz gelingt eine Ca-Therapie immer, sowohl durch das Lactat als auch das Chlorid[2468].

Das sekundäre Salz ist etwa 3mal so giftig[2465, 2466]. Beim sekundären Salz wird der Beginn der tetanischen Symptome mit 0,125 g P/kg (= 1,444 g des Na_2HPO_4) angegeben[2467]. Der Tod erfolgt in den niedersten Dosen unter dem Bilde extremer Gewichtsabnahme. Die Atmung steht vor dem Herzen still.

Es ergeben sich histologische Veränderungen in den Nieren. Auffällig ist die Neigung zu Blutungen, wenn die Wunde nach Beendigung der Injektion durch Naht geschlossen wird, wahrscheinlich bedingt durch die $Ca^{\cdot\cdot}$-Fällung. Zur Festlegung der tödlichen Dosen geben wir auf der nächsten Tabelle die Werte bei kurzdauernder Injektion wieder:

Tabelle 104.

Literatur	Zahl der Tiere	Dosierungsart	p_H bzw. Salz	mg P/kg	Erfolg
ADDIS und Mitarbeiter[2464]	18	intraven.	7,4	25—75	keine Symptome
	1	„	7,4	50	3 Minuten lang Krämpfe sofort nach der Injektion
	1	„	7,4	150	Sofort Schwierigkeit zu atmen, Tod einige Stunden später
	1	„	7,4	100; 97 Minuten spät. nochmals 100	Bei jeder Injektion Krämpfe, starb einige Stunden später
GAJOTTO[2465]		„	NaH_2PO_4	1,48 g/kg	Tod unter Krämpfen, nachdem eine Phase der Depression vorhergegangen ist, die einige Tage dauern konnte.

2460 GRAUER, R. C.: Proc. Soc. exp. Biol. Med. **30**, 57 (1932), Rona **72**, 122.

2461 MCLEAN, FL. u. MCCOY, R. H.: J. biol. Chem. **114**, LXV (1936).

2462 DUGUID, J. B.: J. of Path. **43**, 321 (1936), Rona **98**, 107.

2463 HINSBERG, K.: Münch. med. Wschr. **1935 II**, 1653, Rona **91**, 651. C. **1936 I**, 105.

2464 ADDIS, T. B., MEYERS, A., u. BAYER, L.: Amer. J. Physiol. **72**, 125 (1925), Rona **31**, 860.

2465 GAJATTO, S.: Arch. Farmacol. sper. **68**, 87 (1939), Rona **117**, 470. C. **1940 I**, 899.

2466 SIMON, I.: Boll. Soc. ital. biol. sper. **14**, 136 (1939), Rona **114**, 172.

Die nächste Tabelle gibt den Erfolg von Infusionen nach OSSER[2467] wieder. Es wurde Na_2HPO_4 injiziert in $^3/_4$ mol Lösung:

Tabelle 105.

Dauer der Injektion in Minuten	Na_2HPO_4 g/kg	Phosphor g/kg	Dosis P g/kg der 1. tetanischen Kontraktion	Erfolg
96	3,582	0,310	0,124	Plötzlicher Tod am Ende der Infusion
35	2,686	0,203	0,135	Tod nach 1 Std. 20 Minuten
79	2,507	0,202	0,112	Tod nach 1 Std. 40 Minuten
26	2,327	0,201	0,131	Tod nach 40 Minuten
40	2,149	0,187	0,107	Tod nach 24 Stunden
45	1,370	0,170	0,139	Tod nach 3 Tagen
30	1,791	0,155	0,126	Tod nach 7 Tagen
24	1,075	0.093	—	Tod nach 12 Tagen
25	0,985	0,085	—	überlebten
30	0,895	0,077	—	überlebten
16	0,716	0.062	—	überlebten

Man sieht aus den Tabellen, daß die ersten Symptome des Tetanus (Spalte 4) bei einer recht wenig schwankenden Dosis erfolgen, trotzdem die Injektionsgeschwindigkeit von 26 bis 96 Minuten schwankt. Das scheint ein Zeichen der geringen Entgiftungsgeschwindigkeit des Phosphats zu sein, d. h. daß eine Mobilisierung des entgiftenden Calciums sehr langsam erfolgt.

Die folgende Tabelle, auch mit Infusionsversuchen, zeigt die Bedeutung der Acidität für die Entwicklung der Symptome (nach [2468]):

Tabelle 106.

p_H	Injektionsdauer Min.	mg P/kg	Ergebnis
1,6	25	144	keine Tetanie
4,4	25	132	,, ,,
4,4	50	173	,, ,,
5,6	30	133	,, ,,
6,4	25	152	,, ,,
6,4	30	112	Tetanie
7,4	30	100	,,
8,8	40	100	,,
10,0	60	100	,,

Die Tab. 107 zeigt die Bedeutung der Alkalität der Infusionsflüssigkeit für die Entwicklung der Tetaniesymptome, während der Ca-Gehalt des Serums sich nur mit der infundierten Phosphatmenge ändert. UNDERHILL und Mitarbeiter[2468] konnten mit Na_2CO_3 auch Tetanie erzielen, ohne daß der Ca-Gehalt im Blut sich wesentlich verschob, also der Anschluß an die Hyperventilationstetanie:

Tabelle 107.

p_H	P/kg		Ca/100 ccm Blut Injektion	
			vor	nach
7,4	102	Tetanie	10,1	6,6
6,4	112	keine Tetanie	10,4	6,3
5,6	105	,, ,,	9,4	6,4
8,8	103	Tetanie	9,1	5,3

[2467] OSSER, S.: Arch. ital. Sci. farmacol. 2. 478 (1933). Rona 79, 220.

Von Bedeutung ist noch, daß man mit K˙-Phosphaten dieselben Effekte erzielen kann, jedoch ist die notwendige Phosphatmenge um 30% geringer.

Hunde: Bei Hunden findet man dieselben Symptome angegeben: Zuckungen und Zittern, weniger charakteristisch. Reflexsteigerung, feinschlägiger Tremor als Vorläufer von klonischen Kontrakturen und Krämpfen[2468]. Als Vorstadium der Tetanie wurde besonders angegeben[2470] ein Stadium der Teilnahmslosigkeit, besonders aber ein Reiben der Schnauze auf dem Boden, als wenn etwas juckt, zugleich mit erhöhter Salivation. Dann entwickeln sich die typischen Symptome, wie Steifigkeit der Beine, Zuckungen besonders in den Schultern und am Kopf (Trismus). Trinken war unmöglich. Diese Symptome konnten durch $CaCl_2$ innerhalb 15 Minuten beseitigt werden, während das anderen Autoren nicht gelang[2468]. Auch mit Glycerophosphat gelingt es, das Bild hervorzurufen, jedoch braucht man das doppelte Äquivalent auf P gerechnet (1,0 g Na-Glycerophosphat/kg)[2471].

Einige zahlenmäßige Angaben bringt folgende Tabelle. Illustriert wird auf ihr die Bedeutung des p_H.

Tabelle 108.

Literatur	Zahl der Tiere	Dosis mg/kg P	p_H	Erfolg
BINGER[2456]	1	139	neutral	Exitus mit Dyspnoe
GREENWALD[2459]	1	343 im Verlauf von über 1 Std.	Na_2HPO_4	Dyspnoe, Cheyne-Stokes. Verlangsamung des Herzens. Nur gelegentlich Zucken einzelner Muskeln.
TISDALL[2469]	4	144, 150, 170, 150	Na_2HPO_4	Vermehrte Atmung und Pulsfrequenz häufiges Erbrechen, Zuckungen, Spasmen der Nackenmuskeln, bei einem Tier starke Tetanie, 7 Stunden dauerte der Zustand, 3 Hunde am nächsten Tage tot.
	3	150, 150, 180	H_3PO_4	keine Tetanie

b) Pyrophosphat ist giftiger als o-Phosphat[2472]. Beim Kaninchen führte 1 ccm 1% $Na_4P_2O_7$ zu keiner Wirkung, aber 5% Lösung (neutralisiert) führte zur Senkung des Blutdrucks, der sich bei künstlicher Atmung etwas besserte, der Exitus war nicht aufzuhalten[2473]. BEHRENS[2474] gibt folgende Dosen an:

Tabelle 109.

	Kaninchen intravenös	Mäuse peroral
Trimetaphosphat .	240 mg/kg	> 100 mg/kg
Hexametaphosphat	ca. 140 „	> 100 „
Pyrophosphat . .	ca. 50 „	ca. 40 „
o-Phosphat	> 240 „	> 100 „

Die Tiere erkrankten mit Krämpfen, die aber rasch aufhörten, nur bei Triphosphat ging das Tier in 2 Tagen ein.

2468 UNDERHILL, F. P., GROSS, E. G. u. COHEN, W.: J. of metabolic. res. **3**, 679 (1923), Rona **29**, 71.

2469 TISDALL, F. D.: J. biol. Chem. **54**, 35 (1922).

2470 SALVESEN, H., BAIRD HASTINGS A. A. u. MCINTOSH, J. F.: J. biol. Chem. **60**, 311 (1924), Rona **29**, 579.

2471 BOYD, J. D., HINES, H. M. u. STEARNS, G.: Proc. Soc. exp. Biol. Med. **27**, 766 (1930), Rona **57**, 614.

Die Wirkung von Hexametaphosphat wird auf Ca¨-Fällung bezogen[2474, 2475]. Dabei wird auch das Herz geschädigt. Bei 138 mg/kg fiel der Blutdruck rasch auf 0. Das Herz schlug nicht mehr und blieb irreversibel in Diastole[2475].

c) Phosphit: Na_2HPO_3 führte bei Mäusen in der Dosis von 0,15—0,2 subcutan innerhalb weniger Stunden zum Exitus, Meerschweinchen erst bei 0,2—0,5 g, aber größere Tiere sind widerstandsfähiger[2432].

d) Hypophosphit: 0,2 g/kg ist Mäusen tödlich. Die Vergiftung ist durch $CaCl_2$ nicht aufzuheben (ENGEL[2432]).

2. Schwefelsauerstoffsäuren.

a) Sulfat ist anscheinend das ungiftigste Ion beim Warmblüter. SIMON[2466] gibt die Giftigkeit am *Kaninchen* noch geringer an als die von Chlorid. Als Symptome werden von DA VAL[2476] bei langsamer Injektion (von n/l Lösung 1 ccm/Min./kg) angegeben: Zittern, aber zugleich Schwäche der Muskeln. Die Tiere können sich nicht mehr aufrichten. Die Atmung ist oberflächlich und versiegt ganz. Histologisch wurden, abgesehen von leichten Veränderungen in den Nieren (Hyperämie, vacuoläre Degeneration der tubuli contorti und recti) keine Abweichungen gesehen.

3 Tiere, die unter obigen Bedingungen behandelt waren, überlebten mit 8,055, 8,861 und 9,022 g Na_2SO_4/kg. Ein Tier mit 9,102 g/kg starb nach 5 Stunden 45 Minuten, ein anderes mit 9,263 g/kg nach 11 Stunden. Wurde die Injektion bis zum unmittelbaren Tode fortgesetzt (Dauer 3—4 Stunden), dann wurden pro kg 94, 125,5, 91,5, 107,4 ccm der n/l Lösung (161,11 g $Na_2SO_4 \cdot 10\,H_2O$/Ltr.) gegeben (MATTEUCI[2477]). Durch gleichzeitige Gabe von $SrCl_2$ wurde die Toxizität erhöht, gleichzeitig mit einer Minderung der Sulfatausscheidung. Aber auch dann, wenn keine Ausscheidung erfolgte, konnten noch immer 70 ccm infundiert werden[2477].

In den Versuchen von RAVASINI und MARTINI[2478] wurden verschieden konzentrierte Lösungen mit der Geschwindigkeit von 0,5 ccm/kg Kaninchen pro Minute bis zum Exitus infundiert. Die erreichten Dosierungen seien auf folgender Tabelle niedergelegt:

Tabelle 110.

Konzentration	Dauer in Min.	ccm/kg	$Na_2SO_4 \cdot 10\,H_2O$ g/kg
2 n	58	29	9,34
n/l	203	101,7	16,39
n/2	611	305	24,54
isotonisch . . .	820	410	17,11
n/9	665	332	5,95
n/12	622	311	4,17
n/24	466	233	1,56
n/48	468	234	0,784
n/72	515	257	0,574
Aq. dest. . . .	385	192	0

Bei diesem Verfahren sind allerdings zwei Faktoren geändert: erstens der osmotische Druck, zweitens aber auch die Zeit, die zum Ausscheiden und zur Regulation bleibt. Von Interesse ist, daß die größte Menge nicht bei der isotonischen Konzentration vertragen wird.

[2472] BETHKE, R. M., STEENBOCK, H. u. NELSON, M. T.: J. biol. Chem. **58**, 71 (1923), Rona **25**, 54.
[2473] AXMACHER, F.: Biochem. Z. **248**, 231 (1932), Rona **68**, 531.
[2474] BEHRENS, B. u. SEELKOPF, K.: Naunyn-Schmiedebergs Arch. **169**, 238 (1933), Rona **74**, 357.
[2475] JONES, K. K. u. MURRAY, D. E.: Amer. J. Physiol. **119**, 344 (1937).
[2476] DA VAL, E.: Arch. ital. Sci. farmacol. **2**, 445 (1933), Rona **79**, 219.
[2477] MATTEUCCI, E.: Arch. Farmacol. sper. **62**, 157 (1936), Rona **100**, 511. C. **1938 I**, 2581.
[2478] RAVASINI, G. u. MARTINI, L.: Arch. di Fisiol. **33**, 67 (1933), Rona **78**, 441.

Über Versuche am *Hund* sind nur wenige Angaben zu finden. DENIS und MEYSENBURG[2479] gaben einem 7 kg schweren Tier innerhalb 1 Stunde 4mal je 50 ccm 10% Na_2SO_4, so daß das Tier zuletzt 3,5 g/kg Na_2SO_4 erhalten hatte. Es fand sich allgemeines Muskelzucken. Die CO_2 im Blut war abgesunken von 42 Vol% auf 27,7 Vol%. Dieser sowie ein zweiter Hund mit 3,1 g/kg starben akut an Atemlähmung. Dasselbe ereignete sich bei einem Hund (DENIS und LECHAN[329,a]), der 0,608 g S/kg Körpergewicht (als 10% Na_2SO_4) schon in 6 Minuten bekommen hatte. Die Atmung sistierte 24 Minuten nach Aufhören der Injektion.

Katzen vertrugen 0,1 g/kg Na_2SO_4 als 25% Lösung in 10 Minuten gegeben ohne Störung, abgesehen davon, daß der Liquordruck auf 0 absank. Rasche Injektion kann zu Atemlähmung führen[2480]. Das ist aber dann keine SO_4''-Wirkung. Auch auf eine einfache Ionenverschiebung soll nicht ohne weiteres zu schließen sein, da Zusätze von $K^{\cdot}$ und $Ca^{\cdot\cdot}$ in Proportionen der Lockeschen Lösung nicht zur Entgiftung führten. Zusätze nur von $Ca^{\cdot\cdot}$ und $K^{\cdot}$ werden wir aber nicht zur Äquilibrierung für ausreichend halten, da von uns gerade für $Na^{\cdot}$-Gabe eine besondere Beeinflussung des $Mg^{\cdot\cdot}$ gefunden wurde (EICHLER[2451, I]).

Bei einer *Ente* von ca. 700 g war 2,60 g Na_2SO_4 peroral nicht toxisch[2481].

b) Die Toxizität von *Sulfit* wurde ausführlich von ROST[2128] dargestellt, wobei auch das gasförmige SO_2'' Berücksichtigung fand. SO_2'' und die lokale Einwirkung auf die Lunge werden hier übergangen. Für die resorptive Wirkung gibt ROST eine vorübergehende Excitation mit anschließender zentraler Lähmung der Vasomotoren und des Atemzentrums an.

0,2 g/kg SO_2'' tötete in Tagen, 0,25 in 12 und 18 Minuten (ROST). Für Na_2SO_3 am Kaninchen fanden wir außerdem noch die ältere Angabe[2482]: 0,2 g/kg sind bei intravenöser, 0,6 g/kg bei subcutaner Gabe tödlich, bei langsamer Infusionsdauer — 40 bis 60 Minuten — vertragen Tiere aber noch 0,6—0,8 g/kg Na_2SO_3 (MENEGHETTI[1745]), was bei der raschen Oxydation im Organismus auch verständlich ist.

Bei Versuchen an 8 Tieren mit Infusion einer Lösung von 12,61% Na_2SO_3 wurden von PIVA[2483] folgende Resultate erhalten:

Tabelle 111.

Dauer der Injektion in Minuten	Dosis mMol/kg	Erfolg
12, 30, 30, 45	4,6; 5,0; 5,3; 5,4	überleben
30	5,5	exitus in 25 Minuten
60	5,6	„ „ 35 „
31	6,0	„ „ 10 „
33	8,0	„ „ 5 „

Die Symptome bestanden in Verlangsamung des Pulses und Dyspnoe, die sich nach einiger Zeit abschwächte und verschwand, wenn die Tiere überlebten. Wenn die Tiere starben, hörten Atmung und Herz zugleich auf. Tonisch-klonische Krämpfe vorher sind vielleicht als Erstickungskrämpfe aufzufassen.

Bei der Sektion fand sich ein diastolisches Herz, Lungen braunrot verfärbt, bei der histologischen Untersuchung in Alveolen und Bronchien diffuse Blutungen. Die Glomeruli zeigten Stauung.

Bei peroraler Gabe von $K_2S_2O_5$ an *Mäuse* fand sich lokal im Magen Hyperämie und Hämorrhagien (REINHARD[2439]). Entsprechend fanden sich im Vergiftungsbild Würgbewegungen. Die Dosis wird angegeben 0,9 g/kg subcutan, 3,3 g/kg per os.

c) Na-Thiosulfat gleicht in der Ungiftigkeit dem Sulfat. Die Symptome sind uncharakteristisch, jedenfalls in keiner Weise auf kolloiden Schwefel zurückzu-

2479 DENIS W. u. MEYSENBURG, L. V.: J. biol. Chem. **57**, 47 (1923).
2480 HOWE, H. S.: Arch. of neurol. and psychiatry **14**, 315 (1925), Rona **36**, 179.
2481 SHAW, P. A.: Proc. Soc. exp. Biol. Med. **27**, 120 (1929), Rona **56**, 507.
2482 TAUBER, S.: Naunyn-Schmiedebergs Arch. **36**, 197 (1895).
2483 PIVA, A.: Arch. ital. Sci. farmocol. **2**, 435 (1933), Rona **79**, 219.

führen, der selbst viel toxischer ist[1745]. Die toxische Dosis für Säugetiere, auch für das *Meerschweinchen* geltend, ist etwa 3—4 g/kg[2484]. Tauben von 390—480 g vertrugen perorale Dosen von 1—2 g/Tier bei täglichen Dosen 14—30 Tage lang. Einige Tiere bekamen Durchfälle, alle büßten an Gewicht ein[2485].

Einige Versuche an Tieren seien kurz zusammengestellt:

Tabelle 112.

Literatur	Dosis	Zahl der Tiere	Zufuhr	Erfolg
Lang[2486]	5 g/kg		subc.	2 Stunden nach der Injektion Spasmen, Krämpfe. Am nächsten Tag Tod
	2,5; 2,5; 2,7 g/kg	3	,,	0
	4,3 g	1	intrav.	Zuckungen, verlangsamter Herzschlag, Krämpfe, Nystagmus, nach 1 Stunde Tod
Turner und Mitarbeiter[2487]	1—2 g		,,	keine Wirkung
	4 g	1	,,	Unruhe gegen Ende der Injektion Muskelschwäche und Depression
	5mal 2 g/kg Intervall 1/2—1 Stunde	2	,,	nach der dritten Gabe Depression Temperaturanstieg um 1 1/2—2°. Tiere starben nicht

d) Tetrathionat. Ausführliche Untersuchungen am Kaninchen über die Giftigkeit stammen von Cacciavillani[2488—2490]. Die Toxizität ist abhängig von der Art der Herstellung, da zwei Faktoren die Giftigkeit beeinflussen, nämlich weniger giftige Verunreinigungen und die Alterung.

Die Symptome sind Stupor, neuromuskuläre Erregung, besonders beim Frosch[2491]. Einige Stunden nach der Injektion: Oligurie, Eiweiß, Zylinder, Diarrhoe. Es handelt sich um eine akute Nephrose. Die Dosen bei verschiedenen Herstellungsverfahren gaben folgende Protokolle an:

1. Nach Abegg: $S_2O_3'' + J_2 +$ Alkohol. Injektionsgeschwindigkeit 0,07—0,1 g/kg/Minute. 0,21 g/kg sind tödlich (5 Tiere).
2. Mischung von Jod-Jodidlösung $+ Na_2S_2O_3$. Enthält viel Jodid. 0,22 g/kg Tod in 36 Stunden, 0,53 g/kg Tod in 14—15 Stunden. Tiere mit dazwischenliegenden Dosen starben bis 120 Stunden nach der Injektion. Zu beachten ist die langsame Entwicklung. 0,209—0,192 g/kg, 9 Tiere überleben, nur Gewichtsabnahme.
3. $J_2 + Na_2S_2O_3$ 6 Tiere. 0,15 g/kg Tod nach 56 Stunden. 2 Tiere mit 0,265 und 0,209 g/kg überleben. Nur ein Tier verliert an Gewicht.
4. Nach Sander bei tiefen Temperaturen reines Präparat 7 Tiere. 0,108 g/kg nach 43 Stunden tödlich, 0,529 g/kg nach 8—10 Stunden tödlich. 0,088 g/kg: das Tier überlebt.

Alle Präparate zersetzen sich und zwar schon in 75 Stunden merkbar. Man sieht die Zersetzung schließlich auch an der Schwefelausscheidung.

Philips, Gilman, Koelle und Allen[1277, II] geben die 100% tödliche Dosis, die eine totale Anurie zur Folge hat, für Hunde und Kaninchen mit 100 mg/kg $Na_2S_4O_6 \cdot 2H_2O$ an. Beim Hunde fand sich Hyperpnoe, Erbrechen und vor allem eine Versteifung der Hinterbeine mit Ataxie, die einige Tage zu bleiben vermag[2491, I]. Beim Kaninchen sind die Symptome von den Muskeln her noch mehr

2484 Kabelik, J.: C. rend. Soc. biol. **110**, 397 (1932), Rona **69**, 192.
2485 Arnovljevitch, V.: C. rend. Soc. biol. **106**, 681 (1931), Rona **61**, 807.
2486 Lang, S.: Naunyn-Schmiedebergs Arch. **36**, 75 (1895).
2487 Turner, B. B. u. Hulpieu, H. B.: J. of Pharmacol. exp. Ther. **48**, 445 (1933), Rona **75**, 743.
2488 Cacciavillani, B.: Arch. Farmacol. sper. **63**, 62 (1937), Rona **102**, 660. C. **1937 II**, 1230.
2489 Cacciavillani, B.: Atti. Soc. med. Chirg. Padova **14**, 346 (1936), Rona **97**, 350.
2490 Cacciavillani, B.: Atti. Soc. med. Chirg. Padova **14**, 343 (1936), Rona **97**, 350.
2491 Sapienza, S.: Arch. internat. Pharmacodynamie **51**, 44 (1935), Rona **90**, 668.

hervortretend. GOFFART und FISCHER[2491, II] gaben Kaninchen 1 g/kg $Na_2S_4O_6$ intravenös. Von 9 Tieren starben auf diese Dosis 8 in 30—100 Minuten. Nach 3 Minuten streckten sie die Hinterbeine aus, unkoordinierte Bewegungen, Polypnoe, Abgang von Urin und Stuhl, der Kopf streckt sich nach hinten. 20 Minuten nach der Injektion Seitenlage, aber keine Starre, keine Strychnin-ähnliche Wirkung, wenn auch die Reflexe verstärkt sind. Etwas später zeigt sich die Steifigkeit der Hinterbeine, die auf einer verlangsamten Erschlaffung beruht. Die Symptome werden auf eine Oxydation der Sulfhydrilgruppen bezogen.

Pentathionat (S_5O_6'') wurde als Kaliumsalz gegeben 5 Hunden, 0,05—0,1 g/kg wurden ohne Schaden vertragen ([2492]).

e) Persulfat S_2O_8'' in der Menge von 1 g an 150 g schwere Ratten peroral gegeben, führte nicht zur Vergiftung. Die Substanz zersetzte sich[2493].

Bei Versuchen mit intravenöser Injektion verhält es sich aber anders. Bei Injektion in n-Lösung (1 ccm/Min./kg) war es 37mal giftiger als die äquivalente SO_4''-Dosis. Es wurden von DA VAL[2476] folgende Resultate bei Kaninchen erzielt:

Tabelle 113.

Injiziert $Na_2S_2O_8$ g/kg	Erfolg
0,119 0,154 0,161	überleben
0,176	Tod nach 47 Stunden 15 Minuten
0,238	„ „ 33 „ 30 „
0,357	„ „ 4 „ 15 „
0,595	„ „ 2 „ 40 „
1,786	„ „ 3 Minuten
2,976	„ während der Injektion

Bei der kleinsten Dosis kommt es zur Lähmung der Extremitäten, die Atmung wird oberflächlich. Bei höheren Gaben zeigen sich Blutveränderungen und zwar Methämoglobinbildung und Hämolyse. Die Milz wird dunkel. Lungen, Leber, Nieren sind stark hyperämisch. In den Kapillaren kommt es zu Koagulationen bzw. Thrombosen. Histologisch: in den Lungen beginnendes Ödem, Leberzellen etwas degeneriert, nephritische Veränderungen.

3. **Fluorid.** Über die Vergiftung mit Fluor und seinen Verbindungen liegen die zwei umfangreichen Zusammenfassungen von ROHOLM[2494, 2495] vor, die vor allem auch die ältere Literatur berücksichtigen. Es wird sich Wiederholung nicht vermeiden lassen, da auf einen Zusammenhang nicht verzichtet werden kann. Die Symptome der Vergiftung beim Frosch wurden schon besprochen, und zwar vor allem die Unterschiede gegenüber der Phosphatvergiftung.

Mit PO_4''' hat F' die Schwerlöslichkeit des $Ca^{\cdot\cdot}$-Salzes gemeinsam, die beim Warmblüter in großem Ausmaß das akute Vergiftungsbild beherrscht. Die gleiche Eigenschaft wird bei der akuten Vergiftung mit F' merkbar werden, z. B. im Auftreten von Aufregungszuständen und Krämpfen, die aber vorwiegend epileptiformer Natur sind. Sie finden sich vor allem bei rascher Resorption meist kurz vor dem Tode. Die Giftigkeit des F' ist weiterhin mindestens 4mal, dem sauren Phosphat gegenüber sogar mehr als 10mal so groß (SIMON[2466]), so daß die eben erwähnte einfache Formel der $Ca^{\cdot\cdot}$-Fällung nicht ausreicht, selbst wenn man die Vergiftungssymptome teilweise durch $Ca^{\cdot\cdot}$-Gabe ausschalten kann (z. B. [2514]) und

[2491, I] GILMAN, A., PHILIPPS, F. S., KOELLE, E. S., ALLAN, R. P. u. STJOHN, E.: Am. J. Physiol. **147**, 115 (1946).

[2491, II] GOFFART, M. u. FISCHER, P.: Arch. internat. Physiol. **55**, 258 (1948).

[2492] CHISTONI, A. u. FORESTI, B.: Arch. internat. Pharmacodynamie **49**, 439 (1935), Rona **86**, 331.

[2493] BECKER, E. u. v. HANGAI-SZABÖ, B.: Z. Unters. Lebensmitt. **71**, 521 (1936), Rona **97**, 42.

[2494] ROHOLM, K.: Dieses Handbuch, Ergänzungsband **7**.

[2495] ROHOLM, K.: Fluorine Intoxication, Kopenhagen und London **1937**.

selbst wenn — wie in den Versuchen von WIELAND und KURTZAHN[2496] — am isolierten Froschherzen die Giftwirkung von Oxalat und Fluorid ausschließlich nach der Löslichkeit der Kalksalze zu beurteilen war.

Inwieweit aber das $Ca^{\cdot\cdot}$ bei der Fluorvergiftung wirksam sein kann, zeigen interessante Versuche von IRVING und NIENABER[2497, I]. Sie zogen Ratten vom Alter von 23 Tagen bei verschiedenen Diäten (auf Diät 2 und 3 kamen sie mit 50—60 g Gewicht) hinsichtlich des Ca- und P-Gehaltes auf, wie auf folgender Zusammenstellung angegeben (Tabelle 114):

Tabelle 114.

Diät	Ca %	P %	Ca/P
1	1,23	0,84	1,5
2	1,31	0,24	5,5
3	0,098	0,37	0,26

Bei diesen Diäten wurden sie 4 Wochen gelassen, und dann erhielten sie NaF in 2% Lösung subcutan.

Bei Diäten 1 und 2 waren 26 mg/kg manchmal tödlich, aber bei Diät 3 kamen sie bei dieser Dosis in Tetanie und erlagen rasch. Deshalb wurde die Dosis auf 9 mg/kg reduziert. Auch bei dieser niedrigen Dosis entstanden noch Krämpfe, die zuweilen tödlich endeten. Die anderen Tiere fraßen 24 Stunden danach nicht. Durch das Übergewicht von Phosphat in der Diät bestand schon ein prätetanischer Zustand, der durch Fluorid zur Auslösung kam.

SHOURIE[2497, II] konnte bei Ratten die Giftwirkung intraperitonealer Gaben von NaF durch $Ca^{\cdot\cdot}$ vermindern. Ebenso schützte Parathormon 14 Stunden vor der tödlichen Gabe von NaF die meisten Tiere. Ebenso seien die jüngeren Tiere mit beweglicherem Ca-Stoffwechsel gegenüber F weniger empfindlich. Diese Beobachtungen scheinen auf die Bildung eines „unlöslichen" CaF_2 hinzudeuten. Da CaF_2 aber eine hohe Löslichkeit von 2 mg % hat, wird sehr viel mehr die direkte antagonistische Wirkung am betreffenden Organ zu berücksichtigen sein, zumal die stärksten Entgiftungsmechanismen Ausscheidung und Festlegung im Apatit darstellen. Gerade die Versuche von IRVING u. NIENABER[2497, I] weisen auf die Bedeutung des gesamten Stoffwechsels hin. Keineswegs sind die extremen Bedingungen einer akuten tödlichen Fluoridvergiftung auf die Wirkung des F' an sich zu übertragen.

Die Todesursache der Fluoridvergiftung ist nicht Lähmung des Herzens, sondern der Atmung, die vorher ein Stadium der Übererregbarkeit durchmacht. Ein zweiter Angriffspunkt liegt in der Muskulatur, wodurch die Totenstarre besonders rasch einsetzt, als Andeutung der Starre, die beim Frosch schon während des Lebens besonders bei Reizung der Muskeln (siehe oben) entsteht. Zu erwähnen sind die starken lokalen Wirkungen des Fluorids, die auf der Haut in saurer Reaktion zu Ätzungen, im Magen zu Ätzungen und Erbrechen führen. Auch bei subcutaner Injektion neutraler Lösungen findet man Nekrosen, Entzündungen und Geschwüre.

COSTANTINI[2497] betont eine Gefäßlähmung, die die Ursache für die auftretenden Schwächezustände sein soll. Schließlich wären Salivation und Tränenfluß hervorzuheben.

Neuerdings hat HUPKA[2496, I] von einem völlig abweichenden Vergiftungsbild bei Kühen berichtet, die auf durch benachbarte Fluorfabriken verunreinigte Weiden getrieben werden. Unter diesen Bedingungen findet sich sonst nur eine chronische Vergiftung. Aber hier wurden

2496 WIELAND, H. u. KURTZAHN, G.: Naunyn-Schmiedebergs Arch. **97**, 488 (1923).
2496, I HUPKA, E.: Dtsch. Tierärztliche Wschr. **49**, 349 (1941).
2497 COSTANTINI, A.: Arch. ital. Sci. farmacol. **2**, 44 (1933), Rona **73**, 761.
2497, I IRWING, J. T. u. NIENABER, Mw. P.: J. dent. Res. **25**, 327 (1946).
2497, II SHOURIE, K. L.: J. dent. Res. **27**, 732 (1948).

die Tiere schon nach wenigen Tagen steif, sie zitterten, trippelten und blieben infolge von Schmerzen in den Gelenken liegen. Trotz guten Appetits ging die Milchproduktion zurück. Es wurde angenommen, daß die Giftzufuhr durch die Atmung erfolgte.

Damit sei das Vergiftungsbild in großen Zügen unter Umgehung der pathologisch-anatomischen Veränderungen dargestellt, so daß wir zu den Einzelheiten der Vergiftung bei den verschiedenen Tierarten gehen können:

Mäuse: subcutane Gabe von NaF[2498, 2506, II].

Tabelle 115.

Dosis mg/kg	Zahl d. Tiere	Resultate
30—50	4	Dyspnoe, vorübergehende Ataxie
75	4	2 tot, vorher Krämpfe
80—85	6	5 „ „ „
90	39	31 „

Versuche mit NH_4F (siehe DE STEFANO[2435] mit $BaSiF_6$[2504,I]). Nach LITZKA[4251] waren 40 mg/kg NaF bei subcutaner, ca. 330 mg/kg bei percutaner Gabe (Salbe) letal.

Ratten:

Tabelle 116.

Literatur	Zufuhrart	Dosis NaF g/kg	Erfolg
WILLBRANDT und Mitarb.[1791] . . .	intravenös	0,03	Tiere leben etwas über 1 Stunde
GOLDEMBERG[2500, 2501]	intraperitoneal	0,028—0,035	minimalste tödliche Dosis
KAPLAN u. GREENBERG[4604, III]	intraperitoneal	0,750	Tod in 25—35 Minuten.
HANDLER, HERRING u. HEBB[4604, II]	subcutan	0,250	Tod in 120—180 Minuten
CANNAVA[2502] . . .	subcutan	0,09	mittlere letale Dosis, Ratten von 45—60 g Gewicht
MUEHLBERGER[2510]	subcutan	0,125 (46) NaF 0,070 (42) Na_2SiF_6	pro Gruppe mindestens 5 Tiere Dosis tötet über die Hälfte der Tiere. 20% der Tiere werden getötet durch 94 (34) 50 (31) mg. Giftigkeit nur abhängig von dem F'-Gehalt der Präparate (angegeben in Milligramm in Klammern)

Rattenweibchen, die 0,01—0,03 g/kg erhalten, vertragen diese Dosis selbst, aber die Jungen, die sie säugen, gehen zugrunde[2499]. Vergiftung mit $BaSiF_6$, siehe [2504, I].

Meerschweinchen:

Tabelle 117.

Literatur	Zufuhrart	Dosis/kg	Erfolg
CANNAVA[2502]	subcutan	0,125	mittlere tödliche Dosis
GOLDEMBERG[2506, I]	„	0,2—0,4	NaF und NH_4F (siehe darüber auch [2435]). Exitus
KARELITZ u. Mitarb.[4254] . .	„	0,4	als NaF gegeben, keine näheren Angaben. Exitus
COSTANTINI[2505, 2506]	per os	0,150	
CHRISTIANI[2503, 2504]	„	0,50	gegeben als Na_2SiF_6 Exitus
COSTANTINI[2505, 2506]	intraperitoneal u. intrapleural	0,050	minimal tödliche Dosis

Bei peroraler Gabe spielt anscheinend bei Meerschweinchen die lokale Wirkung auf das Darmrohr eine Rolle. Die Wände werden dünn, atrophisch und zerreißlich, so daß die Tiere Nahrung nur ungern aufnehmen. Es kommt dann dazu, daß bei täglicher peroraler Gabe von 0,02 g/kg die Tiere nicht fressen und unter Abmagerung zugrunde gehen, während dieselbe Dosis bei Tieren, intraperitoneal verabreicht, keine Störungen dieser Art hervorruft, obwohl sie doch näher an der tödlichen Dosis liegt[2505, 2506]. In den Lymphknoten sind die Zellen meist zerstört bei der akuten Vergiftung, dabei die Lymphknötchen der Peyerschen Haufen vergrößert. Das Reticuloendothel enthält zahlreiche Kerntrümmer. In den anderen Lymphknoten finden sich häufig Pyknosen der Zellkerne[2507].

Kaninchen: Eine Übersicht über eine Anzahl in der Literatur niedergelegter Dosierungen verschiedener Fluorverbindungen geben wir tabellarisch wieder:

Tabelle 118.

Literatur	Zufuhrart	Dosis g/kg	Salz	Erfolg
MARCOVITCH[2034]	intravenös	0,01	Na_2SiF_6	lebte 2 Minuten
	,,	0,005	,,	überlebte, Zusätze von je 2,5 mg/kg im Abstand von 15 Minuten bis zusammen 12,5 mg, das Tier überlebte
LEAKE[2509]	,,	0,075	NaF	5 Tiere überlebten
	,,	0,0875	,,	4 Tiere von 5 Tieren starben innerhalb von 40 Minuten mit Krämpfen, Herz- u. Atemlähmung.
	,,	0,0900	,,	2 Tiere starben innerhalb von 40 Minuten mit Krämpfen, Herz- und Atemlähmung
PAVLOCIE[2512]	,,	0,060	,,	6 Tiere vertragen die Dosis
SOLLMANN u. Mitarb.[2508]	intramuskulär	0,1—0,2	Na_2SiF_6	Salivation, Tränenfluß, Krämpfe mit Koma abwechselnd, tot an Atemlähmung in 1 Stunde, frühe Totenstarre
JODLBAUER[2511]	subcutan	3 · 0,05	NaF	Gabe in aufeinanderfolgenden Dosen. Nach der zweiten Gabe wurde das Tier sehr matt, verweigert Nahrung, 3½ Std. nach der dritten Injektion Exitus, vorher noch Zitterbewegungen der Muskeln
SIEGWART u. Mitarb.[2513]	,,	0,01 mol/kg	,,	nach 2½ Stunden tot
MARCOVITCH[2034]	per os	0,125 und 0,192	,,	nicht tödlich, 1 Tier
	,,	0,475	,,	Tod nach 1 Stunde, 1 Tier
	,,	0,1	Na_2SiF_6	nicht tödlich, 1 Tier
	,,	0,125	,,	lebte 5 Tage, 1 Tier
	,,	0,250, 0,275	,,	lebte 30 bzw. 60 Minuten, 1 Tier
	,,	0,400	,,	lebte 45 Minuten, 1 Tier
MUEHLBERGER[2510]	,,	0,200	NaF	minimale tödliche Gabe, auf F berechnet, beträgt die Toxizität 73, 76, 71 mg/kg
	,,	0,125	Na_2SiF_6	
	,,	0,175	$BaSiF_6$	
SIEGWART[2513]	,,	0,015 n/kg	NaF	nach 37 Minuten und 57 Minuten tot
HEYDRICH[2514]	,,	0,2—0,25	Na_2SiF_6	Tod 1¼, 3½, 2½, 6 Std., 1 Tier am achten Tage

Besonders hinzuweisen ist auf die Resultate von MUEHLBERGER[2510]. Auch das schwer lösliche $BaSiF_6$ hatte dieselbe Toxizität wie die anderen Verbindungen, wobei vielleicht die Giftigkeit des $Ba^{\cdot\cdot}$ selbst mithelfen mag. Bei BaF_2 fanden sich häufig verzögerte Todesfälle nach 5—7 Tagen, dabei Kachexie und Albuminurie. Histologisch wurden auch Degenerationen in Leber und Niere beschrieben, auch Verfettung in der Nebenschilddrüse[2515], ohne daß aber in diesen Änderungen die Todesursache zu erblicken wäre. Auch bei den langdauernden Vergiftungen findet sich immer nur eine Art von Depression des Zentralnervensystems. Die Tiere nehmen keine Nahrung auf und verlieren fortgesetzt an Gewicht.

Hier sollen noch die Befunde von RAVASINI[2516] nach langsamer Infusion mitgeteilt werden:

Tabelle 119.

Dosis in mMol/kg	Erfolg
7,24	stirbt während der Injektion
6,0; 4,0; 4,0	stirbt wenige Minuten nach der Injektion
3,1	stirbt 2 Tage nach der Injektion
2,5	stirbt 9 Tage nach der Injektion
2,0; 1,33; 1,0	überleben

Katzen: 10—15 mg/kg NaF intravenös senkten den Blutdruck etwas, erst wiederholte Gaben wirkten stärker. Die Atmung wird gerade bei dieser Dosis gesteigert, ebenso der Darmtonus[2517].

Bei 20 mg/kg intravenös[2518] sank der Blutdruck mit einer gewissen Latenz in 12 Minuten auf 90 mm.

Bei 50 mg/kg sank der Blutdruck langsam auf 0. Das Herz war maximal dilatiert. Vorher trat Kammerflimmern auf. Auch bei der Katze fanden sich Salivation, fibrilläre Muskelzuckungen, manchmal Lungenödeme.

Vergiftungsbild mit Dichlordifluormethan siehe [2519].

Hund: Bei 1,5—5,3 mg/kg F' als NaF *intravenös* gegeben, sieht man die ersten Zeichen einer vermehrten Atmung; bei 16—31,7 mg F' (als NaF) ist der Blutdruck erniedrigt durchschnittlich von 170 auf 136 mm Hg. Der Tod trat ein bei 92,6; 47,5; 32,5; 30,4; 31,9; durchschnittlich 47,0 mg F'/kg als NaF gegeben[2520, 2521].

Bei 50 mg/kg NaF fanden sich stärkste Symptome[2522]: Schreien, Zittern. Dyspnoe, Erbrechen. 2 Hunde starben nach 1 Stunde, bzw. 1 Stunde 40 Minuten

75 mg/kg NaF Tod in 20 Minuten
100 „ „ „ „ 10 „
200 „ „ „ sofort.

Peroral fand sich die erste Wirkung auf Atmung und Blutdruck bei 22,6 mg F'/kg. Bei höheren Dosen erfolgte Salivation und Erbrechen[2520]. Bei noch größeren

---

2498 KARASSIK, V., ROCHKOW, V. u. WINOGRADOWA, O.: C. rend. Soc. biol. **119**, 807 (1935), Rona **88**, 496.

2499 GOLDEMBERG, L.: C. rend. Soc. biol. **95**, 1169 (1926), Rona **39**, 889.

2500 GOLDEMBERG, L.: C. rend. Soc. biol. **104**, 1031 (1930), Rona **58**, 94.

2501 GOLDEMBERG, L.: J. Physiol. et Path. gen. **28**, 556 (1930), Rona **59**, 817.

2502 CANNAVA, A.: Arch. ital. Sci. farmacol. **6**, 456 (1937), Rona **107**, 333.

2503 CHRISTIANI, H. u. CHAUSSE, P.: C. rend. Soc. biol. **94**, 821 (1926), Rona **36**, 710.

2504 CHRISTIANI, H. u. CHAUSSE, P.: C. rend. Soc. biol. **95**, 15 (1921), Rona **37**, 442.

2504, I GIANFRANCO NEGRI, Profilassi **14**, 137 (1941), Rona **130**, 333. Gebraucht zur Schädlingsbekämpfung. Symptome entsprechen der Vergiftung mit F', aber verzögert.

2505 COSTANTINI, A.: Biochim. e Ter. sper. **20**, 273 (1933), Rona **75**, 359. C. **1936 I**, 4937.

2506 COSTANTINI, A.: Boll. Soc. ital. sper. **8**, 573 (1933), Rona **75**, 358.

2506, I GOLDEMBERG, L.: J. de physiol. path. gen. **25**, 65 (1927), Rona **41**, 835.

2506, II STRUCK, H. C. u. PLATTNER, E. B.: J. Pharm. exp. Therap. **68**, 217 (1940). C. **1941 I**, 543. Untersuchung von einigen gasförmigen organischen Fluorverbindungen.

2507 JECKELN, E.: Beitr. path. Anat. **90**, 244 (1932), Rona **71**, 517. 5 Meerschweinchen, 1 Hund, 1 Kaninchen.

2508 SOLLMANN, T., SCHETTLER, O. H. u. WETZEL, N. C.: J. Pharm. exp. Therap. **17**, 197 (1920).

2509 LEAKE, CH. D.: J. Pharmacol. exp. Ther. **33**, 279 (1928), Rona **47**, 335.

2510 MUEHLBERGER, C. W.: J. Pharmacol. exp. Ther. **39**, 246 (1930), Rona **58**, 182.

Mengen, die zum Tode führten (durch fraktionierte Dosierung wurde eine Festlegung der Dosis unmöglich), fand man schwere Gastroenteritis.

Ein Hund erhielt 0,15 g/kg Tanatol mit der Schlundsonde[2507]. Der Tod trat nach 18 Stunden ein. Auch in diesem Fall wurde eine schwere Entzündung des gesamten Magendarmkanals gefunden, im Dickdarm etwas schwächer. Es fiel auch eine Zerstörung von Lymphgewebe in Milz, Gaumenmandeln und Wurmfortsatz auf[2507].

Beim *Huhn* verursachte intraperitoneale Injektion von 65 mg/kg F' raschen Kollaps, Erschlaffung, Ausstreckung der Flügel, platte Lage, Hyperpnoe gefolgt von Dyspnoe, rasche Depression und Tod[2523]. Unterhalb 40 mg/kg keine Besonderheiten. In mit Fluor vergastem Gelände, in dem Kühe schon schwer erkrankten, blieben die Hühner völlig intakt (HUPKA[2496, I] Diskussion). Embryonen wurden durch 5 mg NaF (in den Dottersack injiziert), getötet, 1 mg wurde gut ertragen (GREIFF, PINKESTON u. MORAGUES[2042, II]).

Rindvieh: Abgesehen von den oben erwähnten Befunden von HUPKA[2496, I] wurden von GOETZE[2524, I] bei täglicher Gabe von 3—5 g Fluorsalzen schon in wenigen Tagen Gastroenteritis mit Durchfällen beobachtet.

Die Versuche mit *gasförmigem Fluorwasserstoff* sollen hier gesondert behandelt werden, da ein anderes Vergiftungsbild vorliegt. Dieses besteht vor allem in den lokalätzenden Eigenschaften. Die wesentlichsten Untersuchungen gehen zurück auf MACHLE und Mitarbeiter[2524], auf die wir uns vor allem beziehen. In den Versuchen wurden je 3 Meerschweinchen und Kaninchen der gleichen Konzentration ausgesetzt.

0,05 mg HF/Ltr. Erst nach 5—15 Minuten Sekretion der Nase und Augen, Husten und Niesen in Abständen, zugleich verlangsamte Atmung. Erst höhere Konzentrationen lösten Paroxysmen von Niesen und Husten aus.

$>$ 0,5 mg/Ltr. 15 Minuten lang oder länger: Alle Tiere zeigten Schwäche und Übelbefinden.

$\leq$ 2,0 mg/Ltr. 15—30 Minuten lang eingeatmet. Blutiger Auswurf in den ersten zwei Tagen.

$>$ 2,0 mg/Ltr. 3—4 Wochen Husten. Häufig sekundäre Infektion.

Todesfälle traten auf bei $>$ 0,2 mg/Ltr. für $\geqq$ 100 Minuten, bei $>$ 1 mg/Ltr. für 10—100 Minuten Einatmung. Mit Regelmäßigkeit bei $>$ 4 mg/Ltr. für 10—20 Minuten.

Eine einfache Beziehung zwischen Giftigkeit und dem ct-Produkt fand sich nicht.

Die Toxizität des HF scheint der des HCl und SO_2 zu gleichen. Allerdings wurde in eigenen Versuchen[2525] mit HCl und H_2SO_4 eine stärkere Reizwirkung beobachtet. Bei den toxischen Erscheinungen ist von Interesse, daß die Meerschweinchen oft mit Verzögerung, und zwar erst nach 5—10 Wochen sterben. Sonst sind Kaninchen empfindlicher.

2511 TODLBAUER, A.: Naunyn-Schmiedebergs Arch. **164**, 464 (1932), Rona **67**, 583.

2512 PAVLOVIC, R. A. u. BOGDANOVIC, S. B.: C. rend. Soc. Biol. **109**, 475 (1932), Rona **67**, 583.

2513 HERRMANN, S. u. ZENTNER, M.: Naunyn-Schmiedebergs Arch. **175**, 500 (1934), Rona **82**, 106.

2514 HEYDRICH, B.: Z. klin. Medizin **135**, 268 (1938).

2515 PAVLOVIC, R. A. u. TIHOMIROV, D. M.: C. rend. Soc. Biol. **110**, 497 (1932), Rona **69**, 199.

2516 RAVASINI, G.: Arch. ital. Sci. farmacol. **2**, 428 (1933), Rona **79**, 215.

2517 SALANT, W. u. KLEITMAN. N.; Amer. J. Physiol. **65**. 62 (1923), Rona **23**, 153.

2518 GOTTDENKER, F. u. ROTHBERGER, C. J.: Naunyn-Schmiedebergs Arch. **179**, 38 (1935), Rona **90**, 138.

2519 BRENNER, C.: J. Pharmacol. exp. Ther. **59**, 176 (1937), Rona **100**, 660. Freon, benutzt als Gefriermittel in Eisschränken, vorwiegend nervöse Erscheinungen.

2520 GREENWOOD, D. A., HEWITT, E. A. u. NELSON, V. E.: J. amer. vet. med. Assoc. **86**, 28 (1935), Rona **86**, 172.

2521 GREENWOOD, D. A., HEWITT, E. A. u. NELSON, V. E.: Proc. Soc. exp. Biol. Med. **31**, 1037 (1934), Rona **85**, 662.

2522 MAGENTA, M. A.: C. rend. Soc. biol. **98**, 169 (1928), Rona **45**, 85.

2523 PHILLIPS, P. H., ENGLISH, H. u. HART, E. B.: J. Nutrit. **10**, 399 (1935), Rona **92**, 669. C. **1936 I**, 1452.

2524 MACHLE, W., THAMANN, F., KILZMILLER, K. u. CHOLAK, J.: ind. Hygiene **16**, 129 (1934), Rona **80**, 150.

2524, I GOETZE: Dtsch. tierärztl. Wschr. **49**, 365 (1941).

2525 EICHLER. O. u. SMIATEK, A.: Naunyn-Schmiedebergs Arch. **194**, 621 (1940).

Histologisch fanden sich in der Lunge Hämorrhagien, Ödeme und Emphysem, starke Kongestion, teilweise durch sekundäre Infektion, phlegmonöse Bronchitis, Abscesse und Bronchopneumonie.

Weiter wurden Befunde am Herzmuskel, an der Leber und Niere erhoben, die man vielleicht auf Resorption zurückführen könnte. Aber man muß daran denken, daß parenteral eingeführtes F′ doch nicht zu diesen Erscheinungen mit so langem Verlauf Anlaß gibt. Man wird die Frage der resorptiven Vergiftung beim F′ zwar stellen müssen, aber die Antwort kann nach den bisherigen Befunden nicht eindeutig sein.

Die bekannte Nebelkatastrophe im Maastal bei Lüttich, bei der 63 Todesfälle zu verzeichnen waren, wird vielfach, z. B. von FLURY sowie KAY ROHOLM (siehe auch [2527]) auf die Einwirkung von Fluorwasserstoff zurückgeführt. Aber auch entgegengesetzte Meinungen[2526] wurden laut.

Organische Fluoride. Eine Reihe von Verbindungen seien aufgeführt, die in letzter Zeit untersucht worden sind.

1. 3-Fluor-4 Oxyphenylessigsäure. 3,5 g/kg sind für Mäuse tödlich[2527, I].
2. Methylfluoracetat, wenig toxisch, lokal etwas blasenziehend. c·t ist für Kaninchen, Meerschweinchen, Mäuse = 5000 Reizwirkung. Erholung, außer den Meerschweinchen, die nach 48 Stunden an Lungenödem starben. Subcutan tötete 100 mg/kg Mäuse[2527, II].
3. Fluorophosphate des Typs $(R{-}O)_2P(=O)F$

Die Diaethyl- und Dimethylverbindungen führen beim Menschen nach Einatmung zu Schwierigkeit im Atmen, Störung des Sehens, Unempfindlichkeit für Licht und selbst Bewußtseinsverlust[2527, V u. VI]. Die Pupillen verengen sich auf Stecknadelkopfgröße. Die Person hat den Eindruck, als ob der Raum düster geworden sei. Lesen ist unmöglich. Besonders die Isopropylverbindung ist wirksam. Tiere zeigten Salivation, Nasenschleim, Tränenfluß, Krampfatmung bis zu Krämpfen, c · t für Ratten und Mäuse $\sim$ 4000. Bei Injektion an Kaninchen: Salivation, Muskelzuckungen, Urinabgang, Defäkation, Puls verlangsamt; Atmung hört früher auf als Herzaktion. Tödlich 0,5—0,75 mg/kg, bei Mäusen 4 mg/kg. Atropin wirkte nur, wenn es 10 Minuten vor Diisopropyl-Fluorphosphonat gegeben wurde. Wirkung ähnlich Physostigmin, teilweise Nikotin[2527, V]. Die Erregungsübertragung im Rückenmark und Hirnstamm wird erleichtert[2527, IV].

FREEDMAN u. HIMWICH[2527, VIII] stellten die tödliche Dosis bei Kaninchen nach verschiedenen Zufuhrwegen fest, um die lokale Entgiftung, die nach MAZUR u BODANSKI[1202VIII] auf eine Phosphofluorase zu beziehen ist und die Geschwindigkeit der lokalen Bindung zu verfolgen. Die 50% tödliche Dosis LD_{50} betrug bei Zufuhr a) in beide Carotiden 0,109 mg/kg, b) in eine Carotis 0,456 mg/kg, c) in die Vena femoralis 0,478 mg/kg, d) Arteria femoralis 0,858, e) Vena portae. 2,30.

Das Gehirn ist offenbar das empfindlichste Organ, und die Änderungen der Dosis zeigen das Ausmaß der Entgiftung an. Die Gehirnsymptome traten auf, gleichgültig, ob die Injektion in die Carotis externa oder interna erfolgte. Die Atmung wird zuerst vermehrt, dann nimmt sie ab und der Tod erfolgt durch Atemlähmung bei noch schlagendem Herzen. Unter allgemeinen Symptomen wird berichtet über vermehrte Peristaltik und Defäkation, Speichelsekretion und Veränderung der Atemmechanik, bedingt durch Kontraktion der Bronchialmuskeln, und vermehrte Sekretion der Drüsen, also peripher einer Reizung des N.vagus analog. Die Gehirnsymptome konnten durch 0,7—0,8 mg/kg Atropin verhindert werden. Das zeigte sich im Elektroencephalogramm, bei dem die großen Potentialschwankungen analog den Beobachtungen beim epilepti chen Anfall durch Atropin auch beeinflußt werden konnten, während sich die kleinen schnellen Amplituden nicht beeinflussen ließen.

[2526] FIRKET, J.: Transact. Farad. Soc. **32**, 1192 (1936). C. **1937 I**, 544.
[2527] FENNER, G.: Medizinische Welt **1935**, 1860.
[2527, I] CASTERRA, H.: D. Gesundheitswesen **2**, 704 (1947). C. **1948 I**, 829.
[2527, II] COOK, H. G. u. SAUNDERS, B. C.: Biochem. J. **41**, 558 (1947).
[2527, III] SAUNDERS, B. C.: Pharmac. J. **159**, 87 (1947). C. **1947 II**, 338.
[2527, IV] CHENNELLS, M. u. WRIGHT, S.: Nature **160**, 503 (1947). C. **1947 II**, 720.
[2527, V] KILBY, B. A. u. M.: Brit. J. Pharmacol. **2**, 234 (1947).
[2527, VI] LANGE, W. u. KONEGER, G. V.: Ber. **65**, 1598 (1932).

Die Symptome bei Injektion nur einer Carotis zeigen den nur einseitigen Angriff des Giftes, also die fehlende Durchmischung im Circulus Willisii. Nur die Pupille der injizierten Seite verengert sich, der Kopf dreht sich zur anderen Seite, und es folgen Kreisbewegungen (compulsive circling movements), also ein Labyrinthsymptom.

Bei der Injektion der Arteria femoralis kam es lokal zu fibrillären Zuckungen der beteiligten Muskeln, auf den Injektionsort beschränkt.

In anderen Versuchen[2527, VII] an 94 Ratten starben nach 2 mg/kg 25% der Tiere innerhalb 1 Stunde, nach 1 mg/kg weniger als 10%.

Bei den Überlebenden fand sich Schreckhaftigkeit bei Berühren der Wirbelsäule. Die Muskeln zeigten Schwäche bis zur Paralyse. Starke Salivation und spontanes Zittern wurden zur schweren Erkrankung gehörig betrachtet. Bei mittlerer Schwere des Vergiftungsbildes war das Muskelzittern nur intermittierend. Dazwischen war Unruhe und mäßige Schreckhaftgkeit mit Flimmern der Muskeln in den Flanken beobachtbar. Bei leichter Erkrankung kam es nur zum Flimmern bei Aufrichtung auf die Hinterbeine mit allgemeiner Unrast.

Die Wirkung ist auf die Esteraselähmung besonders der Cholinesterase zu beziehen (NACHMANNSOHN u. FELD[1202, IV]). Es gibt heute schon eine ganze Reihe von Beweisen für diese Annahme. Als erster möge die Parallelität zwischen Hemmung der Cholinesterase und der LD_{50} einer Reihe zwar nicht chemisch ähnlicher, aber doch gleich wirksamer Verbindungen Erwähnung finden, wie auf Tab. 120 aufgeführt (nach [2527, XI]).

Tabelle 120

Verbindung	Symbol	Acetylcholinesterase 50% durch Konzentration	LD_{50}	
			mg/kg	μMol/kg
Tetraäthylpyrophosphat	$(C_2H_5O)_2$-POO-PO$(OC_2H_5)_2$	$6 \cdot 10^{-9}$	1,16	4,0
	$(C_2H_5O)_2$-OPO_2-PO-CH_3	$1 \cdot 10^{-8}$	3,49	9,48
Diisopropylfluorophosphat	F · PO $[OCH(CH_3)_2]_2$	$4,3 \cdot 10^{-7}$	8,96	48,6
Diisopropylchlorophosphat	Cl PO $[OCH(CH_3)_2]_2$	$2,0 \cdot 10^{-6}$	29,2	146,0
p-Chlorphenyldiäthoxyphosphinoxyd . .	p-Cl-C_6H_4-PO$(OC_2H_5)_2$	$1,6 \cdot 10^{-5}$	138	562

Diese Befunde wurden durch die Versuche von FREEDMAN, WILLES u. HIMWICH[2527, VII] fast zur Gewißheit erhoben, die eine Beziehung zwischen dem klinischen Bild (nach den Stadien eingeteilt, die wir oben beschrieben) und dem Gehalt an Cholinesterase des Gehirns beobachteten und die allmähliche Neubildung des Fermentes chemisch verfolgten.

Die verschiedenen Fermente regenerierten sich verschieden rasch, z. B. die Pseudocholinesterase des Plasmas erreichte die Norm bereits in 7 Tagen. Die Beziehung zwischen Ausgangspunkt und Schwere der Symptome gibt Tab. 121 nach den 2 angewandten Dosen Diisopropylfluorophosphat.

Tabelle 121

Symptome	% der Fermentaktivität im Gehirn		Ferment in den Erythrozyten nach 2 mg/kg
	nach 2 mg	nach 1 mg	
schwer	2,9	—	0
mäßig	17,9	12,0	10,4
leicht	35,9	31,6	37,5
keine	46,9	52,4	58,3

Die Cholinesterase der Erythrozyten blieb innerhalb 48 Stunden auf dem 0-Wert, während die des Gehirns auf mehr als das 3fache des Anfangswertes stieg. Später wächst die der Erythrozyten rascher und übertrifft die des Gehirns. Das wurde auch bei der niederen Dosis des Giftes beobachtet, der Ausgangswert war aber nicht die 0-Linie, blieb aber 24 Stunden auf demselben Wert, während die Gehirncholinesterase sich verdoppelte. Die Konzentrationen an Ferment im Gehirn und Erythrozyten wiesen den Korrelationskoeffizienten $+ 0,74$ auf.

Die Regeneration verlief bei beiden Dosen parallel, aber bei der niederen war der Wert stets höher. Aus der Tabelle ist ersichtlich, daß die Cholinesterase des Gehirns auf die Hälfte herabgesetzt sein kann, ohne daß Symptome wahrnehmbar sind. Mit feineren Testen mögen auch noch hier Abweichungen nachweisbar werden. Die Befunde anderer Autoren wurden von BROOKS u. Mitarb.[2527, XI] besprochen und dahin kommentiert, daß nicht die einfache Cholinesterasehemmung wirksam sei, sondern daß noch andere Mechanismen wichtig seien, z. B. die Wirkung auf die Sauerstoffatmung. Meist handelt es sich dabei um Versuche an isolierten Nerven und Froschgehirn (siehe Abschnitt Gehirn. Kapitel L).

4. Fluoracetat des Typs F $(CH_2)n$ — COOH sind nur bei ungeraden n giftig[2527, III]. 5 mg/kg Na-Fluorac tat waren letal bei Maus und wilder Ratte, die weiße Ratte benötigte nur die Hälfte[2527 X]. Es entwickelte sich nach wiederholten subletalen Dosen eine Toleranz, die 7 Tage dauerte. Wenn man die Substanz der wilden Norwegen-Ratte in Gummilösung gab, dann waren schon 0,22 mg/kg tödlich. Das schwer lösliche Phenylhydrazinderivat (Fanyline) war giftig 7,2 mg/kg bei der Taube, 44,9 für die Maus.

4. Chlorid und Bromid. Diese beiden Halogene sind in ihren chemischen Reaktionen, aber auch in ihrem physikochemischen bzw. kolloidchemischen Verhalten besonders nahe verwandt. Trotzdem ist das Vergiftungsbild durchaus verschieden. Bei Bromid steht die „beruhigende“ Wirkung auf das Zentralnervensystem im Vordergrund, während beim Chlorid immer die Frage offen steht, ob es sich um eine osmotische Wirkung oder eine Na- oder eine Chlorid-Wirkung handelt. In jedem Falle wird das NaCl als 0-Punkt genommen, um daran die Wirksamkeit anderer Ionen, bei denen auch dieselben Fragen gestellt werden können, zu messen.

Um den Vergleich mit dem Bromid nebeneinander zu haben, behandeln wir beide Ionen gleichzeitig und nehmen als Leitfaden die Wirkung auf die gleiche Tierart, soweit das möglich ist. Eine Schwierigkeit folgt daraus, daß in den meisten Versuchen mit Bromid die Dosierung nicht auf einmal gegeben wurde, sondern im Verlaufe von Tagen, weil — vielleicht mit Recht — in dem Prozentsatz, in dem Br′ das Cl′ des Blutes ersetzt hat, das wichtigste Kriterium der Dosis gesehen wird. Die Verhältnisse werden aber erst im folgenden Kapitel behandelt, das sich mit Aufnahme und Verteilung beschäftigt.

Mäuse: Mit peroraler Gabe sind ausschließlich die Versuche von BEHRENS[2452] anzuführen. Die Bedeutung des osmotischen Drucks der Lösung gibt folgende Abbildung aus der Originalarbeit wieder:

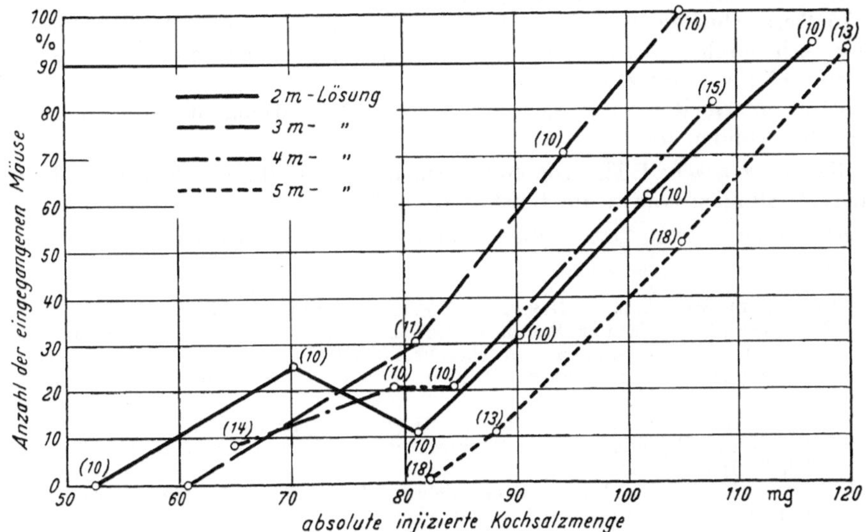

Abb. 26. Kochsalzvergiftung von Mäusen bei peroraler Zufuhr (nach BEHRENS[2452]). Erläuterung im Text.

[2527, VII] FREEDMAN, A. M., WILLIS, A. u. HIMWICH, H. E.: Am. J. Physiol. **157**, 80 (1949).

Die Dosierung auf dem Bilde ist mg NaCl pro Tier von 16—19 g Gewicht. Die dünneren Lösungen sind toxischer als die ganz konzentrierten. Von Bedeutung sind die Symptome, von denen BEHRENS berichtet. Das erste Symptom ist der Durst, wie man daran erkennt, daß die Tiere große Mengen Wasser trinken, wenn man es ihnen erlaubt. Nach einiger Zeit stellt sich eine ausgesprochene Schläfrigkeit ein. Dann werden die Mäuse matt bis zur Unmöglichkeit, sich aus der Seitenlage aufzurichten. Die bisher beschleunigte Atmung wird langsamer. Jetzt treten anfallsweise krampfartige Erscheinungen auf, durch sensiblen Reiz auszulösen. Unter Erschöpfung versagt schließlich (gelegentlich mit gleichzeitigem Opisthotonus) das Atemzentrum.

Das Vergiftungsbild bei 2 wilden Mäusen, von denen die erste 1 ccm, die zweite 2 ccm einer 10% NaBr-Lösung subcutan erhalten hatte[2528], begann mit paretischen Erscheinungen der hinteren Extremität. Die motorische Depression steigerte sich bis zum Koma. Die Reflexzeiten waren verlängert (Kneifreflexe, Lagekorrekturreflexe), Inkontinenz von Blase und Rectum trat auf. Die Atmung war vorübergehend etwas beschleunigt, wurde dann bis zur Lähmung langsamer. Die beiden Tiere starben an Atemlähmung nach 6 bzw. 3 Stunden.

0,2 g/kg NaBr per os führte bei Mäusen zu keinem erhöhten Schlafbedürfnis[2530], angeblich auch dann nicht, wenn durch wiederholte Gabe die Hälfte des Cl′ durch Br′ ersetzt war. Aber durch einmalige Gabe von 1 g/kg NaBr ließ sich schon die Minderung der Bewegungen feststellen[2529].

Beim Vergleich der Vergiftungsbilder sieht man nur am Anfang der NaCl-Vergiftung eine oberflächliche Ähnlichkeit mit der Br′-Wirkung.

Ratten: 5 g/kg NaCl sind bei intraperitonealer, 8,0 g/kg bei peroraler Zufuhr tödlich. Das Vergiftungsbild verläuft unter Krämpfen[2531]. Schon bei 4,25 g/kg NaCl in 8,5% Lösung gingen die Tiere zugrunde, wenn man keine freie Wasseraufnahme gestattete (FUJIMOTO[4466]).

Die tödliche Dosis von NaBr beträgt 3,5 g/kg[2532, 2533]. 11 Tiere erhielten die halbe Dosis pro Tag, also 1,75 g/kg, am zweiten Tage wurden die Tiere schläfrig, verloren an Gewicht, Tod in 7—8 Tagen.

10 Tiere erhielten $^1/_4$ der tödlichen Dosis = 0,875 g/kg täglich. Tödliche Wirkung nach durchschnittlich 20 Tagen. Die Tiere gewannen anfangs an Gewicht, verloren es aber rapide vor dem Tode.

5 Ratten erhielten 2,0 g NaBr pro Tier in 10% Lösung subcutan. Sie waren in 8—10 Stunden tot[2528].

Meerschweinchen: 1 Tier von 400 g erhielt 15 ccm 10% NaBr intraperitoneal. Nach 11 Stunden war es im tiefsten Koma[2528].

Kaninchen: Einige Daten über NaCl sind auf folgender Tabelle 122 niedergelegt:

[2527, VIII] FREEDMAN, A. M., u. HIMWICH, H. F.: Am. J. Physiol. **156**, 125 (1949).

[2527, IX] JONES, H. W., MEYER, B. C. u. KAREL, L.: J. Pharmacol. exp. Ther. **94**, 285 (1948).

[2527, X] KAREL, L.: J. Pharmacol. exp. Ther. **93**, 287 (1948).

[2527, XI] BROOKS, V. B., RANSMEIER, R. E. u. GERARD, R. W.: Am. J. Physiol. **157**, 299 (1949).

[2528] GÄRTNER, W.: Z. ges. exp. Med. **51**, 98 (1926), Rona **39**, 143.

[2529] DRUCKREY, H., MÜLLER, E. u. STUHLMANN, M.: Naunyn-Schmiedebergs Arch. **185**, 221 (1937). C. **1937 II**, 253.

[2530] MEYER-NOBEL, K.: Naunyn-Schmiedebergs Arch. **130**, 365 (1928). Rona **47**, 832.

[2531] ULRICH, J. L. u. SHTERNOV, V. A.: J. Pharm. exp. Ther. **35**, 1 (1929), Rona **50**, 696.

[2532] SMITH, P. K. u. HAMBOURGER, W. E.: J. Pharm. exp. Ther. **55**, 200 (1935). C. **1936 I**, 4933.

[2533] SMITH, P. K. u. HAMBOURGER, W. E.: J. Pharm. exp. Ther. **57**, 43 (1936), Rona **95**, 669. C. **1936 II**, 3561.

Tabelle 122.

Literatur	Zufuhrart	Dosis NaCl g/kg	Konzentration	Erfolg
BEHRENS[2452] . . .	peroral	4, 6, 6	17, 20, 10%	Tod am nächsten Tage, $2^1/_2$ Std., 3 Std.
MELLI u. Mitarb.[2534]	intravenös	1	10 bzw. 20%	Injektionsdauer 2—$2^1/_2$ Minuten. Tiere vertrugen die Injektion meist gut. Bei einzelnen z. B. 9 Minuten nach der Injektion Dyspnoe, Schrei, Krämpfe, lassen Kot und Urin unter sich. Tod in wenigen Sekunden. Diese Tiere zeigten höheren Cl'-Gehalt im Blut als die anderen (z. B. 1,42% NaCl)
PRIGGE[2535].	intravenös	0.2	20%	Kollapszustände

Bei intravenöser Injektion, die bis zum Tode des Tieres in einer Geschwindigkeit von 4 ccm/Minute fortgeführt wurde, finden sich folgende Werte, die an je 2—3 Versuchstieren gewonnen wurden (Versuche von SENGA[2536]):

Tabelle 123.

Infundierte Lösung	Lösungsmittelmenge/kg			g NaCl/kg		
Aq. dest.	270	275				
0,1% NaCl	329	276		0,33	0,28	
0,3	511	372		1,53	1,12	
0,4	382	753	640	1,52	3,01	2,56
0,5	947	1117		4,74	5,60	
0,9	2100	1912	1628	18,9	17,2	14,3
1,3	1445	1541		18,8	20,0	
1,5	1078	761		16,2	11,4	
1,8	814	477		14,65	8,6	
2,0	438	419	405	8,8	8,4	8,1
5,0	64	78		3,21	3,90	
10% (1ccm/Min. inf.)	42	46		4,23	4,56	

Als Symptom bei der Infusion wurde auch Dyspnoe berichtet, die besonders bei der konzentrierten Lösung leicht in Lähmung des Atemzentrums vor Versagen des Herzens umschlug.

Bei den dünneren Lösungen versagte meist Herz und Atmung gleichzeitig. Schon vorher fiel die vermehrte Sekretion der Tränen- und Bronchialdrüsen auf. Zuckungen bei den konzentrierteren Lösungen bald nach Beginn der Infusion, bei 1,3 und 1,5% nur kurz vor dem Tode. Bei den dünneren Lösungen kam auch Diarrhoe zur Beobachtung.

Im Sektionsprotokoll spielen Ödeme der Haut, Ohren, Lippen und Transsudate besonders der Bauchhöhle (kaum im Pericard oder der Pleura) eine Rolle, außer bei den 5 und 10% Lösungen. Bei ganz schwachen Lösungen $\leq$ 0,4% war das Exsudat blutig. Hämorrhagien wurden gefunden in Niere und Lunge. Die Lungen waren bei den dünneren Lösungen ödematös, bei den mittleren kaum verändert, und bei den stärkeren Konzentrationen (5 und 10%) nahm die Entwicklung des Ödems wiederum zu.

2534 MELLI, G. u. TASSO, G.: Rev. belge Sci. med. **2**, 209 (1930), Rona **59**, 505.
2535 PRIGGE, R.: Dtsch. Arch. klin. Med. **142**, 216 (1923), Rona **21**, 133.
2536 SENGA, H.: Acta scholae med. Kioto **7**, 531 (1925), Rona **34**, 821.

Von Interesse ist noch das Verhalten des Herzens. Der Stillstand fand meist in Diastole statt, nur in konzentrierten Lösungen in Systole. Das ist gerade umgekehrt wie bei den eigenen oben erwähnten Versuchen am Frosch mit Jodidlösungen, die in größerer Konzentration gerade zum diastolischen Stillstand führten.

Von anderem Gesichtspunkt erfolgten die Versuche von RAVASINI[2516]. 4,845% Lösungen NaCl bzw. äquivalente Lösungen von Bromid 10,29% wurden gleichmäßig infundiert. Die Resultate mit Br' und Cl' nebeneinander geben wir auf der Tabelle 124 wieder:

Tabelle 124.

Dosis mMol/kg NaCl	Erfolg	Dosis mMol NaBr/kg	Erfolg
57,5	Tod in 11 Stunden		
55,0	„ „ 9 „		
53,0 und 52	„ „ 10 „		
51,5	„ „ 12 „		
51,0	„ „ 7 Tagen		
50,0	„ „ 9 „	50,0	Tod in 6 Stunden
49,0	überleben	45,0 40,0 39,0	„ „ 22 „ 10 und 14 Stunden
48,0	„		
47,5	„	38,5 37,5 35,0 30,0	überleben

Bei den spät sterbenden Kochsalztieren fiel die Abmagerung auf. Diese war auch bei den Tieren mit niederen Dosierungen zu beobachten bis zum zehnten Tage, dann aber erholten sie sich wieder. Beim NaBr fand sich Sopor. Die Herztätigkeit und Atmung wurde langsamer und schwächer, fortschreitend bis zum Tode. Die Atmung wurde vor dem Herzen gelähmt.

Beim NaJ wurden Todesfälle von 14,6 mMol/kg gefunden. Die Tiere gingen zum Teil an Abmagerung fortschreitend bis zum Tode zugrunde.

Weitere Angaben aus der Literatur zeigt folgende Tabelle 125:

Tabelle 125.

Literatur	Zufuhrart	Dosis NaBr g/kg	Erfolg
GAUDIER und Mitarbeiter[2537]	intravenös	1	Reflexerregbarkeit vermindert. Stupor. Atmung anfangs erhöht, dann vermindert
	„	2—3	häufige Todesfälle
PATOIR und Mitarbeiter[2537, I]	„	2	Paraplegie, Amaurose, starke Krämpfe 5—6 Minuten, dann Beruhigung
	„	3	heftige Krämpfe während der Injektion Exophthalmus, Herz hört auf, eine heftige Exspiration und Exitus. Sektion: Kongestion bis zu ödematösen Stellen in der Lunge, in der Leber, um die Zentralvene auch Hämorrhagien. Netzhautablösung
SCREMIN[2538]	„	4,61	in $11^1/_2$ Minuten, in den ersten 5 Minuten Erregung der Atmung, Tod nach 3 Stunden
	„	6,41	in $16^1/_2$ Minuten, nach 8 Minuten schon Verminderung der Atmung, Tod nach 96 Min.

Bei *wiederholter Gabe* ließen sich die Symptome auf den Br'-Gehalt im Blut beziehen, wie in den Versuchen von MÖLLER[2539].

[2537] GAUDIER, H. u. PATOIR, G.: Anaesth. et Analg. **1**, 433 (1935), Rona **91**, 665.

[2537, I] PATOIR, A. u. PATOIR, G.: Ann. Med. legale Criminol. **15**, 53 (1935). C. **1935 I**, 3813. Weder Zahl der Tiere noch Injektionsgeschwindigkeit angegeben.

< 30% des Halogens = keine Beeinflussung.
40—50% stärkere Vergiftungserscheinungen. Parese.
50—60% Narkose, geeignet zur Operation.

Bis 75% konnten die Tiere durch NaCl-Gabe noch gerettet werden. Von diesen in Richtung der Parese liegenden Erscheinungen sind die anfänglichen Erregungserscheinungen zu trennen, die man mehr auf die Hypertonie oder Na; als auf eine regelrechte Excitation durch Br′ wird beziehen müssen (siehe dagegen „Katze").

Noch kleinere Mengen als 0,04 g/kg Br′ täglich über längere Zeit gegeben, waren bei erwachsenen Tieren wirkungslos. Bei wachsenden Tieren wurde das Wachstum gehemmt. Das Fell dieser Tiere war struppiger, aber Appetit, Lebhaftigkeit und Intelligenz nicht etwa geringer. Histologisch fanden sich keine Veränderungen[2540] (siehe Wirkung auf die Schilddrüse später bei MORUZZI).

Katze: Bei intravenöser Injektion einer 25% NaCl-Lösung können manchmal schon nach 1—2 ccm — bei rascher Injektion — Störungen von Herz und Atmung auftreten. Äquilibrierung mit $K^{\cdot}$ und $Ca^{\cdot\cdot}$ entgiftete nicht. Langsam infundiert war eine 25fach konzentrierte Lösung (gegenüber der dem Blut isotonischen) = 3,7 g/kg NaCl tödlich (HOWE[2480]). 2,0—2,5 g/kg werden bei langsamer Infusion ertragen[2541], nach peroraler Gabe gibt es leicht Durchfälle[2542].

Diese Dosierungen sind groß, wenn man bei rascher Injektion schon Lähmung der Atmung durch 0,22 g/kg NaBr angegeben findet, auch dann, wenn hier nur an einem Tier der Wert errechnet wurde[2480].

Das Vergiftungsbild an der Katze hat Besonderheiten gegenüber anderen Versuchstieren. Nach täglicher Gabe von 1 g/kg NaBr 3—5 Tage lang zeigen sich Aufregungszustände — einem Excitationsstadium vergleichbar — die sich durch Äthergabe noch steigern lassen (BLUME[2542]). Die Tiere laufen unermüdlich im Käfig herum, liegen auf der Seite und vollführen mit Vorder- und Hinterbeinen Laufbewegungen. Nach Decerebrierung oder Dekapitierung fallen diese Erscheinungen fort. Wird aber die Medikation von 1 g/kg/Tag fortgesetzt, wie in den Versuchen von COOMBS[2543], dann treten zuerst Inkoordinationen auf. Die Tiere fallen leicht um, der Gang ist schwankend und taumelnd. Am 14. Tag der Brommedikation waren alle Reste der Aufregung verschwunden. Die Tiere waren jetzt ruhig und schläfrig.

Es ist von Interesse, daß diese Tiere nach Exstirpation von Schilddrüse und Nebenschilddrüse munterer wurden. Die motorischen Inkoordinationen wurden vermindert. Wurde diese Operation im Stadium der Excitation ausgeführt, dann hatte sich diese inzwischen vollkommen verloren[2543].

Hund: Mit Mengen von 1—1,2 g/kg NaCl intravenös stieg die Erregbarkeit der Tiere[2479]. 0,5 g/kg NaCl per os führte nur zur Verminderung der O_2-Kapazität des Blutes (ca. 10%)[2545]. Ein Hund erhielt intravenös 10 ccm 2 n NaCl/kg und starb nach 9¼ St nden[2546]. Stark hypertonische Lösungen führen im Spinalkanal zu Blutungen[2544]. Petechiale Blutungen in den verschiedenen Organen standen in den Versuchen von DAVIS[2546, 1] im Vordergrund. Außerdem wurden Herdnekrosen in der Nebennierenrinde und partielle Ödeme in der Lunge gesehen.

2538 SCREMIN, L.: Arch. internat. Pharmacodyn. **37**, 241 (1930), Rona **57**, 171.
2539 MÖLLER, K.: Naunyn-Schmiedebergs Arch. **165**, 244 (1932), Rona **67**, 772.
2540 MORUZZI, G. u. BORGATTI, G.: Atti. Acad. naz. Lincei **27**, 303 (1938), Rona **109**, 490.
2541 HUGHSON, W. u. SCARFF, J. E.: Bull. of the John-Hopkins hosp. **35**, 197 (1924), Rona **30**, 428.
2542 BLUME: Naunyn-Schmiedebergs Arch. **138**, 159 (1928), Rona **49**, 550.
2543 COOMBS, H. C., SEARLE, D. S. u. PIKE, F. H.: Amer. J. Psychiatry **13**, 761 (1934), Rona **89**, 581.
2544 COLOMBI, C. u. SACCHI, U.: Boll. Soc. ital. Biol. sper. **7**, 1315 (1932), Rona **72**, 740.
2545 ROSS, V.: Proc. Soc. exp. Biol. Med. **21**, 182 (1924), Rona **29**, 603.
2546 HASTINGS, A. B., HARKINS, H. N. u. LIU, S. K.: J. biol. Chem. **94**, 681 (1931).

Die Kapillaren in allen Organen waren vermehrt und erweitert. 7 Tiere hatten 25 ccm/kg 25% NaCl subcutan erhalten und starben in 5—10 Stunden.

10 ccm 2 m NaBr wurden intravenös 2 Tieren gegeben, der Tod erfolgte nach $8^1/_2$ und 11 Stunden. Bei kleinen Gaben von 0,04—0,08 g Br/kg wurden die Tiere nicht verändert, wenn sie erwachsen waren. Während des Wachstums wurde dieses gehemmt, wie vorher beim Kaninchen schon beschrieben[2540].

Bei *Enten* von 600—800 g waren 1,57 und 4,72 g NaCl nicht toxisch. 6,0 g führte zum Tod in 4 Tagen; 7,9 g in 36—45 Stunden; 15,8 g in $2^1/_2$ Stunden (Shaw[2481]).

Tauben erhielten 0,4 g/kg NaBr täglich in den Kropf (Versuche an 16 Tauben[2530]).

Im Verlauf von 20 Tagen entwickelte sich folgendes Vergiftungsbild: Die Tiere fliegen nur selten auf, der Gang ist taumelnd, das Gefieder gesträubt, der Kopf wird eingezogen. Schließlich können die Tiere sich nicht mehr auf den Beinen halten und liegen regungslos da. Durchfälle und Gewichtsabnahme laufen parallel.

5. Rhodanid. Das Vergiftungsbild besteht in erster Phase in Symptomen zentraler Erregung, z. B. auch Krämpfen mit Opisthotonus. Während beim Kaltblüter regelrechte Starre auftritt, gibt es hier vorwiegend die klonische Art der Krampfwirkung. Aber auch Spasmen sind vorhanden mit Auslösung durch Reiz. Späterhin oder bei niederen Dosen kommt es zu Schwächezuständen, häufig sogar zu Paresen sich steigernd. Die Muskulatur ist auch anschließend an die Vergiftung wenig leistungsfähig. Bemerkenswert ist die tagelange Nachwirkung nach einmaliger Gabe, auf die schon bei Fröschen hingewiesen wurde.

Mäuse: Man sieht die Aufregung in dem Auftreten des Schwanzphänomens neben anderen schweren Symptomen, die durch Narkotica gehemmt werden können. Die mittlere tödliche Gabe beträgt bei peroraler Zufuhr (jede Gruppe 3 Tiere[2548]) beim LiSCN: 0,19, NaSCN: 0,21, $NH_4(SCN)$: 0,18, $Ca(SCN)_2$: 0,09 g/kg (Dosen als SCN′ gerechnet). Anderson und Chen[2550, I] geben nach Versuchen an bis zu 20 Tieren die mittlere tödliche Dosis an in mg/kg. (Tabelle 126).

Tabelle 126.

	NaSCN	KSCN
intravenös .	483,5 ± 9,3	88,2 ± 5,8
peroral . .	598,4 ± 18,3	594,4 ± 27

Den geringen Unterschied der peroralen und intravenösen Gabe zeigt die langsame Entgiftung.

Ratte: Nach Anderson und Chen[2550, I] ist die mittlere tödliche Dosis (6—20 Tiere) peroral 764,7 ± 50,9 bei NaSCN, bei KSCN 851,1 ± 66,5 mg/kg. Die Ratte ist also weniger empfindlich als die Maus. Das zeigte sich auch bei längerer Darreichung. 10 Ratten bekamen täglich 12 Wochen lang 100 mg/kg NaSCN, andere 10 Tiere 8 Wochen lang die doppelte Dosis, ohne auch nur Wachstumsstörungen aufzuweisen. Für intraperitonale Injektion ist die LD_{50} 540 mg/kg[2549, I]

[2546, I] Davis, H. A.: Arch. of Surg. **5**, 939 (1941), zit. nach Schmerz, Narkose, Anästhesie **16**, 64 (1943).

[2547] Moriki, H.: Rona **95**, 665 (1936).

[2548] Jahr, E. G.: Naunyn-Schmiedebergs Arch. **169**, 429 (1933), Rona **73**, 360.

[2549] Burkholder, Th. M.: J. Labor. clin. Med. **18**, 29 (1932), Rona **71**, 303.

[2549, I] Tawab, S. A. A., Carr, C. T. u. Krantz jr. J. C.: J. Pharm. exp. **96**, 416 (1949).

[2550] Taubmann, G. u. Heilborn, R.: Naunyn-Schmiedebergs Arch. **152**, 250 (1930), Rona **57**, 663.

Kaninchen: 0,2 g/kg NaSCN am dritten Tage tot[2550]. 5mal 0,1 g/kg NaSCN, 3 Tage später Exitus. Nach 300 mg/kg NaSCN peroral starben 2 Tiere am fünften Tage, die meisten überlebten[2550, I].

17 Tiere erhielten 0,15 g/kg NaSCN intravenös, von den Tieren starben 7 in 2—10 Tagen unter Schwäche, Gewichtsverlust und Durchfällen[2549]. Weitere Protokolle aus der Arbeit von JAHR[2548] mögen zur Illustration folgen:

Tabelle 127.
Protokolle aus der Arbeit JAHR.

Intravenös injiziertes NaSCN			
g/kg	an wieviel Tag. gegeben	Injektions-zeit	Wirkung (Zeiten rechnen von 1. Dosis ab)
0,25	1	80 Sekunden	sofort nach Injektion spastische Paresen. Nach 6 Minuten sind Spasmen nur angedeutet, vom 2. Tage ab keine Spasmen auslösbar. Erholung
0,25	1	80 Sekunden	sofort nach Injektion spastische Paresen. Nach $^1/_2$ Stunde Spasmen nur angedeutet. Nach $1^1/_2$ Stunden keine Spasmen auslösbar. Erholung
0,25	1	80 Sekunden	sofort nach Injektion leicht spastische Erscheinungen. Nach wenigen Minuten keine Spasmen auslösbar. Erholung
0,3	1	80 Sekunden	sofort nach Injektion spastische Paresen. Nach wenigen Minuten Spasmen nur angedeutet. Nach 3 Stunden keine Spasmen auslösbar. Erholung
0,35	1	in zwei Dosen zu 0,25 und 0,1 mit 20 Minuten Pause. Injekt.-Zeit 5 und 2 Minuten	nach der 1. Dosis keine spastischen Erscheinungen. Sofort nach der 2. Dosis spastische Paresen. Nach wenigen Minuten keine Spasmen auslösbar. Nach 21 Stunden Spasmen. Nach 24 Stunden Streckkrämpfe, tot.
0,4	1	8 Minuten	sofort nach Injektion spastische Paresen. Am 2. Tage tot aufgefunden
0,3	2	44 u. 25 Sek.	sofort nach der 1. Injektion spastische Paresen. Nach 50 Minuten Spasmen nur angedeutet. Nach der 2. Injektion Streckkrämpfe. 5 Stunden nach der 2. Injektion tot
0,3	2	je 45 Sekunden	sofort nach der 1. Injektion spastische Paresen. Nach 23 Stunden keine Spasmen auslösbar. Sofort nach der 2. Injektion spastische Paresen. Am 2. Tage tot aufgefunden

Aus dieser Tabelle ist wiederum die lange Dauer der Nachwirkung ersichtlich. In dem Versuch mit 0,35 g findet man das nachträgliche Auftreten von Spasmen 21 Stunden nach der Injektion. Auch beim Frosch ergibt sich in dieser Zeit eine besondere Phase der Giftwirkung, die durch Wassermobilisierung zu beschreiben versucht wurde (EICHLER[967]).

Bei den Versuchen von JAHR sind noch histologische Befunde bemerkenswert, die vor allem Schädigungen der Nierenkanälchen betrafen. Schon während des Lebens fand sich im Urin Eiweiß.

Katzen: 0,3 g/kg. Am vierten Tage: Spasmen der Extremitäten und ataktisches Laufen, die Vergiftung war am achten Tage überwunden. 4mal 0,1 g/kg führte am achten Tage zu Spasmen. Erst am sechzehnten Tage war das Tier normal[2548].

Hunde: 1 g/kg führte in 3 Stunden zum Tod, 0,36 g erst am dritten Tage. 0,05 und 0,1 g/kg 10mal gegeben führt zu geringen Erscheinungen. Nur Erbrechen

---

[2550, I] ANDERSON, R. C. u. CHEN, K. K.: J. amer. pharmac. Assoz. **29**, 152 (1940). C. **1940 II**, 3506.

und Durchfälle wurden beobachtet. In den Versuchen von ANDERSON und CHEN wurde eine größere Empfindlichkeit beobachtet. Bei Darreichung von täglich 100 mg/kg KSCN verloren die Tiere an Gewicht, wurden apathisch und ataktisch. Nur 1 Hund überlebte 8 Dosen von dieser Größe. Die Konzentration im Blut betrug beim Tode 17—35 mg% SCN'. Bei Dosen von 20—30 mg/kg täglich starben 4 Hunde nach 6 Wochen mit 34 mg% SCN' im Blut. Andere Tiere überlebten 12 Wochen diese Behandlung. Die Konzentration überstieg nicht 12 mg%, so daß also ganz wesentlich für den tödlichen Ausgang die Stärke der Kumulation erscheint.

Über die *Giftwirkung organischer Rhodanide* finden sich Angaben[2547, 2551, 2552, 2553, 2554, I].

6. Cyanat.

Mäuse: 0,25—0,33 g/kg NaCNO: Salivation, Aufblähung des Leibes, Unruhe, nach 15 Minuten tonisch-klonische Krämpfe mit raschem Exitus (VOIGT[2447]).

Kaninchen: 3 Tiere erhielten 0,19—0,7 g/kg KCNO per os. Sie starben innerhalb 1 Stunde (GOTTLIEB[3017]).

Hunde: In den ersten 15 Minuten 0,32 g NaCNO intravenös, weitere 15 Minuten zusammen 0,62 g: Salivation, Erbrechen, weitere 35 Minuten 1,06 g, gleich darauf starke Krämpfe. Exitus nach im ganzen 1,24 g NaCNO[2554]. Die Krämpfe sind nicht durch Ammoniakbildung aus dem Cyanat zu erklären, da eine Vermehrung bei Infusion nicht zu beobachten ist. Sie tritt erst dann auf, wenn durch die Krämpfe aus der Muskulatur $NH_4^{\cdot}$ frei wird, also nicht durch Umsetzung des CNO'. Ein Hund erhielt innerhalb 66 Minuten 0,086 g/kg CNO intravenös und starb am Ende der Injektion (GOTTLIEB[3017]).

7. **Perchlorat** verursacht auch ein Vergiftungsbild, das mit Spasmen einhergeht, gefolgt von Schwäche der Muskulatur. Bei Ratten, Mäusen und Meerschweinchen kommt es zu einem regelrechten Strychnintetanus, also analog SCN' und der Vergiftung von Fröschen mit ClO_4' (EICHLER[967, 1089]). Über einzelne Versuche an diesen und anderen Tieren berichteten KERRY und ROST ([2445], siehe auch ROST[2103]). Bei sehr rascher intravenöser Injektion entwickelt sich ein volles Erstarren des Kaninchens. Die Flexoren und Extensoren sind von dieser Starre in gleicher Weise ergriffen. Lungenödemflüssigkeit läuft aus Nase und Mund. Das Herz bleibt stehen und die Kontraktur hört nicht auf, also ein direkter Übergang zur Totenstarre. Häufig tritt vorher noch eine Konvulsion tonischen Charakters ein. Für diese unmittelbar tödliche Wirkung gibt SABBATANI[2555] folgende Dosierung an (Konz. 0,82 mol $NaClO_4$) (Tabelle 128).

Tabelle 128.

Injektionsgeschwindigkeit	mMol/kg
2 Minuten 29 Sekunden	10,8
2 „	4,65
2 „ 21 „	8,65

Durch die rasche Injektion kommt es aber zur Überdosierung, weil die Wirkung nicht so schnell eintritt. Bei etwas langsamerer Injektion kommt man zur letalen Dosis von 5 mMol $NaClO_4$/kg.

An 4 Tieren wurden von KAHANE[2448] einige Versuche mit intravenöser Injektion ausgeführt. 0,5 g/kg verursachte vollkommene Lähmung der Hinterbeine für 15 Minuten, sonst keine Erscheinungen. Ein Tier erhielt in 5 Tagen zusammen 0,55 g/kg $NaClO_4$. Es entstanden Durchfälle. Ein weiteres Tier erhielt in 12 Tagen 3,95 g $NaClO_4$, Durchfälle. Das Tier starb nach einiger Zeit, stark abgemagert.

[2551] TAUBMANN, G.: Naunyn-Schmiedebergs Arch. **150**, 257 (1930).

[2552] OETTINGEN, W. FR., HUEPER, W. C. u. DEICHMANN-GRUEBLER, W.: J. industr. Hyg. a. Toxikol. **18**, 310 (1936), Rona **95**, 253. C. **1936 II**, 3322.

[2553] BEER, E. J., BUCK, J. S., IDE, W. S. u. HJORT, A. M.: J. Pharmacol. exp. Ther. **57**, 19 (1936), Rona **95**, 673.

[2554] BORNSTEIN, A. u. PANTKE, R.: Biochem. Z. **225**, 330 (1930), Rona **59**, 415.

Die akut toxische Wirkung soll beim Hunde bei 2,3 g/kg $NaClO_4$, beim Kaninchen bei 0,56—1,22 g/kg liegen (SPAGNOL[4149, I] keine näheren Angaben. Versuche dauerten nur kurze Zeit).

DURAND[2094] berichtet über den Verlauf der Vergiftung nach intramuskulärer Injektion mit 0,25 g/kg $NaClO_4$.

Lokal wird die Muskulatur des Beines steif, aber nicht gelähmt; nach *3 Stunden* ist das Tier paralysiert, bleibt am Boden liegen.

48 Stunden danach: Der Zustand ist schlechter geworden, Erregungserscheinungen der vorderen Extremitäten.

72 Stunden nach der Injektion: Seitenlage. Von Zeit zu Zeit ein tetanischer Anfall.

Am vierten Tage Exitus. Eine Pneumonie läßt den tödlichen Erfolg fraglich erscheinen.

Wenn man die Toxizität von SCN' und ClO_4' vergleicht, findet man in der Dosierung nach den bisher vorliegenden Versuchen kein entscheidendes Urteil über das Verhältnis ihrer Giftigkeit nach dem Molekulargewicht. Für $NaClO_4$ (122,5) muß man die Dosen von NaSCN mit dem molekularen Gewicht 81 um 50% erhöhen, um molekulare Vergleiche ziehen zu können. In den Versuchen von BURGHOLDER[2549] starben auf 0,15 g von 17 Tieren 7 in 2—10 Tagen. SABBATANI gibt die tödliche Dosis mit 5 mMol, das ist 0,61 g/kg $NaClO_4$ an. Die Dosis scheint verglichen mit der Dosis von SCN' (umgerechnet 0,255 g/kg) größer zu sein, aber auch daraus ist kein Urteil zu ziehen, weil der Tod bei SABBATANI unmittelbar eintrat, dort aber erst in Tagen. Man wird mit einer geringeren Kumulation bei ClO_4' (gegenüber SCN') rechnen müssen.

8. **Chlorat.** Nach der üblichen Meinung steht bei der Chloratvergiftung die Methämoglobinbildung im Vordergrund. Eine ebenso große Rolle spielt aber die Hämolyse mit vielfachen Blutungen in Magen und Darm usw., dann auch die Hb-Ausscheidung durch die Niere mit folgender Anurie, wodurch der Tod häufig noch einige Tage nach der Vergiftung erfolgen kann, wenn Methämoglobinbildung keine Rolle mehr spielt. Das Verhältnis zwischen Hämolyse und Methämoglobin ist nicht nur von Art zu Art, sondern auch von Individuum zu Individuum sehr schwankend (siehe ROST[2103]).

Mäuse: Männliche Tiere sind widerstandsfähiger als weibliche[2449].

Ratte: 6,5—8,0 g/kg $NaClO_3$ in 2 m-Lösung intraperitoneal oder per os töten Ratten in 45 Minuten ohne Methämoglobinbildung. Krämpfe, aber nicht asphyktischer Art, sondern wie bei der NaCl-Vergiftung sind vorhanden. Also handelt es sich um eine reine Salzwirkung, aber nach Äquivalenten gerechnet mag es etwas giftiger sein. Methämoglobin bildet sich nachträglich nach dem Tode.

5—6 g/kg führt zur Methämoglobinbildung noch vor dem Tode mit Sicherheit.

3,5—4 g führt nicht sicher zur Methämoglobinbildung. Wenn das Tier stirbt, wird es immer gefunden, gleichzeitig mit dem Manifestwerden toxischer Symptome wie Koma, auch bei Nierenstörungen. Bei den Überlebenden wird es nicht gefunden[2531, 2556].

Dieser Befund kann darauf beruhen, daß die überlebenden Tiere das entstandene Methämoglobin reduzieren. Da aber ClO_3' meist ohne Reduktion, also unzersetzt ausgeschieden wird, wenn es in kleinerer Dosis verabfolgt wird, wird unter solchen Bedingungen kein Methämoglobin entstehen. Wenn aber das Oxydationspotential, das mit der sechsten Potenz der Wasserstoffionenkonzentration steigt, gerade durch irgendeine Aciditätszunahme (Nierenstörung, Bewegung) steigt, kann es zur Oxydation des Oxyhämoglobins kommen. Damit ist ein circulus vitiosus eröffnet, weil jede Methämoglobinbildung zu verstärkter Acidität auf dem Umwege über die Anoxämie führen muß.

[2554, I] KAUFMANN, H. P. u. WEBER, E.: Arch. Pharmaz. **267**, 192 (1929), Rona **50**, 697.
[2555] SABBATANI, L.: Arch. per le Scienze med. **51**, 301 (1927), Rona **45**, 128.
[2556] ULRICH, J. u. SHTERNOV, V. A.: J. Pharmacol. exp. Ther. **34**, 391 (1928), Rona **50**, 133.

Neben dieser Änderung der Acidität kommt es zu einer katalytischen Wirkung des Methämoglobins auf die Reduktion des ClO_3'. Die ersten Schritte der Reduktion ergeben nach HEUBNER und JUNG[2557, I] Bildung von Methämoglobin, aber erst bei Auftreten von OCl' ist die Oxydationslage erreicht, in der das Stroma des Erythrocyten angegriffen wird, so daß dann zwangsläufig Hämolyse eintritt. Auf die primäre Reduktion wirkt dann das angesammelte Methämoglobin katalytisch beschleunigend, so daß die Änderung der Acidität gar nicht zum Ablauf der Vergiftung gehört. Diese Art der Wirkung wurde von HEUBNER und JUNG sehr vielseitig nicht nur in vitro verfolgt. Es vermag die lange Induktionsperiode bis zur Methämoglobinbildung zu erklären, ebenso wie die besonders schwankende Empfindlichkeit sich auf die anfangs normal vorhandenen Methämoglobinmengen zurückführen ließe. Nicht zu erklären scheint mir die Frage, warum so große Mengen von Chlorat notwendig sind, damit überhaupt Methämoglobin vermehrt auftritt. Vielleicht kann hier die Acidität als Brücke dienen, denn es ist unwahrscheinlich, daß die Reduktion des Hämiglobins (Methämoglobin) ausreichend rasch stattfinden kann (weiteres siehe Kapitel Blut).

Bei Gabe von $KClO_3$ haben wir selbstverständlich ein Mitwirken des K˙-Ions an dem Vergiftungsbild. Bei Ca˙˙ und Mg˙˙ können diese sogar vorherrschen, so daß Methämoglobin niemals vorkommt[2556].

Meerschweinchen: 0,15 g/kg führte zu Methämoglobinbildung, die gleiche Dosis nach 24 Stunden wiederholt, tötete die Tiere im Verlauf von 2 Tagen (DOURIS und PLESSIS[35], siehe auch [2449]). Auch FLOREN und HEITE[2557, II] geben die tödliche subcutane Dosis mit 1000—1500 mg/kg $NaClO_3$ an. 1000 mg/kg werden noch bei täglichen Injektionen 28—30 Tage lang vertragen.

Kaninchen: In den Versuchen von SABBATANI[2555] ergaben sich folgende ganz akuten Dosierungen (Tabelle 129):

Tabelle 129.

Konzentration	Injektionszeit	mMol ClO_3'/kg	Injiziert mMol pro kg/Min.
1,88	1 Minute 16 Sekunden	17,55	13,8
1,0	8 Minuten 30 Sekunden	29,13	3,4
1,0	29 Minuten	50,43	1,7
Optimum angegeben		12,0	8,5

4—8 g/kg $NaClO_3$ peroral oder intramuskulär sind tödlich[2560], es bildet sich reichlich Methämoglobin bei raschem Tode (in 2 Stunden), wenn intramuskulär gegeben.

Bei peroraler Gabe wurde nicht Methämoglobin gefunden, obwohl das Tier bei Tötung (nach 4 Stunden) schon komatös war. Hier fiel die Erschlaffung des Blasensphincters auf, so daß der Urin fortgesetzt träufelte. Die Konzentration des $NaClO_3$ im Blut war bei der peroralen Gabe nur 120 mg%, bei der intramuskulären 250 mg%[2557].

Isotonische Lösung (2% $KClO_3$) wurde bei Kaninchen bis zum Tode infundiert[2566]:

Bei 3 ccm/Min./kg waren 0,35 g $KClO_3$/kg tödlich, bei $^1/_2$ ccm/Min./kg waren 1,5 g $KClO_3$/kg tödlich.

Die Dosis bei der raschen Infusion wird wohl durch die K˙-Wirkung veranlaßt sein.

Bei 0,2 g/kg $KClO_3$ subcutan lebte das Tier 32 Tage, vorher trat Blut im Urin auf.

Bei 0,5 g/kg $KClO_3$ subcutan, Tier starb am 25. Tage; bei 0,8 g/kg $KClO_3$ subcutan, Tier starb am 15. Tage. Es fanden sich Nierenläsionen.

0,1 g/kg $KClO_3$ wurden täglich intravenös 8 Tage lang verabreicht[2558]. Nur einmal wurde Hämolyse beobachtet, am sechsten Tage sieht das Tier etwas dekrepide aus, am neunten Tage erfolgte der Tod unter Krämpfen.

[2557] FABRE, R. u. OKAC, A.: J. Pharmacie VIII, **27**, 523 (1938), Rona **114**, 172. C. **1938 II**, 3270. Intramuskuläre Dosis 6,4 g/kg an 2 Stellen ortsgetrennt, per os 9,6 g/kg, beides in 40% Lösung. Je 1 Tier.

Katzen: Perorale Gaben führen leicht zu Durchfällen[2531, 2556].

[2559]. 0,5 g/kg per os werden gut vertragen.

1,1 g/kg per os. Ikterus und fortschreitende Urämie.

1,3—1,9 g/kg per os, tödlich mit Methämoglobinbildung und Hämolyse.

[2560]. 1,13 g/kg per os, geringe Störungen.

1,38 g/kg per os, Methämoglobinbildung, Exitus nach 5 Stunden.

1,7 und 1,94 g/kg per os. Tod in 3½ und 2½ Stunden.

[2561]. 0,05—0,25 täglich intramuskulär, 32 Tage überlebt (4 Tiere).

0,5 g/kg $KClO_3$ täglich, intramuskulär, 3 Tiere.

2 starben am zweiten Tage, eines am zehnten. 2 Tiere hatten Methämoglobin.

1 g/kg intramuskulär. Tier starb in 8 Stunden.

In den Versuchen von RICHARDSON[2561] zeigten sich bei einer längeren Behandlung Nierenschädigungen im histologischen Präparat. Methämoglobin trat nur auf bei höheren Dosen und zwar gleichzeitig mit histologischen Veränderungen an Leber und Niere.

Bei langsamen Infusionen von isotonischen $NaClO_3$-Lösungen wurde eine Hämolyse nicht beobachtet[2562, 2563]. Der Tod der Tiere trat nicht eher ein, bis 70% des Hämoglobins in Methämoglobin umgewandelt waren.

Hund: Hunde reagieren bei peroraler Gabe leicht mit Durchfällen[2531, 2556] oder auch Erbrechen[2564].

0,5 g/kg $NaClO_3$ per os[2545, 2564] führte zu geringer Reduktion der Sauerstoffkapazität des Blutes, ebenso wie NaCl. Methämoglobin wurde nicht gefunden. Nach älteren Versuchen von MARCHAND (zitiert nach ROST[2103]) sind 1,2 g/kg letal, 1,0 g/kg schon toxisch.

Ziege: (ca. 40 kg). 10 g $NaClO_3$ wurde pro Tag und Tier täglich per os verabreicht. Nach 1 Monat nahm die Milchsekretion ab, kehrte nach Absetzen des Chlorats aber wieder zurück.

20 g $NaClO_3$ pro Tag. Die Milchproduktion sank von 1400 ccm auf 215 ccm in 1 Monat. Auch diese Wirkung war rasch reversibel[2565].

Hammel: (ca. 70 kg) erhielten 10 bzw. 20 g/Tag. Sie nahmen etwa 5 kg an Gewicht ab (3 Tiere). Bei der Sektion fanden sich linsengroße Blutungen in der Labmagengegend[2565]. Bei größeren Gaben bildet sich Methämoglobin, ebenso wie beim Pferd[2559].

Taube: 13 Tauben durften beliebig $KClO_3$-Lösung in Wasser trinken (RICHARDSON[2561]).

4 Vögel starben bei Trinken einer 5% Lösung nach 3 Tagen (aufgenommen 6,5—16,2 g). Das Blut enthielt kein Methämoglobin.

5 Tauben tranken 1% Lösung 13—55 Tage (12—33 g). Die Folgen bestanden in Gewichtsverlust von 20%.

4 Tauben erhielten 0,1 und 0,5% Lösung 30—55 Tage (Aufnahme 1—10 g). Gewichtsabnahme trat nicht auf.

1 g/kg intramuskulär: Tod in weniger als 8 Stunden (4 Tiere).

1 g/kg in den Kropf bei 2 Tieren: Die Tiere erholten sich, Methämoglobin wurde nicht gefunden.

0,5 und 0,25 g/kg intramuskulär täglich, 26 und 27 Tage lang, führten nicht zur Methämoglobinbildung.

Versuche an Hühnchen siehe [2449].

[2557, I] HEUBNER, W. u. JUNG, F.: Schweiz. med. Wschr. **1941 I**, 247, Rona **125**, 443.

[2557, II] FLOREN, W. u. HEITE, H. J.: Naunyn-Schmiedebergs Arch. **197**, 338 (1941).

[2558] LEVI, A.: Arch. farmacol. sper. **61**, 121 (1936), Rona **97**, 612.

[2559] STEYN, D. G.: Onderstepoort J. vet. Sci. **1**, 157 (1933), Rona **85**, 661.

[2560] LIPSCHITZ, W.: Naunyn-Schmiedebergs Arch. **164**, 570 (1932), Rona **67**, 773. Je 1 Tier.

[2561] RICHARDSON, A. P.: J. Pharmacolog. exp. Ther. **59**, 101 (1937), Rona **100**, 341. C. **1937 I**, 3670.

[2562] LITTARDI, A. u. ZANICHELLI, A.: Boll. Soc. ital. Biol. sper. **14**, 182 (1939). C. **1939 II**, 1330, Rona **116**, 150.

Chlorit bei direkter Injektion führte in folgenden Dosen zum Tode von Kaninchen[2555]:

Tabelle 130.

Konzentration in mol	Zeit	mMol/kg	mMol/Min.
0,17	1 Minute 35 Sekunden	1,66	1,03
0,18	4 Minuten 24 Sekunden	1,23	0,28
optimale Menge		1,00	0,5

ClO_2' ist also beträchtlich giftiger als ClO_3' und ClO_4'. Das Verhältnis bei diesen unmittelbar tödlichen Gaben wird von SABBATANI[2555] angegeben: ClO_4' ist 10mal, ClO_2' aber 200mal giftiger als ClO_3'.

9. Bromat. Hier gibt es die Angabe von DOURIS und PLESSIS[35], nach der 0,15 g/kg $NaBrO_3$ subcutan bei Meerschweinchen und Kaninchen zu schweren Intoxikationserscheinungen, und zwar unter Methämoglobinbildung Anlaß gab. Eine neue Gabe gleicher Größe führte zum Tode in 48 Stunden. Dieser Befund stimmt ungefähr mit den Angaben von ROST[2103] überein, der angibt:

Kaninchen per os	0,5 g tödlich in 12 Stunden,
Kaninchen intravenös	0,36 g tödlich in $2^1/_2$ Stunden,
Meerschweinchen subcutan	0,1 g tödlich in 8 Stunden,
Hunde subcutan	0,12 g tödlich in 1 Woche,
Hunde subcutan	0,32 g tödlich in 12 Stunden.

Das Vergiftungsbild besteht in Speichelfluß, Apathie, Lähmung des Zentralnervensystems und Atemzentrums. Beim Kaninchen starke Diarrhöe, beim Meerschweinchen Hämolyse, beim Hund Erbrechen und Durchfall.

Pathologische Veränderungen fanden sich lokal im Magen: Hyperämie, Erosionen, Nekrose; in den Nieren: Blutungen, Degeneration im aufsteigenden Teil der Henleschen Schleife.

Dieser Befund zeigt, daß Methämoglobinbildung keine Rolle spielt bei der Vergiftung. Aber es gibt auch anderslautende Angaben.

10. Nitrat. Nitrat wurde als Natriumsalz intravenös in Normallösung infundiert[2567]. Die Wirkung der Injektion an 9 Kaninchen gibt folgende Tabelle wieder:

Tabelle 131.

Dauer der Infusion	Gabe in mol/kg	g/kg	Erfolg
25, 45, 60 Minuten	10, 20, 30,	0,85 1,7 2,55	leben und sind gesund
70 Minuten	31	2,635	stirbt nach 40 Stunden
65 „	32,5	2,763	„ „ 5 Tagen
90 „	34	2,89	„ „ 8 Stunden
70 „	35	2,975	„ „ 10 „
75 „	37,5	3,188	„ „ 6 „
80 „	40	3,40	„ „ 22 „

Der Tod trat auf unter dem Bilde der zentralen Lähmung.

Bei der Sektion wurde das Herz 3mal in Systole gefunden. Die Lungen waren manchmal blutüberfüllt, die Nieren oft ohne Befund. Von den Epithelien der tubuli contorti wird aus-

[2563] LITTARDI, A. u. ZANICHELLI, A.: Boll. Soc. ital. Biol. sper. **14**, 184 (1939). C. **1939 II**, 1331, Rona **116**, 150.

[2564] ROSS, V.: J. Pharmacol. exp. Ther. **25**, 47 (1925), Rona **31**, 584.

[2565] BRIGL, P. u. WINDHEUSER, C.: Landwirtschaftl. Versuchsstat. **109**, 225 (1929), Rona **54**, 53.

[2566] TRABUCCHI, E.: Boll. Soc. ital. sper. **6**, 889 (1931), Rona **66**, 315.

[2567] BENEDET, A.: Arch. ital. Sci. farmacol. **2**, 461 (1933), Rona **79**, 460.

drücklich die gute Konservierung erwähnt. Häufiger wird in den Glomeruli starke Kongestion gefunden, in den Kapseln oder auch in den Lumina der abführenden Harnkanälchen eine homogene, gefärbte Substanz, vielleicht geronnenes Eiweiß. Die anderen Organe, besonders auch die Leber, boten keine pathologischen Erscheinungen dar.

Die Vergiftung ist einerseits keine einfach osmotische oder auf dem Na-Ion beruhende, denn die Giftigkeit des Nitrats ist größer als die des Cl'. Andererseits kann eine Reduktion zu Nitrit von keiner Bedeutung sein, da dieses, auf dieselbe Art zugeführt, rund 60mal giftiger ist (nach Äquivalenten gerechnet) als das Nitrat.

PULINA[3997, I] verabfolgte je 2 Katzen 0,5 und 1,0 g/kg $NaNO_3$. Abgesehen von einem anfänglichen Schock durch die stark hypertonische Lösung wurde eine langsame Bildung von Methämoglobin beobachtet, die nach 10 Stunden ihr Maximum erreichte, aber nur 20—25% betrug und so eine wesentliche Anoxämie nicht veranlaßte.

Bei der Ungiftigkeit des Nitrats bei intravenöser Injektion ist es verständlich, wenn Hunde (6 Tiere) die Menge von 0,14 g/kg NH_4NO_3 auch bei rascherer intravenöser Injektion gut vertragen[2568]. Bei Enten (600—800 g) waren 0,5 g nicht toxisch (SHAW[2481]).

Ein anderes Bild bieten uns die Tiere mit Pansen, wo also die Gelegenheit der Einwirkung von Bakterien besteht, bevor eine nennenswerte Resorption eingetreten ist.

Rindern wurde 100—200 g KNO_3 in den Pansen gegeben[2569]. Von dieser Menge wurden etwa 10% zu Nitrit reduziert, und die weiteren Erscheinungen verliefen jetzt unter dem Bilde einer Nitritvergiftung.

Es wurde bis 20% Methämoglobin gefunden, außerdem fanden sich Zirkulationsstörungen, gesteigerte Pulsfrequenz, forcierte Atemtätigkeit zugleich und parallel mit der Methämoglobinbildung. Die tödliche Dosis wurde mit 0,55 g/kg KNO_3 angegeben[2569, I].

Bei *Schafen* genügen 10—20 g täglich, um die Tiere in 2—3 Tagen unter Methämoglobinämie zu töten (QUIN und RIMINGTON[1589]). Wenn man das Gewicht von Schafen auch nur mit 50 kg ansetzt, zeigen diese Dosen doch eine viel höhere Giftigkeit als selbst intravenöse Gaben beim Kaninchen.

Diese Erscheinungen leiten zu einer in Südafrika bei den Schafen unter dem Namen *Geeldikkop* oder yellow-thick-head häufig tödlich endenden Tierkrankheit über. Die Erkrankung verläuft, wie der Name schon andeutet, mit Schwellung der Lippen und Ohren — überhaupt bei den gegen Sonnenlicht ungeschützten Teilen und nur bei unpigmentierten oder nicht durch Schwärzung geschützten Tieren — und mit Ikterus. Sie tritt dann in Erscheinung, wenn die Schafe Pflanzen der Gattung Tribulus (Burzeldorn), aber auch Panicum- und Setariaarten gefressen haben. Diese Pflanzen zeichnen sich durch ein großes Speicherungsvermögen für Nitrate aus (2,2—3,2% der trockenen Pflanze an KNO_3), zugleich durch die Anwesenheit eines Fermentes, das das Nitrat zu reduzieren vermag. Dadurch ist die Reduktion zu Nitrit ausgiebiger, als wenn die Pansenbakterien allein tätig sind. So verursachte frisch gepreßter Pflanzensaft durch den Magenschlauch gegeben bei Schafen schon in 3—4 Stunden Tod durch Methämoglobinbildung[1589]. Dieser Befund erklärt aber noch nicht die ursprüngliche Weideerkrankung und muß auf die Anwesenheit photosensibilisierender Substanzen (vielleicht Hämatoporphyrinbildung?) in den Pflanzen zurückgeführt werden[2569, II, 2569, III].

11. Über die **Blutlaugensalze** sind die Angaben dürftig.

Hunde vertragen 0,4 g/kg $Na_4Fe(CN)_6$ intravenös sehr gut; auch wenn gleich darauf nochmals 0,2 g/kg verabfolgt werden, treten keine Symptome auf[2570].

[2568] KEITH, N. M., WHELAN, M. u. BANNICK, E. G.: Arch. int. Med. **46**, 797 (1930), Rona **59**, 741.

[2569] SEEKLES, L. u. SJOLLEMA, B.: Acta brev. neerl. Physiol. **2**, 226 (1932), Rona **68**, 775.

[2569, I] BRADLEY, W. B., EPPSON, H. F. u. BEATH, O. A.: J. amer. veterin. med. Assoc. **96**, 41 (1940). C. **1941 I**, 545. Starke Methämoglobinbildung, die durch Gabe von Methylenblau günstig zu beeinflussen war.

[2569, II] EICHLER, O.: Umschau **1940**, H. **52**, 819. Über die Möglichkeit der Nitratschädigung bei künstlichem Dünger.

Mäuse vertragen 30 mg $Na_3Fe(CN)_6$ intravenös (MENDEL[1807]).

12. Vergleich. SIMON[2466] vergleicht die Giftigkeit der Anionen, wie sie sich nach von ihm veranlaßten und in unserer Darstellung jeweils angeführten Versuchen mit Dauerinfusion ergibt. Durch die Gleichmäßigkeit der Versuche ergibt sich ein Vergleichmodus, wie er sonst nicht ohne weiteres vorliegt, selbst wenn anderwärts ein größeres Material angeführt worden ist. Wenn er die Giftigkeit von NaCl mit 1 ansetzt, erhält man folgende Reihe (Tabelle 132):

Tabelle 132.

	nach der Dosis	Giftigkeitsfaktor
SO_4''	1,13	0,885
Cl′	1,0	1,0
Br′	0,78	1,28
NO_3'	0,62	1,61
J′	0,28	3,57
H_2PO_4'	0,56	1,79
HPO_4''	0,18	5,56
F′	0,05	20
S_2O_8''	0,03	33
NO_2'	0,01	100

In der dritten Reihe sind die Zahlen aufgeschrieben, die wiedergeben, wievielmal ein Anion giftiger ist als Cl′. Wir sehen, daß z. B. das Verhältnis von Chlor und Jod mit 3,57 fast identisch ist mit dem Wert, den meine eigenen Versuche (EICHLER[967]) an Fröschen bei subcutaner Zufuhr ergeben haben, nämlich=4.

Hofmeistersche Eigenschaften wird man bei den oberhalb der Trennungslinie stehenden Ionen erwarten dürfen. Perchlorat und Rhodanid als stark giftige Ionen schliessen sich an, so daß man wiederum — wenigstens in der Giftigkeit — die Reihenfolge der lyotropen Ioneneigenschaften wiederfindet. Allerdings sind die Erscheinungsbilder z. B. von Br′, Cl′ nicht so ähnlich wie bei Fröschen und zeigen eine spezifische Wirkung.

Die spezifische Wirkung ist noch deutlicher bei den Ionen der unteren Reihe, wie ohne weiteres ersichtlich. Hier würden nicht nur Persulfat, sondern Chlorat, Bromat, Jodat ihren Platz finden, die nach HOFMEISTER jenseits von Cl′ zu setzen wären. Es überwiegen hier chemische Eigenschaften die physikalischen des Moleküls ohne weiteres.

IV. Vergiftungen beim Menschen.

1. Phosphat. Phosphate verursachen auch beim Menschen bei intravenöser Zufuhr tetanische Symptome, und zwar wirkt Alkalosis begünstigend. Mit sauren Salzen erreicht man auch eine Tetanie, aber verzögert[2571].

Bei einer Infusion von 150—200 ccm einer Lösung von 3,8 g NaH_2PO_4, 27,0 Na_2HPO_4, Aq. dest. ad 1000, die ein p_H von 7,0 aufweist, wurde das Chvosteksche Phänomen positiv. Einmal fand sich ein spontaner Pfötchenkrampf. Die elektrische Übererregbarkeit dauerte 20 Minuten. Wurde das sekundäre Salz infundiert, dann dauerte die Wirkung länger, bei der äquivalenten Menge des primären Salzes ließ sich keine Wirkung erzielen[2572].

Bei Prüfung der Anoden- und Kathodenöffnungszuckung am n. ulnaris neben dem Chvostekschen Phänomen bei einem 31 Jahre alten Mann führte auch die intravenöse Gabe von 13 g NaH_2PO_4, die größer ist als vorher angegeben, schon zu einer Zunahme der Erregbarkeit innerhalb 1/4 Stunde, trotz Sinken der Alkalireserve. 2—3 Stunden später ist der Ausgleich in der Störung der Alkalireserve erfolgt, und die Erregbarkeit hat noch zugenommen[2573].

[2569, III] OSTERTAG, R. v.: „Tierseuchen und Herdenkrankheiten in Afrika“ Obst Afrikahandbuch, Bd. IX, Berlin **1941**, 333, mit Bildern.

[2570] GAEDERTZ, A. u. WITTGENSTEIN, A.: v. Graefes Arch. f. Ophthalmologie **119**, 395 (1928). Rona **46**, 741.

[2571] FREUDENBERG, E. u. GYÖRGY, P.: Klin. Wschr. **2**, 1539 (1923). Rona **22**, 70.

[2572] NOTHMANN, M. u. GUTTMANN, E.: Naunyn-Schmiedebergs Arch. **101**, 28 (1924), Rona **26**, 428.

[2573] ADLERSBERG, D. u. PORGES, O.: Klin. Wschr. **2**, 2024 (1923). Rona **24**, 213.

Diese Versuche zeigen also dasselbe Verhalten beim Menschen wie beim Tier.

2. **Sulfit.** Hier finden sich vor allem lokale Symptome, über die besonders ROST[2128] berichtet. 1 g Na_2SO_3 verursachte Reizerscheinungen im Magen und geringfügigen Kopfschmerz, größere Gaben (4 g) führten zu wiederholtem Erbrechen, zahlreichen Durchfällen und ausgeprägter Cyanose. Bei einer Versuchsperson mußte die Dosis erst auf 5,8 g gesteigert werden, um zu demselben Bilde zu gelangen. Die Ursache dieser Reizerscheinungen wird in dem durch die Magensalzsäure freiwerdenden H_2SO_3 gesehen, oder besser gesagt: die Wirkung bedarf der sauren Reaktion, bei der mehr undissoziierte Säure vorliegt. Auf demUmwege über eine Zersetzung kann auch *Thiosulfat* zu demselben Effekt führen. Da Sulfit im Organismus rasch zu indifferentem Sulfat oxydiert wird und chronische resorptive Schädigungen nicht bekannt geworden sind, wird von den meisten Gesundheitsämtern Sulfit als Konservierungsmittel mit sehr großzügiger Begrenzung nach oben zugelassen[2574].

Lokale Wirkungen durch *gasförmiges Schwefeldioxyd* wurden gesehen bei der Haut[2575], den Konjunktiven, sogar der Hornhaut[2576] und vor allem in den Atemwegen. In den Atemorganen rechnet es zu den Reizgasen. Als solches verursacht es Husten und Erstickungsgefühl, schließlich Bronchitiden selbst schwerster Art mit ihren Folgeerscheinungen, zu denen neben ihrer chronischen Verlaufsart auch Asthma gehören kann[2577]. Lungenödem ist seltener. Bei akuten Vergiftungen kommen Symptome vor, wie Lähmung des Zentralnervensystems, Störungen des Bewußtseins und Kollaps, die man berechtigt ist, zu den resorptiven Wirkungen zu rechnen. Bei größeren Mengen soll eine Einwirkung auf das Blut bestehen, wie bei allen sauren Gasen: Hämolyse und Bildung braunen Hämatins. Auch Methämoglobin soll gelegentlich vorkommen. Die Beeinflussung soll sich nicht nur auf die roten Blutkörperchen, sondern auch auf die Blutbildungsstätten erstrecken und zwar in Richtung sowohl vermehrter, als auch verminderter Produktion an Erythrocyten, die dann im strömenden Blut vermehrt oder vermindert sein können[2578, 2579]. Anämien wurden nach peroraler Gabe bei Affen gesehen[2579], was mit der lokalen Wirkung auf den Magen erklärt werden kann.

Diese Angaben stehen mit den Versuchen von ROST und den Erfahrungen beim Genuß von mit Sulfiten versetzten Nahrungsmitteln nicht in Einklang. Die Unterschiede in den Resultaten sehen wir in der Applikationsart und vielleicht auch in der Dosierung, obgleich die von ROST zugeführten Mengen doch beträchtlich sind. Vergleichsversuche über diese Fragen fehlen. Zahlenangaben über die wirksamen Konzentrationen in der Atemluft gehören nicht an diese Stelle und sind bei FLURY[2580] nachzusehen.

3. **Chlorid.** Bei der Beeinflussung hat in erster Linie die Wirkung des osmotischen Drucks eine Bedeutung und ist von der speziellen Wirkung von $Na^{\cdot}$ und besonders Cl' kaum auseinanderzuhalten. HECHT[2581, S. 33] berichtet von 2 Todesfällen durch Verzehren von 250 bzw. 500 g trockenen Kochsalzes. Der Tod trat in wenigen Stunden ein. Bekannt sind die Fälle von Suicid in China mit dieser Methode. Berichtet wird über Durst, Erbrechen, Diarrhoe, Polyurie, Lähmungen, Amaurose. Der Hauptangriffspunkt sei lokal im Magendarmkanal zu suchen. (Siehe dagegen früher BEHRENS und die spätere Darstellung bei „Blut“ und „Muskulatur“.)

2574 STARKENSTEIN-ROST-POHL: Toxikologie. Urban u. Schwarzenberg, Berlin und Wien **1929**, S. 99.
2575 HEUBNER, W.: Samml. v. Vergiftungsfällen **7**, A 219 (1936).
2576 KÖTZING, K.: Samml. v. Vergiftungsfällen **3**, A 239 (1932).
2577 ROMANOFF, A.: J. allergy **10**, 166 (1939), zit. nach Taeger in Samml. v. Vergiftungsfällen **10**, C. 55 (1939).
2578 ROSTOSKI u. CRESELIUS: Dtsch. Arch. klin. Med. **168**, 107 (1930).
2579 FLURY, F.: Samml. v. Vergiftungsfällen **2**, B 15 (1931).
2580 FLURY, F. u. ZERNIK, F.: Schädliche Gase. Springer, Berlin **1931**.
2581 HECHT, G.: Heffter-Heubners Handb. d. exp. Pharmakologie, Bd. III, 1 (1927).

Der Durst entwickelt sich bei Gabe von 20 g NaCl in 200 ccm Wasser in 30 Minuten. Nach 1 Stunde war der Mund trocken, nach 2 Stunden hat die Speichelabsonderung aufgehört. Der Durst hielt länger an als die Diurese, klang aber auch ohne Wassergabe durch andere Verteilung des Salzes ab und bestand nach 7 Stunden, dem Zeitpunkt der ersten Wassergabe, nicht mehr. Als maßgeblich wird das Na˙ angesehen, da nach $NaHCO_3$ der Durst noch stärker ist als nach NaCl, nach KCl ein Durst nicht zustande kommt[2582].

Bei intravenöser Injektion findet sich zuerst Hitzegefühl, nach 100 ccm 15% NaCl nur kurz[2583], Durst wurde manchmal schon nach 5 ccm 30% NaCl beobachtet, meist aber waren 30—40 ccm derselben Konzentration notwendig. Durst tritt dann schon während der Injektion auf und besteht mehrere Stunden.

Der Lumbaldruck verhielt sich bei Versuchen an 6 Patienten einer psychiatrischen Klinik verschieden, bei der einen Hälfte stieg er an, bei der anderen Hälfte fiel er ab, was mehr im Sinne der sonstigen Beobachtungen und der Tierversuche (z. B. [2584] und später) liegen würde. Die Kranken zeigten ein allgemeines Unbehagen, Kopfschmerz und Nausea. Objektiv fand sich in den ersten 3 Minuten Rötung des Gesichts, anschließend erhebliche Blässe für Stunden. Es bestand Dyspnoe und bei 2 Patienten Zeichen einer gewissen Nephritis für 3—4 Stunden Dauer. Diese zeigte sich in einer raschen Abnahme der Chloridausscheidung und leichter Hämaturie im Sediment.

Auftreten von Hämolyse und Hämoglobinurie wurde auch schon früher beobachtet (HECHT[2581, S. 31]), daneben als Symptome angegeben: Beklemmung und Senkung bzw. Steigerung des Blutdrucks, je nachdem, ob die Injektion rasch oder langsam stattgefunden hatte, vor allem Steigerungen der Körpertemperatur.

4. **Bromid.** Bei der Bromidvergiftung steigt das Vergiftungsbild von der einfachen Abnahme der zentralen Erregbarkeit, über Unlust zu geistiger und körperlicher Betätigung, Müdigkeit, Schlafsucht, Benommenheit bis zur Narkose und Koma. Als besondere Symptome in dieser Skala sind zu nennen: Gedächtnisschwäche, Störungen in der sensiblen, motorischen und sexuellen Sphäre z. B. Zittern und Reflexe, Anämien und Ernährungsstörungen bis zur Kachexie. Dabei spielen Entzündungen der Schleimhäute, besonders der Atemwege (aber auch Conjunctivitis) eine Rolle. Der Tod tritt oft durch Lungenentzündung ein, wie häufig bei langdauernd unterdrückter Atemtätigkeit.

Die Aufnahme des Bromids erfolgt meist nicht in einer einmaligen Gabe, die dann durch notwendige hohe Konzentration in eine Vergiftung rein osmotischen Charakters oder vorwiegender Na-Wirkung einmünden würde.

PATOIR[2537] führte solche Vergiftungen auf intravenösem Wege durch, um die Brauchbarkeit des Bromids als Basisnarkoticum zu erweisen. Er verabfolgte 10—20 g NaBr als 50 und 100% Lösung in mindestens 2 Minuten (damit auch eine Schädigung der Venen durch die hochkonzentrierte Lösung vermieden wird.

Während der Injektion klagt das Individuum über einen Schmerz bis zur Achselhöhle, dann tritt Kribbeln in den Extremitäten auf und Kopfschmerzen, manchmal ein metallischer Geschmack im Munde zugleich mit Salivation. Der Puls wird verlangsamt, der Blutdruck etwas erhöht, die Atmung ruhig und regelmäßig. Es entsteht eine Art „intellektueller Mattigkeit". Das Wort kommt zögernd. Ein Stadium der Euphorie wird durchlaufen. Die Sehnenreflexe sind träge, der Rachenreflex, dessen Schwinden bei gewöhnlicher protrahierter Medikation als Übergang erstrebter therapeutischer zu unvollkommener toxischer Wirkung betrachtet wird, verschwindet. Auch der Cornealreflex kann sogar verloren gehen. Die Empfindung ist abgestumpft. Die größte Insensibilität tritt 1/2 Stunde nach der Injektion ein und dauert etwa 1 Stunde. Zur Narkose sind nur geringe Mengen eines Anästhetikums als Zusatz notwendig. Erbrechen und Kopfschmerzen treten beim Abklingen fast nie auf. Die postoperativen Schmerzen werden unterdrückt. Bei der Injektion ist besonders Vorsicht geboten bei Nierenkranken und Patienten mit hohem Blutdruck.

2582 ARDEN, F.: Austral. J. exp. biol. a. med. Sci. **12**, 121 (1934). Rona **84**, 104.
2583 BALLIF, L. u. DEREVICI, M.: C. rend. Soc. biol. **89**, 697 (1923). Rona **24**, 113.
2584 CELASCO, J. L.: C. rend. Soc. biol. **89**, 747 (1923). Rona **24**, 112.

Nierenkrankheit und Arteriosclerose bilden auch bei protrahierter Gabe ein Gefahrenmoment durch die größere Kumulation infolge schlechterer Ausscheidung. Bestimmte Dosierungen mit bestimmten Symptomen gleichzusetzen verbietet sich gerade durch die schwankende Ausscheidung. Eine Reihe von interessanten Fällen teilte OETTEL[2585] mit.

Eine tägliche Dosierung von 3,6 g Bromid (gegeben als Mixtura nervina FMB), verteilt auf 3 Dosen, führte zu schwerster Benommenheit, so daß bei einem der Kranken als Diagnose sogar Meningitis in Betracht gezogen wurde. Auch Bronchitis und Bronchopneumonie traten bei einem Kranken auf.

Diese im Verhältnis zur Dosis schweren Bilder erklärten sich aus der salzarmen Diät, die dem Patienten verabreicht wurde. Trat dann das Stadium der Somnolenz auf, dann wurde die Nahrungsaufnahme ganz eingestellt, so daß sich die Kumulation noch beschleunigte. Durch 4—6 g NaBr am Tage wurde auf ähnlichem Wege ein Stadium schwersten Komas erreicht, das erst nach 7 Tagen der Behandlung (Absetzen von Brom und intensiver Kochsalztherapie) zur Rückkehr des Bewußtseins führte[2586].

In einem Falle, den PILKINGTON[2588, I] mitteilte, erhielt eine Patientin 3mal täglich 0,643 g NH_4 Br. Nach $1^1/_2$ Monaten war eine Beruhigung eingetreten, darauf erfolgte für 10 Tage eine Pause der Zufuhr, nach 27 Tagen Therapie wieder eine Pause von 1 Woche. 14 Tage nachdem dieselbe Zufuhr wieder eingesetzt hatte, wurde die Frau komatös. Der Blutzucker stieg auf 230, schließlich sogar auf 400 mg%. Im Urin fand man reichlich Zucker, aber kein Aceton. Zuerst dachte man nicht an eine Bromwirkung, weil die Dosis so niedrig war, bis eine Analyse des Blutes mit einem Wert von über 400 mg% die Entscheidung brachte. Die Patientin wurde gerettet, und auch die Störung des Zuckerstoffwechsels ging zurück.

Einen fast heiteren Fall teilte GRALKA[2587] aus der Klinik von Stolte mit. Dort war in einer Apothekerfamilie das Kochsalz mit KBr verwechselt worden, und sämtliche Speisen waren mit diesem Salz gesalzen worden. Es erkrankten sämtliche Familienangehörigen von dem Hausherrn bis zum Säugling, der sein Bromid mit der Muttermilch erhalten hatte, bis zu der zum Besuch weilenden Tante, die beabsichtigte nach Hause zu reisen, aber auf dem Wege zum Bahnhof ihr Vorhaben vergaß und nach mehrstündigem Umherirren schließlich wieder zurückkehrte. Als Differentialdiagnose wurde Encephalitis und verschiedene Gifte z. B. Taumellolch angenommen, bis schließlich nach verschiedenen Irrwegen die Diagnose gelang.

Da also die Dosierung gerade beim Bromid durch die Art der Ausscheidung von so vielen äußeren Momenten abhängig ist, wird man vielleicht vorziehen, sich nicht auf die Dosen, sondern auf die Konzentrationen im Blut zu beziehen, wie es WAGNER und BUNBURY[2588] an einem Material von 1000 Patienten getan haben.

Von diesen Patienten hatten 7,7% über 75 mg% Br im Blutserum. Von diesen hatten 42,9% durch Vorschrift des Arztes Brom erhalten, 18% hatten Patentmedizin genommen, und der Rest stritt überhaupt ab, irgendeine Medizin genommen zu haben.

Zwei Patienten starben an der Bromid-Intoxikation mit einem Blutspiegel von über 300 mg%, 5 weitere Patienten mit Herzkrankheiten starben mit Mengen von 75 mg%, aber es waren Erregungszustände aufgetreten, und diese können bei dem vorhandenen Herzfehler den Tod beschleunigt haben. Über die 77 Patienten mit einer Konzentration von über 75 mg% gibt folgende Tabelle 133 Auskunft:

Tabelle 133.

Konzentration mg% Br′	Zahl der Patienten	
	mit toxischen Symptomen	ohne toxische Symptome
75—125	15	28
125—200	9	3
200—300	9	2
> 300	11	0

Die 15 Personen, die mit 75—125 mg% Br′ schon toxische Symptome aufwiesen, hatten folgende Krankheiten: Manie (3), Schizophrenie (2), cerebrale Arteriosclerose (3), der Rest Hirnkrankheiten. Die beiden Fälle mit Konzentrationen zwischen 200 und 300 mg% ohne

toxische Symptome litten an cerebraler Syphilis und Epilepsie. Als Symptome bei Konzentrationen über 200 mg% werden angegeben: Tremor der Hände, Lippen, Zunge, Sprachdefekte, Ataxie, Stupor.

Konzentrationen über 300 mg% sind lebensgefährlich: man findet ungleiche Pupillen und gesteigerte Reflexe, auch Delirien, Halluzinationen und paranoide Zustände, manchmal allerdings auch schon bei niederen Konzentrationen. In diesem Zustand soll sogar die Gabe von NaCl gefährlich sein, da es zuerst in die Gewebe (nicht aber ins Zentralnervensystem) wandert und dort das aufgestapelte Bromid verdrängt. Es kommt dann als Zwischenphase zu einer Steigerung der Br'-Konzentration im Blut mit Verstärkung der Symptome, so daß sogar der Exitus möglich ist. Besser als alleinige Gabe von NaCl soll Zusatz von Nebennierenrindenextrakt sein, was deshalb erstaunlich ist, weil dieses die Na-Ausscheidung hemmt[2595, I]. In einem von PILKINGTON[2588, I] mitgeteilten Fall wurden die Symptome bei einem Blutbromspiegel von 300 mg% anscheinend durch ein Erysipel ausgelöst.

Ein tödlicher Vergiftungsfall mit der Konzentration von 390 mg% Br' im Serum wurde von VILEN[2589] mitgeteilt. Der betreffende Mann hatte innerhalb 36 Stunden rund 100 g NaBr zu sich genommen. Am sechsten Tage nach der letzten Br'-Aufnahme starb er an Pneumonie der beiden Unterlappen. Bei der Sektion fanden sich Blasenbildungen am Ohr, in der Glutäalgegend und dem Fußrücken.

Den hier beschriebenen Befunden gegenüber werden auch Fälle berichtet[2590], die mit 380 mg% im Serum symptomlos blieben, wobei man natürlich die Güte der Brombestimmungsmethode genau wird beachten müssen.

Zur weiteren Information will ich auf Literatur nicht näher eingehen, sondern auf Zusammenfassungen hinweisen[2591, 2592].

HARRIS[2595, II] berichtet über 2 Kinder von 4 und $3^1/_4$ Jahren, die 5 Monate 3,8 bzw. 3,88 g NaBr täglich erhalten hatten. Im Blut wurde 353 und 480 mg% Br' gefunden. Abgesehen von schweren psychischen Veränderungen kamen insbesondere keine Hautausschläge zur Beobachtung. Durch NaCl-Behandlung wurde Heilung erzielt.

Nur andeutungsweise seien hier die Schädigungen der *Haut* erwähnt, die man unter den Bildern der Bromakne und des Bromoderma tuberosum antrifft. Die Menge des zugeführten oder vorhandenen Bromids soll eine untergeordnete Rolle spielen gegenüber lokalen Durchblutungsstörungen[2593, 2594], was höchst unwahrscheinlich ist. Infektionen der Haarbälge oder Talg- und Schweißdrüsen können nicht die einzige Ursache sein, da das Bromoderma auch an Schleimhäuten ohne solche Organe, z. B. der Mundschleimhaut zur Beobachtung kam. Die Erkrankungen sind vielfach sehr zäh und schwer zu beseitigen, trotz reichlicher Gaben von Kochsalz (siehe auch [2595]).

Darüber gibt ein Krankheitsfall mit Bromoderma tuberosum, wie auf dem Bilde dargestellt, Auskunft.

[2585] OETTEL, H.: Samml. v. Vergiftungsfällen **5**, A 125 (1934).
[2586] CRAVEN, E. B. u. LANCASTER, F. J.: J. amer. Med. Assoc. **106**, 1383 (1936), zit. nach Samml. v. Vergiftungsfällen **7**, A 633 (1936). Referat Vollmer.
[2587] GRALKA, R.: Klin. Wschr. **1924**, 319.
[2588] WAGNER, C. P. u. BUNBURY, D. E.: J. amer. med. Assoc. **95**, 1724 (1930).
[2588, I] PILKINGTON, F.: Brit. med. J. **1941**, 10, Rona **133**, 145.
[2589] VILEN, E.: Upsala läkareförenings förhandl. **31**, 373 (1926), Rona **38**, 891.
[2590] BARBOUR, R. F.: Proc. roy. Soc. Med. **29**, 1391 (1936), Rona **99**, 173.
[2591] CROSS, W. D. S.: Canad. med. Ass. **35**, 283 (1936). C. **1937 II**, 621.
[2592] TAEGER, H.: Samml. v. Vergiftungsfällen **7**, C 77 (1936). **8**, C 86 (1937); **9**, C 85 (1938); **10**, C 43 (1939).
[2593] GOTTRON, H.: Z. f. ärztl. Fortbildung **1934**, 167.
[2594] GOTTRON, H.: Schriftenreihe der Akademie f. ärztl. Fortbildung, Dresden **2**, 217 (1939).
[2595] DIEFENBACH, O.: Samml. v. Vergiftungsfällen **6**, A. 127 (1935).
[2595, I] BONDURANT, C. P. u. CAMPBELL, C.: J. amer. med. Assoc. **116**, 100 (1941). C. **1941 I**, 3526.
[2595, II] HARRIS, L. E.: Amer. J. Diseas. Childr. **59**, 835 (1940). C. **1940 II**, 2919.

Die Patientin wurde in der Breslauer Hautklinik behandelt, und in unserem Institut wurden Bromanalysen ausgeführt. Die Patientin hatte angeblich nur einen biologischen Beruhigungstee benutzt. Im Urin und Blut fanden sich nur geringe Mengen Bromid (10 mg%), zumal die Bromidzufuhr lange zurück lag. Die Erkrankung der Haut ging aber trotz wochenlanger Behandlung mit reichlichem NaCl nicht zurück. Die Patientin hat die Klinik nachher ungeheilt verlassen.

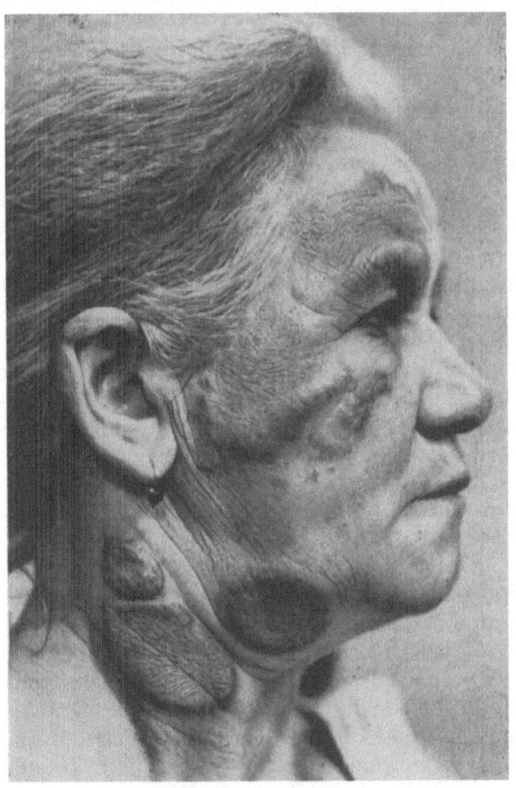

Abb. 27. Bromoderma tuberosum.

5. Jodid.

Jodid soll hier nur zum Vergleich Erwähnung finden. In der Behandlung der postencephalitischen Zustände wurde von ECONOMO die intravenöse Zufuhr von 100 ccm einer 10% Lösung von NaJ empfohlen und ohne Schaden vertragen. Über einen Todesfall, angeblich bedingt durch Idiosynkrasie, berichtet SELLMER[2596]. 3 Stunden nach der Injektion traten profuse Durchfälle, Cyanose, Verfall und Benommenheit auf. Puls weich und frequent. Atmung verlangsamt und röchelnd. 2 Stunden später erfolgte schon der Tod.

Bei der Autopsie fand sich u. a. lobäre Pneumonie der beiden Unterlappen (durch Jodid in 5 Stunden bedingt ?), Lungenödem, Lungenemphysen.

6. Rhodanid. Über eine Vergiftung mit 30 g NH_4SCN berichtete ADLER[2597]. Ein Mann von 24 Jahren nahm diese Menge in 200 ccm Wasser zu sich und zeigte außer Erbrechen und Schwindelgefühl keine weiteren Symptome. Diese Dosis scheint extrem, und der glückliche Ausgang wurde vielleicht durch das frühzeitige Erbrechen ausgelöst. Ebenso extrem ist der Bericht von KOBERT[2598]. Eine Frau soll 28 Stunden nach 0,3 g NH_4SCN unter Krämpfen gestorben sein. Diesem Bericht ist mit Zurückhaltung zu begegnen, worauf sowohl JAHR[2548] als auch GARVIN[2599] hinweisen. Sonst wurden nämlich 2,2 g im Selbstversuch (zitiert nach JAHR[2548]) gut vertragen, ebenso 1,25—1,75 g KSCN[2603].

Bei intravenöser Gabe wurden 1,0—1,5 g NaSCN zusammen mit 1,3—19 g Na_2SO_4 gegeben ohne irgendwelche merkbaren Symptome. Die Konzentration im Blut erreichte dabei sogar 25 mg% SCN′[2602, 2603]. Es liegt hier entweder eine antagonistische Wirkung des SO_4'' vor, wie bei den Versuchen von BÜCHNER und anderen mit Eiweißfällung oder, was plausibler aussieht, die toxischen Schädigungen bedürfen nicht der Konzentration an sich, sondern der Dauer einer Konzentration, ein Vorgang der, mit einer Hysteresis zusammenhängend, nach Versuchen an Fröschen dargestellt wurde (EICHLER[967]).

2596 SELLMER, A.: Samml. v. Vergiftungsfällen 8, A 3 (1937).
2597 ADLER, O.: Dtsch. Arch. klin. Med. **102**, 606 (1911).
2598 KOBERT, R.: Lehrbuch der Intoxikationen, Bd. II, **860** (1906).
2599 GARVIN, C. F.: J. amer. med. Assoc. **112**, 1125 (1939).
2600 LESSER, A.: Vierteljahrsschr. f. gerichtl. Med. **16**, 97 (1898).

Mit tödlichem Ausgang sind noch 2 Fälle zu erwähnen:

1. Ein 58 Jahre alter Mann stirbt nach 10 Stunden (Dosis unbekannt). Die Autopsie ergibt nur Corrosionen und Hämorrhagien in der Magenschleimhaut[2600].

2. Ein 27jähriger junger Mann nimmt 100 g NH_4SCN: Toxische Psychose, Delirium, Krämpfe, Tod. Sektion verlief negativ[2601].

Eine Reihe toxischer Symptome und auch von Todesfällen wurde durch die Anwendung von Rhodanid als Mittel gegen die Hypertonie bekannt. Diese Zufälle sind bedingt teils durch die Kumulation der Substanz, teils aber durch die Eigenschaften des Rhodanids als zeitgebundenes Gift, worauf verschiedentlich schon hingewiesen wurde (Eichler[967]).

Westphal[2604] wandte zuerst die Dosis von 1,5 g NaSCN an. Abgesehen von der Blutdruckerniedrigung, die erst später zu besprechen ist, wurde von ihm eine Steigerung der Entzündungsbereitschaft beobachtet mit Auftreten von Anginen und Pneumonien, dann aber allgemeine Mattigkeit und Muskelschwäche als Anfangssymptome. Als schwerstes Symptom kam Neigung zu psychoseähnlichen Delirien zur Beobachtung. Bei Rückgang der Dosierung auf 3—4$\times$0,2 g wurden Schnupfen, Exantheme, Akne beobachtet, schließlich Erbrechen und Durchfälle und wiederum Mattigkeit und Muskelschwäche. Erst bei 3$\times$0,1 blieben Symptome aus, worüber vielfache Berichte auch von anderen Autoren vorliegen (Literatur siehe Jahr[2548]).

Neigungen zu Hautschädigungen, fast anknüpfend an Br′ und J′, wurden auch sonst beobachtet, z. B. eine schwere Dermatitis, wobei der Blutgehalt 5 mg% SCN′ betrug[2605]. Angaben über Hautschädigungen siehe auch [2606, 2599].

Als erste toxische Symptome werden immer erwähnt Muskelschwäche und Schweiß schon unterhalb 8 mg%[2606]. Der Rückgang dieser Symptome ist langsam und bedarf manchmal Wochen. Neben Nervosität und Reizbarkeit sind gastrointestinale Störungen (mangelnder Appetit, Erbrechen, Durchfall) als Anfangssymptome zu werten. Darauf folgt Desorientiertheit, motorische Aphasie und Halluzinationen von Auge und Ohr. Die dabei beobachteten Konzentrationen im Blut sind über 20 mg%[2606]. Sonst werden für die ernsten Symptome sogar Konzentrationen von 35—50 mg% für notwendig erachtet[2599]. In tödlich verlaufenden Fällen kommt es zum Übergang in Delirium mit krampfartigen Zuckungen und Tod[2607].

Besonders gefährdet sind Nierenkranke durch die verzögerte Ausscheidung[2608]. Trotz Absetzen des Medikaments kommt es dann manchmal noch zum Tode. Aber manche Patienten vertragen auch langdauernde Gabe, so z. B. 21 Patienten von Fineberg[2609], die eine Behandlung von 3 Monaten mit täglichen Gaben von KSCN ohne toxische Effekte vertrugen. Das ist offenbar selten.

Hier wollen wir noch eine Reihe von Todesfällen wiedergeben, die in der Literatur niedergelegt sind, da sie wenigstens eine Ahnung von dem Vergiftungsmechanismus geben können.

[2610] 67 Jahre alte Frau. 3mal 0,3 KSCN 1 Woche lang, dann auf 2mal täglich herabgegangen, 10 Tage. Wegen Rückgang des Blutdrucks wird die Substanz fortgelassen. Die Patientin wurde schwach, komatös und starb 19 Tage nach Fortlassen des SCN′.

Ein ähnlicher Fall 69 Tage nach Fortlassen des Medikaments. Bei so langem Abstand wird man nur mit großer Vorsicht das SCN′ verantwortlich machen können[2608].

[2601] Vintilesco, J. u. Popesco, A.: Ann. d'Hyg. publ. **25**, 239 (1916).

[2602] Bourdillon, J. u. Lavietes, P. H.: J. clin. Invest. **15**, 301 (1936), Rona **96**, 591.

[2603] Lavietes, P. H., Bourdillon, J. u. Klinghoffer, K. A.: J. clin. Invest. **15**, 261 (1936), Rona **95**, 145.

[2604] Westphal, K.: Zbl. f. inn. Med. **47**, 585 (1926), Rona **38**, 146. C. **1926 II**, 2088.

[2605] Green, M. E. u. Snow, J. S.: Arch. inter. Med. **64**, 579 (1939). C. **1940 I**, 3142.

[2606] Wald, M. H., Lindberg, H. A. u. Barker, M. H.: J. amer. Assoc. **112**, 1120 (1939), Rona **115**, 463.

[2607] Goldring, W. u. Chasis, H.: Arch. int. Med. **49**, 321 (1932), Rona **71**, 303.

Patient mit Neuritis albuminurica hatte in 14 Tagen 9,77 g erhalten. Nach Beginn der Symptome (Erbrechen, Schwäche) wurde das Mittel sofort abgesetzt, am nächsten Tage wurde er verworren, die Sprache verwaschen, Halluzinationen usw., 66 Stunden nach Absetzen des Mittels trat der Tod ein. Der Patient hatte 8,49 g Rhodanid im Organismus retiniert.

Sektion: Lungenkongestion, Herzhypertrophie und Arterienverkalkung usw.

[2608] Patientin 56 Jahre, mit Hypertonie, 14,5 g in 17 Tagen. Klagen über Nausea führten zum Absetzen des Mittels, nach 48 Stunden entwickelte sich unter den typischen nervösen Symptomen (siehe oben) ein schweres Krankheitsbild, Tod nach 6 Tagen.

[2599] 71 jährige Frau von 56 kg Gewicht mit Hypertension und Kopfschmerzen als Klagen.
1 mal 0,3 g KSCN täglich, Blutgehalt stieg in 5 Tagen auf 3,8 mg% im Blut.
2 mal o,3 g KSCN täglich 5 Tage. Blutgehalt = 10,1 mg% im Blut.
3 mal 0,3 g KSCN täglich, am nächsten Tage 13,6 mg% im Blut.

Patientin wurde aufgeregt. Die Aufregung steigerte sich am nächsten Tage. Die Dosis wird wiederum 5 Tage beibehalten, so daß die Patientin in 15 Tagen zusammen 9 g erhalten hatte. Das Blutrhodan stieg auf 18,7 mg%. Am nächsten Tage: Konvulsive Bewegungen, Verweigerung der Nahrungsaufnahme. 2 Tage darauf betrug der Blutgehalt 15,6 mg%, aber die Patientin zeigte keine Besserung. Die Nahrungszufuhr mußte durch den Magenschlauch erfolgen. 6 Tage darauf war der Gehalt im Blut auf 9,4 mg% gesunken. Am nächsten Tage fiel Patientin in Koma und starb 9 Tage nach Aufhören der Rhodanzufuhr. Zuletzt wurde eine Bronchopneumonie an der Basis der rechten Lunge beobachtet.

Die Sektion zeigte außer Arteriosclerose Lungenödem, aber sonst keine besonderen Erscheinungen.

Diese hier mitgeteilten Todesfälle betreffen meist keine Vollgesunden. Aber bemerkenswert ist die langsame Ausscheidung, die nachher den weiteren Verlauf der Erkrankung, wenn sie einmal eingetreten ist, außerordentlich langwierig gestaltet und eine Rückbildung erschwert oder unmöglich macht.

Bei chronischer Zufuhr, wie sie bei der Hypertoniebehandlung notwendig ist, ergaben sich Symptome am Knochensystem unter der Erscheinung von Arthralgie und Osteoporosis. HENCHEY, HINES und GHORMLAY[2610, I] fanden unter rund 360 Patienten, die Rhodan erhalten hatten, 11 Erkrankungen. Meist waren die unteren Extremitäten betroffen. Die Dosis von KSCN betrug 0,4—0,6 g/Tag. Osteoporosis erschien nach 3—6 Monaten. Die Symptome waren:

1. Schmerz beim Gebrauch der unteren Extremitäten, im Verlauf stark wechselnd.

2. Schwache Schwellung der Gelenke, bei schweren Fällen, wie nach traumatischer Osteoporose, auch röntgenologisch sichtbar.

Die Therapie jeder Art bei Weitergabe von Rhodan brachte eher Verschlimmerung (außer bei einem Fall, der sich leicht besserte). Nach Fortlassen des SCN erfolgte sofort eine Erleichterung, deutlich in 2—3 Monaten, vollkommene Heilung in 5—7 Monaten. Rückkehr zur alten Behandlung bei 4 Kranken brachte keinen Rückfall bei 2 Kranken, bei 2 anderen aber sehr rasch. Bei Fortlassen des SCN wieder Besserung. Das SCN war im Blut 4—12 mg%. Blutphosphatase, PO_4 und Ca waren 2 mal am unteren Rande der Norm. Solche Erscheinungen wurden nur im Alter beobachtet, vielleicht weil die Altersosteoporose als zweite Bedingung dazukommen muß. Jedoch müsse man Rhodan bei jeder Knochenerkrankung für kontraindiziert halten.

7. Perchlorat.

Über Perchlorat finde ich in der Literatur keine Angaben, weshalb ich hier nur einen Selbstversuch erwähnen will. Bei peroraler Zufuhr von 2 g $KClO_4$ in Lösung waren die einzigen Symptome eine geringe unangenehme Sensation im Magen und eine in einigen Minuten auftretende und rasch zurückgehende Muskelschwäche.

[2608] GOLDRING, W. u. CHASIS, H.: Arch. int. Med. **49**, 934 (1932), Rona **71**, 303.
[2609] FINEBERG: J. amer. med. Assoz. **94**, 1892 (1930).
[2610] HEALY, J. C.: New Eng·and J. Med. **205**, 581 (1931).
[2610, I] HENKEY, J. J., HINES, E. A., u. GORMLAY, R. K.: Am. J. med. Sci. **215**, 548 (1948).

8. Chlorat. Als Vergiftungsursache kommt neben medizinaler Vergiftung die Anwendung als Mittel zum Selbstmord, Mord oder Fruchtabtreibung in Frage. Im Angelpunkt des Vergiftungsbildes steht die Methämoglobinbildung und Hämolyse[2612, I] wie auch in den Tierversuchen.

Über die älteren Versuche berichtet ROST[2103, S. 377], über weitere Beobachtungen WAGNER[2611], ohne daß bei letzterem nähere Belege der Dosierung angeführt werden.

Man findet allgemein die Angaben, daß 10—15 g $KClO_3$ als tödliche Dosis für den Menschen zu betrachten sind, andererseits auch 5—6 g. In der Sammlung von Vergiftungsfällen wird über den Tod eines 33jährigen Offiziers auf 7,5 g $KClO_3$ nach Krankheitsdauer von 40 Stunden berichtet[2612].

Sicherlich ist die Dosierung abhängig von der Resorptionsgeschwindigkeit, d. h. der Verlauf ist akuter, wenn das Salz bei leerem Magen genommen wird. Wird dann eine große Menge in starker Konzentration zugeführt, dann ist Erbrechen ein häufig auftretendes Ereignis, wie bei einem Vergiftungsfall von VARTIAINEN[2613].

Der Patient nahm in kurzem Abstand 2mal je 50 g $KClO_3$, erbrach und wurde daher trotz dieser anscheinend sicher tödlichen Dosis gerettet.

Nach einem Bericht von BALAZS[2615] nahm eine 48jährige Frau 40 g $KClO_3$ in 200 ccm Wasser, also in der hohen Konzentration von 20% Salz. Sofort trat Erbrechen und auch Durchfall auf. Das Erbrechen hielt an. Die Patientin starb $38^1/_2$ Stunden nach der Einnahme des Giftes.

Dieses offenbar durch lokale Reizwirkung, die bis zur Ätzung fortschreiten kann — z. B. wurden Gastritis haemorrhagica[2614] und Petechien[2615] gefunden — bedingte Erbrechen kann aber auch noch Stunden nach der Einnahme des Giftes erfolgen, wie z. B. bei einem Fall von MANGILI[2614].

Eine 33 Jahre alte Frau hatte als Abortivum 60 g $KClO_3$ genommen, $4^1/_2$ Stunden später trat erst Erbrechen auf, nach 12 Stunden der Tod mit Zeichen einer lokalen Magenschädigung.

Wenn eine über die einfache Salzwirkung hinausgehende Ätzung besonders stark auftritt, besteht die Möglichkeit einer peracuten Wirkung, d. h. einer Art Schockwirkung, wie z. B. bei 2 Fällen von LEU, die WAGNER[2611] berichtet.

Der Tod war hier nach 20 Minuten bzw. unterhalb 1 Stunde aufgetreten. Das blasse Gesicht spricht nicht für Methämoglobinbildung, sondern für Versagen der Vasomotoren.

Bei einem weiteren rasch verlaufenden Fall (Giftmord eines 2jährigen Kindes[2616]) traten Krämpfe auf. Der Tod erfolgte in nicht ganz 2 Stunden. Bei der Sektion wurde reichlich Methämoglobin gefunden. Dieses braucht sich nicht unbedingt schon während des Lebens, sondern kann sich auch erst nach dem Tode entwickelt haben. Denn die Entwicklung und Rückbildung des Methämoglobins verläuft sehr verzögert, wurde doch sogar am dritten Tage im Blut noch Methämoglobin nachgewiesen[2617]. Diese Bildung — denn die Rückbildung verläuft rascher — ist durchaus aus der langsamen Ausscheidung verständlich.

Es handelt sich darum, daß die Bedingungen zur Oxydation, z. B. infolge einer lokal vorhandenen acidotischen Stoffwechsellage, gegeben sind. Tödliche Gefahren der Methämoglobinbildung sind nur anfangs, d. h. am ersten Tage zu fürchten. Die Symptome gehen unter dem Bilde einer Anoxämie (Mattigkeit, Kopfschmerzen, Schwindel, Schlaflosigkeit, Unregelmäßigkeit des Pulses), kombiniert mit der blaugrauen Verfärbung der Haut und Schleimhäute, wie sie allen Methämoglobin bildenden Giften eigen ist.

[2611] WAGNER, K.: Samml. v. Vergiftungsfällen 5, C 69 (1934).

[2612] BERNSTEIN, R.: Samml. v. Vergiftungsfällen 1, A 15 (1930).

[2612, I] GORDON, S. u. BROWN, J. A. H.: Lancet. 252, 503 (1947). Fall mit Hämolyse, Hämiglobin und schwerer Nierenschädigung. Methylenblau ohne Wirkung.

[2613] VARTIAINEN, A.: Samml. v. Vergiftungsfällen 2, A 33 (1931).

[2614] MANGILI, C.: Samml. v. Vergiftungsfällen 4, A 239 (1933).

[2615] BALAZS, J.: Samml. v. Vergiftungsfällen 5, A 27 (1934).

[2616] WAGNER, K.: Samml. v. Vergiftungsfällen 5, B 48 (1934).

[2617] JUDICA, G.: Samml. v. Vergiftungsfällen 4, A 93 (1933). 30 g $KClO_3$ als Abortivum bei einer 30jährigen Frau. Tod am siebenten Tage plötzlich nach Anurie und Ikterus.

Dem Tod geht ein Stadium der Atemnot und schließlich Bewußtlosigkeit voraus. Nachdem die Stunden der größten Gefahr vorübergegangen sind, gibt es ein zweites Stadium, das beherrscht wird von einem Versagen der Nierenfunktion bis zur vollen Anurie, auftretender Urämie mit Reststickstoffwerten von 240 bis 310 mg %[2618]. Der Tod tritt nach 2—6—12 Tagen auf (MARCHAND, nach ROST[2103]), sogar bis 4 Wochen nach der Vergiftung sind Todesfälle zur Beobachtung gekommen[2611].

Bei der Sektion findet sich Milzvergrößerung und Veränderungen in den Nierenkanälchen, die mit zerfallenen Blutkörperchen bzw. Blutfarbstoff gefüllt sind. Dieser Farbstoff braucht nicht als Methämoglobin vorzuliegen, sondern kann aus gewöhnlichem Hämoglobin bestehen.

Bei der Chloratvergiftung müssen nämlich 2 Einwirkungen des Anions unterschieden werden, die nicht zwangsläufig zusammengehören, nämlich die Hämolyse und die Methämoglobinbildung. Letztere kann auch in unversehrten Blutkörperchen erfolgen. Dann wird aber keine Ausscheidung durch die Niere mit den sich daraus ergebenden Krankheitserscheinungen erfolgen. Tritt Hämolyse auf, dann kommt es auch ohne Methämoglobinbildung — wenn diese auch im hämolysierten Blut leichter erfolgt — zu den Symptomen der Nierenschädigung, zugleich mit Schwellung der Leber (vielleicht auch Milz) und Ikterus. Beides kommt zur Beobachtung (z. B.[2617]).

Ich hatte Gelegenheit, einen Fall von Chloratvergiftung[2619] zu untersuchen mit schweren Blutungen im Magen. Es fand sich nur sehr wenig Methämoglobin, und das vorstechendste Symptom bestand in der Hämolyse. Die Galle ist dann dickflüssig und zäh.

Im Blut werden dabei leicht Gerinnungen mit Neigung zu Thrombenbildung beobachtet, schließlich Lipämie[2618].

Wenn die Symptome abgeklungen sind, besonders die Urinsekretion wiederum in Gang kommt, dann beginnt die Regeneration des Blutes mit Auftreten von basophil punktierten und chromatophilen Erythrocyten und Erythroblasten. Die Leukocyten sind vermehrt, besonders die polymorphkernigen[2618].

9. Nitrat. Vergiftungen mit Nitrat setzen anscheinend in erster Linie die Gelegenheit zur Reduktion zu Nitrit voraus. Diese muß im Magendarmkanal erfolgen, weshalb bei Tieren solche daran erkrankten, die im Pansen die Gelegenheit zur Reduktion vor der sonst rascheren Resorption hatten. Beim Menschen wurden in analoger Weise Vergiftungen mit Reduktion und folgender Nitritvergiftung bei Gabe von Wismutsubnitrat als Röntgenkontrastmittel gesehen. Durch die Unlöslichkeit des Salzes wurde ein Eindringen bis an die Stellen des Aufenthaltes der Bakterien ermöglicht. Aber auch ohne diese Bedingungen kamen solche Vergiftungen zur Beobachtung.

[2620]. Nach 3 g $NaNO_3$ wurden Methämoglobin, Harnretention, Schädigung von Herz und Leber neben zentralnervösen Symptomen beobachtet.

[2621]. Bei Gaben von 6—8 g NH_4NO_3 pro die als Diuretikum wurden bei 4 Kranken nach verschieden langer Darreichung Cyanose und Methämoglobin beobachtet, die nach Absetzen des Medikamentes schon nach 24 Stunden verschwanden. Bei zwei Kranken bestand auf der Höhe der Cyanose Reflexsteigerung, Fußklonus und Babinski, aufgefaßt als Zeichen einer Anoxämie.

KEITH, WHELAN und BANNICK[2568] gaben 10 g NH_4NO_3 pro Tag, teilweise bis 478 g. Der Gehalt an NO_3'-Stickstoff im Blut überstieg nicht 2,0 mg %. Bei 3 Patienten mit Nierenerkrankungen stieg der Gehalt bis auf 6 bzw. 7 mg %. 1 Patient mit chronischer Glomerulonephritis erreichte durch Gaben an 5 aufeinanderfolgenden Tagen den Wert von 19 mg %.

[2618] BOSAEUS, W.: Upsala Läk. för. Förh. N. F. **37**, 341 (1932), Rona **69**, 770.
[2619] EICHLER, O.: Nicht publizierter Fall.
[2620] GOLNIK, R. F.: Kasan. med. J. **35**, 81 (1939). C. **1939 II**, 4277.
[2621] TARR, L.: Arch. intern. Med. **51**, 38 (1933), Rona **72**, 740.

Toxische Erscheinungen bestanden in Übelkeit, Erbrechen, Schwäche, Kopfschmerzen, gelegentlich Delirien.

Bei einem Patienten mit 15 g NH_4NO_3 täglich trat Cyanose und Methämoglobin im Blut auf, ebenso bei 3 weiteren Patienten. Alle diese Patienten hatten eine Nierenerkrankung und Obstipation. Wie die anscheinend für möglich gehaltene Reduktion im Darm eintreten soll, ist nicht ersichtlich und unklar. Es kann sich um Abgabe von Nitrat in den Darmsaft handeln. Dort kommt es mit den reduzierenden Bakterien in Berührung und wird bei Obstipation in ausreichender Menge als Nitrit rückresorbiert.

Einen weiteren Fall von Nitratschädigung beschreiben QUARELLI und RIVOLTA[2622].

Ein Arbeiter, der mit der Herstellung von Salamiwurst beschäftigt war, nahm dabei KNO_3 auf, das zur Konservierung der Wurst Verwendung findet. Er erkrankte mit Polyurie (2,5—3 Ltr./Tag, wobei reichlich Cl' im Urin festgestellt wurde). Sonst hatte er eine Dermatitis, verlor an Gewicht und litt an unregelmäßiger Verdauung. Gastrointestinale Erscheinungen gehören anscheinend zur Wirkung des Nitrats in größerer Menge. Diese sollen auch nach Genuß von Pökelfleisch bei Kindern auftreten, zugleich mit Muskelzittern, Blutungen im Magen und Darm[2624, I].

Kürzlich berichtete SCHRADER[2621, I] über eine Massenvergiftung nach Verzehren von gepökeltem Fleisch. Das in dem Pökelsalz vorhandene Nitrat wurde hier durch Bakterien zu Nitrit reduziert, interessiert uns also nur sekundär. Auch hier starben gerade Kinder.

LESCHKE[2623] berichtet über einen Fall von Überempfindlichkeit gegenüber Nitrat, der neben Übelkeit, Koliken und Durchfällen mit nervösen Erscheinungen verlief.

10. Ferrocyanid. Vergiftungen mit Blutlaugensalz können unter dem Bilde einer Blausäurevergiftung verlaufen, wenn die Verbindung sich durch Einwirkung starker Säuren zersetzt hat. Eine Vergiftung ohne diese Komplikation berichtet POPPER[2624].

30 g des technischen Salzes führten zuerst zur Verätzung des Mundes und Rachens, die vielleicht auf Beimengung von Lauge zurückzuführen sein könnte. Sonst war vor allem Beeinträchtigung der Nierenfunktion zu verzeichnen, z. B. Rückgang der Urinmenge mit Eiweiß, Leukocyten, Erythrocyten und Zylinder im Sediment.

Diese Vergiftung ist als nichtcharakteristisch anzusprechen. Im Bilde müßten bei diesem schwer resorbierbaren Salz auch Durchfälle auftreten. Jedoch findet sich noch eine zweite Angabe über Nierenschädigung.

MILLER und WINKLER[3763] berichten von einem Patienten, der nach Injektion von 2,8 g $Na_4Fe(CN)_6$ mit Albuminurie, begleitet von granulierten Zylindern, Erythrocyten, Leukocyten, Epithelien erkrankte. Erythrocyten schwanden rasch, die anderen Symptome erst nach 14 Tagen. Andere Patienten erhielten größere Dosen, ohne zu erkranken. Tiere erkrankten nie. Das liegt vielleicht daran, daß bei Tieren kaum eine Rückresorption des Salzes erfolgt, so daß es nicht in die Nierenzelle eindringt.

11. Fluorid. Über die Vergiftungen, besonders soweit sie tödlichen Verlauf genommen haben, liegen aus letzter Zeit eine Reihe von Zusammenfassungen vor. Von diesen sind in erster Linie die Berichte von ROHOLM[2625, 2626] zu nennen. ROHOLM zählt bis 1935 112 Vergiftungsfälle, von denen 60 einen tödlichen Ausgang nahmen. Diese Berichte sind zu ergänzen durch eine Massenvergiftung von 14 Personen (davon 2 tödlich), über die HEYDRICH[2514] ausführliche Auskunft gibt, durch 5 weitere Todesfälle von GETTLER und ELLERBROCK[2627], durch die tödliche Vergiftung eines Kindes im Alter von 3 Jahren und 5 Monaten (Gewicht 13 kg)

[2621, I] SCHRADER, G.: Dtsch. Z. ges. gerichtl. Medizin **32**, 391 (1940). C. **1941 I**, 3545.
[2622] QUARELLI, G. u. RIVOLTA, C.: Fol. Med. Napoli **23**, 34 (1937).
[2623] LESCHKE, E.: Samml. v. Vergiftungsfällen **1**, A 135 (1930).
[2624] POPPER, L.: Samml. v. Vergiftungsfällen **6**, A 27 (1935).
[2624, I] LEWIN, C.: Gifte und Vergiftungen, Berlin 1929.
[2625] ROHOLM, K.: Dtsch. Z. ges. gerichtl. Medizin **27**, 174 (1936).
[2626] ROHOLM, K.: Erg. inn. Med. **57**, 822 (1939).
[2627] GETTLER, A. O. u. ELLERBROCK, L.: Amer. J. med. Sci. **197**, 625 (1939), Rona **114**, 348.

mit einer Dosis von 0,5—0,7 g Na_2SiF_6, über die LILJESTRAND[2631, I] berichtet, schließlich durch eine Massenvergiftung ohne Todesfälle nach Einbacken von Fluorid im Brot (GUTZEIT[2631, II]).

Über nähere Einzelheiten des Verlaufs geben Aufschluß ROHOLM[2628] und PIGULLA[2629], siehe auch KIESSIG[2631].

Die *Gründe* der Vergiftung sind neben Mord und Selbstmord vor allem Unglücksfälle.

Unter 53 tödlichen Fällen zählt ROHOLM[2625] 43 durch diese Ursachen bedingt auf. Die Zahl wird noch vermehrt durch die Massenvergiftung in Kiel (HEYDRICH[2514]). Die Unglücksfälle bestehen in Verwechslungen von Mehl, Zucker oder Salz mit den in vielen Präparaten im Haushalt vorrätigen und leicht erhältlichen Schädlingsbekämpfungsmitteln. Als Verbindungen wurden meist Na_2SiF_6 und NaF, seltener Fluorwasserstoffsäure oder Kieselfluorwasserstoffsäure gefunden. An der Einnahme konnte auch der metallisch zusammenziehend, bitter und säuerlich beschriebene Geschmack nichts ändern.

Dosen: Im Selbstversuch schluckte BALDWIN[2630] 0,03 g NaF ohne Schaden, auf 0,09 g trat Speichelfluß in Erscheinung, 0,25 g verursachte Übelkeit in 2 Minuten, deren Schwere bis 20 Minuten zunahm, aber zum Abklingen fast 2 Tage benötigte.

Einige Personen nahmen 0,228 g, eine 0,456 g NaF aus Versehen. Es resultierte Erbrechen und Nausea für 36 Stunden, ohne daß schwerere Symptome in Erscheinung getreten wären[2635].

Andererseits finden sich in der Zusammenstellung von ROHOLM 2 Todesfälle auf 0,2—0,6 bzw. 0,7—1,0 g Na_2SiF_6, die sogar schon 8 und $3^1/_2$ Stunden nach Aufnahme des Giftes eintraten. Weitere tödliche Dosen sind mit etwa 5 g angegeben und 5—10 g ist wohl als sicher tödliche Dosis anzunehmen, wenn natürlich auch durch frühzeitiges Erbrechen diese Angabe illusorisch werden kann.

Diese Dosis errechnet auch HEYDRICH[2514] bei den beiden von ihm beschriebenen Todesfällen. Aber sie ist nicht als minimal anzusehen, da zu dem Vergiftungsbild des Fluorids das Erbrechen gehört (anscheinend auch bei intravenöser Injektion). Ein Teil des eingenommenen Giftes wird so nicht zur Resorption kommen.

Nach Analysen der Organe berechnen GETTLER und ELLERBROCK[2627] die minimal tödliche Dosis für den Erwachsenen mit 0,105 g F. Hier sind natürlich nur die analysierten Organe (z. B. nicht die Knochen) als Grundlage genommen, also eine stark hypothetische Angabe.

Intravenöse Injektionen von 0,2—0,26 g NaF führten nur zu Durst, Appetitlosigkeit, Erbrechen, leichter Temperaturerhöhung, Zittern und Unruhe für eine Zeit bis 20 Stunden[2632]. Bei wiederholten intravenösen Injektionen von 0,1 g NaF bei Basedowpatienten trat Durst und Diurese auf. Man wird also die aktuelle Dosis nicht zu niedrig ansetzen dürfen, zumal das Erbrechen häufig durchaus nicht prompt einsetzt, wie bei einem direkt und stark lokal wirkenden Mittel.

Die Angaben über die *Zeit* des tödlichen Ablaufs schwankten von $^1/_2$ Stunde bis 4 Tagen. In den meisten Fällen hat man aber mit einer Dauer unterhalb 24 Stunden zu rechnen.

[2628] ROHOLM, K.: Fluor Intoxication. London und Kopenhagen 1936.

[2629] PIGULLA, W.: Samml. v. Vergiftungsfällen **7**, C 21 (1936).

[2630] BALDWIN: J. amer. chem. Soc. **21**, 517 (1899).

[2631] KIESSIG, H. J.: Samml. v. Vergiftungsfällen **11**, C 103 (1941). Schädlingsbekämpfungsmittel.

[2631, I] LILJESTRAND, G.: Samml. v. Vergiftungsfällen **13**, A 65 (1943).

[2631, II] GUTZEIT, R.: Ärztl. Wschr. **3**, 188 (1948) 34 Patienten: Übelkeit, Erbrechen und Leibschmerzen. 23 mit epileptiformen Krämpfen, bis zu 19 Anfälle. Bei einem Anfall Verrenkung einer Schulter.

[2632] CASARES, G.: zit. nach ROHOLM: Heffter-Heubners Handb. E. Bd. **7**, S. 25.

Unter den *Symptomen* werden zuerst die durch *lokale Einwirkung* hervorgerufenen in Erscheinung treten. Schon der Geschmack ist zu erwähnen, dann aber Erbrechen mit Übelkeit, vielleicht sind auch noch Schmerzen im Epigastrium bis zu Magenkrämpfen, Koliken und Durchfälle, schließlich die Salivation und gelegentlich Schluckbeschwerden und Brennen im Halse (z. B.[2633]) und der Speiseröhre ([2615], Fall 14) hierher zu rechnen. Das Erbrechen kann bluthaltig sein, ist aber durchaus nicht immer eine unmittelbare Reaktion, z. B. trat es erst nach 2 Stunden[2634], in Fall 11 von HEYDRICH[2514] erst nach 6 Stunden auf. Inwieweit die resorptive Wirkung (siehe oben) eine Rolle spielt, ist nicht zu entscheiden. Die Substanz wurde in beiden Fällen im Kuchen eingebacken genommen.

Unter die lokalen Einwirkungen sind die schweren Hautverätzungen mit Flußsäure zu rechnen, die der Stärke der Säure durchaus nicht entsprechen. Durch Laborieren mit einem Fensterputzmittel (Na_2SiF_6) entstanden Hautverätzungen und Nagelschädigungen[2646]. Auch bei peroraler Vergiftung wird über Hautbrennen berichtet (Fall 14 von HEYDRICH[2514]). Das wäre dann zu beziehen auf die Ausscheidung des Fluorids durch die Drüsen der Haut. Auf solche Ausscheidung deutet eine Bemerkung von McNALLY[2635]:

Eine Frau von 36 Jahren hatte 17 g eines Pulvers genommen, das zu 90% aus NaF bestand. Erkrankte mit Erbrechen, großen Schmerzen, Blässe mit roten Flecken im Gesicht, Lähmung der Extremitäten und Verlust der Sprache. Der Tod trat in $^3/_4$ Stunden ein. Die Sektion ergab Lungenödem. Die Magenwände waren in weiter Ausdehnung nekrotisch. Ein kalter Schweiß wurde von der Stirn von einer Schwester weggewischt. Als sie dasselbe Handtuch zu ihrem Gesicht führte, hatte sie die Empfindung des Brennens auf der Haut.

Eine andere Stelle zur Auswirkung lokaler Reizwirkung liegt bei Einatmung des flüchtigen HF in den Atemwegen, z. B. wird die vor Jahren allgemeines Aufsehen erregende Nebelkatastrophe im Maastal bei Lüttich auf Anreicherung des Nebels mit Fluorverbindungen zurückgeführt[2636, 2637]. Es traten auf: Hustenreiz, Atemnot und Bronchitis, dann Herzerweiterung, Pulsbeschleunigung und Cyanose (siehe auch S. 375).

Bei den *resorptiven* Symptomen der akuten Fluoridvergiftung werden die verschiedensten Organe betroffen. Es besteht hier immer die Frage, ob die Ursache in einer Fällung von Calcium zu suchen ist. Daß dergleichen wohl mitwirkt, ist sicher, wenn man auch durch günstige Wirkung von Calciumgaben nicht eine Entscheidung treffen kann, denn Beseitigung des Fluorids als CaF_2 wird auch dann, wenn die ursprüngliche Vergiftungsart ganz anderen Gesetzen gehorcht, einen günstigen Erfolg erwarten lassen. Die Befunde an isolierten Organen (wie die Versuche von WIELAND am Froschherzen) sind nicht einfach auf das ganze Lebewesen übertragbar.

Wenn eine $Ca^{\cdot\cdot}$-fällende Wirkung maßgeblich wäre, dann müßte man ähnliche Symptome erwarten, wie bei der Tetanie oder der Phosphat- und besonders Oxalatvergiftung. Tatsächlich werden sehr häufig beschrieben: *Unruhe, Krämpfe*, die dann merkwürdigerweise ganz isoliert einzelne Muskelgruppen befallen, z. B. Waden[2634] oder in den oberen Extremitäten mit krampfhaften Schmerzen kombiniert sind[2633].

Eine nicht so eindeutige Art sind Übergänge, z. B. Zunahme des Muskeltonus[2638] oder mit Kreuzschmerzen auftretende Steifheit des ganzen Körpers, so daß Aufrichten unmöglich ist[2639]. Wenn solche Symptome nach 48 Stunden auftreten[2633], reicht die $Ca^{\cdot\cdot}$-fällende Wirkung zur Erklärung nicht aus, selbst wenn solche Spasmen in anderem Fall durch $Ca^{\cdot\cdot}$ und $Mg^{\cdot\cdot}$ für einige Zeit gebessert werden können[2638]. Krämpfe in der Schlundmuskulatur können Magenspülung unmöglich machen ([2514], Fall 1).

2633 FLAMM, M.: Samml. v. Vergiftungsfällen **5**, A 45 (1934).
2634 WEIDEMANN, M.: Samml. v. Vergiftungsfällen **4**, A 213 (1933).
2635 McNALLY, W. D: J. amer. med. Assoz. **81**, 810 (1923).
2636 ROHOLM, K.: J. industr. Hyg. Toxikol. **19**, 126 (1937). C. **1937 I**, 4987.
2637 STORM VAN LEEUWEN, W.: Samml. v. Vergiftungsfällen **2**, A 69 (1931).
2638 BOTH, B.: Samml. v. Vergiftungsfällen **10**, A 133 (1939).
2639 SEDLMEYER, J.: Samml. v. Vergiftungsfällen **2**, A 31 (1931).

Wenn die oben erwähnte Unruhe, die sich bis zu Aufregungserscheinungen steigern kann[2640], sich auch bei anderen $Ca^{\cdot\cdot}$-Fällungsvergiftungen vorfindet, so ist doch der Befund, daß ein Mädchen nach Einnahme des Giftes in den umliegenden Wäldern umherirrte[2641], nicht eindeutig darauf zurückzuführen.

Ganz abwegig von dieser Art der Wirkung ist eine andere Art der Beeinflussung der *Muskulatur*. In vielen Fällen kommt es zu ausgesprochener Schwäche der Muskeln, die das Gehen erschwert und als Müdigkeit der Beine empfunden wird ([2514], Fall 7). Diese Schwächung kann direkt in Lähmungserscheinungen der Muskulatur übergehen, wodurch wiederholt auch das Symptom des Doppelsehens, wenn die Muskulatur des Auges betroffen wird, erscheint (ROHOLM[2625], HEYDRICH[2514], Fall 1 und 7). Diese Schwäche kann in der Rekonvaleszenz als längstes Symptom bestehen bleiben[2634]. Wenn eine Unmöglichkeit des Urinierens besteht[2633], wird vielleicht diese Wirkungsart die Ursache sein.

Es können Krämpfe und Lähmungen nebeneinander bestehen, wie bei Fall 1 von HEYDRICH, den man wegen seiner Augenmuskellähmungen für einen Botulismusfall gehalten hat. Die Pupillen werden häufig sehr eng gefunden.

Auf *Kreislaufschwäche* wird die Verfärbung des Gesichts zurückzuführen sein. Das Gesicht ist bleich, livide, eingesunken oder sogar gefleckt. Zugleich wird Pulsschwäche bemerkbar.

Die *Atmung* wird meist gelähmt und zwar so, daß Analeptika vollkommen wirkungslos werden ([2514], Fall 2,[2642]). Über den Lungen hört man Rasselgeräusche[2640], die vielleicht als Vorboten eines Ödems aufzufassen sind, da dieses als Sektionsbefund gelegentlich gefunden wird[2633].

Symptome von seiten der *Niere* sind seltener, z. B.[2639] wurde ein Fall bekannt, der nachher bei der Sektion die Diagnose hämorrhagische Nephritis ergab.

Neuerdings wurde über Vergiftungsfälle durch Einatmung von Berylliumoxyfluorid berichtet[2643]. In einer ersten Phase entsteht ein Bild ähnlich dem Zinkgießerfieber. Nach einem Intervall von 2—4 oder mehr Tagen kommt es zu qualvollem Husten, Kurzatmigkeit, Fieber von 38—39°, Cyanose (genannt Bronchioalveolitis). Das Sputum kann sogar Blut enthalten. Bei der Heilung besteht die Neigung zu sclerotischen Prozessen in der Lunge.

Die *Sektion* gibt Aufschluß über die oben beschriebenen lokalen Symptome. Die Speiseröhre und die Magenschleimhaut werden gequollen gefunden[2640]. Diese Quellung geht über in Epitheldefekte, in Rachen und Speiseröhre[2633] nicht weitergehend, aber im Magen werden schwerere Veränderungen gesehen, von Rötung bzw. einfachen Defekten mit Blutaustritten, Petechien zu ausgedehnten Entzündungserscheinungen. Die Defekte können Anlaß zu Blutungen geben, also hämorrhagische Gastritis[2644]. Mikroskopisch sieht man die Kapillaren prall gefüllt, in ihnen vermehrte Leukocyten[2645]. Der Krankheitsprozeß — vielleicht manchmal nur als schleimige Enteritis zu bezeichnen — ist noch in den oberen Darmabschnitten vorhanden und klingt nach distal ab. Der Dickdarm ist dann frei[2644, 2645].

Die Befunde in den anderen Organen sind wenig charakteristisch. Petechien findet man auch sonst. Das Blut ist dünnflüssig, nicht geronnen. Das Hirn mit seinen Häuten ist blutgefüllt, häufig ödematös. Dasselbe ergibt sich bei den Lungen. Das Herz ist nicht etwa diastolisch, sondern manchmal fest zusammengezogen systolisch[2514], Fall 2). Um in den parenchymatösen Organen das Bild einer Degeneration zu bieten, ist der Verlauf der Vergiftung zu kurz. In der Niere

---

2640 PIETRUSKY, F.: Samml. v. Vergiftungsfällen **1**, A 31 (1930).

2641 ZEYNEK, R. u. STARY, ZD.: Samml. v. Vergiftungsfällen **2**, A 29 (1931).

2642 ROBBERS, H.: Samml. v. Vergiftungsfällen **8**, A 159 (1937).

2643 GELMANN, I.: J. industr. Hyg. a. Toxikolog. **18**, 371 (1936), Rona **99**, 176. C. **1937 I**, 1977.

2644 JECKELN, E.: Samml. v. Vergiftungsfällen **3**, A 25 (1932).

2645 NEUGEBAUER, W.: Samml. v. Vergiftungsfällen **6**, A 21 (1935).

wurden bei einem Verlauf von 2 Tagen eine akute toxische hämorrhagische Nephritis diagnostiziert[2633] oder Ödem und gewisse Zellschädigung[2645], ebenso in der Leber[2645]. Häufig wird außer der Stauung nichts gesehen. ROHOLM[2625] gibt bei 8 Fällen das Vorliegen einer akuten Nephritis, bei 3 Fällen Leberschädigung an. Jedenfalls ist eine Schädigung dieser Art nicht als Todesursache (wie z. B. bei Oxalat) anzusehen, wie auch die Erscheinungen in der Niere während der Erkrankung selbst bei günstigem Verlauf eine sehr geringe Rolle spielen.

12. Persulfat. Schädigungen sind nur in der Bäckerei bekannt geworden. Jedenfalls hat man das Auftreten von Bäckerekzemen auf die Beimischung des Backhilfsmittels Persulfat (weniger Bromat) zurückzuführen versucht[2647, 2651].

Die Frage ist durchaus nicht geklärt, da solche Ekzeme schon vor Verwendung von S_2O_8'' in der Bäckerei als Berufskrankheit bestanden haben. Entweder wird ein ursächlicher Zusammenhang für fraglich gehalten[2648] oder gar verneint[2649]. Berichte über Zunahme des Bäckerekzems seit Einführung der Mehlverbesserungsmittel könnten auch auf die häufigere Diskussion dieses Problems in der Öffentlichkeit zurückgeführt werden[2652].

In einer Berliner Besprechung[2650] wurde diese Frage auch ohne abschließendes Urteil besprochen. Bei Anstellung der Hautreaktionen solcher Ekzematiker gibt es häufig Überempfindlichkeitsreaktionen gegen Persulfat, andererseits wurden starke Reaktionen beobachtet ohne vorliegendes Ekzem. In den meisten Fällen ist noch nicht einmal objektiv festgestellt worden, ob überhaupt Persulfat zur Verwendung kam.

Bei Auflegung von Läppchen mit 1% und 5% Ammonpersulfat wurde bei 14 von 15 Bäckern mit Ekzem der Hände und Unterarme eine stark positive Reaktion erzielt, aber nur bei 1 von 6 Bäckern ohne Bäckerekzem. Ebenso reagierten 14 Kontrollpersonen insgesamt negativ. Nach diesen Befunden[2651] sollte man annehmen, daß die Klärung der Frage vollendet sei.

Der aus diesen Befunden leicht ziehbare Schluß wäre aber verfrüht, da die positive Läppchenprobe anscheinend erst im Laufe der Zeit positiv wird[2653] und auch nur auf höhere Konzentrationen (1,5%) erfolgt. Auf „verbesserte" Mehle reagieren die Bäcker nicht anders als auf unvorbehandelte[2652, 2654]. ZÜNDEL und JENTSCH[2654], die einem großen Material nachgehen, finden beim Beginn der Beschäftigung der Bäcker eine größere Empfindlichkeit gegen Persulfat als gegen Mehl, bei wiederholten Rückfällen verschwindet diese Differenz. Anscheinend soll gerade die Mischung Persulfat-Mehleiweiß zur Bildung eines besonderen Antigens führen.

DISHVEIK und ROUX[2654, I] unterscheiden trotz dieser Unsicherheit zwischen einer vasculären Mehlallergie und einer epithelialen Persulfatallergie.

J. Aufnahme der Anionen in den Organismus.

I. Wassertiere.

Schon in dem früheren Kapitel über Membransysteme wurde Prinzipielles über den Durchtritt der Ionen, z. B. durch die Haut des Frosches gesagt. Wir haben darauf hingewiesen, daß die Haut als Organ und nicht einfach als Membran aufzufassen ist. Die Funktion dieses Organs steht in enger Beziehung zu der für

[2646] WILHELMI: Z. Hyg. 28, 243 (1936). C. **1937 I**, 1473.
[2647] TELEKY u. ZITZKE: Arch. f. Gewerbepath. 1932.
[2648] LEHMANN, K. B.: In einem nichtveröffentlichten Gutachten an die „Mühlenchemie", G. m. b. H.
[2649] MÜLLER, R.: Österreich. Chemikerzeitung **40**, 517 (1937). C. **1938 I**, 1245.

Wassertiere notwendigen Osmoregulation, an der außerdem die Niere beteiligt ist. Über diesen Fragenkomplex liegt eine ausführliche Darstellung von KROGH vor[2655]. Unser Bericht muß sich demgegenüber auf Andeutungen beschränken.

Als Rückgrat dieser Vorgänge ist das Verhalten des Chlorids anzusehen. Die Fähigkeit der Wassertiere, die Konzentration ihrer Körpersäfte auf konstantem Niveau zu halten, ist sehr schwankend, neben höchster Anpassungsfähigkeit, wie beim Frosch, bestehen geringere Fähigkeiten z. B. bei niederen Tieren.

Beim Frosch werden jederzeit bedeutende Wassermengen durch die Haut aufgenommen und durch die Nieren ausgeschieden. Die Möglichkeit, ohne viel Cl' in der resorbierten Flüssigkeit, d. h. der Umgebung auszukommen, hängt mit der Fähigkeit der Niere zusammen, bis auf kleine Reste das Cl' aus dem Primärharn zu entfernen und Wasser mit den Stoffwechselschlacken zu beseitigen. Werden die abführenden Harnwege durch Ligatur geschlossen, dann nimmt der Frosch anfangs an Gewicht zu, d. h. die Adsorption durch die Haut bleibt bestehen, aber nur für kurze Zeit. Nach 2 Stunden beginnt sie schon beträchtlich zu sinken, fortschreitend mit dem Gewicht (Abbinden des Oesophagus hat keine Bedeutung, also Verschlucken von Wasser ist kein Weg bei diesen Vorgängen[2656]). Wir bemerken eine grobe Analogie mit der Produktion von Zellsaft durch Halicystis nach Punktieren der Vacuole mit einer Kapillare (JACQUES[952, S. 207]).

Die Fähigkeit der Resorption von Chlorid (und auch von Bromid) durch die Haut ist durchaus keine konstante Größe, wie KROGK[2657] beweisen konnte. Der normale Frosch, wie er aus dem Teich geholt wird, nimmt kein Cl' und Br' auf. Das ändert sich, sobald man ihn durch wochenlanges Duschen mit Aq. dest. salzarm macht.

Die am Anfang noch vorhandene Ausscheidung von Cl' durch die Haut, die man wohl auf die Drüsenfunktion beziehen kann (EICHLER[846]), hört auf. Im Urin dauert der Verlust, wenn auch in vermindertem Maße, an. Der Cl'-Gehalt des Organismus sinkt beträchtlich z. B. von 2,41 auf 1,97 mg oder sogar 1,46 mg im cc. Blut und ähnlich in der Haut ([2657], siehe auch [2659, I]). Setzt man einen so vorbereiteten Frosch (r. esculenta) in eine Lösung, die 0,011 mol Konzentration von NaCl besitzt, dann nimmt er in den ersten 3 Stunden 1,48 mg Cl'/Std., in den nächsten 3 Stunden noch 0,85 mg Cl'/Std. und 0,40 mg Cl'/Std. in der nächsten Periode auf. Betrug die Umgebungskonzentration nur 0,0011 mMol Cl', dann wurde anfangs nur 0,145 mg/Std. aufgenommen.

Einen Einblick in die Verhältnisse geben weitere Zahlen, die berechnet wurden als Absorption pro qcm Körperfläche.

Aus	0,35 mg/ccm Cl'	wurden	21	γ/Std./qcm	absorbiert
,,	0,32 ,, ,,	,,	9,7	,,	,,
,,	0,02 ,, ,,	,,	1,60	,,	,,

Zu dieser Absorption sind nur Frösche, nicht aber Kaulquappen vor der Metamorphose fähig. Die Aufnahme ist für Cl' spezifisch und bedarf durchaus nicht der Aufnahme eines Kations.

2650 Tagung am 12. November 1938 im Reichsarbeitsministerium.

2651 PRAKKEN, I. R. u. POSTMA, C.: Nederl. Tijdschr. Geneeskunde 82, 367 (1938). C. **1938 I**, 2752.

2652 SCHMIDT, P. W.: Klin. Wschr. **1936**, 1021.

2653 FRIEBOES, W.: Ernährung 1, 64 (1936). C. **1936 II**, 817.

2654 ZÜNDEL, W. u. JENTSCH, M.: Arch. f. Dermatol. **178**, 469 (1939).

2654, I DISHVEIK, H. A. E. u. ROUX, D. J.: Arch f. Dermatolog. Syphilis **181**, 34 (1940). Nederl. Tijdschr. f. Geneeskunde **84**, 2320 (1940). C. **1943 I**, 1796.

2655 KROGH, A.: The osmotic Regulation in aquatic animals. Cambridge University Press 1939.

2656 GRANAAT, D. u. HILLESUM, J.: Arch. neerl. Physiol. **22**, 268 (1937), Rona **106**, 628.

Ist $Na^{\cdot}$ das angebotene Kation, dann geht dieses hindurch, nicht aber $K^{\cdot}$ und $Ca^{\cdot\cdot}$. Zur Erhaltung des Prinzips der Elektroneutralität treten dafür HCO_3'-Ionen in der Lösung auf. Wird den Fröschen $CaCl_2$ angeboten, dann geht nur Cl' hindurch. Werden diese Frösche jetzt in NaCl (oder Na_2SO_4)-Lösungen hineingesetzt, dann geht elektiv $Na^{\cdot}$ in den Organismus hinein[2658]. Der Frosch ist auch fähig, $NH_4^{\cdot}$ in die Außenflüssigkeit abzugeben[2659].

Hier ist offenbar eine Trennung des Aufnahmevorgangs von Anion und Kation geglückt, wie auch bei Flußkrebs und Strandkrabbe[2659, II; 2664, I]. Die elektive Aufnahme glückt bis zu einem Konzentrationsverhältnis von 1:10000. (Siehe isolierte Haut S. 408 ff.)

Das Verhalten anderer Anionen zeigen folgende Zahlen. Chlorid wurde in der Menge von 0,38 mg/Std., Bromid 0,30 mg/Std. aufgenommen. Die Aufnahmefähigkeit für Br' gleicht der für Cl', während Jodid etwa 0,003 mg/Std. eindringt. Die im Organismus erreichbare Konzentration beträgt aber nur $^1/_3$ der in der Umgebung vorhandenen. Es handelt sich bei diesem Ion also im besten Falle um eine Diffusion. Ebenso verhalten sich NO_3', SCN' und CNO' ([2656, 2659], siehe dagegen [2659, II]).

Die Wollhandkrabbe (Eriocheir sinensis) und Carcinus maenas haben dieses Unterscheidungsvermögen nicht. Nach Salzverarmung nehmen sie alle genannten Ionen ohne Auswahl trotz auftretender Schädigung auf. Beim Goldfisch sind es die Kiemen, die sich an der Osmoregulation betätigen und in diesen Eigenschaften der Froschhaut gleichen[2659]. Diese Ähnlichkeit erstreckt sich auch in Richtung der Abgabe von Cl'. Goldfische verlieren, wenn sie in fließendes Wasser gesetzt werden, anfangs an Cl', und zwar durch die Kiemen. Die Fische hatten einen Gummisack über dem Hinterteil, so daß die Ausscheidungen dort getrennt aufgefangen werden konnten[2660, I]. Der Verlust dauert 4 Stunden an, dann setzt eine Absorption ein, die den Verlust übertrifft, der etwa 3% des gesamten Vorrats im Körper der 45—95 g wiegenden Fischchen betrug. Diesen Tieren wurde nun NaCl in der Menge von 50 mg in 2,5 cm^3 Flüssigkeit pro Tier oder dieselbe Menge Aq. dest. injiziert, um festzustellen, inwieweit rein osmotische Kräfte die ablaufenden Prozesse modifizieren können. Abgabe des Cl' wurde durch Aq. dest. verzögert, die Absorption aber weniger beschleunigt, umgekehrt verzögerte NaCl die Absorption durch die Kiemen, aber die Ausscheidung wurde nicht verändert. Diese Verhältnisse mögen durch folgende Zahlen illustriert werden, als mgCl/g Fisch gerechnet.

	absorbiert		ausgeschieden
Bei den Kontrollen wird absorbiert	0,315,	ausgeschieden	0,368,
nach Salzinjektion	0,189	,,	0,361,
nach Wasserinjektion	0,301	,,	0,258.

Auch hier und bei anderen Süßwasserfischen wird Br' ebenso aufgenommen wie Cl'[2660].

Der Aal scheidet durch die Kiemen Cl' aus und ist zur Aufnahme auf die Cl'-Bestände der Nahrung angewiesen[2660]. Als Organe für die Cl'-Aufnahme wurden beim Krebs die Kiemen[2661], beim Regenwurm die äußere Haut[2662], bei Larven der Culex und Chironomus die

[2657] KROGH, A.: Skand. Arch. **76**, 60 (1937). Rona **108**, 240. C. **1937 II**, 1222.

[2658] KROGH, A.: Proc. nat. Acad. Sci. USA. **25**, 275 (1939), Rona **117**, 192. C. **1939 II**, 1888.

[2659] KROGH, A.: Z. vergl. Physiol. **25**, 335 (1938), Rona **108**, 239.

[2659, I] Solche Cl'-Verluste wurden bei rana temporaria nach Herausnahme aus dem Wasserleitungswasser und mehrfacher Abspülung mit Aq. dest. beobachtet. Es wurde eine größere Abgabe errechnet als dem Körpergewichtsverlust entspricht, also auch Verluste „trockener" Depots. O. u. L. EICHLER[2431, I].

[2659, II] SCHMIDT-NIELSEN, K.: Kgl. danske Vidensk. Selsk. biol. Med. **16**, Nr. 6, 3 (1941). C. **1942 I**, 629. Die Aufnahme geschieht in den Kiemen. Br', Cl' und SCN' werden ohne Unterschied aufgenommen.

[2660] KROGH, A.: Z. vergl. Physiol. **24**, 656 (1937). Rona **104**, 196.

Analpapillen[2663] gefunden. Larven, deren Blut von 0,3% NaCl durch Aufenthalt von mehreren Tagen in destilliertem Wasser auf nur 0,05% reduziert worden war, konnten ihren alten Wert innerhalb 24 Stunden wiedergewinnen, wenn sie in Leitungswasser mit einem Cl-Gehalt von nur 0,006 % NaCl gebracht worden waren. Dazu waren sie nicht fähig, wenn sie ihrer Analpapillen beraubt worden waren[2660, II]. Die Größe der Analpapillen hängt von dem Cl'-Gehalt der Lösung ab, in der die Larven aufwachsen, sie sind groß in dünneren, klein in konzentrierten Lösungen[2661], Br' wird viel langsamer aufgenommen als Cl'[2669, I].

Besonders haben wir bei diesen Versuchen das Verhältnis der Aufnahme von Br' zu der von Cl' zu beachten. Wir werden später sehen, daß bei der aktiven Aufnahme fast stets eine Bevorzugung des größeren Br' gegenüber dem Cl' stattfindet, obwohl die Beweglichkeit beider Ionen in wäßrigem Medium beinahe gleich groß ist. Eine Ausnahme macht die Aufnahme in das Zentralnervensystem. Dabei werden wir die Porengröße der trennenden Membran in der verlangten Größenanordnung annehmen, um dem Cl' gerade noch einen besseren Durchgang zu ermöglichen. Wo aber ein aktiver Transport vorliegt, ein Heraufheben gegen die Konzentration, sehen wir stets das Br' bevorzugt, z. B. auch bei Pflanzen. Hier sehen wir eine Reihe von Ausnahmen. Diesen Differenzen würde abgeholfen sein, wenn sich die Auffassung von HARNICH[2609, I] bewährte, der bei den Analpapillen der Culexlarven das Kation für das Leition hält, dem das Anion folgt, nach dem Prinzip der Elektroneutralität. Dann wäre das Br' nur passiv an der Aufnahme beteiligt. Die Größe der Ionen würde maßgeblich wirken, genau wie bei dem Eindringen in den Liquor cerebrospinalis. Bei Steigerung des NaCl-Gehaltes über ein gewisses Maß versagt die Regulation, der osmotische Druck der Hämolymphe der Larven steigt über die Norm[2664]. Ebenso steigt der Cl'-Gehalt im Blut von Karauschen, die 30 Tage in einem Medium von $1^1/_2$—2% NaCl zugebracht haben bis auf das Doppelte[2665].

Der Versuch, als treibende Kraft eine Osmose anzunehmen, ist nach diesem Bericht nicht möglich, auch wenn z. B. das Eindringen bestimmten Diffusionsgleichungen folgt oder durch Gelatine in der Außenflüssigkeit verzögert wird[2666].

Für das Vorliegen eines biologischen Prozesses spricht das Versagen der Osmoregulation von Culexlarven bei niederem O_2-Druck[2664]. Ebenso versagte sie bei Schnecken und Krebsen in der Narkose[2667]. Der Ausgleich erfolgte in von Narkoticum freiem Wasser in 4—5 Tagen.

Durch Angebot größerer Chloridkonzentrationen wird der Frosch zwangsläufig Wasser aufnehmen müssen, so daß sein Gewicht zunimmt, da die Fähigkeit zu einer konzentrierten Ausscheidung von Chloriden im Urin nicht besteht[2668]. Andererseits wird berichtet, daß durstende Frösche aus hypertonischer Lösung Wasser elektiv aufzunehmen vermögen (GELLHORN[930, S. 223]), auch hier ist also die Fähigkeit abhängig von der Vorbehandlung: vorher brachte die Dechlorierung, hier die Dehydrierung, ganz neue im Sinne der Erhaltung liegende Eigenschaften zum Vorschein. Man kann auf diese Weise Frösche allmählich an das Ertragen höherer Konzentrationen gewöhnen[2669]. Die Konzentration an Cl' im Körper wird höher schon von 0,11 mol NaCl ab. Von 0,28 mol NaCl an kam es zuerst zur

[2660, I] MEYER, D. K.: Science **108**, 305 (1948).

[2660, II] WIGGLESWORTH, V. B.: Proc. roy. Soc. B. **135**, 430 (1948).

[2661] MALUF, N. S. R.: Zool. Jahrb. Abt. allg. Zool. u. Physiol. **59**, 515 (1939), Rona **118**, 32. Cambarus claskii und Bartoni.

[2662] MALUF, N. S. R.: Zool. Jahrb. Abt. allg. Zool. u. Physiol. **59**, 535 (1939), Rona **118**, 33.

[2663] KOCH, H. J.: J. exp. Biol. **15**, 152 (1938), Rona **106**, 557.

[2664] WIGGLESWORTH, V. B.: J. exp. Biol. **15**, 235 (1938), Rona **108**, 218.

[2664, I] MALUF, N. S. R.: J. gen. Physiol. **24**, 151 (1940), Rona **129**, 480. Krebs Cambarus clarkii. Aufnahme von Na' und Cl' auch unabhängig durch die Kiemen in keiner Beziehung zur CO_2-Abgabe, wenn auch die Kohlensäureanhydrase der Kiemen sehr stark ist. K' und SO_4'' werden nicht aufgenommen.

[2665] KAPLANSKI, S. u. BOLDIREWA, N.: Biochem. Z. **265**, 422 (1933).

[2666] ADOLPH, E. F.: Amer. J. Physiol. **96**, 598 (1931). Benutzung der Formel mit semiunbestimmten Grenzen. Der Koeffizient des Eindringens wird in gleicher Größenordnung gefunden wie die Diffusionskoeffizienten von Phosphat oder Lactat im Froschmuskel.

[2667] HUF, E.: Pflügers Arch. **235**, 129 (1934). Sumpfschnecke Limneea stagnalis, Pota mobius aestacus und leptodactylis (Fluß- bzw. Sumpfkrebs).

[2668] BARNASCHEWA, S. I.: C. **1937 II**, 4337.

[2669] ADOLPH, E. F.: J. of exp. Zool. **49**, 321 (1927), Rona **44**, 751.

Abnahme des Körpergewichts mit einem Minimum nach 5—10 Stunden Aufenthalt in dieser Lösung, dann begann das Gewicht über den Ausgangspunkt hinaus zu steigen[2669]. Diese Gewichtsänderungen geben einen Eindruck von dem Gegenspiel der Kräfte, unter denen wohl auch osmotische wirksam werden. Im allgemeinen ist die Aufnahme von Salzen bei Vorhandensein anderer Salze erleichtert (GELLHORN[930]).

BUTTER[2670] versuchte in die Resorption von Cl′ und SO_4'' dadurch Einblick zu gewinnen, daß er Frösche mit abgebundener Kloake in Mischungen von NaCl und Na_2SO_4 setzte. Bei der Analyse des Urins ergab sich, daß die Konzentration im Harn bei NaCl 0,21% betrug gegenüber 0,28% im Bade, bei Na_2SO_4 0,46% gegenüber 0,667% im Bade. Die Aufnahme des SO_4'' ist also schlechter als die von Cl′, aber nicht soviel, wie man es aus sonstigen Beobachtungen erwarten könnte. Bei einer anderen Versuchsserie betrugen die Werte 0,14% beim Sulfat gegenüber 0,36% im Bad, während die Zahlen 0,31 und 0,38% beim NaCl betrugen. In diesem letzten Versuch steht SO_4'', wie zu erwarten, schlechter da als in dem ersten.

Versuche mit der isolierten Froschhaut wurden früher zahlreich mitgeteilt (S. 127f). Auch hier konnte man eine Aufnahme von Cl′ und zwar unabhängig von der Acidität beobachten, während Phosphate bei saurer Reaktion besser durchdringen (GELLHORN[930]). Mit der Methode der Beinsäckchen hat LIPSCHITZ[956] eine raschere Bewegung der Ionen Cl′, Br′, J′, NO_3' in der Richtung von außen nach innen beobachtet, ohne Spezifität, andererseits wird sowohl eine Bewegung von Wasser als auch Chloriden vermißt, so daß man auf eine nicht mehr voll intakte Haut schließen darf, denn die Resultate von HUF[2671, II] zeigen an isolierter Haut den Transport von Cl′ und Wasser von außen nach innen und auch die dazu notwendigen Energiequellen.

Durch Propylalkohol wurde der Transport von SCN′ nur in größeren Konzentrationen (2,5 Vol%) gehemmt[2671, I]. Von LIPSCHITZ wurden beiderseits isotonische Lösungen zur Anwendung gebracht, was nach den Untersuchungen von K. H. MEYER besondere Bedingungen setzt.

Auch früher haben wir schon die Empfindlichkeit der Froschhaut nach Herausnahme aus dem Verband des Organismus beobachtet (EICHLER[846]). Die Messung des Temperaturkoeffizienten der Permeation (GELLHORN[930, S. 236]) wird neu zu stellen sein. Der Koeffizient ist so gering, daß daraus der Schluß auf ein Vorliegen physikalischer bzw. Diffusionsprozesse berechtigt wäre.

Ähnlich wird versucht[2671], auf dem Weg über Potentialmessungen an aufgespannter Froschhaut Eindruck über die Beweglichkeiten verschiedener Ionen in der Membran zu erhalten.

Es ergab sich für die Na-Salze folgende Reihe: $HCO_3' > Cl' > NO_3'$, SO_4'', Br′, SCN′, JO_3', F′, HPO_4''. Bei Anwendung der Kaliumsalze wurde folgende Reihe gefunden: NO_3', SCN′, $Br' > J' > Cl' > ClO_3$, HCO_3', HPO_4'', SO_4'', JO_3', F′. Neuerdings bringt GREVEN[2671, III] bestimmte Gesetzmäßigkeiten der Potentialbildung bei außen vorhandenen verschiedenen NaCl-Konzentrationen heraus und sucht sie mit Donnan- oder Phasenpotentialen zu erklären.

Wir haben schon in unserem allgemeinen Kapitel auf die Vieldeutigkeit einer ausschließlichen Potentialänderung für die Permeation hingewiesen und registrieren deshalb hier nur die Resultate unter Hinweis auf die Befunde von GENTNER[959, I], der Beziehungen zwischen chemisch bestimmter Rhodanidmenge und Widerstand nur bei bestimmten Frequenzen des Prüfstromes fand.

Eine wesentliche Förderung der Probleme bringen die Untersuchungen von USSING[966, II], der mit Hilfe von ^{24}Na und ^{38}Cl ganz andere Möglichkeiten hatte

2669, I HARNICH, O.: Naturwissensch. **1943**, 394.
2670 BUTTER, H.: Dissertation Leipzig 1937, ausgeführt unter Sulze.
2671 DEAN, R. B.: J. of exp. Biol. **16**, 134 (1939), Rona **116**, 630.
2671, I GERSTNER, H.: Pflügers Arch. **244**, 68 (1940).
2671, II HUF, E.: Klin. Wschr. **19**, 1297 (1940). Zusammenfassung.
2671, III GREVEN, K.: Pflügers Arch. **244**, 365 (1941).

als die bisherigen Untersucher. Vor allem findet hier das Kation eine besondere Berücksichtigung, während bei fast allen bisherigen Untersuchungen mit chemischen Analysen nur auf das Chlorid wegen der leichten Analyse geachtet wurde.

Die Haut wird in vitro in einen Diffusionsapparat eingespannt, und der Transport der Ionen von der einen Seite auf die andere beobachtet. Die Resultate in dieser einfachsten Versuchsanordnung sind auf Abb. 28 wiedergegeben.

Ussing ist in der Auswertung seiner Versuche, gerade was die Isotopen betrifft, sehr vorsichtig und macht nie den aktiven Transport für seine Zahlen allein verantwortlich. Er macht vor allem auf den störenden Faktor der Austauschdiffusion (exchange Diffusion) aufmerksam. Ein Ion tritt in Bindung (er nennt es komplexe Bindung) mit einem Baustein einer Membranwand. Dieser kommt durch die Wärmebewegung zur Rotation, so daß das adsorptiv gebundene Ion nach der anderen Seite gelangt und dort mit Ionen seinen Platz tauschen kann. Dieser Vorgang kann aber in beiden Richtungen erfolgen und muß die Resultate des aktiven Transportes verkleinern. Auf dem Bilde ist ersichtlich, daß der Transport zunimmt bei größerer Konzentration außen. Wir werden das erwarten können, wenn eine Art von Adsorption die erste Phase des Transportes darstellt, wie unsere Versuche (Eichler und Schmeiser) es beim Eintritt von Phosphat in die Herzmuskelfaser erwiesen. Die Form gleicht auch einer Adsorptionsisotherme. Wir sehen, daß der Durchtritt des $Na^{\cdot}$ von innen nach außen stets beträchtlich kleiner ist, und man würde nach unseren Versuchen mit Jodid (Eichler[846]) vermuten, daß der Transport des $Na^{\cdot}$ von außen nach innen entsprechend Ussing durch das stratum germinativum geleistet wird, daß aber der Transport von innen nach außen durch die in der Froschhaut reichlich vorhandenen Drüsen geschieht. Solch einen Transport muß es geben, ganz abgesehen von der Tatsache, daß ein Sekret ohne Beifügung von Mineralien nicht gut denkbar ist. Dazu kommt unser positiver Nachweis. Es ist zweifelhaft, ob bei dem auf dem Bilde dargestellten Effekt dieser Mechanismus getroffen ist, denn durch Gabe von HCN ließ sich wohl der Transport nach innen hemmen entsprechend den Befunden von Huf, aber der Durchtritt nach außen wurde gar nicht beeinflußt. Das aber müßte man erwarten, wenn es sich dabei um einen aktiven biologischen Vorgang wie eine Drüsensekretion handeln würde. Der Verlauf der Beobachtungen wäre auch noch deswegen von dieser Vermutung her schwer verständlich, weil eine gewisse Beeinflussung des Prozesses von außen her vorhanden ist. Eine Sekretion sollte aber mit steigender Konzentration außen eher

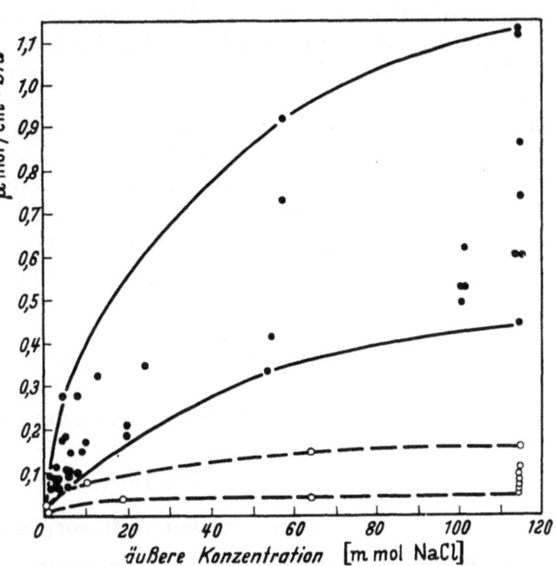

Abb 28. Durchtritt von Na von außen nach innen (Grenzen der Beobachtung durchgezogene Linien) Einzelwerte volle Punkte. Für Durchtritt von Na von innen nach außen (Grenzen punktierte Linien). Einzelbeobachtungen offene Punkte Abscisse: Konzentration der die Außenseite der Haut umspülenden Lösung. Ordinate: Die durch jeden cm² der Membran in der Stunde durchgetretenen μ Mol. Natrium (nach Ussing[966, 11]).

gehemmt werden. Uns interessiert vor allem der Prozeß des aktiven Transportes. Er wird mit steigender CO_2-Spannung vermindert (ohne daß das bei verschiedenen Konzentrationen von NaCl außen wechselt).

In dieser Hinsicht verhält sich das Cl' umgekehrt. Während Cl' stets in kleinerer Menge befördert wird, beginnt der Eintritt von Na˙ zwischen p_H 5,25 und 4,15 rasch zu fallen, und gleichzeitig steigt der von Cl'. Der isoelektrische Punkt der äußersten Schicht liegt bei p_H 5,1.

Bei Berücksichtigung der Potentialdifferenz ergibt sich folgende allgemeine Regel: Alle Faktoren, die die Innenseite positiver machen im Verhältnis zur Außenlösung, vermehren auch den Na-Einstrom. HCN hemmt nicht nur diesen, sondern setzt auch die Potentialdifferenz herab. Es ist dabei zu beachten, daß Na entgegen der Potentialdifferenz wandert, während es beim Chlorid durchaus möglich wäre nach einer Überschlagsrechnung, daß im gewissen Bereich der Transport durch die Potentialdifferenz erfolge (analog der Sekretion des Cl' durch die Magenwand). Ussing nimmt an, daß Na˙ in Form einer komplexen, elektrisch neutralen Verbindung wandern müsse, weil es sonst nicht nur das Konzentrationsgefälle, sondern auch das elektrische Potential überwinden müsse. Diese Vorstellung wurde von Michaelis kritisch aufgenommen.

Aus diesen Untersuchungen wird aber auch deutlich, daß die Aufnahme von Anion und Kation durch verschiedene Mechanismen stattfindet, daß man nicht das eine oder andere als das Leition ansprechen kann. Wenn durch HCN die Aufnahme beider gehemmt wird, liegt das an dem Entzug der für beide Prozesse notwendigen Energie, die durch Oxydationen geliefert wird.

II. Landtiere.

1. Verschiedene Resorptionsflächen.

a) Haut. Die Durchgängigkeit der menschlichen Haut wurde oft zu messen versucht. Sie soll sich verhalten wie ein Körper in dem isoelektrischen Punkt bei p_H 3,7[2672]. Jedenfalls ist die Permeabilität verschwindend. Cl' wird auch aus CO_2-haltigem Milieu nicht analytisch merkbar resorbiert[2673]. Man kann aber wohl nur mit radioaktiven Isotopen ausschließen, daß keine Ausscheidung durch Schweißdrüsen stört. Wenn man als Test eine Abnahme des Widerstandes gegen elektrischen Strom für ausreichend hält, dann wird man eine Reihe finden: $J' > Cl' > NO_3' > SO_4''$[2675].

Durch Jontophorese kann beim Kaninchen und der Ratte Phosphat hindurchgebracht werden, so daß sich angeblich sogar das Zentralnervensystem mit diesem Ion anreichern soll[2674].

Bei Prüfung der Resorptionszeit einer gesetzten Hautquaddel (0,2 ccm 0,9% NaCl) wird nur zum Teil die Permeabilität der Haut getroffen. Die Resorptionszeit wird verkürzt durch NaCl-reiche, verlängert durch NaCl-arme Ernährung[2676], und ist auch sonst vielen pharmakologischen Eingriffen zugänglich[2677].

b) Cornea. Bei Prüfung der Durchgängigkeit der Cornea fand sich eine elektive Permeabilität für Anionen (Gellhorn[930, S. 922]). Der Übertritt von Cl' er-

[2672] Kühnau, J.: Balneologe **3**, 69 (1936), Rona **93**, 69.
[2673] Lehmann, G.: Arch. internat. Pharmacodyn. **55**, 331 (1937), Rona **101**, 170.
[2674] Pevzner, M. T.: Rona **108**, 269 (1938).
[2675] Posnanskaja, N.: J. Physiol. USSR. **28**, 323 (1940). C. **1940 II**, 925.
[2676] Adlersberg, D. u. Perutz, A.: Naunyn-Schmiedebergs Arch. **151**, 106 (1930), Rona **57**, 496. Kaninchenversuche.
[2677] Adlersberg, A. u. Perutz, A.: Wien. klin. Wschr. **1930 II**, 868, Rona **57**, 496. Gefäßerweiternde Substanzen wirken beschleunigend. Schlafmittel je nach Angriffsart am Zentrum.

folgt in beiden Richtungen, aber von innen nach außen nur schwach. In den Versuchen von GIRARD[965] wurden die Augen von Hunden und Kaninchen mit einer dichtschließenden Hülle umgeben, die Zwischenräume wurden mit Lösungen von $Ca(NO_3)_2$ und $MgSO_4$ gefüllt. Es ergab sich ein rascheres Eindringen der Anionen.

Nach Abzug der Ionen des anderen, ebenso punktierten Vorderkammerwassers fand sich beim $Ca(NO_3)_2$ das Verhältnis des durchgegangenen $\frac{\text{Anion}}{\text{Kation}} = 2:0,03$—$0,34$. Beim $MgSO_4$ war das Verhältnis 1:0,38—0,65. Das SO_4'' vermochte weniger rasch einzudringen.

Bei der excidierten Hornhaut[2678] fand sich eine Bewegung des Wassers in Abhängigkeit von dem osmotischen Druck ohne Bevorzugung einer Richtung, ebenso bewegten sich die Chlorionen.

c) Lunge. Ein besonders stark resorbierendes Organ ist die Lunge[2680]. Nach Enhalation von zerstäubtem $K_4Fe(CN)_6$ ließ sich dieses Ion sehr rasch im Blut nachweisen[2679]. Bei ähnlichen Versuchen wurde von HEUBNER[2681] schon nach 20—30 Minuten die Probe mit Berliner Blau im Harn positiv. Ein ähnliches Resultat erhielt JUNGEBLOED[2682] bei Infusion von 2 und 4% Lösungen in die Trachea von Meerschweinchen.

Diese rein qualitativen Versuche mit dem sonst schwer resorbierbaren Ferrocyanid sind noch nicht absolut beweisend für die besonderen Eigenschaften der Oberfläche der Atemorgane. Aber in andersartigen Versuchen von JUNGEBLOED[2682] wird das deutlicher.

Meerschweinchen wurde in die Trachea verschiedene Lösungen im Abstand von 10 Minuten injiziert. Wenn die Resorption schlecht war, mußte man an der behinderten Atmung und an dem Zustand des Tieres die Blockierung der atmenden Oberfläche erkennen. Mit dieser einfachen Versuchsanordnung ergab sich eine bessere Resorption des destillierten Wassers gegenüber Kochsalzlösungen. Auch eine hypotonische NaCl-Lösung (0,45%) wurde besser resorbiert als eine isotonische, und diese besser als eine hypertonische (1,8%). Von Bedeutung ist, daß eine hypotonische, (1,12%) und besonders isotonische (1,6%) Lösung von Na_2SO_4 in dem Verschwinden aus den Atemwegen der NaCl-Lösung überlegen war. Die hypertonische (4,6%) Na_2SO_4-Lösung verhielt sich anders.

Wenn diese Versuche auch nur einen ungefähren Eindruck geben können, so machen sie doch deutlich, daß die Gesetze über die schwere Permeabilität von SO_4'' hier nicht gültig sind. Man wird auf die Auffassung von HEUBNER[2680] hinweisen, daß bei der Resorption die Epithelien selbst gar nicht die ausschlaggebende Rolle spielen. Mit histochemischer Methode (Enhalation von Ferrocyanid folgend $FeCl_3$) wurde der Abtransport in den Lymphwegen dargetan[2682, I].

d) Harnblase. Auch die Harnblase vermag NaCl zu resorbieren. Bei Versuchen an Kaninchen[2683] mit Einfüllung von verschiedenen Kochsalzlösungen, teilweise versetzt mit Harnstoff, in die Blase nach Abbinden der Uretheren fand sich eine Abnahme der Konzentration schon nach einer Stunde. Die Abnahme betrug bei 0,4 molaren Lösungen 1% steigend bis 15,5% bei 0,7 molarer Lösung. Es handelt sich nicht um einen osmotischen Einstrom von Wasser. Immerhin sind die verwandten Konzentrationen sehr hoch, wenn auch nicht ganz außerhalb des normal vorkommenden Bereichs.

e) Vagina. 5% $K_4Fe(CN)_6$ auf einem Tampon wurde eingeführt; Absorption zeigte sich nach einer Stunde durch die Ausscheidung im Urin[2682, II].

2678 KLEIN, M. u. SARKANY, J.: Brit. J. Ophthal. **22**, 409 (1938). Rona **110**, 268.
2679 REITZ, J.: Verh. d. Kongr. f. innere Medizin **1904**, 314.
2680 HEUBNER, W.: Bethe-Embdens Handbuch Bd. **2** (1925).
2681 HEUBNER, W.: Z. exp. Med. **10**, 269 (1920).
2682 JUNGEBLOED, J.: Dissertation Leipzig 1937 bei Sulze.
2682, I IVANOV, G. F.: Arch. biol. Nauk **60**, 134 (1940). Rona **124**, 648.
2682, II MACHT, D. J.: J. Pharmacol. exp. Ther. **10**, 514 (1918).
2683 VICKERS, J. L. u. MARSHALL JR., E. K.: Amer. J. Physiol. **70**, 607 (1924). Rona **31**, 601.

f) Gallenblase. Bei Hunden wurde die Gallenblase unter Schonung der Blut- und Lymphgefäße mit verschiedenen Konzentrationen NaCl gefüllt[2687, 2688]. Man fand bei isotonischen NaCl-Lösungen eine gleichmäßige Resorption von Salz und Wasser. Bei hypertonischen Lösungen strömte zuerst Gewebsflüssigkeit in den Blasenraum, aus den hypotonischen Lösungen wurde Wasser rascher resorbiert, so daß also die Tendenz zur Herstellung einer Isotonie deutlich war.

Bei den hypertonischen Lösungen wurden mit dem Einstrom auch andere Anionen mitgeführt. PO_4''' überstieg niemals 0,5 m. aequiv./Ltr., aber HCO_3' stieg über die Konzentration des Blutes. Man wird darin einen Austausch mit Cl' sehen können, das rascher resorbiert wurde als das Na˙.

Eine spezielle Cl'-Resorption wurde bei Versuchen an Hunden bei Anwesenheit der sonstigen Galle beobachtet. Während des Eindickungsprozesses fiel der Cl'-Gehalt bis auf 0.

In der Galle aus dem Choledochus fand sich 1,13—2,63% Cl', in dem Inhalt der abgebundenen Gallenblase bei 6 Hunden (von 12) gar kein Cl', bei den anderen höchstens 0,11%[2684].

In gleicher Richtung fand dieselben Resultate bei kürzerer Beobachtungszeit auch Frey[2686] an 2 Hunden. Die Anfangskonzentration betrug 296 mg% Cl', im Verlauf von $3^3/_4$ Stunden sank die Konzentration um 90 mg%.

Auch beim Menschen ist die Gallenblasengalle chloridärmer. Bei Ikterus und Lebercirrhose steigt der Gehalt, bei anderen Krankheiten wie Cholelithiasis sind Störungen häufig[2685]. Auch im Tierexperiment[2688] wurden Störungen der Cl'-Bewegung gesehen, wenn die Gallenblasenwand histologische Änderungen aufwies. Hinzuweisen wäre darauf, daß bei den Versuchen ohne sonstige Gallenbestandteile[2687, 2688] die Bedingungen zur Cl'-Resorption nicht dieselben sind wie bei ihrer Anwesenheit. Schon die osmotischen Bedingungen sind nicht einander gleich.

2. Resorption aus dem Magen.

Der Magen ist als ein Organ schlechter Resorption bekannt, besonders für Ionen, zumal er zugleich ein Ausscheidungsorgan zum mindesten sämtlicher Halogene darstellt. Trotzdem kann man die Resorption selbst so schlecht permeierender Substanzen wie $Fe(CN)_6^{IV}$ beobachten (Lipschitz[957, 2689]).

Zwei Kaninchen von 2 kg Gewicht wurde 1,5 g $Na_4Fe(CN)_6$ in den Magen gegeben. Nach 7 und 6 Stunden waren 4,4 und 8,5% im Harn aufzufinden. Wurde den Kaninchen vorher der Pylorus abgebunden, dann wurde nach 6 Stunden z. B. nur 0,8% aufgefunden.

Bei Eingießen von Säuren in Mengen von 5 und 10 ccm in blutisotonischer Lösung in den Katzenmagen (Chloralosenarkose) wurde von Teorell[2690] die Abgabe sowohl von Na˙ als auch Cl' durch die Magenwände beobachtet, während zugleich die Acidität des Inhalts abnahm, anscheinend durch Tausch von H˙ mit Na˙.

Teorell[2690] unterscheidet eine Gruppe A von Anionen, die voll permeabel sind und nur Konzentrationsänderungen entsprechend der Diffusion zeigen. In die Gruppe B gehören solche Salze, die wenig permeieren, Wasser anziehen und meist auf diesem Wege verdünnt werden. Zur Gruppe A gehörig wurden gefunden: HCl, $HClO_4$, KBr, $NaHCO_3$, Na_2SO_4, zur Gruppe B: $NaJO_3$, Glucose und Glycerin.

2684 Chabrol, E. R., Maximin, C. M. u. Cottet, J.: C. rend. Soc. Biol. **113**, 1347 (1933), Rona **76**, 484.

2685 Chabrol, E., Cottet, J. u. Cachin, M.: Presse med. **1934 II**, 1660, Rona **84**, 252.

2686 Frey, J.: Z. exp. Med. **94**, 785 (1934), Rona **84**, 418.

2687 Ravdin, I. S., Johnston, C. G., Austin, J. H. u. Riegel, C.: Amer. J. Physiol. **97**, 553 (1931), Rona **63**, 322.

2688 Ravdin, I. S., Johnston, C. G., Austin, J. H. u. Riegel, C.: Amer. J. Physiol. **99**, 638 (1932), Rona **68**, 306.

2689 Lipschitz, W.: Klin. Wschr. **1929 I**, 116, Rona **56**, 812.

2690 Teorell, T.: J. gen. Physiol. **23**, 263 (1939), Rona **118**, 578.

Bei Einfüllung isotonischer Lösung von Na_2SO_4 in den Hundemagen fanden McLean und Griffiths[3923], daß Sulfat in 90 Minuten fast vollkommen aus dem Magen verschwunden und durch Cl' ersetzt war. Die Isotonie wurde erhalten. Diesem unerwarteten Befund — würde danach doch der Magen besser resorbieren als der Darm — entgegengesetzt fand Myant[2690, II], daß aus Katzenmagen (Chloralosenarkose) bei 4% Na_2SO_4 kein Sulfat in einer Periode von 4 Stunden austrat, erst bei 8% gelang es, einen leichten Durchtritt nachzuweisen. Wenn zugleich Histamin verabfolgt wurde, nahm die Resorption beträchtlich zu. Daß aber die Verhältnisse nicht eindeutig liegen, lehren auch die Versuche von Teorell[3916]. Er füllte in den abgebundenen Katzenmagen je 5 cm^3 verschiedener blutisotonischer Mischungen von Cl + Sulfat. Die Resultate ergaben folgende Tabelle:

Tabelle 134.

Gabe in mMol	80 NaCl + 65 Na_2SO_4	100 NaCl + 49 Na_2SO_4	120 NaCl + 32 Na_2SO_4	140 NaCl + 16 Na_2SO_4
Vol nach 60 Min.	42 ccm	4,3 ccm	4,3 ccm	4,2 ccm
Cl'-Veränderungen in %	+ 14,4	+ 10,5	— 4,9	— 11,6

Nur ein Teil zeigt stärkeren Verlust als Gewinn an Cl' in Abhängigkeit von dem SO_4''. In den Versuchen von Myant[2690, II] führte Na_2SO_4 zur Hemmung der HCl-Ausscheidung auf Histamin. Die Magenwand ist nicht einfach homogen, sondern Stellen der Resorption und Ausscheidung wechseln miteinander ab.

HCl und $HClO_4$ verhielten sich gleich in der Abnahme der Acidität. ClO_4' wurde allmählich durch Cl' ersetzt. Bei H_2SO_4 sank die Acidität etwas langsamer als bei $HClO_4$ und HCl. Bei JO_3' ist gegenüber den anderen von Teorell untersuchten Ionen die Asymetrie herauszuheben. Das zentral positiv geladene J^{+V} wird durch die drei negativen Sauerstoffatome nicht allseitig völlig abgeschirmt,

Diese Beobachtungen zeigen im ganzen Unabhängigkeit von den lyotropen Eigenschaften der Ionen. Von anderer Seite werden aber deutlichere Abhängigkeiten berichtet. Mit radioaktiven Isotopen fand sich eine Zunahme der Durchtrittsgeschwindigkeit Cl' < Br' < J', wenn entsprechende Lösungen in den abgebundenen Kaninchenmagen gebracht wurden[2690, I].

Die stark quellenden Ionen vermögen das Potential der Magenwände der Katze zu vermindern[2691], und zwar SCN' > J' > Cl'. Wird eine 1% Lösung von NaJ in den Magen eingeführt, dann werden nach einer Stunde 4,2 und 6,8% resorbiert gefunden, wird aber zugleich SCN' (m/10) mit dem Jodid eingeführt, dann sind nach einer Stunde schon 20,78% nicht mehr aufzufinden[2692]. Solche Beeinflussung der Permeabilität soll abhängig sein von der Fähigkeit zur Erniedrigung der Potentiale, aber sie erstreckt sich nicht auf Zucker. Potentiale werden für die Cl'-Sekretion verantwortlich gemacht, aber der Mechanismus ist entgegengesetzt (siehe Abschn. Sekretion).

Wird bei der Anlegung der Ligatur der obere Teil des Jejunums mitgenommen, dann ist die Resorption von Kochsalzlösung ausreichend groß, um eine bedrohliche Senkung des Blutchlorspiegels zu verhindern. Alkoholzusatz verbesserte die Resorption nicht[2693]. Diese Versuche erlangen Bedeutung für die Frage der Hypochlorämie bei hochsitzendem Darmverschluß (siehe darüber später). An dieser Stelle bilden sie die Überleitung zu der besseren Resorptionsfähigkeit der Darmschleimhaut, die in tieferen Teilen größer wird.

2690, I Eisenman, A. J., Smith, P. K., Winkler, A. W. u. Elkinton, I. R.: J. biol. Chem. **140**, 35 (1941). C. **1942 II**, 1364.

2690, II Myant, N. B.: J. Physiol. **99**, 156 (1940). C. **1943 II**, 1480.

2691 Mislowitzer, E. u. Silver, S.: Biochem. Z. **256**, 432 (1932), Rona **73**, 497.

2692 Mislowitzer, E., Silver, S. u. Rothschild, M.: Biochem. Z. **256**, 444 (1932), Rona **73**, 497.

3. Resorption aus dem Darminhalt.

a) Cl′, SO_4'' und Anionen außer Phosphat. Über die Resorption von *Sulfat* bestehen schon zahlreiche Befunde, die sich vor allem mit der mangelhaften Resorptionsfähigkeit dieses Anions durch den Darm beschäftigen. In dieser Hinsicht haben wir eine Erweiterung einer an anderen lebenden Systemen, z. B. auch Pflanzen, beobachteten Eigenschaft vor uns.

Daß eine Resorption stattfindet, also keine völlige Impermeabilität vorliegt, ist auch bekannt.

In Selbstversuchen[2694] wurde nach 5 g $MgSO_4$ innerhalb 2 Tagen 72 und 60% im Urin wiedergefunden. Diese Versuche werden durch ZÖRKENDÖRFER[2695] durch Analysen im Stuhl ergänzt. Die Ausscheidung im Harn ist abhängig von der Menge Sulfat, die dargereicht wird (als Marienbader Ferdinandbrunnen). Wurde 54,5 mMol SO_4'' dargereicht, dann erschienen nur 57,5% im Harn, bei 31 und 27 mMol aber 96,7 und 91,5%.

Diese Resultate sind in sich vollkommen geschlossen, denn durch eine einsetzende Abführwirkung wird die Zeit für die an sich langsame Resorption verloren gehen. Durch Zusatz von Kolloiden, die Wasser im Darm zurückhielten und an sich zur Abführwirkung führten, wurde die Resorption des Sulfats sogar begünstigt.

Bei Versuchen am Kaninchen unter Numalnarkose wurde 190 mg Na_2SO_4 in isotonischer (1,9%) Lösung von Na_2SO_4 (10 ccm Sulfat gemeinsam mit 10 ccm Glucose) in verschieden lange Darmstücke gegeben, die Tiere nach verschiedenen Zeiten getötet und der Darminhalt analysiert (VERZAR und LASZT[2698]). Die Resultate gibt nebenstehende Tabelle.

Tabelle 135.

Zeit der Tötung	Länge des Darmes	
	140—170 cm	70 cm
60 Minuten	91,2 mg	148 mg
120 „	52 mg	120 mg
240 „	21,5 mg	

Die Glucose selbst ändert die Absorptionsgeschwindigkeit nicht, wohl aber ist eine Proportionalität mit der Darmlänge unverkennbar.

Bei Ratten wurde 6 cm³ Flüssigkeit mit 165 mg Dextrose + 57 mg Na_2SO_4 in ein Darmstück von 60 ccm Länge gefüllt. Nach 1 Stunde waren 13,8% resorbiert im Durchschnitt von 3 Tieren; waren die Tiere mit Jodessigsäure vergiftet, dann betrug der Wert 14,2%, war also nicht anders[2698].

Aus einer isolierten Schlinge des Hundedünndarms wurden von 0,59 g Na_2SO_4 in 50 ccm Wasser nach 4 Stunden noch 72,5 und 60,6% unversehrt wiedergefunden. (Durchschnitte von 5 Versuchen[2696, 2697]). Meist war die Flüssigkeitsmenge in der Schlinge größer als vorher. Es muß also Darmsaft noch abgegeben worden sein, obwohl die Lösung nicht hypertonisch war.

In den ähnlich angelegten Versuchen von DENNIS und VISSCHER[2698, I] nahm die Flüssigkeitsmenge in abgebundenen Ileumschlingen des Hundes ab, aber die Salzkonzentration von NaCl und Na_2SO_4 war stärker, so daß anscheinend eine hypertonische Lösung zur Resorption kam. Die Autoren schließen auf die Resorption einer isotonischen, bei gleichzeitiger Sekretion einer hypotonischen Lösung.

[2693] ORR, T. G. u. RUMOLD, M. J.: Arch. Surg. **37**, 295 (1938), Rona **109**, 406. Versuche an Hunden.
[2694] BOUCECK, B. u. KUCERA, A.: C. rend. Soc. biol. **129**, 109 (1938), Rona **111**, 78.
[2695] ZÖRKENDÖRFER, W.: Arch. f. Verdauungskrankheiten **53**, 295 (1933), Rona **74**, 354.
[2696] ANDREWS, J. C. u. JOHNSTON, C. G.: J. biol. Chem. **101**, 635 (1933), Rona **76**, 486.
[2697] ANDREWS, J. C. u. JOHNSTON, C. G.: J. biol. Chem. **100**, VII (1933), Rona **75**, 293.
[2698] VERZAR, F. u. LASZT, L.: Biochem. Z. **276**, 28 (1935).
[2698, I] DENNIS, C. u. VISSCHER, M. B.: Amer. J. Physiol. **131**, 402 (1940), Rona **126**, 618.

Chlorid. Bei Berücksichtigung der Konzentration der zugeführten Lösung und auch der Resorption von Wasser gilt aus früheren Versuchen die Regel, daß konzentriertere Lösungen durch zufließenden Darmsaft oder durch osmotisch hineingezogenes Wasser erst bis zur Isotonie verdünnt werden und so zur Resorption kommen. Umgekehrt erfährt eine dünnere Lösung eine Konzentration.

So füllten ACHARD und LEBLANC[2699] in abgebundene Darmschlingen des Hundes 0,48% NaCl in Menge von 40 ccm. Nach 20 Minuten wurden 25 ccm einer 0,725% Lösung gefunden. Nach Einfüllung von 40 ccm 0,76% Na_2SO_4 wurden in 30 Minuten 16 ccm 1,575% Lösung gefunden. Die so konzentrierten Lösungen sollen jetzt als solche resorbiert werden. RABINOVITSCH[2701] findet beim Hunde eine maximale Resorptionsgeschwindigkeit, sowohl für NaCl als auch für Wasser bei 0,6% bzw. 0,8% NaCl. Die Konzentration der resorbierten Flüssigkeit soll bis 1,2% NaCl steigen, analog den oben erwähnten Versuchen[2698, I]. Bei stärker hypertonischen Lösungen soll dagegen immer mehr Salz als Wasser resorbiert werden, so daß die Annäherung an Isotonie nicht nur durch Sekretion von Darmsaft bzw. Osmose erfolgt.

Bei Ratten wurde nach 1 Stunde ein osmotischer Ausgleich von 0,43% NaCl auf 0,8% gefunden. Wurde vorher 0,86% hineingegeben, dann war die Konzentration auf 1% gestiegen, von 1,2% eben dahin gefallen[2700]. Aber diese Versuche zeigten eine beträchtliche Streuung. Bei Versuchen an Katzen (Chloralose), denen in eine Darmschlinge 7 ccm Aqua dest. gefüllt war, waren nach 15 Minuten etwa 3 ccm, von 0,65% Kochsalzlösung aber nur 0,75 ccm resorbiert[2700]. In den Dünndarm von Tauben wurde 0,85% NaCl injiziert. In 30 Minuten waren resorbiert von 1 ccm 0,48 ccm, von 2 ccm 1,15 ccm[2700].

In den Versuchen von STRAUB und LEO[2702] an Meerschweinchen fand sich eine schlechtere oder gar keine Resorption von Tyrodelösung bzw. 0,9% NaCl, während dünnere Lösungen rascher verschwanden, bei 2% NaCl aber anfangs das Volumen zunahm. Durch CO_2 konnte die Resorption verbessert werden, auch von Na_2SO_4.

Von Wichtigkeit ist der Befund, daß die Resorptionsgeschwindigkeit nicht nur abhängig ist von der Fläche des Darmes, die zur Verfügung steht, sondern auch von dem herrschenden Innendruck, mit ihm steigend, wie bei der Filtration.

Das gleiche wurde bis zu ziemlich hohen Drucken bei Hunden beobachtet. Physiologisches NaCl wurde bis zu einem Druck von 250 mm H_2O kaum resorbiert. Die Absorption stieg bis um 600 mm H_2O an, um dann wieder zu sinken[2706].

Man sollte also annehmen, daß eine Tonussenkung des Darmes die Resorption verschlechtert, weil der Innendruck abnimmt. Atropin führte aber in Hundeversuchen zur Zunahme der Resorption[2701] (vielleicht auf dem Umwege über eine gehemmte Sekretion ?[2704]). Nach den Versuchen von STRAUB und LEO[2702] sehen wir also osmotische Gesetze in der Resorption herrschen.

Wie kompliziert die Verhältnisse liegen müssen, wird verständlich schon aus dem anatomischen Bau der Darmwand. Wir haben nicht nur Epithel, sondern auch Drüsen wie in der Froschhaut vor uns, überdies aber noch die Darmzotten, deren Pumpbewegungen von mancher Seite auch eine Bedeutung für die Fortbewegung von resorbierten Substanzen zugeschrieben wird. Diese wären aber abhängig von dem Druck in Venen und Lymphgefäßen.

Wurden die Venen in den Versuchen von WELLS[2706, I] gestaut, dann ging die Resorption zurück, und bei einem bestimmten Druck konnte Resorption und Sekretion der Drüsen genau ausgeglichen werden. Denn ging der Stauungsdruck darüber hinaus, dann stieg die Sekretion weiter, gehemmt durch den kolloidosmotischen Druck. Gleichheit ergab sich,

---

2699 ACHARD, CH. u. LEBLANC, A.: C. rend. Soc. biol. **89**, 302 (1923), Rona **22**, 80.

2700 MCDOUGALL, E. J. u. VERZAR, F.: Pflügers Arch. **236**, 321 (1935).

2701 RABINOVITCH, J.: Amer. J. Physiol. **82**, 279 (1927), Rona **44**, 242.

2702 STRAUB, W. u. LEO, E.: Naunyn-Schmiedebergs Arch. **170**, 534 (1933), Rona **75**, 293.

2703 COBET, R.: Biochem. Z. **114**, 33 (1921). Hundeversuche mit Darmschlingen.

2704 WADA, M.: Jap. J. med. Sci. III. Biophysics **2**, 75 (1931), Rona **67**, 517. Cl′ wird auch ohne Sulfat gut resorbiert.

2705 CLEMENTI, A.: Arch. internat. Physiol. **23**, 1 (1924), Rona **28**, 252.

2706 ELMAN, R. u. AIRD, I.: Proc. Soc. exp. Biol. a. Med. **32**, 1620 (1935), Rona **90**, 302.

2706, I WELLS, H. S.: Amer. J. Physiol. **130**, 410 (1940), Rona **124**, 581.

wenn die Differenz der Drucke in den Zottenkapillaren und dem Darminnendruck dem kolloid-osmotischen Druck gleichkam. Diese an sich deutlichen Gesetze bewegen sich aber unter extremen Bedingungen, offenbar nur für raschere Messungen der Drucke gültig, und zwar weil echte Drüsensekretion nicht einfach einer Filtration gleichgesetzt werden kann.

Während durch die Epithelien — vielleicht auch vorwiegend durch osmotische Kräfte oder Druckkräfte bedingt — Wasser einströmen kann, kommt in den Drüsen eine Sekretion von verschieden zusammengesetztem Darmsaft dazu. Die Zusammensetzung ändert sich je nach der Stelle des Darmes. Bei Zugabe hypertonischer Na_2SO_4-Lösung tritt im oberen Teil mit der einströmenden Flüssigkeit mehr NaCl, im unteren Dünndarm mehr $NaHCO_3$ aus[2703]. Der untere Teil des Darmes resorbiert besser[2703], STRAUB und LEO[2702] allerdings nur um 5—10%.

Die Abscheidung von Darmsaft mit NaCl wird auch beim Kaninchen beobachtet[2704]. Sie soll nicht durch osmotische Effekte, sondern durch die Art der Substanz gesteuert werden können[2705]. So reagierten 2 Hunde mit Thirry-Vella-Fistel bei Eingießen von NaCl, $MgSO_4$, $MgCl_2$ mit Sekretion, nicht aber nach KCl und Harnstoff.

Wenn zwei Salze gleichzeitig im Darm vorhanden sind, z. B. Cl′ und SO_4'', dann beeinflußen sie sich gegenseitig. Die Resorption von Cl′ wird durch SO_4'' begünstigt[2708]. Das gilt auch für den Dickdarm[2709], der an sich sehr gut zur Resorption von Cl′ fähig ist.

Es wurde Na_2SO_4 und NaCl in isotonischer Lösung im Verhältnis 1:1 zugegeben. Der Druck in der Darmschlinge betrug nie mehr als 5 cm H_2O. Das Cl′ fiel ab auf 0,5% (manchmal auch auf nur $^1/_4$) der Plasmakonzentration im Verlaufe von $1^1/_2$ Stunden, die Konzentration von SO_4'' und Na˙ stieg an. In seltenen Fällen wurde aber auch SO_4'' bis auf 50% resorbiert, meistens aber gar nicht.

Mit anderen Mischungsverhältnissen arbeitete LUDWIG[2707]. Bei Überschuß von NaCl wurde dieses konzentrierter, ebenso Mischungen von $MgCl_2 + MgSO_4$ und $MgSO_4 + Na_2SO_4$.

In den Versuchen von INGRAHAM und Mitarbeitern[2708, 2710, 2711] geschieht die Resorption des Cl′ gegen den Konzentrationsgradienten, offenbar handelt es sich um eine Arbeitsleistung der lebenden Zelle. Das zeigen auch beistehend wiedergegebene Bilder aus einer Arbeit INGRAHAM, PETERS und VISSCHER[2710]:

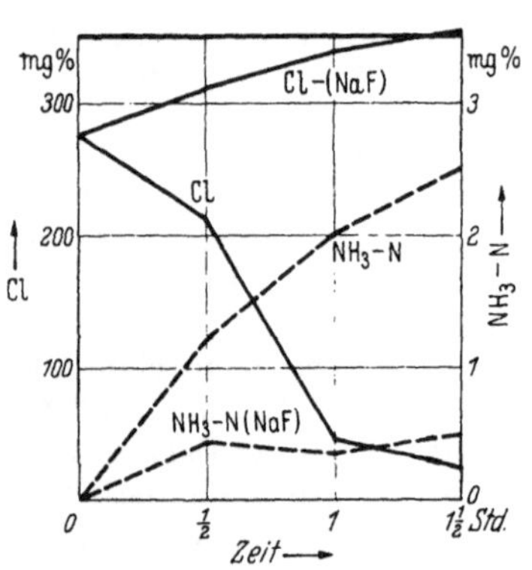

Abb. 29. Entfernung der NaCl-Menge aus dem Darm in der Zeit. Abgabe von NH_4˙ in den Darminhalt. Diese Bewegung wird durch Gabe von NaF in Menge von 0,025 mol gehemmt.

Auf der Kurve ist zu sehen, daß die Absorption von Cl′ begleitet wird von der Abgabe von NH_4˙ an die Flüssigkeit des Darmes. PETERS[2711, I] entwickelte die osmotischen Gesetze der Arbeit des Darmes bei der aktiven Absorption von Cl′ im Darm und fand die osmotische Arbeit am größten, wenn die Konzentration im Darmlumen 0,367 der Plasmakonzentration betrug. Diese Angabe enthält die Beobachtung einer maximalen Resorption einer hypotonischen Lösung. Zahlreiche Versuche, die wir oben mitteilten, zeigen abweichende Resultate.

Wirkung von Fluorid und anderen Substanzen. Die Zugabe von NaF verhindert nicht nur die elektive Absorption von Cl′, sondern eröffnet dem SO_4'' zugleich den Weg durch die Darmwand. Es wird sogar eine vermehrte Abgabe von Cl′ des Darmes unter NaF gesehen[2717].

2707 LUDWIG, E.: Dissertation Leipzig 1935 bei Sulze. Rona **90**, 302.
2708 INGRAHAM, R. C. u. VISSCHER, M. B.: Amer. J. Physiol. **114**, 676 (1936), Rona **93**, 545.
2709 GOLDSCHMIDT, S. u. HUNSBERGER, A.: Amer. J. Physiol. **90**, 362 (1929), Rona **55**, 423.
2710 INGRAHAM, R. C., PETERS, H. C. u. VISSCHER, M. B.: J. physical. Chem. **42**, 141 (1938).
2711 INGRAHAM, R. C. u. VISSCHER, M. B.: Amer. J. Physiol. **121**, 771 (1938).
2711, I PETERS, H. C.: Science **1941 I**, 421, Rona **133**, 34.

Auch andere Gifte wirken auf die elektive Resorption von Cl' bei Anwesenheit von SO_4'', z. B. $HgCl_2$ (0,0001 mol), Na_2HAsO_3 (0,0005 mol), H_2S, HCN[2716]. Es muß jede Art der Darmwandschädigung (z. B. $HgCl_2$) die Möglichkeit einer Filtration von Flüssigkeit und Salz in jeder Richtung erhöhen, so daß der hier beobachtete Effekt herauskommen würde, ohne daß ein spezifischer Stoffwechselprozeß getroffen wäre. So berichten die genannten Autoren, daß auch mechanischer Insult ähnlich wirkt.

Schon in der älteren Literatur (GELLHORN[930, S. 243]) findet sich die Beobachtung, daß unter NaF Chloride leicht in den Darm eindringen. Aber selbst bei dem an sich anscheinend normalen Darm gibt es eine große Zahl von Tieren, die dieses Phänomen nicht zeigen. Werden jedoch mehrere nebeneinanderliegende Darmschlingen einzeln gleich behandelt, dann zeigen sie alle die gleiche Art der Reaktion bei demselben Tier.

Merkwürdig ist, daß eine elektive Resorption auch dann wieder hervorgerufen werden kann, wenn man dem Gemisch von $SO_4'' + Cl'$ kleine Mengen von $Al(OH)_3$, $Al_2(SiO_3)_3$ oder Methylenblau zusetzt. Diese Wirkungen sollen zum Teil auf dem Umwege über die Ladung zustande kommen; denn alle mehrwertigen Ionen begünstigen die Resorption der einwertigen, und Br' wird genau so gegen die Konzentration im Blut resorbiert wie Cl'[2713], an Stelle von Sulfat kann PO_4''', Citrat oder Ferrocyanid treten[2712]. Ebenso ist das Verhältnis bei den Kationen, z. B. Na˙ und Mg˙˙. Nach der plausiblen Auffassung von HÖBER[2711, II] ist der Einfluß schwerer resorbierbarer Ionen auf die Aufnahme von Cl' darin zu suchen, daß erstere zuzüglich Wasser im Darm zurückhalten. Dadurch werde aber erst das Verschwinden von Cl' sichtbar, während sonst zugleich Wasser verschwinde, so daß die gemessene Konzentration sich nicht deutlich ändere.

Zur Erklärung schlagen INGRAHAM und VISSCHER[2710, 2711] folgendes Modell vor (erweitert [2713, I]). In beistehendem Ring ist das Darmlumen durch I, der Körper durch II markiert. A und B seien 2 Membranen, von denen die eine, B nur für einwertige Ionen, A nur für Wasser durchgängig sei. Durch Wasseraustritt bei A wird allmählich das NaCl durch B hindurchgewaschen. Für eine Darmschlinge von 2,50 cm Länge wurde nach diesem Modell eine Transsudation von 150—250 ccm Wasser in der Stunde berechnet[2710]. Das Problem liegt hier also in der Sekretion von reinem Wasser durch die Darmwand, unabhängig von osmotischer Wirkung durch Hypertonie. Nach HÖBER wurde aber eine aktive Bewegung von reinem Wasser durch die Darmwand bisher in keiner Richtung eindeutig dargetan, abgesehen von osmotischen, kolloidosmotischen oder hydrostatischen Kräften.

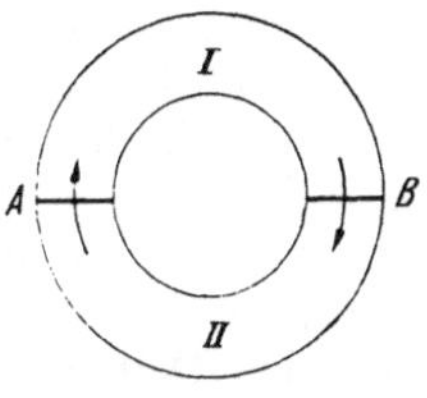

Gleichzeitige Sekretion. Komplizierter wird der Vorgang noch, wenn man bei Einfüllung von Aqua dest. in die Darmschlinge nach 2 Stunden eine an Na˙ und Cl' höhere Konzentration als im Blut findet. Dieser Überschuß soll höher sein — jedenfalls beim Cl' — als es das Donnangleichgewicht ermöglicht[2712].

Durch Zugabe von SO_4'', Citrat und PO_4''' wird auch diese Ausscheidung von Cl' stark gehindert. Nach $1^1/_2$ Stunden wurde 40% des [Cl'] im Serum erreicht. Auch NO_3' hemmte etwas den Anstieg, während er durch SCN' beschleunigt wurde. Der Befund bei SCN' und NO_3', zwei gut resorbierbaren Ionen, ist bemerkenswert. Jedoch unterscheiden sie sich darin, daß SCN' eine starke Wirkung auf die Membran besitzt, während NO_3' in Kompetition mit Cl' treten kann, ohne die Membran selbst stark zu beeinflussen, wenn man zugleich eine Rückresorption auch bei diesen Versuchen in Rechnung stellt. Wurde zu doppelt konzentrierter NaCl-Lösung NaSCN gegeben, dann kam es zur Reduktion des Cl'-Gehaltes auf die Konzentration des Blutserums, bei PO_4''' und SO_4'' sinkt

[2711, II] HÖBER, R.: Physikalische Chemie der Zellen und Gewebe. Bern 1947, Seite 583.

[2712] BURNS, H. S. u. VISSCHER, M. B.: Amer. J. Physiol. **110**, 490 (1934), Rona **86**, 258.

[2713] INGRAHAM, R. C.: Proc. Soc. exp. biol. Med. **33**, 453 (1935), Rona **93**, 544. Anreicherung des Blut-Br' durch vorherige NaBr-Zufuhr auf 71,2 mMol/Ltr. Im Darm 40 mMol, nach 30 Min. 18 mMol, 60 Min. 10 mMol, 90 Min 5 mMol/Ltr.

[2713, I] PETERS, H. C.: Bull. math. Biophysics **2**, 141 (1940), Rona **124**, 187.

die Konzentration weiter auf 0 in 2—4 Stunden. Na˙ gleicht sich aber nur der Blutkonzentration an[2712]. Daß hier eine Resultante von Resorption und Sekretion erfaßt wird, zeigen Versuche mit radioaktivem Na[2714, I]. Schon nach 10 Minuten waren 75% des so zugeführten ^{24}Na (rascher als ^{42}K) verschwunden.

Bromid. Bei Versuchen der Resorption von Bromid aus Vella-Fisteln[2714] wurde eine Absonderung von NaCl durch die Darmwand beobachtet, und bei Mischung von NaCl + NaBr wurde NaBr verdünnt, NaCl aber stärker. Analoges wurde beim Kaninchendarm mit NO_3' beobachtet[2715]. Bei den oben referierten Versuchen ist noch zu bemerken, daß wir Angaben über Abgabe von HCO_3' durch die Darmwand und bessere Resorption des Cl' aus saurer Lösung finden, aber das Problem der Elektroneutralität wurde nicht verfolgt, zumal während der Cl'-Resorption (siehe Abb. 29) S. 416 auch $NH_4^{\cdot}$ im Darminhalt auftauchte.

Die Resorption des Bromid findet sich sonst gegenüber dem Cl' begünstigt. Es fehlen noch die eindeutigen Versuche, die das Verhalten beider Ionen nebeneinander klären, gerade auch im Verhältnis zur Konzentration im Blut.

Die hier referierten Resultate sind außerordentlich widerspruchsvoll. Man hat den Eindruck, daß die Vielfalt der notwendigen Bedingungen bei den Versuchen nicht stets genügend Berücksichtigung fanden. Das liegt wohl daran, daß die Kompliziertheit des Problems (gerade die Versuche, die PETERS und VISSCHER vorlegten, zeugen dafür) bis dahin nicht bekannt war. Man hat zu beachten, daß als erstes der Kreislauf gut im Stande ist, und auch die Behandlung der Tiere nicht so erfolgte, daß die Zottenpumpe geschädigt wurde. Tonus der Darmwand und Innendruck hängen zusammen, aber jeder muß einzeln gemessen werden, weil die Funktion der Wandspannung bisher noch nicht geprüft wurde. Die Sekretion des Darmsaftes stört sehr die Eindeutigkeit der Resultate, weil sie ebenso durch zweite und dritte Substanzen in der eingegebenen Lösung verändert werden kann wie die Resorption des zu beobachtenden Ions. Wie die vorherige Diät auf die Darmfunktion wirkt, ist, abgesehen von Versuchen bei Rachitis, noch kaum in den Blickpunkt gekommen. Ich betrachte dabei die Versuche (die wir später behandeln), durch Analyse des Blutes einen Eindruck über die Resorption zu gewinnen, vielleicht für praktische, nicht aber für theoretische Fragen ausreichend.

Zur Erläuterung sind noch Befunde aufzuführen, inwieweit die Resorption von Salz durch *verschiedene andere Eingriffe* beeinflußt wird.

Die Absorption von NaCl wird durch Resektion der Nn. vagi vermindert, die Sekretion aber bei Eingabe von $NaNO_3$ in die Darmschlinge vermehrt[2715]. Auch durch Hefeextrakt konnte die Resorption von Cl' aus halbisotonischen Lösungen um 20—45% gesteigert werden[2714, II]. Vitamin B-freie Ernährung änderte nichts[2714, III].

Bei Hunden wird in eine Darmschlinge 0,9% NaCl-Lösung gegeben, die Schlinge in den Bauch zurückgegeben und die Tiere verschiedenen Sauerstoffdrucken ausgesetzt. Nach 40 Minuten wird die NaCl-Konzentration in der Schlinge bestimmt. Die Werte gibt folgende Reihe wieder[2718]:

O_2-Drucke	15,3	12,3	10,6	8,4	7,0	5,8%
Abnahme der Konzentration	5%	5%	15%	15%	7%	8%

[2714] KALEFF, A.: Dissertation Leipzig 1936, bei Sulze. Rona **100**, 590.

[2714, I] GREENBERG, D. u. M., CAMPBELL, W. W. u. MURAYAMA, M.: J. biol. Chem. **136**, 35 (1940). C. **1941 I**, 1434, Rona **126**, 516.

[2714, II] PETERS, H. C.: Amer. J. Physiol. **126**, P 598 (1939). Hunde-Ileum.

[2714, III] STEIN, L. u. WERTHEIMER, E.: Proc. Soc. exp. Biol. Med. **46**, 172 (1941), Rona **127**, 56.

[2715] WADA, M. u. MIYACHI, S.: Rona **101**, 89 (1937).

[2716] INGRAHAM, R. C. u. VISSCHER, M. B.: Amer. J. Physiol. **114**, 681 (1936), Rona **93**, 545.

[2717] NAKAMURA, M.: Tokoku J. of exp. Med. **5**, 29 (1924), Rona **28**, 91. 0,05—0,1 g NaF auf 20 ccm Flüssigkeit zugesetzt.

Inwieweit hier ein Mehr oder Weniger der Sekretion neben der Resorption eine Rolle spielt, ist nicht ersichtlich.

Die Resorption von Cl′ wurde bei Jodessigsäurevergiftung von Ratten — bedingt durch den schlechten Zustand der Tiere — vermindert[2719, 2714, III], im Gegensatz zu den Befunden von VERZAR und LASZT[2698]. Die nach Nebennierenentfernung gestörte Resorption konnte durch Desoxycorticosteron wiederhergestellt werden[2714, III]. Man wird bei diesem Befund zunächst auf Störung und Wiederherstellung des Kreislaufs als Ursache schließen müssen. Die Sulfatresorption bei rachitischen Tieren war nicht geändert[2720].

b) Phosphat. Die Frage der Resorption des Phosphats bedarf einer besonderen Behandlung, weil hierbei nicht nur die einfache Penetration eine Rolle spielt, sondern auch die Möglichkeit chemischer Fällungsreaktionen z. B. mit $Ca^{\cdot\cdot}$ u. a. besteht, ein ähnliches Problem also, wie bei der Resorption aus dem Boden durch die Pflanze. Diese Schwierigkeit wird umgangen in Versuchen, in denen in abgebundene Darmschlingen Phosphat oder seine Ester gefüllt werden[2721, 2722, 2723].

3 ccm 0,15 mol PO_4''' bei p_H 7,1—7,3 verdünnt 1:4 mit 1 % NaCl wurde Ratten in den Darm gegeben. Nach 1 Stunde wurde der Inhalt der Darmschlinge analysiert und in den oberen Darmschlingen bei 9 Tieren 68 % (31—85 %), in den unteren Darmschlingen 38 % (17—56 %) nicht mehr vorgefunden.

Die Resorption verläuft also ziemlich schnell und mit großen Schwankungen von Tier zu Tier. Die Geschwindigkeit wächst mit der Konzentration[2723].

Bei Versuchen an Hunden mit Anlage von Darm*fisteln* in verschiedener Höhe wurde eine bessere Resorption des Ileums als des Jejunums gesehen[2724], aber diese Befunde wurden bei Milchdiät erhoben, waren also nicht ganz rein wie oben, außerdem wird eine gewisse Abgabe von Phosphat schon durch die Verdauungsdrüsen (Galle) vorhanden sein, die das Bild trüben.

Eine Ausschaltung dieser Fehlerquelle wurde von BERGEIM[2725] dadurch zu erreichen versucht, daß der Nahrung von Ratten unlösliches Ferrioxyd beigemischt wurde. Durch Analyse des Eisengehaltes konnte festgestellt werden, ob die absolute Menge an Flüssigkeit zugenommen hatte. Es zeigte sich in den obersten Darmabschnitten eine gewisse Ausscheidung von PO_4'''. Diese Mengen wurden aber nachher wieder resorbiert. Erst im Coecum wurden PO_4''' und auch $Ca^{\cdot\cdot}$ wirklich ausgeschieden, wobei die Frage der Festlegung durch Bakterien noch nicht Berücksichtigung fand (siehe HENRY und CON).

Bei Untersuchung der Resorption von Phosphorsäureestern (Glycerophosphat, Diphosphoglycerosäure, Phytin[2721, 2723, 2726]) ist vielfach die Frage erörtert worden, ob vor der Resorption die Wirksamkeit von Phosphatase notwendig sei. NIKOLAYSEN[2722] steht auf dem Standpunkt, daß die Acidität des Darminhalts nicht geeignet ist zur vollen Aktivität der Phosphatasen, daß also die Resorption von solchen Estern unzersetzt stattfinde. Dagegen stehen andere Angaben[2723, 2726, 2727], nach denen das schlecht gespaltene Phytin auch schlecht resorbiert wird und so als Bestandteil der Nahrung nicht voll nach seinem Phosphatgehalt eingesetzt werden könne; wurde doch sogar der Mangel an Phosphatase in der Darmwand bei der Rachitis als ein ätiologischer Faktor angesehen.

2718 VAN LIERE, E. J. u. SLEETH, C. K.: Amer. J. Physiol. **117**, 309 (1936), Rona **98**, 602.

2719 KLINGHOFFER, K. A.: J. biol. Chem. **126**, 201 (1938). 12 Tiere, Resorption aus 5 cm 0,9% NaCl/100 g Ratte 14,0 ± 1,3 mg/2 Std. Normalwerte 21,0 ± 1,7 mg/2 Std.

2720 NICOLAYSEN, R.: Biochem. J. **31**, 323 (1937), Rona **103**, 65.

2721 NICOLAYSEN, R.: Biochem. J. **31**, 122 (1937).

2722 NICOLAYSEN, R.: Biochem. J. **31**, 1086 (1937), Rona **103**, 66. C. **1937 II**, 2389.

2723 LASKOWSKI, M.: Biochem. Z. **292**, 319 (1937).

2724 ARISTOWSKY, W. M.: Biochem. Z. **166**, 55 (1925), Rona **35**, 671.

2725 BERGEIM, O.: J. biol. Chem. **70**, 51 (1926), Rona **43**, 259.

2726 PATWARDHAN V. N. u. NHAVI, N. G.: Biochem. J. **33**, 663 (1939), Rona **118**, 417. C. **1940 I**, 414.

Bei Phytin kommt noch komplizierend die Bildung eines schwerlöslichen Ca"-Salzes hinzu. Die Phytinfrage wird uns beim Phosphatmangel ausführlich beschäftigen.

Die Schwierigkeit, die Resorption von Phosphaten und ihre Ausscheidung durch die Darmwand auseinanderzuhalten, macht es unmöglich, nur aus Bilanzversuchen über die Resorption Aufschluß zu erhalten, wenn man auch versucht, die Höhe der Ausscheidung im Urin mit der Höhe der Resorption in Beziehung zu bringen und die im Kot anfallenden Mengen als der Resorption entgangenes Phosphat aufzufassen. Über diese Schwierigkeit kommt man hinweg durch die Möglichkeit, Phosphat als radioaktives, aus Schwefel gewonnenes Isotop ^{32}P zu geben, und so diese Moleküle von den anderen schon vorhandenen herauszuheben, sie zu markieren. Es zeigte sich, daß bei Ratten schon nach 4 Stunden 87,3 %[2729], nach anderen Autoren nach 24 Stunden 88,0—97,9 %[2728] resorbiert war. Daraus sieht man, daß die Resorption vollkommen war, wenn man anorganisches Phosphat zuführte. Im Stuhl beim Menschen wurde bei peroraler Gabe 6,7 %, bei subcutaner nur 1,7 % des gegebenen ^{32}P gefunden, woraus man schließen kann, daß das im Stuhl vorliegende Phosphat — meist aus der Nahrung — nicht resorbiert wurde. Diese Tatsache erklärt sich daraus, daß der Nahrungsphosphor sehr viel schlechter verwertbar ist als der als anorganisches Salz gegebene, wie es beim Phytin besonders deutlich ist.

Oft wurde die Möglichkeit ins Auge gefaßt, daß die *Rachitis* auf mangelhafter Resorption der Phosphate und Kalksalze beruhen könnte. Versuche an rachitischen Ratten zeigten aber keine schlechtere Resorption bei Anwendung isolierter Schlingen([2721, 2722, 2723,] siehe auch [2730]), auch beim Menschen nicht[2731]. Es fehlen aber auch nicht entgegengesetzte Beobachtungen[2732, 2733, 2734, I]. Bei Versuchen mit radioaktiven Isotopen[2734] zeigte es sich, daß die Menge, die absorbiert wurde, nachdem die rachitischen Ratten 0,1 ccm Viosterol erhalten hatten, um 30—50 % größer war als ohne Vitamin D, aber bei Vergleich mit intraperitonealer Injektion und Berücksichtigung der Ausscheidung blieb noch eine tatsächliche geringfügige Begünstigung von 10—15 % übrig.

Die Wirkung des Vitamin D wird zu erklären versucht durch Änderung der *Acidität* des Darminhalts. Darüber liegen Versuche von YODER[2733] vor.

Ratten von 150 g erhielten eine rachitogene Diät (nach RAPPENHEIM-SHERMAN) 76 Teile Mais, 20 Teile Kleber, 3 Teile $CaCO_3$ + 1 Teil NaCl. Das mit der Chinhydronelektrode gemessene p_H ergab folgende Werte als Durchschnitt von je 2 Tieren:

Tabelle 136.

	Duodenum	Ileum	Coecum	Faeces
Rhachitis + Lebertran	6,46	6,90	7,55	7,27
Rhachitis + Bestrahlung . . .	6,87	6,85	7,64	7,59
Rhachitis	6,72	7,39	8,14	7,90

[2727] HEYMANN, W.: Z. Kinderheilkunde **51**, 673 (1931), Rona **66**, 580.

[2728] ARTOM, C., SARZANA, G. u. SEGRE, E.: Arch. internat. Physiol. **47**, 245 (1928), Rona **110**, 233.

[2729] HEVESY, G., HAHN, L. u. REBBE, O.: Biol. Medd. danske Vidensh. Selsk. **14**, 1 (1939), Rona **114**, 417.

[2730] DEGWITZ: Lipoide und Ionen.

[2731] JOHNSON, R. M.: J. clin. Invest. **16**, 223 (1937). C. **1937 I**, 3981. 2 Fälle mit Colostomie und Ileostomie.

[2732] WAGONER, G.: Amer. J. med. Sci. **191**, 511 (1931), Rona **94**, 391.

[2733] YODER, L.: J. biol. Chem. **74**, 321 (1927), Rona **43**, 661.

[2734] COHN, W. E. u. GREENBERG, D. M.: J. biol. Chem. **130**, 625 (1939). Gruppen von 8—16 Ratten. Steenbockdiät Ca/P 6,8:1.

[2734, I] LASZT, L., DALLA TORRE, L. u. PITTET, N.: Schweiz. med. Wschr. **1942 II**, 817, Rona **132**, 189. Ratten resorbieren 63% in 1/2 Stunde, bei Rhachitis nur 40,5%. Zusatz von Vitamin D verbesserte auf 58%.

Als vermittelnd wird die Fällung von unlöslichem Ca-Phosphat gesehen, so daß beide Verbindungen sich gegenseitig in der Resorption hemmen.

Wir finden die Angabe, daß die Resorption ausgiebiger ist, wenn beide nicht zu gleicher Zeit gegeben werden[2735]. Deshalb wird umgekehrt $CaCl_2$ besser als $CaHPO_4$ resorbiert[2736], wobei beim $CaCl_2$ die Resorption des Cl′ rascher vonstatten geht[2737]. Durch Mangel der Magensalzsäure oder durch Darmaffektionen kann die Resorption leiden [2738]. Alkalien wirken hemmend ([2732, 2733], dagegen [2739]), auch Zulage von $CaCO_3$ z. B. bei Rindern[2740]. Natriumphosphat kam zu rund 100% zur Resorption, aber bei Knochenmehl nur 77 und 67%[2740].

Niedere Fettsäuren sollen im Darm entstehen und so die Resorption in den niederen Darmabschnitten begünstigen, höhere Fettsäuren sollen auch günstig wirken[2741]. Wenn aber bei sehr fettreicher Diät Durchfälle entstehen, wird eine schlechtere Resorption beobachtet[2742]. Diese Tatsachen werden in vielen Fällen besonders beim Ca-Phosphat durch die Gesetze der Fällung erklärbar werden, wie sie im chemischen Teil schon ausgiebig behandelt wurden (S.55ff). Natürlich wird es nicht möglich sein, ohne weiteres die Frage der Acidität usw. zu übersehen.

Fällungen werden auch sonst noch die Resorption von Phosphaten unmöglich machen, z. B. wenn Verbindungen wie die mit Eisen, Aluminium oder Beryllium besonders wenig löslich sind[2743]. Dann kann sogar eine Senkung des Phosphatgehaltes des Bluts und schließlich Rachitis in Erscheinung treten.

Mit der Methode des Ferrioxydzusatzes zur Nahrung wurde die Phosphatresorption bei Ratten untersucht und ihre Beeinflussung[2744]. Stärke, Traubenzucker, Fruchtzucker und Malzzucker hatte keinen Einfluß, wohl aber Milchzucker. Die Wirkung soll über eine Aciditätsveränderung des Darminhaltes erklärbar sein. Lasst[2745, I] fand gleichzeitig mit Resorption der Glucose eine bessere Resorption des Phosphats. Dieser Effekt soll sich durch die rasche Beseitigung des Phosphats in der Darmwand infolge von Phosphorylierung durch Zucker erklären lassen, wofür sich in den Phosphatfraktionen der Darmwand kein Anhalt fand ([2745, II] und später).

Eine Resorptionsbegünstigung des Phosphats aus Darmschlingen von Ratten soll durch Parathormon-Lilly (20 E) zu erreichen sein (Laskowski[2723]). Die Resorption bei 5 Tieren betrug im oberen Darmteil 86% (76—92%), im unteren 50% (34—66%). Bei der großen Streuung der Versuchsresultate (siehe vorher die Angabe über die Normalwerte [S. 419]) wird die Zahl der Tiere nicht ausreichen, um diesen Schluß ausreichend fundiert zu sehen. Bei Menschen mit Darmfisteln wurde eine Abnahme des Wassergehaltes und Trockengewichtes unter Parathormonwirkung zugleich mit Diurese gesehen[2731], wodurch der Effekt weiter kompliziert wird. Jodessigsäurevergiftung hatte keine Wirkung auf die Resorption (Nicolaysen[2721, 2722]). Auf Versuche[2745] mit dem isolierten Kaninchendarm soll nur hingewiesen werden.

[2735] v. Euler, H. u. Myrbäck, K.: Hoppe-Seylers Z. **148**, 180 (1925), Rona **34**, 343.

[2736] Bliss, A. R. u. Morrison, R. W.: J. amer. pharmac. Assoc. **24**, 280 (1935), Rona **88**, 304.

[2737] Gamble, J. L., Ross, G. S. u. Tisdall, F. F.: Amer. J. of dis. of child. **25**, 455 (1923), Rona **24**, 81.

[2738] Telfer, S. V.: Quart. J. of Med. **17**, 245 (1924), Rona **27**, 94.

[2739] Forbes, J. C. u. Pitts, F. P.: J. amer. pharmac. Assoc. **24**, 450 (1935), Rona **89**, 82.

[2740] Otto, J. S.: 18. Rep. Dir. vet. Serv. South Afrika **703** (1932), Rona **73**, 259.

[2741] McKeown, R. M., Lindsay, M. K., Harvey, S. C. u. Lumsden, R. W.: Arch. Surg. **25**, 467 (1932), Rona **73**, 261.

[2742] Atzler, E., Bergmann, K., Graf, O., Kraut, H., Lehmann G. u. Szakall, A.: Arb. Physiologie **8**, 621 (1935), Rona **90**, 294. C. **1936 I**, 372.

[2743] Cox, G. J., Dodds, M. L. Wigman, H. B. u. Murphy, F. J.: J. biol. Chem. **92**, XI (1931), Rona **62**, 751. Versuche an Kaninchen und Meerschweinchen.

[2744] Bergeim, O.: J. biol. Chem. **70**, 35 (1926), Rona **40**, 62.

[2745] Magee, H. E. u. Reid, E.: J. Physiol. **73**, 163 (1931).

[2745, I] Laszt, L.: Nature **145**, 899 (1940). C. **1941 II**, 631.

[2745, II] Eiler, J. J., Stockholm, M. u. Althausen, T. L.: J. biol. Chem. **134**, 283 (1940), Rona **125**, 53.

4. Resorption der Anionen aus dem Darm und Auftreten im Blut.

Die Kontrolle der Darmresorption durch die Analyse im Blut muß durchaus unsichere Werte geben, weil eine Unzahl von Faktoren hier beteiligt ist und nicht ohne weiteres ausgeschaltet werden kann. Für die Wirksamkeit im Organismus kann diese Art der Beobachtung vielleicht die maßgebliche sein, wenn auch unübersichtliche Komplikationen durch die Leber (neben der Nierenausscheidung und der Aufnahme in die Gewebe, besonders vielleicht die Lunge) möglich sind.

Bei Versuchen mit radioaktivem ^{42}KCl fand sich bei der Ratte eine Resorption des ^{42}K aus dem Darm zu 90% in 30 Minuten[2747, 2748], also ein rasches Verschwinden. Wenn beim Menschen die Resorption derart geprüft wurde, daß die Versuchspersonen nach Verabreichung von radioaktiven Isotopen ein Geigerzählrohr in der Hand hielten, das die auftretende Aktivität durch zahlreichere Impulse deutlich machte, fand sich bei radioaktivem ^{38}Cl (Halbwertszeit 37 Minuten) und radioaktivem ^{82}Br (Halbwertszeit 34 Stunden), ebenso bei ^{24}Na und ^{131}J schon die erste Zunahme der Impulse nach 3—6 Minuten. Das Maximum wurde bis auf einen Rest in verhältnismäßig kurzer Zeit, wenn man aber den asymptotischen Verlauf der Kurve in Betracht zieht, in 3 Stunden erreicht. Vielleicht wurde ^{131}J etwas rascher als ^{38}Cl und ^{82}Br aufgenommen, aber die individuellen Schwankungen waren so groß, daß ein Urteil darüber nicht sicher gegeben werden konnte. HAMILTON[2746], siehe auch [2748, I], will das Maximum der Kurve mit der Resorptionszeit gleichsetzen. Aber gleichgültig, wie man zu dieser Auslegung steht, so ist doch deutlich, daß in den Versuchen ^{42}K viel langsamer in der Hand erscheint. Die ersten Impulse zeigen sich nach 6—15 Minuten, 48% des Maximums in 1 Stunde und (mit ähnlichem Schluß) ergibt sich schließlich eine Resorptionszeit von 5 Stunden.

GREENBERG und Mitarbeiter[2747, 2748] stellten neben dem raschen Verschwinden aus dem Darm eine allerdings nur vorübergehende Aufnahme in der Leber fest. Diese Aufnahme war bei intraperitonealer Gabe nicht zu bemerken. FENN[2749] fand bei Katzen, daß sowohl injiziertes K˙, als besonders auch während Arbeit vom Muskel abgegebenes K˙, von der Leber aufgenommen und einige Zeit länger festgehalten wird, zugleich mit der Aufnahme wird Cl′ und Wasser in das Blut abgegeben. Er bemerkt zu den Versuchen mit K˙, daß man dabei wohl nur die Verteilung bei kleinen Mengen, nicht aber bei einem Überschuß, wie in seinen Versuchen, beobachten könne. Bei Gabe von KCl (15 g) am Menschen wurde ein Absinken des Cl′ in der ersten Zeit beobachtet mit Anstieg erst nach 3 Stunden, im Gegensatz zu derselben Gabe bei NaCl; außerdem kam es zu einer rascheren Ausscheidung des Kaliumsalzes[2750], die Art des Kations ist also bei den Veränderungen im Blut nicht wegzudenken.

a) Chlorid. *Mensch.* TÖRÖK[2751] gab Säuglingen 0,15; 0,20; 0,25; 0,35 und 0,40 g/kg NaCl in 0,45; 0,75; 0,90 und 1,25% Lösungen. Peroral kam es bei gesunden Kindern zu keiner Steigerung des Cl′ im Blut, wohl aber bei atrophischen Kindern und bei rectaler Einverleibung. Hier wird der Leber eine Depotfunktion für NaCl zugeschrieben. Bei Erwachsenen und auch älteren Kindern[2756] wurde

[2746] HAMILTON, J. G.: Amer. J. Physiol. **124**, 667 (1938), Rona **112**, 235.

[2747] GREENBERG, D. M., JOSEPH, M., COHN, W. E. u. TUFTS, E. V.: Science **87**, 438 (1938). C. **1939 I**, 992.

[2748] JOSEPH, M., COHN, W. E. u. GREENBERG, D. M.: J. biol. Chem. **128**, 673 (1939).

[2748, I] LARK-HOROVITZ, K.: J. app. Physics **12**, 317 (1941). C. **1941 II**, 2344. Teilweise in im Darm löslichen Kapseln verabfolgt.

[2749] FENN, W. O.: Amer. J. Physiol. **127**, 356 (1939), Rona **117**, 212.

[2750] ARDEN, F.: Austral. J. exp. Biol. a. med. Sci. **12**, 111 (1934), Rona **84**, 103.

[2751] TÖRÖK, G.: Mschr. f. Kinderheilkunde **55**, 312 (1933), Rona **73**, 258.

nach 0,16—0,18 g/kg NaCl (= 10 g NaCl) per os ein Anstieg im Blut und zwar in Kapillaren und Venen beobachtet.

Nach 20 Min. war der Gehalt von 0,56 auf 0,62% in den Kapillaren, von 0,56 auf 0,60% in den Venen gestiegen. In 2 Stunden war der Ausgangspunkt erreicht, obwohl in dieser Zeit nur ein kleiner Teil durch die Nieren beseitigt wurde. Die Differenz zwischen Kapillaren und Venen beträgt hier ca. 18 mg%, also kaum außerhalb der Fehlerquelle der Methodik (RUSZNYAK), soll aber bei Nierenerkrankungen, Diabetes und manchen Fettsüchtigen, also bei besonderer Salzretention, Werte von 40—65 mg% erreichen.

Von IVERSEN[2755] wurden solche Differenzen nur bei hypertonischen Lösungen gesehen und auf Anziehung von Wasser aus den Geweben bezogen. Diese Wasseranziehung soll das rasche Schwinden des Cl' aus dem Blut vortäuschen[2752, 2755].

Diese Differenzen kamen sonst kaum zur Beobachtung (z. B. [2752]). In Versuchen an 18 Leberkranken wurde die Cl'-Steigerung nach peroraler Gabe von 15 g NaCl in 200 ccm H_2O niedriger als bei Normalen gefunden (< 30 mg%). Bei 16 Gesunden begann der Anstieg in 8 Fällen nach 10 Minuten, in 5 erst nach 20 Minuten, in 3 Fällen erst nach 30 Minuten. Der Höchstwert wird nach 50 Minuten erreicht, Rückkehr zur Norm in 2 Stunden. Die Höhe des maximalen Anstiegs betrug 2mal < 30 mg%, 2mal bis 40 mg%, 7mal bis 50 mg% und 4mal über 50 mg% (1mal 88 mg%)[2753].

Hier soll gerade die kranke Leber durch stärkere Ödembereitschaft zur Retention neigen (ebenso übrigens die Leber bei allergischen Erkrankungen[2754]). Bei Neigung zu Ödem findet man ein rascheres Absinken des Cl' im Blut, bedingt durch die Aufnahme in die Gewebe[2755, 2757]. Im Greisenalter ist die Kurve flacher[2758], bei Tumoren der Hypophyse inkonstant[2759].

Wir sehen, daß durch Gaben von 10—16 g NaCl beim Erwachsenen deutliche Steigerungen des Cl' im Blut zur Beobachtung kommen, die aber schon nach 2 Stunden abgeklungen sind.

Bei einer Versuchsperson von ARDEN[2750] dauerte die Rückkehr zur Norm 5 Stunden; das Maximum, das sonst in ca. 1 Stunde angegeben wird, ist hier erst in der zweiten Stunde erreicht.

Bei einem *Hund* wurde nach 100 ccm m/1 NaCl keine Erhöhung des Cl' im Serum gesehen[2760]. Bei diesem Tier scheint eine Lebersperre vorzuliegen, wie folgende Versuche von TÖRÖK und KALLO[2761] zeigen.

Bei Gabe von 0,45 g/kg NaCl in 4% Lösung ins Duodenum stieg der Gehalt im Blut der Vena portae in 50 Min. auf 790 mg%, der Gehalt der Vena hepatica war bedeutend kleiner. Bei Injektion von 0,65 g/kg in die Vena portae direkt ist der Cl'-Gehalt dort 5 Minuten nach der Injektion noch größer als in der Vena hepatica. Es soll sich um eine direkte Kontraktion der Gefäße handeln, die wiederum bei jungen Tieren mehr wirksam sein soll, wobei zwischendurch eine Cl'-Ausscheidung in der Galle entlastend wirkt.

MCCANCE und WILKINSON[2762, I] gaben 6 Monate alten *Ratten*, die 18 Stunden ohne Wasser geblieben waren, 5% des Körpergewichtes in 10% NaCl peroral.

2752 MACH, R. S. u. SCICLOUNOFF, F.: Helvet. med. Acta **3**, 265 (1936), Rona **96**, 238. 16 g NaCl in 200 ccm Wasser durch Duodenalsonde. 1 Stunde Maximum für 20—30 Min., nach 2 Stunden Rückkehr zur Norm.

2753 v. VÉGH, P.: Klin. Wschr. **1935 I**, 459. Rona **87**, 326.

2754 PAUL, B. u. v. VÉGH, P.: Klin. Wschr. **1935 I**, 503.

2755 IVERSEN, P.: Acta med. Scand. **60**, 359 (1924), Rona **27**, 97. 10 g/Ltr. Wasser, Rückkehr zu normalen Cl'-Werten in 2$^1/_2$ —3 Stunden. Starker Anstieg bei Nierensklerose und Diabetes insipidus.

2756 BRUCK, E.: Dissertation Breslau 1934. Kinder von 4—13 Jahren erhielten 0,20—0,25 g NaCl/kg in Oblaten.

2757 RUPP, H.: Ztschr. Geburtshilfe **95**, 383 (1929), Rona **54**, 109. 10 g NaCl in 150 ccm Wasser. Bei Neigung zu Ödemen in der Schwangerschaft kein Anstieg des Blut-Cl'.

2758 LUCCHI, G.: Endocrinologia **11**, 136 (1936), Rona **97**, 221. 12 g NaCl + 200 ccm Wasser.

2759 MOLNAR, S. u. GRUBER, Z.: Dtsch. Arch. klin. Med. **177**, 29 (1934), Rona **86**, 65.

2760 DENIS, W.: J. biol. Chem. **55**, 171 (1923). Hunde von 7—12 kg.

2761 TÖRÖK, G. u. KALLO, A.: Mschr. f. Kinderheilkunde **57**, 386 (1933), Rona **74**, 280.

Der Blutgehalt stieg von 106 m. aequiv. in 4 Stunden auf 116 m. aequiv. als Maximum an. Bei jungen Tieren erfolgte der Anstieg von 108 auf 130 m. aequiv.

b) Sulfat. Die Resorption von Sulfat wurde wiederholt untersucht, obwohl lange Zeit methodische Fragen eine Rolle spielten.

Nach Gabe von Na_2SO_4 an Hunde fand MEYER-BISCH[2762] einen Anstieg der Sulfate, sowohl in der Brustganglymphe, als auch im Serum für mindestens 60 Min., aber die Normalwerte werden mit 29—45 mg% im Serum bzw. 38—98 mg% in der Lymphe angegeben. Zwei Versuche mit wahrscheinlicheren Werten findet man bei DENIS[2760]. 100 ccm 10% $MgSO_4 \cdot 7\,H_2O$ in den Darm gegeben, führten im Gesamtblut zu folgenden Werten:

Zeit	0	160	215	Min.
	1,9	7,0	12,0	mg% S.

0,5 mol $Na_2SO_4 \cdot 10\,H_2O$ ergaben folgende Zahlen:

Zeit	0	50	130	210	Min.
	2	15	27	29	mg% S.

Wir sehen die langdauernde Resorption, die sogar noch in der Versuchszeit sich im Anstieg befindet trotz rascher Ausscheidung. Bei 7 normalen Männern findet sich 15—18 Stunden nach Gabe von 10 g Na_2SO_4 im Serum noch 2,06 mg% anorganisches SO_4, während der Normalwert 1,05 mg% beträgt[2763].

Wurden Ratten und Hühnchen mit 1,5% $MgSO_4$ getränkt anstatt Wasser, dann stieg der S-Gehalt des Serums von 3,95 auf 5,75 mg% bei Ratten, von 3.26 auf 5,91 mg% bei Hühnchen an[2764].

c) Bromid. Bei der Aufnahme von Bromiden und ihrer Retention im Organismus spielt maßgeblich das Verhältnis zu Chlorid eine Rolle und zwar nicht nur im Organismus, sondern auch in der Nahrung, so daß dann verschiedene Gleichgewichte wirksam werden. Bei den Versuchen von WINNEK und SMITH[2765, 2766] an Ratten wurden 3 Diäten verwandt.

A. Gewöhnliche Kost mit 165—202 γ Br/10 g Diät.

B. Hochgradig gereinigte Diät mit $< 5\,\gamma$ Br/10 g Diät. Es war notwendig, Zucker zu nehmen, da Stärke nicht Br'-frei zu erhalten war.

C. Diät wie B, nur Zusatz von 200 γ Br, so daß der Br'-Gehalt sich auf dieselbe Höhe einstellte wie bei Diät A.

Die Ratten, die 150—200 Tage Diät A erhielten mit einem Quotienten Br/Cl von 0,009, hatten 2,3—2,6 mg% Br im Gesamtblut. Bei der Diät B war der Gehalt 0,055—0,280 mg% (Br/Cl = 0,00043), bei Diät C 6,58-9,86 mg % (Br/Cl = 0,021). Diese Bilanzen sind bisher die einzigen, die in der Literatur vorliegen.

Im allgemeinen finden wir Angaben über längere oder kürzere Darreichung mit nur seltener Berücksichtigung des Cl'-Gehaltes von Nahrung und Organismus wie etwa bei MÖLLER[2767]. In ähnlicher Anordnung finden sich in der Literatur auf folgender Tabelle gegebene Werte bei Kaninchen:

Tabelle 137.

Literatur	Gabe tägl.	1. Tag	9. Tag	14. Tag	17. Tag
BOSHES[2768]	0,33 g/kg	0	60	150	140 mg% Serum

Literatur	Gabe tägl.	1. Tag	2. Tag	3. Tag	4. Tag	5. Tag
MÖLLER[2767] . . .	0,6 g/kg	112	192	350	484	600 mg% Br im Serum
	0,75 g/kg	—	—	—	618	— mg% Br im Serum

[2762] MEYER-BISCH, R.: Biochem. Z. **150**, 23 (1924). 6 Hunde 150 ccm 5% Na_2SO_4, Liquor cerebrospinalis teils höheren, teils niedrigeren SO_4-Gehalt als im Serum.

[2762, I] MCCANCE, R. A. u. WILKINSON, E.: J. Physiol. **106**, 256 (1947). Gewicht des Weibchens 250, der Männchen 350 g.

Über einmalige Gaben gibt folgende Zusammenstellung Auskunft:

Tabelle 138.

Literatur	Gabe NaBr in g/kg	Zeit in Std.	Konzentration Br im Plasma mg%
MÖLLER[2767]	1,0	16	173
	2,0	17	367
LIPSCHITZ[2270]	0,75	23	116
	1,5	22—24	242
	3,0	22—24	406

Versuche am Kaninchen von FREY[2769], Werte im Plasma.

Tabelle 139.

Zeit in Stunden	Kaninchen von 2,4 kg erhält 3,0 g NaBr		Kaninchen von 2,9 kg erhält 4,5 g NaBr	
	mg%	% Halogene in mol	mg%	% Halogene in mol
24	296	24,8	296	26,6
48	224	22,2	291	28,9
96	194	18,1	184	18,5
120	171	15,8	189	20,0
144	66	6,2	107	11,8

Bromid wurde auch in der Lymphe aufgefunden. Wurde Jodid und Bromid in gleichen molaren Verhältnissen in den Darm des Kaninchens gegeben, dann fand sich in der Lymphe mehr Br′ als J′, was auf das größere Molekül des Jodids zurückzuführen wäre[2777, I].

Versuche an *Hunden* wurden ähnlich ausgeführt.

Bei einmaliger Gabe von 0,8 g wurde ein Gleichgewicht im Blut schon in 1—2 Stunden erreicht[2771], ähnlich bei 0,5 g/kg[2773]. Dieser Versuch wurde unter Berücksichtigung der Cl′-Zufuhr unternommen. Es wurde eine salzarme Diät verabreicht. Entsprechend sank der Gehalt im Blut nach Erreichen des Maximums in den ersten 24 Stunden (keine Zwischenanalyse) in 3 Wochen von 14 mMol im Plasma auf etwa 10 mMol. In Versuchen an 4 Hunden von etwa 25 kg Gewicht, die 2 und 8 g NaBr peroral erhalten hatten, erreichte die Konzentration im Blut ihre maximale Höhe nach 24 Stunden und blieb dort 2—5 Tage, dann begann erst das langsame Absinken. Deutlich ist die lange Retention[2772].

Über Versuche mit wiederholten Gaben gibt folgende Tabelle Auskunft:

Tabelle 140.

Literatur	Dosis täglich	Konzentration
INGRAHAM[2713]	3mal 10 g NaBr	71,2 mMol/Ltr. Br′
		53,9 mMol/Ltr. Cl
ELLINGER u. Mitarbeiter[2774]	12mal 0,25 g/kg	334 mg% Br′ 52,7% molar
USSIJEWITSCH u. Mitarbeiter[2775]	1mal 0,24 g/kg	35 mg% Br′
	2mal 0,24 g/kg	43 mg% Br′
	4mal 0,24 g/kg	118,42 mg% Br′
	20mal 0,24 g/kg	140,62 mg% Br′

2763 COPE, C. L.: J. Physiol. **76**, 329 (1932), Rona **71**, 598.
2764 HELLER, V. G. u. PAUL, H.: J. biol. Chem. **105**, 655 (1934), Rona **82**, 456.
2765 WINNEK, P. S. u. SMITH, A. H.: J. biol. Chem. **119**, CVI (1937).
2766 WINNEK, P. S. u. SMITH, A. H.: J. biol. Chem. **121**, 345 (1937).
2767 MÖLLER, K. O.: Naunyn-Schmiedebergs Arch. **165**, 244 (1932).
2768 BOSHES, B.: Proc. Soc. exp. Biol. Med. **32**, 271 (1934), Rona **85**, 662.
2769 FREY, E.: Naunyn-Schmiedebergs Arch. **163**, 393 (1931), Rona **66**, 275.
2770 LIPSCHITZ, W.: Naunyn-Schmiedebergs Arch. **147**, 142 (1929). Methode der Br-Bestimmung nicht sehr zuverlässig.
2771 BRODIE, B. B., BRAND, E. u. LESKIN, S.: J. biol. Chem. **130**, 555 (1939).

Beim *Menschen* wurde nach Gabe von 1 g KBr das Maximum in der ersten Stunde erreicht mit etwa 4 mg %[2776]. Bei Prüfung des Gleichgewichtes im Blut ergab sich bei Patienten mit Ödem durch Herzfehler eine Verzögerung von mehr als 5 Stunden[2771]. Eine Übersicht über den Konzentrationsverlauf nach einmaliger Gabe von 3 g NaBr gibt die folgende Tabelle von QUASTEL und YATES[2777]:

Tabelle 141.

Diagnose	Anfangswert vor der Bromgabe	Blut-Brom (mg/100 ccm) Zeit in Stunden nach oraler Gabe								
		1	2	4	26	96	120	264	336	504
Normal	0,96	2,02	4,72	—	5,8	4,17	—	—	1,54	—
Dementia . . .	0,90	—	21,4	33,4	33,0	—	25,8	—	18,8	—
Dementia . . .	0,92	—	12,7	15,6	14,9	9,0	—	4,6	—	1,35
Oligophrenie .	0,81	—	4,71	3,75	1,35	—	—	0,92	—	—
Epilepsie . . .	0,72	—	5,0	5,72	5,35	—	1,8	—	1,05	—
Manische Depression. . .	2,15	—	—	11,1	11,9	—	6,85	—	—	—
Dementia . . .	1,47	—	16,9	—	—	—	—	—	—	—
Melancholie . .	0,67	—	9,8	9,9	8,95	—	—	—	3,85	—
Hebephrenie. .	0,20	—	5,90	8,4	6,6	—	3,75	—	—	—
Manische Depression. . .	0,62	5,62	5.22	5,90	4,96	—	—	3,55	—	1,80

Wir sehen aus der Tabelle, daß die maximale Konzentration zwar häufig schon nach 1—2 Stunden, aber 2mal auch erst nach 26 Stunden erreicht wird. Es ist erstaunlich, welchen Schwankungen die Höhe der Maxima unterworfen ist.

Bei Darreichung von 3mal täglich 10 grain (0,65 g) NaBr an 55 Personen 4 Monate lang, stieg das Blutbromid auf durchschnittlich 16,6 mg%, bei 15 Personen wurden 3mal täglich 50% höhere Werte verabfolgt. Der Blutbromgehalt betrug bei diesen durchschnittlich 50,1 mg%, bei beiden Gruppen waren die Schwankungen groß[2777, II].

Weitere Versuche an Geisteskranken, die in 3 Monaten 500—600 g NaBr erhielten, d. h. täglich 6—7 g NaBr, teilen ROSSEN und REICHENBERG[2777, IV] mit. Nach 2—6 Wochen war dann das Maximum des Plasma-Br mit 15—30 m. aequiv. erreicht. Die Summe der Halogene [Cl] + [Br] sank dabei mit 90 m. aequiv. unter die Norm.

Bei Säuglingen war die Resorption von NaBr schlechter als bei Erwachsenen. Die Reihenfolge blieb aber gleich, d. h. die beste Resorption im Darm, dann Rectum, dann Magen. Wenn man aber die resorbierenden Flächen in Rechnung stellt, zeigt das Rectum die beste Resorption[2777, III]. Diese Angabe trifft natürlich nicht die Permeation der Wand isoliert.

2772 GEORGIJEWSKAJA, L. M. u. USSIJEWITSCH, M. A.: Rona **91**, 219 (1935).

2773 PALMER, J. W. u. CLARKE, H. T.: J. biol. Chem. **99**, 435 (1933), Rona **73**, 511.

2774 ELLINGER, A. u. KOTAKE, Y.: Naunyn-Schmiedebergs Arch. **65**, 87 (1911).

2775 USSIJEWITSCH, M. A. u. GEORGIJEWSKAJA, L. M.: Rona **91**, 381 (1935). Die Ausscheidung erstreckte sich auf 45 Tage, Normalwert 10 mg%, also sehr hoch.

2776 KURANAMI, T.: J. of Biochem. **15**, 205 (1932), Rona **69**, 337. Werte nur wenig brauchbar wegen der angewandten Bestimmungsmethode.

2777 QUASTEL, J. H. u. YATES, E. D.: Biochem. J. **28**, 2, 1530 (1934). C. **1935 I**, 3804.

2777, I NAGAYAMA, T.: Arb. III Ab. des anat. Inst. Kyoto 8a, 31 u. 44 (1941), Rona **126**, 425.

2777, II FLINN, F. B.: J. Labor. clin. Med. **26**, 1325 (**1941**), Rona **127**, 198. C. **1941 II**, 2963. Brombestimmung mit $AuCl_2$.

2777, III KRAMÁR, J. u. SZABO, J.: Policlin. inf. **10**, 441 (1942), Rona **113**, 431.

2777, IV ROSSEN, R. S. u. REICHENBERG, A.: J. biol. Chem. **140**, C VII (1941). C. **1943 II**, 1551.

d) Rhodanid. Die Aufnahme von Rhodanid in einmaliger Dosis wurde beim Kaninchen geprüft. In den Versuchen von ANDERSON und CHEN[2550, I] erhielten 14 *Kaninchen* 100 mg/kg NaSCN oder KSCN. In 6 Stunden war das Maximum mit 10—16 mg% SCN' im Gesamtblut erreicht. Nach 48 Stunden war es noch nicht völlig frei davon.

200 mg/kg führten bis auf 20—24 mg% im Maximum. Der Abfall benötigte 96 Stunden. 300 mg/kg führte bei 2 Tieren zu maximal 24 und 30 mg%. SCN' blieb über eine Woche im Blut nachweisbar.

Bei *Hunden* wurde 100 mg/kg täglich verabfolgt. Die Tiere starben in einigen Tagen mit 17—37 mg% SCN' im Blut. Wurden niedere Dosen — 20—30 mg/kg — gegeben, dann hielten sie die Medikation länger aus, bis zu 12 Wochen. Die Blutkonzentration war dieselbe. Einzelne Tiere, die diese Zeit überlebten, zeigten auf diese kleinen Dosen Werte von < 12 mg% SCN'.

Bei einer einmaligen Dosis von 100 mg/kg an Hunden (in Dünndarmtabletten, damit sie nicht erbrachen) wurde das Maximum in 8 Stunden mit 10—18 mg% erreicht, 72 Tage blieb es nachweisbar.

Angaben über die Verhältnisse, wie sie sich bei der therapeutischen Anwendung in der *Klinik* darbieten, sind häufiger.

Bei Gabe von 3mal 0,1 g NaSCN wurde in 17 Tagen ein Wert von 1 mg%, nach 6 Tagen von 0,9 mg% gemessen (SCHREIBER[404], WESTPHAL[2604]). Die Ausscheidung zog sich über Wochen hin.

Die sonst in der Literatur niedergelegten Werte bei derselben Dosis sind höher: z. B. bei GARVIN[2599]: Eine 71jährige Frau erhielt 0,3 g KSCN täglich, die Konzentration stieg in 5 Tagen auf 3,8 mg% an. Bei der jetzt fortgesetzten doppelten Dosis betrug der Wert nach 5 Tagen 10,1 mg%. 1 Tag mit 3mal 0,3 g brachte ihn auf 13,6 mg% und gleich darauf auf 18,7 mg%. In 6 Tagen sank der Gehalt erst auf 9,4 mg%. Ähnliche Werte werden auch sonst erwähnt[2306]. Bei GRIFFITH und LINDAUER[405] finden wir bei derselben Dosierung einen Anstieg auf 13 mg%.

e) Nitrat. Der Gehalt des Blutes an Nitrat wurde von REITH, WHELAN und BANNICK[2568] beobachtet.

4 normale Menschen erhielten täglich 10 g NH_4NO_3. Der Gehalt im Plasma stieg auf 2—3 mg% Nitrat-N nach 4maliger Gabe. In 48 Stunden sank der Gehalt schon auf 0,01 mg%. Bei 2 Patienten mit chronischer Nephrose stieg der Gehalt, auch nach 4maliger Gabe, auf 6 und 7 mg%, bei einem Kranken mit chronischer Glomerulonephritis sogar auf 19 mg%. Hier dauerte es 14 Tage, bis ein Wert von 1 mg% erreicht war.

Obwohl Nitrat in der HOFMEISTERschen Reihe seinen Platz zwischen Br' und SCN' hat, ist das Verhalten doch durchaus abweichend und gibt mehr Ähnlichkeit mit Sulfat.

f) Kaliumchlorat. Kaliumchlorat in der Menge von 0,5 g/kg erhielten 7 Hunde in den Versuchen von ROSS[2564] mit der Schlundsonde.

Nach 2 Stunden wurde der größte Wert mit 81 mg% beobachtet, nach 4 Stunden war der Abstieg schon deutlich, nach 6 Stunden fanden sich bei 2 Hunden höhere Werte als nach 4 Stunden (42 und 25 mg%), was wohl auf die Unsicherheit der Methodik (Differenzbestimmung) zurückzuführen sein wird. Nach 24 Stunden fanden sich Werte von 12—15 mg%.

g) Phosphat. Auch hier gelten die Bedingungen, die bei der Absorption aus der Darmschlinge schon behandelt wurden, und die in erster Linie chemischer Natur sind (Ca-Fällung). Ein Unterschied gegenüber den anderen Ionen ist damit sofort deutlich. Neuerdings wurde von MØLLGARD[2782, I] auf eine Lähmung der Resorption von PO_4''' (neben $Ca^{\cdot\cdot}$ und $Mg^{\cdot\cdot}$) bei Schweinen durch Sulfid hingewiesen (Cl' und N wurden nicht beeinflußt).

Bei Zufuhr von radioaktivem ^{32}P (als $Na_2H^{32}PO_4$) in der Menge von 4—9 mg per os an Ratten kommt es nicht zur Erhöhung des Blutphosphats. Wenn man aber auf die markierten Moleküle achtet, sieht man einen Anstieg, der nach 12 Stunden mit 0,24% des Gesamtphosphors ein Maximum erreicht. In 5 Tagen sinkt dieser maximale Wert auf 1/4, in 13—20 Tagen auf 1/20. Dieses lange Verweilen ist nur bedingt durch den raschen Einbau des Phosphats in organische, besonders lipoide Bindungen, und in dieser Form bleibt es so lange im Blut (siehe später).

Kaninchen. Durch perorale Gabe läßt sich eine Steigerung des anorganischen P im Blut erreichen.

Diese Steigerung wird durch gleichzeitige Gabe von Mg-Salzen nicht verändert[2779]. Genauere Daten liegen von WARKANY[2780, 2781, 2782, 2787] vor.

Nach Gabe von 0,5 g/kg Na_2HPO_4 beginnt der Anstieg schon nach 1/2 Stunde, wird aber erst nach 1 Stunde deutlich. Der Anstieg über den Ausgangspunkt erfolgte in 1—2 1/2 Stunden bis zum Maximum, im Durchschnitt 3,8 mg%[2780] bzw. 1,3 mg%[2782]. In 7 Stunden war der Ausgangspunkt erreicht.

Bei McCOLLUM-Diät war der Anstieg geringer (0,7 und 1,1 mg%), umgekehrt war er höher bei Gabe von Vigantol (10 ccm pro Tier). Einige Beispiele aus diesen Versuchen[2781], gewonnen an denselben Tieren aus Blutentnahme 2 Stunden nach der Phosphatgabe, zeigt folgende Tabelle:

Tabelle 142.

Phosphat		mit Vigantol	
vor	nach	vor	nach
6,9	9,6	11,0	18,8
5,2	8,6	6,9	13,8
5,0	7,5	10,2	14,0
6,5	7,3	10,0	14,1

Diese stärkere Steigerung ist allerdings nicht (wie WARKANY annimmt) auf eine bessere Resorption des Phosphats aus dem Darm zu beziehen, sondern auf eine schlechtere Aufnahme durch die Gewebe. Die hohen Ausgangswerte im Blut zeigen, daß die Gewebe unter dem Einfluß der toxischen Vitamin-D-Gaben sogar Phosphate abgeben. Die umgekehrte Auslegung ist bei den Tieren unter McCOLLUM-Diät und den dadurch niedrigen Ausgangswerten angebracht.

Über die Frage der Resorption unter Einfluß von Vitaminen wurde seinerzeit viel diskutiert. Prüfungen über die Resorption durch Analysen im Blut der Pfortader 1 Stunde nach Gabe von 0,05 g/kg Na_2HPO_4 liegen von DEGWITZ[2730] vor

Der Anstieg betrug mit Vitamin D 3,6 mg%, ohne 5,3 mg%. In der Vena hepatica sind die entsprechenden Werte 3,8 und 4,2 mg%. Auch hier waren die Gaben von Vitamin D so hoch, daß der Phosphatspiegel im Blut auf 8—11 mg% angestiegen war. Die Versuche ergaben keine Speicherung in der Leber. Dagegen war in anderen Versuchen bei Gabe von 20 ccm 1,84% Na_2HPO_4 in die Vena portae die Konzentration in der Vena hepatica nach 50 Minuten noch erhöht, besonders nach Vitamin D.

Die Resorption vom Darm durch Analysen in der Vena portae und Lebervene wurde auch am *Hunde* untersucht[2783].

Eine größere Retention in der Leber ist merkbar. Das Lebervenenblut enthält 0,2 bis 1,1 mg% weniger als die Vena portae. Es wird daraus auf einen Einbau in organischer Form geschlossen, zumal Insulin und Adrenalin zu einer Vergrößerung dieser Werte führen und auch der Werte des organischen P.

Daß diese Auffassung zum Teil richtig ist, wird später bei der Verteilung von radioaktivem ^{32}P behandelt werden. Aber das Verschwinden von Phosphat in der Leber hat nichts gemein mit dem zeitweiligen Verschwinden von Halogenen, worüber schon berichtet wurde.

[2778] LE FEVRE MANLY, M. u. BALE, W. F.: J. biol. Chem. **129**, 125 (1939). Versuche an 26 Ratten. In der Diät täglich 0,12 g P.

[2779] DREYFUSS, F.: Dissertation Basel 1934, Rona **87**, 364.

[2780] WARKANY, J.: Z. f. Kinderheilkunde **46**, 1 (1928), Rona **49**, **367**.

[2781] WARKANY, J.: Z. f. Kinderheilkunde **49**, 191 (1930), Rona **56**, **731**.

[2782] WARKANY, J.: Z. f. Kinderheilkunde **49**, 259 (1930), Rona **57**, **417**.

[2782, I] MOLLGAARD, H.: Biedermanns Zentralblatt B. **15**, 1 (1943). C. **1943 II**, 920. Dadurch kommt es sogar zu Rachitis und Osteoporosen.

[2783] CHARIT, A. J.: Pflügers Arch. **218**, 642 (1928), Rona **46**, 397.

Umfangreiche Versuche an 4 Hunden mit variierter Versuchsmethodik durch Analysen von Phosphat im Pfortaderblut wurden von PATWARDHAN und NHAVI[2726] unternommen und sollen auf einer Tabelle dargestellt werden:

Die Resorption setzt nach diesen Werten, die Analysen aus dem Gesamtblut darstellen, prompt ein, dauert aber noch länger als 3 Stunden fort. Es ergibt sich keine Abhängigkeit der Resorption von dem p_H der in das Duodenum gebrachten Lösung. Bei der alkalischen Lösung liegt das Maximum sogar am frühesten.

Tabelle 143.

Zeit in Stunden	A	B	C	D
0	7,2	8,6	6,1	5,0
$^1/_2$	17,6	12,0	9,5	12,0
1	14,8	14,3	10,8	14,7
2	14,6	—	11,4	16,5
3	14,8	18,2	12,3	19,8

A. 11 kg Hund 933 mg P/40 ccm = 23 P/ccm p_H 9,4
B. 8,13 „ „ 870 „ „ „ = 22 „ „ 7,0
C. 6,07 „ „ 492 „ „ „ = 12 „ „ 7,0
D. 8,88 „ „ 764 „ P/35 „ = 22 „ „ 4,9.

Hierzu sei folgende Bemerkung gestattet: Eine durch stärkere Alkalität verursachte Resorptionshemmung ist nur auf dem Umwege über die verschiedene Löslichkeit der Calciumphosphatverbindungen zu erwarten. Hier hungerten die Tiere aber schon 16—20 Stunden vor dem Versuch, also war im Darm kein calciumhaltiger Speisebrei vorhanden. Der Versuch ist höchstens in der Richtung zu werten, daß durch die verschiedene Acidität keine Beeinflussung der Schleimhaut selbst stattfindet, sondern daß eine auf andere Weise dargetane Abhängigkeit auf rein chemische Bedingungen zurückzuführen wäre.

Aus diesen Versuchen haben noch die Analysen der Lymphe aus der Cysterna Chyli Bedeutung.

Ein Hund von 10 kg erhielt wie oben in das Duodenum 862 mg P bei p_H 4,9 in 28 ccm Flüssigkeit (also 30,8 mg P/ccm). Die Analyse in mg% anorganischem P zeigt folgende Reihe:

Tabelle 144.

Zeit	0	$^1/_2$	1	2	3 Std.
Lymphe	5,71	8,46	11,99	13,51	12,3
Porta-Blut	5,63	—	—	12,6	12,6

Man wird daraus schließen, daß eine Resorption auch durch die Lymphgefäße stattfindet.

Allerdings fehlen die Analysen des Gesamtblutes. Die Möglichkeit einer Steigerung besteht, und dadurch allein schon hätten wir eine Steigerung in der Lymphe zu erwarten. Bei der Phosphatgabe wird der Anstieg nicht so groß und so lange zu erwarten sein.

In anderen Versuchen, die nur das anorganische Phosphat im peripheren Blut berücksichtigen, wurde nicht so leicht eine Steigerung erreicht, z. B. DENIS[2760] bei Gabe von 100 ccm m/l Na_2HPO_4 an einen Hund von etwa 10 kg.

CORBIAU[2784] gab 4 Hunden 2 g Na_2HPO_4. Die Steigerungen im Blut gingen nicht über die normalen Schwankungen hinaus, und größere Dosen konnten nicht gegeben werden, weil Durchfälle auftraten.

Demgegenüber stieg der P-Gehalt im Blut von Hunden, die etwa 0,1 g/kg P erhielten, an (SALVESEN, HASTINGS und MCINTOSH[2470]).

1 Stunde nach Gabe von neutraler Lösung (p_H 7,4) von 1,7 (5,27 mg%) auf 3 mMol (9,31 mg%) bzw. von 1,9 (5,89 mg%) auf 3,1 mMol (9,61 mg%); bei alkalischer Lösung von 1,64 mMol (5,08 mg%) → 1,84 (5,70 mg%) und 1,40 mMol (4,34 mg%) → 2,1 mMol (6,51 mg%)

[2784] CORBIAU, L.: C. rend. Soc. Biol. **122**, 474 (1936), Rona **96**, 567. Gewichte der Hunde nicht angegeben.

bei saurer Lösung von 1,63 mMol (5,05 mg%) → 2,63 mMol (8,15 mg%) und 1,55 mMol (4,80 mg%) → 3,30 mMol (10,2 mg%). Durch wiederholte Gaben (2 stündlich) konnten Werte von 3—4 mMol (9,3—12,4 mg%) erreicht werden.

In Versuchen von JONES und RAPOPORT[2785] erreicht das P im Blut nach 0,1 g/kg P als Na_2HPO_4 in 2 Stunden ein Maximum mit einem Anstieg von 4,5 auf 10 mg%, nach Vitamin D 30000 E von 5,0 auf 14 mg%. Die halbe Dosis führte auch noch zu einem Anstieg.

Den Verlauf der Phosphatresorption nach Versuchen an 4 *Schafen* bei Zufuhr von 0,497 g P als Na_2HPO_4 in 50 ccm Wasser zeigt folgende Tabelle 145[2786] mit Werten in mg% des Plasmas:

Auffällig ist die Geschwindigkeit, mit der das Maximum der Konzentration erreicht wird und auch die erreichte Höhe.

Zum Abschluß sollen noch einige Analysen einen Platz finden, die beim *Menschen* gewonnen sind.

Durch Gabe von 3 g P in neutraler Lösung an eine erwachsene Versuchsperson stieg der P-Gehalt im Plasma von 3,4 auf 5,0 mg%[2788]. Nach 7 g NaH_2PO_4 stieg der Plasmawert von 3,7 mg% in der folgenden Stunde auf 5,0 mg% und betrug 2 Stunden später 4,3 mg%. Nach Gabe von 14 g Na_3PO_4 an eine gesunde Versuchsperson fanden sich folgende Werte im Plasma: 3,1 (Ausgang) 5,03, 4,83, 4,39 mg%[2789]. Bei so hohen Gaben wie 10 g P reagierten nur 2 von 3 Versuchspersonen mit Steigerung des P im Plasma[2790]. Die Steigerung des Blut-P ist beim Menschen nicht leicht zu erreichen. Trotzdem gelang es angeblich, nach nur 60 Tropfen officineller Phosphorsäure bei Gesunden den Wert bis 44% zu erhöhen[2791].

Tabelle 145.

Zeit in Min.	1	2	3	4
0	4,7	4,6	4,0	3,8
15	10,8	9,0	10,7	11,2
30	8,4	8,4	9,8	10,0
45	8,1	7,5	8,8	9,7
60	8,3	7,2	8,5	8,9
90	6,4	6,6	8,0	7,7
120	5,5	6,1	7,4	7,6
240	4,6	5,4	4,8	4,3

Einige Zahlen bei Kindern finden sich in der Arbeit von MURDOCH[2792]. Es handelt sich um Durchschnittswerte des Plasmas. Phosphat wurde 4 g NaH_2PO_4 in 120 ccm gegeben.

Tabelle 146.

Versuchspersonen	vorher	1. Std.	2. Std.	3. Std.	4. Std.	maximaler Anstieg
5 normale Kinder	5,0	6,9	7,0	6,6	6,0	2,0
4 rachitische Kinder . . .	3,2	4,9	5,3	—	4,3	2,1
2 Kinder mit heilender Rachitis	4,5	10,0	10,6	—	6,8	6,1

WARKANY[2780] führte ähnliche Versuche mit einer Gabe von 0,5 g/kg Na_2HPO_4 durch. Während bei 3 normalen Kindern der maximale Anstieg 3,4 mg% betrug, war er bei rachitischen nur gering (0,1—1 mg%) und bei heilender Rachitis, wie in den eben angegebenen Versuchen, größer als bei den rachitischen, aber nicht wesentlich größer als bei den normalen Kindern.

III. Normalgehalt des Blutes an Anionen und seine Änderung durch parenterale Zufuhr.

1. Phosphat.

a) *Normalwerte.* Da Phosphat im Gesamtblut auch in organischer Bindung vorliegt und nicht nur in anorganischer, wird ein Übergang von einem Zustand in den anderen an der Tagesordnung sein, so daß bei der Analyse leicht Fehler auftreten können, etwa durch Hydrolyse von organischen Estern durch die Phosphatasen, andererseits durch Synthese[2793].

[2785] JONES, J. H. u. RAPOPORT, M: J. biol. Chem. 93, 153 (1931), Rona 65, 395.
[2786] BARKUS, O. u. BALDERREY, F. C.: Amer. J. Physiol. 68, 425 (1924), Rona 28, 74.

Da wir hier nur die anorganischen Phosphate zu berücksichtigen haben, verweisen wir hinsichtlich der Verteilung auf die einzelnen Faktoren auf eine Zusammenfassung von SCHMIDT und GREENBERG[2794].

Der normale Gehalt an anorganischem P wurde von MALAN[2795] bei zahlreichen Tieren angegeben. Die Werte in mg% P seiner Tabelle beziehen sich auf das Gesamtblut.

Tabelle 147.

Rana esculenta	8,5	Pavian	3,1	Lama	10,7
Huhn (Leghorn)	7,7	Pferd	1,9	Känguruh	4,3
milchende Kuh	4,7	Maulesel	3,1	Hund	3,2
Schildkröte	8,7	Esel	2,1	Ratte	4,0
Taube	1,6	Rindvieh	4,8	Kaninchen	3,0
Vogel Strauß	5,5	Schaf	4,6	Meerschweinchen	3,8
Mensch	2,2	Ziege	4,8		

Wir geben noch weitere Werte aus der Literatur wieder, die Zahlen gelten immer in mg% P.

[2796] Rana catesbiana 1,5 und 5,5 im Serum (2 Tiere)
[2796] Schildkröte Pseudemys rugosa 1,5 1,8 3,8 6,5 (4 Tiere)
[2797] Rana pipiens 3,65 im Plasma (16 Tiere)
[2797] Necturus 4,6 (10 Tiere)
[2798] Lophius piscatorius (Fisch) 12—24 mg%, Serum
[2799] Hühner. Serum. 4,6 mg% (68 Tiere)
[2800] Hühnchen, Blutgehalt 9 mg% in der ersten Woche, fallend auf 6—7 mg% nach 6 Wochen
[2801] Legende Hennen 6,2 mg%, wie normale
[2802] Ratten von 6 Wochen Blutphosphatwert 8—10 mg%, ältere Tiere 4—5 mg%
[2803] Ratten, Serum 10 mg%.

Ratten. Neben einigen Analysen in obigen Zusammenstellungen liegen noch systematische Angaben von LI, GESCHWIND und EVANS[2803, I] vor, mit Berücksichtigung von Alter und Gewicht, die anschließende Tabelle 148 wiedergibt.

Tabelle 148.

Alter der Tiere in Tagen	Gewicht in g	Gehalt im Blutplasma in mg% P
15	31	10,6 ± 0,08
55	217	11,4 ± 0,57
73	253	8,2 ± 0,42
119	330	7,7 ± 0,31

[2787] WARKANY, J.: Z. Kinderheilkunde **46**, 716 (1928), Rona **50**, 401.
[2788] FARQUHARSON, R. F., SALTER, W. I. u. AUB, L. C.: J. clin. Invest. **10**, 251 (1931).
[2789] SCHULZ, I.: Ann. intern. Med. **3**, 667 (1930), Rona **55**, 512.
[2790] FULLER, A., BAUER, W., CLAFLIN, D. u. COCKRILL, J. R.: J. clin. Invest. **11**, 411 1932), Rona **72**, 123. Kranke mit Ostitis fibrosa.
[2791] LABBÉ, M., FABRYKANT, M. u. ZAMFIR, C.: C. rend. Soc. Biol. **108**, 678 (1931), Rona **66**, 236. Bei Diabetikern soll das schwerer gelingen.
[2792] MURDOCH, G.: Arch. of dis. in Childhood **2**, 285 (1927), Rona **44**, 767. Das Gewicht der normalen Kinder schwankte zwischen 6,5 und 24 kg.
[2793] LAWACZEK, H.: Biochem. Z. **145**, 351 (1924). Synthese durch Luftdurchleitung.
[2794] SCHMIDT, C. L. A. u. GREENBERG, D. M.: Physiologic. Rev. **15**, 297 (1935).
[2795] MALAN, A. J.: 16. Rep. Dir. vet. Serv. South-Africa 326 (1930).
[2796] GROLLMANN, A.: J. biol. Chem. **72**, 565 (1927), Rona **41**, 755.
[2797] WALKER, A. M.: J. biol. Chem. **101**, 239 (1933), Rona **75**, 506.
[2798] MARSHALL, JR. E. K. u. GRAFFLIN, A. L.: Proc. Soc. exp. Biol. Med. **31**, 44 (1933), Rona **78**, 643.
[2799] ACKERSON, C. W., BLISH, M. J. u. MUSSEHL, F. E.: J. biol. Chem. **63**, 75 (1925), Rona **31**, 697.
[2800] ELVEHJEM, C. A. u. KLINE, B. E.: J. biol. Chem. **103**, 733 (1935). C. **1935 I**, 3807.
[2801] BENJAMIN, H. R. u. HESS, A. F.: J. biol. Chem. **103**, 629 (1933).

Die Höhe hängt wesentlich mit dem Wachstum zusammen. Durch Entfernung der Hypophyse kam es zum Abfall. Injektion des Wachstumshormons erhöhte sogar über den Wert der Kontrollen.

Das *Kaninchen* zeichnet sich durch große Instabilität seiner Normalwerte aus.

Bei langdauernder Beobachtung (bis 32 Wochen) gab es Schwankungen von 2,6—7,5 mg% im Blut[2804], 3,77 mg%[2806]. Bei einer ausgedehnten Untersuchung an 80 Tieren über ein Jahr fand sich eine Schwankung von 4,96 mg% (± 0,20) bis 6,82 mg% (± 0,20)[2805]. Am Abend sind die Werte im Serum um 1—1,5 mg% tiefer als am Morgen, so daß das Kaninchen für längere Bilanzen als ungeeignet betrachtet wird[2807]. Ebenso gibt es die Schwankung mit dem Alter[2808].

Hunde. Die Werte im Serum sind 3,8 mg%[2809], 2,7 4,4 4,6 mg%[2810], 3,4—6,4[2796], im Blut unter Chloralose 3,9 (2,3—5,3) mg%[2811].

Schwein. Serum 7,3—9,7 mg% (6 Tiere)[2796]. 8,34 mg%[2812], bei Ferkeln 8,01 mg%[2813]. Der Gehalt ist niedriger bei älteren Tieren und in der Schwangerschaft[2812].

Rinder. Im Blut gemessen an 64 Milchkühen betrug der Wert 4,33 (± 0,04) mg%, ebenso bei nichtmilchenden Tieren[2815].

Bei 40 jungen Stieren wurden 2,41—3,0 mg% P im Blut gefunden[2816]. Diese Tiere hatten anscheinend eine an Phosphat geringe Ernährung, denn geringe Zufütterung von phosphathaltiger Nahrung erhöhte den Gehalt bald auf 5 mg%. Bei Trächtigkeit sinkt der Gehalt ab z. B. auf 3,2 mg%[2814]. Auch hier haben junge Tiere einen höheren Gehalt als ältere[2815]. Aber nach der Geburt bis zum Alter von 6 Monaten steigt der Gehalt noch an, um dann dauernd zu sinken[2814]. Das Blut der Mütter ist weniger reich an P als das des Neugeborenen[2814].

Die ausführlichsten Analysen wurden von Reid, Ward und Salsbury[2803, II] mitgeteilt. Im Blutplasma von 49 Kühen fanden sich als Durchschnittswerte 9,93 %mgCa und 5,08 mg% P. 50 Kälber unmittelbar nach der Geburt hatten 12,12 mg% Ca und 6,53 mg% P. Man sieht, daß hier die sonst geltende Beziehung zwischen Ca und P, die uns noch ausführlich beschäftigen wird, nämlich daß Steigen von Ca mit Sinken des P beantwortet wird, nicht Gültigkeit behält.

Pferde. Bei der Geburt ist der Gehalt im Serum größer als im Plasma, steigt an bis zu einem Maximum im Alter von 10 Wochen, um dann zu sinken[2814, I].

Von der 20sten Woche mit einem Gehalt von 5,4 mg% gibt es mit dem Alter einen hohen negativen Korrelationskoeffizienten r = — 0,768 + 0,066[2814, II]. Dabei muß das untersuchte Tier in gutem Futter sein, da jeder Phosphatmangel sich sofort in den Plasmawerten widerspiegelt.

[2802] Koch, E. M. u. Cahan, M. H.: Amer. J. dis. of Child. **34**, 187 (1927), Rona **43**, 426.

[2803] Dutcher, R. A., Creighton, M. u. Rothrock, H. A.: J. biol. Chem. **66**, 401 (1925), Rona **36**, 798.

[2803, I] Li, C. H., Geschwind, J. u. Evans, H. M.: Endocrinology **44**, 67 (1949).

[2803, II] Reid, J. Th., Ward, G. M. u. Salsbury, R. L.: J. Nutrit. **36**, 75 (1948).

[2804] Brown, W. H. u. Howard, M.: J. exp. Med. **47**, 539 (1928), Rona **46**, 84.

[2805] Harnes, A. R.: J. exp. Med. **48**, 549 (1928), Rona **48**, 403.

[2806] Ashley, A. u. Guest, G. M.: J. clin. Invest. **13**, 219 (1934), Rona **80**, 477.

[2807] Dupré, E. F. u. Semeonoff, E.: J. biol. Chem. **94**, 341 (1931), Rona **66**, 257.

[2808] Bomskov, C. u. Nissen, H.: J. exp. Med. **85**, 142 (1932), Rona **71**, 715. Der relative Anteil des anorganischen P am säurelöslichen P beim 4 Wochen alten Kaninchen ist mit 16,6% höher als beim erwachsenen mit 9,0%.

[2809] Potop, I.: C. rend. Acad. Sci. **201**, 490 (1935), Rona **90**, 119. C. **1935 II**, 3536.

[2810] Greenwald, J.: J. biol. Chem. **14**, 369 (1913).

[2811] Brull, L.: Arch. internat. Physiol. **43**, 253 (1936), Rona **97**, 78.

[2812] Hughes, E. H.: J. agricult. Res. **53**, 267 (1936), Rona **97**, 240.

[2813] Luy, P. u. Schmitt, J.: Dtsch. Tierärztl. Wschr. **1933**, 162, Rona **73**, 470.

[2814] Palmer, L. S., Cunningham, W. S. u. Eckles, C. H.: J. Dairy Science **13**, 174 (1930), Rona **56**, 541.

[2814, I] Blunn, C. T., Howell, C. E. u. Caldwell, R. W.: J. nutrit. **20**, 1 1940), Rona **122**, 610.

[2814, II] Pearson, P. B.: J. biol. Chem. **106**, 1 (1934).

[2815] Johnson, S. R.: J. nutrit. **17**, 15 (1939), Rona **113**, 409.

[2816] Greaves, J. E., Maynard, E. J. u. Reeder, W.: J. agricult Res. **48**, 1033 (1934), Rona **82**, 592.

Beim *Menschen* erreicht der P-Gehalt im Serum ein Maximum im Alter von 1—6 Monaten[2817]. Der normale Wert wird angegeben mit 3,1 mg% im Gesamtblut[2820]. In einer Zusammenstellung von TIMPE[2819] sind die Werte der Literatur mit 2—4 mg% angegeben (siehe auch [2821]). Diese Werte werden durch Schwangerschaft nicht geändert, dagegen findet sich im Nabelschnurblut ein Gehalt von 4,6 mg% anorganischem P, während im mütterlichen Venenblut nur 3,7 mg% gefunden wurden (Durchschnitt von 10 Bestimmungen) als Zeichen dafür, daß in der Placenta nicht nur Diffusionskräfte herrschen[2818, 2819].

b) Schwankungen. Die Werte sind oft Schwankungen unterworfen.

So wurde eine Erhöhung gefunden bei Narkose (Hundeversuche[2726, 2802]), nach längerem Hungern bei Kaninchen (SAHYUN[532]), bei Ziegen und Schafen[2813], nach Fleischmahlzeiten bei Hunden und Ratten[2802], während beim Menschen (31 Personen) nach einer Mahlzeit der Gehalt von 3,15 auf 2,9 mg% sank[2820]. In der menschlichen Pathologie finden sich Steigerungen bei Anaemien (bis 10,3 mg%[2822]) und auch anderen Blutkrankheiten, vor allem aber Nephritiden[2822]. Diese Steigerung kam auch bei Kaninchen und Hunden mit gestörter Nierentätigkeit, z. B. nach Sublimatvergiftung oder Unterbindung der Ureteren zur Beobachtung (18 mg%[2806]). Senkungen wurden gesehen bei Diathermie[2823], beim Menstruationszyklus in der Phase der größten Proliferation der uterinen Mucosa[2824].

Von besonderem Interesse ist die Senkung nach länger dauernder Hyperventilation, die bis zum Auftreten von tetanischen Symptomen fortgeführt wurde und die Steigerung im Schlaf und nach fortgesetzter Einatmung einer höheren (7%) CO_2-Konzentration[2825].

Dasselbe ließ sich auch bei Fröschen erzielen (WALKER[2797]). Zwei Frösche wurden 70 Minuten in eine Atmosphäre mit 10% CO_2 gesetzt. Der Phosphatgehalt im Plasma stieg von 2,1 auf 2,6 bzw. von 2,1 auf 3,7 mg% an. Bei Hunden vermehrte er sich allgemein in der Acidose, und umgekehrt verminderte er sich in der Alkalose[2809].

Steigerungen des Phosphats sind nach verschiedenen Hormonen beobachtet worden, z. B. nach Hypophysenhinterlappenextrakt[2826] Wachstumshormon[2803, I], nach Thyroxin[2827] und vor allem in Abhängigkeit von den Nebenschilddrüsen.

Entfernung der *Nebenschilddrüse* bei Hunden steigerte den Serum-P-Gehalt von 2,7, 4,4 und 4,6 mg% auf 6,2, 7,7 und 8,8 mg% (GREENWALD[2810]). BRULL[2811] fand bei 7 Hunden vor der Operation 3,9; 24 Stunden nachher 5,2 mg% im Durchschnitt. SIWE[2828] fand eine Steigerung erst sub finem. Umgekehrt wird durch Gabe von Parathyreoidhormon der P-Gehalt gesenkt sowohl von Hunden[2830] als auch beim Menschen, besonders bei Hypoparathyreoidismus bzw. allgemein bei Zuständen, in denen der P-Wert vorher hoch war[2831, 2832].

Die Senkung durch unzureichende Phosphaternährung und in Verbindung mit dem Kohlenhydratstoffwechsel wird in späteren Abschnitten (N u. L) besprochen.

[2817] STAERNS, G., u. KNOWLTON G. C.: J. biol. Chem. **92**, 639 (1931), Rona **64**, 736. 76 Individuen.

[2818] MULL, J. W.: J. clin. Invest. **15**, 513 (1936), Rona **99**, 432.

[2819] TIMPE, O.: Arch. f. Gynäkologie **146**, 232 (1931).

[2820] KAY, H. D., u. BYROM F. B.: Brit. J. exp. Path. **8**, 240 (1927).

[2821] BOSE, J. P., u. U. N. DE: Indian J. med. Res. **26**, 645 (1939), Rona **113**, 60. C. **1939 II**, 4518. Bei 50 normalen Personen in Indien, schwankend von 3—5 mg% (Durchscnitt 3,5 mg%).

[2822] KAY, H. D., u. BYROM Z. B.: Brit. J. exp. Path. **9**, 72 (1928).

[2823] BISCHOFF, F., MAXWELL L. C., u. HILL E.: J. biol. Chem. **90**, 331 (1930).

[2824] OKEY, R., STEWART, J. M. u. GRENNWOOD M. L.: J. biol. Chem. **87**, 91 (1930).

[2825] HALDANE, J. B. S., V. B. WIGGLESWORTH, u. C. E. WOODROW: Proc. roy. Soc. Ser. B **96**, 1 (1924), Rona **25**, 317.

[2826] DODERO, G.: Arch. Farmacol. sperim. **60**, 422 (1925). C. **1936 I**, 1901. Versuche an Kaninchen.

[2827] HEYMANN, W., u. MAIER E.: Z. Kinderheilkunde **55**, 512 (1933), Rona **78**, 587. 28 Säuglinge und Kinder. Eintritt mit Latenz wie die Stoffwechselsteigerung. Eine Beeinflussung des Ca·· fand nicht statt. Thyreotropes Hormon bei 5 Kindern unwirksam.

[2828] SIWE, S.: Z. Kinderheilkunde **57**, 383 (1935), Rona **95**, 50.

[2829] SIWE, S.: Z. Kinderheilkunde **57**, 459 (1935), Rona **95**, 50.

c) Das *Verhältnis des organischen Phosphats zum Calcium* verlangt eine genauere Behandlung. Man spricht allgemein aus, daß Steigerung des Phosphats einhergeht mit Senkung des Calciums im Blute und umgekehrt, wobei auf die verschiedenen Fraktionen des Calciums wegen chemischen Gleichgewichtes in erster Annäherung hier kein Wert gelegt wird. Solche gegenläufige Bewegungen der Werte finden sich z. B. bei längeren Beobachtungen am Kaninchen[2804], dessen Serum-P besonderen Schwankungen unterworfen ist, wie wir vorher gesehen haben. Man will auf eine Konstanz des Produktes Ca $\times$ P hinaus.

Aber man findet auch *Ausnahmen* sehr häufig, z. B. nach Trinken von 1 Ltr. angesäuerter Milch nehmen beide Werte zu[2830]. Wenn im Laufe des Lebens z. B. beim Pferde das P im Plasma absinkt, so steigert sich nicht der Ca-Wert, sondern bleibt gleich (Blunn[2814, I]). Dasselbe fand sich beim Rind[2803, II] und anderen Tieren.

Bei Gabe von Parathyreoidextrakt finden wir eine Zunahme des Calciums, die der Phosphatabnahme aber nachfolgt. So wurden nach 40 E des Extraktes (intramuskulär) die ersten Senkungen des Serum-P schon $^1/_2$ Stunde danach gesehen. Die Steigerung des Calciums folgte erst nach 1 oder 2, bei 2 Experimenten aber sogar 4—5 Stunden im Blut[2832].

Ähnliches fand sich bei Hunden[2830]. Wurden hier die Dosierungen mit dem Hormon fortgesetzt in der Zeit der Steigerung des Ca-Spiegels im Serum, dann kam es auch zu einer Steigerung des Phosphats.

Meist findet man trotz dieser Steigerung eine Abnahme in der Ausscheidung des P durch den Urin (Brull[2811]), bedingt durch Bildung eines kolloidalen Calciumphosphats. Unter diesen Bedingungen findet man die Resultate wie bei Grollmann[2796]:

Ein Hund erhält in 18 Stunden 170 E Parathormon. Es zeigte sich Dyspnoe, Schwäche, Neigung zu Koma, Atonie mit Versagen der Blutzirkulation; der anorganische P stieg von 5,1 auf 8,7 mg%, das Calcium von 9,8 auf 17,9 mg%. Das Phosphat war vorher zu 100%, nachher nur zu 63% ultrafiltrierbar.

Unter ähnlichen Verhältnissen findet sich nach Gabe von $CaCl_2$ (Siwe[2829]) ein Anstieg von Ca (16,2 auf 20,1 mg%) und P (3,6 auf 6,3 mg%, 3,6 mg% ultrafiltrierbar).

Alle diese Beobachtungen wird man vorerst durch fehlendes Gleichgewicht bedingt ansehen dürfen.

Eine Ausnahme nach der anderen Richtung findet sich bei Rachitis, in der sowohl $Ca^{\cdot}$, als Phosphat gesenkt sind. Diese Ausnahme wird im Abschnitt N behandelt, hier genügt der Hinweis, daß bei manchen Tieren (besonders Ratten) durch die Menge der P-Zufuhr in der Nahrung eine Änderung erzwungen werden kann.

Im allgemeinen sieht man die gegenseitige Bedingtheit.

Vermehrte P-Fütterung z. B. auch beim Hühnchen führt dann zur Abnahme des Ca (Elvehjem u. Kline[2800]). Bei Schweinen bewirkt Zulage von $CaCO_3$ zum Futter Anstieg des $Ca^{\cdot\cdot}$ und meist Abfall des P. Wird umgekehrt eine Diät von niederem $Ca^{\cdot\cdot}$-Gehalt gegeben, dann steigt der anorganische P, aber nur bei erwachsenen Tieren, bei Ferkeln fällt er ab, also ein Übergang zum Bilde bei Rachitis (Hughes[2812]).

Bei Kaninchen sinkt der P-Gehalt ab bei Kohlfütterung, steigt an bei Kleie, Hafer und Rüben bei saurem Urin. Die $Ca^{\cdot\cdot}$-Konzentration verhielt sich invers[2807, 2833, 2834]. Rüben enthalten 0,392% PO_4''', Kohl nur 0,029%. Das Verhältnis Ca/P ist bei Kohl 1,55 oder 2,35, bei Rüben 0,17 oder 0,25[2831]. Bei diesen Versuchen könnten natürlich die Vorbereitungen zu dem im Blut gesehenen Resultat sich im Darm abspielen in Richtung einer gegenseitigen Hemmung der Resorption. Auch die Alkalität ist von Bedeutung, denn der Urin ist bei Kohl alkalisch, bei Rüben sauer[2834].

Durch Gaben beider Verbindungen wurde dieselbe Reaktion bei Schafen und Ziegen erreicht[2813], ebenso Kaninchen[2835].

[2830] Greenberg, D., Lewis M., Dalton G. J. B., u. Cohn W. E.: Arch. inter. Med. **50**, 855 (1932), Rona **72**, 473.

[2831] Albright, F., Bauer W., Cockrill J. R., u. Ellsworth R.: J. clin. Invest. **9**, 659 (1931), Rona **62**, 377.

[2832] Ellsworth, R.: J. clin. Invest. **11**, 1011 (1932).

[2833] Brockfield, R. W.: Biochem. J. **27**, 1, 173.

[2834] Bourne, M. C., u. Campbell D. A.: Biochem. J. **26**, 1, 183 (1932). Zwei verschiedene Daten der Literatur.

Die meisten Versuche dieser Art wurden an Hunden ausgeführt und dasselbe gefunden, d. h. fast spiegelbildähnliches Verhalten, allerdings weniger, wenn das Ca¨ durch große Gaben von Vitamin D erhöht wurde[2785].

UNDERHILL[2468] berichtet, daß durch Infusion von 100 mg/kg P im Durchschnitt der Ca¨-Gehalt um 3,6 mg% im Blut fällt. Bei subcutaner Injektion von 30 ccm/kg neutraler, isotonischer Lösung fiel nach HOESCH[2837] in 3 Stunden das Blut-Ca¨ auf 6,4 mg%, was ungefähr mit der Angabe von UNDERHILL übereinstimmt.

PAGE[2836] gibt folgende Werte an nach intravenöser Gabe von $Na_2HPO_4 \cdot 12\,H_2O$ (ca. 9% P) auf Tabelle 149:

Tabelle 149.

Dosis in g/kg	Ca vorher	1. Std.	3. Std.	5. Std.
0,1	12,75	11,35	11,45	11,3
0,25	11,8	9,85	11,3	10,65
0,25	12,70	11,75	11,8	11,3
0,50	13,3	10,25	11,0	11,0
1,00	12,15	11,3	10,15	10,4

Diese Werte geben geringere Resultate als die von UNDERHILL[2468] und HOESCH[2837]. Man sieht kaum eine Steigerung der Wirkung bei steigender Dosierung, wenn man nicht annehmen will, daß bei der höchsten Gabe der Haupteffekt erst zu erwarten ist.

Diese Auffassung führt zu einem wichtigen Problem, das bei den Versuchen von PATWARDHAN und NHAVI[2726] schon einmal angedeutet wurde. In ihren Versuchen wurde die enterale Resorption durch Analysen des Pfortaderblutes verfolgt. Hierbei fand sich eine Senkung des Ca¨-Gehaltes im Blut von der ersten Beobachtung an schon nach einer halben Stunde. Man wird sich die Frage vorlegen, ob die Veränderung auf dem Wege von den Kapillaren zu den Venen aufgetreten sein könnte, oder ob sie nur den Ausdruck einer allgemeinen Veränderung im Blute darstellt, in das das Phosphat schon während dieser Zeit eingedrungen ist. Aber auch dann ist die Geschwindigkeit von Bedeutung.

Die Frage stellt sich uns, ob hier die Fällung einer unlöslichen Verbindung vorliegt, deren Löslichkeitsprodukt überschritten wurde. Wenn wir den Vorgang der Fällung als solchen ins Auge fassen und gar nicht die Beseitigung der Fällung berücksichtigen, bedarf es noch einer gewissen Zeit, da die Reaktion nicht direkt abläuft. So haben MCLEAN und HINRICHS[2838] nach einer intravenösen Injektion von Phosphat die Analyse auf kolloidales Calcium in einem Teil einer Blutprobe sofort angestellt, in einem zweiten Teil aber erst nach 24 Stunden, so daß sich ein stabiles Gleichgewicht ausbilden konnte. Es zeigte sich, daß tatsächlich selbst nach 3 Stunden im strömenden Blut das Gleichgewicht noch nicht erreicht war.

Auch in vitro mit Pferdeserum, dem Phosphat zugesetzt worden war, wurde das gezeigt bei gleichzeitiger Prüfung des Anteils an ionisiertem Ca¨ am Froschherzen. Die Entionisierung entwickelte sich erst in 1—2 Stunden und war deutlich in 24 Stunden[2839]. Selbst in Lösungen ohne Kolloide konnte man erst bei Alterung Ausfällen eines Niederschlages und Abnahme einer Ionisation des Ca¨ feststellen[2840].

2835 ZAMORANI, V.: Riv. clin. pediatr. **29**, 285 (1931), Rona **62**, 587.

2836 PAGE, J. H., u. SCOTT J. P.: J. of Pharmacol. **46**, 431 (1932), Rona **72**, 178. Auch nach Gabe von Parathormon ließ sich diese senkende Wirkung zeigen. Phosphatgaben konnten hier sogar lebensrettend wirken.

2837 HOESCH, K.: Z. exp. Med. **98**, 239 (1936), Rona **94**, 418.

2828 MCLEAN, F. C. u. HINRICHS M. A.: Amer. J. Physiol. **121**, 580 (1938), Rona **107**, 240.

2839 DOLHAINE, H.: Biochem. Z. **178**, 233 (1926), Rona **40**, 104.

2840 KRAUTWALD, A., u. STUHLMANN M.: Nanunyn-Schmiedebergs Arch. **188**, 152 (1937).

Die Befunde sind nicht erstaunlich bei Berücksichtigung der Vorgänge im rein anorganischen Milieu, bei der Fällung von Calciumphosphaten, wie sie in einem früheren Kapitel (Seite 155f.) dargestellt wurden. Es ist erst zu untersuchen, wie stark man den einen oder anderen der Reaktionspartner in der Konzentration zunehmen lassen muß, damit überhaupt eine Fällung erreicht wird (siehe auch HARNAPP[4541]).

Beim Menschen sind entsprechende Beobachtungen vorhanden nach Gabe von Phosphat, aber es besteht auch hier keine feste Beziehung zwischen P-Steigerung und Ca-Senkung[2841]. Die Dinge erheben sich nicht über ein allgemeines Aperçu, solange man nicht zahlenmäßige Beziehungen herauszustellen versucht. Der primäre sichtende Weg ist die Aufstellung eines Korrelationskoeffizienten, wozu aber ein genügendes Material gehört, da die Streuung gerade bei dieser statistischen Größe, die selbst Streuungen in sich begreift, besonders groß ist. An einem Tiermaterial von 40 jungen Stieren gleicher Rasse, Größe und Alters wurden solche Werte von GREAVES, MAYUARD und REEDER[2816] gewonnen. Die Resultate gebe ich hier für eine Reihe von Monaten wieder:

Januar . . .	$-0{,}166 \pm 0{,}104$
Februar . . .	$-0{,}333 \pm 0{,}095$
1. April . . .	$-0{,}512 \pm 0{,}078$
27. „	$-0{,}589 \pm 0{,}068$
im Durchschnitt:	$-0{,}226 \pm 0{,}045$ (Zahl der Analysenpaare = 199).

Die Ernährung der Tiere war gleichmäßig während dieser Zeit. Man sieht in den Koeffizienten deutlich einen Gang nach der Jahreszeit, aber als Facit werden wir entnehmen, daß zwar — wie erwartet — eine negative Korrelation besteht, aber die Verbundenheit der Werte doch sehr locker ist.

Diese Tatsache kann mehrere Gründe haben, erstens ist die Zahl der störenden Faktoren sehr groß. Einer derselben wurde im Eiweißgehalt gesehen, beim Rinderblut soll diesem sogar die vorwiegende Rolle zuzubilligen sein[2842]. PETERS und EISERSON[2843] stellten die Formel nach Analysen an 118 Blutproben auf:

$$\mathrm{Ca} = -0{,}255\ \mathrm{P} \pm 0{,}566\ \text{Protein} + 7.$$

Unter Einbeziehung des Eiweißes in die Konstante b würde man die Gleichung erhalten:

$$\mathrm{Ca}^{\cdot\cdot} = -0{,}255\ \mathrm{P} + \mathrm{b}.$$

Diese Gleichung — so argumentieren die Autoren — zeuge gegen das Vorliegen eines Löslichkeitsproduktes, da dann die Gleichung die Formel einer rechtwinkligen Hyperbel annehmen müsse. Dieser Formel halten GREENBERG und SMITH[2794, S. 362] entgegen, daß sie deswegen nicht stichhaltig sei, weil $\mathrm{Ca}^{\cdot\cdot}$ sich ja nur an Albumin binde, nicht aber an das Gesamteiweiß und daher keine theoretische Bedeutung habe. Neuerdings wurde aber von GREENBERG und LARSON[2844] gezeigt, daß die Bindungsfähigkeit des Globulins sich so wenig von dem des Albumins unterscheide, daß es statthaft sei, beide unter dem Symbol Protein zusammenzufassen. STEARNS und KNOWLTON[2817] konnten einen linearen Zusammenhang der in obiger Gleichung angeführten Faktoren nicht beobachten (Bestimmungen an 76 Kindern). Viel leichter wird natürlich eine Beurteilung möglich sein, wenn die Konzentration der $\mathrm{Ca}^{\cdot\cdot}$-Ionen direkt meßbar sein wird. Doch werden wir noch auf einen *physiologischen Faktor* hinweisen müssen, der unbekannt ist

2841 KLERCKER, K. O., u. ODIN M.: Acta paediatr. **5**, 79 (1925), Rona **36**, 158.
2842 SEEKLES, L.: Acta brev. neerl. Physiol. **6**, 80 (1936), Rona **97**, 240.
2843 PETERS, J. P., u. EISERSON L.: J. biol. Chem. **84**, 155 (1939), Rona **54**, 78. Ca und P als mg%, Eiweiß als g%.
2844 GREENBERG, D. M., u. LARSON C. E.: J. physic. Chem. **43**, 1139 (1939), Rona **120**, 95 C. **1942 I**, 1519.

und der — ohne sichtbare Änderungen im Plasma — verursacht, daß bei der Hyperbel die Konstante durch die Gewebe (Knochen ?) beeinflußt werden kann. Das ist besonders deutlich bei Rachitis (siehe unten).

Viele Faktoren, die als Störung bei dem Korrelationskoeffizienten möglich sind, wurden schon gestreift, aber können hier nicht erschöpft werden; nur noch auf Versuche am autonomen Nervensystem[2845] soll hingewiesen werden.

Durchtrennung des Sympaticus führte zur Erniedrigung des $Ca^{..}$ im Serum und Erhöhung durch den Vagus, ohne daß sich der P wesentlich änderte. Derartige Einwirkungen müssen jede Korrelation stören.

Betreffs des Korrelationskoeffizienten ist noch zu sagen, daß diese Größe dann und nur dann sich der positiven oder negativen 1 nähert, wenn die Beziehung beider Größen linear ist. Ist diese Bedingung nicht erfüllt, dann wird auch eine enge, sogar streng funktionelle Verbundenheit zu geringeren Werten oder gar zum Verschwinden führen. Wenn man aber als maßgeblich und führend das Vorliegen eines Löslichkeitsproduktes etwa $Ca \times P$ annimmt, wird eine solche negative Korrelation immer absolut klein sein müssen.

Die Frage des Löslichkeitsproduktes soll jetzt eine vorläufige Behandlung erfahren.

Beim Schütteln eines Serums (Lämmer, Kälber, Menschen) mit $CaHPO_4$ als Bodenkörper stieg der Gehalt im Serum sowohl an Ca als auch P noch an, wenn das vorherige Produkt 45—50 nicht überschritten hatte[2846, 2847], siehe auch HARNAPP[4511], d. h. das normale Serum ist an beiden Substanzen untersättigt, jedenfalls nicht übersättigt; rachitisches Serum ist beträchtlich untersättigt, und trotzdem führt Erhöhung des einen Faktors zur Senkung des anderen. Im einzelnen reagierten die Werte der untersuchten Seren für $Ca \times P$ von 35—85 entsprechend $2{,}4 \cdot 10^{-6}$ bis $5{,}7 \cdot 10^{-7}$ bei Einsetzen normaler Größen. Nach dem Schütteln fanden sich Werte von 74—88 für $Ca \times P$[2846].

Langdauernde Analysen an Schafen, die teils eine Ca-Mangeldiät erhielten, teils Lebertranzulage, ergaben folgende Werte (nach [2848]):

Tabelle 150.

Diät	Januar		Mäız		Juni	
	P mg%	Ca × P	P mg%	Ca × P	P mg%	Ca × P
Ca-Mangel	5,63	67,1	10,53	72,3	7,15	77,3
Ca-Mangel + Lebertran .	6,11	67,8	7,29	74,7	7,66	76,3

$Ca \times P$ ist z. B. bei Ratten größer als beim Hund und Menschen, beim Heranwachsenden ist es größer als beim Erwachsenen.

Eine Serie von Analysen stellten FULLER und Mitarbeiter[2831] bei einem Menschen an, der an idiopathischem Hypoparathyreoidismus litt.

Das P im Serum schwankte während der Beobachtungszeit von 5,4—10,9 mg%. $Ca \times P$ betrug 60,4 im Durchschnitt, schwankend von 53,5—66,2. Dieser Bereich wurde auch bei Gabe von 50 E Parathormon nicht verlassen, wonach der P-Gehalt beträchtig abfiel. Nur vorübergehend konnte nach der Behandlung das Produkt absinken, weil das P im Serum sehr rasch ansprach, und die $Ca^{..}$-Erhöhung langsamer erfolgte, worauf wir schon früher hingewiesen haben.

Wir werden nach diesem eine Reihe von Wegen sehen, Schwankungen in dem Produkt $Ca \times P$ zu erklären. So werden Schwankungen unterhalb des Sättigungspunktes von vornherein (wenn dieses Produkt auch nicht zeitweise überschritten wird) unabhängig sein können. Wenn man diese Tatsache im Auge

[2845] BERG, B. N., HESS A. F., u. SHERMAN E.: J. exp. Med. **47,** 105 (1928), Rona **46,** 85.
[2846] SHEAR, M. J., u. KRAMER B.: Proc. Soc. exp. Biol. Med. **27,** 46 (1929), Rona **54,** 343.
[2847] SHEAR, M. J., WASHBURN M., u. KRAMER B.,: Amer. J. Physiol. **90,** 514 (1929), Rona **53,** 533.
[2848] FRASER, A. H. H.: Biochem. J. **26,** 2166 (1932), Rona **75,** 494.

behält, wird man der Kritik von SCHMIDT und GREENBERG[2794, S. 361] nicht zustimmen können. Diese Autoren wiesen darauf hin (wie wir es auch oben taten), daß vielen Schwankungen des P das $Ca^{··}$ durchaus nicht folgt, z. B. der Senkung von PO_4''' durch Gabe von Insulin oder Traubenzucker folge das $Ca^{··}$ durchaus nicht. Das Problem liegt nach dem heutigen Stande weniger in der Tatsache der Schwankungen selbst, die durch viele experimentelle Tatsachen hinlänglich belegt sind, sondern in der Frage nach Art und Ort der Gleichgewichtsregulation. Dabei mögen die Ausscheidungsorgane eine Rolle spielen, aber welche?

Weiterhin besteht die Möglichkeit, daß Eingriffe der Epithelkörperchen zeitweise zur Erniedrigung führen. Man hat den Versuch gemacht, als weitere Variable das Vorliegen eines zwar diffusiblen, aber nicht ionisierten Ca-P-Komplexes in den Bereich der Diskussion zu ziehen. Nach COMPERE, MCLEAN und HASTINGS[2849] besteht dafür keine experimentelle Grundlage. Wohl aber darf man einen nichtdiffusiblen (d. h. ultrafiltrierbaren) Körper nicht aus dem Auge verlieren.

So berichten ALBRIGHT und Mitarbeiter[2831], daß dann, wenn der $Ca^{··}$-Gehalt bei ihren Patienten den Wert von 13,5 mg% überstieg, plötzlich das Produkt $Ca \times P$ über den gewohnten Bereich hinausging. Es handelte sich jetzt um die Bildung einer kolloidalen Ca-Phosphatbindung, die zwar in der Analyse erfaßt wird, aber aktuell nicht mehr wirksam ist.

Wenn diese Verbindung, die dabei kolloid wird, $Ca_3(PO_4)_2$ oder Hydroxylapatit ist, dann könnte man vielleicht eine Schwierigkeit vermeiden, die darin besteht, daß es notwendig ist, den Phosphatspiegel viel stärker zu erhöhen, um zu diesen Verbindungen zu kommen, als die Ca-Konzentration. Wird aber ein einfaches Sättigungsphänomen angenommen mit der Bildung von $CaHPO_4$ bzw. entsprechend der Hyperbel $Ca \times P =$ constans, dann dürften beide Verbindungen nicht ungleichartig wirksam sein. Ist aber $Ca_3(PO_4)_2$ der Bodenkörper, dann liegt eine höhere Hyperbel vor, die die $Ca^{··}$-Konzentration in höherer Potenz einsetzt. Dann aber erhebt sich wiederum die Frage, warum bei den sonstigen Untersuchungen diese Hyperbel $[Ca]^3 \cdot [PO_4]^2 =$ constans nicht besser paßt (siehe GREENBERG und LARSON[2844]). Eine Schwierigkeit für die Untersuchungen ist die langsame Einstellung des Gleichgewichts, wie es von MCLEAN und HINRICHS[2838, 2850] dargetan wurde. Wir geben einen Versuch an einem Hunde wieder.

Ein Hund erhielt 150 mg/kg P als eine Phosphatmischung von p_H 7,4 in 4 Minuten intravenös. Die beobachteten Werte (teilweise mit Ultrafiltration gewonnen) geben wir auf folgender Tabelle als Millimol wieder. Zu beachten ist für die Gewinnung der Zahlenangabe, daß das nichtdialysierende P nur in kolloidaler Ca-Verbindung vorliegt (siehe auch [2844]).

Tabelle 151.

Zeit	PO_4'''	Total-Ca^{++}	ionisiertes Ca^{++}		Ca-Phosphat-Kolloidal		$Ca \times P$	
			Wert A	Wert B	Wert A	Wert B	Wert A	Wert B
0	1,1	2,49	1,25	1,25	—	—	1,4	1,4
2 Min.	31,5	1,84	0,3	0,1	1,27	1,64	9,4	3,1
21 „	12,6	2,32	0,5	0,2	1,22	1,87	6,3	2,5
62 „	6,3	1,82	0,7	0,5	0,37	0,77	4,4	3,1
181 „	4,9	2,03	0,8	0,7	0,41	0,60	3,9	3,4
335 „	2,4	2,17	0,9	0,9	0,29	0,29	2,2	2,2

Auf dieser Tabelle wurden für ionisiertes Ca^{++}, für die kolloidale Ca-Phosphatverbindung und für das Produkt $Ca \times P$ (nur ionisiertes Ca^{++} wurde hierbei in Rechnung gestellt) zwei Werte angegeben, die Werte A und B. Der Wert A wurde sofort nach der Blutentnahme gewonnen, der andere aber erst nach Stehen von 24 Stunden.

[2849] COMPERE, E. L., MCLEAN F. C., u. HASTINGS A. B.: Amer. J. Dis. Childr. **50**, 77 (1935), Rona **92**, 301.

[2850] MCLEAN, F. C., u. HINRICHS M. A.: J. biol. Chem. **109**, LXIII (1935), Rona **89**, 361.

Die Werte A und B zeigen eine Differenz bis 181 Minuten nach der Phosphatgabe, so lange hat der Vorgang der Fällung also noch nicht sein Ende erreicht. Man sieht die Angaben für Ca × P in den beiden Reihen A und B so lange unterschiedlich, bis der Wert 3,0 unterschritten wird, und dieses ist etwa das Löslichkeitsprodukt. Würde man das Total-Ca als Wertmesser für das Produkt verwenden oder auch das Gleichgewicht nicht abwarten, dann erhielte man außerordentlich verwirrende Zahlen.

Bei Versuchen an menschlichem Serum in vitro, dem verschiedene Mengen Phosphat zugesetzt wurden, wurde dieses Gleichgewicht schon in 40—70 Minuten erreicht.

Im übrigen sieht man auch, wie die kolloidale Ca-Phosphatverbindung aus dem Blut verschwindet. Versuche wurden außerdem durch direkte Injektion von kolloidalem Calciumphosphat angestellt und sein Verbleib im Blut verfolgt. Die Resultate ergeben sich aus folgender Tabelle:

Tabelle 152.

	0	1/2 Std.	1 Std.	2 Std.
	nach der Injektion			
Ca . .	1,46	0,68	0,30	0,17
P . .	2,69	1,41	1,20	0,18
Ca/P .	1,84	2,07	4,00	1,06

Wichtig ist neben dem Verschwinden die Zusammensetzung der Verbindung, die nach dem Quotienten Ca¨/P schwankt und keine Entscheidung zuläßt. Allerdings gibt die Art der Analyse (Differenzbestimmungen) starken Anlaß zu Fehlern.

Von GERSH[2851, 2852] wurde histochemisch der Verbleib der Partikel verfolgt. Sie werden aufgenommen durch die Phagocyten der Leber und Milz, manchmal auch durch die Makrophagen der Lymphknoten. Diese Deponierung ist aber nur vorübergehend. Für den sekundären Anstieg des Ca¨ im Plasma nach Phosphatgabe wird die Freisetzung aus vorübergehenden Speicherorten verantwortlich gemacht.

Bei Injektion von $CaCl_2$ (0,25 mMol/kg) kann etwas Analoges gezeigt werden.

Die Serum P-Konzentration nimmt folgende Wertereihe an[2853] (in Klammern der Anteil, der ultrafiltrierbar ist): anfangs 4,6 mg% (4,6), nach 15 Minuten 4,3 (3,1) mg%, nach $1^1/_4$ Stunden 5,7 (4,6) mg%, nach 3 Stunden 5,1 (5,05) mg% und nach $5^1/_2$ Stunden 4,4 (4,2) mg%. Auch HOESCH[2837] findet beim Hunde einen Rückgang des kolloidalen P in etwa 4 Stunden.

Untersuchungen über die Art des vorliegenden Komplexes wurden durch die Bestimmung des Ca/P-Verhältnisses ausgeführt. Dieser Quotient ist abhängig von dem zugesetzten Ion, wie Versuche von SMITH[2854, 2855] am Hundeserum in vitro zeigen. Die Resultate geben wir auf folgenden beiden kurzen Tabellen wieder:

Tabelle 153.

Serum-Ca¨			Serum-anorg. PO_4''' (P)			Zuwachs an nicht diffusiblem			
Gesamt mg	Diffusibles mg	Nichtdiffusibles mg	Gesamt mg	Diffusibles mg	Nichtdiffusibles mg	Ca mg	P mg	Ca : P	pH
10,7	5,9	4,8	5,7	5,8	—	—	—	—	7,77
16,2	7,9	8,3	5,7	4,6	1,1	3,5	1,1	3,2	7,77
24,0	12,6	11,4	5,7	3,6	2,1	6,6	2,1	3,1	7,80
29,6	14,3	15,3	5,7	2,2	3,5	10,5	3,5	3,0	7,82
35,4	17,1	18,3	5,7	1,9	3,8	13,5	3,8	3,6	7,85

2851 GERSH, I.: Amer. J. Physiol. **121**, 589 (1938), Rona **108**, 75.

2852 GERSH, I.: Anat. Rec. **70**, 331 (1938), Rona **107**, 606. PO_4'''-Färbung mit Ag, Ca mit Alizarin, Nachbarschnitte paßten zusammen.

2853 GREENBERG, D. M.: Proc. Soc. exp. Biol. Med. **30**, 1005 (1933), Rona **74**, 687.

2854 SMITH, R. G.: Biochem. J. **28**, 2, 1615 (1934).

Tabelle 154.

Serum-Ca··			Serum-anorg. PO_4''' (P)			Zuwachs an nicht diffusiblem			
Gesamt mg	Diffusibles mg	Nichtdiffusibles mg	Gesamt mg	Diffusibles mg	Nichtdiffusibles mg	Ca mg	P mg	Ca : P	pH
9,9	5,3	4,6	6,3	6,4	—	—	—	—	7,67
35,1	5,1	30,0	38,0	24,1	13,9	25,4	13,9	1,8	7,67
58,8	9,8	49,0	38,0	14,8	23,2	44,4	23,2	1,9	7,72
85,0	21,5	63,5	38,0	7,3	30,7	58,9	30,7	1,9	7,77

Die Versuche wurden teils mit Vermehrung des Ca, teils mit der des P ausgeführt. Der Quotient ist 3,0—3,5 bei Zusatz von Calcium + P, 1,8—1,9 bei Zusatz von P. Zu erwarten wäre für $CaHPO_4$ ein Quotient von 1,3, für $Ca_3(PO_4)_2$ von 1,9. Die obigen Zahlen bedeuten, daß bei Zusatz von Ca·· dieses sich an PO_4''' und einen kolloiden Träger (Eiweiß) bindet, bei Zusatz von PO_4''' aber eine Verbindung etwa $Ca_3(PO_4)_2$ entsteht, die als solche in wäßriger Phase nicht beständig ist, und für die man Apatit annehmen muß.

Bei Verschiebung der Acidität im Rinderblut zeigt sich, daß das Phosphat im ganzen p_H-Bereich filtrabel bleibt, erst bei $p_H > 9{,}0$ gibt es Fällung[2856, 2857]. Das Calcium verändert sich in der Hinsicht beträchtlicher. Das Auftreten einer kolloiden P-Verbindung bei Ca··-Zusatz zeigte auch LASKOWSKI[2858] im Rinderserum und GROLLMANN[2796] im Schweineserum. In vitro führte Mg··, nicht aber in vivo zur Zunahme des kolloidalen P[2859].

Von Bedeutung sind noch besonders die Befunde von BRULL[2860, 2861], die er mit seiner Ultrafiltrationsmethode am lebenden Hund oder Starlingpräparat erhalten konnte.

Bei dieser Methode wird das fließende Blut an einem Collodiumfilter vorbeigeführt. Durch Heparinzusatz wird eine Filtration merkwürdigerweise verhindert, es ist aber nicht mit Ca·· verbunden, nach Defribrinieren ist meist alles P ultrafiltrabel (ebenso auch BENJAMIN und HESS[2801]).

P wird erst dann in eine nicht ultrafiltrierbare Form überführt, wenn der Ca··-Gehalt 20 mg% erreichte[2860]. Durch Zusatz von PO_4''' wurde Ca×P von vorher 34 auf 121 (P = 12,1 mg%) oder 142 (P = 16,8 mg%) erhöht. Der kolloide P betrug dann 1,7 bzw. 2,4 mg%. In einigen weiteren Versuchen wurde Ca×P von 29,5 auf 160,5 (10,2 mg% P) oder 239,2 (14,2 mg% P) gebracht; der kolloidale P stieg an auf 3,8 bzw. 5,2 mg%. Eine Parallelität zwischen Ca×P und Kolloidbildung ist sichtbar.

Im allgemeinen wird P in filtrierbarer Form im Blut gefunden beim Menschen (ELLWORTH[2832], dagegen [2862, 2863]), beim Schwein[2796], Hund[2796]. Aber auch über nichtfiltrierbare Anteile wird bei manchen Tieren berichtet (GROLLMANN[2796]). Zum Beispiel Hühnchen (15%), Rana catesbiana (40 und 15%), Sumpfschildkröte (10—50%), legende Hennen[2801] 30%. Erhöhung des kolloiden P wurde nicht nur durch Ca··- und

[2855] SMITH, R. G.: J. Pharmacol. **48**, 288 (1933), Rona **75**, 493.

[2856] SEEKLES, L.: Acta brev. neerl. Physiol. **6**, 83 (1936), Rona **97**, 241.

[2857] SEEKLES, L.: Arch. neerl. Physiol. **21**, 526 (1936), Rona **99**, 432.

[2858] LASKOWSKI, M.: Biochem. Z. **265**, 401 (1933), Rona **77**, 119. Ca×P im Ultrafiltrat etwa 30—50 (1mal bis 94).

[2859] SCHOLTZ, H. G.: Naunyn-Schmiedebergs Arch. **157**, 133 (1930), Rona **60**, 438. Keine Zahl angegeben.

[2860] BRULL, L.: Amer. J. Physiol. **90**, 301 (1929), Rona **53**, 534.

[2861] BRULL, L.: Arch. internat. de Physiol. **32**, 138 (1930).

[2862] HIRTH, u. TSCHIMBER C.: C. rend. Soc.biol. **91**, 592 (1924), Rona **29**, 102. Angeblich nur 30% filtrabel, aber sehr suspecte Werte.

[2863] BERNHARD, A., u. BEAVER J. I.: J. biol. Chem. **69**, 113 (1926). Elektrodialyse des menschlichen Blutserums, sowohl an der Anode als auch an der Kathode wird etwas P gefunden, aber nur in ganz geringer Menge, so daß auf das Vorliegen einer Komplexverbindung geschlossen wird.

P-Gaben selbst, sondern auch durch Gaben von Parathormon[2796] oder große Dosen Vitamin D[2794, S. 223] bewirkt.

Wie wir aber schon in den Versuchen von BRULL gesehen haben, kann durch Heparin anscheinend P in einen kolloiden Komplex hineingebracht werden. Dieses wurde in vitro nicht beobachtet[2864], aber etwas Ähnliches wird von NaF berichtet[2864, 2865]. Es soll sich um eine Phosphataminosäure handeln (B-Phosphor), die nicht dialysabel, mit F′ vielleicht nicht zersetzt wird.

d) Abgesehen von der Abnahme des P-Spiegels im Serum durch Gabe von Ca¨ und umgekehrt, die wir hier behandelt haben, sind noch andere Beziehungen vorhanden, die vor allem den *Zuckerstoffwechsel* treffen. So sinkt nach Glucosegabe der Phosphatgehalt, ebenso nach Adrenalin, das zur Hyperglykämie führt, und nach Insulin. Hier wird man den Einbau des anorganischen Phosphats in organische Bindung bei dem Umsatz der Kohlenhydrate annehmen können. Deshalb sollen diese Verhältnisse später beim Stoffwechsel genauere Behandlung finden.

Weniger bekannt sind Beziehungen mit anderen Stoffen. Nach 50 g Olivenöl nimmt der PO_4'''-Gehalt im Blut 8,2% (signifikant) ab, nach 3 Stunden sind die alten Werte erreicht[2866]. Bei langdauernden Kontrollen einer Reihe von Blutbestandteilen von 80 Kaninchen fand sich kaum eine bemerkenswerte Größe des Korrelationskoeffizienten zwischen Ca¨ und P, wohl aber zwischen Phosphor und Lecithin mit dem Wert — 0,794 ± 0,088 (HARNES[2805]).

Eine Steigerung des Phosphatgehaltes wird vor allem nach der *Arbeit* beobachtet, z. B. beim Menschen[2867], bei Kühen[2814] mit sekundärem längeren Abfall. Bei Fröschen war der Anstieg in Lymphe und Blut sogar 50—89% (WALKER[2797]). Zu diesem Anstieg ist eine längerdauernde Arbeit notwendig[2868], wohl in Beziehung zum Verhalten der Glucose. Es wurde die Erhöhung auf eine Eindickung des Blutes bezogen[2869]. Bei Versuchen an 10 Hunden (Lauf im Tretrad von 5—8 km) wurde von MORUZZI[2870] in 8 Versuchen eine Verminderung des anorganischen Phosphats gesehen, aber in Verbindung mit einer Hyperglykämie. Es zeigte sich die oben erwähnte Verbindung zwischen Phosphatgehalt und Glucose. Bei den zwei letzten Versuchen war der Phosphatgehalt erhöht zugleich mit Erniedrigung des Blutzuckers.

e) Injektion von Phosphaten. Ein Fisch Lophius piscatorius von 2,6 kg erhielt 17 mMol Na_2HPO_4 (40 ccm 6%) intramuskulär (MARSHALL und GRAFFLIN[2798]). Die Konzentration im Plasma stieg von vorher 7,7 mMol in 2 Stunden auf 19,2, in 3 Stunden auf 20,3, in 4 Stunden auf 20 mMol pro Ltr. an.

Kaninchen. Intravenöse Gabe von Phosphat p_H 7,4 (ADDIS, MEYERS und BAYER[2464]):

Tabelle 155.

Dosis mgP/kg	Zeit in Minuten	Konzentration im Plasma mg% P	Anzahl der Tiere
150	37 97 157	30 16,3 14,0	1
75	57 150	13,1 11,8	2
50	93 200	9,1 10,0	2
25	57 104	9,3 7,1	2

2864 BURKENS, J. C. J.: Dissertation, Amsterdam 1934, Rona **80**, 90.

2865 RACHMILEWITZ, M., u. SNAPPER J.: Nederl. Tijdschr. Geneesk. **1931 II**, 5967, Rona **66**, 601.

2866 REISER, R., u. HANES F. M.: J. biol. Chem. **128**, LXXXII (1939).

2867 HEINELT: Verh. dtsch. Ges. inner. Med. **1925**, 396, Rona **34**, 209.

2868 GEMMILL, C. L., u. RIBEIRO B. A.: Amer. J. Physiol. **103**, 367 (1933), Rona **73**, 273. Mensch und Hund, Anstieg vielleicht um 10%.

2869 GÜNTHER, H.: Z. exp. Med. **90**, 479 (1933), Rona **77**, 460. Nur der gesamte säurelösliche Phosphat wurde bestimmt.

Einen weiteren Versuch dieser Art gibt folgende Tabelle von BROOKFIELD[2871]:

Tabelle 156.

Kaninchen, Gewicht: 2300 g; nüchtern.
Injektion: 0,57 g/kg $Na_2HPO_4 \cdot 12\ H_2O$ = 4,7 mMol P/kg.

Zeit in Std. nach der Injektion	Calcium mg/100 ccm	Magnesium mg/100 ccm	Anorgan. Phosphat mg/100 ccm
0	12,97	2,529	4,121
1	11,39	2,308	10,01
2	10,74	2,423	10,51

Versuche mit langsamer Infusion stammen von IVERSEN[2872].

In 1 Stunde wurde in isotonischer Lösung 312 mg P infundiert. Nachdem die Hälfte infundiert war, betrug der Gehalt im Plasma 20,5, am Ende 26,7 mg% P. Eine Stunde später waren nur noch 9,9 mg% vorhanden.

Nach Nephrektomie erhielt 1 Kaninchen von 3,5 kg 3 mg P/kg pro Minute 43 Minuten lang infundiert. Der Plasma-P war am Ende der Infusion 68,5, 1 Stunde darauf 43,6 mg%. Ein Kaninchen von 3,1 kg (nephrektomiert) erhielt 34 Minuten lang je Minute 4 mg P/kg. Die Plasmawerte 34 Minuten, 49 Minuten, 2 Stunden und 4 Stunden nach Beginn der Infusion waren: 80,0, 67,5, 45,2, 41,1 mg%.

Ein weiteres, ebenso vorbereitetes Tier von 2,5 kg erhielt 63 Minuten lang 2 mg/kg. Der Plasmagehalt nach 1, 2, 4 und 6 Stunden betrug 48,4, 37,6, 32,0, 30,9 mg%. Das Absinken ist hier offenbar ganz besonders langsam. 2 Kaninchen erhielten 0,6 g/kg K_2HPO_4 intraperitoneal (SIWE[2829]), der P-Gehalt stieg in 3 Stunden von 6 auf 24 bzw. von 5,2 auf 20,1 mg%.

Bei *Hunden* gibt es die Werte von TISDALL[2469]. Die Analysen wurden jedesmal 1 Stunde nach der intravenösen Injektion im Serum gemacht.

Tabelle 157.

Dosis mg/kg P	Salz	Werte vorher	Werte nachher
144	Na_2HPO_4	6,1	13,3
150	Na_2HPO_4	— 3,0	15,5 17,0
150	H_3PO_4	5,3 2,9	13,4 22,5
170	Na_2HPO_4	6,0	32,0
180	H_3PO_4	6,8	19,6

Umfangreiche Versuche über das Verhalten des Phosphats im Blut nach intravenöser Gabe von 30 mg/kg P als NaH_2PO_4 gibt die Abbildung 30 von MAGYARY-KOSSA[2873] wieder.

Dieselben 10 Hunde wurden vor und nach Nebennierenentfernung untersucht.

Tabelle 158.

Zeit	Tier 1 mg% P	Tier 2 mg% P
0	5,8	5,1
15 Min.	14,6	13,4
30 „	12,1	12,9
45 „	11,2	10,9
60 „	—	10,8
~ 120 „	8,0	7,7
~ 240 „	5,5	5,5

Beim *Schaf* wurden 26 mg/kg P als Na_2HPO_4 gegeben (BARKUS[2932]). Die Werte bei 2 Tieren gibt nebenstehende Tabelle:

Versuche mit radioaktivem Phosphat finden sich in einem gesonderten Abschnitt.

2. **Pyrophosphat** wurde von AXMACHER[2473] bei Zufuhr verfolgt. Perorale Gabe führt direkt zur Hydrolyse, so daß also alles nur als o-Phosphat in Erscheinung trat. Bei intravenöser Injektion von 400 mg $Na_4P_2O_7$ (neutralisiert) an einem

2870 MORUZZI, G.: Arch. di Fisiol. **38**, 186 (1938), Rona **108**, 588.
2871 BROOKFIELD, R. W.: Biochem. J. **28**, 1, 725 (1934).
2872 IVERSEN, D.: Biochem. Z. **114**, 297 (1921).

Kaninchen (2 kg) innerhalb 99 Minuten wurde am Ende des Versuchs noch 23 mg, d. h. 5,8% im Blut gefunden, der o-Phosphatgehalt hatte sich dabei verdoppelt. Also auch im Blut findet eine rasche Hydrolyse statt, vorausgesetzt, daß die Konzentration nicht so hoch ist, daß nach Ca¨-Fällung schwerere Symptome auftreten.

3. **Chlorid.** Alle uns sonst hier interessierenden Ionen weichen in ihrem Verhalten von den Phosphaten ab, andere Probleme treten bei der Verteilung auf.

Chlorid des Serums ist völlig ultrafiltrierbar[2874,2875] und hat dieselbe Aktivität gegenüber der AgCl-Elektrode wie entsprechende NaCl-Lösungen[2876]. Unter besonderen pathologischen Zuständen soll ein Teil des Cl′ seine Ultrafiltrierbarkeit verlieren[2886], siehe auch [2878]. Verschiedentliche Angaben berichten von dem Vorliegen organisch gebundenen Chlors im normalen Serum. Dieses wird bei Extraktion mit Petroläther gefunden[2878] und mit der durch Aceton fällbaren Lipoidfraktion gefällt[2877]. Es wird zurückgeführt auf die Existenz dieser Lipoide als Zwitterionen, MORRIS[2879] fand beim Trocknen sogar flüchtiges Chlor. Ölsäure soll mit NaCl reagieren. KAHANE[2880] gelang auf keine Weise der Nachweis einer organischen Chlorverbindung.

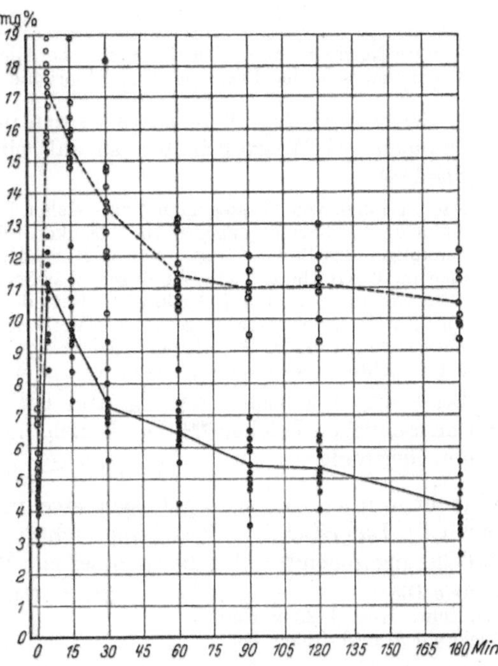

Abb. 30. Belastungskurve normaler und epinephrektomierter Hunde, die NaH_2PO_4 erhielten. Normale Tiere mit durchgezogener Linie. E inephrektomierte Tiere gestrichelter Kurvenzug. Abszisse Zeit in Einheiten von je 15 Minuten. Ordinate anorganischer Phosphatgehalt des Blutes in mg%. Jede Kurve ergibt die Durchschnittswerte von 10 Tieren. Jedes Tier erhielt 0,03 g P/kg als NaH_2PO_4. J. v. MAGYARY-KOSSA, Pflügers Arch. 245 S. 552.

a) Normalzahlen wurden angegeben beim Froschblut 0,212% Cl′ (HOGARTZ[2441], Durchschnitte von 4 Versuchen), beim Hunde im Serum 0,32—0,35%, im Gesamtblut 0,20—0,22% Cl[2881], abfallend bei Hunger um 10% (BOTTIN[3557]).

HELLER[2880, I] gibt nach Untersuchung von 11—12 erwachsenen und 30—40 neugeborenen Ratten für Plasma folgende Werte in mMol/l an. Erwachsene 91,5 ± 1,32 Cl′ und 144,3 ± 3,1 Na˙. Bei neugeborenen waren die entsprechenden Werte 69,9 und 131,6 mMol/l. Einer Reihe von Tieren wurde 24 Stunden Wasser und Futter entzogen. Die Werte waren für erwachsene 88,1 und 151,7, für neugeborene 69,9 und 113,4 mMol/l.

2873 v. MAGYARY-KOSSA, J.: Pflügers Arch. **245**, 552 (1942).

2874 STAHL, J., WEILL J., DEVILLER C., u. GRABAR P.: C. rend. Soc. Biol. **109**, 227 (1932), Rona **67**, 110.

2875 CUSHNY, A. R.: J. Physiol. **53**, 391 (1919).

2876 ITO, K.: Rona **46**, 540 (1927).

2877 CHRISTENSEN, H. N., u. CORLEY R. C.: J. biol. Chem. **123**, 129 (1938).

2878 PETERS, J. H., u. MAN E. B.: J. biol. Chem. **107**, 23 (1934). Vermehrte Mengen bei Patienten mit nephritischen Symptomen.

2879 MORRIS, S. u. N.: Biochem. J. **26**, 2015 (1932), Rona **74**, 688.

2880 KAHANE, E.: Bull. Soc. chim. Biol. **19**, 720 (1937). C. **1938 II**, 1979.

2880, I HELLER, H.: J. Physiol. **108**, 303 (1949).

2881 ROBIN, V., BRION A., u. MONPERT R.: C. rend. Soc. Biol. **113**, 1174 (1933), Rona **75**, 674.

Beim Menschen werden angegeben Schwankungen zwischen 0,36—0,37 %, bei chloridarmer Ernährung zwischen 0,35—0,355 %[2882]. Nach 10000 Analysen wird die Schwankung im Serum mit 0,565—0,590 % als NaCl, bzw. 0,343—0,363 % als Cl′ berechnet gefunden (DUBOUX und PARCHET[259]). Das Verhältnis der Konzentrationen bei Mutter und Kind gibt HELLMUTH[2883] an als mg % NaCl aus Durchschnitten von 50 Doppelanalysen:

Tabelle 159.

	Vollblut	Serum	Plasma
Mutter . . .	531	644	642
Kind	507	629	644

Weitere Normalwerte finden sich später bei Gleichgewichten mit den Erythrocyten und den Organanalysen, der Frage der Hypochlorämie ist ein besonderes Kapitel vorbehalten.

b) *Änderungen* des Cl′-Gehaltes werden im wesentlichen verdeckt durch Verschiebungen des Wassergehaltes, so daß eine Trennung beider nicht möglich erscheint[2882].

Nach Trinken von Wasser nach NaCl-reicher Ernährung fand sich ein Anstieg im Cl′-Gehalt, nach NaCl-armer dagegen ein Absinken (MARX[2884], ONOKARA[2885]).

Senkungen des Blut-Cl′ findet man z. B. bei Hunger[2887], nach Verbrennungen im Serum (Anstieg im Gesamtblut, vielleicht durch Wasserverlust) und Zertrümmerung von Muskulatur[2888], vor allem aber bei Acidose[2889], besonders der Acidose bei Diabetes. Dieser Verlust an Cl′ wird teleologisch aufgefaßt als Methode, saure Äquivalente zur Absättigung von Ketosäure abzugeben[2890, 2891]. Bei Acidose wird eine Abwanderung von Cl′ in die Erythrocyten beobachtet, aber daneben kommt es zum Verlust des Cl′ im Gesamtblut.

Beziehungen zwischen der C_H und [Cl′] fanden sich bei Untersuchungen von menschlichen Leichen[2892]. Die Beziehung schien so eng zu sein, daß sie sogar in die Gleichung

$$[H^{\cdot}]\,[Cl']\approxeq 1{,}6\cdot 10^{-7}$$

gebracht wurde. Analog ergab sich eine inverse Beziehung zwischen [HCO_3'] und [Cl′]. Da [HCO_3'] in Beziehung steht mit der Alveolarluft, wurde diese als Maß herangezogen[2893]. Als Beispiel sei ein Versuch wiedergegeben:

Cl′-freie Diät	Serum NaCl	570 mg%	Alveolarluft	6,3 Vol%
Gemischte Kost + 30 g NaCl	,, ,,	600 ,,	,,	5,7 ,,
Rückkehr zur Cl′-freien Diät	,, ,,	570 ,,	,,	6,3 ,,

Diese Veränderungen werden im Zuge der Regulation des osmotischen Druckes gesehen. Bei NaCl-Gabe folgt die CO_2-Spannung in der Alveolarluft nicht dem Cl′-Anstieg sofort, ebenso fehlt die Beziehung bei der Hyperventilation, wenn sie nicht sehr lange anhält.

[2882] AMBARD, L., STAHL J., u. KUHLMANN D.: Diagnostica e Tecnica Labor. **9**, 473 (1938), Rona **109**, 584.

[2883] HELLMUTH, K.: Klin. Wschr. **1929 II**, 1302, Rona **52**, 278.

[2884] MARX, H.: Verh. d. Dtsch. Ges. inn. Med. **1926**, 280 u. 296, Rona **39**, 833.

[2885] ONOHARA, K.: Biochem. Z. **160**, 426 (1925), Rona **33**, 401.

[2886] BLUM, L., DELAVILLE M., u. VAN CAULAERT C.: C. rend. Soc. Biol. **93**, 295 (1925) Rona **34**, 843.

[2887] BOTTIN, J.: C. rend. Soc. Biol. **114**, 1389 (1933), Rona **79**, 125. Versuche an Hunden.

[2888] ROSS LOWDON, A. G., MCKAIL R. A., RAE S. L., STEWARD C. P., u. WILSON W. C.: J. Physiol. **97**, 27 P (1939).

[2889] VAN CAULAERT, C., PETREQUIN P. S., u. BAUER J.: C. rend. Soc. Biol. **106**, 1041 (1931), Rona **62**, 563. Hunde, Milchsäureinjektion, Senkung der Alkalireserve von 50 auf 24. Serum-Cl′ sinkt von 384 auf 347 mg%.

[2890] BLUM, L. M. DELAVILLE, u. THIERS: C. rend. Soc. Biol. **93**, 292 (1925), Rona **34**, 843.

[2891] BLUM, L., M. DELAVILLE, u. THIERS: C. rend. Soc. Biol. **93**, 294 (1925), Rona **34**, 843.

[2892] CLOSE, H. G.: Biochem. J. **27**, 967 (1933), Rona **77**, 575.

[2893] EISEN, H., KAUDERS F., u. PORGES O.: Wien. Arch. inn. Med. **5**, 499 (1923).

[2894] KORIAKINA, A. F., KOSSOWSKAJA E. B., u. KRETOWNIKOFF A. N.: Arbeitsphysiologie **2**, 461 (1930), Rona **56**, 79.

[2895] DILL, D. B., TALBOTT J. H., u. EDWARDS H. T.,: J. Physiol. **69**, 267 (1930).

[2896] CHRISTY, R. K.: J. Physiol. **63**, P X (1927).

[2897] KEYS, A.: Science (NY) **1937 I**, 317, Rona **102**, 72.

Übergänge finden sich bei der *Arbeit*. Hier sind die Resultate nicht eindeutig nach einer Richtung zu beobachten.

Anfangs bei Abnahme des HCO_3' kommt es zu geringer Steigerung[2894, 2895], bei stärkeren Anforderungen tritt aber eine Senkung (16—30 mg%) hervor[2894]. Diese Senkung besteht noch einige Zeit nach Aufhören der Atmung fort[2896], da während starker Anstrengung ein Übertritt von Blutflüssigkeit in die Gewebe zur Beobachtung kommt[2897]. Von solchen Minderungen sind zu unterscheiden diejenigen, die durch starke Schweißverluste erklärbar werden[2898].

Nach Einnahme einer *Mahlzeit* sinkt auch die Cl'-Konzentration im Blut (20—50 mg%), gleichzeitig mit Steigerung der CO_2-Spannung[2901]. Auf der Höhe der Magensaftsekretion beginnt allmählich der Anstieg. In einer dritten Phase $1^1/_2$—2 Stunden nach Beginn soll es (vielleicht im Zusammenhang mit der beginnenden Pankreassekretion) zu einem weiteren geringen Abfall kommen. Auch nach Coffeinprobetrunk wurde die Senkung und zwar in Beziehung zu der Stärke der abgesonderten Säure beobachtet[2899, 2900].

Beim Hunde gab es einen merkbaren Cl'-Verlust von der Arterie zur Vene des Magens, der bei Hunger so gut wie ganz schwand. Dieser Unterschied war am Anfang der Verdauung am größten, allmählich abnehmend (BOTTIN[3557]).

Nach diesem könnte man erwarten, daß die Magensalzsäure durch Cl'-Verlust des Blutes gedeckt wird. Dazu ist aber die absolute Menge zu klein, worauf GLATZEL[2902] hinweist, auch wenn man die Zunahme der CO_2-Spannung im Blute in Rechnung stellt. Außerdem käme die abgesonderte Säure bald wieder zur Resorption, und die Nahrung führe noch Chloride extra zu. So zeigte sich in den Versuchen von BOTTIN[3557] in dem Blut der oberen Mesenterialvene ein größerer Cl'-Wert als in der Arterie, wenigstens wenn der Hund nicht hungerte.

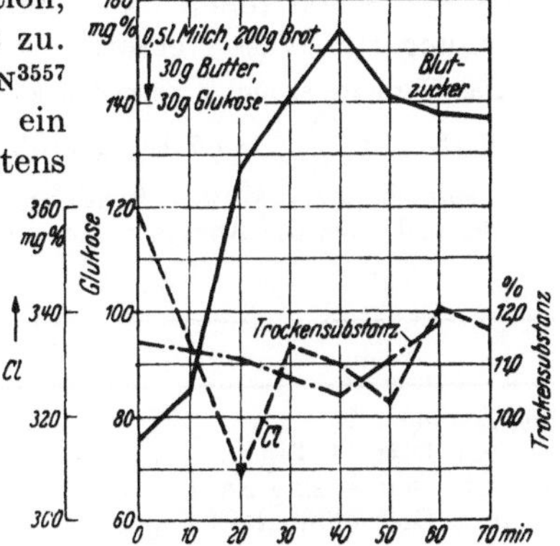

Abb. 31. Verhalten von Chlorid in Abhängigkeit vom Traubenzucker im Blut (nach GLATZEL).

α) Dagegen stellt GLATZEL[2902] die Beziehungen zum *Kohlenhydratstoffwechsel* in den Vordergrund. Steigt der Blutzucker, dann sinkt der Cl'-Gehalt im Blut und umgekehrt, wie nebenstehende Abbildung 31 illustriert:

Mit der Hyperglykämie setzt eine Abwanderung ins Gewebe ein, weshalb eine Kochsalzgabe gleichzeitig mit Traubenzucker schlechter zur Ausscheidung kommt.

Bei Histamingaben findet sich Abfallen der Chloride und Hyperglykämie[2903], allerdings zugleich mit Salzsäuresekretion. Versuche an Hunden ergaben einen Abfall der Chloride mit der Hyperglykämie nach Pankreasexstirpation. Das Cl' in den Erythrocyten nimmt dabei zu[2904], umgekehrt verursachen Insulininjektionen mit Senkung des Blutzuckers einen Anstieg des Cl'[2903, 2905]. Bei Kaninchen führte Adrenalininjektion zu Zuckerausschüttung, aber mit Vermehrung des Cl'[2906], so daß also keine Beziehung beobachtet wurde. Bei Injektion von Glucose fand sich beim Kaninchen das inverse Verhältnis[2915].

2898 AGGAZZOTTI, A.: Arch. di. fisiol. **22**, 465 (1925), Rona **34**, 369.
2899 PONTONI, L.: Boll. Soc. ital. Biol. sper. **8**, 868 (1933), Rona **76**, 493.
2900 PONTONI, L.: Arch. Fisiopat. **1**, 339 (1933), Rona **77**, 601.
2901 DODDS, E. C., u. SMITH K. SH.: J. physiol. **58**, 157 (1923), Rona **24**, 469.
2902 GLATZEL, H.: Klin. Wschr. **1935**, 555. Hier zahlreiche Literatur.
2903 NI, T. G.: Transact of the 6. congr. of the Far Eastern assoc. of trop. med. **1925**, 1, 533 (1926), Rona **42**, 110.
2904 FOSHAY, L.: J. exp. Med. **42**, 89 (1925), Rona **33**, 400. Intravenöse Injektionen.
2905 ADDARII, F.: Boll. Soc. ital. Biol. sper. **14**, 692 (1939), Rona **118**, 274. Pankreaslose Hunde. Auch das Na˙ folgt dieser Senkung.
2906 LIPSCHITZ, W.: C. rend. Soc. Biol. **121**, 1295 (1936), Rona **95**, 79.

Beim Diabetiker wurde ebenfalls eine inverse Beziehung gefunden, wenn auch nicht immer so streng[2907]. Eine negative Korrelation findet man nicht, wenn man verschiedene Patienten miteinander vergleicht, wohl aber wenn man denselben Patienten längere Zeit und häufig kontrolliert, es gelingt sogar einen mathematischen Ausdruck zwischen dem Konzentrationsabfall der Glucose und dem Anstieg von Cl' zu gewinnen. Wichtig ist dabei die Beziehung zum Wassergehalt des Serums.

In molaren Zahlen gerechnet ergibt sich das Verhältnis (nach [2908])

$$\frac{\text{Anstieg von Cl}}{\text{Abfall Glucose}} = \frac{3{,}77 \pm 0{,}45}{1}$$

Die Regressionslinie ist: $\Delta\pi_{Cl} = 0{,}369 \cdot \Delta\pi_{Glucose} + 1{,}50$ (π = osmotische Konzentration).

β) Bei diesen Veränderungen wird man die Frage nach dem *Verhältnis von Cl' zum Na˙* stellen. Wenn man auch bei langdauernden Kontrollen ein konstantes Verhältnis findet z. B. gewichtsmäßig Cl/Na = 1,07—1,13 (Durchschnitt 1,10) Cl-Gehalt: 363—380 mg%[2909], wird man doch häufig eine vollkommene Unabhängigkeit und ein eigenes Schicksal beider sehen, so daß meist nicht von einem NaCl-, sondern von einem Na- und Cl'-Stoffwechsel gesprochen wird. Selbst bei Injektion von NaCl (bei der Ratte) sinkt das Cl' unabhängig vom Na˙ ab[2922, 2923]. Beide Ionen haben auch eine verschiedene Funktion, besonders in Beziehung zur Wasserretention.

Das Verhältnis, molar ausgedrückt, ist beim Gesunden 1,3. Wenn bei Zufuhr von Salz das Verhältnis $\frac{[Na]}{[Cl]} > 1{,}2$ ist, dann kommt es zur Wasserretention, ist es geringer als 1, dann entsteht keine Wasserretention; es handelt sich um eine trockene Chlorretention[2910]. Als Beispiel seien die Analysen von einem nierenkranken Patienten angeführt[2911].

Tabelle 160.

	H_2O%	Cl' mg%	Na˙ mg%
Bei Zugang	89	397	285
salzfreie Diät 14 Tage	90,5	371	306
salzfreie Diät + 12 g NaCl	88,4	396	254
salzfreie Diät ohne NaCl	89,9	368	296

Also Abhängigkeit des Wassergehaltes von [Na˙]. Bei einem Ödematösen stieg das Verhältnis $\frac{Na^{\cdot}}{Cl'}$ auf 2,02[2912]. Wir sehen hier eine Unabhängigkeit des Cl' vom Na˙, während beim Diabetiker ein Zusammenhang zu beobachten war.

γ) Weitere Beziehungen wurden auch mit dem *Reststickstoff* angenommen, weil bei Hypochlorämie der Harnstoff zurückgehalten werden soll zum osmotischen Ausgleich (siehe Kapitel M).

Bei starker Belastung der Niere durch Eiweißprodukte kam es bei Hunden mit Exsiccose zur Cl'-Retention[2913]. Bei Versuchen mit Purinen, bei denen durch Gabe von 100 g Glucose eine Cl'-Verschiebung im Blut erzwungen wurde, ergab sich keine Beziehung zum Rest-N[2907].

[2907] Burger, M., Mirsky I. A., u. Member S.: J. Laborat. clin. Med. **19**, 474 (1934), Rona **79**, 373.

[2908] Sundermann, F. W., u. Williams E. S.: J. clin. Invest. **14**, 245 (1935), Rona **86**, 421. Beobachtungen an 22 Diabetikern.

[2909] Laudat, M., u. Grandsire A.: C. rend. Soc. Biol. **103**, 683 (1930), Rona **56**, 540.

[2910] Blum, L., Delaville M., u. van Caulaert C.: C. rend. Soc. Biol. **93**, 287 (1925).

[2911] Blum, L., u. van Caulaert C.: C. rend. Soc. biol. **93**, 283 (1925), Rona **34**, 842.

[2912] Blum, L., u. van Caulaert C.: C. rend. Soc. biol. **93**, 285, Rona **34**, 842.

[2913] Kerpel-Fronius, E.: J. exp. Med. **85**, 235 (1932), Rona **71**, 714.

Wurde Hunden wiederholt Blut entzogen und die Blutkörperchen nach Zentrifugieren in eiweißfreier Lösung reinjiziert, dann sank das Bluteiweiß allmählich auf 3%. Es ergab sich eine negative Korrelation des Serum-Cl' mit dem Eiweißgehalt nach der Regressionslinie[2914]

$$[Cl]_{ser} = 120{,}64 - 1{,}87 \text{ Prot.} \pm 2{,}06$$
$$[Cl]_{ser} \text{ in mMol, Prot. in } \%.$$

δ) Versuche über *Regulation* des Cl'-Spiegels, soweit nicht Aufnahme in die Organe erfolgt, sollen hier kurz erwähnt werden. Da die wesentliche Regulation durch die innere Sekretion (Hypophyse, Thyreoidea, Nebenniere) erfolgt, sind hier nur abseits liegende Beobachtungen angeführt.

Nach Tuscheinjektion bei Kaninchen sollte das reticuloendotheliale System blockiert werden. Danach gab es die Cl'-Erniedrigung auf Traubenzucker nicht mehr[2915]. Andererseits ruft Injektion von Tierkohle, Polierrot oder Schlemmkreide bei Kaninchen eine langdauernde Steigerung des Cl' hervor. Ergotamin verhindert diese Steigerung (Schluß: Wirkung auf den Sympathicus[2916].)

Wurde die Femoralarterie oder eine Carotis beim Kaninchen unterbunden, dann reagierte das Kaninchen mit einer 5 Stunden dauernden Vermehrung der Blutchloride. Dieser Effekt wurde durch Ergotamin unterdrückt[2905]. Zwischenhirnstich verursacht Steigerung, Verletzung des Bodens des verlängerten Marks Minderung des Blut-Cl'[2918].

Auf Injektionen von Lösungen in die Carotis kam es zur Steigerung, wenn die Lösung 5% NaCl oder mehr betrug. Bei 1 ccm 1—2% Lösung hörte das auf, bei 0,2% NaCl kam es zur Hypochlorämie[2918]. Bei anderen Versuchen mit hypertonen Lösungen (5% NaCl, 8% Na_2SO_4) kam es immer zur Steigerung des Cl' im Blut, bei Zunahme der Ausscheidung im Urin. Bei isotoner Lösung war nur die Cl'-Ausscheidung in der Niere erhöht, der Gehalt im Blut vermindert[2917].

Bei Messung der *Differenz des Cl'-Gehaltes* zwischen Kapillarblut der Fingerbeere und dem Venenblut nach NaCl-Belastung finden sich keine Differenzen[2921], wenigstens nicht beim Gesunden[2920]. Bei manchen Krankheiten (Niere, Fettsucht) wurden aber beträchtliche Unterschiede gesehen[2920]. Bei Versuchen am Hunde wurden die Differenzen zwischen Vene und Arterie bei NaCl-Gabe in den einzelnen Organen untersucht (Bottin[2919 u. 3557]).

Bei Leber, Milz, Lunge, Gehirn fand sich keine Differenz (< 1,5%). Bei der Vena mesenterica inf. + 2,39% nachher, — 1.92 bei voller Verdauung. Größere Differenzen gab es noch in der Vena gastroepiploica (— 7,9% bei Verdauungsbeginn) der Magenvene, der Mesenterica sup. (+ 6,8%) und Nierenvene (bis — 6,61%). Die Differenzen gingen bei Hunger fast völlig zurück.

c) Veränderungen im Blut nach parenteraler Zufuhr. Das Verschwinden von injiziertem NaCl aus der Blutbahn vollzieht sich sehr schnell. Wenn *Kaninchen* (4 Tiere) 0,18 g/kg NaCl intravenös erhalten und in 3—10 Minuten die Blutentnahme zur Analyse ausgeführt wird, dann findet sich ein Anstieg von nur 9,3%[2924]. In dieser Zeit sind schon über 50% aus der Blutbahn herausgegangen. Von jetzt ab sinkt der Gehalt aber langsamer. $1^1/_4$ Stunde später war noch gar keine Senkung, nach 5 Stunden war der Anstieg erst um $^1/_7$ vermindert, und erst nach 24 Stunden war der Ausgangswert fast erreicht.

Nach Gabe von $CaCl_2$ erfolgt der Abfall des [Cl'] rascher, und es schließt sich nach einigen Stunden ein sekundärer Anstieg an. Wurde vorher eine Arterie abgebunden (A. femoralis oder carotis), dann betrug der Anstieg nur 4,4—6,1%[2925].

2914 Darrow, D. C., Hopper E. B., u. Cary M. K.: J. clin. Invest. **11**, 701 (1932).
2915 Kinugawa, K.: Mitt. med. Akad. Kioto **12**, 238 (1934), Rona **84**, 90.
2916 Lumiere, A., Meyer P., u. Vergne H.: C. rend. Soc. Biol. **123**, 906 (1936), Rona **99**, 608.
2917 Nishina, T.: Jap. J. med. Sci. Trans. IV, Pharmacol. **4**, 30 (1930), Rona **63**, 479.
2918 Abe, K., u. Sakata S.: Naunyn-Schmiedebergs Arch. **105**, 93 (1925), Rona **31**, 939.
2919 Bottin, J.: C. rend. Soc. Biol. **114**, 1386 (1933), Rona **79**, 124.
2920 Dell'A'qua, G.: Klin. Wschr. **1929 II**, 1709, Rona **52**, 767.
2921 Di Foutsin: Münch. med. Wschr. **71**, 1167 (1924), Rona **30**, 442.
2922 O'Connor, W. J.: Austral. J. exp. Biol. a med. Sci. **16**, 95 (1938), Rona **107**, 576.

Einige analoge Daten aus einem anderen Versuch (MELLI und TASSO[2534]) seien mitgeteilt.

Kaninchen von 1,9 kg erhielt 7,5 ccm einer 20% NaCl-Lösung in 2 Minuten 10 Sekunden intravenös. Der Gehalt im Serum wird bestimmt:

Tabelle 161.

Zeit	NaCl in mg%	Verschwinden aus der Zirkulation
0	497	—
Am Ende der Injektion .	810	69%
nach 2 Minuten	681	89%
„ 6 „	582	91,5%
„ 10 „	579	91,5%
„ 20 „	565	93,5%
„ 45 „	561	93,5%
„ 60 „	550	95%
„ 240 „	546	95%

Aus solchen Analysen kann man natürlich nicht den Schluß ziehen, daß das Cl′ in den Organen verschwunden ist, wie auch nur 43% durch Analyse der Organe sich dort auffinden ließen. Andererseits soll (nach Eiweißbestimmung und Hb-Bestimmungen) keine Blutverdünnung nachweisbar gewesen sein, was allerdings nicht den sonstigen Erfahrungen entspricht. Auch Entfernung der Eingeweide, einschließlich der Niere, war auf das rasche Verschwinden ohne Bedeutung. Ganz wesentlich wird das Bild getrübt durch die Verschiebung von Wasser ins Blut. Bemerkenswert ist aber in diesen Versuchen, daß der letzte Rest so langsam aus dem Blut verschwindet; von den Autoren wird sogar angegeben, daß es mehr als 24 Stunden zur Rückkehr zur Norm bedarf.

Nach 0,76 g/kg NaCl in 3 Minuten intravenös war der Cl′-Gehalt am Ende der Injektion um 43—46% gesteigert, nach 2 Minuten war diese Steigerung nur noch 27%, nach 10 Minuten nur noch 11—23%, nach 4 Stunden war die Steigerung bis auf 4—5% abgeklungen[2930, 2931].

Bei Gefrierpunktsbestimmungen fand sich eine Erhöhung in den Organen[2926], deren Druck sich also den Verhältnissen rasch anpaßt, was anfangs meist durch Wasserverschiebungen, später [nach eigenen Versuchen (EICHLER[2992, 2993]) am Frosch] durch Stoffwechselvorgänge z. B. in dem Muskel erfolgt. Die Erhöhung des osmotischen Drucks wurde noch nach 5 Stunden beträchtlich gefunden[2927].

Bei Gabe von 1,5 g/kg NaCl in 10 Minuten (intravenös) war der osmotische Druck (gemessen nach der thermoelektrischen Dampfdruck-Methode von HILL) nach 5 Stunden noch um 15—20% erhöht. Hierbei soll aber der Wasserverlust durch die Niere mitwirken.

Nach 5 ccm 10% Lösung/kg (0,5 g/kg) NaCl stieg die Konzentration in 15 Min. auf 0,68% an und kehrte schon in 1 Stunde zur Norm zurück[2928]. Stärkere Erhöhungen berichtet FLEMMING[2111] nach 0,25 g/kg. Auf die Steigerung des NaCl hat weder die Exstirpation der Schilddrüse noch Thyroxin einen Einfluß[2929], dagegen soll Thymusexstirpation die Erhöhung längere Zeit unterhalten[2930, 2931]. Bei Messungen des osmotischen Drucks sind neben der Erhöhung des NaCl im Blut Stoffwechselprodukte aus dem Gewebe und Wasserverlust durch die Niere von Bedeutung.

Von Versuchen an *Hunden* werden 2 Reihen von Serumwerten nach HASTINGS und Mitarbeitern[2546] wiedergegeben:

1) Dosis 10 ccm 2 n NaCl/kg (1,17 g/kg).

Zeit	0	3 Min.	15 Min.	3 Std.	9 Std.
Konz. mMol . . .	124,4	207,4	176,4	161,9	164,0

[2923] O'CONNOR, W. J.: Austral. J. exp. Biol. a. med. Sci. **15**, 205 (1937), Rona **104**, 236.
[2924] LIPSCHITZ, W.: Arch. internat. Pharmacodyn. **53**, 200 (1936), Rona **98**, 246.
[2925] LIPSCHITZ, W.: Arch. internat. Phyrmacodyn. **53**, 215 (1936), Rona **98**, 246.
[2926] SIMON, I.: Arch. Farm. sper. **64**, 246 (1937), Rona **105**, 525.

2) Hund 12,4 kg (nach dem Original wog der Hund 124 kg).
100 ccm n/1 NaCl (0,47 g/kg).

Zeit	0	3 Min.	4 Min.	7 Min.	15 Min.	4 Std.
mMol	104,4	127,9	121,7	115,8	116,0	117,6

Bei Versuchen an *Schafen* fand sich keine Änderung nach 1% NaCl in Menge von 150 ccm, nach stärkeren Konzentrationen waren Steigerungen noch nach 40 Min. deutlich[2932].

Beim *Menschen* wurde 8,0 g intravenös gegeben. Die Konzentration stieg 1 Minute nach Beendigung der Injektion um 53 mg% (Durchschnitt von 25 Versuchspersonen), nach 60 Minuten war der Ausgangswert erreicht[2752]. Das Verschwinden ist beim Nierenkranken nicht langsamer als beim Gesunden, nur daß bei ersterem der sekundäre Transport zur Niere fortfällt[2933, 2934].

Versuche mit $^{22}Na^{\cdot}$, $^{24}Na^{\cdot}$ und $^{38}Cl'$ siehe Abschnitt Capillargrenzen S. 495.

4. Sulfat.

a) Der Gehalt im Blut wird meist mit großen Schwankungen angegeben, weil die Bestimmung mit der meist gebräuchlichen Benzidinmethode unsicher ist (BOURDILLON und LAVIETES[2602]). Das gilt aber auch für andere Bestimmungsverfahren (z. B. [357]). Über den Gehalt beim *Menschen* finden sich folgende Angaben:

Im Serum 0,37—0,92 m. aequiv. (1 m. aequiv. = 1,6 mg% S)[2602].
„ „ 3,7 (2,1—4,8 mg%) SO_4'' = 0,7 m. aequiv.[2935].
„ „ 2—3 mg% SO_4'' (FRISKO[327]).
„ „ 7,7—1,5 mg% S (OLLGAARD[357]) 20 Personen.
„ „ 0,5—1,0 mg% S (DENIS[325]).
„ „ 0,8 mg% S (DEZANI u. COLOMBINO[311]).
„ „ 2,5—5,5 mg% SO_4'' (WAKEFIELD, POWER u. KEITH[322]).
„ „ 0,1—0,5 mg% S (CUTHBERTSON u. TOMPSETT[323]). 10 gesunde Menschen. In den Blutzellen nur wenig.
„ „ 2—3 mg% S oxydierter Schwefel (LESURE u. THOMAS[316]).
„ „ 3,1—4,5 mg% SO_4'' (7 Bestimmungen) (HEUBNER u. MEYER-BISCH[2936]).

DENIS[325] gibt für Tiere wie Rind, Pferd, Schaf, Schwein, Kaninchen, Hund und Meerschweinchen Werte von 1,8—4 mg% S an, also eine große Einförmigkeit. HEUBNERS[2936] Werte weichen etwas ab, z. B. Rind 8,7—13,9 mg% (4 Bestimmungen), Kaninchen 10 und 11,3 mg% SO_4'' (2 Bestimmungen).

b) Änderungen. Anstiege beträchtlicher Art (bis 50 mg%) werden bei Nierenerkrankungen gesehen[322, 2935], experimentell bei Hunden nach Nebennierenexstirpation[2937], Parallelität mit dem Stickstoffgehalt[322, 2937], sinkend bei Glucosegabe[2938]. Eine Regulation soll durch das autonome System vorhanden sein[2939]. Sie sei aber nicht abhängig von der Niere, da sie auch nach Nierenexstirpation vorhanden sei, sondern von der Leber. (Siehe dagegen Ausscheidung Kap. K.) Bei Hunden sei der Sulfatgehalt der Leber erhöht, wenn der Gehalt in der Carotis erniedrigt ist[2339].

[2927] HETHERINGTON, M.: J. Physiol. **73**, 184 (1931). Versuche an Katzen.
[2928] MARUNO, Y.: Jap. J. Gastroenterol. **3**, 60 (1931), Rona **63**, 457.
[2929] SCHAAL, H.: Biochem. Z. **132**, 295 (1922), Rona **17**, 164. Etwas Einfluß bei peroraler Gabe.
[2930] MARCONI, F.: Arch. di Aci. biol. **19**, 312, Rona **78**, 275.
[2931] MARCONI, F.: Boll. Soc. ital. Biol. sper. **8**, 1379 (1933), Rona **78**, 275.
[2932] BARKUS, O.: Amer. J. physiol. **69**, 35 (1924), Rona **29**, 411.
[2933] GANDELLINI, A.: Riforma med. **1934**, 163, Rona **80**, 302.
[2934] GANDELLINI, A.: Z. exp. Med. **92**, 361 (1933), Rona **79**, 396.
[2935] LOEB, R. F., u. BENEDICT E. M.: J. clin. Invest. **4**, 33 (1927).
[2936] HEUBNER, W., u. MEYER-BISCH R.: Biochem. Z. **176**, 184 (1926), Rona **39**, 238.
[2937] SWINGLE, W. W., u. WENNER W. F.: Physiol. Zool. **1**, 37 (1928), Rona **45**, 666.
[2938] MATTICE, M. R., BRÜGER M., u. DAREN M.: J. biol. Chem. 109. Proc. Soc. biol. Chem. L X (1935). Nicht ganz regelmäßige Erscheinungen.
[2939] IESAKA, M.: Jap. J. med. Sci. Trans IV Pharmacol. **5**, 10 (1931), Rona **66**, 257.

c) Die *Konzentrationen nach intravenöser Infusion* von verschieden konzentrierten Lösungen, die in der gleichen Menge von 60 ccm/kg in $1^1/_2$ Stunden an *Kaninchen* gegeben wurden, sind am Ende der Gabe nach MÖLLER[2940]:

Tabelle 162.

Infundiert	aequiv. NaCl in %	SO_4''-Zunahme in mg%	Cl' mg%
0,55% SO_4''	0,45	63	— 32
0,866	0,65	113	— 27
1,238	0,95	135	— 39
2,022	1,45	181	— 50

Ersichtlich ist aus der Tabelle die Verdrängung des Cl', teils bedingt durch die Diurese, teils aber auch im Sinne der osmotischen Regulation, da das Cl' leichter an die Anionen zugänglichen Stellen gelangt.

Bei *Hunden* liegt eine Reihe von Versuchen von DENIS[329, 2760] vor:

1. Hund 11 kg erhält 50 ccm m/3 $MgSO_4$ (+$CaCl_2$). Konzentrationen verhielten sich 1,6 (0), 13 (60 Min), 8,1 (120 Min.) 7,6 (180 Min.) mg%.
2. Hund von 11,5 kg erhielt 100 ccm m/3 Na_2SO_4. Konz. 1,2 (0), 20,2 (65 Min.), 8,9 (190 Min.), mg%.
3. 0,608 g/kg S in 6 Min. 1 mg S (0) 283,8 mg% (1 Min.).
4. 0,28 g/kg in 12 Minuten 1,7 mg% (0) 100,7 (1 Min.), 23,3 (2 Stunden).
5. 0,225 g/kg S in 8 Minuten 2,6 mg% (0), 94,08 (2 Minuten), 17,4 (2 Stunden).
6. 0,33 g/kg S in 20 Minuten 1,44 mg% (0), 112,2 (1 Minute), 25,7 (2 Stunden).

Nach Zufuhr von 100 mg/kg Na_2SO_4 steigt nach GOUDSMIT und anderen[2941] der Gehalt auf 20 mg% im Plasma.

Bei *Schafen* (ca. 40 kg), die 27 mg/kg S als $MgSO_4$ (mit $CaCl_2$) erhielten, verhalten sich die Konzentrationen so[2932]:

Norm	30 Min.	90 Min.	150 Min.	210 Min.	270 Min.	330 Min.
3,1	6,0	6,0	12,5	11,0	5,8	3,0 mg%

Beim *Menschen* wurden 19 m. aequiv. SO_4'' intravenös zugeführt (BOURDILLON und LAVIETES[2602]). Den Abfall im Serum zeigt folgende Reihe (die Zahlen = m. aequiv./Ltr.):

Zeit	0	3 Min.	4 Min.	5 Min.	15 Min.	180 Min.
	0,3	3,0	2,6	2,6	2,1	0,8

5. Nach Gaben von **Thiosulfat** konnte es im Blut nachgewiesen werden, es fand sich kein Sulfit (MENEGHETTI[269]).

PHILIPS, GILMAN, KOELLE und ALLEN[277, II] injizierten Kaninchen und Hunden 100 mg/kg $Na_2S_4O_6 \cdot 2\,H_2O$ intravenös und prüften das Verschwinden aus dem Plasma. Dabei zeigte sich, daß das Tetrathionat teilweise in Thiosulfat umgewandelt worden war. So fanden sich im Plasma folgende Werte:

nach 30 Min. 23,1 20,0 22,7 mg% S_2O_3 und 11,0 11,7 13,8 mg% $Na_2S_4O_6$
nach 60 Min. 31,6 26,4 mg% und 0,2 6,6 mg%

Nach Thiosulfat fand sich nach 1 Stunde 21,2 und 19,2 mg% S_2O_3 und kein S_4O_6. Nach GILMAN und Mitarbeitern[2491, I] verteilt sich das Tetrathionat in $^1/_2$ Stunde auf 19—25% des Körpergewebes. Daraus wird von den Autoren der Schluß gezogen, daß es in dieser Zeit extracellulär anzutreffen ist. GOFFART und FISCHER[2491, II] schließen jedoch aus der Abnahme des reduzierten Glutathions in einigen Organen, daß es auch in die Zellen eindringen müsse. Die vor ihnen

2940 MÖLLER, K. O.: Naunyn-Schmiedebergs Arch. **126**, 159 (1927), Rona **44**, 319.

2941 GOUDSMIT, A., POWER, M. H. u. BOLLMAN, J. L.: Amer. J. Physiol. **125**, 506 (1939), Rona **114**, 88.

angewandten Dosen von 1 g/kg brachten jedoch das Tier schon in 30—100 Minuten zum Exitus.

6. **Fluorid** gibt das Problem der Ca¨-Salzfällung ebenso wie Phosphat. Die Löslichkeit von CaF_2 im Serum ist zwar höher als in wässeriger Lösung, aber es wurde immerhin bei Sättigungsversuchen nur 1,3 und 1,6 mg% gefunden[2942]. Die Werte im Blut sind aber immer kleiner. Je besser die Methodik entwickelt wurde, desto geringere Werte wurden gefunden.

Die ursprünglichen Werte von STUBER und LANG[57, 2943] ergaben bei Mensch, Hund und Katze kein F′, beim Kaninchen 0,75, Huhn 1,20, Ente 0,51, Gans 1—1,5 mg%. Bei Hämophilen wurden sogar Zahlen von 2,9 und 4,0 mg% gefunden, worin die Ursache der verzögerten Blutgerinnung gesehen wurde, FUJII[2944] fand 0,7 mg%. Diese Werte sind offenbar durch die Methodik bedingt. FEISSLY und OEHRLI[77] fanden mit der Glasätzmethode Werte unter 0,5 mg% BRANDES[2945] fand im normalen Blut, aber auch bei Hämophilen minimale Mengen F′.

Wirklich brauchbare Werte finden sich erst bei KRAFT[63], der auch über andere frühere Analysen berichtet. Er fand beim Menschen im Gesamtblut 50—110 γ%, im Blutkuchen 45 γ %, im Serum 60—120 γ %. Mit einer Modifikation der Methode[2946] ergaben sich im Menschenblut 35—145 γ %, im Pferdeblut 49—70 γ %. Mit weiterer Modifikation der Kraftschen Methodik kommen AMMON und Mitarbeiter[2947] in 10 Blutproben beim Menschen auf 27—74 γ %. Die Werte sind zwar etwas kleiner, aber die Größenordnung hat keine Änderung erfahren. Von Bedeutung ist dagegen die Angabe, daß diese Fluoridmenge teils löslich, teils in Alkohol unlöslich ist. Bei 6 normalen Kaninchen fanden MACHLE und SCOTT[3512] nach der guten Methode von WILLARD und WINTER noch niedrigere Werte, und zwar 0,0—0,07 mg%, im Durchschnitt 0,01. Vermutlich wegen der Schwierigkeit der Methodik liegen sonstige hierher passende Analysen nicht vor.

7. **Bromid.** Die Entdeckung, daß Brom zu den normalen Bestandteilen des Körpers und besonders des Blutes gehört, ist noch nicht alt. Vom rein qualitativen Nachweis bis zur quantitativen Bestimmung ist aber noch ein weiter Weg. Es hat lange an Methoden gefehlt, die es gestatteten, die kleinen Mengen des Broms im Blute neben den großen Mengen an Chlorid zu erfassen. Deshalb gingen die Angaben oft irre auch über den Normalgehalt.

Dabei ergaben sich häufig zu hohe Werte, wie bei BERNHARDT und UCKO[183] 1—1,5 mg%. Übermäßige Abweichungen können oft als Kriterien der Beherrschung und Brauchbarkeit der Methode angesehen werden. Als komplizierender Faktor kommt allerdings noch hinzu, daß Bromid in den letzten Resten außerordentlich langsam ausgeschieden wird, so daß selbst eine einmalige therapeutische Br′-Zufuhr noch nach Monaten den Blutspiegel beeinflußt, eine Fehlerquelle, die beim Tier nicht zu fürchten ist.

Beim Menschen wird vielleicht noch außer den normalerweise in Begleitung von Chloriden immer auftauchenden Bromiden der gewöhnlichen *Nahrung* eine Extrazufuhr durch das Mehlveredelungsmittel Bromat gelegentlich in Rechnung zu stellen sein. Entsprechend vorbehandeltes Brot könnte natürlich in dem Futter der Versuchstiere auch auftreten. Wie die Nahrung den Bromgehalt beeinflußt, zeigen die Analysen von WINNEK und SMITH[2766] an *Ratten.* Der Bromgehalt im Gesamtblut derjenigen Tiere, die in 10 g Nahrung 165—202 γ Br erhielten, betrug 2,3—2,6 mg%, bei Brommengen unter 5 γ in einer besonders gereinigten Diät war der Gehalt 55—280 γ%. Wurde dieser Diät 200 γ extra zugelegt, dann wurde ein Gehalt von 6,58—9,86 mg% beobachtet. NEUFELD[216] gibt 590 γ % an.

2942 LANG, K.: Naunyn-Schmiedebergs Arch. **152**, 361 (1930), Rona **58**, 1931.
2943 STUBER, B., u. LANG K.: Z. klin. Med. **108**, 423 (1928).
2944 FUJII: Mitteil. der med. Ges. Tokio 1933, 47.
2945 BRANDES, W.: Z. klin. Med. **119**, 504 (1932), Rona **67**, 527.
2946 WULLE, H.: Hoppe-Seylers Z. **260**, 169 (1939).
2947 HARTMANN, H., CHYTREK, E., u. AMMON R.: Hoppe-Seylers Z. **265**, 52 (1940).

Bei *Kaninchen* wurde der hohe Wert von 2—3 mg% Br' gefunden[2947, I]. Das ließ sich auf die Nahrung zurückführen, die aus Alfalfa und Hafer bestehend, sehr arm an Cl' ist, wie folgende Daten zeigen:

Alfalfa 81,4 mg% Cl und 1,28 mg% Br.
Haferflocken 51,0 mg% Cl und 0,85 mg% Br.

Bei einer Diät aus Karotten sank der Gehalt auf 1,2—1,5 mg%.

Versuche, differente Werte auf verschiedene Bromzufuhr auch beim *Menschen* zurückzuführen, sind in der Literatur häufig. So soll der in Zürich[2948] gefundene Wert von 75—233 γ% (Durchschnitt 132 γ%) gegenüber Wien (meist 200 bis 300 γ%[2950]) darauf zurückzuführen sein, daß in Wien das Kochsalz 8,6 mg% Br, in Zürich aber nur 4,9 mg% enthält[2948]. In beiden Analysenreihen wurde dieselbe gute Methodik angewandt. Mit gleicher Methode ergaben sich bei KARP und WOLFSOHN[2949] Werte von 600—800 γ%, ein Einfluß des Bromidgehalts des Kochsalzes wurde nicht gefunden. In den Gegenden mit hohem Bromgehalt, wie der Umgebung des Toten Meeres, soll der Blutgehalt auch nicht höher sein, woraus der Schluß einer lebensnotwendigen Funktion des Broms gezogen wird. Wir sehen aus den oben zitierten Versuchen an Ratten und Kaninchen, daß diese Befunde nicht allgemeine Bedeutung besitzen, und daher die Argumentation nicht stichhaltig ist. Sicher ist nicht das Salz allein maßgeblich.

Wir geben eine Zusammenstellung über den Bromgehalt des Blutes nach NEUFELD[216], die wir durch weitere Angaben noch ergänzen. Die eingeklammerten Zahlen sind mit einer Methode gewonnen, die NEUFELD nicht für einwandfrei hält:

Tabelle 163.

Tierart	Gesamtblut	mg/100 ccm Serum bzw Plasma
Ratte	(2,2)	
	0,59[216]	
Kaninchen	0,51[216]	
		0,40 STOLL u. BRENKER[213]
	0,270 (±0,120)[2952]	
Meerschweinchen	(2,3)	
Hund	(0,63—1,71)[2951]	(0,71—0,83)[2851]
	0,42	0,60
	0,91[216]	—
Schwein	(1,3)	0,75—1,25
	0,413[2953]	
Schaf	(1,8)	
Rind	(11,2)	
	(1,7)	
	(0,95)	
	(0,00)	
	0,52	
	0,71—1,33[216]	
		0,603—0,879 (4 Analysen) (DÖHRING[191])
		0,23 STOLL u. BRENKER[213]
Rind (auch Kalb)	0,450 (±0,050)[2952]	
	0,489[2953]	
	0,270—0,702[2954]	
Pferd	(1,05)	
	0,400—0,500[2954]	
	0,274[2953]	
Hund	0,476[2953]	
	0,300 (±0,150)[2952]	
Ziege	0,336[2953]	

Die Werte, die beim Menschen gefunden wurden, sollen zusammengefaßt werden, weil hier besonders zahlreiche Analysen vorliegen:

Tabelle 164.

Autor	mg%
MORUZZI[2952, 2958]	defibriniertes Blut 0,350 (±0,250) 55 Bestimmungen
KURANAMI[2776]	defibriniertes Blut 0,58 (0,51—0,66)
DÖRING[191]	Blut 0,204—0,42 (30 Personen) Serum 0,410—0,562 (4 Personen)
EWER[2956]	Blut 0,79—1,19
MEIER u. SCHLIENTZ[2948]	Blut 0,132 (0,075—0,233)
INDOVINA[187, 2957]	Blut 0,685 (0,505—0,789) (50 Personen)
LEIPERT[2950]	Plasma 0,2—0,3 (0,15—0,50) (34 Personen)
DIXON[200]	Blut 0,890—1,73 (3 Personen)
DIXON[3402]	Blut 0,39—1,358 (10 Personen)
CONWAY u. FLOOD[182]	Blut 0,227—0,572 (8 Personen)
YATES[218]	Blut 0,063—0,257 (5 Personen)
GRÜNINGER[2960]	Blut 0,25—1,01 Kinder
NUTI[2961]	Blut 0,57 (0,26—0,92) Frauen Blut 0,49 (0,23—0,76) Männer
UCKO[2963, 2968]	Blut 0,14—0,35 (100 Personen)
KULKOW u. KAKUSINA[2964]	Blut 0,55
CHATAGNON[2965, 2966]	Blut 0,25—0,30 (4 Frauen)
GUILLAUMIN[198, 2967]	Plasma 0,74—1,6 Erythrocyten 0,3—0,6 (200 Personen)
NEUFELD[2955]	Blut 0,62—0,76
WIKOFF u. a.[2954, I]	Blut 0,33—1,73 (170 Personen, meist 19—24 Jahre alt)
LEONE u. CADEDDU[2954, II]	Blut 0,44—0,95 (53 Kinder) Nabelschnurblut 0,65 (8 Neugeborene)

Mit dem höheren Lebensalter soll der Bromgehalt zunehmen ([2952,I] dagegen [2961]).

b) Besondere Bedeutung hat bei diesen Bromanalysen die Frage, in welcher *Zustandsform* das Brom sich im Blut befindet, insbesondere ob irgendeine organische Bindung angenommen werden muß. Die Methoden, die zur Entscheidung dieser Frage herangezogen werden, sind außerordentlich verschieden.

2947,I BAUMANN, E. J., SPRINSON D. B., u. MARINE D.: Endocrinology **28**, 793 (1941). C. **1941 II**, 1639, Rona **127**, 272. Methode Leipert.

2948 MEIER, C. A., u. SCHLIENTZ W.: Klin. Wschr. **1936**, 1845.

2949 KARP, J., u. WOLFSOHN G.: Schweiz. med. Wschr. **69**, 834 (1939), Rona **118**, 226. C. **1939 II**, 4020. Methode Leipert.

2950 LEIPERT, TH.: Biochem. Z. **280**, 416 (1935).

2951 BERNHARDT, H., u. UCKO H.: Biochem. Z. **170**, 459 (1926), Rona **36**, 738.

2952 MORUZZI, G., u. GUARESCHI P.: Arch. biochim. ital. **8**, 229 (1936), Rona **96**, 565.

2952,I IBERTI, U., u. FABBRINI V.: Clin. med. ital. N. s. **72**, 229 (1941), Rona **130**, 277. 50 Personen.

2953 SCHMITT, I., u. KIRCHHOF H.: Dtsch. tierärztl. Wschr. **43**, 227 (1935). C. **1935 II**, 1053, Rona **87**, 361. Verfahren von Deniges.

2954 HASSELBECK, J.: Dissertation Hannover 1938, Rona **111**, 415. 55 Pferde, 75 Rinder untersucht.

2954,I WIKOFF, H. L., BRUNNER R. A.,, u. ALLISON H. W.: Amer. J. clin. Pathol. **10**, 234 (1940), Rona **122**, 216. Methode ähnlich Indovina. Männer und Frauen geben gleiche Werte.

2954,II LEONE, A., u. CADEDDU E.: Riv. clin. pediatr. **38**, 257 (1940), Rona **122**, 330. Methode Indovina modifiziert.

2955 NEUFELD, A. H.: Canad. J. Res. 15 Sect. B. **132** (1937), Rona **102**, 6. C. **1937 II**, 2198.

2956 EWER, F.: Z. klin. Med. **122**, 244 (1932), Rona **71**, 582. Methode Roman.

2957 INDOVINA, R.: Boll. Soc. ital. Biol. sper. **10**, 191 (1935), Rona **88**, 90.

2958 MORUZZI, G.: Giorn. Clin. med. **18**, 1 (1937), Rona **100**, 3.

2959 MORUZZI, G., u. GUARESCHI P.: Boll. Soc. ital. Biol. sper. **11**, 28 (1936), Rona **94**, 338.

2960 GRÜNINGER, U.: Mschr. Kinderheilkunde **74**, 100 (1938), Rona **109**, 508.

So konnte UCKO[2968] 20% des Broms mit 95% Alkokol extrahieren oder mit Petroläther, bedingt durch die Eigenschaft von Lecitin und Cephalin als Zwitterionen (CHRISTENSEN und CORLAY[2877]). Bei Praecipitation fielen 20% mit den Globulinen aus[2967], 63—88% wurden in organischer Bindung angenommen, weil sie der Filtration widerstehen (GUILLAUMIN und MEREJKOWSKI[198], MORUZZI[2958], EWER[2956] 55,5—78%, in der Hypophyse[2959]). Im Ochsenblut sollen 80%, im Menschenblut 60%, im Hundeblut 40% nicht filtrierbar sein[2952]. DIXON[200] formuliert, er habe Gründe zu glauben, daß Brom an Eiweiß gebunden sei. Andererseits wird in eiweißhaltigem Niederschlag aus dem Blut kein Bromid gefunden[2969].

Diese Befunde wurden bei Verbesserungen der Methodik, jedenfalls was das Serum oder Plasma betrifft, widerlegt. YATES[218] stellte fest, daß, wenn Brom in organischer Form vorliegt, diese Bindung außerordentlich leicht, schon durch schwache Lauge oder Alkali, gelöst werde. Am vielseitigsten geht LEIPERT[2950] vor, der mit seiner zuverlässigen Methode weder bei Dialyse noch Ultrafiltration mit Eiweißfällung irgendeine Spur organischen Broms nachweisen konnte.

Eine Ausnahme, die durchaus der Diskussion wert erscheint, sind die Befunde von DOERING[191, 2970]. Bei der offenen Salpetersäureveraschung konnte man im Serum und Plasma das gesamte Brom analytisch durch $Ag^{\cdot}$-Fällung erfassen, d. h. bei Veraschung im geschlossenen Bombenrohr bei 250° (nach CARIUS) wurden immer dieselben Werte gefunden. Wurde aber Gesamtblut derselben Prozedur unterworfen, dann fanden sich bei letzterer Methode immer 40—90 % mehr (beim Rinderblut sogar über 100 %). Diese fehlende Menge war nicht etwa in der offenen Cariusmethode flüchtig geworden, da sie sich nach der Silberfällung noch in dem Rückstand bei nachträglicher Bombenrohrveraschung nachweisen ließ. Ebensowenig kann diese offenbar schwer zersetzliche organische Verbindung künstlich etwa dadurch zustande gekommen sein, daß Nitrat rascher in die Erythrocyten eindringt als das $Ag^{\cdot}$, dieses oxydierte und so mit irgendwelchen organischen Substanzen zu reagieren zwang. Denn auch vorherige alkalische Auflösung und Fällung vor vollem Zusatz der Salpetersäure brachten diese Differenz nicht zum Verschwinden. Ein Vorliegen dieser organischen Bindung im roten Blutkörperchen ist deswegen nicht unwahrscheinlich, weil durch das immer im Blut bis zu beträchtlichem Maße vorliegende Methämoglobin (HAVEMANN bei HEUBNER) ein Oxydationsmittel von ausreichendem Oxydationspotenutial zgegen ist. Daß dann gerade Bromid oxydativ erreicht wird und weniger Chlorid, ist durch die Oxydationspotentiale dieser Körper, bei Jodid durch die geringe Menge plausibel.

c) Schwankungen. Die *physiologische Funktion* des Bromids im Organismus ist eng verknüpft mit seiner Zustandsform. Ähnlich wie die Schilddrüse einen jodhaltigen organischen Körper, könnten auch andere Organe einen bromhaltigen organischen Körper absondern. Es besteht die Tendenz, jedem im Organismus vorgefundenen Element durch eine Art „Schluß a priori“ eine physiologische Funktion zuzubilligen.

2961 NUTI, N. G.: Giorn. Clin. med. **19**, 673 (1938), Rona **109**, 71. Methode Indovina, Zunahme des Alters soll Tendenz zur Abnahme des Gehaltes ergeben, aber die Streuung ist zu diesem Schluß zu groß.

2962 CATTANEO, L.: Ann. Ostetr. **57**, 27 (1935), Rona **86**, 639.

2963 UCKO, H.: C. rend. Soc. biol. **116**, 48 (1934), Rona **82**, 538.

2964 KULKOW, A. J., u. KAKUSINA B. E.: Bull. Biol. med. exp. URSS. **3**, 653 (1937). C. **1939 I**, 1593.

2965 CHATAGNON, C.: Presse med. **1938 I**, 612, Rona **108**, 161.

2966 CHATAGNON, C.: Bull. Acad. Med. III. **116**, 459 (1936), Rona **99**, 276. C. **1937 I**, 3823. Methode Daniens.

2967 GUILLAUMIN, Ch. O., u. MEREJKOWSKI B.: C. rend. Soc. biol. **113**, 1428 (1933), Rona **76**, 493. Sicherlich waren nicht alle Patienten ohne vorherige Brommedikation.

2968 UCKO, H.: Biochem. J. **30**, 992 (1936), Rona **96**, 190. C. **1936 II**. 1212.

2969 WIKOFF, H. L., BAME E., u. BRANDT M.: J. Labor. clin. Med. **24**, 427 (1939), Rona **113**, 494.

Dieser Neigung kamen Untersuchungen von ZONDEK und BIER[2971–2974] entgegen, in denen nicht nur Brom quantitativ bestimmt, sondern auch gleich systematische Schwankungen bei bestimmten geistigen Erkrankungen beobachtet, schließlich sogar seine physiologische Funktion beim Schlaf und als das regulierende Organ in der Hypophyse entdeckt wurde. So sollten die Blutbromwerte bei Manisch-Depressiven erniedrigt sein, bei Schizophrenen auch, aber seltener. Obwohl die von diesen Autoren benutzte Methodik sehr bald als grundsätzlich falsch (siehe oben bei Methodik, Kapitel II) erwiesen war, wurden die Befunde nachgeprüft, und es entstand eine große Literatur, die hier in aller Kürze referiert werden muß, weil bei Vorliegen einer geeigneten Methodik die Frage selbstverständlich einer Bearbeitung bedarf und auch ohne diesen Anfang vorgenommen worden wäre.

Teilweise standen die Resultate unter der Suggestion der ersten Untersucher. War es doch unwahrscheinlich, daß eine solche Fülle der Hypothesen (selbst bei falscher Grundlage) ganz ohne Grund sein konnte. Die Bestätigung der Befunde blieb nicht aus, sogar so weit gehend, im Bromgehalt des Blutes eine diagnostische Unterscheidungsmethode zwischen Schizophrenie und zirkulärem Irresein sehen zu wollen[2975, 2976], wobei die WALTERSCHE Brommethode(!) als ausreichend erachtet wurde.

Erniedrigungen fanden bei Schizophrenie vielleicht KULKOW und KAKUSINA[2964], HARTNER[190], Erhöhung und Erniedrigung bei Paralyse, ARAGONA[2977] Vermehrung bei manchen Zuständen nach Encephalitis. Mit der einwandfreien Methode von LEIPERT wurde von J. STRAUB[2978, 2979] bei Kranken mit zirkulärem Irresein auch eine Senkung des Blutbroms gesehen. Diese Befunde wurden von verschiedenster Seite und mit verschiedensten Methoden nachgeprüft und keine Beziehung zu irgendwelchen geistigen Erkrankungen gefunden (MEIER und SCHLIENTZ[2948]), MASSAZZA und CIATI[2980], P. und C. CHATAGNON[2981–2983] (DIXON[3402] bei 12 Manisch-Depressiven), so daß z. B. CHATAGNON jede Grundlage der entsprechenden Hypothesen abstreitet.

LEIPERT und WATZLAVEK[2984] haben bei einer Reihe von Geisteskranken tatsächlich eine Tendenz zu niedrigeren Werten zugleich mit größeren Streuungen gefunden, aber sie beziehen sie auf den oft vorliegenden Hungerzustand. Durch manche Zustände (Stupor, Depression usw.) leidet die Aufnahme von Nahrung, dadurch wird aber weder Chlorid noch Bromid zugeführt, und beide Elemente werden daher gemeinsam vermindert. So findet auch noch der letzte Rest gelegnetlich positiver Befunde eine ansprechende Deutung.

Eine Bromvermehrung im Schlaf wurde gefunden, so von MORUZZI[2958], allerdings nur eine Verschiebung von anorganischer zu organischer Form, deren Vorliegen wir vorher schon als wahrscheinlich nicht existent darstellten.

Verschiedentlich wurde über Veränderungen durch Narkose und Operationstrauma und zwar im Sinne eines Abfalls der Konzentration berichtet[2985–2988]. Dieser Abfall wird besonders nach Operationstrauma auf ähnliche Weise zu erklären sein, wie vorher bei hungernden Kranken, nämlich durch gleichzeitige Abnahme der gesamten Halogene, die in die Wunde, Leber usw. abströmen. Gleichlaufend mit dem Cl′ geht nach einer Mahlzeit im Blut der Gehalt an Br′ herab (QUASTEL und YATES[2777]).

2970 DOERING, H.: Biochem. Z. **269**, 53 (1938).
2971 ZONDEK, H., u. BIER A.: Klin. Wschr. **1932 I**, 633. Rona **70**, 324.
2972 ZONDEK, H., u. BIER A.· Biochem Z. **241**, 491 (1931), Rona **65**, 415.
2973 ZONDEK, H., u. BIER A.. Klin. Wschr. **1932 I**, 759, Rona **70**, 324.
2974 ZONDEK, H., u. BIER A.: Klin. Wschr. **1932 I**, 760, Rona **70**, 324.
2975 URECHIA, C. I. u. RETEZEANU: C. rend. Soc. Biol. **112**, 411 (1933), Rona **74**, 523.
2976 URECHIA, C. I. u. RETEZEANU: Press. med. **1935 I**, 701, Rona **87**, 598.
2977 ARAGONA, G.: Riv. Path. nerv. **45**, 64 (1935), Rona **90**, 304.
2978 STRAUB, J.: Rona **88**, 323 (1935).
2979 NAGY, M., u. STRAUB J.: Z. Neurologie **153**, 215 (1935), Rona **91**, 325.
2980 MASSAZZA, A., u. CIATTI P.: Ann. Osp. psichiatr. **7**, 83 (1935), Rona **99**, 607.
2981 CHATAGNON, P. u. C.: Bull. Soc. biol. **18**, 1396 (1936). C. **1938 I**, 929.

Da die Schilddrüse das bromreichste Organ darstellt, suchte man nach Veränderungen im Blutspiegel bei Basedow, fand auch eine Erhöhung[2989], auch bei Gabe von Thyroxin, hier mit Erhöhung des Cl'-Gehaltes im Blut verbunden[2956]. BAUMANN und andere[2947, I] fanden dagegen bei Kaninchen nach Darreichung von getrockneter Schilddrüse einen Abfall des Blutbroms auf 35—40% der Norm. Er trat aber erst regelrecht 2—3 Wochen nach Beginn der Medikation in Erscheinung und kehrte sehr langsam zurück. Der Effekt wurde von den Autoren auf die diuretische Wirkung des Schilddrüseninkretes bezogen.

Mit Gravidität ergaben sich keine Beziehungen (CATTANEO[2962], LEIPERT[2950]), vielleicht gelegentlich bei bestimmter Phase der Menstruation[2776]. Im kindlichen Blut war der Gehalt nicht anders als im Blut der Mutter[2950].

d) Parenterale Gabe. Huhn. 2 Hühner erhielten 6mal im Abstand von 2 Tagen je 0,025 g NaBr intravenös. Das eine Tier wurde sofort nach der letzten Injektion getötet und hatte 1,5 mg% im Blut, das andere 14 Tage später nur 0,17 mg%[2990].

Ratte. $1^1/_2$ Stunden nach subcutaner Gabe von 102—159 mg/kg NaBr betrug der Gehalt im Blut 21,3—24,5 mg%[2991].

Kaninchen. 1 Kaninchen erhielt 4 Wochen lang jeden dritten Tag 0,05 g NaBr intravenös[2990]. 1,5 mg% Br war die Konzentration am letzten Tage der Zufuhr, 1,12 mg% 6 Tage, 0,19 mg% 14 Tage später.

Zwei Tieren wurde in den Versuchen von MÖLLER[2767] innerhalb von 87 Minuten 1,635% NaBr in der Menge von 1 g/kg intravenös infundiert. Der Gehalt an Br' im Serum betrug:

Tabelle 165.

Ende der Injektion	2 Std.	5 Std.	10 Std.	22 Std.	45 Std.	69 Std.	94 Std.
A 263.	275	270	235	219	201	149	86 mg%
B 209.	263	270	271	262	248	233	245 mg%

Auf dieser Reihe ist das Tier B chlorarm ernährt worden. Ersichtlich ist das deutlich langsamere Abklingen der Konzentrationen.

STOLL und BRENKEN[213] haben Kurven mitgeteilt nach Gabe von Br' in Form von Calcibromat d. h. Calciumbromidlactobionat.

Hunde. HASTINGS, HARKINS und LIU[2546] gaben einem Hunde intravenös 10 ccm 2 n NaBr/kg. Die Konzentration war nach 3 Minuten 112,9 mMol, nach 15 Minuten 68,4 und nach 50 Minuten 64,9 mMol Br'.

PALMER und CLARKE[2773] gaben einem Hund von 15 kg, der unter Cl'-armer Diät gehalten wurde, 10 g NaBr in 100 ccm Lösung intravenös. 30 Minuten nach der Infusion, für die 10 Minuten benötigt wurden, betrug der Gehalt 15 mMol. $4^1/_2$ Monate später waren noch 2 mMol vorhanden. Die Konzentration fiel fast geradlinig ab bei täglicher Analyse.

LIPSCHITZ[2770] gab einem Hund 0,025 g/kg intravenös. Der Gehalt war gleich anschließend 6,1 mg%, nach der doppelten Dosis 19,5 mg%. Wenn 24 Stunden später die Konzentration noch mit 19,6 mg% angegeben wird, dann scheint mir die Bestimmungsmethode suspect. Allgemein wird man den Verlauf der Konzen-

---

2982 CHATAGNON, P. u. C.: C. rend. Acad. Sci. **202**, 1119 (1936), Rona **94**, 339. C. **1936 I**, 4459.
2983 CHATAGNON, P. u. C.: Press. med. **44**, 1404 (1936), Rona **101**, 104. C. **1937 I**, 913.
2984 LEIPERT, TH., u. WATZLAWEK O.: Biochem. Z. **280**, 434 (1935).
2985 CIUSA, W.: Riv. sci. Progr. tech. Econ **7**, II. 224 (1936). C. **1937 I**, 1975.
2986 MORUZZI, G.: Riv. sci. Progr. tech. Econ. **7**, II. 443 (1936). C. **1937, I** 1975. Tierversuche, anfangs Anstieg.
2987 OSTI, U.: Ann. ital. Chir. **15**, 589 (1936), Rona **99**, 77. Äthernarkose und Operation.

tration so haben, daß am Anfang bis zur vollzogenen Verteilung der Konzentrationsabfall steil ist, dann wird der sekundäre Prozeß nur noch in der Ausscheidung verlaufen, also wird die Konzentration im Blut langsamer abnehmen müssen. Eine Ausnahme ist möglich, wenn die den Halogenen zugänglichen Räume, wie in eigenen Versuchen (EICHLER[2992]) mit großen Gaben von Jodid erwiesen wurde, sich verkleinern, so daß eine aktive Verdrängung aus der Peripherie möglich wird.

Mensch. Über den Verlauf einer einmaligen Brominjektion legen wir die Analysen von QUASTEL und YATES[2777] vor auf nebenstehender Tabelle 166: Injektion von 1 g NaBr in 50 ccm:

Auf der Tabelle sind auch einige geisteskranke Patienten aufgeführt. Ersichtlich ist die Tatsache, daß die Konzentrations- und Ausscheidungskurven sich nicht von den normalen unterscheiden, als weiterer Beitrag für unsere obige Darstellung des Blutbroms bei Geisteskrankheiten. Der Abfall ist sehr langsam. Bei einer Person sind die Werte nach 24 Stunden höher als nach 1 Stunde, und gerade bei derjenigen, die zugleich die größte Ausscheidung im Urin hatte. Entweder sind hier die halogenhaltigen Räume um über 20% vermindert, oder es liegt ein Analysenfehler vor.

LOVELL und BROWN[3259] beobachteten zwei Patienten mit schwerer Bromintoxikation. Der überaus langsame Abfall wird durch folgende Tabellle 167 demonstriert:

Weitere Analysen werden wir noch im Verlauf der späteren Darstellung, z. B. bei Ausscheidung usw. bringen, da uns besonders das Verhältnis Br'/Cl' sehr wesentlich wird beschäftigen müssen.

8. Jodid. Hier mögen ausgedehnte eigene Versuche[846 u. 2993] an Fröschen angeführt werden. Das Jodid diente gewissermaßen als Modell.

Die Frösche (Winterfrösche im Januar) erhielten eine Dosis von 21,43 mMol

Tabelle 166.

Diagnose	Gewicht kg	Anfangs-Blut-Brom mg/100 ccm	Blut-Brom (mg/100 ccm) Zeit in Stunden nach der Injektion						Blut-Brom direkt nach Injektion (ber.*) mg/100 ccm	% Verlust an Blut-Brom in 1 Std.	% Verlust an Blut-Brom in 24 Std.	Urin zuerst nach 24 Std.		
			1	2	5	24	96	168				Vol ccm	Br mg pro 100 ccm	Gesamt-Brom mg
Normal	66,6	0,95	2,72	3,00	2,70	1,64	1,31	1,20	15,3	88,5	95,2	900	2,38	21,5
Normal	65,7	1,46	2,12	2,45	2,77	1,76	1,32	1,28	15,4	91,5	98,1	1470	1,25	18,4
Normal	56,7	0,83	3,53	2,95	3,22	2,61	1,45	1,22	17,8	88,0	90,1	1710	2,53	43,3
Manisch depressiv	79,7	0,59	2,48	2,32	1,87	2,86	1,40	0,85	12,7	86,2	82,4	1800	4,82	86,8
Dementia paranoides	49,0	0,52	4,81	4,00	4,38	3,88	—	2,08	20,6	78,2	82,6	1050	3,61	39,7
Hebephrenie	69,8	0,19	3,50	2,93	2,80	2,40	—	1,90	14,5	81,2	84,9	530	0,63	3,3
Dementia paranoides	64,3	0,41	3,96	3,92	3,76	3,34	—	1,96	15,6	77,4	87,4	1090	1,64	17,9
Melancholie	59,4	0,29	3,66	3,40	3,08	2,78	—	1,78	17,0	81,6	85,2	1260	0,42	5,3
Dementia paranoides	53,6	0,14	3,80	3,48	3,22	2,78	—	1,83	18,8	82,2	86,3	730	1,19	8,7
Paraphrenie	50,4	1,14	3,66	3,46	2,10	1,54	—	1,47	20,0	80,3	98,0	1180	1,08	12,7
Catatonie	53,1	1,17	3,78	3,28	2,40	1,30	—	1,26	18,9	89,7	99,3	460	2,87	13,2

* Berechnet auf der Basis vom Blutgewicht = $^{1}/_{13}$ Körpergewicht.

Jodid/kg in den Brustlymphsack, wurden in feuchter Kammer bestimmte Zeit gelassen und dann die Analysen angestellt. Aus Analysen der Lymphe (EICHLER[846]) sieht man, daß eine Gleichverteilung schon in etwa 2 Stunden eingetreten ist, d. h. Lymphe des Bauchlymph-

Tabelle 167.

Tage nach Absetzen des Br′	5	9	12	15	18	21
mg% Br′	286 300	265,5 270	219 231	194 196	174 174	150 135

sacks zeigt dieselben Konzentrationen wie die der anderen Lymphräume. Die Änderung der Konzentrationen im Blut in den ersten 24 Stunden gibt folgende Kurve wieder, auf der jeder Punkt einen Durchschnitt von mindestens 10 Fröschen darstellt, die einzeln zur Analyse kamen:

Die Konzentrationskurve ist wegen ihres signifikanten 2phasischen Verlaufs von Interesse. Der sekundäre Anstieg erfolgt durch Einschränkung derjenigen Räume im Organismus, die zur Lösung von Jodid fähig sind. An den Muskeln ließ sich das eindeutig darstellen, an der Leber auch, aber doch weniger. Die Einschränkung muß aber auch andere Organe treffen, da die gefundenen Ausschläge nicht in der Lage sind, die Verhältnisse quantitativ zu erklären.

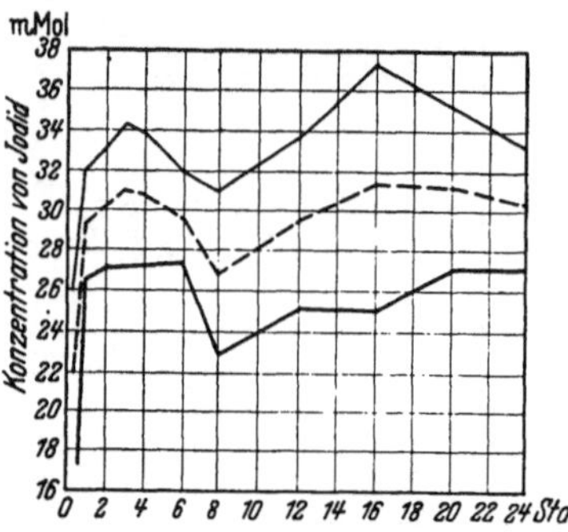

Abb. 32. Jodidkonzentration im Gesamtblut (nach EICHLER).
Abscisse: Zeit in Stunden.
Ordinate: Konzentration v. Jodid i. Millimol.
———— Verlauf der Durchschnittswerte.
Die Linien, die sich ergeben, wenn die Streuungen von dem Mittelwert nach beiden Seiten abgetragen werden.

9. Nitrat. Es liegen hier nur die Versuche von KEITH, WHELAN und BANNICK[2568] an Hunden vor. Nach intravenöser Injektion von 0,13—0,14 g/kg NH_4NO_3 in 10% Lösung folgen die Konzentrationen im Plasma folgender Tabelle 168.

Der Abfall ist verhältnismäßig rasch, wenn man Bromid zum Vergleich heranzieht. Das $NH_4^{\cdot}$ des Blutes kehrt schon in $^1/_2$—1 Stunde auf den normalen Wert zurück.

10. Rhodanid. Dieses Anion findet sich auch im normalen Organismus. Durch Zufuhr in der Nahrung ist immer ein gewisser Spiegel im Blut garantiert. Darüber hinaus kann noch eine Bildung im Organismus angenommen werden,

Tabelle 168.

Nach Abschluß der Injektion	$^1/_2$ Std.	1 Std.	2 Std.	4 Std.	6 Std.	12 Std.	18 Std.
8,1	5,7	4,9	4,0	1,9	1,2	0,65	0,52

wie besonders von LANG in letzter Zeit bewiesen wurde. Als Grundlage der Bildung sind nicht nur Blausäure oder entsprechende Glykoside der Pflanze oder Nitrile anzusehen, sondern auch Barbitursäurederivate[2994, 2995], besonders wenn bei Leichenanalysen schon ein Fäulnisprozeß vorhanden ist.

[2988] BIASINI, A.: Giorn. ital. Anest. **2**, 515 (1936), Rona **101**, 598. Äther, $CHCl_3$ anfänglicher Anstieg, auch Versuche an Hunden.

[2989] JAKOBSON, L. A.: Presse med. **43**, 452 (1935). C. **1935 I**, 3565.

[2990] PURJESZ, B., BERKESY L., u. GÖNCZI K.: Naunyn-Schmiedebergs Arch. **173**, 553 (1933), Rona **78**, 156. Unsichere Methode.

[2991] EPSTEIN, J. A.: Arch. biol. Nauk **55**, 50 (1939), Rona **117**, 662. C. **1940 I**, 2023.

[2992] EICHLER, O.: Naunyn-Schmiedebergs Arch. **184**, 82 (1936).

a) Normalwerte. Die Angaben über den SCN'-Gehalt im Blut des normalen Menschen sind anfangs, durch die Methodik getrübt, sehr hoch gewesen wie z. B. bei BECHER[2996], der Werte von 1,0—1,8 mg% im Serum, im Gesamtblut aber 4 bis 10 mg% fand. Sie sind jetzt von ihm selbst korrigiert worden.

Weitere Angaben der Literatur seien tabellarisch wiedergegeben:

Tabelle 169.

		Serum mg%
Becher u. Mitarb.[2997, 2998]	300 Pers.	0,05—0,125
Blum[2999]	12 „ = 4,2%	<0,03
	175 „ = 61,4%	0,03—0,06
	87 „ = 30,5%	0,06—0,09
	11 „ = 3,8%	>0,09
HISAMOTO[3000]	262 „	0,03—0,06
SCHLECHTER[412]	82 „ = 73%	0,2—0,4
	16 „ = 14%	0,4—0,6
	14 „ = 12%	0,6—0,75
LANG[422, 3001, 3002]		0,1—0,2

Die zuletzt geprüften Werte sind besonders zu beachten, weil die Methodik spezifisch auf Rhodanid anspricht.

STIEGLITZ und PALMER[3997] schließen daraus, daß 1 γ SCN' durch 10 γ Nitrit zerstört werde, letzteres aber immer im Blut zu finden sei, daß im Blut Rhodan nicht da sein sollte. Das dürfte weder mit der Ausscheidung in der Speicheldrüse noch im Harn vereinbar sein.

Die Werte im Plasma bei Hunden sind mit 0,111 (0,053—0,184) mg%, bei Kaninchen mit 0,042 (0,014—0,058) mg% angegeben[3003]. Manche Tiere wie die Kröte (Bufo asiaticus) und die Schlange (Natrix tigrina) sollen gar kein Rhodan enthalten[3004].

b) Über den *Zustand des Rhodanids im Serum* bestehen eine Reihe von Untersuchungen. So soll es an die Pseudoglobulinfraktion gebunden bleiben bei Fällung mit $(NH_4)_2SO_4$[3005].

Auffällig ist, daß bei Gabe an Kranke selbst beim Gleichgewicht der Gehalt in Transsudaten mehr als 20% unter der Konzentration im Serum liegt[3006]. Auch bei Ultrafiltration des Serums durch Cellophan wurde die Konzentration im Ultrafiltrat stets niedriger gefunden als im Serum selbst (siehe auch ROLLER[3528]). Dieses Gleichgewicht ist aber abhängig von der zugesetzten Menge, wie folgende Zahlenreihe nach ROSENBAUM und LAVIETES[3008, 3007] in m. aequiv./Ltr. zeigt:

SCN' im Serum	1,25	5,00	10,0
gebundenes SCN'	0,54	1,73	2,97

2993 EICHLER, O.: Naunyn-Schmiedebergs Arch. **198**, 442 (1941).

2994 KOHN-ABREST, E., VILLARD H., u. CAPUS L.: C. rend. Acad. Sci. **190**, 281 (1930), Rona **55**, 832.

2995 KLAASEN, J. A.: Pharmac. Weekbl. **1932**, 655, Rona **68**, 576.

2996 BECHER, E., HAMANN K., u. DOENECKE F.: Münch. med. Wschr. **1932 I**, 1, Rona **67**, 537.

2997 BECHER, E., HARTNER F., u. HERRMANN E.: Verh. dtsch. Ges. inn. Med. **279** (1936), Rona **96**, 480.

2998 BECHER, E., HARTNER F., u. HERRMANN E.: Verh. dtsch. Gesell. f. Kreislaufforschung **1935**, 235, Rona **90**, 321.

2999 BLUM, R.: Z. klin. Med. **107**, 61 (1928), Rona **45**, 223.

3000 HISAMOTO, J.: Rona **50**, 401 (1928).

3001 STUBER, B., u. LANG K.: Dtsch. Arch. klin. Med. **175**, 564 (1933), Rona **79**, 127.

3002 STUBER, B., u. LANG K.: Dtsch. Arch. klin. Med. **176**, 213 (1933), Rona **79**, 127.

3003 SMITH, R. G., MUKERJI B., u. SEABURY J. H.: J. Pharmakol. exp. Therap. **68**, 351 (1940). C. **1940 II**, 372, Rona **123**, 671. Methode von Härtner.

3004 TSURU, C.: J. of orient. Med. **19**, 27 (1933), Rona **77**, 234.

3005 LUSTIG, B., u. BOTSTIBER G.: Biochem. Z. **220**, 192 (1930), Rona **56**, 105.

3006 GILLIGAN, D. R., u. ALTSCHULE M. D.: J. clin. Invest. **18**, 501 (1939). C. **1940 I**, 2024.

Diese Bindung wird nicht beobachtet bei Zusatz von SCN' zu Gelatine, Hühnereiweiß oder emulgiertem Olivenöl. Dagegen ist eine Verbindung in etwa derselben Menge durch Petroläther extrahierbar, so daß auf das Vorliegen eines Lipoidkomplexes geschlossen wird. Solche Befunde wurden bezüglich der Halogene schon vorher von uns erwähnt, Lipoide erhöhen bekanntlich die Löslichkeit einer Reihe von Anionen in organischen Lösungsmitteln. Zu erwähnen ist noch, daß der SCN'-Komplex gelöst wird durch Alkalität und Erhöhung der Temperatur.

c) Änderungen des Rhodanidgehaltes unter krankhaften Bedingungen wurden vielfach festgestellt, so von BECHER und Mitarbeitern[2997, 2998] eine Steigerung auf das Vielfache bei Hochdruck. Bei Nierenerkrankungen sollen die Werte hoch und das Zeichen einer Retention sein[2998, 3011, I]. Das wurde nicht bestätigt von STUBER und LANG[3001, 3002]. Auch Beziehungen zum Tabakrauchen sind nicht vorhanden[2999, 3001]. Niedere Werte fanden sich nur bei BASEDOW[3001], im Tierversuch beim Kaninchen bei Gabe von Tetrachlorkohlenstoff, Erhöhung bei Injektion von Typhusvaccinen[3009]. Er soll steigen, wenn der Eiweißzerfall steigt[3009], aber Gabe von Eiweißglykokoll, Cystin und Xanthin hatte keinen Einfluß, dagegen immer die Darreichung von Nitrilen[3010].

Auf Injektion von *Nitrilen* trat Rhodan auch dort auf, wo es sonst nicht vorhanden war, wie bei Schlange und Kröte, außer beim Winterschlaf. Der Goldfisch (Carassius) soll niemals Rhodanid bilden[3004].

Die Erhöhung im Serum war besonders rasch beim Kaninchen, weniger beim Hund, nach Gabe von subletalen Dosen von HCN[3003]. Nitrit schwächt die Rhodanbildung, besonders beim Hund (siehe dazu STIEGLITZ und PALMER[3997]), Methylenblau steigert sie, besonders beim Kaninchen[3003], ebenso wirken Dioxyaceton[3011] und schwefelhaltige Verbindungen ($S_2O_3'' > $ Cystin $> SO_4'' >$ kolloidaler Schwefel)[3012].

SCHLECHTER[412] fand 24 Stunden nach 0,1 g/kg Acetonitril den Gehalt des Serums mit 3 mg%. Diese Konzentration soll durch Gaben von Thyroxin erhöht werden. Die Befunde wurden bestätigt, da durch Thyroxin die Umwandlung von CN' in SCN' vermindert wird[3013]. Es wird angenommen, daß die Leber die Hauptrolle spielt, z. B. durch LEY[1704] in Durchströmungsversuchen nachgewiesen.

Durch Schädigung der Leber wird die Bildung vermindert, und die Konzentration im Blut sinkt, z. B. Schädigung durch Phosphor bei Ratten[412], Phosphor, Tetrachlorkohlenstoff und Ligatur des Ductus Choledochus beim Hund[3014] und Kaninchen[3015]. BECHER[3011, I] berichtet dagegen eine Erhöhung im Plasma gerade bei Parenchymerkrankungen der Leber, ebenso wie bei Basedow.

d) Konzentrationen im Blut nach parenteraler Gabe von SCN': Eine Ratte von 30 g erhielt 20 mg NaSCN subcutan. Nach 2 Stunden war der Gehalt im Blut 4,15 mg/g Trockengewicht berechnet (BRODIE und FRIEDMANN[409]). 3—5 Minuten nach intravenöser Injektion von 20—40 mg/kg bei Kaninchen wurde nur noch $^1/_3$—$^1/_2$ der gegebenen Menge im Blut gefunden[3016]. Es verteilt sich beim Menschen rascher als Sulfat[2602]. MOLENAAR und ROLLER[3528] teilen einige Analysen nach Injektion von Rhodanid in den Peritonealraum von Asciteskranken mit. Nach 2 Stunden war der Gehalt des Blutes schon maximal und fiel in den folgenden

---

[3007] LAVIETES, P. H.: J. biol. Chem. **120**, 267 (1937).

[3008] ROSENBAUM, J. D., u. LAVIETES P. H.: J. biol. Chem. **131**, 663 (1939). C. **1940 I**, 3288. Bei der Bindung ist der Faktor nach dem Donnangleichgewicht in Rechnung gestellt.

[3009] ICHIMURA, U.: Rona **94**, 242 (1936).

[3010] SATO, K.: J. orient. Med. **13**, 27 (1930), Rona **59**, 91.

[3011] TSURU, C.: J. of orient. Med. **20**, 62 (1934), Rona **83**, 228.

[3011, I] BECHER, E.: Klin. Wschr. **1942**, 1.

[3012] TSURU, C.: J. of orient. Med. **19**, 80 (1933), Rona **79**, 343.

[3013] KLAASSEN, A.: Pharmazeut. Weekbl. **1932**, 1311, Rona **71**, 178. Die blutreichsten Organe sollen am stärksten SCN' bilden.

[3014] SATO, K.: J. of orient. Med. **14**, 4 (1931), Rona **61**, 233.

[3015] FUJIWARA, N.: Jap. J. gastroenterol. **9**, 199 (1937), Rona **106**, 88.

[3016] KUDO, F.: J. of orient. Med. **14**, 2 (1931), Rona **60**, 809.

4 Stunden kaum ab. Über weitere Analysen werden wir in einem späteren Abschnitt zu sprechen haben.

11. Cyanat.

Im normalen Blut wurden Cyanate nicht gefunden, weder bei Kaninchen, Hund noch Mensch[3018, 3019]. Die früheren Befunde von MONTGOMMERIE, der 0,8—1,0 mg% bestimmte, konnten nicht bestätigt werden. Mit neuer Methodik haben DIRNHUBER und SCHÜTZ ([5, I u. 441, I]) jetzt CNO' in den Erythrocyten nachgewiesen besonders bei Harnstoffretention (siehe S.38).

Drei Kaninchen erhielten tödliche Gaben von 0,19—0,7 g/kg CNO' per os, im Blut fand sich kein CNO'[3017].

Ein Hund von 16 kg erhielt eine kontinuierliche intravenöse Infusion von n/3 Cyanat (KCNO) in der Geschwindigkeit von 0,42 g Cyanat-Stickstoff/Std. Das Tier starb nach 66 Minuten mit einer Gesamtmenge von 0,086 g/kg CNO'. Nach 60 Minuten Injektion war der Gehalt im Blut 14,4 mg%, nach dem Tode 15,1 mg%.

IV. Permeabilität der Erythrocyten.

Die roten Blutkörperchen waren für den Experimentator deshalb ein besonders beliebtes Objekt, um das Ein- und Austreten von Substanzen in Zellen zu studieren, weil es sich hier um eine Zelle — wenigstens bei den Säugetieren — handelt, die selbst keinen oder einen verschwindend kleinen Stoffwechsel besitzt, so daß also der „Stoffwechsel" zum Antrieb eines Schöpfwerkes nach dem Sakhijenprinzip (S. 124) die Eigenschaften einer anzunehmenden Zellmembran nicht ersetzen kann (außer Phosphat). Daß die Verhältnisse, angefangen von den ersten primitiven Gesichtspunkten, sich immer komplizierter gestalteten in gleichem Schritt mit neuen Erkenntnissen der physikalischen Chemie und der Physik, liegt in der Natur der Sache, birgt doch der einfachste im Unbelebten verlaufende Vorgang dieselben Rätsel und folgt demselben Ablauf.

Bei den Erythrocyten steht am Anfang die alte Beobachtung von GÜRBER[3020], daß Cl' und HCO_3', also Anionen, in die Erythrocyten eindringen und auch aus ihnen herausgewaschen werden können, während Kationen diese freie Beweglichkeit nicht besitzen. Die Geschichte der Irrungen der Forschung, besonders was die Auffassung der Beobachtungen betrifft, findet sich besonders anregend bei HENDERSON[3021] dargestellt.

1. Kationenpermeabilität.

Die Grundbeobachtung von GÜRBER[3020] ist richtig gewesen und hatte eine immer weitere Ausgestaltung erfahren. Vor allen Dingen ist die Konzentrationsdifferenz zwischen Plasma und Zelle in Hinsicht der Kationen auffällig; enthält doch das Plasma Na˙, die Zelle K˙ im Überschuß. Daß solche Konzentrationsdifferenz durch einen Lebensprozeß im Verlauf der Entwicklung der kernlosen Blutzelle zustande gekommen ist, dürfte nicht zu bezweifeln sein (siehe auch MAIZELS[3022]). Es steht aber zur Diskussion, ob dieser Lebensprozeß zur Aufrechterhaltung des Ungleichgewichtes noch fortdauern muß. Entsprechende Angaben finden sich immer wieder, z. B. Abhängigkeit von dem Sauerstoffgehalt und -verbrauch des Blutes[3023], der Temperatur[3027, I] oder anderen Stoffwechselprozessen[3024] z. B. Glykolyse[3027, I]. Einen eindeutigen Beweis für das Vorliegen eines

---

3017 GOTTLIEB, E.: Biochem. J. **20**, 1 (1926).
3018 MOZOLOWSKI, W., u. TAUBENHAUS M.: Biochem. Z. **181**, 85 (1927), Rona **41**, 81.
3019 HOLMES, B. E., u. WATCHORN E.: Biochem. J. **23**, 1, 199 (1929).
3020 GÜRBER, A.: Malys Jahresberichte **25**, 164 (1895).
3021 HENDERSON, L. J.: Blut. Dresden u. Leipzig **1932**, S. 66 ff.
3022 MAIZELS, M.: Transact. Farad Soc. **33**, 959 (1937).
3023 SKUJIN, E.: Pflügers Arch. **218**, 343 (1927), Rona **44**, 785. Hämoglobinaustritt als Zeichen des Absterbens der Zelle.

aktiven Prozesses scheinen die Beobachtungen von HARRIS[3027, III] darzustellen. Er bewahrte menschliche Erythrocyten bei 2—5° auf. Kalium diffundierte in Richtung des Konzentrationsgradienten in das Plasma und kehrte zurück bei Erhöhung der Temperatur auf 37°. Die Auslegung scheint naheliegend, daß hier durch einen Stoffwechselvorgang Energie bereitgestellt wird, die in der Lage ist, $K^{\cdot}$ gegen das Konzentrationsgefälle in der Zelle anzureichern. Allerdings ist hier noch nicht die Annahme eines spezifischen unbekannten Prozesses notwendig. Wenn die Menge impermeabler Phosphatester innerhalb der Zelle zunimmt, könnte (bei vorübergehender Vernachlässigung der permeablen Anionen) durch das sich entwickelnde Potential $K^{\cdot}$ in die Zelle vermehrt eindringen, weil durch das Potential die Energie positiver Ionen erhöht werden muß. Dabei wird von uns nach DANIELLI und DAVSON die Grenzschicht als Energiewall aufgefaßt, die durch die Energie des Ions überwunden werden muß.

Diese Befunde von HARRIS wurden durch MAIZELS[3027, IV] erweitert, der auch noch die aktive Beförderung von $Na^{\cdot}$ aus der Zelle nachweisen konnte. Dieser Prozeß wird durch niedriges p_H gehemmt und durch Alkalisierung bis p_H 7,3 beschleunigt. Diese aktiven Kationenbewegungen hängen eng zusammen mit dem Vorgang der Glykolyse, sie variieren mit den säurelöslichen Phosphatestern. Nach MAIZELS unterliegt es keinem Zweifel, daß die Theorie der Impermeabilität für Kationen falsch ist. Neuerdings wird die Permeabilität der Erythrocyten nicht bezogen auf das glykolytische System, sondern auf die Aktivität der Cholinesterase[3027, V]. Diese Vorstellung ist sehr viel schwerer verständlich als die Verbindung der Glykolyse mit diesen Prozessen, weil die Bereitstellung der Energie damit nicht geklärt ist. Trotz dieser Befunde läßt sich die Tatsache, daß die Erythrocyten sich wie Osmometer verhalten, nicht leugnen. Diese Reaktionen sind stets langsam, und es scheint sicher, daß der Energiebedarf zur Unterhaltung der Konzentrationsdifferenz ohne feste Membran nicht aus dem geringen Stoffwechsel kernloser Erythrocyten gedeckt werden kann.

Die Unabhängigkeit der normalen Permeabilität für Anionen und der Impermeabilität für Kationen sogar von der O_2-Abwesenheit ließ sich andererseits z. B. an Oxalatblut während der Versuchsdauer von 24 Stunden dartun[3025]. Stoffwechselgifte wie HCN, CO, Urethan, Methylenblau waren nach den umfangreichen Untersuchungen von DAVSON und DANIELLI[3026] ohne Einfluß auf den Kaliumgehalt der Erythrocyten von Kaninchen, ja sogar auf den der kernhaltigen von Gänsen und Fischen, die gleichzeitig mit dem anwesenden Kern auch einen beträchtlichen Stoffwechsel besitzen, wo also derartige Auffassungen eher Gültigkeit haben sollten.

Das Verhalten des Kaliums in der Zelle dient ganz besonders als Maßstab für die Aufrechterhaltung der Funktion, die wir unter dem Begriff Zellmembran

---

[3024] EISENMAN, A. J., HALD P. M., u. PETERS J. P.: J. biol. Chem. **118**, 289 (1937). Menschenblut.

[3025] HUNTER, F. R.: J. cellul. comparat. Physiol. **10**, 241 (1937). C. **1938 I**, 923.

[3026] DAVSON, H., u. DANIELLI J. F.: Biochem. J. **32**, 991 (1938), Rona **109**, 419.

[3027] GUILLAUMIN, Ch. O.: Bull. Soc. Chim. biol. **12**, 491 (1930), Rona **56**, 537. Citrat begünstigt den Übertritt von Cl′ in die Erythrocyten, Oxalat und F′ wirken umgekehrt.

[3027, I] DANOWSKI, TH. S.: J. biol. Chem. **139**, 693 (1941). C. **1942 II**, 1810. Verteilung von $K^{\cdot}$

[3027, II] PORRI, G.: Boll. Soc. ital. Biol. Sper. **16**, 708 (1941), Rona **130**, 507. Permeabilität der Rattenerythrocyten erhöht nach Nebennierenexstirpation.

[3027, III] HARRIS, J. E.: J. biol. Chem. **141**, 579 (1941).

[3027, IV] MAIZELS, M.: J. Physiol. **108**, 247 (1949).

[3027, V] GREIG, M. E., u. HOLLAND W. C.: Proc. Soc. exp. Biol. Med. **71**, 189 (1949). Geschlossen aus der Parallelität einer Hämolyse durch Isoamidonverbindungen mit der Hemmung von Cholinesterase.

zusammenfassen. Mit radioaktiven Isotopen ^{42}K und ^{24}Na, mit deren Hilfe man auch die kleinsten Spuren nachweisen kann, fand sich ein geringes Eindringen von ^{42}K, ohne daß ein Gleichgewicht erreichbar gewesen wäre. Besonders dicht waren die Zellgrenzen gegen ^{24}Na˙[3028, I u. 3028, II]. Die geringere Permeabilität für Na gilt selbst für Katzenblutkörperchen, das ebenso wie das Hundeblut viel Na˙ enthält[3028, III].

Mit ^{42}K ließ sich die Permeabilität sogar in Form eines Diffusionskoeffizienten ausrechnen. Dieser war beim Menschen kleiner als beim Kaninchen, am größten bei der Ratte. Beim Kaninchen war er in vivo noch größer[3028, IV, 3027, II].

In vivo wurde ^{24}Na bei Hunden in einem halben Tage ausgetauscht, ^{42}K zu 40% in 1 Stunde. Gleichheit erfolgte erst in Tagen[3028, V]. Selbst wenn eine absolute Impermeabilität anscheinend nicht besteht, ist doch der Unterschied gegenüber den Anionen deutlich. So wird Cl′ schon in weniger als 1 Sekunde mit der Umgebung ausgetauscht. Nach Versuchen von HAHN und HEVESY[3032, I] drang Na˙ mindestens 100mal langsamer in die Erythrocyten von Kaninchen ein als Cl′. Der Unterschied betrug also mehrere Größenordnungen. EISENMAN, SMITH und WINKLER[3032, II] fanden bei ihren Untersuchungen der menschlichen Erythrocyten ^{24}Na und ^{42}K in 4 Stunden bei 38° wenig — wenn überhaupt — eingedrungen. In dieser Richtung verdient eine Beobachtung von McCANCE[3032, III] hervorgehoben zu werden. Bei seinen Versuchen mit kochsalzarmer Diät und Schwitzprozeduren verminderte sich der osmotische Druck im Plasma. Die Erythrozyten nahmen aber nicht an Größe zu, sondern regulierten ihr Volumen auf die Dauer durch Verlust von K˙, Cl′ und vielleicht auch Na˙. Daß dieser Verlust eingetreten sein muß, zeigte sich, als durch Gabe von NaCl der osmotische Druck im Plasma anstieg. Jetzt sank das Volumen der Erythrocyten unter das normale Niveau. Osmotische Ansprüche werden also durch Schwellung und Schrumpfung ausgeglichen bei raschen Vorgängen, bei länger dauernden Prozessen aber nicht.

Diese Beobachtungen erstrecken sich bei McCANCE auf mehrere Tage, aber bei der Anwendung von radioaktiven Isotopen wissen wir nicht, ob die Diffusion alle Erythrocyten gleichmäßig betrifft. Es könnte sich darum handeln, da wir nur den Durchschnitt in unseren Analysen ermitteln, daß die Blutkörperchen, deren Zerfall bald zu erwarten ist, völlig permeabel sind und so gewissermaßen die Statistik verderben. In vivo werden umgekehrt die Erythrocyten in Betracht zu ziehen sein, die im Knochenmark gerade gebildet werden. Dort müssen aber Phasen erhöhter Permeabilität bestehen, genau wie wir es früher bei der Hefe während des Teilungsprozesses gesehen haben (weiteres dazu S. 466).

Bei Beeinflussung dieser Faktoren im Experiment haben die Salze, die zur Hemmung der Blutgerinnung angewandt werden, eine besondere Bedeutung. So soll *Fluorid* die Beweglichkeit des Anions Cl′ erleichtern[3027, 3028], ein außerordentlich unwahrscheinlicher Vorgang bei der an sich schon großen Austauschgeschwindigkeit.

Untersuchungen über die Anionen bedürfen aber, wie wir später sehen werden, der Beachtung einer Reihe anderer Faktoren als die der einfachen Halogenanalyse, z. B. des Blutkörperchenvolumens, Hämoglobingehaltes usw.

[3028] RASZEJA, S., u. SLAWINSKI A.: Bull. Soc. chim. biol. **16**, 1692 (1934), Rona **85**, 576. C. **1935 I**, 3301.

[3028, I] EISENMAN, A. J., OTT L., SMITH P. K., u. WINKLER A. W.: J. biol. Chem. **135**, 165 (1940), Rona **126**, 254. C. **1940 II**, 3651.

[3028, II] WINKLER, A. W., EISENMAN A. I., u. SMITH P. K.: J. appl. Physics **12**, 349 (1941). C. **1941 II**, 2698.

[3028, III] DAVSON, H.: J. cellul. comp. Physiol. **15**, 317 (1940), Rona **122**, 343.

[3028, IV] DEAN, R. B., NOONAN, T. R., HAEGE, L. u. FENN, W. O.: J. gen. Physiol. **24**, 353 (1941). C. **1941 II**, 1758.

[3028, V] COHN, W. E.: J. appl. Physics. **12**, 316 (1941). C. **1941 II**, 2698.

Die Kationenpermeabilität ist das vorerst allein interessierende Problem, das vor allem von WILBRANDT[3029, 3030, 3031, 3032] gefördert wurde. Der Ausgangspunkt der Versuche war die Beobachtung, daß die Hämolyse durch hyposmotische Lösungen durch Vorbehandlung mit m/50 NaF gehemmt wurde.

Wurde menschliches Blut mit m/50 NaF + NaCl verschiedener Konzentration einige Stunden bei 37° belassen, dann zeigte sich die Hämolyse (photoelektrisch nach einer Vorschrift von NETTER) erst bei 0,2% NaCl, während die Kontrolle ohne NaF schon bei 0,4% NaCl hämolysierte. Bedingt ist diese Resistenzerhöhung durch Verlust von Kalium aus der Zelle, der auch analytisch nachweisbar war.

Der Verlust an osmotisch wirksamem Salz zeigte sich auch in einer Schrumpfung der Erythrocyten, wenn isotonische Lösungen verwandt wurden, wodurch der Befund eines Übertritts von Cl' aus den Erythrocyten ins Plasma (GUILLAUMIN) eine plausible Erklärung fände. (Schrumpfungen wurden auch sonst in Oxalat- und Citratlösungen gefunden[3036].)

Der Zusammenhang mit dem Prozeß der Glykolyse wurde dabei durch die ähnliche Wirkung von Jodessigsäure, durch Hemmung der NaF-Wirkung durch Brenztraubensäure und durch Unterdrückung der Wirkung durch Methylenblau dargetan, jetzt auch bei Wirkungen unter verschiedenen Temperaturen (DANOWSKI[3027, I].

Merkwürdig und einem fermentativen Prozeß widersprechend ist der Befund, daß sich der Vorgang in gleicher Weise bei p_H 5,9, 6,8 und 7,6 beobachten ließ.

In der Diskussion wies damals DANIELLI darauf hin, daß es ihm nicht gelungen sei, derartiges zu erhalten und hielt den Kaliumaustritt vielleicht durch Zentrifugieren bedingt, die andere Methode, auf dem indirekten Vorgang der Hämolyse beruhend, für nicht beweisend. In der Antwort wurde von WILBRANDT auf die verschiedene Versuchstemperatur der beiderseitigen Untersuchungen hingewiesen, er habe bei 37°, DANIELLI und DAVSON[3026] dagegen bei 20° gearbeitet. Dieser Einwand erwies sich als stichhaltig, da der gleiche Effekt schließlich auch von den zuletzt erwähnten Autoren[3033] beobachtet wurde. Von WILBRANDT[3030] wurde später ein weiterer Unterschied aufgedeckt, der die Diskrepanzen zu erklären gestattet.

Das Phänomen nach NaF zeigte sich gut bei den Erythrocyten des Menschen, Kaninchens, Meerschweinchens, der Ratte, des Hundes und der Katze, also bei denjenigen, die ein stark aktives glykolytisches System besitzen, schlechter bei den Tieren, die das nicht haben wie Rind, Pferd, Schwein. Beim Hundeblut zeigt sich das Phänomen deshalb nicht deutlich, weil die Erythrocyten hier mehr $Na^{\cdot}$ besitzen, die Permeabilitätserhöhung trifft aber anfangs nur die $K^{\cdot}$-Ionen, während $Na^{\cdot}$-Ionen sehr viel später und bei stärkerer Schädigung der Hülle permeieren können. Auch bei menschlichen Erythrocyten kann man die Steigerung der osmotischen Resistenz verhindern, indem man die Erythrocyten während der NaF-Einwirkung in KCl und nicht in NaCl aufbewahrt. KCl verhindert aber das Herausdiffundieren des $K^{\cdot}$ und damit den Verlust an osmotisch wirksamer Substanz.

Eine oberflächliche Betrachtung könnte zu der einfachen Auffassung gelangen, daß durch NaF ein Stoffwechselprozeß unterbrochen wird, der das Potential der Ionen unterhält. Bei näherer Analyse, wie sie von WILBRANDT[3030] fortgeführt wurde, ergab sich, daß eine ganze Reihe anderer Substanzen ähnlich wie Brenztraubensäure den F'-Effekt hemmen, z. B. Glucose > Fructose, Neubergester >

[3029] WILBRANDT, W.: Transact. Farad Soc. **33**, 956 (1937). C. **1937 II**, 2699.
[3030] WILBRANDT, W.: Pflügers Arch. **243**, 519 (1940).
[3031] WILBRANDT, W.: Pflügers Arch. **243**, 537 (1940).
[3032] WILBRANDT, W.: Asher-Spiro **40**, 204 (1938).
[3032, I] HAHN, L., u. HEVESY G.: Acta physiol. Scand. **3**, 193 (1942), Rona **130**, 183.
[3032, II] EISENMAN, A. J., SMITH P. K., u. WINKLER A. W.: J. biol. Chem. **133**, XVIII (1940).
[3032, III] MCCANCE, R. A.: Biochem. J. **1937 II**, 1278.
[3033] DANIELLI, J. F., u. DAVSON H.: J. Physiol. **92**, 25 P (1938).

Robinsonester, während Hexosediphosphat verstärkend wirkt (siehe [3033,1]). Die Phosphobrenztraubensäure wirkt nur bei Anwesenheit von Sauerstoff, die Wirkungen folgen also durchaus nicht einheitlich einem der von uns früher dargestellten glykolytischen Schemata. Merkwürdig ist, daß ein Teil der wirksamen Substanzen (Hexosediphosphat) gar nicht in das Innere der Erythrocyten hineingelangen kann.

Am meisten spricht gegen das Vorliegen eines einfachen glykolytischen Prozesses zur Aufrechterhaltung der selektiven Anionenpermeabilität die Tatsache, daß höhere Konzentrationen von NaF nicht etwa stärker wirksam sind als niedere, sondern wiederum schwächer (n/7 schwächer als n/10 $<$ n/20) (desgl. [3033,1]). Bei diesen höheren Konzentrationen kommt es nicht nur zur speziellen Hemmung des Überganges von Phosphoglycerinsäure in Phosphobrenztraubensäure, sondern allgemein werden die Phosphatasen gehemmt, so daß ganz andere Stoffwechselprodukte sich ansammeln können. In diesem Punkt sieht WILBRANDT[3030] auch die Wirksamkeit des Fluorids begründet. Durch Ansammlung eines sonst nicht auftretenden Stoffwechselproduktes in der Zelle wird die Struktur der Membran von innen her geändert. Diese Strukturänderung ist durchaus reversibel. Zellen, die schon den Beginn einer Kationenpermeabilität zeigen, können durch Zusatz von Brenztraubensäure wiederum impermeabel werden. Nicht in Betracht gezogen wurde bei den höheren Konzentrationen ein Hofmeistereffekt, der nach der Stellung von F′ zu den gefundenen Resultaten führen müsste (siehe DAVSON).

Merkwürdig ist dabei der zweite oben angekündigte Punkt, nämlich der hohe Temperaturkoeffizient mit Q_{10} von 3,5—4,0. Hier soll es sich nicht etwa um die Stoffwechseländerung, sondern um den Vorgang der Permeation für K˙ handeln, ein für einen physikalischen Prozeß sehr hoher Wert. Diffusionsprozesse haben ein $Q_{10} < 1,5$.

Für die Geschwindigkeit von Phosphatpermeation gibt MAIZELS[3022] den Wert Q_{10} maximal zwischen 20—30° mit 2,5 an, JAKOBS[3055] berichtet von höheren Werten, aber die Permeation von Phosphat hängt wahrscheinlich mit einem Stoffwechselprozeß zusammen. Es ist nach diesem hohen Koeffizienten für K˙ verständlich, weshalb dieser Effekt bisher übersehen wurde. Man hatte sich immer auf Experimente bei Zimmertemperatur beschränkt.

In der Wirkung bestimmter Phosphatester ist noch vielerlei unklar, z. B. die Art der Wirksamkeit der einzelnen Zwischenstufen des glykolytischen Zyklus. Auf Phosphatverbindungen weist auch eine neuere Arbeit von FARMER und MAIZELS[3034] hin, die in nichtdiffundierenden Phosphatestern Anionen zur Bindung der Zellbasen forderten und fanden, da die elektrische Neutralität mit den in der Zelle bisher gefundenen Anionen (Cl′, HCO_3′, Hb′) gegenüber den Kationen nicht errechnet werden kann. WILBRANDT[3030] stellt sich die Einwirkung des F′ so vor, daß auch Phosphatidphosphor in den glykolytischen Zyklus einbezogen wird. Phosphatid gehört als Zwitterion aber zu den für die Zellmembran der Erythrocyten angenommenen Bausteinen. Der Übergang des Phosphats der säurelöslichen Gruppe in den Bereich der säureunlöslichen wurde bisher kaum untersucht und ist noch ganz unbekannt, erfolgt mit großer Geschwindigkeit wie wir noch sehen werden. Er erfolgt aber nur bei Organen wie Leber usw. rasch. Bei Versuchen mit radioaktivem ^{32}P konnten HEVESY und ATEN[1755] diesen Übergang in Erythrocyten in kurzer Frist nicht beobachten. Wurden jedoch die Erythrocyten 4½ Stunden in Lösungen mit $^{32}PO_4'''$ geschüttelt, dann wurde 0,3 mg% radioaktives Phosphatid gefunden[3034,1].

[3033,1] DAVSON, H.: J. cellul. comp. **18**, 173 (1941), Rona **129**, 387. Sulfit, Oxalat, Citrat, Glycerophosphat setzte die F-Wirkung herab. Sulfit schädigte selbst in höheren Konzentrationen.

[3034] FARMER, S. N., u. MAIZELS, M.: Biochem. J. **33**, 280 (1939).

[3034,1] HAHN, L., u. HEVESY, G.: C. rend. Trav. Lab. Carlsberg Ser. chim. **22**, 188 (1940). C. **1941 I**, 1980.

Die spezielle Impermeabilität für Kationen wird oft bestritten, z. B. soll das Blut von Hund, Schaf und Kuh kationenpermeabel sein[3035], aber gerade die Versuche von DAVSON über Hämolyse (siehe dort) zeigen, daß das beim Hund nicht der Fall sein kann.

Die Übertragung von Erythrocyten aus Lösungen von NaCl in solche von KCl und umgekehrt, führt immer zu einem gewissen Verlust an K˙ bzw. Na˙, so daß auf Kationenpermeabilität geschlossen werden könnte. Dieser Verlust ist aber immer nur klein und wurde früher von MAIZELS[3037] auf die Aufladung der negativen Oberfläche mit einer gewissen Kationenschicht bezogen.

Eine *Permeabilitätserhöhung* für Kationen wurde jedoch unter den verschiedensten Bedingungen gefunden, meist gemessen am K˙-Verlust:

Durch Waschen[3038], höhere Temperatur[3026], dann aber auch Zentrifugieren oder durch kurzen Zusatz von Butylalkohol[3038, I]. Durch Dehnung und Streckung soll es eine Änderung der Permeabilität geben (DANIELLI und DAVSON[3033]), anscheinend entsteht gleichzeitig ein Cl′-Verlust, denn BOTTIN[99] konnte an der oberflächlichsten Schicht über den Erythrocyten nach Zentrifugieren einen etwas höheren Cl′-Gehalt als sonst feststellen. An sich müßte in diesen Versuchen ein anderes Ion hineindiffundiert sein, aber offenbar findet eine mechanische Schädigung statt.

Man behauptet, daß die Beständigkeit der Membran gegenüber den Kationen in vivo besser gewahrt sei als in vitro, besonders bei Verlust des Plasmas. Durch Gaben von radioaktivem ^{24}Na an Hunde konnte auch in vivo ein wenn auch langsames Hineingehen von Na˙ in die Erythrocyten beobachtet werden ([3039] und S. 463). Man könnte, um die Gesetzmäßigkeit zu wahren, annehmen, daß während des Durchtretens der Erythrocyten durch die Capillaren auch eine ähnliche Deformation zustande komme — wie man sie auch im Capillarmikroskop leicht beobachten kann. Solche Annahme ist nicht durch die Beobachtung auszuschalten, daß das Verteilungsgleichgewicht zwischen radioaktivem und inaktivem Na˙ schließlich gleichmäßig war im Plasma und den Erythrocyten.

Weiter wird die Permeabilität für Kationen erhöht bei hypotonischer Quellung, also auch eine mechanische Dehnung. Jede Hämolyse soll schon vor Durchtritt des Blutfarbstoffs die Permeabilität für Kationen erhöhen (ORSKOV[3040]). Man konnte sogar ableiten, daß die Permeabilität für Kationen der sichtbaren Hämolyse vorausgeht z. B. bei Ag˙[3026] oder Pb˙˙[3041]. Aber anscheinend ist das nicht bei allen hämolysierenden Agentien so (Digitonin, Cholat, Oleat).

DAVSON[3042] zeigte an einem abstrahierten System, daß bei jeder freien Durchgängigkeit der Erythrocyten für Kationen die Zellen bis zum Platzen schwellen müßten, so daß Hämolyse die Folge wäre (siehe später).

Nicht sicher ist, ob unter besonderen Bedingungen die übrigbleibenden Kernschatten ihre Impermeabilität für Kationen wiedergewinnen können ([3043] und dagegen [3044]).

Hämolysen mit Veränderung der Zellgrenze werden natürlich durch unsere Anionen auch verschieden beeinflußt werden.

Nach GELLHORN[930, S. 141] findet man die hämolysierende Wirkung nach der bekannten Reihe $SO_4'' < Cl' < Br' < NO_3' < SCN' < J'$. ORSKOV[3041] mißt, in wie-

---

[3035] YANNET, H., DARROW, D. C. u. CARY, M. K.: J. biol. Chem. **112**, 477 (1936), Rona **93**, 563. Anwachsen des Na˙ beim Hund soll von einem stärkeren Anstieg des Cl′ und HCO_3' begleitet sein.

[3036] CHRISTINSEN, J., u. WARBURG, E. J.: Acta med. Skand. **70**, 287 (1929).

[3037] MAIZELS, M.: Biochem. J. **29**, 1970 (1935), Rona **91**, 138.

[3038] STREEF, G. M.: J. biol. Chem. **129**, 661 (1939). Menschenblut, das besonders widerstandsfähig ist.

[3038, I] JACOBS, M. H.: Am. J. med. Sci. **215**, 234 (1948). Mit verdünnter Gerbsäure läßt sich eine Ionenimpermeabilität erreichen.

[3039] COHN, W. E. u. E. T.: Proc. Soc. exp. Biol. med. **41**, 445 (1939), Rona **116**, 420.

[3040] ORSKOV, S. L.: Biochem. Z. **279**, 241 (1934).

[3041] ORSKOV, S. L.: Biochem. Z. **279**, 250 (1935).

[3042] DAVSON, H.: Biochem. J. **30**, 391 (1936), Rona **95**, 314.

viel Sekunden bei Behandlung mit 0,006 n Säuren 10% des $K^{\cdot}$ aus der Zelle austritt und findet bei Cl′ 82 Sekunden, Br′ 117 Sekunden, NO_3' 85 Sekunden, J′ 59 Sekunden, SCN′ 51 Sekunden. Diese Wertereihe würde wenigstens im groben nach den lyotropen Eigenschaften verständlich sein, auch noch wenn PO_4''' keinen $K^{\cdot}$-Austritt erzwingt; SO_4'' wurde ganz außerhalb der Reihe mit 59 Sekunden festgestellt.

Davson[3044, I] bestimmte an Katzenerythrocyten die Durchlässigkeit für $K^{\cdot}$-Ionen und erhielt eine völlig dem Hofmeisterschen Effekt folgende Reihe, wenn er die Zellen in isotonische $K^{\cdot}$-Salzlösungen suspendierte (KCl = 100 gesetzt):

CNS′	J′	NO_3'	Br′	Cl′	SO_4''
178	143	133	112	100	56

Sulfat hemmte gegenüber Cl′ die Permeation, und in gleicher Art wirkten: Acetat (85) > Oxalat (84) > Citrat (45) > Tartrat (29).

Die Beeinflussung betraf einen Diffusionsprozeß von außen nach innen, da die Erythrocyten der Katze viel $Na^{\cdot}$ und kaum $K^{\cdot}$ enthalten. Da die Permeationsgeschwindigkeit der Anionen zum Teil der Hofmeisterschen Reihe folgt (siehe auch [3044, II]), besteht die Möglichkeit, daß es sich um die Ausbildung eines elektrischen Diffusionspotentials handelt. Daß dergleichen eine Rolle spielt, könnten Versuche über die Anwendung von Mischungen mit KCl zeigen. Die Beziehung zur Penetration war linear mit Ausnahme von KJO_3.

JO_3' fiel auch sonst aus der Reihe. Es wirkte teils stärker als SCN′, aber vor allem war die Tendenz zur Hämolyse bedeutend verstärkt. Hier konnte man tatsächlich auf eine Membranwirkung schließen.

Trotz dem linearen Verlauf des Effektes bei Mischung der anderen Ionen spricht das noch nicht gegen eine direkte Wirkung der Anionen auf die Membran.

Daß die Verhältnisse aber viel schwieriger liegen, zeigt die Beeinflussung der $Na^{\cdot}$-Diffusion aus dem Inneren der Zelle in die nur $K^{\cdot}$-Ionen enthaltende Umgebung. Dieser Prozeß wird gerade von SCN′ > J′ > NO_3' > Br′ gegenüber Cl′ gehemmt.

JO_3' führte anfangs auch zur Hemmung, bei längerer Einwirkung aber zur Förderung entsprechend der schließlichen Membranschädigung.

Diese Untersuchungen wurden von Davson[3044, III] in Versuchen an Hundeerythrocyten präzisiert. Diese enthalten 0,170 mol Na und 0,01 m K nach dem Wassergehalt gerechnet. Bei 25° Wasserbadtemperatur wurden hämolytische Kurven mit der Zeit aufgenommen, wenn sie in isotonische Kaliumsalzlösungen hineingegeben wurden, wie sie auf beistehender Abb. 33 wiedergegeben sind.

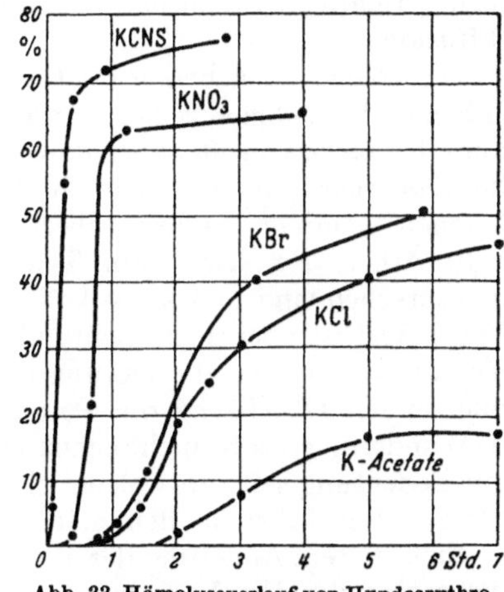

Abb. 33. Hämolyseverlauf von Hundeerythrocyten bei isotonischen Kaliumsalzlösungen (nach Davson).

Die Permeabilität für Na ist bei Acetat 3, Cl′ 1,7, Br′ 1,4, NO_3' 1,1, SCN′0.

Ersichtlich ist, daß nicht alle Zellen hämolysieren, sondern daß es an verschiedenen Stellen zum Gleichgewicht kommt. Welche Zellen hämolysieren nun?

[3043] Ponder, E.: Proc. Biol. Med. **33**, 630 (1936), Rona **94**, 424.
[3044] Davson, H., u. Ponder, E.: Biochem. J. **32**, 756 (1938), Rona **109**, 418.
[3044, I] Davson, H.: Biochem. J. **34**, 917 (1940). C. **1941**, I 3348, Rona **126**, 581.

Die Hämolyse ist nach DAVSON ein rein osmotisch mechanisches Phänomen. Es hämolysieren die Zellen, die K˙ rasch gewinnen und Na˙ als Ausgleich langsam verlieren. Diejenigen, die Na˙ rasch verlieren und K˙ langsam gewinnen, hämolysieren nicht. Dazu kommt es, daß zunehmende Schwellung den Verlust von Na˙ verzögert, Schrumpfen verzögert dagegen zunehmend die Penetration von K˙. Also steht es gewissermaßen auf des Messers Schneide, ob der Prozeß nach der einen oder anderen Richtung eingeleitet wird.

Jeder Anfang führt immer in einen Circulus vitiosus hinein, der das Schicksal der Zelle besiegelt. Man könnte also versuchen, den Verlauf nur von der Permeationszunahme für K˙ abhängig scheinen zu lassen, weil Na mit seiner Hydrationshülle in Lösung langsamer wandert, sollte man erwarten — wie es auch sonst beim Eindringen in die Zellen geschieht — daß dann, wenn eine Zelle für Na′ durchgängig ist, sie für K˙ erst recht durchgängig sei. Stets wird die Porentheorie der Membran vorausgesetzt. Offenbar ist die Reihenfolge der Hofmeisterschen Reihe erhalten, und trotzdem sehen wir Schwierigkeiten, diese Folge an einem so relativ einfachen Objekt wie die Erythrocyten es sind, auf kolloidchemische Phänomene zurückzuführen. Sind hier doch aktive Prozesse, wie sie HARRIS und MAIZELS (siehe S. 462) fanden, nicht fortzudenken?

Welche Schwierigkeiten entstehen können, sehen wir an der Stellung des Sulfats in den früheren Versuchen. Es schien anfangs, daß Sulfat und die anderen mit ihm in der oberen Reihe zusammenliegenden Ionen (mit Ausnahme von Acetat) gegenüber Cl′ auch hemmend wirkten, so daß in der Reihe Cl′ schließlich am tiefsten Punkte liegen würde. Hierbei handelte es sich jedoch um einen Vorgang, der durch die langsame Diffusion des SO_4'' usw. bedingt war. Dadurch änderte sich die Acidität innerhalb und außerhalb der Zelle. Die Na-Diffusion ist aber gegenüber dem p_H sehr empfindlich. Wenn die Zellen zuerst in eine Na_2SO_4-Lösung gebracht wurden und so langsam das SO_4'' aufnehmen konnten, ohne gegenüber dem außen befindlichen Überschuß Na˙ aus der Zelle zu verlieren, und anschließend in K_2SO_4 übertragen wurden, dann ordnete sich SO_4'' an der richtigen Stelle ein, d. h. es begünstigte im Verhältnis zu Cl′ die Na˙-Diffusion.

Die völlige Umkehrung zeigt, daß eine Beeinflussung der Membran im Sinne einfacher kolloidchemischer, etwa struktuslockernder Vorgänge nicht in Frage kommt. DAVSON macht aber darauf aufmerksam, daß die Ionen wie SCN′ und J′ die Eigenschaft haben, sich an der Oberfläche anzureichern. Ebenso wie die Anionen hemmen andere oberflächenaktive Substanzen die Na˙-Diffusion, z. B. Äther, Na-oleat, zum Teil also Substanzen, die als elektrisch neutral anzusprechen sind und keine kolloidchemische Einwirkung aufweisen. Mit dieser Bemerkung ist aber noch nichts über den Mechanismus des Vorgangs gewonnen, denn die Vorstellung, die TRAUBE und danach HÖBER äußerte, daß durch die Moleküle an der Oberfläche die Poren einer Membrane enger werden, versagt weil die Wanderung des K˙ nicht gehemmt, sondern zugleich gefördert wird. Oder sollte von Bedeutung sein, an welcher Seite der Membran die Adsorption der Moleküle erfolgt? Das führt zu dem nächsten Erfahrungskomplex.

Eine weitere Änderung der Permeabilität für Kationen wird erzwungen durch Suspension der Erythrocyten in nichtleitende Lösungen z. B. in Zuckerlösung. Die Erythrocyten des Menschen, des Meerschweinchens und der Ratte sind für K˙, die der Katze und des Rindes unter gleichen Bedingungen für K˙ und Na˙

[3044, II] LIECHTI, A., u. WILBRANDT, W.: Strahlentherapie, **70**, 541 (1941), Rona **130**, 341. Menschenblut. Reihenfolge der Kationenpermeabilität SCN′ > NO_3' > J′ > Cl′ > SO_4'', desgl. Begünstigung der Hämolyse durch Röntgenstrahlen.

[3044, III] DAVSON, H.: J. Physiol. **101**, 265 (1942).

permeabel[3045], Kaninchen- und Schweineerythrocyten reagieren kaum. Schon kleine Mengen von NaCl, z. B. 0,09 mol, hemmen beim Menschen den Durchtritt. Der Vorgang wurde von JACOBS[3046] und besonders von WILBRANDT[3031] analysiert und zeigt Abläufe, die uns gleich noch näher interessieren werden.

Zuerst kommt es in einer ersten Phase von Sekunden zu einem Tausch des in den Erythrocyten befindlichen Chlorids und (OH)' der Außenlösung. Die äußere Lösung wird saurer. Solche Ausschläge gibt es auch in einer isotonischen Sulfatlösung, da Sulfat sehr langsam permeiert. Dann im Verlauf von einigen Stunden kommt es zur Permeabilitätssteigerung für Kationen. Die Lösung wird über den normalen Wert des Blutes hinaus alkalischer, entsprechend dem Donnangleichgewicht. Den sekundären Prozeß kann man durch nachträglichen NaCl-Zusatz zum Stehen bringen. Es handelt sich um eine Beeinflussung der Zellgrenzladung, diese ist saurer als die Lösung.

Daß hier ein Ladungsphänomen eine Rolle spielt, wird dadurch wahrscheinlich, daß $Ca^{\cdot\cdot}$ durch seine zweiwertige Ladung (nicht durch seine die Permeabilität herabsetzenden Eigenschaften) wirksam ist. Es kann durch andere zweiwertige Ionen ($Mg^{\cdot\cdot}$, $Ba^{\cdot\cdot}$) vertreten werden. Der Effekt ist auch in Sulfatlösungen, aber in viel geringerem Ausmaß vorhanden.

Durch die Konzentrationsunterschiede muß es nach der Auffassung von WILBRANDT[3031, 3050, I] zu großen Potentialdifferenzen kommen, die größer sind, wenn man nicht das Potential der Lösung außen, sondern der maßgeblichen äußeren Fläche der Zellmembran in Betracht zieht, die durch zahlreiche Ladungen einen Raum unter hohem elektrostatischen Potential bilden sollen im Sinne einer elektrischen Doppelschicht (siehe darüber Kapitel C.). Deshalb ist nicht nur eine direkte Änderung der Membran selbst für $K^{\cdot}$ (wie DAVSON[3045] es früher im Gegensatz zu [3044, I] annahm), sondern eine durch die Spannung vermehrte Aktivierungsenergie zur Diffusion von $K^{\cdot}$ in Betracht zu ziehen. Das würde allerdings voraussetzen, daß die normale Zellmembran für $K^{\cdot}$ nicht ganz impermeabel, sondern nur außerordentlich wenig permeabel ist, wie es nach den Messungen mit ^{42}K anscheinend auch sichtbar wird.

Eine Ausnahme für die Kationenimpermeabilität soll das $NH_4^{\cdot}$-Ion machen[3047], aber nach JAKOBS und PAPART[3048] kann man nur eine Permeation von lipoidlöslichem, nichtionisiertem NH_3 für möglich halten (siehe auch JAKOBS[3055]).

Als letzte Möglichkeit einer Änderung der Permeabilität muß der Befund von MOND[3049] und später von NETTER[3050] hier angeführt werden. Nach MOND soll durch Steigerung des p_H auf 8,3 ein Umschlag der selektiven Anionenpermeabilität auf eine selektive Kationenpermeabilität stattfinden. Eine theoretische Erklärung dieses beobachteten Phänomens wurde in einer Membranumladung gesucht. Ein Verschwinden der Anionenpermeabilität wurde nicht nachgewiesen.

Abgesehen davon, daß die positiven Befunde nicht bestätigt werden konnten und teils auf einfache fehlerhafte Versuchsanordnung[3051], teils auf die durch die Art der Versuchsanordnung — nämlich Anwendung von Nichtleitern — hervorgerufenen Grenzströme (WILBRANDT[3031]) zurückgeführt wurden, konnte man einen Eiweißkörper mit dem isoelektrischen Punkt bei p_H 8,3 in Erythrocyten nicht auffinden (MAIZELS[3022]).

Bei der MONDschen Annahme einer Porenpermeabilität müßte für die Durchgängigkeit das ζ-Potential maßgeblich sein. Die Zelle ist aber negativ geladen, also müßte Durchgängigkeit für Kationen bestehen. Dieser Einwand ist nicht

---

[3045] DAVSON, H.: Biochem. J. **33**, 389 (1939), Rona **115**, 61.

[3046] JACOBI, M. H.: Biol. Bull. Mer biol. Labor. Woods Hole **62**, 178 (1932).

[3047] ROCHA, u. SILVA, M.: Fol. clin. et biol. **8**, 107 (1936), Rona **98**, 616.

[3048] JAKOBS, M. H., u. PARPART, A. K.: J. cellul. comp. Physiol. **11**, 175 (1938), Rona **108**, 69. — J. cellul. comp. Physiol. **30**, 79 (1947). Entwickelt Gleichungen, die die Phänomene beschreiben.

[3049] MOND, R.: Pflügers Arch. **217**, 618 (1927).

ganz stichhaltig, da MOND keine einheitliche Oberfläche annimmt. Für wahrscheinlicher gehalten wurde das Vorliegen einer homogenen lipoiden, vielleicht einmolekularen Schicht[3032], bei der das in der ganzen p_H-Skala immer positive ε-Potential maßgeblich ist (DAVSON und DANIELLI[3051]). Andererseits zeigen Befunde der Agglutination, daß an der Oberfläche Eiweißmoleküle adsorbiert sein müssen (MAIZELS[3022]). Diese können aber nur so weiträumig angeordnet sein, daß sie die Beweglichkeit der Anionen nicht hemmen können.

Im Übermikroskop wurde kürzlich eine Rasterung der Oberfläche mit lipoiden und nichtlipoiden Feldern bewiesen. Damit sind die oben erwähnten Vorstellungen über die Membranstruktur nicht überflüssig, sondern nur beschränkt auf einzelne Phasen. Wie sich die Grenzen der Phasen verhalten, ist ein besonderes Problem.

In den hier dargelegten Befunden sehen wir die Forschung in einer Reihe von Richtungen sich fortsetzen. Die strenge Impermeabilität für Kationen läßt sich nicht aufrechterhalten. Damit ist aber noch nicht zwangsläufig eine aktive Beförderung gegeben. Wenn es eine solche gibt, dann wäre an diesem einfachen, verhältnismäßig übersichtlichen Objekt, dem kernlosen Erythrocyten, die Möglichkeit am ehesten vorhanden, den Mechanismus zu erkennen. Daß schwache Stoffwechselvorgänge verlaufen, war lange bekannt, daß sie zur Aufrechterhaltung der Membranstruktur notwendig sind, war bewiesen. Jetzt eröffnen sich Möglichkeiten, eine Verbindung mit der Ionenbeförderung gegen die Konzentration herzustellen. Aber trotzdem kommt man nicht ohne eine flächenweise kationenimpermeable Membran aus. Die ausschließliche Anionenpermeabilität erweist sich damit als erste Annäherung an die tatsächlichen Verhältnisse und beschreibt die schnell verlaufenden Prozesse.

2. Anionenpermeation.

a) Chlorid. Nach unserer bisherigen Darstellung sind die Permeabilitätsbedingungen für die Kationen deutlich, so daß wir den nächsten Schritt zur Definition der Gleichgewichte der Anionen und ihrer bestimmenden Faktoren gehen können. Dabei beschränken wir uns vorerst auf das Verhalten der Choride, weil wir an ihnen das Verhalten der anderen Ionen messen können. Die Faktoren wurden durch umfassende Arbeiten von VAN SLYKE, HASTINGS, MCLEAN u. a. zuerst vorwiegend theoretisch fundiert[3053], dann experimentell gemessen[3054]. Bei der theoretischen Betrachtung muß vor allem erst qualitativ, dann quantitativ auf folgende Fragen eine Antwort gefunden werden:

1. Warum ist Cl' in den Zellen nur in halber Konzentration gegenüber dem Plasma vorhanden?

2. Warum sind die Zellen saurer als das Serum, obwohl OH' bzw. H˙ frei beweglich ist?

[3050] NETTER, H.: Pflügers Arch. **222**, 724 (1929).

[3050, I] WILBRANDT, W.: Pflügers Arch. **246**, 274 (1942). Wichtige theoretische Entwicklungen zu der Frage der Potentialdifferenzen und der Kinetik.

[3051] DAVSON, H., u. DANIELLI, J. F.: Biochem. J. **30**, 316 (1936), Rona **94**, 257. Ochsenblut, Verlust des Cl' in Erythrocyten bei höherem p_H, wie aus dem Donnangleichgewicht zu erwarten ist. K˙ geht erst bei $p_H > 10{,}0$ durch.

[3052] DERVICHIAN, D. G., u. MACHEBOEUF, M.: C. rend. Acad. Sci. **206**, 1511 (1938), Rona **108**, 433. Die Kohlenstoffketten der Lipoide sollen nach innen gerichtet sein. Raumchemisch kann so nur eine Schicht durch bestimmte, nicht zur inneren Struktur gehörige, an Eiweiß gebundene Lipoide bestritten werden.

[3053] VAN SLYKE, D. D., MCLEAN, H. W. u. F. C.: J. biol. Chem. **56**, 765 (1923).

[3054] VAN SLYKE, D. D., HASTINGS, A. B., MURRAY, C. D. u. SENDROY, J.: J. biol. Chem. **65**. 701 (1925).

[3055] JAKOBS, M. H.: Ergeb. d. Biologie **71**, (1931).

Das vorzugebende physikalisch-chemische System entspricht dem Vorliegen zweier Phasen, von denen die eine ein nichtpermeierendes Anion Hb' enthält. Darüber hinaus sind die Kationen nicht fähig, die trennende Grenze zu durchwandern. Das Wasser ist zwischen beiden Phasen leicht beweglich, so daß osmotische Gleichheit beiderseits bestehen muß. Damit sind die Bedingungen für das Vorliegen eines Donnangleichgewichtes gegeben. Von diesem Gesichtspunkt aus werden die beobachteten Möglichkeiten zwischen [Cl'] [H˙] und [HCO_3'] zu erklären sein. Maßgeblich für das Gleichgewicht wird der Donnanquotient sein:

$$r = \frac{[H^{\cdot}]_c}{[H^{\cdot}]_s} = \frac{[Cl']_s}{[Cl']_c} = \frac{[HCO_3']_s}{[HCO_3']_c}$$

Die Indices c und s bedeuten die Konzentrationen in Zelle und Serum.

Der Quotient muß nach den Konzentrationen in g mol der gelösten Substanz pro g mol Wasser ausgerechnet werden. Diese Tatsache muß man sich stets vor Augen halten, um die Größenordnung des Quotienten $r \cong 0{,}5$ zu verstehen. Allgemein üblich ist es, diese Werte auf mol in kg der betreffenden Phase anzugeben. Eine weitere Veränderung erleiden die Werte, wenn man nicht die Analyse selbst in Rechnung stellt, sondern die thermodynamischen Aktivitäten, wie es schon von VAN SLYKE und Mitarbeitern[3054] in erster Annäherung geschah. Die gefundenen Zahlen (nach [3054, S. 718], Messungen am Pferdeblut) seien hier in Abhängigkeit vom p_H im Serum (das allein in Aktivität angegeben wird) tabellarisch angeführt (Werte in molaren Verhältnissen).

Tabelle. 170.

p_{Hs}	reduziertes Blut			oxydiertes Blut		
	$r\alpha_{H^{\cdot}}$	$r_{Cl'}$	$r_{HCO_3'}$	$r\alpha_{H^{\cdot}}$	$r_{Cl'}$	$r_{HCO_3'}$
7,0	0,60	0,81	0,94	0,57	0,74	0,89
7,2	0,57	0,75	0,89	0,52	0,68	0,83
7,4	0,53	0,68	0,85	0,47	0,61	0,77
7,6	0,49	0,62	0,80	0,42	0,54	0,77

Auf der Tabelle sind lineare Beziehungen zwischen der Größe r und der Wasserstoffionenkonzentration, weiterhin Abhängigkeit vom Oxydationszustand des Blutes deutlich. Die gefundenen Beziehungen sind theoretisch zu fordern, qualitativ sind demnach Gesetze der physikalischen Chemie gültig. Quantitativ wird Identität innerhalb der einzelnen r nicht vorhanden sein, da sich aus der Tabelle folgende Beziehung abnehmen läßt:

$$(1)\quad r\alpha_{H^{\cdot}} = 0{,}77 \cdot r_{Cl'} = 0{,}62 \cdot r_{HCO_3'}.$$

An dieser Stelle ist die Frage nach der Gültigkeit der theoretischen Annahmen notwendig, die natürlich nur abstrahiert sein können, also eine große Zahl von Faktoren in der Schätzung als größenordnungsmäßig irrelevant fortlassen.

Den ersten Versuch hat man darin zu sehen, daß nach der Bindung des Wassers an die Kolloide gefragt wird, nach dem gebundenen Wasser, über das schon früher im Zusammenhang gesprochen wurde (S. 107). Dabei werden vor allem die osmotischen Verhältnisse und die Volumenänderungen der Zelle etwa durch die CO_2- und O_2-Spannung berührt. Entsprechende Volumenänderungen sind während des Zyklus der Atmung zu bemerken. In den Venen werden die Zellen größer.

Angaben von KREVISKY[3056], daß nur 30—35% des in der Zelle vorhandenen Wassers frei zur normalen Lösungsfunktion sei, sind wohl sicher fehlerhaft, worauf auch SCHIÖDT[3057] hinweist, der selbst unter der Annahme, daß die Erythrocyten ideale Osmometer darstellen (nach

[3056] KREVISKY, C.: Biochem. J. **24**, 1, 815 (1930).
[3057] SCHIÖDT, E.: Biochem. J **25**, 1, 8 (1931).

van't Hoff) 64% freies Wasser angibt. Das wäre fast das gesamte vorhandene Wassser. Maizels[3058] gibt 8% des Zellwassers als gebunden an. Bei Kristallisation behält Hämoglobin pro g 0,3 g H_2O gebunden als einfache Schicht an der Oberfläche der Moleküle (Edsall).

Messungen dieser Art würden auch nicht die Abweichungen vom Quotienten r erklären können. Die Frage der Aktivitäten ist anscheinend wichtiger. Offenbar wird die Aktivität von Cl' durch die anwesenden Kolloide nicht verändert[3059]. Adair[3063] beschäftigt sich mit dieser Frage, findet unter den geprüften Anionen eine wesentliche Aktivitätsbeschränkung nur beim PO_4'''. Die notwendigen Werte wären den Faktoren gleich, die in der Gleichung (I, S. 471) angegeben sind. Dagegen sind 2 Korrekturen anzubringen und zwar sowohl, was das p_H der Zelle betrifft, das nur nach der CO_2-Dissoziation berechnet wurde und die Zustandsform der CO_2, die als Karbaminat an -NH_2 der Eiweiße gebunden sein kann. Die Menge der in dieser Form anwesenden CO_2 ist nach Roughton[3060] und Stadie[3061] mit 15—20% anzusetzen. Unter Berücksichtigung dieser Faktoren ergibt sich aus den oben wiedergegebenen Werten von van Slyke u. a. nach Rapoport und Guest[3062]:

für reduziertes Blut: $r\alpha_{H^\cdot} = 0{,}91 \cdot r_{Cl'} = 0{,}94 \cdot r_{HCO_3'}$

für oxydiertes Blut: $r\alpha_{H^\cdot} = 1{,}06 \cdot r_{Cl'} = r_{HCO_3'}$.

Wir sehen, daß Berücksichtigung anderer Faktoren und Verfeinerung der Messungen durchaus beitragen, eine physikalisch-chemische Beschreibung den physiologischen Verhältnissen noch mehr anzunähern.

Durch Festlegung der extremsten Verhältnisse im Gleichgewicht wird man dann die Vorgänge beschreiben können, die sich bei Änderung der Versuchsbedingungen abspielen, z. B. bei Zusatz von NaCl außen oder bei Anwendung hypertonischer Glucoselösung wie in Versuchen von Maizels[3064] oder nach den Versuchen von Mori[3068] bei Mischung von NaCl und $NaHCO_3'$.

Die Bedeutung des Quotienten r zur vorläufigen Beschreibung von Vorgängen wurde vielfach abgelehnt, z. B. wurde von Bottin[99] bei Abdünsten von CO_2 aus dem Blut keine entsprechende Einwanderung von Cl' in die Zelle gefunden, sondern eine Volumenverminderung, die aber zu erwarten ist. Solche Befunde zeigen nur, daß die Beachtung des Quotienten r allein nicht vollkommen ausreicht.

Versuchsresultate, etwa daß nach Zugabe von Wasser zu Blut kein Cl' aus den (quellenden) Erythrocyten austritt[3065] und umgekehrt bei NaCl-Zusatz nicht eintritt, so daß also dabei $r_{Cl'}$ gesenkt wird (siehe auch [3066]), führen zur Ablehnung der Wirksamkeit der Donnangleichgewichte, ohne die Bedingungen dieser Versuchsänderung zu erklären. Bei Zusatz von NaCl zum Serum wird es zur Schrumpfung der Erythrocyten kommen, der lösende Raum wird abnehmen und daher diese Resultate verständlich machen. Dann wird bei Gabe von NaCl in starker Konzentration nichts in den Erythrocyten aufgenommen werden können[3071]. Daß durch starke Schrumpfung die Membran verändert wird und die Geschwindigkeit der Gleichgewichtsentwicklung dadurch außerordentlich absinkt, ist verständlich, nicht aber dürfte das Endgleichgewicht variieren, wie berichtet wird[3067].

Es gibt Behauptungen über das Fehlen des Donnangleichgewichtes bei extremen Cl'-Konzentrationen[3069], wobei gleiche Konzentration außen und innen zustande kommen kann. Aber daß Gleichkonzentration nicht im normalen Blut vorkommt, wie behauptet[3067], scheint mir doch durch zu zahlreiche, nach den verschiedensten und exaktesten Methoden vorgenommenen Untersuchungen erwiesen. Wenn Werte für $r_{HCO_3'}$ von 0,88—1,4, von $r_{Cl'}$ von 0,24—0,94 schwanken bei denselben Blutarten[3070], wird man wohl eher auf die mangelhafte Beherrschung der Methodik schließen können.

[3058] Maizels, M : Biochem. J 30, 821 (1936), Rona 95, 600

[3059] Stadie, W. C., u. Sunderman, F. W.: J. biol. Chem. 91, 227 (1931), Rona 62, 455.

[3060] Roughton, F. J. W.: Physiol. rev. 15, 241 (1935).

[3061] Stadie, W. C., u. O'Brien, H.: J. biol. Chem. 117, 439 (1937).

[3062] Rapoport, S., u. Guest, G. M.: J. biol. Chem. 131, 675 (1939).

[3063] Adair, G. S.: Proc. roy. Soc. A 120, 573 (1928).

[3064] Maizels, M.: Biochem. J. 27, 1. 33 (1933).

[3065] Levy, M., Mignon, S. u. Haffner, B.: Bull. Soc. chim. biol, 20, 305 (1938), Rona 107, 607.

Bei verschiedenen Spannungen von CO_2 wird man bestimmte Verschiebungen im Verhältnis erwarten können. Man wird dabei einen Austausch von Ionen durch die Membran voraussetzen müssen, da das Prinzip der Elektroneutralität erhalten werden muß. Ein Eindringen des einen Ions wird gleichzeitig von dem Herausgehen eines zweiten gleicher Ladung begleitet sein müssen, da anders geladene Ionen wegen der selektiven Permeabilität sich nicht durch die Zellgrenzen hindurchbewegen können. Werden Blutkörperchen, die mit einem Serum bestimmter CO_2-Spannung im Gleichgewicht waren, in solches von höherer Spannung gemischt, dann tritt eine große Menge von Cl' aus dem Serum in die Körperchen über, nach den Äquivalenten gerechnet aber nur $^2/_5$ der HCO_3'[3072]. Hier wäre die Menge der Carbaminat-CO_2 und zugleich die Volumenänderungen in Rechnung zu stellen. Befunde dieser Art wurden schon von VAN SLYKE erhoben, aber von DOISY und EATOR widerlegt, da durch Nichtbeachtung des Zellvolumens vorgetäuscht (zitiert nach JACOBS[3055]). CO_2 vermag auch als solches, also unionisiert, zu permeieren.

Wir finden vielfache Kritik an der Vorstellung, sehen aber, daß das Donnangleichgewicht bei der Erythrocytenmembran wirksam ist und sehen weiterhin, welche Dinge zur Betrachtung notwendig sind, um ein wirkliches Urteil abzugeben. Die Fundierung des Gleichgewichts wurde von VAN SLYKE, WU und MCLEAN[3053] auf viel breiterer Grundlage gesucht als sie meistens bei der Kritik angenommen wird.

Zur theoretischen Grundlage gehört auch die quantitative Aufrechnung von Basen und Säuren beiderseits der Membran, also eine Art doppelter Buchführung. Während das Serumeiweiß nur eine untergeordnete Rolle spielt, wird als nicht diffundierendes Ion Hämoglobin in der Zelle um so mehr hervortreten müssen. Dieses erscheint auch als ein ungefähres Maß für die Verteilung. HENDERSON[3021, S. 74] formuliert in abgekürzter Form das rechnerische Resultat von VAN SLYKE u. a.[3053]:

$$r = 1 - \frac{[Hb']}{2\,[A']_s} \quad (A' = \text{beliebige Anionen}).$$

Der Wert wird um so größer sein, d. h. sich der 1 nähern, je weniger Basen das Hämoglobin binden kann. Da Hämoglobin einen isoelektrischen Punkt unterhalb 7 besitzt, ist es zu den Anionen zu rechnen, aber die Wertigkeit nimmt zu, je alkalischer die Reaktion innerhalb der Erythrocyten ist und zwar nach Analysen etwa linear. Wenn der CO_2-Druck steigt, wird die Menge der an Hämoglobin gebundenen Basen vermindert und Cl' wandert ein, zugleich mit Zunahme des osmotischen Drucks und Schwellung der Zelle. Umgekehrt wird bei Anstieg der O_2-Sättigung des Hämoglobins der isoelektrische Punkt nach der sauren Seite wandern, die Menge der gebundenen Basen wird vermehrt und Cl' wandert in entgegengesetzter Richtung (zugleich mit osmotischer Schrumpfung der Zelle). Derartige Verschiebungen des isoelektrischen Punktes sollen auch nach Milzentfernung und schwerer körperlicher Arbeit vorkommen[3072–2074].

Aus diesen Verhältnissen ergibt sich die Möglichkeit einer Voraussage der Richtung der Anionenverteilung. Die in geringerer Konzentration vorkommenden

---

3066 CRISTOL, P., FOURCADE, J. u. BÉNÉZECH, C.: Bull. Soc. chim. Biol. **21**, 1279 (1939), Rona **121**, 61.

3067 RASZEJOWA, S., u. SLAWINSKI, A.: Rona **88**, 589 (1935).

3068 MORI, S.: J. Biophysics **2**, 165 (1927), Rona **48**, 724.

3069 KATO, S.: J. Biophysics **2**, 251 (1927), Rona **48**, 724.

3070 HUMMEL, B.: Z. exp. Med. **97**, 91 (1935), Rona **91**, 334. Äquilibrierung von Blut mit verschiedenen CO_2-Drucken, aber nur 10-20 Minuten lang.

3071 PRIGGE, R.: Dtsch. Arch. klin. Med. **140**, 168 (1922), Rona **16**, 62.

3072 IWATA, T.: Acta Schol. med. Kioto **17**, 88 (1934), Rona **82**, 456.

Ionen wurden mit gutem Recht vernachlässigt und als ins Gewicht fallende Anionen nur [Hb′], [Cl′] und [HCO_3′] in Betracht gezogen. Diese schienen bis auf einen Rest zur Neutralisierung der in der Zelle vorkommenden Basen auszureichen.

Erst MAIZELS[3058] fiel es auf, daß die Menge nicht ausreichte, besonders bei Anämien. Es zeigte sich, daß der Wert der Basenbindung von Hämoglobin zu hoch angesetzt war, und daß auch beim normalen Blut ein Defizit herauskam. Ein anderes nicht diffundierendes Anion X′ mußte also gesucht werden. Die Menge desselben ist umgekehrt proportional dem Hämoglobingehalt in der Zelle (FARMER und MAIZELS[3034]) und kann sogar die Wertigkeit für Hämoglobin überschreiten. Es handelt sich hierbei um Glutathion und besonders Phosphatester. Diese sind aber zum Teil — nach Dialyseversuchen mit hämolysiertem Blut — in der Zelle in einer komplexen Bindung, die keine Möglichkeit der Basenbindung zuläßt. Bei Anämien sind Phosphatester und Glutathion vermehrt. Das dient nicht nur zur Bindung der Basen, sondern auch zur Aufrechterhaltung des osmotischen Druckes. Dazu wurde bei absinkendem Cl′-Gehalt des Blutes vor allem Diphosphoglycerat beobachtet[3062].

Über das hieraus sich ergebende Verhalten sei ein Versuch an einem Hunde von RAPOPORT und GUEST[3062] angeführt. Dem Hunde war der Pylorus operativ geschlossen worden. Durch Cl′-Verlust kam es zur Hypochlorämie. Den Verlauf des Versuches gibt folgende Tabelle: (Zahlen in mol.)

Tabelle 171.

Werte	anorg.				Diphosphoglycerat	$r_{H^\cdot}$	$r_{Cl'}$	$r_{HCO_3'}$	$r_{berechnet}$
	[Cl′]s	[Cl′]c	[PO‴4]s	[PO‴4]c					
vorher	107,2	49,4	5,5	1,9	38,2	0,646	0,573	0,706	0,633
27 Std.	70,5	24,4	11,1	4,0	57,4	0,513	0,432	0,554	0,526
48 Std.	47,7	17,4	21,0	4,7	73,1	0,468	0,457	0,508	0,465
62 Std.	45,3	23,3	27,4	11,9	70,4	0,677	0,652	0,683	0,679

Aus den Zahlen ist die gute Übereinstimmung von r_{Cl} und r_H untereinander und mit dem in der letzten Kolonne gegebenen theoretischen Wert ersichtlich. Synthese und Zersetzung von Diphosphoglycerat ist nur abhängig von dem angebotenen p_H, so daß ein Regulierungssystem vorliegt. Diese Vorstellung ist nicht befriedigend, da einfache fermentative Vorgänge durch Änderung der Acidität wohl beschleunigt oder verlangsamt werden können, nicht aber der Gleichgewichtspunkt verändert werden kann. Die Beschreibung ist auch nicht identisch mit der des Anion X′, die MAIZELS bei seinen Versuchen mit Dialyse gegeben hat. Aber deutlich ist die Notwendigkeit der Berücksichtigung neuer Faktoren, vor allem wichtig, daß damit die r-Werte sich allmählich den theoretisch streng geforderten Werten angleichen. Diese Faktoren werden nur bei stärkeren Abweichungen der Bedingung von der Norm in Betracht zu ziehen sein, während bei den üblichen Schwankungen die ursprünglich allein berücksichtigten Ionen und Vorgänge eine weitaus dominierende Rolle spielen.

Bevor wir weiter experimentelle Werte behandeln, wollen wir noch auf die Frage der *Geschwindigkeit* der einzelnen Ionenpermeationen eingehen. Die Wanderung eines Einzelions ist dabei nicht zu beobachten, weil immer 2 Ionen gleichzeitig die Zellgrenze durchdringen und der Prozeß nach dem langsamsten Ion verläuft. Die Beobachtung von WILBRANDT[3036], daß der Austausch zwischen

[3073] GROSCURTH, G., u. GLASS, J.: Z. exp. Med. 85, 736 (1932), Rona 72, 313.
a) GROSCURTH, G., u. GLASS, J.: Z. exp. Med. 85, 768, Rona 72, 313.

[3074] GROSCURTH, G., u. GLASS, J.: Z. exp. Med. 85, 802, Rona 72, 314. Die Fehler sind größer als die Ausschläge.

OH' und Cl' sich mit gleicher Geschwindigkeit, wie der zwischen HCO_3' und Cl' vollzieht, würde dann nur den Schluß zulassen, daß Cl' das am langsamsten wandernde Ion unter den drei hier angeführten darstellt. In jedem Fall sind die Vorgänge außerordentlich geschwinde (siehe Abschnitt c und d).

Ein Einblick in die Verhältnisse war durch die Methodik von MOND möglich, der die Änderung der Cl'Ionenkonzentration mit der AgCl-Elektrode erfassen konnte. Es zeigte sich in Versuchen von LUCKNER[3075, 3076], daß der Austausch in 2 Sekunden abgelaufen ist, auch Lactat und Bicarbonat sind spätestens in 2—3 Sekunden bis zum Gleichgewicht ausgetauscht[3077]. Denselben Vorgang kann man auch mit radioaktivem $^{38}Cl'$ messen, wobei die Bedingungen scheinbar etwas andere sind. Bei MOND diffundiert Cl' in eine Cl'-freie Umgebung, hier tauscht sich Cl' gegen $^{38}Cl'$ aus. In Wirklichkeit handelt es sich in beiden Fällen um einen statistischen Vorgang. Gleichgewicht war mit $^{38}Cl'$[3084, I] in 10 Minuten eingetreten, gemessen an der spezifischen Aktivität, bei Zusatz von NH_4 ^{38}Cl ließen sich 17—20% in den Zellen nachweisen[3084, II].

Die Cl'- und HCO_3'-Wanderung muß mindestens so rasch erfolgen wie MONDS Messungen ergeben, da die Spaltung von HCO_3' der Kohlensäureanhydrase des Blutkörperchens bedarf, damit die CO_2 gasförmig in der kurzen Zeit des Durchgangs durch die Lungenkapillaren entweichen kann. MAIZELS[3022] rechnet allerdings bis fast eine Minute zum vollen Gleichgewicht. LUCKNER[3076, I] gibt neuerdings die Werte bis zum Gleichgewicht verschieden bei einzelnen Tierarten an. Bei 40^0 beim Menschen in 1—2 Minuten, beim Schwein 12,5 Minuten, Kaninchen 14 Minuten, Rind 36,5 Minuten, Schaf 38,5 Minuten. Die Unterschiede sind überaus groß, wenn man die gleichmäßige Funktion des Cl' bei dem CO_2-Austausch in der Lunge berücksichtigt. Solche Abweichungen sind nur denkbar, wenn die Austauschbedingungen ebenso großen Schwankungen unterworfen sind. Dazu könnte der Bau der Capillaren an den Alveolen und die zum Austausch zur Verfügung stehende Zeit entsprechend der Blutströmung gerechnet werden.

Der Temperaturkoeffizient wird angegeben vor allem bei den langsam diffundierenden mit 25facher Erhöhung bei Anstieg der Temperatur von 0^0 auf 40^0[3080]. Nach MAIZELS[3022] schwankt der Koeffizient von denselben 4 aufeinanderfolgenden 10^0-Intervallen von 1,4, 1,6, 2,5, 1,3. Große Werte des Temperaturkoeffizienten wurden von LUCKNER[3076, I] berichtet. Unterhalb 30^0 war Q_{10} bei den von ihm untersuchten Tieren 2,0—2,6, von 30—40^0 aber 3,1—4,3 steigend nach der (oben angegebenen) Permeationsgeschwindigkeit. Man ist geneigt, von einem Quotienten von > 2 auf das Vorliegen eines chemischen Prozesses zu schließen gegenüber dem Temperaturkoeffizienten eines physikalischen, der wie die Diffusion eine

[3075] LUCKNER, H.: Klin. Wschr. **1936 II**, 1780.
[3076] LUCKNER, H.: Rona **96**, 646.
[3076, I] LUCKNER, H.: Pflügers Arch. **250**, 303 (1948).
[3077] LO-SING,: Dissertation Hamburg **1936**.
[3078] WAELSCH, H., KITTEL, S. u. BUSZTIN, A.: Kolloid-Ztschr. **74**, 22 (1936). C. **1936 I**, 3983.
[3079] WAELSCH, H., KITTEL, S. u. BUSZTIN, A.: Rona **88**, 335.
[3080] EGE: C. rend. Soc. Biol. **91**, 409 (1924).
[3081] IESU, G.: Dtsch. Zeitschr. f. Chirurgie **242**, 328 (1934), Rona **79**, 375.
[3082] CHABANIER, H., GUILLAUMIN, Ch. O., LAUDAT, M., LÉVY, M., PAGET, M. u. VAILLE, C.: Bull. Soc. Chim. biol. **19**, 800 (1937), Rona **103**, 249.
[3083] CHABANIER, H., GUILLAUMIN, Ch. O., LAUDAT, M., LÉVY, M., PAGET, M. u. VAILLE, C.: Bull. biol. Pharmac. **1937**, 347. C. **1938 I**, 2004.
[3084] LAUDAT, M.: C. rend. Soc. biol. **100**, 701 (1929), Rona **51**, 749. Schwankungen von 0,51—0,58. 10 Personen.
[3084, I] SMITH, P. K., EISENMAN, A. J. u. WINKLER, A. W.: J. biol. Chem. **141**, 555 (1941). C. **1943 I**, 1488.
[3084, II] BAYARD, P.: Bull. Soc. roy. Sci. Liège. **11**, 620 (1942), Rona **133**, 179. 37^0 äquilibriert mit 95% CO_2 u. 5% O_2. Nur Referat stand zur Verfügung.

Größe von unter 1,5 besitzt, entsprechend den eben erwähnten Versuchen von MAIZELS. Es ist offenbar, daß der Vorgang der Cl'-Verschiebung nichts „Chemisches" enthalten kann. Aber bei solchen Membranwanderungen liegen andere Verhältnisse vor, wenn man z. B. die Poren einer Membran als Orte des Durchtritts ansieht. Die Wanderung der Ionen wird durch die Größe und Ladung wesentlich verlangsamt. Wird aber die Struktur einer Membran durch Stoffwechselvorgänge beeinflußt, z. B. die Poren bei steigender Temperatur größer, dann können die Permeationsbedingungen indirekt mit einem chemischen Prozeß gekoppelt werden.

Neben diesem Bilde ist der Vergleich einer Membran nach DANIELLI mit einem Energiebuckel, der überwunden werden muß, zu beachten. Bei dieser Vorstellung handelt es sich um eine Definition, die zwar unanschaulich ist, mit der man aber leichter rechnen und die Verbindung mit der Energetik herstellen kann.

Nur zur Abwechslung wollen wir anfügen, daß auch der Befund von Schwankungen des Mineralgehaltes des Blutes (K˙, Na˙, Ca˙˙, Cl') in Wellen von 2 Stunden[3078, 3079] erhoben wurde.

Vielfach wurden Bestimmungen des $r_{Cl'}$ im Blut unter verschiedenen Bedingungen ausgeführt. Normalwerte werden am besten gewonnen durch Analyse der Erythrocyten und des Plasma getrennt. Bestimmung im Gesamtblut und Plasma gibt Fehler von 10%. Wichtig ist die Länge des Zentrifugierens[3048].

Werte bei der Schildkröte mit 0,374 in der Lunge und 0,436 im Gewebe (HENDERSON[3021], S. 214), Pferd 0,485—0,519 [3021, S. 212]), Hund 0,48—0,52[3081], Ratte 0,50[3087], Kaninchen 0,52 (ASHLEY und GUEST[2806]), beim Menschen auch zwischen 0,48—0,52 ([3082, 3083], VAILLE u. HAUTEVILLE[140]) oder um 0,55[3084, 3085, 3086]. Die Gründe für die differenten Werte sind nicht ersichtlich, da auf Verlust von CO_2 geachtet wurde. Aber an sich liegen die Werte noch in gleicher Größenordnung, abgesehen von den Werten bei der Schildkröte.

HENDERSON führt weitere Werte bei niederen Tieren (auch mit Hämocyanin) an. Bei ihnen handelt es sich wohl meist um Erythrocyten, die mehr Hämoglobin enthalten. Umgekehrt wird experimentell durch Anionen ein größerer Quotient erreicht.

Wenn IESU[3081] bei Gallenfistelhunden den Quotienten von normal 0,48—0,52 auf 0,88—0,99 ansteigen sieht, wird dafür teilweise die von ihm beobachtete Acidose verantwortlich zu machen sein, aber ebenso wird man an das Auftreten einer hypochromen Anämie unter solchen Bedingungen denken müssen.

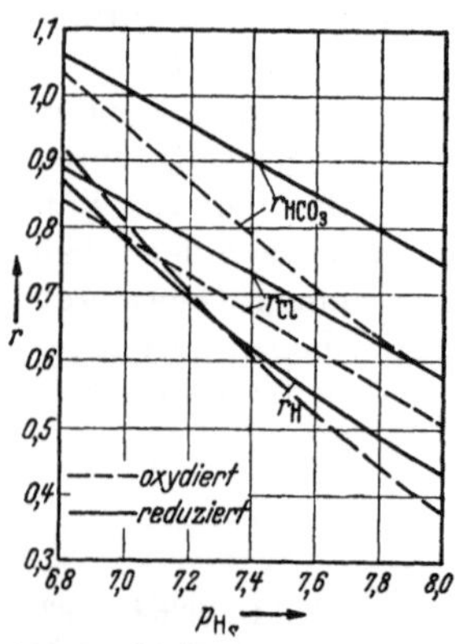

Abb. 34. Die Kurven stellen die Verteilung von gebundenem CO_2, Chlorid und Wasserstoff-Ion dar (nach DILL, EDWARDS und CONSOLAZIO[3089]).

Im Vordergrund werden wir immer *die acidotischen Verhältnisse* ansehen müssen. Schon auf den Tabellen nach VAN SLYKE und Mitarbeitern auf S. 471 haben wir die Änderung der r_{H^+} nach verschiedenen Wasserstoffionenkonzentrationen dargelegt. Wir wollen die Abhängigkeit nochmals auf nebenstehender Abbildung nach DILL, EDWARDS und CONSOLAZIO[3089] angeben: Die Werte sind nicht korrigiert und zeigen vor allem r_{HCO_3} immer oberhalb $r_{Cl'}$ verlaufend. Die Werte von r_H und $r_{Cl'}$ nähern sich um so mehr, je mehr das p_H sich dem isoelektrischen Punkt des Hämoglobins annähert, um dort den Wert 1 zu erreichen, wie die Theorie es fordert.

3085 RASZEJA, S.: Bull. Soc. chim. biol. **14**, 873 (1932), Rona **70**, 719.

3086 RASZEJA, S.: Bull. internat. Acad. pol. Sci. **4**, 129 (1932), Rona **72**, 474. Versuche an 10 Personen.

3087 KARADY, S., SELYE, H., u. BROWNE, J. S. L.: J. biol. Chem. **131**, 717 (1939).

3088 LÉLU, E.: Arch. des Malad. des reins usw. **8**, 641 (1934), Rona **86**, 604.

Entsprechende Quotienten wurden auch bei Versuchen in vivo beobachtet[3090], wenn man bei Hunden durch Infusion großer HCl-Mengen schließlich den Exitus hervorrief. Der Quotient r schwankte für Cl′ von 0,95—0,60, für HCO_3' aber von 1,5—0,8.

Man wird versuchen, den Abstand der beiden Werte, wie oben, auf eine Carbaminatbindung zurückzuführen (also „Aktivitätsbeschränkung" durch Bindung). Diese Auffassung läßt aber durch den parallelen Verlauf der beiden Quotienten in der p_H-Skala sowohl auf der obigen Kurve als auch an den invivo-Versuchen von HARKINS und HASTINGS[3090] ein Residuum, weil die Carbaminatbindung durch Steigerung der C_H sehr rasch abnimmt. Die Kurven müßten also konvergieren.

Festhalten müssen wir, daß Acidose zu einer relativen Anreicherung des Cl′-Gehaltes in der Zelle führen muß (s. a. [3091]), auch durch Hungern[3092], nach Operationen[3093] oder nach besonderen Atmungstypen[3097]. Umgekehrt wird durch Abnahme der CO_2-Spannung in großen Höhen[3094, 3095] oder nach Aderlaß[3096] das Plasma-Cl′ steigen. Änderungen der gleichen Art finden sich auch bei Arbeit HENDERSON[3021], LÉLU[3088] u. a. [3098] entsprechend der Ausschüttung von Säure. Diese Verhältnisse kann man mit Zusatz von Milchsäure in vitro wiederholen. Dazu gehört anfangs eine geringere Abgabe von CO_2, so daß sich in vitro keine Änderung von $r_{Cl'}$ durch Zugabe von Milchsäure erreichen ließ, wenn man eine Änderung der Alkalireserve schon erreichte. So betrug (nach LÉLU[3088]) bei einer Alkalireserve von 25,8 $r_{Cl'}$ 0,52. Durch Zusatz von Milchsäure wurde die Alkalireserve auf 15,5 Vol% vermindert, $r_{Cl'}$ behielt seinen Wert. Erst bei fortgesetztem Zusatz, wenn die Alkalireserve schon geschwunden war, fand sich ein Anstieg von $r_{Cl'}$.

Bei Versuchen in vivo war $r_{Cl'} = 0{,}48$ bei einer Alkalireserve von 52. Nach Arbeit sank sie auf 41,9, $r_{Cl'}$ stieg auf 0,53. Das Gleichgewicht ist offenbar noch nicht eingetreten, so daß die CO_2-Spannung vermehrt ist. Ähnliche Verschiebungen ließen sich durch Gabe von nur 1,5 g H_3PO_4 nachweisen, umgekehrt fiel $r_{Cl'}$ nach 5 g $NaHCO_3$ von 0,54 auf 0,49, ebenso wirkte Lobelingabe.

Bei mangelhafter Nierenfunktion gibt es einen Anstieg des $r_{Cl'}$ wie beim Kaninchen nach Ureterenligatur (ASHLEY und GUEST[2806]) oder bei nierenkranken Hunden[3099]. Bei Salzgabe nimmt die Verteilung noch mehr zugunsten der Zellen zu entsprechend der durch NaCl erfolgenden Säuerung (siehe S. 532). Hier wird man eine zusätzliche Säuerung durch Nierenstörung annehmen dürfen. Es liegt außerdem im Bereich der Möglichkeit, daß im Plasma Anionen auftreten, die nicht diffusibel sind.

So wurde in vitro eine Erhöhung von $r_{Cl'}$ bei Zusatz von Glycylglycin (m/16) von 0,53 auf 0,78 gesehen[3100]. Nach Harnstoff soll ein geringer Anstieg erfolgen[3100], was allerdings nicht ohne weiteres verständlich wäre, da Harnstoff sich leicht beiderseits der Membranen verteilt. Bei 0,5% neutralem Citrat trat Cl′ aus den Erythrocyten aus, bei höheren Konzentrationen nicht[3104, I].

Verschiedene Versuchsbedingungen ergeben eine Veränderung von $r_{Cl'}$, ohne daß man immer eine bekannte Ursache angeben könnte.

3089 DILL, D. B., EDWARDS, H. F. u. CONSOLAZIO, W. V.: J. biol. Chem. **118**, 635 (1937).

3090 HARKINS, H. N., u. HASTINGS, A. B.: J. biol. Chem. **90**, 565 (1931).

3091 SASO, T.: J. of Biochem. **14**, 419 (1932), Rona **66**, 600. Gabe von Phosphorsäure und verschiedenen organischen Säuren an Kaninchen. Die Werte liegen zwar in Richtung der „Theorie", wenn man aber r_{Cl} mit Werten von 0,05 angegeben findet, wird man zweifeln.

3092 YAMADA, Y.: Rona **70**, 720 (1932). Kaninchen.

3093 PARHON, C. I., u. DEREVICI, M.: C. rend. Soc. biol. **101**, 1181 (1929), Rona **54**, 487. Hunde nach Operation eine Verschiebung des r_{Cl} von 0,50 auf 0,55.

3094 DILL, D. B., TALBOTT, J. H. u. CONSOLAZIO, W. V.: J. biol. Chem. **118**, 649 (1937).

3095 GLASS, J., u. ADLERSBERG, D.: Rona **74**, 106 (1933).

3096 SCHMITT, F., u. BASSE, W.: Naunyn-Schmiedebergs Arch. **184**, 531 (1937).

3097 IWANOWSKI, N., u. SEMENOW, S.: Z. f. Hals-, Nasen- u. Ohrenheilkunde **33**, 589 (1933), Rona **77**, 468. Hunde. Mundatmung führt zur Anreicherung des Cl′ in den Erythrocyten.

3098 EDWARDS, H. T., HOCHREIN, M., DILL, B. D. u. HENDERSON, L. J.: Naunyn-Schmiedebergs Arch. **143**, 161 (1929), Rona **55**, 775. $r_{Cl'}$ bei 12 normalen Personen von 0,58—0,67 schwankend, $r_{HCO_3'}$ von 0,69—0,87.

3099 ROBIN, V., BRION, A. u. MONPERT, R.: C. rend. Soc. Biol. **115**, 1053 (1934), Rona **81**, 123.

3100 LOISELEUR, J.: C. rend. Soc. Biol. **120**, 605 (1935), Rona **92**, 595.

Zum Beispiel Zunahme nach Ultraviolettbestrahlung[3101] oder nach Lösung einer Blutleere[3102]. Eine Senkung nach Injektion von Tonephin beim Menschen[3106] und nach Nebennierenexstirpation[3103] bei Ratten. Letztere könnte durch eine Zunahme der Alkalireserve veranlaßt sein. Die komplizierten Veränderungen während der Mahlzeit sind vielleicht auch auf solche Faktoren zurückführbar (DODDS und SMITH[2901]). Bei bestimmten schweren Beanspruchungen, wie täglichen Formaldehydinjektionen oder erschöpfender Muskelarbeit, ergeben sich bestimmte Änderungen des normalen $r_{Cl'}$ von 0,50. Die Werte (nach KARADY, SEYLE und BROWNE[3087]) sind auf folgender Tabelle angegeben:

Tabelle 172.

Zeit der Behandlung	Behandlungsart		
	Formaldehyd.	Kälte	Arbeit
24 Std.	0,33	0,39	0,64
12 Tage	0,58	0,76	0,67

Der Hämoglobingehalt im Blut steigt nach diesen Eingriffen an, aber ebenso der Hämatokritwert, sodaß auf diesem Wege die Vorgänge nicht erklärt werden können.

Bei Salzentzug — eventuell unterstützt durch Diuretingabe — beim Kaninchen[3104] steigt der Quotient in guter Übereinstimmung mit der Rechnung, weil zugleich auch eine Säuerung eintritt (siehe auch LÉLU[3088]). Die Werte sind vorher für $r_{Cl'}$ 0,63, für $r_{HCO_3'}$ 0,74, nachher 0,74 und 0,77, während die Rechnung 0,68 erforderte[3104].

Zusatz von NaCl zum Blut in vitro ergab folgende Werte für $r_{Cl'}$[3105]:

Tabelle 173.

Normal	0,52	0,51	0,52	0,53
auf 10 ccm Blut 0,4 ccm 35% NaCl	1,10	1,31	1,05	0,83
p_H	6,91	6,97	7,06	7,11
1 ccm 10% $NaHCO_3$ . . .	0,41	0,39	0,45	0,47

Bei Zusätzen dieser Art wurde aber auch das p_H verändert. Die hohen Werte für $r_{Cl'}$ sind trotzdem schwer verständlich.

In vivo sind vor allem die Untersuchungen von HASTINGS, HARKINS und LIU[2546] an Hunden mit intravenöser Injektion zu erwähnen. Ein Hund erhielt 10 ccm 2 n NaCl/kg intravenös. Die sich ergebenden Werte finden sich auf folgender Tabelle:

Tabelle 174.

Probe-Nr.	Zeit	Angabe im Blut ccm		Hämatokrit	H_2O g/ccm	p_H color.	[Cl'] mM/kg H_2O	$\frac{[Cl']_c}{[Cl']_s}$
1	— 8 Min.	40	Serum					
			Blutkörp.	0,464	0,936	7,36	124,4	0,740
2	+ 3 „	70	Serum					
			Blutkörp.	0,265	0,961	7,37	207,4	0,740
3	15 „	55	Serum					
			Blutkörp.	0,356	0,952	7,29	176,4	0,753
4	3 Std.	40	Serum					
			Blutkörp.	0,472	0,940	7,32	161,9	0,762
5	9 „	40	Serum					
			Blutkörp.	0,528	0,940	7,34	164,0	0,749

3101 GLASS, J.: Biochem. Z. **231**, 45 (1931), Rona **62**, 19.

3102 ARNOVLYEVITCH, M.: C. rend. Soc. Biol. **94**, 1374 (1926), Rona **37**, 615. Die Cl'-Werte sanken. Man würde vielleicht auch hier Acidose annehmen können, aber die Alkalireserve zeigte keine merkbare Änderung.

3103 KARADY, S., BROWNE, J. S. L. u. SEYLE, H.: Proc. Soc. exp. Biol. Med. **41**, 640 (1939), Rona **116**, 249.

Die Werte sind durch folgende Vorgänge kompliziert:

Das Blut wird verdünnt und dadurch $[HCO_3']$ vermindert, so daß HCO_3' aus der Zelle herauswandert, die durch Erhöhung des osmotischen Drucks außen schrumpft.

In der *menschlichen Pathologie* wurde zeitweise das Verhalten der Chlorverteilung im Blute stark beachtet, besonders im Sinne des Säurebasengleichgewichtes. Wenn man den Quotienten $r_{Cl'}$ normal in geringerem Umfang schwanken sieht, so sind pathologisch enorme Schwankungen möglich.

Da ist zuerst die Zunahme von $r_{Cl'}$ bei stark acidotischen Zuständen wie Nephritiden und Diabetes zu nennen, ohne daß eine Parallelität mit der Alkalireserve erwartet werden darf[3108, 3107].

Bei Nierenerkrankungen gibt es meist eine Erhöhung[3109–3111, 3114, 3115, 3116], bei einer Sublimatvergiftung wurden Werte für $r_{Cl'} = 1{,}029$ und $r_{HCO_3'} = 1{,}269$ bei einem $p_H = 7{,}07$ festgestellt[3112, 2113]. Im Verhalten dieses Quotienten soll sogar eine Indikation vorliegen, ob man dem Kranken Salz geben soll. Ist der Quotient erniedrigt, ist Salz indiziert[3117].

In gleicher Richtung liegen die Werte bei diabetischer Acidose (LÉLU[3088, 3116, 3118]). Die Volumenänderungen sind aber geringer als die Theorie erwarten läßt[3118]. Wird im Tonometer der CO_2-Druck erhöht, dann geht Cl' schwerer in die Erythrocyten als in der Norm[3119], vielleicht weil die Aufladung schon so weit erfolgt ist.

Eine Steigerung gibt es weiter bei Pneumonien[3116, 3114, 3120] und manchen Anämien und Ödemen (GRAM[3121], HENDERSON[3021]).

Senkungen des $r_{Cl'}$ fanden sich bei hypochlorämischen Pylorusstenosen[3122] und einem Fall von ADDISON[3123]. Solche Erscheinungen ließen sich häufig auch nach Operation mit starkem Cl'-Verlust an den verletzten Geweben beobachten[3124, 3126]. Die Werte sind häufig unsicher, weil eine gleichzeitige Acidosis die Einheitlichkeit stört, so daß Ausschläge nach beiden Richtungen zur Beobachtung kommen[3127—3129].

Wir sehen im allgemeinen, daß die pathologischen Fälle sich der theoretischen Voraussage, wenigstens qualitativ, anpassen, wirkliche Versuche zum quantitativen Vergleich wurden kaum unternommen.

b) Bromid. Da gerade das Verhältnis der Bromide zu den Chloriden uns noch ausführlicher wird interessieren müssen, liegt im Erythrocyten ein Modell vor, das besonders geeignet zum Studium dieses Themas ist. Man kann NH_4Br ebenso wie NH_4Cl zur Variation des Blutkörperchenvolumens verwenden[3130]. Wesentlich wird uns hier der Vergleich der Donnanquotienten $r_{Cl'}$ und $r_{Br'}$ sein.

3104 MICHELSEN, J.: Naunyn-Schmiedebergs Arch. **173**, 750 (1933), Rona **77**, 597.

3104, I CHORINE, V.: Ann. Inst. Pasteur **66**, 169 (1941). C. **1941 I**, 3393.

3105 CHABANIER, H., LOBO-ONELL, C. u. LÉLU, E.: C. rend. Soc. Biol. **113**, 1052 (1933), Rona **75**, 493. Oxalatblut unter Öl gut verwahrt.

3106 TRONCHETTI, F.: Boll. Soc. ital. Biol. sper. **14**, 152 (1939), Rona **117**, 93.

3107 LANDAU, A., GLASS, G. u. KAMINER, St.: C. rend. Soc. Biol. **101**, 594 (1929), Rona **52**, 766. Schwankungen von r_{Cl} von 0,39—0,74.

3108 LANDAU, A., GLASS, J. u. KAMINER, St.: Wien. Arch. inn. Med. **20**, 375 (1930), Rona **58**, 527.

3109 THIERS, H.: Bull. Soc. Chim. biol. **11**, 693 (1929), Rona **53**, 369.

3110 THIERS, H.: C. rend. Soc. Biol. **100**, 683 (1929), Rona **50**, 782.

3111 SCHMITT, F.: Naunyn-Schmiedebergs Arch. **181**, 570 (1936), Rona **95**, 455.

3112 MUNTWYLER, E., MYERS, V. C. u. WAY, C. T.: J. biol. Chem. **92**, 721 (1931), Rona **64**, 343.

3113 MUNTWYLER, E., ROSE, E. R. u. MYERS, V. C.: J. biol. Chem. **92**, XC (1931), Rona **62**, 774.

3114 HEILMEYER, L.: Dtsch. Arch. klin. Med. **156**, 200 (1927), Rona **44**, 251.

3115 BLUM, L.: Ann. de Physiol. **3**, 497 (1927), Rona **44**, 251. Auch im Gehirn soll [Cl'] ansteigen.

3116 LANDAU, A., GLASS, G. u. KAMINER, St.: Arch. Malad. Appar. digest. **20**, 546 (1930), Rona **58**, 103. Oft wurde auch keine Veränderung gefunden.

3117 MERKLEN, P., u. GOUNELLE, H.: Rev. Med. **51**, 357 (1934), Rona **84**, 389.

3118 DILL, D. B., BOCK, A. V., LAWRENCE, J. S., TALBOTT, J. H. u. HENDERSON, L. J.: J. biol. Chem. **81**, 551 (1929).

3119 LANG, K.: Naunyn-Schmiedebergs Arch. **152**, 168 (1930), Rona **58**, 330.

3120 ACHARD, Ch., u. ENACHESCO, M.: Sang **4**, 524 (1930), Rona **59**, 270.

3121 GRAM, H. C.: J. biol. Chem. **61**, 337 (1924), Rona **30**, 96.

Beim normalen Blut finden sich Angaben für $r_{Br'}$ mit 0,33 (UCKO[2968]). Schwankungen von 0,23—0,60 (GUILLAUMIN und MEEREJKOWSKY[198]), 0,6 (Menschen- und Ochsenblut [MORUZZI und GUARESCHI[2952]]).

Die umfangreichsten Untersuchungen über die Verteilung des Normalbroms finden sich bei LEIPERT[2950]. Folgende Zahlenreihen seien hier angeführt:

$r_{Br'}$:	1,038	1,243	0,710	0,730	0,936	0,576	0,504	0,541
$r_{Cl'}$:	0,321	0,463	0,459	0,495	0,432	0,484	0,479	0,461.

Die Verhältnisse sind beim Geisteskranken nicht anders (LEIPERT und WATZLAWEK[2984]). Die Beweglichkeit zwischen Plasma und Erythrocyten in Abhängigkeit vom CO_2-Druck folgt dem Donnangleichgewichte. Die Schwankungen des Quotienten sind bedeutend, vielleicht weil es sich um Differenzbestimmungen Plasma/Gesamtblut handelt.

Nach NEUFELD[2955] ist $r_{Br'}$ etwa gleich $r_{Cl'}$, aber es besteht eine Neigung zu größeren $r_{Br'}$-Werten (wie oben bei LEIPERT). Das müßte nach den Befunden von DÖRING, nach denen ein Teil des Broms in den Erythrocyten in organischer Bindung vorliegt, zu erwarten sein. Den Quotienten bei den kleinen Werten des Normalbroms genau festzulegen, wird auf besondere Schwierigkeiten der Methodik treffen, deshalb wird man über die Verteilung bessere Aufschlüsse finden bei Versuchen in vitro oder nach größeren Bromidgaben.

Nach Ausblasen des CO_2 bei Menschenblut fanden sich Werte von 0,3—0,4[3131, 3132], aber es ist fraglich, ob die Methodik geeignet ist.

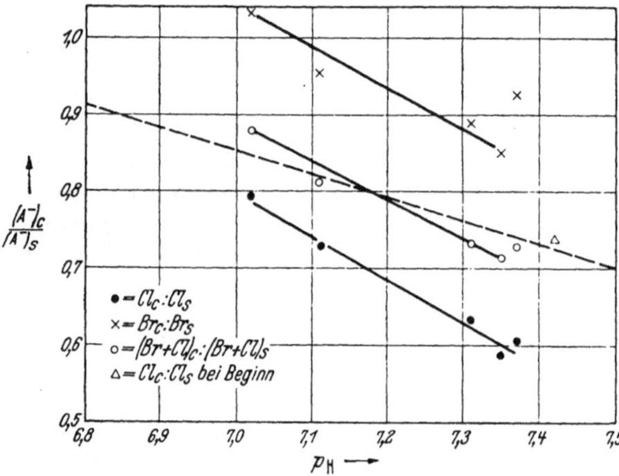

Abb. 35. Bromverteilung in Erythrocyten in Abhängigkeit von der Acidität (nach HASTINGS, HARKINS u. LIU[2546]).

Im allgemeinen finden sich nur Angaben, daß die Erythrocyten relativ bromreicher sind, was auf eine Aktivitätsbeschränkung hinweisen würde. (Das gilt auch für J', siehe SMITH und Mitarbeiter[3084, I].) Besonders sind hier die Versuche von HASTINGS und VAN DYKE[3133—3138] zu nennen. Bei konstantem p_H wurde in vitro immer ein $r_{Br'} > r_{Cl'}$ gefunden. Die Abbildung zeigt die Verteilung in Abhängigkeit von der Acidität. Ersichtlich ist die Verteilung zugunsten des Br', die aber sonst vollkommen dem im vorherigen Abschnitt dargestellten Gesetz folgt.

Die Geschwindigkeit der Verteilung war so rasch, daß schon 5 Minuten nach Br'-Zugabe dasselbe Gleichgewicht gemessen wurde wie nach einer Stunde.

3122 SCHMITT, F.: Naunyn-Schmiedebergs Arch. **181**, 575 (1936), Rona **95**, 455.
3123 SCHMITT, F., u. BASSE, W.: Naunyn-Schmiedebergs Arch. **181**, 581 (1936), Rona **95**, 455.
3124 LEVY, M.: Bull. Soc. Chim. biol. **16**, 618 (1934), Rona **81**, 479.
3125 CHATRON, M.: C. rend. Soc. biol. **114**, 1003 (1933), Rona **79**, 124.
3126 CIFUENTES-DELATTE, L.: Rev. espan. Urol. **3**, 290 (1936), Rona **95**, 452. Es bestand trotz $r_{Cl'} = 0{,}39$ eine Acidose von 36 Vol%.
3127 DRIESSENS, J., u. DEVERLY, R.: C. rend. Soc. Biol. **112**, 389 (1933), Rona **73**, 289.
3128 BOULANGER, P., u. DRIESSENS, J.: C. rend. Soc. biol. **112**, 391 (1933), Rona **73**, 289.
3129 SCHREUDER, TH. R., u. BÄR, W.: Klin. Wschr. **1935 I**, 219, Rona **88**, 574.
3130 SCHIÖDT, E.: J. gen. Physiol. **16**, 977 (1933).
3131 WIECHMANN, E.: Pflügers Arch. **189**, 109 (1921). $r_{Cl'}$ ist größer.
3132 WIECHMANN, E.: Pflügers Arch. **194**, 435 (1922). $r_{Br'}$ wird kleiner durch Zusatz von Ca" oder Digitaliskörpern.

Einige Versuche über das Verhalten von $r_{Cl'}$ und $r_{Br'}$ nach verschiedenen Zeiten, nach denen bromfreie Zellen in Serum mit 50 mMol NaBr/Ltr. gegeben worden waren, seien hier angeführt:

Tabelle 175.

Zeit	8 Min.	1 Std.	4 Std.	5 Std.
$r_{Br'}$	0,761	0,768	0,805	0,870
$r_{Cl'}$	0,714	0,724	0,729	0,751

Offenbar ist in diesen Versuchen — vielleicht durch Glykolyse — eine Säuerung eingetreten, aber beide Anionen verschoben sich vom ersten Wert ab in gleicher Weise zwischen Zelle und Plasma.

Für die intravenöse Injektion von 10 ccm 2 n NaBr/kg an einem Hund ergeben sich folgende Werte (HASTINGS, HARKINS und LIU[2546]):

Tabelle 176.

	$[Br']_s$	$[Cl']_s$	$r_{Br'}$	$r_{Cl'}$	$\frac{r_{Cl'}}{r_{Br'}}$	$r_{Br'+Cl'}$
vorher	—	122,9	—	0,787	—	0,787
nach 3 Min. . . .	112,9	94,2	0,882	0,761	0,864	0,827
nach 15 Min.. . .	68,4	97,9	0,937	0,730	0,779	0,815
nach 50 Min.. . .	64,9	96,8	0,943	0,732	0,777	0,817

Nach dieser Zahlenserie wird man eine stärkere Verteilung des Br' zugunsten der Zellen annehmen müssen und zwar um rund 20% (siehe dgl. MAIZELS[3022]).

Diese Verteilungsänderung kann nicht verursacht sein durch einen eventuell organisch gebundenen Anteil in der Zelle nach DÖRING, da die von ihm gefundenen Mengen viel zu gering sind und nur bei kleinsten Gesamtkonzentrationen in Betracht kommen müßten, es sei denn, daß man die unwahrscheinlichste Annahme mache, diese Verbindung entstehe mit gleicher Geschwindigkeit, mit der die Diffusion in die Zelle stattfindet.

Die Verteilungsmöglichkeit wurde besonders groß bei peroraler Gabe, wo Werte bis 2,0 für $r_{Br'}$ erreicht wurden, die allerdings im weiteren Verlauf des Versuchs wieder geringer wurden[3135]. Diese Befunde konnten nicht bestätigt werden. So fanden sich bei McINTYRE und VAN DYKE[3137] schon Werte, in denen $r_{Br'}$ nur unwesentlich oder gar nicht größer als $r_{Cl'}$ ist. PALMER und CLARKE[2773] fanden bei langdauernden Fütterungsversuchen keine Abweichungen der Werte. Hier besteht allerdings der Einwurf von MORTON[3139] zu Recht, daß bei Bestimmung der Differenz zwischen Konzentration im Serum und Gesamtblut leicht Fehler auftreten können, MORTON selbst findet manchmal einen größeren Wert für $r_{Br'}$, wachsend mit der Zunahme der Intoxikation, aber doch sehr häufig minimale Unterschiede.

Auffällig ist immerhin, daß Abweichungen nur nach der einen Richtung stattfinden, was durch die Bestimmungsmethode erklärt werden könnte, die leicht zu hohe Werte gibt. Doch ließen sich die hohen Werte von VAN DYKE und HASTINGS[3135] nicht reproduzieren, auch nicht von CHOU[3140], der NaBr in die Pfortader einführte. Schließlich konnten sie nicht bestätigt

---

[3133] HASTINGS, A. B., u. VAN DYKE, H. B.: Amer. J. Physiol. **90**, 379 (1929), Rona **54**, 77.
[3134] HASTINGS, A. B., u. VAN DYKE, H. B.: J. biol. Chem. **92**, 13 (1931), Rona **62**, 774.
[3135] HASTINGS, A. B., u. VAN DYKE, H. B.: J. biol. Chem. **92**, 27 (1931), Rona **62**, 774.
[3136] HASTINGS, A. B., u. VAN DYKE, H. B.: J. biol. Chem. **78**, XXXV (1928).
[3137] McINTYRE, A. R., u. VAN DYKE, H. B.: J. Pharm. exp. Ther. **42**, 155 (1934).
[3138] McINTYRE, A. R., u. VAN DYKE, H. B.: Proc. Soc. exp. biol. Med. **28**, 135 (1930), Rona **60**, 604. Hypophysenextrakt ändert den Quotienten r nicht.
[3139] MORTON, F. M.: J. biol. Chem. **113**, 61 (1936). C. **1936 I**, 4463.
[3140] CHOU, C.: Chin. J. Physiol. **12**, 405 (1937), Rona **108**, 158. C. **1938 II**, 4276. Keine Veränderung von $r_{Br'}$ in vitro durch Zusatz von Äther, Chloroform und Urethan.

werden von HASTINGS selbst[3141], der den damaligen Befund auf die fehlerhafte Enteiweißung zurückführt, aber auch jetzt eine Verteilung zugunsten Br′ von 6% findet. Der Abstand hat sich verkleinert. Mit radioaktiven Isotopen fanden SMITH, EISENMAN u. WINKLER[3084, I] eine 1,24—1,46 mal so große Aufnahme von Br in den Erythrocyten und zwar sowohl nach 10 wie 180 Minuten, für J waren die Zahlen 1,2—1,56.

c) Vergleiche. *Jodid.* Bei Jodid wurden gleichfalls hohe Eindringungsgleichgewichte beobachtet (LIPSCHITZ[957]). MAIZELS[3022] findet 20% an die Zelle gebunden.

Nitrat und Rhodanid. Bei Nitrat[3142], ebenso Rhodanid[3143] ist das rasche Eindringen wichtig, so daß schon in höchstens 10 Minuten volles Gleichgewicht erreicht ist, während bei Sulfat 3—4, bei Phosphat 4—5 Stunden benötigt wurden[3142].

Die Verhältnisse zeigen sich besonders in den Versuchen von MAIZELS[3144]. Werden Erythrocyten (hier vom Menschen) in eine Mischung zweier Salze gebracht, dann ist die Summe der Anionen, die in 2 Minuten die Zellgrenzen durchdringen, identisch mit der Menge Cl′, die eindringt. Wenn eines der beiden Anionen langsamer hindurchgeht, dann geht Cl′ erst in verstärkter Menge hindurch, es entsteht ein quasi stationärer Zustand. Erst wenn das andere Anion nachrückt, wird Cl′ wieder allmählich ersetzt. Die Ausschläge in der ersten Phase sind größer, als man bei einfacher Analyse erwarten dürfte. Als treibende Kraft ist die Konzentrationsdifferenz zwischen außen und innen anzusetzen, aber immer wenn ein Anion in einen Zustand geringerer Aktivität übergeht, kann fälschlich der Eindruck einer größeren Permeabilität entstehen. Vergleiche zwischen den Ionen sind stets nur auf dem Umweg über Cl′ zu ermöglichen, da die Zellen nie ohne Schädigung der Membran Cl′-frei zu spülen sind.

Dieses Verhalten ist ein schönes Modell für dynamische Abläufe, wie sie im Organismus immer anzutreffen sind. So kann es leicht bei der Filtration von Liquor cerebrospinalis, Lymphe, Augenkammerwasser völlige Unabhängigkeit von Donnangleichgewichten geben.

WILBRANDT[3144, I] verfolgte die von ihm „partielle Gleichgewichte" genannten Phänomene weiter und fand wesentlich mitwirkend die elektromotorische Kraft, die sich als Folge einer ungleichmäßigen Diffusion der sich austauschenden Ionen entwickelt. Als Maß ist durch die Geschwindigkeit der p_H-Messung mit der Glaselektrode die Bewegung der $(OH)'$-Ionen geeignet. Werden Erythrocyten in eine durch Boratpuffer etwas alkalisierte Lösung hineingebracht, dann erfolgt zuerst ein rascher Austausch von (OH') mit dem innen befindlichen Cl′. Dadurch wird eine Aciditätszunahme in der äußeren Lösung meßbar. Der Kurvenverlauf ist aber durchaus verschieden je nachdem, ob das in der Außenlösung befindliche Anion rascher oder langsamer als Cl′ wandert. Wir geben hier als Beispiel eine Kurve aus der Arbeit von WILBRANDT wieder.

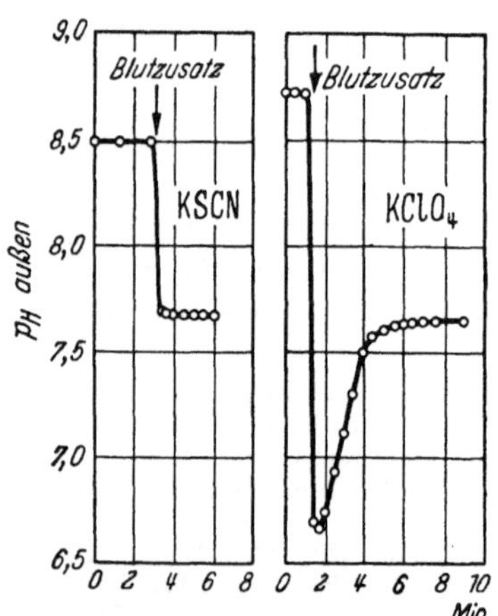

Abb. 36. Verlauf der Acidität bei Diffusion von verschiedenen Anionen durch die Erythrocytenmembran (nach WILBRANDT). ([3144]I.)

Auf der Kurve stellt sich die Acidität bei dem ebenso rasch wie Cl′ diffundierenden SCN′ aperiodisch ein, bei dem langsam permeieren-

[3141] WEIR, G., u. HASTINGS, A. B.: J. biol. Chem. **129**, 547 (1939).
[3142] BURGER, W.: Naunyn-Schmiedebergs Arch. **106**, 102 (1924).
[3143] HIRUMA, K.: Pflügers Arch. **200**, 497 (1923).

den Perchlorat gibt es das „partielle Gleichgewicht“ zwischen (OH)′ und Cl′. Die Bewegung ist immerhin schon in 5 Minuten abgeschlossen, während derselbe Prozeß bei Sulfat 2—3 Stunden benötigt. Nitrat schließt sich eng an Cl′ an.

Wir werden den Unterschied zwischen ClO_4' und SCN′ für besonders bemerkenswert ansehen, da wir gesehen haben, daß gerade diese Ionen sich hinsichtlich Größe des Moleküls und der daraus sich entwickelnden lyotropen Eigenschaften am nächsten stehen. Die Ausdehnung des ClO_4' ist etwas größer als die des SCN′. Der Unterschied ist jedoch so gering, daß bei manchen Meßmethoden keine Differenz gefunden wurde. Wir müßten dann annehmen, daß die zur Durchwanderung zur Verfügung stehenden Poren gerade in die Größe dieser Ionen hineinfallen. Sonst bliebe noch die Möglichkeit, daß die Membran selbst die Fähigkeit besitzt, auf SCN′ polarisierend einzuwirken, etwa wie bei der Komplexbildung. In der Hinsicht ist ClO_4' nicht zugänglich. Aber um solche Effekte zu erzielen, müßte schon ein Schwermetall vorhanden sein, etwa Fe, das genügend große elektrostatische Potentiale besitzt. Nach den bisherigen Erfahrungen haben die Kolloide des Blutes diese Eigenschaft nicht. Wenn wir beachten, daß NO_3' wenig polarisierbar ist, aber rasch permeiert, dann würde bei SCN′ eine spezifische Art des Membrandurchtritts anzunehmen sein. Wilbrandt hat diese Permeation mit seiner osmotischen Methode kontrolliert. Wir geben hier noch direkte chemische Analysen.

Diese wurden ausgeführt in den Versuchen von Maizels[3144], bei denen zum Ausgleich 1 Stunde gewartet wurde.

Die Erythrocyten wurden bei 23° in die 100fache Menge einer Lösung gegeben, die je 87,5 m.aequiv. von Cl′ und dem Anion Br′ enthielt, nach 60 Minuten wurde zentrifugiert.

Der Ausgleich bei J′ und SCN′ ist vollkommen, nicht aber bei PO_4''' und SO_4''. Die in den Kolonnen B/Cl berechneten Werte geben also die Permeationsgeschwindigkeit, bei NO_3', J′ und SCN′ auch die Gleichgewichte wieder. Man muß also eine Aktivitätsbeschränkung bei J′ annehmen. Wenn man längere Zeit wartet, tritt z. B. PO_4''' in größerer Menge ein, aber der Endwert ist bei p_H 5,1 viel niedriger als bei p_H 6,0. Deshalb nimmt Maizels[3144] an, daß durch eine Koagulation die Permeabilität der Zellgrenze verändert ist, aber nur für PO_4''', nicht für Cl′ (siehe unter f). Ersichtlich ist die rasche Permeationsfähigkeit der hydrophoben Ionen, die also eine größere Entweichungstendenz aus der wässerigen Phase auch an Grenzflächen besitzen. Aber die Reihenfolge ist nicht streng und der Abstand nicht genügend genau meßbar. Wie die Dinge liegen, ergibt auch der Vergleich von Salicylat mit Cl′. Beide Ionen haben in 5 Minuten das Gleichgewicht erreicht, aber in saurer Lösung dringt Salicylsäure rascher ein. Hier handelt es sich

Tabelle 177.

Anion B	p_H 5,1				p_H 6,0				p_H 7,0			
	% des Original-vol.	Chlorid m. aeq.	B m.aeq.	B/Cl′ errechnet	% des Original-vol.	Chlorid m. aeq.	B m.aeq.	B/Cl′ errechnet	% des Original-vol.	Chlorid m.aeq.	B m.aeq.	B/Cl′ errechnet
Chlorid	129	205	—	1,00	114	150	—	1,00	98	92	—	1,00
Phosphat	126	173	32	0,18	109	126	24	0,19	103	80	12	0,15
Jodid	116	94	111	1,18	110	71	79	1,11	96	41	51	1,24
Sulfat	122	126	79	0,63	115	112	38	0,34	103	76	16	0,21
Nitrat	134	102	103	1,01	106	68	82	1,20	97	44	48	1,09
Thiocyanat	134	84	94	1,12	103	60	90	1,50	93	44	48	1,09

darum, daß Salicylsäure bei größerer Acidität nicht dissoziiert ist und in dieser Form ohne Austausch gegen ein anderes Anion eindringen kann (MAIZELS[3022]).

d) Sulfat. Bei der Verteilung von SO_4'' ist als Gleichgewicht zu erwarten der Quotient

$$r = \frac{\sqrt{[SO_4]_c}}{\sqrt{[SO_4]_s}}$$

weil es sich um ein zweiwertiges Ion handelt. Bei Analysen sind also diese Vergleiche anzulegen. Wenn r mit 0,5 angesetzt wird, ergäbe sich das Verhältnis nach Konzentrationen gerechnet

$$\frac{[SO_4]_c}{[SO_4]_s} = 0{,}25.$$

Die Konzentration im Serum muß 4mal so groß sein wie in den Zellen. Analysen von Gesamtblut und Plasma ergaben folgende Werte in mg% S (nach [3147]):

Tabelle 178.

	Mensch	Hund	Rind	Ziege
Blut	0,45	3,35	3,29	3,43
Plasma	0,87	4,01	3,65	3,77
Zahl der Analysen	9	5	3	2

Die Werte zeigen sicher eine Verschiebung zugunsten der Erythrocyten. Beim Menschen soll es umgekehrt sein, es findet sich fast kein anorganisches SO_4'' in der Zelle. Die Angaben sind mit anderen Beobachtungen nicht ganz in Einklang zu bringen. So tauscht sich Cl' gegen SO_4'', wenn man Erythrocyten in Sulfatlösungen bringt, verhältnismäßig rasch um, der Ausgleich soll schon in 30 Minuten abgeschlossen sein[3145, 3146, 3148]. Die Angaben sind etwas unsicher, weil besonders die Analysenmethode mit Benzidin bei Erythrocyten unsichere Resultate erwarten läßt. Aber auch BOURDILLON und LAVIETES[2602], ebenso WIECHMANN[3131] fanden, daß menschliche Erythrocyten kein SO_4'' aufnehmen. In Schafblutkörperchen dringt SO_4'' sehr langsam ein im Vergleich mit Br''[3149].

Mit der indirekten Methode von MOND (elektrometrische Messung der Cl'-Ionen) konnte LO-SING[3077, 3151] keine herausgehobene Stellung des Menschenblutes feststellen, eher kam das Rinderblut etwas später ins Gleichgewicht. Der Vergleich einiger Anionen wird in folgender Abbildung 37 nach TIMM[3150] wiedergegeben, nach Messungen bei 15° und p_H 7,4. Die Wasserstoffionenkonzentration spielt für die Verteilung bei Sulfat nicht eine so dominierende Rolle wie bei Phosphat, das bei p_H 5—6 als 1wertiges Ion, dann aber zunehmend als 2wertiges Ion zu betrachten ist. Hier diffundieren beide gleich rasch, aber der Konzentrationsausgleich dauert immerhin etwa 2 Stunden. Diese Resultate gleichen denen

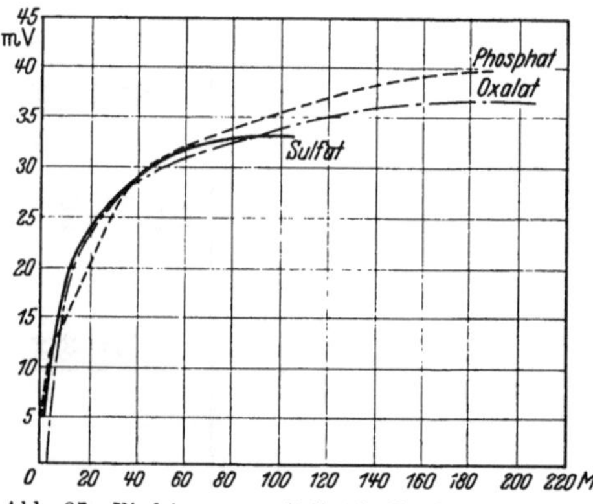

Abb. 37. Eindringen von Sulfat in Erythrocyten (nach TIMM[3150]).

[3144] MAIZELS, M.: Biochem. J. 28, 1. 337 (1934).
[3144,I] WILBRANDT, W.: Pflügers Arch. **246**, 291 (1942).
[3145] SIEBECK, R.: Naunyn-Schmiedebergs Arch. **85**, 214 (1910).
[3146] SIEBECK, R.: Naunyn-Schmiedebergs Arch. **95**, 93 (1922). Beweglichkeit gehemmt durch Narkoticum.
[3147] REED, L., u. DENIS, W.: J. biol. Chem. **73**, 623 (1927), Rona **43**, 100.
[3148] DE BOER, S.: J. Physiol. **51**, 211 (1917). Pferdeblut.
[3149] WOODHOUSE, D. L., u. PICKWORTH, F. A.: Biochem. J. **26**, 309 (1932).

von WILBRANDT und MAIZELS und verdienen am meisten Zutrauen. Der Ausgleich zeigt nicht nur einen hohen Temperaturkoeffizienten, sondern auch Abhängigkeit von dem osmotischen Druck der Lösung, wie folgende Zusammenstellung über die Zeit in Minuten bis zum vollendeten Ausgleich nach TIMM zeigt:

Tabelle 179.

Osmotischer Druck der Außenlösung	Schweine-blut	Rinder-blut
1/2	30	40
3/4	80	90
1/1	90	180
2/1 des Innendrucks	120	200

Der Ausgleich erfolgt also um so rascher, je mehr gedehnt die Membran der Erythrocyten ist. Der Schluß, daß durch die Dehnung die Größe der Poren vermehrt wird und so die Porenstruktur bewiesen werden könne, ist allerdings nicht zwingend, da dasselbe auch bei einer homogenen — etwa lipoiden — Membran auftreten müßte (siehe PONDER). Wir haben diese Forderung schon im Unterabschnitt Cl' dieses Kapitels aufgestellt. Außerdem spielt die Oberflächenvergrößerung eine nicht zu unterschätzende Rolle. Wesentlich ist die Annahme von WILBRANDT[3344, I], daß durch die Suspension in hypotoner Lösung die Kationenimpermeabilität verloren gegangen sei; dadurch konnten Cl' und K˙ gemeinsam aus der Zelle austreten. Durch die verschieden rasche Wanderung von Cl' und SO_4'' kommt es immer zu einer Veränderung des Volumens, d. h. die Erythrocyten schrumpfen vorübergehend. Daran kann man auch den Diffusionsausgleich beobachten wie JACOBS und STEWART[3153, I]. Als Austauschion spielt HCO_3' eine Rolle. Dieses wird aber durch Kohlensäureanhydrase zersetzt. Also führt eine Hemmung dieses Ferments (HCN oder Sulfanilamid) zu einer Verlangsamung des Eindringens, HCO_3'-Zusatz zu einer Beschleunigung.

e) Ferrocyanid. Ferrocyanid drang nach WOODHOUSE und PICKWORTH[3149] ebensowenig wie SO_4'' ein. Bei Versuchen des Ausgleichs in vivo fand sich kaum $FeCy_6$ in den Erythrocyten[3152]. Die Behandlung dieses Gleichgewichtes ist außerordentlich kompliziert, weil hier 4 verschiedene Dissoziationsstufen vorliegen (siehe darüber [3153]).

f) Phosphat. Die Gesetze der Verteilung der Phosphate im Blut bieten besondere Schwierigkeiten, nicht nur wegen der Unannehmlichkeit bei der Berechnung der Donnanquotienten mit der Abhängigkeit der Ionenform von dem p_H, sondern auch wegen der Möglichkeit, daß organisch gebundenes PO_4''' durch Phosphatasen freigesetzt wird oder andererseits durch einen glykolytischen Prozeß wiederum eine Bindung erfolgt, so daß eine relative Unabhängigkeit der Konzentration in den Erythrocyten möglich ist. Diese Unabhängigkeit wird vergrößert durch die Langsamkeit, mit der PO_4''' in die Zellen eindringt.

Außer der eben mitgeteilten Kurve von TIMM[3150] gibt es Befunde[3154], nach denen selbst bei 37,5° eine Permeabilität erst nach 7,5 stündigem Schütteln erreicht wird (siehe dazu die Versuche mit $^{32}PO_4'''$). Wenn Glucose fehlt oder NaF zugesetzt wird, soll eine Permeation leichter sein infolge des fehlenden glykolytischen Prozesses. Diese Befunde sind alleinstehend (siehe z. B. MAIZELS[3064]).

Die Permeabilität in vitro wurde wiederholt nachgewiesen. MAIZELS und HAMPSON[3155] fanden ein Maximum im Gehalt der Zellen bei p_H 5,35 mit Abfall

[3150] TIMM, K.: Pflügers Arch. **239**, 286 (1937).
[3151] LUCKNER, H., u. LO-SING: Pflügers Arch. **239**, 278 (1937).
[3152] VAN SLYKE, D., HILLER, A. u. MILLER, B. F.: Amer. J. Physiol. **113**, 629 (1935).
[3153] BOLAM, T. R.: Die Donnangleichgewichte. Dresden 1934.
[3153, I] JAKOBS, M. H., u. STEWART, D. R.: J. gen. Physiol. **25**, 539 (1941). C. **1943 II**,38.
[3154] HALPERN, L.: J. biol. Chem. **114**, 747 (1936). Erythrocyten von Kaninchen und Mensch. 0,15 oder 0,2% NaF. Von 2 Versuchen ist nur bei einem die im Text angegebene Wirkung des NaF wirklich deutlich.

nach beiden Seiten. Diese Werte wurden nach Abwarten von 1 Stunde gewonnen, als vielleicht das Gleichgewicht noch nicht erreicht war. Die Geschwindigkeit des Eindringens bei verschiedener Acidität zeigt nebenstehende Zusammenstellung (nach MAIZELS[3156]):

Tabelle 180.

p_H	mg% Phosphor		
	äußere Konzentration	innere Konzentration nach 5 Min.	innere Konzentration nach 60 Min.
5,1	396	160	340
5,3	390	180	353
6,2	358	155	290
6,7	337	105	230

Je stärker sauer, desto rascher folgt der Ausgleich. Dabei ist der Temperaturkoeffizient zu beachten[3156] (siehe auch WIECHMANN[3131]), 10 bis 20°: 1,7, 20—30°: 2,4, 30 bis 40°: 1,15. Weiterhin spielt das Konzentrationsverhältnis mit Cl′ eine Rolle.

Dieses Ion verlangsamt das Eindringen, wie folgende Tabelle zeigt (nach MAIZELS[3061]). Der osmotische Druck wurde konstant gehalten und für den Ausgleich nur 5 Minuten gewartet, so daß ein Endgleichgewicht bei weitem noch nicht erreicht war.

Tabelle 181.

Cl/Phosphat	$[Cl]_s$ mMol	$[Cl]_c$ mMol	$[PO_4]_s$ mg%	$[PO_4]_c$ mg%
1/0	124	112	0	0
1/1	62	110	200	22
1/6	21	102	330	39
0/1	0	40	400	170

Man wird wenigstens in der Norm einen gewissen Ausgleich erwarten dürfen, wenn auch durch die langsame Permeation die Verhältnisse kompliziert sind. Zum Beispiel führte Gabe von Zucker zum Sinken des Plasmaphosphats, ohne daß die Erythrocyten dieser Änderung so rasch folgen konnten[3154]. Dasselbe kann bei der Ausscheidung stattfinden.

Bei der *Normalverteilung* wird meist eine relativ stärkere Konzentration in den Zellen gefunden, also gegen das Donnangleichgewicht. Diese Abweichung wurde bis zu einem gewissen Grade durch den schon wiederholt zitierten Befund von ADAIR erklärt, daß PO_4''' durch die Eiweißkörper des Blutkörperchens ganz besonders stark an seiner Aktivität einbüßt. Dieses kann aber auch dadurch eine Erklärung finden, daß Phosphat zum Teil in Form eines besonders leicht hydrolysierbaren Esters vorliegt, so daß die tatsächlich durch Analyse gefundenen Werte in Erythrocyten zu groß wären. Der Gehalt wird nun vielfach so groß gefunden, daß es ohne Bedeutung erachtet wird, ob man Plasma oder Gesamtblut analysiert ([3157] desgl. voriger Abschnitt, S. 430ff).

Bei Ratten schwankte der PO_4'''-Gehalt im Plasma von 5,4—5,9 mg%, in den Erythrocyten von 4,3—5,5 bei normaler Diät. Standen die Tiere aber einige Tage unter einer P-freien Diät, dann waren die betreffenden Zahlen 4,7—3,5 mg% bzw. 3,6—3,0 mg% in den Erythrocyten. Beim Kaninchen war der Gehalt 3,81 mg% im Gesamtblut, im Plasma 3,79 mg%, beim Hund im Plasma 3,77 mg%, in den Erythrocyten 2,65 mg% (ASHLEY und GUEST[2806]). Bei Nierenstörungen stieg der Gehalt im Plasma mehr als in den Erythrocyten[2806], im Gegensatz zu den Bewegungen des $r_{Cl'}$.

3155 MAIZELS, M., u. HAMPSON, A. C.: J. Physiol. **63**, 1 (1927), Rona **42**, 313.
3156 MAIZELS, M.: J. Physiol. **77**, 22 P (1933).
3157 ZUCKER, T. E., u. GUTMAN, M. B.: Proc. Soc. exp. Biol. Med. **19**, 169 (1922), Rona **13**, 456.
3158 YOUNGBURG, G. E.: J. Labor. clin. Med. **21**, 798 (1936), Rona **96**, 404.

RAPOPORT und GUEST[3062] verfolgten das Verhalten des anorganischen P nach Verschluß des Pylorus beim Hunde und fanden folgende Werte in mg%:

Tabelle 182.

	vorher	nach 24 Std.	nach 48 Std.	nach 62 Std.
Plasma . . .	5,5	11,1	21,0	27,4
Zellen	1,9	4,0	4,7	11,9

Der Quotient ist sehr viel geringer als sonst angegeben.

Beim menschlichen Blut seien 2 Werte angeführt:

FREUDENBERG[3159] gibt P im Blut mit 4,8, im Plasma mit 4,28 mg% an. BRAIN, KAY und MARSHALL[3160] fanden ähnliche Werte und zwar in gewisser Abhängigkeit von dem zugesetzten gerinnungshemmenden Mittel. Der Quotient $\frac{\text{Plasma}}{\text{Erythrocyten}}$ schwankt aber von 1,07 bis über 2. Es soll eine Beziehung bestehen $P_s = 1{,}3 \cdot P_{Bl} - 0{,}7$.

Die Verhältnisse werden sich verschieben nach Zufuhr von Phosphat. So kann es häufig in höherer Konzentration im Plasma gefunden werden[3161]. Wie rasch aber auch die Einstellung erfolgt, ersieht man aus einem Versuch an einem Hunde (SCHULZ[2789]), der 40 mg/kg P subcutan erhalten hatte. Die Werte waren nebenstehende:

Tabelle 183.

Zeit	Gesamtblut	Plasma
0	6,25	7,34
1/4 Std.	12,2	12,4
1 ,,	10,3	11,3
2 ,,	8,41	8,34

Nach intravenöser Infusion bei Kaninchen, die vorher nephrektomiert waren, sei aus den Befunden von IVERSEN[2872] Folgendes angeführt.

Ein so vorbehandeltes Tier erhielt 63 Minuten lang 2 mg P/kg/Min. infundiert. Vergiftungssymptome wurden nicht deutlich. Die Konzentrationen im Plasma und die Zunahme des anorganischen P (in mg%) verhalten sich wie folgt:

Tabelle 184.

Zeit	Plasma	Zunahme	
		Plasma	Erythrocyten
0.	3,8		
63 Minuten	48,4	44,2	45,7
1 Std. 63 Minuten	37,6	33,8	44,7
3 Std. 63 Minuten	32	28,2	54,7
5 Std. 63 Minuten	30,9	27,1	67,7

Während also die Konzentration im Plasma schon absinkt, steigt die der Zelle noch an. Die Verteilung erfolgte rascher als bei Versuchen in vitro. Die Möglichkeit der Reaktion mit $Ca^{\cdot\cdot}$ wurde nie in Betracht gezogen. Da bestehen Möglichkeiten, die wir nicht diskutieren wollen.

Schließlich seien noch einige Versuche am Menschen wiedergegeben.

Eine gesunde Person erhielt 14 g Na_3PO_4. Dabei trat Durchfall auf, wodurch die Konzentrationsbewegung kompliziert war (nach SCHULZ[2789]):

Tabelle 185.

Zeit	0	1 Stunde	2 Stunden	3 Stunden
Gesamtblut	3,62	4,52	4,26	4,11
Plasma	3,1	5,03	4,83	4,39

[3159] FREUDENBERG, E.: Z. f. Kinderheilkunde **57**, 427 (1935). Klin. Wschr. **1936 I**, 426.

Eine Person erhielt 7 g $NaH_2PO_4 \cdot H_2O$ per os (nach [3162]):

Tabelle 186.

Ze.t	0	2 Stunden	5 Stunden	8 Stunden	24 Stunden
Plasma	3,16	5,61	5,18	4,37	2,73
Erythrocyten . . .	3,22	4,46	4,14	3,38	2,75

Die säurelöslichen P-Fraktionen wurden durch die Phosphatgabe nicht verändert, und es finden sich auch sonst Angaben über eine Unabhängigkeit dieser Fraktionen (z. B. YOUNGBURG[3158]). Aber im allgemeinen zeigt sich immer mehr eine Beziehung zu den Fermentsystemen des Blutes (z. B. FREUDENBERG[3159], RAPOPORT und GUEST[3062], FARMER und MAIZELS[3034]).

Der nähere Beweis wurde durch die Zufuhr des *radioaktiven Phosphorisotopen* geführt. Führte man das Phosphat in Form von Hexosemonophosphat ein, dann diffundierte dieses nicht in die Erythrocyten, sondern PO_4''' gelangte erst nach Hydrolyse durch die Serumphosphatase in die Zellen[3163]. Anorganisches $^{32}PO_4$ penetriert dagegen rasch und wird in der Zelle in organische Ester aufgenommen. Dabei erfolgte das Eindringen in die kernhaltigen Erythrocyten von Huhn und Frosch langsamer als etwa bei Kaninchen und Mensch (HAHN und HEVESY[3032, I]). Diese Verhältnisse finden sich in vitro und in vivo in gleicher Weise, vorausgesetzt, daß in vitro ausreichende Temperaturen eingehalten werden. EISENMAN und Mitarbeiter[3028, I u. 3028, II; 3032, II] fanden bei 7° noch keine Aufnahme. Das weist auf einen Fermentprozeß hin, besonders die Hemmung durch Fermentgifte wie Arsenat und HCN[3164, V] (siehe auch oben über Hemmung der Kohlensäureanhydrase). Die Veresterung kann dabei vollkommen mit der Penetration Schritt halten (HEVESY und ATEN[1755]) oder sie übertreffen [3164, I; 3032, II]. Es erfolgt mit den leicht (unterhalb 100°) hydrolysierbaren Estern ein dauernder Platzwechsel. Während aber in der Leber bei Durchströmung das anorganische Phosphat leicht in Lecithin eingebaut wird und so im Blutplasma erscheint, geschieht das nicht so leicht im Erythrocyten. Beim mehrstündigen Schütteln in vitro wird höchstens 0,05—0,1% des Phosphatid-Phosphors ausgetauscht. Die Erythrocyten enthalten nach Durchströmung der Leber, wo Phosphatide gebildet und abgegeben werden, immer nur einen Bruchteil der relativen Aktivität des Plasmas, nämlich etwa $^1/_3$. Immerhin findet — vielleicht an der Hülle — eine Umlagerung statt. Diese Beobachtung eröffnet große Varianten der Permeabilität während des Lebens. (HEVESY und ATEN[1755], HAHN und HEVESY[1728; 3034, I; 3499; 3500]).

Die nachgewiesene Aufnahme von $^{32}PO_4$ in die roten Blutkörperchen hat jetzt zur Messung der Blutmenge eine gewisse Bedeutung erlangt. Man entnimmt einem Menschen 2 cm³ Blut und läßt es in vitro mit einigen μC $^{32}PO_4$ stehen. In einer Stunde bei 38° sind 35%, nach 2 Stunden 50%, nach 6 Stunden 70% ^{32}P in die Erythrocyten eingedrungen. Nachträglich werden sie bei 0° unter peinlichster Beachtung der Sterilität gewaschen, um das nicht in den Erythrocyten befindliche

3160 BRAIN, R. T., KAY, H. D. u. MARSHALL, P. G.: Biochem. J. **22**, 1. 628 (1928).

3161 UNDERHILL, S. W. F.: Brit. J. exp. Pathol. **4**, 87 (1923), Rona **22**, 268. Versuche an Katzen.

3162 WIGGLESWORTH, V. B., u. WOODROW, C. E.: Proc. roy. Soc. B. **95**, 558 (1924), Rona **25**, 344. Die Bestimmung geschah aus Plasma und Gesamtblut.

3163 ATEN, A. H. W., u. HEVESY, G.: Nature **1938 II**, 871. Rona **111**, 415. C. **1939 I**, 1789.

3163, I REEVE, E. B., u. VEALL, N.: J. Physiol. **108**, 12 (1949). Genaue Beschreibung der Technik, auch der Berechnung der mit den Erythrocyten gegebenen Strahlenintensitäten in Röntgen.

3164 TUTTLE, L. W., SCOTT, K. G. u. LAWRENCE, J. H.: Proc. Soc. exp. Biol. Med. **41**, 20 (1939), Rona **115**, 579.

3164, I HEVESY, G., u. HAHN, L.: Biol. Medd. Danske Vid. Selsk. **15**, Nr. 7 (1940), Rona **123**, 463. C. **1941 I**, 1309.

^{32}P zu entfernen. Die so markierten Blutkörperchen können jetzt wieder injiziert werden, und aus der Verdünnung im Blut kann die Zahl der Blutzellen berechnet werden, die der Mensch besitzt. Das ist möglich, weil das Phosphat in andere Verbindungen, die nicht permeieren, eingebaut wurde. Wurden diese Zellen mit dem 5fachen Volumen von Blut verdünnt, dann waren nach 1 Stunde erst 4%, nach 3 Stunden noch nicht 10% in das Plasma ausgetreten. Der Verlust ist geringer, wenn die spezifische Aktivität des Phosphats, mit der die Zellen vorher behandelt waren, größer ist[3163, I]. Dieser Befund ist verständlich, weil dabei der Einbau in organische Bindung rascher erfolgt.

Wenn in den Versuchen mit radioaktivem Phosphat von HAHN und HEVESY[3032, I] das Eindringen des Phosphats um einige hundert Male langsamer als von Cl′ gemessen wurde, im Gegensatz zu den Analysen von anorganischem Phosphat, dann ist dieser Unterschied darin zu suchen, daß bei letzterem nicht der Einbau in organische Bindung beachtet wird. Der Durchtritt durch die Zellgrenze muß also entgegen der Ionengröße viel rascher erfolgen als bei anderen Anionen, wenn man nicht annehmen will, daß in der Zellgrenze schon die organische Bindung erfolgt.

Bei peroraler Gabe von markiertem ^{32}P[3164] an zwei leukämische Patienten fand sich das Maximum des Gehaltes in den Erythrocyten nach wenigen Stunden. Bald aber erfolgte wieder ein beträchtlicher Rückgang. Im Gegensatz dazu nahmen die Leukocyten anfangs rasch ^{32}P auf. Diesem raschen Anstieg folgte sekundär ein langsamerer, der wohl nicht mehr die leichthydrolysierbaren Ester betrifft. TUTTLE und Mitarbeiter[3164] nahmen an, daß hierbei die Nucleoproteide in Frage kommen könnten. Daß Adenosin usw. außerordentlich rasch sein Phosphat wechselt, haben wir aus Versuchen mit Fermentsystemen gesehen. Die Aufnahme erfolgte sowohl bei leukämischen Menschen[3614, III] wie auch bei Mäusen[3164, IV] rascher und das ^{32}P wurde länger retiniert. Besonders bei intravenöser Gabe trat es mehr in die Leukocyten ein als nach peroraler.

Durch die Strahlenwirkung wäre es verständlich, daß 2 leukämische Patienten durch intravenöse Injektion von $^{32}PO_4'''$ in der Menge von 1—4 Millicurie im Blutbild und Befinden gebessert wurden[3164, II]. Dieser Befund verdient unser Interesse, weil hier anscheinend durch die Strahlung des radioaktiven ^{32}P eine Beeinflussung erfolgte. Dadurch wird die schon häufig ventilierte Frage laut werden, inwieweit die Verteilung von ^{32}P den normalen Verhältnissen gleicht. Bei kleinen Aktivitäten ist solche Wirkung abzulehnen, worüber wir noch später (Abschnitt X) zu sprechen haben werden.

Im allgemeinen sehen wir bei den Gleichgewichten der Phosphate andere Probleme auftauchen, die eine Beschreibung nach einfachen physikochemischen Phasengleichgewichten nicht mehr zulassen.

V. Capillargrenzen.

Die Gleichgewichte, die sich an der Phasengrenze zwischen Erythrocyten und Plasma ausbilden, lassen noch in hohem Grade die Wahrscheinlichkeit rein physikochemischer Bedingungen zu, wenn sie auch nicht so einfach sind, wie wir sie in unserem nichtlebenden System des Laboratoriums herstellen. Das haben wir

---

3164, II SHIELDS, W.: New Engl. J. Med. **223**, 751 (1940). C. **1941**, **I**. 3254.

3164, III ERF, L. A., u. LAWRENCE, J. H.: J. clin. Invest. **20**, 567 (1941). C. **1942 II**, 305. Versuche an 4 normalen und 27 leukämischen Menschen.

3164, IV TUTTLE, L. W., ERF, L. A. u. LAWRENCE, J. H.: J. clin. Invest. **20**, 577 (1941), Rona **130**, 266. C. **1942 II**, 667. 80 Mikrocurie/Maus veränderte den Stoffwechsel.

3164, V BAGARD, P.: Bull. Soc. roy. Sci. Liege. **11**, 621 (1942), Rona **133**, 180. Na-Arsenik 0,2—1,0 mg/cc. u. NaCN 0,001—1,0 mg/cc. angewandt.

vor allem bei der Verteilung der Phosphate gesehen. Wenn wir zu der Abgabe von Anionen aus dem Plasma in das Lymphgefäßsystem oder in die Spatialräume der Organe übergehen, dann liegt als Phasengrenze eine Zellschicht da, die Kapillarendothelien. Wenn auch die Möglichkeit besteht, daß der Stoffdurchtritt hier zwischen den Zellen, also in einer membranartigen Kittsubstanz erfolgt, sind wir doch über das einzelne nicht informiert. Insofern wird das System aber wieder einfacher, als die Kolloide außen niemals eine so hohe Konzentration wie im Blutkörperchen erlangen. Da die wahrscheinlich ultrafiltrierte Lymphe sehr eiweißarm ist, stellt das Blutplasma jetzt die höhere Konzentration an Kolloiden dar. Aber hier gibt es auch Zellgebiete, bei denen die Lymphe eiweißhaltiger ist, z. B. bei der Leber und im Darmgebiet (siehe auch GELLHORN[930]).

Der wiederum aufgesuchte Donnanquotient $\frac{C_{\text{Plasma}}}{C_{\text{Lymphe}}}$ wird also einen Wert kleiner als 1 annehmen müssen, aber der Abstand von 1 wird nur gering sein. Aciditätsverschiebungen im „Gewebe" werden sich nicht so auswirken können wie im Blutkörperchen, ganz abgesehen davon, daß unter den Eiweißkörpern das Hämoglobin mit seinem isoelektrischen Punkt eine besondere Stellung einnimmt.

Daß die Lymphe tatsächlich nicht eiweißfrei ist, auch unter normalen, d. h. ohne Entzündung vorliegenden Zuständen, ist ein Zeichen, daß zum mindesten an den Grenzen Unstetigkeitsstellen vorliegen, bei denen die Donnangleichgewichte im Moment des Durchtretens der Flüssigkeit ohne Bedeutung sind. Deshalb will KEYS[3165] zwischen Durchtritt von Substanzen durch die Capillarwände und Austausch von Flüssigkeit zwischen Blut und Gewebszwischenräumen unterschieden wissen, wenn diese Unterscheidung auch — bis jetzt jedenfalls, wie er zugibt — für physiologische Zwecke ohne Bedeutung sein mag. Im allgemeinen werden wir die Verhältnisse nach dem Dreikammersystem von SCHADE[3166] beschreiben können, obwohl KROGH[3165, a] die Organe bei Arbeit direkt, also nicht auf dem Umwege über die Interspatialräume berücksichtigt wissen will.

Jedenfalls sind für den *Durchtritt von größeren Partikeln* andere Kräfte anzunehmen wie bei den kristalloiden Körpern. Direkte Konvektion durch osmotische Kräfte kann beschleunigend wirken, aber für den Transport von Partikeln will THEORELL[3165, b] vor allem den Potentialgradienten verantwortlich machen. Potentiale entstehen in Zellen und Geweben immer und zwar variabel mit der Funktion, so daß ein Transport möglich ist. GATTY[3165, c] zieht als Fortbewegungsmittel eine Differenz der Oberflächenspannung an 2 Polen des Partikels in Betracht. Diese und sicher noch andere unbekannte Möglichkeiten können die Permeation der Anionen beeinflussen durch Änderung der Donnanbedingungen. Diese werden die Zusammensetzung etwa entsprechend einem Dialysat erwarten lassen, wie es von GREEN und POWER[3167] an Hundeblut untersucht wurde.

1. Chlorid. Für Chlorid ergab sich das Verhältnis $\frac{[\text{Cl}]_s}{[\text{Cl}]_{\text{Dialysat}}} = 0{,}981$, mit Schwankungen von 0,94—1,04. Im Dialysat hätte eine höhere Konzentration herrschen sollen. Bei Punktion der Interspatialräume im Froschmuskel durch Einstecken einer Kapillare gelang es von dort Flüssigkeit zu gewinnen. Das Verhältnis $\frac{[\text{Cl}]_s}{[\text{C}\cdot]_{\text{Flüssigkeit}}}$ betrug 0,993 im Durchschnitt von 23 Versuchen, also eine starke Annäherung an ein Ultrafiltrat.

3165 KEYS, A.: Transact. Farad. Soc. **33**, 930 (1937). C. **1937, II**. 2693. Diskussionsbemerkungen: a) KROYLE, b) THEORELL, c) GATTY, d) WILBRANDT.

3166 SCHADE: Erg. d. inn. Med. u. Kinderheilk. **32**, 425 (1927).

3167 GREENE, C. H., u. POWER, M. H.: J. biol. Chem. **91**, 183 (1931), Rona **63**, 330.

3168 GREENE, C. H., BOLLMAN, J. L., KEITH, N. M. u. WAKEFIELD, E. G.: J. biol. Chem. **91**, 203 (1931), Rona **63**, 331.

3169 MAURER, F. W.: Amer. J. Physiol. **124**, 546 (1938), Rona **112**, 557.

Der Cl'-Gehalt betrug bei der Leberlymphe 368,2 (360—447) mg% (8 Kaninchen); der Darmlymphe 341 (311,7—356,4) mg%[3169, I], in der Lymphe der Kniebeuge 341,5 mg%[3169, II].

Bei Injektionen von NaCl in die Blutbahn fand sich ein rascher Anstieg des NaCl in der Lymphe des Ductus thoracicus, wie folgender Versuch zeigt[3170]:

Nach Infusion von 10% Lösung von NaCl stieg der Gehalt im Plasma sofort an. Der weitere Verlauf ergibt sich aus folgenden Zahlen der Tab. 187 (% NaCl).

Der Lymphfluß nahm stark zu, die Konzentration aber besonders in der Lymphe. Derartige Zunahmen in der Lymphe sind nach subcutaner Injektion beträchtlich, wie Versuche von NAKAMURA[3171] zeigen.

Tabelle 187.

Zeit	Serum	Lymphe
0	0,55	0,61
5 Min.	0,63	0,74
10 Min.		0,79
15 Min.		0,78

Kaninchen erhielten verschieden konzentrierte NaCl-Lösungen subcutan in die Ohrmuschel injiziert und zwar 1,8, 2,6 und 4,6%. Die Konzentration stieg in $^1/_2$ Stunde danach bis zu Höchstwerten von 0,923, 1,443 und 1,831% bei den entsprechenden Konzentrationen an und sank in 2—3 Stunden zur Norm ab.

In jedem Fall ist die Geschwindigkeit des Eindringens von Cl' in die Lymphwege deutlich, sowohl im Blut als auch vom Gewebe aus.

2. Sulfat. Die Schwierigkeit der Permeation von Sulfat ist auch hier viel größer. MASUDA[3172, 3173] untersuchte die normale Lymphe aus der poplitea des Kaninchens und fand kein Sulfat, im Ductus thoracicus war der Gehalt aber 9 mg% (10 mg% im Blut), also auch hier das leichtere Eindringen in die Lymphe von Leber und Darm. Bei Gabe von Sulfat konnten Chloride aus der Lymphe verdrängt werden, was nach der Tendenz, den osmotischen Druck konstant zu halten, durchaus zu erwarten ist[3170]. Dieser Vorgang dürfte aber erst in sekundärer Phase eintreten, nachdem zuerst eine Verdrängung von Cl' in die Gewebe durchlaufen wird.

3. Phosphat. Im Phosphat besitzen wir auch ein schwerer permeierendes Ion. Der Gehalt in der Froschlymphe wurde mit 94% (77—100% in 24 Versuchen) der Serumkonzentration festgestellt[3174]. Diese Annäherung ist bei dem starken Lymphfluß des Frosches nicht verwunderlich. Im Dialysat war es in geringerer Konzentration als im Serum zu finden: $\frac{2{,}6}{3{,}1}$[3167]. Dieser Befund wurde vielfach erhoben und daraus der Schluß abgeleitet, daß ein Teil des normalen anorganischen Phosphats nicht dialysabel sei. Wir sind darauf schon früher eingegangen und haben gezeigt, daß Versuchsfehler vorgelegen haben müssen. Bei den Versuchen von GREENE und POWER[3167] gab es auch enorme Schwankungen, teils wurde der Wert im Plasma über-, teils stark unterschritten, und der obige Wert gibt nur einen Durchschnitt wieder. Von ASAKUMA ([3175—3176], siehe auch [3176, I]) wurden Werte aus Serum und Beinlymphe vom Kaninchen mitgeteilt. Die Resultate ergeben sich nach 12 Analysenpaaren:

Tabelle 188.

	Lymphe	Blutserum	Serum / Lymphe
Durchschnitt . .	2,53	3,47	1,39
Maximum . . .	3,66	5,32	2,16
Minimum	1,64	2,61	1,04

[3169, I] MIYAMOTO, K., u. TAKAOKA, H.: Arb. III. Abt. d. anat. Inst. Kyoto DH 8a, 25 (1941). C. **1941, II.** 3088, Rona **125**, 520.

[3169, II] TOMII, M., u. MIYAMOTO, K.: Arb. III. Abt. anat. Inst. Kyoto DH 8a, **57** (1941). C. **1941, II.** 3089.

[3170] MEYER-BISCH, R., u. GÜNTHER, F.: Pflügers Arch. **209**, 107 (1925), Rona **34**, 376.

[3171] NAKAMURA, A.: Arb. III. Abt. anat. Inst. Kyoto **7**, 172 (1939), Rona **117**, 84.

Der anorganische P in der Leberlymphe betrug 5,10 (4,10—8,75), diesmal größer als im Blutserum. Der Gehalt ist nicht mit einer besseren Permeabilität zu erklären, die bei der Leber schon bekannt ist, dringen doch auch durch die Capillarwände Phosphatide, die man durch radioaktiven ^{32}P markiert hat[3177, 3177, I].

Aber wenn die Leber die radioaktiven Phosphatide viel rascher aufnahm — und zwar im Abstand (Reticuloendothel?) — als die anderen Organe, so zeigten auch diese eine Aufnahme, die man vielleicht als Reihe der Kapillardurchgängigkeit ansehen kann. Die Permeabilität nimmt ab: Lunge, Niere, Milz, Herz, Dünndarm, Gehirn, Muskulatur. Auf diesem Wege verschwanden beim Kaninchen in 30 Minuten schon 50%, beim Hühnchen in 17 Minuten sogar 63% aus dem Plasma. Histamin hatte auf diesen Prozeß keinen Einfluß.

4. Bromid. Der Übergang von Bromid in die Lymphe aus der Poplitea beim Kaninchen nach intravenöser Injektion von 1 g/kg NaBr wurde in den Versuchen von ARAKI[3178] schon nach 20 Minuten in voller Höhe beobachtet. Die Konzentrationen in Blut und Lymphe (90 Minuten nach der Injektion) geben folgende Reihe (mg NaBr in 1 ccm):

Lymphe:	3,50	3,76	3,30	3,76	3,20	3,76	3,70	3,18
Blut:	3,36	3,60	3,14	3,62	3,08	3,30	3,30	2,88

Wenn es sich bei den Analysen nicht um Blut sondern um Plasma handelte, dann würde ein Verteilungsverhältnis resultieren, das den Phasenregeln etwa entspricht. Da es sich aber anscheinend um Gesamtblut handelt, ist die Konzentration in der Lymphe zu klein. Bei der Gabe von gleichen Mengen NaJ (1 g/kg) waren die Zahlen nach 90 Minuten (die Analysenmethode erscheint wenig vertrauenerweckend):

Lymphe:	0,97	0,87	0,75	1,39	1,26	1,48	1,50
Blut:	0,55	0,58	0,64	1,12	1,05	1,06	1,48

Auffällig ist die absolut geringere Konzentration von J' im Blut gegenüber NaBr. Eine so viel größere Ausscheidung wird man in der kurzen Zeit kaum erwarten dürfen.

In einer dritten Versuchsserie wurde ein Gemisch von NaBr : NaJ = 2:3 intravenös verabfolgt, um das verschiedene Verhalten zu charakterisieren. Wir geben hier nur einige Verhältniszahlen J/Br wieder aus Analysen 90 Minuten nach der Injektion:

Blut:	0,73	0,72	0,52	0,66	0,64	0,66	0,93	0,64	0,51	0,91
Lymphe:	0,84	0,81	0,56	0,68	0,80	0,72	0,81	0,78	0,65	0,77

Ähnliche Versuche wurden an der Leberlymphe ausgeführt[3179]. Aus den letzten Vehrältniszahlen ersieht man, daß 8mal das J', nur 2mal das Br' besser in die Lymphe abgegeben wird. Bei dem Vergleich der beiden vorigen Zahlenreihen mit den Einzelzahlen wird die Überlegenheit der Jodkonzentration in der Lymphe gegenüber dem Blut auffallen. Diese Unterschiede können zum Teil nicht mehr durch die Rechnung des Trockengewichtes ausgeglichen werden. Aus eigenen Versuchen am Frosch (EICHLER[846]), in denen die Konzentrationen in der Lymphe des Peritonealraumes mit denen des Gesamtblutes verglichen wurden, sei hier eine Tabelle angeführt:

Tabelle 189.

Zahl der Versuche	Zeit nach Injektion von NaJ in Stunden	$\frac{C_{Lymphe}}{C_{Blut}}$	$\frac{C_{Lymphe}}{C_{Blut}}$ (Trockengewicht)	$\frac{C_{Lymphe}}{C_{Blut}}$ (Blutkörperchenvolumen)
9	bis 3	1,425	1,20	1,06
4	6	1,410	1,18	1,05
5	12—24	1,370	1,15	1,02

3172 MASUDA, S.: Arb. III. Abt. anat. Inst. Kyoto 4, 22 (1934), Rona 89, 113.
3173 MASUDA, S.: Arb. III. Abt. anat. Inst. Kyoto 4, 25 (1934), Rona 89, 113.
3174 WALKER, A. M.: J. biol. Chem. 101, 269 (1933), Rona 75,.496.
3175 ASAKUMA, S.: Arb. III. Abt. anat. Inst. Kyoto 6, 59 (1937), Rona 108, 616.

Auf dieser Tabelle ist die hohe Konzentration in der Bauchlymphe ersichtlich (Kolonne III), etwas mit der Dauer des Versuches abklingend. In der folgenden Kolonne wurde als nichtlösende Räume der Trockengehalt für Blut = 20%, Lymphe = 5% berücksichtigt, also versucht, wenigstens größenordnungsmäßig nur die Konzentrationen in Wasser in Beziehung zu setzen. Auch wenn man die Konzentrationen in den Erythrocyten, deren Volumen 24% beträgt, mit 50% des Plasmas ansetzt, kommt man auf Werte in der Lymphe, die 1,14 bis 1,20 mal so groß sind wie im Blut.

In der letzten Kolonne ergaben sich brauchbare Werte, aber es wurde das gesamte Blutkörperchenvolumen als nichtlösend in Rechnung gestellt, was nach den Versuchen beim Warmblüter nicht statthaft ist, im Gegenteil müßte sogar ein höherer Wert gewählt werden. Nach damaligen Versuchen wurde die Möglichkeit diskutiert, daß durch die Injektion der stark hypertonischen Lösung (10,72 mMol/kg in 2 mol Lösung) die Gewebe vorher Flüssigkeit abgegeben haben (wie es auch gemessen wurde) und sich wieder mit der verlorenen Flüssigkeit aufluden. Wenn aber diese verlorene Flüssigkeit aus der Lymphe in erster Linie geholt wird, dann müßte die Konzentration in der angegebenen Richtung zunehmen und die Differenz sich auch mit der Zeit in der angegebenen Richtung verändern.

Vielleicht könnten die Ionen selbst eine Quellwirkung auf die Bindegewebe ausüben, die in der Reihenfolge $J > NO_3 > Cl > SO_4$ stattfindet. Aber ob diese Auffassung geeignet ist, quantitativ die Verhältnisse zu erfassen, bleibt solange fraglich, bis der Beweis angetreten ist; nach neueren Analysen über die Bewegung des Trockengehaltes werden wir sie sogar für unwahrscheinlich halten. Nach der Größe der Moleküle werden wir das Bromid eher in höherer Konzentration in der Lymphe vermuten dürfen als das Jodid. Eine neuerliche Nachprüfung dieser Verhältnisse mit absolut einwandfreier Methodik wäre wünschenswert, auch der Vergleich mit dem Cl′ des Plasmas wäre von Vorteil.

5. Vergleiche. Unsere hier vorgetragene Auffassung soll nur ein Beispiel für die Dynamik der Vorgänge geben. Wenn man das berücksichtigt, wird man gar nicht erwarten, *genau* die statischen Donnanquotienten widergespiegelt zu finden. Versuche zur theoretischen Behandlung von TEORELL sowie WILBRANDT haben wir früher schon erwähnt. Experimentelle Hinweise finden sich z. B. in den Untersuchungen von SCHADE[3166]. Nach der strengen Ultrafiltrationstheorie der Lymphbildung sollten hypertonische Lösungen keinen Einfluß auf die Lymphfiltration haben. Nur Kolloide sollten durch Erhöhung des osmotischen Drucks diesen Vorgang hemmen. Das ist in strenger Weise nicht gültig, denn bei Glucose kam immerhin $^1/_{250}$, bei Harnstoff $^1/_{5000}$ (NaCl dazwischen) ihres osmotischen Druckes zur Geltung.

Noch interessanter sind die Versuche von KEYS[3165]. Durch körperliche Bewegungen kann man eine Filtration von Wasser durch die Capillarwände erzielen. Wasser bewegte sich 3—10 mal so rasch wie Glucose. Beim Laufen von 1 Minute (bis zur Erschöpfung) geht rund 24% des Wassers im Blute durch Filtration verloren (darunter auch 0,2—1% Eiweiß). Aus den Analysen vor und nach dem Lauf kann man einen Eindruck über die Filtrationsfähigkeit der einzelnen Teile gewinnen. SO_4'' und $Ca^{\cdot\cdot}$ erweisen sich als ganz unfiltrierbar. An diesen Ionen gemessen ist $Na^{\cdot}$ nur $^1/_3$ bis $^1/_5$ so stark angestiegen, so daß es — ebenso wie Cl′ — weniger rasch permeiert als Wasser. Es ergibt sich folgende Reihe für die Geschwindigkeit des Durchtretens: $H_2O >$ Urea $> K^{\cdot} > Na^{\cdot}$, Cl′, $NO_3' > Ca^{\cdot\cdot}$, $Mg^{\cdot\cdot}$, $PO_4 >$ Glucose, SO_4'', SCN′ $>$ Zucker.

Diese Versuche enthalten sicher sehr komplizierte und teilweise unübersichtliche Bedingungen, worauf in der Diskussion auch KROGH hinwies, z. B. wird der Stoffwechsel der Organe mitwirken. Es ist allerdings in dieser kurzen Zeit

[3176] ASAKUMA, S.: Arb. III. Abt. anat. Inst. Kyoto **6**, 66 (1937), Rona **108**, 616.

[3176, I] MURATA, T.: Arb. III. Abt. anat. Inst. Kyoto D 8a, 27 (1941), Rona **125**, 520. C. **1941 II**, 3089. Werte 1,79—3,05, im Durchschnitt 2,32 mg%.

[3177] HEVESY, G., u. HAHN, L.: Kgl. danske Vidensk. Selsk. biol. Med. **15**, 3 (1940). C. **1940 II**, 2170.

[3177, I] HEVESY, G., u. HAHN, L.: Kgl. danske Vidensk. Selsk. biol. Med. **15**, 6, 1 (1940), Rona **122**, 617.

[3178] ARAKI, H.: Arb. III. Abt. anat. Inst. Kyoto Ser. D. **6**, 13 (1937).

nicht sehr wahrscheinlich, daß sie wesentlich eingreifen, ersichtlich schon aus der Reihenfolge der Ionen. Wenn der Einwand mit dem Stoffwechsel zuträfe, müßte die Konzentration des PO_4''' nicht gefallen, sondern gestiegen und die Konzentration des Zuckers bei sehr erschöpfender Arbeit außerordentlich gefallen sein. Auffällig ist die Stellung des Rhodanids. Sie wird mit der von LAVIETES und Mitarbeitern (siehe oben) gefundenen Bindung des Rhodanids an Eiweißkörper oder besser Lipoide[3180] des Serums erklärt.

Auch in der Lymphe des Kaninchens fand sich kein SCN'[3181], sondern erst nach Gabe von Acetonitril (Blutserum > Beinlymphe > Leberlymphe), in geringerem Maße bei Leberschädigung[3182].

Diese Verhältnisse zeigen das Dynamische des Vorgangs. Es wurde schon bei den Versuchen von MAIZELS an Erythrocyten erwähnt. Wenn zwei Anionen mit verschiedener Permeabilität an das Blutkörperchen herangebracht werden, permeiert anfangs nur das eine und zwar in erhöhtem Maße, da die Bedingung der Isotonie unbedingt aufrechterhalten wird. Dadurch kommen intermediär ganz verschiedene Verteilungen vor, bei denen die Summe der Anionen konstant gehalten erscheint, was bei dem strengen Gleichgewicht nach DONNAN nicht stattfinden dürfte.

Wir werden fragen, warum solche Vorgänge nicht auch bei der Dialyse in Erscheinung treten. Dabei besteht immer die Zeit zur Durchmischung an beiden Seiten der Membran, nicht aber bei den anatomischen Verhältnissen des Gewebes. Hier werden durch die capillare Anordnung der Räume, in denen eine Durchmischung durch Konvektion durch die Enge des Raumes, Diffusion und die vorhandene Strömung verhindert wird, gewissermaßen dauernd differentielle Proben abgenommen, die dann Abweichungen von dem Gesetze der Statik zeigen werden. Diese Vorgänge muß man bei den Quotienten von Ödemen und Exsudaten im Liquor und im Augenkammerwasser in Betracht ziehen. Je größer die Räume sind, je geringer die Filtration, um so weniger wird eine Abweichung von den strengen Forderungen der statischen Phasenlehre eintreten, unter der Voraussetzung, daß wir die Phasengrenzen kennen. Bei diesen lassen aber die neuesten Ableitungen von WILBRANDT über das Verhalten der Grenzschicht alle Möglichkeiten zu.

Eine mathematische Theorie dieser Bedingungen zugleich mit experimenteller Verifikation fehlt noch. Ansatzpunkte kann man auf dem Weg beider eben erwähnter Beschreibungen der Membranfunktion zu gewinnen versuchen. Bei der Porentheorie ist zu berücksichtigen, daß die Poren nicht alle eine genaue stereometrisch definierte Ausdehnung besitzen, sondern wie alle Größen einer Verteilungsfunktion unterliegen. Liegen 2 Ionen verschiedener Größe vor, $A > B$, dann wird B durch eine größere Zahl von Poren durchtreten können als A. Es wird also die aktuelle filtrierende Fläche für B größer sein als für A. Da Wasser als Baustein der Membran selbst auch zwischen den Poren durchtreten kann, und zwar in beiden Richtungen, würde der osmotische Druck stets gewahrt bleiben, die Zusammensetzung insgesamt aber durchaus von einem einfachen Ultrafiltrat abweichen. Wenn der Bau der verglichenen Ionen und die Bedingung ihres Durchtritts bekannt wäre, würde man Gültigkeit und Abweichungen an diesem Bilde streng prüfen können. Das ist jedoch nicht leicht, da die erste Phase des Durchtritts eine Adsorption darstellen kann, wie wir sie beim Eintritt von PO_4''' in die Herzmuskelfaser (EICHLER und SCHMEISER) feststellen konnten.

3179 ASAKUMA, S.: Arb. III. Abt. anat. Inst. Kyoto H. 7, 38 (1938), Rona **117**, 82.

3180 LAVIETES, BOURDILLON u. KLINGHÖFER: J. clin. Invest. 15, 261 (1936), zit. nach [3165].

3181 SHIMAOKA, T.: Arb. III. Abt. anat. Inst. Kyoto D. 7, 93 (1938), Rona 117, 83.

3182 SHIMAOKA, T.: Arb. III. Abt. anat. Inst. Kyoto D. 7, 218 (1938), Rona 118, 77. Leberschädigungen durch Tetrachlorkohlenstoff, Chloroform, Phosphor.

Für die zweite Art der Theorie — die Membran als zu überwindender Energiebuckel — liegen die Verhältnisse nicht einfacher. Wir dürfen, ohne den Verhältnissen Zwang anzutun, voraussetzen, daß auch dieser Energiebuckel nicht überall die gleiche Höhe hat. Als Korrelat würde dann dazu gehören, daß die Energie der Ionen verschieden groß ist. Für Gasmoleküle wäre das nicht denkbar, da deren Energie nur von der Temperatur abhängt. In wäßriger Phase kann jedoch eine verschiedene Energie vorliegen, je nach der Reaktion mit den Lösungsmittelmolekülen, nach der thermodynamischen Aktivität oder der Hydratation. Wie sehr die Verhältnisse sich komplizieren müssen, wenn mehrere Phasen vorliegen, erkennt man aus der Tendenz, an die Oberflächen zu gehen, der Entweichungstendenz, die gerade bei der HOFMEISTERschen Reihe eine so dominierende Rolle spielt. Wird die Energie an der Zellgrenze vermindert? Das Verhalten der Ionen ist besonders an der Liquorschranke von Interesse. Man wird jedenfalls viele Möglichkeiten ausschließen müssen, ehe man seine Zuflucht zu einem biologischen Prozeß nimmt, selbst wenn wir uns auf die hier skizzierten Bilder einer Membranfunktion beschränken.

Ganz absehen wollen wir von Stoffwechseländerungen in den begrenzenden Organen. Wenn der Raum genügend klein ist, wird sich durch Änderung der Oberfläche ein ganz anderes Donnangleichgewicht einstellen. Es erfolgt eine Konvergenz nach einem ganz anderen Endwert. Die Grenze wird in die Größenordnung der Molekularbewegung fallen.

Als außergewöhnlichen Durchtrittsort konnte FRÖHLICH und ZAK[3182, I] bei der Froschzunge die Venen in der Gegend der Klappe beobachten. Nach $K_4Fe(CN)_6$ wurde noch vor den Kapillaren der Durchtritt beobachtet.

6. Die radioaktive Isotopenmethode hat auch auf diesem Gebiet neue Möglichkeiten eröffnet, schon jetzt unsere Erkenntnisse bereichert und zu neuen Fragestellungen geführt. Neben den Befunden von HEVESY und HAHN[3182, III], auf die wir später zurückkommen, sollen zuerst die Untersuchungen von FLEXNER und Mitarbeitern[3182, II u. 3182, IV] behandelt werden. Bei den Untersuchungen wurde vor allem $^{38}Cl'$ und $^{24}Na^{\cdot}$ angewandt. Da beide Ionen sich völlig gleich verhalten[3182, IV] und $^{24}Na^{\cdot}$ mit seiner längeren Halbwertszeit leichter zu handhaben ist, werden wir uns vorwiegend auf diese Untersuchungen stützen, vor allem weil die Bewegungen der $^{38}Cl'$-Ionen durch die Capillarwand, die uns jetzt allein interessiert, kompliziert sind durch ihren Eintritt in die Erythrocyten.

Wenn man einem Meerschweinchen intravenös $^{24}Na^{\cdot}$ injiziert, wird es nach einiger Zeit, nach den vorliegenden Messungen in etwa 8 Minuten, im Blutplasma eine Konzentration erreicht haben, die für längere Zeit konstant bleibt, bis die Faktoren der Ausscheidung und der radioaktiven Dekomposition das Bild trüben. Die Höhe der primären Gleichgewichtskonzentration ist abhängig von den dem $Na^{\cdot}$ zugänglichen Räumen im Organismus. Bis dieser Punkt erreicht wird, gibt es aber einen Abfall, dessen Steilheit diktiert ist durch die Geschwindigkeit des Austausches und der Mischung. Diese ist beim Meerschweinchen stets rasch und braucht nicht besonders berücksichtigt zu werden.

Für den Austausch entwickeln die Autoren eine Gleichung, die keiner besonderen Voraussetzung bedarf, als die üblichen Ansätze zur Gewinnung der Diffusionsgleichungen. Da der Austausch monophasisch verläuft, ergibt sich als Verbindungslinie eine einfache Exponentialfunktion, auf logarithmischem Papier

3182, I FRÖHLICH, A. u. ZAK, E.: Z. exp. Med. **42**, 41 (1924), zit. nach GELLHORN[930], S. 298.
3182, II MERELL, M., GELLHORN, A. u. FLEXNER, L. B.: J. biol. Chem. **153**, 83 (1944).
3182, III HAHN, L., u. HEVESY G.: Acta physiol. Scand. **1**, 347 (1941).
3182, IV FLEXNER, L. B., COWIE, D. B. u. VOSBURGH, G. J.: Cold-Spring-Harbor Sympos. quantit. Biology. Bd. XIII, S. 88 (1948).
3182, V GELLHORN, A., MERREL, M. u. RANKIN, R. M.: Amer. J. Physiol. **142**, 407 (1944.)

aufgetragen, eine gerade Linie. Die Versuchsresultate erfüllen diese Annahmen in außerordentlich präziser Form. Wertet man die erhaltene Neigung der logarithmischen Linie aus, dann ergibt sich, daß in jeder Minute 60% des Na˙ und 64% des Cl′[3182, X] das Blutplasma verlassen und durch die Ionen ersetzt werden, die sich außerhalb der Gefäßbahn befinden. Für Wasser (durch Deuterium festgestellt) ist die Permeation der Capillarwand 2,3 mal so groß.

Der kurvenmäßige Verlauf erwies sich als komplizierter, wenn man Hunde zu Versuchstieren wählte[3182, V], denn jetzt war eine einfache Exponentialfunktion nicht mehr ausreichend, man mußte 2 solche Funktionen superponieren. Die Autoren beziehen das auf das Verhalten verschiedener Organe (siehe S. 527f), die verschieden rasch ihr Chlorid und Natrium zu wechseln vermögen. Zu den in raschem Austausch stehenden Organen gehören Muskeln, Lunge, Darm und Leber. In trägem Wechsel stehen Haut, Sehne, Knochen und Gehirn. Unter diesen Bedingungen war auf logarithmischem Papier der Verlauf nicht mehr linear. Der Mensch hatte denselben Kurvenverlauf wie der Hund, aber dadurch kompliziert, daß die Mischung nur langsam erfolgte, d. h. es dauerte 8—13 Minuten, bis die Radioaktivität im Plasma, das aus den beiden Cubitalvenen gewonnen worden war, gleich war. Unter plausiblen Annahmen gelang es so, für die Werte nach Versuchen an 3 Schwangeren die Konstanten der folgenden Gleichung durch graphische Auswertung zu bestimmen.

$$C_t - 2{,}2 = 7{,}6 \cdot e^{-1{,}2\,t} + 2{,}2\, e^{-0{,}090\,t}.$$

Nach dieser Gleichung werden 78% des Plasma-Na˙ in jeder Minute mit dem Na˙ außerhalb der Gefäße ausgetauscht. Nach anderen Versuchen[3182, VI] betrug der Austausch nur 32%. Der Austausch von Wasser ist beim Menschen größer und betrug 105% des Plasmawassers pro Minute.

Diese Resultate erlangen aber eine allgemeinere Bedeutung, wenn man damit einen Eindruck zu gewinnen sucht über die Vorgänge innerhalb des Capillarwalls im einzelnen, insbesondere ob der Durchtritt nur in der Kittsubstanz oder durch die Zellen erfolgt.

Unter Zugrundelegung des Diffusionskoeffizienten für KCl in der Konzentration von 0,01 mol bei 38°, nach den Messungen von KROGH über die Größe der Capillaren, also der zur Diffusion zur Verfügung stehenden Fläche, dem Befund, daß stets 20% des Blutplasmas sich in den Capillaren befinden, ergibt sich die diffundierende Menge von Chlorid in der gleichen Größenordnung, wie die durch den Versuch tatsächlich gemessene Menge. Da die Kittsubstanzen nur 1% der gesamten Capillarinnenfläche ausmachen, würde diese Fläche nicht zur Diffusion ausreichen, so daß nach dem Schluß von FLEXNER und Mitarbeitern[3182,IV] die Gesamtzellen zur Diffusion offenstehen müssen. Diese Darlegung verzichtet völlig auf die Prinzipien des Stoffaustausches in den Capillaren durch Filtration, wie sie von STARLING und SCHADE in die Lehre von der Versorgung der Gewebszellen mit Nahrung eingeführt wurde.

Die Art der Rechnung kann nur einen ungefähren Begriff geben und ist nicht frei von Einwänden. Die Diffusionskonstante aus frei diffundierendem KCl gegen Wasser muß höhere Werte geben, weil die osmotischen Kräfte eine Bewegung des Wassers veranlassen. Nicht der tatsächlich vorhandene Gradient wird in der Rechnung berücksichtigt. Dann ist die freie Beweglichkeit durch die Zellen nicht gut verständlich.

Auf einige dieser Einwände wird in der letzten Publikation[3182, X] eingegangen und dasselbe Resultat — daß der Stoffaustausch durch die gesamte Capillarwand und nicht durch die Kittsubstanz allein erfolgt — aus dem für Wasser im Verhältnis zum Chlorid zu geringen Austausch abgeleitet. Wenn nach der

[3182, VI] BURCH, G., REASER, P. u. CRONVICH, J.: J. Lab. Clin. Med. **32**, 1169 (1947); zit. nach [3182, IV].

Theorie von Chambers und Zweifach Ionen nur durch die Kittsubstanzen, Wasser aber durch die gesamte Capillarwand zu gehen vermag, stehe dem Wasser die 100fache Fläche zur Permeation zur Verfügung. Daraus ergäben sich mit den tatsächlichen Beobachtungen unvereinbare Konsequenzen. Vorausgesetzt wird dabei allerdings, daß die Permeation für Wasser bei beiden Gebilden gleich groß ist, und daß tatsächlich nur die reine Diffusion als treibende Kraft tätig ist. In der zitierten Arbeit von Starling[3182, XI] wird aber nicht die Notwendigkeit eines Diffusionsprozesses gefordert, sondern nur bewiesen, daß der Rücktransport nicht durch einen im Gewebe herrschenden positiven Druck veranlaßt sei.

Im Gegenteil weist Starling auf die Wirksamkeit des kolloidosmotischen Drucks hin. Dieser steigt im Verlauf des Filtrationsprozesses an. Dazu kommt noch die Aufnahme von Wasser in die Erythrocyten infolge der in den Capillaren zunehmenden Säuerung. Dadurch erhöht sich der kolloidosmotische Druck des Plasmas weiterhin, und es muß ein Rückstrom von Flüssigkeit aus den Geweben erfolgen.

Bei der von Flexner angesetzten Abschätzung der Diffusion wird der Tatsache nicht Rechnung getragen, daß in einem wesentlichen Teil der Capillaren die Diffusionsbewegung der Ionen gegen einen Flüssigkeitsstrom erfolgen muß. Damit ergibt sich eine neue Unsicherheit der Abschätzung der Zahlen. Man wird ohne eine bestimmte Zirkulation außerhalb der Capillaren nicht auskommen. Im übrigen liegen nach eigenen Versuchen[3182, XII] die Verhältnisse insofern kompliziert, als die Flüssigkeit außerhalb der Capillaren, oder genauer außerhalb der raschzirkulierenden Blutmenge, keineswegs Gleichverteilung aufzuweisen scheint.

Wie sehr noch andere Faktoren eine Rolle beim Transport spielen, zeigt das Eindringen von Ionen durch die Placenta des Meerschweinchens. Je nach dem Alter der Schwangerschaft ist die Wanderung von Wasser 10—16mal, von Phosphat mit seiner langsameren Diffusion aber immer noch 2—3mal so groß wie die von Natrium.

Der Austausch und damit die Aufladung der Gewebe mit ^{24}Na kann nicht nur durch die Analyse des Blutplasmas verfolgt werden, sondern lokal durch Messung der durch ^{24}Na ausgesandten harten γ-Strahlung durch ein außen angelegtes Zählrohr. Es zeigt sich, daß die lokale Durchblutung ganz wesentlich dafür verantwortlich ist, wie rasch die Ionen in die Gewebe eindringen[3182, VII]. So ergibt sich eine schlechtere Durchblutung bei Arteriosklerose, Thrombarthritis obliterans, Frostschäden, Thrombose und manche Fälle von Hochdrucken. Jedoch sind die Schwankungen dieser Prozesse sehr groß.

Wir haben eine andere Methode entwickelt[3182, VIII], siehe auch [3182, IX], die den umgekehrten Weg geht. Wenn man ein kleines Depot von physiologischer NaCl-Lösung injiziert, die mit ^{24}Na markiert ist, kann man das Verschwinden dieses Depots von 0,2—0,5 ccm auch von außen verfolgen. Es ergibt sich das Verschwinden proportional der noch liegengebliebenen Menge $\frac{\Delta I}{\Delta t} = - K I$ (I = Intensität des Depots, K = Konstante). Entsprechend erhält man beim Auftragen der Werte auf logarithmischem Papier eine Gerade, deren Neigung von der Durchblutung abhängt. Der Verlauf könnte niemals in dieser Form stattfinden, wenn

3182, VII Smith, B. C. u. Quimby, E. H.: Am. Surg. **125**, 360 (1947).

3182, VIII Eichler, O., Linder, F. u. Schmeiser, K.: Kli. Wschr. **27**, 480 (1949).

3182, IX Elkin, D. C., Cooper, F. W. Bohrer, R. K., Miller, W. B., Skea, P. C. und Dennis, E. W.: Surg. **1948**.

3182, X Cowie, D. B., Flexner, L. B. u. Wilde, W. S.: Am. J. Physiol. **158**, 231 (1949). Über ^{36}Cl-Bewegung beim Meerschweinchen.

3182, XI Starling, E. H.: J. Physiol. **19**, 312 (1895).

3182, XII Eichler, O., Linder, F., Schmeiser, K. u. Appel, J.: Nicht publizierte Versuche.

das Depot wie eine Kugel im Gewebe läge und von der Oberfläche her die Aktivität fortgeführt würde. Die Gleichung entspricht einer einfachen Diffusion. Aber an 2 Punkten gibt es Störungen. Sofort nach der Injektion ist die Abnahme häufig schwächer. Man kann das darauf beziehen, daß durch den Druck im Gewebe eine Reihe von Capillaren zusammengedrückt und geschlossen werden, bis die Verteilung vollendet ist. Am Schluß der Resorption gibt es ein langsameres Sinken. Hier sind die Diffusionsgesetze noch erhalten, denn die lineare Form bleibt, aber die Abwanderung ist erschwert. Vielleicht sind die Na-Mengen innerhalb der Muskelzelle mit ihrem langsameren Austausch übriggeblieben. Zahlreiche neue Probleme sind aufgetaucht.

VI. Ödeme und Transsudate.

Ödeme und Transsudate sind in erster Annäherung, soweit nicht entzündliche Prozesse die Wand der Kapillaren verändern, durchaus einer Filtration, also der Lymphbildung, analog. Um aber diese übermäßigen Ansammlungen zu erzeugen, bedarf es besonderer pathologischer Zustände, die auch durch das Experiment dargestellt werden können.

1. Chlorid. Der Zusammenhang zwischen Wasser und Kochsalzstoffwechsel ist schon lange bekannt. Wenn man einen Menschen schwitzen läßt und ihm eine NaCl-arme Diät gibt, kann er den durch das Schwitzen hervorgerufenen Gewichtsverlust nicht ausgleichen. Ausgleich tritt sofort ein, wenn man ihm eine Zulage von NaCl gibt, ebenso brauchbar ist NaBr[3183], schließlich kann auch Na_2HPO_4 oder $NaHCO_3$ zu diesem Zweck Verwendung finden, ebenso zur Ödembildung bei geeigneten Personen[3184]. Das Entscheidende in dieser Hinsicht ist also das $Na^{\cdot}$ und nicht das Anion.

Bei Tieren kann man Ödeme erzielen z. B. durch Gaben von Ringerlösung nach Herausnahme der Nieren[3185]. Die überwiegende Menge der infundierten Flüssigkeit findet sich in der Bauchhöhle, weniger in Pericard oder Pleura[3191], während in eigenen Versuchen[3192] mit langdauernden Adrenalininfusionen bei Katzen sehr häufig die Pericardialhöhle betroffen wurde. RODES und Mitarbeiter[3184, I] infundierten Hunden Kochsalzlösung bis zum Tode der Tiere, wobei allgemeine Ödeme entstanden. Die Ausdehnung der Ödeme kann man durch Gabe von $^{24}Na^{\cdot}$ verfolgen, das in die extracellulären Flüssigkeitsansammlungen einzudringen vermag. Dabei zeigten sich sogar im Myocard Ödeme. Während die normalen (oder entbluteten) Hunde einen extracellulären Raum von 23,5% (bzw. 24,7%) hatten, stieg er nach NaCl-Gabe auf 33,5%.

CHANUTIN und LUDEWIG[3186] gelang Transsudatbildung bei Ratten durch Exstirpation von 80—90% des Nierengewebes. Diese Tiere konnten viele Monate überleben, zeigten aber Polyurie, Hyposthenurie, Albuminurie, N-Retention, Hypertension und Herzhypertrophie.

Gab man solchen Tieren 0,9% NaCl ad libitum zu trinken bei voller Enthaltung von Nahrung, dann entwickelten sich in 24 und 48 Stunden Ödeme und Ascites. Bei 0,4% Lösung trat das nur sehr selten ein und erst nach 72 Stunden (bei 4 von 12 Tieren).

Uns interessiert hier nur das Verteilungsverhältnis dieser Transsudate, denn die Ödeme waren so bedeutend, daß sich durch einen kleinen Schnitt in der

[3183] BOGENDÖRFER, L.: Naunyn-Schmiedebergs Arch. **89**, 252 (1921).
[3184] LOEB, L.: Medicine **2**, 246 (1923).
[3184, I] RODES, N. D., LEMLEY, J. M., DALE, A. B., STEPHENSON, S. E. u. MENEDAY, G. R.: Am. J. Physiol. **157**, 254 (1949).
[3185] BARRY, F. S.: Amer. J. Physiol. **101**, 5 (1932), Rona **69**, 142. Glucoselösung führt nicht zu Ödemen. Durch beide Lösungen wird aber die Lebensdauer verlängert.
[3186] CHANUTIN, A. u. LUDEWIG, ST.: J. biol. Chem. **131**, 519 (1939).

Leistenbeuge leicht einige ccm gewinnen ließen. Die erhaltenen Werte gibt folgende Tabelle in m. aequiv. [Cl'] wieder:

Tabelle 190.

	24 Stunden 0,9% NaCl				48 Stunden 0,9% NaCl					
Serum	133	122	132	126	133	138	138	118	111	121
subcut. Ödem . . .	134		136		131	138	147	132	117	
Ascites	135	127	127	122	128	121	132	121	111	145

Wir sehen eine meist höhere Konzentration im Ödem in der Richtung, wie es die Theorie verlangt. Im Ascites waren die Werte nicht so einheitlich.

Bei sich entwickelnden Ödemen von Schwangeren fand sich nach NaCl-Gabe ein Gehalt, der höher war als einer einfachen Filtration entspräche (RUPP[2757]). Eine gute Übereinstimmung mit dem Donnanquotienten wurde in der Literatur wiederholt berichtet z. B.[3187,I, 3187,II u. 3187,III], BOLAM[3153] $r_{Cl'} = 0{,}972$ $r_{HCO_3'} = 0{,}964$.

Zur exakten Analyse von abgesonderten Flüssigkeiten gehört die Berücksichtigung des Donnanquotienten

$$r_{s\,fl} = \frac{[A']_s}{[A']_{fl}} = \frac{[H^\cdot]_{fl}}{[H^\cdot]_s},$$

die VAN SLYKE und Mitarbeiter[3053, S. 792] schon diskutierten. Die Schwierigkeit besteht auch hier, daß der Quotient für [HCO_3'] innen größer ist als der Theorie entspricht. Wir sehen darin — neben einer Carbaminatbindung in der eiweißreicheren Flüssigkeit — die Schwierigkeit, die geeignete CO_2-Spannung des Blutes zu erhalten. Besonders können bei Gebrauch von arteriellem Blut beim Vergleich Irrtümer vorkommen.

Ebenso bedeutsam ist die Genese der Flüssigkeit. So sind Transsudate reicher an Cl' als Exsudate[3187]. Da letztere infolge ihrer entzündlichen Grundlage reicher an Eiweiß sind, ist das zu erwarten. Gleichungen darüber entwickelten HASTINGS und Mitarbeiter[3188].

Sie fanden $r_{s\,fl_{Cl'}}$ 0,966 bei Ödemen durch Herzfehler, 0,976 durch Nephritis. Die Berechnung ließ Werte von 0,958 und 0,969 erwarten. Als Werte für HCO_3' wurden gefunden 0,976 und 0,980 (auch größere Abweichungen wurden gefunden[3193]).

GREEN und Mitarbeiter[3168] untersuchten unter anderem den Quotienten bei 10 Patienten mit verschiedenen Transsudaten und fanden den Durchschnitt 0,969 für $r_{Cl'}$ und 1,033 für $r_{HCO_3'}$.

MUNTWYLER, WAY und POMERENE[3224] finden für Ascites $r_{Cl'}$ 0,959 $r_{HCO_3'}$ 1,076 $r_{Cl'+HCO_3'}$ 0,978 (berechnet 0,957), und zwar schon im Moment des Entstehens des Ergusses. Da die Grenzen sowohl für Anionen als auch für Kationen durchgängig sind, liegen die Verhältnisse etwas anders als beim Erythrocyten.

HASTINGS und andere[3188] machen auf folgendes Verhältnis der Quotienten aufmerksam: $r_{HCO_3'} > r_{Cl'} > r_{Na^\cdot} > r_{H^\cdot}$. Diese Reihe finde sich immer wieder und sei wohl durch eine Aktivitätsbeschränkung in den verschiedenen Phasen zu erklären. Bei den geringen normal vorkommenden Flüssigkeiten im Pericard und Peritoneum wurde der Cl'-Gehalt sehr gut der Gleichgewichtsforderung angemessen gefunden[3190, I].

3187 STOLFI, E.: Boll. Soc. ital. Biol. sper **11**, 5 (1936), Rona **94**, 515.

3187, I LOEB, R. F., ATCHLEY u. PALMER, W. W.: J. gen. Physiol. **4**, 591 (1921).

3187, II GOLLWITZER-MEIER, KL.: Z. ges. exp. Med. **46**, 15 (1925).

3187, III BALINT, P., u. BENKÖ: Exper entia **3**, 358 (1947). C. **1948 II**, 1191. Verteilung von Na˙ und Cl' bei 13 Bauch- und 7 Pleurapunktaten unter genauer Berücksichtigung des vorhandenen Eiweißes. Die Verteilung entspricht völlig dem Donnan-Gleichgewicht.

3188 HASTINGS, A. B., SALVESEN, H. A., SENDROY, J. u. VAN SLYKE, D.: J. gen. Physiol. **8**, 701 (1927).

3189 CURTIS, G. M. u. HUGGINS, C. B.: Proc. Soc. exp. Biol. Med. **25**, 622 (1928), Rona **48**, 68. Der Cl'-Gehalt im Blut steigt nur wenig an.

3190 DAVIS, C. B., HANKE, M. E. u. CURTIS, G. M.: Proc. exp. Biol. Med. **27**, 979 (1930), Rona **60**, 86.

Wenn man eine isotonische NaCl-Lösung in den Peritonealraum infundiert und zur Untersuchung der Resorption die Gleichgewichte feststellen will, ist der Gehalt an Eiweiß durchaus nicht zu vernachlässigen, fanden sich doch bei solchen Versuchen am Kaninchen[3189] in der wiedergewonnenen Flüssigkeit Eiweißmengen bis 1,5%.

Bei künstlichen Exsudaten an Hunden mit einem Wassergehalt von 98,9% als Durchschnitt von Bestimmungen an 10 Tieren war der Quotient für Cl′ 0,972 (GREENE und Mitarbeiter[3168]). Bei intraperitonealer Gabe von destilliertem Wasser[3190] fand rasch eine Angleichung des Cl′ an den Gehalt des Blutes (bis 376 mg%) statt, während die Tiere an Symptomen wie Muskelzuckungen, Krämpfen usw. zugrunde gingen.

Die Gleichgewichtseinstellung von Cl′ nach intraperitonealer Injektion von isotonischer Glucose (10% des Körpergewichts) zeigen Versuche von DARROW und YANNET[3194]. Folgende Tabelle gibt die Konzentration in mMol an.

Tabelle 191.

	Hunde				Affe Rhesus Macacus	
Serum vorher . . .	112,4	106,1	112,6	111,1	108,5	109,3
„ nachher . .	92,6	86,8	91,8	91,2	90,5	96,2
Peritoneum	96,2	91,1	91,8	88,2	99,4	75,6 (?)

(Andere Werte finden sich auf Tabelle 94, S. 502.)

Im allgemeinen besteht eine gute Übereinstimmung mit der Erwartung. Durch Behandlung mit Dioxycorticosteron konnte die Geschwindigkeit der Gleichgewichtseinstellung für Na˙ und Cl′ beträchtlich vergrößert werden[3195, 1].

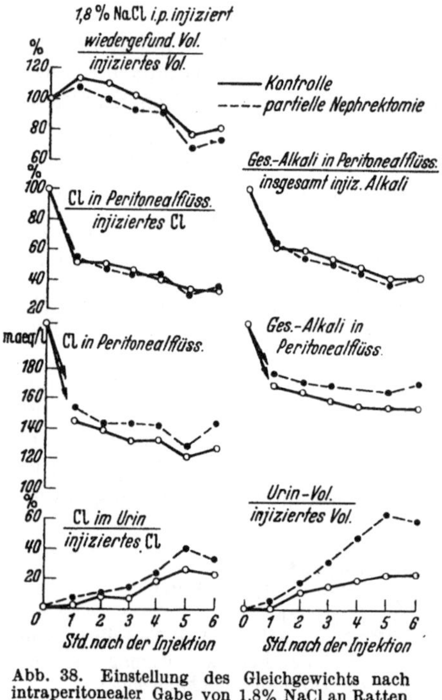

Bei Injektionen von 1,8% NaCl in das Peritoneum fanden sich keine so guten Paare (siehe auch [3195]), vermutlich weil das Gleichgewicht noch nicht eingetreten war. Die Langsamkeit der Einstellung des Gleichgewichts zeigt sich bei Injektion derselben Konzentration von 1,8% NaCl (5 ccm auf 100 qcm Oberfläche) bei Ratten in den Versuchen von CHANUTIN und LUDEWIG[3186], deren Resultate wir auf folgender Abbildung 38 wiedergeben. Jeder Punkt der Kurve bedeutet den Durchschnitt von 5—8 Einzeltieren.

Abb. 38. Einstellung des Gleichgewichts nach intraperitonealer Gabe von 1,8% NaCl an Ratten nach CHANUTIN u. LUDEWIG[3186].

Anfangs nimmt die Flüssigkeit in der Bauchhöhle zu trotz raschen Absinkens des [Cl′], erst in der 4.—5. Stunde wird mehr Flüssigkeit resorbiert, die aber durchaus nicht im Gleichgewicht steht. Nach Injektion von 5% Glucose war es nach etwa 5—6 Stunden erreicht. Bei den Tieren mit partieller Nephrektomie waren es etwa 100 m. aequiv. (Serum: 108), bei den normalen Tieren 80 m. aequiv. (Serum: 100). Diese Übereinstimmung ist nicht so gut wie bei den Analysen der letzten Tabelle.

Chlorid in Flüssigkeiten von Tumoren und syphilitischen bzw. tuberkulosen

[3190, 1] MAURER, F. W., WARREN, M. F. u. DRINKER, C. K.: Amer. J. Physiol. **129**, 635 (1940). C. **1941 I**, 1309, Rona **130**, 501. Verschiedene Tierarten. Quotient bei Hunden 0,94, Kaninchen 0,966, Enten 0,927. Soll für Hunde 0,92, Kaninchen 0,975. Auch Angaben über weitere Körperflüssigkeiten.

Herden verhielt sich nicht anders[3196], dagegen sind die Inhalte von *Brandblasen* von merkwürdiger Inkonstanz. Auf NaCl berechnet betrug eine derartige Konzentration nach leichter Verbrennung bei Kaninchen 0,23—0,85%, bei schwerer 0,24—0,62%, also ein ganz anderer Vorgang als eine einfache Exsudation[3197]. Es scheint partiell Cl'-freie Flüssigkeit ausgeschieden zu werden, kann doch auch im Schweiß eine hypotonische Lösung sezerniert werden. Wurden die Blasen beim Menschen durch Cantharidin hergestellt, dann war der Cl'-Gehalt 5—20% höher als im Plasma, also in der Richtung des Donnangleichgewichtes[3200, I], und folgten Entsalzungsmaßnahmen[3200, II].

Wie durchaus verschieden die normalen Flüssigkeiten bei *niederen Tieren* sich verhalten können, zeigen die Analysen von SMITH[3198, 3199]. Untersucht wurden der Hundsfisch Acanthus vulgaris, Cacharias littorialis und 12 andere Arten. Die Konzentrationen in mMol auch für andere Ionen ergeben sich (Tab. 192):

Tabelle 192.

	Cl'	SO_4''	PO_4'''
Plasma	232	Spur	0,7
Liquor cerebrosp.	244	„	1,0
Peritoneum	332	13,9	0,7
Pericard	366		0,7

Nur der Liquor cerebrospinalis verhält sich hiernach etwa wie ein Filtrat, während wir andere Resultate bei den höheren Tieren sehen werden. Bei Lophius piscatorius[3199] werden folgende Werte gegeben (Tab. 193):

Tabelle 193.

	Cl'	SO_4''	PO_4'''
Serum	209	3,7	6,7
Liquor cerebrosp.	202	3,3	5,1
Peritoneum	232	8,2	4,7

Bei der Schildkröte[3200] ist in der Pericardialflüssigkeit der Gehalt an HCO_3' 2—3mal so groß wie im Serum, Cl' ist entsprechend vermindert, während SO_4'' und PO_4''' in gleichen Konzentrationen vorkommen.

2. Phosphat. Phosphat in Transsudaten ergibt sehr gute Übereinstimmung mit den Serumwerten. GREENE und Mitarbeiter[3168] bestimmten den Quotienten bei 10 Hunden mit Ascites mit 1,12 (0,93—1,20), bei 10 Patienten mit 1,052. Bei anderen Analysen[3201] ergab sich in mg%:

Serum	2,60	3,25	3,12	16,34	10,10
Pleura	2,89	3,57	3,12	15,60	10,67

In Cantharidinblasen[3202] fanden sich folgende Werte im Inhalt (Serum) 4,3 (4,2) 3,8 (3,7), 2,8 (2,9), 2,5 (2,3).

[3191] COLLINS, D. A.: Amer. J. Physiol. **105**, 22 (1933), Rona **82**, 470.

[3192] EICHLER, O. u. BARFUSS, F.: Naunyn-Schmiedebergs Arch. **195**, 245 (1940).

[3193] DERRIEN, Y., JAYLE, G. u. FRIZET, P.: C. rend. Soc. biol. **126**, 366 (1937), Rona **104**, 511.

[3194] DARROW, D. C., u. YANNET, H.: J. clin. Invest. **14**, 266 (1935), Rona **87**, 124.

[3195] YOSHIDA, M.: Tohoku J. exp. Med. **23**, 386 (1934). C. **1935 II**, 1394. Die Resorption soll verhindert werden durch das „entgiftende Hormon der Leber".

[3195,I] CANTAROW, A. u. RAKOFF, A. E.: Endocrinology **27**, 652 (1940). C. **1942 I**, 503, Rona **125**, 292.

[3196] WALLACE, G. B. u. BRODIE, B. B.: J. Pharmak. exp. Ther. **61**, 412 (1937), Rona **105**, 506.

[3197] UNDERHILL, F. P., FISK, M. E. u. KAPSINOW, R.: Amer. J. Physiol. **95**, 334 (1930), Rona **60**, 83.

[3198] SMITH, H. W.: J. biol. Chem. **81**, 407 (1929).

[3199] SMITH, H. W.: J. biol. Chem. **82**, 71 (1929).

[3200] SMITH, H. W.: J. biol. Chem. **82**, 651 (1929).

[3200, I] BERNSTEIN, A. D., MALUSOVA PH. M., u. SHOSTAK, L. N.: Bull. Biol. Med. exp. URSS **5**, 93 (1938). C. **1939 I**, 163.

Die Einstellungsgeschwindigkeit möge ein Versuch von CANTAROW und HAURY[3203, I] an einem Hunde zeigen, der 100 ccm/kg einer Lösung ins Peritoneum erhielt, die 2,5% Glucose und 0,9% NaCl enthielt (P in mg%).

Tabelle 194.

Zeit in Stunden	0	1/2	1	2	3	4	5	24
Serum-P	4,2		4,1		4,4		4,6	4,3
Peritoneal-P		1,2	2,8	3,4	4,0	4,2	4,4	4,4

Die Einstellung erfolgte in 4—5 Stunden.

Bei Injektion von 20 ccm 5% Na_2SO_4 in das Peritoneum eines 1,65 kg schweren Kaninchens[3203] war nach 1 Stunde schon 3,3 mg% (Serum 4,8), 10 Stunden später 6,3 (5,0) mg% vorhanden.

3. Sulfat. Sulfate gehen in die Transsudate, wenn auch der Ausgleich langsamer erfolgt als bei den anderen Ionen. Sowohl in Pleuraflüssigkeit als Ascites fand sich eine gute Übereinstimmung im Durchschnitt: Serum 2,4 mg%, Exsudat 2,8 mg% (WATCHORN und MCCANCE[3248]). Bei einer Reihe von Patienten wurden 47,3 m. aequiv. Sulfat intravenös gegeben, nach 6 Stunden wurden folgende Verhältniszahlen $\frac{C_{\text{Transsudat}}}{C_{\text{Serum}}}$ in m. aequiv. gefunden (BOURDILLON und LAVIETES).

Tabelle 195.

	Pleura				Ascites (Leberzirrhose)			
für SO_4'' . .	$\frac{1,61}{2,05}$	$\frac{3,04}{4,19}$	$\frac{2,42}{2,51}$	$\frac{2,98}{2,96}$	$\frac{0,84}{0,71}$	$\frac{0,74}{0,64}$	$\frac{0,60}{0,64}$	$\frac{0,80}{0,63}$
für Cl′ . . .	$\frac{105,0}{109,0}$	$\frac{109,9}{102,8}$	$\frac{114,0}{107,2}$		$\frac{111,6}{102,5}$	$\frac{100,2}{93,8}$	$\frac{99,6}{91,8}$	$\frac{108,6}{101,5}$

4. Nitrat. Bei 7 Patienten wurde eine Behandlung mit Nitraten durchgeführt (GREENE und Mitarbeiter[3168]). Der Gehalt betrug im Durchschnitt 2,51 mg% im Serum, 3,11 im Transsudat. Der Quotient hatte den durchschnittlichen Wert von 0,83. Dieser Wert weist große Schwankungen auf (0,62—1,01). Die Geschwindigkeit der Ausscheidung spielt hierbei eine Rolle (vielleicht auch die Schwierigkeit der Analyse ?).

5. Bromid. (BRODIE, BRAND und LESKIN[2771]). Zwei Hunde erhielten KBr per os, 2 Stunden später 100 ccm 0,9% NaCl in die Bauchhöhle. Nach 6 Stunden betrug der Quotient r_{sn} für Cl′ 0,91 und 0,91, für Br′ 0,97 und 0,92, es war also schon Gleichverteilung eingetreten. Ebenso verhielten sich 3 Patienten mit Ascites, die Werte für $r_{Cl'}$ betrugen 0,96, 0,96, 0,98, für $r_{Br'}$ 0,98, 1,00 0,96. Bei WEIR und HASTINGS[3141] wurde der Quotient $\frac{C_{\text{Serum}}}{C_{\text{Ascites}}}$ für Cl′ mit 1,03 und 1,04, für Br′ 1,03 und 0,99 gefunden (statt theoretisch 0,95).

6. Rhodanid. Rhodanid wurde in Transsudaten in gleicher Konzentration (HISAMOTO[3000]) oder in um 20% zu niedrigen Konzentrationen gefunden (GILLIGAN und ALTSCHULE[3006]). Letzteres entspricht der von uns schon erwähnten Bin-

[3200, II] MOGILEWSKI, E. R. u. KOGUROWA, M. J.: Kasan. med. J. **36**, 53 (1940). C. **1941 I**, 914.
[3201] MILLER, M.: J. biol. Chem. **122**, 59 (1937).
[3202] HEYMANN, W.: Z. Kinderheilkunde **46**, 575 (1928), Rona **50**, 385.
[3203] CHAHOWITCH, X. u. VICHNJITCH, M.: C. redn. Soc. biol. **99**, 1267 (1928), Rona **49**, 236.
[3203, I] CANTAROW, A. u. HAURY, V. G.: Amer. J. Physiol. **126**, 66 (1939).

dung des Rhodanids an einen nicht diffusiblen Lipoidkomplex. Der Normalgehalt bei 4 Patienten wurde mit 0,035—0,052 mg% festgestellt (BLUM[2999]).

In tuberkulöse und syphilitische Flüssigkeiten, ebenso in die von Tumoren geht weder Rhodanid noch Jodid bevorzugt hinein, hat dort etwa die Konzentration des Plasmas (WALLACE und BRODIE[3196]).

Auch MOLENAAR und ROLLER[3528] verfolgten den Gehalt von SCN' in Exsudaten. In einem Ascites nach Carcinosis peritonei näherte sich das Rhodan erst in 16 Stunden dem des Plasmas an, letzteres blieb auch nach 24 Stunden größer. Bei einer Cantharidinblase war schon in 3 Stunden das Gleichgewicht erreicht.

VIa. Synovialflüssigkeit.

Der Verteilungsquotient $r_{s\,fl}$ wurde in der Gelenkflüssigkeit von Schlachtvieh untersucht und mit dem arteriellen Serum verglichen[3204]. $r_{Cl'}$ betrug 0,99, $r_{HCO_3'}$ 0,94, $r_{PO_4'''}$ 1,00, $r_{Na^{\cdot}}$ 0,93. Nach der Berechnung war für einwertige Ionen 0,933 zu erwarten. Beim Menschen wurde der Quotient für Chlorid mit 0,97—1,0 gefunden, nach der Beschreibung sollte er 0,98—0,99 betragen[3205]. Die Membrangleichgewichte wurden gut erfüllt gefunden. Die oberen niederen Werte sind vielleicht darauf zurückzuführen, daß zum Vergleich arterielles Plasma herangezogen wurde.

Der SCN'-Gehalt in einem tuberkulösen Kniegelenkerguß betrug 0,055 mg% (BLUM[2999]). Durch Injektion von NaSCN in die Vena jugularis von Kälbern ließ sich etwa nach 1—4 Stunden ein Gleichgewichtszustand erreichen, aber der Gehalt im Plasma war um 8% höher[3206, I].

VII. Liquor cerebrospinalis.

1. Liquorproduktion. Das Verhalten der Liquorschranke gegenüber den verschiedensten Stoffen hat immer großes Interesse beansprucht, weil wir an dieser Grenze eine besonders intensiv trennende Membran vor uns haben, deren Sinn es vielleicht ist, das Zentralnervensystem vor dem Eindringen fremder Substanzen zu schützen (siehe GELLHORN[930, S. 302f.]). Daß es sich bei der Flüssigkeit um ein einfaches Dialysat aus dem Serum handelt, wurde lange behauptet. So wurden von MESTREZAT[3206] bei Dialyse Serum/Liquor keine Konzentrationsänderungen beider Flüssigkeiten gefunden. Diese Behauptung kann nicht aufrechterhalten werden, da ganz beträchtliche Abweichungen vorhanden sind (siehe dagegen die Verhältnisse bei Fischen, Tabellen S. 501). Einerseits wird die Molekülgröße ein Hemmnis des Eindringens sein wie bei unbelebten Membranen — der Liquor ist fast ganz eiweißfrei — aber andererseits finden wir Ionen wie Br', SCN', J', NO_3' in ganz geringer Menge im Liquor im Vergleich mit dem Plasma, obwohl wir gerade hier ein leichtes Permeierungsvermögen, z. B. bei den Erythrocyten finden konnten. Die Poren dieser Membran müssen also kleiner sein als die der Erythrocyten, so daß die größeren Moleküle nicht durchtreten können, wenn man eine einfache Membranfunktion annimmt.

Es genügen nicht rein qualitative Nachweise, nur quantitative Beziehungen können von Bedeutung sein. Man würde sonst versucht sein, den Liquor

3204 ROPE, M. W.: J. clin. Invest. **18**, 351 (1939), Rona **118**, 102.

3205 FREMONT-SMITH, F. u. DAILEY, M. E.: J. biol. Chem. **70**, 779 (1926), Rona **39**, 239.

3206 MESTREZAT, W.: Le liquide céphalo-rachidien normal et pathologique, Paris 1912.

3206, I ZELLER, J. W. BYWATERS, E. G. L. u. BAUER, W.: Amer. J. Physiol. **132**, 150 (1941), Rona **125**, 320. C. **1942 II**, 1816.

3207 GEORGI, F.: Z. Neurol. **154**, 783 (1936), Rona **93**, 145. Mg¨-Verteilung durchaus anders bei Mensch und Hund.

einfach als sezernierte Flüssigkeit anzusehen, wonach das ganze Problem an Interesse verlieren könnte, da seine Lösung auf unbekannte Zeit zu verschieben wäre (Energie soll bei dem Prozeß verbraucht werden[3208]). Das gilt aber nicht ohne weiteres, da wir immerhin Grenzen der aktiven Tätigkeit von Zellen feststellen könnten[3207]. Diese Grenzen sind festzulegen, und der übrigbleibende Rest wird eher einer Erklärung nach physiko-chemischen Prinzipien zugänglich sein.

Durch Gabe von Wasser und Pitressin zur Hemmung der Ausscheidung wird eine Verdünnung des Blutes erfolgen und zugleich auch des Liquors. Diese Tatsache ist eine Selbstverständlichkeit, da nur für relativ kurze Zeiten innerhalb des Organismus ungleiche Drucke geduldet werden.

Wasser ist im Organismus rasch beweglich, aber trotzdem verdünnt der Liquor sich nicht in gleichem Maße[208], dagegen[3214]. Beim Abfall des Plasma-Cl' durch Salzmangeldiät und Schwitzen fiel der Gehalt im Liquor weniger ab, so daß also der Quotient $\frac{\text{Plasma-Cl}'}{\text{Liquor-Cl}'}$ auf 0,68 und 0,69 sank[3212]. Parallelität wurde auch gefunden[3213].

Wie langsam der Ausgleich erfolgt, kann man am Menschen nach Entziehung von Liquor beobachten.

Nach 15 ccm steigt der Druck in 30—60 Minuten bis zur Norm an, bei 30—50 ccm in 2—3 Stunden; manchmal bleibt noch ein Rest nach 3—4 Stunden zurück[3209]. Selbst der Harnstoff, der sonst alle Grenzen rasch überwindet, wird oft in differenter Konzentration gefunden. Es wurden Gleichgewichtseinstellungen bis 53 Stunden Dauer beobachtet. Das Gleiche kam bei Cl' zur Beobachtung[3215, 3216].

Bei Versuchen mit permanentem Abfluß fand sich zuerst eine beträchtliche Menge Liquor, dann stabilisierte sie sich auf 3—5 ccm/Stunde, von der sechsten Stunde ab flossen nur noch 1,5—3 ccm. Riser[3209] schätzt die tatsächlich sezernierten Mengen auf $^1/_{10}$—$^1/_{20}$ dieser Zahl, weil bei dieser Versuchsanordnung der Gegendruck fehle. Eine Zunahme der Liquorproduktion findet sich bei Gabe von hypertonischen Lösungen. Der Druck sinkt vorher ab, weil osmotische Kräfte überwiegen, umgekehrt steigt er an bei Hypotonie[3218, I]. Bedford[3217, I] ging den Verhältnissen auf entgegengesetztem Wege nach. Nach Suboccipitalstich wurde die Flüssigkeit (NaCl-Lösung) gemessen, die durch die Nadel unter 300 mm Druck nachströmen konnte. Deren Menge wurde durch intravenös zugeführte isotonische Glucose, zunehmend mit dem Umfang der Infusion, eingeschränkt und war noch über eine Stunde danach nachweisbar. 25 und 50% Glucose, sowie 20% NaCl beschleunigten beträchtlich, sekundär erfolgte auch hier eine Beschränkung und eventuell leichtes Hirnödem. Bei Gabe von 100 ccm 30% NaCl sank der Druck vorübergehend unter 0 (Celasco[2584]).

Die relative Geschwindigkeit des Cl'-Anstiegs im Liquor mit derselben Dosierung zeigen folgende Versuchsresultate an 12 Patienten nach Ballif und Derevici[2583] (s. Tabelle 196):

Tabelle 196.

Zeit	Serum-NaCl%	Liquor-NaCl%
0	0,580	0,733
15 Min.	0,725	0,760
30 Min.	0,680	0,785
60 Min.	0,670	0,780
120 Min.	0,620	0,750
180 Min.	0,620	0,740
240 Min.	0,590	0,740

Auch in diesen Zahlen sieht man die verzögerten Konzentrationsbewegungen im Liquor trotz der günstigen Resorptionsbedingungen. Bei peroralen Gaben[3219] sind die Werte manchmal ganz unabhängig.

3208 Cumings, J. N. u. Alcock, N. S.: J. of Neur. N. Ser. **1**, 61 (1938), Rona **108**, 625.
3209 Riser: Encephale **30**, 685 (1935), Rona 95, 73.
3210 King, L. S.: Arch. of Neurol. **41**, 51 (1939), Rona **114**, 108.
3211 Flexner, L. B.: Amer. J. Physiol. **124**, 131 (1938).
3212 McCance, R. A.: J. Physiol. **92**, 208 (1938).
3213 Linder, G. C. u. Carmichael, E. A.: Biochem. J. **22**, 1, 46 (1928).

2. Für die **Liquorentstehung** gibt es eine Reihe von Theorien, die RISER[3209] ausführlich diskutiert. Bekannt sind die Angaben über Produktion in dem Plexus choreoideus mit Abfluß durch das Foramen Monroi. Bei Unterbindung in Höhe des 2.—3. Cervicalsegments hört der Liquorfluß unterhalb auf, was auf eine Produktion in den oberen Teilen hinweist. In den Versuchen von WALLACE und BRODIE[3219, I] wurde aber trotz Ligatur in den unteren Teilen zugefügtes Br' und J' gefunden (siehe später). Von Interesse ist bei diesem Sachverhalt, daß beim Liquor überall gleiche Konzentrationen an Cl' gefunden wurden, wo er auch entnommen wurde[3222, 3223]. Bei Br' und J' liegen die Verhältnisse anders[3223, 3219, I].

Die Produktion ist weiterhin abhängig von dem Druck der Venen und vielleicht Kapillaren[3218] und vom osmotischen Druck. Die Abnahme des Drucks durch hypertone Lösungen erwähnten wir schon, aber ebenso, daß umgekehrt durch Gabe hypotoner Lösungen oder gar Aqua dest. der Druck erhöht werden kann. Resorption wurde durch Instillation von verschiedenen Lösungen in die Ventrikel verfolgt[3217]. Hier wurden verschieden konzentrierte Lösungen gleich gut resorbiert, erst bei 3mal isotonen Lösungen war eine deutliche Hemmung zu bemerken.

Über die Lokalisation der Blut-Liquorschranke hat man viele Überlegungen angestellt. Sicher ist, daß die Art der Filtration nicht der einfachen Lymphfiltration gleicht. Das Gehirngewebe ist dabei wohl meist in den Bereich der Schranke einbegriffen.

Das gilt nicht nur in der Verteilung z. B. von Br' und J' usw., sondern ließ sich auch durch Vitalfärbung nachweisen. Nur vom Liquor her läßt sich das Gehirn gut anfärben[3210]. BROMAN[3219, II] verlegt die Grenze in das Kapillarendothel (siehe auch KING[3219, III]). Dieser Auffassung kann man nach den Befunden von MANERY und BALE[3329, III] beistimmen, die das Eindringen von ^{24}Na in das Gehirn sehr langsam fanden (siehe später S. 545). Immerhin findet das Eindringen von ^{24}Na rascher statt als das von Br'.

Die besonderen Eigenschaften der Blut-Liquorschranke sind durchaus nicht immer vorhanden, sondern entwickeln sich erst im Laufe des Wachstums. Beim Schwein findet der Übergang des Liquors vom Zustand des Ultrafiltrats in den Zustand einer „Sekretion" im fötalen Leben statt, bei anderen Tieren meist viel später. In dieser Zeit entwickelt sich ein Potential zwischen Epithel und Stroma, das anfangs nur 0,1 Volt beträgt, aber allmählich mit dem weiteren Altern auf 0,23 Volt ansteigt. FLEXNER[3211, 3220] findet bei diesem Umschlag eine Änderung in der Verteilung der Indophenoloxydase und schließlich sogar histologische Änderungen, z. B. in Hinsicht der Größe des Abstandes zwischen Kapillaren und Epithel im Plexus, in einer besseren Vascularisation usw.

3214 DAILEY, M. E.: J. biol. Chem. **93**, 5 (1931), Rona **66**, 100.
3215 SAVY, P. u. THIERS, H.: C. rend. Soc. Biol. **99**, 516 (1928), Rona **51**, 111.
3216 SAVY, P. u. THIERS, H.: Ann. Med. **26**, 131 (1929), Rona **52**, 780.
3217 BEDFORD, T. H. B.: J. Physiol. **96**, 392 (1939), Rona **120**, 613.
3217, I BEDFORD, T. H.: J. Physiol. **101**, 106 (1942), C. **1943 II**, 635, Rona **134**, 141.
3218 FREMONT-SMITH, F.: Arch. Neurol. and Psychiat. **17**, 317 (1927).
3218, I NAGAYOSI, S.: Rona **126**, 414 (1941).
3219 TSCHILOW, K. u. SAPRJANOFF, T.: Z. exp. Med. **82**, 252 (1932), Rona 70, 362. Je 10 g NaCl per os an 18 Patienten. Im Liquor nahm der Cl'-Gehalt sogar ab. Serum-NaCl schwankt von 0,35—0,64%.
3219, I WALLACE, G. B. u. BRODIE, B. B.: J. Pharm. exp. Ther. **70**, 418 (1940), Rona **124**, 472.
3219, II BROMANN, T.: Arch. f. Psychiatrie **112**, 290 (1941).
3219, III KING, L. S.: The hemato-encephalic Barrier. Baltimore 1938.
3220 FLEXNER, L. B. u. STIEHLER, R. D.: J. biol. Chem. **126**, 619 (1938).
3221 FREMONT-SMITH, F., DAILEY, M. E., MERRITT, H. H., CARROL, M. P. u. THOMAS, G. W.: Arch. of Neurol. and Psychiatrie **25**, 1271 (1931).

3. Wir kommen zur Beschreibung der tatsächlich herrschenden **Gleichgewichte** Wir geben die Befunde der Literatur hinsichtlich **Chlorid** tabellarisch wieder. Naturgemäß sind die weitaus überwiegenden Analysen am Menschen gewonnen worden:

Tabelle 197.

Literatur	Zahl der Pers.	Serum mg%	Liquor mg%	Quotient	Bemerkung
FREMONT-SMITH u. Mitarb.[3221]	80	360	440		
MANZINI[3222]		(342—390) 390	429 (398—461)		
DAILEY[3214]		359	438	0,82	Gefrierpunkte identisch
DAILEY[3214]	22	364	441		Gefrierpunkte nicht ident.
MUNTWYLER u. Mitarb.[3224]				0,858 (0,786—0,922)	$\frac{[HCO_3']pl}{[HCO_3']Liq.} = 1,18$
DUBOUX u. Mitarb.[3227]	10000 Analysen	0,565—0,590 NaCl	0,67—0,72		$Cl' + HCO_3' = 0,91$ (berechnet 0,94)
BLUM u. Mitarb.[3228]		0,364	0,412		
HAMILTON[3229]	17	0,556—0,602	0,684—0,743		HCO_3'-Serum 55—70 Vol% Liquor 42—49
LINDER u. Mitarb.[3213]	4			0,86—0,90	(HCO_3') 1,1—1,71
KARLSTRÖM[3229, I]	355		720 NaCl	0,71	

Die angegebenen Werte beim Menschen seien erweitert durch eine Anzahl von Analysen bei Tieren, wobei leider meist nicht die gleichzeitige Analyse im Plasma ausgeführt wurde:

Tabelle 198.

Literatur	Versuch	Serum mg% Cl'	Liquor mg% Cl'	Quotient	Bemerkungen
MANZINI[3222]. .	Hund	379—396	412—449		
FRYDMANN[3225]	„		415 (365—475)		
FRYDMANN[3225]	Rind		404 (364—433)		Suboccipitalpunktion
JUER[3226] . . .	Kaninchen		774		als NaCl
DUBOUX u. Mitarb.[3227]	Mensch			0,81	
WEIR u. Mitarb.[3141]. .	Hund			0,83	

[3222] MANZINI, C.: Boll. Soc. ital. Biol. sper. **9**, 417 (1934), Rona **83**, 608.
[3223] DISERTORI, B.: Riv. sper. Freniatr. **58**, 880 (1933), Rona **80**, 312.
[3224] MUNTWYLER, E., WAY, C. T. u. POMERENE, E.: J. biol. Chem. **92**, 733 (1933).
[3225] FRYDMANN, A. J. u. PETROWA, W. W.: Arch. biol. Nauk **39**, 209 (1935), Rona **94**, 447.
[3226] JUER, J.: Rona **80**, 104 (1934).
[3227] DUBOUX, M. u. PARCHET, L.: Bull. Soc. Chim. Biol. **11**, 504 (1929), Rona **52**, 767.
[3228] BLUM, L. u. VAN CAULAERT, C.: rend. Soc. biol. **93**, 692 (1925), Rona **33**, **734**.
[3229] HAMILTON, B.: J. biol. Chem. **65**, 101 (1925), Rona **34**, 518.
[3229, I] KARLSTRÖM, F.: Acta. medic. Skand. Suppl. **138** (1942), Rona **132**, 460.

Es ist aus dieser Tabelle ersichtlich, daß Cl' im Liquor immer einen größeren Wert aufweist als im Plasma (bei Affen ist der Überschuß noch größer[3232, I]), woraus geschlossen werden kann, daß das Donnangleichgewicht nicht erfüllt ist (siehe auch [3230]). Die Bedingungen sind besser erfüllt beim Na˙, aber der Quotient hat überall seine spezielle Größe. Es wird schwer sein, bei der Langsamkeit der beobachteten Liquorbildung an ein dynamisches Gleichgewicht zu denken. Die Größe solcher Abweichungen wurde nie abgeschätzt. Zur regelrechten Sekretion sind die Unterschiede meist doch zu klein.

HAMILTON[3229] rechnet nach 26 Bestimmungspaaren den Korrelationskoeffizienten aus, indem er die Werte auf den Wassergehalt der analysierten Flüssigkeiten bezieht. Seine Zahlen sind mit Streuungen (in mMol):

Tabelle 199.

	Plasma	Liquor	Korrelationskoeffizient
Cl'	111 ± 5,5	124 ± 2,5	+ 0,40 ± 0,17
HCO_3' . . .	25 ± 5,5	21 ± 2,4	+ 0,87 ± 0,05
PO_4'''. . . .	1,2 ± 0,4	0,6 ± 0,3	+ 0,60 ± 0,13

Offenbar ist hier eine Beziehung der Werte vorhanden, so daß also nicht völlige Unabhängigkeit besteht, wie man es bei ausschließlicher Sekretion gern sehen möchte, zumal bei so geringen Unterschieden der im Plasma angebotenen Konzentrationen (siehe später Ausscheidung z. B. von Phosphat in der Speicheldrüse). Es wird daraus auf andere noch unbekannte Faktoren geschlossen.

HUBBARD und BECK[3232, II] finden eine positive Korrelation zwischen [Cl'] im Blut und Liquor, aber von geringerer Größe, als wenn man den Plasmagehalt heranzieht. Eine negative Korrelation ergab sich zum Eiweißgehalt des Liquors, was den Gesetzen des Donnangleichgewichtes entgegenkommt.

DERRIEN[3231, 3232] hat ein Gesetz ohne anderen als empirischen Hintergrund gefunden, das er folgendermaßen formuliert:

$$\mathrm{Cr} = \mathrm{K}\frac{\mathrm{S}}{\sqrt{\mathrm{i}}}$$

$\mathrm{C\,r} = \mathrm{C}_{\mathrm{Liquor}}$; $\mathrm{S} = \mathrm{C}_{\mathrm{Plasma}}$; K = 3,6; i = Konzentration isotonisch dem Plasma.

Mit seiner Gleichung wurden Versuchsresultate verglichen[3231]. Die Werte in mMol in Wasser berechnet geben wir auf folgender Tabelle wieder:

Tabelle 200.

	Plasma	Liquor	C:/S Soll nach Donnan	C:/S Soll nach Derrien	C:/S tatsächliche Resultate
Cl'	0,108	0,125	1,04	1,16	1,10—1,25
PO_4'''. . . .	0,001	0,0005	1,04	0,50	0,51
HCO_3' . . .	0,025	0,0017	1,04	0,81	0,75—1,0

Die Formel, die mehr beschreibenden Wert hat, wird uns in der Erkenntnis der Vorgänge und Abgrenzung der Wirksamkeit bekannter physikochemischer Gesetze vom unbekannten Lebendigen kaum weiter bringen.

3230 SHOHL, A. TH.: Ann. rev. Biochem. **3**, 216 (1934).
3231 DERRIEN, Y.: C. rend. Soc. Biol. **123**, 911 (1936), Rona **99**, 181.
3232 DERRIEN, Y.: Bull. Soc. chim. biol. **21**, 206 (1917).
3232, I KAMINSKY, S. D., MINTZEV, A. I. u. LEBEDINSKAJA, G. A.: Fiziol. Z. **30**, 535 (1941), Rona **127**, 161.
3232, II HUBBARD, R. S. u. BECK, G. M.: J. Labor. clin. Med. **26**, 535 (1940), Rona **125**, 524.

Bei *pathologischen Fällen* finden wir Veränderungen, von denen wir Beispiele aus der Literatur auf folgender Tabelle wiedergeben:

Tabelle 201.

Literatur	Krankheiten	Serum mg%	Liquor mg%	Quotient	
Pincus u. Mitarb.[3233]	Nephritis, Lues cerebr. Tuberkulose, Meningitis	578	712		als NaCl 10 Fälle
Savy u. Mitarb.[3215]	Syphilis			1,25	
	Krämpfe, Urämie			1,03 1,00	
Dailey[3214]	Meningitis	323	390	0,84	
Stary u. Mitarb.[3234]	Dementia praecox, Paralyse, Idiotie usw. 44 psychiatrische Patienten	381 ± 28,4	431 ± 10,6		
Reiche[3235]	Meningismen 130 Pat.			0,77 (0,49—0,90)	
Linder[3236]	Urämie mit extremer Acidosis		850 NaCl	0,80	
Blum u. Mitarb.[3228]	Urämie (2 Fälle)	0,370 0,265	0,492 0,435		
Linder[3237]	Azotämische Nephritis			0,82	$HCO'_3=1,17$
	Hydrämische Nephritis			0,92	0,91
	Urämie			0,91 0,77	0,70 0,98
	Acidosis durch tägl. 12g NH_4Cl (2 Fälle)			0,86 0,92 0,88 0,89 0,92	1,16 0,86 0,91 1,14 1,00
Linder u. Mitarb.[3213]	Hypochlorämie	90 97 91 77 86	105 108 102 89 96		

Ersichtlich ist die Erhöhung des Quotienten bei Acidose in vielen der berichteten Fälle. Das läßt sich auch bei Hunden nachweisen, die durch Milchsäureinjektionen acidotisch gemacht worden waren (Caulaert u. a.[2889]). Vermehrung des Eiweißes geht meist einher mit Abnahme des Cl′ im Liquor (siehe auch [3232, II]), weshalb gerade an dem fehlenden Eiweiß ein Zwang zur Erhöhung der Cl′-Konzentration gesehen wird[3238, 3239, 3240]. Größte Werte im Liquor wurden gefunden bei Tumor cerebri, Tabes, Epilepsie (?)[3235], von Karlström[3229, I] nur nach einem Anfall. Sonst findet er nur bei Tuberkulose und bakterieller Meningitis erniedrigte Werte. Bei Gaben von narkotischen Substanzen ergibt sich eine Erhöhung des Cl′-Gehaltes. Auch NaBr per os wurde in dieser Richtung versucht, aber hier waren die Wirkungen am geringsten.

4. Phosphat. Die Konzentration im Liquor beträgt nur $^1/_3$ von der des Serums, wie untere Tabelle zeigt. Es handelt sich dabei aber nicht darum, daß ein zu hoher $Ca^{\cdot\cdot}$ Gehalt in der eiweißarmen Flüssigkeit eine Ausfällung ver-

[3233] Pincus, J. B. u. Kramer, B.: J. biol. Chem. **57**, 463 (1923), Rona **28**, 265.

[3234] Stary, Z., Kral, A. u. Winternitz, R.: Z. exp. Med. **68**, 441 (1929), Rona **54**, 356.

[3235] Reiche, F.: Z. f. Nervenheilkunde **117/119**, 510 (1931), Rona **62**, 159. Unwahrscheinliche Werte.

[3236] Linder, G. C.: Biochem. J. **28**, 416 (1934), Rona **82**, 635.

[3237] Linder, G. C. u. Carmichael, E. A.: Biochem. J. **25**, 2, 1090 (1931).

[3238] Noto, G. G.: Rass. Stud. psychiatr. **20**, 1153 (1931), Rona **67**, 350. Nervenlues inkonstantes Verhalten. Nur bei akuten Meningitiden (besonders tuberkulösen) verminderte Werte.

ursachen könnte, da die Ca˙˙-Konzentration von 5 mg %[3242, 3243, 3244] etwa der Menge des ultrafiltrierbaren Ca˙˙ des Plasmas entspricht. Selbst wenn Ultrafiltration des Phosphats erfolgen würde, läge damit noch keine übersättigte Lösung vor. Beim Frosch wurde in 24 Versuchen im Liquor 37% (18—47%) des Plasmagehaltes gefunden. Wenn durch Phosphatgaben der Gehalt im Blut ansteigt, folgt der des Liquors nicht, so daß zeitweise nur 16% übrigbleiben (WALKER[3174, 3245]).

Bei Trinken größerer Flüssigkeitsmengen verdünnt sich der Liquor sehr rasch. So erhielten 9 Menschen 2—4 Ltr. Wasser zu trinken. Nach 3—5 Stunden wurde der P-Gehalt bestimmt. Als Durchschnitte ergaben sich folgende Zahlen (nach[3243]):

Serum-P:	vorher 3,77 mg%,	nachher 3,59 mg%
Liquor-P:	„ 1,35 „	„ 1,16 „

Wir erwähnten vorher, daß die Abgabe des Liquors durch Verdünnung des Blutes beschleunigt wird, so daß sogar höhere Drucke zustande kommen. Die Phosphate werden trotzdem sichtlich stärker verdünnt im Liquor als im Plasma. Das könnte für eine Sekretion sprechen, indem der Durchtritt von Wasser unabhängig von dem Phosph mechanismus wäre. Dasselbe würde sich jedoch auch bei Berücksichtigung der Dynamik dieses Vorgangs (siehe Abschnitt Capillargrenzen S. 489) ergeben.

Werte aus der Literatur legen wir auf folgender Tabelle vor:

Tabelle 202.

Literatur	Versuch	Serum mg%	Liquor mg%	Liquorgehalt in % des Serumgehalts	
HAMILTON[3229]	Mensch	2,6—6,0	1,6—4,0	65,1	Korrelationskoeffizient +0,60 ± 0,13
LINDER u. Mitarb.[3213]	Mensch	1,2 1,8 1,4	0,6 1,0 0,8	50,0 55,5 57,1	in Millimol
FREMONT SMITH u. Mitarb.[3221]	Mensch (80)	3,9	1,5	38,5	
PINCUS u. Mitarb.[3233]	Nephritis, Lues cordis, tuberkulöse Meningitis	2,9	1,3	44,8	
STARY u. Mitarb.[3234]	30 Patienten Dementia praecox Idiotie Paralyse	2,95 ± 0,55	1,31 ± 0,25	44,4	
LIERLE u. Mitarb.[3242]	17 Asthmatiker	3,64	1,65	45,3	
DULIERE u. Mitarb.[3244]	39 „		0,96 (0,87—1,1)		
MERRIT u. Mitarb.[3243]	versch. Krankh.			38,0	
COHEN[3246]	41 Normale		1,64 (1,5—1,9)		
MANZINI[3222]	Mensch	3,14—3,62	1,20—1,34	37,6	
	Hund	2,98—3,12	1,10—1,28	39,0	
FRYDMANN u. Mitarb.[3225]	Hund		3,09 (2,82—3,47)		Suboccipitalpunktion gut ernährte Rinder sollen einen höheren Gehalt haben
	Rind		3,20 (2,15—4,06)		

Wir sehen mit Schwankungen ungefähr dieselben Werte wiederkehren, so daß man den Gehalt mit 30—40% des Plasmas annehmen kann. Das gilt für die meisten Krankheiten. Eine Ausnahme machen Fälle mit Meningitis (sowohl von Kokken als auch tuberkuloser Herkunft[3243, 3244, 3246]), die höhere Werte zeigen. Außerdem wurden bei Hirnsyphilis und bei spastischer Paraplegie höhere Werte beobachtet[3246], allerdings nicht so, daß man daraus diagnostische Schlüsse ableiten konnte[3247]. Eine Erhöhung wurde bei Narkose, z. B. auch durch NaBr beobachtet.

5. Sulfat. Sulfat ist im Liquor in niedrigerer Konzentration vorhanden als im Plasma, nach FRISCO[327] etwa die Hälfte, nach WATCHORN und MCCANCE[3248] $^1/_3$—$^1/_4$. Bei tuberkuloser Meningitis nähert sich der Gehalt dem des Plasmas, bei einem Fall von chronischer interstitieller Nephritis erreichte der Gehalt den unwahrscheinlichen Wert von 35 mg%[3248].

6. Bromid. Während wir mit den bisher erwähnten Anionen nur solche behandelten, die normal im Liquor und Plasma in ausreichender Menge vorhanden sind, um auch mit analytisch genügend fundierter Berechtigung nach den Gleichgewichten zu fragen, kommen wir jetzt zu den Anionen, die fast nur aus Gründen funktioneller Prüfungen in den Bereich der Untersuchungen gezogen wurden. Bromid fand nach dem Vorschlag von WALTER geradezu als Diagnosticum Anwendung.

Die von WALTER anfangs gebrauchte Methode mit Goldchlorid ist vielleicht brauchbar für den klinischen Bedarf. Um die Bequemlichkeit zu steigern, wurden die Analysen außerdem im Gesamtblut ausgeführt, was für einigermaßen exakte Anforderungen völlig unzureichend ist. Von unserem Standpunkt aus werden wir so gewonnene Werte erwähnen, werden sie aber gegenüber anders gewonnenen mit Vorbehalt betrachten.

Deutlich ist das durchaus differente Verhalten des Bromids gegenüber dem Chlorid, trotz dem sonst so ähnlichen Schicksal. Daß hier keine dynamischen Gleichgewichte (wie bei den Erythrocyten MAIZELS) eine Rolle spielen, dafür sorgt schon die Vorschrift von WALTER, daß bestimmte kleine Bromidmengen mehrere Tage lang genommen werden (5 Tage lang 3mal täglich 0,01 bis 0,02 g/kg NaBr), wobei der Gehalt im Plasma längere Zeit auf gleicher Höhe gehalten wird. Die Zeit eines Ausgleichs ist dabei ohne weiteres vorhanden. ROSSEN und REICHENBERG[2777, IV] fanden selbst nach 3 Monaten noch dasselbe Verhältnis, und zwar stieg der Gehalt im Liquor mit dem im Plasma und sank ebenso, begünstigt durch NaCl. Bei einmaliger intravenöser Injektion wächst der Gehalt im Liquor 7 Stunden und länger an[3253].

Zu beachten ist, daß trotz diesem Befund verschiedene Partien des Liquors nicht denselben Bromidgehalt aufweisen (z. B. enthält der aus dem Subarachnoidalraum mehr [DISERTORI[3223]]). In den Versuchen von WALLACE und BRODIE[3219, I] wuchs die Konzentration am raschesten in den pericapillären und perineuralen Räumen, dann im arachnoidalen Liquor, zuletzt in der Cysterne. Nach intravenöser In-

---

[3239] FREMONT-SMITH, F., DAILEY, M. E., MERRITT, H. H., CARROL, M. P. u. THOMAS S. W.: Arch. of Neurol. u. Psychiatrie **25**, 1271 (1931). Bei jeder Meningitisform Absinken des Cl'.

[3240] FREMONT-SMITH, F. u. DAILEY, M. E.: J. Pharm. exp. Ther. **27**, 255 (1926), Rona **38**, 90

[3241] KHVOLES, G. J., NIKOLSKAJA, M. I., PROKOPTCHOUK, I. J. u. NODIA, A. G.: Rona **98**, 288 (1936). Gabe von Äther, Chloralhydrat, Chloralose, Urethan.

[3242] LIERLE, D. M. u. SAGE, R. A.: J. Allergy **3**, 325 (1932), Rona **68**, 506.

[3243] MERRITT, H. H. u. BAUER, W.: J. biol. Chem. **90**, 215 (1931), Rona **61**, 529.

[3244] DULIERE, W. L. u. MINNE, R.: C. rend. Soc. Biol. **118**, 1262 (1935), Rona **89**, 123.

[3245] WALKER, A. M., ELLINWOOD, E. H. u. REISINGER, J. A.: J. biol. Chem. **97**, LXXII (1932), Rona **70**, 326.

[3246] COHEN, H.: Quart. J. of Med. **17**, 289 (1924), Rona 27, 142.

[3247] DELMAS-MARSALET u. BARGUES, R.: Ann. med. Physiol. **93 I**, 197 (1935), Rona **88**, 103.

[3248] WATCHORN, E. u. MCCANCE, R. A.: Biochem. J. **29**, 2291 (1935), Rona **95**, 72.

jektion beim Hunde erschien J′ rasch in der extracellulären Hirnflüssigkeit der Seitenventrikel. In der Subarachnoidalflüssigkeit, der Rinde und der Cysterne wird dieselbe Konzentration erst später erreicht. Die Anionen gehen sowohl über die Gehirnkapillaren als auch über den Plex. chorioid. in den Liquor. Durch die extracellulären Räume gehen sie in die perivasculären Spalten und gelangen von da aus in die Subarachnoidalflüssigkeit[3251, II]. Beim Vergleich von Bromid im Suboccipitalliquor mit dem nach Lumbalpunktion fanden sich in letzterem immer niedere Werte[3249], aber trotz Abbindens des Rückenmarks traten deutliche Mengen von Br′ (und Jodid) in der Rückenmarksflüssigkeit auf, so daß auch in den niederen Teilen eine Abgabe erfolgen dürfte[3219, I].

Nach 5 Tage langer Vorbehandlung mit Br′ (3mal täglich 0,02 g/kg NaBr) ergaben sich nicht dieselben Werte[3250].

Der Gehalt im Blut betrug 48,37 mg% Br′ als Durchschnitt bei 27 paretischen Patienten und 46,8 bei 22 Schizophrenen. Der Gehalt im Lumballiquor betrug 17,0 (13,4) im Cysternenliquor 15,3 (11,9) mg%. Der Korrelationskoeffizient bei den beiden Werten betrug fast 1,0, also eine direkt funktionelle lineare Beziehung.

Abgesehen von dem Ort der Punktion ist auch zu beachten, daß der zuerst abgelassene Liquor einen höheren Bromidgehalt aufweist als der später gewonnene[3251], was wiederum auf ein dynamisches Gleichgewicht hinweist.

Gegen die Möglichkeit, daß die ungleiche Verteilung durch Bindung des Bromids an Eiweißkörper stattfände, spricht ein Vergleich der Zusammensetzung verschiedener Transsudate mit der des Liquors bei denselben Patienten[3252].

Wenn Bromid in die Cysterne injiziert wird, geht es sofort in das Serum über. In einer Stunde hat 75% den Liquor verlassen und in 24 Stunden herrscht dasselbe Gleichgewicht, als wenn es in den Kreislauf gegeben worden wäre[3253].

Auch im *Liquor von nichtvorbehandelten Personen* findet sich Bromid, z. B. bei Kindern und Säuglingen 0,33—0,85 mg% (GRÜNINGER[2960]). KULKOW und KAKUSINA[2964] geben im Liquor 0,233 mg%, im Plasma 0,559 mg% an. GUILLAUMIN und MEREIJKOWSKI[198, 2967] fanden 0,7—1,6 mg%, so daß ein Plasma/Liquor-Quotient von 1,5—2 gemessen wird. LEONE und CADEDDU[2954, II] geben im Liquor bei Kindern Werte von 0,2—0,3 mg% an. Der Quotient schwankte um 3 herum. LEIPERT und WATZLAWEK[2984] fanden im Liquor 0,058—0,81 mg% bei 8 Personen, der Quotient 2,38—4,36. Solch große Schwankungen sind bei der notwendigen Unsicherheit in den Grenzkonzentrationen nicht verwunderlich, wurde doch derartiges schon bei der Verteilung zwischen Erythrocyten und Plasma beobachtet, hier ist aber bestimmt das Gleichgewicht vorhanden.

Eine Reihe von Bestimmungen von Cl′ und Br′ — zugleich elektrometrisch und mit der Goldchloridmethode untersucht — nach 0,02 g/kg NaBr 3mal täglich bei einigen Patienten, gibt folgende Tabelle mit Zahlen in Millimol/Ltr. Wasser[3254] wieder:

Tabelle 203.

$(Br+Cl)_{liq}$;	$(Br+Cl)_s$	$(Br)_s$	$(Br)_{liq}$:	$(Cl)_s$	$(Cl)_{liq}$:	$\frac{(Br+Cl)_s}{(Br+Cl)_{liq}}$;	$\frac{(Cl)_s}{(Cl)_{liq}}$:	$\frac{(Br)_s}{(Br)_{liq}}$: elektrometrisch	$AuCl_s$
1. 128,3	111,5	4,8	3,4	106,7	—	—	—	1,41	—
2. 134,5	111,0	8,4	2,4	102,6	132,1	0,83	0,78	3,50	2,72
3. 127,2	111,8	6,4	3,2	105,4	124,0	0,88	0,85	2,00	2,50
4. 126,2	111,8	6,5	3,3	105,3	122,9	0,89	0,86	1,97	3,10
5. —	—	5,2	3,3					1,57	2,80

Patienten: 1—3. Paresen, 4. Ekzem, 5. luetische Aortitis.

3249 URECHIA, C. J. u. RETEZEANU, A.: C. rend. Soc. Biol. **115**, 312 (1934), Rona **79**, 403. Waltersche Brommethode 0,58—0,89 bzw. 0,5—0,76 mg% Br.

3250 MASSERMAN, J. H.: Amer. J. Physiol. **109**, 193 (1934), Rona **84**, 280. Methode $AuCl_3$ und nach Toxopeus nebeneinander.

3251 FLEISCHHACKER, H. u. SCHEIDERER, G.: Z. Neurol. **116**, 692 (1928), Rona **49**, 798.

Ersichtlich sind die differenten Quotienten nach der Goldchlorid- und der elektrometrischen Methode. Deutlich ist auch die durchaus andere Verteilung von Cl′ und Br′ in beiden Flüssigkeiten, entgegen FREY[3255] bei Hunden und Katzen. Wir geben eine Tabelle von MORTON[3139] wieder, der nicht so hohe Quotienten findet, da er eine langdauernde Behandlung vorhergehen läßt. Er gibt den Hunden 3—5 g Br′ und 4,5—6,0 g NaCl. Die Patienten wurden ähnlich chronisch behandelt oder wurden schon mit einer chronischen Intoxikation eingeliefert.

Auch sonst wurden in der Literatur Fälle von besonders niederen Quotienten berichtet. So bei 2 Patienten, die bei der Einlieferung in die Klinik 300 mg% Br′ im Serum hatten. Die Quotienten betrugen aber immerhin noch 1,85 und 2,14[3259]. Das ginge mit den Befunden von WALLACE und BRODIE[3251, I] konform, nach denen im Serum ein Minimum vorhanden sein muß, ehe deutliche Mengen im Liquor erscheinen. Allerdings sind, wie wir oben sahen, auch bei dem normalen Blutbrom immer deutliche Mengen im Liquor aufzufinden, und der Quotient unterschied sich durchaus nicht prinzipiell von den nach Bromidzufuhr gemessenen Werten. Die Permeabilität für Ca¨ wurde durch höheren Br′-Gehalt nicht verändert ([3261], dagegen [3262]).

Tabelle 204.

Die Resultate sind ausgedrückt als Milli-Äquivalente pro kg Wasser. (Methode: elektrometrische Titration nach HASTINGS und VAN DYKE.)

Datum	Zelle/Serum			Serum/Spinalfl.				Urin	Magensaft	Speichel
	$\frac{(Br)_c}{(Br)_s}$	$\frac{(Cl)_c}{(Cl)_s}$	$\frac{(Br+Cl)_c}{(Br+Cl)_s}$	$\frac{(Br)_s}{(Br)_{sp.f.}}$	$\frac{(Cl)_s}{(Cl)_{sp.f.}}$	$\frac{(Br+Cl)_s}{(Br+Cl)_{sp.f.}}$	$\frac{R_u^*}{R_s}$	% R*	% R*	% R*
Hund 1 Aug. 9.	0,72	0,68	0,69	—	—	—	0,76	33,1	44,2	41,0
„ 1 „ 24.	0,76	0,66	0,70	1,42	0,70	0,93	0,71	34,2	49,1	50,2
„ 2 Okt. 5.	0,73	0,69	0,71	1,30	0,70	0,90	0,92	44,2	45,0	42,9
„ 2 „ 28.	0,81	0,77	0,80	1,13	0,81	0,93	0,76	35,9	50,7	46,8
„ 3 Nov. 12.	0,75	0,72	0,73	1,24	0,71	0,92	0,68	36,7	51,2	47,4
Pat. B.R. Dez. 21.	0,80	0,79	0,79	1,20	0,77	0,94	0,86	43,5	43,8	64,0
„ B.R.⁺ „ 29.	0,85	0,77	0,78	1,73	0,87	0,91	0,84	8,2	15,3	17,9
„ R.S. Feb. 23.	0,83	0,71	0,74	1,56	0,80	0,90	0,90	21,3	12,3	36,0
„ V.D. „ 25.	0,73	0,72	0,73	1,61	0,75	0,88	0,90	23,3	27,0	32,3
„ W.A. Juli 11.	0,77	0,67	0,68	1,56	0,84	0,87	0,98	11,2	11,8	15,9

* R = % Ersatz von Chlorid durch Bromid. [(Br) × 100]/(Br + Cl). $R_u/R_s = R_{Urin}/R_{Serum}$
⁺ Nach 7 Tagen Behandlung mit zur Diät hinzugefügtem Natriumchlorid.

Von Interesse ist der Befund, daß nach Gabe von NaCl der Quotient rasch in die Höhe geht und Werte bis 4,5 erreicht, Br′ wurde also von dort früher verdrängt als aus dem Blut. Auch hier ist keine Gleichverteilung vorhanden. Dagegen wird eine Gleichverteilung Cl′/Br′ wie im Liquor im Zentralnervensystem gefunden[3256–3258], worüber folgende Gruppe von Cl′/Br′-Verhältnissen nach Bromidgabe Aufschluß gibt[3257, 3258].

[3251, I] WALLACE, G. B. u. BRODIE, B. B.: J. Pharm. exp. Ther. **68**, 50 (1940), Rona **122**, 522.
[3251, II] Dieselbe ebenda **70**, 418 (1940). C. **1942 I**, 890.
[3252] MALAMUD, W. u. HAYWARD, E. P.: Z. Neurol. **128**, 295 (1930), Rona **59**, 451. Blut-Liquor Quotient 2, im Transsudat 1,0.
[3253] WALLACE, G. B. u. BRODIE, B. B.: J. Pharm. exp. Ther. **66**, 38 (1939).
[3254] MISHKIS, M., RITCHIE, E. B. u. HASTINGS, A. B.: Proc. Soc. exp. Biol. Med. **30**, 473 (1933), Rona **74**, 316.
[3255] FREY, E.: Naunyn-Schmiedebergs Arch. **163**, 399 (1931), Rona **66**, 619.
[3256] BRODIE, B. B. u. WALLACE, G. B.: J. Pharm. exp. Ther. **63**, 3 (1938).
[3257] WALLACE, G. B. u. BRODIE, B. B.: J. Pharm. exp. Ther. **65**, 214 (1938). Hunde und Katzen.
[3258] WALLACE, G. B. u. BRODIE, B. B.: J. Pharm. exp. Ther. **65**, 220 (1938).
[3259] LOVELL, H. W. u. BROWN, J. R.: Proc. Soc. exp. Biol. Med. **32**, 516 (1934), Rona **88**, 465.

Tabelle 205.

Organ	2 Hunde Tötung nach 3 Std. 1 g/kg NaBr intravenös		1,2 g/kg per os Tötung 24 Std. später		1,3 g/kg per os Tötung 48 Std. später	0,24 g/kg NaBr per os täglich 8 Tage lang. Tötung 24 Stunden nach der letzten Gabe
Liquor . . .	15,8	11,8 m. eq.*	21,5*	16,1 m. eq.*	24,5*	23,6*
	8,0	11,0	5,4	7,8	4,6	4,8
Hirnrinde . .	10,2	14,0	6,1	9,3	5,2	5,4
Mittelhirn . .	8,2	11,0	5,6	7,2	4,5	5,5
Kleinhirn . .	7,9	10,0	5,9	7,8	4,8	5,4
Pons und Medulla . .	8,0	11,0	5,7	7,3	4,9	5,3
Rückenmark		14,0	5,7	8,8	6,2	6,5
Serum . . .	27,4*	26,0 m. eq.*	28,4*	20,9*	283,*	30,1*
	3,5	3,7	3,1	4,6	2,9	2,9
Leber. . . .	3,7			5,0	3,4	3,4
Lunge . . .	3,2				3,2	3,1

* absolute Werte (Methode: BRODIE und FRIEDMANN) Fehler 1% bis 0,06 mg. J. biol. Chem. **124**, 511 (1938).

Der *Permeabilitätskoeffizient*, d. h. der Quotient $\frac{C_{Plasma}}{C_{Liquor}}$ wurde von WALTER[3260] bei normalen Fällen mit 2,9—3,3 schwankend festgestellt und eine erhöhte oder verminderte Permeabilität angenommen, je nach Verhalten dieses Quotienten.

So gibt es eine vermehrte Permeabilität bei Fieberbehandlung des Kaninchens[3263], Röntgenstrahlen[3264], Urämie, Paralyse, Psychosen[3265], eine verminderte nach Morphinvergiftung des Kaninchens[3266] oder nach Hysterie, Neurasthenie und Schizophrenie[3267]. Die Untersuchungen darüber sind zahlreich. Sie sind von WALTER in einer Monographie zusammengefaßt. Ebenso finden sich Angaben darüber bei GELLHORN[930, S. 318].

Hier soll der Versuch erwähnt werden, eine Beziehung zwischen dem Eiweißgehalt und dem Bromgehalt des Liquors zu finden. Wenig vereinbar mit der Annahme einer Sekretion ist ein hoher Eiweißgehalt zugleich mit einem hohen Bromgehalt und umgekehrt.

Der Korrelationskoeffizient betrug[3268, 3269] + 0,573 ± 0,028, bei Psychopathie + 0,78 ± 0,04, bei Psychoneurosen + 0,42 ± 0,08. Meningitiden wurden hierbei nicht einbegriffen, bei denen wir gerade beim Chlorid mit steigendem Eiweißgehalt den Unterschied der Konzentrationen zwischen Plasma und Liquor geringer werden sahen.

Eine Besonderheit ist noch die höhere Permeabilität im foetalen Leben und je nach der Tierart verschieden in den ersten Lebensmonaten (siehe darüber unter Ferrocyanid in diesem Abschnitt).

7. Jodid, Rhodanid, Nitrat. Wurden J′, SCN′ oder Br′ in die Cysterne eingeführt, dann verschwanden sie gleich schnell in 3—4 Stunden aus dem Liquor

3260 WALTER, F. K.: Z. f. ges. Neurol. u. Psychiatrie **95**, 522 (1925). Und andere Arbeiten.

3261 KATZENELBOGEN, S.: J. Pharmacol. exp. Ther. **51**, 435 (1934). C. **1935 II**, 394. 15 Patienten erhielten 5 Tage lang 3 g NaBr/Tag. Bromgehalt schwankte von 51—81 mg%. 20 Patienten erhielten 6—8 g/Tag 28—91 Tage lang. Der Br′-Gehalt schwankte von 167 bis 393 mg%.

3262 ROTHSCHILD, D. u. HAMBERG, C. N.: Amer. J. Psychiatrie **91**, 1033 (1935), Rona **91**, 164. Berücksichtigte nicht, daß $Ca^{\cdot\cdot}$ teilweise nicht diffusibel ist.

3263 KAMEYAMA, S.: Rona **84**, 279 (1934).

3264 HSU, Y. K., CHANG, C. P., HSIEH, C. K. u. LYMAN, R. S.: Chin. J. Physiol. **10**, 379 (1936), Rona **97**, 528. Drei Schizophrene.

3265 DALMA, G.: C. rend. Soc. Biol. **97**, 1206 (1927), Rona **45**, 96.

3266 LOKSCHINA, E. S.: Rona **91**, 380 (1934).

3267 SÜNDERHAUF, R.: Z. ges. exp. Med. **55**, 378 (1927), Rona **41**, 780.

3268 MALAMUD, W., MILLER, W. R. u. MULLINS, B. M.: Proc. Soc. exp. Biol. Med. **30**, 160 (1932), Rona **74**, 315.

(WALLACE und BRODIE[3251, I]). Doch haben diese Ionen ein schlechtes Eindringungsvermögen, sogar ein noch schlechteres als Bromid. Jodid wird am wenigsten gefunden. Man beobachtet bei J' und SCN' einen Anstieg bis 7 Stunden nach der Injektion (WALLACE und BRODIE[3219, I; 3251, I; 3253, 3256]. 3 Stunden nach großer Gabe (0,2 g/kg Tier) konnte es noch nicht im Liquor beim Kaninchen nachgewiesen werden (KUDO[3016]).

ROLLER[3528] fand bei einem Patienten mit schwerer Tuberkulose schon nach 6 Stunden einen Wert von 79% des Blutes.

Die *Normalwerte* für SCN' werden sehr hoch gefunden. Von 31 Liquores, die zur Untersuchung kamen, fand sich einer mit einem Wert unter 0,03 mg%, 21 wiesen Werte von 0,03—0,06 mg%, der Rest höhere Werte auf (BLUM[2999], $FeCl_3$-Methode). Für Zufuhr von außen hat das keine Gültigkeit.

Die zahlreichsten Untersuchungen wurden mit Jodid ausgeführt. 4 Stunden nach intraperitonealer Gabe wurden bei 2 Kaninchen im Plasma Jodmengen 1:1000 gefunden, im Liquor betrug der Gehalt 1:6000 bzw. 1:7500[3270].

Einen exakteren Vergleich geben die Versuche an Hunden von WALLACE und BRODIE[3257, 3258], von denen wir die Quotienten Cl'/J' und Cl'/SCN' wiedergeben.

Tabelle 206.

Organ	1/kg NaJ intravenös Tötung nach 3 Stunden	1,5 g/kg NaJ intravenös Tötung nach 3 Stunden	1,5 g/kg NaJ intravenös Tötung nach 6 Stunden	0,31 g/kg NaSCN per os, dito 2 Stunden später, Tötung 16 Stunden später
Liquor	3,34 m. aeq.* 38	3,31 m. aeq.* 41	6,90 m. aeq.* 20	5,3 m. aeq.* 23
Hirnrinde	41	36	16	22
Mittelhirn	45	35	22	19
Kleinhirn	39	34	18	26
Pons u. Medulla	44	33	21	—
Rückenmark		33	24—34	24
Serum	10,1 m. aeq.* 9,5	12,1 m. aeq.* 8,1	17,5 m. aeq.* 5,7	8,8 m. aeq.* 11
Leber	—	—	5,4	12
Lunge	—	—	—	1

* bedeuten absolute Zahlen.

Aus der Tabelle ist zweierlei ersichtlich. Diese Ionen dringen noch schwerer in den Liquor ein, und genau so wie dieser verhält sich das gesamte Zentralnervensystem.

Die Permeabilität für Jodid soll durch Hungern[3271], Entfernung der Hypophyse[3272], auch durch Ausschaltung der Thyreoidea und anderer Drüsen mit innerer Sekretion[3273], schließlich durch Meningitis (COHEN[3246]) und Schock[3273, I] erhöht werden.

[3246] Poliomyelitis und Meningitis sollen auch bei Affen die Permeabilität für *Nitrat* erhöhen. Die Affen (Macaca mulata) erhielten 35 mg/kg $NaNO_3$ intravenös. In 1 Stunde betrug der Gehalt im Liquor 1—3 mg% NO_3' bei allerdings unzureichender Methode. Vergleiche mit dem Blut wurden nicht vorgenommen[3274].

[3269] MALAMUD, W., MILLER, W. R. u. MULLINS, B. M.: J. nerv. Dis. **79**, 125 (1934), Rona **80**. 311. Untersuchungen an 530 Patienten.

[3270] DE HAAN, J. u. VAN CREVELD, S.: Biochem. Z. **124**, 172 (1921).

[3271] KASSIL, G. N., PLOTITZYNA, T. G. u. TOLMASSKAJA, E. S.: C. **1939 I**, 1789. Auch für $Fe(CN)_6$.

[3272] CHWOLESS, G. J.: C. **1939 I**, 453. Auch für $Fe(CN)_6$.

[3273] BELKINA, L. u. SLATOVEROV, A.: Rona **56**, 764 (1929). Katzen und Kaninchen auch für $Fe(CN)_6$.

[3273, I] STERN, L. S.: Rona **121**, 390 (1938).

[3274] LENNETTE, E. H. u. REAMES, H. R.: J. Immunolog. **34**, 215 (1938).

8. **Ferrocyanid** wird oft zur Prüfung der Permeabilität benutzt, weil die Leichtigkeit einer Berliner-Blau-Reaktion große Bequemlichkeit gibt. Es wird meist gar nicht im Liquor gefunden. Nach Gabe in den Subarachnoidalraum wird es dagegen rasch, besonders durch die Arachnoidalzotten, weniger durch die Venen, in den Blutstrom aufgenommen[3275]. Große Dosen vermögen allein schon die Schranken zu durchbrechen[3286].

Die Resistenz entwickelt sich erst im Verlauf des Wachstums. Eine gute Penetration ist beim Meerschweinchen nur im foetalen Leben nachweisbar, beim Kaninchen noch einige Tage, bei Ratte und Maus bis 14 Tage nach der Geburt[3276]. Diese Verschiedenheit der Reaktion mit dem Alter soll einhergehen mit histologischen Veränderungen im Plexus choreoideus[3277].

Steigerungen der Permeabilität wurden experimentell hervorgerufen durch Schock (Schmerzreize, Pepton, Histamin — Katzen und Hunde[3273, I, 3279]), 7—14tägige Schlaflosigkeit bei Hunden[3281], durch Asphyxie[3282, 3283], nicht aber durch CO, H_2S und HCN[3278] (Mäuse und Kaninchen) Hypophysektomie[3284], Urotropin in großen Dosen[3285], stark hypertonische NaCl-Lösung[3280], Purine (Coffein, Theobromin[3286]).

9. **Schlußbemerkungen.** Wenn wir die Resultate dieses Abschnittes abschätzen, finden wir, daß die Penetrationsfähigkeit des Cl′ (und HCO_3') alle anderen Anionen weit übertrifft. In der Hofmeisterschen Reihe ist ein Abfall nach der entquellenden Seite besonders stark. So dringt $Fe(CN)_6^{IV}$ in der Norm gar nicht ein, PO_4''' etwas besser, noch besser das Sulfat. Nach der anderen Richtung finden wir nach Br′ schon die gleiche schlechte Permeation wie SO_4'', dessen Eindringungsvermögen im allgemeinen als besonders gering anzusehen ist, auch an den Erythrocyten gemessen. J′ und SCN′ dringen noch schlechter ein. Will man sich von diesem Verhalten ein Bild machen, ohne von einer Sekretion zu sprechen, dann wird man zuerst an die Größe der Moleküle im Verhältnis zu den Poren denken müssen, die gerade in dem Bereich von Cl′ liegen müßten. Berücksichtigen wir nur den quellenden Teil der Hofmeisterschen Reihe, dann ließe sich der Unterschied sehr wohl verstehen. Auf der Tabelle S. 512 entsprechen die Quotienten für (Cl + Br) durchaus den Donnanbedingungen. Werden in einem kleinen Zeitintervall an eine Membran 2 Ionen herangeführt, dann werden sie in den Proportionen durch die Wand hindurchgehen, wie die Wahrscheinlichkeit der Anwesenheit und die Leichtigkeit des Durchtritts es ermöglicht. Im normalen physiko-chemischen Versuch wird sich durch Rückdiffusion sofort für jedes Ion einzeln das Donnangleichgewicht einstellen, wenn aber die durchgetretene Menge sofort so weit entfernt wird, daß diese Rückdiffusion nicht mehr oder nur zum Teil erfolgt, dann wird das ursprüngliche Verhältnis bestehen bleiben. Mit dieser Vorstellung kann man durch Rechnung jeder Bedingung gerecht werden, wenn Größe der Poren, Filtrationsgeschwindigkeit durch die Flächeneinheit bei bestimmtem Umfang der aufnehmenden Räume (es handelt sich nicht um die Trennung von zwei sich beliebig durchmischenden Flüssigkeiten durch eine Scheidewand)

[3275] Scholz, R. O. u. Ralston, E. M.: Anat. Res. **75**, 365 (1939), Rona **119**, 659.
[3276] Stern, L. u. Peyrot, R.: C. rend. Soc. biol. **96**, 1124 (1927), Rona **41**, 772.
[3277] Stern, L. u. Rapoport, J.: C. rend. Soc. biol. **96**, 1149 (1927), Rona **41**, 772.
[3278] Loksina, E.: Rona **47**, 796 (1928).
[3279] Stern, L. S.: Rona **107**, 270 (1938).
[3280] Fradkin, M. J. Rossel, S. I. u. Antuschewitsch, E. K.: Rona **95**, 352 (1935).
[3281] Stern, L. S., Chvoles, G. J. u. Rossina, J. A.: Rona **90**, 600 (1934).
[3282] Romell, E. L. u. Hertschikowa, K. A.: Rona **90**, 601 (1934).
[3283] Hertschikowa, K. A., Romell, E. L., Rossin, J. A. u. Konovalov, B. J.: Rona **90**, 601 (1934).
[3284] Chvoles, G. J.: Rona **90**, 601 (1934).
[3285] Kassill, G. N. u. Jakubow, B. F.: Rona **90**, 601.
[3286] Kassill, G. N.: Rona **90**, 654 (1934).

in Rechnung gestellt werden. Nun gibt uns aber die hydrophile Seite der Reihe besondere Aufgaben. SO_4'' geht z. B. im Verhältnis zu seinen räumlichen Abmessungen, seiner Hydratation usw. in zu hoher Konzentration in den Liquor, vielleicht auch Phosphat. Jetzt eröffnet sich die weitere, noch nicht beachtete Möglichkeit in der Geschwindigkeit der Abgabe aus dem Liquor. Diese ist bei Br′, SCN′, J′ anscheinend gleich, wird es aber nicht für Sulfat sein. Die hohe Konzentration des Sulfats könnte also zum Teil durch Stauung ihre Erklärung finden, ähnlich wie bei den übermäßigen Ansammlungen in dem einen Fall von WATCHORN und McCANCE[3248]. Diese Verhältnisse bedürfen einer ausführlichen Bearbeitung, während unsere Betrachtung nur Andeutungen geben konnte. Sie sollte aber zeigen, daß die Annahme einer Sekretion nicht notwendig ist, wenn man nur die Anionen betrachtet. Im Gegenteil finden wir fast überall da, wo ein Sekretionsprozeß vorhanden ist, eine bessere Permeation des Br′ gegenüber Cl′.

Mit *radioaktiven Isotopen* wurde das Problem der Durchgängigkeit von GREENBERG und Mitarbeitern[3286, I] angegangen. Die Versuchstiere waren größere Hunde.

Durch Punktion der Cysterne wurde erst der vorgebildete Liquor cerebrospinalis entfernt bis nach einiger Zeit, etwa nach 30—50 Sekunden, ein Tropfen neugebildeter Flüssigkeit aus der Kanüle kam. Diese Flüssigkeit wurde gesammelt, analysiert und mit dem Gehalt im Blutplasma verglichen. Mit diesem Verfahren wollen die Autoren einer sekundären Resorption abgesonderter Substanzen entgehen.

Die Resultate geben wir auf Abb. 39 wieder.

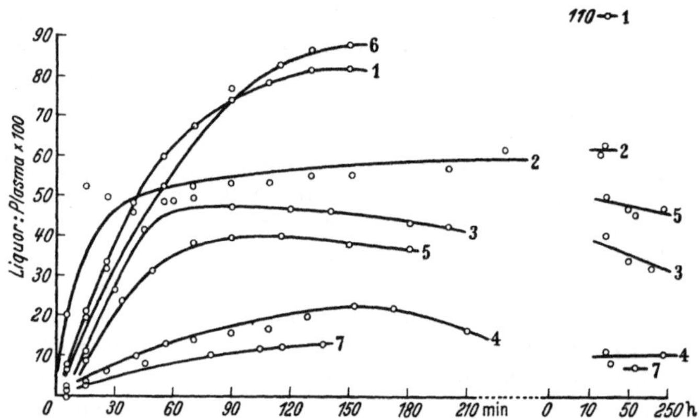

Abb. 39. Verlauf der Verhältniszahlen zwischen den Konzentrationen im Liquor und dem Plasma. Die Zahlen geben folgende Ionen wieder: 1) ^{24}Na, 2) ^{42}K, 3) ^{86}, ^{88}Rb, 4) $^{32}PO_4$, 5) ^{89}Sr, 6) ^{82}Br, 7) ^{131}J.
Abscisse: Zeit in Minuten, später Stunden
Ordinate: $\frac{\text{Aktivität im Liquor } 100}{\text{Aktivität im Plasma.}}$

Der Abfall der Konzentrationen im Plasma ist exponentiell, wenn es auch auf logarithmischem Papier keine gerade Linie gibt. Das entspricht durchaus den Befunden von FLEXNER. Wir sehen auf den Kurven nicht nur, daß die Annäherung der Konzentrationen an einen Endzustand nur sehr langsam erfolgt, sondern daß dieser Verlauf elektiv ist, d. h. jedes Ion hat seine eigene Art der Annäherung.

Aus diesen Tatsachen wollen die Autoren auf einen Sekretionsprozeß schließen, weil eine Filtration eine Gleichförmigkeit ergeben müßte. Wir haben schon früher darauf hingewiesen, daß auch ein einfacher Prozeß der Filtration keineswegs eine Gleichförmigkeit, d. h. ein Gleichbleiben der Verhältniszahlen zu garantieren

[3286, I] GREENBERG, D. M., AIRD, R. B., BOELTER M. D. D., CAMPBELL, W. W. COHN, W. E. u. MURAYAMA, M. M.: Am. J. Physiol. **140**, 47 (1943/44).

braucht oder auch nur kann, selbst wenn man mit thermodynamischen Aktivitäten rechnet. Das gilt auch hier und in erhöhtem Maße. Wir finden tatsächlich, daß die Permeabilität der Ionengröße folgt bei Vergleich gleicher Ladungen. Es ist nicht zu erwarten bei den schwierigen Ladungsverhältnissen einer so diffizilen Membran, daß das positive Na˙ und das negative Cl′ in der Permeation verglichen werden können.

Aber gesetzt den Fall, daß eine Sekretion stattfindet, und daß die sezernierende Zelle tatsächlich nicht zwischen ^{24}Na und ^{23}Na unterscheiden kann, dann muß doch das definitive Verhältnis sofort am Anfang erreicht werden. Warum dann den langsamen Anstieg? Es gibt eine Mischung mit Flüssigkeiten, die noch ^{23}Na enthalten, die Filtration findet also tatsächlich nach Wallace und Brodie über das ganze System von Zwischenräumen im Gliagewebe statt. Diese Flüssigkeit muß erst ausgewaschen werden, ehe das wirkliche Filtrat in Erscheinung tritt. Wenn der Verlauf aber so zu verstehen ist, brauchen die Ionen nicht gleichmäßig rasch zu erscheinen, denn wir wissen nicht, welcher Bindungsmöglichkeit in Form von Adsorption usw. sie sonst noch auf dem Wege begegnen. So wissen wir, daß Gliazellen für Cl′ und Na˙ zugänglich sind. Gegen diese Auffassung spricht auch nicht das raschere Erscheinen des Kaliums, da wir wissen, daß K˙ durch jede Membran, auch die der Zellen selbst, zu treten vermag. Damit liegen aber die Verhältnisse anders. Phosphat ist in jedem Falle von solchen Betrachtungen auszunehmen. Auf den Kurven ist noch Folgendes bemerkenswert: abgesehen von K˙ und Na˙ ist der Anstieg langsamer, je niedriger das Maximum ist.

Im Vergleich zu den vorher referierten Befunden von Wallace und Brodie ist die maximale Konzentration im Jod niedriger, als bei der chemischen Analyse. Die Autoren beziehen das auf eine Einwirkung der höheren Jodkonzentrationen in den chemischen Versuchen, während hier ^{131}J′ praktisch gewichtslos verabreicht wurde. Das würde auf die Beeinflussung der Liquorschranke hindeuten. Wäre nicht eine spezielle Verankerung der geringen Ionenzahlen möglich, wenn die Zahl der verfügbaren Bindungen klein ist? Das wird später deutlich bei der Aufnahme von $^{32}PO_4$ im Knochen. Uns scheint es, daß auch diese Versuche nicht den Beweis eines aktiven Prozesses gebracht haben, wohl aber unsere Ausblicke erweiterten.

Die Resorption aus dem Spinalkanal wurde mit der Isotopenmethode von Howarth und Cooper[3986, II] in Versuchen an Katzen studiert. Folgende Ionen kamen in isotonischer Lösung zur Anwendung. ^{82}Br, ^{24}Na, $^{32}PO_4$. Außerdem mit Radiobrom markiertes Dibromprocain (= Novocain). In ihren Versuchen zeigte sich ein rascher Abfall der Konzentrationen im Spinalkanal. 50% des Anfangswertes wurden bereits nach 5—15 Minuten erreicht. In der Cysterna magna tauchte so wenig auf, daß ein Verschwinden auf dem Wege nach dem Kopf zu durch Strömung nicht stattgefunden haben konnte. Die Messung der Aktivität im Blut verschiedener Venen zeigte in der Vena azygos stets eine höhere Konzentration als in der Vena cava inferior oder superior. Also mußte der Abfluß über das Venensystem durch die Capillarwand stattgefunden haben. An diesem Befund ist besonders von quantitativem Gesichtspunkt her von Interesse, daß Phosphat gleichrasch verschwindet wie Natrium und Bromid, während es gewöhnlich die Capillaren langsamer durchdringt. Es lag allerdings nicht im Sinne der Autoren, gerade diese Frage von neuem Gesichtspunkt aus zu bearbeiten.

In Versuchen von Eichler, Linder und Schmeiser[3986, III] an Hunden wurde die Wanderung des ^{24}Na nach Injektion in den Lumbalkanal durch Messung

[3286, II] Howarth, F. u. Cooper, E. R. A.: Lancet **1949 II**, 937.
[3386, III] Eichler, O., Linder, F. u. Schmeiser, K.: Publikation im Druck.

der harten γ-Strahlung durch ein außen angebrachtes Zählrohr verfolgt. Es zeigt sich ein deutlicher Strom nach dem Kopfe zu. Die Konzentration klang mit der Strecke linear ab. Caudal von der Injektionsstelle war nicht mehr vorhanden als dem „background" entspricht, also ein Strom dorthin war nicht nachweisbar. Nach dem Kopf zu reichte er bis zum unteren Halsmark. Darüber war die Aktivität niedriger oder höchstens gleich dem background. Das Modell des Verschwindens entspricht etwa der Wärmeleitung durch einen Draht, der Wärme nach den Seiten zu verliert unter Komplikation einer Strömung.

VIII. Augenkammerwasserschranke.

1. Chlorid. Diese Grenze zwingt ebenfalls zu der Frage nach dem Gültigkeitsbereich der Donnangleichgewichte. Die Versuche von VAN CREVELD[3287] schienen schon einen Hinweis zu geben, daß hier ein Ultrafiltrat vorlag. Für *Chlorid* erhielt er folgende Werte aus Versuchen am Kaninchen:

Tabelle 207.

Plasma arteriell	Plasma venös	Kammerwasser
0,649	0,614	0,665
0,608	0,582	0,634
0,594		0,631

Wichtig ist bei der sehr eiweißarmen Flüssigkeit, daß der Gehalt höher ist als im Plasma. Es ergibt sich für längere Versuche die Schwierigkeit, daß nach einer einmaligen Punktion die Möglichkeiten erschöpft sind. So fand VAN CREVELD, daß das sekundäre Kammerwasser, das sich nach der ersten Punktion neu bildet, ärmer an Chloriden ist, was mit einem höheren Eiweißgehalt in guter Übereinstimmung steht. Diese Verhältnisse wurden von DUKE-ELDER[3288] genauer untersucht. Der Autor steht auf dem Standpunkt, daß das Augenkammerwasser ein reines Dialysat sei. Seine Behauptung betreffs der Chloride stützt sich auf Analysen von Pferdeaugen in Prozent (in mMol).

Tabelle 208.

	Serum	Kammerwasser	Glaskörper
$Na^{\cdot}$.	(145) 0,335	(121) 0,279	0,417%
Cl' . .	(103) 0,366	(123) 0,437	

Auf diesen Analysen läßt sich folgendes Schema aufbauen (siehe auch BOLAM[3153, S. 215]):

$$\text{Kapillarblut: } Na^+ \begin{cases} A^- \; (= \text{Eiweiß}) \\ Cl^- \end{cases} \qquad \text{Kammerwasser: } Na^+ \quad Cl^-$$

Daraus folgt die Donnangleichung:

$$[Na^{\cdot}]_{Pl} \cdot [Cl']_{Pl} = [Cl']_{KW} \cdot [Na^{\cdot}]_{KW}$$
$$\frac{145 \cdot 103}{148{,}83} = \frac{123 \cdot 121}{149{,}35}$$

Die Gleichheit der beiden Produkte wäre ausreichend, um eine einfache Dialyse anzunehmen. Aber in dieser Form ist das Schema nicht statthaft. Man dürfte so verfahren, wenn außer dem Cl' kein anderes dialysierendes Anion vorhanden wäre, oder wenigstens kein Anion, das mit genügender Geschwindigkeit

[3287] VAN CREVELD, S.: Biochem. Z. **123**, 304 (1921).
[3288] DUKE-ELDER, S.: J. Physiol. **62**, 315 (1927).

dialysiert. Einen Bruchteil von PO_4''' und SO_4'' dürfte man vielleicht an dieser Stelle einsetzen. Wir haben im HCO_3' ein Ion, das ebenso schnell zu permeieren vermag wie Cl'. Gerade an dieser Gegenüberstellung können wir die Reichweite einer Sekretion und einer Dialyse ersehen. Schon die Bremsung der Permeationsgeschwindigkeit eines Ions muß das Gleichgewicht eines entsprechend geladenen anderen so verschieben, daß ein regulärer Donnanquotient nicht mehr zur Beoachtung kommt. Kleinere Abweichungen brauchen also nicht gegen das Vorliegen eines thermodynamischen Gleichgewichtes zu sprechen, wie gerade im Schlußabsatz des vorherigen Kapitels (S. 519f) ausführlich dargestellt wurde, und die Versuche von WILBRANDT und MAIZELS an Erythrocyten direkt erweisen.

Bis dahin wird man die Hypothese einer Sekretion vorziehen wollen, um nicht die beobachteten Tatsachen von der strengen Theorie zu sehr zu entfernen (siehe [3290–3292]). Kürzliche Versuche von DAVSON und QUILLIAM[3292, I] an durchströmten Katzenköpfen zeigen die Unabhängigkeit des Gleichgewichtes von HCN und die gleichmäßige Herausdiffusion von Cl', wenn seine Konzentration in der Durchströmungsflüssigkeit vermindert wird. Ein aktiver Prozeß hätte gelähmt werden müssen.

Auf eine besondere Art demonstrierten DAVSON und Mitarbeiter[3292, II] die Abweichungen von der Zusammensetzung eines Dialysats. Nach dem Eiweißgehalt mußte der Donnanquotient r für Na˙ 1,04, für Cl' 0,96 betragen. Gefunden wurde $r_{Na^{\cdot}}$ bei Katzen 1,03 ± 0,004, bei Hunden 1,04 ± 0,003. Die Verteilung des Na˙ war also gut. Dagegen waren die Werte für $r_{Cl'}$ 0,945 bei der Katze, 0,90 beim Hunde, also eine deutliche Differenz. Wurde das Plasma einer Dialyse durch eine Kollodiummembran unterworfen, dann verschoben sich die Werte auf 1,08 für $r_{Na^{\cdot}}$ und 0,99 für $r_{Cl'}$, beide waren also größer. Wenn man das Vorderkammerwasser gegen Plasma durch einen Kollodiumsack dialysierte, dann stiegen die Werte des Donnanquotienten an und näherten sich denen der einfachen Dialyse. Die Zusammensetzung wich also beträchtlich ab.

Als weitere theoretisch-formale Beschreibung ist die DERRIENsche Formel zu erwähnen, die wir im vorigen Abschnitt wiedergegeben haben. Die Konstante wäre für Cl' hier 3, für HCO_3' 3,6[3293, 3294].

Wir geben tabellarisch eine Reihe von in der Literatur niedergelegten Wertepaaren wieder.

Tabelle 209.

Literatur	Tier	Kammer-wasser	Plasma	Quotient	Glaskörper
WINTERNITZ[3295]	Pferde 7	0,457%	0,342	1,34	
TRON[3296]	Rind 10	0,123 mMol	0,112	1,10	0,125 mMol
DUKE-ELDER[3289]	Kaninchen	0,635	0,579 (0,551)		in Klammern venöses Plasma
SALIT[3297]	Kälber	0,402%	0,351		0,404%
	Rinder	0,408	0,352		0,419
DAVSON und Mitarbeiter[3298]	Katzen 4			0,95	
DAVSON[3299]	Katzen 18			0,945	
DERRIEN[3300]	Octopus vulgaris u. Sepia officinalis	3,54—3,63% NaCl	3,23—3,41	1,05	

[3289] DUKE-ELDER, S.: Biochem. J. **21**, 1, 66 (1927).

[3290] ROBERTSON, J. D.: Brit. J. ophthalm. **21**, 401 (1937), Rona **106**, 131. Annahme der Sekretion durch die Ciliarkörper. Versuche an Kaninchen und Katzen über osmotische Fragen.

[3291] DUKE-ELDER, S.: Brit. J. ophthalm. **21**, 577 (1937), Rona **108**, 108. Polemik.

[3292] ROBERTSON, J. D.: Brit. J. ophthalm. **22**, 79 (1938), Rona **108**, 109. Polemik.

2. Phosphat. Wir legen die Werte auf einer Tabelle vor. Ersichtlich ist, daß wie im Liquor cerebrospinalis das Phosphat nur die halbe Konzentration des Plasmas besitzt.

Tabelle 210.

Literatur	Tier	Kammerwasser mg%	Serum mg%	Quotient	Bemerkung
WINTERNITZ[3295] .	Pferde 8	1,56	3,25	0,48	
	Rind	2,8	4,1—5,2		aus der Literatur
TRON[3296]	Rind 10	1,77	3,23	0,72	Glaskörper 0,65
SIWE[3301]	Kaninchen	1,82 (1,3—2,9)	3,60		
WALKER[3174, 3245]	Frösche 24			0,41 (0,20—0,54)	
	Hühner 4, Kaninchen 3, Hunde 5			0,37	
	Menschen 4			0,55	
	Hunde 4			0,44	Pankreas entfernt

Bei Gabe von Phosphat (0,6 g/kg K_2HPO_4 intraperitoneal) wurde nach 20 Minuten noch kein Anstieg beobachtet[3301]. Die Zeit dürfte zu kurz sein. Es ist dagegen von Wichtigkeit, daß der Gehalt an Ca˙˙ nie so hoch wird, daß die Lösung an Phosphat übersättigt werden könnte. Der geringe Phosphatgehalt ist also zwangsweise vorhanden und zweckmäßig, wenn nicht bei den manchmal beträchtlichen Schwankungen des anorganischen Phosphats im Blute Fällungen und damit Trübungen im Sehfeld auftreten sollen. Wenn man für kurze Zeit teleologisch denken wollte, würde man folgende Feststellung treffen: Würde Phosphat mit der Leichtigkeit durch die Schranke wie etwa durch sonstige Capillarwände hindurchgehen, dann wäre die viel wichtigere Konzentration von Ca˙˙ übermäßigen Schwankungen und Zufällen ausgesetzt.

Auch bei Fröschen folgte der Gehalt durchaus nicht nach subcutaner Injektion, so daß er gegenüber dem Plasma nur Werte von 16% annehmen konnte (WALKER[3174]).

3. Sulfat. Der Gehalt ist auch hier sehr gering. Als Durchschnittswert von Analysen an 10 Rindern ergab sich der Gehalt im Kammerwasser mit 0,75 mg%, im Plasma 1,87 mg% (im Glaskörper 1,10 mg%), der Quotient betrug also 0,41 gegenüber Plasma (TRON[3296]). Einen ähnlichen Quotienten fanden HEUBNER und MEYER-BISCH[2936]. Diese Verhältnisse sind in gutem Einklang mit der allgemeinen schweren Permeabilität des Ions durch Membranen.

4. Andere Anionen. Neben einem qualitativen Nachweis, daß Br′, $Fe(CN)_6^{IV}$ und J′ in die Augenflüssigkeit beim Hunde eindringen (GAEDERTZ und WITTGENSTEIN[2570]), liegen nur wenige quantitative Angaben vor. LIPSCHITZ[2770] fand bei Kaninchen, die 0,75 g/kg *NaBr* peroral erhalten hatten, folgende Werte (in mg%).

3292, I DAVSON, H. u. QUILLIAM, J. P.: J. of Physiol. **98**, 141 (1940), Rona **127**, 170.

3292, II DAVSON, H., DUKE-ELDER W. S. u. MAURICE, D. M.: J. Physiol. **107**, 32 P (1948).

3293 DERRIEN, Y. u. JAYLE, G.: C. rend. Soc. biol. **126**, 363 (1937), Rona **104**, 510.

3294 DERRIEN, Y. u. FRIZET, P.: Bull. Soc. Chim. biol. **20**, 1238 (1938), Rona **111**, 445. Analysen an Hund und Mensch.

3295 WINTERNITZ, R. u. STARY, Z.: Z. exp. Med. **89**, 540 (1933), Rona **75**, 527.

3296 TRON, E.: v. Graefes Arch. f. Ophthalmologie **119**, 659 (1928), Rona **45**, 400.

3297 SALIT, P. W.: Amer. J. Ophthalm. III, **17**, 818 (1934), Rona **84**, 289.

Die Augenkammerwasserschranke wäre also leicht permeabel und verhielte sich nicht so wie die Liquorschranke.

Tabelle 211.

Zeit in Stunden	18	19	23	24	72	22—24*	22—24**
Oxalatplasma .	125,5	157	116	106	95	242	406
Kammerwasser .	125,7	153,5	147	124	110,8	248	432

* 5 Tiere 1,5 g/kg ** 5 Tiere 3 g/kg.

Das gilt auch für *Jodid* beim Kaninchen (DE HAEN und VAN CREVELD[3270]). Nach intravenöser Injektion schneiden sich die Konzentrationskurven in 30 Minuten.

Bei *Rhodanid* finden wir dasselbe (KUDO[3016]), wobei das Maximum der Konzentration (nach 90 Minuten eintretend) nie den Gipfel des Blutes erreicht. Im späteren Verlauf ist eine höhere Konzentration als im Plasma vorhanden.

5. Ferrocyanid. Ferrocyanid vermag die Augenkammerwasserschranke schwer zu durchdringen, aber schon Änderung des osmotischen Drucks im Blut ist ausreichend, um es in 3—10 Minuten nach der Gabe eintreten zu lassen[3280]. Die geringe Permeabilität tritt beim Kaninchen erst vom achten bis zwölften Lebenstage auf[3303].

Im allgemeinen ist diese Phasengrenze viel leichter durchgängig als die Liquorschranke, wenn auch zahlreiche Ähnlichkeiten vorliegen. Man würde aus diesen Befunden nach der Porentheorie schließen, daß die Poren größer sind. Aber die Verhältnisse werden dadurch kompliziert, daß nicht nur der Ciliarkörper, in den man die Produktion des Vorderkammerwassers verlegt, sondern auch die Choreoidea für Ionen und Moleküle — und zwar in durchaus unabhängiger Art — durchgängig sind. Man kann dies durch getrennte Analysen des Vorderkammerwassers und des Glaskörpers unterscheiden, wie neuerliche Versuche von DAVSON, DUKE-ELDER und Mitarbeitern[3303, I] beweisen konnten. Bei diesen Untersuchungen wird nicht nach Gleichgewichten gefragt, sondern nach der Geschwindigkeit des Durchdringens. Dabei ergaben sich folgende Reihen für die Geschwindigkeit der Permeation:

für den Ciliarkörper: $SCN' > Na^{\cdot} > K^{\cdot} >$ Monosaccharide $>$ Glycerin, Alanin, Kreatinin, Urea $>$ Rohrzucker, PO_4'''.

für die Choreoidea: $SCN' >$ Monosaccharide $> Na^{\cdot}, K^{\cdot}$, Urea $>$ Glycerin, Alanin.

Diese Art der Reihen läßt sich tatsächlich mit einer einfachen Porenstruktur als alleinigem Durchtrittsmodus nicht vereinbaren. Die Resultate wurden durch einige Konstanten in einer Diffusionsgleichung zusammengefaßt:

$$\frac{d\,\text{Subst.}}{dt} = K\,A\,(C_{\text{Plasma}} - C_{\text{Aq.}}).$$

Dabei ist A die filtrierende Fläche. Wenn man bei Festlegung der Konstante das Ultrafiltrat als Endpunkt berücksichtigt (SCN' erwies sich zu 20% als nicht ultrafiltrierbar) und einige andere Korrekturen, wie Verlust der Flüssigkeit aus dem Plasma und den Prozeß der Rückresorption vom Auge berücksichtigt, kommt man zu modifizierten Konstanten, die die Autoren mit $K_{A'}$ für den

[3298] DAVSON, H., DUKE-ELDER, W. S. u. BENHAM, G. H.: Biochem. J. **30**, 773 (1936).

[3299] DAVSON, H.: J. Physiol. **96**, 194 (1939). $r_{Na^{\cdot}} = 1{,}03$. $r_{Cl'}\, r_{Na^{\cdot}} = 0{,}97$ nicht 1, wie Theorie fordert. Keine Beziehung zum Eiweißgehalt bei quantitativer Betrachtung.

[3300] DERRIEN, Y.: C. rend. Soc. Biol. **127**, 1011 (1938), Rona **108**, 109.

[3301] SIWE, S. T.: Z. f. Kinderheilkunde **57**, 467 (1935). Klin. Wschr. **1936 I**, 427.

[3302] ABE, T. u. KOMURA, K.: v. Graefes Arch. **121**, 294 (1928), Rona **51**, 536.

[3303] FRADKIN, M. I.: Rona **116**, 622 (1939).

Humor aqueus und $K_{V'}$ für das corpus vitreum bezeichnen. Folgende Werte für diese Konstanten seien wiedergegeben, um einen Eindruck über die quantitativen Verhältnisse zu vermitteln.

	$K_{A'}$	$K_{V'}$	$K_{A'}/K_{V'}$
SCN′	46,5	18,3	2,5
Na˙	37,6	6,8	5,5
K˙	42—31	12—7,7	3,5—4
PO_4'''	5,2	0,33	16
Urea	14,0	7,0	2,0
Rohrzucker . . .	4,7	0,28	17

Die Konstanten sind für SCN′ unabhängig von der im Plasma herrschenden Konzentration (bis 58mg% geprüft). Na˙ dringt durch die Choreoidea schlechter ein. Besonders auffällig ist das langsame Eindringen des Phosphats, wie man es nach der Größe des Ions auch erwarten muß. Diese Versuche zeigen von neuem die Schwierigkeiten, die bei einem anscheinend so einfachen Prozeß zu überwinden sind, um zu einem Verständnis zu gelangen.

IX. Amnionflüssigkeit.

Amnionflüssigkeit zeigte im Phosphatgehalt eine höhere Konzentration als das Serum (Merritt und Bauer[3243]). Chloride sind im Fruchtwasser bei der Entwicklung des Hühnchens etwas stärker konzentriert als im Dotter und Eiklar[3304]. Das Blut hat aber im Verhältnis einen noch höheren Gehalt, kombiniert mit einem niederen Zuckergehalt[3305]. Bei der Entwicklung von Eiern von Teleostiern und Fundulus wird Cl′ durch eine Art Sekretionsprozeß ausgestoßen, und es bilden sich dafür HPO_4'', HCO_3' und Eiweißionen[3311].

X. Verteilung der Anionen in den Geweben.

1. Chlorid.

a) *Organische Bindung.* Chlorid ist der Schrittmacher der Anionen, und an ihm müssen wir das Verhalten der anderen Anionen messen. Eine besondere Rolle spielt wiederum die Frage nach Chlor in organischer Bindung.

So soll in der Magenschleimhaut, besonders des Fundus, mit Äther extrahierbares Cl′ vorliegen und zwar etwa 50% des dort vorhandenen. Aber auch in anderen Geweben sei solches aufzufinden[3306, 3307, 3310]. Durch Säuregabe soll das Gesamtchlorid in der Magenschleimhaut zunehmen, das organisch gebundene abnehmen. Diese Befunde konnten durch Hogartz[3308] an getrockneter Magenschleimhaut nicht bestätigt werden, obwohl es bequem wäre, auf diesem Wege die Salzsäuresekretion im Magen zu erklären. Das wurde schon von Claude Bernard versucht. Auch Hanke[3306, 3307], der die organische Verbindung auffand, sah, daß sie durch Ag˙-Zusatz gespalten und gefällt wurde. Hogartz[3308] fand überhaupt kein durch Äther extrahierbares Chlorid.

Dagegen gingen bei den Analysen von Eichelberger und Richter[3314, I] bei Petrolätherextraktion von Hundegehirnen große Mengen von Cl′ mit Na˙, K˙ und Mg˙˙ in den Petroläther, wenig Ca˙˙. Aber die Autoren betonen, daß der Zustand dieses Cl′ völlig unbekannt sei, aber wahrscheinlich wird es sich nur um kolloide

---

[3303, I] Davson, H., Duke-Elder, W. S., Maurice, D. M., Ross, E. J. u. Woodin, A. M.: J. Physiol. **108**, 203 (1949).

[3304] Kichinosuke, Y.: Jap. J. med. Sci. Trans. II, Biochem. **2**, 71 (1933), Rona **74**, 50.

[3305] Kichinosuke, Y.: Jap. J. med. Sci. Trans. II, Biochem. **2**, 81 (1933), Rona **74**, 50.

[3306] Hanke, M. E.: Amer. J. Physiol. **90**, 375 (1929), Rona **53**, 447.

[3307] Hanke, M. E. u. Donovan, P. B.: J. biol. Chem. **74**, XXIV (1927), Rona **43**, 80.

[3308] Hogartz, W.: Hoppe-Seylers Z. **200**, 119 (1930), Rona **63**, 704.

[3309] Born, H. J. u. Timoféeff-Ressovski, H.: Naturwissenschaften **1940**, 253. Einatmungsdauer nicht angegeben.

Addition und nicht um echte Bindung handeln, obwohl es unter den Bakterien (siehe dort) Lebewesen gibt, die Cl′ in organische Bindung zu überführen vermögen. Wir werden uns um diese Möglichkeit beim höheren Tier nicht zu kümmern brauchen. Ob bei Einatmung von elementarem Chlor eine organische Bindung eintritt, ist auch nicht sicher. Nach Einatmung radioaktiven Chlors fanden sich folgende relativen Verteilungen in den einzelnen Organen[3309]:

Tabelle 212.

	Am Ende der Einatmung	nach 5 Min.	nach 8 Min.
Lunge . . .	74%	60 %	45 %
Niere . . .	9%	24,4%	43 %
Leber . . .	7%	11,1%	6,2%
Hirn	5%	4,5%	5,8%

Der eventuelle organische Einbau kann nicht wesentlich in ein großes Molekül stattgefunden haben, wie der rasche Abtransport aus der Lunge und die bevorzugte Aufnahme in der Niere anzudeuten scheint.

b) Normalwerte. Die normalen Werte in verschiedenen Geweben geben wir auf folgender Tabelle nach Irving und Manery[3311] wieder:

Tabelle 213.

Chloridgehalt von Säugetiergeweben (mg/100 g Frischgewebe)

Tier . . . . Zahl der Individuen Autor	Mensch 1 3312	Hund 2 3313	Rind 1 3314	Hund 6 3315	Ratte 9 3315	 120* 4661	Mensch 108 3316	Ratte 3 3317	Durchschnitt in mg/100 g
Ovarium	—	—	—	190	290	—	—	—	240
Uterus	—	—	—	201	—	—	270	—	235
Lunge	260	240	244	230	196	204	220	200	227
Hoden	226	214	—	187	222	—	—	214	213
Niere	208	224	225	251	178	178	190	197	210
Schilddrüse	169	—	—	161	—	—	180	—	170
Milz	161	179	153	171	134	128	170	135	158
Pankreas	161	—	—	138	—	—	—	—	158
Knorpel	—	—	—	190	—	—	130	—	152
Speicheldrüse . .	133	—	184	152	125	—	—	—	148
Leber	—	117	89	136	132	121	150	108	122
Knochen	—	—	—	103	125	115	110	138	119
Herz	124	136	102	119	111	79	130	86	115
Gehirn	131	22	—	148	108	—	173	99	114
glatter Muskel . .	61	—	—	—	84	—	160	151	114
Skelettmuskel . .	61	72	50	67	60	53	80	43	62

* Nach Schlegel und Brück[4661]. Diese Angaben sind in den Durchschnittszahlen nicht berücksichtigt. Werte für die Katze nächste Tabelle von S. 525.

Ersichtlich ist die bedeutende Schwankung von Art zu Art. Inwieweit die Analysenmethode verantwortlich zu machen ist, ist nicht ohne weiteres ersichtlich. Aber so starke Differenzen, wie sie z. B. bei der Analyse der glatten Muskulatur bei Ratten angegeben werden, sind auf diese Weise nicht zu erklären. Eine an NaCl mehr oder weniger reiche Nahrung kann nicht die Ursache dieser Diskrepanzen sein.

Schlegel und Brück[4661] analysierten die Organe von 4 Generationen von Ratten, die mit einer um 250 mg NaCl pro Tier und Tag reicheren Diät (aus Kartoffeln, Brot, Mohrrüben, Hundekuchen und Milch) aufgezogen worden waren. Die Werte waren nur in Niere, Haut, Leber und Knochen etwas erhöht, ohne daß aber eine Zunahme dieser Veränderungen mit der Dauer der Fütterung deutlich gewesen wäre. Eine Veränderung des Fettgehaltes wurde nicht untersucht.

Man wird die Sauberkeit der Präparation in den Bereich der Betrachtung ziehen müssen, z. B. von Binde- und Fettgewebe. Demnach sind die schematischen Durchschnittswerte in der letzten Kolonne der Tabelle, die wir aus dem Original einfach wiedergeben, vollkommen illusorisch. Die Bedeutung der Präparation wird sofort deutlich, wenn wir nach dem Zustand und der Verteilung der Chloride in den verschiedenen Geweben fragen.

c) Ursache der verschiedenen Verteilung. Diese Frage muß sich sofort aufdrängen, wenn man die Differenz in den Konzentrationen beachtet. Eine Beziehung soll bestehen zu der Spezialisierung der Organe[3311]. Je weiter diese vorgeschritten sei, desto weniger Cl′ sei vorhanden. Das gilt nicht nur beim Vergleich zwischen glattem und Skelettmuskel, sondern das könnte man auch bei Berücksichtigung der glatten Muskulatur niederer Tiere weiterführen. So enthalten die glatten Muskeln der Muscheln soviel Chlorid wie die Körpersäfte[3318]. Solche Urteile sind willkürlich, da wir über die Größe der Spezialisierung doch nur sehr unvollkommene Aussagen machen können. Eher zu fundieren ist die Aussage von Close[2892, 3316], daß die kernreichen, mit intensivem Stoffwechsel versehenen Gewebe wenig Cl′ enthalten. Diese Bemerkung führt uns zu der alten, schon auf Overton[3319] zurückzuführenden Auffassung, daß die Chloride extracellulär lokalisiert sind und ist nur eine andere Ausdrucksform derselben Behauptung. Jedoch betonen Webb und Young[3323, I], daß prinzipiell die Chlorfreiheit der Zelle nur für diejenigen Tiere gilt, bei denen der osmotische Druck der Körperflüssigkeiten niedrig ist (0,2 molar), so daß er im Innern der Zelle ausgeglichen werden kann durch Eiweiße und Eiweißspaltprodukte, Phosphorsäureester usw. Bei marinen Tieren (das gilt für Seesäugetiere nicht), wo der osmotische Druck 0,6 M. entspricht, muß Cl′ innerhalb der Zelle vorhanden sein. Innerhalb der Riesennervenfaser von Loligo forbesi ist er z. B. 0,12 molar.

Extracelluläre Lokalisation versuchte man auf verschiedenstem Wege zu beweisen. So durchströmten Mond und Netter[3320] Froschmuskeln mit Rohrzucker und konnten das Cl′ rasch auswaschen. Es wird für den Muskel auf vielerlei andere Art (siehe später den betreffenden Unterabschnitt) die extracelluläre Lokalisation des Cl′ zu beweisen versucht. Die Frage ist nun, ob diese Vorstellung überall gültig ist, inwiefern Kunstprodukte vorliegen usw. Daß zum mindesten die Erythrocyten für Cl′ durchgängig sind, haben wir ausführlich dargetan.

Amberson und Mitarbeiter[3321] haben auf drei verschiedene Arten das Cl′ aus den Geweben zu verdrängen versucht:

1. Durch Ersatz des Blutes von Katzen durch eine statt des Chlorids Sulfat enthaltende Ringerlösung, in der sich noch Glucose, Gummi arabicum und gewaschene Erythrocyten befanden (12 Versuche).

2. Durch Infusion von obiger Ringerlösung ohne Kolloide und Zellen wurde durch Diurese eine Cl′-Verdrängung erreicht. Die Ausscheidung hörte bald auf, und es ließ sich der Cl′-Gehalt des Plasmas nur auf 75% der Norm drücken (2 Versuche).

3. Nach intraperitonealer Injektion von 300 ccm obiger Sulfat-Ringerlösung trat Cl′ in die Flüssigkeit, während SO_4'' in Blut und Geweben allmählich seine Stellung einnahm. Nach 2—3 Stunden wurde die Flüssigkeit aus der Bauchhöhle entfernt und durch neue Sulfatlösung ersetzt. Dieses Verfahren wurde wiederholt, bis die Tiere an fibrillären Muskelzuckungen zugrunde gingen (3 Versuche).

3310 Peters, J. u. Man, E. B.: J. biol. Chem. **107**, 23 (1935). 4% Cl′ an Lipoide gebunden.

3311 Irving, L. u. Manery, J. F.: Biol. rev. Cambridge philos. Soc. **11**, 287 (1936), Rona **97**, 177.

3312 Magnus-Levy, A.: Biochem. Z. **24**, 363 (1910).

3313 Damiens, A.: zit. nach Cameron, A. T. u. Walton, C. H. A.: Trans roy. Soc. Can. **22**, Sect. V, 1 (1928).

3314 Vladesco, R.: zit. nach Cameron, A. T. u. Walton, C. H. A.: Trans roy. Soc. Can. **22**, Sect. V, 1 (1928).

3314, I Eichelberger, L. u. Richter, R. B.: J. biol. chem. **154**, 21 (1944).

3315 Cameron, A. T. u. Walton, C. H. A.: Trans. roy. Soc. Can. **22**, Sect. V, 1 (1928).

3316 Close, H. G.: Biochem. J. **27**, 967 (1933).

3317 Winter, K. A.: Biochem. Z. **272**, 384 (1934), Rona **83**, 547.

Es war so gelungen, schrittweise das Cl′ bis zu kleinsten Werten zu erniedrigen. War jetzt das Gewebschlor leicht auszutauschen, d. h. extracellulär, dann mußte eine Proportionalität zwischen Gewebs- und Plasmachlorid merkbar sein. Diese Proportionalität wird noch wahrscheinlicher, weil Sulfat gerade durch Membranen schlecht permeiert und bei Berücksichtigung der notwendigen Erhaltung der Elektroneutralität Cl′ nicht durch Membranen durchtreten kann, selbst wenn es sonst frei beweglich ist, wie wir an einem Modell die Verhältnisse bei Erythrocyten dargestellt haben, wenn nicht wesentliche Aciditätsveränderungen eintreten.

Einen Versuch nach Methode I geben wir auf folgender Tabelle wieder. Der Normalwert der Kolonne 2 ist der Durchschnitt aus Analysen von 5 normalen Katzen. Die Werte nach dem Versuch (Kolonne 3) bedeuten nur die %-Zahlen der dazugehörigen Normalwerte.

Tabelle 214.

Organ 1.	Cl′ normal mMol/kg 2.	Wert in % des ursprüngl. Wertes 3.	Versuch im Vergleich zum Plasma siehe Text 4.	Elektrodialyse % des Gesamt-Cl′ 5.	Verhältnis zum Muskel 6.
Blutplasma	117	6			
Erythrocyten	74	8	0		
Muskel	13	15	0	90,0	1,0
Lunge	66	11	5	74,0	0,82
Niere	64	6	0	86,2	0,96
Magen	59	30	17	55,5	0,62
Milz	48	10	11	66,5	0,74
Speicheldrüse	50	16	11		
Pankreas	46	20	8	60,3	0,67
Darm	44	16	7	84,5	0,94
Herz	41	7	3	86,4	0,96
Leber	38	5	0	85,6	0,95
Großhirn	42	76	} 34	48,6	0,54
Kleinhirn	42	74			
Rückenmark	43	63			
N. ischiadicus	62	21	11		
Hoden	60	18			
Sehne	82	35			
Haut	42	29			
Knochen	27	33			
Knochenmark	33	46			
Vorderkammerwasser	124	32			

Ersichtlich ist, daß die einzelnen Gewebe sich durchaus nicht gleich verhalten: neben den Erythrocyten ist Niere, Leber und Herz in gleicher Weise wie das Blutplasma im Gehalt abgesunken. Abgesehen von einer mittleren Gruppe sind herauszuheben das Zentralnervensystem, Magen, Bindegewebe und Knochen. Als Gegenargument wird man den Einwurf bereithalten, daß ein wirklicher Ausgleich nicht erfolgt ist. Die Autoren selbst geben das zu, da erst nach 30 Minuten mit einem allseitigen Ausgleich zu rechnen sei, aber halten die möglichen Fehler für unbedeutend im Verhältnis zu den Ausschlägen, zumal gerade in diesem Versuch ungefähr eine Stunde Zeit gegeben wurde. Abgesehen davon besteht auch die Möglichkeit, daß Cl′ innerhalb der Zellen wie in den Erythrocyten in raschem Ausgleich mit der Umgebung steht.

[3318] Krogh, A.: Acta med. scand. Suppl. **90**, 9 (1938), Rona **110**, 14.
[3319] Overton, E.: Pflügers Arch. **92**, 346 (1902).
[3320] Mond, R. u. Netter, H.: Pflügers Arch. **230**, 42 (1932).

Die Sonderstellung des Zentralnervensystems haben wir schon auf Tabelle S. 514 kennengelernt. Hiat[3323, II] hat dieselben Methoden zur Verdrängung des Cl' angewandt, nur daß statt des Sulfats Nitrat als Anion angewandt wurde. Das Resultat war dasselbe, nur daß das Cl' auch im Zentralnervensystem in größerem Ausmaß ersetzt wurde. Eine verzögerte Einstellung — nach der Durchblutung berechnet — werden wir erwarten müssen beim Augenkammerwasser (siehe dazu oben) und beim peripheren Nerv. Wie sich der Knochen verhält, ist noch ganz unsicher. Über die Sehne siehe später.

Einen viel besseren Einblick in die Verhältnisse ergeben die Zahlen der vierten Kolonne. Es wurden sämtliche Werte der Gewebsanalysen in Beziehung gesetzt zu den Konzentrationen im Plasma. Die Regressionslinie wurde also bestimmt. Es zeigte sich, daß kaum eine Abweichung von einer direkten Proportionalität bestand, aber die sich daraus ergebende Gerade schnitt durchaus nicht die positive Ordinatenachse (Konzentration der Gewebschloride) im 0-Punkt, wie man es erwarten müßte, wenn alles Cl' freibeweglich wäre, sondern bei den in der Kolonne 4 in Millimol angegebenen Konzentrationen. Diese Konzentrationen halten die Autoren für innerhalb der Zelle gelegen.

Danach setzt sich das Zentralnervensystem noch mehr von den anderen Organen ab, wenn auch die Versuche von Hiatt[3323, II] zu einer Korrektur dieser Zahlen führen müßten. Ebenso hat der Magen eine Sonderstellung. Von Interesse ist das Verhalten des Muskels, der einen etwas anderen Wert gibt, wie aus Kolonne 3 zu erwarten wäre. Hierbei muß es sich nach unserer Auffassung um eine durch die Versuchsleitung bedingte Vergrößerung der extracellulären Phase handeln, wie sie auch zu erwarten ist.

Als fünfte Kolonne derselben Tabelle wurden die Resultate niedergelegt, die mit einer anderen Methode erhalten wurden. Von Oster[3322] wurde eine Methode entwickelt, um Cl' durch Elektrodialyse aus Geweben zu entfernen. Die isolierten, überlebenden Gewebe wurden dieser Behandlung 3 Stunden unterworfen und die prozentuale Beseitigung des vorher vorhandenen Cl' beobachtet. In der sechsten Kolonne ist die Muskulatur als Maßstab untergelegt, weil diese dem Cl' so wenig Widerstand entgegensetzt wie Agargel. (Diese Identität ist aber nach den Diffusionsversuchen unwahrscheinlich, siehe später.)

Die Reihenfolge ist erhalten, soweit das von so verschiedenen Methoden erwartet werden kann, aber auch hier hebt sich Magen und besonders das Gehirn aus der Reihe heraus. Während durch Altern die Geschwindigkeit der Cl'-Bewegung im Skelettmuskel nicht wesentlich vermehrt wird, geschieht das beim Gehirn. Noch mehr wird es hier beschleunigt, wenn man das Gehirn kocht oder gar in Breiform überführt. Aber selbst nach 24stündiger Behandlung wird nicht alles Cl' entfernt, so daß den Autoren[3323] die Möglichkeit gegeben erscheint, daß dieser kleine Rest von 2—5% doch in organischer Bindung vorliegen könne.

Auf anderem Wege versuchte Krogh[3318] einen Eindruck über das intracelluläre Cl' erhalten zu können. Er gab Kaninchen intramuskulär NaSCN, ließ den Ausgleich eintreten und bestimmte jetzt den Gehalt an Cl' und SCN' in dem unter 4300 Atmosphären Druck erhaltenen Gewebswasser. Dabei müßten 6,5 mMol Cl' im Muskel, 4,5 mMol in der Leber intracellulär liegen. Diese Werte sind vielleicht dadurch bedingt, daß SCN' teilweise an Kolloide gebunden, nicht in gleicher Konzentration in das Gewebswasser eingehen kann. Der Befund braucht noch keinen Widerspruch gegen die eben gegebene Darstellung zu bilden.

Bei Versuchen an einzelnen Riesennerven der Schildkröte betrug der Cl'-Gehalt 1% der Konzentration des Plasmas. Es konnte aber einerseits ausgewaschen werden, andererseits ging es in derselben Konzentration in den Nerven hinein, wenn es in die entsprechende Umgebung gebracht wurde[3325, I].

[3321] Amberson, W. R., Nash, T. P., Mulder, A. G. u. Binns D.: Amer. J. Physiol. 122, 224 (1938), Rona 107, 338.

[3322] Oster, R. H.: J. biol. Chem. 131, 13 (1939).

[3323] Oster, R. H. u. Amberson, W. R.: J. biol. Chem. 131, 19 (1939).

[3323, I] Webb, D. A. u. Young, J. Z.: J. Physiol. 98, 299 (1940).

d) Die Lokalisation hängt eng zusammen mit dem *Bindegewebe*. Wurde von dem Muskel die äußere Fascie abgekratzt, dann verlor er damit zugleich ungefähr $^1/_4$ seines Chloridgehaltes.

Die Beziehung geben einige Werte von Rattenmuskeln[3324]. Solche mit Fascie enthielten 44,1 m. aequiv./kg Cl′ im frischen Gewebe. Der Gehalt der Fascie betrug 58,1, der der Sehne 74,2 mMol. Der Gehalt der Fascie ist nur deswegen soviel niedriger als der der Sehne, weil die absolute Entfernung von Muskelfasern nicht gelang.

Nach Bestimmungen von Manery und Mitarbeitern[3325] sollen die Zwischenräume im Muskel zu 22% aus Bindegewebe und nur der Rest aus einfachem Ultrafiltrat des Plasmas bestehen.

Als Durchschnitt von Sehnenanalysen von 14 Kaninchen ergab sich ein Cl′-Gehalt von 121,0 (± 10,9) mMol, das Verhältnis der Konzentration Serum/Sehne berechnet auf Wasser 0,88. In Versuchen an 15 Hunden waren die Quotienten $\frac{[Na^{\cdot}]_{Sehne}}{[Na^{\cdot}]_{Plasma}} = 0{,}89 \pm 0{,}10$, derselbe Quotient für Cl′ 1,02 ± 0,05 berechnet auf den Wassergehalt[3326, I]. Beim Nierenfett ist das Verhältnis dasselbe, vorausgesetzt, daß man den Fettgehalt abrechnet. Je stärker der Fettgehalt ist, desto weniger Chlorid ist in dem Gewebe vorhanden, berücksichtigt man aber den Fettgehalt, dann kommt man zu gleichmäßigen Zahlen.

Das angegebene Verhältnis lehrt zweierlei: der Cl′-Gehalt ist stärker als im Serum, also kann das Eiweiß des Bindegewebes nicht dieselbe Donnanfunktion haben wie im Serum. Darüber hinaus ist die Sehne chloridreicher, obwohl nach dem isoelektrischen Punkt des Eiweißes das nicht zu erwarten wäre. Dann aber besteht — nach Schätzung im histologischen Schnitt — der Raum der Sehne zu etwa 10% aus Zellen. Diese müssen ähnlich den Erythrocyten für Cl′ durchgängig sein. Da die Sehne mehr K˙ als das Serum und weniger Na˙ besitzt, kann man annehmen, daß Na˙ nur außerhalb, K˙ nur innerhalb der Zelle vorkommt. Unter solchen Annahmen kommt man zu einem Wert für den Raum der Zellen von 10%, wie bei der histologischen Schätzung. Ähnlich werden sich die Fettgewebszellen verhalten. Nach den Versuchen von Amberson und Mitarbeitern[3321] würde man auf höhere Werte schwer beweglichen Chlorides kommen als dem cellulären Anteil entspricht. Man wird auch bei der Sehne den langsameren Eintritt des Diffusionsgleichgewichtes annehmen müssen.

e) Verhältnis zum Natrium. Manery und Hastings[3326] haben bei Analysen von Ratten den Versuch gemacht, nach der Arbeitshypothese zu rechnen: K˙ ist (abgesehen von einem Ultrafiltrat des Blutes) nur in den Zellen, Cl′ aber nur extracellulär zu finden. Man müßte dann ein umgekehrtes Verhältnis zwischen [K˙] und [Cl′] in den Organen erwarten. Ungefähr gilt das auch, aber es gibt doch Abweichungen in manchen Geweben, die nicht durch Analysen- oder Rechnungsfehler erklärt werden können, wie z. B. in der Haut, Magenschleimhaut, Milz, Hoden, Herz und Lunge. Wichtiger sind die Vergleiche mit dem Na˙-Gehalt, wenn man für Na˙ genau dieselbe extracelluläre Lage annimmt wie bei Cl′. Unter Abzug des Blutgehaltes der Gewebe, dann nach Entfettung, Berücksichtigung des Donnanfaktors mit 0,95 wurden folgende, anscheinend extracellulären Räume erhalten als g H_2O/kg blut- und fettfreien Gewebes[3326] (desgl. siehe [3326, II]).

3323, II Hiatt, E. P.: Amer. J. Physiol. **126**, P 533 (1939).
3324 Manery, J. F.: Amer. J. Physiol. **119**, 372 (1937).
3325 Manery, J. F., Danielson, I. S. u. Hastings, A. B.: J. biol. Chem. **124**, 359 (1938).
3325, I Steinbach, H. B.: J. cellul. comp. Physiol. **17**, 57 (1941), Rona **126**, 34.
3326 Manery, J. F., u. Hastings, A. B.: J. biol. Chem. **127**, 657 (1939).
3326, I Muntwyler, E., Mellors, R. C., Mautz, F. R. u. Mangun, G. H.: J. biol. Chem. **134** 389 (1940), zit. nach Rona **126**, 56.

Die auf der Tabelle angegebenen Werte bedeuten Gewicht an reinem Wasser (also unter Abzug der gelösten Substanzen mit 1%), aber sie berücksichtigen nicht die vorherige Feststellung, daß die extracellulären Räume meist nicht aus Ultrafiltrat, sondern aus Bindegewebe + Ultrafiltrat bestehen.

Tabelle 215.

	Nach Cl′			nach Na˙	
	6 Ratten	2 Kaninchen		2 Kaninchen	
Gastrocnemius	119	117	109	112	108
Abdominalmuskel	143	173	153	193	181
Diaphragma		233	220		198
Herz	140	320	306	364	350
Leber	219	205	238	210	209
Milz	276	364	316		268
Gehirn	255	332	376	366	400
Rückenmark		375	324	443	403
Ovarien		322		341	
Dickdarm	316		369		381
Dünndarm	400	381	378	352	354
Testes	499	470	478		311
Lunge	423	510	447	430	408
Niere	399	569	502	513	490
Magen*	509	509	386	233	213
Mucosa des Pylorus			535		190
Mucosa des Fundus			624		234
Mesenterium		458	540	737	
subcutanes Gewebe	579	502		475	
Ohrknorpel		502	567	1060	1040
Haut		627	603	552	532
Sehne	568	683**	595	552**	473
Nierenfett	623		1185		

* Der erste Wert beim Kaninchen betrifft den ganzen Magen, der zweite nur den Muskel.
** Durchschnitt von 13 Kaninchen.

Von Bedeutung ist für die Zahlen, daß im allgemeinen der Wert nicht verschieden ist für Na˙ und Cl′ als Bezugssubstanzen, obwohl wir wissen, daß Na˙ innerhalb der Zelle vorhanden ist, wenn auch in kleinen Mengen, ein Problem, mit dem sich beim Amphibienmuskel besonders MOND und NETTER beschäftigt haben, die das Na˙ an der Außenfläche der Fasern lokalisiert wissen wollen.

So ist das Verhältnis Na˙/Cl′ im Froschmuskel > 2, im Plasma aber 1,36[3328, 3329, I].

Der Überschuß wird z. B. auch in reiner Glucoselösung nicht leicht abgegeben. Wird in der äußeren Lösung K˙ fortgelassen, dann verliert der Muskel K˙ und nimmt Na˙ auf[3329], offenbar im Austausch mit dem Zellinnern. Der Vorgang ist reversibel, wenn man den Muskel in normale Ringerlösung zurückbringt.

Das Eindringen wurde schließlich mit radioaktivem ^{24}Na bewiesen[3327]. Wie langsam die im Muskel befindlichen Na˙-Ionen in Beziehung zu den anderen Mengen treten, zeigen die Versuche von GREENBERG und Mitarbeitern[2714, I] an NaCl-arm ernährten Tieren. Während das ^{24}Na in die anderen Gewebe rasch eindringt und nach 12 Minuten schon das Maximum erreicht, um auf diesen Werten viele Stunden zu bleiben, steigt das ^{24}Na des Muskels noch nach 17 Stunden an. Diese

[3326, II] EICHELBERGER, L., GEILING, E. M. K. u. JVos., B.: J. biol. Chem. **133**, 661 (1940). Die extracelluläre Phase als Durchschnitt von 20 Hunden betrug beim Muskel 17,3%, beim Seesäugetier, Delphin, Tursiops truncetus nur 8,5% ± 0,8.

Serum 102,9 maeq. Cl, 146,0 Na˙, 3,44 K˙.
im Musc. sacrospinalis 10,7 16,7 107,1 maeq.

[3327] HEPPEL, L. A.: Amer. J. Physiol. **128**, 449 (1940), Rona **120**, 397. C. **1940 I**, 3138.

[3328] FENN, W. O., COBB, D. M. u. MARSH, B. S.: Amer. J. Physiol. **110**, 261 (1934), Rona **85**, 289.

[3329] STEINBACH, H. B.: J. biol. Chem. **133**, 695 (1940). C. **1940 II**, 779.

Beobachtung scheint gegen die oberflächliche Fixierung des Na˙ nach MOND und NETTER zu sprechen. MANERY und BALE[3329, II und 3329, III] fanden auch mit ^{24}Na˙ in Knorpel und Hoden gegenüber den Cl′-Räumen differente Werte. Nach einstündiger Beobachtung war in Gehirn und N. ischiadicus des Kaninchens nur wenig ^{24}Na eingedrungen, der Gehalt betrug nur 30 bzw. 50% des vorher schon vorhandenen Na˙. Eine Anreicherung wurde nie gefunden.

Bei einem schwangeren Tier wurde festgestellt, daß im Uterusmuskel nach etwa 3 Stunden (extracelluläre Phase 55 bei Na˙ und 52% bei ^{24}Na) das Gleichgewicht erreicht wird. Im Endometrium waren die Zahlen 60 und 22%, im Embryo 52 und 9% zu dieser Zeit, ein Zeichen, wie langsam der Austausch erfolgt. Auch in den Knochen erfolgt die Aufnahme sehr langsam. Wie die wichtigsten Organsysteme nach 1 Stunde das ^{24}Na an sich reißen, mögen folgende Zahlen zeigen:

In der Haut fand sich 11,6%, Leber 4,7%, Dünndarm 5,1%, Muskulatur 31,0%, Gesamtblut 17,6%. Für das Skelett sind 25% zu rechnen. Die Durchlässigkeit der Plazenta nahm bei der weißen Ratte mit der Dauer der Schwangerschaft zu[3324, IV].

11 Ratten wurden in raschen Intervallen nach der intraperitonealen Injektion getötet, um die Geschwindigkeit des Eindringens nach der Zeit genauer zu verfolgen. Es ließen sich folgende allgemeinen Gesetzmäßigkeiten feststellen. Rascher Eintritt erfolgte in die extracellulären Räume und in die sekretorischen Zellen wie Niere (weniger in den Hoden). Sonst werden die intracellulären Phasen nur langsam erreicht. Besonders hervorzuheben ist das Gehirn. Hier liegt Na˙ offenbar extracellulär, und trotzdem ist es schwer durch ^{24}Na erreichbar, weil eine dichte Schranke zwischen Plasma und den extracellulären Phasen des Gehirns aufgerichtet ist. Immerhin war nach 3 Stunden der Ausgleich bis auf 20% erreicht.

Die Berechnung der extracellulären Räume mit Hilfe des Na˙-Gehaltes geht mit Cl′ nicht immer auf. Ein Vergleich gibt aber besondere Möglichkeiten der Forschung. MANERY und BALE empfehlen in den Organen, in denen [Na˙] > [Cl′] ist, Cl′, sonst aber Na˙ als Bezugsubstanz zu benutzen. (Eine prinzipielle Erörterung der Frage der extracellulären Lagerung werden wir beim Muskel bringen.)

Ähnlichkeiten mit dem Skelettmuskel zeigen Bauchmuskel, Diaphragma, Leber (Milz), Darm, Gehirn und Niere. Reicher an Cl′ sind neben den Erythrocyten der Magen, die Sehne, die Haut, Niere, die Testes, Milz, Blase, bei der Ratte auch die Leber (wahrscheinlich sind die Kupferschen Sternzellen für Cl′ durchgängig), besonders reich an Na˙ sind der Dickdarm und die Ohrknorpel. Nach diesen Analysen unterscheiden MANERY und HASTINGS[3326] versuchsweise vier Phasen:

1. eine extracelluläre Phase in Gleichgewicht mit dem Blutplasma,
2. eine intracelluläre Phase $(C)_1$, die weder Na˙ noch Cl′ enthält,
3. eine intracelluläre Phase $(C)_2$ mit Cl′ und eventuell Na˙ z. B. Blutzellen und Bindegewebe,
4. der Inhalt der Blutgefäße.

Das Vorläufige dieser Unterscheidung ist vor allem aus der Beschreibung $(C)_1$ und $(C)_2$ ersichtlich.

Daß Chlorid nicht in der Muskelfaser, wohl aber besonders im Bindegewebe und der Magenschleimhaut liegt, ist auch histochemisch dargetan worden[3330–3331], was wir hier trotz aller Reserve gegen rein histochemische Befunde registrieren wollen (siehe dazu unter Muskel).

3329, I PODOLSKY, F. u. MALORNY, G.: Pflügers Arch. **236**, 339 (1935). Na˙-Überschuß ist bei Schwein, Kaninchen und Mensch höher als bei Katze, Hund und Ratte.

3329, II MANERY, J. F. u. BALE, W. F.: Amer. J. Physiol. **126**, P 578 (1939).

3329, III MANERY, J. F. u. BALE, W. F.: Amer. J. Physiol. **132**, 215 (1941), Rona **126**, 28.

3329, IV FLEXNER, L. B. u. POHL, H. A.: J. cellul. comp. Physiol. **18**, 49 (1941), Rona **132**, 431. Vom 14ten Tage bis zum Ende der Schwangerschaft Anstieg auf das Sechsfache pro g Gewicht.

Die Menge des extracellulären Wassers bei verschiedenen Tierarten geben wir nach HARRISON, DARROW und YANNET[3521] wieder (s. Tab. 216):

Tabelle 216.

	Hund	Affe	Kaninchen
Muskel.	17%	16	16
Leber	36%	38	31
Haut	46%	59	45
Skelett	25%	30	28

f) Entsprechend den hier dargelegten Gesetzen wird auch *injiziertes Cl′* besonders aufgenommen, z. B. beim Frosch in der Magenschleimhaut (HOGARTZ[2441]), oder in der *Haut*[3332], wobei der Wassergehalt zunehmen kann. VOLK und FANTL[3332, I] analysierten menschliche Haut und fanden 216—302 mg %.

Der Gehalt war in gewisser Weise vom Fettgehalt abhängig: je mehr Fett, desto geringer der Cl′-Gehalt. In fettfreier trockener Haut bewegte sich die Menge zwischen 875—1270 mg%. Diese Werte wurden kontrolliert nach salzarmer Diät (< 1 g NaCl/Tag im Harn ausgeschieden), 10mal wurde durch diese Diät der Gehalt gesenkt, 3mal gesteigert, 11mal war kein Einfluß merkbar. Wo eine Abnahme erfolgte, fand sich der Wassergehalt in % der wasserfreien Substanz vermindert. Bei THIERSCH-Lappen wurden Werte von 176—228 mg% gefunden. In einigen Versuchen an der Leiche wurden die Schichten einzeln untersucht. In der obersten Schicht fand sich 208 mg%, in den beiden folgenden Schichten stieg dieser Wert um 12 und 18%.

Bei Kaninchen wurde in der Haut keine Zunahme bei täglicher NaCl-Darreichung gefunden. Dagegen gelang es, eine größere Aufnahme beim Frosch festzustellen, wenn er in Salzlösungen saß.

Zwischen Brunnenwasser (165 und 171 mg%) und Aq. dest. (171 und 180 mg%) war kein großer Unterschied, bei 1% NaCl dagegen beträchtlich (279 und 303 mg%).

Wie diese Dinge sich bei Ratten verhalten, wurde in einer Arbeit von WINTER[3334] untersucht:

Ratten wurden bis 35 Tage mit Cl′-reicher und Cl′-armer Diät gefüttert. Die Werte im Blut sind nicht viel verändert bei NaCl-armer Diät, während Salzzulage sich bemerkbar macht. Das Gehirn folgte der Steigerung, veränderte jedoch seinen Gehalt nicht bei salzarmer Diät. Zunahmen gegenüber der Norm relativ zum Blut zeigen nur Magen, Niere, Lunge, Leber, Herz und Haut, aber die Schwankungen sind beträchtlich und in der Richtung durchaus nicht unterschieden nach salzarmer oder -reicher Kost. Ganz refraktär hielt sich die Muskulatur. In den schon erwähnten Versuchen von SCHLEGEL und BRÜCK[4661] hatte sich bei salzreicher Kost die Tendenz zu höheren Werten nur in Niere, Haut, Leber und Knochen gezeigt.

Bei Analysen der Haut von Kaninchen nach Injektion von 1 g NaCl/1300 g Tier (1 g/100 ccm Blut berechnet) als 10 bzw. 20% Lösung — also *im kurzfristigen Versuch* — fand sich (MELLI und TASSO[2534]):

Tabelle 217.

	Vor der Injektion	nach der Injektion	
%	0,373	0,581	also > 44% des
absolute Menge	1,20	1,87	injizierten NaCl

Um den Vergleich mit den anderen Organen zu haben, seien auf der folgenden Tabelle 218 derselben Autoren[2534] sowohl die Konzentrationen (als ‰ NaCl), als auch die aus den relativen Gewichten geschätzten absoluten Mengen wieder-

[3330] GERSH, I.: Anat. Rec. **70**, 311 (1938), Rona **108**, 38.
[3331] GERSH, I.: Proc. Soc. exp. Biol. Med. **38**, 70 (1938).
[3332] GEREB, S. u. LASZLO, D.: Klin. Wschr. **1930 I**, 775, Rona **56**, 520. Versuche an 10 Hunden.
[3332, I] VOLK, R. u. FANTL, P.: Dermatologica **79**, 91 (1939), Rona **113**, 293.

gegeben. Die Tötung des Tieres fand sofort nach der Injektion (0,75 g NaCl/kg), die $2^1/_2$ Minuten dauerte, statt:

Tabelle 218.

Organ	Konzentration in %		absolute Menge in g		g Gewinn
	vorher	nachher	vorher	nachher	
Haut	3,97	5,97	1,27	1,923	+ 0,653
Leber	1,10	1,20	0,079	0,090	+ 0,011
Niere	2,48	2,81	0,042	0,047	+ 0,005
Muskel	0,61	0,71	0,522	0,624	+ 0,102
Lunge	2,42	3,15	0,113	0,148	+ 0,035
Hirn	1,75	1,80	0,047	0,049	+ 0,002
Gesamtblut	4,18	4,38	0,585	0,613	+ 0,028
Plasma	5,60	5,87			

Nach diesen Werten ist es verständlich, wenn die Autoren bemerken, es sei für das Abklingen der Konzentration im Blut gleichgültig, ob die inneren Organe (außer der Niere) entfernt worden seien oder nicht. Neben der Haut spielt die Muskulatur eine große Rolle (siehe auch [3333]). Diese Bedeutung wird deshalb besonders bemerkt, weil durch Gabe von hypertonischen Lösungen, wie auch eigene Versuche am Frosch zeigten, die Interspatialräume größer werden unter Verminderung der cellulären Phase.

Bei Versuchen zur Feststellung, aus welchen Quellen die nach Theobromin (Diuretin) ausgeschiedenen Chloride stammen, wurde in erster Linie die Muskulatur, dann Blut und Nieren chloridärmer gefunden, während Wasser mehr aus der Haut bezogen wurde[3335]. Die Dosierung des Theobromins ist anscheinend so hoch, daß tatsächliche Änderungen in der Muskelfaser auftraten.

g) Beeinflussung der Verteilung. Wir haben gesehen, in wie verschiedener Weise die Chlorionen sich in den Geweben verteilen. Man wird in dem Bindegewebsanteil der Organe den Hauptfaktor sehen können für die Resultate der Analysen. Wenn man Bindegewebe mit Serum verschiedener *Acidität* schüttelt, wandern Anionen in das Bindegewebe ein, wenn die Acidität des Serums zunimmt[3336]. Wir sehen ein analoges Verhalten wie bei den Erythrocyten, wo auch das Eiweiß (Hämoglobin), an der alkalischen Seite des isoelektrischen Punktes als Säure fungierend, diese Eigenschaft mit zunehmender Annäherung an den isoelektrischen Punkt verliert. Deshalb verliert das Bindegewebe unter diesen Bedingungen zugleich $Na^{\cdot}$, es nimmt also an der Pufferung des Blutes teil. Der Unterschied gegenüber den Erythrocyten besteht aber darin, daß bei ihnen eine für Kationen unzugängliche Phase vorliegt, denn die wenigen ähnlich reagierenden Zellen des Bindegewebes sind vielleicht durch die Breibehandlung zerstört. Die Acidität der Organe wirkt auf den Chlorgehalt in ähnlicher Weise. CLOSE[2892] fand für Serum, Liquor cerebrospinalis, Erythrocyten und Skelettmuskel die ungefähre Beziehung $C_{H^{\cdot}} \cdot C_{Cl'} = \text{const.}$ Diese Beziehung (Ausdehnung der Analysen auf das Gehirn) wurde aber durchaus nicht immer gefunden[3337], in vielen Fällen erst bedingt durch die Art der agonalen Acidose.

[3333] CORAZZA, M.: Arch. Farmacol. sper. **69**, 57 (1940), Rona **119**, 668. Findet relativ größere Mengen im Blut gespeichert. Kaninchen.

[3334] WINTER, K. A.: Z. exp. Med. **94**, 663 (1934), Rona **84**, 388.

[3335] SAKATA, S.: Naunyn-Schmiedebergs Arch. **105**, 11 (1925), Rona **31**, 472. 1 g Theobromin pro Kaninchen.

[3336] BIRNER, M. u. SCHADE, H.: Z. exp. Med. **93**, 79 (1934), Rona **79**, 124. Haut der Bauchgegend nach sorgfältiger Entfernung von Haaren und Fett zu Brei zerrieben und dieses in Serum verschiedener Acidität geschüttelt. Wie Cl' verhält sich auch J', PO_4''', SO_4''.

[3337] BALLIF, L. u. GHERSOVICI, J.: C. rend. Soc. Biol. **114**, 319 (1933), Rona **77**, 575.

Wie verschieden die Verhältnisse in vivo liegen können, zeigen die Befunde von L. Blum[3228, 3338–3340]. Es gibt eine Chlorretention, bei der auch die Gewebe (Gehirn) mit Cl′ angereichert werden. Aber durchaus verschieden verhält sich das Na˙ vom Cl′. Bei bestimmten Nierenstörungen kommt es zur Abwanderung des Na˙ in die Gewebe, wenn diese eine acidotische Stoffwechsellage haben.

Von in der Nahrung zugeführtem NaCl wandert ein großer Teil des Na˙ in die Gewebe ab. Dadurch kommt es zur Erhöhung der Cl′-Konzentration im Blut ohne entsprechende Zunahme des Na˙.

Dasselbe wurde bei Kaninchen bei einmaliger Zufuhr von NaCl in den wichtigen Versuchen von Hudoffsky, Malorny und Netter[3340, I] verfolgt. Übergang des Na˙ in oder an den Muskel, ohne daß Cl′ zu folgen vermag, veranlaßte eine Acidose. Dadurch findet ein früherer Befund von Behrens über den Mechanismus der NaCl-Vergiftung seine Erklärung. Diese Bindung des Na˙ führt nach der Auffassung von Netter und Mitarbeitern zu einer Reduktion des osmotischen Drucks im Blut, wirkt also regulativ. Die Regulation geht nach eigenen Versuchen (Eichler[2441, I]) sogar noch weiter, indem durch Mobilisierung von Mg˙˙ und Ca˙˙ aus dem Skelett das Na˙ mit seinen Folgen am Muskel entgiftet wird.

Wir sehen das durchaus verschiedene Verhalten gegenüber der Säurezufuhr von außen in den invitro-Versuchen von Schade und Birner[3336] und den hier erwähnten Befunden in vivo, z. B. von Netter. Dabei werden wir aus dem Chlorid der Erythrocyten einen gewissen Eindruck über sein Verhalten in anderen Organen haben können, aber diese Beziehung ist rein empirisch, entbehrt also des inneren Zusammenhangs und wird von Gewebe zu Gewebe anders verlaufen. Diese können vor allem aktiv tätig sein, die Erythrocyten aber nicht.

Darüber hinaus bestehen Einflüsse der *Drüsen mit innerer Sekretion*, deren Einwirkung auf das Problem Bindegewebe in der relativen Einfachheit, mit der wir es hier darstellten, nicht direkt verständlich ist. Bei der Herstellung einer Beziehung sind vor allem die kleinen Mengen der Hormone und der unbedeutende Stoffwechsel des Bindegewebes selbst hinderlich. Bekannt ist die Anreicherung von Chlorid (und Wasser, also auch Na˙) nach Schilddrüsenentfernung und umgekehrt: Verarmung nach Gabe von Thyroxin[3341, 3342]. Ähnlich wirkt Hypophyse. Selbst nach Gabe von NaCl wird bei Vorbehandlung der Versuchstiere (Hunde) mit diesen beiden Hormonen nicht soviel in der Haut abgelagert und daher rascher ausgeschieden. In der Haut wurde z. B. nach einer Stunde 30,1% der gegebenen Menge gefunden, nach Pituitrin nur 25,8% ([3332], aber durch große Schwankungen nicht signifikant). Zugleich soll die Muskulatur reicher an Cl′ werden[3342]. Zunahme in der Muskulatur wurde z. B. nach Nebennierenexstirpation gesehen, während der Gehalt in der Niere abnahm[3343]. Unter Insulin verloren alle Organe, besonders aber die Lunge, Chlorid[3344]. Da gleichzeitig der Gehalt im Serum steigt (in negativer Korrelation mit dem Blutzucker, siehe oben), muß hier eine besondere Stoffwechselwirkung auf die Organe vorliegen, die ihren Gehalt mehr nach dem Gehalt des Plasmas und seinem Ultrafiltrat regulieren. Beziehungen zum Glykogen werden wir bei der Leber erwähnen.

3338 Blum, L. u. van Caulaert: C. rend. Soc. biol. **93**, 694 (1925), Rona **33**, 734.

3339 Blum, L., Delaville, M. u. van Caulaert: C. rend. Soc. biol. **93**, 734.

3340 Blum, L., Delaville, M. u. van Caulaert: C. rend. Soc. biol. **93**, 697 (1925), Rona **33**, 734.

3340, I Hudoffsky, B., Malorny, G. u. Netter, H.: Pflügers Arch. **243**, 388 (1940).

3341 Bohnstedt, R. M.: Naunyn-Schmiedebergs Arch. **177**, 475 (1934). Intrakutane NaCl-Quaddeln werden beim schilddrüsenlosen Tier verlängert, nach Behandlung mit Thyroxin und Hypophyse verkürzt resorbiert.

3342 Toxopeus, M. A. B.: Naunyn-Schmiedebergs Arch. **178**, 412 (1935), Rona **90**, 153. Schwankungen der Analyse sehr groß. Hundehaut 16% des Körpergewichts.

3343 Cahane, M.: C. rend. Soc. Biol. **132**, 178 (1939), Rona **118**, 610. Ratten.

Wenn wir als allgemeine Regel die extracelluläre Lokalisation des Chlorids hingestellt haben, wird sich die Frage ergeben, wie es sich bei *Schädigung von Organen* verhält. Es kann ganz allgemein gesagt werden, daß jede Schädigung die Permeabilität vermehren muß, also Räume öffnet, die vorher dem Cl' nicht zugänglich waren.

In solchen Räumen nimmt außerdem die extracelluläre Flüssigkeit zu, wie im entzündeten Gewebe, etwa bei Pneumonie, Typhus, Scharlach und besonders Erysipel[3345]. Dasselbe geschieht bei Traumen, wodurch es zu Zuständen von Hypochlorämie kommt, über die wir schon früher gesprochen haben (siehe auch [3346]).

Nach Versuchen am Kaninchen enthielt die normale Haut 0,3 % Kochsalz, nach leichter Verbrennung stieg der Gehalt lokal auf 0,45, bei schwerer auf 0,56 und 0,51 %.

Aber auch die Haut vermehrte ihren Gehalt, die selbst nicht von der Verbrennung betroffen war. Hier fanden sich Mengen von 0,35 bzw. 0,37 und 0,41% (UNDERHILL, FISK und KAPSINOV[3197]). Da die Haut meist aus Bindegewebe besteht, wird an den nicht direkt geschädigten Stellen eine stärkere Durchtränkung zu beobachten sein.

Daß allgemeine Erhöhungen des Cl'-Gehaltes bei anderen Erkrankungen vorkommen können, zeigen Analysen an sarkomatösen Ratten, die wir hier wiedergeben im Vergleich zu Analysen von Ratten, die stark salzhaltige Diät erhielten (nach [3347]). Die Zahlen der Tabelle 219 sind in Beziehung gesetzt zu dem Gehalt im Plasma, der = 100 gesetzt wurde:

Tabelle 219.

Organ	Normaltiere	Tumortiere	Salztiere
Leber	33	39	41
Bauchmuskeln . .	22	32	21
Adduktoren	16	22	15
Haut	50	82	88
Gesamttier	41	48	53

An sich sind maligne Tumoren Cl'-reich[3345]; da in ihnen viel Bindegewebe vorhanden ist, wird man daraus keinen Eindruck über die Permeabilität der Zelle selbst gewinnen. Bei Analysen von Sarkomen und Carcinomen bei Mäusen und Ratten fand sich ein Gehalt von 69—99 % des Plasmas[3350]. Man müßte nach diesen Zahlen fast eine elektive Speicherung annehmen. Für eine Impermeabilität spricht der Befund, daß eine Bestrahlung zu vermehrter Cl'-Fixation führt[3349]. Durch Schädigung der Zellen infolge der Bestrahlung würde man diesen Effekt erklären können. Aber auch hier bleibt die Möglichkeit einer verstärkten serösen Durchtränkung übrig, die zur Entscheidung dieser Frage auszuschließen wäre.

Deshalb sind nicht nur Analysen des Serums, sondern auch Wassergehaltsbestimmungen notwendig. Der Gehalt wird immer nur in einer Proportion zum Plasma steigen können. Das gilt auch für andere Versuchsbedingungen.

Als Modell kann man Agar unter die Haut injizieren. Der Gehalt steigt auf die errechenbare Höhe[3350]. Syphilitisches und tuberkulöses Gewebe bei Meerschweinchen, Kaninchen und Affen hatte auch einen Cl'-Gehalt, der den des Plasmas nicht übertraf. Es handelt sich um einfach geschädigtes Gewebe, nicht um eine besondere Fähigkeit zur Speicherung[3350]. Analysen an tuberkulösen Teilen der Lunge zeigten teilweise einen geringeren Gehalt als das normale, daneben liegende Gewebe[3351, II], teilweise einen höheren[3351, I]. Die Schwankungen sind allerdings sehr hoch.

[3344] SIMONSON, E., KOWALENKO, M. P. u. GOFFMANN, L. N.: Bull. Biol. Med. exp. URSS. **4**, 422 (1937), Rona **107**, 595.

[3345] ANDERSEN, E.: Münch. med. Wschr. **71**, 933 (1924), Rona **32**, 653.

[3346] MINET, J. u. WAREMBOURG, H.: C. rend. Soc. biol. **129**, 967 (1938), Rona **113**, 6.

[3347] WINTER, K. A.: Z. Krebsforschung **40**, 410 (1934), Rona **79**, 563. Jensensarkom.

[3348] POLONOVSKI, M., BIZARD, G. u. DRIESSENS, J.: C. rend. Soc. Biol. **116**, 1070 (1934), Rona **83**, 145.

[3349] POLONOVSKI, M., BIZARD, G. u. DRIESSENS, J.: C. rend. Soc. Biol. **116**, 1072 (1934).

[3350] WALLACE, G. B. u. BRODIE, B. B.: J. Pharm. exp. Ther. **61**, 412 (1937).

Versuche an Einzelgeweben ergeben, daß das direkt geschädigte Gewebe am meisten Cl′ enthält, um diesen Zertrümmerungsherd bildet sich ein Rand mit gegenüber dem Gesunden erhöhter Konzentration.

Wenn Nieren durch Kneifen mit der Pinzette oder Kneten mit den Fingern lokal geschädigt werden und dann erst mit Lockescher Lösung durchströmt, konnte man dergleichen ebenso beobachten, ob aber die Konzentration wirklich höher wird[3348] als in der Durchströmungsflüssigkeit, scheint mir doch einer weiteren Bestätigung wert.

Ähnliches fand sich bei Versuchen mit Wunden an Leber und Muskeln von Kaninchen[3351]. Von den Analysen geben wir ein Beispiel. Cl′-Gehalt in %.

Tabelle 220.

Organ	Normal	in der Wunde nach 3 Tagen	in der nächsten Nachbarschaft	entfernt von der Wunde
Leber	2,41	7,0	5,81	2,00
Muskel	4,59	13,4	11,7	
Plasma	3,91	3,68		

Wir sehen Zahlenangaben, die trotz angewandter sauberer Methode (vorherige Auflösung des Organs in Lauge, dann erst Fällung mit $AgNO_3$ und Oxydation mit $KMnO_4$) absolut unbrauchbar zu sein scheinen. THEORELL[2690] läßt bei der Magensaftsekretion Konzentrationen von 150 mMol zu, die also die Konzentration des Plasmas um 20% übertreffen. Er hält Potentialdifferenzen in den Grenzen für die treibende Kraft, aber die dargestellten Werte übertreffen jede Möglichkeit dieser Deutung. Schon die Normalwerte weisen eher auf eine fehlerhafte Analyse.

Nach Zertrümmerung der Muskulatur sind wegen der gerade in diesem Gewebe geringen Cl′-Räume besonders große Ausschläge zu erwarten. Dabei wächst der Na˙-Gehalt der Muskulatur anfangs stärker an als der des Cl′[3352], wahrscheinlich bedingt durch die lokale Säuerung. Später aber folgt Cl′ nach, dadurch gibt es kurz nach dem Trauma eine Acidose, anschließend einen Umschlag nach der anderen Seite. Die Cl′-Anreicherung bleibt einige Tage nach der Verletzung bestehen. Nach Anlegung einer Staubinde bei Mäusen für 2 Stunden und Injektion von ^{24}Na zur Prüfung der extracellulären Räume[3351, III] fand sich bei der so geschädigten Extremität der Gehalt in Haut und Muskel höher als bei der nicht geschädigten. Dabei zeigte sich, daß der Na˙-Raum der Muskulatur bis auf 700 g/kg anstieg. Es dürften also wenige für Na˙ unzugängliche Räume übrig geblieben sein. (Dasselbe ließ sich übrigens bei Verbrennungen beobachten.) Der Na˙-Aufnahme entsprach eine Abgabe von Kalium, es handelt sich also nicht um Ödeme, sondern einen Austausch mit K˙. Beim Verlauf der Heilung muß die Muskulatur also die Fähigkeit haben, elektiv K˙ aufzunehmen und Na˙ abzugeben.

Es ist vielleicht von Interesse auf Befunde hinzuweisen, daß da, wo zertrümmerte Muskulatur an vollkommen intakte Fasern grenzt, ein Verletzungspotential entsteht[3353].

Das Einströmen von Cl′ in die verletzten oder geschädigten Gewebe bedeutet eine Abnahme des Cl′-Gehaltes im Plasma und eine verminderte Cl′-Ausscheidung im Urin, wie es nach vielen Infektionskrankheiten üblich ist, besonders Pneu-

[3351] CAZZAMALI, P. u. VON NEGRI, A.: Riv. Pat. sper. N. S. **3**, 203 (1935), Rona **87**, 103.
[3351, I] MÜLLER-QUINCKE: Dtsch. Arch. klin. Med. **158**, 42, 62 (1928); desgl. **160**, 24 (1928).
[3351, II] GRUNEWALD: Beiträge f. klin. Tuberkulose **82**, 189 (1933).
[3351, III] FOX, C.L. u. KESTON, A. S.: Surgery **80**, 561 (1945).
[3352] CHABANIER, H., LOBO-ONELL, C., DE CASTRO-GALHARDO u. LELU, E.: C. rend. Soc. Biol. **118**, 1196 (1935), Rona **87**, 596.
[3353] FRANCIS, W. L.: Proc. roy. Soc. B. **122**, 140 (1937).

monie. Nach subcutanen Injektionen von destilliertem Wasser fand VOLLMER[3354] eine verminderte Ausscheidung von Cl′ am ersten Tage, während an den folgenden Tagen die Kompensation erfolgte.

Auch dieser Befund wird mit der Schädigung von Geweben in Beziehung gebracht werden können, insbesondere der kollateralen Durchtränkung. Wir sehen aus der kompensatorischen Ausscheidung in den nächsten Tagen die Dauer der lokalen Vorgänge.

Chloranreicherungen werden wir nach unserer Darstellung lokal wohl erwarten können, wir haben aber keinen Grund, in solchen Ansammlungen einen günstigen Boden für die Heilung zu sehen (wie ANDERSEN[3345]). Über die chemischen Vorgänge und Notwendigkeiten bei den Heilungsprozessen wissen wir nichts. Es kann sein, daß hier die Cl′-Konzentration von Vorteil ist, aber darüber schon jetzt Aussagen machen zu wollen, ist dogmatisierende Phantasie.

h) Muskulatur. Nach dieser ins Allgemeine führenden Darstellung sind noch einzelne Gewebe zu betrachten. Unter diesen wurde die Muskulatur besonders berücksichtigt (Zusammenfassende Darstellungen[3355, 3356]), und die Konzeption, die „Chloridräume" mit *extracellulären Räumen* zu identifizieren, ging von hier aus.

Wird ein Körper aus dichtgepackten Zylindern bestehend angenommen, dann nehmen die Zwischenräume nach stereometrischer Berechnung 15,4% des gesamten Raumes ein wie im Muskel[3362, I]. Am lebenden Objekt wurden vielfache Beweise erbracht, abgesehen von der zuerst beobachteten leichten Auswaschbarkeit bei Durchströmung am Trendelenburgschen Präparat[3357, 3358].

Hierher ist zu rechnen der Versuch eines histochemischen Nachweises im Bindegewebe durch GERSH[3330]. Beim Altern von Katzen nimmt die Menge des Bindegewebes und des Chlorids gleichermaßen ab[3359], ähnlich wie es für Knochen und Knorpel festgestellt wurde[3360]. Schließlich nimmt das Bindegewebe, d. h. die extracellulären Räume, bei höherem Alter (Ratten) wieder zu[3362, III], vielleicht verzögert durch Mangelernährung[3362, IV]. (Das gilt aber nicht für alle Organe, z. B. nicht für die Leber.)

Bei Bestimmung der Chloridräume an Krötenmuskeln fand sich für den Sartorius ein Durchschnitt von 12,8, für den Gastrocnemius von 9,5% Chloridraum[3361]. Wenn man diese Räume mit Indigocarmin bestimmte, erhielt man dieselben Werte. Man konnte aber leicht durch mikroskopische Kontrolle feststellen, daß dieser Farbstoff nicht in der Muskelfaser aufzufinden war, eine Methode, die mir freier von Einwänden erscheint als die Fällung des Cl′ als AgCl und Kontrolle von dessen histologischer Lokalisation, denn es ist immer daran zu denken, daß durch die Fixierungsmittel der Histologie die Impermeabilität der Zellgrenzen aufgehoben wird und damit eine neue Verteilung des Cl′ zustande kommen muß. Wenn trotzdem die Fällung vor allem in den Zwischenräumen erfolgt, so bedeutet das nur, daß die Fällungsbedingungen dort günstiger sind, vielleicht durch den geringen Eiweißgehalt dieser Räume.

Nach Kollagenbestimmungen des Kaninchensmuskels (MANERY, DANIELSON und HASTINGS[3325]) macht dieses nur 3,2% des Gewichtes aus. Wenn man die durch diese Strukturen besetzten Räume in Betracht zieht, ergibt sich ein extracellulärer Raum von 15,6% gegenüber 13,1%, wenn man diesen Raum nur als Ultrafiltrat des Plasmas unter Berücksichtigung des Donnanquotienten auffaßt. Diese Korrekturen werden im allgemeinen nicht ausgeführt, und die späteren Angaben beziehen sich auf die einfachere Annahme.

3354 VOLLMER, H. u. IRMER, A.: Naunyn-Schmiedebergs Arch. **193**, 474 (1939). Versuche an Ratten. Zahlreiche weitere Arbeiten von VOLLMER.

3355 FENN, W. O.: Physiolog. rev. **16**, 450 (1936), Rona **96**, 374. Elektrolyte im Muskel.

3356 FENN, W. O.: Cold Spring Harbor Symp. on quant. Biol. **4**, 252 (1936), Rona **110**, 389.

3357 ERNST, E. u. TAKACS, I.: Pflügers Arch. **228**, 690 (1931), Rona **66**, 214.

3358 ERNST, E. u. FRICKER, I.: Pflügers Arch. **228**, 700 (1931), Rona **66**, 214.

3359 YANNET, H. u. DARROW, D. C.: J. biol. Chem. **123**, 295 (1938).

3360 IOB, V. u. SWANSON, W. W.: J. biol. Chem. **122**, 485 (1938).

3361 CHAO, I.: Chin. J. Physiol. **14**, 457 (1939), Rona **120**, 224. C. **1940** I, 3950. Kröten.

3362 CHAO, I., CH'IAO, S. T. u. CHI, C. C.: Chin. J. Physiol. **13**, 1 (1938), Rona **109**, 51.

3362, I SANDOW, A.: Proc. Soc. exp. Biol. Med. **42**, 772 (1939), Rona **127**, 465.

Bestimmung von Cl' in einer isolierten Muskelfaser ergab eine $15 \cdot 10^{-3}$ molare Konzentration als völlig den Verhältnissen am ganzen Muskel entsprechend und an sich mit der Impermeabilität der Zelle selbst vereinbar[3362, II]. Es genügt eine Schicht von 3,2 μ Dicke aus Ringerlösung um die Muskelfaser herum anzunehmen, um den Cl'-Gehalt zu motivieren.

Der Chloridraum ist in vielen Fällen verantwortlich zu machen für Gewichtsveränderungen des *isolierten Muskels*, aber ebenso können Gewichtsänderungen der Muskelfibrillen selbst durch ihn verdeckt werden. So gibt es nach Isolierung des Amphibienmuskels, der meist zu diesen Experimenten dient, eine Zunahme des Chloridraumes, der auf 20,9%, beim Krötenmuskel[3361] aber auch noch höher ansteigen kann. Man kann nicht ohne weiteres diese Zunahme als Zeichen einer Schädigung der Muskelfasern ansehen, es müssen noch andere Änderungen, vielleicht im Raum der Zellen stattfinden. Denn es dürfte die Schädigung nicht gerade an einem bestimmten Punkt anhalten. Die Anionenimpermeabilität wird selbst dann noch aufrecht erhalten, wenn der Muskel durch Steigerung der $K^{\cdot}$-Konzentration in der Umgebung unerregbar geworden ist[3364], ebenso in unseren Versuchen am ganzen Tier bei schwerster tödlicher Jodidvergiftung (EICHLER[2448, I]).

Andererseits findet sich bei Einhängen von Muskeln in 0,52 und 0,78% NaCl eine Vermehrung des Chloridraumes auf 23—37%, wobei FENN[3365] die Möglichkeit diskutiert, daß hier eine Schädigung einzelner Muskelfasern eingetreten sein müsse. Darauf scheinen Befunde hinzudeuten, die durch Vergleich der für Glucose und Cl' zugänglichen Räume erhoben wurden. Während für Cl' Werte bis 46% festgestellt wurden (auch in O_2), war der Glucoseraum immer kleiner[3366, I]. Die Zellen des Muskels verhalten sich wie ein Osmometer (CHAO und Mitarbeiter[3362]), wobei allerdings FENN[3365] noch einen Rest von 15% Wasser für osmotisch inaktiv (gebunden) annimmt.

Von Bedeutung ist, daß die Chloridräume in hypertonischer Lösung größer sind als in hypotonischer (siehe auch FENN, COBB und MARSH[3328]). Das muß nach osmotischen Gesetzen erwartet werden. Bei Hypotonie allerdings müßte eine Quellung der Fasern eintreten, und durch die mechanische Wirkung der Fascie dürften die Räume die Norm unterschreiten, was nicht in dem zu erwartenden Maße der Fall ist.

Eine Quellung des Muskels findet z. B. in isotonischen Lösungen statt, da Cl' allmählich eindringt und Wasser nach sich zieht, wie bei der osmotischen Hämolyse nach WILBRANDT. Hierbei können aber mechanische Faktoren einwirken, denn schon die Spannung des Muskels durch ein kleines Gewicht führt zur Abnahme des Chloridgehaltes[3365].

Bei Starrezuständen nach Jodidvergiftung, wobei Jodid als Sonde zur Messung der extracellulären Räume diente, waren diese Räume aber größer und nicht — wie mechanisch zu erwarten — kleiner (EICHLER[2448, I]). Mit der Zunahme des Cl' erfolgt auch die von $Na^{\cdot}$[3328].

Wir finden folgende Veränderungen der Chloridräume nach der Isolierung des Froschmuskels[3363]:

Tabelle 221.

Zeit	1 Std.	2 Std.	5 Std.				10 Std.	12 Std.
Raum %	19,9	20,8	24,1	23,8	24,7	25,6	26,4	25,9%

Die Änderung erfolgt am Anfang sehr viel rascher und ist zum Teil bedingt durch den höheren Cl'-Gehalt der Ringerlösung gegenüber dem Plasma. Aber auch wenn die Aufbewahrung im Froschblut selbst erfolgt, läßt sich dasselbe Phänomen beobachten[3366].

[3362, II] DEAN, R. B.: J. biol. Chem. **137**, 113 (1941). C. **1941 II**. 240, Rona **127**, 465.

[3362, III] LOWRY, O. H., HASTINGS, A. B., HULL, T. Z. u. BROWN, A. N.: J. biol. Chem. **143**, 271 (1942). C. **1943 I**, 643. Das Gleiche fand sich am Herzen. Daraus wird eine schlechtere Ernährung der Organe abgeleitet.

[3362, IV] LOWRY, O. H., MCCAY, C. M., HASTINGS, A. B. u. BROWN, A. N.: ebenda **143**, 281 (1942). C. **1943 I**, 644.

[3363] FENN, W. O. u. COBB, D. M.: J. Cellul. a comp. Physiol. **6**, 469 (1935), Rona **90**, 266.

Vielleicht handelt es sich darum, daß durch die schlechte Pufferung der umgebenden Lösung K˙ aus dem Muskel heraustritt. Die Pufferung ist sehr abhängig von der CO_2-Spannung, während der Kaliumgehalt wiederum abhängig von der C_H innerhalb des Muskels ist, und diese steht in direkter Beziehung zur CO_2-Spannung[3367]. Deshalb wird vielleicht bei demselben p_H im Muskel mehr K˙ an Bicarbonat als an Phosphatpuffer abgegeben.

Der Kaliumgehalt steht in umgekehrter Proportion zum Wassergehalt ([3378], dagegen [3368]). Jetzt handelt es sich darum, ob dieser Wassergehalt innerhalb der Zelle oder außerhalb derselben zu suchen ist. Innerhalb der Zelle würde er dann sein, wenn dort ein Zerfall von höhermolekularen Zellbestandteilen in solche niederen Molekulargewichtes mit gleichzeitiger Zunahme des osmotischen Drucks stattfände. Solche Stoffwechselvorgänge würden zur Vermehrung der Zellphase und — je nach dem elastischen Ausgangspunkt durch die Hemmung der Fascie — zur Minderung der Chlorräume führen. Umgekehrtes fände statt, wenn osmotisch aktive Bausteine durch Diffusion nach außen oder durch Synthese innerhalb der Zelle verloren gingen. Durch Verschiedenheit der CO_2-Spannung kann aber beides erzwungen werden, z. B. Zersetzung von Phosphagen durch 20% CO_2, Synthese durch 0,5% (Fenn und Cobb[3366]). Auch am intakten Tier kann man einwirken. So nimmt durch höheren CO_2-Gehalt der Einatemluft der Chloridraum ab[3369].

Verlust von K˙ kann man durch Erhöhung des K˙-Gehaltes der Außenflüssigkeit verhüten. Auch die Chloridräume haben ein Minimum bei 25 mg% K˙ (Fenn und Cobb[3363]), die Konzentration, bei der sich der Muskel die beste Reizbarkeit erhält. Bei höheren Konzentrationen von K˙ nehmen die Räume wiederum zu, allerdings ist dann schon längst die Reizbarkeit des Muskels verloren (Fenn[3364]).

Nun ergibt sich folgende zusätzliche Komplikation. Es müßte hier eine Permeabilitätszunahme der Faser für Cl′ angenommen werden, da K˙ nur im Austausch mit einem anderen gleichgeladenen Ion eintreten kann, besonders bei $[K^{\cdot}] > 250$ mg% kommt es zur Zunahme der Cl′-Räume, zugleich mit Gewichtszunahme. Wir sehen, daß unter diesen Bedingungen anscheinend die kleineren Chloridionen in manche der Zellen eintreten können, während die größeren wie Hexoseester, Phosphokreatin usw. noch nicht austreten können. Andererseits genügte es, wenn innerhalb der Muskelfaser sich solche schwer permeierende Ionen bildeten, um zwangsläufig K˙ in die Zelle zu zwingen[3370], ohne daß eine Anionenpermeabilität vorläge. Unter diesen Bedingungen wäre eine Verkleinerung der Cl′-Räume zu erwarten, zumal die Konzentrationen sich gegenseitig so verändern, daß die Summe $K^{\cdot} + Cl'$ konstant bleibt (Fenn[3356]). Ohne mechanische Einwirkung (Fascie usw.) wäre das nicht möglich.

Alle Messungen und Spekulationen über den Verlust der Impermeabilität nach Isolierung des Muskels müssen sich mit 2 Punkten auseinandersetzen. Erstens hat Ghaffar[3374] gefunden, daß durch ermüdende Reizung des isolierten Muskels schließlich wieder Chloridräume von nur 9% erreicht werden. Zweitens

---

3364 Fenn, W. O.: Amer. J. Physiol. **105**, 33 (1933), Rona **75**, 622.

3365 Fenn, W. O.: J. Cellul. a comp. Physiol. **9**, 93 (1936), Rona **100**, 396.

3366 Fenn, W. O. u. Cobb, D. M.: Amer. J. Physiol. **112**, 41 (1935). C. **1936 I**, 1910.

3366, I Fisher, R. B. u. Subrahmanyan, V.: J. of Physiol. **97**, 233 (1939), Rona **127**, 125.

3367 Fenn, W. O. u. Maurer, F. W.: Protoplasma **24**, 337 (1935), Rona **92**, 399.

3368 Mitschell, Ph. H.: J. biol. Chem. **78**, X (1928), Rona **47**, 16.

3369 Hastings, A. B. u. Eichelberger, L.: J. biol. Chem. **109**, XLI (1935), Rona **89**, 81.

3370 Conway, E. J. u. Boyle, P. J.: Nature **1939 II**, 709, Rona **121**, 330. Versuch der Erklärung der [K˙] und der Unterhaltung der großen Konzentrationsdifferenzen zwischen Zellinnern und Umgebung.

3371 Conway, E. J. u. Cruess-Callaghan, G.: Biochem. J. **31**, 828 (1939), Rona **102**, 48. Ausgleich in 15 Minuten.

muß man annehmen, daß das zellfremde Cl′ in der Zelle die verschiedensten Fermente aktivieren kann und so völlig andere Stoffwechselvorgänge in Gang setzen kann.

Beim isolierten Muskel wurden häufig *Diffusionsversuche* angestellt und ein rascher Ausgleich gefunden[3371]. Bei Ersatz des Cl′ durch NO_3', das eine ähnliche Permeationsgeschwindigkeit hat, lassen sich durch elektrometrische Titration fortlaufende Messungen anstellen. Als Diffusionskonstante nimmt man meist die Konstante nach der Hillschen Gleichung für semiinfinite Bedingungen. Resultate von EGGLETON[3373] geben wir hier wieder: $\frac{\text{Diffundierte Menge}}{\text{Oberfläche}} = 2\,c_0\sqrt{\frac{Kt}{\pi}}$ Konstante pro qcm/Min.

Tabelle 222.

	für Cl′	für J′
1% Agargel . . .	$1{,}3 \cdot 10^{-3}$	$0{,}9 \cdot 10^{-3}$
toter Muskel . . .	$4{,}2 \cdot 10^{-4}$	$8{,}5 \cdot 10^{-4}$
lebender Muskel . .	$4{,}9 \cdot 10^{-5}$	$12 \cdot 10^{-5}$

Die Größenordnung des Cl′ ist gleich der von Milchsäure[3372], wie auch Milchsäure ungefähr dieselben Räume zur Diffusion offen hat wie Cl′[3374] oder nur unwesentlich größer (36%, nach Tötung durch Wärme 92% vom Wasser des Muskels, Cl′-Räume also 26%, bei Ermüdung aber nur 9%). Dieser Befund ist erstaunlich, da wir wissen, daß Milchsäure von dem Muskel leicht abgegeben werden kann, wenn sie gebildet wurde. Wir werden Ähnliches auch beim Phosphat wiederfinden.

Wir sehen aus diesen Analysen, daß für Diffusionsversuche nur ein Teil der Räume zur Verfügung steht. Die Räume, die dem diffundierenden Ion nicht zur Verfügung stehen, müssen seine Bewegungsmöglichkeiten — ausgedrückt als Diffusionskonstante — einschränken, wie wir es eben sahen. Sobald dann durch Tötung die Hindernisse beseitigt sind, nähern sich die Werte denen der freien Diffusion.

Abgesehen davon muß man noch beachten, daß die Chloridräume durchaus nicht bei allen Muskeln identisch sind, so sind sie größer bei den Adduktoren des Oberschenkels, besonders aber in den Bauchmuskeln, die ganz unregelmäßige Verhältnisse zeigen, entsprechend dem Gehalt an Sehne und Fascie ([3375], siehe auch EICHLER[846, 967, 2448, I]). Wir werden jedenfalls erkennen, daß es vollkommen illusorisch ist, Diffusionsversuche an diesem Modell (etwa Bauchmuskeln) anzustellen, um die „Permeabilität" zu prüfen. Es ist eine völlige Verkennung der Sachlage, da Permeabilitätserhöhung immer nur eine mehr oder weniger große Schädigung der Muskelfaser bedeutet.

Die bisherige Darstellung ist völlig von der Vorstellung ausgegangen, daß die Muskelfaser von der Umgebung durch eine Membran getrennt wird, die für Anionen impermeabel ist, wobei man teilweise PO_4''' stillschweigend ausnimmt, da ihm wie im roten Blutkörperchen stets eine aktive Aufnahme durch irgendeine intermediäre Esterificierung zugebilligt wird. Von der Annahme der Impermeabilität gingen CONWAY und seine Mitarbeiter in einer Reihe von Publikationen ab und untersuchten, inwieweit die Gesetzmäßigkeiten leichter durch Annahme einer prinzipiellen Permeabilität auf einen Nenner gebracht werden könnten. Wir haben schon eine ganze Reihe von Beobachtungen mitgeteilt, die darauf hinwiesen, wie z. B. die Zunahme der Chloridräume bei längerer Aufbewahrung des isolierten Muskels in Ringerlösung. Gerade die Versuche von STEINBACH[3329] zeigen die Probleme auf. Es wurden Sartorien von Rana pipiens in Ringerlösungen gelegt, die bis 0,01 mol KCl enthielten. Es kam je nach dem äußeren K˙-Gehalt zu Verlust von K˙ (und Zunahme von Na˙), ohne daß damit ein Verlust der Reizbarkeit verbunden gewesen wäre. Das Cl′ blieb gleich, solange

[3372] ADOLPH, E. F.: Amer. J. Physiol. **93**, 628 (1930), Rona **57**, 212.
[3373] EGGLETON, M. G., EGGLETON, PH. u. HAMILTON, A. M.: J. of Physiol. **90**, 167 (1937), Rona **102**, 48.
[3374] GHAFFAR, A.: Quart. J. exp. Physiol. **25**, 229 (1935), Rona **92**, 50.
[3375] EGGLETON, M. G.: J. Physiol. **90**, 465 (1937).

der K˙-Gehalt der Lösung oberhalb 0,003 mol blieb, bei weiterem Verlust von K˙ kann es zum Eintritt von Cl′ und Na˙ kommen, anschließend mit Destruktion der Zelle und dem Verlust der normalen physiologischen Austauschreaktion. Wenn einige Muskelfasern zugrunde gehen — Übertritt von Cl′ — dann besitzen noch die überlebenden Zellen die Fähigkeit K˙ anzureichern. Das Eindringen von Cl′ in die Zelle erwies sich als irreversibel. Auch im Verbande des Organismus zeigte es sich, daß mit der Schädigung der Zelle das Eindringen von Cl′ erfolgt, so daß dasselbe in noch höherem Maße im isolierten Muskel erfolgen mußte.

Solche Schädigung mußte aber um so eher eintreten, je größer der Stoffwechsel, d.h. je höher die Temperatur war. Deshalb arbeitete CONWAY stets nur bei 2—3°. Wurde jetzt der Muskel in Lösung von 80 maeq. K˙ gelegt, dann nahm er 80% an Gewicht zu, bei 20° nur 40%, weil die Funktion der Zelle bald zusammenbrach. Wird K˙ auf einem etwas erhöhten Niveau gehalten, dann ist die Faser für Na˙ fast völlig undurchgängig. Teils dadurch, teils durch Inulin kann die wahre Ausdehnung der extracellulären Räume kontrolliert werden. So steigt der Cl-Gehalt der Faser bei 242 maeq. K˙ draußen um 93 maeq. K˙, 106 maeq. Cl′ und 4 maeq. Na˙[3379, III]. Änderungen des Cl′ gibt es erst oberhalb 6 maeq. K˙, und dann ergibt sich eine volle Parallelität zur Theorie einer Donnanverteilung, d. h.

$$\frac{[K^\cdot]_i}{[K^\cdot]_a} = \frac{[H^\cdot]_i}{[H^\cdot]_a} = \frac{[HCO_3']_a}{[HCO_3']_i} = \frac{[Cl']_a}{[Cl']_i}$$

Das p_H innerhalb der Muskelfaser wäre dann 5,9 bei Plasma 7,6, da sich das Konzentrationsverhältnis für K˙ wie 50:1 verhält. Ebenso werden sich andere Ionen verhalten, die eine bestimmte Größe nicht überschreiten, z. B. Br′, J′, Cl′, NO_3'. Diese werden rasch einwandern und damit den Muskel zur Schwellung bringen, während bei PO'''_4 und SO_4'' kein Gewinn zu erzielen ist; PO_4 ist aber durchgängig[3379, VI]. Das führende Ion ist das K˙, und dieses wird in der Zelle gehalten durch die indiffusiblen Anionen in der Zelle, von denen vor allem die Phosphorsäureester zu nennen sind. Die Zusammensetzung der Muskelfaser, berechnet nach Donnangleichgewichten, ergibt dann folgende Werte:

	K	Na	Ca	Mg	Cl	HCO_3	PO_4	SO_4	Glucose	Wasser
Plasma .	2,5	103,8	2,0	1,2	74,3	23,4	3,1	1,9	3,9	954
Muskel .	84,6	23,9	2,5	11,3	10,5	3,6	0,4	0,3	0,5	800

Der Unterschied beim Na besteht nun gerade darin, daß es wegen seiner schwereren Permeation nicht eindringen kann. Mg ist im Muskel gebunden.

Diese Auffassung der Permeation von Anionen hat vieles für sich, z. B. auch für die Frage, wie es möglich ist, daß eingedrungenes Cl′, wie das z. B. bei Verletzungen ohne weiteres anzunehmen ist, aus der Zelle herausgeht. In eigenen Versuchen (EICHLER[846]) wurde durch eine hohe Konzentration in NaJ-geschädigten Muskeln in vivo ein Eindringen des Jodids in die Faser gefunden, um später zu verschwinden. Wie dieses Ion jetzt aus der Zelle ausgestoßen werden sollte, war stets ein Objekt des Nachdenkens. Dasselbe Problem besteht bei dem Na˙, auch wenn die Bewegung des Anions eine Erklärung gefunden hat. Man wird dadurch zu der Theorie von MOND und NETTER geführt, daß das Na˙ nur adsorbiert wird, oder sogar nur die obersten Schichten der Faser aufsucht.

Ein wichtiges Glied in der Beweiskette von CONWAY ist stets der Vergleich mit anderen Substanzen. So fanden auch DANIELLI und DAVSON[3379, IV], daß bei Durchströmung der hinteren Extremitäten von ungarischen Fröschen mit Lösungen, denen Galaktose oder Maltose zugefügt worden war, die Zuckerräume immer kleiner waren, als die von Cl mit dem typischen Anstieg auf 30% beim Gastrocnemius, 45% beim Sartorius. Auch in den Versuchen von FISCHER und LUBRAHMANYAN[3366, I] waren die Glucoseräume stets um 6% kleiner als die Cl′-

Räume. Bei diesen Versuchen gehen die Glucoseräume bis 30—36%. Das scheint der Auffassung von CONWAY zu widersprechen, wenn man nicht einen tatsächlichen Zusammenbruch der Zellstruktur wegen der höheren Temperatur annehmen will.

Es erhebt sich die Frage, wie die vielfachen Befunde zu erklären sind, die wir vorher wiedergaben. Auch CONWAY und Mitarbeiter haben sich damit auseinandergesetzt. So haben sie die Durchspülungsversuche wiederholt und fanden, daß 1—2% Cl' sich nicht herausspülen ließ[3379, I]. Vor allem verließ Na˙ den Muskel rascher als Chlorid. Schließlich wurde der Vergleich mit Inulin am ganzen Tier vorgenommen[3379, III]. Es fand sich, daß der Inulinraum beim Kaninchenmuskel 6,7 ± 0,9% kleiner war als der Cl'-Raum. Dieser Unterschied ließ sich durch die durch Donnangleichgewicht errechnete Cl'-Menge der Faser mit 4,6 mMol decken. Diese Menge ist aber konstant und wenig verschieden, sie ist auch so klein in jedem Falle, daß sie analytisch und im histologischen Versuch leicht übersehen werden konnte[3379, I]. Wesentliche Änderungen des Gehalts konnte man bei Erhöhung des K˙ in der umgebenden Flüssigkeit erwarten. Versuche von LILIAN EICHELBERGER[3379, V] ließen bei vergleichender Infusion von $NaHCO_3$ + NaCl und $KHCO_3$ + NaCl jede Wirkung des K˙ vermissen. Das ist auch deswegen nicht zu erwarten, weil der K-Gehalt des Blutes nie großen Schwankungen unterworfen werden kann. Die Messungen der extracellulären Räume am ganzen Tier behalten ihren Wert auch nach diesen Versuchen, sie verknüpfen nur diese dem Kreislauf zugehörigen Räume um so mehr den Stoffwechselvorgängen in der Zelle, so daß eigentlich die Einheit des Geschehens noch stärker betont wird. Die beiden auf Seite 537 angeführten Punkte harren der Beantwortung, und ebensowenig sind die erwähnten Befunde von HUDOFFSKY, MALORNY und NETTER[3340, I] verständlich (desgl. [814]).

Bei *Tätigkeit des Muskels* wird eine Änderung der Chloridräume zu erwarten sein, und zwar nehmen diese Räume bei Reizung zu. Schon EMBDEN[3376] fand, daß aus dem Froschmuskel nach Arbeit mehr Cl' herauszuwaschen ist, als aus einem ruhenden, wenn man ihn mit isotonischer Sulfatlösung (weniger mit Rohrzucker) behandelt. Er faßte diese Erscheinung als das Zeichen eines Eintritts von Cl' in die arbeitende Faser auf, deren Permeabilität erhöht sei. Dabei hielt er es für wahrscheinlich, daß hier ein Austausch mit Phosphorsäureanion stattfinde, da die Aufnahme des Chlorids gerade mit der Phase der Ausscheidung von Phosphat zusammenfiel. Diese vermehrte Aufnahme von Cl' beim arbeitenden Muskel wurde später beim Rattengastrocnemius bestätigt ([3377], FENN und COBB[3363, 3356]). Während der Reizung kommen verschiedene Vorgänge im Mineralstoffwechsel zur Beobachtung. Die Zellen gaben K˙ ab und nahmen Na˙ — und zwar teilweise im Austausch mit K˙ — auf neben der Aufnahme von Cl'.

Nach unserer heutigen Vorstellung werden wir die Befunde von EMBDEN[3376] anders als er auffassen. Die Chloridzunahme verstehen wir als Zunahme der intercellulären Räume. In dem Phosphatverlust könnte man ein Zeichen von Ver-

---

[3376] EMBDEN, G. u. LANGE, H.: Hoppe-Seylers Z. **130**, 350 (1923), Rona **23**, 71.

[3377] FENN, W. O., COBB, D. M., MANERY, J. F. u. BLOOR, W. R.: Amer. J. Physiol. **121**, 595 (1938), Rona **108**, 556.

[3378] FENN, W. O.: Amer. J. Physiol. **124**, 213 (1938), Rona **112**, 557. Katzen-Dial.

[3379] FENN, W. O., WILDE, W. S., BOAK, R. A. u. KOENEMANN, R. H.: Amer. J. Physiol. **128**, 139 (1939), Rona **119**, 405.

[3379, I] BOYLE, P. J., CONWAY, E. T., KANE, F. u. O'REILLY, HL.: J. Physiol. **99**, 401 (1941).

[3379, II] BOYLE, P. J. u. CONWAY, E. J.: J. Physiol. **100**, 1 (1941).

[3379, III] CONWAY, E. J. u. FITZGERALD, O.: J. Physiol. **101**, 86 (1942).

[3379, IV] DANIELLI, J. F. u. DAVSON, H.: J. Physiol. **100**, 246 (1941).

[3379, V] EICHELBERGER, L.: J. biol. Chem. **133** XXVIII (1940).

[3379, VI] CONWAY, E. J.: Nature. **1942 II**, 461, Rona **134**, 199.

lust osmotisch aktiver Substanz sehen, wodurch die Muskelzelle zum Schrumpfen käme und dem Zwischenraume gewissermaßen Platz einräumte. Diese Erklärung würde jedoch nicht der Tatsache entsprechen, daß der Muskel seinen Wassergehalt vermehrt, und zwar in den Zellen sowohl als auch außerhalb.

In Versuchen am Gastrocnemius des Hundes, der durch ein Starlingpräparat durchströmt wurde, zeigte sich, daß nur $^1/_3$ des eingewanderten Wassers mit Cl′ in die extracellulären Räume, der Rest in die Zellen selbst ging[3380, I]. Hier führte also die Fascie zu keiner Hemmung.

Teilweise wird am ganzen Tier NaCl und Wasser aus der Haut abgegeben (FENN[2749]).

Über die Änderungen der Elektrolyte gibt folgende Tabelle 223 von TIPTON[3380] Auskunft.

Die Zahlen beziehen sich auf 100 g Trockengewicht (Reizfrequenz 11/Sek.), Versuchstier Katze.

Tabelle 223.

Millimol oder ccm pro 100 g Trockengewicht.

Zahl der Tiere	Dauer der Reizung in Min.	Änderung während der Reizung			
		K˙ mMol.	Na˙ mMol.	Cl′ mMol.	H_2O ccm
15	—	40,2 ± 1,3	7,81 ± 0,9	5,54 ± 1,0	242,5 ± 12
4	15	—2,24	+2,97	+1,82	+15,0
15	30	—7,2	+6,97	+2,25	+32,0
4	45	—5,5	+7,1	+2,96	+35,0
4	90	—8,2	—	+2,92	+10,2
6	150	—12,4	+8,3	+1,82	—5,0
6	180	—12,2	+11,4	+1,0	—8,0

Wir sehen, daß der Kaliumverlust zunimmt mit der Zeit der Reizung, die Chloridräume nehmen später wiederum ab. Dieser Vorgang wird zu beziehen sein auf die Ansammlung osmotisch aktiver Substanzen in der Zelle, wie dergleichen auch bei Reizung unter Drosselung der Blutzufuhr zur Beobachtung kommt[3378].

Die Abnahme der extracellulären Räume bei Drosselung der Arterie könnte vielleicht dadurch ihre Erklärung finden, daß durch den abnehmenden Kapillardruck Flüssigkeit in das Gefäßsystem einströmen kann[3379].

Von Bedeutung für die Ausdehnung der Chloridräume ist die Größe der Belastung, unter der die Muskeln arbeiten müssen. Die Muskeln unter niederer Spannung enthalten mehr Cl′ und mehr Wasser als die mit der höheren[3378]. Bei Prüfung der Veränderungen der Variablen in Abhängigkeit von der Frequenz fand sich eine absolute Parallelität, aber unter anderem Vorzeichen.

Der maximale Verlust an K˙ und der maximale Gewinn an Cl′ und H_2O fand sich bei etwa 8 Reizen pro Sekunde. Bei dieser Frequenz war der Tetanus noch unvollkommen. Bei 15—20 Reizen (vollkommener Tetanus) sanken die Veränderungen gegenüber der Reihe schon ab[3378]. Die Veränderungen waren in 2—3 Stunden nach der Reizung mit der Erholung reversibel, wurden aber kaum beeinflußt durch Cortin, KCl oder $CaCl_2$[3380]. Versuche mit ^{42}K ergaben eine vermehrte Aufnahme nur im ganzen Frosch, nicht beim isolierten Muskel, als Zeichen einer besseren Durchblutung bei Reiz[3080, II].

Welche Bedeutung hat die Entwicklung einer *Acidose*? Die Injektion von Milchsäure bei Hunden führte zuerst zur Zunahme, nach 6 Stunden aber wiederum

---

[3380] TIPTON, S. R.: Amer. J. Physiol. **124**, 322 (1938), Rona **111**, 605.

[3380, I] WOOD, E. H., COLLINS, D. A. u. MOE, G. K.: Amer. J. Physiol. **128**, 635 (1940), Rona **122**, 38. Effekt unabhängig von den Nervenendplatten, also auch bei direkter Reizung nach deren Degeneration.

[3080, II] NOOMAN, T. R., FENN, W. O. u. HAEGE, L.: Amer. J. Physiol. **132**, 612 (1941). C. **1943 II**, 336.

zur Abnahme des Cl'-Gehaltes im Muskel. Diese ging über den Anfangszustand hinaus (CAULAERT und Mitarbeiter[2889]). Bei Acidosis durch CO_2-Atmung wurde die intracelluläre Phase geringer, durch Alkalosis infolge Hyperventilation größer, die extracelluläre Phase zeigte aber nicht einheitliche Ausschläge, wenn bei Säuerung auch meist Zunahme[3369, 3382].

Bei *Infusionen* von verschiedenen Lösungen in der Menge von 60—80 ccm pro Minute (Dauer 30—40 Minuten) am Hunde fanden sich 60 Minuten später folgende Änderungen im rectus abdominis[3381]:

1. 0,129 mol NaCl + 0,025 mol $NaHCO_3$. Die extracelluläre Flüssigkeit wächst um 16%.

2. 0,194 mol NaCl + 0,04 mol $NaHCO_3$. Die extracelluläre Phase vermehrt sich um 33%, auch die intracelluläre Phase wächst.

3. 0,154 mol NaCl + 0,01 mol HCl. Die extracelluläre Phase wächst um 23%.

Also in jedem Falle, besonders aber bei der am meisten alkalischen Lösung, fand sich eine Zunahme der Chloridräume im Muskel, vielleicht das Vorstadium eines Ödems.

Bei freiwilligem Trinken von 0,9% NaCl fand sich bei normalen Ratten in den Versuchen von CHANUTIN und LUDEWIG[3186] keine Änderung in den Muskeln. Sobald aber die Nieren partiell entfernt waren, zeigte sich eine Zunahme, die sich in Form von Ödemen der Fascien schon ohne Analyse offenbarte, aber der Cl'-Gehalt schien keine Beziehung zu dem sichtbaren Grad des Ödems zu haben. Tranken die Tiere 0,4% NaCl, dann waren anfangs keine Ödeme sichtbar, aber die Chloridräume des Muskels hatten zugenommen.

Bei Gabe von 1,8% NaCl ins Peritoneum fand sich bei normalen Ratten eine Abnahme, bei nephrektomierten eine Zunahme der Chloridräume des Muskels, bei Hunden nur eine Zunahme[3383]. Bei 275 ccm/kg 25% NaCl an Hunden fand sich eine beträchtliche Abnahme der Zellphase (— 63), eine Zunahme der anderen (+ 30). Bei Rohrzucker war die Wirkung auf die extracelluläre Phase geringer, auf die Zellen aber größer. Die Verschiebungen sind also nicht ohne weiteres vorauszusehen, besonders nicht das Verhalten der Chloridräume. Man wird eine Zunahme finden, wenn die Möglichkeit eines Präödems besteht, und dieses ist abhängig von der Zurückhaltung von $Na^{\cdot}$.

In Versuchen von EGGLETON[3375] wurde Katzen 6% des Körpergewichtes an destilliertem Wasser in die Darmschlinge getan. Es kam zu einem Verlust von Cl' im Darm, und der Cl'-Gehalt im Plasma sank ab (9%), im Muskel um 23%. Da durch den Cl'-Verlust der osmotische Druck absank, nahmen die Zellen Wasser auf und engten die Chloridräume ein, hier ein durchaus übersichtlicher Vorgang. DICKER[3383, I] gab Ratten 5% ihres Körpergewichts an Wasser per os. Dabei liefen hintereinander eine Reihe verschiedener Phasen ab.

1. Während der Resorption fallen $Na^{\cdot}$ und Cl' im Blutplasma ab, die extracelluläre Flüssigkeit nimmt zu.

2. Mit der Höhe der Diurese nehmen [$Na^{\cdot}$] und [Cl'] im Muskel zu, [$K^{\cdot}$] ab, d. h. Anstieg der extracellulären, Absinken der intracellulären Räume.

3. Rückkehr zur Norm.

[3381] HASTINGS, A. B. u. EICHELBERGER, L.: J. biol. Chem. **117**, 73 (1937).

[3382] HASTINGS, A. B. u. EICHELBERGER, L.: J. biol. Chem. **118**, 197 (1937).

[3383] HASTINGS, A. B. u. EICHELBERGER, L.: J. biol. Chem. **118**, 205 (1937). Entfettung des Muskels.

[3383, I] DICKER, S. E.: Biochem. J. **43**, 444 u. 453 (1948). Die normale extracelluläre Phase, durch [Cl'] und [$Na^{\cdot}$] bestimmt, betrug im Muskel 16,7 ± 0,50%, Leber 22,6 ± 2,50%, Gehirn 38,6 ± 3,31% bei gutgefütterten Ratten.

Tiere, die 14 Tage eine Eiweißmangeldiät erhalten hatten, und deren Blut arm an Eiweiß war, hatten eine geringere Diurese, keine Änderung der extracellulären Phase war merkbar. Es fanden sich dagegen sichtbare Flüssigkeitsansammlungen im perirenalen und retroperitonealen Bindegewebe.

Die Behandlung von Ratten mit Thyroxin führte, wie wir gesehen hatten, zum Chloridverlust in der Haut, aber zur Zunahme des Chlorids in der Muskulatur[3384], ein ähnlicher Effekt wie bei Arbeit (Milchsäurebildung?).

Karauschen wurden 30 Tage in $1^1/_2$—2% NaCl gesetzt. Der Gehalt des Cl′ stieg im Blut um 100% an, aber Na˙ veränderte sich nicht, weil es von der Muskulatur aufgenommen wurde (KAPLANSKI und BOLDIREWA[2665]). Solche spezielle Wanderung wurde auch bei Kaninchen beobachtet, wenn zugleich $NaHCO_3$ dem NaCl zugefügt wurde (O'CONNOR[2923]), und wir werden diese Befunde ähnlich wie die von NETTER und MALORNY[3340, I] heranziehen können, um die von BEHRENS gefundene Acidosis bei Kaninchen nach Gabe großer Kochsalzdosen zu erklären.

Bei *Dystrophie des Muskels* nach Degeneration des Nerven nimmt der Bindegewebsgehalt und auch [Cl′] des Muskels zu[3387]. Das ist ebenso zu beobachten nach der Muskeldegeneration durch Diät. So ergab sich eine Steigerung der Chloridräume von 11,2% auf 39,8% bei Spezialdiät und 35,4% bei Körnerdiät[3386].

Wie auch andere Mineralien des Muskels sich ändern, zeigen die Versuche von MORGULIS[3385] mit seiner Diät 313, der zu therapeutischen Zwecken nachträglich Weizenkeimlinge zugesetzt wurden.

Tabelle 224.

	Normal	20 Tage Diät	Erholung
Na˙	17,9	46,3	25,9
K˙	97,2	65,1	75,7
Ca˙˙	3,9	20,7	3,7
Mg˙˙	19,2	20,7	20,1
Cl′	16,5	29,4	19,6
P	71,5	72,3	71,4

Die Summe [Na˙] + [K˙] + [Mg˙˙] änderte sich nicht. Ersichtlich ist die Zunahme des Cl′, die nicht so hohe Grade erreicht, aber gut reversibel ist. Auch hier haben wir es mit beobachtbaren Zunahmen des Bindegewebes zu tun.

Bei der *glatten Muskulatur* niederer Tiere findet sich anscheinend häufig nicht die Trennung von für Cl′ zugängliche und unzugängliche Räume, wie z. B. an den Muskeln der Seegurke Thyone briareus[3389] und bei Muscheln (Mytilus) in den Versuchen von KROGH[3318]. Aber SINGH[3388] fand in dem Anterior retractor des Byssus von Mytilus edulis das Verhältnis $\frac{Cl'_{\text{Muskel}}}{Cl'_{\text{Blut}}}$ 0,2—0,3 nach 10 Tagen Aufbewahrung im Eisschrank, 0,4—0,5 erst nach 24 Tagen, also ein durchaus verschiedenes Verhalten (siehe dazu WEBB und YOUNG[3323, I], S. 524).

i) Für die *Leber* wird Lokalisierung des Cl′ außerhalb der Zelle angenommen.

Hier sind größere Korrekturen durch das Blut anzufügen. So fand sich bei Ratten nach Entblutung wohl nur 0,7—3% Blut, aber ohne Entblutung 3,7—5,2%[3391]. Der Beweis der extracellulären Lokalisation wurde von TRUAX[3392] vor allem durch Vergleichen der chemischen Chloridräume wie üblich mit den histologischen Methoden versucht, ganz besonders dünne Schnitte von Lebern wurden mikrophotographisch mit 450facher Vergrößerung aufgenommen, die Zwischenräume entfernt und so bestimmt. Verwandt wurden nur gefäßfreie Leberstücke.

[3384] CAHANE, M.: Bull. Soc. Chem. Biol. **18**, 424, 1936), Rona **93**, 588.
[3385] MORGULIS, S. u. OSHERHOFF, W.: J. biol. Chem. **124**, 767 (1938).
[3386] FENN, W. O. u. GOETTSCH, M.: J. biol. Chem. **120**, 41 (1937), Rona **107**, 51. Kaninchen.
[3387] HINES, H. M. u. KNOWLTON, G. C.: Amer. J. Physiol. **120**, 719 (1937), Rona **107**, 50.
[3388] SINGH, I.: J. Physiol. **91**, 398 (1938).
[3389] STEINBACH, H. B.: J. cellul. comp. Physiol. **9**, 429 (1937), Rona **102**, 228.

Durch verschiedene Eingriffe, wie Phosphorvergiftung oder Diät mit hohem Fettgehalt sollten die Leb in einen verschiedenen Zustand kommen. Es zeigte sich dabei, daß der Raum bei P-Vergiftung mit 20,3—23,6% etwas kleiner war als bei 5 Normaltieren (23,1—26,4), aber die Schwankungen erwiesen sich viel geringer als bei Eingriffen an der Muskulatur. Bei der histologischen und chemischen Methode kam man mit geringen Fehlern zu denselben Werten.

Die Zwischenräume sind nicht abhängig vom Alter der Katzen, sondern von der Ernährungslage (YANNET und DARROW[3359]). So besteht meist eine umgekehrte Beziehung zu der Zuckeraufnahme bzw. *Glykogenablagerung*. Wird Zucker (etwa durch Adrenalin) ausgeschüttet, dann werden die Chloridräume größer[3390]. Beim Fasten wuchsen die Chloridräume von Ratte und Kaninchen von 24 auf 28% und nahmen nach Fütterung von Zucker wiederum normale Werte (24,6%) an[3391]. Diese inverse Beziehung hatten wir früher auch bei den Konzentrationen Chlorid-Glucose im Blut. Bei den Versuchen von FENN[3391] an der Leber liegen die Verhältnisse anders, um daraus direkt eine Erklärung abzuleiten. Denn das Gewicht der Leber im Verhältnis zum Körpergewicht betrug nach dem Fasten 2,6%, nach der Fütterung 4,6%. Wenn man das berücksichtigt, findet man eine Zunahme des Raumes, dem Chlorid zugänglich ist. FENN und HAEGE[3392, I] variierten den Glykogengehalt von Katzenlebern durch die verschiedensten Eingriffe. Sie fanden, daß 1 g Glykogen zugleich mit 1,63 ± 0,303 g Wasser deponiert wurde. Von diesen 1,63 ccm H_2O kommen 0,45 ± 0,22 ccm mit Cl′ vor, sind also als extracellulär anzusehen, zumal der Rest durch $K^{\cdot}$ begleitet ist. Im Verhältnis nehmen also die Cl′-Räume durch Glykogeneinlagerung etwas ab.

Von Interesse ist das Verhältnis Na/Cl bei diesen Veränderungen. Es betrug 0,92 und 0,88 bei 2 normalen, 0,89 bei 2 fastenden Tieren, 0,73 bei hohem Glykogengehalt. Das bedeutet weniger [$Na^{\cdot}$] in den Chloridräumen oder die Anwesenheit von Cl′ in einigen Zellen, wo vielleicht zugleich $K^{\cdot}$ und nicht $Na^{\cdot}$ anzutreffen ist. Man wird an die Kupferschen Sternzellen denken.

Gegen die Erwartung fand sich nach Dialnarkose an Katzen eine Abnahme des Chloridraumes von 25,6 auf 22,9% (FENN[2749]) trotz Glykogenverlustes. Dabei nahm das Trockengewicht nicht ab, und es fand sich ein Anstieg von $K^{\cdot}$. Daraus schließt FENN auf einen Verlust von Trockensubstanz. Hierbei ist aber zu berücksichtigen, daß eine Glykogenzersetzung durchaus nicht unmittelbar und quantitativ zur Ausschüttung des Zuckers führen muß. Wenn wir bedenken, daß Glykogen zugleich mit höchstens dem 3fachen Gewicht an Wasser (nach FENN mit dem 1,6fachen) gespeichert wird, werden wir bei Zersetzung dieses Zusatzes eine etwa 25% Glucoselösung vor uns haben, die natürlich zur Anziehung von Wasser und zugleich Verkleinerung der Chloridräume führen könnte. Dann können wir gleichzeitig mit dem Glykogenverlust eine Abnahme der Chloridräume finden (siehe dazu EICHLER[2448, I]).

j) Die *Lunge* wurde manchmal in besondere Beziehung zum Chloridstoffwechsel gebracht, und zwar deshalb, weil der Cl′-Gehalt des Plasmas normalerweise im linken Herzen geringer sei als im rechten. Die Differenz betrug bei Kaninchen 1%, Meerschweinchen 1,2%, Schlangen 2,8%[3393]. Nach Gabe von NaCl wird die Differenz größer (5,8%), während beim fastenden Tier umgekehrt aus der Lunge eine Ausschwemmung erfolgt (ebenso nach hypertonischer Glucose und Insulin). Es kann sich hier nicht um eine Ausschwemmung handeln, da die

[3390] SNYDER, C. D., JOHNSON, R. E. u. PECK, McI. C.: Amer. J. Physiol. **124**, 704 (1938), Rona **113**, 601.
[3391] FENN, W. O.: J. biol. Chem. **128**, 297 (1939).
[3392] TRUAX, F. L.: Amer. J. Physiol. **126**, 402 (1939), Rona **116**, 205.
[3392, I] FENN, W. O. u. HAEGE, L. F.: J. biol. Chem. **136**, 87 (1940), Rona **126**, 58.
[3393] MAKI, T.: Biochem. Z. **263**, 410 (1933), Rona **76**, 685.

absoluten Mengen von Chlorid in der Lunge, wie wir in den Analysen am Eingang dieses Kapitels gesehen haben, viel zu gering sind (auch wenn fast der ganze Raum der Lunge für Cl' zugänglich ist). Man wird eher annehmen können, daß ein Teil des Cl' auf dem Wege des Lymphstroms abgeführt wird (siehe dazu auch SIMONSON und Mitarbeiter[3344]). Wenn durch hypertonische Glucose wirklich eine Ableitung des Lymphstroms erfolgt, wäre hier ein Moment ihrer therapeutischen Wirkung bei Lungenödem gegeben.

k) Auch der *Zahn* besitzt einen gewissen Gehalt an Chloriden. Das wird vielleicht besser durch Diffusionsversuche als durch die direkte Analyse nachgewiesen. So ergab sich eine Permeabilität für sämtliche Teile des Zahngewebes, wenn auch der Schmelz am dichtesten ist. Nach Absterben nimmt die Permeabilität beträchtlich zu[3394].

l) Daß auch im zentralen *Nervensystem* die extracelluläre Lagerung von Cl' angenommen werden kann, trotz der von uns früher gegebenen Darstellung über die Haftfestigkeit der Ionen nach Beraubung des Tieres an Chloriden oder nach Elektrophorese von isolierten Geweben (AMBERSON und Mitarbeiter[3321]), könnte man nach den Versuchen von YANNET[3359] darin bewiesen sehen, daß bei dem Wachstum der Katze auch der Gehalt des Gehirns an Cl' und Na˙ verarmt, gleichzeitig mit der Abnahme der Interstitialräume. Es kommt zugleich zu einer Einlagerung von Myelin. Der umgekehrte Prozeß der Vermehrung des Cl' wurde bei verschiedenen Geisteskrankheiten wie Dementia senilis, progressive Paralyse, Encephalitis, Alkoholdelirien, aber auch periodischen Psychosen beobachtet[3395].

Genauere Analysen teilen EICHELBERGER und RICHTER[3314, I] mit. Die Durchschnittswerte von 12 Hunden nach Entfernung der Lipoide durch Petroläther sind

	Cl	Na	K	H_2O
Serum	100,8	144,4	4,66	923,6 ± 6,4
Hemisphären	36,7	51,0	95,6	761,3 ± 8,3
Cerebellum	35,2	50,8	92,7	745,0 ± 7

Die extracelluläre Phase, nach Cl' und Na˙ berechnet, würde zwischen 30—35% liegen. Aber man kann extracellulär wegen des Myelins nicht von einer wäßrigen Phase reden. Nach dem Quotienten müßte Cl' auch intracellulär angenommen werden, aber der Quotient war im Liquor auch nicht anders. Vielleicht wäre es vorteilhafter, diesen hier zum Vergleich heranzuziehen. Das zeigen auch die Versuche von CONWAY und FITZGERALD[3379, III], die beim Kaninchen für Inulin nur einen ganz kleinen Bruchteil zugänglich fanden. Das ist allerdings durch das dichte Sieb der Liquorschranke durchaus motiviert und zeugt von dem Versagen der Methode an diesem Objekt. Im übrigen sollen die Gliazellen anscheinend für Cl' permeabel sein[3396, I].

Bei Gabe von ^{24}Na zur Bestimmung der extracellulären Räume (mit Berücksichtigung der Gliazellen) fand sich erst nach 17 Stunden das durch Cl'- und Na˙-Analyse bestimmte, zugängliche Wasser besetzt. Der extracelluläre Raum im Gehirn wird durch perorale Verabfolgung von isotonischer NaCl-Lösung erhöht. Verlust von extracellulärem Na˙ durch einen Eingriff führt zum Austritt von Kalium aus den Zellen, im Einklang mit Änderungen im extracellulären Wasser[3396, III].

3394 WASSILJEW, G. A. u. MANJEWITSCH, N. L.: Dtsch. Mschr. Zahnheilkunde **47**, 1165 (1929), Rona **55**, 306. Versuche an Hunde- und Menschenzahn.

3395 DELAVILLE, M. u. TSCHERNIAKOFSKY, P.: C. rend. Soc. Biol. **100**, 473 (1929), Rona **52**, 140. Zunahme in der grauen Substanz meist stärker als in der weißen (72—400%).

3396 FENN, W. O., COBB, D. M., HEGNAUER, A. H. u. MARSH, B. S.: Amer. J. Physiol. **110**, 74 (1934).

3396, I TOMAN, J. E. P. u. GOODMAN, L. S.: Proc. Assoz. Nerv. Ment. Dis. **26**, 141 (1946).

SWINYARD[3396, II] verabfolgte an Ratten intraperitoneal 10 ccm/100 g 5,5% Glucose. Nach 2—4 Stunden wurde diese Flüssigkeit aus dem Peritonealraum entzogen, analysiert und die berechneten NaCl-Mengen in 20% Lösung der Ratte intravenös zugeführt. Die von ihm erhaltenen Resultate geben wir auf folgender Tabelle wieder:

Tabelle 225.

Behandlungsart	Plasma m. aeq.			Gehirnrinde			Elektroschock-Schwelle bei 0,2 Sek. Dauer
	Cl′	Na˙	K˙	Cl′	Na˙	K˙	
Kontrollen	104	139	5,3	34,6	46,3	98,4	27,0
2 Std. nach i. p. Glucose	88,3	116	4,9	28,9	40,0	89,3	15,6
4 Std. nach i. p. Glucose	84,1	115	6,5	27,0	39,2	88,9	12,0
24 Std. nach Entfernung der Glucose	98,0	132	7,1	32,9	46,1	86,6	23,0
30 Min. nach 20% NaCl, gegeben 4 Std. nach i. p. Glucose	106,0	139	3,92	37,5	43,9	95,9	31,8

Ein Wasserverlust des Zentralnervensystems während der Entfernung des Transsudates aus dem Bauchraum ist nicht vorhanden, dagegen eine Abnahme während der nachträglichen Injektion. Die Werte der letzten Kolonne werden später gewürdigt werden (siehe S. 919).

Am *peripheren Nerven* beträgt der Chloridraum der frischen Amphibiennerven 50%. Durch NO_3' ließ sich alles Cl′ ersetzen[3396]. Bei Krabbennerven betrug dieser Raum nur 25%. In den Versuchen von AMBERSON in vivo ließ sich durch Sulfat ein Teil des Cl′ nicht entfernen. Das könnte durch die langsamere Eindringungsgeschwindigkeit des SO_4'' durchaus seine natürliche Erklärung finden. Nach den Untersuchungen von FENN, COBB und Mitarbeitern[3396] ist beim Froschnerven der restliche Raum auch für K˙ zugänglich.

In Übereinstimmung damit fand sich bei Diffusionsversuchen — wobei allerdings nur das Potential gemessen wurde —, daß Na˙ und Cl′ die gleichen Diffusionsgeschwindigkeiten haben, aber K˙ die doppelten[3397]. Auch hier geht also Na˙ mit Cl′ etwas konform.

m) Schluß. Wir haben in diesem Abschnitt die Verteilung des Chlorids in der Norm, nach NaCl-Injektion und bei besonderen physiologischen und pathologischen Vorgängen verfolgt. Es lag uns daran, die heute übersehbaren Gesetzmäßigkeiten der Verteilung darzustellen. Diese Verteilung ist durchaus abhängig von dem Stoffwechsel der betreffenden Organe, aber nicht nur davon, sondern ebenso von vielen Einwirkungen ferner liegender Stellen, z. B. Nierenfunktion oder der inneren Sekretion (Thyroxin). Daß unsere Darstellung umfassend war, wollen wir ebensowenig behaupten, wie wir glauben, daß in der Kenntnis der Vorgänge mehr als Anfänge deutlich vorliegen. Aber wenn wir die normale Verteilung und ihre Gesetze nicht kennen, werden wir niemals eine Beziehung zwischen der NaCl-Verteilung und ihrer Stoffwechselwirkung durchschauen können, wenn wir NaCl in mehr oder weniger hoher Dosis und Konzentration injizieren.

Aber ebensowenig werden wir einen Eindruck über Verteilung und Wirkung, die eng zusammenhängen, bei den anderen Anionen gewinnen können. Bei Behandlung der anderen Ionen könnten wir einfach folgende allgemeine Aussage machen: Alle Anionen, wenigstens $Fe(CN)_6^{IV}$, SO_4'', Cl′, Br′, J′, NO_3', ClO_3',

[3396, II] SWINYARD, E. A.: Am. J. Physiol. **156**, 163 (1949).
[3396, III] CONWAY: J. gen. Physiol. **29**, 305 (1946).
[3397] VAN HEUVERSWYN, J.: Arch. internat. Physiol. **43**, 316 (1936), Rona **97**, 401.

SCN', ClO_4' — während PO_4''' und F' von vornherein anderen Gesetzen gehorchen — vermögen die Zellgrenzen nicht zu durchdringen, und so könnte man den Modus ihrer Verteilung schon nach der bisherigen Darstellung voraussagen. Das ist tatsächlich möglich, und mit dieser Bemerkung könnten wir uns die ganze folgende Darstellung ersparen. Diese Einfachheit wird aber gestört durch die Untersuchungen von CONWAY (S. 538f) auch dann, wenn für das ganze unverletzte Tier die Korrekturen nicht ins Gewicht fallen. Was wir außerdem erreichten, wäre doch nur eine ganz allgemeine Aussage, die erst durch ins einzelne gehende Erfahrungen bestätigt werden müßte. Dann aber würden wir die Eigenwirkung der Ionen vernachlässigen, die — wie wir eben sahen — ganz wesentlich mit der Verteilung zusammenhängt, und außerdem kennen wir schon Ausnahmen z. B. im Verhalten des Zentralnervensystems. Schließlich kommt es in erster Linie nur auf die tatsächlichen Verhältnisse an, also die Analysen, die Zahlen, nicht aber auf Vorstellungen. So wissen wir selbst nicht ohne weiteres, ob das Bindegewebe mit den anderen Anionen sich in gleicher Weise belädt, müssen aber nach den lyotropen Eigenschaften eher das Gegenteil annehmen, wir wissen auch nicht, wenn wir schon die extracellulären Räume unter das einfache Gesetz stellen, wie sich die Cl'-Ionen verhalten, die wir in den Zellen lokalisiert oder doch wenigstens schwerer beweglich annehmen müssen. Auch werden wir aus unserer Darstellung neue Angaben über die extracellulären Räume gewinnen können.

2. Bromid.

a) Normalwerte. Bromid wurde von BERNHARDT und UCKO[2951] als überall in den normalen Organen vertreten erkannt. Eine Reihe von Analysen verschiedener Tiere geben wir nach einer Zusammenstellung von NEUFELD[3398] und zugleich nach seinen eigenen Versuchen wieder (s. Tabelle 226).

Tabelle 226.
Bromgehalt in tierischen Geweben.

Gewebsart	mg/100 g frischen Gewebes					
	Ratte (N)	Kaninchen (N)	Hund (N)	Hund	Hund BERNHARD u. UCKO 2951	Kuh (verschiedene Autoren)
Nebenniere	—	0,32	0,215	—	3,3 —5,0	0,15
Aorta	—	—	—	—	1,66—2,5	—
Knochen	0,34	0,605	0,62	—	—	—
Knochenmark	—	0,285	0,66	—	—	—
Knorpel	—	0,43	—	—	0,77	—
Kleinhirn	0,28	0,06	0,145	0,20	0,55—0,90	—
Großhirn	Spur	0,19	0,165	—	0,53—1,25	(19,3) (0,02)
Auge	0,25	0,28	1,245	—	—	—
Fettdepots	—	—	—	—	0,63—0,71	—
Gallenblase	—	—	0,255	—	—	—
Haare	0,4	0,6	0,7	—	—	—
Herz	0,295	0,065	0,19	0,16	0,55—0,63	(0,00)
Dickdarm	0,215		0,425	—	—	—
Dünndarm	0,13	—	0,355	—	0,50—0,55	(26,8)
Niere	0,18	0,13	0,69	0,40	0,59—0,83	(20,9) (0,00)
Leber	0,125	0,07	0,47	0,25	0,40—0,63	(10,1) (0,00) (0,559)[45]

[3398] NEUFELD, A. H.: Canad. J. Res. **14**, Sect. B. 160 (1936). C. **1936 II**, 2152.

Tabelle 226 (Fortsetzung).
Bromgehalt in tierischen Geweben.

Gewebsart	Ratte (N)	Kaninchen (N)	Hund (N)	Hund	Hund BERNHARD u. UCKO [2951]	Kuh (verschiedene Autoren)
	mg/100 g frischen Gewebes					
Lunge	0,39	0,12	0,42	0,40	0,71—0,83	(22,9) (0,42)
Medulla	0,50	0,10	—	—	—	—
Muskel	0,125	0,07	0,08	0,10	0,50	(22,1)
Ovarium	—	0,72	0,33	—	—	(0,836)
Nebenschilddrüse	—	—	—	—	—	(5,887)
Pankreas	0,24	—	0,205	—	0,55—0,63	—
Hypophyse	—	0,41	—	—	12,5	(0,00—0,23)
Hypophysenvorderlappen	—	—	—	—	—	(8,716) (15—30)
Hypophysenhinterlappen	—	—	—	—	—	(0,079)
Haut	0,33	0,09	0,99	—	0,37—0,43	—
Milz	0,185	0,13	0,50	0,41	0,63—0,71	(21,4) (0,00)
Magen	0,30	0,25	0,54	—	0,60—0,77	(22,5)
Hoden	0,27	0,24	—	0,53	0,63—0,71	(20,3) (0,85–2,2)[3399, 3400]
Nebenhoden	—	—	—	—	—	(0,9—1)[3399, 3400]
Plexus pampiniformis	—	—	—	—	—	(0,95–2,8)[3399, 3400]
Thymus	—	0,14	0,425	—	—	(21,0)
Schilddrüse	—	0,83	1,13	—	0,84—1,45	(35,0) (6,691) (0,07—3,0)
Trachea	—	—	—	0,20	—	—
Uterus	0,56	0,89	0,435	—	—	—

Untersuchungen von DIXON[3402] an Schweinen seien auf Tabelle 227 wiedergegeben:

Tabelle 227.
Resultate von Brom- und Chlorbestimmung, in mg% Gewebe von Schweineorganen.

Organe	Eber			Sau		
	Brom	Chlor	Br/Cl	Brom	Chlor	Br/Cl
Serum	1,25	314	0,004	0,75	320	0,0023
Niere	0,445	203	0,0022	0,361	197	0,0018
Lunge	0,551	218	0,0025	0,397	216	0,0018
Ovarien	—	—	—	0,647	—	—
Hoden	0,334	184	0,0018	—	—	—
Leber	0,295	104	0,0028	0,213	101	0,002
Gehirn	0,192	126	0,0016	0,191	142	0,0014
Pankreas	0,259	110	0,0025	0,265	109	0,0025
Nebenniere	0,368	107	0,0035	—	—	—
Hypophyse	0,270	145	0,0019	—	—	—

[3399] KRIWSKY, J. L.: Biochem. Z. **249**, 288 (1932), Rona **69**, 392. Bestimmungen bei 3 Pferden geben dieselben Werte. Der Plexus pampiniformis habe wegen seiner besseren Durchblutung einen höheren Gehalt.

[3400] KRIWSKY, J. L.: Rona **82**, 161 (1933). C. **1935 II**, 1735.

[3401] SUOMALAINEN, P.: Ann. Acad. Sci. Fennic. A. **45**, Nr. 2, 1 (1937), Rona **102**, 570. C. **1937 II**, 4062.

Ersichtlich ist die gleiche Größenordnung des Quotienten Br'/Cl', wenn auch beträchtliche Wertunterschiede vorhanden sind. DIXON schätzte das Br'/Cl' bei der Diät ab und glaubte dieselben Quotienten wie in den Geweben gefunden zu haben. Diese Wertung würde eine große Bedeutung haben für die Vorstellung von der „Blindheit der Niere" betreffs Br' und Cl', aber streng gilt dieses Gesetz nicht, wie wir später sehen werden. Hier müssen wir nochmals auf die wichtigen Untersuchungen von WINNEK und SMITH[2766] an Ratten hinweisen. Die Ratten erhielten eine normale Diät A, mit 165—200 γ Br'/10 g Kost, Br'/Cl' = 0,009. Die Diät B war hochgradig gereinigt und enthielt $< 5\ \gamma$ Br', die Diät C war dieselbe wie Diät B, aber 200 γ Br' waren zugelegt worden, Br'/Cl' = 0,021. Die Analysen der Organe geben folgende Werte:

Tabelle 228.

	A	B	C
Haut	0,0041—0,0047	0,00035—55	0,009—0,017
Leber	0,0026—29	0,00022—35	0,0039—0,013
Muskel	0,0013—17	0,00029—66	0,0041—62
Niere	0,0065—70	0,00070—0,002	0,022—0,023
Junge bei der Geburt	0,0085—0,015	0,00073—0,0014	0,032—0,041

Wir sehen, daß der Gehalt mit den Chloridräumen ungefähr proportional geht, aber wir finden durchaus keine Beziehungen zu dem Gehalt der Diät, wie man erwarten müßte. Der Gehalt an Br' bei Diät C ist größer, so daß eine Retention von Bromid dabei herausgelesen werden kann.

Beim *Igel* war die Hälfte des Bromids in der Haut zu finden (1,2 mg%), besonders hohe Werte fanden sich in der Medulla oblongata (16,7), Nebennieren (18,8 mg%) und Schilddrüse (32,2 mg%). Der Gehalt des Blutes und der Pankreas an Bromid war im *Winterschlaf* viel höher als bei wachenden Tieren[3401]. Dieser Befund ist entgegengesetzt den Angaben (siehe oben), daß bei bestimmten Psychosen der Gehalt niederer sei, woraus auf einen ursächlichen Zusammenhang geschlossen wurde. Von LEIPERT wurde darauf hingewiesen, daß ein Zusammenhang mit der geringen Nahrungsaufnahme bestehe. Die gleichzeitige Beobachtung, daß die oben aufgezählten Organe mit den besonders hohen Werten jetzt ihre niedrigsten Werte aufweisen, läßt sich aber nicht durch Veränderungen der Durchblutung erklären. Das Winterschlaforgan hatte in jedem Fall nur einen ganz geringen Gehalt (1,0 mg%). Man wird solche Tatsachen durchaus nicht mit dem Schlaf in ursächlichen Zusammenhang bringen können, wie es von ZONDEK versucht wurde.

b) Über Untersuchungen der *Drüsen mit innerer Sekretion* wollen wir besonders berichten, obwohl wir schon viele Daten in obigen Tabellen finden können. Dieses Thema wurde wegen der Frage nach der Funktion des Broms intensiv bearbeitet.

Nach ZONDEK und BIER[2973] soll die Hypophyse einen besonders hohen Br'-Gehalt besitzen, und dieser soll beim Schlaf abfallen[2974]. Es soll sich um ein bromhaltiges Hormon handeln, das auch sofort mit dem unwirksamen Bromthyrosin gleichgesetzt wurde[2974]. Es ist interessant, daß auf dieses „Hormon" selbst die Tiere, denen man doch psychische Beeinflussung absprechen möchte, prompt mit Schlaf reagierten (siehe auch [3404]). Tatsächlich wurden bei besserer analytischer Technik weder höhere Werte in der Hypophyse gefunden (UCKO[3405]), noch ging der Gehalt im Schlaf zurück ([3406], siehe auch MORUZZI[2958]). Nun soll aber das Br' in der Hypophyse teils in nichtdialysabler Form vorliegen, und der Anteil soll im Schlaf in die Höhe gehen. Wir haben über die Fragwürdigkeit dieser Fraktion im Plasma schon berichtet. Teilweise soll es bei der Eiweißfällung mitgerissen werden, teils aber in den Petroläther übergehen[3407]. Letzteres entspricht den Verhältnissen bei Chlorid.

Die Resultate geben wir auf folgender Tabelle 229 wieder. Die Tabelle zeigt, daß die Hypophyse in keiner Weise ausgezeichnet ist, ebensowenig die Thyreoidea.

[3402] DIXON, TH. F.: Biochem. J. **29**, 86 (1935), Rona **89**, 476. C. **1935 II**, 871.
[3403] MORUZZI, G.: Boll. Soc. iral. sper. **14**, 200 (1939), Rona **115**, 119.

BAUMANN, SPRINSON und MARINE[2947, I] fanden in dem einen Lappen der Thyreoidea von Kaninchen mit der Methode von LEIPERT 3,08, 4,63 und 4,74 mg%. Nach Behandlung mit KJ wurde der zweite Lappen exstirpiert und zeigte jetzt die niederen Werte von 2,14, 1,87 und 2,60 mg%. Der Gehalt des Blutes war geringer als der der Thyreoidea. Diese Resultate gelten für das allmähliche Gleichgewicht. Bei Analysen 3 und 6 Stunden nach Injektion von radioaktivem ^{82}Br bei Ratten[3407, I] fand sich eine ganz besonders starke elektive Aufnahme in der Schilddrüse. Leber, Niere, Speicheldrüse und Hypophyse enthielten weniger, ganz besonders wenig neben dem Gehirn auch die Nebennieren. Es stellt sich also bei Angebot so geringer (0,12 mg) Mengen ein anderes dynamisches Gleichgewicht ein, das nicht auf verschiedene Durchblutung zurückzuführen ist.

Tabelle 229.

Literatur	Organ	Tier	Gehalt mg%	Bemerkung
MORUZZI und GUARESCHI[2959] . .	Hypophyse	Rind	1,02	
MORUZZI[3407]			0,883	
UCKO[2968]		Ochsen u. Kühe	0,55—0,78	Br/Cl 0,0029 —0,0080
MORUZZI[3407]	Vorderlappen	Rind	0,400	
	Hinter- u. Mittellapp.	,,	1,67	
MORUZZI[3403]	Thyreoidea	Hund	0,422	
UCKO[2968]	,,	,,	0,42 0,40	Br/Cl 0,0037
,, ...	,,	Ochse	0,89	Br/Cl 0,0073
UCKO[2968]	Nebennieren	Ochsen u. Kühe	0,39—0,62	Br/Cl 0,0040

Nach diesen Resultaten, die am Tiere gewonnen sind, folgt auf Tab. 230 eine Zusammenstellung von Analysen verschiedener Organe des *Menschen*, die von NEUFELD[2955] aus der Literatur gesammelt und von uns ergänzt wurden (siehe auch [3409]).

Tabelle 230.

Bromgehalt in frischen menschlichen Geweben (mg in 100 g).

Gewebe	DAMIENS[3408]	DIXONS[3402]	UCKO[2968]
Nebenniere . .	—	—	0,33—0,66
Blut	0,52	0,28—1,64	0,15—0,35
Niere	0,25	—	0,27
Leber	0,18—0,37	—	0,17
Lunge	0,14—0,28	—	—
Hypophyse* ** .	—	0,42—2,39	—
Milz	—	—	0,24—0,33
Schilddrüse. . .	—	—	0,48

* MORUZZI[2959] gibt 0,62 mg% als Durchschnitt von 150 Hypophysen an.
** JACOBSEN[2989] gibt an im Vorderlappen 8,7, im Hinterlappen 0,08 mg%.

Vor allem wollen wir die Resultate einer ausgedehnten Untersuchung an den Organen zweier Menschen von NEUFELD[2955] hier wiederholen.

[3404] UHLMANN, R.: Klin. Wschr. **1932 II**, 1310, Rona **70**, 349.

[3405] UCKO, H.: C. rend. Soc. biol. **116**, 48 (1934), Rona **82**, 538.

[3406] WERNER, G.: Jubilaire en l'honneur de Parhon **540** (1934), Rona **86**, 462. Im Text wird ein geringerer Gehalt der Hypophyse behauptet, aber bei den Analysen ist das nicht ersichtlich, ein Zeichen, daß nicht nur Tiere, sondern auch Wissenschaftler einer Suggestion unterliegen können.

[3407] MORUZZI, G.: Arch. ital. Sci. farmacol. 6 Suppl. 493 (1937), Rona **107**, 193.

[3407, I] PERLMANN, J., MORTON, M. E. u. CHAIKOFF, J. L.: Amer. J. Physiol. **134**, 107 (1941). C. **1943 I**, 741.

[3408] DAMIENS, A.: Bull. Sci. pharmacol. **28**, 205 (1921).

Bei den beiden Personen handelt es sich um einen Jungen von 14 Jahren und eine Frau von 50 Jahren, die beide vollkommen gesund durch einen Unfall ad exitum gekommen sind, so daß eine Veränderung durch Krankheit nicht erfolgte.

Tabelle 231.

Bromgehalt in menschlichen Geweben.

	Brom Frischgewebe mg%		Gesamthalogene (Cl) Frischgewebe mg%		Verhältnis Br/Cl 10^3		mol. Verteilung Br/Cl 10^3	
	Fall 1	Fall 2	Fall 1	Fall 2	Fall 1	Fall 2	Fall 1	Fall 2
Nebenniere . .	0,22		—		—		—	
Galle	0,35		—		—		—	
Blut	0,765	0,62	0,249	0,265	3,07	2,34	1,50	1,04
Rippe	0,275	0,28	0,116	0,096	2,37	2,92	1,05	1,29
Cerebellum . .	0,235	0,13	0,086	0,103	2,73	1,26	1,21	0,56
Cerebrum . . .	0,135	0,025	—	0,082	—	0,30	—	0,14
Gallenblase . .	0,22		—		—		—	
Herz	0,14	0,29	0,071	0,126	1,97	2,30	0,81	1,02
Dickdarm . . .	0,56		—		—		—	
Dünndarm . .	0,19	0,74	—	0,190	—	3,89	—	1,77
Niere	0,335	0,82	0,197	0,246	1,71	3,33	0,76	1,48
Leber	0,13	0,04	0,152	0,105	0,86	0,38	0,38	0,17
Lunge	0,33	0,465	—	0,254	—	1,83	—	0,81
Pancreas . . .	0,495	0,445	—	0,152	—	2,93	—	1,30
Prostata . . .	0,28		—		—		—	
Milz	0,445	0,225	—	0,139	—	1,62	—	0,72
Magen	0,84		0,258		3,26		1,45	
Magencardia . .		0,61		0,202		3,02		1,34
Magenpylorus .		0,535		0,160		3,34		1,49
Muskel	0,295	0,56	0,058	0,094	5,09	5,86	2,26	2,65
Testes	0,255		0,215		1,19		0,53	
Thymus	0,135		—		—		—	
Schilddrüse . .	2,325	1,78	0,158	0,147	14,72	12,11	7,08	5,68
Medulla		0,175		0,100		1,75		0,78
Hypophyse . .		0,12		—		—		—
Uterus		0,84		0,255		3,76		1,67

Bei der Verteilung ist besonders der im Verhältnis zum Chlorid niedere Gehalt im Zentralnervensystem und der hohe Gehalt in der Schilddrüse zu bemerken. Weder in der Analyse von Ucko der vorhergehenden Tabelle, noch in den Werten an Tieren—außer bei Baumann und Mitarbeitern[2947,I]—fand sich etwas Analoges, würde jedoch nach den Analysen bei Gabe von radioaktivem Bromid zu erwarten sein.

Die Frage der organischen Bildung des Br′ ist damit in keiner Weise entschieden. Von Chochine[3409,I] wurde wiederum das Vorliegen eines nicht ultrafiltrierbaren Br′ in dem Gehirn von Hunden behauptet.

c) Die *Bromidverteilung nach Darreichung* von Bromsalzen wurde aus methodischen Gründen früher bearbeitet und ist auch eher zugänglich als die Feststellung des Normalgehaltes und der Grenzwerte. Schon frühzeitig (Ellinger und Kotake[2774]) wurde die Gleichverteilung des Br′ entsprechend dem Cl′-Gehalt der Organe beobachtet.

So fand sich nach Gabe von 0,25 g/kg NaBr pro Tag bei jungen Hunden, daß nach 12 Tagen rund 50% des Chlorids durch Br′ ersetzt war. Der Ersatz der Niere (45,8%), des Muskels (47,9%) und der Leber (41,3%) geben eine gute Übereinstimmung, während die Haut (32,4%)

[3409] Vitte, M. G.: Bull. Trav. Soc. Pharmac. Bordeaux **78**, 69 (1940). C. **1940 II**, 2908. Haare enthalten 0,2—0,7 mg% Br′.

[3409,I] Chochine, A. F.: Fiziol. Z. **28**, 689 (1940), Rona **122**, 488. Bei Bromdarreichung steigt das Filtrierbare mehr an als das nicht Ultrafiltrierbare.

davon abweicht. Wir können vielleicht sagen, daß die Cl'-Bestände in der Haut nicht so rasch ersetzt werden, und daß sich die einzelnen Organe um so mehr aneinander im Verhältnis Br/Cl anpassen, je länger die Bromiddarreichung anhält[3416], d. h. wir haben es bis dahin mit einem dynamischen Gleichgewicht zu tun, was auch zu erwarten ist, wenn wir an die Befunde der Ersetzbarkeit von Cl' in den verschiedenen Geweben in den Versuchen von AMBERSON oder MANERY denken.

Obgleich die oberen Werte anscheinend schon das ganze Gesetz enthielten, müssen wir doch annehmen, daß die Bromidanalysen fehlerhaft waren. Bis zur jetzigen Zeit hat man mit *analytischen Schwierigkeiten* zu kämpfen, wie eine große Zahl von Arbeiten beweisen, selbst wenn bewährte Methoden zur Anwendung kommen. Die Anforderungen an die Exaktheit sind groß, da wohl immer der Gehalt an Cl' aus der Differenz (Gesamthalogen-Br') berechnet wird.

Mit Mißtrauen wird man Werte betrachten müssen aus den Analysen von TOXOPEUS[3410–3413], in denen der Bromidgehalt der Muskulatur (in mg%) höher ist als in Blut, Lunge, Leber, wo die Nieren nur knapp 30% des Gehaltes der Muskulatur enthalten usw. (siehe auch WALLACE und BRODIE[3257]).

Das gleiche gilt von Untersuchungen, in denen schon nach 3 Stunden der Gehalt im Gehirn dieselbe Höhe erreicht wie im Plasma, später aber dessen Gehalt deutlich übersteigt. Dabei ist kein Grund aus der Dosis bzw. der Verdünnung abzuleiten, daß es zu einer Bildung von Ödemen gekommen sein müßte. Ödembildung kann natürlich die Verhältnisse verändern, und hierin werden wir einen Unterschied in der Verteilung erwarten dürfen, je nachdem wir das $K^{\cdot}$- oder $Na^{\cdot}$-Salz zuführen. Ein gegenüber dem Blut höherer Gehalt von Halogen im Muskel (hier J') wurde beim Frosch in einigen Versuchen am rectus abdominis gefunden (EICHLER[846]). Hier handelt es sich um einen Muskel, der einer vorerst hohen Konzentration anlag und geschädigt war, sich mit der hohen Konzentration sättigte und den Gehalt nur langsam abgab. Die Verhältnisse sind also ganz singulär, diese Möglichkeit trifft hier nicht zu.

Bei intravenöser Gabe von 0,025 g NaBr bei Hühnern in unregelmäßiger Folge wurde in den Eiern (maximal 2,675 mg%) Bromid und zwar in doppelter Konzentration im Dotter gegenüber dem Eiweiß festgestellt (PURGESZ und Mitarbeiter[2990]). Danach finden sich folgende Analysen bei Tötung sofort nach der letzten Gabe: im Blut 1,5 mg%, im Gehirn 21,97 mg%, in der Leber 5,04 mg%, in den Muskeln 0,29 mg%. Wir werden diese Werte zur Kenntnis nehmen und daraus schließen, daß sich anscheinend das Huhn ganz anders verhält wie die meisten untersuchten Warmblüter des Laboratoriums und wie die Frösche. Dieses Urteil muß sich aber ändern, wenn von denselben Autoren zugleich Analysen mitgeteilt werden am Kaninchen, etwa folgendermaßen:

Ein Kaninchen erhält jeden dritten Tag 0,05 g NaBr intravenös. 14 Tage nach der letzten Gabe wird das Tier getötet und der Analyse unterworfen. Dabei ergaben sich folgende Werte: Blut 0,186 mg%, Leber 0,159 mg%, Muskel 0,143 mg%, Haut 0,106 mg% und Gehirn 1,540 mg%.

Diese Werte liegen so jenseits jeder sonstigen Erfahrung und Gesetze, für die man nun nicht mehr die Tierart verantwortlich machen kann, daß wir auch gegen die anderen Analysen am Huhn Mißtrauen hegen und das aufgegriffene Problem für ungeklärt halten müssen (desgleichen[3415]). Sind für solche Diskrepanzen irgendwelche Differenzen in der Haltung der Tiere verantwortlich zu machen, sind die Organe noch während des Lebens der Tiere zertrümmert worden? Wir würden für am wahrscheinlichsten halten, daß die Analysenmethode für eiweißfreie Lösungen, vielleicht noch für Plasma eingeübt wurde. Es fand aber nicht ge-

[3410] TOXOPEUS, M. A. B.: Naunyn-Schmiedebergs Arch. **149**, 263 (1930), Rona **56**, 193.
[3411] TOXOPEUS, M. A. B.: Naunyn-Schmiedebergs Arch. **154**, 247 (1930), Rona **58**, 609.
[3412] TOXOPEUS, M. A. B.: Nederl. Tijdschr. Geneesk. **1930 I**, 2189, Rona **57**, 339.
[3413] BISLSMA, U. G. u. TOXOPEUS, M.: Arch. neerl. Physiol. **15**, 474 (1930), Rona **59**, 817.
[3414] NELL, W.: Bruns Beitr. z. klin. Chirurgie **171**, 206 (1940).
[3415] BIER, A.: Naunyn-Schmiedebergs Arch. **173**, 508 (1933), Rona **78**, 155. Zufuhr von Brom in Form von Multibrol lagert sich in teilweise doppelter Menge im Gehirn ab gegenüber der Gabe von Br'. Größte Mengen in der Medulla oblongata (1,3 mg%), kleinste im Großhirn (0,31 mg%). Romansche Methode.

nügend Berücksichtigung, daß die verschiedene Zusammensetzung der Organe durchaus einen Strich durch die Rechnung machen kann. Anscheinend ist vor allem die Analyse von stark fetthaltigen Organen, besonders des Gehirns, schwierig.

Auch bei der Analyse des Gesamthalogens (offener Carius) sind vielerlei Fehler möglich, auf die wir am Anfang hingewiesen haben. Wenn bei der Veraschung die Temperatur des Muffels auf 900° gehalten wird[3414], werden wir hierin schon eine Fehlermöglichkeit sehen. Ganz grobe Differenzen wird man mit noch primitiverer Methode sehen können. Hierzu gehört die Angabe, daß auch in lokalen Läsionen durch Bromiddarreichung — etwa dem Bromoderma — keine höheren Werte erreicht werden, als dem darin enthaltenen Blut entsprechen würde[3417].

Eine Reihe von Analysen von WALLACE und BRODIE[3257] — als Zeichen für die Verteilung in Abhängigkeit von dem Chloridgehalt der betreffenden Organe und der Art der Zufuhr — geben wir auf folgender Tabelle 232 wieder:

Tabelle 232.

Organe	Katze		Hund A		Hund B	
	Br′	Cl′	Br′	Cl′	Br′	Cl′
Serum	21,6	118	27,4	96,0	30,1	88,0
Leber	0,22	0,22	0,28	0,29	0,23	0,27
Pankreas			0,34	0,36		
Uterus			0,59	0,58		
Niere			0,74	0,74		
Lunge	0,61	0,64	0,61	0,56	0,56	0,59
Haut	0,69	0,69	0,62	0,60		
Milz	0,36	0,42	0,36	0,37	0,39	0,42
Muskel	0,19	0,17	0,14	0,14	0,10	0,12
Herz	0,29	0,31	0,24	0,24	0,21	0,23
Magen	0,40	0,53	0,40	0,46		
Submaxillaris	0,31	0,34	0,27	0,26		
Hirnrinde	0,12	0,40	0,14	0,41	0,22	0,40
Kleinhirn	0,22	0,52	0,16	0,37	0,25	0,47

Zahlen beim Serum = m. aeq./Liter, bei den anderen Organen der Quotient der Konzentrationen Gewebe/Serum.

Katze erhielt 0,7 g/kg NaBr intravenös. Tötung nach 3 Stunden.

Hund A 1 g/kg NaBr intravenös. Tötung nach 3 Stunden.

Hund B 0,24 g/kg NaBr peroral 8 Tage lang. Tötung 24 Stunden nach der letzten Dosis.

Auf der Tabelle sind der Einfachheit halber die Verhältniszahlen zu der Serumkonzentration angegeben, beim Serum selbst die absoluten Werte, so daß man den Gehalt der Organe nach m. aeq. leicht berechnen kann.

Deutlich ist die Gleichheit der Verteilung und zwar 3 Stunden nach der Gabe ebenso wie nach der längeren Darreichung, ohne daß eine besondere Präparation wie Entfettung stattgefunden hat. Die Methode der Entfettung kam in den Analysen von WEIR und HASTINGS[3141] zur Anwendung, weil dabei auch die intracellulären Räume abgeschätzt werden sollten nach Br′ und Cl′ als Bezugskörper. Eine Reihe von Werten nach peroraler Verabfolgung (ohne Angabe der Dosis) folgen. Wir geben abgesehen vom Serum nur die extracelluläre Flüssigkeit wieder:

Tabelle 233.

	Cl′	Br′	[Cl′]	[Br′]	Cl′	Br′	Cl′	Br′	Cl′	Br′
Serum	86,3	27,8	83,6	22,4	83,7	31,4	71,2	40,2	77,8	31,4
Muskel	147	141			118	164			163	181
Magen	530	656	421	483	456	539				
Duodenum	364	379					363	348	357	375
Leber							375	376	265	274
Niere							440	415	511	487
Haut							618	674	596	572

Aus diesen Versuchen ist ersichtlich, daß in den angegebenen Organen die Br′ zugänglichen Räume durchaus gleich sind denjenigen, die Cl′ enthalten. Es gibt einige Befunde (z. B. Haut), die gelegentlich höhere Br′-Werte zeigen. Wir werden die Frage stellen müssen, ob das Eindringen des Br′ genau so rasch stattfindet wie das Herausgehen. Es gibt dynamische Verhältnisse, deren Klärung sich nicht nach diesen Versuchen erübrigt, zumal auch in den Organen nach Br′-Darreichung nicht dieselben Äquivalente Cl′ austreten, so daß der Gesamthalogengehalt dann zunimmt[3419].

Bei größeren Gaben von NaCl soll es zu einem Austritt der in den Organen gestapelten Bromide kommen, der die Ausscheidung übertrifft, so daß ein Anstieg im Blut- und Zentralnervensystem erfolgt, der die toxischen Symptome verstärkt. Beobachtungen dieser Art wird man auf eine primäre Zunahme der Halogene, vielleicht in der Muskulatur, beziehen müssen. Diese führt dann durch Zwang zur Gegenregulation, zur Zunahme der osmotisch aktiven Substanzen in der Muskelfaser. Wenn die Zunahme den erforderlichen Betrag übertrifft, muß es zur Verminderung der Chloridräume und damit zur Konzentrationserhöhung im Blut kommen (siehe desgl. bei EICHLER[2448, I]). Zunahme der Gesamthalogene in Blut und Muskel fand sich bei einer zweiten Versuchsreihe von HASTINGS und WEIR[3141], deren Resultate auch aus anderen Gründen interessieren müssen. Hunde erhielten intravenös in isotonischer Lösung verschiedene Bromidmengen, aber zugleich mit Säure oder Alkali. 1 Stunde wurde nach Abschluß der Injektion zum Ausgleich abgewartet:

Tabelle 234.

	Hund A			Hund B			Hund C			Hund D		
	vorher	nachher		vorher	nachher		vorher	nachher		vorher	nachher	
		Cl′	Br′		Cl′	Br′		Cl′	Br′		Cl′	Br′
Serum	110,6	79,0	33,7	108,7	71,7	49,1	111,0	75,1	32,6	110,5	69,1	40,3
Muskel	181	214	166	159	186	172	232	269	210	203	217	177
Haut	654	718	670	708	742	726	714	673	636	654	680	626

Hund A erhielt 22,5 mMol Br/kg mit Säure, Serum-p_H vorher 7,38, nachher 7,31.
Hund B erhielt 23,6 mMol Br/kg mit Säure, Serum-p_H fiel von 7,32 auf 7,19.
Hund C erhielt 14,6 mMol Br′ mit $NaHCO_3$, Serum-p_H vorher 7,37, nachher 7,45.
Hund D erhielt 18,6 mMol Br/kg mit $NaHCO_3$, Serum-p_H vorher 7,31, nachher 7,40.

Die Werte in der Reihe Serum geben die absoluten Zahlen in mMol/Liter, die weiteren geben nur die Menge intracellulärer Flüssigkeit nach Cl′ und Br′, berechnet auf 1000.

Aus der Tabelle ist ersichtlich, daß zwar die Größenordnung des Ersatzes dieselbe ist, aber beim Vergleich zu vorher in jedem Fall eine Zunahme des extracellulären Raumes deutlich wird. Dieser ist nach Chlorid größer als nach Bromid berechnet. Das bedeutet das Stadium des Präödems, und man wird rechnen können, daß unter solchen Bedingungen der Ausgleich langsamer erfolgt, also 1 Stunde des Abwartens jetzt nicht ausreichend ist. Bei einem (hier auf der Tabelle nicht wiedergegebenen) Versuch ohne Tendenz zu Säuerung gab es nur eine unwesentliche Vermehrung der interstitiellen Räume, und der Ausgleich war schon vollkommen, die Räume von Cl′ und Br′ sind also ungefähr gleich.

[3416] FREY, E.: Naunyn-Schmiedebergs Arch. **187**, 275 (1937).
[3417] WILE, U. J.: Arch. of Dermatolog. u. Syphilidolog. **8**, 407 (1923).
[3418] ARIMA, K.: Rona **95**, 474 (1936).
[3419] SENDA, H.: Mitt. med. Akad. Kioto **25**, 465 (1939), Rona **113**, 324. In Gehirn, Herz und Muskel soll eine Abnahme der Halogene stattfinden.

Die Bedeutung der Alkalität für die Entwicklung der intracellulären Räume wurde schon früher nach den Versuchen von HASTINGS und EICHELBERGER dargestellt. Wir sehen, wie diese Faktoren auch bei anderen Anionen wichtig sind. Aus der Art der Verteilung müssen wir schließen, daß gleich anfangs die erste Durchströmung der Muskulatur mit einer Flüssigkeit geringeren osmotischen Drucks zu einer vermehrten Filtration führt. Diese Filtration ist aber durch die geänderte Acidität (bzw. veränderten $Na^{\cdot}$-Gehalt) nicht reversibel, sondern führt zur Ansammlung von Flüssigkeit, mit der jetzt der Ausgleich langsamer erfolgt. Wir beobachten hier also die Art der Entstehung eines Ödems.

In ähnlichen Versuchen wurde festgestellt[3420], daß die Bromidionen zuerst spezifisch die Blutbahn verlassen, außer wenn durch Gummi arabicum die Viscosität (!) vermehrt wird. Die Versuche wurden mit Analysen im Gesamtblut ausgeführt, aber sie sind nicht ohne Kontrolle zu übernehmen.

Wir müssen noch von 2 Ausnahmen in den Organen sprechen: dem Zentralnervensystem und der Schilddrüse.

d) Die *Schilddrüse* wurde vor allem von MORUZZI ([3403, 3421–3423], siehe auch [3424]) untersucht. Erhielten Hunde täglich 0,025 g/kg NaBr, dann finden sich 200 mg% Br in der frischen Drüse. Wurde die Behandlung weiter fortgesetzt, dann ging der Gehalt wieder zurück bis auf 9,5 mg% nach 180 Tagen. Auch Jod nimmt in der Schilddrüse ab. Dasselbe soll — wenn auch in geringerem Maße — bei den anderen Organen zu beobachten sein[3422]. Diese Befunde widersprechen den sonstigen Beobachtungen, und eine Bestätigung wäre wünschenswert, da hier nicht nur die Analysenzahlen, sondern auch die Verteilungsgesetze in Frage gestellt werden. Jedoch sind zu diesen Analysen auch physiologische Konsequenzen hinsichtlich Wachstum usw. in Erscheinung getreten, die später behandelt werden. Eine spezielle Aufnahme von ^{82}Br in der Schilddrüse bei Ratten wurde schon früher nach den Versuchen von PERLMANN und Mitarbeitern erwähnt[3407, I].

e) Über die Stellung des *Zentralnervensystems* haben wir auf S. 553 eine Tabelle mit Analysenzahlen von WALLACE und BRODIE[3258] wiedergegeben (desgl. Tab. S. 547ff).

Dieselben Resultate wurden an Ratten gefunden (EPSTEIN[2991]). Die Tiere erhielten 0,1—0,159 g/kg NaBr. Nach $1^1/_2$ Stunden war der Maximalgehalt im Blut mit 21,3—24,5 mg% erreicht, im Gehirn waren die entsprechenden Werte 4,5—7,2 mg%, Verhältnis $\left(\frac{[Br']_{Blut}}{[Br']_{Gehirn}} = 3{,}91\right)$. Der Quotient für Cl′ betrug 2,33. Nach einem Tage war der Gehalt des Gehirns höher, was uns an die schwerere Beweglichkeit des dort lokalisierten Halogens denken läßt. Bromid vermochte dabei die Chloridionen leichter zu ersetzen als SO_4'' (AMBERSON und Mitarbeiter[3321]), aber genaue Gleichgewichte wurden nie beobachtet.

Bei den Versuchen an Ratten[2991] wurden an 4 aufeinanderfolgenden Tagen 0,15 g/kg NaBr verabfolgt. Der Gehalt im Blut stieg, aber das Konzentrationsverhältnis blieb. Dasselbe fand sich bei Versuchen an Kaninchen, die 30 Tage 0,33 g NaBr erhielten (BOSHES[2768]). Niemals wurde derselbe Prozentsatz Chlorid durch Bromid im Gehirn ersetzt wie im Blut, wenn auch die Sättigung bei wiederholter Gabe fortschreitet (vgl. Tabelle, S. 553, Hund A und B). Das ist selbst

---

[3420] APPELMANNS, M.: Arch. internat. de Pharmacodyn, **31**, 231 (1926), Rona **36**, 544. Die Analysenmethode (Reaktion nach BERGLUND) scheint suspect. Daraus erklären sich Resultate wie: Blutgehalt 55 mg% im Dünndarm + Inhalt 238 mg%.

[3421] MORUZZI, G.: Arch. di Fisiol. **39**, 249 (1939), Rona **116**, 675.

[3422] MORUZZI, G.: Arch. di Fisiol. **39**, 259 (1939), Rona **116**, 676. Kaninchen und Hunde.

[3423] MORUZZI, G.: Naturwissenschaften **26**, 788 (1938). C. **1939 I**, 2443.

[3424] SIMON, I.: Arch. Farmacol. sper. **69**, 19 (1940), Rona **119**, 668.

bei den Normalwerten, die von NEUFELD (siehe Tabelle, S. 551) gewonnen wurden, ersichtlich, obwohl hier das Bromid fast mit dem Wachstum des Gehirns aufgenommen wurde.

Bei chronischer Gabe soll die Verteilung auf verschiedene Hirnteile wechseln, Coffein und Cocain vermehrte die Aufnahme, ebenso Morphin und Chloralhydrat[3418].

f) *Zusammenfassung.* Im allgemeinen wird Cl′ und Br′ in erster Annäherung vollkommen gleichmäßig verteilt. Das zeigte sich auch bei Analysen an Affen und Ratten[3425] und gilt sogar für die Geschwindigkeit des Verschwindens aus dem Blute gemessen mit radioaktivem ^{38}Cl und ^{82}Br in den Versuchen von HAHN und HEVESY, über die wir auf S. 575 zwei Diagramme wiedergeben.

Diese Tatsache wurde von WEIR[3426] benutzt, um den *Gesamtchloridgehalt* eines Tierkörpers ohne Verarbeitung des Gesamttieres abzuschätzen. Es dauerte 50 Minuten beim Hunde, bis Gleichgewicht eingetreten war. So fand sich bei 2 Hunden 1,13 und 1,27 g/kg, bei 3 Kaninchen 1,14, 1,10 und 1,06 g/kg nach der direkten Analyse[3427]. Nach der Brommethode ergab sich beim Hunde 1,18, der Katze 1,22, dem Kaninchen 1,07 g/kg Cl′ als Durchschnittswert von je 10 Tieren.

SZAKALL[3523] fand mit derselben Methode bei 20 Hunden die (teilweise sicher zu hohen) Werte von 1,09—2,34 g/kg, beim Menschen 0,60—1,19 g/kg bei Männern, 0,65—1,28 g/kg bei Frauen.

Schwankungen, die gelegentlich beobachtet wurden, veranlaßten WEIR[3427, I] nach dem Grunde zu suchen. Er fand ihn in dem verschiedenen Fettgehalt der Tiere. Wurde dieser berücksichtigt, dann wurde mit wenig Abweichung pro kg Hund 1,4 g Cl′ gemessen.

Über die Versuche, die gesamte extracelluläre Flüssigkeit zu bestimmen, werden wir später in einem gesonderten Abschnitt sprechen.

g) *Analysen eines Bromtodesfalls.* Zum Schluß wollen wir eine Reihe von Analysen wiedergeben, die an einem Kranken gewonnen wurden, der in tiefschlafendem Zustand aufgefunden worden war, nachdem er in 36 Stunden 100 g NaBr aufgenommen hatte. 6 Tage danach starb er an Pneumonie beider Unterlappen. Die Daten sind folgende (VILEN[2589]):

Tabelle 235.

	% Cl′	% Br′		% Cl′	% Br′
Serum	0,16	0,39	Leber	0,01	0,25
Gehirn, Mark	0,07	0,15	Niere	0,04	0,35
Gehirn, Rinde	0,01	0,39	Milz	0,07	0,24
Lunge	0,10	0,31	Muskulatur		0,10
Herz	0,08	0,15			

Die Werte wurden gewonnen durch Titration der Gesamthalogene und Wägung des Niederschlags. Die Werte seien ohne kritische Betrachtung hier niedergelegt.

Bei einem zweiten Fall wurde der Tod nicht durch Br′ verursacht. Uns interessiert in diesem von LABAT und SERVANTON[3428, I] mitgeteilten Fall vor allem die Analyse der Haut, die normal aussah und solcher mit Br′-Akne. Die kranke Haut enthielt 52 mg%, während in der gesunden nur 3,5 mg% aufzufinden waren (siehe Fußnote).

[3425] SMITH, P. K. u. WALKER, D. W.: J. Pharmacol. exp. Ther. **63**, 35 (1938).
[3426] WEIR, E. G.: Amer. J. Physiol. **127**, 338 (1939), Rona **117**, 143.
[3427] HARRISON, H. E., DARROW, D. C. u. YANNET, H.: J. biol. Chem. **113**, 515 (1936).
[3427, I] WEIR, E. C.: Amer. J. Physiol. **130**, 608 (1940), Rona **124**, 416. C. **1941 I**, 1054.

3. Jodid. Im isolierten Froschmuskel wurden bei der Diffusion nach Ersatz eines Teiles des Chlorids der Ringerlösung (Warten von 6 Stunden zum Ausgleich) etwa 25% zugänglich gefunden, also derselbe Wert, der den Chloridräumen entspricht[3428]. Nach Wärmestarre wurde alles Muskelwasser zugänglich. Wurde dasselbe mit Ringerlösung getan, bei der das gesamte NaCl durch äquivalente Mengen NaJ ersetzt war, dann waren die Räume größer, selbst bei einer Versuchsdauer von nur 1 Stunde. Es fand sich zugänglich beim Muskel rectus abdominis 55%, beim Muskel sartorius 42%. Hier könnte schon eine Schädigung eingetreten sein, die durch die intensive Muskelwirkung des J′ durchaus plausibel wäre.

Eine Anhäufung des Jodids findet im Muskel — ähnlich wie bei Cl′ — nach der Reizung statt. Aus dem gereizten Muskel diffundierte mehr J′ (EMBDEN und LANGE[3376]). Versuche mit Reizung von Muskeln in vivo (EICHLER[846]) geben ebenso den höheren Gehalt im gereizten Muskel gegenüber dem ungereizten.

Den Fröschen wurde vor oder nach dem Reiz 10,72 mMol NaJ in 2 mol Lösung in den Bauchlymphsack injiziert. Der eine Gastrocnemius wurde gereizt, der andere als Kontrollmuskel benutzt. Es ergab sich, daß gleichgültig wie lange (innerhalb 24 Stunden) nach der Injektion der Reiz vorgenommen wurde, der gereizte Muskel einen um 20—110% höheren Gehalt hatte als der Ruhemuskel. Diese Beobachtung ist selbstverständlich, da nach 24 Stunden noch das meiste Jodid unausgeschieden ist. Die Differenz ist auch noch 23 Stunden nach dem Reiz deutlich. Wurde umgekehrt der Reiz vor der Injektion vorgenommen, dann fand sich dasselbe Verhältnis, im Ausmaße größer als den Veränderungen der Chloridräume ohne J′ entspricht. Eine Differenz war noch vorhanden, wenn die Injektion 4 Stunden nach dem Reiz vorgenommen wurde, aber nach 7 Stunden nicht mehr.

Anscheinend ist der Erfolg der Reizung größer und nachhaltiger, wenn Jodid im Muskel vorhanden ist. Die Stoffwechsel- bzw. die Membranwirkung des Jodids verknüpft sich mit der der Reizung.

Bei Diffusionsversuchen mit isolierter Haut und anderen Organen (EICHLER[846]) war alles Wasser für J′ zugänglich; fast in gleichem Ausmaß war das bei der Leber zu beobachten, vielleicht als Zeichen der Schädigung. Beim Vergleich mit Blut in Injektionsversuchen sind allerdings die Jodidräume größer als den Chloridräumen entspricht, die ohne die Zellelemente berechnet wurden. Bei dieser Dosis wird eine Schädigung durch Jodid in Betracht zu ziehen sein.

Wenn die Niere in gleicher Weise betrachtet wird, müßte sogar ein beträchtlich größerer Raum als dem Wasser entspricht, berechnet werden. Das ist nur möglich bei Berücksichtigung der Tatsache, daß J′ im Urin vielfach konzentriert wird. Vielfach konzentrierte Flüssigkeit wird in den abführenden Harnwegen die Werte erhöhen müssen. Daß hierbei eine spezielle Eigenschaft des Nierengewebes vorliegt, ersieht man daraus, daß die isolierte Niere nur ungefähr 50% der umgebenden Lösung enthält.

Die Zeit von 1 Stunde bei diesen Versuchen könnte man für die Diffusion trotz der günstigen Bedingungen bei der kleinen flachen Froschniere für zu gering halten, obwohl bei Muskeln dieselben Werte, bei der Leber sogar höhere Werte erreicht wurden.

Die Verteilung von Jodid am lebenden Tier wurde ausführlich von mir (EICHLER[846, 967, 2448, I]) an Fröschen untersucht, allerdings unter anderen Gesichtspunkten.

Es fand sich auch hier in großen Linien die Anreicherung steigend mit dem Chloridraum, also in dem Muskel sehr wenig, in Herz und Leber 2—3mal, in Niere und Lunge 6—14mal, in Magen und Hoden 4—6mal so viel. Durch ein

[3428] GHAFFAR, A.: J. exp. Physiol. **25**, 241 (1935), Rona **92**, 50. 37% der Oberfläche stehen zur Diffusion zur Verfügung. Hillsche Gleichung.

[3428, I] LABAT, J. A. u. SERVANTON! Bull. Trav. Soc. Pharmac. Bordeaux **80**, 129 (1942). C. **1943 I**, 1908. Folgende Zahlen interessieren zur Beurteilung der Zuverlässigkeit der verwandten Methoden von Deniges und Chelle. Schilddrüse 11, Nebennieren 10, Leber 6, Nieren 4,4, Gehirn 3,5 (!) mg%.

besonderes Verfahren (siehe [2448, I]) wurde von uns die Fascie des M. gastrocnemius isoliert und in ihm 2,5—3 mal so hohe Werte wie im Muskel gefunden.

Das Verhalten der Konzentrationen in den Organen nach Gabe von 10,72 mMol NaJ/kg in verschiedenen Zeiten stellt folgende Tabelle dar:

Tabelle 236.

Zeit Std.	Zahl der Tiere	Blut mMol/l	Konzentration in den Organen in mMol			
			Muskel	Leber	Niere	Haut
2—3	9	17,6	3,06	8,4	13,7	16,3
6	4	18,8	3,94	8,31	13,2	16,6
18—24	5	14,5	3,0	8,07	11,5	14,3
Korrelation Organ/Blut . . .			+0,79	+0,26	+0,56	+0,70

Ersichtlich ist das Absinken der Konzentration in Blut und Organen in der letzten Periode. Die letzte Zeile zeigt uns im Korrelationskoeffizienten, wie die Konzentration im Blut mit der der Organe zusammenhängt. Dieser Zusammenhang ist zu erwarten, da das Anion nur im Blute oder in den von der Konzentration des Plasmas funktionell abhängigen, extracellulären Flüssigkeiten zu finden ist. Wenn die extracellulären Räume, die wir hier mit Jodid als Sonde messen, bei den Organen aller Tiere gleich wären, müßte sich eine direkte funktionelle Beziehung, etwa nach dem Donnangleichgewicht, mit dem Gehalt im Blute ergeben, der Korrelationskoeffizient wäre gleich 1. Da aber die extracellulären Räume in ihrer Ausdehnung schwanken, wird sich der Effekt je nach der Größe der Schwankung als Störung bemerkbar machen und den Korrelationskoeffizienten entsprechend erniedrigen.

Auf der folgenden Tabelle

Tabelle 237.

1.	2.	3.	4.	5.
Zeit in Stunden	Konz./Plasma mMol	Durchschnittliche extracelluläre Räume des Muskels in %	Korrelation der Werte 2—3	Gesamter Lösungsraum in %
1/2	25,9	12,7	+ 0,59	86,1
1	34,7	15,3	+ 0,23	62,2
2	35,8	17,2	— 0,26	60,5
3	36,5	17,1	— 0,61	59,1
4	36,3	15,4	— 0,66	60,1
6	35,3	15,3	+ 0,14	61,0
8	31,7	15,0	— 0,23	69,0
12	35,2	13,0	+ 0,32	62,0
16	37,0	11,6	— 0,24	60,2
20	36,8	12,4	+ 0,42	59,3
24	35,5	11,8	— 0,07	61,2

wurde den Fröschen (10—13 in jeder Gruppe) eine Jodiddosis (21,7 mMol/kg) verabfolgt, die als mittlere tödliche Dosis schon mit toxischen Jodwirkungen einhergeht. Es wurde die Ausdehnung der extracellulären Räume berechnet (also nicht die Konzentrationen des Muskels direkt angegeben).

Der Korrelationskoeffizient ergibt zu bestimmter Zeit negative Werte. Das bedeutet, daß dann, wenn die Räume im Muskel groß sind, die Konzentration im Plasma klein ist und umgekehrt. Man könnte diese Feststellung auch in einen kausalen Zusammenhang bringen, d. h. die Konzentrationen im Plasma sind hoch, weil die Räume im Muskel so wenig Jodid aufzunehmen vermögen.

Dieser Erklärungsversuch erwies sich jedoch nicht als quantitativ ausreichend, da die Muskeln einen zu kleinen Anteil an dem gesamten Lösungsraum besitzen. Wir haben es aber mit einem systematischen Gang zu tun, der in den Verlauf der Jodidwirkung hineingehört. Bei einem Blick auf die Kolonnen 2 und 3 zeigt sich eine Erweiterung der Jodidräume in den ersten Stunden des Versuchs, die abgelöst wird von einer zunehmenden Verengerung in den späteren Stunden. Die Verengerung betrifft auch die anderen extracellulären Räume, weil trotz der fortschreitenden Ausscheidung des Jodids die fiktiven Lösungsräume (Kolonne 5) nicht abnehmen. Es handelt sich um regulative Vorgänge. Bei der Leber ist der Verlauf der extracellulären Phase ähnlich, aber nicht immer so eindeutig. Besonders bei hohen Konzentrationen in der zweiten Hälfte des Versuchstages kommt es zu einer Erweiterung, vielleicht als ein Versagen der Regulation.

Beim Warmblüter wurde eine besondere Speicherfähigkeit der *Thyreoidea* mit Hilfe von *radioaktivem* ^{131}J, ^{130}J oder ^{128}J nachgewiesen[3429].

Beim Kaninchen enthielt die Thyreoidea 5 Minuten nach Injektion des Radiojodids 1,2% des injizierten ^{131}J. Der Wert wuchs später auf 20—30% (allerdings mit sehr großen Schwankungen) an. Dieser hohe Anstieg sei bedingt durch einen Austausch mit vorher vorhandenem Jod. Eine einfache Auswechslung mit Jod in organischer Bindung wurde in vitro nicht gefunden[3432, III]. Diese Reaktion hängt ab von der Menge des vorhandenen Jods, wie neuere Versuche[3432, IV] mit ^{131}J zeigen können. Wir geben einen Versuch wieder:

300 mg Thyreoideaschnitte wurden in 3 ccm Ringerlösung bei 38^0 mit verschiedenem Gehalt an ^{127}J 2 Stunden belassen. Das Resultat ist folgendes:

In der Ringerlösung waren	10,3	20,3	50,3	γ ^{127}J
zu Thyroxin waren	0,82	0,26	0,12	γ
zu Dijodthyrosin	4,8	2,2	9,9	γ geworden.

Es gab ein Optimum bei ungefähr 5—10 γ, nach beiden Seiten sinkend. Diese Wirkung des Jodids fand sich auch am ganzen Tier[3432, V]. Den Mechanismus dieser Wirkung stellen sich die Autoren dadurch bedingt vor, daß die Jodierung nicht durch J_2, sondern durch Hypojodid erfolgt. Es ergeben sich 2 Gleichungen.

$$1)\ J' + \text{Oxydans} \rightarrow J_2 \qquad 2)\ J_2 + H_2O \rightarrow HJO + H^{\cdot} + J'$$

Die Bildung von J_2 nach Gleichung 1 sei begrenzt durch das oxydierende Agens und in Gegenwart eines Überschusses von J_2 würde die Bildung von HJO nach Gleichung 2 herabgesetzt. Auch Thiouracil wirkt hemmend[3432, VI]. Durch Auflegen auf photographische Platten wurde aus der Schwärzung festgestellt, daß ^{131}J in dem Kolloid zu finden war[3432, VIII].

Beim Menschen wurde durch Messungen der von radioaktivem Jod ausgesandten γ-Strahlung von der Haut aus[3432] eine maximale Aufnahme 48 Stunden nach peroraler Verabreichung gesehen und auf 4,5% geschätzt. Bei thyreotoxischer Struma war die Aufnahme doppelt so groß, war die Struma nicht thyreotoxisch, dann war das Maximum von 14% nach wenigen Stunden erreicht. Bei Unterfunktion wurden nur 0,05% aufgenommen[3432, II]. Die Aufnahme des ^{128}J ist durch die Stärke des verabfolgten Präparates bedingt, wie man es nach den Untersuchungen von Chaikoff und Mitarbeitern erwarten müßte. Denn kürzlich wurde eine Aufnahme der Radioaktivität bis zu 80% berichtet[3432, VII].

[3429] Hertz, S., Roberts, A., Means, J. H. u. Evans, R. D.: Amer. J. Physiol. **28**, 565 (1940), Rona **120**, 285.

[3430] Wallace, G. B. u. Brodie, B. B.: J. of Pharm. exp. Ther. **61**, 397 (1937), Rona **105**, 506.

[3431] Shoemaker, H. A. u. Underhill, F. P.: J. Pharm. exp. Ther. **44**, 23 (1932).

[3432] Shoemaker, H. A. u. Underhill, F. P.: J. Pharm. exp. Ther. **44**, 43 (1932).

[3432, I] Ariel, I., Bale, W. F., Downing, V., Hodge, H. C., Mann, W., van Voorhis, St., Warren, S. L. u. Wilson, H. J.: Amer. J. Physiol. **132**, 346 (1941), Rona **126**, 210.

[3432, II] Hamilton, J. G. u. Soley, M. H.: J. appl. Physics **12**, 314 (1941). C. **1941 II**, 2697.

[3432, III] Sue, P.: C. rend. Acad. Sci. **212**, 237 (1941). C. **1941 I**, 2957.

Die anderen Organe nehmen das aktive Jodid, wenn es Kaninchen verabfolgt wurde[3432, I], durchaus nicht nach dem Cl′-Gehalt auf.

Viel wurde gefunden in Lunge und Niere. Leber, Milz, Herz und Submaxillaris enthielten mittlere Mengen, Muskel, Haut, Diaphragma und Hoden wenig. Beim Vergleich mit der Aktivität des Blutes wurde folgende Quotientenreihe: Aktivität des Blutes/Aktivität des Muskels beobachtet:

Tabelle 238.

Zeit	5 Min.	35 Min.	2 Std.	12 Std.	19 Std.	24 Std.	48 Std.
	$\frac{0,003}{0,16}$	$\frac{0,04}{0,1}$	$\frac{0,004}{0,06}$	$\frac{0,003}{0,08}$	$\frac{0,03}{0,003}$	$\frac{0,002}{0,02}$	$\frac{0,06}{0,01}$

Wir haben eine organische Verankerung des J′ in der Leber beim Frosch nicht auffinden können. Ob dadurch eine Erklärung der völlig unerwarteten Resultate zu suchen wäre, ist nicht ohne weiteres vorauszusagen, da eine Wirkung der ausgesandten Strahlen immer möglich, wenn auch nicht wahrscheinlich wäre.

Syphilitische und tuberkulöse Gewebe nehmen zwar mehr Jodid auf als gesunde Gewebe, aber doch nur entsprechend der vermehrten Gewebsflüssigkeit und dem Cl′-Gehalt (Wallace und Brodie[3350]). Dasselbe ergab sich bei Verbrennungsblaseninhalt[3432].

Nach peroraler Gabe von 0,5 g/kg KJ an Kaninchen zeigte sich folgende Reihe von Werten. Je 3 Tiere wurden nach verschiedener Zeit getötet und analysiert[3431]:

Tabelle 239.

Organ	1 Std.		3 Std.		6 Std.		12 Std.		24 Std.		25 Dos.	
	J′mg %	Cl/J	J′mg %	Cl/J	J′mg %	Cl/J	J′mg %	Cl/J	J′mg %	Cl/J	J′mg %	Cl/J
Rückenhaut	26	7	42	4	38	5	19	10	23	8	13	14
	13	15	40	4	28	6	11	18	16	11	22	9
	22	10	54	4	25	7	19	10	13	16	14	15
Abdominalhaut . . .	26	8	49	4	37	5	19	11	26	9	16	14
	12	15	38	4	30	5	12	18	17	11	23	9
	29	8	51	3	27	7	22	10	14	16	16	16
Rückenmuskel . . .	3	10	8	3	6	5	3	10	4	9	2	13
	2	15	7	4	5	6	2	15	3	11	3	12
	4	8	9	4	4	8	4	8	2	14	3	17
Abdominalmuskel . .	9	10	16	3	12	5	7	9	9	8	4	15
	6	14	16	4	11	6	4	18	6	12	7	10
	12	7	17	3	8	9	8	11	4	16	7	18

Das Verhältnis Cl′/J′ ist in außerordentlich großem Ausmaß konstant und zwar um so mehr, je später die Analysen der Gabe folgten, je besser also das Gleichgewicht eingetreten war. Wurden dieselben Dosierungen täglich fortgesetzt verabreicht bis zu 25 Tagen hintereinander (letzte Spalte der Tabelle),

---

[3432, IV] Morton, M. E., Chaikoff, L. L. u. Rosenfeld, S.: J. biol. Chem. **154**, 384 (1944).

[3432, V] Wolff, J. u. Chaikoff, L.: J. biol. Chem. **172**, 855 (1948). 20—35γ% ^{127}J im Plasma hemmen schon die Aufnahme von ^{131}J.

[3432, VI] Franklin, A. L., Boehne, J. H. u. Jerkes, F. H.: J. biol. Chem. **172**, 123 (1948). Ratten.

[3432, VII] Herz, S. u. Roberts, A.: J. am. Med. Assoc. **131**, 81 (1946) sowie Chapman u. Evans, ebenda S. 86. Nach der Aufnahme fanden sich leichte toxische Erscheinungen wie Fieber und Übelkeit. In der Drüse entwickle sich Fibrose bis zum Hypothyreoidismus und Myxödem.

[3432, VIII] Peli, C. R.: Nature **160**, 749 (1947). C. **1948 I**, 829. Übersicht ^{131}J als Indikator. Z. für Naturforschung **2**b, 76 (1947).

dann wurde nach der fünften Dosis der Cl'-Gehalt in der Muskulatur niedriger, um allmählich wieder anzusteigen, der Cl'-Gehalt der Haut nahm zu. (J' gab schwankende Werte nach oben und unten.)

Die absoluten Veränderungen in der Muskulatur werden wir auf die Chloridräume beziehen können. Das könnte auf eine Änderung der Stoffwechsellage der Muskulatur, veranlaßt von J' mit Zunahme osmotisch aktiver Substanz und Aufnahme von Wasser gedeutet werden, ähnlich wie es in unseren eigenen Versuchen (EICHLER[2448, I]) beim Frosch in Erscheinung trat. Aber hier traten Durchfälle mit Abmagerung der Tiere als toxisches Symptom auf, so daß zugleich Cl'-Verluste möglich sind. Bedeutungsvoll ist — auch zum Verständnis für das, was wir beim SCN' zu erwarten haben — daß am Ende der Injektionsperiode der J'-Gehalt und auch der Quotient Cl'/J' nicht größer war, als er bei der einmaligen Gabe erreicht wurde. Die Autoren schließen daraus, daß J' nicht mehr Cl' aus den Geweben zu verdrängen vermag, daß also ganz andere Verhältnisse wie beim Bromid vorliegen müßten.

Daß Cl' auch durch andere Ionen als Br' verdrängt werden kann, zeigen die Versuche mit dem ungiftigen SO_4'' oder NO_3'. Sonst sind keine Bedingungen dafür vorhanden, im Prinzip J' anders zu behandeln als Cl' und Br', wie auch die Versuche von WALLACE und BRODIE an Ratten, Mäusen, Meerschweinchen, Affen, Hunden, Katzen und Kaninchen zeigen (siehe untere Tabelle).

Wir haben verschiedentlich Versuche unternommen, aus unseren Befunden (EICHLER[2369, I u. 2448, I]) an Fröschen eine Motivierung für die Befunde von UNDERHILL und SHOEMAKER an Kaninchen zu erhalten. In den Versuchen dieser Autoren wurden nach 24 Stunden noch große Mengen von J' im Organismus gefunden. Bei täglicher Gabe mußte es also zur Kumulation gekommen sein. Wenn nur ein Teil der Tiere während der fortgesetzten Behandlung gestorben wäre, ergäbe sich als Grenze etwa die toxische Dosis. Es überlebten dann nur die Tiere, die diese Grenze nicht überschritten infolge ihrer guten Ausscheidungsfähigkeit, also eine Auslese. Es wird aber von solcher „Auslese" nichts berichtet.

Deshalb muß nach der zweiten Annahme bei wiederholten Gaben die Ausscheidung besser werden. Diese kann erfolgen über die Durchfälle, deren Auftreten angegeben wird, oder durch einen besonderen Na˙-Verlust, der nach Jodidgabe auch bei Fröschen zur Beobachtung kam (Mechanismus siehe EICHLER[2369, I]). Wenn aber das Na˙ verlorengeht, kann sich das Anion nicht im Gewebe halten. Dafür, daß solche Verluste eingetreten sind, scheint der Hinweis zu sprechen, daß die Haut zugleich chlorreicher und wasserärmer geworden war, also eine „trockene" Chlorretention. Aber auch hierbei könnten die Durchfälle mitwirken.

Das Verhältnis $\frac{C_{\text{trockenes Gewebe}}}{C_{\text{trockenes Blut}}}$ wurde von WALLACE und BRODIE[3430] bestimmt und gefunden (Tötung 5 Stunden nach Gabe):

Tabelle 240.

Organe	J'	Cl'	J'	SCN'	extracellulärer Raum (%)	
					J'	Cl'
Leber	0,23	0,25	0,18	0,24	27	30
Muskel	0,16	0,12	0,20	0,23	17	13
Haut	0,56	0,45	—	—	77	63
Lunge	0,68	0,67	0,35	0,48	65	63
Niere	—	—	—	—	65	61
Gehirn	0,08	0,44	0,13	0,18	—	—
Milz	—	—	0,32	0,35	—	—

Die extracellulären Räume ergaben etwa dieselben Werte, ob nach Cl′ oder J′ berechnet, also gleichmäßige Verteilung, obwohl bei Haut und Muskel die Unterschiede in der Tabelle beträchtlich sind. Eine Ausnahme macht das Zentralnervensystem, wie wir es schon beim Liquor cerebrospinalis vorfanden (siehe S. 514, Tabelle).

4. Rhodanid. Auf der obigen Tabelle 240 ist auch das Rhodanid berücksichtigt, das gleichmäßig verteilt wird, aber die schlechtere Aufnahme im Zentralnervensystem erkennen läßt. Wir haben eine ausführliche Tabelle von WALLACE und BRODIE[3258] auf S. 514 wiedergegeben. SCN′ geht nur in der dem Gehalt an Gewebsflüssigkeit entsprechenden Menge in tuberkulöse und syphilitische Gewebe über (WALLACE und BRODIE[3350]).

Die Impermeabilität für SCN′ wurde beim Froschmuskel dadurch bewiesen, daß nach der Durchströmung ($^1/_5$ des NaCl durch isotonische NaSCN ersetzt) des Froschschenkels in der Trendelenburgschen Anordnung die Konzentration der Durchströmungsflüssigkeit nicht abnahm. Das aufgenommene Rhodanid ließ sich leicht auswaschen[3433]. Mit ähnlicher Methode zeigte sich eine gleiche Impermeabilität der hinteren Speicheldrüsen von OCTOPUS[3434]. Bei Muscheln ließ sich eine freie Permeabilität für SCN′ wie Cl′ nach KROGH[3318] durch Gewinnung des Gewebspreßsaftes dartun. Durch die Leichtigkeit der Analyse auf kolorimetrischem Wege wurde eine Bestimmung der extracellulären Räume auch mit SCN′ versucht. Spezifische Aufnahme des Ions wurde bei Kaninchen in der Nebenniere[3432, X], bei Ratten in der Schilddrüse[3432, XI] gesehen.

Nach KROGH[3318] waren 14% im Muskel, 33% in der Leber des Kaninchens extracellulär. Weitere Untersuchungen in dieser Richtung stammen von COOPER[3435]. Der Raum beim Rattenadductor betrug 14,5%, 15,5% bei Hund und Meerschweinchen, 12,5% bei der Katze und 22,4% bei der Henne, 13,9% beim Frosch. (Über die Bestimmung der extracellulären Flüssigkeit am ganzen Individuum siehe S. 602.)

Die bisherigen Resultate wurden erhalten, wenn man Rhodanid in mittlerer Dosierung verabfolgte und sich auf den chemischen Nachweis beschränkte. WOOD und WILLIAMS[3432, IX] markierten das Ion durch Einfügung von radioaktivem Schwefel (^{35}S). Damit war es möglich, auch kleine Mengen nicht nur zu suchen, sondern eine eventuelle Zersetzung und den möglichen Einbau in andere Bausteine nachzuweisen, der der chemischen Analyse restlos entgehen müßte. Eine Überführung des Rhodanschwefels in Sulfat ist in vitro möglich, braucht also in vivo nicht unbedingt einem Ferment zugeschrieben zu werden. Eine solche Zersetzung in vivo brauchte aber nicht rein oxydativ zu sein. Damit läge aber Schwefel in 2fach negativer Form vor, und der Einbau im Eiweiß wäre möglich. Ein Umsatz dieser Art, basierend auf unspezifischer Zersetzung, müßte sich schließlich in sehr zahlreichen Organen finden, während in den Versuchen von WOOD und WILLIAMS[3432, IX] besondere Organe bevorzugt waren.

Diese Autoren injizierten 25 mg KSCN mit ^{35}S markiert, Ratten intraperitoneal. Die Tiere wurden 6 und 24 Stunden später getötet und die Organe einzeln analysiert. Dabei wurden eine Reihe von Fraktionen unterschieden. Nach 6 Stunden war noch meist das SCN′ in ursprünglicher Form „frei“ vorhanden. Aber bei Fällung des Eiweißes fand sich ein Teil des ^{35}S auch im Niederschlag, der als „gebunden“ bezeichnet werden kann. In der Schilddrüse gab es noch eine dritte

[3432, IX] WOOD, J. L. u. WILLIAMS, JR. E. F.: J. biol. chem. **177**, 59 (1949).
[3432, X] HEALEY, J. C.: New England J. Med. **205**, 581 (1941).
[3432, XI] BAUMANN, E. J. u. METZGER, N.: Federational. Proc. **6**, 237 (1947).
[3433] MOND, R. u. AMSON, K.: Pflügers Arch. **220**, 69 (1928).
[3434] NETTER, H.: Pflügers Arch. **224**, 121 (1930), Rona **55**, 307. m/200—m/50 NaSCN.
[3435] COWPER, zit. nach FENN, W. O.: Physiol. rev. **16**, 450 (1936).

Fraktion, die sich weder mit Trichloressigsäure, noch mit $AgNO_3$ als AgSCN fällen ließ. Diese Fraktion wird als „Rest" bezeichnet. Eine Zusammenfassung der Werte geben wir auf Tab. 241 wieder.

Tabelle 241.
Zahlenangaben Durchschnitte SCN-^{35}S γ/ccm oder g.

Organ	„frei"		„gebunden"		„Rest"		Quotient gebunden/frei	
	6 Std.	24 Std.	6 Std.	24 Std.	6 Std.	24 Std.	6 Std.	24 Std.
Plasma	45	4,3	0,34	0,07	0	0	0,76	1,63
Leber	20	1,3	1,30	0,18	0	0	6,5	13,8
Muskel	7,3	0,50	0,68	0,04	0	0	9,32	8,0
Nebenniere	16	1,1	3,1	0,24	0	0	19,4	21,8
Schilddrüse . . .	26	2,4	13,0	2,5	17,0	23,0	50,0	104,2

Der Abfall der Werte zwischen 6 und 24 Stunden ist bedingt durch die Ausscheidung.

Aus den Werten kann man einige Punkte ablesen. Darunter ist vor allem wichtig, daß ein Teil des freien SCN' auch in die Zellen eingedrungen ist, und zwar sowohl in Leber als auch in Nebenniere. Im Muskel ist davon nichts wahrnehmbar.

Ein besonderes Interesse beansprucht das Verhalten des „gebundenen" Anteils. Es ist bei diesen Zahlen keineswegs notwendig, daß eine wirkliche Umsetzung mit Einfügung in Eiweiß verbunden ist. Wir erwähnten schon an verschiedenen Stellen, daß ein Teil des SCN' im Plasma nicht dialysierbar ist.

Daß kein Einbau in das Organeiweiß vorliegt, scheint daraus hervorzugehen, daß die Ausscheidung in der kurzen Zeit von der sechsten zur vierundzwanzigsten Stunde so rasch fortschreitet. Versuche mit ^{35}S, mit Einbau z. B. in Methionin, führt bei weitem nicht zu so raschem Umsatz. Wir haben in der letzten Spalte das Verhältnis des gebundenen zum freien SCN' berechnet. Wenn es sich um ein einfaches Gleichgewicht handelte, müßte der Quotient nach 6 und 24 Stunden gleich bleiben, wie man es etwa in Muskel und Nebenniere sehen kann. Aber selbst im Plasma sinkt das gebundene nur ungefähr halb so langsam ab wie das freie. In dieser Hinsicht unterscheidet sich die Schilddrüse nicht, obwohl sie sonst herausfällt. Das gilt aber nicht nur in der Größe dieses Quotienten, sondern vor allem in dem Vorkommen des sogenannten „Restes". Es zeigte sich, daß hier eine spezifische Eigenschaft im Stoffwechsel dieser Drüse im Verhältnis zum Rhodan vorliegt, weil die Bildung dieser Fraktion durch Propylthiourazil stark gehemmt wird. Andererseits vermag auch Rhodan die Aufnahme von Jod in der Schilddrüse zu stören, worüber aber erst an anderer Stelle (S. 844) zu sprechen sein wird.

5. Perchlorat. Vom Perchlorat liegen — wegen methodischer Schwierigkeit der Analyse — nur die Untersuchungen von Durand[2094] vor. Die Analysen von 3 Versuchen am Kaninchen geben wir auf der Tabelle 242 wieder.

Die Zahlen widersprechen dem, was wir nach den Gesetzmäßigkeiten der anderen Anionen zu erwarten haben und sind deshalb mit Reserve zu betrachten. Wir sehen in manchen Geweben (Nebennieren, Ovarien) teilweise ungeheuerliche Anreicherungen gegenüber dem Blut. Das ist nach den sonstigen Eigenschaften des Ions ClO_4' nicht zu erwarten. Deshalb bedürfen diese Zahlen der Bestätigung mit strengster Kontrolle der Methodik.

Tabelle 242.

Darstellung von Na-Perchlorat in den Organen.

Organe	Exp. 1 $NaClO_4$ mg/100 g	Exp. 2 $NaClO_4$ mg/100 g	Exp. 3 $NaClO_4$ mg/100 g
Herz	7,9	10,0	45,1
Leber	2,5	0,3	20,3
Lunge	17,1	2,5	47,4
Niere	23,5	5,0	48,8
Ovarien	180,0	1133,0	—
Hoden	—	—	21,6
Nebenniere	150,0	1333,0	1220,0
Milz	120,0	133,0	100,0
Gallenblase . . .	125,0	154,0	85,0
Gehirn	20,0	11,4	17,1
Urin	275,0	816,0	828,6
Blut	15,3	3,0	23,9
Magen	30,7	0	28,2
Eingeweide	14,6	76,6	460,0
Muskel	8,4	0,2	20,0
		0,2	
Knochen	24,0	6,0	48,5
		6,0	

Exp. 1: 0,92 g $NaClO_4$ intravenös. Tötung nach 20 Minuten.
Exp. 2: 0,8 g $NaClO_4$ intramuskulär. Tötung nach 90 Minuten.
Exp. 3: 2,0 g $NaClO_4$ per os. Tötung nach 130 Minuten.

6. Chlorat. Die Verteilung von Chlorat wurde von FABRE und OKAC[2557] untersucht, und die Resultate geben wir auf folgender Tabelle wieder.

Tabelle 243.

Organ	Tier 1		Tier 2	
	mg% $NaClO_3$	Konz. im Verh. zu Blut	mg% $NaClO_3$	Konz. im Verh. zu Blut
Blut	120	1	250	1
Herz + Blut . . .	129	1,1	257	1
Leber	82	0,7	138	0,6
Niere	200	1,7	320	1,28
Lunge	95	0,8	190	0,8
Gehirn	59	0,5	107	0,4
Milz	84	0,7	225	0,9
Magen + Inhalt . .	1080	9,0		
Magen ohne Inhalt			40	0,1
Muskeln	38	0,3	60	0,2
Gallenblase	26	0,2	60	0,2
Knochenmark . . .	104	0,86	215	0,9
Haut, gewaschen .	58	0,5	138	0,6
Ovarien + Adnexe .	400	3,3	270	1,1
Nebennieren	nicht zu bestimmen		nicht zu bestimmen	
Knochen, gewaschen	83	0,7	65	0,3
Blase + Urin . . .			1007	4,0
Speicheldrüsen . .			139	0,6

Kaninchen 1 der Tabelle erhielt 4,8 g/kg $NaClO_3$ per os. Dieselbe Dosis wird 1 Stunde später wiederholt. Nach 4 Stunden ist das Tier im Koma und wird getötet. Spektroskopisch war kein Methämoglobin gefunden worden. In den ersten $2^1/_2$ Stunden waren 5,3% der angegebenen Menge ausgeschieden worden.

Kaninchen 2 der Tabelle erhielt 6,4 g/kg $NaClO_3$ in 2 Portionen intramuskulär. Das Tier starb in 2 Stunden. Auch hier fand sich kein Methämoglobin.

In einem dritten Versuch erhielt 1 Meerschweinchen 1,6 g $NaClO_3$. Das Tier wurde nach 18 Stunden getötet, aber vor der Analyse noch weitere 22 Stunden im Eis aufbewahrt. Es fand sich jetzt kein ClO_3' mehr, das also entweder zersetzt oder ausgeschieden war.

Dadurch, daß die Analysen nach so hohen Dosen vorgenommen wurden, verlieren die Zahlen an Wert zur Feststellung der Verteilungsgesetze. Es sind unabsehbare Schädigungen der Organe und damit ihrer Permeabilität nicht nur möglich, sondern auch anzunehmen und so vielleicht die hohen Werte im Gehirn zu erklären. Merkwürdigerweise entsprechen die Werte der Muskulatur durchaus der Erwartung, ebenso die mancher anderer Organe. Man muß beachten, daß Gesamtblut, nicht Plasma zum Vergleich herangezogen wurde.

7. Nitrat. Nitrat vermag Cl' im Gewebe zu ersetzen, so im Muskel in den Versuchen von EGGLETON und anderen[3373].

Bei Darreichung von NH_4NO_3, 10 ccm 10% Lösung per os 16 Tage an 2 sechs Wochen alte Hunde[3436], war am siebenten Tage der Gehalt im Blut 5,3 bzw. 5,5 mg% NO_3-N, am letzten 6,2 bzw. 5,2 mg%. Tötung 24 Stunden nach der letzten Gabe, es wurden Cl' und NO_3' bestimmt. Die 2 Kontrollhunde zeigten 0,1—0,2 mg% NO_3-N in den Geweben. Nach Zufuhr ergab sich keine Beziehung zum Cl'-Gehalt, wie man es erwarten sollte. So fand sich am meisten in Trachea, Pankreas, Leber, Milz, Niere und Muskel. Analysen bei einem Hund geben wir auf der Tabelle 244 wieder in mg% NO_3'-N:

Tabelle 244.

Hirn	0,176	Leber	0,343
Trachea	0,586	Milz	0,406
Lunge	0,201	Niere	0,230
Muskel	0,512	Haut	0,806
Blut	6,2		

Die Analysenmethode ergab allerdings beträchtliche Verluste (25%), wenn bekannte Mengen zugesetzt waren. Die Differenzen zwischen dem normalen Gehalt und dem nach Nitratfütterung gefundenen sind manchmal sehr gering, z. B. im Magen 0,083 und 0,063 mg% bei den beiden Kontrollen, 0,173 und 0,215 mg% bei den gefütterten. Erstaunlich ist der niedere Gehalt in den Organen im Verhältnis zu den Analysen des Blutes, was für ein Versagen der Methode spricht.

8. Ferrocyanid.

Ferrocyanid gehört zu den am schwersten beweglichen Ionen. Trotzdem wandert es auch in vivo in den Achsenzylindern des Nerven und sammelt sich in den Ranvierschen Knoten an (Preußisch-Blaureaktion[3437]). Nach Injektion bei Hunden und Kaninchen fand sich nichts im Gehirn, Nebennieren oder Herzmuskel, kaum etwas im Skelettmuskel, dagegen im subcutanen Bindegewebe, eine große Menge in der Niere, besonders den tubuli contorti, in der Milz, und zwar in der Pulpa und dem Reticuloendothel, kaum aber in den Lymphfollikeln. In der Lunge war es zu sehen in den Histiocyten granulär und im Bindegewebe diffus, in der Leber wenig in den Parenchymzellen, alles keine quantitativen Versuche, sondern histochemische Feststellungen[3438].

9. Sulfat. Sulfat vermag das Chlorid des Gewebes zum Teil zu ersetzen, wie wir es in den Versuchen von AMBERSON und Mitarbeitern[3321] geschildert haben. Es drang ins Zentralnervensystem langsamer ein und weniger als Br'. In den

[3436] WHELAN, M.: Biochem. J. **29**, 782 (1935), Rona **90**, 286. C. **1935 II**, 79. Trocknung der Gewebe in alkalischer Reaktion bei 100°.

[3437] PERDRAU, J. R.: Brain **60**, 204 (1937), Rona **102**, 225.

[3438] STERN, L. u. RAPOPORT, J. L.: C. rend. Soc. Biol. **114**, 671 (1933), Rona **77**, 483.

Versuchen von LAVIETES, BOURDILLON und KLINGHOFFER[2603] ergab sich eine Verteilung bei gleichzeitiger Injektion von SCN' und SO_4'', die als Quotient des Gehalts im Organ/Plasma hier angegeben wird:

Tabelle 245.

	Cl'	SO_4''	SCN'
Lunge	0,77	0,80	0,81
Niere	0,84	0,86	0,53
Herz	0,40	0,35	0,61
Leber	0,45	0,47	0,42
Muskel	0,22	0,08	0,13

Die Verteilung des SCN' war rascher als die von SO_4'', wie besonders an der Muskulatur ersichtlich ist, obwohl bei SCN' teilweise Bindung an Kolloide stattfindet. Der erhöhte Wert bei der Niere geht mit der hohen Ausscheidungsgeschwindigkeit des Sulfat konform.

Auch an der isolierten Muskulatur diffundierte Sulfat in 25—30% des Muskelraumes wie Cl'[3439].

Versuche mit Diffusion wurden an den verschiedensten isolierten Geweben des Frosches ausgeführt[3440, 3441], in denen die im Endzustand auftretenden Konzentrationen mit und ohne Zusatz von Cyanid verglichen wurden.

Die normale Niere des Frosches hatte einen Gehalt von 3,3 ± 0,3 mg%, d. h. der halben Konzentration des Plasmas. Bei Einlegen der Niere in SO_4''-freie Ringerlösung hatten in 2 Minuten 36%, in 30 Minuten 89% die Niere verlassen, der Rest ging nicht heraus. Bei Einlegen der Niere in eine Lösung mit 60 mg% S (10—100 mg% zeigten dasselbe) waren 42% der Niere Sulfat gegenüber zugänglich. Dieser Raum erhöhte sich auf 57% bei Zusatz von Cyanid (je 9 Tiere). Bei 14 von 82 Analysen hatte die HCN-Niere einen kleineren Raum als die andere. Das wird auf erhaltene Konzentrationsarbeit bei Fehlen von HCN zurückzuführen versucht. Leber mit und ohne Cyanid hatte einen Sulfatraum von 25 bzw. 30%, Sartorius 25%, durch HCN Abnahme von 1—2%.

Die Diffusion wurde in einer weiteren Arbeit[3441] untersucht und eine Beziehung zwischen den Räumen nicht gefunden, insbesondere soll die Beziehung von EGGLETON[3442] keine Bedeutung haben, nach der die Diffusionsfähigkeit schlechter ist, wenn viel Milchsäure in den Muskeln ist. Diese wäre aber das Symptom eines höheren osmotischen Druckes und damit einer Quellung der Faser. Es soll sich um eine durch Potentiale gesteuerte Diffusion handeln, da auch die Größe nicht gleich ist derjenigen im reinen Wasser, wie man es aus der Theorie der Interstitialstruktur erwarten müßte. Die verschiedenen Ionen (SO_4'', Cl', PO_4''') haben außerdem Koeffizienten gleicher Größe und erfahren eine Beschleunigung gegenüber dem elektrisch neutralen Harnstoff (was sonst nicht bestätigt wurde).

Wir werden die oben angegebenen Räume für SO_4'' als mit den Chloridräumen identisch ansehen und hinsichtlich der Niere für Diffusionsversuche manche besonderen Schwierigkeiten anerkennen.

Wie die einzelnen Ionen die Potentiale erzeugen, zeigten Versuche an der Froschhaut[3443]. Wurde außen statt der Ringerlösung eine Lösung herangebracht, in der sämtliche Cl'-Ionen durch NO_3', SO_4'', JO_3', HPO_4''', Br', F', SCN' ersetzt waren, dann ergab sich ein Anstieg des Potentials. Das wurde nicht beobachtet, wenn Na˙ durch K˙ ersetzt war. Ersatz des Cl' durch HCO_3' erniedrigte das Potential. Die Potentiale verhielten sich also ganz anders, obwohl wir wissen, daß sämtliche Ionen zum mindesten in vitro das Cl' ersetzen können (siehe dazu K. H. MEYER).

[3439] EGGLETON, G.: J. Physiol. **84**, 59 P.
[3440] CONVAY, E. J. u. KANE, F.: Biochem. J. **28**, 1760 (1934), Rona **85**, 368.
[3441] CONVAY, E. J. u. KANE, F.: Biochem. J. **28**, 1769 (1934).
[3442] EGGLETON, G. P.: Proc. roy. Soc. B. **103**, 620.
[3443] DEAN, R. B. u. GATTY, O.: Transact. Farad. Soc. **33**, 1040 (1937).

Versuche über Verteilung von SO_4'' wurden an Hunden mit Injektion von Na_2SO_4 in 10% Lösung angestellt von DENIS und LECHE[3444]. Wir geben die Resultate auf folgender Tabelle wieder (mg% S):

Tabelle 246.

Organ	Exp. 1	Exp. 2	Exp. 3	Exp. 4
Muskel . . .	23,0	3	1,34	4,2
Gehirn . . .	28	16,5	10,9	17,3
Herz	100,2	3,1	0,7	4,3
Leber. . . .	133,8	11,9	8,1	15,5
Niere . . .	243,5	39,7	28,0	87
Lunge . . .	226,3	12,3	8,8	26
Blut	—	23,3	17,4 in 6 Min.	25,7

Exp. 1. 0,6075 g/kg S intravenös. 24 Minuten danach hört die Atmung auf. Dann Analyse 1 Minute nach Ende der Injektion, im Blut 283,8 mg% S.

Exp. 2. 0,28 g/kg S in 12 Minuten. Blut nach 1 Minute 100,7 mg%, 121 Minuten später 23,3 mg%, gleich darauf Entblutung und Analyse.

Exp. 3. 0,225 g/kg S in 8 Minuten, Blutentnahme 2 Minuten nachher 94,08 mg%, 2 Stunden später 17,4, dann Entblutung.

Exp. 4. 0,33 g/kg S in 20 Minuten. Danach 112,2 mg% im Blut. 2 Stunden später 25,7 mg%, dann Tötung.

Beim Experiment 1 hatte keine Entblutung stattgefunden. Die Werte wird man unter dem Gesichtspunkt auffassen, daß kein Gleichgewicht vorgelegen hat, besonders im Versuch 1, wo das Tier schon 24 Minuten nach der Infusion ad exitum kam.

Trotzdem wird man bei Berücksichtigung der Werte des Gehirns kein übermäßiges Vertrauen in diese Analyse haben dürfen. Es muß die Möglichkeit in Betracht gezogen werden, daß nach der Bestimmungsmethode (DENIS und LECHE[329]) auch Ätherschwefelsäuren mit bestimmt werden. So fand sich in der Leber des Hundes 21 mg% Sulfat-S, im Gehirn des Rindes 11,1 mg%.

Radioaktives Sulfat. Durch Anwendung des mit ^{35}S markierten Sulfats gelang es, den Schwierigkeiten der Sulfatanalyse in Geweben aus dem Wege zu gehen. Bereits die Untersuchungen von SINGHER und MARINELLI[3444,I] wiesen auf den Knochen als Ort besonderer Aufnahme hin. Diese Versuche sind durch DZIEWIATKOWSKI[3444,II] erweitert worden. Seine Resultate geben wir auf 2 Abbildungen (A und B) wieder. 27 erwachsene Ratten von 180—330 g erhielten je 1 mg Na_2SO_4 intraperitoneal. Nach Trocknung wurde die Probe mit Na_2O_2 oxydiert und mit $BaCl_2$ nach Zusatz von SO_4'' als $BaSO_4$ gefällt. Es wurde also nicht unterschieden zwischen freiem und gebundenem oder sonst umgesetztem Schwefel, außer durch fraktionierte Fällung auf Abb. B.

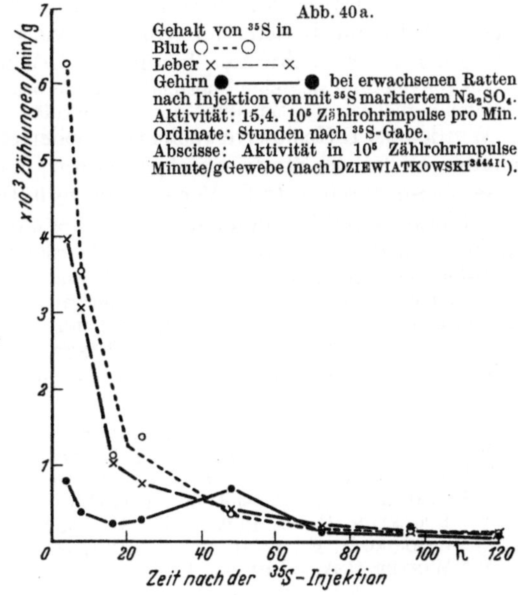

Abb. 40a. Gehalt von ^{35}S in Blut ○---○ Leber ×——× Gehirn ●——● bei erwachsenen Ratten nach Injektion von mit ^{35}S markiertem Na_2SO_4. Aktivität: 15,4. 10^5 Zählrohrimpulse pro Min. Ordinate: Stunden nach ^{35}S-Gabe. Abscisse: Aktivität in 10^5 Zählrohrimpulse Minute/g Gewebe (nach DZIEWIATKOWSKI[3444 II]).

Während die Konzentrationen in Blut und Leber etwa parallel gehen am Anfang, sinkt der Gehalt im Blut rascher ab als in der Leber. Das scheint bedingt zu sein durch die Aufnahme in die Zellen, aus denen SO_4'' langsamer verschwindet. Noch deutlicher ist das bei der in jeder Richtung schwer permeablen Grenze des Gehirns, so daß zeitweilig das Gehirn höhere Werte als das Blut aufweisen kann.

Noch länger ist die Retention im Knochen und besonders im Knochenmark. Dabei ist der größte Teil im Trichloressigsäureextrakt zu finden. Über die Form des Restes werden keine Aussagen gemacht. Unerwartet ist, daß überhaupt eine Fraktion vorhanden ist, die sich nicht löst, also mit dem Eiweiß (oder nur Calcium ?) zu fallen scheint.

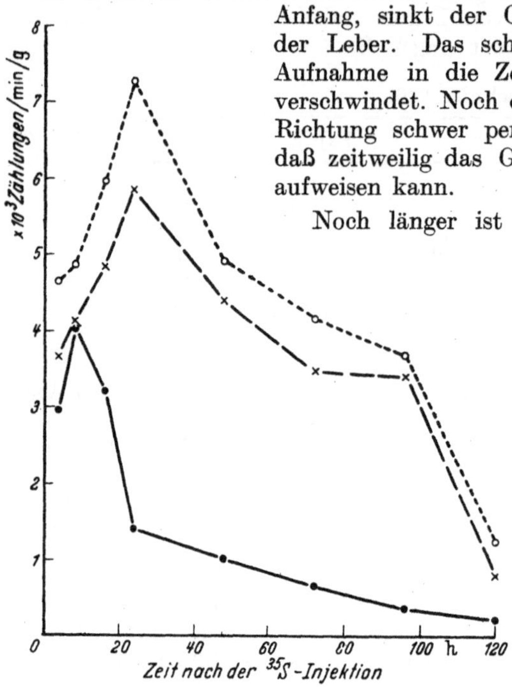

Abb. 40 b.

^{35}S im Knochenmark bei erwachsenen Ratten. Dosis, Abscisse und Ordinate nach Abb. 40 a. Gehalt von ●—● Knochen, ○ - - - ○ Knochenmark, Trichchloressigsäureextrakt des Knochenmarks (nach DZIEWIATKOWSKI 3444[II]).

10. Phosphat. Phosphat vermag nur in 25—30% des ausgeschnittenen Muskels zu diffundieren (EGGLETON[3439, 3446], CONWAY und KANE[3441]), so daß völlige Analogie vorzuliegen scheint mit den anderen Anionen. Diese besteht auch darin, daß nach Eintritt der Starre sich alle Räume öffnen, daß bei Ermüdung die Räume sich verengern[3446]. Aber bei Versuchen von STELLA[3445] fanden sich anscheinend doppelt so große Räume in der Faser; SEMEONOFF[3447] findet teilweise 45%. Dabei handelt es sich nicht mehr um eine reine Diffusion, sondern um eine Aufnahme in den Skelettmuskel, wie auch GERSH[3330] PO_4''' histochemisch nur in der Faser nachweisen konnte im Gegensatz zu Chlorid.

Im Nerven fand sich eine Phosphatabnahme beim Ischiadicus nach der Peripherie fortschreitend, zugleich mit Zunahme der interfibrillären Räume[3452].

Wurden bei Diffusionsversuchen die isolierten Muskeln bei niederer Temperatur gehalten, so daß der Stoffwechsel gering war, und wurde ein Phosphatabbau durch Anaerobiose durch gute O_2-Versorgung verhütet, dann kam man zu den Werten der Chloridräume[3446]. Beim Rattenmuskel sind solche Bedingungen nicht leicht einzuhalten, denn es fanden sich Werte zwischen 20 und 55% schwankend[3448].

Beim Knochen zeigten sich besondere Schwierigkeiten, denn hier wurde soviel Phosphat aufgenommen, daß man ohne Fällung (anorganischer Mechanismus von ROBINSON) eines $Ca^{\cdot\cdot}$-Salzes die Resultate nicht verstehen kann.

Bei den anderen Geweben ist die Frage des Vorkommens von anorganischem Phosphat nicht leicht zu entscheiden, hat man doch früher auch jenes Phosphat

---

3444 DENIS, W. u. LECHE, ST.: J. biol. Chem. **65**, 565 (1925), Rona **35**, 383.
3444, I SINGHER, H. O. u. MARINELLI, L.. Science **101**, 414 (1945).
3444, II DZIEWIATKOWSKI, D. D.: J. biol. Chem. **178**, 197 (1949).
3445 STELLA, G.: J. Physiol. **66**, 19 (1928).
3446 EGGLETON, G.: J. Physiol. **79**, 31 (1933).
3447 SEMEONOFF, E.: Quart. J. exp. Physiol. **21**, 187 (1931), Rona **64**, 291.
3448 WINTER, C. A. u. PONDER, E.: Proc. Soc. exp. Biol. med. **34**, 159 (1936), Rona **95**, 423.

zu dem anorganischen gerechnet, dessen Bindung im Phosphagen man jetzt kennt. Analysen über das Vorkommen von Phosphat seien auf folgender Tabelle von OGAWA[3449] bei einigen Tieren wiedergegeben:

Tabelle 247.

	Gesamt-P	P in mg% anorganisch	Pyro-phosphat
1. Cyprinus carpio			
a) Muskel . . .	167,6	93,2	13,0
b) Niere	222,8	15,6	8,5
c) Darm	175,2	26,8	3,6
d) Leber	192,8	24,9	6,9
2. Pagrosomus major			
a) Muskel . . .	222,3	143,2	15,9
b) Niere	—	—	—
c) Darm	195,6	50,2	4,9
d) Leber	265,2	49,5	3,1
3. Dasybatus akajei			
a) Muskel . . .	174,8	113,3	9,7
b) Niere	189,8	30,2	3,2
c) Darm	198,1	46,4	1,8
d) Leber	147,3	27,4	2,9

Der Nachweis von *Pyrophosphat* geht zurück auf die Entdeckungen LOHMANNS[546, 1619, 3450]. Aber es ist nicht P_2O_7'''' selbst in den Geweben vorgebildet, sondern es wird erst durch den chemischen Eingriff aus Adenosintriphosphat gebildet (siehe auch [3451], dagegen [3452]). Heute ist ganz zweifelsfrei das Vorkommen von Pyrophosphat in der Zelle mit besonderen Methoden von OCHOA sowie CORI nachgewiesen worden, und zwar vor allem in der Niere und Leber. Dieses Ion besitzt sogar ein speziell in Richtung der Bildung und Beseitigung wirkendes Fermentsystem. Wir haben dieses Thema im Abschnitt der Organbreie S. 242 ausführlich behandelt.

LOHMANN[1619] ließ Froschmuskeln in m/120 $Na_4P_2O_7$ liegen und fand einen Anstieg des Gehalts, aber er hält die Möglichkeit einer Schädigung des Muskels für wahrscheinlich. Eine Herausdiffusion wurde nicht beobachtet. Eine Diffusion in das Organ ist ebensowenig wahrscheinlich, wenn man die Befunde von EICHLER und STOBER über das Vorkommen einer aktiven Pyrophosphatase in der Oberfläche der Herzmuskelfaser des Frosches auf andere Organe übertragen kann. Daß zudem keine einfache Diffusion vorliegt, werden wir im Abschnitt über das radioaktive Phosphat behandeln, da es als Methodik zum Nachweis unentbehrlich ist.

Daß bei solchen Verhältnissen sogar $Ca^{\cdot\cdot}$-Phosphatkomplexe die Herzmuskelfaser durchdringen können, ist höchst unwahrscheinlich. Entsprechende Behauptungen (DOLHAINE[2839]) gründen sich auf Versuche am Froschherzen, die aber wegen der geringen Größe und schwammartigen Struktur denkbar ungeeignet als Objekt sind, wenn man nicht den Radiophosphor wie in eigenen Versuchen (EICHLER und SCHMEISER [siehe später]) anwendet. Dann erweist sich das Objekt als besonders geeignet wegen der großen reagierenden Oberfläche.

Unzweifelhaft sind Behauptungen über Impermeabilität der Muskelfaser für PO_4''' — ähnlich wie bei anderen Anionen — durchaus von begrenzter Gültigkeit, und niemand wird diese Behauptung ernsthaft aufstellen wollen. Nur die Art

[3449] OGAWA, T.: Mitt. med. Akad. Kioto **21**, 371 (1937), Rona **103**, 518.

[3450] LOHMANN, K.: Biochem. Z. **203**, 164 (1928), Rona **50**, 370.

[3451] UMSCHWEIF, B. u. GIBAYLO, K.: Hoppe-Seylers Z. **246**, 163 (1937), Rona **102**, 47. In keinem Gewebe konnte Pyrophosphat nachgewiesen werden.

des Durchtritts ist uns völlig unbekannt. Bei Durchströmung des Trendelenburgschen Präparates läßt Phosphat sich nicht wie Cl′ auswaschen, wohl aber wenn man Saccharoselösung oder geeignet konzentrierte Milchsäure (1,5%, nicht 0,75%) zusetzt (Ernst und Takacs[3357, 3358]). Vor allem wird jeder Untersucher sich mit der Tatsache abfinden müssen, daß PO_4''' austritt während der Reizung des Muskels, wie schon Untersuchungen von Embden ergaben[3376, 3453, 3454]. Dieser Austritt ist auch bei Erstickung[3454] und ganz besonders bei Erschöpfung deutlich, wird aber schon bei unterschwelliger Reizung gesehen (Fenn[3355]). Im abfließenden Blut des gereizten Muskels läßt sich das auch am Tier nachweisen (Eggleton[3446]).

Bei direkter Durchströmung und Trennung in Effekte der Anode und Kathode zeigte sich die PO_4'''-Ausscheidung ausschließlich an der Anode[3455], „entweder bedingt durch lokale Permeabilitätssteigerung oder verstärkten Zerfall organisch indiffusibler Verbindungen".

Wenn die Hinterbeine der Katze durchströmt werden, nimmt PO_4''' im Plasma zu, trotz Gabe und Aufnahme von Glucose. Das geschieht aber nicht nach Zusatz von Insulin. Selbst wenn man durch Zusatz von ganz großen Zuckermengen zum Blut eine Glykogenspeicherung erzwingt, kommt es nicht zur PO_4'''-Abnahme. Auch hier ist die PO_4'''-Aufnahme des Muskels nicht mit Glykogenbildung verbunden. Wenn bei der Durchströmung der Phosphatgehalt stark gesteigert wird und beträchtliche Verluste in der Durchströmungsflüssigkeit auftreten, kann PO_4''' in der Muskulatur (Versuchstiere Hunde) doch nicht in anorganischer Form vermehrt nachgewiesen werden[3458]. Nach Convay und Mitarbeitern (siehe S. 538f) wird die Aufnahme des PO_4''' als solches einfach von Membrangleichgewichten beherrscht. Ist es erst einmal in der Faser, dann wird es nach seiner Darstellung in organische Bindung überführt und geht dem Membrangleichgewicht verloren. Um die Elektroneutralität zu erhalten, würde es dann $K^{\cdot}$, auch hineinzwingen. Da aber die Mengen von Phosphorsäureestern nicht größer werden können, als es dem Stoffwechsel entspricht, ist die Aufnahme — als bestimmbare Summe gerechnet — nicht leicht zu erzwingen. Wie der Einbau des einzelnen Ions erfolgt, ist mit ^{32}P markiertem Phosphat nachher geschlossen behandelt.

Bei vielen Zuständen, in denen PO_4''' abgegeben wird, findet sich eine Abgabe von $K^{\cdot}$ nicht nur am Muskel sondern auch an der *Leber*. Nach Insulin sinken $K^{\cdot}$ und P in der Leber relativ zusammen ab, aber eine Beziehung zum Glykogengehalt besteht nicht (Fenn[3391]). Im Blut findet sich, wie wir schon früher genauer darlegten, eine Beziehung zwischen Glucosegehalt und Phosphat. Durch Insulin und auch durch Glucosegaben kann man eine Erniedrigung des anorganischen Phosphats erzwingen. Bei Versuchen mit isolierten durchströmten Lebern[3456], fand sich bei der Kaninchenleber eine Beseitigung der Glucose aus dem Blut mit gleichzeitiger Glykogenablagerung, während die isolierte Katzenleber weder Verbrauch von Glucose noch Ansatz von Glykogen zeigte. Der niedere respiratorische Quotient wies hier auf Fettverbrennung hin, bei der Kaninchenleber liegt er höher. Das PO_4''' verhält sich aber bei beiden Organdurchströmungen gleich, wie folgende Analysen im Serum zeigen:

Tabelle 248.

	Ausgang	n. 30 Min.	60 Min.	90 Min.	120 Min.
Kaninchen .	4,64	5,65	6,53	6,97	7,60
Katzen . . .	4,02	4,69	5,43	6,20	7,20

3452 Gerard, W. R. u. Tupikova, N.: J. cellul. comp. Physiol. **13**, 1 (1939), Rona **113**, 237. P_2O_7 soll im Nerven vorkommen.

3453 Embden, G. u. Adler, E.: Hoppe-Seylers Z. **118**, 1 (1921).

3454 Simon, M.: Hoppe-Seylers Z. **118**, 96 (1921).

3455 Robbins, S. S. u. Wilhelm, M. L.: Pflügers Arch. **234**, 707 (1934), Rona **83**, 532.

Nur bei Zusatz von Fructose fand sich eine kurze Abnahme des PO_4''' im Plasma auch bei der Katze. Das PO_4''' wurde in einen leicht hydrolysierbaren Ester überführt.

Überall sehen wir das Verschwinden von Phosphat mit dem Stoffwechsel der Organe verbunden. Das zeigte sich ebenso bei der Resorption von Zuckern durch die Darmwand von Ratten, Katzen und Kaninchen[3457].

Der Gehalt beträgt 131 mg% bei Glucoseresorption, 107 mg% bei Fructose, aber 76 mg% Trockensubstanz. Eine Zunahme erfolgt bei den schwer hydrolysierbaren Estern, keine Änderung im Glykogengehalt. Zusatz von m/100 NaF führte zu geringfügiger Abnahme, die Verhältnisse bei Fructoseresorption wurden aber nicht geändert.

11. Radioaktives Phosphat. Über die Schicksale zugeführten Phosphats würden wir nicht so leicht Aufschluß erhalten haben, wie wir aus dem eben Dargestellten entnehmen können, wenn nicht mit der Herstellung des *radioaktiven Phosphors* ^{32}P ganz neue Möglichkeiten eröffnet worden wären. Durch ihre β-Strahlung können Atome markiert werden. Seit der ersten Anwendung des Radiophosphors zu biologischen Zwecken durch HEVESY[3460] sind darüber eine große Anzahl von Versuchen angestellt worden, und man kann die Anwendung von ^{32}P zu den üblichsten und wichtigsten Methoden des Intermediärstoffwechsels rechnen. Die Brauchbarkeit verlangt aber den Beweis, daß durch die Radioaktivität nicht etwa eine Schädigung der Gewebe stattfindet. Denn es gibt in der Zelle strahlenempfindliche Prozesse, die sich durch Schädigung der Zelle bemerkbar machen.

a) Aktuelle Wirkungen.

Da in den ersten Versuchen[3460] eine spezielle Ablagerung im Knochen beobachtet wurde, lag es nahe, hier eine Schädigung zu erwarten, da diese Stellen besonders strahlenempfindlich sind. Versuche in dieser Richtung wurden ausgeführt[3459], indem wachsende, also besonders empfindliche Hühnchen mit aktiven Phosphaten gefüttert wurden. Die dargereichten Mengen wurden gemessen nach $\frac{\text{Aktivität in Mikrocurie}}{\text{Gewicht in Gramm}}$. Dieser Quotient erreichte die Größe von 0,22. Als Effekt zeigte sich im Blutbild eine Abnahme der polymorphkernigen Leukocyten, eine ganz vorübergehende Abnahme der Lymphocyten und vielleicht eine geringe Zunahme der Erythrocyten. Die Vögel wuchsen sonst gut und zeigten keine Hemmung gegenüber den normalen Kontrollen. Um diese Effekte zu erreichen waren aber Dosierungen notwendig, die, wie obiger Quotient zeigt, die übliche Menge des Dargebotenen weit übersteigen. 1 μ C/g Gewebe bedeutet ein Ionisationsäquivalent von 42 r/Tag. 1 μ C sind $3{,}48 \cdot 10^{-12}$ g ^{32}P. Man gibt heute bei der Ratte 0,05 μ C, wenn man ein für Phosphat schwer zugängliches Organ wie das Gehirn untersuchen will. Für die Leber genügen schon 0,001 μ C/g[3458, I]. Die Dosen sind weit außerhalb jeder Schädigung, da die Versuche am Hühnchen nur einen ganz kurzen Effekt gaben. Etwas anderes ist es, wenn man physiologische Effekte erzielen will.

Bei therapeutischen Versuchen wurde schon eine Reihe von Erfolgen berichtet, und zwar entsprechend der Verteilung und den Andeutungen vom Tierversuch zuerst bei Leukämie. Die zu verordnende Menge beträgt nach MITCHELL[3460, I] 1 Millicurie am Anfang und $5 \times 0{,}5$ mCurie in 3—4tägigen Intervallen,

---

3456 LUNDSGAARD, E.: Skand. Arch. Physiol. **80**, 291 (1938), Rona **110**, 567.
3457 LUNDSGAARD, E.: Hoppe-Seylers Z. **261**, 193 (1939), Rona **117**, 246.
3458 POLLACK, H., FLOCK, E., MASON, P., ESSEX, H. E. u. BOLLMANN, J. L.: Amer. J. Physiol. **110**, 102 (1934), Rona **85**, 65.
3458, I LOW-BEER, B. V. A., LAWRENCE, J. H. und STONE, R. S.: Radiology 39, 573 (1942).
3459 SCOTT, K. G. u. COOK, S. F.: Proc. Nat. Acad. Sci. USA. **23**, 265 (1937).

schließlich wöchentlich 0,3 mCurie, bis die Leukocyten auf 30000 abgesunken sind, weitere Dosen nach dem klinischen Bild unter genauer Kontrolle des Knochenmarks. In 39 Fällen wurden so 11,8 mCurie in 78 Tagen verabfolgt. Die Erfolge bei chronischer, lymphatischer und myeloischer Leukämie glichen denen der Röntgenbehandlung, bei Lymphogranulomatose und Lymphosarkom war der Erfolg geringer, gar kein Erfolg bei akuten Leukämien. Besser ist der Erfolg bei Polycythämie, bei der eine einmalige Dosis von 3,5—4 mCurie ausreicht (siehe auch [3664, VI]). Gerade bei dieser Erkrankung ist die spezielle Anreicherung des $^{32}PO_4$ an der Oberfläche der Apatitkristalle im Knochen, also in der Umgebung des aktiven Gewebes, die Vorbedingung zum Erfolg. Das wurde nachgeahmt durch lokale Anwendung bei bestimmten Hauterkrankungen, auch carcinomatöser Natur[3460, II]. Auch in subtherapeutischen Dosen zeigte es sich, daß bei Kranken mit Leukämie die säurelösliche Fraktion der roten Blutkörperchen erhöht wurde, was sich durch nichtaktives Phosphat nicht erreichen ließ[3460, VI u. VII]. Auf die Versuche bei Pflanzen mit allerdings sehr großen Dosen weisen wir nur kurz hin. Jedenfalls gibt es besondere Stoffwechselwirkungen auch in den nicht sichtbar geschädigten Zellen.

Damit ist es erwiesen, daß sich durch $^{32}PO_4$ eine Wirkung im Körper erreichen läßt, die vom normalen Phosphat nicht erzielbar ist, und es erhebt sich die weitere Frage[3461], ob man die gemessenen Verteilungen wirklich als normale, physiologische ansehen kann. Eine Klarheit ist um so notwendiger, als das $^{32}PO_4$ gerade von jungen, wachsenden Zellen, wie den Leukocyten, außerdem bei Insekten[3464, I] und explantierten Zellen von Tumoren und normalem Gewebe[3464, II] aufgenommen wird, und diese sind gegen jede Art Strahlung am empfindlichsten.

b) Unterschiede gegenüber ^{31}P.

Es gibt in der Literatur Angaben, die auf Unterschiede hinzudeuten scheinen. So wurde das $^{32}PO_4$ etwas rascher ausgeschieden als das $^{31}PO_4$, beim Frosch von Hevesy und Mitarbeitern[3464, V], beim Hund von Govaerts[3460, III] berichtet. Um diese Schwierigkeiten zu umgehen, wurden deshalb Grenzen der Aktivität aufgesucht, bis zu denen ein Resultat brauchbar ist, und nicht von dieser Störung belastet ist[3462—3464].

Dreierlei Möglichkeiten einer Differenz zwischen dem radioaktiven und dem normalen Phosphat gibt es, aus der Störungen für die Methode erwachsen können.

Die erste entsteht daraus, daß die bei dem Zerfall eines Atoms freiwerdenden Elektronen durch Ionisierungen im Gewebe den Stoffwechsel beeinflussen. Das ist der Mechanismus, mit dessen Hilfe oben erwähnte therapeutischen Erfolge eintraten. Nach der bekannten Treffertheorie der Strahlenwirkung, die sich in konsequenter Weiterentwicklung der Quantentheorie ergibt, werden durch die nach statistischen Prinzipien im Gewebe auftretenden Ionisierungen an Ort und Stelle Energien freigesetzt, die chemische Konsequenzen nach sich ziehen. Das ist der Treffer. Wir dürfen nicht annehmen, daß alle oder auch nur ein großer Teil solcher Treffer wirksam werden. Da die Zelle zu $^3/_4$ aus einer wäßrigen Phase

---

[3460] Chiewitz, O. u. Hevesy, G.: Nature **136**, 754 (1935).
[3460, I] Mitchell, J. S.: Brit. med. J. **1947**, 250.
[3460, II] Low-Beer, BVA.: Amer. J. Roentgen Rad. Ther. **1947**, 584. C. **1948 I**, 709.
[3460, III] Govaerts, J.: Nature **160**, 53 (1947). C. **1947**, 1378.
[3460, IV] Schaefer, K.: Angewandte Chemie **59**, 42 (1947).
[3460, V] Evans, R. D.: Am. J. Roentg. Dez. 1947.
[3460, VI] Abelst, C., Kenney, J. M., Graver, L. F., Marinelli, L. P. u. Rhoads, C. P.: Cancer Res. **1**, 771 (1941), zit. nach [3460, VII].
[3460, VII] Weygand, F.: Angew. Chemie **1949**, 285.

besteht, werden dort H und OH Radikale entstehen, die auf die Nachbarschaft oxydierend oder reduzierend wirken. Solche Ereignisse können bei der großen Kapazität der Zelle ohne Schaden vertragen werden. Vor allem haben wir eine stetige Erprobung, da die Radioaktivität des Kaliums im Gewebe trotz der Halbwertszeit von 10^{11} Jahren groß genug ist, um doch immer wieder solche Geschosse durch die Zellstruktur ohne Schaden gehen zu lassen. Nun hat sich in der Strahlenbiologie ergeben, daß nur diejenigen Treffer eine Bedeutung haben, die bestimmte Stellen im Zellkern treffen. Dann kann die Zelle zugrunde gehen. Man kann leicht ausrechnen, daß die Zahl der Treffer nicht groß ist, wie uns gerade das Großhirn ein Beispiel dafür ist, wo ein Zellersatz nicht eintritt. Wir wissen noch nicht, ob, wie bei manchen Bakterien, auch für Körperzellen ein einziger Treffer ausreichend ist, eine Tötung herbeizuführen. Wahrscheinlich sind mehrere Treffer notwendig. Sonst würden die Höhenstrahlen und das Kalium des Gewebes ein Leben unmöglich machen. Aber die Möglichkeit der Schädigung bedeutet, daß die Intensität der angewandten Präparate nicht zu groß sein darf. Wenn aber geringe Aktivitäten zur Anwendung kommen, wird man bei der überwiegenden Zahl der Zellen keine Schäden oder Änderungen erwarten dürfen und hat sie auch nicht angetroffen. 1 Mikrocurie bedeutet die Aufspaltung von 37000 Atomen pro Sekunde. Wenn man einer Ratte/kg Gewicht 10—20 μ Curie gibt, dann werden 370—740000 Atome in jeder Sekunde zur Explosion kommen. In Röntgeneinheiten wäre das nach den Formeln von EVANS[3460, V] berechnet eine Anfangsmenge von 0,338—0,676 r/kg Tier, die Gesamtmenge 6,95—13,9 r, die sich auf zahlreiche Wochen verteilt. Im obigen Beispiel am Hühnchen betrug die Anfangsdosis 7,4 r. Gegenüber den Röntgenstrahlen gibt es jedoch einen wesentlichen Unterschied darin, daß die Verteilung nicht gleichmäßig im Gewebe ist, sondern wechselt nach dem Einbau in der Zelle. Wenn der Einbau in der Nähe eines strahlenempfindlichen Teiles liegt, ist der Raumwinkel, unter dem dieses Element erscheint und damit die Trefferwahrscheinlichkeit größer. Das gilt besonders, wenn der Einbau in den empfindlichen Teil selbst erfolgt, wie in die Nucleoproteide der Chromosomen (siehe S. 332f). Dort kann dann der Raumwinkel unter Umständen den maximalen Wert von 4π bzw. 1 erreichen. Deshalb haben Untersuchungen über die Verteilung eines radioaktiven Isotops nicht nur Erkenntniswert, sondern bilden auch die unabdingbare Grundlage jeder therapeutischen Anwendung. Sie sind damit von unmittelbarem praktischen Nutzen.

Der Begriff der Isotopen schließt es in sich, daß kein chemischer Unterschied zwischen den Körpern besteht. Es bleibt nur das verschiedene Atomgewicht, und das ist der zweite Punkt einer möglichen Abwandlung. Das normale P hat ein Atomgewicht von 31, das aktive 32. Auf Phosphat berechnet ergeben sich Unterschiede wie 95 und 96. Kürzlich hat SCHÄFER[3460, IV] die Möglichkeit erörtert, daß Isotope auch verschiedene physikochemische Abweichungen, vor allem in der Reaktionsgeschwindigkeit aufweisen, besonders indem die leichteren Atome

---

3460, VIII NIER, A. O. u. GULBRANSEN, F. A.: J. biol. Chem. **142**, 47 (1942), zit. nach [3460, VII].

3460, IX KRAMPITZ, L. O., WOOD, A. G. u. WERKMAN, C. H.: J. biol. Chem. **147**, 243 (1943).

3461 BARNETT, A.: Physical. rev. **2**, 56, 963 (1939). C. **1940 II**, 66.

3462 CRANE, H. R.: Physical. rev. **2**, 56, 1243. C. **1940 II**, 66.

3463 MULLINS, L. J.: Physical. rev. **2**, 56, 1244 (1939). C. **1940 II**, 66. Erst bei 1 Microcurie wurden Permeabilitätsstörungen bei Nitella gefunden.

3464 HEVESY, G.: Physical. rev. **2**, 57, 240 (1940). C. **1940 II**, 66. Bei genügend niederer Aktivität seien eher Störungen wegen nicht völliger chemischer Identität von Isotopen zu erwarten (Umwandlung in S ?).

3464, I CRAIG, R.: J. appl. Physics. **12**, 325 (1941). C. **1941 II**, 3091.

3464, II BRUES, A. M., JACKSON, E. B. u. COHN, W. E.: J. appl. Physics. **12**, 321 (1941). C. **1941 II**, 2691.

3464, III HAHN, L. u. HEVESY, G.: Acta physiol. scand. **1**, 347 (1941).

rascher reagieren. Bisher sind solche bei Deuterium zur Beobachtung gekommen. Die Möglichkeiten werden aber mit größerem Atomgewicht kleiner, weil die relativen Unterschiede allein in Frage kommen. Vor allem haben wir einen Beweis, daß das nicht für den Organismus gilt, denn wo wir auch in der belebten Natur Elemente als Bausteine finden, die sich aus Atomen verschiedenen Gewichts zusammensetzen, so wurde doch niemals eine Abweichung in den Bausteinen gefunden von der Zusammensetzung des Unbelebten. Beim Kohlenstoff fand sich eine Anreicherung des ^{12}C gegenüber ^{13}C in Pflanze und Tier. Aber obgleich die relative Differenz des Atomgewichts noch groß ist, war die Anreicherung minimal[3460, VIII u. IX]. Beim schweren Phosphat kann nur ein Bruchteil eines Unterschiedes herauskommen, und das scheint doch ein genügender Hinweis zu sein, daß man von dieser Seite keine Störungen zu erwarten hat, wenn man auch gerade im Phosphor ein einheitliches Element hat.

Als letztes steht noch die Möglichkeit offen, daß dadurch ein Schaden entsteht, daß beim Zerfall aus dem P ein S, also aus der Phosphorsäure eine Schwefelsäure wird. Diese ist aber weitgehend ungiftig, auch in ihren Estern.

Mit diesen Bemerkungen haben wir das Problem der Anwendung von ^{32}P im Gewebe wenigstens in den Außenlinien umrissen.

c) Allgemeine Verteilung.

Für unseren Problemenkreis gibt eine Untersuchung von HAHN und HEVESY[3464, III] eine sehr wichtige Einführung und Übersicht, zugleich mit einem Vergleich anderer radioaktiver Isotope. Die betreffenden Isotopen wurden Kaninchen intravenös verabfolgt, und die Aktivität im Plasma in kurzen Zeitabständen bestimmt. Die Resultate werden auf 2 Abbildungen (Abb. 41 u. 42) wiedergegeben.

Auf beiden Abbildungen ist ersichtlich, daß die Ionen ^{24}Na, ^{82}Br und ^{38}Cl etwa mit derselben Geschwindigkeit aus dem Blut verschwinden und sich in derselben Menge Körperflüssigkeit verteilen. Es ist bekannt, daß $K^{\cdot}$ in allen Zellen zu finden ist und sich so schließlich in dem Gesamtwasser des Organismus verteilt. Dieser Unterschied dürfte sich aber nicht schon nach 15 Sekunden bemerkbar machen. Trotzdem sieht man ein rascheres Verschwinden in dieser Zeit als Zeichen dafür, daß die Kapillargrenzen dem ^{42}K geringeren Widerstand bieten als ^{24}Na, ^{38}Cl und ^{82}Br. Das ist besonders bedeutsam, weil für die einfache Diffusion in Wasser $K^{\cdot}$ und Cl' etwa gleiche Diffusionskoeffizienten besitzen. Auffällig ist besonders das Verhalten des $^{32}PO_4'''$, dessen Eindringungsfähigkeit ^{38}Cl, ^{82}Br und ^{24}Na weit übertrifft. Das widerspricht ganz offenbar den von uns bisher dargestellten Gesetzmäßigkeiten, und tatsächlich werden bei Kontrolle der von den Organen aufgenommenen Mengen sowohl im Muskel als auch im Zentralnervensystem viel geringere Mengen gefunden (siehe [3464, IV]). Es muß eine Stelle geben, an der die Durchtrittsmöglichkeiten des Phosphats besonders gut sind, das sind die Knochen. Durch Ablagerung als unlösliche Verbindung wird es erreicht, daß schon in der kurzen Zeit von 10 Minuten Phosphat die Grenze überschreitet, als wenn es sich in 100% des im Körper vorhandenen Wassers verteilt hätte. GREENBERG und Mitarbeiter[3286, I] fanden bei Hunden ein langsameres Verschwinden des ^{32}P aus dem Blutplasma. Allerdings war die Phosphatmenge, die ihnen als Träger diente, so groß, daß die chemisch nachweisbare Konzentration sich verdoppelte. Bei dem langsameren Verschwinden spielt aber sichtlich die spezifische Aktivität eine Rolle, wie auch bei der Jodaufnahme in der Schilddrüse.

[3464, IV] AIRD, R. B., COHN, W. E. u. WEISS, S.: Proc. Soc. exp. Biol. Med. **45**, 306 (1940), Rona **126**, 451. Bei Darreichung von aktivem Triphenylphosphit fand erst eine Hydrolyse der Verbindung statt, dann wurde ^{32}P entsprechend langsam aufgenommen.

Während aber bei der Schilddrüse die Aufnahme durch die höhere Konzentration an Jod durch einen Angriff am Stoffwechsel direkt gehemmt wird, ist der Mechanismus bei Phosphat verschieden und vermutlich weniger abhängig von der Wahrscheinlichkeit eines Platzwechsels in den obersten Schichten von

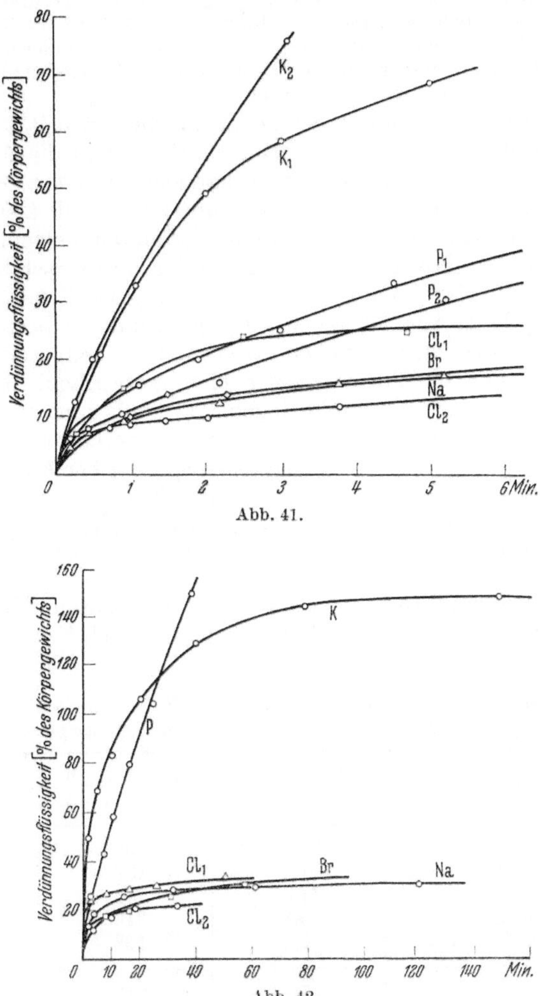

Abb. 41.

Abb. 42.

Abb. 41 u. 42. Die Ordinaten dieser Kurven geben die Flüssigkeitsmenge an, in Prozent des Körpergewichts berechnet, in der sich die Ionen gelöst haben. Auf Abb. 41 erfolgten die Entnahmen teilweise schon 15 Sekunden nach der Injektion, und der Gesamtbereich erstreckt sich über die ersten 6 Minuten. Die Abb. 42 berücksichtigt größere Zeiträume (nach HAHN und HEVESY[3464, III]).

Apatitkristallen, als einem Vorgang der Adsorption. HEVESY, HAHN und REBBE[3164, V] fanden bei ihren Versuchen an Fröschen, die auf 2° und 20° gehalten wurden, eine 3fach so große Aufnahme beim Übergang zur höheren Temperatur, während im Knochen die Steigerung viel schwächer war.

Die primäre Aufnahme in die Knochen beherrscht nicht durchweg die Beteiligung der einzelnen Organe, wenn auch bei chronischer Darreichung wiederum der Knochen die Hauptablagerungsstelle ist (Froschskelett nach HEVESY, HAHN und REBBE[3464, V] 74%). Einen anderen Gesichtspunkt gibt die Versuchsserie von MANERY und BALE[3329, III] bei Ratten, die bei verschiedenen Organen das Verhältnis zu den im Plasma vorhandenen Konzentrationen berechneten, d. h. so wie die Cl'-Räume ausgerechnet werden, geschieht dasselbe hier mit $^{32}PO_4'''$.

In Herz, Leber, Niere, Magen werden die so gerechneten Cl'-Räume von den $^{32}PO_4'''$-Räumen überschritten, beim Gastrocnemius in 20 Minuten. Durch Überführung in organische Bindung kommen — natürlich nur virtuelle — Räume von 242% in der Niere, 193% in der Leber, 124% im Magen schon nach 20 Minuten zur Messung. Nach 2 Stunden haben Leber (1077), Niere (787), Magen (388), Herz (265), Haut (98), Gastrocnemius (73), Hoden (50%) aufzuweisen, während im Gehirn nur Spuren vorhanden sind.

In einer weiteren meist geübten Methode, um die Intensität der Aufnahme des ^{32}P in den einzelnen Geweben zu verfolgen, setzt man die Aktivität in Beziehung zu dem in dem Organ insgesamt vorhandenen P, oder welche P-Verbindung man gerade in den Bereich der Betrachtung ziehen will („spezifische Aktivität"). Man kann dann beobachten, daß einer primären Verteilung später eine Änderung entspricht, so daß Einbau und Abgabe in den verschiedenen Organen direkt gemessen wird. Man kommt dann dazu, für jedes ^{32}P-Atom eine durchschnittliche Verweildauer von 30 Tagen im Organismus zu berechnen[3467]. Aber diese Zahl wird von manchen Geweben (Gehirn, Knochen) weit überschritten.

Über die Verhältnisse im Blut haben wir schon gesprochen. Phosphat vermag die Wand der Erythrocyten zu durchdringen und kann dann im Innern in eine organische Esterbindung übergehen. Die Leukocyten verhalten sich etwas anders (siehe oben). Die Verteilung auf die Organe (nach spezifischer Aktivität gerechnet) ist durchaus verschieden, besonders gering im Gehirn.

Wenn die Aufnahmegeschwindigkeit des Gehirns mit 1 gesetzt wird, dann ist sie bei Muskel 4, Erythrocyten 6, Milz 17, Herz 20, Lunge 25, Nierenmark 26, Leber 28, Darmschleimhaut 30, Nierenrinde 50[3466 u. 3470, II].

Diese Verhältnisse sind aber nur anfangs zu beobachten. Nach 72 Stunden ergeben sich Werte wie die auf folgender Tabelle (nach [3468], siehe auch [3469]):

Tabelle 249.

Phosphor- und Radiophosphorgehalt verschiedener Gewebeteile von Ratten, 72 Stunden nach der intravenösen Zufuhr von radiophosphorhaltigem Natriumphosphat.

Gewebeteil	Phosphor in mg	Aktivität in Impulsen/min	Aktivität / Phosphorgehalt
Schädel	33	460	14
Zähne	11,1	132	11,9
Unterkiefer	11,5	184	16
Oberschenkel, Gelenke	9,8	340	34,7
Oberschenkel, Schaft	9,6	138	14,4
Niere	5	246	49
Leber	22,7	1650	73
Milz	4,5	326	73
Schilddrüse	1,3	82	63
Magen, Darm	37	1590	43
Geschlechtsorgane	1,6	150	94
Hirn	4,0	76	19

Bei dieser Berechnungsart steht der Knochen nicht mehr extrem da.

[3464, V] HEVESY, G., HAHN, L. u. REBBE, O.: Biol. Medd. danske Vidensk Selsk. **16**, 8, 1 (1941), Rona **129**, 39. Verteilung bei rana Hungarica. 5 Minuten bis 400 Stunden bei wiederholter Zufuhr.

[3464, VI] LAWRENCE, J.: Science **94**, Suppl. 8 (1941). C. **1943 I**, 1900.

[3465] HEVESY, G.: Enzymologia **5**, 138 (1938), Rona **111**, 348.

[3466] HEVESY, G.: J. chem. Soc. London **1939**, 1213, Rona **118**, 403. Zusammenfassendes Referat.

Nach peroraler Gabe[3470] an Ratten war der Magen in 4 Stunden leer. Im Dickdarm tauchten nach 2 Stunden bestimmte Mengen auf, aber es handelte sich um nichtresorbiertes ^{32}P, wie aus dem Vergleich mit intraperitonealen Gaben geschlossen werden konnte.

Der Muskel nahm 15% des eingegebenen ^{32}P in 4 Stunden auf, dann ging der Wert zurück auf 10—12% in 150 Stunden. Selbst in eingekapselte Trichinen im Muskel von Ratten drang $^{32}PO_4'''$ ein und erreichte nach 4 Stunden das Maximum der Konzentration[3470, I]. Der Knochen enthielt zuerst 20—25% in 2—4 Stunden und ging auf 15% zurück in 150 Stunden. Er hielt das ^{32}P am intensivsten fest, allerdings nicht bei Berücksichtigung des vorher vorhandenen P, also bei Rechnung nach spezifischer Aktivität. Nach Gewichtseinheit ^{32}P pro Organgewicht gibt es folgende Reihe: Knochen > Leber > Magen und Dünndarm > Herz > Nieren > Lunge > Blut > Muskeln > Haut und Großhirn.

Bei peroraler Gabe wird mehr in Leber und Darmwand gefunden als nach parenteraler.

Wenn bei Mäusen nur die nach 72 Stunden schließlich retinierten Mengen bestimmt wurden, dann zeigte sich eine geringere Retention bei gleichzeitiger Gabe von Eisensalzen, eine bessere durch Lebertran, Ölsäure und Glucose[3471, I].

Ausführliche Analysen an 3 wachsenden Hühnchen geben wir auf folgender Tabelle (nach [3471]) wieder:

Tabelle 250.

Ablagerung von radioaktivem Phosphor in Geweben.

Gewebe	Prozente der vollen Wirksamkeit bei Hühnern			Auf Gramm Gewebe (in Mikrocurie) — Feuchtgewicht			Auf Gramm Phosphor (in Mikrocurie).	
	4 Tage	60 Tage Huhn 4	60 Tage Huhn 5	4 Tage	60 Tage Huhn 4	60 Tage Huhn 5	4 Tage	60 Tage Huhn 4
Milz	0,19	0,034	0,08	0,0088	0,0018	0,0015	3,1	0,6
Knochenmark	0,067	0,044	0,10	0,0017	0,0018	0,001	0,9	1,0
Gehirn	0,127	0,05	0,14	0,0018	0,0014	0,0014	1,0	0,8
Skelettmuskel u. Fett	60,0	13,0	26,0	0,0071	0,001	0,001	3,3	0,5
Leber	2,0	0,4	0,87	0,0068	0,0009	0,0007	2,3	0,3
Niere	0,4	0,08	0,12	0,0047	0,0009	0,0005	2,0	0,4
Herz	0,24	0,1	0,16	0,0027	0,0008	0,0005	1,5	0,5
Testes		0,2	0,34		0,0007	0,0007		0,4
Lunge	0,51	0,05	0,14	0,0057	0,0006	0,0006	0,3	0,3
Darm	3,5	0,17	0,57	0,0028	0,0004	0,0004	1,0	0,2
Magen		0,11	0,22		0,0003	0,0002		0,2
Blut	0,97	1,2	0,7	0,0008	0,0006	0,0002	0,8	0,2
Knochen	32,0	84,0	70,0	0,17	0,08	0,055	1,0	0,5

Zu dieser Tabelle ist zu bemerken, daß ein Vergleich von einem Tier zu dem anderen nicht möglich ist, weil sowohl die verabfolgte Menge, als auch das Gewicht der Tiere nicht gleich war. Schließlich bestand die Tatsache, daß in den 60 Tagen ein großer Teil der Aktivität bei einer Halbwertszeit von 14,5 Tagen sich verloren hatte. Vor allem war in diesen Versuchen die Aktivität so stark, daß schon die ersten Schäden sich bemerkbar machten.

3467 HAHN, L. A., HEVESY, G. CH. u. LUNDSGAARD, E. C.: Biochem. J. **31**, 1705 (1937), Rona **104**, 175.

3468 BORN, H. J.: Naturwissenschaften **1940**, 476. Ratten, Injektion in die Schwanzvene.

3469 ELY, J. O.: J. Franklin Inst. **230**, 125 (1940). C. **1940 II**, 2178.

3470 COHN, W. E. u. GREENBERG, D. M.: J. biol. Chem. **123**, 185 (1938).

3470, I MCCOY, R. O., DOWNING, V. F. u. VAN VOORHIS, S. N.: J. Parasitol. **27**, 53 (1941). C. **1941 I**, 3379.

3470, II HEVESY, G. HAHN, L.: Biol. Medd. danske Vid. Selsk. **15**, Nr. 5, 1 (1940), Rona **123**, 60.

3470, III AIRD, R. B., COHN, E. u. WEISS, S.: Proc. Soc. exp. biol. Med. **45**, 306 (1940). C. **1943 I**, 1386. Injektion von radioaktivem Triphenylphosphat an Katzen. Die graue Substanz nimmt etwas mehr auf.

Der Verlust durch Ausscheidung des ^{32}P in den ersten 4 Tagen betrug nach weiteren Analysen an 5 Vögeln 22,8%. Die Daten sind gewonnen aus absoluten Werten, dann nach Aktivität/Gewichtseinheit Organ und schließlich nach spezifischen Aktivitäten, d. h. entsprechend dem vorgegebenen Phosphatgehalt. Der Verlust vom 4. bis zum 60. Tage ist am größten im Darmkanal (weitere Analysen über Aufnahme in den Darmkanal beim Huhn während der Legetätigkeit siehe [3501]), wobei auch dem Wechsel der Zufuhrart (per os — parenteral) eine Bedeutung zukommt; sonst zeigen alle Organe einen Abfall, wenn man die Prozente der vorhandenen Aktivität in Rechnung stellt (Kolonne 2—4), ebenso bei Aktivität/Gewicht. Die Atomverjüngung ist beim Knochen also außerordentlich gering. Die Sonderstellung des Knochens gilt aber nicht mehr, wenn der Phosphatgehalt der Gewebe (letzte Kolonne) herangezogen wird. Hier stehen schließlich Gehirn und Knochenmark an der Spitze, von denen die Autoren bemerken, daß sie die Organe mit dem höchsten Lipoidgehalt darstellen.

Die Verteilung hängt zum Teil ab von der Art der Verbindung, die zugeführt wird. Chromphosphat ging als Kolloid zu 50% in die Leber und wurde dort 10 Tage festgehalten[3471, II]. Triphenylphosphit wurde von AIRD, COHN und WEISS[3470, III] Katzen injiziert und geprüft, wie sich der Gehalt von ^{32}P zu dem in dem betreffenden Organ analytisch bestimmbaren Phenol verhält. Der Quotient war so, daß man vorhergehend eine völlige Hydrolyse annehmen konnte mit Ausnahme der motorischen Rinde und des Diencephalon, so daß eine Aufnahme der lipoidlöslichen Verbindung unzersetzt an dieser Stelle möglich scheint.

Ebenso erwies sich das Phosphorylcholin bei der Ratte als außerordentlich labil. Es fand sich kein Unterschied in der Verteilung von rein anorganischem Phosphat gemischt mit Cholin. Es ergab sich kein Anhalt dafür, daß die Verbindung ganz in Phospholipide eingebaut wird, im Gegenteil eine Hemmung der Umsetzungen der Phospholipide in der Leber, aber keine Wirkung auf die Lecithinfraktion[3771, III]. Mit $^{32}PO_4$ markiertes Protein und Vitellin, gewonnen aus den Eiern vorbehandelter Hennen, verschwanden rasch aus dem Blutstrom von Kaninchen, die damit intravenös gespritzt worden waren. Vom Protein waren nach 3 Stunden weniger als 25% im Kreislauf, aber vom Vitellin konnte bereits nach 5 Minuten nur noch $^1/_8$ gefunden werden. Es fand sich in Lebern und Lungen der Tiere, zum Teil wahrscheinlich zurückgehalten in den Lungencapillaren[3471, V].

Durch Gabe von Parathormon in der Menge von 500 Einheiten pro Ratte 1 Stunde vor der intraperitonealen Gabe von 10—15 μCurie $^{32}PO_4$ nahmen die Leber und Niere rund 20% mehr P auf als die von nichtbehandelten Tieren[3471, IV]

d) Aufnahme in Hartgewebe.

Der hohe Gehalt im *Knochen* ist gewonnen worden, obwohl vorher eine Säuberung von organischer Substanz durch Behandlung der Knochen mit Lauge stattfand. Die Aufnahme war relativ nicht so stark von anderen Autoren gefunden worden. So fanden HAHN, HEVESY und LUNDSGAARD[3467] den spezifischen Gehalt

---

[3471] COOK, S. F., SCOTT, K. G. u. ABELSON, P.: Proc. Nat. Acad. Sci. USA. **23**, 528 (1937).

[3471, I] ERF, A. L., TUTTLE, L. W. u. SCOTT, K. G.: Proc. Soc. exp. Biol. Med. **45**, 652 (1940). C. **1941 I**, 3395, Rona **126**, 343. Jüngere Tiere retinieren besser. Zugabe größerer Mengen von inaktivem Phosphat verschlechtert.

[3471, II] JONES zit. nach TOBIAS, C. A., WEYMOUTH, P. P. u. WASSERMANN, L. R.: Science **1948**, 115.

[3471, III] RILEY, R. F.: J. biol. chem. **153**, 535 (1944).

[3471, IV] TWEEDY, W. R. u. CAMBELL, W. W.: J. biol. chem. **154**, 339 (1944).

[3471, V] BANKS, T. E., BOURSNELL, J. C., DEWEY, H. M., FRANCIS, G. E., TUPPER, R. u. WORMALL, A.: Biochem. J. **43**, 518 (1948).

im Skelett des Kaninchens geringer als den aller anderen Organe. Der Unterschied liegt wohl darin, daß bei den wachsenden Hühnchen eine besonders starke Ablagerung in den Knochen infolge des Verkalkungsprozesses stattfand.

Ebenso fand sich beim Kaninchen, daß innerhalb desselben Knochens die Ablagerung nicht gleichmäßig stattfand, sondern die gut durchbluteten und wachsenden Epiphysen mehr enthielten als die Diaphysen[3465, 3466].

In den Epiphysen war nach 3 Stunden schon jedes 400. P-Atom ausgetauscht. Dasselbe gilt für den Frosch, modifiziert durch die Temperatur. Bei 22° wurde in Diaphyse und Epiphyse mehr aufgenommen als bei 0°[3472, I]. In den Versuchen von LE FEVRE-MANLY und BALE[2778] fand sich bei Ratten ein Gehalt von 6% des anorganischen Teils in 4 Stunden. In 2 Tagen stieg der Gehalt auf 9% und sank in 20 Tagen auf 5% ab. Während anfangs die Epiphyse doppelt soviel ^{32}P enthielt wie die Diaphyse, kehrte sich das Verhältnis um, weil letztere das ^{32}P fester hielt, verständlich aus dem Umsatz. Beim Hunde wurde in der Spongiosa noch nach 12 Tagen ein höherer Gehalt gefunden als in der Kompacta[3472, II]. Die höchste Aufnahme soll aber in Knochentumoren erfolgen[3472, IV].

Es handelt sich im allgemeinen darum, daß der im Moment der Verknöcherung befindliche Knochen am meisten ^{32}P an sich reißt, ob er aber selbst diese Mengen am zähesten zurückhält, ist abhängig davon, inwieweit er einem Umbau unterliegt. So finden sich im stabilen Knochen am fünften Tage nach der Zufuhr etwa gleiche Mengen wie im labilen, der vorher überwog, nachher waren die Verhältnisse umgekehrt, und im stabilen blieb er am längsten erhalten (siehe [3472, III]).

Diese Gesetzmäßigkeiten ließen sich auch bei den Ratten verfolgen, die vor der Gabe des „Tracers" verschiedene Diäten erhalten hatten, wie in den Versuchen von GAUNT, GRIFFITH und IRVING[3472, V].

2 Tiergruppen von je 4 Tieren erhielten Diäten mit demselben Ca/P = 1, aber die Diät I enthielt 0,3%, die Diät II nur 0,12% Ca u. P. Bei dieser Nahrung blieben die Tiere 4 Wochen, erhielten dann das $^{32}PO_4$ subcutan 90 Stunden vor der Tötung. Die Knochenasche betrug bei Diät I 50,25, bei II 38,44%. Es waren also schon bestimmte Verkalkungsstörungen zu bemerken. Die Tiere der phosphorarmen Diät nutzten das erhaltene PO_4 besser aus, wie sich besonders an der geringeren Ausscheidung zeigte (0,5—17,9% bei II gegen 21,2—26,7% bei I im Urin). Bei der Aufnahme fanden sich keine Differenzen bei Zähnen, Gehirn und Haut. Das Skelett nahm bei beiden Gruppen etwa $1^1/_2$ mal soviel auf wie die Muskulatur, aber auf das Gewicht gerechnet nahmen die Tiere mit der phosphorarmen Diät 59% mehr auf als die anderen.

Eine Art doppelter Buchführung wurde von ARMSTRONG und BARNUM[3472, VI] vorgenommen, indem sie sowohl radioaktives ^{45}Ca als auch ^{32}P einer Ratte gaben. Die Mengen waren wegen der Schwierigkeiten der Gewinnung des ^{45}Ca-Isotops beträchtlich. ^{45}Ca wurde in 122,3 mg, ^{32}P in 6,7 mg per os gegeben. Deshalb fanden sich in den Faeces 64,5% des Ca und 33,2% P, während die Ausscheidung im Urin 2,05 bzw. 7,4% betrug.

Die Reihenfolge der Organe bei der Aufnahme war Knochenmark > Epiphyse > Diaphyse > Schneidezahndentin > Schneidezahnschmelz. Das Verhältnis $^{45}Ca/^{32}P$ war etwa um 1. GREENBERG und CAMPBELL[3474, II] fanden in den Zähnen höhere Werte für ^{45}Ca als in den Knochen.

3472 HEVESY, G., HOLST, J. J. u. KROGH, A.: Biol. Medd. danske Vidensk. Selsk. **13**, Nr. 13, 1 (1937), Rona **106**, 633. C. **1938 II**, 1070.

3472, I HEVESY, G. CH., LEVI, H. B. u. REBBE, O. H.: Biochem. J. **34**, 532 (1940), Rona **126**, 550. C. **1940 II**, 3054.

3472, II LE FEVRE MANLY, M., HODGE, H. C. u. VAN VOORHIS, S. N.: Proc. Soc. exp. Biol. Med. **45**, 70 (1940), Rona **127**, 69. C. **1941 I**, 3249.

3472, III MANLY, R. S., HODGE, H. C. u. LE FEVRE MANLY, M.: J. biol. Chem. **134**, 293 (1940), Rona **125**, 107.

3472, IV WOODARD, H. Q.: J. appl. Physics **12**, 335 (1941). C. **1941 II**, 2333.

3472, V GAUNT, W. E., GRIFFITH, H. D. u. IRVING, J. T.: J. Physiol. **100**, 372 (1942).

3472, VI ARMSTRONG, W. D. u. BARNUM, C. P.: J. biol. Chem. **172**, 199 (1948).

3472, VII NEUMANN, W. u. RILEY, R.: J. biol. chem. **168**, 545 (1947).

Die Grenzaufnahme des Knochens beträgt nach NEUMANN und RILEY[3472, VII] 15%. Das sei die Menge, die die oberste Schicht der Kristallite in den Knochen ausmache. Das ließ sich in vitro durch Messung der Aufnahme an pulverisiertem Material bestätigen (FALKENHEIM und Mitarbeiter[692, VI]) und zwar auch für ^{45}Ca, wobei etwa 20—25% ausgetauscht würden für beide Bausteine[3472, VIII]. Wir haben das schon früher (S. 66) ausführlich besprochen. Wenn aber der Austausch nur in dieser Schicht stattfindet — was wohl nur für den ruhenden Knochen gelten kann — dann wären die Berechnungen über die Erneuerung der Phosphoratome fehlerhaft.

Bei *rachitischen* Kücken fand sich in den Knochen, besonders den Epiphysen, mehr ^{32}P als bei den normalen, während in der Leber kein Unterschied nachweisbar war[3473, 3474]. Wenn man vorher eine Dosis von Vitamin verabreichte, fand sich in den ersten 8 Stunden noch kein die große Streuung überschreitender Effekt bei den Behandelten gegenüber den Nichtbehandelten[3475]. Die verschiedene Verteilung des ^{32}P ließ sich radiographisch (photographische Platte) demonstrieren.

Bei Versuchen an rachitischen Ratten (Steenbock-Diät Ca/P = 6,8) konnte durch Vitamin eine um 25—50% stärkere Aufnahme der behandelten Tiere nachgewiesen werden[2734, 3476]. Hier wurde allerdings der Versuch folgendermaßen geleitet: Die Ratten erhielten 0,1 ccm Viosterol (10000 USP XI E/g), eine Stunde später wurde ^{32}P verabfolgt, wieder eine Stunde später wurden die vorher fastenden Ratten zum Futter gelassen und dann bis zur Tötung und Analyse 60—80 Stunden gewartet.

Die Ablagerung in den Knochen erfolgte in anorganischer Form, vielleicht weil die Umsetzung von organischem in anorganisches Phosphat unter Vitamin verbessert wird. Die deutlichen Befunde nach längerem Abwarten, die negativen Ausschläge bei rascher Tötung der Tiere zeigen, daß die primäre Ablagerung nur von der Durchblutungsstärke und der Assimilation abhängt, erst nach längerer Zeit wird die Gleichgewichtsverschiebung durch Vitamin D deutlich. Hierbei fand sich eine verminderte Aufnahme des ^{32}P in den Muskel, die aber nur als sekundär bedingt gewertet wurde[2734].

Bei Tauben fand sich unter dem Einfluß von 0,25 mg Östradiolpropionat täglich eine beträchtliche Steigerung des P-Umsatzes in den Knochen[3472, IX].

Den *Zähnen* wurde bei diesen Untersuchungen besondere Aufmerksamkeit gewidmet, weil man auf diese Weise dem für die Cariesforschung so wichtigen Problem der Ernährung des Zahns nahe zu kommen hoffte.

Es findet sich bei den Angaben immer wieder, daß der Austausch des Schmelzes langsamer verläuft als bei allen anderen Knochengeweben. Daraus folgt aber, daß die Beurteilung einer Aktivität, die man in Beziehung setzen will zur Aktivität des Blutes, besonders leicht fehlerhaft sein kann. Wo das $^{32}PO_4$ langsam eindringt, wird es auch länger verweilen, während die Konzentration im Plasma schon längst wieder zurückgeht.

Sonst sind dieselben Gesetzmäßigkeiten auf das andere Objekt zu übertragen. Bei wachsenden Zähnen findet sich ebenso die bessere Aufnahme gegenüber den ruhenden. Das gilt besonders deutlich für die Ratte, überhaupt für die Nagetiere, indem die wachsenden Schneidezähne sehr rasch, die Molaren aber nur langsam ^{32}P aufzunehmen vermögen[3472]. Die Schneidezähne der Ratte nehmen (langsamer als beim Knochen) in 4 Stunden schon 2—3,5% auf[2778]. Diese Menge verdoppelte sich in 2 Tagen und stieg bis zu 20 Tagen noch weiter an.

[3472, VIII] FALKENHEIM, M., NEUMANN, W. F. u. HODGE, H. C.: J. dent. Res. **26**, 460 (1947).
[3472, IX] GOVAERTS, J. u. DELAMAGNE, M. J.: Nature **161**, 977 (1948).
[3473] DOLS, M. J. L., JANSEN, B. C. P., SIZOO, G. J. u. VAN DER MAAS, G. J.: Proc. roy. Acad. Amsterdam **42**, 499 (1939), Rona **118**, 144.

Wie innerhalb des Einzelzahns sich die Aktivität verteilt, zeigt folgende Zusammenstellung aus Analysen von Schneidezähnen von Ratten (nach LE FEVRE MANLY und BALE[2778]) (Tab. 251). WANNENMACHER gelangte zu denselben Werten.

Tabelle 251.

	1 Tag	20 Tage
Spitze	3 3%	14,6%
Mittelteil	20,7%	39,9%
Wurzel	76,0%	45,5%

In den Molaren wird das Maximum schon nach 12 Stunden erreicht, auf diesem Stand bleibt der Wert 2 Tage, um dann sehr langsam bis zum 20. Tage auf $^2/_3$ des Maximums abzunehmen. Bei diesen Versuchen an Ratten nahm das Skelett 40% der gegebenen Menge auf, die Schneidezähne 2%, die Molaren nur 0,2%.

Dasselbe fand sich bei den Schneidezähnen der Kaninchen. Die schon verkalkte Spitze enthielt kaum ^{32}P, das gerade während der ^{32}P-Zufuhr sich bildende Zahngewebe, auch der Schmelz, aber Mengen wie in der Diaphyse[3472, I].

Umfangreiche Untersuchungen an Meerschweinchen, Kaninchen und Hunden stammen von ROEDER[3474, III], der die Tiere 72 Stunden nach der Injektion tötete und untersuchte. Pro mg Gewebe fanden sich folgende Aktivitäten:

Tabelle 252.

	Zahnschmelz	Dentin	Kiefer-knochen (Kompacta)	Periost	Pulpa.
Meerschweinchen	2—3	8	4	—	—
Kaninchen	9	6	59	540	1270
1 Hund	6	15	58		122

Man kann aus solchen Versuchen schließen, daß selbst der Schmelz beträchtliche Mengen aufnehmen kann. In anderen Versuchen beim Hunde[3472, II] fanden sich im Dentin dieselben Werte wie in der Diaphyse der Tibia, im Schmelz aber nur Spuren. Beim Menschen wurde 1% des Phosphats in 250 Tagen gewechselt. Die ROEDERschen Befunde weichen von allen anderen in der Literatur ab (siehe WANNENMACHER[3474, VI]).

LEUNG und GILDA[3474, IV] bohrten bei Hunden die Canini an, füllten an der einen Seite mit Zinkoxyd-Eugenolzement und ließen sie an der anderen Seite $3^1/_2$ Monate offen sclerosieren. Nach Injektion einer hohen $^{32}PO_4$-Gabe 24 Stunden vor der Extraktion der Zähne wurde ein „Radioautogramm" angefertigt. Beide Seiten zeigten gleiche Bilder.

Eine oft diskutierte Frage ist es, woher der Schmelz seine Aktivität bekommt. Das Dentin steht offenbar in lebhaftem Austausch mit der Pulpa. Aber ebenso wie von dieser Seite kann das Phosphat von außen durch den Speichel in die Zähne kommen. HEVESY und ARMSTRONG[3474, V] lehnen diesen Weg ab aus Versuchen in vitro, während PEDERSEN und SCHMIDT-NIELSEN[3474, I] bei Analysen von menschlichen Zähnen am äußeren Schmelz eine große Aktivität fanden, innen aber nichts, obwohl die Pulpa erhalten war. Insbesondere nehme der Schmelz höhere Mengen auf, wenn er cariös sei oder durch Salpetersäure angeätzt werde. In sorgfältigen und vielfältig abgewandelten Versuchen wurde

[3474] DOLS, M. J. L. JANSEN, B. C. P., SIZOO, G. J. u. VAN DER MAAS, G. J.: Nature **1938 II**, 953, Rona **112**, 637.

[3474, I] PEDERSEN, P. O. u. SCHMIDT-NIELSEN, B.: Acta odontolog. scand. **4**, 1 (1942), Rona **132**, 413.

der Ort des Eindringens von ^{32}P durch WANNENMACHER[3474, VI] an Mensch und Tier verfolgt. Besonders eindeutig sollen die Analysen menschlicher Zähne von 10—14 jährigen Individuen nach subcutaner Gabe wiedergegeben werden. Ein Teil der untersuchten Zähne war vorher mit Metallkappen geschützt worden, so daß ein Eindringen des Radiophosphors auf dem Wege über den Speichel in jedem Falle verhindert wurde. Diese Zähne enthielten stets weniger als 0,2‰ des radioaktiven Präparats, während die nichtgeschützten Werte von 0,2 bis 2,8‰ erreichten. Das Dentin enthielt bei beiden Zahnserien die gleiche Aktivität von 0,9—6‰, also mehr als der Schmelz. Diese Moleküle waren auf dem Blutweg in den Zahn hineingelangt, während die ersten Analysen den überwiegenden Einfluß des Einbaus in den Schmelz nach vorheriger Ausscheidung des Phosphats im Speichel erweisen. Daß überhaupt noch ^{32}P in den Zähnen mit Kappen zu finden ist, liegt nach WANNENMACHER daran, daß vom Zahnfleisch her eine Bewegung auch unter die Kappen möglich sein könnte, und daß der Schmelz zudem an dieser Stelle Strukturunregelmäßigkeiten besitzt mit daraus folgender erhöhter Durchlässigkeit.

HEVESY betont, daß die Resultate auf einen langsamen Austausch von P hindeuten, aber nicht auf die Möglichkeit, im Schmelz wesentliche Änderungen in der Zusammensetzung nach Eruption der Zähne durch die Nahrung zu erzielen.

Wie stark die *Aktivität des Organs* für die Aufnahme des Phosphats maßgeblich ist, zeigen die Unterschiede des P-Gehaltes von *Ovarien* schwangerer und nichtschwangerer Kaninchen, die sowohl mit dem Zählrohr als auch mit der photographischen Platte nachweisbar waren[3477]. Während in Corpora lutea enthaltenden Ovarien schwangerer Kaninchen deutliche Effekte auch mit der weniger empfindlichen photographischen Methode erzielbar waren, gelang es bei den nichtschwangeren Tieren nicht.

Hierbei soll es sich, worauf schon oben hingewiesen wurde, vor allem um Organe handeln, die an sich große Mengen von Phospholipiden enthalten. Sogar in Schnitten kann eine Anhäufung erfolgen. Offenbar handelt es sich bei dieser Korrelation zwischen Aktivität und Phospholipidgehalt um die Bildung einer langsam sich umsetzenden Verbindung, während das Eingreifen des Phosphats in den Kohlenhydrathaushalt zwar rasch erfolgt, aber durch rasche Umsetzung kein Ruhepunkt eintritt.

e) Die säurelösliche Fraktion.

Es fand sich beim *Muskel* des ruhenden, bei 2° aufbewahrten Frosches 3 Stunden nach der Gabe von ^{32}P schon rund 50% des in Kreatinphosphorsäure und ebensoviel in Adenosintriphosphorsäure und Hexosephosphorsäure vorhandenen Phosphates aktiv, bei 21° stieg der Anteil auf noch höhere Werte, auf 78%. In weniger als einem Tage ist der gesamte P der Kreatinphosphorsäure aktiv geworden, gerechnet auf den Anteil des umspülenden Blutes[3478, 3480, I].

[3474, II] CAMPBELL, W. W. u. GREENBERG, D. M.: Proc. nat. Acad. sci. USA. **26**, 176 (1940). Rona **131**, 187.

[3474, III] ROEDER, D.: Naturwissenschaften **1947**, 125. Gaben von 180 μCurie an Hunde.

[3474, IV] LEUNG, W. u. GILDA, J. E.: J. dent. Res. **26**, 460 (1947).

[3474, V] HEVESY, G. u. ARMSTRONG, W. D.: J. biol. Chem. **133**, XLIV (1940).

[3474, VI] WANNENMACHER, E.: Dtsch. zahnärztl. Z. 4, 925 (1949) sowie: Verhandlungen der Deutschen Gesellschaft für Zahnheilkunde Wiesbaden 1949, zusammenfassender Vortrag.

[3475] DOLS, M. J. L., JANSEN, B. C. P., SIZOO, G. J. u. DE VRIES, J.: Nature **139**, 1068 (1937). C. **1937 II**, 1608, Rona **102**, 571.

[3476] COHN, W. E. u. GREENBERG, D. M.: J. biol. Chem. **128**, XVI (1939).

[3477] BULLIARD, H., GRUNDLAND, J u. MOUSSA, A.: C. rend. Acad. Sci. **208**, 843 (1939). Rona **115**, 148. C. **1939 II**, 133.

[3478] HEVESY, G. u. REBBE, O.: Nature **1938 I**, 1097, Rona **109**, 389.

Wie der Umsatz sich durchaus in den Bahnen des Stoffwechsels bewegt, zeigen Versuche, bei denen nach intravenöser Injektion von $^{32}PO_4'''$ an Kaninchen (nach 30, 60 und 120 Minuten getötet) die in der Adenosintriphosphorsäure vorkommenden Phosphoratome einzeln der Analyse unterzogen wurden. Dabei ergab sich, daß 2 der Phosphoratome stark radioaktiv waren, das letzte aber nicht[3479,3480]. Wir haben aber schon früher gesehen, daß die beiden äußeren PO_4'''-Reste sich lebhaft am Kohlenhydratstoffwechsel beteiligen und sich leicht umtauschen bei Versuchen mit Brei oder Hefe (siehe oben MEYERHOF). Diese Befunde lassen sich am ganzen Tier wiederholen. Am sich kontrahierenden Muskel der Katze war die relative Verteilung nicht anders als beim ruhenden, wenn auch nicht die Verteilung gefunden wurde, die man nach den Befunden am Muskelbrei nach dem MEYERHOF-EMBDEN-Schema erwarten sollte[3480, III]. Bei Reizung erwies sich der Umsatz als nicht höher, jedenfalls nicht in einem Ausmaß, das über die Streuung hinausging[3480, VI]. Verglich man aber die spezifischen Aktivitäten im Verlauf der Erholung nach einer Reizung, dann zeigte sich ein beträchtlicher Einbau in Phosphokreatinin, Adenosintriphosphat und Glucose-6-Phosphat.

Wichtiger als die wirkliche Leistung von Arbeit erweist sich die Aufnahme organischer Bausteine der Zelle, wie sie z. B. bei der Resorption der Nahrung vorhanden ist. Es ergab sich eine Abhängigkeit, je nachdem ob die Versuche im Moment der Resorption oder nach 24stündigem Fasten erfolgten. Das $^{32}PO_4$ war in Phosphokreatinin, Adenosinphosphat und Fructose-6-Phosphat kleiner beim Fasten. Wurde Glucose gegeben (50 cm^3 5%/kg), dann setzte es den Stoffwechsel obiger 3 Verbindungen herab, nicht aber den von Glucose-6-Phosphat. Diese Wirkung der Glucose bleibt im Moment des Fastens aus[3480, IV].

Die Berechnungen unterzieht KALCKAR, DEHLINGER und MEHLAR[3480, V] einer grundsätzlichen Revision, ausgehend von der Art der Permeation des PO_4 in die Zelle, die nur direkt ohne Umbau zustandekomme. Aber das Eindringen ist langsam. Die Werte können außerhalb 15mal so hoch sein wie innerhalb der Zelle. Der ruhende Muskel enthält etwa 250 γ P/g. 20 Minuten nach der Injektion von PO_4 waren nur 1—2% gewechselt. Das Verhältnis außen/innen war 50:1 in diesem Zeitpunkt. Wenn nur 2% des Muskel-PO_4 erneuert würden, dann sind 5γ P, also pro Minute 0,25γ P eingedrungen. Da ein Teil aber in Verbindungen aufgenommen wurde, ist die wirkliche Aufnahme 3—5mal höher zu schätzen, also wäre 1 γ/Min./g Muskel anzusetzen. Die Fraktion des Adenosintriphosphats erhielt 5 γ/Min., so daß 50% erneuert wurden in derselben Höhe wie das eng zusammenhängende Phosphokreatinin. Beim Hexosemonophosphat war die Erneuerung höher oder niedriger als in dieser Verbindung, im 3-Stundenexperiment war die Aktivität stets höher als im anorganischen PO_4.

Im Froschmuskel hat die dritte PO_4-Gruppe des Adenosintriphosphats eine niedrigere Aktivität als die zweite. Das war aber nur zu beobachten, wenn die Aktivität des Kreatininphosphats niedriger lag, und von dorther sei es dann

[3479] KORZYBSKI, T. u. PARNAS, J. K.: Bull. Soc. Chim. biol. **21**, 713 (1939), Rona **115**, 563. C. **1940 I**, 3543.

[3480] KORZYBSKI, T. u. PARNAS, J. K.: Acta Biol. exp. Varsov. **13**, 157 (1939). C. **1940 II**, 1466.

[3480, I] HEVESY, G. u. REBBE, O.: Acta physiol. scand. **1**, 171 (1940), Rona **124**, 33.

[3480, II] FRIEDLÄNDER, H. D., PERLMAN, I. u. CHAIKOFF, I. L.: Amer. J. Physiol. **132**, 24 (1941), Rona **125**, 253. C. **1942 II**, 1815.

[3480, III] SACKS, J.: Amer. J. Physiol. **129**, 227 (1940). C. **1941 II**, 226, Rona **129**, 29. Findet geringe Aktivität bei der Hexosemonophosphorsäure, viel zu geringe Aufnahme in die Adenylsäure und das Phosphagen. Anwendung stärkerer Aktivität.

[3480, IV] SACKS, J.: Am. J. Physiol. **142**, 621 (1944). C. **1947 I**, 610.

vielleicht beim Zerkleinern des Muskels zur Analyse übertragen worden. Im Froschmuskel soll das dritte Adenosintriphosphat von Kreatinin, das zweite vom anorganischen PO_4 erneuert werden.

Im allgemeinen zeigte sich das rasche Eindringen des $^{32}PO_4'''$ in die säurelösliche Fraktion der Organe. In $3^1/_2$ Stunden waren in der Schleimhaut des Dünndarms schon 50% erneuert, in Niere, Leber und Lunge ging es langsamer (HEVESY und HAHN[3164, I]). Dieses raschere Eindringen des $^{32}PO_4$ in die säurelösliche Fraktion fand sich sogar noch in zellfreien Suspensionen von Rattenlebern, die aus Kernen und Mitochondrien bestanden[3480 VII].

Bei den Versuchen von LUNDSGAARD[3456] hatte sich ergeben, daß die durchströmte *Leber* der Katze bei Zusatz von Fructose Phosphat aus der Durchströmungsflüssigkeit zu nehmen vermag. Die Frage nach dem Schicksal des aufgenommenen Phosphats ließ sich durch Zusatz vòn radioaktivem Phosphat beantworten, wie aus folgender Zusammenstellung ersichtlich ist. (Die Werte sind Prozentsatz ^{32}P der aus der Leber isolierten Verbindung im Verhältnis zum Plasma, als Durchschnittswerte von je 6 Versuchen.)

Tabelle 253.

	nach 30 Minuten			nach 90 Minuten		
	PO_4''' anorg.	P_2O_7''''	Ester-P	PO_4''' anorg.	P_2O_7''''	Ester-P
ohne Fructose	43%	27,7	2,2	77,6	44,2	8,5
mit Fructose	41	32	3,7	71	59,5	15,5

Aus dieser Tabelle ist die Geschwindigkeit des Eindringens des anorganischen $^{32}PO_4'''$ in die Leberzelle ersichtlich. Schon nach 30 Minuten ist der Ausgleich zur Hälfte erfolgt, langsamer sehen wir das Eindringen in die Adenosinfraktion und noch mehr in die Esterfraktion. Diese findet schon ohne Fructose statt, wird bei Zusatz derselben aber größer. Das Plasmaphosphat steht also in jedem Falle mit dem Phosphat der Zelle in Austausch, dieses wird aber nicht vermehrt durch Zusatz von Fructose, sondern der Zusatz führt nur zur Fixierung in andere Form, so daß ein Konzentrationsgefälle noch immer möglich ist, obwohl das anorganische P im Lebergewebe 30 mg%, das des Serums 5 mg% beträgt. Gleichgewichte sind also vorhanden. Nach den Schätzungen von KALCKAR[3480,V] beträgt die Erneuerung des Phosphats in der Leber 15—20 γ/Min./g als Minimum. Die Pyrophosphatfraktion hat dieselbe Aktivität wie die des anorganischen Phosphats. Besonders auffällig ist die Höhe der Aktivität im Hexosemonophosphat. Das sei vielleicht ein Zeichen dafür, daß PO_4 auf diesem Wege auch in die Zelle eindringe und damit an das Glykogen herangebracht werde (siehe Abschnitt K).

f) Die lipoiden Fraktionen[3182, II].

Der Einbau des Phosphats in Lipoide erfolgt langsamer als in die säurelösliche Fraktion entsprechend der größeren Trägheit des Fettstoffwechsels. 6 Stunden

[3480, V] KALCKAR, M., DEHLINGER, J. u. MEHLAR, A.: J. biol. chem. **154**, 275 (1944). Versuche am Kaninchen.

[3480, VI] SACKS, J.: Am. J. Physiol. **140**, 316 (1943/44).

[3480, VII] FRIEDKIN, M. u. LEHNINGER, A. L.: J. biol. Chem. **177**, 775 (1949). Zum Einbau in die lipide Fraktion war stets Sauerstoff notwendig.

[3481] ARTOM, C., PERIER, C., SANTANGELO, M., SARZANA, G. u. SEGRE, E.: Arch. ital. Sci. farmacol. 6. Supp. 422 (1937), Rona **107**, 576.

[3482] BOCCIARELLI, D., GALAMINI, A. u. LIGORI, M.: Atti. R. Acad. naz. Lincei Bd. (6) **29**, 512 (1939). C. **1940 I**, 414.

[3482, I] ZILVERSMIT, D. B., CHAIKOFF, J. L. u. ENTENMANN, C.: J. biol. Chem. **172**, **637** (1948).

nach Gabe von $^{32}PO_4$ findet es sich in der Lipoidfraktion vorwiegend in Leber, Darm, Lunge, Milz und Niere[3482]. Auch in isolierten Organen ist das zu erreichen[3484]. Dabei kann bewiesen werden, daß dazu Energie gehört. O_2-Mangel, HCN, N_3H, H_2S hindern den Einbau[3482, II].

Den Verlauf der P-Bindung in Muskel und Leber von Mäusen geben wir auf Abb. 43 wieder.

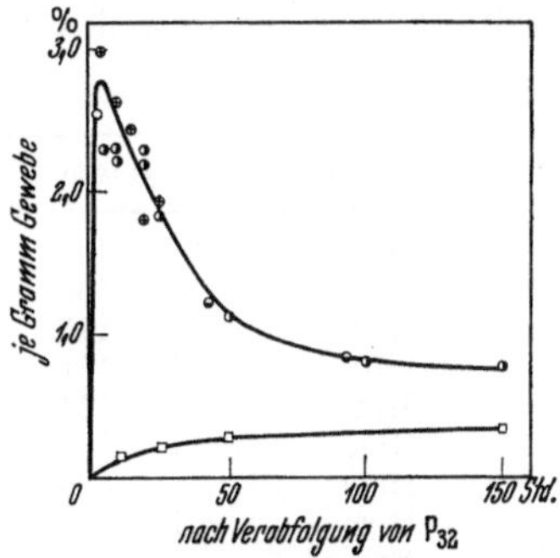

Abb. 43. Bindung von ^{32}P in Leber (obere Kurve) u. Muskel-Lipoide (untere Kurve). Nach Jones, Chaikoff u. Lawrence[3485].

2 Organe haben wegen der Geschwindigkeit des P-Umsatzes zuerst die Aufmerksamkeit auf sich gezogen: die Leber und die Darmwand, besonders der Dünndarm, in dem sich nach 8 Stunden ein Maximum ausbildet[3483]. Eine Beziehung beider Organe besteht nicht derart, daß das Phospholipid in dem Darm gebildet und von dort aus an die Leber weitergegeben wird, denn der Einbau erfolgte in der Leber genau so nach Exstirpation von Darm und Niere[3483]. Dagegen ist die Leber in der Lage, Phospholipide an das Blut abzugeben (Hahn und Hevesy[1728]). Nach Exstirpation der Leber findet sich im Blut kein ^{32}P in Lipide eingebaut, d. h. die normalerweise vorkommenden Phospholipide des Blutes entstammen ausschließlich der Leber. Trotzdem vermögen die anderen Organe in Lecithin u. a. ^{32}P einzubauen, d. h. die Organe benötigen nicht die Zufuhr dieser Verbindungen über das Blut. Im Gegenteil: gibt man vorher markierte Phospholipide einem Tier ins Blut, dann verschwinden sie rasch, solange die Leber vorhanden ist, nach deren Exstirpation dagegen nur sehr langsam. Die Leber nimmt also den weitaus größten Teil dieser von ihr selbst gebildeten Verbindungen wieder auf[3483, II].

Umgekehrt ist der Einbau in die Darmwand abhängig von der Art der Zufuhr. Wird ^{32}P subcutan gegeben, dann verläuft die Kurve des aktiven Phospholipids auf halber Höhe, um nach 15 Stunden in die Kurve der peroralen Gabe einzumünden. Aber auch auf diesem niederen Niveau ist der Umsatz am größten im obersten Teil des Dünndarmes[3483]. Nach Untersuchungen von Verzar konnte man vermuten, daß die Menge zunehme, wenn Fett zur Resorption kommt. Das wurde nicht gefunden in früheren Versuchen[3483] bei Fütterung von Olivenöl und Gabe von $^{32}PO_4$. Ebensowenig ließ sich eine Wirkung der Nebennieren-Exstirpation feststellen. Dieses müßte man aber nach Verzars Hypothese, daß das Nebennierenrinden-Hormon für die Phosphorylierungen im Körper notwendig sei, erwarten (siehe [3482, II]). Nochmals aufgegriffen wurde das Thema in Versuchen[3482, I], bei denen das Fett Hunden und Ratten in abgebundene Darmschlingen gegeben wurde, so daß ein Vergleich an demselben Tier möglich war. Die Tiere wurden 6 Stunden danach getötet. Die Resultate wurden dabei noch sorgfältiger ausgewertet. Es wurde nicht nur die spezifische Aktivität des Lipid-P, sondern auch die „relative" spezifische Aktivität des Lipid-^{32}P berechnet. Diese Zahl ist der Quotient der spezifischen Aktivität des Lipid-P zu dem säurelöslichen P und könnte einen noch feineren Ausschlag geben, wenn man als Vorgänger der Einfügung des ^{32}P in den Fettstoffwechsel erst einmal die Aufnahme in den Kohlenhydratstoffwechsel betrachtet, d. h. Verhältnis des Vorgängers zu dem betrachteten Körper. Mit beiden Methoden fand sich kein Ausschlag. Bei Fütterung

[3482, II] Chaikoff, I. L. u. Zilversmit: Advances Biol. med. Physics I, 321 (1948), zusammenfassende Übersicht.

markierter Phospholipide an Ratten durch Magenschlauch[3483, I] wurde vor der Resorption das $^{32}PO_4$ meist abgespalten, aber es ergaben sich Hinweise, daß auch ein Teil unzersetzt zur Resorption kam. So könnte sich die Menge der Phospholipide in der Darmwand vorübergehend vermehren.

Davon zu unterscheiden ist eine Änderung bei verschiedener Diät, was mit der Fettresorption nichts zu tun hat. ARTOM und Mitarbeiter[2728] fanden bei Versuchen an Ratten einen Unterschied. Wir geben diese Resultate, und zwar als spezifische Aktivitäten des Lipid-^{32}P, auf folgender Tabelle wieder:

Tabelle 254.

Organ	Ratte E.	F.	G.	H.	I.
Darm. . . .	188	105	132	133	5,61 ± 0,53
Leber. . . .	163	166	174	134	5,79 ± 0,46
Niere . . .	145	139	137	116	3,19 ± 0,52
Lunge . . .	171	167	111	105	0,96 ± 0,60
Milz	124	116	124	133	1,81 ± 1,57
Herz	69	85	47	68	1,50 ± 2,00
Hoden . . .	39	32	39	27	—
Hirn	12	12	11	11	—
Muskel . . .	—	53	37	38	0,51
Knochen . .	15,8	18,5	10,6	8,4	0,8

Die Ratte J wurde 9 Stunden nach einer einmaligen peroralen Gabe von $^{32}PO_4'''$ getötet. Die Ernährung bestand aus Kohlenhydraten. Die anderen 4 Ratten erhielten 3 Tage hintereinander täglich aktives Phosphat peroral, 24 Stunden nach der letzten Gabe wurden sie getötet. Die Ratte E und F bzw. G und H gehörten denselben Würfen an. Ratte E und G erhielten eine Diät, die reich an Fett (Olivenöle), F und H eine solche, die vorwiegend aus Stärke, Zucker und ganz wenig Eiweiß bestand. Aus den Werten von Ratte J sehen wir die Beteiligung der Lipoide der einzelnen Organe am Stoffwechsel. Bei Vergleich sieht man vielleicht beim Herzen eine gewisse Beziehung, beim Darm nur bei Vergleich E—F, bei der Leber nur G—H, die Verhältnisse sind also nicht überzeugend (siehe auch [3486]).

Andererseits sind Beeinflussungen durch Diät unverkennbar.

Ratten erhielten eine Diät aus 40% Butterfett, 50% Glucose, 5% extrahiertes Caseïn und nebst Vitaminen 5% Salzmischung. Das ^{32}P wurde subcutan zugeführt und nach 6 bzw. 16 Stunden die Lebern analysiert. Ein Teil der Tiere wurde 8 Tage lang mit je 25 mg Cholin behandelt. Folgende Werte wurden erhalten[3488]:

Tabelle 255.

	Behandelte	ohne Behandlung	Anstieg in %
6 Std.	2,36 2,12	1,63 1,48	45 43
12 Std.	1,98 1,48	1,68 1,36	18 9

Cholin vermehrt also die Menge der Phospholipide, abklingend nach einiger Zeit. Schon nach einmaliger Gabe war ein Anstieg merkbar, und zwar bei Weibchen 26%, bei Männchen 35%. Die Cholinwirkung war 3—8 Stunden vor der ^{32}P-Gabe am größten, 12 Stunden vorher war nichts mehr zu merken.

Dasselbe wurde auch bei längerer Darreichung von Cholin erzielt. In den Versuchen von PATTERSON, KEEVIL und MCHENRY[3484, V] erhielten Ratten eine cholinarme Diät oder eine Zulage von 3 mg Cholin/Tag. 12 Stunden vor der Tötung am 3. Tag erhielten sie das Phosphat injiziert und wurden nüchtern gesetzt. Die Aktivität war bei den Cholin-Tieren um 44% höher als bei den andern.

[3483] FRIES, B. A., RUBEN, S., PERLMAN, I. u. CHAIKOFF, I. L.: J. biol. Chem. **123**, 587 (1938). Rattenversuche.

[3483, I] ARTOM, C. u. SWANSON, M. A.: J. biol. Chem. **175**, 871 (1948).

[3483, II] ENTENMAN, C., CHAIKOFF, I. L. u. FRIEDLÄNDER, H. D.: J. biol. Chem. **162**, 111 (1946).

Dabei muß man in Rechnung stellen, daß die gebildeten Phospholipide wieder aus dem Organ fortgeführt werden. Die Wirkung des Cholins ist nach der Darreichungsdauer verschieden. In obigen Versuchen wurden 35 Tiere auf eine cholinfreie Diät gesetzt, dann Cholin zugelegt und nach verschiedener Dauer dieser Zulage Prüfungen vorgenommen. Die Umsetzung ist am kleinsten am Anfang, wächst zu einem Maximum und sinkt dann wieder ab.

Dasselbe wie mit Cholin ließ sich mit Betain erreichen. Die maximale Wirkung war bei 500 mg Betain vorhanden und bis 32 Stunden nachher merkbar[3489]. Ein erhöhter Umsatz ließ sich auch durch Methionin, Cystein und Cystin erreichen (nicht durch Glycin, Alanin, Tyrosin usw.[3484, I u. 3484, II]). ARTOM und CORNATZER[3484, VI] gaben Ratten zu einer Diät mit wenig Casein und Fett Einzeldosen von Äthanolamin, Methyläthanolamin, Dimethyläthanolamin und Cholin. Sie bestimmten den ^{32}P-Einbau in die Lipide von Leber und Dünndarm. Alle Substanzen vermehrten den Einbau, der die einzelnen Lipide gleichmäßig betraf. Nach Cholin wurde die Aktivität nur in die cholinhaltigen Lipide aufgenommen.

Während Cholin die Fettablagerung in der Leber vermindert, wird sie vermehrt durch Cholesterin. Ebenso kann durch Cholesterinfütterung die Bildung von aktiven Phospholipiden in der Leber vermindert werden[3490]. Solche Befunde ließen sich nur mit dem radioaktiven ^{32}P gewinnen, da der Gesamtlipoidgehalt der Leber nur minimalen Schwankungen unterworfen ist. Ein gesteigerter Aufbau von radioaktiven Phospholipiden findet sich bei rachitischen Ratten, deren Gehalt an Lipoiden an sich schon erhöht ist[3491].

Bei der Verankerung von ^{32}P wurde bisher nur allgemein Lipid-P berücksichtigt. CHARGAFF[3495, 3496] hat den Versuch gemacht, zwischen *Lecithin* und *Kephalin* zu unterscheiden, die er einem besonderen Reinigungsprozeß unterwarf. Die Resultate der Analysen von 2 Ratten seien im Prozentsatz des aktiven vom gesamten P angegeben:

Tabelle 256.

	Darmkanal		Leber		Gehirn	
Lecithin . .	0,30	0,28	0,37	0,32	0,09	—
Kephalin . .	0,17	0,12	0,25	0,27	0,10	0,08

Leber und Darmkanal synthetisieren mehr Lecithin, aber sonst findet sich gleiche Bildung. Die vermehrte Bildung des Lecithins ließ sich nicht durch Fütterung von aktiver Aminoäthylphosphorsäure, also einem Baustein des Kephalins, verhindern, sondern sie wurde eher noch größer[3496, I].

3484 ROBINSON, A., PERLMAN, I., RUBEN, S. u. CHAIKOFF, J. L.: Nature **1938 I**, 119, Rona **107**, 399.

3484, I PERLMAN, I., STILLMAN, N. u. CHAIKOFF, I. L.: J. biol. Chem. **135**, 359 (1940), Rona **126**, 150. C. **1941 I**, 1984. Auch zahlreiche andere Körper geprüft, ebenda **133**, 681 (1940).

3484, II PERLMAN, I. u. CHAIKOFF, I. L.: J. appl. Physics **12**, 319 (1941). C. **1941 II**, 2836.

3484, III HEVESY, G. C. u. SMEDLEY-MACLEAN, I.: Biochem. J. **34**, 903 (1940), Rona **126**, 411. C. **1941 I**, 3395.

3484, IV ARTOM, C.: J. biol. Chem. **140** Proc. 6, VII (1941). C. **1942 II**, 1481.

3484, V PATTERSON, J. M., KEEVIL, N. B. u. MCHENRY, E. W.: J. biol. Chem. **153**, 489 (1944).

3484, VI ARTOM, C. u. CORNATZER, W. E.: J. biol. Chem. **176**, 949 (1948).

3485 JONES, H. B., CHAIKOFF, I. L. u. LAWRENCE, J. H.: J. biol. Chem. **128**, 631 (1939).

3486 ARTOM, C., SARZANA, G., PERIER, C., SANTANGELO, M. u. SEGRE, E.: Riv. sci. Progr. tech. Econ. naz. **8 II**, 193 (1937). C. **1938 II**, 3709.

3487 WEISSBERGER, L. H.: J. biol. Chem. **132**, 219 (1940). C. **1940 II**, 523.

3488 PERLMAN, I. u. CHAIKOFF, I. L.: J. biol. Chem. **127**, 211 (1939).

3489 PERLMAN, I. u. CHAIKOFF, I. L.: J. biol. Chem. **130**, 593 (1939).

3490 PERLMAN, I. u. CHAIKOFF, I. L.: J. biol. Chem. **128**, 735 (1939).

HEVESY und HAHN[3470, II] fanden bei Kaninchen in kurzdauernden Versuchen einen erhöhten Einbau in Kephalin, der erst bei längerer Dauer einer Bevorzugung des Lecithins wich. Die Aktivität des Sphingomyelins glich dem der anderen Phosphatide. CHARGAFF und Mitarbeiter [3496, II] geben folgende Prozentsätze von aktiven Lipiden im Verhältnis zu dem Gesamtlipidgehalt des Organs bei Gabe von $^{32}PO_4'''$ 24 Stunden vor der Tötung eines Kaninchens an:

Tabelle 257.

	Darm	Leber	Nieren	Gehirn
Lecithin . .	12,1%	9,6%	4,9%	0,10%
Kephalin . .	7,5%	6,7%	4,4%	0,14%

Die in der Leber gebildeten Phospholipide, besonders Lecithin, bleiben durchaus nicht dort liegen, sondern werden, wie wir schon erwähnten, als solche wieder entfernt. HAHN und HEVESY[1728] gelang es, den *Transport im Blut* nachzuweisen. Von dort verteilt es sich in die Organe und geht rasch in anorganischen Zustand über. Vielleicht erklärt das auch den Befund, daß nach teilweiser Exstirpation der Lebern von Ratten die neugebildete Phosphatidmenge in allen Fraktionen und allen Organen geringer war. Bei leberlosen Hunden verschwanden die Phospholipide 6—10mal langsamer aus dem Plasma[3492, I], denn die Aufnahme erfolgte vorwiegend in die Leber (siehe oben). Die sekundären Umsetzungen kann man am besten bei Verabreichung von radioaktivem Phospholipid verfolgen, das aus Rattenleber gewonnen worden war (HAVEN und BALE[3497]). Wurde Ratten diese Verbindungen intravenös injiziert, dann nahmen Milz und Leber zuerst den größten Teil auf. Schon nach 4 Stunden waren deutliche Mengen anorganisches ^{32}P nachweisbar. Nach 18 Stunden waren noch deutliche Mengen in diesen Organen vorhanden, aber Darmtractus und Muskel hatten an Gehalt gewonnen, der während der fortschreitenden Zeit der Beobachtung (72 Stunden) weiter beträchtlich zunahm. Ähnlich verhielt sich ein Carzinosarkom, mit dem einige Ratten geimpft waren.

Die Reihenfolge der Organe, die aus Lecithin PO_4''' abspalteten (also Lecithinase enthalten), wird so geordnet: Nieren $>$ Dünndarm $>$ Milz $>$ Leber $>$ Darm $>$ Knochen $>$ Lunge $>$ Herzmuskel $>$ Skelettmuskel. Die Zunahme des anorganischen ^{32}P in dem Muskel ist also durch sekundären Transport bedingt, ebenso wie die Zähne nach Phospholipiden ^{32}P aufnehmen, so daß sich vielleicht ein identisches Gleichgewicht ausbildet (LE FEVRE MANLY und BALE[2778]).

Bei fettarm (besonders frei von ungesättigten Fettsäuren) ernährten Ratten war der Umsatz im Prinzip nicht verändert. Im *Muskel*, der sonst einen sehr geringen Einbau zeigte, wurde aber ein um $^1/_3$ erhöhter Umsatz gefunden[3484, III]. Nach Denervierung zeigte sich eine Phase erhöhten Phospholipidgehaltes, bevor noch eine stärkere Degeneration eingetreten ist. Im denervierten Muskel der Ratte war der aktive Lipoidgehalt nach 60 Stunden 200% höher (FRIEDLÄNDER und andere[3480, II, 3484, IV]). Es soll sich vorwiegend um die Fähigkeit zur Speicherung in der Leber gebildeter Phospholipide handeln (siehe [3484, IV]). Beim Froschmuskel war sonst nur 10,8% des ^{32}P in Phosphatidbindung gegen 82% in der säurelöslichen Fraktion (HEVESY[3464, V]) zu finden.

[3491] DOLS, M. J. L., JANSEN, B. C. P., SIZOO, G. J. u. BARENDREGT, F.: Proc. kon. neederl. Akad. Wetensch. **41**, 997 (1938). C. **1939 I**, 1784, Rona **115**, 47.
[3492] HAHN, L. u. HEVESY, G.: Skand. Arch. Physiol. **77**, 148 (1937).
[3492, I] TAUROG, A., CHAIKOFF, I. L. u. PERLMAN, I.: J. biol. Chem. **145**, 281 (1942).
[3493] CHANGUS, G. W., CHAIKOFF, I. L. u. RUBEN, S.: J. biol. Chem. **126**, 493 (1938).
[3493, I] ROEDER, F.: Naturwissenschaften **1946**, 111.
[3493, II] BORELL, U. u. ÖRZTRÖM, A.: Biochem. J. **41**, 398 (1947).

Die Bildung der Phospholipide in der *Niere* ließ sich nicht durch Fettfütterung vermehren, wohl aber durch NH_4Cl-Gabe, die zu einer vermehrten Phosphatausscheidung im Urin führte[3487]. Bei cholinarmer Diät zeigte auch die Niere Schäden. Zulage von Cholin erhöhte den Umsatz von 8,3 auf 20,6, während die Zahlen bei der Leber 17,5 und 31,4 betrugen, gerechnet pro 100 g Gewebe (PATTERSON, KEEVIL und McHENRY[3483, V]).

Von den Organen, die Phosphatide stark bilden, ist noch die *Milchdrüse* zu erwähnen, die die in der Milch sezernierten Verbindungen selbst synthetisiert.

Das *Gehirn* vermag nur wenig Phosphat einzubauen. Wir geben den Verlauf des Einbaus nach Versuchen an Maus, Ratte und Kaninchen wieder, wobei folgende Prozentsätze von ^{32}P des gesamten vorhandenen P sich als Werte finden[3492]:

Tabelle 258.

Tier	Zeit	Gehirn	Phosphatide des Gehirns
Ratte. . . .	1 Stunde	$6{,}8 \cdot 10^{-2}$	$0{,}42 \cdot 10^{-2}$
	3 Tage	$7 \cdot 10^{-2}$	$2{,}4 \cdot 10^{-2}$
	5 Tage	$7 \cdot 10^{-2}$	$3{,}7 \cdot 10^{-2}$
Maus	21 Tage	$1{,}35 \cdot 10^{-1}$	$5{,}5 \cdot 10^{-2}$
Kaninchen .	27 Tage	$6{,}9 \cdot 10^{-2}$	$2{,}3 \cdot 10^{-2}$

Versuche an 15 Hunden, 43 Kaninchen und 47 Meerschweinchen wurden von ROEDER[3493, I] vorgenommen. Von seinen Untersuchungen sind folgende Punkte hervorzuheben: Die einzelnen Gehirnteile weisen meist keine durchgehende Gesetzmäßigkeit der Aufnahme auf, jedoch zeigt sich stets eine erhöhte Aktivität im Tuber cinereum. Auffällig ist die hohe Aktivität des peripheren Nerven, der der N. opticus etwa folgt. Diese Befunde sind unerwartet und bedürfen der Bestätigung.

Ein noch weitergehend in dieser Richtung herausgehobenes Organ scheint die Glandula pineale zu sein. Wir geben aus der Arbeit von BORELL und ÖRZTRÖM[3493, II] die relativen Aktivitäten 40 Minuten nach der Injektion an.

Tabelle 259.

Tierart	Zahl der Tiere	Aktivität			
		Gl. pineale	Hypophyse-		Blut
			Vorderlappen	Hinterlappen	
Ratten	36	26,5	8,6	7,9	40,5
Kaninchen	15	49,5	47,0	35,5	81,0
Meerschweinchen	3	8,7	—	—	147,0
Schweine	1	3,0	1,5	4,9	—
Katzen	5	40,5	—	—	134,0

3493, III POPJAK, G.: Biochem. J. **42**, XI (1947).
3494 FRIES, B. A., CHANGUS, G. W. u. CHAIKOFF, I. L.: J. biol. Chem. **132**, 23 (1940). C. **1940 II**, 1045.
3495 CHARGAFF, E.: J. biol. Chem. **128**, XIV (1939).
3496 CHARGAFF, E.: J. biol. Chem. **128**, 587 (1939).
3496, I CHARGAFF, E. u. KESTON, A. S.: J. biol. Chem. **134**, 515 (1940), Rona **125**, 261. C. **1941 I**, 234.
3496, II CHARGAFF, E., OLSON, K. B. u. PARTINGTON, PH. F.: J. biol. Chem. **134**, 505 (1940), Rona **125**, 49. Sphingomyelin im Gehirn 0,17%.
3496, III HAVEN, F. L.: J. app. Physics **12**, 320 (1941). C. **1941 II**, 2691.
3496, IV HUNTER, F. E.: Proc. Soc. exp. Biol. Med. **46**, 281 (1941), Rona **128**, 95. Katzen. Nur das Sphingomyelin der Lunge nahm das $^{32}PO_4'''$ rascher auf.
3497 HAVEN, F. L. u. BALE, W. F.: J. biol. Chem. **129**, 23 (1939).

Die relative Aktivität bei Ratten war in der Gl. pineale 33 mal größer als im Cerebellum. In weiteren Versuchen wurde der Einbau des ^{32}P in organische Bindung verfolgt. Es zeigten sich im Vergleich zum Blut folgende Werte nach 40 Minuten (130 Minuten) in Prozent.

Tabelle 260.

	Freies PO_4 %	organisch gebunden	Durch Trichloressigsäure fällbar
Blut	90 (43)	10 (57)	1 (3)
Gl. Pineale .	35 (28)	65 (72)	3 (19)

Das zeugt von der Lebhaftigkeit des Stoffwechsels, nicht nur von der Permeabilität. Die Autoren versuchten Daten zu gewinnen, wie die Gehirntätigkeit mit der P-Aufnahme zusammenhängt und haben Analysen bei blinden Tieren vorgenommen. Es fanden sich keine signifikanten Unterschiede, ausgenommen bei der Medulla oblongata, die eine vermehrte Aufnahme zeigte.

Über die Schwierigkeiten, den Phosphatidstoffwechsel des Gehirns mit diesen Methoden zu erforschen, berichtet ROEDER, indem in vitro zugefügtes $^{32}PO_4$ in das organische Lösungsmittel eindringt. Wir verweisen auf unsere Bemerkungen über das Vorliegen einer organischen Chlorverbindung. Aber daß in vitro ein regelrechter Einbau erfolgt, hatten schon HAHN und HEVESY[1728] erwiesen. Der Einbau in die Phospholipide erfolgt im übrigen bei parenteraler Injektion rascher als bei peroraler, wenn das Gehirn auch nur zögernd folgt (COHN und GREENBERG[3470]).

Die Teilnahme des Lipid-P am Stoffwechsel ist in den *verschiedenen Lebensaltern* nicht gleich. Der größte Gehalt an radioaktivem ^{32}P (48 und 24 Stunden nach der Injektion) findet sich bei der Ratte gleich nach der Geburt. Bis zum Gewicht von 50 g nimmt dieser Wert allmählich ab, besonders im Spinalsystem. Die Abnahme geht aber noch später bis zu einem Gewicht der Tiere von 300 g weiter[3494]. Es handelt sich bei diesen Beobachtungen also durchaus nicht um die erhöhte Permeabilität der Liquorschranke, die wenige Tage nach der Geburt ihr Ende findet.

Das Maximum der Aufnahme ist bei jungen und alten Tieren gleich, etwa 200—250 Stunden nach der Gabe von ^{32}P und beträgt bei den erwachsenen Ratten 0,06%, bei den Jungen aber 0,14%. Nach 625 Stunden war 70% des Maximums vorhanden bei erwachsenen, bei jungen Tieren nach 800 Stunden noch 70%[3493]. Die jungen Tiere hielten ihre höhere Konzentration auch stärker fest. Für die Aufnahme hatte es keine Bedeutung, ob die Tiere gefastet hatten oder nicht, und ob die ^{32}P-Dosierung groß oder klein war.

POPJAK[3493, III] untersuchte die Foeten von Ratten, Meerschweinchen und Kaninchen auf die Geschwindigkeit der Synthese von Phospholipiden. Sie erwies sich in der Plazenta größer als bei den angrenzenden mütterlichen Teilen; die anderen Organe, ausgenommen die Leber, waren bei der Mutter aktiver. Wurde den Foeten im Uterus das $^{32}PO_4$ injiziert, konnten im mütterlichen Blut keine aktiven Phospholipide entdeckt werden.

g) Eiweißbindung. Eine Unterscheidung in Hinsicht auf *Eiweißbindung* des ^{32}P machten ARTOM und Mitarbeiter[3481], deren Resultate von 1 Ratte wir auf folgender Tabelle wiedergeben:

Tabelle 261.

Organ	I			II			III			IV		
	1.	2.	3.	1.	2.	3.	1.	2.	3.	1.	2.	3
Leber. . . .	0,610	17,8	29,18	0,702	20,8	27,96	1,083	19,2	17,73	2,015	34,1	16,92
Darm. . . .	0,90	21,8	24,24	1,001	24,9	24,9	0,905	12,9	14,25	1,353	15,5	11,46
Nieren . . .	0,585	16,6	27,10	0,784	16,5	21,05	1,237	16,3	13,18	0,902	7,8	8,65
Muskel . . .	1,292	31,5	26,43	1,446	35,4	24,49	0,480	1,4	2,92	0,520	3,8	7,31
Gehirn . . .	0,517	2,7	5,21	0,553	2,9	5,25	1,822	0,9	0,49	0,892	1,2	1,35
Blut	—	—	—	0,302	7,9	26,16	0,165	1,1	6,67	0,123	1,3	10,57

Das Tier war mit $Ca^{\cdot\cdot}$- und P-armer Diät ernährt worden. Es hatte in 4 Tagen 5 Injektionen $^{32}PO_4'''$ erhalten. 2 Stunden nach der letzten Gabe wurde es durch Entbluten getötet. Die Kolonnen bedeuten: Trichloressigsäureextrakt. Der direkt bestimmbare P war mineralischer Phosphor (I), nach Veraschung der säurelösliche (II), durch Extraktion mit $CHCl_3$ wurde der Lipidphosphor (III) bestimmt. Im säureunlöslichen P befand sich der Proteinphosphor (IV). In jeder der großen Abteilungen sind angegeben: die absolute Zahl in mg (1), die Aktivität in willkürlichen Einheiten nach einem Uranpräparat (2) und zum Vergleich die spezifische Aktivität, der Quotient (3). Auch in das Thrombin dringt $^{32}PO_4'''$ ein[3497, I].

h) Nucleine und Kernbausteine[3498, XV]. Der Einbau des $^{32}PO_4$ in Nucleinsubstanzen erfolgt langsamer als in die vorher erwähnten Eiweißfraktionen, am stärksten in die Leber (Bocciarelli[3482]). Hevesy und Ottesen[3498, I] isolierten nur ausschließlich die Thymonucleinsäure, die sie einer besonderen Umfällung unterzogen, um auf jeden Fall vor Adsorption oder Mitfällung der anwesenden, viel aktiveren Bestandteile sicher zu sein und fanden den Umsatz am höchsten in der Schleimhaut des Dünndarms mit 15%, darauf folgten Milz (5,8%), Hoden (2,6%), Muskeln (1,9%), Leber (1,0%), Nieren und Gehirn mit je 0,5%. Diese Zahlen sind nur verständlich, wenn man als Grundlage die in der Zelle vorhandene P-Menge rechnet. Die Analyse erfolgte 4 Tage nach der Verabfolgung des $^{32}PO_4$, läßt also die verschiedensten Störungen möglich erscheinen. Der Umsatz erweist sich als abhängig von der Regeneration. Denn wenn man die Leber teilweise exstirpiert, erhöht sich der Umsatz in den Leberkernen infolge der erhöhten Mitosentätigkeit[3498, III], während er im Proteinrückstand unverändert bleibt[3498, II]. Auch der hohe Umsatz in den Darmepithelien ist durch die starke Erneuerung dieser Zellen bedingt. Deshalb dienen sie als Objekt zur Prüfung von Mitosegiften. In der Leber war die Aktivität 2—4 Stunden nach der $^{32}PO_4$-Injektion in der Ribonucleinsäure größer als im Desoxyribosenucleotid. Das Verhältnis war 7:1 (bei Ratten und Kaninchen). Bei der sich regenerierenden Leber sank das Verhältnis auf 2—3:1, bei foetalen Lebern war es sogar < 1[3498, IV]. Nach Exstirpation der Hypophyse fand sich ein abnehmender Einbau von ^{32}P in die Nucleinsäuren und Lipide der Thymus der Ratte, während in der Leber nur die Phospholipide, kaum die Nucleinsäuren reagierten. Umgekehrt erhöhte das Wachstumshormon den Umsatz in beiden Organen, Thyreoidea verminderte ihn[3498, XI]. Diese Beobachtungen entsprechen der Regel, daß bei verstärkter Zellbildung die Nucleinsäuren vermehrt gebildet werden, teilweise unter Vernachlässigung der Differenzierung — wie beim Tumorwachstum. Schilddrüse hemmt die Zellausbildung zugunsten besserer Differenzierung.

i) Tumoren. Wenn schon bei normalen Zellen je nach dem Wachstum der Einbau in Nucleoproteide erfolgt, wird man das in erhöhtem Maßstabe bei den Zellen maligner Tumoren erwarten dürfen. Tatsächlich sind die größeren Zahlen, die man gefunden hat, in wesentlichen Punkten auf die vermehrte Aufnahme in diese Bausteine zu beziehen. Meist erfolgt dabei die Steigerung zunehmend mit der Höhe des Stoffwechsels maximal in der Leber. Bei Mäusen wurden Transplantationen eines Mammacarcinoms, Lymphoms und Lymphosarkoms ausgeführt.

Die Tumoren nahmen das P in gleicher Geschwindigkeit wie Leber, Niere und Dünndarm auf, hielten es aber länger zurück[3498, V]. Gehirntumoren nahmen das 5,8—110fache auf gegenüber der Umgebung, so daß versucht wurde, darauf ein Verfahren zum Suchen dieser Tumoren zu gründen[3498, XIV]. Das Jensensarkom von Ratten nahm es leichter auf als alle anderen Organe mit Ausnahme der Leber[3498, VI]. Bei leukämischen Mäusen fand sich eine entsprechend höhere Aufnahme in die Milz und die Lymphknoten, nicht aber in Leber und Knochenmark, obwohl auch diese starke leukämische Infiltrate zeigten[3498, VII]. Wir geben einen Vergleich auf Abb. 44 wieder, wo der Einbau in verschiedene Fraktionen von Milz und Lymphknoten bei normalen und leukämischen Mäusen verglichen wird.

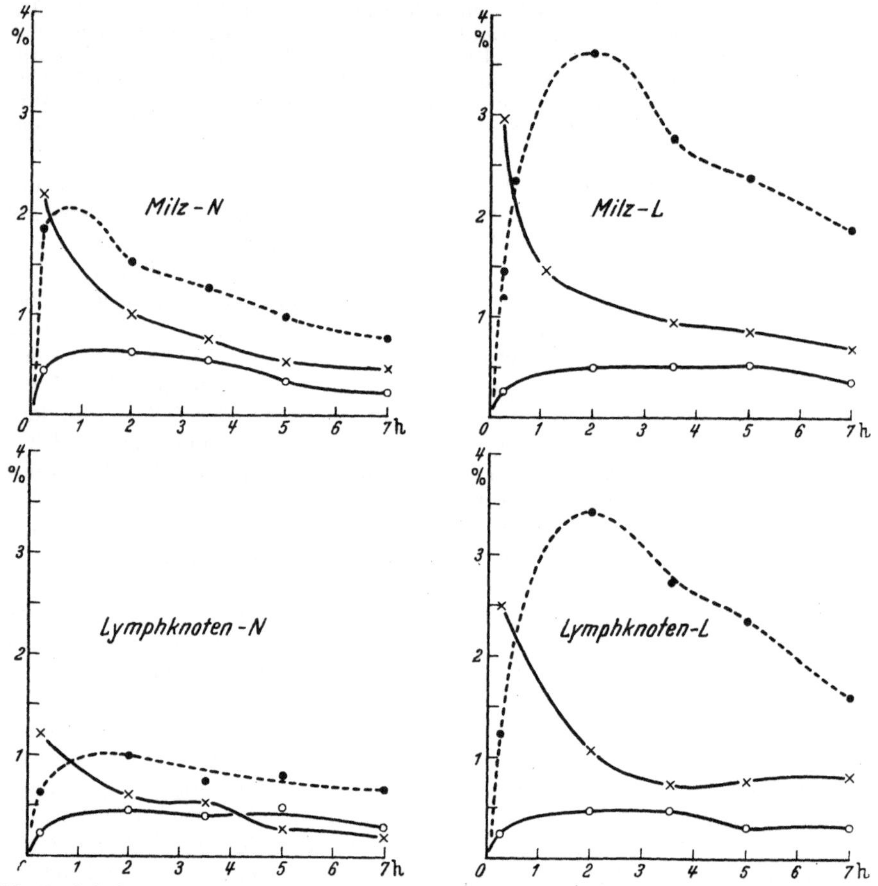

Abb. 44. Aufnahme von ^{32}P in verschiedene Fraktionen von Milz und Lymphknoten bei normalen und leukämischen Mäusen, ● - - - ● Nucleoprotein, ×——× säurelöslicher Phosphor, ○——○ Phospholipide (nach TUTTLE, ERF und LAWRENCE[3498, XII]).

Dieser Befund ist besonders wichtig, weil mit dem Einbau von ^{32}P gerade an dieser Stelle der höchsten Empfindlichkeit auch die größte Wahrscheinlichkeit besteht, durch Zufuhr der radioaktiven Substanz eine Vernichtung der Zelle zu erzielen. Da nach BAUER[3498, XIII] die Entartung einer Zelle in einer Mutation besteht, wird das Erzwingen eines zweiten Schrittes zur Letalmutation, d. h. zur Vernichtung der Zelle führen. Daß in dem Chromosomenapparat durch Radiophosphor Störungen herbeigeführt werden können, wurde bei Pflanzenzellen dargetan. Auf der Abbildung sehen wir nicht nur, daß die kranken Gewebe den ^{32}P

aufnehmen, sondern ihn auch länger festhalten. Beide Punkte erhöhen unabhängig voneinander die Wahrscheinlichkeit eines wirksamen „Treffers“.

Diese Befunde kann man selbstverständlich nicht einfach auf die Verhältnisse beim Menschen übertragen. Deshalb wurde tumorkranken Menschen kurz vor ihrem Tod $^{32}PO_4$ verabfolgt, um die Organe zur Analyse zu gewinnen. Gelegentlich fand sich eine erhöhte Aufnahme, manchmal sogar eine kleinere, wie z. B. bei Lymphogranulomatose. Gerade diese Resultate führen vor Augen, mit welchen Schwierigkeiten die Tumorforschung zu rechnen hat. Die Analysen von Körperorganen weisen schon eine gewisse Schwankungsbreite auf, wo es sich doch um eine Ordnung handelt, die Differenzen werden aber ansteigen, wenn im Tumor der Anteil des Bindegewebes großen Schwankungen unterworfen ist, wo Teile von Nekrose, von starkem Wachstum mit schwachem abwechseln selbst im Tierexperiment, wo das Transplantat den gleichen Ursprung hat, und man eher eine Ähnlichkeit erwarten kann.

Man hat den Einbau in *Zellkerne* verfolgt und mit dem der Kerne vom normalen Körpergewebe, insbesondere die Gewebsaktivität, verglichen. Nach Versuchen von MARSHAK[3498, III] war die Aktivität bei der Leber in 1 Tage $^1/_3$, bei Lymphomen dauerte der Anstieg länger und führte in 5 Tagen zur doppelten Gewebsaktivität.

Eine ausführliche Studie widmeten diesem Problem beim Jensensarkom der Ratte EULER und HEVESY[3498, X], und zwar prüften sie nur den Einbau in Thymonucleinsäure nach besonderer Reinigung. Nach einer Wartezeit von 2 Stunden zeigt sich, daß schon 3% des vorhandenen Nucleinsäure-P im Tumor aktiv geworden war (absolut 0,26 mg/pro g Sarkom). Diese Menge errechnet sich aus den verschiedenen gegenläufigen Bewegungen im P des Plasma und in den Sarkomzellen, denn als Grundlage kann nur die Aufnahme in der Zelle dienen als den Spendern der für den Einbau notwendigen Moleküle. Die Menge wächst nach Messungen etwa mit dem Wachstum der Tumoren, dient also wesentlich zur Neubildung der Kernsubstanz. Diese Tumoren wurden nun mit Röntgen bestrahlt. Die Bestrahlung hatte auf die säurelöslichen Fraktionen (getrennt nach der Hydrolysengeschwindigkeit) selbst in der Dosis von 2000 r und mehr keinen Einfluß. Dagegen wurde schon von 450 r ab ein Rückgang der Nucleinsäurebildung auf $^1/_2$—$^1/_3$ beobachtet. Da die Untersuchung 2 Stunden nach der Bestrahlung stattfand, konnte eine Nekrose noch nicht eingetreten sein. Im nekrotischen Gewebe beträgt der Nucleinsäureumsatz an sich nur $^1/_2$—$^1/_4$. Auch der Austausch des freien Phosphats erfolgte langsamer. Besonders der Einbau in Desoxyribosenucleinsäure ist empfindlich gestört, woraus sich schließen läßt, daß die Störung bei Strahlung oder spontaner Regression des Jensensarkoms an dem Encymmechanismus angreift. Deshalb ist es verständlich, wenn durch Behandlung der Ratten mit Colchicin[3498, XVI] mit seinem anderen Angriffspunkt bei der Mitosehemmung kein wesentlicher Einfluß auf den Umsatz erzielt wurde.

[3497, I] CHARGAFF, E., ZIFF, M. u. COHEN, S. S.: J. biol. Chem. **135**, 351 (1940). C. **1941 I**, 69.

[3498] HEVESY, G. C., LEVI, H. B. u. REBBE, O. H.: Biochem. J. **32**, 2147 (1938). C. **1939 I**, 2622.

[3498, I] HEVESY, G. u. OTTESEN, J.: Acta physiolog. scand. **5**, 237 (1943), Rona **133**, 557.

[3498, II] BRUES, M. A., TRASY, M. M. u. COHN, W. E.: Science **95**, 558 (1942). C. **1942 II**, 2604.

[3498, III] MARSHAK, A.: Science **92**, 460 (1940). C. **1941 II**, 488, Rona **131**, 103.

[3498, IV] DAVIDSON, J. N. u. RAYMOND, W.: Biochem. J. **42**, XI u. XIV (1948).

[3498, V] JONES, H. B., CHAIKOFF, I. L. u. LAWRENCE, J. H.: Am. J. Cancer. **40**, 243 (1940). C. **1941 II**, 348.

[3498, VI] v. HEVESY, G. u. v. EULER, H.: Ark. kem. Mineral. Geol. Ser. A **15**, 1 (1942). C. **1942 II**, 905. Rasche Aufnahme in Adenosintriphosphat. Die Sarkome verhalten sich untereinander nicht gleich.

Der Einbau des $^{32}PO_4$ in *Phospholipide* zeigte sich bei Tumoren (Mamma-Carcinome, Lymphom, Sarkom der Maus) stärker als in die Lipide von Muskel und Gehirn[3585], ebenso bei einem Carcinosarkom 256 der Ratte (HAVEN[3496, III]).

Um einen Vergleich zu haben, wurde von CHAIKOFF und Mitarbeitern[3498, IX] einer Maus mehrere Tumoren implantiert. Die höchste Phospholipidbildung zeigte das Mammacarcinom und Lymphosarkom, doppelt so groß wie bei Sarkom 180 und Lymphom. Jeder Tumor behielt seine charakteristische Art der ^{32}P-Umsetzung, gleichgültig, ob er allein wuchs oder an demselben Tier an verschiedenen Stellen. Eine gegenseitige Beeinflussung fand nicht statt, während manche großen Tumoren bei der Maus die Lipid-Aktivierung in der Leber vermindern, sie war immer noch mehrere Male größer, als es der größten Aktivität der Tumoren entspricht[3585].

j) Produktion der Eier beim Huhn. Schon die Verteilung von ^{32}P in nichtlegenden Hühnern ist eine andere als in den legenden, wie folgende Durchschnittswerte des Lipid-^{32}P von je 4 Hühnern anzeigen[3501]:

Tabelle 262.

	legend		nicht legend	
	6 Std.	12 Std.	6 Std.	12 Std.
Magendarmkanal	10	10	23	15
Muskel, Knochen + Blut .	32	36	27	35
Eileitersystem + Ovar . .	11	20	0,4	0,2
Leber	44	29	47	44

Die Unterschiede sind im Eileitersystem besonders groß. Sie verringern sich, wenn man berücksichtigt, daß das Gewicht dieser Organe bei nichtlegenden 3 g, bei den legenden Tieren aber 36—49 g betrug. Aber auch bei Berücksichtigung dieser Verhältnisse ist die Ansammlung in den Ovarien usw. der legenden Hühner größer. Im Blut wurde bei den legenden Hühnern 3—4mal soviel ^{32}P gefunden wie bei den nichtlegenden. Bemerkenswert sind die großen Mengen, die im Darmkanal sich fanden, und zwar war auch hier bei parenteraler Gabe der Dünndarm der bevorzugte Speicher der Phospholipide.

Der spezielle Einbau des Lipidphosphors in *das Ei* wurde vor allem von HEVESY und Mitarbeitern ([3498–3500], siehe auch [3466]) untersucht. Wurden Eier einen Tag in Lösungen mit aktivem Na-Phosphat gelegt, dann fand sich in der Schale ^{32}P, aber wenig im Eiweiß und nichts im Eigelb. Auch in der unten folgenden Tabelle sehen wir, daß das Ei, dem man ^{32}P injiziert hatte, keine

[3498, VII] LAWRENCE, J. H., TUTTLE, L. W., SCOTT, K. G. u. CONNOR, C. L.: J. clin. Investig. **19**, 267 (1940). C. **1941 II**, 1156.

[3498, VIII] ERF, L. A. u. LAWRENCE, J. H.: Proc. Soc. exp. Biol. Med. **46**, 694 (1941), Rona **126**, 495. C. **1942 I**, 360.

[3498, IX] JONES, H. B., CHAIKOFF, I. L. u. LAWRENCE, J. H.: J. biol. Chem. **133**, 319 (1940).

[3498, X] v. EULER, H. u. v. HEVESY, G.: Kgl. Dansk. Vidensk. Selsk. Biologosk. Meddel. Bd. **17**, No. 8 (1942).

[3498, XI] FRAENKEL-CONRAT, J. u. CHOH HAO LI: Endocrinology **44**, 487 (1949).

[3498, XII] TUTTLE, L. W., ERF, L. A. u. LAWRENCE, J. H.: J. clin. Investig. **20**, 57 (1941).

[3498, XIII] BAUER, K. H.: Das Krebsproblem. Springer 1949.

[3498, XIV] SELVERSTONE, B., SALOMON, A. K. u. SWEET, W. H.: J. am. med. Assoz. **140**, 277 (1949).

[3498, XV] HEVESY, G.: Advances in biol. med. Physics **I**, 409 (1948), zusammenfassende Darstellung.

[3498, XVI] AHLSTRÖM, L., v. EULER, H. u. HEVESY, G.: Arch. Kem. Min. Geol. **24** A., Nr. 121, zit. nach C. **1948 I**, 585.

[3499] HAHN, L. u. HEVESY, G.: Nature **1937 II**, 1059, Rona **106**, 73.

Phosphatide gebildet hatte. Dagegen erfolgt eine Ablagerung von Phosphatidphosphor im Eidotter, wenn man das Huhn in den letzten 24 Stunden vor der Eigewinnung mit aktivem ^{32}P behandelt hat. Diese Ablagerung ist besonders deutlich bei einer bestimmten Größe und findet im Ovar statt, nicht mehr im Oviduct. Da das Ovar aber kaum Phosphatide selbst bildet (es findet noch eine Aufnahme von $^{32}PO_4'''$ statt), ist der Ursprung des Phosphatids in der Leber zu suchen. Von dort kommt es auf dem Blutwege in die Ovarien, und deshalb finden sich besonders bei der legenden Henne so große Mengen von aktivem Phosphatid-^{32}P im Blutplasma.

Wird dem gelegten Hühnerei aktives $Na_2H^{32}PO_4$ injiziert, dann findet sich nach 5 Tagen 97% im Eiweiß und 3% im Eigelb, wenn keine Bebrütung stattgefunden hat. Wenn aber durch Bebrütung ein Embryo entstanden war, ergeben sich folgende Verhältnisse[3498]:

Tabelle 263.

Bebrütungsdauer	Eiweiß	Eigelb	Flüssigkeiten	Embryo
6 Tage	61,6	10,3	26,0	1,7
18 Tage	14,9	1,7	19,8	63,0

Das Eindringen in das Eigelb findet also sehr langsam statt. Wird der Phosphatid-^{32}P besonders herausgestellt, dann ist die Verteilung der Aktivität beim Embryo 3000mal größer als im Eigelb nach 6tägiger, 100mal nach 18tägiger Bebrütung. Diese Zahlen zeigen, daß die Synthese im Embryo stattfindet, und der Gehalt im Eigelb nur durch Herausdiffusion aus dem Embryo zu erklären ist. Durch gleichzeitige Injektion von Vitamin D in die Eier wurde der ^{32}P-Einbau in alle Fraktionen beschleunigt[3501, II]. Für die Verhältnisse im Ei ist es übrigens gleichgültig, ob man das ^{32}P als anorganisches Phosphat oder Hexosemonophosphat zuführt. Letzteres wird vom Embryo gespalten und dann zum Aufbau verwandt. Das Eindringen von ^{32}P erfolgte in alle Verbindungen, aber im Gegensatz zu der Leber rascher in das eiweißartige Vitellin als in Lipoide[3501, I].

k) Die Aufnahme von Phosphat in die Zelle. Wir haben bisher ausschließlich die Verteilung des $^{32}PO_4$ in den verschiedenen Organen und wiederum den Eintritt in verschiedene Verbindungstypen verfolgt. Aber wir haben das Problem völlig beiseite gelassen, wie das Phosphat in die Zelle hineingelangt. Beim Eintritt in den Erythrocyten wurde aus dem hohen Temperaturkoeffizienten dieses Vorgangs auf eine aktive Beteiligung des Stoffwechsels geschlossen, ohne daß der Schluß aber zwingend ist. An gegebener Stelle wurde darauf hingewiesen. Wenn ein Nachweis als exakt angesprochen werden soll, muß der Beweis geliefert werden, daß die spezifische Aktivität einer Verbindung stets größer ist als die des anorganischen Phosphats innerhalb der Zelle. Dann darf man schließen, daß in der Zellmembran Fermente vorhanden sind, die das Phosphat erst organisch binden, ehe es zu permeieren vermag. Daß entsprechende Hinweise nicht früher erhoben wurden, liegt daran, daß außer den Blutgefäßen noch eine extracelluläre Phase vorhanden ist, die große Mengen aktiven Phosphats enthalten kann, das nicht zum Zellinhalt gehört, aber die Analyse des Gesamtorgans empfindlich

---

3500 HEVESY, H. u. HAHN, L.: Biol. Medd. danske Vidensk. Slesk. **14**, Nr. 2, 1 (1938), Rona **107**, 518.

3501 ENTENMAN, C., RUBEN, S., PERLMAN, I., LORENZ, F. W. u. CHAIKOFF, I. L.: J. biol. Chem. **124**, 795 (1938).

3501, I CHARGAFF, E.: J. biol. Chem. **142**, 505 (1942). C. **1943 I**, 959.

3501, II BRANSON, H., BANKS JR., H. W. u. DODSON, L. B.: Science **106**, 637 (1947).

stört[3501, IV]. Bei peinlicher Berücksichtigung dieser Fraktion kommt man tatsächlich zu geeigneten Anhaltspunkten, wie in den Versuchen von SACKS und ALTSCHULER[3501, III] an Herz und Gastrocnemien von Katzen. Um eine Störung durch nachträglichen Umsatz wie oben bei den Froschversuchen zu vermeiden, wurde Herz und Muskel in situ gefroren, also noch bei Erhaltensein der vollen Sauerstoffversorgung und Struktur. Diese Versuchsbedingung wird man bei so diffizilen Experimenten am Warmblüter verlangen müssen, und bei eigenen Versuchen waren die Resultate dann stets gleichmäßiger.

Unter Berücksichtigung dieser Faktoren ergeben sich die Zahlen auf Tab. 264 nach SACKS[3501, V].

Tabelle 264.

Zahlen geben den Eintritt von ^{32}P in verschiedene Verbindungen des Katzenmuskels. Die Werte sind Zählrohrimpulse/Min./mg P auf 10^6 Impulse pro Minute gerechnet, die pro Kilogramm injiziert wurden. Beim Adenosintriphosphat wurden nur die beiden labilen Endgruppen gerechnet.

Zeit	anorg. P. intracellulär	Phosphokreatinin	Adenosintriphosphat	Hexosemonophosphat	anorg. P des Plasmas
1	—	26	32	28	15600
2	—	81	77	31	13300
4	99	119	85	32	9675
24	151	133	124	64	843

Aus den Zahlen ist ersichtlich, daß zeitweise die Ester höhere Aktivitäten haben als das anorganische Phosphat des Plasmas, ja daß anfangs sogar die Aktivität des anorganischen P völlig fehlt. Analoge Werte fanden sich bei der Ratte[3501, IV] und wurden schon bei der Pyrophosphatfraktion des Froschmuskels von HEVESY und Mitarbeitern[3164, V] beobachtet, jedoch nicht ausgewertet. Beim Katzenherzen[3501, V] war in den ersten 4 Stunden das gleiche zu sehen, aber später stieg die Aktivität des anorganischen Phosphat auf größere Werte als im Plasma. Bei Verfolgung der verschiedenen Verbindungen sonderte sich die Aktivität von Glucose-6-Phosphat völlig ab, so daß SACKS gerade im Aufbau dieser Verbindung den Weg des Phosphats in die Zelle sieht. Als wichtiges Argument wurde die Steigerung des $^{32}PO_4$-Transports durch die Membran des Muskels unter dem Einfluß von Insulin betrachtet, wobei wiederum das Glucose-6-Phosphat sich heraushebt. Das fand sich nicht nur bei Katzen[3501, VII] sondern auch Ratten[3501, VIII].

In einigen vorläufigen Versuchen an der Leber ergab sich nach 2 Stunden ein höherer intracellulärer Gehalt an aktivem anorganischen Phosphat als im Plasma, was auch mit einer einfachen Diffusion nicht vereinbar erscheint.

Gerade in diesem Punkt mögen einige Versuche am isolierten Froschherzen[3501, VI] Platz finden. Dieses Objekt ist deswegen besonders vorteilhaft, weil die Muskelzellen nicht geschützt sind durch eine geschlossene Schicht von Endothel, so daß der Inhalt der Kanüle, den man beliebig wählen kann, direkt mit der Oberfläche der Muskelzellen in Kontakt kommt. Bei unseren Versuchen prüften wir die Geschwindigkeit des Verschwindens von $^{32}PO_4$ aus dem Inhalt der Kanüle. Dabei wurden folgende Beobachtungen gemacht.

1. Die Aufnahme erfolgte in erster Phase von etwa 15 Minuten exponentiell, dann nur sehr langsam oder gar nicht. Da die absolute Menge, die verschwunden war, im Verhältnis zu der in dem Herzen befindlichen klein war, meist $< 1\%$, kann es sich nicht um ein Eindringen handeln, sonst würde der Prozeß in gleicher Geschwindigkeit fortdauern.

[3501, III] SACKS, J. u. ALTSCHULER, C. H.: Am. J. Physiol. **137**, 730 (1942).
[3501, IV] BOLLMAN, J. L. u. FLOCK, E. V.: J. biol. Chem. **147**, 155 (1943).
[3501, V] SACKS, J.: Cold Spring Harbor Sympos. on quant. Biol. **XIII**, 180 (1948).

2. Die verschwundene Menge ^{32}P wurde geringer, wenn die spezifische Aktivität sank, die Aufnahme von Phosphat stieg, also etwa folgend einer Adsorption (P 0,23 γ — > 20 γ/cm³).

3. Bei Pyrophosphatzusatz sank die Aktivität stärker, um meistens einen sekundären Anstieg zu erfahren. Dieser ist ein Zeichen, daß das verschwundene Ion nicht ins Innere eingedrungen sein konnte. Die Abgabe kann in zwei Gründen ihre Ursache haben, soweit wir es heute übersehen.

a) Es kann eine Spaltung des P_2O_7 durch die Pyrophosphatase der Herzmuskelfaseroberfläche stattgefunden haben.

b) Das Pyrophosphat hat sich in erster Phase an das Cu der Oberfläche gebunden und ist mit diesem gemeinsam in den Kanüleninhalt zurückgekehrt. Es ist schon vorher erwiesen, daß Cu aus der Oberfläche der Muskelfaser durch Komplexbildung gelöst werden kann[3501, IX].

Diese Befunde zeigen, daß in erster Reaktion Phosphate sich an der Oberfläche anreichern, als erster Schritt eines Eindringens. Wenn das auch bei der Leberzelle geschieht, ergäbe sich eine Erklärung für die höhere Konzentration innerhalb der Zelle. Bei unseren Versuchen wurde nach dieser primären Periode der Adsorption (so wollen wir es vorläufig nennen, obwohl es sich vermutlich um kompliziertere Vorgänge handelt) ein fast völliger Stillstand der Aufnahme erreicht, der gelegentlich einer Periode rascheren Eindringens wich. Dieses war verbunden mit Schädigung des Herzmuskels wie durch Anoxämie, durch Säure u. ä. Das scheint eher auf eine Störung in der Zellgrenze hinzudeuten als auf einen Prozeß der über Phosphorylierung verlaufenden Aufnahme. In Breien fand sich ein Einbau mit einer energiespendenden Reaktion, meist mit Sauerstoffverbrauch verbunden. Hier treten also noch eine Reihe von Komplikationen auf, die die Lösung des Problems erschweren.

12. Fluorid.

a) Normalwerte. Fluorid ist unter die normalen Bestandteile des Organismus zu rechnen, wie wir schon vielfach in „Analysen des Blutes" gezeigt haben. Aber die Verteilung folgt eigenen Gesetzen, denn eine Ablagerung erfolgt bevorzugt im Knochen, wo es als Fluorapatit n. 3 $Ca_3(PO_4)_2 CaF_2$ oder n. 3 $Ca_3(PO_4)_2$ NaF[3502], oder einer anderen Zusammensetzung (siehe S. 65) abgelagert wird.

Die Ablagerung im Knochen ist immer dominierend, wird aber von uns hier nicht berücksichtigt (abgesehen von einer kurzen Tabelle unten), weil das Skelett und die Zähne bei der Fluorose behandelt werden sollen, und wir verweisen dafür auf das entsprechende spätere Kapitel.

Bei Zufuhr in kleineren Mengen läßt sich in den Organen nur schwer Fluorid nachweisen, selbst mit spektroskopischer Methode[3503].

Die Auffassung von GAUTIER[3504], daß Fluorid in bestimmter Beziehung zum Stoffwechsel und P-Gehalt der Organe stehe, ist deshalb von geringem Wert, weil die damaligen Fluoridbestimmungen angezweifelt werden müssen. Wir haben schon früher gesehen, eine wie große Fehlerzahl sich gerade in die Analytik einschleichen kann. Wir haben beim Bromid eine ganze Literatur gefunden, deren Resultate dadurch sehr fraglich sind. Die damalige Darstellung gilt in erhöhtem Maße für F'. Die ältere Literatur, die außerdem ausführlich von ROHOLM[3505] wiedergegeben wurde, werden wir deshalb hier ganz außer acht lassen.

3501, VI EICHLER, O. u. SCHMEISER, K.: Versuche im Druck (1950).
3501, VII SACKS, J.: Am. J. Physiol. **143**, 157 (1945).
3501, VIII GORANSON, E. S., HAMILTON, J. E. u. HAIST, R. E.: J. biol. Chem. **174**, 1 (1948).
3501, IX EICHLER, O.: Naturwissenschaften **1948**, 192.
3502 HARRISON, H. E.: J. biol. Chem. **120**, 457 (1937).
3503 BOISSEVAIN, C. H. u. DREA, W. F.: J. dent. Res. **13**, 495 (1933), Rona **79**, 260.
3504 GAUTIER, A.: C. rend. Acad. Sci. **158**, 159 (1914).

Die Normalwerte geben wir — teils nach ROHOLM — wieder in mg/100 g Trockensubstanz:

Tabelle 265.

Autor	ZDAREK[3506] Mensch (2 erwachs. Männer)	GAUTIER u. Mitarb.[3507] Mensch	CHANG u. Mitarbeiter[3508] Milchkühe (6)	Mensch (Mann 50 J.)	ROHOLM[3505] Schwein (7 Monate)
Hirn	0,23—0,27	3,07	—	—	—
Herz	0,45—0,46	—	0,23	0,81	0,85
Lunge . . .	0,22—0,70	2,44	—	0,73	1,30
Leber. . . .	0,68—0,80	2,13	0,52—0,56	0,50	0,61
Milz	0,82—2,35	—	—	1,80	0,47
Niere . . .	1,34—1,54	0,95	0,69—1,01	1,10	1,20
Muskulatur .	—	0,57	—	—	0,82
Blut* . . .	0,35	0,46	—	—	0,28

* Ausgedrückt pro 100 g oder 100 ccm Blut.

GETTLER und ELLERBROOK[2627] fanden mit einwandfreier und vielfach geprüfter Methodik, daß die in der Literatur sonst niedergelegten Werte zu hoch sind, wie es sich auch für die Analysen im Blut fand (S. 451). Ihre Werte sind für normale Menschen bei Nieren, Blut, Gehirn, Leber und Milz 40—80 γ %, Lunge 16—42 γ %.

Nach diesen Werten ist eine Verteilung nicht entsprechend den Chlorräumen vorhanden. Der Gehalt in den Organen ist größer als dem Blut entspricht (wir verweisen auf die Angaben über F' im Blut auf S. 451), besonders beim Vergleich mit den dort angegebenen Werten von KRAFT[63] und AMMON[2947] mit etwa 100 γ % und darunter beim Menschen.

Bei Analysen des Fleisches im Schlachthaus fand sich im mageren Fleisch 0,06, im fetten 0,08 mg% F'[3509]. DANCKWORTT[3510, I] gibt für Rindfleisch nach der Methode von Kraft 19 γ % an. Die Anreicherung im fetten Fleisch scheint noch im Bereich der Fehlergrenze zu liegen, ist jedenfalls zu gering, um eine Beziehung zu den Befunden einer alkohollöslichen Fraktion im Blut zu geben.

Diese Angaben stehen im Einklang mit neuerlichen einwandfreien Analysen von MACHLE und SCOTT[3512] an 6 normalen Kaninchen, deren Futter auch der Untersuchung unterworfen worden war:

Wasser enthielt 0,006 mg%. Aus Korn (0,082 bzw. 0,1 mg), Hafer (0,168), Heu (0,366), Weizenstreu (0,240), Kohl (0,031), Karotten (0,044) bestand die Diät. In Milz, Niere, Herz und Zentralnervensystem fand sich kein F'. Die anderen Werte ergeben folgende Durchschnitte:

Tabelle 266.

Leber	0,07 mg%	Muskel	0,08 mg%
Lunge	0,35	Fett	0,06
Blut	0,01	Knochen	14 25
		Zähne	23,86

Wir sehen die weite Überlegenheit des Skeletts am Gesamtgehalt, der mit 43,2 mg für das Tier von 3—5,1 kg angegeben wird. In der Thymus fand sich ein Wert von 0,12 mg %[3510], während von GAUTIER und KLAUSMANN[3507] 11,0 mg % der Trockensubstanz — offenbar mit unzuverlässiger Methodik — angegeben wurde. Eine Beziehung zwischen Thymus und Fluorverteilung ist damit nicht vorhanden, ebensowenig wie der Fluorgehalt der Schilddrüse mit der Stoffwechselerhöhung oder Jodgehalt bei Hyperthyreoidismus eine Beziehung aufwies.

[3505] ROHOLM, K.: Heffter-Heubners Handb., Ergänzungsband 7, 1 (1938).
[3506] ZDAREK, E.: Hoppe-Seylers Z. 69, 127 (1910).
[3507] GAUTIER, A. u. CLAUSMANN, P.: C. rend. Acad. Sci. 157, 94 (1913).

Dagegen fand STRAUB[3510, II] eine Beziehung zum Kropf. In der normalen Schilddrüse von 20 g fand sich immer $< 1\,\gamma$ F', bei der aus kropfreichen Gegenden dagegen $> 1\,\gamma$ F'. Der Jodgehalt verhält sich genau umgekehrt.

Bei einer zweiphasischen Lobektomie fand sich sogar zwischen den Operationen eine Abnahme des Gehalts mit gleichzeitiger Senkung des Grundumsatzes[3511].

In sehr hoher Konzentration fand sich das Fluor in der Epidermis (4,4 mg%) und in den Haaren (17,2 mg% COSTANTINI[2497]), und zwar sollen die hier angegebenen Werte beim Jugendlichen gelten, im Alter dagegen geringer werden. Das ist genau entgegengesetzt den Befunden am Knochen. Auch diese Angaben sind noch zu bestätigen.

b) Über die Verteilung nach Fluoriddarreichung soll noch berichtet werden, weil wir hieraus Aufschlüsse über die Verweildauer des F' im Organismus erhalten.

In den Versuchen von MACHLE und SCOTT[3512] erhielten die Tiere Fluorid in Form von HF durch Einatmung zugeführt. 3 Kaninchen einer Gruppe I atmeten eine Fluoridkonzentration von 0,053 mg (1 Tier als viertes 0,024 mg) im Liter und zwar so lange, bis der Faktor mg/Ltr. mal Stunde 0,636, 0,636 und 0,318 (1,045) betrug. Die Tiere wurden 14 Monate nach der Einatmung getötet und analysiert. Bei Gruppe II erhielten 4 Kaninchen 0,0152 mg HF/Ltr., ebenso ein Affe und ein Meerschweinchen. Der Faktor Stunde mal mg betrug 4,56 bei allen Tieren, die 9 Monate nach der Einatmung getötet wurden. Die Werte, die wir als absolute Durchschnittswerte in mg wiedergeben, sind mit der Spalte „Normal" zu vergleichen. Mit den Analysen der Normaltiere derselben Autoren in der vorhergehenden Tabelle zu vergleichen sind nur die Angaben in mg%$_0$ (letzte drei Spalten):

Tabelle 267.

	Absolute Werte					Konzentrationen in mg%		
	Gruppe I	Gruppe II						
	4 Kaninchen	4 Kaninchen	Affe	Meerschweinchen	Normal	I	II	Affe
Leber	0,04	0,11	0	0	0,09	0,04	0,13	0
Lunge	0,04	0,50	0,07	0	0,06	0,35	2,11	0,28
Blut	0,08	0,02	0	0	0,02	0,05	0,03	0
Muskel	0,67	2,72	—	0,8	0,84	0,16	0,38	0
Knochen	91,28	243,63	478,55	28,8	23,19	53,66	160,94	92,92
Zähne	1,63	12,16	12,35	1,91	1,42	17,96	135,72	50,50
Zentralnervensystem	0,02	0,09	0,09	0	0	0,14	0,64	0,12
zus. mit Rest im Durchschnitt	146,9	498,83	609,83	69,53	43,22			
Gewicht d. Tiere	4,6	3,8	6,0	1,2	4,1			

Bei den mit Fluorwasserstoff behandelten Tieren enthielten Nieren, Milz und Herz, ebenso wie die normalen Tiere, kein F'. Wir finden erwähnenswert, daß selbst noch 9 bzw. 14 Monate nach erfolgter F'-Zufuhr eine beträchtliche Menge im Organismus zu finden ist. Wenn man die einzelnen Tiere nach Größe von Konzentration mal Zeit ordnet, findet sich im Knochen eine absolute Proportionalität mit der vorherigen Zufuhr. Selbst nach dieser Zeit war die Ablagerung

---

3508 CHANG, C. V., PHILLIPS, P. H., HART, E. B. u. BOSTEDT, G.: J. Dairy Sci. 17, 695 (1934).

3509 MOISSEJEW, S. V. u. MICHAILOWA, A. M.: C. 1939 II, 261, Rona 119, 33.

3510 ZAMBOTTI, V. u. BRUNETTI, F.: Biochem. e Ter. sper. 24, 428 (1937), Rona 105, 253.

3510, I DANCKWORTT, P. W.: Hoppe-Seylers Z. 268, 187 (1941).

3510, II STRAUB, J.: Rona 126, 480 (1941).

3511 EVANS, R. J. u. PHILLIPS, P. H.: J. amer. med. Assoc. 111, 300 (1938), Rona 110, 112. C. 1939 I, 4491.

3512 MACHLE, W. u. SCOTT, R. W.: J. industr. Hygiene 17, 230 (1935), Rona 91, 670. Methode Willard und Winter.

noch nicht rückgängig gemacht. Aber das Erstaunliche ist, daß auch der Gehalt in den anderen Organen, die überhaupt fähig sind Fluorid aufzunehmen, deutlich erhöht ist, was besonders für die Lunge gilt. Aus dem erhöhten Gehalt des Blutes ist es gleichfalls abzuleiten, so daß hier eine Art von unbekanntem Gleichgewichtsmechanismus bestände.

Deutlich ist die von Chlorid vollkommen unabhängige Verteilung. Man hätte den Vorgang so aufzufassen, daß aus dem großen Reservoir des Skeletts in ganz langsamem Strom noch nach über einem Jahr sich F' frei macht (erhöhter Gehalt im Blut) und sowohl bestimmte Konzentrationen im Blut, als auch die Ausscheidung unterhält. Ob eine besondere Affinität mit dem Bindegewebe besteht, ist nicht deutlich, wenn auch der erhöhte Gehalt in der Lunge darauf hinweist. Dagegen sprechen aber die sonstigen Befunde, vielleicht auch der geringe Gehalt im Fettgewebe.

Wie wenig die Konzentration selbst bei akut tödlicher Vergiftung angestiegen ist, zeigen Versuche von GETTLER und ELLERBROOK[2627] an 5 Hunden. Die Analysen geben wir auf folgender Tabelle wieder.

Tabelle 268.

Fluorgehalt (%) von Geweben in Versuchsfällen von Vergiftung durch Fluorid und Fluorsilikat.

Gewebe	Fall 1	Fall 2	Fall 3	Fall 4	Fall 5
Pankreas	0,00036	0,00058	0,00049		
Milz	0,00039	0,00060	0,00052	0,00148	
Blut	0,00045	—	0,00103		
Niere	0,00031	0,00064	0,00066	0,00150	0,00123
Gehirn	0,00014	0,00018	0,00018	0,00048	0,00036
Herz	0,00021	0,00054	0,00051	0,00111	0,00098
Lunge	0,00035	0,00063	0,00076	0,00149	0,00122
Leber	0,00036	0,00066	0,00076	0,00150	0,00122
Muskel	0,00020	0,00042	0,00040	0,00102	0,00081
Urin	—	—	0,0062		
Oberschenkelknoch.	0,0393	0,0160	0,0401	0,0281	0,0326
Zähne	0,0300	0,0163	0,0234	0,0234	0,0261
gestorben nach Std.	26	7	9	8	8
Gewicht in kg	9,1	11,2	9,2	9,5	9,8

Die Tiere 1—3 hatten NaF, die beiden anderen Na_2SiF_6 per os erhalten. Eine Erläuterung ist nicht notwendig.

Die bisher mitgeteilten Analysen stellen gewissermaßen Endgleichgewichte dar. Wie rasch aber der Eintritt von F' in den Knochen erfolgt, zeigen Versuche von VOLKER, SOGNNAES und BIBBY[3864, II], die 5 Ratten und 4 Katzen *radioaktives Fluorid* injizierten. 45 und 120 Minuten nach einer intraperitonealen Injektion zeigte sich schon die weit überwiegende Aufnahme in das Skelett und in die Zähne, soweit sie gut durchblutet waren. So wurde bei der Ratte in der Spitze des Nagezahns kein ^{18}F gefunden, wohl aber in der dauernd wachsenden Wurzel, und hier sogar stärker als im Kiefer und Femur. Bei den Katzen fand sich besonders in den Kronen kein ^{18}F. Von Bedeutung ist es, daß bei Tieren, deren Skelette durch eine langdauernde Darreichung von 0,03% F' in der Diät schon mit Fluorid beladen waren, keine andere Verteilung wahrnehmbar war. Allerdings ist die Zahl der Tiere für eine quantitative Aussage wegen der großen Streuung zu klein, aber soviel ist doch ersichtlich, daß eine Blockade des Skeletts nicht merkbar wurde und die Aufnahme in jedem Fall rasch verlief. Bei den Katzen waren weder im Darm noch in den Speicheldrüsen ^{18}F-Mengen vorhanden, die einer Bestimmung zugänglich gewesen wären. Leider ist die Halbwertszeit von ^{18}F mit 112 Minuten zu kurz, um die Probleme dieser wichtigen Substanz damit anzugehen.

Untersuchungen nach Gabe von NaF an Hühner ergaben geringe Erhöhung in Leber und Blut[3513]. Es zeigte sich aber ein Übergang in die Eier, was in großem Maßstabe bei verschiedenem Gehalt des Futters geprüft wurde[3514]. Die Hühner erhielten verschiedenen Fluorgehalt in Form von Steinphosphat (rock-phosphate). In jeder Fraktion wurden 30—40 Eier analysiert. Die Verteilung auf Eiweiß und Eigelb in mg% war folgende:

Tabelle 269.

	Normaldiät	Normaldiät + Knochenmehl	Normaldiät + 0,035% F′	Normaldiät + 0,07% F′	Normaldiät + 0,105% F′
Eiweiß	0,03	0,02	0,01	0,01	0,05
Eigelb	0,08	0,12	0,20	0,27	0,32

Merkbar ist die mit der Zufuhr zunehmende Aufnahme fast nur im Dotter Bei Zerlegung des F′-Vorkommens in verschiedene Fraktionen fand sich, daß sich der größte Teil durch Äther (nicht aber durch Alkohol oder Aceton!) extrahieren ließ. Es wurde eine Bindung an Fett angenommen.

Anschließend soll eine Reihe von Analysen wiedergegeben werden, die von McNally[2635] an menschlichen Organen vorgenommen wurden bei Personen, die an Fluorid akut gestorben waren:

Fall 1: 59jährige Frau, Verwechslung mit Stärke; Tod in $3^1/_2$ Stunden.
Fall 2: 45jährige Frau nahm 4,5—5 g; Tod in 4 Stunden.
Fall 3: 36jährige Frau nahm 17 g; Tod in $^3/_4$ Stunden.
Fall 4: 19jährige Frau nahm 2 Teelöffel Rattengift; Tod in $^3/_4$ Stunden.

Tabelle 270.

Organ	Fall 1 mg%	Fall 2 mg%	Fall 3 mg%	Fall 4 mg%
Magen	32,9	243,2	209,6	134,2
Leber	5,6	15,4	252,4	
Niere	Spuren	r. 130,6 l. 123,4	71,2	
Eingeweide	21,8	238,8	486,4	
Eingeweide-Inhalt .		9,4		
Milz		235,4		
Pankreas		negativ		

Fall 2 enthielt im Blut 144,6, Herz 194,6, Lunge 156,0 mg%.

Weitere Analysen mit guter Methodik stammen von Gettler und Ellerbrook[2627]. Wir geben die Resultate auf folgender Tabelle wieder, weil so eindeutig kontrollierte Daten sehr selten sind und die Zeit des Exitus sich an die vorige Tabelle direkt anschließt.

[3513] Purjesz, B., Berkessy, L., Gönczi, K. u. Kovacs-Oskolas, M.: Naunyn-Schmiedebergs Arch. **176**, 578 (1934), Rona **83**, 547. Methode der Titandioxydverblassung ohne Destillation, also fehlerhaft. So fand sich im Knochen kein F′. 5 Tiere erhielten in 4—6 Wochen 0,3—0,9 g NaF. Die Legetätigkeit nahm ab.

[3514] Phillips, P. H., Halpin, J. G. u. Hart, E. B.: J. Nutrit. **10**, 93 (1935), Rona **89**, 668. C. **1935 II**, 3124. Methode Willard und Winter. Die Eier wurden während der Behandlung weder kleiner noch seltener gelegt.

Tabelle 271.

Fluorgehalt menschlicher Gewebe in Fällen tödlicher Vergiftung. (Angaben in %).

Gewebe	Fall 1	Fall 2	Fall 3	Fall 4	Fall 5
Blut	0,00155	0,00121	0,00108	0,00042	0,00035
Milz	—	0,00118			
Niere	—	0,00116	0,00107	0,00046	
Gehirn	—	—	—	0,00034	0,00016
Herz	—	0,00106			
Lunge	0,00156	0,00124			
Leber	0,00150	0,00122	0,00106	0,00044	0,00044

Die Personen 2, 4 und 5 wurden noch ins Hospital gebracht und starben in weniger als 24 Stunden. Fall 1 und 3 wurden tot aufgefunden. Ein prinzipieller Unterschied gegenüber den anderen Analysen ist nicht vorhanden, wohl aber gegenüber den Werten der vorhergehenden Tabelle.

XI. Die extracellulären Räume.[3517, I]

Die Verteilungsgesetze der Anionen, soweit genauere Untersuchungen vorliegen (Br', Cl', SCN', J', SO_4''), zeigen eine vorwiegende Aufnahme in den extracellulären Räumen. Es gibt bestimmte Übertretungen der Gesetze der Aufnahme, die nicht nur die Erythrocyten, sondern auch mancherlei Zellen des Bindegewebes, vielleicht der Drüsen, betreffen, die zur Ausscheidung der Anionen fähig sind. Andererseits bildet das Zentralnervensystem ein Raumsystem, das wohl für Cl', weniger für die anderen Anionen zugänglich ist. Aber auch Cl' tauscht sich hier nicht so rasch wie anderenorts aus, wie nach Gabe von radioaktivem Cl' ersichtlich war.

In 7—52 Minuten verteilte es sich bei Ratten und Kaninchen auf 30 bzw. 22% des Körpers. Neben dem Zentralnervensystem machten die Testes eine Ausnahme (MANERY[3524]).

Wenn man die an zahlreichen Organen gewonnenen Einzelresultate auf das Gesamttier überträgt, wird man streng nicht vom extracellulären Raum, sondern von erreichbaren Räumen sprechen und wird darunter im großen die extracellulären Räume bezeichnen können. Von den Anionen sind vor allem Phosphat und Fluorid als Ausnahmen zu nennen (siehe die Abbildungen S. 575), bei denen der Knochen besonders störend eingreift, neben dem Einbau von Phosphat in organische Bindung.

Als Kontrast zu den anderen Anionen sind eine Reihe von Substanzen zu nennen, denen das gesamte Wasser der Gewebe zugänglich ist. Unter diese rechnen neben Narkotica wie Alkohol auch Harnstoff oder Sulfanilamid[3518], vor allem aber das häufig untersuchte *Kalium.*

Injiziert man Versuchstieren irgendein Kaliumsalz, dann zeigt sich bald ein vollkommen verschiedenes Schicksal. Erhielten Katzen (in Dialnarkose) KCl oder KSCN intravenös, dann sinkt der Gehalt des K˙ rasch, als ob es sich auf 55—70% des Organismus verteile[3515—3517]. Dieser anscheinende Raum wird in etwa 20 Minuten erreicht, dann gibt es einen Abfall, um später wieder anzusteigen.

Diese sogenannten „Räume“ sind nur virtuell, und die Vorgänge könnten wohl als Folge von Konzentrationsänderungen im Plasma dargestellt werden. Aber die Bezeichnung als Raum gibt mit plastischer Darstellung weiterreichende Erklärungen, während die Beschreibung der Konzentrationsfolge nicht weiter führt. Deshalb werden wir uns an dieser Stelle nur in dieser Form ausdrücken.

3515 WINKLER, A. W. u. SMITH, P. K.: J. biol. Chem. **123**, CXXX (1938).

3516 WINKLER, A. W. u. SMITH, P. K.: J. biol. Chem. **124**, 589 (1938).

3517 WILDE, W. S.: J. biol. Chem. **128**, 309 (1939).

3517, I GAMBLE, J. L.: Chem. Anatom. Physiology and Pathology of extracelluläre fluid. London **1942**. Die Monographie lag dem Verfasser nicht vor.

Die Vorgänge, die wir beim Kalium beschrieben haben, sind insofern nicht so einfach, da die Konzentration der Zellen an K˙ vielfach größer ist als im Blutplasma. Darüber hinaus kann man durch Gabe von radioaktivem ^{42}K (JOSEPH, COHN und GREENBERG[3748]) eine ganz definierte Verteilung beobachten, so daß Vorgänge verschiedener Art eingreifen, z. B. primäre Aufnahme in der Leber, besonders bei peroraler Gabe, sekundäre Verschiebung in Organe mit größerer Affinität usw. Merkwürdig ist die Beobachtung von VOLLMER und PIETSCH[3518, I], daß bei Übergang von einer K˙-reichen zu einer K˙-armen Diät anfangs ein Gleichgewicht zur Beobachtung kommt. Dieses wird aber nach 10 Tagen verlassen, um erst nach Wochen definitiv zu werden.

Während also K˙ bisher vollkommen unübersichtlichen Gesetzen folgt, verteilt sich das gleichzeitig verabfolgte Anion, z. B. SCN′, anders: Es wird (wie wir gesehen haben) nirgends angereichert, es folgt den Gesetzen der Diffusion — natürlich mit den Komplikationen eines so diffizilen Systems wie des Organismus. Schließlich aber geht es etwa dahin, wo Cl′ gefunden wird, und in 34 Minuten ist ein Gleichgewicht (bei der Katze[3517]) erreicht, wobei man aus der Plasmakonzentration errechnen kann, daß 34% des Organismus zur Lösung zur Verfügung standen. Der Ablauf der K˙-Bewegung wurde durch die geringe Menge der Salze (14—17 mg/kg) nicht verändert.

Bei gleichlaufenden Analysen an Hunden[3515, 3516] zeigte sich, daß Br′ und SO_4'' sich in 21—30% des Organismus, Phosphat aber in 30—50% lösten. MANERY und BALE[3329, III] kommen zu noch größeren Werten rasch nach der Injektion. Diese Befunde entsprechen durchaus dem abweichenden Verhalten des Phosphats, das wir eben ausführlich beschrieben haben.

Bei Messungen des Dampfdrucks nach Injektionen von 8% NaCl mit HILLS thermoelektrischer Methode (HETHERINGTON[2927]) fand sich, daß bei Katzen rund 59% des Körperwassers erreichbar waren. Die Methode eignet sich aber nicht zu solchen Bestimmungen, da zum osmotischen Druck auch Na˙ beiträgt. Na˙ vermag aber auch in Zellen einzudringen. Dieser Fehler ist nicht so wesentlich, weil Cl′ in manche Zellen eindringen kann, die wiederum dem Na˙ nicht zugänglich sind. Schwieriger ist der genaue Nachweis eines Konzentrationsanstiegs, ohne Austritt von Wasser aus den Geweben. Von MANERY und BALE[3329, III] wird durch radioaktives ^{24}Na dieser Fehler vermieden. Mit ^{24}Na fanden sich bei Kaninchen extracelluläre Räume von 25%, bei Ratten von 29%, also durchaus in derselben Größenordnung der durch Anionen errechneten Werte, die wir unten wiedergeben.

Ein wirklich wesentlicher Fehler bei der Messung ist aber die Tatsache, daß durch die hypertonische Lösung die extracellulären Räume größer werden.

LIPSCHITZ[2923] fand, daß nach Gabe von 0,15 g/kg NaCl nach 3—10 Minuten der Abfall schon so stark war, als ob sich Cl′ in etwa 40% des Körpers gelöst hätte. Dabei war allerdings zugleich eine Vermehrung des Blutwassers um 4,3% erfolgt, das injizierte Wasser verschwand anscheinend weniger rasch als das NaCl. 80% des Cl′ hatte die Blutbahn verlassen und nur 50% H_2O.

Schließlich kann gerade bei größeren Mengen von Na -Salzen (auch Bromiden[3136], HASTINGS und VAN DYKE) eine Ansammlung ödemähnlicher Flüssigkeit erfolgen, so daß keine normalen Tiere mehr zur Untersuchung kommen[3519]. Man wird in manchen Fällen die K˙-Salze den Na˙-Salzen vorziehen, da erstere Ödeme vermindern[3520]. Bei Gabe von $CaCl_2$ an Kaninchen fand sich anfänglich die Veränderung ähnlich wie bei Darreichung von NaCl, aber der sekundäre Abfall ist langsamer, und später kommt es zum Anstieg mit Mobilisierung

---

3518 PAINTER, E. E.: Amer. J. Physiol. **123**, 159 P (1938).

3518, I VOLLMER, H. u. PIETZCH: Schmiedebergs Arch. (im Druck).

3519 v. FARKAS, G.: Z. exp. Med. **98**, 674 (1936), Rona **95**, 446. Kaninchenversuche. Je nach der Konzentration werden die Muskeln oder das Bindegewebe aufgeladen. Hypotonische Lösungen gehen in die Muskeln, isotonische mehr ins Unterhautzellgewebe. Keine Untersuchung über „Chloridräume“.

von Gewebswasser (LIPSCHITZ[2924]), wie auch Ca·· die Ödeme vermindern kann[3520]. Im allgemeinen gilt demnach: Je weniger Substanz infolge empfindlichen Nachweises des Bezugsions angewandt werden kann, desto besser werden die Werte sein.

Wir wollen Bestimmungen der extracellulären Räume bei den einzelnen Tierarten, von verschiedenen Autoren mit verschiedenen Anionen gewonnen, durchgehen:

Frösche. Mit Jodid als Bezugsubstanz ergaben sich Räume, die unter 60%, aber sicher über 50% liegen (siehe Tabelle S. 558 nach EICHLER[2448, I]). Die Größe dieser Räume läßt sich leicht aus dem großen Umfang der Lymphräume begreifen.

Ratten. Mit radioaktivem Cl′ 30%[3524]. WANG und HEGSTEDT[3520, I] prüften die SCN-Räume bei Ratten im Gewicht von 40—400 g. Sie änderten sich bis zur Pubertät proportional $(\text{Gewicht})^{1,3}$, bei erwachsenen Tieren war der Exponent = 1. Das Plasmavolumen war $(\text{SCN-Raum})^{0,82}$.

Kaninchen. KROGH[3318] fand mit SCN′ die extracelluläre Flüssigkeit mit 25,7 bzw. 26,6%, nach Analyse von Cl′ 28, 25 und 28%[3521], von radioaktivem ^{38}Cl 22%[3524]. Nach MÖLLER[2940] wurde während der Infusion von Sulfat der Gehalt im Blut etwa 2—4mal so hoch gefunden, wie er bei gleichmäßiger Verteilung im Organismus sein müßte. Die Umrechnung führt auf etwa dieselben Werte.

Hunde. Nach der Chloridanalyse[3521] waren 26 und 28% als extracelluläre Phase zu rechnen[3521]. Ähnliche Werte fanden WINKLER und SMITH[3515, 3516] mit SO_4'' und Br′ mit 21—30% (8 Versuche), ebenso SMITH und WALKER[3425].

In simultanen Bestimmungen von SCN′ und Br′ fanden WALLACE und BRODIE[3258] bei einem Hunde die beiden gut übereinstimmenden Werte von 30 und 29%. CRANDALL[3522] fand 35%, und zwar variierbar nach dem Wassergehalt, steigend nach Ureterenunterbindung und intravenösen Infusionen von Salzlösungen, sinkend bei Exsiccose, Vorgänge, die wir auch in der menschlichen Pathologie finden werden.

Gegen die Verwendung von SCN′ als Bezugsubstanz geben BRODIE, BRAND und LESHIN[2771] als Einwände die anormale Verteilung durch Bindung an Kolloide an, dann die Ungenauigkeit der Urinanalyse und schließlich die Toxizität großer Dosen (gegen den ersten Punkt wird als Kompensation von Drüsenzellen bei der Ausscheidung usw. hingewiesen[3523]). Deshalb wird von ihnen Bromid bevorzugt.

Einige Versuche an 3 Hunden zeigen die Größe der extracellulären Räume mit der Zeit nach der Gabe:

Tabelle 272.

Std.	%	Std.	%	Std.	%
1	35	1½	34,6	2	27,3
4	38,9	5½	35,1	5	27,1
28	38,9	28	35,8	30	27,3

Bei 20 Hunden wurden Werte zwischen 25 und 40% als für Br′ erreichbar gefunden.

Zu denselben Werten kommen GREGERSEN und STEWARD[3523] mit der Rhodanidmethode. Diesen Autoren verdanken wir die gründlichsten Untersuchungen mit 73 Versuchen an 15 normalen, nicht anästhesierten Hunden. Es wurde nicht nur der erreichbare Raum („available fluid") bestimmt, sondern

[3520] EPPRIGHT, E. S. u. SMITH, A. H.: Amer. J. Physiol. **121**, 379 (1938), Rona **107**, 395.
[3520, I] WANG, C. F. u. HEGSTED, D. M.: Am. J. Physiol. **156**, 218 (1949).
[3521] HARRISON, H. E., DARROW, D. C. u. YANETT, H.; J. biol. Chem. **113**, 515 (1936). Rona **94**, 513.
[3522] CRANDALL, L. A.; Verh. 14. internat. Kongr. Physiol. **60**, (1932), Rona **71**, 711.

durch Prüfung mit dem blauen Farbstoff T 1824, der sich nur im strömenden Blut selbst verteilt, wurde das Plasmavolumen damit in Beziehung gesetzt (siehe auch [3526]). Wir geben die Summe der Resultate auf der folgenden Abbildung wieder:

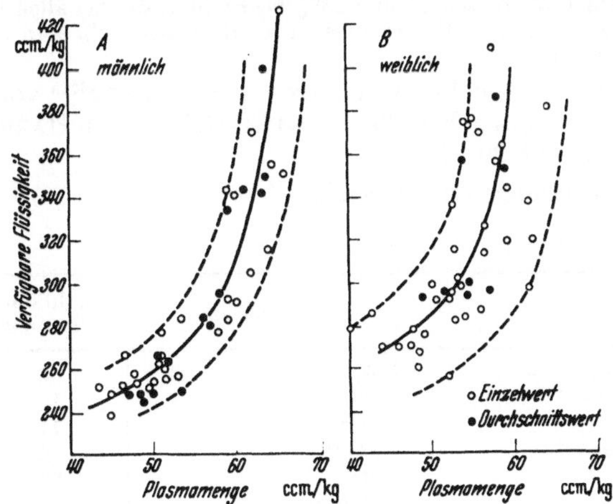

Abb. 45. Die Beziehung zwischen Plasmamenge und „verfügbarer Flüssigkeit" in normalen Hunden.

Auf der Abbildung ist — abgesehen von dem Unterschied zwischen Bestimmungen an männlichen und weiblichen Hunden — ersichtlich, daß mit der größeren erreichbaren Flüssigkeit das Plasmavolumen steigt. Bei Weibchen findet sich in der Verteilung der größere lösende Raum relativ häufiger. Wir müssen diesem noch einige Gesetzmäßigkeiten hinzufügen. Es bleibt nämlich der im Verlauf von mehr als $1^1/_2$ Jahren geprüfte Raum immer gleich unter der Voraussetzung, daß das Gewicht des Tieres sich nicht ändert. Das Gewicht der Tiere kann aber auf zweierlei Weise zunehmen. Entweder wächst ein junges Tier heran, und junge Tiere haben größere Chloridräume als ältere, wahrscheinlich infolge des größeren Wassergehaltes und lockeren Gewebes, besonders der Haut (siehe auch [3521]). (Außerdem sehen wir, daß die Liquorschranke ihre volle Permeabilität erst nach einiger Zeit wiedergewinnt.) Oder das Tier setzt Fett an, und Fett enthält relativ weniger Wasser und nimmt (wie wir schon früher darstellten) kaum Cl' auf. Die Werte bis 40% erscheinen vielleicht hoch, wenn man sie als wirklich extracellulär ansieht. Aber die Ausnahmen haben wir schon besprochen, z. B. vor allem Haut und Bindegewebe, wo alles Wasser anionenzugänglich ist (46% beim Hunde bzw. 55% nach [3521]). Da die Muskeln mit dem relativ kleinsten Raum beim Hunde immerhin 18,1% ausmachen[3526, 3521], viele inneren Organe wie Lunge und Niere aber höhere Werte als den Durchschnitt haben, ist die Permeation anderer unbekannter Zellen durchaus nicht notwendig.

[3523] Gregersen, M. I. u. Stewart J. D.; Amer. J. Physiol. **125**, 142 (1939). Rona **113**, 64.

[3524] Manery, J. F.; Amer. J. Physiol. **129**, P. 417 (1940). C. **1940 II**, 3506.

[3525] Szakall, A.: Arbeitsphysiologie **11**, 175 (1940). Die Abweichung scheint in einer vielleicht nicht ganz ausreichenden Br'-Bestimmungsmethode zu liegen. Siehe dazu die Kritik von Neufeld unter Br'-Bestimmungen und auch sonst daselbst.

[3526] Eichelberger, L.: J. biol. Chem. **122**, 323 (1938). Bei Bestimmung des Blutgehaltes der Organe wurde kolloidales Thoriumoxyd gegeben, aber nur in der Muskulatur konnte eine Beziehung gefunden werden, weil Leber und Milz das Kolloid speicherten. In Hundemuskulatur wurde der Gehalt an Blut mit 8, 6,5, 6,1 und 8,1% gemessen. Die nach Abzug dieses Raumes erhaltenen extracellulären Räume wurden mit 13,6% niedriger, als ohne Abzug mit 18,1%. Diese Räume geben bedeutend strenger die Interspatialräume. Von uns wird dieser Unterschied nicht gemacht.

Notwendig wäre allerdings eine völlige Revision der gesamten Anschauungen und Analysen, wenn man die Befunde von SZAKALL[3525] dagegenhält. Von 20 Bestimmungen an 20 Hunden fand sich nicht weniger als 10mal ein Wert über 40%. Sogar der Wert von 61% wird erreicht, so daß das ganze Wasser für Br′ erreichbar sein würde. 8mal wurden Werte von 30—40% und nur 2mal Werte von 20 und 28% beobachtet, die bei allen anderen Autoren mit allen anderen Bestimmungsmethoden überwiegen (inclusive Br′). Man wird diese Zahlen kaum annehmen können.

Bei *Affen* liegen die Angaben von SMITH und WALKER[3425] vor, die nach der Br′-Verteilung rund 25% angeben. Nach dem Cl′-Gehalt nach HARRISON, DARROW und YANNET[3521] 24 und 30%.

Beim *Menschen* fanden sich folgende Werte:

Tabelle 273.

Autor	Substanz	Zahl der Personen	Prozentsatz
BRODIE und Mitarbeiter[2771]	Br′	6	23—30
LAVIETES und andere[3527]	Cl′	10	20
LAVIETES und andere[2603]	SCN′	11	20,1—28,3
LAVIETES und andere[2603]	SO_4''	2	22,7 u. 28,9
SZAKALL[3525]	Br′	27	16,4—33,5
LAVIETES[2603]	Rohrzucker	5	17,2—28,0
MCCANCE[3212]	Rohrzucker u. Inulin	2	18 u. 16
MOLENAR und Mitarbeiter[3528] . . .	SCN′	2	20—25
MILLER und Mitarbeiter[3763]	Ferrocyanid	7	24
STEWARD und Mitarbeiter[3528, I] . .	SCN′	33	16,5—24,6
CACHERA und BARBIER[3529, II] . . .	SCN′	8	22
LING und SPRING[3526, I]	SCN′	34	24,9 ± 2,2

Die Werte der Tabelle geben ungefähr übereinstimmende Zahlen. Bei Rohrzucker und Inulin ist die Herstellung des Gleichgewichtes etwas langsamer, ebenso wie bei SO_4'', worüber LAVIETES, BOURDILLON und KLINGHOFFER[2603] folgende zwei Versuche geben:

Tabelle 274.

Zeit	Verteilung auf %	Zeit	Verteilung auf %
6 Minuten	14,1	15 Minuten	17,8
30 Minuten	19,7	45 Minuten	21,4
$2^1/_4$ Stunden	22,7	$1^3/_4$Stunden	28,9

SCN′ erreicht rascher sein Gleichgewicht, andererseits wird SO_4'' rascher ausgeschieden.

Erhalten die Versuchspersonen größere Sulfatmengen (260—270 m. aequiv.), dann steigt das Serumwasser an, und die extracelluläre Flüssigkeit wird vermehrt, wie folgende Versuche zeigen:

Tabelle 275.

Gewicht der Person . .	71	59	55 kg
extracellulärer Raum .	28,2	21,8	19,1%
Anstieg desselben . . .	2	5,5	7,6%
absolut	0,4	0,7	0,8 kg Wasser

3526, I LING, W. S. M., u. SPRING, H.: Am. J. med. Sci. **215**, 554 (1948).

3527 LAVIETES, P. H., D'ESOPO, L. M. u. HARRISON, H. E.: J. clin. Invest. **14**, 251 (1935), Rona **87**, 103.

3528 MOLENAAR, H. u. ROLLER, D.: Z. klin. Med. **136**, 1 (1939).

3528, I STEWART, J. D. u. ROURKE, G. M.: J. Labor. clin. Med. **26**, 1383 (1941), Rona **127**, 261. C. **1941 II**, 3106.

Eine beträchtliche Abnahme des extracellulären Raumes fand McCANCE[3218] bei Salzmangel durch Schwitzen und salzarme Diät. Dasselbe ist vorhanden bei Erbrechen und Durchfällen[3529].

Bei Patienten mit Ödemen ist der Raum teilweise stark angestiegen, der Ausgleich findet sehr viel langsamer statt, z. B. bei SCN' in 12—14 Stunden (GILLIGAN und ALTSCHULE[3006]).

So findet sich eine starke Erhöhung des Cl'-Raumes, wie wir es schon bei Tierversuchen an verschiedenen Stellen beschrieben haben, z. B. erreichten 2 Patienten mit Herzfehlern 50% (BRODIE, BRAND und LESKIN[2771]), 4 Personen mit Niereninsuffizienz 30 bis 43% (LAVIETES, BOURDILLON und KLINGHOFFER[2603]). An 32 jungen Männern, die 6 Monate lang unter Mangeldiät standen, wurden Versuche mit SCN und Evansblau angestellt[3529, III]. Die SCN-Räume nahmen um 44,6% zu, das Plasmavolumen um 41,7%. (Rückkehr zur Norm in 5 Monaten.) Die Vergrößerung der SCN-Räume stand in Beziehung zu einer Ödembildung.

Ausgedehnte Untersuchungen in dieser Richtung verdanken wir vor allem MOLENAAR und ROLLER[3528] mit der Rhodanidmethode, wo die erhöhten Räume nicht nur bei sichtbaren Ödemen, sondern auch schon vorher auftraten, bei Leberkrankheiten, selbst in der Rekonvaleszenz. Es wird nicht nur die Abnahme dieser Räume mit schwindendem Ödem verfolgt, sondern auch eine Rechnung über die durch die Krankheit veränderte Permeabilität der Zelle angestellt. Bei einem Diabetiker wurde nach Insulinentzug ein Anwachsen der Rhodanräume um 5000 ccm gemessen. Bei Einsetzen der Behandlung dauerte die Rückkehr zu den alten Werten mehrere Tage. Deshalb hält ROLLER[3529, I] es für wahrscheinlich, daß eine normale gerichtete Permeabilität in der Zelle bei der Erkrankung aufhöre oder gestört werde, so daß die Zellen für Rhodan durchgängig werden. Diese Beobachtungen wurden noch vermehrt. In den Versuchen von LING und SPRING[3526, I] stieg der SCN'-Raum bei chronischen Wundinfektionen fast bis auf das gesamte Körperwasser. Diese Patienten starben aber alle bis auf einen. Bei diesem sank der Raum bei fortschreitender Genesung ab. SCHÜTTE[3528, II] konnte durch 5—6 Tage dauerndes Meerwassertrinken eine Zunahme ähnlichen Grades erreichen.

Die Frage der Zellpermeabilität wird man nur mit Vorsicht aufnehmen. Im Tierversuch wurden schwerste Erkrankungen erzeugt, ohne daß die Zellen permeabel geworden wären. Bei den Erkrankungen des Menschen gibt es noch viele andere Möglichkeiten, die zu diskutieren wären. Wie verhält sich zum Beispiel das Parenchym im Verhältnis zum Bindegewebe? Werden die Zellen des Parenchyms nicht kleiner, andere, permeable, z. B. des Reticuloendothels, im Umfang größer?

Wir haben gesehen, daß bei stärkeren Entzündungen und Gewebszertrümmerungen eine starke Durchtränkung der Gewebe mit Chloriden zur Beobachtung kommt. Aber die Frage, ob solche Zellen in der Funktion wiederhergestellt werden, oder inwieweit Narbengewebe sich bildet usw. ist noch lange nicht geklärt, und wir wollen die Resultate nicht vorwegnehmen.

Für eine „gerichtete" Permeabilität oder besser für eine reversible Permeabilität gibt es Andeutungen (abgesehen von ROLLER), neben meinen Versuchen der Schädigung der Muskulatur durch anliegende Jodidkonzentrationen (EICHLER[846]) vor allem in den ausführlichen und umfangreichen Versuchen von CONWAY,

---

3528, II SCHÜTTE, E.: Angew. Chemie **1949**, 255.

3529 GAMBLE, J. L.: Internat. Clin. **2**, 46, 184 (1936), Rona **95**, 214.

3529, I ROLLER, D.: Verh. dtsch. Ges. inner. Med. **1940**, 493, Rona **123**, 218.

3529, II CACHERA, R. u. BARBIER, P.: C. rend. Soc. Biol. **135**, 117 (1941), Rona **130**, 391 (1942). Plasmavolumen bestimmt mit Chicagoblau 6 B. mit 5%.

3529, III HENSCHEL, A., MICKELSEN, O., TAYLOR, H. L. u. KEYS, A.: Am. J. Physiol. **150**, 170 (1947). C. **1948**, 480.